现代外科疾病诊断与治疗

Current Diagnosis & Treatment: Surgery

第 13 版

主　编　Gerard M. Doherty

主　译　李宗芳　王子明　黎一鸣

副主译　张太平　吕　毅　张　澍

审　校　姜洪池　窦科峰

U0254339

人民卫生出版社

图书在版编目（CIP）数据

现代外科疾病诊断与治疗 /（美）道赫迪（Doherty，G.M.）
主编；李宗芳，王子明，黎一鸣主译．—北京：人民卫生
出版社，2015

ISBN 978-7-117-21781-1

Ⅰ.①现… Ⅱ.①道… ②李… ③王… ④黎… Ⅲ.①外科 –
疾病 – 诊疗 Ⅳ.①R6

中国版本图书馆 CIP 数据核字（2015）第 282502 号

| 人卫社官网 | www.pmph.com | 出版物查询，在线购书 |
| 人卫医学网 | www.ipmph.com | 医学考试辅导，医学数据库服务，医学教育资源，大众健康资讯 |

现代外科疾病诊断与治疗

主　　译：李宗芳　王子明　黎一鸣
出版发行：人民卫生出版社（中继线 010-59780011）
地　　址：北京市朝阳区潘家园南里 19 号
邮　　编：100021
E - mail：pmph @ pmph.com
购书热线：010-59787592　010-59787584　010-65264830
印　　刷：三河市宏达印刷有限公司
经　　销：新华书店
开　　本：787×1092　1/16　　印张：64
字　　数：2214 千字
版　　次：2015 年 12 月第 1 版　2015 年 12 月第 1 版第 1 次印刷
标准书号：ISBN 978-7-117-21781-1/R·21782
定　　价：320.00 元

打击盗版举报电话：010-59787491　E-mail：WQ @ pmph.com
（凡属印装质量问题请与本社市场营销中心联系退换）

现代外科疾病诊断与治疗

Current Diagnosis & Treatment: Surgery

第13版

主　编　Gerard M. Doherty

主　译　李宗芳　王子明　黎一鸣

副主译　张太平　吕　毅　张　澍

审　校　姜洪池　窦科峰

译　者　（以姓氏笔画为序）

卜王军	马红兵	王正辉	王　伟	王伟卓	王志东	王志亮	王坤正
王佩俊	王宝峰	王建明	王睿智	任　松	代志军	吉　鸿	吕　毅
刘重霄	刘清峰	刘　棣	闫宏伟	闫　坤	江　维	许　珉	孙晓力
苏清华	李文江	李军辉	李　宇	李　韧	李　芳	李　君	李　牧
李宗芳	李思远	李洪亮	李　鹏	李满祥	杨文彬	杨正安	杨平林
杨拴盈	汪　立	张太平	张　军	张　玮	张　明	张珍妮	张　栋
张　健	张淑群	张　煜	张　澍	陈昆仑	陈海文	陈　熹	周丽丽
周陈静	周　斌	周　蕊	郑百俊	赵　军（泌外）		赵　军（普外）	
柏　凌	姜健涛	徐思越	高　庆	高艳娥	高登峰	郭正团	黄省利
梁容瑞	董　新	蒋　安	韩　庆	普彦淞	雷晓鸣	裴　斐	谭　婷
樊立宏	黎一鸣	薛荣亮					

人民卫生出版社

敬告

本书的作者、译者及出版者已尽力使书中的知识符合出版当时国内普遍接受的标准。但医学在不断地发展,随着科学研究的不断探索,各种诊断分析程序和临床治疗方案以及药物使用方法都在不断更新。强烈建议读者在使用本书涉及的诊疗仪器或药物时,认真研读使用说明,尤其对于新的产品更应如此。出版者拒绝对因参照本书任何内容而直接或间接导致的事故与损失负责。

需要特别声明的是,本书中提及的一些产品名称(包括注册的专利产品)仅仅是叙述的需要,并不代表作者推荐或倾向于使用这些产品;而对于那些未提及的产品,也仅仅是因为限于篇幅不能一一列举。

本着忠实于原著的精神,译者在翻译时尽量不对原著内容做删节。然而由于著者所在国与我国的国情不同,因此一些问题的处理原则与方法,尤其是涉及宗教信仰、民族政策、伦理道德或法律法规时,仅供读者了解,不能作为法律依据。读者在遇到实际问题时应根据国内相关法律法规和医疗标准进行适当处理。

图字:01-2011-4522

编 者 名 单

Craig T. Albanese, MD
Professor of Surgery and Pediatrics
Department of Surgery
Lucile Packard Children's Hospital at Stanford
Stanford, California
Chapter 43: Pediatric Surgery

John T. Anderson, MD
Associate Professor
Department of Surgery
Division of Trauma & Emergency Surgery
University of California, Davis
Davis, California
*Chapter 12: Shock & Acute Pulmonary Failure
in Surgical Patients*

English F. Barbour, RD, LD, CNSD
Nutrition Support Dietitian
Digestive Disease Center / Nutrition Services
Medical University of South Carolina
Charleston, South Carolina
Chapter 10: Surgical Metabolism & Nutrition

John R. Barbour, MD
Chief Resident
Department of Surgery
Medical University of South Carolina
Charleston, South Carolina
Chapter 10: Surgical Metabolism & Nutrition

Edward L. Bove, MD
Professor
Pediatric Cardiac Surgery, Section of
    Cardiac Surgery
University of Michigan
Ann Arbor, Michigan
*Chapter 19: The Heart: Part II. Congenital
    Heart Disease*

George J. Chang, MD, MS
Assistant Professor
Surgical Oncology
University of Texas, M.D. Anderson Cancer Center
    Houston, Texas
Chapter 29: Small Intestine
Chapter 30: Large Intestine
Chapter 31: Anorectum

Orlo H. Clark, MD
Professor and Vice Chair
Department of Surgery
University of California, San Francisco
San Francisco, California
Chapter 16: Thyroid & Parathyroid

Christopher S. Cooper, MD
Associate Professor of Pediatric Urology
Department of Urology
University of Iowa College of Medicine and
    Children's Hospital of Iowa
Iowa City, Iowa
Chapter 38: Urology

John A. Cowan Jr., MD
Department of Neurosurgery
Harbin Clinic
Rome, Georgia
Chapter 36: Neurosurgery

K. Barrett Deatrick, MD
House Officer
Resident in Surgery
University of Michigan
Ann Arbor, Michigan
Chapter 7: Power Sources in Surgery

Robert H. Demling, MD
Professor
Department of Surgery
Harvard Medical
Boston, Massachusetts
Chapter 14: Burns & Other Thermal Injuries

Eric J. Devaney, MD
Associate Professor of Surgery
Department of Surgery, Division of Cardiac Surgery
University of Michigan
Ann Arbor, Michigan
Chapter 19: The Heart: Part II. Congenital Heart Disease

Karen E. Deveney, MD
Professor
Department of Surgery
Oregon Health & Science University
Portland, Oregon
*Chapter 32: Hernias & Other Lesions of the
    Abdominal Wall*

Gerard M. Doherty, MD
N.W. Thompson, Professor of Surgery
Chief, Division of Endocrine Surgery
Section Head, General Surgery
University of Michigan
Ann Arbor, Michigan
Chapter 2: Training, Communication, Professionalism, and
  Systems-based Practice
Chapter 3: Preoperative Care
Chapter 4: Postoperative Care
Chapter 5: Postoperative Complications
Chapter 7: Power Sources in Surgery
Chapter 8: Inflammation, Infection, & Antimicrobial Therapy
Chapter 9: Fluid & Electrolyte Management
Chapter 21: The Acute Abdomen
Chapter 22: Peritoneal Cavity
Chapter 23: Stomach & Duodenum
Chapter 25: Biliary Tract
Chapter 26: Pancreas
Chapter 28: Appendix

Quan-Yang Duh, MD
Professor
Department of Surgery
University of California, San Francisco
San Francisco, California
Chapter 33: Adrenals

J. Englebert Dunphy, MD*
Formerly Professor of Surgery Emeritus
University of California, San Francisco
Chapter 1: Approach to the Surgical Patient

Piero M. Fisichella, MD
Assistant Professor of Surgery
Director, Swallowing Center
Department of Surgery, Stritch School of Medicine
Loyola University Medical Center
Maywood, Illinois
Chapter 20: Esophagus & Diaphragm

Douglas L. Fraker, MD
Jonathan E. Rhoads Associate Professor of Surgery
Vice-Chair, Clinical Affairs & Director,
  General Surgery
Chief, Division of Surgical Oncology
The University of Pennsylvania
Philadelphia, Pennsylvania
Chapter 27: Spleen

Michael G. Franz, MD
Associate Professor
Department of Surgery
University of Michigan
Ann Arbor, Michigan
Chapter 6: Wound Healing

Armando E. Giuliano, MD
Chief of Science and Medicine
Director, John Wayne Cancer Institute
  Breast Center
John Wayne Cancer Institute
Santa Monica, California
Chapter 17: Breast Disorders

Ameen Habash, MD
Chief Resident
Department of General Surgery, Division of
  Plastic Surgery
University of Kentucky
Lexington, Kentucky
Chapter 41: Plastic & Reconstructive Surgery

Jonathan W. Haft, MD
Assistant Professor
Department of Surgery
University of Michigan
Ann Arbor, Michigan
Chapter 19: The Heart: Part I. Surgical Treatment
  of Acquired Cardiac Disease

Scott L. Hansen, MD
Assistant Professor of Surgery
Department of Surgery
University of California, San Francisco
San Francisco, California
Chapter 42: Hand Surgery

Mark R. Hemmila, MD
Associate Professor
Department of Surgery
University of Michigan
Ann Arbor, Michigan
Chapter 13: Management of the Injured Patient

Virginia M. Hermann, MD
Professor
Department of Surgery
Medical University of South Carolina
Charleston, South Carolina
Chapter 10: Surgical Metabolism & Nutrition

Jennifer C. Hirsch, MD, MS
Lecturer
Department of Surgery
University of Michigan
Ann Arbor, Michigan
Chapter 19: The Heart: Part II. Congenital Heart Disease

James W. Holcroft, MD
Professor
Department of Surgery
University of California, Davis
Davis, California
Chapter 12: Shock & Acute Pulmonary Failure
  in Surgical Patients

David Jablons, MD
Professor of Surgery
University of California, San Francisco
San Francisco, California
Chapter 18: Thoracic Wall, Pleura, Mediastinum,
  & Lung

William R. Jarnagin, MD
Professor of Surgery, Chief HPB Service
Department of Surgery
Memorial Sloan-Kettering Cancer Center, Weill Medical
  College of Cornell University
New York, New York
Chapter 24: Liver & Portal Venous System

Fadi N. Joudi, MD
Assistant Professor
Department of Urology
University of Iowa
Iowa City, Iowa
Chapter 38: Urology

Stephen A. Kamenetzky, MD
Clinical Professor
Department of Ophthalmology and Visual Science
Washington University School of Medicine
St. Louis, Missouri
Chapter 37: The Eye & Ocular Adnexa

Chienying Liu, MD
Assistant Clinical Professor of Medicine
University of California, San Francisco
San Francisco, California
Chapter 33: Adrenals

Paul V. Loar III, MD
Texas Oncology
Austin, Texas
Chapter 39: Gynecology

Jason MacTaggart, MD
Clinical Instructor
Division of Vascular Surgery
University of California, San Francisco
School of Medicine
San Francisco, California
Chapter 34: Arteries

Louis M. Messina, MD
Professor and Chief
Division of Vascular Surgery
University of Massachusetts Medical School
Worcester, Massachusetts
Chapter 35: Veins & Lymphatics

Linda M. Mundy, MD
Doctoral Student
Epidemiology
St. Louis University School of Public Health
St. Louis, Missouri
Chapter 8: Inflammation, Infection, & Antimicrobial Therapy

Richard G. Ohye, MD
Associate Professor
Department of Surgery
University of Michigan
Ann Arbor, Michigan
Chapter 19: The Heart: Part II. Congenital Heart Disease

Marco G. Patti, MD
Professor
Department of Surgery
University of Chicago Pritzker School of Medicine
Chicago, Illinois
Chapter 20: Esophagus & Diaphragm

Carlos E. Pineda, MD
Resident
Department of Surgery
Stanford University School of Medicine
Stanford, California
Chapter 31: Anorectum

Jeffrey D. Punch, MD
Associate Professor of Surgery
Chief, Division of Transplantation
University of Michigan
Ann Arbor, Michigan
Chapter 45: Organ Transplantation

Joseph H. Rapp, MD
Professor of Surgery in Residence
University of California, San Francisco
Chief, Vascular Surgery Service
San Francisco Veterans Administration Medical Center
San Francisco, California
Chapter 34: Arteries

John R. Rectenwald, MD
Assistant Professor
Department of Surgery
University of Michigan
Ann Arbor, Michigan
Chapter 35: Veins & Lymphatics

R. Kevin Reynolds, MD
The George W. Morley Professor and Chief,
  Division of Gyn Oncology
Director, Gynecologic Oncology Fellowship
Department of Obstetrics and Gynecology
The University of Michigan
Ann Arbor, Michigan
Chapter 39: Gynecology

Michael S. Sabel, MD
Associate Professor
Department of Surgery
University of Michigan
Ann Arbor, Michigan
Chapter 44: Oncology

Theodore J. Sanford Jr., MD
The Georgine M. Stuede Professor of
    Anethesiology Education
Professor of Clinical Anesthesiology
University of Michigan
Ann Arbor, Michigan
Chapter 11: Anesthesia

Matthew J. Sena, MD
Assistant Professor
Division of Trauma and Emergency Surgery
University of California, Davis Medical Center
Sacramento, California
Chapter 12: Shock & Acute Pulmonary Failure
    in Surgical Patients

Andrew A. Shelton, MD
Assistant Professor of Surgery (General Surgery)
Stanford University School of Medicine
Stanford, California
Chapter 29: Small Intestine
Chapter 30: Large Intestine
Chapter 31: Anorectum

Ramesh C. Srinivasan, MD
House Officer
Orthopaedic Surgery
University of Michigan
Ann Arbor, Michigan
Chapter 40: Orthopedic Surgery

Karl G. Sylvester, MD
Assistant Professor
Department of Surgery
Stanford University School of Medicine
Stanford, California
Chapter 43: Pediatric Surgery

David J. Terris, MD
Porubsky Distinguished Professor and Chairman
Department of Otolaryngology—Head and
    Neck Surgery
Medical College of Georgia
Augusta, Georgia
Chapter 15: Otolaryngology—Head & Neck Surgery

Pierre R. Theodore, MD
Assistant Professor of Surgery
Division of Cardiothoracic Surgery
Department of Surgery
University of California, San Francisco
San Francisco, California
Chapter 18: Thoracic Wall, Pleura, Mediastinum, & Lung

B. Gregory Thompson, MD
Professor of Neurosurgery, Otolaryngology
    and Radiology
Department of Neurosurgery
University of Michigan
Ann Arbor, Michigan
Chapter 36: Neurosurgery

Stephen Tolhurst, MD
House Officer
Department of Orthopaedic Surgery
University of Michigan
Ann Arbor, Michigan
Chapter 40: Orthopedic Surgery

Linda M. Tsai, MD
Associate Professor
Department of Ophthalmology and
    Visual Sciences
Washington University
St. Louis, Missouri
Chapter 37: The Eye & Ocular Adnexa

J. Blake Tyrrell, MD
Clinical Professor
Division of Endocrinology and Metabolism
University of California
San Francisco, California
Chapter 33: Adrenals

Kelly L. Vanderhave, MD
Assistant Professor
Orthopaedic Surgery
University of Michigan
Ann Arbor, Michigan
Chapter 40: Orthopedic Surgery

Henry C. Vasconez, MD
Professor of Surgery and Pediatrics, William S. Farish
    Endowed Chair of Plastic Surgery
Department of Surgery—Division of Plastic Surgery
University of Kentucky
Lexington, Kentucky
Chapter 41: Plastic & Reconstructive Surgery

Wendy L. Wahl, MD
Associate Professor of Surgery
Director, Trauma Burn Intensive Care Unit
University of Michigan
Ann Arbor, Michigan
Chapter 13: Management of the Injured Patient

Thomas W. Wakefield, MD
S. Martin Lindenauer Professor of Surgery
Section Head, Vascular Surgery
Department of Surgery
University of Michigan
Ann Arbor, Michigan
Chapter 35: Veins & Lymphatics

Lawrence W. Way, MD
Professor
Department of Surgery
University of California, San Francisco
San Francisco, California
Chapter 1: Approach to the Surgical Patient
Chapter 23: Stomach & Duodenum
Chapter 26: Pancreas

Paul M. Weinberger, MD
Resident
Otolaryngology/Head and Neck Surgery
Medical College of Georgia
Augusta, Georgia
Chapter 15: Otolaryngology—Head & Neck Surgery

Mark L. Welton, MD
Associate Professor & Chief
Section of Colon & Rectal Surgery
Department of Surgery
Stanford University School of Medicine
Stanford, California
Chapter 29: Small Intestine
Chapter 30: Large Intestine
Chapter 31: Anorectum

Richard D. Williams, MD
Rubin H. Flocks Chair & Professor
Department of Urology
University of Iowa College of Medicine
Iowa City, Iowa
Chapter 38: Urology

David M. Young, MD
Professor, Plastic Surgery
University of California, San Francisco
San Francisco, California
Chapter 42: Hand Surgery

序

  《现代疾病诊断与治疗:外科学》是世界著名出版商 McGraw Hill 推出的 LANGE 系列书籍之一,由美国外科及其他相关学科的知名专家共同编写,权威性很高,目前已出版至第 13 版。该书的突出特点是以临床患者的管理为核心,综合了外科学的基础理论、临床实践和最新进展,每种疾病的阐述都基本分为概述、病理生理、临床特征、诊断要点、鉴别诊断和治疗等部分,层次清楚、条理明晰、易于阅读。在国外被称为是临床医学生、实习医生、住院医生和各级临床医生日常工作的必备参考书。

  本书第 13 版由中华医学会外科学分会委员李宗芳教授等牵头,西安交通大学第二附属医院外科及相关学科的临床骨干共同翻译完成,译文力求准确并保留原汁原味。本书的第 10、11 版均由该单位组织翻译完成,在我国的医学外文版译著中历年销量排名前列,深受读者者好评,在网络上被推选为执业医师最值得收藏的书籍之一。本书第 13 版根据医学发展状况,加入了培训、沟通和职业化系统化实践等最新内容,值得我国同道学习和借鉴。

  值此第 13 版中文版出版之际,应主译邀请为本书作序,并向广大外科医师和研究生推荐此书,相信译校人员辛勤耕耘的成果会对大家有所裨益,对我国外科学事业的发展起到积极的推动作用。

2015 年 12 月

前　言

　　《现代疾病诊断与治疗:外科学》是世界著名出版公司 McGraw Hill 推出的 LANGE 系列医学经典中影响较大的图书之一,自 1973 年至今已经出版至第 13 版。本书一直由美国外科及其他相关学科的知名专家共同编写,权威性很高,在国外也是各级外科临床医生的必备参考书。

　　自第 10 版起,人民卫生出版社引入中文版并委托西安交大二附院翻译,第 10 版中文书名为《现代外科疾病诊断与治疗》。由于本书简明扼要的编排形式和最新的外科及相关学科内容,加之译者认真细致的专业化译校,使本书成为我国最畅销的医学译著之一。从第 10 版的参译人员到本版的主译,不同的角色也让我对本书有了更加全面的认识,也更加体会了本书的经典之处。

　　本书基本分为三大部分:第 1、2 章主要阐述了外科医生必须具备的人文素养;第 3 章到第 14 章主要阐述了外科学基础总论;第 15 章到第 45 章主要阐述了包括其他手术相关学科在内的外科学各论。本次再版对很多章节进行了大修,且添加了全新的章节,其中培训、沟通、职业素养等章节对于提高我国外科医生及医学生的职业素养,加强医患沟通等方面有重要的借鉴意义。此外,第 13 版还以更多的图示来展示解剖和外科学概念,添加了彩图使内容更加清晰。

　　值得注意的是,本书中采用的医学标准值、药物选择及剂量,均以西方人为参考;另外,一些疾病的具体诊疗情况也更多地体现了针对西方人的特点。希望读者在工作实践中根据我国具体情况参考采用。

　　本书由著名外科学专家中华医学会外科学专业委员会赵玉沛院士作序,姜洪池教授、窦科峰教授审校,同时汇集了西安交大二附院中青年外科医师中的骨干力量参与译校。他们都具有丰富的临床及教学经验,在繁忙的临床、教学和科研工作之余,为本书的编译付出了辛勤的劳动,在此表示衷心的感谢。由于我们水平有限,本书仍可能有一些缺点和翻译不当之处,敬请读者批评、指正。

李宗芳

2015 年 12 月

原 著 前 言

　　《现代外科疾病诊断与治疗》一书是由外科医师所诊治疾病的相关知识构成的。本书重点强调疾病主要诊断要点的快速回顾和疾病进程的简要描述，以及随后的诊断和治疗。流行病学、病理生理学和病理学是本书深入讨论部分，因为这些学科符合本书的最终目的，即将本书作为患者管理的指南。本书三分之一的内容专注于全科医学，以及对于所有患者管理重要的外科学主题。

　　对于那些希望深入了解更多细节的读者，本书也包含了一些最新的医学杂志文献。为了维护本书的简洁性，对于特定领域的细节知识，读者可以通过进一步深入探索来了解。

本书的突出特点

- 为了保持内容的新颖性，本书经常再版更新。每一次再版，特定主题内容都会被完全、大部分、部分或者小部分重写，以反映每一领域的最新进展。如果需要，也会添加新的作者和章节。
- 本次再版对很多章节进行了大修，并且添加了全新的章节，包括：
  - 培训、沟通、职业素养及基于系统的实践
  - 伤口愈合
  - 麻醉
  - 耳鼻喉科学 / 头、颈部肿瘤
  - 获得性和先天性心脏疾病
  - 神经外科、垂体手术
  - 妇科学
  - 骨科学
- 本次再版选择图示来展示解剖和外科学概念；并添加了彩图使内容更加清晰。
- 本书涵盖了 1000 多种疾病。
- 本书详细展示了创伤最小的手术操作步骤。

本书面对的读者

- 学生：本书是一本可以供大多数教学机构使用的权威性外科学教材。
- 住院医师：本书是一本常见疾病和多发疾病的简明使用、学习手册。
- 医务工作者：本书可以作为需要会诊、转诊外科患者的医务工作者的参考书。
- 外科医师：本书是最有用的现代外科疾病管理策略指南。

本书的组织架构

　　本书主要是通过人体器官系统来组织的。本书开始部分章节提供了一些外科通用知识，如外科医师与患者之间的关系（第1章）、培训和职业化（第2章）、术前管理（第3章）、术后管理（第4章）和手术并发症（第5章）。随后的章节主要讲述伤口愈合、炎症、抗生素、液体和电解质管理，以及外科代谢和营养学。本书各身体器官部分主题系列以头、颈部肿瘤开始，并以手部手术章节结束。本书最后以小儿外科、肿瘤学和器官移植章节结束。

本次再版的新颖性

　　除了本书所涵盖的各个领域中的知识更新被照例重写外，本次再版进行了下列主要修改：

- 本次再版对于每一章节进行了彻底的重写以更新其中的内容，并如前所述增加了几个新的章节。

- 本次再版利用两种不同的颜色来阐明不同组织架构的内容,并增加了彩图。

鸣谢

本书的编辑和作者非常感激 J EnglebertDunphy MD 对于本书第 1 版问世所作出的贡献以及他为外科学教育和实践所贡献的一生。同时要感谢本书第 2 版至第 12 版的主编 Lawrence W Way 教授和加利福尼亚大学旧金山分校(UCSF)外科培训项目。作为 UCSF 外科住院医师的导师,Way 博士对于美国外科学具有不可估量的影响力。我特别要致谢麦格劳 - 希尔出版社的工作人员为本书准确和高质量出版所作出的重要贡献,尤其是 Marsha Loeb 和 Karen Davis 的支持和帮助。十分感激我的同事和读者们提出的意见和批评,这将指导我们准备未来的更新版本。我希望任何对于本书有意见、建议和批评的人士能联系我们。

Gerard M. Doherty, MD

目　　录

第1章　外科接诊

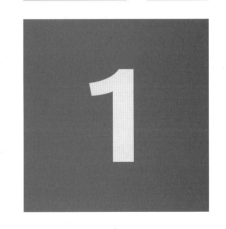

外科疾病的处理要求外科医生不仅具备娴熟的手术技巧,接受过诊治方面的基本功训练,还应对患者抱有真正的同情和爱护。面对患者,外科医生除了传统意义上的医师身份之外,同时还应是一名资深的科学家、工程师、艺术家和牧师。正因为外科医生的决策生死攸关,这就要求他们的行动大胆、果断,技术高超、精湛。

病史

初次接诊时,外科医生一定要取得患者的信任,并使之深信他们会随时获得应有的帮助。外科医生应把患者当做一名需要关心的"人",而不是病房中的一个"病例"。这往往不是一件易事,除了要求医生举止和蔼、体贴外,并无通用的准则。绝大多数患者都热爱、信任自己的医生,对有同情心、善解人意的医生更是感激不尽。有些外科医生可以通过几句问候很快与患者建立信任的关系,而另外一些人则需要经过努力的床边工作,才能得到患者的认可。无论哪种方式,只要能建立充满同情、关心和理解的气氛,这种信赖关系就能够长久。即使在急诊时,同情与关切之心依然不可或缺。

外科医生应当正规地询问病史,不过大部分情况是从与患者聊天中获得的。诱导式的提问常常会使病史不符或遗漏——比较合作的患者总是做出医生想要的回答,以致交谈的最终结果虽是双方满意,却与事实大相径庭。

询问病史

询问病史如同一项耐心的侦查工作,先入为主、仓促判断、草下结论都是行不通的。诊断必须建立在归纳、推理的基础上。接诊者应首先明确事实,然后寻找重要线索。医生应该意识到患者可能由于烦躁或恐惧,遗漏了某些最为重要的症状——比如血便。这一症状可能并不严重,物理检查亦无阳性发现,因此不经过特殊询问往往难以获得。

询问病史时需要特别强调的外科常见症状,将在下文中阐述。

▶ 疼痛

仔细分析疼痛的性质是建立外科病史的一个重要要素。检查者必须问清疼痛是怎样开始的,是暴发性的、急性的,还是慢性的;疼痛的首要特点是什么;是否严重到药物治疗已不能缓解的程度;是持续性的,还是间歇性的;有无典型的伴随症状,比如小肠梗阻时疼痛具有的节律性,或下肢疼痛发作时有无间歇性跛行,等等。

患者对疼痛的反应是一个最重要的方面。显然,反应过度的人的描述常常会不大恰当;相反,如果以一种随便或轻松的表情来描述"剧痛难以忍受",也值得怀疑。如果一名患者因为疼痛而尖叫或在床上翻来覆去,不是反应过度就是患有肾绞痛或胆绞痛。而由感染、炎症或血管疾病所致的严重疼痛会迫使患者竭力限制自己所有的活动。

轻微的疼痛通常是由恐惧和焦虑所致,有时,在治疗时增强患者的信心会比注射吗啡的止痛效果更好。

▶ 呕吐

患者呕吐物的性质和量如何? 是否经常发作? 呕吐物的性状如何? 呕吐是否为喷射状? 如果医生能亲自观察到呕吐物,会对诊断更有帮助。

▶ 排便习惯的改变

排便习惯的改变是一种常见症状,一般无临床意义。如果患者大便一直很有规律,当发现其排便习惯明显改变,比如出现间断腹泻和便秘时,医生应当怀疑其患有结肠癌的可能。大便的形态和形状也应得到特别重视。例如许多患者会告知医生平时他们的粪便形态正常,但在旅游或调整膳食结构时会发生改变。

▶ 呕血或便血

任何体表开口部位的出血都必须仔细查找原因，千万不可因为看似显而易见的原因而对其轻易放过。临床上最常见的错误是把直肠出血归咎于痔疮。了解出血的特点具有重要意义——出血可否凝结成块，血的颜色是鲜红还是暗红，出血是否有其他形式的变化，比如慢性胃出血导致的咖啡色呕吐物、或上消化道出血导致的暗红色柏油样便等，这对医生判定出血来源及性质大有帮助。关于呕血、便血的细节将在以后各章里叙述。

▶ 创伤

创伤的发生非常普遍，有时很难将患者的主诉与某次创伤联系起来。儿童更易受各种轻伤，而家长可能会将某种疾病归因于孩子最近所遇到的特别事故。另一方面，家长的忽视也可能导致儿童遭受严重创伤，父母惩罚孩子而造成创伤的可能性也不容忽视。

对有创伤史的患者，应尽可能详尽地进行询问。受伤时的体位、有无意识丧失、逆行性记忆丧失（对受伤时的情景完全丧失记忆）等，均可提醒医生患者的大脑受到某种程度的损害。若患者无意识丧失，能回忆起事故发生时的每个细节，头部亦无明显伤口，即可排除脑损伤的可能。

对于枪伤和刀刺伤，了解武器的性能、大小、形态、可能的弹道，以及患者受伤时的体位，都非常有助于评估伤员的伤情。

患有癫痫、糖尿病、冠心病或低血糖等疾病的患者，易发生意外损伤，这一点临床上应特别注意。

医生掌握了疾病事实和线索后，应对患者的病况进行综合分析，此时（通过归纳推理）有可能排除许多疾病而得出某几种可能的诊断。有些初学者（见习医生）可能会将异位妊娠破裂纳入到某个患者胸痛的原因中去，而有经验的医生则会依据患者的性别、年龄来排除这种可能性。

▶ 家族史

家族史对很多外科疾病的诊断具有重要意义，结肠息肉病就是一例典型案例。而对于糖尿病、Peutz-Jeghers 综合征、慢性胰腺炎、多腺体综合征、其他内分泌异常和癌症来说，详细的家族史会使医生更好地了解和评估患者病情。

▶ 既往史

既往史中的一些细节可能使目前疾病中模糊不清的部分得以明确。俗话说，健康无杂病，久病难愈合。一位长期患病且病情复杂的患者即使与一位高龄、初次患有较重外科疾病的患者相比，其病情风险可能还要大很多。

为避免遗漏既往史中的重要细节，医生一定要做正规、全面的系统回顾。有经验的检查者会坚持采用同一种方式来进行系统性回顾，从不会忽略掉有临床意义的细节。许多有经验的医生在检查身体的某一部位时，会询问涉及到的每一系统的有关情况，这样会使既往史的系统性回顾变得更加容易。

在询问既往病史时，有必要重视患者的营养状况。查体时营养不良也许并不容易被查出，须通过问诊得以明确。

急性营养缺乏，特别是水和电解质的缺失，只有在掌握全部病史（包括营养史）的情况下才能得以明确。例如，一位患者出现严重低血钠症状，可能是由于使用利尿剂或调整为限钠饮食所致，而并非由于急性水、电解质丧失引起。在这种情况下，对于所使用过的药物必须加以详细的记录和说明。

医生应对患者呕吐和腹泻产生的急性水、电解质缺失，以及丧失物的性质进行详细询问并记录，这对估计患者血清电解质的变化趋势有所帮助。如果患者持续呕吐，且呕吐物内无胆汁，可能由良性溃疡所致的急性幽门狭窄而引起，应考虑患者会发生低氯性碱中毒的可能。慢性、无胆汁的呕吐，特别是当呕吐物为消化过的食物时，则提示慢性梗阻的存在，应考虑癌症的可能。

评价患者的营养平衡状况，对于外科医生是最基本的。通常依据病史和临床经验，医生即可估计出液体和电解质丧失的程度及性质，在实验室结果未获取之前开始进行治疗。虽然实验室检查结果应尽快取得，但医生对于梗阻的程度、消化液中电解质浓度的估计会为适时、适当的治疗提供足够的证据。

▶ 患者的精神状况

在外科患者的治疗过程中，心理医生的会诊并非经常需要，但有时却很有帮助。伴有精神情感障碍的外科患者不仅需要外科治疗，还需要心理医生的帮助。此时，外科医生与心理医生的全面合作极为必要。无论术前或术后，当患者产生严重的心理障碍，超出外科医生的能力范畴之外时，就必须求助心理医生进行处理。此类患者的预后诊断、用药及全部治疗工作均需要心理医生的全程参与。

另一方面，在大多数情况下，外科医生应能够应对疾病给患者带来的一般情绪变化，而无需心理医生的帮助。绝大多数的心理医生也不愿参与轻度焦虑状态的处理。只要外科医生能够对患者的全部病况负责，心理医生的会诊可以忽略。

那些发生恶性肿瘤和不得不进行致残手术的患者，应被给予特殊的关怀。此时外科医生及其治疗小组所提供的支持和帮助，远较心理医生的参与更为有效。

现在，外科医生们越来越清醒地认识到心理因素在外科治疗过程中的重要性。如果患者能够不过分忧虑与自己疾病无关的感情、社会经济等问题,那么其在大手术后的恢复会得到明显改善。只有在病史记录中考虑到以上各种因素,才会为外科患者提供更好的治疗环境。

▼ 体格检查

外科患者的完整检查包括体格检查、特殊检查(如胃镜、食管镜、实验室检查、X线检查等)和随访检查。对某些病例来说,所有这些检查可能都是必需的;而对另外一些病例来说,特殊检查和实验室检查应控制在最低限度。忽略对诊断有意义的检查和坚持进行不必要的全面检查都是不正确的。费用昂贵以及会给患者带来不适或痛苦的检查项目均不应进行,除非他们的结果对临床诊断很有意义。

选择性体格检查

选择性体格检查应该按照程序仔细进行。外科医生应该养成运用同一种程序完成全面检查的习惯,来避免检查步骤的遗漏,即使在急诊时常规程序不得不改变的情况下,检查者也可以很容易回忆起哪些检查尚待完成。有序的全面查体会使初学者更容易熟悉检查程序,识别何为正常,从而迅速认识何为异常。

所有患者在被检查时都会非常敏感并感到窘迫。因此,使患者心情放松不仅彰显礼貌,而且有助于查体。检查室和体检床应使患者感到舒适,若患者需裸露身体进行检查,应用布帘遮挡。检查中应允许患者谈话,这样会使他们放松,医生也可以在检查的同时了解患者过去的病史。

查体时,应首先观察患者的体格和体型,再仔细查看其双手。这是一个良好的习惯,因为许多系统的疾病都会在手上有所体现,如肝硬化、甲状腺功能亢进、Raynaud病、肺功能不全、心脏病和营养不良等。

体格检查的细节在此不赘述。初学者可参阅专业教材。

视诊、触诊和听诊是长期以来沿用至今的鉴别正常和异常的基本步骤,检查时常可通过双侧对比来发现异常病变。Horner综合征,单侧眼睑轻度下垂的特征只有在与对侧比较时才会被发现。女性乳房的视诊,尤其是在举臂和垂臂时常看的癌浸润所致的皮肤凹陷,在触诊时常常很难被发现。

触诊需要手法娴熟、轻柔,如果手法不当会使患者感到疼痛,由此而引起的痉挛、紧张和焦虑会使检查变得困难,对儿童来说尤其如此。

触诊要注意的另一个重要问题是防止手法过重,有些患者常因医生检查时手法过重而不悦并提出批评。仔细、准确、轻柔的触诊不仅可以使医生获得想要

的信息,同时也能取得患者的信赖。

检查压痛部位时,为准确定位压痛范围,有时需要单指按压,这一点在急腹症查体时尤为重要。

以往,听诊被认为是内科医生的专利,而现在对外科医生来说,听诊甚至更为重要。包括心导管检查在内的放射学检查使得心肺听诊降低为初期的筛查措施。但是,腹部和周围血管的听诊仍然极为重要。如肠梗阻的性质和各种血管病的存在均可通过听诊来进行检查。青年女性如果出现不明原因的腹痛,而体检和胃肠道X线检查均为阴性时,往往其会被误诊为癔症或焦虑症。但上腹部的听诊,可能会使医生听到由于腹腔动脉阻塞而出现的杂音。

▶ 体腔开口部位的检查

口、耳、直肠、盆腔的全面检查是全身检查的一部分。口腔和舌的触诊与视诊同等重要。使用乙状结肠镜检查直肠亦是全面查体所必需的,每个外科医生都应学会使用检眼镜和乙状结肠镜,并将其列为全面查体的常规项目中来。

急诊体格检查

急诊查体时,常规的检查步骤应依据当时的具体情况有所调整。有时病史可能只有一句话,或因为患者意识丧失且无知情者而无法获得病史。尽管事故和伤害细节对患者的全面评价十分有益,但也不得不留待以后设法获取,因为首要的问题是,患者有无自主呼吸? 呼吸道是否畅通? 能否摸到脉搏? 有无心跳? 有无大量出血?

若患者无自主呼吸,应立即用手指插入口腔将舌向前拉以排除呼吸道阻塞;若患者意识丧失,则行呼吸道插管并开始口对口呼吸;若患者无脉搏或心跳,应立即行心脏复苏。

四肢伤口的严重出血可通过抬高患肢或压迫止血来缓解。止血带已很少应用。

对每位遭受严重钝器伤害的患者,都应仔细检查其有无椎骨及相应的脊髓损伤。

某些致命性外伤,在有限的查体完成前就应立即采取措施。心脏穿通伤、大的开放性负压性胸壁伤、大面积胸壁伤出现连枷胸、大量出血的患者,都需在进一步检查前给予紧急处理。

然而,在绝大多数的急诊病例中,在确定了患者的呼吸道通畅、心跳存在、无大量外出血,并进行了抗休克治疗之后,如有需要应对患者进行最快速的重点查体。如果医生未做检查,则很有可能会在患者的处理中出现严重的失误。在2~3分钟之内仔细检查患者的头部、胸部、腹部、四肢、生殖器(尤其是女性)和背部。如果已排除颈段脊髓的损伤,那么翻动患者仔细检查其背部、臀部和会阴部是很必要的。

请注意,复合伤患者的张力性气胸和心包填塞可能容易被忽视。

在完成体格检查、止痛、患肢固定、伤口缝合后,其他各项急诊治疗即可开始。

实验室和其他检查

▶ 实验室检查

外科患者的实验室检查有以下几个目的:①筛查影响外科治疗结果而无症状的疾病(如未疑及的贫血和糖尿病);②对手术禁忌或术前需要处理的疾病予以评价(如糖尿病、心力衰竭等);③确诊需要通过手术治疗的疾病(如甲状旁腺功能亢进症、嗜铬细胞瘤等);④估计代谢性和化脓性并发症的程度和性质。

对于需行大手术治疗的患者来说,即使他们的身体在排除外科疾病的干扰外非常健康,其也必须进行与年龄相应的实验室检查。有肾、肝、心脏等病史者更应进行仔细检查。在术前对外科患者进行评估时,请内科医生来会诊是有益的。不过,对外科患者的术前评估和处理应由外科医生负责,不能依赖内科医生,且不能委托他人。同时,外科医生应能够根据自己的经验和理论,特别是结合病史和临床表现的特点,对化验结果给予恰当的解释。

▶ 影像学检查

现代临床诊疗工作需要进行各种必需的影像学检查。为避免严重失误,外科医生与放射科医生的密切合作甚为重要。也就是说,外科医生不单单是把患者交给放射科医生进行必要的特殊检查,还需要提供足够的病史和物理检查所见。此外,在急诊时请放射科会诊和读片,也十分重要。

当影像学诊断不甚明确时,应结合病史和体检进行重复检查。尽管X线诊断的准确性很高,但胃肠道检查的阴性结果仍不能排除溃疡或肿瘤的可能;特别是右结肠小的病变很容易被漏诊。有时病史和体检已能明确做出诊断,因此即便影像学检查结果为阴性,也可决定执行手术。

▶ 特殊检查

在外科疾病的诊断中,常需要一些特殊检查,如膀胱镜、胃镜、食管镜、结肠镜、血管造影和气管镜的检查等。外科医生应当熟悉这些检查的适应证和局限性,并随时准备好与内外科专家的密切合作。

(任松 江维 译,李文江 校)

第2章　培训、沟通、职业素养及基于系统的实践

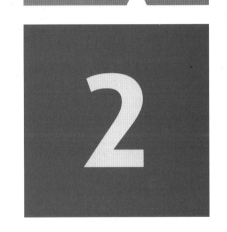

培训

多个相互关联的医疗教育监管组织负责监管美国的医学教育和外科技术培训。每一个组织都有其特定的目标；而这些目标的共同主题是通过周期性的外部评审来持续推进工作的有效提高（表2-1）。所有这些组织的最终目的是为美国的医疗体系建立一支可靠、高质量的医疗卫生服务队伍。

医学生教育

LCME 为美国和加拿大的医学院校提供认证。认证是对高等医学教育单位的质量保证，用来评估一个机构是否达到了设定的标准。美国的医科院校必须获得 LCME 的认证才能开展工作。如果没有 LCME 的认证，学校就不能获得从事医学教育的联邦授权，也不能申请联邦的资金借贷项目。从 LCME 认证的学校毕业的学生可以参加医学执业资格考试（USMLE），从而在大多数的美国州省获得行医许可证。只有 LCME 认证学校的毕业生才可以被 ACGME 接受（ACGME 负责认证美国的住院医师实习项目）。LCME 的认证权是由美国教育部和加拿大医科院校认证委员会（the Committee on Accreditation of Canadian Medical School, CACMS）授予的。

每年，每一所获得认证的医学院校都要提交学校功能、组织结构以及各方面工作的年度审查。LCME 会周期性地进行现场考察，然后重新评估。重新评估通常每8年进行一次。在进行现场评估时以及在两次评估之间，LCME 的工作是推广更好的教学内容并提高 MD 学位教育的整体质量。

住院医师培训项目

在美国 ACGME 负责住院医师培训的认证。认证根据已经建立的标准和政策通过同行评议来决定。ACGME 所属的美国医学专业委员会（the American Board of Medical Specialties, ABMS）、美国医院协会（the American Hospital Association, AHA）、美国医学协会（the American Medical Association, AMA）、美国医学院校协会（the Association of American Medical Colleges, AAMC）以及各医学专业学会的成员共同组成评议组进行评议工作。ACGME 可以审查各种不同专业的住院医师培训项目。这些培训项目包括针对所有住院医师的共同项目以及针对不同培训计划的特殊项目。组织住院医

表 2-1　美国的医疗教育监管组织

组织名称	缩写和网址	工作目的
医学教育联络委员会 （Liaison Committee on Medical Education）	LCME www.lcme.org	美国和加拿大医学院校的认证
研究生医学教育鉴定委员会 （Accreditation Council for Graduate Medical Education）	ACGME www.acgme.org	负责住院医师临床培训项目的认证
美国外科医学委员会 （American Board of Surgery）	ABS www.absurgery.org	负责外科医师教育培训水平的认证并负责换发新证
美国外科医师学会 （American College of Surgeons）	ACS www.facs.org	进一步提高外科医师技能的科研和教学机构

师实习的医院也必须按照 ACGME 的要求开展培训计划。

ACGME 要求所有的住院医师培训计划都要包含 6 个共同培训项目(表 2-2)。而特殊训练项目则因专业而异,内容差别很大。共同项目的培训和认证分散在住院医师的各个培训阶段中。

表 2-2　ACGME 针对住院医师的共同培训项目

共同项目
患者医疗护理
医学知识
医患交流技巧
专业化思想
操作学习
系统化学习

住院医师特殊培训项目由相关的专业委员会进行评审和认证。外科领域由外科住院医师评审委员会(the Residency Review Committee for Surgery,RRC-S)进行认证。住院医师只有在一般项目和特殊项目均达到合格后,才能通过 RRC-S 的认证。整个认证项目一般为 5 年时间,包括每年的晋级和中期的问卷考核。ACGME 控制着每个培训计划的通过率,如此来控制每年获得认证的住院医师的数量。

▶ **美国外科医学委员会(ABS)**

ABS 是一个独立的非盈利机构。它的设立目的是为那些通过相应教育和培训的外科医师提供认证。ACGME 和 ABS 的区别是 ACGME 认证培训项目,而 ABS 认证培训人员。这同其他专业领域内的认证设置十分相似。ABS 还对那些已经取得执业资格的医师进行认证,这种周期性的复查对于认证质量的维持是必要的。

ACGME 认证和各专业学会认证相互关联、相互影响。成功获得各个专业学会的认证是住院医师培训计划成功与否的重要检测指标。住院医师在完成培训计划后获得专业学会的认证也反映了住院医师培训项目的实施是成功的。虽然这两种认证有不同之处,但它们必须得以有效的结合。

完成住院医师培训后,在特定一段时间里获得相关学会的认证才能在很多美国的医院里成为外科医师。所以,最直接的进入外科领域的途径是从 LCME 认证的医学院毕业,完成 ACGME 设定的住院医师培训项目,然后通过 ABS 的资格考试(笔试)和认证考试(面试)。

虽然还有其他进入美国外科领域的途径,但通常美国和加拿大以外的医学毕业生往往只能进入内科领域工作。这些毕业生在获得外国医科研究生教育

委员会(the Educational Commission for Foreign Medical Graduates,ECFMG)的资格认证后就有资格进入 ACGME 认证的相关住院医师培训项目,然后才有资格获得各专业委员会的认证。

▶ **美国外科医师学会(ACS)**

ACS 是一个外科科研和教育机构。它为需要进一步提高水平的外科医师设立了更高的外科知识水平和技能操作标准。ACS 的成员,通常在其名字后加上 FACS 的字母。成为 ACS 的成员意味着此人已经在教育程度、技术水平、职业认证、外科能力以及医德修养方面达到了 ACS 的标准。ACS 为外科执业医师和实习医师设立了多种教育和专业训练项目。它还针对住院医师和医学生设立了住院医师会员资格和医学生会员资格,并为那些已经完成有关训练、还未达到成为 ACS 成员的所有要求的外科医师设立了会员资格。此外,ACS 还起到维护患者和外科医师会员权益的作用。

交流

掌握高效率且有成效的交流技巧,对包括外科医师在内的所有临床医师都十分重要。外科医师必须能快速地与患者及其家属建立起可靠的信任关系。医患关系中,相互尊重是至关重要的。患者及其家属必须对医师的能力有信心,才能做到积极配合医师的治疗措施。通常,患者与医师在初次见面时,就会依据医师的交流能力对其医疗水平作出自己的判断。除了与患者进行交流外,医师还必须学会与会诊医师、合作医师以及他们的治疗团队进行交流。

▶ **与患者交流**

与患者交流需要注意以下几个方面:首先,医师必须将患者视为一个平等的人去尊敬。其次,医师必须认真倾听患者的诉说,并从患者的角度和处境出发考虑问题。最后,临床医师必须懂得患者的回应。如果以上任何一个方面被忽视,医生与患者之间的交流效果就会大打折扣。很多医师曾尝试直接给出患者明确的治疗计划,但常常发现除非与患者完成以上 3 个方面的交流过程,否则患者根本不按照治疗计划执行。

尊敬

将患者或其家属视为一个平等的人去尊敬是很重要的。患者离开了其熟悉的环境,在承受压力的情况下进入医疗环境往往有很多不便之处,通常对其所面临的情况充满恐惧。医师对患者的敬意可以使患者感到轻松,并有助于患者与医师建立起信任的关系。同样的道理,对患者的不尊敬会产生相反的效果。例如,第一次见到一个成年患者,不加姓氏而仅以名字相称往往会使其感到不被尊重。同样,对儿童患者的母亲以"妈妈"相称而不用其名字,就会使患者的母亲感到不被重视。通常在初次见面时,医师应该以尊称加姓

氏的形式称呼患者。

生活方面的简短谈话与病情交流相比，可以让患者觉得舒适。医师的这些努力会换来患者的信任，简短的约谈能带来长期的更好的治疗关系。

倾听

医生只有认真倾听患者的讲述才能获得正确的诊断，并拟出合适的治疗计划。所有的患者都有一个讲给医生的故事，让患者们讲下去是很重要的。因为通常来说，医生可以从他们讲述的故事中得到重要的治疗线索。如果不被打断的话，患者都会用自己的话去讲述事情的来龙去脉，囊括所有的细节；而医生提问、患者简单回答的方式就可能遗漏很多细节。医生应该在谈话的开始就鼓励患者来讲述自己的故事，这不但可以减轻患者的负担，而且可以使医生的注意力转移到对谈话内容的判读上来。

倾听还应该是一个积极主动的过程。医生应该表现得稳重并充满耐心，同时目光应该与患者的视线保持同一高度。不要对患者的谈话做出怠慢或厌烦的表现。医生在患者的讲述中不时地提出问题，并运用简短的鼓励性言辞，可以使患者认为医生是在认真地听其讲述。

在谈话的开始让患者知道一些病情的进展情况，对后续的谈话是有利的。例如，告诉患者其病情的讨论结果、最近手术的结果或者是刚完成的实验室检查结果等等，都可以使患者在谈话的过程中更简明扼要地来阐述问题。

同情心

当医生在患者叙述完病史，并得到了相关的检查、检验报告之后，应该以同情的态度站在患者的立场上，给患者讲解这些临床资料。虽然医学条例中并没有规定医生必须从患者的角度出发同情患者，但是外科医生在处理这个问题时的态度对患者的影响却是很大的。医生对患者的同情可以赢得患者的信任。而使患者保持对医生的信任在治疗过程中是非常必要的。

清晰的表述

在表现出对患者的敬意，认真倾听、理解了患者的讲述，并表现出对患者的同情之后，医生必须要用大众能够明白的清晰、准确的语言提出进一步检查或治疗的建议。这一部分的谈话应该包含区分哪些是患者的已有诊断或者是病情中已经明确的部分，哪些是尚不清楚、但是可以被推测的部分的内容。医生应该在合适的情况下，以患者能够理解的方式，来为患者阐明（治疗、手术、病情的）多种结果；并清晰列出推荐治疗方案，以及其他替代治疗方案。患者有权利在医生推荐的几种治疗方案中选择一种，或者选择放弃下一步治疗。谈话的过程中，医生还可以借助图解或模型来帮助患者加深理解，回顾影像学诊断结果常常有助于

患者及其家属的理解。

如果医患之间没有建立起融洽、相互尊敬的关系，可能会导致诊断和治疗上出现错误。如果治疗效果不好，可能导致对治疗中产生的问题或并发症的交流雪上加霜。最终，一位交流能力差的外科医生将得不到作为一名医生应该享受到的职业满足感。

▶ 与内科医生的会诊

外科医生常常需要在处理病情过程中与内科同事打交道。对于多数患者的治疗来说，外科医生与内科医生的联系必不可少，尤其是在患者手术前后都要进行内科治疗的情况下。在这种情况下，与内科医生之间的会诊有两种基本的交流方式：常规会诊和紧急会诊。常规会诊不需要紧急施行，且根据患者的情况有多种施行的方式。通常为不同步的书面交流，可以是患者电子病历中的申请书或者是发给内科医生办公室的会诊单。例如，对于一个有胆囊结石并计划手术的患者，内外科医生可以使用常规会诊的方式进行联络。

而当患者出现突发情况时，则应使用紧急会诊制度。这种情况下，可以采用多种联络方式，一般多进行同步的直接对话，如面对面交流、电话通话等。为了将医生们的知识建设性地结合在一起以争取患者的最大利益，这种情况下常常顾不得礼貌。紧急会诊的例子包括发现癌症的诊断、手术中出现危及生命的并发症，以及抢救患者生命的过程等。

内科医生会诊时，在治疗角色的转换过程中明确责任将有助于患者的治疗。所以，在与会诊医生的交流中，要明确目前患者仍然处于外科医生的医疗责任内，还是已经转入其他内科医生的医疗责任范围。

▶ 与团队的交流

外科治疗常常需要团队合作。目前的外科治疗小组常常包括内科医生、非内科的中级辅助人员（常为医生助理或执业护士），以及多个实习学生。这些实习学生中还包括医学院实习学生、实习的助理医师和护士学校的学生。外科治疗团队日趋复杂，组织团队为患者提供的医疗信息也变得越来越繁多。此外，医疗信息在从一个人员传递给另一个人员时，往往信息效果会变弱。

随着团队变得越来越复杂、而医疗信息却越来越多的情况，使团队变得高效的办法是：首先，明确各自职责；其次，多采用书面的形式传递医疗信息。随着电子病历的普及，电子信息可以方便地在团队人员之中传递。有了这些电子工具，团队的协作变得简单了。所以，对于口口相传的处理病情的方式要谨慎使用，要知道这种方式出错的可能性很大。

专业素养

专业素养是指医生的言行都要表现出一名专业人

士的样子。专业人士指那些具有专业知识、在从业之前受到本专业正规教育培训的职业人士。由于人际交往受行为影响，所以为了取得更好的交流效果，外科医生应该在与患者或其他医疗人员接触时保持专业性。在美国医学协会公布的一系列医学伦理学规范中，外科操作和专业素养被放在同等重要的地位（表 2-3）。

表 2-3　美国医学协会的医德规范

	规　范
1	医师应该为患者提供有效的医学服务，同时对人类尊严和人权抱有同情和敬意
2	医师应该体现专业素养，在所有的职业行为中保持诚实，努力克服自身性格和能力的不足，而不用虚伪和欺骗的手段达到目的
3	医师应该遵守法律、履行义务，避免从事损害患者利益的事情
4	医师应该尊重患者、同事及其他医务人员。维持患者的信任并在法律允许的范围内维护患者的隐私
5	医师应该不断的学习、实践、提高医学知识，承担医学教学任务，发布对患者、同事和公众有益的信息，接受咨询，能采纳其他医务人员的有益建议
6	医师应该为合适的患者提供医疗服务。除了急诊情况以外，医师有权力决定自己为谁服务、同谁合作以及选择提供医疗服务的环境
7	医师应该履行自己的义务为公共卫生的进步做贡献
8	在治疗患者时，医师应该履行患者至上的职责
9	医师应该奉行为全人类去除病患的思想

摘自"医德法则（Principles of Medical Ethics）"，由美国医学协会（AMA）通过（June 17, 2001）。参见 www.ama-assn.org/ama/pub/categoty/2512.html

外科的伦理学很复杂，由几个理论原则构成。在医疗中为不同的患者评价伦理学问题时，最常用的伦理学原则被称为"原则方法（the principles approach）"，由 Beauchamp 和 Childress 在 2001 年公布，包括四个基本原则：自主原则、利益原则、无害原则和公平原则（表 2-4）。对于这些原则的详细分析就不在这里表述了。但是作为医师职业性基础的医师道德准则，这些原则跟一般的社会伦理有所不同。医疗关系的五个特点使得医疗伦理道德与其他的职业道德相比具有自己的特点：①医疗服务的对象非常脆弱，而医师与患者相比医疗知识明显不对等；②医疗关系要求患者信任医生，是一种信托关系；③医疗决策的本质不但包含医疗技术

表 2-4　医学伦理学的原则

原则	定义
自主原则	患者有权利选择或拒绝治疗，医师需要在施行医疗措施前征得患者的同意
利益原则	医师应该尽全力为患者实现最大利益，而不应考虑自己的得失
无害原则	医师应该尽可能避免施行对患者有害的治疗
公平原则	在患者间或人群中公平的实施医疗服务

层面，还要考虑到治疗措施对患者生命的最终影响；④医学知识的本质是一种公共资源，医务人员将其运用以提高公众的健康水平；⑤医疗工作需要医务人员分工合作，医生无法独立完成医疗活动。基于医疗关系的这些特点，医生必须在其专业领域内坚持一套道德约束体制。

虽然大多数患者并不清楚这些规章的深意，但是当这些医疗规则未被遵守时，患者还是能敏锐地感受到自己的利益受到了损害。他们甚至怀疑医师为患者服务的动机是否单纯。按照以上所列的医德规范，为了患者的利益，医患之间应消除恐惧、建立信任。这是建立和谐医患关系的重要目标。

▶ 与患者的交流

与患者的交流应该礼貌，甚至在一定程度上可以称之为礼仪活动。这些礼貌行为可以帮助医务工作者提高交流的效果，从而更好地满足患者的期望。这些礼貌的表现可以使患者感觉舒适，同时医务人员受移情作用的影响，可以将这些患者的情绪再转移到其他患者身上。在后续交往中，医师的这些行为将影响患者对其的信任。这些礼貌行为还包括医务人员的衣着类型。医务工作者是穿白色工作服还是穿职业装好（如西服、领带、长裤套装、女衬衫、裙子等），更多地取决于当地的习惯和工作需要。然而一般来说，服装应该是整洁、干净、正式的着装而不是随意的便装，以达到彼此不会因衣着而在交流中分心的目的。

医师专业素养的另一个体现是医师有正确应对患者及其家属的能力，即使这个过程可能十分困难、令人不快。这包括坦然承认治疗中的过失或是将新的诊断结果之类的坏消息通知患者。这种情况下的交流肯定是非常困难的，但是职业工作者必须要完成这项任务并把它处理好。要尽力避免的情况是：医师既在当前的患者面前失去了专业素养，又失去了其他患者的信任。

▶ 与卫生保健人员的交往

外科医生往往工作在组织结构复杂的单位中。外科医生的工作应该是以患者为中心并且成果显著。在

任何一个有着不同个性的人存在的复杂组织中，冲突的产生都不可避免。当冲突产生时，外科医生不该退缩，而应该作为一个建设性的评论者和团队的建设者去化解矛盾。在任何情况下，外科医生都不应该由于性格不合对他人进行人身攻击，且应该对这样的行为或思想做出合理的批评。随着事情的发展，在处理这些问题上保持专业素养，往往会得到良好的回报。

名誉是脆弱而昂贵的，对于临床工作者来说，名誉同教育和认证一样重要。因为名誉的好坏直接关系到其医疗工作的开展和职业目标的实现。外科医生如果在衣着、言谈举止以及解决冲突的方式中保持专业素养，将会在很大程度上提升其名誉。如果外科医生的名誉很好，在一些模棱两可的情形中，往往其会处于更有利的位置。

基于系统的实践

基于系统的实践是由 ACGME 定义的、必须被医学实习生掌握的核心能力之一。实习生必须学会在临床中面临复杂的情况和系统时，正确分析并做出合理反应，并动用系统性资源获得最佳的治疗效果。这种基于系统的教学实际上已经开展很多年了，被认为是医学毕业生实践教学的一部分。

作为培训的一部分，实习学生必须掌握医疗系统和卫生保健系统之间的异同，还要学习控制医疗费用及医疗资源分配的方法。他们必须用这些知识去解决医疗保健中的成本效益和资源分配问题，而这一点对于医疗质量的提升非常重要。另外，他们必须在提供高质量的医疗服务的同时，帮助患者处理复杂的卫生保健实施系统。他们还必须明白如何与医疗保健的管理者或合作医疗的负责人打交道，完成评估、协作，提高患者的医疗质量。

住院医师的另一职责是能够协调患者治疗所需的资源和医疗系统的满足能力之间的矛盾。高年资住院医师常常是医院的宝贵财富，因为他们知道如何借助现有的医疗系统满足患者所需。同时，医学生和外科住院医师还必须认识到，他们自身也是复杂的医疗系统中的一部分。

[Accreditation Council for Graduate Medical Education] www.acgme.org

[American Board of Surgery] www.absurgery.org

[American College of Surgeons, "Why Is Professionalism Important Now, and How Does It Affect You?" by Paul Friedman] www.facs.org/spring_meeting/2003/gs07friedmann.pdf

Beauchamp TL, Childress JF: *Principles of Biomedical Ethics*, 6th ed. Oxford University Press, 2001.

Council on Ethical and Judicial Affairs: *Code of Medical Ethics of the American Medical Association: Current Opinions with Annotations.* AMA Press, 2008.

Fox S. *Business Etiquette for Dummies.* Wiley, 2008.

Greenberg JA et al. The ACGME competencies in the operating room. Surgery 2007;142:180.

Pellegrino ED, Thomasma DC. *The Virtues in Medical Practice.* Oxford University Press, 1993.

Rowland PA, Lang NP. *Communication & Professionalism Competencies: A Guide for Surgeons.* Cine-Med, 2007.

www.lcme.org

（蒋安 译，李文江 校）

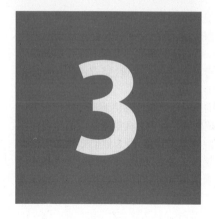

第3章 术前准备

围术期患者的管理根据时间顺序主要包括以下几个不同的阶段：

1. 术前处理
   明确诊断
   术前评估
   术前准备
2. 麻醉与手术
3. 术后护理
   麻醉后观察
   重症护理
   中期护理
   康复治疗

定义和目的

▶ 术前处理

明确诊断主要包括确定病因以及疾病的程度。术前评估是对患者健康状况的全面评价，以明确是否存在有可能增加手术风险以及不利于术后恢复的异常情况。术前准备所采取的措施根据诊断、术前评估以及手术的性质而定，特别为针对减少围手术期并发症发生风险所采取的措施。

▶ 术后护理

麻醉后观察主要为术后数小时内患者对手术的急性反应以及麻醉减退时的残留作用，配备有专业人员与设备的麻醉恢复室就是为此时期所准备的。为避免严重并发症或死亡的发生而需要行进一步心肺支持治疗或持续有创监测的患者，均需转往重症监护室。

中期护理通常在普通病房进行，直至患者进入恢复期，才可以在家中行康复治疗。

▶ 外科处理的连续性

外科处理的连续性即如上所述贯穿术前术后各期的一系列过程。实际情况中，这些时期相互融合、重叠，而且因患者病情的不同，各期的侧重点亦有所不同。

外科患者的并发症、死亡以及最终疗效取决于各个时期能否正确处理。由于重大外科疾病病情发展迅速、变化很快，所以在手术前后的处理上，包括术前评估、术前准备以及麻醉后观察、重症护理等各方面都容不得出现半点差错。随着外科危重患者医疗复杂性的增加，ICU 患者的处理应由初级医师和危重患者医疗专家所组成的小组来协作完成，以达到最佳的治疗效果。

术前评估

▶ 全身健康状况评估

外科患者初始诊断的建立主要为明确主诉的原因。除了一些极小的外科疾病之外，这种初始诊断都应在对患者健康状况全面评估的基础上来进行完善。这种评估应在所有的大手术前完成，以明确有无增加手术风险、影响患者预后的异常情况的存在。术前评估至少包括完整的病史以及体格检查，其最初的重点应是基于病史以及目前症状基础上的临床风险评估，为以后的进一步评估做出指导。有无出血倾向、目前用药、对抗生素以及其他药品有无过敏及变态反应，均应明确记录、标明。之前有无个人或家族性并发症，比如静脉血栓栓塞影响着以后类似并发症出现的风险，需要积极处理以降低其出现的可能性。

体格检查必须全面，必须包括神经系统检查和外周动脉（颈、桡、股、腘、胫后和足背）搏动情况检查。循环血容量是否充足可通过外周血液灌注来评估，比如仰卧位及半立位时颈静脉的充盈情况，以及体位变动时血压和脉搏的变化试验。但严重心血管疾病可能会为上述指标的解读带来困难。因肿瘤引起体重锐减、胃肠道疾病以及使用利尿剂的患者易于出现低血容量状态。如果存在短暂性脑缺血发作、跛行或有糖尿病病史就要考虑是否存在外周血管病。如果听到颈动脉血管杂音，则需要进一步检查以明确狭窄的情况。在健康体检及特殊疾病存在时，应进行直肠检查和骨盆检查。

所有重要的主诉、体征以及化验异常均应通过进一步恰当的化验、检查以及会诊来充分评估。在美国，超过 40 岁的患者常规行全血细胞计数及血清电解质测定，超过 50 岁的患者还应行 X 线胸片及心电图检查。虽然这种方案易于实施，但其缺乏完全的文献支持，并有可能引起更多非必需的进一步检查。所有检查结果的解释必须个体化，比如说，生理状态下 8g/dl 的血红蛋白对组织氧供是安全的，但对于心输出量减少的患者而言，有可能有所欠缺。如果怀疑肝肾功能受损，必须进行肝肾功能检测，因为这两种器官在术前以及术中对各种麻醉药品的反应和清除发挥着重要作用。术前明确有无肝肾功能损害，对于选择最佳药品来说也是很有必要的。既往有明显的精神障碍而手术有可能使之恶化的患者，以及其主诉有精神因素的患者都应考虑进行精神病学咨询。

如果需要或者有可能进行血液置换，那么术前就应该有所准备，这包括术前数周储存自体血以备回输，同型血配备以及术前抽血后血液稀释以备之后的回输。

总之，术前评估应全面评价患者的健康状况，确定即将进行的手术风险，以便指导术前准备工作。

Garcia-Miguel FJ, Serrano-Aguilar PG, Lopez-Bastida J: Preoperative assessment. Lancet 2003;362:1749.

Halaszynski TM, Juda R, Silverman DG: Optimizing postoperative outcomes with efficient preoperative assessment and management. Crit Care Med 2004;32:S76.

影响手术风险的特殊因素

A. 免疫功能减退

如果机体系统组织严重受损，对手术创伤和感染无正常的应激反应，考虑患者存在免疫功能减退。术前明确有无营养和免疫异常状况是非常重要的。

1. 营养评估　营养不良可明显增加手术死亡率。因肿瘤或胃肠道疾病所引起的体重降低超过 20%，不仅可导致死亡率增高，而且还会使术后感染几率增加 3 倍以上。虽然目前尚无最佳的营养状态评估方案，但已明确饮食史在评估中非常重要。就像大家所知道的，基本营养缺乏，特别是维生素缺乏与某些疾病密切相关。常规生化检查血清白蛋白低于 3g/dl 或转铁蛋白低于 150mg/dl 均提示蛋白功能紊乱。

即使营养不良已经确诊，术前短期内（7~10 天）的高营养支持治疗的效果还不明确。但众所周知，营养可以改善伤口愈合和免疫功能，所以目前病史中体重降低超过 10%，预计术后恢复期延长，无法经口进食的患者，均应在择期外科手术前进行营养支持治疗。

2. 免疫功能评估　人们越来越认识到，因免疫缺陷而产生的感染可导致术后并发症与死亡率的增加，并且许多免疫缺陷与营养不良有关。总淋巴细胞计数和细胞免疫测定是目前最常用的两种检测方法。如果对任何皮肤试验均无反应可诊断为免疫无应答或免疫功能低下，而对一种或多种皮肤试验阳性（试验点硬结 ≥5mm），则提示淋巴细胞功能正常。免疫无应答可增加感染性并发症的易感性。其他一些特异性检查包括中性粒细胞趋化性试验以及特定淋巴亚群计数。老年、营养不良、严重烧伤、创伤以及肿瘤患者都是免疫缺陷的高危人群。

3. 增加感染的其他因素　某些药物可通过影响机体的防御功能而降低患者的抵抗力。皮质醇、免疫抑制剂、细胞毒性药物以及长期抗生素治疗都可增加真菌及其他一些不常见生物体的感染几率。肾衰竭发生时，伤口、肺及其他部位感染率增加可能与机体抵抗力降低有关。粒细胞减少及一些可引起免疫缺陷的疾病如淋巴瘤、白血病、低丙种球蛋白血症常伴有感染性并发症，未控制的糖尿病患者也易伴发感染。

B. 肺功能障碍

术前肺功能不全的患者，术后肺部并发症的易感性增加，并发症包括低氧血症、肺不张和肺炎。对术后并发症高危人群在术前进行呼吸功能障碍程度评估是非常必要的，这涉及大量吸烟史、咳嗽、肥胖、高龄以及既往的肺部疾患，这种评估在开胸以及上腹部大手术前更为必要。病史中的相关因素包括是否咳嗽及其性质、多痰、哮喘史和运动耐受性，有关的体检结果还包括是否有哮鸣音以及呼气相延长。对这些患者来说，胸部 X 线片、心电图、血气分析以及基本的肺功能测定都是很有意义的术前检查。尽管测定动脉血氧分压很有必要，但术前血气分析的主要目的还是检测有无 CO_2 蓄积，以判断是否有严重的肺功能障碍。若为必需手术，则术后持续吸氧必须谨慎，因为过度吸氧可以加重 CO_2 蓄积以及相应的呼吸性酸中毒。用力呼气量（forced vital capacity，FVC）和第一秒用力呼气量（forced expiratory volume in 1 second，FEV_1）检测对肺功能的评估极有价值。结合患者的年龄和体型，上述值低于正常值的 50% 提示存在严重的呼吸道疾患，并发症可明显增加。

术前 48 小时的肺功能准备时间即可显著降低术后并发症的发生。戒烟数日就可减少痰液的分泌。口服或吸入支气管扩张剂联合一日两次的肺部理疗和体位引流，有助于清理呼吸道中的黏稠分泌物。术前应指导患者掌握咳嗽的技巧、深呼吸和使用呼吸计量刺激装置，以增加吸气功能。

Lawrence VA, Cornell JE, Smetana GW: Strategies to reduce postoperative pulmonary complications after noncardiothoracic surgery: systematic review for the American College of Physicians. Ann Intern Med 2006;144:596.

C. 伤口愈合延迟

对某些组织修复功能受损的患者而言,其伤口愈合可能发生延迟。影响伤口愈合的重要因素包括蛋白消耗、抗坏血酸缺乏、重度脱水、水肿、严重贫血、糖尿病及吸烟,影响最为严重的是血容量及灌注不足。低灌注会导致组织氧分压显著降低,从而引起伤口愈合延迟或者感染。通常这种低灌注在临床上表现并不显著,但在接受长期利尿剂治疗以及潜在心肌功能不全的患者中,其发生的可能性较高。大剂量皮质类固醇可抑制伤口的愈合,因此,术前大量应用皮质醇激素的患者在缝合伤口时应特别小心,以防伤口裂开,术后应按伤口延迟愈合来进行处理。

接受化疗的恶性肿瘤患者,也可根据需要行手术治疗。有观点认为,化疗药物通常干扰细胞增殖,降低伤口的拉伸强度。虽然还没有明确的实验证据支持这种假设,但对应用细胞毒性药物的患者最好按照伤口延迟愈合来处理。

接受过强烈放射线照射的患者,数周或数月后可发生组织血供减少或其他局部组织改变,这些都是影响伤口愈合的潜在因素。如果可能,谨慎对待放疗患者接受外科手术切口,以防因伤口愈合延迟而引起的相关并发症。放疗剂量达到或超过 3000cGy 就会对皮肤、结缔组织和血管造成损害。慢性改变包括瘢痕形成、成纤维细胞和胶原蛋白的损害,以及血管壁的玻璃样变性。这些改变形成后,血管再生,即肉芽组织中的毛细血管再生以及胶原形成均受到抑制,从而使接受大剂量放射线照射区域的外科伤口愈合延迟,甚至因感染而坏死。如果在手术前接受了放射治疗,最好在放疗结束后一段时间(2~12 周)再行手术,以将伤口并发症降到最低。肿瘤手术如果选择正确的手术时机,辅以小剂量放疗(2000~4000cGy),相应的技术问题并不会增加。如果采用治疗剂量的放疗(5000~6000cGy),伤口并发症的发生率就会增加,但仍可通过谨慎的外科操作以及选择恰当的时机来使之最小化。

D. 药物效应

药物变态反应、过敏以及可能由手术所激发的不良反应和配伍禁忌,都必须在术前考虑到并尽可能避免。下列各种药物,在注射、口服或其他途径给药后,引起皮肤以及其他不良反应或者呕吐等病史均应引起注意,并避免使用:

青霉素或其他抗生素

吗啡、可待因、哌替啶或其他阿片类制剂

普鲁卡因或其他麻醉剂

阿司匹林或其他镇痛剂

巴比妥类

磺胺类

破伤风抗毒素或其他血清制剂

碘、硫柳汞或其他杀菌剂

任何其他药物

任何食品比如鸡蛋、牛奶、巧克力

胶带

有哮喘、花粉症或其他变态反应性疾病的个人史或家族史,外科医师均应警惕药物过敏反应的发生。

患者目前或者最近使用的药物要考虑是否继续使用、调整剂量或停药。

E. 慢性用药的围术期处理

(1) 心血管系统用药

β 受体阻滞剂(美托洛尔、阿替洛尔及其他)

● 应继续使用直至手术当日(包括手术当日)

血管紧张素转换酶抑制剂(ACEI)以及血管紧张素受体拮抗剂(ARB)(卡托普利、赖诺普利、氯沙坦、坎地沙坦及其他)

● 全麻患者应继续使用至手术前一日,但不包括手术当日;监护性麻醉患者应继续使用至手术当日(包括手术当日)

钙通道阻滞剂(硝苯地平、地尔硫草及其他)

● 应继续使用直至手术当日(包括手术当日)

硝酸酯类(硝酸甘油、异山梨醇及其他)

● 应继续使用直至手术当日(包括手术当日)

$α_2$ 激动剂(可乐定及其他)

● 应继续使用直至手术当日(包括手术当日)

阿司匹林或氯吡格雷(波利维)

● 如果担心术后出血,术前应至少停用一周,或者由外科医师权衡使用

口服抗凝血药(华法林、香豆素)

● 除非特殊情况,术前应至少停用 5 天

利尿药(呋塞米、氢氯噻嗪及其他)

● 应继续使用至手术前一日,但不包括手术当日

抗心律失常药(地高辛、β 受体阻滞剂、奎尼丁、胺碘酮及其他)

● 应继续使用直至手术当日(包括手术当日)

他汀类药物(阿伐他汀、辛伐他汀及其他)

● 应继续使用直至手术当日(包括手术当日)

降低胆固醇类药物

● 应继续使用至手术前一日,但不包括手术当日

(2) 中枢神经系统用药

抗惊厥药(苯妥英钠、卡马西平及其他)

● 应继续使用直至手术当日(包括手术当日)

抗抑郁药(丙咪嗪、舍曲林及其他)

● 应继续使用直至手术当日(包括手术当日)

单胺氧化酶抑制药(极少使用)

● 术前至少停用 2 周

抗焦虑药(地西泮、劳拉西泮及其他)

● 应继续使用直至手术当日(包括手术当日)

抗精神病药(氟哌啶醇、利培酮及其他)

- 应继续使用直至手术当日(包括手术当日)

锂

- 应继续使用直至手术当日(包括手术当日)

抗帕金森病药(左旋多巴及其他)

- 应继续使用直至手术当日(包括手术当日)

毒麻类药品(大麻、可卡因及其他)

- 对各类择期手术,均应尽早停药

(3) 维生素 / 营养药品

非处方药维生素

- 除了含有维生素 E 的制剂,应在术前 1 周停药,其余可继续使用至手术前一日

草药 / 替代性治疗

- 术前至少停用 1 周

(4) 呼吸系统用药

哮喘用药(茶碱、吸入性类固醇及其他)

- 应继续使用直至手术当日(包括手术当日)

慢性阻塞性肺疾病(COPD)用药(茶碱、异丙托铵、吸入性类固醇及其他)

- 应继续使用直至手术当日(包括手术当日)

肺性高血压用药(西地那非、前列环素及其他)

- 应继续使用直至手术当日(包括手术当日)

(5) 内分泌用药

胰岛素

手术前夜

夜间或睡前使用胰岛素的患者

- 中性鱼精蛋白锌胰岛素(NPH)/诺和平(地特胰岛素):使用常规剂量
- 混合胰岛素(70/30,75/25 等):使用常规剂量
- 甘精胰岛素注射剂:使用常规剂量的 80%

使用胰岛素泵的患者

- 继续基础率使用

手术当日早晨(禁饮食患者)

早晨注射胰岛素

早晨注射中效或长效胰岛素

- 中性鱼精蛋白锌胰岛素(NPH)/诺和平(地特胰岛素):给予常规上午剂量的一半
- 甘精胰岛素注射剂:给予常规上午剂量的 80%
- 混合胰岛素:给予常规上午剂量的三分之一

早晨注射短效胰岛素(门冬胰岛素,赖脯胰岛素注射剂,谷赖胰岛素)

- 使用全量

使用胰岛素泵的患者

- 继续基础率使用
- 术中及术后泵的使用必须根据个人情况重新设定

口服降血糖药

- 应继续服用至手术前一日,但手术当日应停用

(6) 肾脏用药

磷酸盐黏合剂、肾脏维生素、铁、促红细胞生成素及其他

- 应继续使用至手术前一日,但手术当日应停用

(7) 妇科 / 泌尿科用药

前列腺用药(特拉唑嗪、坦索罗辛及其他)

- 应继续使用直至手术当日(包括手术当日)

激素类用药

- 应继续使用直至手术当日(包括手术当日)

口服避孕药

- 应继续使用直至手术当日(包括手术当日)

(8) 镇痛药

阿片类镇痛药(维柯丁、盐酸羟考酮和对乙酰氨基酚胶囊剂、美沙酮及其他)

- 应毫无例外继续使用直至手术当日(包括手术当日)

非甾体类抗炎药(布洛芬、萘普生及其他)

- 在择期手术前应至少停用 5 天

丁丙诺啡(舒倍生)

- 在任何择期手术前,都应该尽早停用,术前 5 日内使用该药品会导致阿片类药品镇痛无效

(9) 消化道用药

胃食管反流(GERD)用药(雷尼替丁、奥美拉唑及其他)

- 应继续使用直至手术当日(包括手术当日)

止吐药(昂丹司琼、灭吐灵及其他)

- 应继续使用直至手术当日(包括手术当日)

F. 血栓栓塞的危险因素

增加深静脉血栓和肺栓塞的危险因素包括肿瘤、肥胖、心功能不全、年龄大于 45 岁以及既往血栓史。静脉血栓的预防和处理参见第 35 章。

G. 老年患者

相对于年龄来说,生理情况更应该作为判断手术风险的依据。老年患者不应该仅仅因为年龄因素而放弃必要的手术治疗。在没有心血管、肾脏及其他系统严重疾病的情况下,超过 60 岁的患者进行一般的大手术其风险仅轻度增加。可以想象,对于每一个超过 60 岁的患者来说,即使没有相应的症状和体征,总会有一些全身动脉硬化和潜在的心肌、肾脏储备功能减弱,因此,对老年患者的术前评估更应综合考虑。

老年患者静脉输液时需小心以防循环超负荷。监测老年患者的输入量、输出量、体重、电解质以及中心静脉压,对于评估其心肾反应性和耐受力是很重要的。

老年患者通常需要强效麻醉剂的剂量较小,常规剂量会使其经常处于抑制状态。镇静剂和催眠药常可引起烦躁不安、精神错乱和不合作行为,因此应慎用。对于衰弱的老年患者,麻醉前用药仅限于阿托品和东

莨菪碱,麻醉药品也应采用最小剂量。

H. 肥胖患者

肥胖患者伴有其他疾病的可能性较大,其术后伤口并发症的发生率较高。对于择期手术来说,术前控制体重是有益的。

Halaszynski TM, Juda R, Silverman DG: Optimizing postoperative outcomes with efficient preoperative assessment and management. Crit Care Med 2004;32:S76.

I. 术前的止血评估

外科手术为止血方法带来挑战。手术患者的出血风险不光与其已经存在的止血功能缺陷有关,还与手术操作的范围、部位以及类型有关。对每个患者都应根据其特定的手术评估其出血的危险。

术前出血评估应该以个人史中的出血倾向为开始,这种评估为以后的诊断性研究提供了依据,并且有助于预测以后进一步出血的可能性。应该询问患者有无鼻出血、牙龈出血、擦伤、瘀斑以及月经过多。这些部位的皮肤黏膜出血史往往提示血管性血友病(von Willebrand disease,vWD)、血小板减少症以及血小板功能异常。包皮环切术、扁桃体切除术、拔牙和其他外科操作以及分娩过程中的大出血病史对判断止血功能障碍都非常有帮助。获得准确的药物摄入史也非常重要,比如阿司匹林、非甾体类抗炎药(nonsteroidal anti-inflammatory drugs,NSAIDs)、氯吡格雷以及华法林等都可以损害凝血功能。

常规术前凝血酶原时间(prothrombin time,PT)和活化部分凝血酶原时间(activated partial thromboplastin time,APTT)检测对出血风险低的外科手术患者是不必要的,但对于出血风险高的患者则是很有必要的。初步化验检查包括PT、APTT、全血细胞计数(complete blood count,CBC)、血液涂片检查以及肝、肾功能检验。出血时间不能预测异常手术出血,因此不建议常规使用。如果筛选试验阳性,应行进一步特殊检查以排除凝血因子缺乏、血管性血友病因子(von Willebrand factor,vWF)以及血小板功能缺陷。最初评估时的实验室检查结果及诊断为围术期的正确处理提供了便利。

Dagi TF: The management of postoperative bleeding. Surg Clin North Am 2005;85:1191.

▶ 会诊

如果对患者有益,或者由患者及其家属所提出,或者具有医学法律的重要性时,应该听取正确的会诊意见。当治疗方案存在分歧或有很大风险时,或发生了严重的并发症时,或医生意识到患者及其家属对治疗方案或病情发展过于担心时,均应主动安排会诊。术前发现患者在某方面有异常时,安排心脏及其他相应内外科专家会诊是很有必要的。这也有利于会诊医师熟悉患者的术前情况,以备可能因术后并发症或病情发展而再次会诊。

术前准备

大手术所形成的创伤以及所导致的严重应激,使患者易于发生感染及代谢或其他方面的功能紊乱。适当的术前准备可以使患者处于最佳状态,有利于伤口的愈合和系统的恢复。手术会引起患者和家属的心理创伤,并且具有重要的医学法律学意义,所有这些术前都应特别引起注意,以免术后产生影响。急诊手术术前准备时间确实有限,但对于做到遵循术前准备的基本原则来说,时间还是充分的。择期手术时,详尽的术前准备是可以做到且必须的,它包括以下步骤:

▶ 通知患者

对患者及家属来说,手术都是恐怖的。他们的心理准备和信心从和外科医生初次接触时即开始建立。对术前检查和治疗的性质、目的的恰当解释有助于他们建立信心。当所有的相关信息已经收集完全,外科医生有责任深入浅出地向患者及其直系亲属说明手术过程、方案选择、手术风险及可能的后果。输血的可能性也必须在术前说明,而且必须在病历中记载。向患者说明在麻醉诱导前手术室的情况以及恢复室的情况是非常有帮助的。同样,术后及时地向患者及其家属解释清楚有意义的发现和发展前景,也可为恢复期创造友好与合作的氛围。

▶ 手术同意书

患者或其法定监护人必须提前签订同意书,授权大、小手术的进行。关于手术或操作的性质、危险、可能的后果都必须向患者或其法定的负责亲属或监护人详尽说明,使其在了解详尽情况后在手术同意书上签字。签过字的同意书只是对同意书所涉及的手术及操作有效。

抢救生命的急诊手术和操作可以在没有同意书的情况下进行。这时,应尽可能多方面协商,而且必须在病历上记录清楚。

法律和体制方面的要求可能使同意书有所不同,但最重要的是,医生必须做到了解并遵守这些当地的法规。

▶ 无菌术及抗菌术在预防伤口感染中的作用

保证保护手术患者不受感染是贯穿术前、术中及术后各期处理的根本原则。影响个体易感性的宿主抵抗力的因素已在上节讨论过。感染的发生率及严重性,特别是伤口脓毒症,与医院环境的细菌状态以及所采取的无菌术、抗菌术的基本原则和外科技术有关。必须保护整个医院环境,使之不被有害细菌污染,避免外科手术患者被有毒菌株种植和交叉感染。这些菌株即使在手术室内采取无菌措施进行手术时仍能侵犯外科伤口。因此,伤口感染的预防既包括医院内普遍实施的抗菌术和无菌术的概念和技术,还包括准备手术时采取的特殊操作。

A. 灭菌术

对外科器械及物品,通常广泛采用的唯一安全、可靠的灭菌方法是:①加压蒸汽(高压蒸汽灭菌法);②干燥;③环氧乙烷气体灭菌法。

1. 高压蒸汽灭菌法　在750mmHg(高于大气压14.5psi)下、温度在120℃时的饱和蒸汽可在13分钟内破坏所有有生长力的细菌和最具抵抗力的干芽孢。目前广泛采用的高真空和高压灭菌器可显著缩短灭菌时间。

2. 干燥法　持续暴露在170℃下干燥1小时,可使易被湿热损坏和更适于干燥保持的物品得到灭菌。如器皿上有油渍,在160℃下干燥4小时才能安全。

3. 气体灭菌法　液态或气态环氧乙烷作为灭菌剂,可破坏细菌、病毒、霉菌、致病性真菌和芽孢。它有易燃性和毒性,如接触皮肤可引起严重灼伤。对于大多数不耐热的物品,如可伸缩的器械、塑料和橡胶制品、锐利和精密仪器,以及其他物品如电线和密封的安瓿等来说,用环氧乙烷气体灭菌是非常好的方法,这已基本取代了原来用于不耐高压物品灭菌的浸泡灭菌法。气体灭菌法一般在压力器皿(气体高压锅)中进行,压力和温度仅轻度提高。灭菌后需要等待一定的时间以使气体从灭菌过的物品中消散。固体金属或玻璃制品,如刀、钻头和温度计,可在灭菌后立即使用。有镜片的器械以及包括布、纸、橡胶和其他多孔物品在内的包裹,一般需要置于架上并于空气中暴露24~48小时后才能使用。某些种类的物品或者复杂器械,如心脏起搏器,可能需要在空气中暴露7天才能使用。

B. 皮肤抗菌剂

皮肤抗菌剂主要应用于手术人员的刷手及患者手术野的准备。

1. 刷手常规　尽管对于刷手时间没有一个统一的规定,但是在第一例手术前用刷子刷手5分钟就可以了。需要特别注意指尖和指甲部位,因为此处常积存大量的细菌。两次手术之间刷手需要2分钟。洗手液中加入洗必泰或者碘伏时作用更强。其他的皮肤消毒方法,比如使用含酒精洗手液洗手1分钟后晾干,对减少皮肤细菌也很有作用。

2. 手术野准备　首次皮肤准备常在手术前一天下午或者晚上进行。手术区域要以肥皂或者水清洗,使之达到相对清洁。淋浴也可以达到目的。所用肥皂的种类关系不大。肥皂是一种弱抗菌剂,其作用在于无刺激的清洁作用,尤其当清洗和机械性摩擦结合起来时。

择期手术术前,细菌栖居密度较高的部位(如手、足)或应用强抗菌剂时容易受刺激的部位(如面部、会阴部),可反复应用洗必泰清洗来提高皮肤消毒效果。可指导患者术前3~5天每日数次使用上述制剂之一清洗手术区域(不需要其他抗菌剂)。目前已确认,手术区域术前1天或者数小时剃毛可增加皮肤细菌群落。因此,如果必须需要,推荐在术前即刻剃毛,并且最好邻近手术区域。若毛发细小无需剃毛,这些毛发的存在并未增加感染率。

3. 手术室内　用70%酒精或2%碘加入90%酒精中进行皮肤消毒1分钟,随后盖上附着聚酯的手术单,这种方法在控制伤口感染方面,与更为传统的5~10分钟聚维酮碘清洗法一样有效。然而,酒精溶液易于着火,有导致手术室火灾的风险。

碘剂是最为有效的皮肤抗菌剂之一。在有效的浓度内极少会引起皮肤反应。应注意勿将碘剂流到手术外区域。会阴部、生殖器、面部、易受刺激和娇嫩的皮肤(如婴儿),以及有碘过敏史者,应禁用碘剂。碘剂过敏的患者可选择80%异丙醇或者70%乙醇。用纱布拭子消毒3分钟,待其晾干后铺巾;也可选择带有颜色的洁尔灭酊剂(1:750)进行消毒。

对敏感区域的皮肤(会阴部、眼睛周围等)可采用碘伏、洗必泰或1:1000稀释的洁尔灭溶液。

疾病在患者和医务人员之间的传播(特别是肝炎病毒和艾滋病病毒的传播)是手术室环境的重要问题。这两种病毒均可以通过血液传播给患者和医务人员。因为意外损伤经常发生,所以对于外科医护人员来说,通过针头或者切口感染疾病是一个应该被关注的问题。由于已感染患者术前可能未进行常规项目的检查,出于综合预防的需要,应按照以下原则操作:

(1) 所有医务人员均需要常规应用适当的防护措施,如佩戴手套、口罩和护目镜,避免皮肤和黏膜接触血液或分泌物。

(2) 若发生污染应立即清洗手和皮肤。

(3) 应特别小心避免意外损伤,如针刺伤或者切割伤。

(4) 工作人员有任何开放伤口应避免与患者直接接触。

(5) 一旦手套刺破,在患者安全保证的情况下应立即更换,并将使用过的针头和器械移开无菌区域。

C. 医院环境的控制

院内溶血性和凝固酶阳性的金黄色葡萄球菌以及其他微生物的交叉感染是一个持续存在的潜在危险。由于抗生素的广泛应用,医院内的菌株往往对抗生素产生耐药性。手术室无菌观念的放松,以及过分依赖"预防性"抗生素的使用,常常是抗药性菌株产生的原因。其结果是医源性伤口感染、肺炎及败血症的发病率显著上升,而后两种并发症在婴儿、老年及衰竭患者中更容易发生。

虽然化脓性球菌为主要的致病菌,但肠道革兰氏阴性菌(特别是大肠杆菌类、变形杆菌属及铜绿假单胞菌)在医源性感染中亦变得越来越突出。消化道难辨梭菌感染在一些医院局部流行,并且耐药菌株也不断发展。

1. 医院管理

(1) 医院管理委员会及其他部门应密切合作以执行外科感染的控制程序,以便宣传规章制度并监督执行。

(2) 所有严重的感染应立即汇报。清洁伤口的感染率如超过 1%,应采取更有效的管理措施。在外科病房应持续监测伤口感染率。

2. 培养 所有明显的感染,均应进行细菌培养及抗生素敏感实验。

3. 隔离 带有严重传染性细菌病灶的患者均应隔离;疑似带有传染性细菌的患者也应隔离,直到诊断排除后再解除隔离;交叉感染严重时,每个患者均应隔离。

4. 无菌技术

(1) 手术室:手术室均应视为隔离区,只有穿上清洁手术衣的人员才能入内(这些清洁的手术衣不能穿到别的地方)。

(2) 病房操作:所有的开放伤口均应以无菌辅料保护,以免交叉感染,并预防环境的严重污染。还要尽量减少载有敷料及器械的换药车反复多次在床旁换药。

(3) 手的清洗:每次接触到患者前后均应洗手,是控制感染简单而有效的常规措施。含有酒精的抗菌洗手液是有效的,但是不能消除某些特殊的污染物。

5. 抗生素 疑似感染或已感染患者可预防性使用抗生素。即使对于未感染的患者,预防性使用抗生素也可减少感染率。只要可能的话,抗生素均应在药敏试验的基础上使用。应用抗生素时还应注意给予足够的剂量,恰当的重复使用间隔时间,并及时停药(通常在术后 24 小时内)。

6. 流行病学

(1) 有活动性葡萄球菌感染的工作人员,在治愈以前应避免与患者接触。鼻腔、胃肠道的葡萄球菌带菌者,应特别注意个人卫生,除非证实已形成感染灶,否则不一定需要离开工作岗位。对带菌者的治疗问题意见不一,因为带菌的情况经常是暂时的,有时治疗后也会复发。

(2) 对每一例医院内的严重感染,均应深入调查以确定其感染来源、传播途径,可能的接触者及带菌者,以及是否与某些不恰当的技术操作有关等。

Association of periOperative Registered Nurses: Recommended practices for cleaning and caring for surgical instruments and powered equipment. AORN J 2002;75:627.
Association of periOperative Registered Nurses: Recommended practices for surgical hand antisepsis/hand scrubs. AORN J 2004;79:416.
Bolding B: Flash sterilization (steam). Can Oper Room Nurs J 2003;21:31.
Mangram AJ et al: Guideline for prevention of surgical site infection, 1999. Am J Infect Control 1999;27:97.
National Nosocomial Infections Surveillance (NNIS) System Report: Data summary from January 1992 through June 2003, issued August 2003. Am J Infect Control 2003;31:481.

糖尿病

糖尿病患者接受手术治疗的机会比非糖尿病患者要多,在术前、术中和术后对糖尿病患者的管理是外科医生应负的重要责任。幸运的是,如今在手术室内可以做到对液体量、电解质、血糖和胰岛素的严密控制,所以围术期血糖水平的控制相对来说较为简单。在手术期间,应避免产生明显的高血糖,然而,严重的未被发现的低血糖更为危险。

▶ 术前检查

术前糖尿病患者的血糖浓度可能升高。身体上的创伤,加上疾病的情绪和生理上的压力可能会导致肾上腺素和皮质醇水平上升,每一种情形都可能引起血糖水平升高。如果使用外源性皮质醇(例如,对肾或胰腺移植者使用),通常会出现明显的胰岛素抵抗和血糖水平增高。感染也可使血糖浓度增高,甚至有时会达到危险的水平。长期卧床不动的患者若发生胰岛素抵抗,也可导致高血糖。常常作为利尿剂治疗结果的低钾血症,也可由于创伤引起的肾上腺素释放所导致,可能会抑制 B 细胞分泌足够的胰岛素,从而引起 2 型糖尿病患者的血糖水平升高。

糖尿病患者的术前检查包括详尽彻底的体格检查,应特别注意发现隐匿性感染;进行心电图检查,以排除心肌梗死;进行胸部 X 线片检查,以明确有无隐匿性肺炎或肺水肿。完整的尿液分析可排除尿路感染和蛋白尿——糖尿病肾病的最早征兆。血钾水平检测可以发现低钾血症或高钾血症,后者通常由低肾素血症醛固酮减少症所引起,这是糖尿病患者相对较为常见的综合征。血清肌酐水平可用来评估肾功能。血糖浓度最好控制在 100mg/dl 至 200mg/dl 之间,但术前患者血糖浓度高达 350~400mg/dl 时,手术仍可以安全地进行。

▶ 糖尿病患者的术前及术中管理

A. 2 型(非胰岛素依赖型)糖尿病

约 85%50 岁以上的糖尿病患者产生和分泌胰岛素的能力仅轻度降低,他们的血糖通常可以在家通过饮食或磺脲类药物来控制。如果手术当天上午血糖水平低于 250mg/dl,应停止服用磺脲类药物;长效磺脲类药物格列吡嗪,格列本脲和氯磺丙脲应该在手术前一天终止使用,并以 100ml/h 的速度静脉注射 5% 葡萄糖溶液。也就是说,在超过 10 小时的时间里,只有 50g 的葡萄糖注入体内,而正常糖尿病饮食平均每天会摄入多达四到五倍的碳水化合物(即 200~250g)。除了最大的手术外,胰腺应该能够产生足够的胰岛素来处理这个小的葡萄糖负荷,同时避免过度的糖异生。

如果空腹血糖水平高于 250~300ml/h,或者如果患者正在使用小剂量的胰岛素,但实际上并不需要胰岛素来防止酮症酸中毒时,另一种方案是直接给每升 5% 葡萄糖溶液中加 5U 的胰岛素,并以 100ml/h 的速度输注。如果手术时间长,术中应每 3~4 小时监测血糖一次,目标是将血糖水平控制在 100mg/dl 至 200mg/dl 之间,但当血糖水平高至 250mg/dl 时,几乎无代谢损伤立即发生。

B. 1 型(胰岛素依赖型)糖尿病

1 型糖尿病患者在手术过程中需要胰岛素,可以采用以下任意一种方法:①皮下注射长效胰岛素;②持续输注葡萄糖和胰岛素的混合液;③单独注射葡萄糖及胰岛素。很少采用静脉推注普通胰岛素。单次静脉推注胰岛素的效果只能持续几分钟,而且可以导致急性低血糖及紧接其后的反弹性高血糖的危险。无论使用哪种方案,在手术中血糖水平应至少每 2 小时监测一次,以避免低于 60mg/dl 的低血糖和高于 250mg/dl 的高血糖的出现。在手术期间,血糖水平可以使用便携式电子血糖仪迅速测量。

1. 传统的胰岛素给药方法 手术过程中,控制血糖的第一个,也是目前最常用的方法是在手术的当天上午,皮下注射长效胰岛素常规剂量的三分之一到二分之一,加上短效胰岛素常规剂量的三分之一到二分之一。之后,在术前及术中以 100ml/h 的速度静脉输注 5% 甚至 10% 的葡萄糖。如果手术时间延长,应以 20mmol/h 的速率补充氯化钾。

这种方法将一天所需的胰岛素都在术前给予,所以存在许多弊端。首先,皮下给药后,中性鱼精蛋白锌胰岛素(NPH)和常规胰岛素的吸收因个体不同差别很大,尤其是当患者处于非活动状态时。其次,尽管医生希望糖尿病患者的手术尽早进行,但通常手术必须被推迟到下午。而这些注入体内的少量葡萄糖,不足以补偿 18~20 个小时的禁食,结果到下午就会导致严重的低血糖。通常情况下,普通胰岛素峰值出现在给药后约 6 小时。因此,如果上午 7 点皮下注射普通胰岛素,一般患者的高峰值将出现在下午 1 点,结果导致早晨血糖控制不佳。如果手术必须推后,认真监测血糖水平以防低血糖是非常必要的,必要时可给予额外的葡萄糖补充。

2. 静脉输注葡萄糖胰岛素溶液 对于即将手术

的 1 型糖尿病患者,另一种方案是根据患者的初始血糖浓度,输注 5% 或 10% 葡萄糖溶液,其中添加胰岛素 5、10、15U/L,以 100ml/h 的速度输注,则胰岛素的注入速度分别为 0.5、1 或 1.5U/h。接受皮质醇激素的患者可能需要高达 20 个 U/L 的胰岛素。

这种方法有几个优点。首先,胰岛素的吸收问题可以避免,因为它是静脉注射。而且,相对于普通胰岛素平均 6 个小时的效果峰值滞后,这种方法在静注后 10 到 15 分钟开始显效,而且相对稳定。其次,不同于皮下注射固定量的胰岛素,输注法可以根据血糖水平的变化随时进行更改。第三,使低血糖和高血糖的危险最小化,因为如果停止输液(如穿刺针不慎移位或输液器夹闭),葡萄糖和胰岛素是同时终断的。由于只有约 10% 的胰岛素吸附在玻璃或塑料导管上,由此而减少的剂量没有太大的治疗意义。类似的胰岛素持续静脉滴注法也已经成为一种常用的治疗糖尿病酮症酸中毒的方法。

3. 猪胰岛素葡萄糖液输液 不同于把胰岛素、葡萄糖混合在同一容器内,这种方法将胰岛素溶液注入 5% 或 10% 的葡萄糖溶液输液管道内。通常,50U 普通胰岛素加入 500ml 的生理盐水中,配制成的溶液中每 10ml 含有 1U 的胰岛素。葡萄糖溶液以 100ml/h 的速度输注,而胰岛素输注速度则根据术中每小时测定的血糖结果调节为(通常采用 IVAC 泵)5ml/h(0.5U)、10ml/h(1U)和 30ml/h(3U)。三种方案中,这种方案最为灵活,对血糖的控制最为精确。它需要对泵的输注速度仔细监控,以防胰岛素输入过快引起低血糖。现在已有几种简单的计算公式根据以往的血糖水平来调节胰岛素输注速度。这种方法对长时间的手术特别有用。如果血糖低于 90mg/dl,最简单、最实用的方法是不给胰岛素;而当血糖高于 90mg/dl 时,每小时注入的普通胰岛素的单位剂量应等同于前一小时的血糖水平(mg/dl)的 1%,也就是说,血糖水平 200mg/dl 时,胰岛素注入速度为 2U/h;血糖水平 300mg/dl 时,胰岛素注入速度为 3U/h,以此类推。

▶ 术后护理

无论采用哪一种静脉输液技术,最好继续葡萄糖胰岛素输注直到患者开始进食。术前皮下注射长效胰岛素的患者,术后常常发生低血糖,这是最常见的术后并发症。相对于葡萄糖来说,静脉输注过量胰岛素也可能会诱发低血糖,当与 5% 葡萄糖同时输入时,1 小时注入 1.5 个单位或更少的胰岛素,则很少出现低血糖。血糖水平应该每隔 2~4 个小时监测一次,并注意观察患者是否出现低血糖的体征和症状(如焦虑、发抖、不发热而大量出汗)。如果发生低血糖,输注葡萄糖的量应迅速增加,而胰岛素迅速减少。轻度低血糖下就完全停用胰岛素是很不恰当的,因为如果胰岛素以较小的剂量继续注入，能使患者更平稳地过渡到正常血糖状态。

术后糖和胰岛素的需求量明显增加，提示可能出现了隐匿性感染（如伤口感染、静脉注射部位蜂窝织炎、尿路感染或未被察觉的吸入性肺炎）。葡萄糖和胰岛素注入速度必须根据血糖水平来进行调整。

▶ 高渗性昏迷

高渗性昏迷是严重脱水的结果，可能发生在术中注入大量葡萄糖的未确诊的糖尿病患者身上。由此产生的渗透性利尿导致过度失水、脱水和高渗。血糖水平低于 800mg/dl 或渗透压不超过 340meq/L 时，很少发生高渗性昏迷。

如果血糖水平超过 400mg/dl，通过监测液体的出入量和血糖水平，并及时进行治疗，能很好地预防高渗性昏迷。

Golden SH et al: Perioperative glycemic control and the risk of infectious complications in a cohort of adults with diabetes. Diabetes Care 1999;22:1408.
Hirsch IB et al: Diabetes management in special situations. Endocrinol Metab Clin North Am 1997;26:631.
Kaufman FR et al: Perioperative management with prolonged intravenous insulin infusion versus subcutaneous insulin in children with type I diabetes mellitus. J Diabetes Complications 1996;10:6.
Vanhaeverbeek M: Peri-operative care: management of the diabetic patient. A novel controversy about tight glycemic control. Acta Clin Belg 1997;52:313.

甲状腺疾病

甲状腺功能亢进或减退均代表即将手术的患者存在严重问题。对巨大甲状腺肿物患者来说，保持气道通畅或许是很困难的。即将手术的甲亢患者易于发生高血压、严重的心律失常、充血性心力衰竭以及高热。

除甲状腺切除术以外的任何手术都可能会引起危及生命的甲状腺毒症（甲状腺功能亢进危象），因为他们会加重甲状腺素的释放。因此，最好使甲亢患者术前甲状腺功能恢复正常水平。这需要 1~6 周的时间，最好用 800~1000mg/d 丙硫氧嘧啶治疗 1 周左右，之后用 200~400mg/d 的剂量维持。如果需要急诊手术，除使用丙硫氧嘧啶以外，还应使用足够剂量的镇静剂、碘化钾以及 β 受体阻断剂，如普萘洛尔。

甲状腺功能减退患者在手术过程中容易出现急性低血压、休克、低温等症状，如果保留自主呼吸，还可能因换气不足产生严重的二氧化碳蓄积。对麻醉后不能及时清醒的患者，以及表现为二氧化碳蓄积，甚至到了二氧化碳麻醉点，伴随低体温发生的患者，都应怀疑

其是否患有黏液性水肿昏迷。还可能会出现的症状有组织脆性增加、伤口愈合不良，甚至伤口裂开。对于黏液性水肿患者，强烈推荐择期手术前采用左甲状腺素进行治疗。急诊手术时（例如，需要立即手术的严重黏液性水肿），应采取静脉注射，或由鼻胃管注入或口服左甲状腺素钠 500μg（0.5mg）。如果没有特殊情况，使用左甲状腺素 25μg/d，经过数周，剂量逐渐增加至 150~200μg/d 的维持剂量，甲状腺功能将逐步恢复正常。对于黏液性水肿患者，最好在治疗之前将皮质醇调节至基线水平，以排除共存的艾迪生病（施密特综合征），因为左甲状腺素治疗能激发此情形下的艾迪生病危象。

Attia J et al: Diagnosis of thyroid disease in hospitalized patients: a systematic review. Arch Intern Med 1999;159:658.
Cooper DS: Antithyroid drugs for the treatment of hyperthyroidism caused by Graves disease. Emerg Med Clin North Am 1998;27:225.
Kahaly GJ et al: Cardiac risks of hyperthyroidism in the elderly. Thyroid 1998;8:1165.
Koutras DA: Subclinical hyperthyroidism. Thyroid 1999;9:311.
Ladenson PW et al: Complications of surgery in hypothyroid patients. Am J Med 1984;77:261.

肾上腺皮质功能不全

即将手术的肾上腺皮质功能不全的患者有发生艾迪生病危象的风险，表现为失钠、血容量减少、低血压、休克，甚至死亡。因此至少在术前 2~3 天，对其进行补液和氯化钠替代（通常每天 1~3L 的生理盐水）以及皮质醇治疗（每天早晨 20mg，下午 10mg）。在手术当日，术前肌肉或静脉注射 100mg 皮质醇，随后术中每 6 小时注射 50~100mg，这是一种模拟正常内源性皮质醇的应激反应（大约 300mg/d）的给药方法。术后继续使用生理盐水，至少 2~3L/d，并注意监测血压，电解质浓度和尿量。没有并发症时，皮质醇的剂量可减半，直到达到维持量约 30mg/d。

接受慢性类固醇治疗的患者可能会存在严重低血钾，有时会产生严重高血压，这些都应该在术前进行纠正。根据艾迪生病患者的治疗方案，手术过程中，必须给予冲击剂量的皮质醇（约 300mg/d）。如果是糖尿病患者，手术期间也许需要大剂量的胰岛素（如 3U/h）来控制血糖水平。手术后，应当预见可能会发生伤口愈合延迟且易于感染，而这种感染可能并不伴有发烧症状。

（张珍妮　任松　译，蒋安　校）

第4章 术后护理

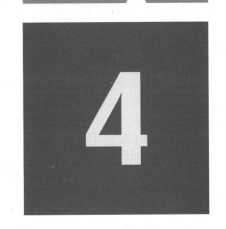

外科手术后恢复可分为三个阶段：①术后早期或麻醉恢复阶段；②中间阶段，包括整个住院期间；③恢复期。在前两个阶段，治疗的关键问题是维持内环境稳定、止痛、预防和尽早处理并发症。恢复期是指离院后直到完全康复，这一阶段对于患者大手术术后尽快恢复仍具有重要性。

麻醉恢复期

大手术后早期并发症和死亡的主要的原因是急性呼吸、循环系统衰竭和体液平衡紊乱。麻醉恢复室内配备有专门的医护人员和早期发现及治疗此类并发症的仪器设备。所有大手术后的患者都在这里按特定的程序来进行系统监护，需要被直接转入ICU的患者除外。在从手术室至苏醒室的路上，患者应有医师和护师的陪伴。在苏醒室内，主要由麻醉师负责对患者呼吸循环系统进行护理；而外科医师负责与手术室相关，以及除了与麻醉有直接关系以外的其他方面的工作。当心血管、肺、神经系统功能恢复至正常水平时(一般需1~3小时)，患者可离开苏醒室。需要持续呼吸、循环支持的患者，或有其他情况需要持续监护的患者可被转入ICU。ICU里，需要由经过心肺复苏训练的护士来担任护理工作。医务人员与患者的比例也应高于普通病房。ICU应配有监护设备，以确保早期发现心肺异常。

▶ 术后医嘱

术后详细治疗医嘱对于术后护理非常必要，应在患者到达苏醒室时开好，不常用或特殊的重要医嘱还应口头交代给护士，并应告知护士手术和患者的情况。术后医嘱应包括以下方面：

A. 监测

1. 生命体征 血压、脉搏、呼吸应每15~30分钟记录一次直至病情平稳，然后每小时记录1次直至患者离开苏醒室，以后监测的频率取决于手术情况和患者在苏醒室中的情况。当留置有动脉导管时，应持续监测血压和脉搏。在苏醒室内的大部分患者都应持续地进行心电监测。生命体征方面任何大的变化都应立即通知麻醉师和外科医生。

2. 中心静脉压 如果手术中有大量失血或体液丢失，应在手术后早期的一段时间内定时监测中心静脉压。当患者伴有呼吸功能或心脏功能不全的风险时，应用Swan-Ganz导管监测肺动脉楔压。

3. 体液平衡 手术中麻醉师应记录手术中入液量、失血量、排尿量。这些项目应在术后一段时间内继续记录，并包括胃肠减压和引流管丢失量。这些资料可用来帮助评估脱水及指导补液。当术中体液量变化大或肾功能濒危时，应留置导尿管持续监测尿量。如果没有留置导尿管，则医生应警惕患者在术后6~8小时内未能排尿的情况。

4. 其他项目的监测 根据手术情况及患者的术前状况，有可能需要其他方面的监测。例如颅脑手术后颅内的监测及苏醒程度的监测，有血管疾病或施行了血管手术的患者术后应监测末梢脉搏。

B. 呼吸监护

在术后早期阶段，患者可能仍需要机器来维持呼吸，或用面罩或鼻导管吸氧。对行气管插管的患者，应在需要时及时进行支气管吸痰或其他形式的呼吸系统治疗。若无气管插管，应鼓励患者深呼吸以防止肺不张。

C. 卧床姿势和活动

术后医嘱应对需要的任何特殊姿势做出描述。如果没有特殊的禁忌，患者应每30分钟翻一次身，直至苏醒后的最初8~12小时内改为每小时一次，以防止肺不张。为防止静脉血液淤滞，应鼓励患者的早期下床活动。使用间歇性的下肢加压装置可减少静脉血栓的形成。

D. 饮食

行胸部、腹部手术或危重患者应禁食至胃肠功能恢复正常时(一般需4天),其他患者完全苏醒后,一般可耐受经口进流食。

E. 补充液体及电解质

术后静脉输液量的医嘱应根据基础生理需要量加上丢失的胃肠液,如经引流管或瘘丢失。

F. 引流管

术后医嘱也应包括引流管的护理。应特别描述引流管的类型,负压吸引的压力,所用的灌洗液及灌洗频率,以及周围皮肤的护理。医生应经常检查引流管,因为引流排出物的质和量可能提示术后出血或瘘管的形成。

G. 用药

术后医嘱中应包括抗生素、抑酸药、深静脉血栓抑制剂、止痛药或镇静药的使用。如果合适的话,术前用药也应注意。应对重危患者的激素用药问题特别注意,因为术后肾上腺功能不全常是致命的。其他药物如解热药、缓泻药、软化剂等不应常规应用,而应在有指征时进行选择性应用。

H. 实验室和影像学检查

术后实验室检查及放射检查应在高危的特殊患者中应用。但不宜每日常规进行胸透、血象、心电图、肝肾功能检查。

术后中期

术后中期是指从麻醉后完全苏醒持续至整个住院期间。在这段时间里,患者恢复了基础功能并能够自理生活,可以出院回家继续恢复。

▶ 伤口的护理

在伤口闭合后的数小时内,伤口间隙被无菌分泌物覆盖。伤口边缘的表皮细胞开始分裂并向伤口表面移行。在缝合后的48小时内,深层结构与外界环境是隔离的。在此期间,在手术室中包扎的无菌敷料起着保护作用。覆盖伤口的敷料应在术后第3天或第4天去除。如果伤口是干燥的,则无需再使用敷料;可以简化定期的查视。因为湿的敷料易引起伤口细菌增生,所以如果伤口比较潮湿,应及时更换敷料。敷料更换还应在患者有明显感染时(如发热、异常伤口疼痛),并同时检查伤口及邻近区域。任何伤口处的引流物均应进行细菌培养和革兰染色检查,在术后24小时内打开敷料处理伤口应进行严格无菌操作。医护人员应在检查伤口前洗手。当接触开放性或新鲜伤口时,应佩戴手套操作。

一般来说,皮肤的缝线或皮肤钉合钉可以于术后第5~6天拆除,代之以胶带。如果伤口涉及主要皮肤褶皱部(如腹股沟、腘窝部),或是张力较大、肢端的伤口,以及虚弱患者的伤口,其伤口缝线应延迟拆除(如2周)。如果缝线的针道处有感染迹象就要拆除缝线。

如伤口愈合正常,患者则可在术后第7天洗澡。

▶ 引流管的管理

引流管常用来引流脓液、血液及其他体液,它还用于胸腔排气以促进肺扩张。在预防性应用时,引流管应放置在无菌的位置,应进行严格无菌操作以防止细菌通过引流管进入体腔。引流管的外露部应采用无菌操作,一旦不再需要,应及时拔去。即使引流管放置在一个感染区域,腹腔逆行感染的机会也较小,因为感染区域一般都清理过了。引流管通常应由另外的切口引出,因为通过手术创口会增加伤口感染。连接有吸引装置的引流管比开放的引流管更能减少伤口感染的机会。引流物的质和量都应该记录,并进行污染最小化处理。当引流不再需要时,如果没有或有较少量液体则可一次拔出,或在较短的几天里逐渐拔出。

负压吸引有空气流动,可保持引流管开放,若无液体流出,应和负压装置相连。负压引流在引流量很大或引流液可能阻住其他引流管时用处很大。一些负压引流管有特殊的附管,可使用生理盐水帮助清理管子。当感染得到控制,无脓性分泌物时,粗管逐渐被细管替代,脓腔逐渐闭合。

▶ 术后呼吸道护理

麻醉、术后肺功能变化主要是由于肺活量、肺功能性残气量(functional residual capacity,FRC)减小和肺水肿而引起。在腹部大手术后1~4小时内肺活量减少大约40%。此水平维持12~14小时,在7天内渐升至术前的60%~70%,在接下来的1周内逐渐恢复至术前水平。FRC受的影响稍小些。在术后短时间内FRC基本接近正常,24小时以后降至术前的70%水平。持续降低几日以后至第10日基本恢复至术前水平。这种变化在肥胖、重度吸烟及既往有肺病史的患者中更为明显。老年患者由于其顺应性减低,闭合容量、残气量和无效腔增加,所有这些都增加了术后肺不张的危险性。另外,FEV_1的减小使年龄大的患者清除分泌物困难,增加了感染的机会。

术后FRC的减小是因为潮气量较小而没有节段性的大量吸气造成的。正常人呼吸包括每小时几次的最大肺活量。如果这种深呼吸受到阻碍,数小时后可发生肺泡塌陷和肺不张,引起肺血流分流。疼痛是造成呼吸变浅的主要原因之一。完全缓解疼痛并不能完全恢复肺功能。神经反射、腹部紧张、肥胖以及其他的原因均可限制膈肌运动,成为重要的原因。阻止肺不张的首要方法就是深呼吸。间歇性深呼吸可被气流监护仪测量,这在有肺部并发症的患者(老年人、虚弱患者和显著肥胖患者)中尤为重要。

术后肺水肿由于流体静压升高(可由左房衰、高血容量或肿块去除后的压力降低等引起)、毛细血管渗透压增加或两者共同引起。肺水肿使支气管狭窄、肺血管阻力增高。此外，肺水肿可增加肺部感染的机会，术后输液的适当控制以及对早期心衰的治疗是对其重要的阻止手段。

并发败血症增加了毛细血管渗透压，导致肺水肿。如果无心功能不全或高血容量的症状，术后肺水肿的发生应认为是败血症的结果。

呼吸衰竭

大多数患者可以耐受上述的术后肺功能改变，并可逐渐恢复过来。术前肺功能处于临界状态的患者术后初期很难维持正常通气，可能会发展为呼吸衰竭。这种患者，手术创伤和麻醉影响可使呼吸储备功能下降到基本气体交换水平以下。与急性呼吸窘迫综合征相比，术后早期肺功能衰竭（在术后48小时内）往往是通气问题，肺实质的变化很小。然而，这种问题也是危及生命的，需要引起立即注意。

大部分早期呼吸衰竭与大手术（特别是胸部和上腹部的大手术）、严重创伤、既往的肺病有关。大多数这样的患者，呼吸衰竭的发展只经过很短时间（数分钟至1~2小时），而没有明显的原因。相反，术后晚期呼吸衰竭（在术后48小时后发生）常是由肺梗死、腹胀或阿片过量诱发。

呼吸衰竭表现为呼吸急促，每分钟大于25~30次，潮气量小于4ml/kg。实验室指标PCO_2急升至45mmHg以上，PO_2降至60mmHg以下或有心低排出量的证据。治疗措施包括气管插管机械通气和以一定体积的支持保持合适的肺泡通气。一旦患者进行气管插管，确定有无其他肺部问题是极为重要的，肺不张、肺炎、气胸等需要立即处理。

防止呼吸衰竭需要术后细心地对肺部进行护理。使用上述技术可以减少肺不张的发生。既往有肺病史的患者应适当输液以避免循环血量不足。这些患者要维持高的通气量以防止肺功能不全。这种额外的工作使水排出较大导致脱水。低血容量可使气道黏稠难以清洁干净。这类患者的高FIO_2(fraction of inspired oxygen)状态驱除肺泡内稳定的N_2，导致肺泡塌陷。此外，低氧血症可能导致呼吸中枢损害，进一步减小了通气量。周围神经阻滞或局麻的COPD(chronic obstructive pulmonary disease)患者可通过缓解疼痛而使呼吸肌功能好转，来阻止呼吸衰竭的发生。

▶ 术后补液及电解质治疗

术后补液应该建立在以下考虑的基础之上：①生理需要量；②全身因素导致的额外需要量（如发烧、烧伤）；③引流丢失量；④组织水肿和肠梗阻（第3间隙丢失）导致的额外需求量。每天的生理需求量包括显性丢失和不显性丢失，根据患者的年龄、性别、体重和体表面积，每日约为1500~2500ml。可以通过患者的公斤体重乘以30来粗略估计液体量（如60kg患者的需要量为1800m/24h）。生理需求量随发热、过度换气和分解代谢率的增加而增加。

对于大多数术后仅需短期补液的患者，不必测量血清电解质指标。但是对于复杂的病例（如额外丢失体液、脓毒症、先有电解质失衡或其他疾病的患者），应考虑测量。了解体内液体平衡状态要求精确地记录每日出入量，并每日测量体重。

通常，每天给予5%葡萄糖盐溶液和乳酸林格液2000~2500ml（表4-1）。术后24小时内一般不给予钾离子，主要是因为手术损伤和醛固酮活性增加可导致血钾升高。

大多数患者的胃管丢失液体量约为500ml/d，但能够通过增加每日生理需要量来补充，补充液体应每升补充20mmol钾离子。然而，除了尿液以外，其余体液都是等渗的。如果大量胃液或肠液丢失，而只单纯补充盐水，必然会导致电解质紊乱。无论何时只要额外损失量大于或等于1500ml/d时，应定期检测电解质，且保证补充液体量应该与丢失量相等。表4-1为通常的补液成分。

术中损失液体通常在手术中得到补充，但是对于腹膜后手术、胰腺手术等，第3间隙液体损失很大，术后就应补充液体。

必须经常估计液体需求量，静脉补液医嘱应该每

表 4-1　静脉补液通常的成分

液体	葡萄糖（g/dl）	Na$^+$（mmol/L）	Cl$^-$（mmol/L）	HCO$_3^-$（mmol/L）	K$^+$（mmol/L）
5% 葡萄糖	50				
5% 葡萄糖和 0.45% 氯化钠	50	77	77		
0.9% 氯化钠		154	154		
0.45% 氯化钠		77	77		
乳酸林格液		130	109	28	4
3% 氯化钠		513	513		

24小时或有特殊情况时进行重写。规模较大的手术后，第1天液体需求量应每4~6小时重新估计一次。

▶ **胃肠手术的术后护理**

腹腔手术后，胃肠蠕动暂时减慢。小肠蠕动在24小时内恢复，但胃蠕动恢复很慢。右半结肠48小时内功能能得以恢复，左半结肠则需要72小时。手术后，胃和上消化道功能在3~4天内是失调的。在一些术后过程中，常用胃管对胃进行减压。胃管曾经几乎应用于每一个腹腔手术，是为了避免胃扩张或呕吐。但是现在认为常规应用胃管不是必需的，且可能会引起术后肺不张和肺炎。例如在胆囊切除术、盆腔手术和结肠切除中，胃管对一般患者来说是不必要的。在小肠手术时，它仅有有限的好处。另一方面，胃管对食管和胃切除术的患者有一定的使用意义，对于肠梗阻和深昏迷（为防止误吸）的患者及术后急性胃扩张和呕吐的患者，胃管应及时使用。

胃管应放在低位部分，应经常冲洗从而保持通畅。导管应该放置2~3天或直到有证据证明胃肠蠕动正常（如食欲正常、肠鸣音正常或已排气）时拔除。胃管可增加胃肠反射，如果它被夹闭超过一夜以进行残余量评估，将有轻微吸入危险。

胃管去除后再禁食24小时，然后患者可开始进流食。阿片类药物可以干扰胃活动，对于术后超过1周才恢复胃肠蠕动的患者应停止使用。

胃切除和空肠切除时，胃管应放于低位部分或根据术后最初24小时内排出量来吸引。小肠内营养物质和液体的吸收不受手术的影响，即使小肠功能未完全恢复正常，亦可在术后第2天经肠造瘘管开始注入营养。为使内脏和腹膜之间发生粘连，该管不应在术后第3周之前去除。多数非腹腔手术后，只要麻醉影响消失，就应恢复正常饮食。

输血治疗

▶ **全血**

全血由450~500ml的献血者血液组成，包括红细胞悬液（红细胞比容35%~45%）、血浆、凝血因子（不稳定的凝血因子Ⅴ、Ⅷ滴度下降）和抗凝剂。血小板和粒细胞是失去活性的。结果表明，当大量失血导致重度血容量不足时，可输红细胞悬液替代。然而，这通常是不可行的。

▶ **红细胞**

红细胞悬液是通过血浆分离置换法或者通过将全血离心去除血浆后获得，然后加入100ml的含腺嘌呤的红细胞营养方案。一个单位约是300~350ml，红细胞比容是55%~60%。用CPDA-1抗凝的红细胞悬液的红细胞比容可达65%~80%，250~300ml。给贫血患者输入红细胞可明显增加其血氧分压。大多数人可以耐受7~9g/dl的血色素水平而无症状。对普通人来说，血色素7g/dl作为输红细胞的指征。对那些有心、肺或脑血管病的患者，血色素高于7g/dl时就应该输红细胞。对一个70kg没有活动性出血的患者，输入一个单位的红细胞悬液可使其血色素升高1g/dl，红细胞比容升高3%。

▶ **洗涤红细胞**

洗涤红细胞是用盐水洗涤红细胞去除其中98%的血浆蛋白，然后加入约180ml的盐水中，其红细胞比容约为75%。贫血伴反复发生或严重的过敏反应患者适宜输洗涤红细胞。抗IgA抗体阳性而导致IgA严重缺乏的贫血患者应该输入2~3L的洗涤红细胞液，或者输入IgA阴性的供血者的血液。

▶ **减白细胞的红细胞**

第三代白细胞过滤器过滤了约99.9%的白细胞，剩下每个单位血液中白细胞计数少于5×10^6。采血后立刻过滤（储存前减除白细胞）比床旁血滤效果好。对于输红细胞悬液或血小板经常出现非溶血性发热性输血反应（febrile nonhemolytic transfusion reactions，FNHTRs）的患者，应输入减白细胞的血制品。对有长期输血需求的患者预防性应用减白细胞的红细胞和血小板，可降低人类白细胞抗原（HLA）同种免疫的发生率，还可以减少难治性免疫性血小板减少症和顽固性非溶血性发热性输血反应的发生。在免疫抑制的巨细胞病毒血清反应阴性患者中，减白细胞制品还可以降低其通过输血导致的巨细胞病毒感染率。

▶ **照射红细胞**

照射红细胞是用25Gy伽马射线处理获得的。对有发生输血相关性移植物抗宿主病（transfusion-associated graft versus host disease，TA-GVHD）风险的患者，在为其输入细胞制品时，都应进行照射处理。有输血相关性移植物抗宿主病风险的成年患者包括但不限于以下几类：严重先天性免疫缺陷患者；接受频繁放化疗的血液系统恶性肿瘤者；霍奇金和非霍奇金淋巴瘤患者；某些实体瘤（神经母细胞瘤和肉瘤）患者，接受外周血干细胞移植或骨髓移植者，以氟达拉滨为基础的化疗患者，以及接受有血缘关系或者HLA相匹配的定向捐赠的血小板患者。脱细胞制品像新鲜冰冻血浆、冷沉淀物不需要照射处理。减白细胞制品并不是可以接受的照射制品替代物。

▶ **冰冻解冻去甘油红细胞**

冰冻解冻去甘油红细胞是将甘油作冰冻保护剂的红细胞用普通生理盐水彻底洗涤，去掉其中的冷冻保护剂，再配成红细胞比容约为75%的悬液。这种血制品中去掉了99.9%以上的血浆，仅剩下少量白细胞。那些对多种抗原易产生免疫或对高频抗原产生抗体的患者需要输入稀有表型的供血者的血液。大多数严重缺乏 IgA 的患者可以安全地接受用 2L 或更多盐水洗涤的冰冻解冻去甘油红细胞。尽管更加复杂,对于这样的患者来说,冰冻解冻去甘油红细胞同样是一个安全、有效的选择。少数患者可能需要 IgA 缺陷的供血者的红细胞。它还有利于进行全国性的稀有血型的红细胞的收集和保存。

▶ 血小板

机采血小板是由机器从单个捐献者血液采集的,每 250~300ml 血浆中至少含有 $3×10^{11}$ 个血小板。RDP (random-donor platelets) 是从全血中浓缩的血小板,其中 50ml 血浆中血小板计数约为 $5.5×10^{10}$。5 或 6 个单位的 RDP 装成的一包,约为一个成人的剂量。一个有活动性出血的血小板缺乏患者应该输血小板进行控制。有先天或获得性血小板功能缺陷的非血小板缺乏患者也应该输血小板来控制出血。血小板计数小于 50 000/μl 的需要插管或者门诊小手术的患者以及正在进行大手术的患者,当血小板计数下降至 75 000/μl 时,都应该预防性地输入血小板。计划进行眼科、上呼吸道、神经外科手术的患者应保持血小板计数在 100 000/μl 以上。肝素诱导性血小板减少症 (heparin-induced thrombocytopenia,HIT)、Ⅱ型血管性血友病 (vWD)、特发性血小板减少性紫癜 (idiopathic thrombocytopenic purpura,ITP)、血栓性血小板减少性紫癜 (thrombotic thrombocytopenic purpura,TTP) 患者的血小板减少通常不用输血小板进行治疗。洗涤血小板、照射血小板、减白血小板的临床适应证与上述的各型红细胞类似。继发于 HLA 同种免疫的难治性血小板减少症患者应该输入 HLA 配型合适的血小板。

▶ 新鲜冷冻血浆

新鲜冷冻血浆 (fresh frozen plasma,FFP) 由机采或者全血离心、冷冻 8 小时后获得。它含有通常浓度的凝血因子、白蛋白和纤维蛋白原。新鲜冷冻血浆适用于替代以下情况导致的多种凝血因子的缺乏,如各种肝脏疾病、弥漫性血管内凝血 (disseminated intravascular coagulation,DIC)、华法林过量、大量输血。1mlFFP 含有一个单位的活性凝血因子,按 10~15ml/kg 的计量注入后,各种凝血因子的活性可迅速上升 20%~30%。应该进行多次测试去评价其疗效,制定适宜的计量。只有当国际标准化比值 (INR) 大于 1.5 或者 PT/aPTT 上升至正常的 1.5 倍以上时才应用 FFP。肝病患者 PT/aPTT 有轻微改变和少量出血时,应先用维生素 K 控制。大多数的华法林过量的患者可通过停用华法林 48 小时,并持续进行凝血试验监测直至其降至基础水平。FFP 只是在有活动性出血或者活动性出血风险时紧急使用。对于那些患有罕见疾病如单因子 V、X、XI 缺乏或 C-1 酯酶抑制因子缺乏的患者,FFP 是目前唯一可行的替代品。有严重 IgA 缺陷的患者应该输 IgA 灭活的血浆。FFP 是血栓性血小板减少性紫癜 (TTP) 患者血浆置换治疗的首选。FFP 不适用于体液置换、营养支持或作为免疫球蛋白的替代品。

▶ 冷沉淀

冷沉淀是新鲜冰冻血浆在 1~6℃解冻时形成的不溶性的冷沉淀物。然后将其悬浮于 10~15ml 血浆中。一个单位的冷沉淀中至少含有 150mg 纤维蛋白原、80UI 的凝血因子Ⅷ、30~60mg 的纤维连接蛋白,含有最初的新鲜冷冻血浆原材料中 40%~70% 的血管性血友病因子 (vWF) 和 20%~30% 的凝血因子Ⅷ。每个单位 (包) 的冷沉淀可以将人血中纤维蛋白原的浓度升高 5~10mg/dl。一个 70kg 成人的输入剂量是 8~10 包。冷沉淀用来治疗凝血病和肝脏疾病的低纤维蛋白原血症以及 DIC。冷沉淀还可以提高血小板的聚集和附着功能,减少尿毒症患者的出血。它是纤维蛋白胶二聚体中纤维蛋白原的原料。曾经还用来治疗凝血因子Ⅷ缺乏症,现在已经不用于治疗甲型血友病和血管性血友病。

▶ 粒细胞输入

用粒细胞集落刺激因子 (granulocyte colony-stimulating factor,G-SCF) 和类固醇刺激献血者,动员其骨髓中储存的中性粒细胞释放到外周血中,然后将这些献血者的白细胞进行分离,收集粒细胞。粒细胞悬液在 200~300ml 血浆中粒细胞计数平均为 $1×10^{10}$,血小板为 $(1~3)×10^{10}$,还含有 10~30ml 的红细胞。用高效抗生素治疗 48~72 小时无效的细菌性败血症,出现重度粒细胞减少 (粒细胞绝对计数 $<0.5×10^3/μl$) 时,可进行粒细胞输入。因为其可以促进骨髓功能的恢复。每日进行输入直至患者临床症状改善或者中性粒细胞计数恢复正常。

▶ 术后疼痛

严重疼痛在胸部手术、腹腔手术以及骨关节术后很常见,大约 60% 患者为剧烈疼痛,25% 为中度疼痛,15% 为轻微疼痛。而在头颈部、四肢以及腹壁表浅手术后,仅有不到 15% 的人会产生严重疼痛。疼痛与手术的时间、损伤的程度以及切口类型和术中反应有关。轻柔的操作、顺利的手术以及良好的肌肉放松都可以减轻术后疼痛。

与手术相关的自然因素与术后疼痛有关,同样的手术在不同的患者身上可能引起不同程度的疼痛。这与个体的体质、情感以及文化背景有关。大多数情感引起的疼痛是由焦虑引起的。无助感、恐惧感和不明原因的焦虑均可使患者痛觉加剧。

曾经有人认为麻醉剂和止痛剂对于新生儿和婴儿使用是危险的,而且他们不能感受疼痛。现在人们已知道适当技术可以减轻这个年龄组患者大多数手术的疼痛。

术后疼痛的生理包括疼痛冲动从内脏神经传入纤维(非迷走神经)传向中枢神经系统,即脊髓、脑干和大脑皮层。脊髓反应由位于脊髓前角的神经原刺激引起,其中包括骨髓肌收缩、血管收缩和胃肠胀气。脑干对疼痛的反应包括换气、血压及内分泌功能等。大脑皮层反应包括随意活动和心理变化,如恐惧和忧虑。这些情绪性反应会促进致痛的脊髓传递,降低了疼痛阈值,延长了疼痛感受。

术后疼痛可以引起呼吸功能、循环功能、胃肠活动和骨骼肌功能轻微的改变。例如,胸和上腹部手术可以引起胸腹肌以及膈肌自主和不自主的痉挛。患者也许因为减少深呼吸深度而引起肺不张。由于疼痛限制活动可以引起血液淤滞、血栓、栓塞。术后疼痛而产生的儿茶酚胺以及其他激素的释放,可引起血管痉挛和高血压,这就可以导致卒中、心肌梗死和出血。术后疼痛的预防比疼痛本身更重要。有效地控制疼痛可以提高手术的成功率。

A. 医生患者间的交流

密切关心患者的需要,时常的宽慰以及诚挚的关心帮助都可以减轻患者术后疼痛。每天花几分钟与患者坦诚地讨论身体恢复情况和并发症比许多医疗手段能更有效地减轻术后疼痛。

B. 非肠道阿片类药物

阿片类药物是术后疼痛的主要治疗方法。它们的止痛机制有两个:①直接作用于阿片受体;②刺激能够抑制疼痛的下行脑干系统。虽然这类药物可以减轻疼痛,却不能改变与疼痛相关的征象,如肌肉痉挛。肌注这类药物,虽然很方便,但其血浆中浓度会变化很大。由于浓度变化大,药物对患者的镇痛效果也会随之变化。医生和护士对疼痛控制的药理学和心理学有根深蒂固的误解,往往使用该药品的剂量太小或相隔时间太长。事实上,术后短期使用该类药物,成瘾者极少。

吗啡是使用最广泛的阿片类药物。严重给予术后疼痛剧烈的患者肌注 10mg 吗啡,2/3 的患者均有效,且仅有极少的副作用,余下 1/3 的患者需要更大的剂量。止痛效果的峰值是在肌注后 1~2 小时。推荐使用药物的间隔为 3~4 小时。吗啡也可进行间歇性或持续性静脉注射。除了下面"患者控制止痛法"的讨论外,后几种方法要求封闭管理,若非将患者送入恢复室或 ICU 监测外则不能使用。吗啡的副作用包括呼吸抑制、恶心呕吐和意识模糊,对于术后剧烈疼痛者,呼吸抑制少见,因为疼痛本身可强烈刺激呼吸。

盐酸哌替啶是一种具有 1/8 吗啡功效的阿片类药物。止痛作用和副作用与吗啡相似。对于严重疼痛的治疗剂量是肌注 75~100mg。药效持续时间较吗啡更短。间歇时间不应长于 3 小时。与吗啡一样,其也

可经静脉给药,但同样必须监测。其他术后止痛剂包括盐酸二氢吗啡酮和美沙酮,盐酸二氢吗啡酮通常每 2~3 小时肌注 1~2mg。美沙酮可肌注或口服,每 4~6 小时 10mg,美沙酮半衰期比较长(6~10 小时),且能减轻吗啡的依赖性。

C. 非阿片类非肠道止痛剂

三羟甲基氨基甲烷(痛力克,Ketorolac)是一种非甾体类抗炎药物(nonsteroidal anti-inflammatory drug, NSAID),有止痛和中度抗炎作用。已证明,术后注射 30mg 痛力克可产生与 10mg 吗啡相等的功效。痛力克优于吗啡的特点是其无呼吸抑制。目前尚无在手术期间短期使用痛力克时出现消化性溃疡、血液低凝状态以及肾功损害等应用 NSAID 类药物的一切并发症的报道。

D. 口服止痛药

在许多腹部手术后的几天里,疼痛减轻依靠口服止痛剂已足够。作为一种术后止痛剂,阿司匹林不应被采用,因其可影响血小板功能,延长出血时间,同时影响抗凝血作用。对多数患者,对乙酰氨基酚与可待因(如扑热息痛 3 号)或丙氧酚(Darvocet-N50 或 -N100)的联用已足够。氢可酮(含对乙酰氨基酚)是一类合成的阿片类药物,其功效与可待因相同。对一些更严重的疼痛可采用氢可酮与阿司匹林(Percodan)或乙酰氨基酚(Percocet, Tylox)合用。与吗啡相比,氢可酮是一类功效较弱的阿片类制剂。所有阿片类药物,长期应用均可产生耐药性。

E. 患者控制止痛法

对术后患者预期调查表明,40% 患者通过常规方法,如周期性皮下注射阿片类药不能达到充分止痛。这促进了患者控制止痛法(patient-controlled analgesia, PCA)的发展,即在患者控制下决定止痛剂施用的频率,但这需要在安全期限内。一种安装有时间控制器的镇痛泵,能将止痛药输注于静脉内。通过按压开关,患者可输注预先设置剂量的止痛药(吗啡常为 1~3mg)。在此之后,时间控制器设置一段静止期(一般 6~8 分钟),以确保不会发生药物过量。患者必须保持清醒,以便寻找按钮来提供吗啡;这样可以限制吗啡过量。根据患者的需要,用药剂量和时间间隔可由医务人员调整。此法可明显增强患者控制疼痛的能力,并降低每 24 小时的阿片类药物总剂量。如果患者在疼痛时直接应用止痛剂,并在随后不断地给予附加剂量,这与上述方法相比并无益处。

F. 持续性硬膜外麻醉

阿片类制剂直接用于硬膜外腔,亦可达到镇痛效果。在背侧角局部,吗啡不能抑制本体感觉通路,但可通过抑制阿片受体而影响疼痛感觉通路。因此,硬膜外阿片剂可产生强烈、持续的节段镇痛效果,而几乎无呼吸抑制及交感神经、运动神经和感觉神经的功能紊

乱。与胃肠外的其他途径相比,硬膜外麻醉要求小剂量控制疼痛,有轻微的起效延迟,止痛期较长,并较好地保护肺功能。硬膜外注射吗啡可作为一种持续的用药措施,以 0.2~0.8mg/h 的速度,加用或不加用 0.25% 的布比卡因。此法产生的麻醉效果优于静脉内或肌肉注射的阿片类。此方法中,患者很清醒,且有较好的胃肠功能。持续性硬膜外麻醉应用吗啡可产生瘙痒、恶心、尿潴留等副作用,也可能发生呼吸抑制。由于患者不能排尿,几乎均需留置尿管。

G. 肋间阻滞

肋间阻滞被使用于减轻胸部和腹部于术的术后疼痛。因为阻滞过程不包括内脏的传入神经,所以不能完全减轻疼痛。但其能消除因皮肤疼痛造成的肌肉痉挛并帮助改善呼吸。此方法无持续硬膜外麻醉下止痛所引起的低血压,且作用时间达 3~12 小时。主要缺点是有气胸产生的危险以及需要反复注射。这些问题可以通过将导管置于肋间隙或胸膜内持续注入布比卡因(3~8ml/h)来解决。

参考文献

伤口愈合

Clark MA, Plank LD, Hill GL: Wound healing associated with severe surgical illness. World J Surg 2000;24:648.
Hunt TK, Hopf HW: Wound healing and wound infection. What surgeons and anesthesiologists can do. Surg Clin North Am 1997;77:587.
Singer AJ, Clark RA: Cutaneous wound healing. N Engl J Med 1999;341:738.
Wilmore DW: Metabolic response to severe surgical illness: overview. World J Surg 2000;24:705.
Witte MB, Barbul A: General principles of wound healing. Surg Clin North Am 1997;77:509.

液体疗法

Kim PK, Deutschman CS: Inflammatory responses and mediators. Surg Clin North Am 2000;80:885.
Plank LD, Hill GL: Sequential metabolic changes following induction of systemic inflammatory response in patients with severe sepsis or major blunt trauma. World J Surg 2000;24:630.
Rooke GA: Autonomic and cardiovascular function in the geriatric patient. Anesthesiol Clin North Am 2000;18:31.

输血治疗

Corwin HL et al: The CRIT study: anemia and blood transfusion in the critically ill—current clinical practice in the United States. Crit Care Med 2004;32:39.
Napolitano LM, Corwin HL: Efficacy of red blood cell transfusion in the critically ill. Crit Care Clin 2004;20:255.
Stroncek DF, Rebulla P: Platelet transfusions. Lancet 2007;370:427.
Klein HG, Spahn DR, Carson JL: Red blood cell transfusion in clinical practice. Lancet 2007;370:415.

疼痛

Austrup ML, Korean G: Analgesic agents for the postoperative period. Opioids. Surg Clin North Am 1999;79:253.
Buggy DJ, Smith G: Epidural anaesthesia and analgesia: better outcome after major surgery? Growing evidence suggests so. BMJ 1999;319:530.
Etches RC: Patient-controlled analgesia. Surg Clin North Am 1999;79:297.
Grass JA: The role of epidural anesthesia and analgesia in postoperative outcome. Anesthesiol Clin North Am 2000;18:407.
Krauss B, Green SM: Sedation and analgesia for procedures in children. N Engl J Med 2000;342:938.
Power I, Barratt S: Analgesic agents for the postoperative period. Nonopioids. Surg Clin North Am 1999;79:275.
Rawal N: Epidural and spinal agents for postoperative analgesia. Surg Clin North Am 1999;79:313.
Sorkin LS, Wallace MS: Acute pain mechanisms. Surg Clin North Am 1999;79:213.
Wiklund RA, Rosenbaum SH: Anesthesiology. First of two parts. N Engl J Med 1997;337:1132.
Wiklund RA, Rosenbaum SH: Anesthesiology. Second of two parts. N Engl J Med 1997;337:1215.

(吉鸿 蒋安 译,黎一鸣 校)

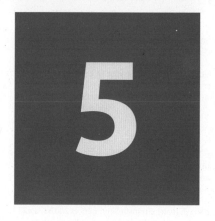

第5章 术后并发症

术后并发症的病因包括原发疾病、手术操作或其他与手术不相关的因素。在某些情况下，一个术后并发症可能会导致另一个并发症的发生（例如手术后的大量出血可导致心肌梗死）。术后患者对很多疾病的临床症状（例如疼痛）感觉模糊，这加大了术后并发症早期诊断的难度。因此需要参与手术的医生和其他小组成员对术后患者进行多次、细心的观察。

外科医生应该在手术开始前对患者的疾病和危险因素评估，以预防术后并发症的发生。提高手术前患者的一般状况是术前评估的一个重要目标。例如，术前6周停止吸烟可使术后肺部并发症的发生率从50%下降到10%。矫正患者的严重肥胖、控制患者体重可有效降低腹内压，从而降低伤口并发症以及呼吸道并发症的风险，改善术后通气。

医生应向患者和家属充分解释手术目的、预期术后的效果及可能对患者的影响。无论是从降低成本角度，还是从减少患者体内抗药性微生物对抗生素的暴露角度来看，尽量缩短术前住院时间都是有意义的。术前需要预留足够的时间对患者进行术后呼吸运动训练计划，这可以极大降低术后肺部并发症的发生。

早期下床活动、正确的呼吸护理、细心观测以及保证水、电解质的需要，对患者的术后恢复具有重要的意义。如果条件允许，在手术当晚，应鼓励患者坐起来、咳嗽、深呼吸，甚至行走。立位（包括坐位和站立位）可以让基底肺泡充分扩张，而步行则可以改善下肢循环，减少静脉血栓栓塞的危险。对于重症病患，一些轻度机体功能紊乱也可能导致严重的后果，因此需要对他们的血压和心脏功能进行持续检测，来及早发现并予以纠正。

伤口并发症

▶ 血肿

伤口有血液和血凝块的瘀积称为伤口血肿，是最常见的伤口并发症之一，绝大部分的伤口血肿是止血不彻底造成的。患者在术前如接受过阿司匹林或小剂量肝素治疗，则出现术后血肿并发症的风险会升高。术前接受系统而有效剂量的抗凝血剂和凝血障碍的患者发生术后伤口血肿的几率大大超出正常人群。此外，大力咳嗽或术后立即出现显著高血压可能使伤口血肿发生的风险升高。

血肿使伤口的边缘肿起、变色，患者可体会到不适和肿胀感。伤口的血肿有时可顺着皮肤缝合线溢出。甲状腺、甲状旁腺以及颈动脉手术后并发的颈部血肿是特别危险的，因为它们可能迅速扩大并危及呼吸道。小的血肿可自行吸收，但会增加伤口感染发生的风险。大多数情况下，血肿的治疗处理包括在无菌条件下清除血块、对出血血管进行结扎以及伤口重新缝合。

▶ 血清肿

血清肿是指伤口处瘀集的除脓液或血液之外的液体。血清肿好发于术后皮瓣或切断较多淋巴管的手术后（如乳房切除术和腹股沟区的手术）。血清肿可使伤口延迟愈合并增加伤口感染的风险。位于皮瓣下的血清中可以用穿刺针穿刺引流。敷料加压包扎有利于减少淋巴渗漏，防止淋巴液在伤口处重新聚积。复发的小血清肿可以通过再次引流解决。在腹股沟处的血清肿常发生在血管手术后，此类血清肿不建议进行引流等处理，而留其自行吸收，因为穿刺引流可能造成的并发症（如感染，血管结构破坏等）比积液本身所带来的危害更大。如果血清肿持续存在，或者发生血清肿从伤口处渗漏，应在手术室对伤口进行探查，并对损伤的淋巴管予以结扎。开放性伤口发生持续性淋巴泄漏可以用负压封闭设备予以处理，这一技术在我国已逐渐兴起（译者注）。

▶ 切口裂开

伤口裂开是指全层或部分层次的手术伤口部分或全部裂开。腹壁的全层裂开可导致腹腔脏器被挤出。

伤口裂开在腹部外科手术后的发生率约为 1%~3%。多种全身和局部因素会导致这种并发症的发生。

A. 全身性危险因素

高龄是一个重要术后切口裂开的危险因素,30 岁以下患者很少发生术后切口裂开,60 岁以上的手术患者术后切口裂开的发生率可达 5%。此外,糖尿病、尿毒症、免疫功能抑制、黄疸、败血症、低蛋白血症、癌症患者、肥胖病患以及接受皮质类固醇治疗的患者发生切口裂开的风险均明显升高。

B. 局部危险因素

引起切口裂开的三个最重要的局部诱发因素包括缝合不足,腹内压升高,以及伤口愈合不良。发生切口裂开的患者可同时存在两个或两个以上的上述因素。手术切口类型的选择(横向,中线等)与术后切口裂开的发生率无关。

1. **充分缝合**　切口的缝合情况是影响切口裂开发生最重要的局部因素。在切口各层组织中,筋膜层承担主要的封闭力量,一旦筋膜破坏,即会出现伤口裂开。因此,术中将相同的解剖层准确且充分地进行缝合对于术后伤口的愈合至关重要。大多数伤口裂开是由于缝合时缝线将筋膜撕裂所致。预防缝线撕裂筋膜的措施包括对齐切口各层、缝合过程中谨慎操作以避免筋膜边缘组织受损坏死、正确的打结以及选择适当的缝合材料。缝线穿过组织处必须选择在伤口边缘距离 2~3cm,缝线间的距离约 1cm。切口裂开往往是由于用针太少,或缝合点过于靠近筋膜边缘所致。一般切口裂开重新缝合后很少会出现再次开裂,这意味着正确的缝合技法能够充分预防由于缝合不良造成的切口裂开。对于术前评估存在发生切口裂开危险因素(如老年、肥胖等)的患者,医生应该做到"第一次手术时就考虑到二次缝合的可能",即当次手术缝合时要特别小心,以防止开裂。现代合成缝合材料(聚羟基酸,聚丙烯等)制作的缝线缝合筋膜的效果明显优于羊肠线。对于感染的伤口,聚丙烯缝线比聚乙醇酸缝线更不易降解,可以显著降低切口裂开的发生率。消除死腔可以显著减少伤口并发症。造瘘口及引流管应另外使用单独的出入口以减少手术切口感染和破裂。

2. **腹内压力**　大部分腹腔内操作后都会导致一定程度的肠梗阻,这可能会造成肠道扩张从而增加腹腔内压力。腹内压升高也可能发生在使用腹部肌肉辅助呼吸的慢性阻塞性肺疾病患者。此外,咳嗽可造成腹内压突然升高。造成腹压增加的其他因素包括术后肠梗阻、肥胖以及肝硬化腹水的形成。对于此类患者需要特别注意术后可能出现的切口裂开。

3. **切口愈合不良**　超过一半发生裂开的切口中存在感染。切口引流、血清肿、伤口血肿也会阻碍切口的愈合。通常,"愈合脊"(切口每一侧约 0.5cm 宽的一条明显增厚组织)的一般在术后一周出现。这个脊的出现证明切口愈合充分,提示不易发生切口裂开。

C. 诊断及处理

切口裂开可在切口缝合后任何时候发生,最常见的裂开时间一般为术后第 5~8 天之间,这个时间段内切口的强度是最低的。有些情况下,切口裂开是腹腔脓肿的第一个表现。切口开裂的第一个迹象是血清样液体从切口流出,或有时出现内脏的突然脱出。患者常诉在一系列咳嗽或干呕后突然在切口出现爆裂感。非胸骨切口的胸部切口不太容易出现类似腹部切口的裂开。开胸手术后,切口出现气体、液体漏出或者出现胸壁反常呼吸运动往往提示出现切口裂开。胸骨切口的裂开最常见的原因是感染。感染可导致胸廓稳定性下降,需要及早治疗。当切口相邻胸骨发生骨髓炎但感染不十分严重时,可于手术室内对患者予以重新缝合。在缝合操作时,使用引流管持续冲洗纵隔可降低二次缝合的失败率。在严重感染未得到控制的情况下,不可强行进行二次缝合,宜行伤口清创,使用胸大肌皮瓣封闭切口,增加切口区域的血供以进一步控制感染。

对于腹部手术后切口裂开、内脏脱出的患者应卧床休息并用湿毛巾覆盖切口。待患者在全身麻醉下,使用含有抗生素的乳酸林格液将所有暴露的肠或网膜充分冲洗,然后回纳到腹部。将切口予以充分的清洗后,去掉前次缝合的缝线,使用加固措施重新缝合切口,以预防裂开复发;加固措施包括使用 22 号钢丝或粗尼龙线进行全层连续缝合。内脏脱出的死亡率约为 10%,促成内脏脱出的因素(如败血症和癌症)以及内脏脱出导致的感染是其主要致死的原因。

对切口裂开但无内脏脱出的最佳处理措施是尽快重新缝合切口。如果仅是切口的某一层裂开(例如皮肤尚完好),且患者的一般情况较稳定,手术风险性较小时,可考虑推迟重缝的时机,即使因此可能导致切口疝发生仍是可接受的。对此类患者的处理措施最重要的是在术后第二周将皮肤缝线拆除,并予腹部绑带或紧身衣包裹,以防止筋膜缺损进一步扩大导致切口皮肤裂开。切口部分裂开同时存在感染者,应尽量推迟修复手术的时间,直至 6~7 个月后感染得到控制且伤口已经愈合。在这种情况下,给予相应的疝修补术,并采用对此前切口感染有效的抗生素预防感染复发。

切口裂开行重新缝合后内脏脱出的发生率极低,但切口裂开伴切口感染者,其远期发生切口疝的风险可达 20%。

▶ **手术切口的其他问题**

手术切口多伴有疼痛,尤其是位于活动部位的切口(例如肋缘切口)。一般手术切口部位的疼痛在手术后 4~6 天逐渐减轻。已愈合的切口处若出现局限性慢性疼痛,提示缝合部位可能存在脓肿、肉芽肿或隐匿切口疝的存在。对异常切口的检查一般不难诊断,当怀疑异常但无法通过查体得出诊断时,超声扫描能协助检测是否存在筋膜缺损、液体聚积、肉芽肿或脓肿。极特别的情况下,在切口处的神经瘤可造成切口区域的疼痛或触痛。对于持续存在的切口局部疼痛最好的治疗措施是在局部麻醉的情况下探查切口,去除缝线,引流脓肿,或行疝修补术。缝线周围的脓肿可形成小的窦道,通常可以用镊子或钩针穿过窦道以除去受感染的缝线。如果窦道口持续有脓液排出则需要重新切开皮肤,充分暴露,完全清除受感染的缝线。

伴有腹水的患者常常会发生切口渗液。如果不及时进行治疗,腹水渗漏可增加切口感染的发生率,甚至可能通过逆行感染导致腹膜炎。对于此类易感患者的预防需要手术缝合时至少有一层切口组织采用连续缝合,并采取适当的措施避免术后腹水的聚积。如果发生腹水渗漏,应行伤口探查并及时修复筋膜缺损,切口皮肤也应该关闭。

呼吸系统并发症

呼吸系统并发症是最常见的手术并发症,特别对于年龄超过60岁的患者来说,呼吸系统并发症是高龄患者术后死亡的第二大病因。胸部和上腹部手术后最易发生肺部并发症。而盆腔手术后肺部并发症的发生率较低,头颈部或四肢手术后的发生率更低。急诊手术后更易发生肺部并发症,尤其是术前已存在慢性阻塞性肺疾病(包括慢性支气管炎、肺气肿、哮喘、肺纤维化)的患者。同样,老年患者术后发生肺部并发症的风险更高,因为他们的肺脏顺应性已经下降,残气量增加,且通气死腔增加,所有这些因素都易导致肺不张。

▶ 肺不张

肺不张是最常见的肺部并发症,腹部手术后并发肺不张的发生率可达25%。最常见于老年人、超重、吸烟及术前有呼吸道疾病者。术后并发肺不张最常出现在手术后48小时,此时间内90%的发热是由于肺不张引起的。但在大多数情况下,术后并发的肺不张属自限性,可自行恢复。

肺不张的病因包括阻塞性和非阻塞性。慢性阻塞性肺疾病、气管插管以及麻醉剂造成的分泌物均可造成气道梗阻。有时血液凝块或气管内管的错位也可造成气道梗阻。但在大多数情况下,梗阻的原因并非存在阻塞物,而仅仅是细支气管的闭合。细支气管(直径≤1mm)在肺容积达到一个临界点(称为"闭合容积")时会收缩闭合。由于肺闭合容积小于代偿容积,因此细支气管闭合最初的改变是肺部分扩张或压缩。浅快呼吸及周期性小肺泡扩张不充分,均可导致肺有效容积的减少。由于老年患者和吸烟者的肺弹性及回缩能力更差,他们的闭合容积也低于正常人。其他导致肺

不张的非梗阻性促进因素还有功能残气量下降和肺表面活性物质的减少。

发生肺不张的肺段气体进入减少,通气/换气比例失调,导致肺不张的肺段内的空气可被机体吸收。而肺不张可直接导致血液中携氧量下降,其造成的影响则取决于患者的呼吸心脏功能储备,但多数肺不张都会造成感染。一般来说,如果一个肺段发生肺不张超过72小时,那患者几乎肯定会发生肺炎。

肺不张常表现为发热(发病机制不明)、呼吸急促及心动过速。体格检查可发现膈肌升高、散在啰音、呼吸音减弱,但有时查体也可无明显阳性体征。大多数术后肺不张可通过早期活动来预防:经常变化体位,鼓励患者有效地咳嗽,有时可给予呼吸兴奋剂。术前教导患者进行呼吸练习并让患者于术后正确执行,可有效防止既往无肺疾病的患者术后发生肺不张。这些简单的练习远比间歇正压辅助呼吸更加便宜且有效。

术后肺不张的治疗包括胸背部叩击、咳嗽或经鼻吸痰以清除呼吸道阻塞。通过给予支气管扩张剂和溶粘蛋白剂雾化吸入,可改善重度慢性阻塞性肺疾病患者的症状。当肺不张由主支气管的阻塞引起时,可能需要通过支气管镜治疗,该治疗通常可以在轻度镇静药物的支持下于患者床边进行。

▶ 误吸

正常情况下,由于有咽食管括约肌、会厌等结构以及吞咽反射的存在,患者口咽部和胃内的异物很少会吸入气道。但由于术中采用鼻胃管和气管内导管以及抑制中央神经系统的药物等措施,均可扰乱气道生理性的防御反射,因而造成误吸。其他引起误吸的因素如胃食管反流、手术时仍有食物在胃中、患者的位置,都可能会导致误吸的发生。尤其是受创伤需行急诊手术者,当其在意识丧失时极易吐出胃内容物并造成误吸。肠梗阻患者和孕妇都处于腹内压升高但胃肠蠕动减慢的状态,其发生误吸的风险也高于正常人。约三分之二的误吸发生于胸部和腹部手术,其中约有一半患者转化为肺炎。有证据表明,发生误吸并进一步转化为肺炎的病患死亡率可达50%。

事实上,少量的误吸是可以耐受的,并且这种现象在手术过程中也时有发生。有研究表明,将亚甲蓝注射入正在接受腹部手术的患者的胃中,可在其气道内检出染色剂的病例达15%。此外,放射性核素技术也显示45%的志愿者在睡眠时出现胃内容物的误吸。

误吸入物一般来源于胃内容物,它造成的肺损伤程度取决于吸入量、pH值以及误吸发生的频率。如果吸入物的pH值小于2.5,可立即导致化学性肺炎,造成局部水肿和炎症反应;而这一系列的病理变化则增加了继发感染的风险。固体物质误吸可以产生气道阻塞。尽管最初患者可耐受远端支气管阻塞的不适,但其可

导致局部肺不张和肺脓肿形成，其中肺基底段是最易受累的部位。患者可在几个小时内出现呼吸急促、啰音以及缺氧等症状；其余较少出现的症状有发绀、呼吸困难，并可能会出现呼吸暂停。误吸入量较大的患者，短时间肺内过多的液体聚积以及血液中大量胶体进入受伤的肺部，可很快导致循环血容量下降，甚至低血压和休克。

接受气管切开的患者中有 80% 的病例存在误吸，这可能是此类患者易患肺部感染的原因。需长期维持气管插管的患者必须使用低压力及大口径插管，这有助于防止误吸，并避免由于压力过高造成的气管坏死。

术前禁食、正确的患者体位以及行气管插管时的谨慎操作，可有效预防误吸的发生。对呼吸系统并发症风险较高的患者，于麻醉诱导前单用 H_2-受体阻滞剂或质子泵抑制剂，对预防误吸有较好的效果。误吸的治疗包括重疏通气道和防止进一步的肺损伤。吸痰不但可以确诊误吸、刺激患者咳嗽，同时可以通畅气道，因此一旦怀疑患者发生误吸应立即进行吸痰。吸入的固体物质有时需要借助支气管镜检查并取出。解除气道阻塞后应进行液体复苏。当吸入物严重污染时，应及早使用抗生素，后期使用的抗生素用于治疗误吸继发的肺炎。

▶ 手术后肺炎

肺炎是手术后并发症中最常见的死亡原因，约半数的术后死亡病例是由并发肺炎或肺炎导致的其他疾病。发生腹腔感染和需要长期通气支持治疗的患者在术后发生肺炎的风险远高于一般患者。肺不张、误吸和大量分泌物均可诱发肺炎。

机体对肺炎具有一系列的防御体系，包括咳嗽反射、纤毛系统负责排出吸入的异物，以及肺泡巨噬细胞吞噬病原体。但手术后的患者由于疼痛等原因而惧怕咳嗽，这会导致支气管内异物无法得到充分的清除；气管插管等操作可扰乱甚至破坏呼吸道上皮的纤毛运动；手术中及术后的多种因素（例如吸氧、肺水肿、误吸、皮质类固醇药物等）都能抑制肺泡巨噬细胞的功能。此外，气管上皮发生鳞状上皮化生也可使纤毛功能丧失，并进一步降低患者抵抗病原菌的能力。超过一半的手术后肺炎是由于革兰氏阴性杆菌感染引起的。这类菌群包括多种致病菌种，多数与吸入的口腔分泌物一同进入肺中。虽然正常人中仅有 20% 在口咽部检出革兰氏阴性菌，但由于经过手术的患者口咽的自净机制受到了扰乱，因此这类人群口咽部革兰氏阴性菌的检出率往往大为增加。术后肺炎的加重因素包括氮质血症、长期气管插管以及严重的联合感染。

极少数情况下，致病菌可从呼吸机吸入肺中。铜绿假单胞菌、克雷伯菌可在潮湿的呼吸机容器中存活，这些病原体已成为重症监护病房的重要致病原。一般

患者肺外的远处感染灶极少能通过直接血型传播造成肺内感染。

术后肺炎的临床表现为发热、呼吸急促、分泌物增多，以及查体可发现肺实变的体征。胸部 X 线通常显示局限性肺实变病灶。术后肺炎总体死亡率在 20% 到 40% 之间。接受急诊手术、使用辅助呼吸仪器、其他器官功能衰竭、血液培养阳性或发生再次肺部感染的患者的肺炎死亡率往往更高一些。

预防术后肺炎的首要任务是充分清除气道中的分泌物。术前指导患者进行呼吸练习，术后鼓励患者进行深呼吸和咳嗽，可防止肺不张发生，从而有效预防术后肺炎。虽然术后疼痛被认为可导致患者更倾向于进行浅呼吸，但有研究表明，相比无镇痛措施的病例，无论给予患者硬膜外麻醉还是肋间麻醉镇痛均未能显著降低术后肺不张和肺炎的发生率。预防性抗生素的使用并不能降低口咽中革兰氏阴性菌的检出率，也不能显著降低术后肺炎的发病率。术后并发肺炎的治疗包括清除气道内的分泌物和应用足量且敏感的抗生素。对患者痰培养菌进行药敏试验，有助于更有针对性地选择抗生素。

▶ 术后胸腔积液和气胸

上腹部手术后常会形成较小的胸腔积液，这类胸腔积液没有任何症状，也不会对患者造成危害。术中存在腹水以及术后发生肺不张的患者，术后更易发生胸腔积液。无心脏衰竭或肺部病变而术后出现胸腔积液者应考虑是否有膈下感染（膈下脓肿、急性胰腺炎等）。对不影响呼吸功能的胸腔积液无需特殊处理。如果怀疑合并感染者，可考虑穿刺引流。如果积液影响到呼吸功能，应予引流管行胸腔闭式引流。

术后气胸可发生于锁骨下静脉插管操作后或持续性正压通气时，但有时术中导致胸膜损伤（如肾或肾上腺手术），术后也会发生气胸。气胸确诊后可行胸腔闭式引流处理。

脂肪栓塞

脂肪栓塞的发生率相对较高，但只有其中很少部分会引起症状。90% 长骨骨折或关节置换的患者的肺血管中可发现脂肪颗粒。脂肪栓塞也可由外源性脂肪所引起，如输血、静脉注射脂肪乳剂或骨髓移植。脂肪栓塞综合征包括意识障碍、呼吸困难，还有腋下、胸部和上臂出现瘀斑；最初在创伤者尤其是发生长骨骨折者中进行描述使用，人们最初认为这些症状是骨髓栓塞的结果，只是随后又观察到其他非创伤情况患者也可出现这一系列表现。目前关于脂肪栓塞是否可视为一种独立于创伤后肺动脉功能受损的事件仍未有定论。

脂肪栓塞综合征的特点是于受伤后 12~72 小时

出现,但有时也会推迟数天。目前尚无特异性的检查方法来诊断脂肪栓塞。外伤患者痰中或尿液中发现脂肪滴提示可能存在脂肪栓塞,但此检查的特异性不高。红细胞压积减少、血小板减少和凝血参数的变化,可协助医师对疑似存在脂肪栓塞的患者进一步诊断。

术后患者一旦出现脂肪栓塞的症状,应立即提供支持性治疗,直至呼吸系统及中枢神经系统症状消退。呼气末正压通气和利尿剂对治疗呼吸困难具有较好的效果。脂肪栓塞的预后主要取决于其造成肺功能受损的严重程度。

心血管并发症

术后心血管并发症往往是致命的,但其发生率可通过良好的术前准备来得到有效控制。

在情况允许时,手术医师应在术前对手术患者的心律失常、不稳定心绞痛、心脏衰竭以及严重的高血压应予以纠正。在手术操作过程中和术后的一段时期内,机体对心功能的要求有明显提高,但瓣膜疾病特别是主动脉瓣狭窄会限制心脏对身体需求增加的反应能力。若术前发现患者存在主动脉狭窄,只要对患者进行充分的监测(例如漂浮导管、中心静脉压等),即使经历较大的手术,患者术后心血管并发症的发生率也很低。因此,手术医师应在术前请心内科医师对既往存在心脏疾病的患者进行评估。对患者心功能的检测包括左心室射血分数测定等间接评价方式,确定手术患者是否存在心脏并发症的风险。手术后 3~4 天内连续心电图监测,可以帮助医师发现至少三分之一的心肌缺血或心律失常发作。口服抗凝血药物应在手术前 3~5 天停用,以保证手术时凝血酶原时间恢复正常。但血栓栓塞性疾病的高危患者应接受肝素治疗,直到手术前约 6 小时停药。如有需要,手术后 36~48 小时即可重新启动肝素与口服抗凝治疗。

全身麻醉可抑制心肌功能,一些麻醉药可增加心肌对儿茶酚胺的敏感性,使患者易发生心律失常。术中若发现患者出现心律失常或低血压,应尽快对其心跳和血压进行严密监测。对心脏病发生风险较高的患者进行脐以下部位的手术,宜尽量使用局部麻醉。因为对于此类患者局麻远比全麻安全。

过长的手术持续时间、急诊手术以及术中出现未能控制的出血等因素都可极大促进手术后心脏病的发生。电刀的电流可能会干扰心脏起搏器的工作,造成起搏器功能紊乱。

一些非心血管系统的术后并发症会增加患者对心脏储备的需求,进而可能导致心脏并发症的发展。其中术后败血症和低氧血症是最重要的诱发因素。补液过量会产生急性左心衰竭。冠心病、心律失常以及心排血量较低的患者,术后应在重症监护病房予以监测。

▶ 心律失常

绝大多数心律失常发生在术中或术后前 3 天。尤其是胸部手术后更常见。

A. 术中心律失常

术中心脏心律失常的发生率是 20%,其中大部分是自限性的。术前即发生心律失常,或患有已知心脏病的患者术中心律失常的发生率明显升高,约为 35%。约三分之一的术中心律失常发生在麻醉诱导阶段。这些心律失常通常与麻醉剂(如氟烷、环丙烷),拟交感神经药,洋地黄中毒以及高二氧化碳血症等因素有关。

B. 术后心律失常

术后发生的心律失常一般都有诱发因素,如低血钾、低氧血症、碱中毒、洋地黄中毒,以及麻醉苏醒过程中的应激等。有些情况下,术后心律失常可能是心肌梗死的首发症状。大多数术后心律失常无明显症状,有时患者会诉胸痛、心悸或呼吸困难。

室上性心律失常通常不会造成严重的后果,但有时可能会降低心输出量和冠脉血流量。存在房扑或房颤的患者,若他们的心室率也较高,可能迅速发展为休克,需要尽快予电复律;当他们心室率仍平稳时,其血流动力学比较稳定,可给予控制心率的药物,如洋地黄、β 受体阻断剂或钙通道阻滞剂等。若为低钾血症导致的心律失常应尽早处理原发病。

室性早搏往往是由高碳酸血症、低氧血症、疼痛或补液过多引起的。吸氧、镇静、镇痛以及利尿或纠正电解质紊乱,可有效治疗术后室性早搏。相比室上性心律失常,室性心律失常可诱发致命性的室颤,因此一旦发现室性心律失常,应尽快处理。即刻治疗措施为利多卡因,1mg/kg 体重静推,之后再次给药量为 250mg,以每分钟 1~2mg 的速度静脉滴注。过高剂量的利多卡因可能导致癫痫发作。

术后出现完全性的心脏传导阻滞,通常是由于严重的心脏疾病引起的,一般需要立即植入起搏器治疗。一度或二度心脏传导阻滞通常不会给患者造成严重的症状。

▶ 术后心肌梗死

在美国,患者术后心肌梗死的总发生率为 0.4%。针对一些动脉粥样硬化的手术(如颈动脉内膜切除术、髂动脉搭桥等),患者术后发生心梗的风险可达 5%~12%。造成心肌梗死的其他危险因素还包括:术前充血性心脏衰竭、患者存在缺血性心脏病(潘生丁-铊扫描或平板运动试验提示),以及年龄超过 70 岁等。对伴有心绞痛的择期手术患者,若其手术部位为心脏以外的器官,术前应首先考虑采取予以改善冠状动脉血运的措施,适当时可先行冠脉搭桥术。

术后低血压或低氧血症等因素均可诱发心肌梗死。临床表现为胸痛、低血压以及心律失常。但也有一半的术后心肌梗死病例并没有明显症状,可能是被术后麻醉或镇痛药物的使用所掩盖。

检查心电图、CK-MB 等心肌酶谱以及血清肌钙蛋白的水平,可有效诊断心肌梗死。高危人群术后心肌梗死的死亡率高达 67%。初次发生梗死的患者相比既往有心梗病史者,预后更好。此并发症的预防包括心肌梗死后 6 个月内不进行择期手术、术前治疗充血性心力衰竭及控制围手术期高血压。

术后心肌梗死患者应送入重症监护病房,在严密监测的情况下,给予充足的氧气和适当补充液体和电解质。一些大手术后不宜予抗凝治疗,但在条件允许的情况下,术后给予抗凝药物可以控制血栓的发展和动脉栓塞,有效降低术后心肌梗死的发生率。充血性心力衰竭应予洋地黄、利尿剂以及血管扩张药等药物治疗。

术后心功能衰竭

40 岁以上接受全身麻醉手术的患者约 4% 在术后发生左心衰竭和肺水肿。患者输液造成的液体负荷过大和心肌功能储备差是心衰最常见的原因,其他原因还包括术后发生心肌梗死和过速性心律失常。心功能衰竭的临床表现为渐进性呼吸困难、血气氧分压下降,但二氧化碳分压正常,以及胸部 X 线可见肺部弥漫性充血。

当患者同时存在诱发肺水肿的一些因素(如大量创伤,多次输血,败血症等)时,心功能衰竭难以通过症状作出诊断。因此,对怀疑发生心功能衰竭的患者可通过检查动脉血氧分压、胸部 X 线以及肺动脉楔压来协助诊断。左心衰竭的治疗取决于患者的血流动力学状态。发生休克者应尽快转移到重症监护病房,放置动脉漂浮导管监测肺动脉楔压,并立即采取措施减轻心脏前、后负荷。利尿剂可降低前负荷(必要时可与硝酸甘油同时使用);硝普钠可有效降低后负荷。未发生休克的患者可予洋地黄化治疗;快速洋地黄化(例如在密切监测血钾的前提下,24 小时内静脉滴注地高辛的总量超过 1~1.5mg);限制补液和应用利尿剂对这类患者有较好的效果。对发生心衰者必须限制液体的输注,需要时可给予利尿剂。对合并呼吸功能受限者可予气管内插管和机械通气支持。虽然呼吸末正压通气技术可以改善肺功能,但由于心衰患者血流动力学紊乱及心功能储备下降,因此多数情况不建议使用。

腹膜并发症

腹腔积血

腹部手术后 24 小时内发生休克最常见的原因是出血。术后腹腔内积血往往是止血技术不佳的结果,有时也可由凝血功能障碍所导致,属于发展迅速的致命并发症。一般此类患者术中多发生较大出血,并经输血治疗。因而输血后有时能观察到患者血小板下降。其他疾病引起的凝血功能障碍,如输注了血型不相符合的血、肝素治疗也应予以重视。在这些情况下,出血范围往往更广,甚至包括伤口以及静脉穿刺部位。

腹腔积血的症状通常在手术后 24 小时内出现。其表现主要为血管内血容量下降所致,例如心动过速、血压下降、尿量减少以及外周血管收缩。如果出血持续,腹围可能会增加。血细胞比容在出血 4~6 个小时后才会出现变化,而目前仍未有快速且有效的方法来协助医师判断患者在血细胞比容发生变化前是否存在出血。

由于腹内出血早期症状轻微,因此很难及早做出明确的判断。只有高度警惕、对疑似患者严密监测、特别对术后低血压的患者进行系统地检查,方有可能早期发现腹腔内出血。患者原先存在的疾病、药物及手术前和术中的某些处理措施也可能导致血压下降,应予以鉴别。术后造成循环衰竭的鉴别诊断还包括肺栓塞、心脏心律失常、气胸、心肌梗死以及严重的过敏反应。一旦排除其他疾病应立即对患者输液以补充血容量。如果低血压或低血容量的其他症状一直持续,就必须立即再次手术。手术时,应充分止血,清除血肿,并用生理盐水进行腹腔冲洗。

引流相关并发症

术后腹腔引流是为了防止诸如胆汁和胰液等液体在腹腔内积聚,或引流已形成的腹腔内脓肿。留置引流管可引流腹腔内的少量出血,但不能单纯依靠引流物情况估计腹腔内出血的程度。一些不是很复杂、预计术后不会有较多液体渗漏的手术(如胆囊切除术、脾切除术,和结肠切除术),可酌情不留置引流。引流管的使用可增加术后腹腔和伤口感染的发生率。曾经被频繁使用的烟卷引流由于易导致感染,现已基本不用。硬质的引流管可能会损伤到邻近脏器或血管,导致瘘管形成或出血。使用柔软的硅橡胶引流管并及时拔除可避免此并发症的发生。引流管不应该留置在肠吻合附近,因为它们可引起吻合口瘘及瘘管的形成。

术后腮腺炎

术后腮腺炎较罕见,但它属于严重的葡萄球菌感染。几乎所有此类病例均为年老、体弱、营养不良或者口腔卫生状况不佳者。腮腺炎一般在手术后第二周出现,并与术后长期插鼻胃管有关。常见的诱发因素为脱水和口腔卫生不良,发病机制一般为术后腺体分泌功能下降,分泌物浓缩使得口腔中的葡萄球菌和革兰氏阴性杆菌在分泌液中大量繁殖,同时浓缩的分泌液可堵塞腮腺导管,最终形成多个小脓肿。这些腺体小叶中的脓肿最初被纤维带分隔,但随着病程进展,脓肿可以穿过包膜蔓延到腺体周围组织,甚至累及外耳道、表面皮肤及颈部。如果此时疾病仍未得到有效控制，可造成气管阻塞，甚至导致急性呼吸衰竭。

腮腺炎最初的临床表现是下颌角部位疼痛或压痛。随着炎症的进展，可出现高热、外周血白细胞计数升高，并在腮腺区出现红肿及胀疼感。由于腮腺中有较多纤维条样结构，即使腺体形成较大脓肿也极少出现波动感，仅在查体时可触及硬块样的腺体结构。

术后腮腺炎的预防包括补充足够的水分、避免使用抗胆碱能药物、尽可能减少经鼻插管时的创伤，以及最重要的保持患者良好的口腔卫生（经常漱口、口腔灌洗，以及其他口腔清洁和滋润措施）。通过嚼口香糖或硬糖等刺激唾液分泌也有一定的预防效果。腮腺炎曾经是一种常见的术后并发症，随着近年这些简单有效的预防措施被普及，目前已很少发生。

当术后患者出现急性腮腺炎的症状时，可收集腮腺导管（Stensen管）流出的液体进行培养。在等待药敏培养结果时，可先给予万古霉素治疗。保持口腔的湿润、进行口腔冲洗对治疗腮腺炎也有一定的效果。在大多数情况下，万古和冲洗等措施短时间内就可达到较好的治疗效果。但如果病情恶化，则必须行手术将脓肿引流。手术需沿着面神经分支水平切开皮肤和腮腺组织，充分切开脓肿后进行包扎。

术后胃肠功能紊乱

内脏神经系统支配胃肠道的蠕动、强度和方向。麻醉和手术中的操作均可能造成患者术后肠蠕动功能减弱，严重时刻致肠梗阻。阿片类药物的使用、电解质紊乱、炎症如胰脏炎或腹膜炎，以及术后的疼痛等因素可加重肠梗阻，或使其病程延长。手术范围及操作水平也可能会影响术后肠梗阻的发生。

非腹腔部位的手术患者的胃肠道蠕动功能多在术后 24 小时内恢复正常。一般来说，腹腔镜术后肠梗阻的发生率比开腹手术低。剖腹手术后，患者胃蠕动在术后 48 小时内恢复正常，结肠蠕动恢复则一般到术后48 小时以后，一般盲肠端结肠功能恢复早于直肠端。除了小肠切除或小肠梗阻患者，一般小肠的运动受手术的影响程度较小。正常的术后肠梗阻可导致轻微腹胀和肠鸣音消失。肠蠕动恢复时，患者往往感觉到轻度痉挛，开始出现排气以及食欲有所恢复。腹部手术后一般患者需禁食至肠胃蠕动功能恢复正常。目前术后肠梗阻仍无特别有效的治疗方法。

▶ **胃扩张**

术后胃扩张较罕见，但可危及患者的生命。术后胃扩张是指手术后出现的由气体或液体导致的胃大范围的扩张。其诱发因素包括气喘、近期手术、胃流出道阻塞、脾缺失、婴儿和儿童术后复苏期间立即使用氧气面罩。成人在复苏时使用仪器辅助呼吸也有导致胃扩张的风险。有些情况下，神经性厌食症或其他危重疾病患者也可伴发胃扩张。

胃内大量气体和液体的聚积使胃体积膨胀，压迫十二指肠阻塞胃流出道，进一步加重了胃内容物的滞留。胃内压力的增加引起胃黏膜静脉闭塞，造成黏膜充血、出血，如病情继续发展，则可导致胃襞缺血性坏死和穿孔。扩张的胃将横膈膜向上推，这导致了左肺下叶受压萎缩、心脏移位及下腔静脉阻塞。肠扭转也可引发急性胃扩张。

发生胃扩张的患者可出现腹胀、呃逆等不适。可能出现的体液紊乱包括低氯血症、低钾血症以及代谢性碱中毒和电解质的丢失。若胃扩张被早期发现，可给予鼻胃管胃减压治疗。病情发展到后期，若胃已出现坏死则需要切除。

▶ **肠梗阻**

术后肠功能恢复不良往往会导致麻痹性或机械性肠梗阻。术后粘连或腹内疝是造成术后机械性肠梗阻最常见的原因。这类患者在发生肠梗阻症状前，往往会感觉到肠功能有所恢复。约半数发生术后小肠梗阻的病例为结肠手术患者。

术后机械性肠梗阻诊断较困难，因为其症状很难与正常的术后麻痹性肠梗阻进行鉴别。如果腹部平片显示小肠存在阶梯状气 - 液平面，则提示可能发生了机械性肠梗阻。采用硫酸钡灌肠有时可协助医师进行诊断。

术后绞窄性肠梗阻并不常见，但由于发生绞窄的患者腹内粘连范围更广，程度更重，因此发生绞窄者比晚期机械性肠梗阻患者死亡率高（可达 15%）。一般发生绞窄性肠梗阻多为漏诊和处理不及时所致。如果梗阻不能自行解除则需要手术剖腹探查解除。

尽管成人术后早期小肠套叠的发生率很低，但其是儿童术后发生肠梗阻的常见病因。约 10% 的儿童患者术后肠梗阻是由于肠套叠引起的。90% 的肠套叠发生在术后 2 周内，其中过半病例发生在术后第一周。原发性肠套叠多为回 - 盲肠套叠，但多数术后肠套叠是回肠 - 回肠套叠或空肠 - 空肠套叠。腹膜后和盆腔手术后肠套叠发生率较高，原因尚不明确。复杂的肠套叠症状不典型，需要借助 X 线检查的诊断意义较小。儿童手术后早期出现呕吐、腹胀、腹痛等症状，应考虑肠套叠发生，立即手术处理。及时接受再次手术可有效避免出现肠套叠继发的穿孔及腹膜等并发症。目前为止，手术是唯一有效治疗肠套叠的措施，若受累肠管仍有活力，则仅需行肠套叠复位术。

▶ **术后粪便嵌塞**

手术后的粪便嵌塞一般是由结肠、直肠、癌肠梗阻或术后直肠感觉受损所致，多见于老年的术后患者；一些年轻患者若同时存在巨结肠或截瘫等诱发条件，术后也可能发生粪便嵌塞。术后肠梗阻、阿片类镇痛药和抗胆碱药物的使用可加重病情。患者早期表现为厌食、顽固性便秘或腹泻。晚期可能会导致严重腹胀甚至结肠穿孔。术后粪便嵌塞的诊断可借助直肠检查得以确定。可先尝试用手解除嵌塞结合灌肠等措施，然后重复直肠检查确认效果。

术前结肠造影所用的钡剂残留在肠腔内可硬化引起嵌塞，通常以右半结肠多见，因为钡剂中大部分的水在此部位被吸收，钡剂嵌塞是一种比粪便嵌塞更难处理的问题。其临床表现与肠梗阻类似。治疗包括使用聚乙二醇电解质溶液（如 CoLyte，GoLYTELY）灌肠和服用泻药。如果治疗效果不佳，可考虑予患者口服胺钠（Hypaque）高渗液，它可刺激肠蠕动并增加肠腔内液体。此类病例一般不考虑手术治疗。

术后胰腺炎

术后胰腺炎占所有急性胰腺炎发病数的 10%。进行与胰腺有关的手术后有 1%~3% 的病例发生了胰腺炎。胆道手术后胰腺炎的发病率更高，一般行胆囊切除的患者术后胰腺炎发生率大约为 1%，但胆总管探查术后胰腺炎的发病率可达 8%。术后胰腺炎的发生率与术中是否进行胆道造影或是否使用胆道镜无明显关系。术前胆源性胰腺炎的患者术后若发生胰腺炎，则病情更加严重。胰腺炎偶尔可发生在心脏手术、甲状旁腺手术和肾移植术后。术后胰腺炎多为坏死型。术后胰腺发生坏死的风险，比酒精性胰腺炎和胆源性胰腺炎高 3~4 倍，其死亡率可达 30%~40%。术后胰腺炎病情重于其他病因所致胰腺炎的原因仍未清楚。

大多数术后胰腺炎的发生是由于手术操作对胰腺或其血液供应产生了机械损伤。然而也有部分患者对术中针对胰腺的操纵、活检甚至切除具备良好耐受性，此原因目前还不清楚。该并发症的预防包括小心处理胰腺，避免暴力扩张胆总管括约肌以及避免胰管梗阻。肾移植术后胰腺炎的发病率为 2%，可能与皮质类固醇或如硫唑嘌呤等药物的使用或继发甲状旁腺功能亢进以及病毒感染有关。甲状旁腺手术后血钙水平急剧的变化，可能是导致此类手术后胰腺炎发生的原因。借助体外循环的心脏搭桥手术后，50% 患者出现血清淀粉酶升高，但其中只有 5% 的病例为胰腺炎。

对近期经过腹部手术的患者诊断术后胰腺炎是比较困难的。有时这类患者的血清淀粉酶水平可不升高。医师需要警惕出现肾脏和呼吸系统并发症的患者存在出血性坏死性胰腺炎的可能。对高度怀疑者可借助多次胰腺和腹膜后 CT 扫描进行诊断。

术后肝功能异常

肝功能障碍，涵盖轻度黄疸到威胁生命的肝功能衰竭的范围，全身麻醉手术后发生率约 1%。胰腺、胆道搭桥手术、门腔静脉分流手术后出现肝功能异常的风险更高。术后黄疸可分为肝前性、肝细胞性和肝后梗阻性三类（表 5-1）。

表 5-1 术后黄疸病因

肝前性黄疸（胆红素超载）
溶血作用（药物，输血，镰状红细胞危象）
血肿重吸收
肝细胞功能不足
病毒性肝炎
药物因素（麻醉等药物）
缺血（休克，缺氧，心排出量下降）
脓毒症
肝切除（肝实质损失）
其他（全肠外营养，营养不良）
肝后性梗阻（胆汁梗阻）
残留结石
胆管损伤
未发现或未切除的肿瘤
胆囊炎
胰腺炎
胆道支架阻塞

▶ 肝前性黄疸

肝前性黄疸是胆红素生成过多造成的，其中大多数来自溶血或血肿再吸收。禁食、营养不良、肝毒性药物和麻醉等因素均可造成患者术后胆红素生成增多。

输注血型不符的血液可以造成严重的溶血，更常见的溶血原因为红细胞脆性增加导致的红细胞破坏增多。其他造成溶血的原因有体外循环、先天性溶血性疾病（如镰状细胞病）以及药物的影响。

▶ 肝细胞性黄疸

肝细胞功能受损是术后黄疸最常见的原因，一般由手术导致肝细胞坏死、炎症或较大部分肝组织切除造成的。药物、低血压、缺氧和败血症等因素均可加重肝功能的损害。虽然输血后肝炎通常较晚才被发现，但其造成的肝细胞性黄疸在术后第三周即可出现。

良性术后肝内胆汁淤积是一个模糊的术语，用来表示与多次输血和低血压有关的术后黄疸。血清胆红素的范围为 2~20mg/dl，血清碱性磷酸酶通常很高，但患者一般无发烧且术后恢复较顺利。此诊断为排除性的，黄疸一般在术后的第三周消退。

偶尔行治疗肥胖的肠绕道手术后，患者会出现肝细胞功能损害。接受全肠外营养的患者也可出现胆汁淤积性黄疸。

▶ 肝后性梗阻

　　手术操作损伤胆管、胆管结石遗留、胆管肿瘤以及胰腺炎等均可导致肝后性胆道梗阻。术后黄疸中三分之一的病例与术后急性胆囊炎有关，术后由于胆总管机械性梗阻造成的黄疸并不常见。

　　一旦患者术后出现黄疸，医师首先要考虑的就是确认黄疸的原因，以及是否需要治疗。特别应怀疑有败血症（有时肝功能下降是该病的一个早期迹象）、病变胆管阻塞及术后胆囊炎的患者。仅靠肝功能检查一般难以就发病病因做出明确的诊断，而且肝功能状况也不能完全反映疾病的严重程度。因此对可疑患者应采取肝活检、超声、CT 扫描，甚至 ERCP 等协助进一步诊断。术后黄疸患者有可能发展为肾衰竭，因此需密切监测肾功能。此时仅仅治疗梗阻是不够的。

术后胆囊炎

　　任何手术后均有可能发生急性胆囊炎，胃肠道手术后的发生率更高。内镜括约肌切开术后患者早期发生急性胆囊炎的风险可达 3%~5%。接受丝裂霉素和 5-FU 肝内动脉灌注化疗的患者可发生化学胆囊炎，因此对此类患者应考虑给药前予胆囊切除术。经皮肝动脉栓塞术治疗肝内恶性肿瘤或肝内血管畸形者术后，可发生暴发性胆囊炎与胆囊梗死。

　　术后胆囊炎一般为非结石性（70%~80%），多见于男性（75%），可迅速发展为胆囊坏死以及保守治疗无效。除了由于化疗或缺血引起者之外，其他术后胆囊炎的一般病因不易查明。一般认为胆汁淤滞（包括胆泥的形成）、胆道感染以及缺血可能是造成术后胆囊炎的重要因素。

艰难梭状芽胞杆菌性结肠炎

　　因艰难梭状芽胞杆菌导致的术后腹泻是一种常见的院内感染。此并发症的症状不定，有无症状者，也有少数发展为重度中毒性结肠炎者。有时可发生于转院患者。该并发症的主要危险因素是围手术期使用抗生素。难辨梭菌结肠炎的诊断主要依靠粪培养或直肠拭子培养。严重的病例可在结肠镜检查中发现假膜。预防该并发症的措施包括术者严格洗手，患者术前正确的肠道准备，并尽量减少抗生素的使用。确诊病例的感染治疗为静脉滴注甲硝唑，对甲硝唑不敏感的病例可予口服万古霉素。

泌尿系统并发症

▶ 术后尿潴留

　　术后患者无力排尿很常见，尤其在骨盆及会阴部手术或腰麻手术后。术后尿潴留主要是由于支配膀胱正常排空的神经功能恢复不良和膀胱过度膨胀导致。膀胱内尿量超过其正常容量 500ml 时，膀胱的收缩功能即受到抑制。手术时间可能超过 3 小时或术中静脉滴注大量液体者，应在术前留置尿管。如果预计患者术后数小时内即可行走，可考虑在手术结束时将导尿管去除。对术中不留置导尿的患者，应鼓励其进入手术室前排尿，以及术后尽快再次排尿。经腹会阴直肠切除术中难免会伤及骶丛，影响膀胱功能，术后需留置导尿 4~5 天。若腹股沟疝患者合并前列腺增生影响排尿，应先治疗前列腺缓解排尿困难，再考虑疝手术。

　　急性尿潴留的治疗措施主要是膀胱导尿。除部分因素如潴留尿量超过 1000ml 以上之外，导尿管可不留置。

▶ 尿路感染

　　下尿路感染是最常见的医院获得性感染。留置尿管、尿潴留和尿道器械检查，是导致下尿路感染的危险因素。接受短期（<48 小时）膀胱导尿的患者，尿检查发现细菌的比例可达 5%，但只有约 1% 的病例出现尿路感染的症状。膀胱炎主要表现为排尿困难及轻微发烧，若为肾盂肾炎则可出现高热、腰部压痛以及偶尔可见肠梗阻。下尿路感染的诊断主要依赖尿液检查和尿培养。术后尿路感染的预防包括手术前治疗尿路感染，预防或及时治疗尿潴留，必须行尿路器械检查时，需谨慎操作避免感染。一旦尿路感染确诊，需予患者适当的输液治疗，正确的膀胱引流，并使用有效的抗生素。

中枢神经系统并发症

▶ 术后脑血管意外

　　术后脑血管意外的绝大多数病因，为低灌注导致的缺血性神经损伤，在伴有严重的动脉粥样硬化的老年患者更为常见。多发生于患者出现低血压时（例如败血症、出血、心脏骤停等）。脑血管的正常调控机制可保证患者即使血压下降到 55mmHg 时，脑部仍能维持必需的血液灌注。但患者对突发性低血压的耐受能力远不如血压缓慢下降。缺血超过 4 分钟即可发生不可逆的脑损伤。

　　颈动脉内膜切除和颈动脉系统颅外部分重建手术的患者，术后中风的发生率约为 1%~3%。造成中风的病因有动脉粥样硬化斑块造成的栓塞、动脉夹闭造成的缺血、动脉切开部位，以及动脉内膜瓣处的血栓形成等。阿司匹林可抑制血小板聚集，预防术后血栓形成。

　　中风也可见于心内直视手术的体外循环或低体温过程中。一般认为中风的发病与低氧血症、栓塞以及低灌注相关。冠状动脉搭桥的患者若术前查及颈动脉杂音，其术后发生中风的风险为对照组的 4 倍。既往有中风史、短暂性脑缺血发作史及房颤史者，术后中风的风险也明显增加。接受非心脏及非颈动脉手术患者，中风的风险为 0.2%。这类患者发生中风的危险因素包括并发脑血管疾病、心脏或外周血管疾病以及高血压。

> 惊厥

癫痫、代谢紊乱和药物可能会导致术后惊厥。溃疡性结肠炎和克罗恩病患者,手术后惊厥及意识丧失的发生率高于其他病例,其原因不明。一旦惊厥发作应尽快处理,尽量减少发作对患者造成的伤害。

精神并发症

焦虑和恐惧是手术患者常见的心理状态。患者的文化程度和心理因素也会影响焦虑和恐惧的程度。既往有潜在抑郁症或慢性疼痛的患者,对手术的情绪反应更严重。由于手术后精神病往往不是独立的疾病,因此其与正常的手术心理应激往往难以明确界定。

约 0.5% 的腹部手术患者发生所谓的"术后精神病"。胸外科手术后的患者、中老年患者或合并慢性疾病的患者发病率更高。其中约半数患者存在情绪障碍(通常是严重的抑郁症),20% 的患者出现谵妄。在术后使用一些药物可能会促进精神病的发展,常见的药物如杜冷丁、西咪替丁和皮质类固醇等。术后发生精神病的患者血清中,β-内啡肽和皮质醇水平明显升高,而且血清中 β-内啡肽和皮质醇水平的昼夜节律也已失调。一些手术可以引发特有的精神病症状,如眼科手术后,患者可出现视觉幻觉和"黑蒙综合征"。而一些术前已存在的不明显的精神障碍有时会促使患者接受手术(如包皮环切术或整容手术)。

一般术后第 1 天,患者很少出现精神病症状。在此期间,患者多表现为情绪低落和淡漠,对环境的改变反应迟钝。精神紊乱症状一般在术后第 3 天可明显观察到。这些症状往往因人而异,但多包含意识模糊、恐惧以及时间感和方向感丧失。谵妄主要表现为认知功能障碍。由于患者可能存在其他的症状掩盖了其精神障碍的表现,导致这类症状很容易被外科医师忽视。对怀疑有精神疾病的患者应尽早给予精神科咨询,对患者进行充分、及时的意识和认知功能评估,并制定完善的治疗策略。对精神病患者来说,越早确诊对其疾病的干预效果越好。诊断精神病需先排除代谢紊乱和早期败血症(尤其对于烧伤患者)。手术医师在术前对患者进行适当的心理辅导,有助于避免术后严重情绪问题的发生。术前心理准备包括对手术的讨论以及预期的治疗效果,还可让患者提前认识重症监护病房的患者。外科医生必须关注手术后患者的情感需求,适时予以安慰或鼓励,解释手术过程,并讨论和预期的治疗效果。

> 特殊精神问题

A. 重症监护室综合征

ICU 病房中持续的灯光、监测仪器的噪音,以及患者因疼痛和恐惧造成的应激等因素持续的影响,可使部分患者出现精神分裂,称为 ICU 精神病。疾病和药物的作用可导致患者的意识水平下降,使患者比正常人更易发生精神病。其导致的结果常见为思考、认知以及记忆能力下降。当患者认知行为彻底混乱则发生谵妄,表现为视觉、听觉和触觉扭曲,意识混乱和烦躁,以及无法区分幻觉和现实。ICU 综合征的预防措施包括使患者与不良环境隔离,降低重症监护病房的噪音水平,保证患者充足的睡眠以及尽快将患者送出 ICU。

B. 心脏切开术后谵妄

心内直视手术后部分患者可出现精神方面的改变,常见表现为记忆力、注意力、认知和知觉能力的减退,偶尔可见歇斯底里、抑郁反应及焦虑。这些症状通常在术后第 3 天出现。手术的类型、是否合并器质性脑病或慢性内科疾病、体外循环持续时间等因素,均会对心脏切开术后精神病的发生产生影响。轻度镇静等预防重症监护室综合征的措施,也可防止这种并发症的发生。在较为严重的情况下,可考虑予患者氟哌啶醇(卤吡醇)1~5mg 口服或肌注或静滴。对于此类患者,氟哌啶醇的选择优于酚噻嗪类药物,因为它对心血管的副作用较小。

C. 震颤性谵妄

震颤性谵妄多发生于突然戒酒的酗酒者。过度通气和代谢性碱中毒是导致该综合征发生的重要因素。低镁血症和低钾血症继发碱中毒或营养不良可能诱发癫痫发作。患者大约需要 2 周时间来重新适应无乙醇的代谢状态,在此期间,酗酒者有较大的可能发展为震颤性谵妄。

震颤性谵妄的前驱症状包括性格改变、焦虑和震颤。完整的震颤性谵妄综合征的特点是情绪激动、幻觉、躁动、意识模糊、多动以及偶尔的癫痫发作和高热。该综合征还可导致心肺活动过度及高代谢状态。在震颤性谵妄发作时,患者的心脏指数、氧运输和氧消耗可达正常的两倍,并且在症状缓解后 24~48 小时才能恢复到正常水平。患者的不理智行为可能造成一个手术切口裂开。高代谢及运动常造成出汗和脱水,患者甚至可死于过度衰竭。

可给予患者少量饮酒以控制戒断症状,治疗措施首选苯二氮䓬类药物。同时还需予维生素 B_1(硫胺素)和硫酸镁。

治疗震颤性谵妄的目标是尽快缓解患者的激动和焦虑状态,防止其他并发症的发展(如癫痫发作和吸入性肺炎)。一般措施应包括密切监视生命体征,足够的营养支持,给予 B 族维生素,纠正电解质平衡或其他代谢紊乱以及充足的补液。必要时对于严重的暴力行为可采取约束措施,但应慎用。只要采取适当的措施,大多数患者的症状可在 72 小时内改善。

D. 性功能障碍

性功能问题多见于前列腺切除术、心脏手术、主动脉重建等术后。其发病机制可能是由于神经损伤性功能所致，但也有部分病例无明显病因。在腹部手术中，切断骶丛的周围支可能导致阳痿。重要的是，任何手术之前医师应告知患者手术造成阳痿的可能性。当性功能障碍只是心理性时，可予鼓励及安慰等心理干预措施。如果阳痿持续 4~6 周仍无好转，则需向专科医师咨询。

静脉治疗及血流动力学监测的并发症

▶ 空气栓塞

插入静脉导管期间或之后均可能发生空气栓塞，有时栓塞也可因意外导致空气进入静脉通道而引起。静脉中的空气最终汇入右心房，使右心房无法充分充盈。此时患者主要表现为低血压、颈静脉怒张以及心动过速。中心静脉插管的患者应置于头低脚高的位置，可以预防此并发症的发生。急救措施为用注射器抽气。如果仍不能缓解，患者应左侧卧位并低头，这将有助于将空气压出右心房，并使血液循环恢复正常。

▶ 静脉炎

针或导管插入静脉并留置一定时间后，可能引起插管入口处炎症。若炎症累及到静脉则称为静脉炎。导管的材质、输注的液体、有无细菌感染及静脉血栓形成等因素，均可影响静脉炎的严重程度。静脉炎是手术 3 天后发热最常见的原因之一。硬结、水肿和压痛症状是静脉炎特有的三联征，但有时难以发现。静脉炎预防的最佳措施是在进行插管时严格遵守无菌操作、每 48~72 小时更换新导管以及每 4 天更换插管部位。机体对硅橡胶导管的炎症反应较弱，可作为长时间留置插管的首选。大量高渗溶液只可注入较大的静脉中，如锁骨下静脉、颈静脉或下腔静脉。一旦静脉导管部位出现红肿、硬结或水肿等征象应尽快移除导管。由于在下肢静脉插管更易发生静脉炎，因此仅当上肢静脉通路不可用时，才考虑下肢静脉通路插管。大多数静脉炎病例拔除导管后即可自行缓解。

化脓性静脉炎一般由留置导管部位发生感染性血栓引起，最常见的病原菌是葡萄球菌。受累部位可出现局部炎症的征象，部分病例可见脓液从静脉穿刺处流出。患者往往呈高热、血培养阳性。对此并发症的治疗包括切除受感染的静脉，切口范围可延长到受累静脉最近的侧支处，充分暴露切口二期缝合。

▶ 心肺并发症

中央静脉插管操作时，需确保导管置于上腔静脉内，而非右心房的位置，以避免导管穿透右心房造成穿孔及心包填塞。与放置漂浮导管相关的并发症包括心脏穿孔（通常是右心房）、心内的导管打结以及心律失常。导管球囊扩张过程中，可能造成肺动脉分支的破裂造成肺出血，若合并肺动脉高压的患者发生肺出血，可危及生命。预防措施包括谨慎置管，在持续压力监测下进管，以及在气球充气前确保导管放置正确。

▶ 手指缺血性坏死

手术中或在重症监护病房内可能需要向桡动脉或股动脉插管，以保证对患者动脉血压进行连续监测。由于手掌的动脉弓结构，手部同时接收尺动脉和桡动脉的血液供应，其中一条动脉通畅便足以提供手部所需的血液。但少数情况下，在桡动脉留置导管的患者仍发生手指缺血性坏死。因此在建立桡动脉导管通路前以及建立后每 3~4 天应充分评估的尺动脉的通畅程度（可使用艾伦试验初步检测），来避免这种严重的并发症。动脉导管拔除后，应对穿刺部位予加压包扎，以避免出现假性动脉瘤。

术后发热

重大手术后约 40% 的患者出现发热，大多数术后发热患者无需特殊处理。但术后发烧也可能提示有严重的感染，因此必须对发热患者进行细心的检查。感染造成的术后发热往往具有一系列相关的因素，包括术前的创伤、麻醉 ASA 分级在 2 级以上、术后第 2 天开始发热、初始体温高于 38.6℃、术后的白细胞数计数大于 10 000/L 以及术后血清尿素氮水平高于 15mg/L。如果发热患者出现上述三个或多个表现，发生细菌感染的可能性几乎是 100%。

手术后 48 小时内发烧的常见原因是肺不张，肺复张后体温可恢复正常。由于实验室和影像学检查通常不易发现这些情况，若术后发热的患者恢复顺利，对其发热可无需过多的检查。

术后第 2 天即出现发热很难用肺不张解释，此时对发热病因的鉴别诊断包括导管相关静脉炎、肺炎和尿路感染。针对性的病史和体格检查加上相应的实验室和影像学检查，通常可以协助医师做出明确的诊断。

无感染的患者很少仍在术后 5 天后出现发热。术后晚期出现的发热往往提示切口感染，有时也可见于吻合口破裂或腹腔脓肿。若患者不存在切口感染的证据，但术后 5 天仍出现发热且体温高于 39℃，应考虑腹内脓毒症的可能。对怀疑有腹腔脓肿的患者，应尽早行腹部及盆腔的 CT 扫描确诊，并采取措施避免脓毒症造成多器官功能衰竭。

正常恢复的患者术后 1 周极少出现发热。若此时出现发热，在排除药物过敏及输血相关的发热后，应考虑感染性盆腔静脉血栓形成和腹内脓肿的可能。

Biscione FM et al: Factors influencing the risk of surgical site infection following diagnostic exploration of the abdominal cavity. J Infect 2007;55:317.

Fleisher LA et al: ACC/AHA 2007 guidelines on perioperative cardiovascular evaluation and care for noncardiac surgery: a report of the American College of Cardiology/American Heart Association Task Force on Practice Guidelines. J Am Coll Cardiol 2007;50:e159.

Moller AM et al: Effect of preoperative smoking intervention on postoperative complications: a randomised clinical trial. Lancet 2002;359:114.

National Nosocomial Infection Surveillance (NNIS) System Report, data summary from January 1992 through June 2004, issued October 2004. Available at: http://www.cdc.gov/ncidod/dhqp/pdf/nnis/2004NNISreport.pdf. Accessed November 15, 2008.

Rabinowitz RP, Caplan ES: Management of infections in the trauma patient. Surg Clin North Am 1999;79:1373.

Sitges-Serra A, Girvent M: Catheter-related bloodstream infections. World J Surg 1999;23:589.

van 't Riet M et al: Meta-analysis of techniques for closure of midline abdominal incisions. Br J Surg 2002;89:1350.

（梁容瑞　蒋安　译,黎一鸣　校）

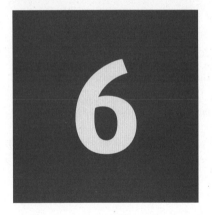

第6章 伤口愈合

 诊断要点

▶ 伤口类型
  ● 急性伤口
  ● 慢性伤口

急性伤口

急性伤口是由动能、化学能或者热能的传递,所导致的组织解剖结构在短时间内的破坏。依照人体的生理功能,急性伤口会通过愈合过程完成组织的完全、持续性的修复。目前,急性伤口多出现在近期未受损伤或正常的组织中。急性伤口的愈合有着固定的时间和转归,一般全部的愈合过程会在6~12周内完成。绝大多数外科手术伤口是急性伤口。

慢性伤口

伤口如果不能顺利愈合就会变成慢性伤口。组织的修复时间会延长,而且修复过程是属于病理性的。正常急性伤口演变为慢性伤口的通常机制是愈合过程中的某一个步骤出现了障碍。大多数情况下,愈合过程会在炎症状态下发生停滞。持续存在的炎症状态可能由伤口感染或其他形式的慢性刺激导致。组织和伤口的缺氧状态是伤口演变为慢性的另一个重要的机制。反复发生的创伤或干燥状态导致的上皮形成障碍,会使伤口出现慢性区域性的增厚。外科医生可以迅速将慢性伤口转变为急性伤口。

一般概念

▶ 临床伤口愈合

外科医生通常把伤口愈合描述为一期或者二期。当组织在无菌条件下被切开并且解剖对合,伤口会一期愈合。一期愈合也指伤口按照初始预期目标愈合,并且在组织修复过程中没有出现并发症。若伤口持续

开放,肉芽组织形成,组织缺损最终被移行的上皮细胞覆盖,则属于二期愈合。肉芽组织是由新生的毛细血管、成纤维细胞和早期伤口基底部形成的临时细胞外基质所构成。二期愈合也指伤口按照次要预期目标愈合。大多数感染伤口和烧伤以这种方式愈合。一期愈合较二期愈合过程简单,而且仅需要较短的时间和较少的组织形成。伤口通过一期愈合的组织修复量要少于开放伤口进行的二期愈合。二期愈合可以通过延迟一期闭合向一期愈合转化,延迟一期闭合是指伤口被敞开,并维持大约5天的湿润伤口愈合环境,然后按照一期愈合方式进行闭合。按照延迟一期闭合处理的伤口比即时闭合的伤口的感染可能性要小,因为这样可以获得菌群的平衡,并且通过肉芽组织内毛细血管的形成,可以理想地满足组织的需氧量。

▶ 伤口愈合机制

伤口愈合的复杂过程一般起始于凝血和炎症过程,通过纤维组织形成、基质沉积、血管形成、上皮形成和胶原成熟,最终完成伤口收缩(图6-1)。伤口愈合信号包括肽生长因子、补体、细胞炎症介质和代谢信号,比如缺氧和乳酸盐堆积。这些细胞信号通路中的大多数都是冗余的,而且是多效的。

止血和炎症

外伤发生以后,伤口为了进行愈合必须止血,才能使受伤的主体得以存活。因此,细胞和分子因素参与到止血过程中,并且介导组织修复就不奇怪了。外伤一旦出现,凝血过程就会产生纤维蛋白、纤维蛋白肽、凝血酶裂解产物,同时补体成分会诱导炎症细胞迁移至伤口。被凝血酶激活的血小板可以释放胰岛素样生长因子1(IGF-1)、转化生长因子α(TGF-α)、转化生长因子β(TGF-β)和血小板衍生生长因子(PDGF),这些因子可以诱导白细胞,特别是巨噬细胞,以及成纤维细胞迁移至伤口。受损的内皮细胞可以激发包括补体产物C5a、肿瘤坏死因子α(TNF-α)、白细胞介素-1(IL-1)

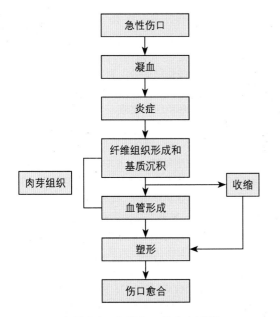

▲图 6-1　急性伤口的愈合过程

和白细胞介素 -8（IL-8）在内的信号级联反应，并且表达针对白细胞细胞膜上的整联蛋白分子的受体。从而使循环中的白细胞黏附于内皮组织，并且迁移到伤口组织中。白细胞介素和其他炎症成分，比如组胺、5- 羟色胺和缓激肽，可以促使血管首先收缩来达到止血的目的，然后使血管扩张，渗透性增强，以使血浆和白细胞能够进入到受损区域。

极早期的伤口炎症细胞增加了代谢需求。由于局部的微循环系统已经受损，因此该处的能量供给减少，PaO_2 下降，同时 CO_2 聚集。乳酸扮演了一个极其重要的角色，因为乳酸的形成主要与氧气相关，它的水平受到组织含氧量的密切调控。氧化应激是一个重要的组织修复信号。这些情况激发了修复过程，并且刺激了修复过程的增殖。

当止血过程介导的组织修复信号衰退时，巨噬细胞承担起合成伤口愈合分子的主要角色。重要的一点，被纤维蛋白激活的巨噬细胞持续释放大量的乳酸。这个过程在氧含量开始回升时依然持续，因此维持了"受损环境"。乳酸可以通过生长因子的持续合成，独自刺激血管形成和胶原沉积。除非伤口发生感染，在起初几天占据优势的粒细胞开始减少。巨噬细胞开始覆盖创伤表面。成纤维细胞开始组合，并和新生的血管芽混于一体。有研究表明，循环中的干细胞，比如骨髓诱导间充质干细胞，可以为伤口愈合提供成纤维细胞，但是这一过程发挥作用的程度尚不明了。

纤维组织形成和基质合成

1. 纤维组织形成　在整个伤口愈合过程中，有多种机制可以刺激纤维组织形成（成纤维细胞的复制），

起初是由血小板释放的 PDGF、IGF-1 和 TGF-β，其后是由巨噬细胞甚至是伤口内的成纤维细胞持续释放的多种肽生长因子。具有刺激纤维组织形成的生长因子和细胞因子包括成纤维细胞生长因子（FGF）、IGF-1、血管内皮生长因子（VEGF）、IL-1、IL-2、IL-8、PDGF、TGF-α、TGF-β 和 TNF-α。分离的成纤维细胞会定位于伤口的边缘，该处在正常愈合伤口的组织氧分压大约为 40mmHg，是具备活力的组织修复环境。在细胞培养环境下，这一 PaO_2 对成纤维细胞的复制最为理想。平滑肌细胞也可能是成纤维细胞的前体，因为有证据表明，成纤维细胞可能从伤口血管的外膜和中层移行而来。脂肪细胞、周细胞和其他来源的细胞也可以最终分化为成纤维细胞。

2. 基质合成　成纤维细胞分泌结缔组织基质里的胶原和蛋白多糖，后者可以连接伤口边缘，并且能包埋愈合伤口基质中的细胞。这些细胞外分子以多聚体形式存在，并构成伤口机械强度的物理基础（图 6-2）。胶原合成并不是成纤维细胞的特有属性，但一定是其标志性属性。胶原合成的激活及其合成过程的调节机制是多因素的，既有生长因子因素，也有代谢因素（比如乳酸）。胶原相关基因的启动子具有调节结合位点，可以强化能够控制胶原相关基因表达的肾上腺皮质激素、TGF-β 信号通路和类视黄醇。其他生长因子可以调节氨基葡聚糖、金属蛋白酶组织抑制剂（tissue inhibitors of metalloproteinase，TIMP）和纤维连接蛋白的合成。细胞外环境的乳酸堆积可以直接刺激胶原相关基因的转录和翻译后加工过程。现已明确，处于伤口内的修复细胞的氧化还原状态和能量储备可以调节胶原合成。

胶原相关信使 RNA（mRNA）的增加导致前胶原肽的相应增加。但这并不能有效地增加胶原沉积，因为前胶原肽不能从细胞内被转运到细胞外，直到经过翻

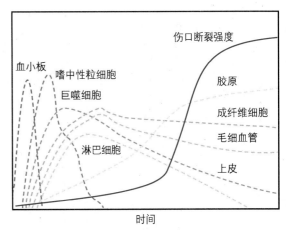

▲图 6-2　正常伤口愈合过程中的主要细胞和分子成分

译后加工过程,使一部分脯氨酸被羟化才可以。这一反应步骤得到脯氨酰羟化酶的催化,溶解氧中的一个氧原子(作为一个羟基团)被插入到选定的胶原脯氨酸中,同时该步骤还需要抗坏血酸、铁和 α- 酮戊二酸的共同合作。这样,乳酸的堆积或者其他任何可以减少辅酶 A(NAD$^+$)池的过程,均可以促进胶原相关 mRNAs 的产生、胶原肽的合成,以及(在提供充足的抗坏血酸和氧气的条件下)翻译后修饰和胶原单体分泌到细胞外间隙。

赖氨酸羟化酶使前胶原内的大量赖氨酸羟化;使胶原分子间形成赖氨酸 - 赖氨酸共价键,以最大限度地强化胶原纤维。这一过程同样需要充足的抗坏血酸和氧气。这些氧合酶反应(以及相应的胶原沉积)的速度受到组织含氧量,即 PaO$_2$ 的限制。当 PaO$_2$ 达到 20mmHg 时,反应速度可以达到最大值的一半,当 PaO$_2$ 达到 200mmHg 时,反应速度可以达到最大值。羟基化反应可以在组织氧过量时被推至超正常速率。组织 PaO$_2$ 升高时,胶原沉积、伤口强化以及血管形成的速度都可以得到提高和加速。

血管形成

伤口愈合必须要有血管的形成。在受伤后第 4 天就可以有临床上明显的血管形成。但是在更早的时候,由血小板和巨噬细胞释放的化学引诱物就可以促使新生的毛细血管从现存的小静脉上萌生,并向伤口方向生长。在一期关闭的伤口,从伤口两端移行而来的新生血管可以迅速交汇,并相互融通,建立起跨越伤口的血运。在敞开的伤口,新生的毛细血管只能和同侧的邻近毛细血管连通,而后形成肉芽组织。多种生长因子和细胞因子可以刺激血管形成,但是动物实验表明,伤口内主要的血管形成刺激因子首先来源于被凝血激活的血小板,而后来源于被缺氧、高乳酸、纤维蛋白及其产物激活的巨噬细胞。

上皮形成

伤口间充质内的成纤维细胞和内皮细胞的多种刺激因素同样对上皮细胞敏感。一系列的生长因子也能调节上皮细胞的复制。例如 TGF-α 和角质化细胞生长因子(KGF)是有效的上皮细胞促分裂剂。虽然 TGF-β 本身不是上皮细胞的促有丝分裂剂,但其倾向于抑制上皮细胞的分化,这样就可能帮助并维持上皮细胞的有丝分裂。伤口愈合过程中,有丝分裂发生于距离伤口边缘数个细胞以外的上皮区域。新生细胞穿移过伤口边缘的细胞并到达未愈合区域,然后固定住首先触碰到的未上皮化的基质位点。固定位点处细胞下面的 PaO$_2$ 通常较低。较低的 PaO$_2$ 刺激鳞状上皮细胞产生 TGF-β,其可以压制末端分化并维持进一步的有丝分裂。这个上皮 - 间充质沟通的过程不断重复,直到伤口闭合。

在伤口表面保持湿润时,鳞状上皮的形成和分化进行的最快。现在已经明确,即使短时间的干燥也会损害这一过程的进行,所以伤口是不允许变得干燥的。急性非感染的表浅伤口的分泌物也包含有生长因子和乳酸,所以其生长环境与伤口基底部是相同的。

胶原纤维塑形和伤口收缩

伤口细胞外基质的塑形也是一个受到精密调控的过程。首先,成纤维细胞会用胶原单体替代临时的纤维蛋白基质。细胞外酶——其中的一部分是 PaO$_2$ 依赖性的——能够迅速聚合这些单体,起初是以一种在未损伤组织中更随机的方式,促使早期伤口的机械强度损伤。进一步,早期的临时基质被更多的具有较大的、结构更好的、更坚韧并且更耐久的胶原纤维的成熟基质所替代。早期伤口临时基质通常在其内部出现机械性溃散(第 0~5 天)。而后,机械性溃散出现在基质组织界面或者交合点(图 6-3)。将伤口基质连接于未损伤组织边缘的机制目前了解甚少。

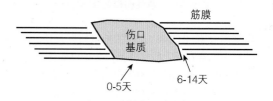

▲图 6-3　急性伤口溃散

较早期的伤口基质很薄弱,容易出现机械性溃散,尤其是在像腹壁这种承受负荷的组织。5 天后,机械性溃散发生在伤口基质和周围未受损组织的界面

新生基质的重组是一个十分重要的愈合特征,成纤维细胞和白细胞会分泌保证基质成分溶解的胶原酶。基质的转换起初进行得很快,然后会越来越慢。即使是一个简单的伤口,也可以在 18 个月内用化学方法探测到基质的转换。当沉积有过量的基质时,虽然同时伴有溶解过程,但愈合即告完成。与组织代谢合成过程相反,溶解过程较少依赖于能量和营养。如果合成过程出现问题,溶解过程就会削弱伤口。

在快速转换期,伤口的强度和韧度都会得到增强,但是对抗皱缩和牵拉的能力还是较差。伤口收缩的动力来源于成纤维细胞。成纤维细胞除了与胶原连接,还相互连接,当成纤维细胞移行时,细胞膜缩短,并将胶原网络拉拢到一起。伤口内的肌成纤维细胞是一种特殊表型,在细胞内可以表达肌动蛋白丝,该成分也有助于成纤维细胞介导的伤口收缩。然后胶原纤维以多种交联方式于填充位点混合在一起。如果不施以更大的对抗力量,无论是开放伤口,还是闭合伤口,都会有收缩的趋势。这一现象在表浅伤口最易观察到,在皮肤的松弛部位,仅依靠收缩机制就可以使伤口闭合90%以上。例如,颈后部较大的开放伤口最后残余的部分仅需要很小的区域进行上皮化。在背部、臀部或者颈部,伤口收缩通常是有益的,但是在面部或者关节周围,就会导致残疾或者毁容。病理性的伤口收缩通常被称为挛缩或者狭窄。皮肤移植,特别是较厚的皮瓣,可以减少或者避免导致残疾的伤口挛缩。应用动力夹板,主动或被动牵拉,或者施行包含真皮和皮下组织的皮瓣转移也可以对抗收缩。狭窄的预防通常依赖于相对的组织边缘均有良好的血供,这样愈合过程可以迅速完成,伤口收缩也即停止。在快速转换期,当张力大于收缩的力量时,愈合中的伤口也可以被拉长。这就可以解释未用夹板固定的损伤韧带的瘢痕发生松弛,以及肥胖患者腹部伤口形成切口疝的原因。

特殊组织的愈合

除皮肤以外的其他组织,通常经过相同的基本途径愈合。虽然组织结构具有差异,但是起初的修复过程是相同的。不同类型组织的伤口愈合速度和效率在很大程度上明显依赖于总体胶原含量、胶原结构和血供。

1. 胃肠道 根据血供的情况,肠道各个部位的修复速度是不同的。结肠和食道在吻合后的愈合最不可靠,最容易发生吻合口瘘。反之,胃和小肠在吻合后极少发生上述情况。与皮肤伤口相比,小肠在吻合后可以迅速恢复其强度。并且在吻合1周以后,其抗裂强度可以超过周围未损伤的小肠。但是,周围小肠也参与了创伤反应,初期由于溶解作用使胶原丢失,从而导致强度下降。基于这一原因,吻合后瘘口的出现位置可能在吻合口旁几毫米。缝线过紧导致的缺血可以增加上述问题的发生几率。

腹膜处的间皮细胞层对于腹部和胃肠道的愈合也十分重要。食道和腹膜后结肠缺乏浆膜间皮细胞层,可能是伤口愈合失败的原因。有证据表明,间皮细胞可以激发腹膜层的修复,并且是修复细胞的来源之一。

延迟胶原合成或者激发胶原溶解的合并症,可能增加发生穿孔和瘘的风险。在第4~7天时,发生瘘的风险最大,此时正常伤口的抗张强度会迅速提升,但是可能由于胶原沉积受阻或者溶解增强而妨碍抗张强度的恢复。局部感染可以增强溶解,并且阻碍合成,因而增加了穿孔的风险,这种情况最多见于食道和结肠的吻合术后。

2. 骨 骨的愈合也受到许多与控制软组织愈合相同机制的控制。其发生过程也是可以预知的,在形态学上包括以下阶段:炎症、纤维组织形成和塑形。各个时期的持续时间基于骨折发生的部位和程度,会有相应的变化。

损伤(骨折)时由于外骨膜、内骨膜和周边组织的血管损伤,导致血肿形成。与软组织损伤时的情况相似,在骨折数小时内,血肿中就会有中性粒细胞的炎性浸润和巨噬细胞的充填。单核细胞和粒细胞会清除和消化骨折端包括骨组织在内的坏死组织和碎屑。根据坏死组织量,这一过程可以持续数天到数周。当炎症期进展至纤维组织形成期,血肿逐渐被可以成骨的肉芽组织所替代。这种骨的创伤组织称为骨痂,从骨折的两侧断端形成,包含成纤维细胞、内皮细胞和骨形成细胞(成软骨细胞、成骨细胞)。当巨噬细胞(破骨细胞)吞噬血肿和损伤组织时,成纤维细胞(骨细胞)进行胶原基质的沉积,同时成软骨细胞进行蛋白多糖的沉积,这一过程称为软骨内成骨。当成骨细胞在胶原纤维的特殊位点聚合羟基磷灰石晶体时,上述结构就被转换为骨组织。内皮细胞形成与正常骨相同的血管结构。最后,具有纤维血管结构的骨痂完全被新生骨所替代。与软组织的愈合不同,骨的愈合具有再生特征,骨的愈合通常不会遗留下瘢痕。

骨愈合也依赖于血液供应。外伤后,骨折断端骨质缺乏血管。骨折断端附近数毫米范围内的骨陷窝和血管陷窝均是空虚的。新生血管必须发源于现有血管,并移行入损伤区域。当新生血管穿越骨折断端时,会受到破骨细胞的导引,就像巨噬细胞在软组织修复时导引新生血管一样。在骨组织,这一组合形成被称为切割锥,因为在与其他血管连通的过程中,其通过钻进的方式来打通路径。在血管再生的过程中,如果骨折断端存在过度活动,就会损毁娇嫩的新生血管,并使愈合延迟。骨髓炎最常发生于缺血的骨折碎片。氧合过度状态可以促进骨折愈合,并且对骨髓炎的治疗(可能也有预防)有帮助。急性或者慢性缺氧会减慢骨的修复。

骨的修复也可以分为一期和二期。只有在骨折断端稳定,良好对位并且表面紧密贴附时,才会出现一期修复。这就是坚强钢板固定或髓内针固定的目的。当这些条件均具备时,毛细血管就能够穿越骨折断端,并快速重建血液供应。此时仅有极少骨痂形成,或者没有骨痂形成。通过骨痂形成进行的二期修复更为常见。一旦骨折断端形成连接,新生骨就会在其所受的机械应力的作用下重新塑形,使骨恢复正常或者接近正常的强度。与软组织修复情况一样,在这一过程中,原先存在的骨及其血管网络会同时被消除并被替代。增强的骨转换状态即使在受伤后10年还能被探测到。虽然塑形具有较高的效率,但其并不能纠正对位不良的骨折的成角移位或者旋转移位。严谨的骨折复位依然是重要的。

骨的修复是可以进行干预的。电刺激、生长因子和牵引骨延长术是三个可以达到此目的的方式。通过植入电极直接引入的电流或者通过外部交流电磁场引发的电流均能加速骨的修复,其刺激新骨形成的机制类似于完整骨在应力线上,通过机械形变产生压感电流以控制骨塑形的机制。电刺激也被成功应用于骨不连(骨折断端新骨形成失败,通常需要长时间卧床)的治疗。骨形态生成蛋白(bone morphogenetic protein, BMP)浸透的埋植物在动物实验上可以加速骨的愈合,在治疗长骨缺损和骨不连,以及脊柱融合时,已经取得了可喜的成绩。

Ilizarov技术,即线性牵引骨延长术,能够使骨延长,刺激新骨穿越骨缺损区,或者矫正成角缺损。Ilizarov器属于一种通过金属钉或者金属针与骨相连的外固定架。首先通过手术将骨截断,然后缓慢进行牵开(1mm/d),或者缓慢进行角度调整。伴随移动的骨断端就会有血供和新骨形成。

Franz MG et al: The use of the wound healing trajectory as an outcome determinant for acute wound healing. Wound Repair Regen 2001;8:511.
Robson MC et al: Wound healing: biology and approaches to maximize healing trajectories. Curr Probl Surg 2001;38:61.

发病机制

▶ 组织缺氧的影响

血供损伤以及氧合不足是导致愈合失败最常见的原因。炎症、抗菌活性、血管发生、上皮形成和基质(胶原)沉积均需要氧的供应。相关的关键胶原氧合酶的K_m值对应氧分压为20mmHg,在200mmHg时可以达到最大效能,这也意味着在整个生理范围内,氧合反应速率都会受到PaO_2和血供的调节。人体切口处血流的PaO_2大约为30~40mmHg,也就是说这些酶的效能通常刚超过一半。伤口的PaO_2会因为血容量不足、儿茶酚胺输注、应激、恐惧和寒冷而下降。在理想条件下,伤口血流的PaO_2能够通过改善血供和吸氧,被提升至100mmHg。人体愈合受到局部血供、血管收缩,以及其他所有能够控制灌注和血液氧合的因素的影响。处于血流丰富组织(如头部、肛门)的伤口愈合较快,而且抵御感染的能力显著较强(图6-4)。

▶ 伤口愈合受损期间的炎症反应失调

炎症细胞释放的分子生长信号和分解酶是修复所必需的。炎症反应抑制或者过度均会导致伤口并发症。使用能够抑制炎症细胞的抗炎皮质激素、免疫抑制剂或者肿瘤化疗制剂的患者常会出现愈合障碍。开放伤口比一期修复的伤口受到的影响要大。抗炎药物对伤口的损害在3天后开始变少,因为伤口愈合时的正常炎症反应水平已经下降。炎症反应也可以变得过度。过度的伤口炎症反应(例如对感染和内毒素,或像疝修补时使用的网状补片等异物的应答),能够刺激炎症细胞产生胞溶性细胞因子和过多的蛋白酶,导致新生组

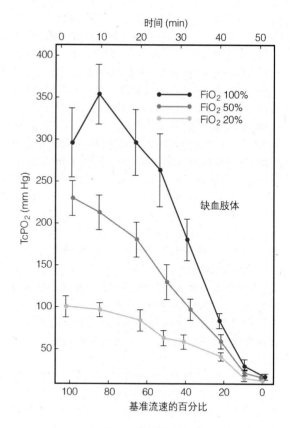

▲图6-4　损伤组织氧浓度

组织氧浓度($TcPO_2$)是决定伤口愈合的关键因素。人体的愈合受到局部血供、血管收缩以及其他所有影响灌注和氧浓度的因素的极大影响。即使将FiO_2提升至50%或者100%,如果流速降低至基准值的25%以下,$TcPO_2$仍然会处于缺血范围。提升FiO_2对于缺血性溃疡没有任何益处。必须通过增加血流来改善$TcPO_2$

织的病理性溶解。接着可以发生伤口愈合的病理性循环,并且使伤口瘢痕的数量和质量出现异常。

▶ 营养不良导致的愈合障碍

营养不良可以妨碍愈合,因为愈合依赖于核酸和蛋白质的合成、细胞复制、特有的器官(肝、心脏、肺)功能,以及细胞外基质生成。体重丢失和蛋白消耗已经被实验和临床证明是妨碍愈合的危险因素。愈合不良主要见于急性营养不良的患者(即创伤或者手术前或后的数周)。即使数天的饥饿也可以明显损害愈合过程,给予同等时间的短期补充则能够逆转营养缺乏。当出现严重营养不良时,伤口并发症的发生几率上升。对于近期体重丢失10%或者更多的患者,给予一段时间的术前营养纠正通常是有益的。

▶ 瘢痕形成与再生

愈合过度或瘢痕增生时,似乎永远不能到达胶原沉积和胶原溶解之间的平衡点。有些伤口好像持续

处于失调的修复过程,形成原因仍不清楚。TGF-β 样纤维形成生长因子会在瘢痕肥大或者瘢痕疙瘩形成过程中出现上调。因为瘢痕过度形成的机制尚不清楚,所以目前没有普遍公认的治疗方法。在目前的一项病理性瘢痕治疗的 Meta 分析中,平均预期的改善率仅有60%。肥大性瘢痕通常是自限性的,与残留的炎症反应相关,而且可以在大约一年后出现逆转。按定义瘢痕疙瘩超越了伤口的边界,最多见于色素沉着的皮肤。烧伤愈合的最后区域最常出现肥大,可能是因为牵引、再损伤和张力。免疫机制也可能是病理性瘢痕的原因。长时间持续的炎症反应可能导致瘢痕。治疗方式包括内部注射抗炎类固醇制剂,以及覆盖硅胶片,其能增加瘢痕内基于蛋白酶的溶解活性。能在 21 天内愈合的烧伤很少会出现瘢痕增生或者肥大。对于需要 21 天以上愈合的烧伤,使用弹力衣或者加压包扎可以有效地减少瘢痕形成。施加压力能够起效的确切机制尚不明了。

Braga M et al: Nutritional approach in malnourished surgical patients: a prospective randomized study. Arch Surg 2002;137:174.

Carlson MA: Acute wound failure. Wound healing. Surg Clin N Am 2001;77:607.

Collins CE et al: Effect of nutritional supplements on wound healing in home-nursed elderly: a randomized trial. Nutrition 2005;21:147.

Farreras N et al: Effect of early postoperative enteral immunonutrition on wound healing in patients undergoing surgery for gastric cancer. Clin Nutrition 2005;24:55.

Ngo BT et al: Manifestations of cutaneous diabetic microangiopathy. Am J Clin Dermatol 2005;6:225.

Robson MC: Proliferative scarring. Surg Clin N Amer 2003;83:557.

Sahota PS et al: Approaches to improve angiogenesis in tissue engineered skin. Wound Repair Regen 2004;12:635.

Sorensen LT et al: Abstinence from smoking reduces incisional wound infection: a randomized controlled trial. Ann Surg 2003;238:1.

Williams JG et al: Nutrition and wound healing. Surg Clin N Amer 2003;83:571.

临床所见

伤口愈合的阻碍因素可以被概括地分为伤口局部因素和全身合并症及疾病。通常,临床干预可以减轻或消除组织修复的阻碍因素(表6-1)。

表6-1 局部和全身伤口愈合阻碍因素

全身因素	局部因素
营养不良	伤口感染
糖尿病	伤口坏死
药物(类固醇、细胞毒素)	异物
肥胖	伤口灌注不足和缺氧
休克	反复创伤
免疫缺陷	受辐射组织
肾衰竭	新生物

急性伤口

急性伤口经历正常伤口愈合途径,愈合可以预期。在数天和数周内,能够观察到未受干扰的急性伤口依次经历止血、正常炎症反应、正常纤维组织形成以及最终伴随上皮形成的瘢痕成熟过程。急性伤口最常见的并发症是疼痛、感染、机械性裂开和瘢痕肥大。

慢性伤口和褥疮

慢性伤口

慢性未愈合的伤口,特别是在下肢时,通常伴有血管、免疫和神经源性疾病。静脉曲张性溃疡主要见于小腿,其反映了局部组织的灌注不良以及外周血管的血浆外渗。血浆蛋白外渗至软组织可以诱发慢性炎症。血浆外渗是静脉瓣功能不全导致的静脉压增高的结果。如果通过抬高患肢、穿弹力袜或者外科手术来清除或修复功能不全的静脉或静脉瓣,以减轻静脉充血和水肿,大部分静脉曲张性溃疡能够愈合。

动脉性或者缺血性溃疡常见于外踝或者足部,最好的治疗方法是血管重建或再通术。如果血管重建或再通术无法施行时,高压氧治疗是一个有效的替代方法,但是费用较为昂贵。高压氧治疗可以通过短时间的提高氧合作用,以促进血管发生。通过经皮血氧检测可以得到有用的相关信息。具有较低 PaO_2 的组织是无法自行愈合的。尽管如此,如果能够通过氧疗,哪怕是间歇性地进行,将氧分压提高到一个相对正常的范围,伤口还是可以有所起色。

感觉缺失,特别是足部的感觉缺失,可能导致溃疡形成。由于陈旧性骨折导致的骨质畸形,如 Charcot 畸形,可以在伤口组织产生病理性压迫。糖尿病患者发生的溃疡可能有两方面的原因。神经病理性溃疡患者通常具备较好的血液循环,通过解除压迫、穿特形鞋,或者应用夹板,以避免损伤,病灶就能顺利愈合。但是,溃疡还是容易复发。糖尿病伴发缺血,无论其是否存在神经病变,都具有发生坏疽的风险,如果不能施行血管重建或者再通术,通常的结局只能是截肢。

在坏疽性脓皮病的肉芽肿性炎中,无论是否伴有动脉炎,都可以导致皮肤坏死,其可能的机制是过多的细胞因子释放。这种溃疡会伴发炎症性肠病以及特征性关节炎和软骨炎。针对性应用皮质类固醇或者其他抗炎药物是有效的。但是,皮质类固醇也能通过抑制细胞因子释放和胶原合成的方式妨碍愈合过程。

褥疮

褥疮性溃疡是制动状态最主要的并发症。褥疮性溃疡的发生会延长住院日,并且增加了医疗费用。褥疮性溃疡形成的原因是长时间压迫减少了组织血供,刺激性或不洁注射,以及长时间与液体、尿液、粪便接触。大多数出现褥疮性溃疡的患者都存在营养不良。压迫性溃疡常见于截瘫患者、骨折后行动不便的老年患者,以及在ICU接受治疗的患者。溃疡的深度可以从皮肤扩展至压迫点的骨面,比如大转子、骶骨、足跟或者头部。大多数褥疮性溃疡都是可以预防的。医源性溃疡几乎总是由制动、手术床上的非保护性体位,以及不合适的石膏管型或矫形支具等原因所致。

并发症

▶ 伤口感染

细菌增殖和入侵一旦冲破伤口的免疫防护机制,就会出现伤口感染。当这种数量平衡被打破而发生感染时,伤口愈合就会延迟。所以,伤口感染的预防和治疗包括了上述平衡状态的维持或重建。

如果通过直接缝合、带蒂皮瓣移植或游离植皮封闭伤口,只要每克伤口组织或者其他组织包含的β-溶血性链球菌超过10^5,就有较高的伤口感染风险。清洁污染伤口和明显污染伤口均具有较高的术后感染风险(6%~15%),清洁伤口的感染率则较低(1%~3%)。如果认为伤口有明显的细菌沾染风险(清洁污染伤口或者明显污染伤口),预防性术前应用抗生素可以降低伤口感染率。清洁伤口没有明显的细菌沾染,除非有假体材料植入,否则预防性应用抗生素没有明显的益处。

▶ 机械性伤口愈合障碍

急性伤口愈合中,机械性因素扮演了重要的、通常并不好的角色。一期缝合切开的伤口稳定了扰乱应力,来使伤口愈合并且获得最佳的解剖愈合(图6-5)。细胞学研究证实,机械负荷应力对于急性伤口修复是一个重要的信号。当伤口获得了解剖学稳定后,特殊的缝合材料或者缝合技术就是第二重要的因素。异体材料植入物的使用,比如疝修补术使用的补片,有利于改变急性伤口的机械应力环境,特别是促进"无张力"伤口愈合。负压伤口治疗被越来越多地应用于急性伤口,以辅助急性伤口愈合。在伤口创面的修复细胞的微小机械变形可以促进急性伤口愈合。

机械性信号通路对于组织修复的调节具有重要的意义,特别是在承受负荷的结构中,如腹壁和跟腱。从这一观点出发,正中线筋膜相对于皮肤更像是韧带或者肌腱。目前观察到承受机械性负荷的瘢痕,最终会承担起肌腱在形态学和功能上的作用。相反的,如果切口处于"低"负荷的环境下,其形成的瘢痕的抗张力强度会降低。通过经验观察,当缝线长度(SL)-伤口长度(WL)之比为4:1时,腹壁中线的闭合伤口最为可靠,这也反映出通过技术可以建立最适合急性腹壁伤口愈合的负荷设定点。当剖腹术后伤口失去机械强度后,基本的修复信号就会丢失,成为疝形成的生物学因素。临床上证明,如果在术后第30天剖腹伤口裂开仅仅12mm,那么就预示着3年后形成切口疝的几率是94%。

Bratzler DW et al: Antimicrobial prophylaxis for surgery: an advisory statement from the National Surgical Infection Prevention Project. Clin Infect Dis 2004;38:1706.
DuBay D et al: Acute wound healing: the biology of acute wound failure. Surg Clin N Am 2003;83:463.
Franz MG: The biology of hernia formation. Surg Clin N Am 2008;88:1.
Franz MG: The biology of hernias and the abdominal wall. Hernia 2006;10:462.
Franz MG et al: Optimizing healing of the acute wound by minimizing complications. Curr Prob Surg 2007;44:1.

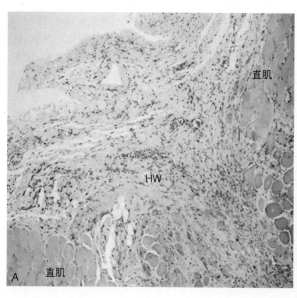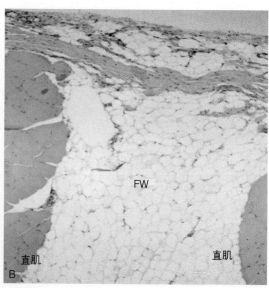

▲图6-5　组织愈合显微结合

A. 正在愈合的剖腹术后伤口(HW),纤维组织形成,基质合成以及血管发生过程稳固了伤口边缘的腹直肌,直到修复完成。B. 当剖腹术后伤口愈合失败(FW),缺乏纤维组织形成,腹膜外脂肪疝出并占据了伤口内的空间

Pollock AV et al: Early prediction of late incisional hernias. Br J Surg 1989;76:953.

Sanchez-Manuel FJ et al: Antibiotic prophylaxis for hernia repair. Cochrane Database Syst Rev 2007;3:CD003769.

治疗

▶ **急性伤口**

缝合

理想的缝合材料应该是柔软、强韧、容易打结且打结后十分稳妥的。其应该仅引起极小的组织反应，并且不会成为感染灶的寄居场所。

丝线是一种动物蛋白，但是在人体组织内呈相对惰性。丝线被广泛使用的原因是其所具备能够标记手术部位和易操作的特性。在经过相当长的时间后，丝线才会丢失强度，但不适用于塑料血管与动脉的吻合，或心脏瓣膜假体的缝合。缝合丝线属于多纤维结构，可以为细菌提供机械性免疫屏障。偶然情况下，缝合丝线会形成逐渐迁移并通过皮肤"排出"的小脓肿病灶，该过程中形成的小窦道必须在缝线被去除后，才能愈合。

合成不可吸收缝线通常是能够维持强度的惰性高分子材料。但是这种缝线的使用特性不如丝线好，而且在使用时通常必须至少打4个结，结果就增加了异物的残留量。多纤维结构的塑料缝线也可以发生感染，并像缝合丝线一样逐渐迁移到体表。单纤维的塑料缝线不会使细菌寄生。单纤维尼龙几乎呈完全惰性，但是在使用时很难打结。单纤维聚丙烯的各种缝线的特性都比较居中。自体血管与人造血管吻合术对于缝线强度依赖的时间不确定，所以使用可吸收缝线可能会导致动脉瘤形成。

合成可吸收缝线十分强韧，具有可知的抗张强度丢失率，仅引起最小强度的炎症反应，在污染的胃肠道、泌尿系和妇产科手术中具有特殊用途。聚乙醇酸和羟乙酸乳酸聚酯在胃肠道吻合术中可以保持较长时间的抗张强度。硫酸聚二氧六环酮和聚乙二醇均是单纤维结构，在50天时下降大约一半的强度，这样可以解决筋膜缝合后过早崩裂的问题。聚卡普隆单纤维合成缝线具有较快的重吸收率，在第7天时，剩余抗张强度的50%，在第21天时完全消失。这种缝线适用于低张力软组织的闭合，但是不能应用于筋膜的闭合。

不锈钢丝在体内具有惰性，而且能够在长时间内维持强度。使用时打结比较困难，在术后远期可能因为疼痛而必须取出。其表面不会寄生细菌，必要时可以将其遗留于慢性伤口，其被肉芽组织覆盖，且不会导致脓肿形成。但是，由于活动而形成的窦道相当常见。

肠线（目前使用牛肠的黏膜下层制造而成）最终会被吸收，但是其被吸收的时间有相当大的变化范围。其会诱发一定程度的炎症反应，并且有导致感染的倾向。肠线在肠道或者感染伤口使用时，其强度丢失非常快，而且速度不可预知，可能是酸和酶的水解作用所致。

U形钉，无论用于体内使用还是皮肤闭合，其主要材料都是钢-钽合金，能够诱发极小的组织反应。U形钉的使用技术与缝线完全不同，但是基本原则是相同的。使用缝线闭合的伤口和使用U形钉闭合的伤口的愈合过程没有本质的区别。U形钉打器可以在技术上将操作失误的可能降到最低，但是不能提供良好的组织感知，并且对特殊情况的适应能力也有限。由于U形钉无法为污染组织提供引流途径，所以主要被用于皮肤的闭合。没有明显的证据表明可吸收缝线会导致更多的切口疝或胃肠道吻合口漏。

外科应用胶或者组织黏合剂已经被作为一种安全有效的修复手段，常应用于较小的皮肤切口。这类胶最常见的成分是氰基丙烯酸酯。组织黏合剂通常比缝线或者U形钉引起更少的疼痛，而且密封层还可以用作伤口敷料。

▶ **外科技术**

一期闭合的伤口修复组织量小，愈合主要通过新的基质合成。开放伤口的二期愈合中的伤口收缩和上皮形成，仅在一期伤口愈合中占很小的比重。开放伤口的二期愈合必须合成肉芽组织以填充创面，收缩伤口边缘，并通过上皮细胞覆盖表面。延迟一期闭合的伤口愈合速度也快于二期愈合。通过一期重建伤口传递的机械负荷应力可以刺激修复过程。成功的延迟一期闭合要求急性伤口内必须达到菌群的平衡。一期修复应该将切口边缘收拢，但不能过紧。使用的缝合材料类型无关紧要，只要一期修复做到解剖对合且血运良好即可。

获得手术后最佳愈合的最重要的途径是良好的外科技术。许多愈合失败的手术伤口都是因为技术失误所致。必须要防止组织干燥和污染。外科医生应该使用良好的手术器械，切开时应该创缘整洁，尽量少使用电凝、结扎和缝合。所有这些注意事项都是围绕着外科技术的终极目标而进行，即轻柔的组织操作。只要可能就应该最大限度地进行组织解剖对合，但一定要保持最佳的组织血运。

伤口闭合

与许多外科技术一样，不管选取什么样的伤口闭合方式，都不如其具体实施的好坏程度重要。筋膜内缝线的抗撕裂强度不必超过4kg。使用超过这个强度级别的缝线是没有道理的。缝合过紧会压榨组织，可能导致疝形成或者感染。

为了保持良好的机械强度，最可靠的剖腹术后伤口闭合应使用连续缝合技术,缝线长度-伤口长度比值为4:1,这样可以在伤口处达到正常时10%的紧度。在正常筋膜采取缝合深度1cm及针距1cm的方式,就可以获得4:1的缝线长度-伤口长度比值。缝合的深度也必须超过伤口的溶解区域。正常胶原溶解大约发生在距离切口垂直距离5mm的范围内,使筋膜的强度削弱。导致裂开的最常见的技术原因是缝线长度-伤口长度比值小于4:1,以及感染和过紧的缝合。过紧的缝合会损伤伤口的血运以及伤口愈合所需的氧输送。如果伤口愈合受到了损害,可以加用稀疏间断内部减张缝合,虽然其改善效果并不明确(图6-6)。

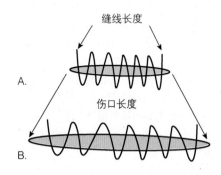

缝线长度

A.

伤口长度

B.

▲图6-6　腹部切口闭合缝线与切口长度比

最可靠的剖腹术后伤口闭合应使用缝线长度-伤口长度比值为4:1的连续缝合技术。A.这样可以在伤口处达到正常时10%的紧度,以保持一定的机械强度(B)

延迟一期闭合技术是在一期修复前,将伤口的皮下部分保持开放4~5天。在这段延迟期间,血管发生和纤维组织形成开始出现,同时细菌可以从伤口内被清除掉。这一方法成功的关键是外科医生鉴别出伤口感染征象的能力。仅仅将伤口敞开4天并不能保证其不会发生感染。有些伤口(比如纤维蛋白覆盖的或者发炎的伤口)不应该进行闭合,而应该保持持续开放以进行二期愈合。每克组织内非β溶血性链球菌定量少于10^5的伤口,一般通过延迟一期闭合可以顺利愈合。任何水平的β溶血性链球菌伤口感染都意味着伤口的延迟愈合。

▶ 植入材料

软组织假体可以降低伤口愈合失败的几率,以及疝修补术后的复发率。大多数研究表明,自体组织腹股沟疝修补术后的复发率是5%~25%。自体组织初次切口疝修补术后的复发率更高,达到了20%~60%。使用人造软组织假体进行的腹股沟疝和切口疝修补术,可以明显降低手术后的复发率。目前流行的观点认为,疝复发率降低的机制是使用补片和异常组织的替换,使缝线的张力降低。

没有一种植入性假体在组织相容性、持续牢固性和抗感染性方面是理想的。有两条原则是最重要的,即材料必须具有良好的组织相容性,而且能够和组织很好地整合。特异性和非特异性免疫机制均参与了对异体材料植入物的炎性反应。高度组织不相容性材料,比如木屑,可以诱发包括大量局部蛋白水解酶释放的急性炎性过程(炎症)。最终异物不能与组织整合,并被疏松隔离在一个纤维囊内。轻度组织不相容性材料,排斥反应不会这么强烈,且蛋白水解作用也不会过于明显。作为伤口炎性组织主要成分的单核细胞和淋巴细胞,进行的应答反应会产生一个纤维囊,这种情形在关节置换时是可以接受的,但其在乳房再造术时会导致局部变形(包裹作用)。最新的生物假体由无腔室的组织构成,以避免免疫反应;从而期望宿主细胞和血管在整合过程中使这些材料再形成腔室,以保证更好的生理功能(再生)。

大多数内植物必须通过纤维组织的向内生长,与邻近正常组织相结合。这一过程要求内植物具有良好的生物相容性,并且具有足够的空隙,使得修复性成纤维细胞能够移行(比如在伤口内);同时还要允许血管化的组织能够进入并相互对合。在骨组织内,这种组织对合过程使稳定性得以恢复。在血管移植时,长入的组织可以支持新生内膜的形成,从而抑制附壁血栓和远端栓塞的形成。软组织可以长入直径大于$50\mu m$的空隙内。特氟龙织物制造的人工血管最有利于组织的对合。对于骨组织来说,热结多孔的金属面是最佳选择。大面积聚丙烯补片可被用于修补腹壁或胸壁,并且能够与长入其中的肉芽组织有良好的相容性。补片的空隙密度受到越来越多的重视,并被认为是对内植物可靠性和伤口愈合过程的一个重要的设计因素。微孔聚四氟乙烯(PTFE)补片的相容性通常不好,而且不适用于感染的伤口。

内植物放置的空隙在多年以后仍然可能发生感染,这对于要穿过体表的植入物来说更是一个特殊的问题。在血管通路医用器材周围的网孔状套袖有良好的组织相容性,并且在数月内能够抑制感染的发生;但对于穿过皮肤表面的"永久性"植入异物,比如心室起搏装置来说,通过这种植入物进入体内的细菌引发的感染,目前仍然得不到很好的解决。

▶ 伤口负压治疗

伤口负压治疗(negative pressure wound therapy, NPWT)通过机械性原理消除了开放性急性伤口的扰乱因素,并为愈合创造了条件。扰乱性组织因素使伤口维持开放,并阻碍伤口收缩。NPWT还能减轻伤口周围水肿,并促进伤口灌注。NPWT可能通过使修复性成纤维细胞表面发生机械性微形变,来促进其活性。

NPWT还能使治疗性开腹(剖腹术)的伤口趋于稳定,缩小伤口的尺寸,并且对腹壁的闭合起到支持效

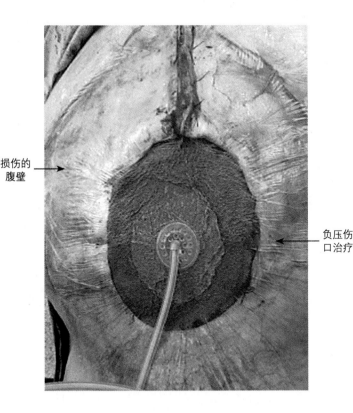

损伤的腹壁

负压伤口治疗

▲图6-7 负压贴膜
负压贴膜对抗了干扰性软组织因素，并通过机械性方式使伤口稳定

果。来自腹直肌和腹外斜肌的干扰因素，会使剖腹伤口保持开放，导致切口疝的形成，并且可能使腹腔或腹膜腔容积（区域）丢失（图6-7）。

慢性伤口

治疗慢性伤口的首要原则是诊断和处理组织缺氧，比如潜在的循环系统疾病。第二个原则是绝对不允许开放的伤口变干燥，可以使用保湿敷贴，该方法还能同时缓解疼痛。第三个原则是通过局部或者全身使用抗生素，来控制任何形式的感染。第四个原则是要认识到慢性伤口瘢痕或坏死组织通常灌注极差。为了达到愈合的目的，需要对不健康的组织施行清创术，其后通常需要进行植皮。第五个原则是通过保暖、保湿和缓解疼痛，以减少自发性血管收缩。

许多生长因子可以在动物体内促进急性伤口的愈合，包括FGFs、TGF-β、IGF-1、PDGF和表皮生长因子（EGF）。但是在人体的慢性伤口，由于上述灌注问题及升高的蛋白酶水平导致的不良伤口环境，很难找到这些因子有效的证据，同时也没有文献能够对任何起效的途径进行证明。一个例外情况是，对糖尿病性溃疡研究组进行的随机前瞻性双盲空白对照多中心试验，该试验表明局部应用重组人PDGFBB同型二聚体，可以在一定程度上促进愈合，并使更多的伤口完全愈合。

褥疮

第一个原则是切开并引流所有的感染腔隙，或者清除坏死组织。清除坏死组织时，必须暴露出具有生机的组织。必须消除压迫的形成因素。这样大多数褥疮可以自行愈合。但是，较深的溃疡就需要手术闭合，有时还要削除底层的骨组织。缺损的闭合也可能需要慎重地进行较厚的、血供良好的组织转移覆盖。当慢性感染和明显组织缺损并存时，应选择肌皮瓣转移术进行治疗。但是，褥疮的复发比较常见，因为皮瓣往往是感觉缺失的。

▶ 术后治疗

理想的术后伤口治疗要求保持伤口环境清洁湿润，防止受伤，并且对患者进行支持。即使闭合的伤口也能由于表面污染而发生感染，特别是在最初的2~3天。细菌最容易从缝合针道进入伤口。如果伤口具有较大的受伤或污染可能性，在这段时间应该给予保护。保护措施包括使用特殊的敷料，比如封闭辅料或者喷雾剂，以及反复消毒。

有些机械性应力可以促进愈合。如果存在微动，骨折处骨痂的形成都会明显一些。患者应该适度地活动，以给予伤口一定的应力。早期下床活动并恢复正常活动，通常对于修复是有益的。

手术后数周至数年的迟发性伤口感染现象，表明所有的伤口都是污染的，而且可能有细菌驻留。通常，手术后较差的伤口组织灌注和氧含量会削弱机体的抵抗力。灌注的调节很大程度上依赖于交感神经的活动。主要的血管收缩刺激因素为寒冷、疼痛、血容量减少、吸烟和低氧血症。近期研究表明，限制这些不利于伤口愈合的因素,可以降低伤口感染率一半以上。维持手术中体温和血容量正常尤为重要。确认外周灌注良好的最佳方式是外周组织观察,而不是从尿量、中心静脉压或肺毛细血管楔压等数据获得,因为这其中的任何一个都与外周伤口组织氧合无关。与组织氧合确切相关的是前额或者髌前毛细血管的再充盈时间,其分别应该少于2秒和5秒。加强吸氧(鼻导管或者面罩)可以促进胶原沉积,但仅限于灌注良好的患者。

理想的伤口治疗始于手术前期,并于手术后数月结束。必须对患者进行准备,这样在切口时可以达到最佳条件。手术操作技术必须干净利落、轻柔且熟练。如果可能,手术前应该将营养状态调到最佳。戒烟可以促进伤口预后。手术后伤口治疗包括维持营养、血容量、氧合,以及在可能的情况下限制使用免疫抑制药物。虽然伤口愈合在多数情况下是一个局部现象,但完美的伤口治疗从本质上来讲还是来源于对患者全身的完美治疗。

Armstrong DG et al, for the Diabetic Foot Study Consortium: Negative pressure wound therapy after partial diabetic foot amputation: a multicentre randomised controlled trial. Lancet 2005;366:1704.

Bennett MH et al: Hyperbaric oxygen therapy for late radiation tissue injury. Cochrane Database Syst Rev 2005;3: CD005005.

Brown SR et al: Transverse verses midline incisions for abdominal surgery. Cochrane Database Syst Rev 2005;4:CD005199.

Burger WA et al: Long-term follow-up of a randomized controlled trial of suture versus mesh repair of incisional hernia. Ann Surg 2004;24:578.

Coulthard P et al. Tissue adhesives for closure of surgical incisions. Cochrane Database Syst Rev 2004;2:CD004287.

Friedman HI et al: An evidence-based appraisal of the use of hyperbaric oxygen on flaps and grafts. Plast Reconstr Surg 2006;117(7 suppl):175S.

Garcia-Covarrubias L et al: Adjuvant hyperbaric oxygen therapy in the management of crush injury and traumatic ischemia: an evidence-based approach. Am Surg 2005;71:144.

Luijendijk RW et al: A comparison of suture repair with mesh repair for incisional hernia. NEJM 2000;343:392.

O'Brien L et al: Silicon gel sheeting for preventing and treating hypertrophic and keloid scars. Cochrane Database Syst Rev 2006;1:CD003826.

Perez D et al: Prospective evaluation of vacuum-assisted closure in abdominal compartment syndrome and severe abdominal sepsis. J Am Coll Surg 2007;205:586.

Robson MC et al: Guidelines for the best care of chronic wounds. Wound Rep Regen 2006;14:647.

Steed DL: Debridement. Am J Surg 2004;187(5A suppl):71S.

Steed DL et al: Guidelines for the treatment of diabetic ulcers. Wound Rep Reg 2006;14:680.

Teodorescu V et al: Detailed protocol of ischemia and the use of noninvasive vascular laboratory testing in diabetic foot ulcers. Am J Surg 2004;187(5A suppl):75S.

Van den Kerckhove E et al: The assessment of erythema and thickness on burn related scars during pressure garment therapy as a preventive measure for hypertrophic scarring. Burns 2005;31:696.

van't Riet M et al: Meta-analysis of techniques for closure of midline abdominal incisions. Br J Surg 2002;89:1350.

Wackenfors A et al: Effects of vacuum-assisted closure therapy on inguinal wound edge microvascular blood flow. Wound Repair Regen 2004;12:600.

Ziegler UE. International clinical recommendations on scar management. Zentralbl Chir 2004;129:296.

(徐思越　周蕊　译,黄省利　校)

第7章 外科能量工作站

7

概论

各种能量工具几乎重新定义了现代外科,高科技工具使外科手术的精确度有了很大的提高。然而很多医生天天使用这些工具,却对其技术原理一无所知。虽然电磁波产生热量的具体原理或当代物理学的进展并不在本章讨论的范围内,但是了解一些电流活动的基本规则和一些相关的简单原理,对使用这些新技术无疑是有帮助的。

电外科

▷ 电的原理

电路是指电子连续流动的路径。电流是指在一定时间里,电子在电路上的流动,通常用安培(A)来表示。有固定正负极的电流称为直流电(DC),而电极方向不断转换的电流称为交流电(AC)。电动势或电压(伏特),用来检测推动电流的力,其大小与两个电极之间的电势能差有关。电阻是指直流电路中阻碍电流流动的因素,在交流电路中称为阻抗。任何电磁波,如家用电源、无线电及可见光等,都包括三个组成因素——速度、频率及波长。因为所有的电磁波以光速传播,而光速是一个常量,所以电磁波的特点就是其频率和波长的不同。三者的关系可以用一个公式表示:

$$C=f\lambda \quad （这里\ C\ 代表光速,2.998\times10^8 m/s）$$

频率(f)和波长(λ)是反比关系。例如,当频率增加时波长就会减少,反之亦然。正因为电流的频率如此之高,所以这种高频电流通过人体才不会造成更大的损伤,使电外科的发展成为可能。

▷ 电灼法

电外科常被误解为就是用电灼法工作,这是完全不同的概念。电灼法是直流电通过一个闭合的电路,电路中有一段暴露的高电阻导丝(图7-1)。这个电阻导丝将部分电能转变为热能。导丝的温度增加,然后

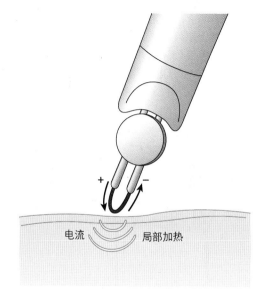

▲图7-1 在电灼过程中,电流通过线圈并进行加热。热量烧灼组织,而没有电流通过人体

灼烧组织。正规的电灼没有电流通过人体。电灼法主要用于显微外科,例如在眼科手术操作中,少量的热就会产生很好的效果,而过量的热或是电流则有损伤过大的危险。

▷ 电外科的原理

真正的电外科,也就是常说的"Bovie(电刀)"(由其发明者 William T. Bovie 的姓氏命名而来)。电刀是当今外科手术室中最常见的能源。虽然用热进行伤口止血的方法可以追溯至公元前三千年,但用电流产生热则要晚得多。当多数科学家和工程师投身于电热领域的研究时,Bovie 另辟蹊径,重新设计了电发生器,使其在手术中的操作性和实用性更佳。电外科这项技术的基础是用高频电磁波(射频)在组织局部产生高温,破坏局部组织。其产生的电切或电凝作用取决于供给

能量的大小。

可以这样来理解电外科的工作原理,电流从输出端沿着电流流动的方向通过人体,然后返回接地线。我们也可以理解为电子从阴极(负极)移动到阳极(正极),因为电流的方向被定义为正电荷流动的方向。

单级电路

电外科的电路可以分为以下四个部分:电流发生器、工作电极、患者以及电流回路。在电流发生器中电流被调节成高频率、短波长的状态,电流的波形也可以改变(电流波形的重要性将在以后讲到)。电流从电流发生器中产生以后,通过工作电极的尖端传到患者身上。如果患者没有连接任何形式的负极板或接地线,将没有电流产生,因为电流回路并不完全。在当患者通过电流回路连接至电流发生器以后,电流将通过刀头传到患者身上,产生作用,然后返回电流发生器完成回流。实际上单极电路的说法是不对的,因为其实际上也是两个电极(工作电极和回流电极)。这与双极电路有区别,因为双极电路的两个电极都由手术医生控制(图 7-2A)。

双极电路

双极电路的组成跟单极电路相似。但在这个系统中,电流的流出端和流入端在同一个手术设备上。通过此技术,高频电流通过工作电极进入患者体内加热毁损组织,然后通过同一个手柄上的电流回路流入电流发生器。此方法使患者受到的热损伤区域相对局限(图 7-2B)。

▶ 电磁波谱的组织效应

供给电外科主机的电流是 60Hz。这种频率的电磁可以给神经肌肉造成很大的刺激(有潜在致命风险),此形式的电能不适合使用。而 100kHz 左右的电流几乎没有神经肌肉的刺激作用;频率超过这个阈值的电流使用起来是安全的,没有电击致死的危险。电刀输出电流的频率达到 200kHz。这个频率的电流称为射频(RF),因为它达到了一些无线电发报机的电磁波频率范围。这种射频从无线电天线中发出,如果不注意碰触天线可能会被射频严重烧伤。

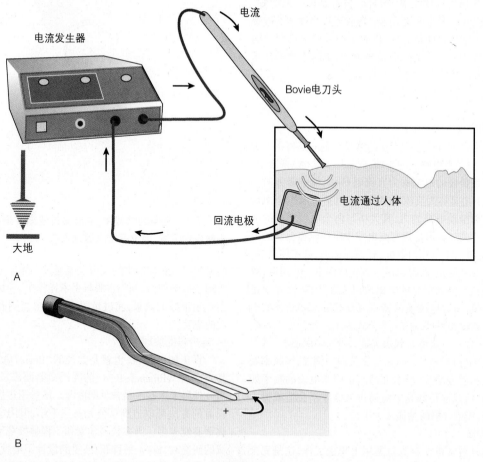

▲图 7-2
A. 单极电路,电流从电流发生器发出通过工作电极传导到患者身上,回到面积更大的回流电极上。B. 双极电路,电流的流出端和流入端都在手柄上,电流仅仅在外科手术部位流动

电外科通过产生高温使患者局部组织毁损,除了操作失误外,这项技术不会产生什么危害。产生损害的部位只会在手术操作处的原因是电刀头的接触面积远小于用来引导电流回流的回流电极(负极板)的面积。这样在电刀头部位的电能密度就要比负极板大得多。如果患者和地面之间有另一个电阻更小的电流通路,且与患者的接触面积也很小,这时患者就有被电流灼伤的危险。同样,如果回流电极损坏,或者与患者的皮肤接触不牢固,患者也会受到灼伤。在新一代的机型中安装了报警系统,用来检测黏附的牢固性(通过设置一个小的二级回路),并且在回流电极脱落后会自动断电(例如负极回流线被拌脱或负极板被不慎撕掉),至此回流电极造成损伤的可能性已经可以避免了。

▶ 电外科装置的工作模式

所有类型的电外科装置都是通过在局部组织产生热量而发挥作用的。所以电外科装置的不同工作模式就是通过转换电流的波形,进而转变热量的产生和传导的方式来实现的。

切割模式

切割模式的电流为持续正弦波(图 7-3A)。与后面要讲述的凝固模式相比,其电压相对低而峰值系数相对较高,峰值系数即峰电压与平均电压之比。而且,电切模式的"工作周期"相对较高。例如,一旦供给电流,在应用的过程中电流会持续存在。在这项技术中,电极的尖端与组织表面碰触。高频电流会通过患者组织的电阻作用产生大量的热,在瞬间使水分气化、细胞爆裂。这样产生的切割作用焦痂较少,所以止血作用较弱。通过将电凝器调节至混合档,可以结合凝固模式和切割模式,将一部分的波形改变,从而达到在切割的同时有更好的止血效果。

凝固模式:干燥法和电灼法

与切割模式相比,凝固模式的电流是间断产生的,而其能量更依赖于电波的峰值(图 7-3B)。虽然与正弦波相比产热量较低,但其产生的热量也足以破坏细胞结构。由于细胞不是立即气化,其残骸仍然连接在伤口的边缘,而电极又产生了足以使细胞蛋白变性的热量;这个凝固物的形成过程,使得富含蛋白的混合物质封闭了小血管,控制了出血。与电切相比,电凝波形的峰值系数更大,工作周期更短(关闭 94%,开放 6%)。在凝固模式下,电流要进入组织,为了克服空气的阻抗,升高电压是必要的。用干燥法和电灼法两种方式中的一种就可以完成凝固作用。使用干燥法时,电刀头直接放置在组织上。电刀头与组织的直接连接降低了电流的强度,从而热量产生较少,不会对组织进行切割。为使电灼的区域相对局限,可使用相对较低的能量。用切割模式可以更快使组织干燥。细胞干燥后就会形成焦痂而不再气化和爆裂。

另一种方法是电灼法,电刀头离组织很近但没有碰到组织,电弧击穿空气作用在组织上。这个过程破坏了正常的细胞蛋白,形成组织碳化,并在手术部位形成焦痂。这种作用可以在凝固的过程中产生切割作用,相反,用电刀头直接接触组织时,也可在切割过程中产生凝固作用。这需要调整能量大小或电刀头的形状,以达到预期的效果。使用切割模式需要的电压较低,这是在微创手术中重要的考虑因素。

变量

正如设定能量和波形对电流的效果有影响外,对电路中阻抗的变化都会影响操作的效果。这些影响因

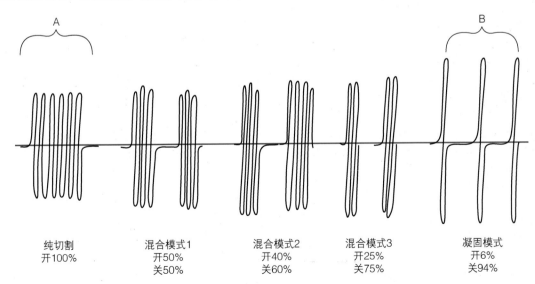

纯切割	混合模式1	混合模式2	混合模式3	凝固模式
开100%	开50%	开40%	开25%	开6%
	关50%	关60%	关75%	关94%

▲ 图 7-3　电外科的波形
A. 切割模式;B. 凝固模式

素包括电极的大小、电极的位置、组织类型以及焦痂的形成。

1. 电极的大小　电极越小,电流的集中度越高。因此,即使将能量调低,只要换成较小的电极头仍然可以出现同样的作用效果。无论如何设定,电极开启的时间越长,产生的热量就越多。产生的热量越多,热量就会向周围组织传得更远(热扩散)(见不同的电极,图 7-4)。

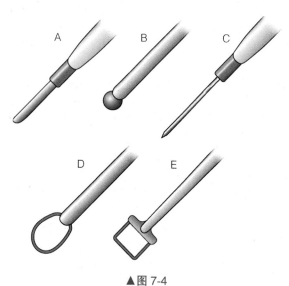

▲图 7-4

A. 刀状电极;B. 球状电极;C. 针状电极;D. 环状电极;E. 金属丝电极

2. 电极的位置　电极放置的位置能决定操作时出现气化还是凝固的效果。在电极与组织作用时,出现哪种效果与电流的强度和产热的效率有关。

3. 组织类型　组织的电阻差异很大。

4. 焦痂　焦痂的电阻相对较高。电极头应该及时清理焦痂以保持清洁,使电极头在电流回路中保持低电阻。

缺点和潜在危害

1. 异位烧伤　早期的电外科发生器是以电流接地作为回路设计的。此类结构中,墙壁插座的地线作为电流的出口,电流不通过负极板返回主机。在这一系统中,任何与地相连的低电阻介质,包括金属手术器械、心电图导线以及其他的电线或导电表面,都能够完成电流循环。这种以大地作为参照的电路设计的危险性相对较高,如果患者体内电流的回流面积不够大就会有异位灼伤的风险。

现在的电外科手术器械使用独立的电流发生装置。这种独立的电流发生器将治疗电流与大地隔离开。在独立的电外科系统中,电流从独立的电流发生器中发出,从始至终不与接地物体相连。独立电流发生器以患者的返回电流作为电流的首选回流路径。因为地线不参与完成电路,因此异位灼伤的危险大大降低。然而,若返回电极接触不良,返回电流的分散区域过小或者在局部阻抗过大的情况下,仍可能发生灼伤。所以将回流电极放置在患者血流丰富的区域是很重要的,而不要放在缺乏血供或有骨骼突起的部位,因为这些部位常难于贴附。另外,一些电外科设备使用了一种监护系统,它可以通过测量阻抗来显示回流电极与患者的贴附是否紧密。回流电极与电流发生器之间的电路断离都会导致主机自动断电,设备暂停工作。

2. 外科火灾　任何有热源和氧气的地方,都要有防火意识。例如帷帘、隔离衣、气体(尤其是胃肠外科和涉及上呼吸道的手术)以及头发,都是易燃物品,要远离热源。小心使用电刀,不使用时用套子保护好电刀头,对于防火是很重要的。

3. 微创外科　微创外科由于手术野狭小,有其特殊的安全防范要点。一个危险是电极碰到其他手术器械会造成意外损伤。另一个危险是在使用高电压工作时(特别是使用电凝模式),如果手术器械的绝缘层损坏,可能会在暴露的导体和邻近组织之间产生电弧,这也可以造成组织意外损伤。如果将凝固模式改为切割模式以降低工作电压,可以减少意外损伤的危险。

而另一个微创外科特有的危险是电极在套管内产生电容效应。在导体与导体之间以电解质分隔就构成了电容。电极与金属管或腹壁分离(两者均为优良导体),就可能在两者之间产生电容效应而使金属管或腹壁带电。为了增加安全性,全金属管要比金属塑料复合管更安全,因为全金属管能将电流分散到身体的其他部位。此外,在手术全过程中都要保持警惕。

电外科的主要应用

在现代手术室内,电外科手术器械的使用非常普遍。早期使用者 Cushing 医生用它切除了原来不能手术的脑血管瘤。现在,电外科设备在各种类型的手术中都是不可或缺的手术设备。其应用包括普通外科或血管外科的分离操作,可以在出血最少的情况下切除组织。另外,其可用于经尿道前列腺电切术(TURP)及其他泌尿外科手术中。在妇产科手术中,电外科设备在子宫颈切除和活检中是必不可少的。

▶ 氩气刀

原理

氩气刀与电刀的关系很密切。氩气刀使用同轴的氩气流将射频电流引导到目标组织上。氩气是一种惰性气体,在电流的作用下很容易电离。与普通空气相比,氩气电离以后阻抗变小,导电性增强,从而电流可以更有效地从电极传导到组织。(图 7-5)。电离的氩气比空气或氮气的密度大,从而将电极附近的空气排开,使电弧沿着电离的氩气传导。电弧在空气中传播时,

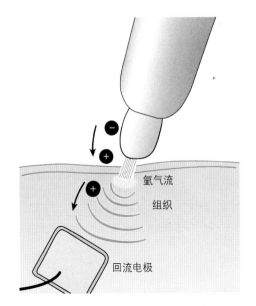

▲图 7-5　从手柄到组织的电流容易在电离的氩气中传导

其路径无法确定,而氩气可以将电弧引导到相对精确的部位。当电流到达组织后,就会产生类似于传统电刀的电凝作用。氩气刀有两种工作模式:精确电凝模式和喷洒电凝模式。氩气刀没有电切功能。

优点

这种电外科装置有很多优点。第一,可以在电刀头不接触组织的情况下起到电凝作用。这样电极头不会产生焦痂,而焦痂有阻隔电流的作用,会减少电凝的效果。第二,这种电凝方式产生的烟和糊味很少。第三,当电流被精确引导到组织上时,造成的组织缺损很小。第四,因为氩气阻燃,又是在常温状态下运输,所以这种设备不易造成火灾。最后,电凝气流可以增加电凝的效果,减少出血和再出血的风险。

缺点

首先,与其他电外科设备相比,氩气刀没有电切功能。其次,氩气喷口可能堵塞而影响其使用。另外,同其他电外科装置一样,持续长时间使用氩气刀,会使机器过热,如果没有及时停止工作则会对设备造成损害。

应用

在手术中需要快速进行大面积止血的情况时,氩气刀非常有用。尤其适合于对血管丰富的组织器官进行手术,例如肝叶切除术。氩气刀可以持续有效地输出电流以及不易被焦痂阻隔,尤其适合于那些有较大出血风险的手术。

机械(超声)组织断离装置

与以往通过电流热效应产生组织破坏(电凝或电切功能)而进行手术不同,一些外科手术器械可以将电

能转化为其他能量形式。在众多的卓越技术中,有两种是借助于超声振动原理进行操作的,虽然两者的具体实现方式不尽相同。

▶ 超声刀和超声钳

原理

有几种类型的超声刀和超声钳,可以用来切割或凝固组织,而其原理却与传统电外科装置完全不同。在这种类型的装置中,电能作为一种能量源,被换能器转换成超声振动,这种换能器在电流的作用下,以超过 $55.5kHz/s$ 的频率扩张和收缩,从而形成超声波。然后振动通过机械柄扩大了刀头振动的幅度,从而使刀头尖端的振幅保持在 $200\mu m$ 左右。在刀头振动过程中,会产生细胞摩擦并导致蛋白变性。变性蛋白形成凝固物,黏附在血管断端起到止血作用。刀头在组织上作用的时间越长,产生的继发热量越多,凝固的组织就会封堵住刀头周围更大的血管。通过这种方式产生的细胞破碎,局部温度会达到 $50\sim100℃$。相反,使用传统的电外科设备,组织会达到 $150\sim400℃$ 的高温。所以组织被超声设备切断后不会发生烧伤和氧化损伤,从而不会产生焦痂;而且在移动刀头的时候不易破坏已形成的凝固物。在使用超声钳工作时,超声波通过钳叶传导到组织上,而向侧方的传播很少。另外,刀片的振动会导致细胞表面发生空泡效应,同时低压会造成细胞破裂,细胞液气化(图 7-6)。

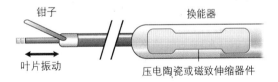

▲图 7-6　超声刀

优点

超声刀最明显的优点是作用范围非常局限,适合于在狭窄的手术野中操作,而不易造成邻近组织的损伤。所以超声刀特别适合于腹腔镜,以及其他类型的微创手术。然而,如果刀头在工作时操作不慎,仍然有损伤邻近组织的危险性,但是没有电灼伤的可能,因为在手柄中电能已经被转化为机械能。另外,因为没有电流通过人体,电流造成的神经肌肉刺激现象也不会发生。因为组织细胞是通过机械破碎的,凝固模式所产生的温度比普通电刀要低得多,所以由于温度扩散导致的侧向组织损伤往往微乎其微。而且因为超声刀的工作温度远远低于蛋白质燃烧或碳化的温度,所以刀头的焦痂很少,产生的烟也很少。

缺点

超声刀或超声钳的主要缺点是其部件比传统电刀昂贵,而且由于其结构更复杂,发生设备故障的可能性

升高。另外,在手术的全过程中都可能用到电刀,而超声刀主要用于对目标区域更精细的分离。

应用

超声刀主要用于不适合使用传统电外科设备的领域。如上所述,超声刀常用于微创手术中,因为将其通过穿刺鞘插入腹腔,要比插入一个工作中的电极安全得多。超声刀适合腔镜手术的另一个优点是其在工作中产烟较少。另外,随着电生理技术的发展,很多患者植入了心脏除颤仪或心脏起搏器,超声刀的操作过程不需要电流通过患者的身体,所以降低了这类患者的手术风险。

▶ 超声空化外科吸引器

原理

超声空化外科吸引器(cavitational ultrasonic surgical aspiration,CUSA)与很多超声刀的工作原理相似。在手柄上,电流通过线圈形成电磁场。电磁场驱动一个镍合金的压电或磁致伸缩设备,这个设备可以膨胀收缩,从而沿着长轴产生 23/36kHz 的震荡波。这些震荡波通过手柄被放大。震荡的程度可以调整:将频率调低则振幅增大;升高频率则振幅减小。震荡的手柄尖端接触组织以后,通过在细胞表面产生空化作用,而导致组织碎裂,由于受细胞外的低压影响,细胞会迅速破裂。高频震荡会产生热量,通过一个闭合的水冷系统,热量会被迅速带走。从而将刀尖的温度维持在大约 40℃。当组织碎裂后,残骸必须被冲走,正如超声空化外科吸引器名字所描述的另一个功能。冲洗时,冲洗液(水或盐水)通过管路流到手柄尖端,冲洗手术部位并悬浮组织细胞碎片。另外这个设备的负压泵产生抽吸作用,将手柄尖端手术野中破碎的组织和其他物质吸走。这些物质被保留在一个单独的过滤罐中。

一些超声空化外科吸引器可以让外科医生选择性地处理组织。通过降低超声波的振幅,外科医生可以对手术部位的组织进行进一步处理。降低振幅可以获得更高的选择性,残留的组织更多,当然也会减慢手术速度。还有一种能量开/关交替模式,可以减少储备

功率(它控制着操作头接触组织时的效果)。中空震荡头的总能量是由有效储备能量决定的。当震荡头接触组织一类的阻碍物时,由储备能量来维持震荡头的震荡。当阻碍物的抵抗力增加时,添加到震荡头的能量也增加了(图 7-7)。

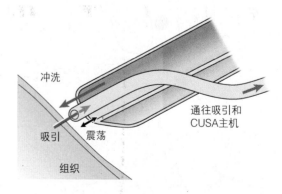

▲图 7-7　超声空化外科吸引器

应用

超声空化外科吸引器适合于将大量组织进行碎裂、乳化及吸引。因为其止血能力较低,所以不能像电刀或超声刀那样在常规手术中使用。一般来说,其主要用于肝切除手术中,能在保存主要血管和胆管完整的情况下击碎肝实质。

ConMed: *Electrosurgical Generator + ABC Mode Operator's Manual*. Conmed Corporation, 1999.

Duffy S, Cobb GV: *Practical Electrosurgery*. Chapman & Hall Medical, 1995.

Johnson & Johnson Gateway: Technology Overview. 2008. Available at: http://www.jnjgateway.com : accessed 12/8/2008.

Pearce JA: *Electrosurgery*. Chapman & Hall, 1986.

Valleylab. Principles of Electrosurgery Online. 2008. Available at: http://www.valleylab.com/education/poes/index.html accessed 12/8/2008.

Valleylab. *CUSA Excel System User's Guide*. Tyco Healthcare Group, 2000.

(李芳　蒋安　译,王宝太　校)

第8章 炎症、感染与抗生素

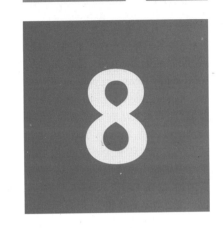

炎症与感染

外科感染

外科感染通常是指:①对非外科治疗无效(一般必须切除或引流)和在组织中存在无血管化腔隙的感染;②发生在手术区的感染。第一类感染常见于阑尾炎、脓胸、气性坏疽和大多数脓肿。

外科医生十分熟悉如下这个恶性循环:手术或损伤、感染、营养不良、免疫抑制、器官衰竭、二次手术、进一步营养不良和感染。外科最好的技术之一是能够在恰当的时候进行切除、引流、生理支持、抗生素及营养治疗等。由于感染产生于组织间隙或坏死组织,因此,目前最有效的治疗是进行外科引流。

▶ 发病机制

引起外科感染的三个要素通常是:①感染病原体;②易感宿主;③封闭的无血流腔隙。

A. 感染病原体

虽然大多数外科感染仅由少数几种病原菌引起,但是其他许多微生物也能够引起外科感染。在需氧菌属中,链球菌可通过皮肤的微小损伤侵入,而后通过结缔组织和淋巴道扩散。金黄色葡萄球菌是伤口感染和异物周围最常见的病原菌。克雷伯杆菌常侵犯内耳、肠道及肺组织。肠道内微生物,尤其是大肠埃希菌和肠球菌,常与厌氧菌共存。在厌氧菌属中,类杆菌和消化链球菌常见于外科感染,梭状芽胞杆菌则是缺血坏死组织中的主要病原菌。

假单胞菌和沙雷菌通常是非致病性表面污染物,但是,在重症及免疫功能抑制的患者中,它们有可能导致机会性甚至致死性感染。某些真菌(组织胞浆菌属和球孢子菌属)、酵母菌(念珠菌属)、诺卡菌及放线菌,可引起脓肿并形成窦道;甚至一些动物寄生虫(阿米巴

原虫和棘球线虫)也可引起脓肿,尤其在肝脏部位。破坏性肉芽肿,如结核,过去需要进行手术治疗,但目前对绝大多数此类患者可利用抗生素治疗来取代手术。其他一些罕见病,如猫爪热、鹦鹉热和兔热病,可引起化脓性淋巴结炎,需要手术引流或切除。

通过涂片与培养来明确病原菌,在目前仍是诊疗过程中的一个基本步骤。外科医生无论获得什么类型的样本,都应当告知微生物学家,以进行适当的细菌学涂片和培养,这样可以避免严重的诊疗错误。

B. 易感宿主

外科感染(如阑尾炎、疖),常发生在免疫缺陷患者组织中的封闭腔隙。目前,免疫系统抑制的患者越来越多,他们的问题已成为外科所面临一个主要挑战。免疫抑制看似是一个很简单的概念,但实际上通常代表多种免疫机制缺陷的结合。

1. 特异性免疫 是指曾暴露的抗原的免疫过程,并涉及巨噬细胞识别和处理抗原、T 细胞与 B 细胞的活化、特异性抗体的合成及其他功能。其重要性已在艾滋病(AIDS)、移植物免疫抑制与丙种球蛋白缺乏症等疾病中得到证实。通常情况下,孤立性免疫缺陷对普通外科感染的严重性影响不大。主要免疫缺陷对发病率和死亡率有重大影响。

2. 非特异性免疫 是一种先天性或非特异性免疫,在感染后最初数小时内,对损害起限制作用。尽管文献中特别强调特异性免疫反应的作用及机制,但是,非特异性免疫却是机体抵抗坏死性感染与脓肿形成的主要措施,这一防御过程依赖于吞噬性白细胞的迁移、吞噬及杀灭微生物。

a. 化学趋化作用和吞噬作用:入侵的微生物具有病原相关分子模式,这是一类或一群特定的微生物病原体共有的某些非特异性、高度保守的分子结构,可被非特异性免疫细胞识别。这包括革兰阴性菌的脂多糖(lipopolysaccharides,LPS)、革兰阳性菌的脂膜酸、

酵母菌的甘露聚糖及一些病毒的双链 RNA。为了控制感染，宿主利用一系列的模式识别受体［补体、黏附素、胶原凝集素、杀菌 / 通透性增强蛋白（bactericidal permeability-increasing protein，BPI）及脂多糖结合蛋白（LPS-binding protein，LBP）］与上述病原相关分子识别并结合，并和激活的效应细胞一起消灭病原微生物。典型的模式是，粒细胞可通过内化吞噬作用将这些模式受体复合物转变为吞噬泡；随后释放的趋化因子可诱导白细胞由血液向组织迁移，使局部组织白细胞数量增加，增强了消灭致病原微生物的可能性。上述过程很少需要或不需要氧气，但有些疾病可削弱趋化作用，尤其是皮质类固醇激素和营养不良，可减少单位时间内白细胞到达感染部位的数量。

b. 杀伤机制：一旦形成吞噬体，其他细胞质颗粒（溶酶体）可与其融合，并释放预先形成的酸性蛋白溶解液，这些液体可杀灭大多数细菌与真菌。

第二个过程是"氧化杀灭"，对某些微生物，如常引起外科感染的金黄色葡萄球菌，这种杀灭方式尤为重要。这种杀灭机制需要并消耗氧分子，并将其转化为超氧阴离子。在这个过程中，膜结合的 NADPH 氧化酶被激活，随之出现呼吸爆发（氧消耗）。所消耗氧气的一部分可转化为一系列的氧自由基（包括超氧阴离子、羟自由基和次氯酸钠），当这些物质释放到吞噬体时，可帮助杀灭细菌。当细胞外氧分压低于 30mmHg 时，该氧化过程逐步被抑制。当氧分压降至 0mmHg 时，正常粒细胞对金黄色葡萄球菌和大肠杆菌的杀伤能力明显下降，其功能仅为慢性肉芽肿患者的一半。

接种物是否引起感染及感染是否扩散，在很大程度上取决于组织灌注，也就是可满足粒细胞的氧代谢需求。例如，来源于补体和组胺分子的炎症信号，可引起血管扩张，利于血液直接流入感染区；但是，若血容或局部血液供给不足，以致组织灌注不能增加，将会导致感染的扩散。组织氧供通常因血容量和动脉血 PO_2 的增加而升高，因血容量低和肺功能不全而降低。

有肺部疾患，严重创伤，充血性心力衰竭，低血容量，血管加压素、血管紧张素或儿茶酚胺水平过高且伴周围组织缺氧的患者易发生感染。上述患者的免疫功能受到抑制。因此，在免疫防御方面，血液循环支持与营养支持、抗生素治疗同等重要。

3. 无反应性　是机体对皮肤测试抗原的炎症反应缺乏。常出现于免疫抑制患者中，这类患者易发生感染，且常常死于感染。诊断无反应性的皮肤试验，也常用于检测回忆抗原与迟发型超敏反应，但实际上其是在检测抗原免疫活性谱，包括抗原的识别与处理、淋巴因子的释放、抗体的合成及炎症反应（包括白细胞的趋化作用）。但是该试验对杀灭细菌的最终关键步骤无法进行检测。引起无反应性的原因有多种，包括 T、

B 淋巴细胞缺陷、过量抗炎性皮质类固醇激素的产生、抗原处理障碍及抑制性 T 细胞增加。在外科患者中，严重营养不良、创伤、休克及脓毒症均可抑制皮肤试验的反应性，当上述情况改善后，该试验的反应性可恢复。

4. 糖尿病的免疫　糖尿病会损害免疫功能。控制良好的糖尿病患者（除了动脉疾病所致组织缺血的患者），具有正常的抗感染能力；控制不佳的患者则没有。目前此机制尚不明确，但控制不佳的患者体内的白细胞黏附、迁移及杀菌能力均较差。当血糖得到控制后，上述功能也得到改善。缺乏胰岛素时，白细胞的功能也降低。

C. 密闭性腔隙

大多数外科感染产生于组织中易感、缺乏血管的部位，例如伤口或自然腔隙。这些组织的共同特点是血液灌注差、局部低氧血症、高碳酸血症及酸中毒。一些出口狭窄的组织腔隙，如阑尾、胆囊、输尿管及肠道等，易发生梗阻并产生感染。

机体的腹腔与胸腔均是潜在性自然腔隙，其表面彼此滑行相连，可有效地减轻细菌的污染。但是，异物、坏死组织及损伤则破坏了这种保护机制，容易导致感染的产生。纤维素可阻止细菌的清除，它们可聚集在细菌的周围并将其包裹，这样有利于脓肿的形成，同时又避免了严重的感染扩散。

异物本身具有可匿藏细菌的腔隙。发生梗死的组织更容易产生感染。例如，血栓形成的静脉很少受到感染，除非行静脉导管检查时带入细菌。

▷ 外科感染的扩散

外科感染通常原发于一个病灶，当感染扩散并释放毒素时，可危及生命。感染扩散一般有如下几种途径。

A. 坏死性感染

坏死性感染常沿解剖通路扩散。坏死性筋膜炎沿血供不良的筋膜及皮下组织扩散，其释放的毒素可引起坏死区域前方（小）血管甚至大血管的血栓形成，从而导致更多的组织发生缺血、坏死。

B. 脓肿

若引流不及时可致脓肿扩大，引起更多的组织损伤。白细胞在吞噬的过程中通过释放溶酶体酶而导致组织坏死，引起正常的组织界限破坏。例如，小肠外瘘形成，血管壁的穿透。

C. 蜂窝织炎与浅表感染

蜂窝织炎脓液形成很少，但组织水肿明显。感染常沿疏松脂肪层扩散并伴邻近组织坏死，具有上述两种扩散方式的特征。典型的例子是腹膜后胰周感染。浅表感染可沿皮肤扩散，不仅伴有邻近组织的坏死，也可发生远处转移。

D. 通过淋巴系统的感染扩散

淋巴管炎可产生皮下红线并且能沿主要淋巴管向

邻近组织蔓延。淋巴管也可见于比较隐蔽的部位,如产后败血症的腹膜后间隙。

E. 通过血液循环的感染扩散

目前最常见的就是由静脉注射被污染药物所引起的脓胸与心内膜炎。继发于身体其他部位(尤其是面部)感染的脑脓肿,常见于婴儿与糖尿病患者。肝脓肿可继发于阑尾炎与炎症性肠病,有时也可由门静脉炎引起。

▶ 并发症

A. 瘘管和窦道

瘘管与窦道是由腹腔内邻近肠管的脓肿开口于皮肤所形成。当组织坏死合并窦道形成以致侵蚀主要血管时,可引起大出血。颈部未愈合伤口的照射组织及腹股沟区血管术后的感染伤口,一旦发生出血,处理相当棘手。一些肠瘘源于手术操作不当和缝合组织的坏死;另一些源于邻近的脓肿穿透肠管和皮肤,此时外科医生应行脓肿引流,这有助于愈合。

B. 伤口愈合延迟

伤口愈合延迟是感染的结果。其机制可能是细菌所释放的细胞因子的刺激作用,促进蛋白的水解,尤其是胶原酶的产生。

C. 免疫抑制和二重感染

免疫抑制常由损伤所致,后者包括外科手术、外伤、休克、感染和脓毒血症。二重感染常发生于免疫功能受抑制时,从而为条件致病菌(常为耐药菌)提供侵袭的机会。

D. 菌血症

菌血症是指血液中有细菌存在。其临床意义因患者情况而异。正常人口腔手术后常出现的一过性菌血症对机体无害,但心脏瓣膜损害、心脏的、血管的或矫形手术的假体、免疫功能低下的患者除外。行胃肠道及泌尿系统器械检查时,发生菌血症的几率很高,因此检查前可应用适当的抗生素来预防。

E. 器官功能衰竭、脓毒症、全身炎症反应综合征

感染与组织损伤始于炎症反应,适当的炎症反应可清除感染与坏死组织。在损伤部位,内皮细胞和白细胞共同参与炎症介质的释放,后者包括细胞因子(肿瘤坏死因子 -α)、白介素、干扰素、白三烯、前列腺素、一氧化氮、活性氧产物及经典的炎性产物(补体、组胺及缓激肽)(表 8-1)。但当这些炎性介质聚集于损伤部位

表 8-1 细胞因子和生长因子

肽因子	合成部位	调节方式	靶细胞	效应
G-CSF	成纤维细胞,单核细胞	由白介素 1(IL-1)、脂多糖(LPS)、α 干扰素(IFN-α)诱导生成	定向作用于中性粒前体细胞(CFU-G,Gran)	维持中性粒生发克隆的增殖,刺激呼吸爆发
GM-CSF (IL-3 具有相同效应)	内皮细胞,成纤维细胞,巨噬细胞,T 淋巴细胞,骨髓	由 IL-1,TNF 诱导生成	单 - 巨核细胞祖细胞(CFU-GEMM,CFU-MEG,CFU-Eo,CFU-GM)	维持巨噬、嗜酸粒、中性粒、单核细胞克隆增殖
IFN-α,IFN-β,IFN-γ)	内皮细胞,成纤维细胞,淋巴细胞,巨噬细胞,中性粒细胞	由病毒(外源核酸)、微生物,外源性细菌抗原、肿瘤细胞等诱导生成	淋巴细胞,巨噬细胞,受到感染的细胞,肿瘤细胞	抑制病毒增殖,激活防御性吞噬细胞,直接抑制肿瘤细胞增殖,激活杀伤细胞,抑制胶原合成
IL-1	内皮细胞,角化细胞,淋巴细胞,巨噬细胞	由 TNF-α,IL-1,IL-2,补体 C5a 诱导生成;IL-4,TGF-β 抑制其生成	单核细胞,巨噬细胞,T、B 淋巴细胞,NK 细胞,LAK 细胞	刺激 T、B 淋巴细胞,NK 细胞,LAK 细胞,诱导融瘤效应并产生其他细胞因子及内源性致热原(通过 PGE2 释放),诱导产生类固醇、急性期蛋白、低血压以及趋化性中性粒细胞;刺激呼吸爆发
IL-1ra	单核细胞	由 GM-CSF,LPS,IgG 诱导产生	封闭 T 细胞、成纤维细胞、树突状细胞以及内皮细胞上的 1 型 IL-1 受体;	封闭 T 细胞、成纤维细胞、树突状细胞以及内皮细胞上的 1 型 IL-1 受体;改善关节炎、脓毒症休克及炎性肠病动物模型

续表

肽因子	合成部位	调节方式	靶细胞	效应
IL-2	淋巴细胞	IL-1,IL-6 诱导产生	T 细胞、NK 细胞,B 细胞,激活的单核细胞	刺激 T 细胞、NK 细胞以及 B 细胞生长
IL-4	T 细胞,NK 细胞,肥大细胞	细胞激活或 IL-1 诱导产生	所有血液细胞以及其他表达受体	刺激 B 细胞和 T 细胞生长,诱导 HLA II 类抗原分子表达
IL-6	内皮细胞,成纤维细胞,淋巴细胞,某些肿瘤细胞	由 IL-1,TNF-α 诱导产生	T 细胞、B 细胞浆细胞、角化细胞、肝细胞以及干细胞	诱导 B 细胞分化;诱导急性期蛋白,以及角化细胞的生长。刺激 T 细胞和造血干细胞生长
IL-8	内皮细胞,成纤维细胞,淋巴细胞,单核细胞	由 TNF,IL-1,LPS 以及细胞粘附(单核细胞)诱导产生	嗜碱性粒细胞,中性粒细胞,T 细胞	诱导内皮细胞表达 LECAM-1 受体、β2 整合素以及中性粒细胞迁移。刺激呼吸爆发
M-CSF	内皮细胞,成纤维细胞,单核细胞	由 IL-1,LPS,IFN-α 诱导产生	定向作用于单核前体细胞(CFU-M, Mono)	维持单核细胞形成克隆的增殖,激活巨噬细胞
MCP-1, MCAF	单核细胞,某些分泌类似蛋白肽的肿瘤细胞	由 IL-1,LPS,PHA 诱导产生	未受刺激的单核细胞	特异性趋化单核细胞
TNF-α(LT 具有大致相同的的效应)	巨噬细胞,NK 细胞,T 细胞,转化后的细胞系,B 细胞(LT)	可被 PGE2、TGF-β、IL-4 抑制其产生;LPS 可诱导其生成	内皮细胞,单核细胞,中性粒细胞	刺激 T 细胞增殖;对某些肿瘤细胞具有直接细胞毒作用。通过诱导 IL-1、PGE2 产生促炎效应;全身给药可产生许多脓毒症体征;刺激呼吸爆发及细胞吞噬作用

时,可有效地募集并装备先天性和适应性免疫细胞,从而杀伤入侵的微生物,引起损伤组织的修复。但是,如果感染或损伤的程度超过了机体本身的能力,炎症反应就转变为全身性。其结果是全身炎症反应活跃,正常细胞代谢及微循环灌注受到损害。患者临床表现恶化,出现脑(谵妄)、肺(低氧血症)、心脏与血管(休克与水肿)、肾脏(少尿)、肠道(肠梗阻)、肝脏(高胆红素血症)、血液系统(凝血异常、贫血)及免疫系统(免疫抑制)等功能衰竭。上述综合征被称之为多器官功能衰竭综合征(multiple organ dysfunction syndrome,MODS)。一般来讲,器官功能衰竭的危险性与休克的时间及严重性有着直接关系,同时也与患者的年龄及健康状况相关。对于危重患者,一般很难确定器官功能衰竭是由严重感染还是由炎症反应引起的。脓毒症是指源于感染的全身炎症反应,相反,当全身炎症反应出现在无感染的情况下(如发生于严重烧伤、外伤及胰腺炎),则称之为全身炎症反应综合征(systemic inflammatory response syndrome,SIRS)。感染、菌血症、脓毒症及全身炎症反应综合征之间的关系见图 8-1。

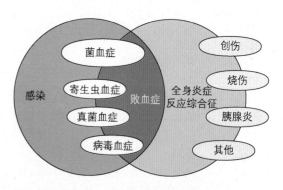

▲图 8-1　全身炎症反应综合征、败血症和感染之间的相互关系

▶ 诊断

诊断的目的在于使脓毒症在发展到更危险阶段前得到检查与治疗。

A. 体格检查

体格检查是确诊外科感染最简单的方法。当疑有感染却未能早期发现时,反复体检会发现低热、红斑、硬结、疼痛或正在形成的脓肿。未反复查体是延误诊治最常见的原因。

B. 实验室检查

1. 一般检查　实验室资料价值有限。严重感染时，白细胞增多可转变为白细胞减少。出现酸中毒有利于诊断，DIC 阳性也是有用的。此外，不能解释的肺、肝、肾、胃（如应激性溃疡）功能衰竭，也是诊断脓毒症的有力证据。

2. 细菌培养　细菌培养阳性有助于鉴别 SIRS 和脓毒血症（即便是 50% 脓毒症患者细菌培养阴性）。若怀疑存在感染，早期应进行常规血液、痰液及尿液培养，尤其是住院患者（易患医源性肺炎和泌尿系感染）（见下面）。这一措施特别重要，因为来自美国国家疾病预防与控制中心（Centers for Disease Control and Prevention, CDC）的数据显示，70% 引起院内感染的细菌，目前已对至少一种经常使用的抗生素产生了耐药性。其他体液，如脑脊液、胸腔及关节腔积液、腹水等，当怀疑这些部位是感染的潜在来源时，均应当穿刺抽取液体并进行培养。一般来讲，脓肿的脓液均应行细菌培养，除非致病微生物已经明确。病情进展迅速者，15 分钟内应行两次血培养。在非紧急情况下，24 小时内应行一次血培养，对于伴随高热、心脏及关节有假体存在，以及血管分流术后的患者，可增加至 24 小时内行 6 次血培养。约有 20% 的患者存在假阴性结果。假阳性结果很难确定，因为皮肤共生菌（甚至某些白喉杆菌与表皮葡萄球菌）在过去被认为是污染物，现在证明其仅偶尔引起感染。动脉血培养对诊断真菌性心内膜炎是必需的。

C. 影像学检查

X 线检查常有助于诊断，尤其是对肺部感染的诊断。当感染与骨骼关系密切时，如骨髓炎时，X 线检查能够发现该病的早期征象，且通常需要积极的外科或抗生素治疗。MRI 检查可有效地检测出骨水肿，这是骨髓炎的早期征兆。骨 CT 扫描对发现实质性脏器的脓肿十分有用。CT 扫描与超声检查，在确定隐匿性感染（的部位时），特别有效。

多种放射性核素检查已被应用，也具有良好的诊断作用。用于标记白细胞的最佳放射性核素是镓（^{67}Ga）和铟（^{111}In）。核素成像现已很少用于确定感染（的部位）。

D. 感染源

脓毒症的早期诊断通常基于怀疑与非明确体征的结合，因为此时血培养的结果尚未确定。最重要的早期步骤是确定感染灶。虽然手术或外伤伤口、胸腹腔的外科感染及梭状芽孢杆菌都是常见的感染源，但是源于泌尿系统、肺炎甚至窦道的感染也不少见。一旦明确需要外科治疗的病灶，应立即行切除或引流术。

▶ 治疗

A. 切开和引流

脓肿必须切开，以便将细菌、坏死组织及毒素引流

至体外，这样感染腔隙的压力及细菌数量便可降低，从而减少毒素与细菌的扩散。伴随全身症状的脓肿需要外科急诊治疗。

波动感虽然是皮下脓肿的可靠体征，但其已是晚期体征。耳旁及肛周脓肿从不出现波动感，如果外科医生一味等待该体征出现，会导致严重脓毒症的发生。引流产生的开放性伤口组织会按二期伤口愈合方式愈合，仅留下极小的瘢痕。深部脓肿的引流比较困难，可在 CT 或超声的引导下经皮置管引流。

虽然伴有脓毒症的患者不能耐受手术。但实际上，脓肿引流术是所有治疗措施中最重要的。当感染病灶需要外科手术引流时，没有一种方法可以将其替代。

B. 切除

某些外科感染可以通过手术切除（如感染的阑尾和胆囊）。在这种情况下，引流是没有必要的，患者在手术台上便可治愈。梭状芽孢杆菌性肌炎需要截肢。这些手术的成功依赖于强效的针对性抗菌治疗。

C. 循环增强作用

因血管缺血诱发的感染，可以通过恢复动脉血供而治愈，血供不良区域处的慢性感染（如放射性骨坏死），可通过向病变区域移植功能性血管床（如肌皮瓣或网膜移植）而治愈。

D. 抗生素

抗生素治疗对于简单外科感染（疖及没有并发症的伤口感染）是没有必要的，此类感染通过切开引流便可治愈。持续性或蔓延性感染需要进行抗生素治疗，最好是根据药敏实验结果选择合适的抗生素。中毒性感染，包括脓毒性休克，必须根据经验立即应用抗生素，而后再依据细菌培养的结果来调整用药。抗生素的经验性选择必须考虑以前相似感染患者的常见的培养结果、细菌革兰染色结果及患者的具体情况。

E. 营养支持

对于营养不良、脓毒症及严重外伤的患者，可通过积极的营养治疗以增强抗感染能力，促进机体的恢复。敏感的疗效指标有免疫功能提高和分解代谢的减弱或逆转。内脏和骨骼肌的保护及恢复可使患者更好地咳嗽并排出痰液。

▶ 预后

表现为发热、寒战及中毒症状的脓毒血症患者的死亡率为 10%；而表现为休克和多器官功能衰竭的患者的死亡率几乎为 100%。单独影响预后的因素包括：致病微生物、血压、体温（相反关系）、感染原发部位、年龄、易感因素及患有感染的地方（医院或家里）。在停用抗生素后出现低热及白细胞计数增高的患者中，60% 将会复发。然而，对于可疑（不能明确感染源）的病例，一般禁止持续使用抗生素，因为这样往往会拖延确定感染时间，且有可能增加发病率及致病菌的抗药性。

Bone RC: Sir Isaac Newton, sepsis, SIRS, and CARS. Crit Care Med 1996;24:1125.

Bone RC et al: Definitions for sepsis and organ failure and guidelines for the use of innovative therapies in sepsis. The ACCP/SCCM Consensus Conference Committee: American College of Chest Physicians/Society of Critical Care Medicine. Chest 1992;101:1644.

Lederer JA et al: The effects of injury on the adaptive immune response. Shock 1999;11:153.

O'Grady NP et al: Practice parameters for evaluating new fever in critically ill adult patients. Task Force of the American College of Critical Care Medicine of the Society of Critical Care Medicine in collaboration with the Infectious Disease Society of America. Crit Care Med 1998;26:392.

院内感染及控制

在美国,每年有将近 200 万患者患院内感染。在医院,患者可通过与人员或非无菌环境接触而产生感染,院内感染也可由术前潜伏在患者体内的细菌发展而来。

▶ 医护人员作为感染的来源

绝大多数院内感染通过人的接触传播。为了减少院内感染的传播,应该严格遵守相关的操作规范、着装规范及卫生制度。

目前,未洗手是最常见的感染源,可引起诸多院内感染,如肺炎、静脉导管性脓毒症、烧伤感染及伪膜性肠炎。因此,洗手是预防院内感染最重要的一项措施。洗手应形成条件反射。院内接触患者后不洗手是违反职业道德的行为。

▶ 手术室作为感染的来源

手术过程中任何一个被他人指出的错误,都应该进行立即改正。有皮肤感染、上呼吸道感染或病毒感染而致咳嗽或打喷嚏者,均不能参加手术。

无菌手术衣只能在手术室穿戴,不能在院内其他地方穿戴。若必须在手术室外穿戴,则再入手术室前应当更换。医护人员在接触患者之间必须洗手,在接触感染患者后应当仔细洗手。一周内未进行刷手的外科医生,术前应当用有效的消毒液将手、前臂至肘上认真刷洗 2~5 分钟。尽量减少在手术室的走动和交谈。

虽然手术环境中的许多物品都是无菌的,但手术操作区域不是,只能做到尽量接近无菌。即使采取超过正常标准的无菌措施,也不能使伤口感染率下降。此种情况表明细菌也存在于患者体内,而且机体的免疫功能差异也是感染的一个重要决定因素,且感染不受进一步无菌措施的影响。

许多特殊且昂贵的技术被应用,以减少手术室的细菌污染。紫外照射灯、层流通气、精心的建筑及通风方案被采纳,但是没有一项被证实比目前的感染控制指导及外科无菌原则更加有效。

目前可使外科器械及其他物品无菌的最可靠方法是高压蒸汽(高压灭菌器)、干热与氧化乙烷气体。虽然在 2 个大气压与 120℃饱和蒸汽下,13 分钟便可杀灭所有生长的细菌和绝大多数耐干燥芽胞,但外科器械的灭菌常延长至 30 分钟,以便高压蒸汽能够穿透外科包的中央。目前广泛使用的真空循环或超高压灭菌器,对未打包的器械允许缩短灭菌时间。170℃下 1 小时的持续干热可对不能耐受湿热的物品灭菌。若器械的表面有油脂或润滑剂,安全的灭菌条件为 160℃下持续干热 4 小时。

气化的氧化乙烯可以杀灭细菌、病毒、真菌及各种芽胞。常用于热敏感材料的灭菌,如套迭式操纵器、塑料和橡胶制品、锋利且精细的器械、电线及密封的安瓿;同时可对某些特定的塑料和药品产生损害作用。该灭菌技术需要一种特殊的高压灭菌器,该灭菌器内含有 12% 氧化乙烯和 88% 氟利昂 -12,在 55℃,超过大气压 8psi 条件下产生灭菌作用。绝大多数灭菌物品在使用前,须放在无菌包中治愈器械架上通风 24~48 小时。植入体内的塑料制品,须放置 7 天后才可使用。氧化乙烯虽然具有毒性,但在严格的规定下使用是安全的。

各种灭菌方法也包括在消毒液中浸泡法,如 2% 的戊二醛可杀灭内镜器械表面的病毒,这种灭菌方法共需要 10 小时。化学消毒剂常被用于清洁手术室表面及不需要完全无菌的器械。其他种类的消毒液包括:合成的石炭酸制剂、多聚溴水杨酸苯胺、碘伏、酒精及 6% 稳定的过氧化氢。这些消毒剂在有机物存在时具有高效的活性,而且常在器物表面残留有很强的抗菌活性。它们也常被用于清洗不能灭菌的麻醉器械。包装前的器械及物品可用大剂量的 γ 射线灭菌。研究表明,合成的织物是极好的细菌屏障,且成本花费低于传统的棉纱,因此被应用于制作手术衣及手术巾。

▶ 患者作为感染的来源

在情况允许的条件下,已存在的感染应于术前进行治疗。对有呼吸系统疾病史的患者,应该培养其呼吸道分泌物并给予适当的治疗。在行泌尿系统仪器检查前,应做细菌培养并应用针对性抗生素,这种预防措施可减少泌尿外科手术后发生脓毒症休克的几率。结肠手术术前准备将在第 31 章讨论。在行心脏瓣膜置换术前,拔除龋齿是极为必要的。

患者皮肤上的细菌是引起感染的常见原因。术前应用抗菌肥皂淋浴或沐浴,可减少 50% 左右的清洁伤口发生感染。术前几小时对手术区域进行剃毛,可使伤口感染的几率增加 50%。若患者毛发浓密,需要足够大的范围才能适应伤口时,术前应剪去而不是立即剃掉毛发。术前几分钟进行剃毛也会增加伤口感染率。

手术野内的皮肤必须用消毒剂清洁。无刺激性消毒剂,如苯甲烃铵,应该用于鼻、眼及其周围区。其他部位的皮肤清洁常用碘伏(如聚维酮碘)和氯己定。

隔离措施：通用预防措施

传统观念认为感染患者应被单独隔离。在 1985 年，为应对艾滋病的流行，一种称为"通用预防措施"的全方位隔离取代了单独隔离。在此系统中，只要涉及密切接触患者的任何操作，尤其是接触血液，医护人员均应在佩戴手套和其他保护装置下进行。通用预防措施的概念强调：①预防针刺伤的发生；②传统隔离措施的应用，如戴手套和穿隔离衣；③戴口罩和眼罩，以防止黏膜组织在操作过程中发生感染；④准备行复苏时，应使用个人单独的通气装置。美国 CDC 建议将通用预防措施应用于接触血液、精液及阴道分泌物，羊水、脑脊液，心包、腹腔、胸腔及关节腔的液体，以及体内受血液污染的其他液体。通用预防措施不被推荐应用于粪便、鼻腔分泌物、痰液、汗液、泪液、尿液或呕吐物，除非其包含有可见的血液。此外，洗手是必不可少的。

http://www.cdc.gov/ncidod/hip/isolat/isolat.htm

外科感染的抗生素预防

虽然抗生素预防能减少感染的发生，尤其是手术区域的感染，但同时应考虑药物毒性及过敏反应、药物的交叉反应、细菌的耐药性和重复感染。抗生素预防的原则十分简明：①针对感染的类型选择有效的抗生素；②只有在感染的风险确定存在时，才应用抗生素；③在适当的时候给予合适剂量的抗生素；④抗生素副作用大于治疗作用时应停药。

预防感染时，绝不能使用毒性很大或用于治疗确定感染的一线抗生素。因为细菌对抗生素的耐药性产生很快，所以经常用于预防治疗的抗生素很容易失去对后续治疗的有效性。预防用药应选择经济、安全、有效的抗生素。

预防性使用抗生素时，应选择能针对作用于预期手术中能遇到的微生物的抗生素。第一代头孢菌素(如头孢唑啉)被用于绝大多数手术，因为其能有效杀灭常见的革兰阳性和革兰阴性细菌，同时具有中等长度的血清半衰期。以前常规预防应用的万古霉素，现已被废弃，主要是因为其耐药菌的出现，尤其是肠球菌与链球菌。对革兰阴性菌和厌氧菌有较好疗效的药物(如头孢西丁、头孢替坦)，常被用于结肠与妇科手术。对绝大多数手术而言，术前 30 分钟给予单一剂量的抗生素，可维持组织中有效的药物浓度。追加剂量适用于手术时间较长(超过 4 小时)或需要大量复苏液体(大量液体再分配)的手术。术后一般不需要使用预防剂量的抗生素。通常情况下，闭合性损伤时一般不需要预防使用抗生素。美国心脏病协会推荐，对有瓣膜病或有瓣膜假体置入的患者，在行可能导致菌血症的操作前，应预防使用抗生素，这样可预防心内膜炎的产

生。相似的观点同样适用于有关节假体置入的患者。

预防性应用抗生素不能够也并不旨在减少细菌。多种抗生素的应用增加了药物交叉反应的危险性，此外，长期应用可促进耐药菌株的出现，从而减少疗效并增加费用。只有在未使用抗生素且感染率明显升高或感染后果相当严重的情况下(如血管、心脏瓣膜置换或关节假体置入)，才应当使用抗生素。

外科医生大多会试图给每位患者使用抗生素，以得到没有感染的记录，但如下几个原因表明这个策略是欠妥当的：①当预防性抗生素对病原菌无效时，可能会导致清洁伤口变为感染伤口；②耐药菌的出现最终会增加院内感染的危险性；③行清洁手术的患者中，应用抗生素产生的费用和风险(如肾衰、听力丧失、过敏反应、皮疹、真菌感染及肠炎)，超过了其所产生的微弱疗效。无论在哪个医院，抗生素耐药菌株的数量与抗生素的使用量紧密相关。

院内感染的控制

考虑到院内感染引起的高额医疗费用，感染控制是一个完全正确的投资。资料显示，感染控制计划能够预防近三分之一的院内感染。因此，美国医院鉴定联合委员会要求每一家医院建立感染控制委员会。该委员会建立了感染患者的隔离制度和院内人员接触感染的保护制度，同时还制定了处理细菌污染物品的程序和限制感染扩散的措施。感染控制专家通常会记录并分析感染的类型，对患者细菌培养的结果进行常规分析，并了解其对医院环境的潜在影响。进行这些尝试是为了明确"流行病"的来源。全国各地的监测结果又由美国 CDC 进行协调，以便监测和报道院内感染，进而制定指导性意见，以改善目前现状。

Antimicrobial prophylaxis in surgery. Med Lett Drugs Ther 1999;41:75.
CDC Guidelines on Prevention of Nosocomial Infections, Hospital Infections Program, Centers for Disease Control and Prevention: http://www.cdc.gov/ncidod/hip/

外科感染的特殊类型

手术区域感染

手术区域感染，过去称之为术后伤口感染，由术中或术后细菌感染引起。美国 CDC 的国家院内感染监测系统的最新资料表明，手术区域感染已报道位列常见院内感染的第三位，占所有住院患者院内感染的 14%~16%。在所有外科患者中，手术区域的感染是院内感染最常见的原因，占感染总量的 38%。

感染通常局限于皮下组织。尽管努力保持无菌，绝大多数外科伤口仍会不同程度受到污染。但是，若污染很轻，伤口未严重损伤，皮下组织灌注及氧合良

好,且没有死腔形成,感染也极少发生。用于确定手术区域感染的标准已经制定,该标准描述了三个不同解剖层面的感染(表 8-2)。

表 8-2　手术区域感染的类型

伤口感染
　　浅表伤口感染(皮肤和皮下组织感染)
　　深层伤口感染(深筋膜、肌肉、伤口较深层的软组织)
器官或腔隙感染
　　任何一个解剖部位而不是手术中处理过的体壁层

手术污染的程度可分为四类:①清洁(没有显著外源性及内源性污染);②轻度污染(清洁 - 污染);③重度污染;④感染(术中遇到明显的感染)。清洁伤口的感染率为 1.5%。清洁 - 污染伤口(如胃及胆道手术)的感染率为 2%~5%。重度污染伤口(如未行肠道准备的结肠手术,肠出血或穿孔的急诊手术)的感染率高达 5%~30%。应用隔离技术、术前应用抗生素及延期行一期缝合等,均可使伤口感染率保持在可接受的范围内。通常,即使一个小的手术区域感染也可显著延长住院时间并增加经济损失,因此必须尽可能采取合理的措施,使伤口感染率降低。

伤口感染的危险性受污染程度的影响,但并不由其完全决定。各种患者的易感因素和围术期的特点,可增加手术区域感染的可能性(表 8-3)。

表 8-3　手术区域感染的危险因素

患者因素
　　糖尿病
　　低氧血症
　　低体温
　　白细胞减少症
　　尼古丁(吸烟)
　　长期使用类固醇激素或免疫抑制剂
　　营养不良
　　鼻腔定植有金黄色葡萄球菌
　　皮肤卫生不良
围术期因素
　　术前手术区域剃毛
　　手术无菌操作技术出错
　　预防性抗生素使用开始得过早或过迟
　　术前预防性抗生素使用剂量不足
　　外科医护人员(皮肤或手术服)感染或带菌
　　长时间低血压
　　手术室空气质量差(通气污染)
　　手术室器械或环境污染
　　术后伤口护理不良

宿主易感性通常但不总是局限的。易感性也与伤口组织的氧分压成比例,伤口组织的 PO_2 反过来又与动脉血 PO_2 及灌注率成比例。灌注率通常由心输出量与自主神经的张力决定。自主神经系统张力(如周围血管收缩的程度)是由患者的体表温度、疼痛程度、血容量及恐惧的程度来决定的。因此,感染的易感性可通过加速液体输注、保温、止痛及吸氧(仅在组织灌注得到保证后)等简单方法而减轻。与传统观点相反的是,尿量与伤口感染的发生率关系不大。当伤口感染的风险性很高时,可检测、监测并增强伤口组织的 PO_2。目前合适的技术已经出现。

▶　临床表现

虽然伤口感染通常发生于术后 5~10 天之间,但其也可在早至术后第 1 天,晚至数年后发生。首发症状一般是发热,因此术后发热的患者均应检查伤口。患者常主诉伤口疼痛,虽然伤口极少出现严重的炎症,但水肿明显,致使皮肤缝线张力过大。

触诊可发现脓肿。一个好的方法是将外科用肥皂涂抹于伤口上,将其作为润滑剂,用戴手套的手轻轻触诊。硬结或波动感、捻发音或触痛可在有轻度疼痛和被污染的情况下被检查出来。罕见的深达筋膜的感染一般难以查出。对疑似病例,可小心地用无菌器械打开疑似感染的伤口,若无脓液存在,则立即用皮肤夹闭合伤口。即使是清洁伤口,重新闭合后,细菌培养结果通常也是阳性的。

▶　鉴别诊断

鉴别诊断包括所有其他原因的术后发热、伤口裂开及切口疝形成(见第 5 章)。

▶　预防

预防手术区域感染的详细推荐资料(及相关的说明资料)已由美国 CDC 出版。一般来讲,感染的预防主要有三个方面:①仔细、轻柔地进行外科操作,并保证清洁;②减少污染;③增强患者的抵抗能力,包括预防使用抗生素。外科医生过分地损伤组织、将异物或血肿遗留伤口内、缝合线结扎过多、将伤口暴露于干燥环境中或过度牵拉,均可将患者置于不必要的感染危险中。

缝合的目的是将组织彼此安全牢靠地接近,最好的缝合方法是用最少的缝针数来完成目标。由于缝合可损伤组织,所以应在满足组织靠近的前提下轻柔打结。皮下缝合很少使用。应用皮肤夹来替代皮肤缝合,可减少伤口感染发生率,尤其对有污染的伤口。

严重污染的伤口极易并发皮下感染,因此最好先不缝合,通过延期缝合来处理。这意味着将深层组织缝合,敞开伤口皮肤及皮下组织,表面覆以无菌敷料,在术后第 4 天或第 5 天检查伤口,若无感染征象,则可闭合伤口(最好使用皮肤夹)。二期愈合伤口的瘢痕组织通常是不明显的。

术中预计伤口污染的可能性大时(如结肠手术),应当预防性使用抗生素。过分地使用抗生素是没有理由的。清洁手术后,使用抗生素并没有减少感染的发生,因此预防性使用抗生素应选择感染风险很大的患者。

▷ 治疗

伤口感染的基本治疗是敞开伤口并且充分引流。除非感染扩散或伤口周围组织有炎症表现(发红和水肿),否则没有必要使用抗生素。同时应进行细菌培养,可协助确定感染的来源及预防其他患者的进一步感染;还可获得细菌谱,以防止其他感染蔓延至伤口深层组织或现有感染扩散;此外有助于选择术前用抗生素,以防细菌再次进入伤口。

▷ 预后

绝大多数伤口感染可使疾病进一步加重。虽然伤口感染与死亡率正相关,但其不是引起死亡的常见原因。伤口感染可降低手术的成功率。

Bergamini TM et al: The importance of tissue antibiotic activity in the prevention of operative wound infection. J Antimicrob Chemother 1989;23:303.

Culver DH et al: Surgical wound infection rates by wound class, operative procedure, and patient risk index. National Nosocomial Infections Surveillance System. Am J Med 1991;91:152S.

蜂窝织炎

蜂窝织炎是结缔组织一种常见的侵袭性非化脓性感染,蜂窝织炎一词常被误用。其镜下表现是皮肤和皮下组织的一种严重炎症,虽然以中性粒细胞浸润为主,但却未形成大量脓液(除了开口处)。

▷ 临床表现

蜂窝织炎通常表现为肢体出现红色或棕红色的皮肤水肿。由感染处向远处迅速扩散,病灶边缘界限模糊或清楚(如丹毒)。外科切口、穿刺点、皮肤溃疡及皮肤炎症斑通常是细菌的侵入口。该疾病常发生在易感患者中,如静脉炎伴下肢溃疡的嗜酒者。致病菌多为链球菌或葡萄球菌,也涉及其他细菌。常出现中度发热或高热。

源于蜂窝织炎的淋巴管炎,皮下常出现 3~4mm 宽、发热且有压痛的红线,从感染部位沿淋巴管延伸至局部淋巴结,但没有脓液形成。虽然细菌培养常为阴性,但血液培养有时为阳性。

▷ 鉴别诊断

由于蜂窝织炎可见的特征均由炎症引起,炎症与蜂窝织炎这两个名词在不严格区分时可视为同义词。一些炎症伴有脓肿形成,需要切开引流,而蜂窝织炎则不需要。

虽然血栓性静脉炎常难与蜂窝织炎鉴别,但静脉炎水肿更为严重,且疼痛局限于静脉表面。Homans 征

不总是可以明确鉴别,淋巴结病也是如此。蜂窝织炎常伴较重发热,但无肺栓塞发生。

接触性过敏,如槲叶毒,早期症状与蜂窝织炎较为相似,但不久会出现密集的非出血性水疱,提示出现过敏反应。

因药物注射而引起的化学炎症也酷似链球菌所致的蜂窝织炎。

出现出血性大疱和皮肤坏死,提示坏死性筋膜炎。

▷ 治疗

治疗包括休息、抬高患处、热敷及口服或静脉使用抗生素。热敷提高了皮下组织的温度,若局部血供正常,可升高局部氧分压,有利于治疗感染。半合成青霉素和一代头孢疗效较好。若用药后 12~24 小时未见明显效果,应怀疑有脓肿形成,或考虑革兰阴性或耐药菌感染。每天至少检查一次患者,以便发现隐匿的脓肿或蜂窝织炎下面的脓肿。

扩散坏死性感染

这些感染十分危险,因为其常难以诊断、毒性很强、扩散迅速且常导致截肢。因此,根据其特点将致病菌命名为"食鲜菌"或"食肉菌"。虽然已有多种关于该病的分类方法面世,但绝大多数不实用,因为它们是依据历史描述和人名来分类的。最近美国外科医师协会依据该病的临床表现、原发患病组织的解剖定位及致病菌的微生物特点公布了新的分类标准(表 8-4)。目前已知的四种致病因素是缺氧的伤口、细菌外毒素、细菌的协同作用及滋养血管栓塞。

表 8-4　扩散坏死性感染分类

梭状芽孢杆菌感染
坏死性蜂窝织炎
肌炎
非梭状芽孢杆菌感染
坏死性筋膜炎
链球菌性坏疽

▷ 分类与临床表现

A. 梭状芽孢杆菌感染

梭状芽孢杆菌是腐生菌。活菌与芽胞广泛存在于土壤、沙子、衣物与粪便中。它们通常是较为挑剔的厌氧菌,需要在低氧化还原条件下生长,并开始从芽胞向有增殖能力、可产生毒素的病原体转化。体内组织的氧化还原潜力可因血供受损、肌肉损伤、管型石膏挤压、严重的局部水肿、异物或需氧微生物的出现而减弱。革兰染色中,梭状芽孢杆菌表现为体积相对较大、革兰阳性及形为杆状的细菌。其感染常发生于其他细菌存在的情况下,尤其是在革兰阴性菌感染时。由梭

状芽孢杆菌引起的疾病范围很广，从微不足道的皮肤表面污染到结缔组织的蜂窝织炎，以及伴有肌肉坏死和严重休克的侵袭性厌氧菌感染。有6种梭状芽孢杆菌可引起人类感染；产气荚膜杆菌(80%的情况下)、诺维梭菌和败血梭状芽孢杆菌是最常分离出的种属。

梭状芽孢杆菌增殖并产生毒素，后者常扩散到周围组织中。破伤风梭菌和肉毒杆菌可产生极强的生物毒素，可分别引起破伤风与食源性肉毒中毒。然而，其他的梭状芽孢杆菌也具有很强的侵袭性。例如，产气荚膜杆菌产生的大量外毒素，可破坏局部微循环，便于细菌进一步侵入，且其侵袭速度令人震惊。在上述过程中，α毒素(一种可引起坏死的卵磷脂)被认为尤为重要，但其他毒素，包括胶原酶、透明质酸酶、白细胞素、蛋白酶、脂肪酶和溶血素也有重要作用。当疾病发展到一定阶段，毒素可进入体循环，产生SIRS的相关症状，若不及时治疗，最终会发展为脓毒症休克、MODS，甚至死亡。局部感染的严重性和进展程度，可通过患者的一般情况及感染的局部征象来加以判断。免疫抑制患者尤其易患此病。

许多开放性伤口表面都存在梭状芽孢杆菌感染或污染，但没有发展为明显感染。这种感染没有侵袭性，因为伤口周围的组织是基本健康的，梭状芽孢杆菌被限制于坏死组织的表面。坏死表面组织的清创术通常是唯一且必须的治疗措施。捻发音脓肿和蜂窝织炎形成时，可见有特殊的棕色血清样脓液渗出，并可闻及小鼠味。感染通常由皮肤表面侵袭至深筋膜，发展速度很快，并可导致皮肤褪色。严重的疼痛提示感染蔓延至肌间隔(肌炎)。该病的特点是进展迅速、感染区肌肉血供减少、早期可出现严重休克及易发展至MODS。X线平片可见气泡(气性坏疽)，并可听及捻发音。但是，组织中有气体产生不是本病一个重要的鉴别点，因为某些梭状芽胞菌不产生气体(如诺维梭菌)；而某些非梭状芽孢杆菌常会产生气体(如大肠杆菌)，气体可通过伤口进入组织中。

B. 非梭状芽孢杆菌感染

坏死性筋膜炎是由多种非梭状芽孢杆菌所致。感染通常涉及混合的微生物菌群，常包括微需氧性链球菌、葡萄球菌、需氧革兰阴性菌及厌氧菌，特别是消化链球菌和类杆菌。筋膜炎通常开始于一个局部区域，如刺伤、下肢溃疡或外科伤口，感染沿着相对缺血的筋膜层蔓延，引起穿透血管的血栓形成，从而导致皮肤和皮下组织去血管化。出血性水疱是皮肤坏死的始发体征，皮肤常常失去感觉，并且偶尔出现捻发音。筋膜坏死通常比皮肤外观所示范围更广泛。在手术中，发现水肿、呈暗灰色坏死的筋膜及皮下组织可支持诊断，在穿透血管中常可见到血栓形成。

甲型链球菌(化脓性链球菌)经常存在于皮肤和咽喉。虽然由甲型链球菌感染引起的休克和器官衰竭(链球菌坏疽)并不常见，但据报道自1980年以来，其发生率有增加的趋势。这种类型的感染也被称为链球菌中毒性休克综合征。在1998年的美国，这种感染的发生率为1~10/10万。罹患慢性免疫抑制性疾病(如癌症、糖尿病及终末期肾病)和应用类固醇激素药物的患者，感染此病的风险性较高。

链球菌至少能释放五种不同类型的外毒素。该病最常见的症状是突然发生的剧烈疼痛，常见于有伤口的四肢。发热和其他全身感染症状在本病中也常常存在。休克和肾功能不全通常于入院后24小时内出现。而深层组织(尤其是肌肉)的侵袭感染不常见。

▶ 治疗

治疗的重点是必须手术。当出现户外受伤，伤口被异物、土壤或粪便污染，以及伤口内组织(尤其是肌组织)被广泛损伤时，应考虑发生此类感染的可能。应仔细检查上述类型的伤口，在良好的麻醉下，全面而仔细地检查和清除包括肌肉在内的失活组织。

通常很难区分坏死与水肿组织。每天都应仔细检查伤口，以决定是否有必要再次清创。可在麻醉下每日清创，因为这些病变范围广泛，组织的活力在手术室下往往难以评估。筋膜间隔必须行减压术，开放引流是必需的，并且需要广泛清除坏死组织。筋膜炎时，通常可以保留有功能的肢体，如若不能，可在后期安全地行截肢手术。

避免将筋膜炎与深部坏疽混淆是十分重要的。当清除坏死的皮肤和筋膜就可控制感染时，行截肢手术完全是一个悲剧性的错误。扩散性筋膜炎伴完全性血供丧失，或者适当清创后仅剩下一个无功能的肢体时，需要行截肢手术。当残余组织的活性可以保证且感染已得到控制时，可用皮片移植修补组织缺损。

抗生素往往是必不可少的，但若没有主要的外科治疗，则是无效的。许多坏死性感染由多种微生物所致，在临床上难以鉴别，因此应选择使用广谱性抗生素。常用的经验性治疗方案为静脉注射：①青霉素＋克林霉素＋氨基糖苷类抗生素；②亚胺培南＋西司他丁；③青霉素＋舒巴坦(优立新)＋氨基糖苷类抗生素。某些权威人士也推荐应用免疫球蛋白[400mg/(kg·d)静注，连用5天]。革兰氏染色和术中感染组织的培养，将有助于缩小抗菌谱，以便选用敏感性抗生素。

在感染严重的情况下，必须额外强调复苏治疗的重要性。清创常会留下大范围的新鲜创面，引起广泛的出血和大量隐性体液的丢失。必须通过输注晶体来保持血容量，通过输注血浆和全血来纠正凝血或贫血。如果有糖尿病，必须积极治疗。

已有报道表明，高压氧治疗可成为梭状芽孢杆菌感染的有效辅助治疗，但其却不能替代外科治疗；因为

动脉血中增加的 PO_2(高压氧疗后),不能促进氧气进入坏死组织中。高压氧可抑制细菌的侵袭,但不能消除感染灶。

▶ 预后

　　扩散性坏死性感染是潜在的致死性疾病。若治疗适当,死亡仅仅发生在治疗被延误时,或是已有严重的其他疾病(如糖尿病)及细菌已侵入机体重要的结构时。约有 20% 的坏死性筋膜炎患者和超过一半的链球菌中毒性休克综合征患者死亡。抢救功能性肢体的预后不太乐观。肌肉坏死的患肢往往变得无用,必须截肢以挽救生命。

Stevens DL: Streptococcal toxic-shock syndrome: spectrum of disease, pathogenesis, and new concepts in treatment. Emerg Infect Dis 1995;1:69.

疖、痈及汗腺炎

　　疖和痈都属于皮肤脓肿(原发性脓肿病),始于皮肤腺和毛囊。毛囊通常含有细菌。疖通常始于感染的毛囊,但也有一些是由存留的异物和其他损伤引起的。若毛囊皮脂腺在皮肤水平受阻,疖便会形成。由于毛囊的基底部位于皮下组织,感染可像蜂窝织炎一样蔓延并可形成皮下脓肿。若疖源于多个毛囊的融合感染,皮肤的中心将会坏死,并在脓肿引流后脱落。疖也可以蜂窝织炎的形式出现,即延伸至皮下组织,形成一个长且扁平的脓肿。痈是深在的肿块,感染的毛囊以瘘管相通。疖是外科最常见的感染,但痈是罕见的。

　　疖可以是多发和复发的(疖病)。疖病常见于年轻人,同时伴有引起皮肤功能损害的激素改变。最常见的感染菌是葡萄球菌和厌氧假白喉菌。

　　化脓性汗腺炎是腋窝或腹股沟区的严重皮肤感染,由顶泌汗腺的多个脓肿组成;易迁延为慢性且难以处理。本病原因不明,但可能与毛囊末端的滤泡上皮缺陷有关。

▶ 临床表现

　　疖发痒并可引起疼痛。皮肤开始发红,然后变为白色,进而脓肿顶部坏死。常出现病变周围红斑及硬结,局部淋巴结肿大,全身症状罕见。

　　痈虽然始于疖,但此种感染可通过相互连接的通道,将皮肤与皮下组织进行分割。这些通道大多开口于皮肤表面,形成了有许多脓性开口的大疖。随着痈继续增大,皮肤的血供被破坏,中央组织也出现坏死。颈项部的痈几乎全部见于糖尿病患者或免疫功能相对低下的患者。这类患者常出现发热和中度中毒症状,这是一个严重的问题,需要立即行外科处理。一旦发现痈,必须考虑患者是否存在糖尿病或免疫抑制疾病(如HIV),同时应积极治疗。

▶ 鉴别诊断

　　有时外科医生会遇到没有明显化脓的红斑及硬结,许多这样的病变继续发展,则出现中央脓肿而变为明显的疖。另一方面,当这些病变位于关节附近或胫骨上方,或病变分布广泛时,必须与以下疾病相鉴别:类风湿结节、痛风、肩周炎、滑膜炎、结节性红斑、真菌感染、某些皮肤的良恶性肿瘤、皮脂腺炎(但不是通常的感染)或上皮包裹性脓肿。

　　皮肤活检表明汗腺炎不同于疖,汗腺炎有典型的顶泌汗腺受累。当脓肿集中于顶泌汗腺富集区,如腋窝、腹股沟及会阴部时,应考虑汗腺炎的可能。痈很少与其他病变混淆。

▶ 并发症

　　这些感染中的任何一种,当其感染部位靠近主要的静脉血管时,可能会引起化脓性静脉炎。当感染位于鼻或眼睛附近时,这一点尤为重要。由于颅内的中央静脉栓塞是严重的并发症,故而位于面部的脓肿必须应用抗生素治疗,同时积极切开引流。

　　汗腺炎虽可使患者产生不适,但却罕见全身症状。位于项部的痈,在极少情况下可导致硬膜外脓肿和脑膜炎。

▶ 治疗

　　疖的经典治疗方法是引流,而不是使用抗生素。然而,扩散性痈必须切开,同时给予抗生素辅助治疗。介于上述两者间的感染,抗生素的使用取决于脓肿的位置与感染的程度。

　　复发性疖病的患者可能合并糖尿病或免疫缺陷病。最近研究发现,大约 50% 中性粒细胞功能受损的患者,服用维生素 C 后,改善了粒细胞的功能并取得了较好的临床效果。建议疖病患者经常用含六氯酚或其他消毒剂的肥皂洗澡;也有必要提醒患者经常清洗个人衣物并消毒自己的房间,以减少细菌存留。

　　当表面被切开后,脓肿仍未能充分引流时,外科医生应寻找通向深部的小脓肿或更大的皮下脓肿,如"领扣样"脓肿。

　　痈的病变范围通常比其外观所示的更为广泛。单纯切开治疗是不合适的,应使用电刀切除病变。切除的范围直至将大多数窦道清除,这通常远远超过了有化脓迹象的皮肤。有时需要一个大的切口,看起来可能是比较极端的治疗方法,但可达到快速治愈、防止感染进一步扩散的目的。大伤口通常收缩成一个小瘢痕,而不需要皮肤移植;因为痈好发于皮肤松弛的项部和臀部,收缩是此处伤口的主要修复方式。

　　汗腺炎的治疗方法通常是:仔细清洁后,引流各个脓肿。患者必须避免使用收敛性的止汗药及除臭剂,涂抹中性皮肤消毒剂常有助于治疗。若引流后伤口没有迅速愈合,应考虑是否存在真菌感染。如果这些措施均未成功，则必须切除大汗腺受累的皮肤；若皮肤缺损大，可行皮肤移植。选择抗生素时，必须考虑到这些感染常由多种细菌引起，包括混合性需氧和厌氧菌。一个随机对照试验表明，外用克林霉素是有效的。在另一个试验中，发现四环素与克林霉素的疗效相似。异维A酸对某些患者可能有效。

Brook I et al: Aerobic and anaerobic microbiology of axillary hidradenitis suppurativa. J Med Microbiol 1999;48:103.

Brown TJ et al: Hidradenitis suppurativa. South Med J 1998;91:1107.

Jemec GB et al: Topical clindamycin versus systemic tetracycline in the treatment of hidradenitis suppurativa. J Am Acad Dermatol 1998;39:971.

Levy R et al: Vitamin C for the treatment of recurrent furunculosis in patients with impaired neutrophil functions. J Infect Dis 1996;173:1502.

抗生素相关性结肠炎

在过去的十年中，继发于抗生素应用后的结肠功能失调症的发生率逐渐增加。氨基青霉素、头孢菌素和克林霉素最常引起该病。该病源于抗生素引起的结肠正常菌群发生变化，导致致病菌——通常是艰难梭状芽孢杆菌——过度增殖。这些细菌在5%健康人群的粪便中存在，并可释放两种类型的毒素（细胞毒素A与细胞毒素B），进而诱发炎症与黏膜损伤。常见的临床表现是腹泻，严重、有潜在生命危险且伴发黏膜溃疡的结肠炎，菌血症及脓毒症休克。结肠镜下可见坏死黏膜隆起，呈黄色，形成伪膜样结构（伪膜性结肠炎）。临床表现的特点是近期使用过抗生素的术后患者出现发热、腹胀及持续性腹泻。粪涂片可见大量的白细胞；艰难梭菌毒素A、B可用细胞毒素或酶免疫试剂盒（enzyme immunoassays，EIA）检测。其他很少引起结肠炎的微生物包括沙门氏菌、产气荚膜杆菌、白色念珠菌和金黄色葡萄球菌。

治疗包括静脉输液、纠正电解质紊乱及适时停用抗生素。中至重度患者可予甲硝唑治疗，250mg口服，每日3~4次，连用14天。口服万古霉素也有效，但目前主张此治疗仅用于重症患者和对甲硝唑无效或过敏的患者。约有20%的患者可能复发，需要再次使用抗生素治疗；许多专家推荐使用益生菌结肠灌注等辅助疗法，以使结肠菌群恢复正常。

目前已有艰难梭菌引起院内感染的相关报道，原因与洗手不彻底有关。使用次氯酸溶液消毒是很有效的干预措施，可较好地控制流行率。

Cleary RK: Clostridium difficile-associated diarrhea and colitis: clinical manifestations, diagnosis, and treatment. Dis Colon Rectum 1998;41:1435.

Cunha BA: Nosocomial diarrhea. Crit Care Clin 1998;14:329.

Frost F et al: Increasing hospitalization and death possibly due to Clostridium difficile diarrheal disease. Emerg Infect Dis 1998;4:619.

Mayfield JL et al: Environmental control to reduce transmission of Clostridium difficile. Clin Infect Dis 2000;31:995.

Surawicz CM et al: Pseudomembranous colitis: causes and cures. Digestion 1999;60:91.

破伤风

破伤风是一类特殊的厌氧菌感染，通过释放神经毒素来引起神经系统应激性增强和肌肉强直收缩。致病微生物（破伤风杆菌）进入被土壤或粪便污染的缺氧性伤口（如被钉子刺伤），在此繁殖。易患破伤风的伤口通常是刺伤、含有失活组织或异物的伤口。在过去的50年中，破伤风在美国的发生率已降低，这主要归功于破伤风类毒素的广泛使用和伤口处理方法的改进（包括在急诊室实施破伤风预防措施）。对老年人而言，破伤风仍是一种严重的疾病，因为他们未接种过破伤风疫苗或接种不足；据统计，在1995年至1997年间，60岁及其以上的破伤风患者占总患者数的35%。

破伤风是一种临床诊断，因为没有确定的实验室检查可作为该病的常规检查。伤口微生物分离既不敏感也不特异。破伤风的症状最短可于感染后1天出现，最长可延续至数月，平均潜伏期为7天。首先出现的症状通常为受伤部位疼痛和麻木感，下颌骨运动受限（牙关紧闭）及面部肌肉痉挛（苦笑面容）。随后出现颈项强直、吞咽困难及喉痉挛。严重的病例常因背部肌肉痉挛而形成"角弓反张"。由于胸和膈肌发生痉挛，呼吸暂停时间越来越长。患者体温正常或轻度升高。病情的严重程度差异很大，一些患者症状很轻，几乎难以辨别诊断。

美国CDC定期修改预防及治疗破伤风的推荐方案（www.cdc.gov/nip）。重要的是，血清学调查表明，60岁以上的成年人中，至少有40%的人可能缺乏破伤风类毒素的保护作用。由于所有年龄段的人都接触破伤风，始于儿童阶段的常规免疫和以后每10年的增强免疫（表8-5），每个人都应该对破伤风类毒素产生主动免疫。因此，对于外伤患者，询问其以前的预防接种史是非常有必要的。受外伤的患者，其破伤风的预防依赖于免疫接种史和伤口的类型。可应用破伤风-白喉（Td）增强剂（用于清洁伤口的主动免疫）或破伤风免疫球蛋白（tetanus immune globulin，TIG；用于污染伤口的被动免疫），抑或是两者同时应用。

若怀疑患者感染破伤风，应立即开始强化治疗。主要的治疗措施包括用TIG中和毒素、切除或清理可疑的伤口、静脉注射大剂量青霉素、通气支持及避免突然刺激。在确诊的破伤风患者中，病死率约为18%。破伤风患者不能产生持久的免疫力，患者治愈后需要根据常规的推荐方案来进行主动免疫。

表 8-5 破伤风的免疫与预防

指征	免疫或预防[1]
成人常规免疫	每 10 年 用 Td 0.5ml（或 50 岁用一次的加强量）[2]
清洁小伤口	
先前免疫情况不明	Td 0.5ml
或 <3 次剂量	
先前免疫 >3 次剂量	Td 0.5ml（最后一次免疫 >10 岁）
其他伤口	
先前免疫情况不明	Td 0.5ml 和 TIG
或 <3 次剂量	
先前免疫 >3 次剂量	Td 0.5ml（除非最后一次免疫在 5 年内）

[1] Td= 成人破伤风白喉类毒素加强量；TIG= 破伤风免疫球蛋白 250U 肌注，若与 Td 联用，应于单独部位注射

[2] 患者从未接种初始免疫系列，应该接受完全的免疫系列

[CDC National Immunization Program—Epidemiology and Prevention of Vaccine-Preventable Diseases]
http://www.cdc.gov/nip/publications/pink/tetanus.pdf
Diphtheria, tetanus, and pertussis: recommendations for vaccine use and other preventive measures: recommendations of the Immunization Practices Advisory Committee (ACIP), Centers for Disease Control and Prevention. MMWR Morb Mortal Wkly Rep 1991;40(RR-10):1.
Tetanus surveillance: United States, 1995–1997. MMWR Morb Mortal Wkly Rep 1998;47(SS-2):1.
Tetanus surveillance: United States, 1991–1994. MMWR Morb Mortal Wkly Rep 1997;46(SS-2):15.

狂犬病

狂犬病是一种可以预防的、通过被感染动物的唾液传播的病毒性脑炎。人类通常是被蝙蝠、浣熊、臭鼬、狐狸或其他野生动物咬伤后而感染病毒；但是约有 30% 的感染者对咬伤无记忆或看不到咬痕。已报道的其他传播方式包括黏膜（眼、鼻、嘴）、雾化作用及角膜移植。1997 年，共有 8513 例狂犬病被报道（93% 是野生动物），仅有 4 例人类感染。在美国，20 世纪期间因狂犬病致死的人数大幅下降，至 20 世纪 90 年代后期降至每年 1~4 人死亡。

因为确诊为此病的患者几乎无一例外地死亡，因此早期预防是十分必要的。伤口应当用肥皂和清水全面清洗。用于确定潜在狂犬病感染风险的有价值的信息包括：事发地点、涉及动物的种类、如何受伤、动物的疫苗接种情况、能否捕获动物，以及行狂犬病检测。狂犬病的预防被证明几乎 100% 成功，大多数患者出现死亡是因其未能寻求医疗援助。每年约有 18 000 人在暴露前预防接种狂犬病疫苗，另有 40 000 人在暴露后接受预防治疗（疫苗加免疫球蛋白）。关于暴露前与暴露后预防狂犬病的最新措施可在美国 CDC 的网站上查阅（http://www.cdc.gov/ncidod/dvrd/rabies）。

狂犬病毒具有独特的子弹状、非节段性的负链 RNA 基因组。原发感染后，病毒侵入周围神经并进入中枢神经系统，使其难以察觉（隐蔽期）。随后的潜伏期因人而异，从数天至数月不等。发病初起时，伤口周围麻木、疼痛；继之出现发热、烦躁、全身乏力及进行性脑功能障碍；最后出现谵妄、幻觉、失眠、麻痹及抽搐。

目前常用脑组织直接荧光抗体（direct fluorescent antibody, DFA）法来诊断动物狂犬病。补充性试验常规用于人类的诊断中，因为没有单一的测试能绝对排除狂犬病：血清和脑脊液用于抗体测定，通过 DFA 法行皮肤活检，唾液可行 RT-PCR 检测。

Rabies Section, Viral and Rickettsial Zoonoses Branch, Division of Viral and Rickettsial Diseases, National Center for Infectious Diseases, Centers for Disease Control and Prevention, Atlanta, Georgia. http://www.cdc.gov/ncidod/dvrd/rabies

包虫病

包虫病（棘球蚴病）是由微小的绦虫，即细粒棘球绦虫和多房棘球绦虫（1~4mm 绦虫）感染引起，它们可在哺乳动物组织内形成幼虫的囊肿。狐狸、狼、狗及猫是确定的宿主，成虫在其肠道内寄生，但对其无害，因而也没有任何症状。虫卵随粪便排出，可被中间宿主（如牛、人、啮齿类动物，尤其是羊）摄入体内。卵可穿过肠黏膜进入门静脉系统，大部分阻留于肝内（75%），少数可到达肺（15%）及其他组织。在肝脏中，卵子发育成一个典型的囊肿，其内充满清亮的液体。囊体逐渐增大，形成包虫囊肿，即内囊。这种内囊若破裂至腹腔，可形成继发性腹腔内囊肿。由于囊肿生长缓慢，患者可数年没有症状。随着囊肿增大，患者可出现上腹部疼痛或不适、体重减轻等症状。40% 的患者可出现嗜酸性粒细胞增多。B 超和 CT 检查可明确囊肿的存在。在某些患者中，寄生虫已死，囊壁出现钙化，故而不需要治疗。然而，该病在大多数情况下需要手术治疗，虽然除去囊肿不能 100% 有效根除感染。若有可能，应完整地切除囊肿。由于该病存在引起致敏和腹腔植入的风险，故而手术时应小心操作，避免囊肿破裂及囊内容物流入腹腔。术后需用阿苯达唑或甲苯达唑治疗，防止囊肿再生长。虽然该病总死亡率高达 15%，但在外科治疗病例中，死亡率仅有 4%。

Ammann RW et al: Cestodes. Echinococcus. Gastroenterol Clin North Am 1996;25:655.
Clarkson MJ: Hydatid disease. J Med Microbiol 1997;46:24.
http://www.dpd.cdc.gov/dpdx/HTML/Echinococcosis.htm
Taylor BR et al: Current surgical management of hepatic cyst disease. Adv Surg 1997;31:127.

放线菌和诺卡菌病

放线菌和诺卡菌病是一种长期、进展缓慢的感染，涉及许多组织，导致肉芽肿和脓肿形成，后者通过窦道和瘘管引流。此病与分枝杆菌、真菌引起的感染及癌症相似，但其致病菌却是细菌，故而难以精确诊断。

伊氏放线菌属于革兰阳性、非抗酸性丝状微生物，通常具有分枝，并可分解为短杆菌形式。该菌是严格的厌氧菌，部分正常菌落存在于人口咽部及上消化道。炎性结节、脓肿及窦道常见于头颈部。约 1/5 患者的原发病灶位于胸部，另有约 1/5 患者位于腹部，阑尾与盲肠常常被累及。常形成多个窦道，脓液中常含有黄色的"硫磺颗粒"，为缠在一起的纤维组织。炎性结节质地较硬，但疼痛及触痛相对较轻。全身症状，包括发热，变化较大。引流的窦道和瘘管常继发其他细菌感染。腹部放线菌病可产生腹部包块，与恶性病程相似，也可诱发阑尾炎。若阑尾穿孔，则会引起多处损伤及腹壁窦道形成。胸部放线菌可引起咳嗽、胸痛、发热及体重减轻，与假分枝杆菌和分枝杆菌引起的感染相似。本病的后期，窦道可穿透胸腔和胸壁，常累及肋骨或椎体。CT 扫描和针穿活检有助于诊断。所有放线菌病均可用青霉素治疗，疗程大约数星期。虽然长期抗生素治疗的效果十分成功并且可避免手术，但术前要排除其他诊断则是很困难的，故而外科引流或根除病变也是经常需要的。

诺卡菌是革兰阳性、抗酸性分枝丝状微生物，星状诺卡菌是最常见的菌种之一。该菌为需氧菌，很少存在于呼吸道的正常菌群中。诺卡菌病可有两种存在形式。一种是局部的慢性肉芽肿，伴有化脓及脓肿，还有类似放线菌样的窦道形成。一种特殊的病变可发生于肢体，类似 Madura 足（足分枝杆菌病），具有广泛的足破坏，但却很少伴发全身症状。另一种形式是全身感染，通常开始于化脓性肺炎，随后沿血流播散并累及其他器官，如脑膜或脑组织。全身性诺卡菌病会产生发热、咳嗽、体重减轻及类似分枝杆菌或球菌感染的症状。诺卡菌血症的死亡率高达 50%。该病特别容易出现在罹患慢性阻塞性肺病、癌症、慢性肉芽肿病及 HIV 相关性疾病的患者中。诺卡氏菌病最好应用磺胺类药物治疗（如磺胺嘧啶或复方新诺明），病情严重时，可用亚胺培南和阿米卡星治疗数周。脓肿切开引流、瘘管切除及损伤修补亦是必不可少的治疗手段。

Cintron JR et al: Abdominal actinomycosis. Dis Colon Rectum 1996;39:105.
Conant EF et al: Actinomycosis and nocardiosis of the lung. J Thorac Imaging 1992;7:75.
Kontoyiannis DP et al: Nocardia bacteremia. Report of 4 cases and review of the literature. Medicine 1998;77:255.
Lerner PI: Nocardiosis. Clin Infect Dis 1996;22:891.
Menendez R et al: Pulmonary infection with Nocardia species: a report of 10 cases and review. Eur Respir J 1997;10:1542.
Smego R Jr et al: Actinomycosis. Clin Infect Dis 1998;26:1255.
Tarabichi M, Schloss M: Actinomycosis otomastoiditis. Arch Otolaryngol 1993;119:561.
Threlkeld SC et al: Update on management of patients with Nocardia infection. Curr Clin Top Infect Dis 1997;17:1.
Warren NG: Actinomycosis, nocardiosis, and actinomycetoma. Dermatol Clin 1996;14:85.

有毒动物咬伤

蛇咬伤

美国每年大约有 8000 人被毒蛇咬伤。约有 1/3 的受害者不出现中毒症状，这是因为蛇虽然咬了人，但并没注射毒液，或是射出的毒液仅在皮肤表面。在美国，每年大约有 9~15 人死于严重的蛇毒中毒。相比之下，每年死于黄蜂和蜜蜂蜇伤的却高达 120 人，死于雷击的约为 150 人。

蛇的鉴别

在美国，绝大多数的蛇咬伤是由非毒蛇所致。在治疗前辨别患者是否被蛇咬伤并已中毒、被咬伤但未中毒，或是被非毒蛇咬伤等情况是很重要的，因为治疗可引起不适甚至严重的副作用。这需要全面了解蛇的分类学、解剖学及其地域分布特点。而依据蛇的颜色、毒牙或是咬痕等标志来区分是不可靠的鉴定标准。

美国大约有 120 种蛇，其中 26 种是毒蛇。原产于北美的毒蛇分为四类。其中三类是响尾蛇亚科中的颊窝毒蛇：响尾蛇——在两大种属（响尾蛇属和侏儒响尾蛇属）中有许多小种；棉口蛇或嗜鱼蝮蛇（水生嗜鱼蝮蛇）；以及铜头蛇（铜头蝮）。颊窝毒蛇可通过如下特征而与无毒蛇区分：圆嘴、两眼与鼻孔之间各有一个凹陷。它们拥有弯曲的毒牙，可迅速插入咬伤部位并释放毒液。大量的毒液腺使其头部呈三角形或菱形。北美颊窝毒蛇的头顶部有椭圆形的虹膜。虽然大多数颊窝毒蛇主要含有溶血毒素，但是某些颊窝毒蛇，尤其是小盾响尾蛇，主要含神经毒素。

珊瑚蛇是原产于北美的毒蛇中的第四类。它是眼镜蛇家族中的一员，包括许多危险的眼镜蛇与环蛇。两种不同属的珊瑚蛇（西部珊瑚蛇，Micruroides euryxanthus 及东部珊瑚蛇，Micrurus fulvius）主要生存在西部和南部各州，并伴有鲜明的非重叠性地域分布。珊瑚蛇有小嘴、短牙，通过咬伤释放毒素至猎物体内。珊瑚蛇缺乏颊窝毒蛇咬伤所致的特征性咬痕，有时甚至难以发现。中毒的程度取决于蛇的大小和接触时间，迅速赶走毒蛇可降低伤者严重中毒的危险性。珊瑚蛇的毒素主要是神经毒素，与颊窝毒蛇的毒素没有关系。神经毒素的危害之一是可使伤者出现呼吸麻痹。

眼镜蛇家族包括眼镜蛇、金环蛇和树眼睛蛇，主要分布于亚洲与非洲。它们的毒牙在嘴的前方，从小到中排列。眼镜蛇毒性很强，是全球蛇咬伤致病和致死的主要原因。

海蛇属于水蛇科，与眼镜蛇关系密切。最初来自于印度洋和太平洋，主要生活在水中，尤其是海水中，它们具有短而固定的牙齿和扁平的尾巴。其毒性很强，对其生活区域中的渔民构成很大威胁。

穴蝰家族由副毒齿蝰蛇组成，包括西非穴蝰和短剑蛇。它们主要分布在非洲和中东，其毒液中含有角蝰毒素，该物质可引起平滑肌和血管有力的收缩。

蛇毒

蛇的毒液腺实际上是改良的唾液腺，可分泌一种特殊的蛋白和酶的混合物。蛇毒具有多种功效：迅速制动并预消化猎物，防御捕食者。蛇毒的作用十分广泛，可简单地分为溶血毒素和神经毒素。需要注意的是：多种作用的结合可以是同时或连贯性发生的。

溶血作用由蛋白水解酶、肽及金属蛋白引起，可直接导致局部组织的破坏和血管内膜的损伤，随后血栓形成并坏死。在大多数情况下，可出现凝血级联反应的激活。红细胞的直接溶解可引起急性溶血性贫血和急性肾小管坏死。肢体被咬伤可引起皮下组织损伤及指或足趾的丧失。肌肉毒素可引起肌肉直接坏死和局部压力增高，从而导致肌间隔破坏。组织内出血和细胞因子的释放可引起继发性水肿。全身反应可导致肺水肿。血管内注射可导致更为严重的全身反应，因血小板减少和低纤维蛋白原血症而引起弥漫性出血。

蛇毒中的神经毒素常常作用于乙酰胆碱受体系统，引起突触后拮抗作用和乙酰胆碱酯酶的激活，其他的成分可直接引起突触前神经细胞破坏。

临床表现

无毒的蛇咬伤比毒蛇咬伤更为常见。其治疗像刺伤一样简单，即应用合适的破伤风抗毒素。

蛇咬伤后伴发的兴奋和歇斯底里，可引起定位功能失调、惊厥、头晕、过度换气、脉搏加快以及原发性休克。

毒蛇咬伤后仅有 50%~70% 的病例出现中毒症状。中毒症状可分为轻度（伤后轻微肿胀、疼痛不明显）、中度（齿痕、局部肿胀及明显的疼痛），或重度（齿痕、严重的和进展性肿胀及疼痛）。

大多数响尾蛇、铜头蛇、噬鱼蝮蛇及珊瑚蛇的咬伤较浅，但少数也可深达肌肉。中毒的严重程度取决于：蛇的种类与大小，受伤者的年龄与体格，咬伤的部位、深度、性质及数量，进入体内的毒素量，伤者对毒素的敏感性，蛇口腔内微生物的情况，现场急救和后续治疗的情况。

蛇毒中毒的局部体征包括：咬伤痕迹，局部皮肤淤斑和变色，大小水疱，咬伤处迅速出现的肿胀及水肿，并进一步累及附近区域。咬伤的疼痛可能相当严重。其他常见伴随体征有低血压、出汗、恶心、四肢无力及头晕。也可出现口周及周围感觉异常，味觉改变及肌束震颤。提示神经毒素中毒的症状为：吞咽困难、发音障碍、复视、头痛、乏力以及呼吸窘迫。实验室检查早期可出现血液浓缩，随后红细胞和血小板减少。尿液分析可出现血尿、糖尿及蛋白尿。凝血酶原和部分凝血酶原时间往往也是异常的。

治疗

中毒后的临床表现及程度决定治疗措施；其他因素，如咬伤到治疗的时间间隔、入院前急救，以及伤者的年龄和体格大小，也至关重要。

若有条件，可用肥皂水或消毒剂清洗伤口。将宽大且具有弹性的绷带捆扎在伤口上方，但不能限制动脉和静脉血液流通，并将受伤区域固定于心脏水平以下。去掉戒指及其他环状物，让伤者镇静并保持身体温暖。通俗的急救措施，如止血带、伤口的切开与吸吮、冰敷、冷冻疗法、电休克治疗及饮酒，均未被证明是有价值的，并可能危害伤者及照顾者，特别是在野外时；而将伤者及时送至医院才是十分重要的。蛇的鉴定对治疗有帮助，但并不是优先要做的。

优先要做的是准确评估心肺功能并给予支持治疗。实验室检查应包括血型和交叉配血、凝血功能分析、全血细胞计数及尿液分析。局部伤口处理包括清洗和消毒。全身治疗措施包括注射破伤风抗毒素与应用广谱抗生素。筋膜切开术仅适用于罕见的骨筋膜室综合征（室内压超过 30~40mmHg）。局部切除咬伤区域是没有用的，现已不再使用。

抗蛇毒血清的使用基于如下标准：确定伤人的蛇是毒蛇；中毒的程度及临床表现；距离咬伤的时间；实验室检查异常。目前已建立了几种分级标准，但仍存在不足。抗毒血清的使用必须针对伤者的具体情况及其对咬伤的反应而定。

有效的特异性抗毒血清对颊窝毒蛇和东方珊瑚蛇的咬伤均有作用。多价抗响尾蛇毒血清对所有的北美蝰蛇有效，而抗北美珊瑚蛇毒血清仅对东部珊瑚蛇有效。由于这些马源性抗蛇毒血清具有严重的潜在副作用，如过敏反应与血清病，故而这些抗毒血清仅应用于有明显毒蛇咬伤或已出现早期中毒症状的伤者。

抗蛇毒血清最好及早使用，稀释后可持续静脉输注，禁忌在咬伤处及其周围注射使用。多价抗响尾蛇毒血清应在咬伤后 4 小时内应用，此时效果极佳；8 小时后使用疗效次之；30 小时后几乎无效。严重中毒可能需要 30 瓶以上的抗蛇毒血清；抗毒血清一般适用于中度中毒；轻度中毒使用抗毒血清，则弊大于利。若怀疑或已证实伤人的是珊瑚蛇，则应当在伤者神经系统症状出现以前,开始应用抗珊瑚蛇毒血清。

Chippaux JP et al: Venoms, antivenoms and immunotherapy. Toxicon 1998;36:823.

Holstege CP et al: Crotalid snake envenomation. Crit Care Clin 1997;13:889.

Thwin MM et al: Snake envenomation and protective natural endogenous proteins: a mini review of the recent developments (1991–1997). Toxicon 1998;36:1471.

节肢动物咬伤

节肢动物的叮咬最为常见,但仅是一种滋扰。然而,受害者会因为某些节肢动物的直接毒性或引起的过敏反应而导致死亡。有些节肢动物可通过其直接毒性或过敏反应而引起受害者死亡。由于它们分布广泛、数量众多,蜜蜂和黄蜂(咬伤)所致的死亡人数远超过其他任何有毒动物(包括蛇)所致的死亡人数。

▶ 蜜蜂与黄蜂

蜜蜂在蜇人时,会被两根带有倒钩的刺针固定,因此要退出来是不可能的。蜇人后,蜜蜂常常因撕脱螫刺及其器官而死亡。被蜜蜂蜇后,应当用锋利的刀刮出产生渗出的毒囊。任何试图拔出刺针的尝试行为,都将会导致更多的毒液被挤压入组织中。蜂刺一旦刺入,将会在体内存留。若蜇伤发生在眼睑部位,蜂刺可刺激眼球达数月之久。

黄蜂的刺针没有倒刺,可使黄蜂很容易地退出,以便再次蜇人或逃走。因此,黄蜂蜇过的部位通常很难发现留下的刺。被称为"黄夹克"的雌黄蜂具有很强的攻击性,有时它们会在蜇刺前叮咬。

蜜蜂和黄蜂的毒素中含有组胺、高分子量的碱性蛋白、游离氨基酸、透明质酸酶和乙酰胆碱。抗原蛋白具有种属特异性,并可导致蜂间交叉反应。节肢动物蜇伤后的症状可表现为轻微红斑,严重中毒后可出现明显的局部反应(特别是多处蜇伤时),还可发生感染。全身的过敏反应与血清病症状类似。

早期冰敷可减轻水肿,肢体抬高也有利于治疗。口服抗组胺药可减少荨麻疹的发生,非肠道应用皮质类固醇药物可减轻延迟性炎症反应的程度。若并发感染,应进行清创并使用抗生素。中度严重反应表现为晕厥或荨麻疹反应。若存在过敏反应或严重反应,可予1/1000水溶性肾上腺素0.5~1ml行肌肉注射,5~10分钟可重复注射一次,随后应用5~20mg苯海拉明静脉滴注。出现休克时,应使用皮质类固醇药物并予全面支持治疗,如吸氧、扩容及升压等。过敏体质的伤者应携带辨识标签和用于肌肉注射的肾上腺素急救包。

虽然使人对蜜蜂和黄蜂蜇叮产生免疫是可能的,但是其成本效益分析表明,即使有应用的需要也十分少见。

▶ 蜘蛛

虽然所有的蜘蛛都有杀死猎物的毒素腺,但仅有少数毒素对人体有害。幼儿、老人及伴有其他疾病的患者,中毒后产生不良后果的危险性最大。

A. 毒蛛中毒

毒蜘蛛(黑寡妇和红背蜘蛛)咬伤后,可产生全身神经毒性作用。雌性黑寡妇蜘蛛腹部呈亮黑色,并有一个红色的沙漏状斑记;雄性个体较小,且不咬人。其毒素在神经末梢通过释放神经递质,引起细胞膜破坏及脱颗粒。黑寡妇蜘蛛的毒素会促进神经递质乙酰胆碱的释放,引起运动终板和肌肉过度刺激而致疲劳。

中毒的起始症状一般为局部疼痛,随后可出现板状腹、腹痛及痉挛,伴呼吸困难与下肢无力。同时可见大量溶血、严重的低血压及心血管性虚脱。局部皮肤变化常常很小,难以确定咬伤。

通常静脉注射葡萄糖酸钙可以减轻肌肉疼痛和痉挛,而静注阿片类制剂和苯二氮䓬类药物同样也可产生上述相似疗效。冰敷可减轻咬伤所致的局部疼痛。大多数症状为自限性,予以适当的支持治疗,可在48小时内缓解,但完全恢复可能需要1周多。使用马源性抗毒血清很有效,但可能会诱发过敏反应。

B. 棕斜蛛咬中毒

棕隐士蜘蛛(褐皮斜蛛)外观呈暗褐色,背部有小提琴样标志。其毒液可引起明显且持久的局部皮肤坏死,咬伤处深部组织出现进行性坏死,且愈合缓慢。全身性中毒表现为血管内凝血和肾衰竭,但不常见。毒素可能通过分离中性粒细胞在迁移和变形过程中的黏附和脱颗粒作用,从而引起局部组织的坏死。磷脂酶D和鞘磷脂酶D也参与了局部组织坏死和血小板凝集反应。补体活化的改变和毒素与红细胞膜的结合作用可产生溶血。

咬伤后可出现局部红斑和水肿,但通常很少引起疼痛。重度中毒时,24~48小时内,在局部缺血周围可见出血性大疱。局部病变常进展为难以愈合的溃疡。全身症状有发热、荨麻疹、淋巴管炎、恶心及呕吐。溶血和弥漫性血管内凝血则很罕见。

治疗主要为对症支持。清洁伤口、休息、抬高患处均为适当的处理措施。组织缺损很常见,早期切除咬伤组织常伴有伤口愈合不良。对于全身应用皮质类固醇药物的治疗,目前仍存在争议。

Anderson PC: Spider bites in the United States. Dermatol Clin 1997;15:307.

Bond GR: Snake, spider, and scorpion envenomation in North America. Pediatr Rev 1999;20:147.

Clark RF et al: Clinical presentation and treatment of black widow spider envenomation: a review of 163 cases. Ann Emerg Med 1992;21:782.

Gendron B: *Loxosceles reclusa* envenomation. Am J Emerg Med 1990;8:51.

Gomez HF et al: Loxosceles spider venom induces the production of alpha and beta chemokines: implications for the pathogenesis of dermonecrotic arachnidism. Inflammation 1999;23:207.

Hobbs GD et al: Comparison of hyperbaric oxygen and dapsone therapy for Loxosceles envenomation. Acad Emerg Med 1996;3:758.

Phillips S et al: Therapy of brown spider envenomation: a controlled trial of hyperbaric oxygen, dapsone, and cyproheptadine. Ann Emerg Med 1995;25:363.

Wilson DC et al: Spiders and spider bites. Dermatol Clin 1990;8:277.

Wright SW et al: Clinical presentation and outcome of brown recluse spider bite. Ann Emerg Med 1997;30:28.

▼ 抗菌治疗

抗生素的选择原则

▶ 起始与后续抗生素的选择

为使感染得到有效治疗，必须尽早使用适当的抗生素，尽快确定起始及后续使用的抗生素，明确何时停止药物治疗。这些措施包括如下几点：①临床判断哪种微生物感染可能存在；②鉴别诊断与可能的相关微生物病原体用药相结合；③获取可能提供微生物学诊断价值的标本；④尽早进行针对可疑微生物的经验性抗生素治疗；⑤观察所用抗生素的临床反应，在实验室确定可能的致病微生物；⑥继续经验性治疗或转变为针对病原体的治疗。患者的临床状况有助于确定经验性抗菌治疗的时间、给药途径及治疗的方式。虽然实验室结果不会完全否定基于临床和经验所制定的治疗方案，但是针对性的抗菌治疗可最大限度地减轻药物的使用、副作用的发生及过多的医疗花费，也可降低多药耐药菌株的出现。

▶ 根据细菌培养及药敏实验结果选择抗生素

当从临床标本中分离出病原微生物之后，便可在经验性治疗的基础上选择合适的抗生素（表8-6）。鉴于多耐药菌感染逐年上升及抗菌谱的地域间差异，进

表 8-6 可疑或经验疗法方案的药物选择。 直接针对病原体的治疗应当使用临床微生物实验室的抗菌资料

可疑或已证实的病原体	首选药物	备选药物
革兰阴性球菌		
卡他莫拉菌	阿莫西林-克拉维酸或TMP-SMZ[1]	头孢菌素[2]、红霉素[3]、四环素[4]
淋球菌	头孢曲松	头孢克肟、环丙沙星、大观霉素
脑膜炎双球菌	青霉素[5]	头孢菌素[2]、氨苄青霉素、氯霉素
革兰阳性球菌		
肺炎链球菌（青霉素敏感）	青霉素[5]、头孢曲松±万古霉素（尤其针对中枢神经系统、CNS）大环内酯类	红霉素[3]、头孢菌素[6]、万古霉素（建议联合用药）
肺炎链球菌（青霉素耐药）	头孢曲松±万古霉素	万古霉素（建议联合用药）
链球菌、溶血组A,B,C,G	青霉素	红霉素[3]、头孢菌素[6]、万古霉
草绿色链球菌	青霉素[5]±氨基糖苷类[7]	头孢菌素[6]、万古霉素
葡萄球菌、耐新青霉素	万古霉素+庆大霉素或利福平（或联用）	TMP-SMZ、头孢菌素
葡萄球菌、不产生青霉素酶	青霉素	头孢菌素、万古霉素
葡萄球菌、产生青霉素酶	耐青霉素酶青霉素[8]	万古霉素、头孢菌素[6]
球肠菌	氨青霉素±庆大霉素	万古霉素+庆大霉素
革兰阴性杆菌		
不动杆菌	氨基糖苷类[7]+亚胺培南	米诺环素、TMP-SMZ[1]
拟杆菌、口咽株属	青霉素[5]克林霉素	甲硝唑、头孢菌素[2,6]
拟杆菌、胃肠株属	甲硝唑	头孢西丁、氯霉素、克林霉素、TMP-SMZ[1]
布氏杆菌	四环素[4]+链霉素	四环素、环丙沙星
弧形杆菌	第三代氟喹诺酮	亚胺培南、新头孢菌素[2]

续表

可疑或已证实的病原体	首选药物	备选药物
肠杆菌	TMP-SMZ[1]、氨基糖苷[7]	氨苄青霉素、TMP-SMZ[1]
大肠杆菌（脓毒症）	氨基糖苷类[7]、新头孢菌素[2]	氨苄青霉素、头孢菌素[6]
大肠杆菌（首次泌尿系感染）	磺胺类[9]、TMP-SMZ[1]	氨苄青霉素和氯霉素、二代或三代氟喹诺酮
嗜血杆菌（脑膜炎、呼吸道感染）	头孢菌素[2]	TMP-SMZ[1]、氨基糖苷类[7]
克雷伯杆菌	头孢菌素类[2]	TMP-SMZ
军团菌（肺炎）	大环内酯类 + 利福平	氯霉素
巴斯德菌（耶尔森菌属）	链霉素、四环素[4]	头孢菌素[2]、氨基糖苷类[7]
奇异变形杆菌	氨苄青霉素	氨基糖苷类[7]
普通变形杆菌与其他菌种	新头孢菌素[2]	头孢他啶或头孢哌酮 + 氨基糖苷类；亚胺培南 + 氨基糖苷类；氨曲南
铜绿假单胞菌	氨基糖苷类[7] + 抗假单胞菌青霉素[10]	碳青霉烯酶、四环素[4]、TMP-SMZ
绿脓假单胞菌（类鼻疽）	头孢他啶	氯霉素 + 链霉素
鼻疽伯克氏菌	链霉素 + 四环素[4]	TMP-SMZ[1]、环丙沙星、氨苄青霉素、氯霉素
沙门氏菌	头孢曲松	TMP-SMZ[1]
沙雷氏菌、普罗维登西亚菌属	头孢菌素[2]、氨基糖苷类[7]	氨苄青霉素、四环素[4]、环丙沙星、氯霉素
痢疾志贺菌	TMP-SMZ[1]	
嗜麦芽寡养单胞菌	TMP-SMZ[1]	
弧菌（霍乱、脓毒症）	四环素[4]	TMP-SMZ[1]
革兰阳性杆菌		
放线菌	青霉素[5]	四环素[4]
芽孢杆菌（如炭疽）	青霉素[5]	红霉素[3]
梭状芽孢杆菌（气性坏疽、破伤风）	青霉素[5]	甲硝唑、氯霉素、克林霉素
白喉棒状杆菌	红霉素[3]	青霉素[5]
杰氏棒状杆菌	万古霉素	环丙沙星
李斯特菌	氨苄青霉素 + 氨基糖苷类[7]	TMP-SMZ[1]
抗酸杆菌		
结核分枝杆菌	异烟肼 + 利福平 + 吡嗪酰胺 + 乙胺丁醇	其他抗结核药
麻风分枝杆菌	氨苯砜 + 利福平、氨苯吩嗪	乙硫异烟胺
堪萨斯分枝杆菌	异烟肼 + 利福平 + 乙胺丁醇	其他抗结核药
鸟型分枝杆菌	乙胺丁醇 + 利福平 + 氨苯吩嗪	其他抗结核药
偶发龟分枝杆菌	阿米卡星 + 多西环素	头孢西丁、红霉素、氨苯磺胺
诺卡氏菌	氨苯磺胺[9]、TMP-SMZ[1]	米诺环素
螺旋体		
包柔氏螺旋体（莱姆病、回归热）	四环素[4]、头孢曲松	青霉素[5]、红毒素[3]

续表

可疑或已证实的病原体	首选药物	备选药物
钩端螺旋体	青霉素[5]	四环素[4]
梅毒螺旋体(梅毒、雅司病等)	青霉素[5]	红霉素[3]、四环素[4]
支原体	大环内酯类或四环素[4]	
衣原体		
鹦鹉热衣原体	四环素[4]	氯霉素
沙眼衣原体	多西环素或红霉素[3]	氧氟沙星或阿奇霉素
肺炎衣原体	四环素[4]	红霉素[3]
立克次体	四环素[4]	氯霉素

[1] TMP-SMZ 是 1 份甲氧苄啶与 5 份磺胺甲噁唑的混合物。

[2] 头孢菌素包括头孢噻肟、头孢呋辛、头孢曲松、头孢他啶及头孢唑肟等药物。

[3] 依托(无味)红霉素经口服给药,吸收最好,但却有诱发肝炎的危险性。也可选用硬脂类红霉素与琥乙红霉素。

[4] 所有的四环素类药物具有相似的抗菌活性。其用药剂量由不同制剂的吸收率与排泄率所决定。

[5] 青霉素 G 适合肠外注射;青霉素 V 适合口服给药。

[6] 旧头孢菌素包括:静脉注射用的头孢噻吩、头孢唑林、头孢匹林及头孢西丁;头孢拉定与头孢氨苄常用于口服。

[7] 氨基糖苷类抗生素包括:庆大霉素、妥布霉素、阿米卡星、奈替米星,应根据致敏性来选择使用。

[8] 奈夫西林与苯唑西林常胃肠外用;双氯西林、氯唑西林与苯唑西林常口服给药。

[9] 口服磺胺异噁唑与三磺嘧啶,在尿液中的溶解度很高;对于严重感染患者,可静脉注射磺胺嘧啶钠治疗。

[10] 抗假单胞菌青霉素有:替卡西林、羧苄青霉素、美洛西林、阿洛西林与哌拉西林。

[11] 对于先前未接受治疗的泌尿系感染,应使用水溶性较好的磺胺类药物或 TMP-SMZ

行抗菌药物敏感性的实验室筛查是十分必要的,特别是当分离出的微生物常具有耐药性(如肠道革兰阴性杆菌)时。美国国家临床实验室标准化委员会(Clinical and Laboratory Standards Institute,CLSI)发布并更新了许多经协商一致的建议,以提高商业性微生物鉴定和药敏测试的质量控制水平(www.clsi.org)。药敏实验包括纸片扩散法和稀释法(肉汤稀释、平板稀释与 E 试验法)。纸片扩散试验可提示培养细菌对血清中的药物浓度是敏感还是耐药。稀释法常以最低抑菌浓度(minimal inhibitory concentration,MIC)与最低杀菌浓度(minimal bactericidal concentration,MBC)来表示。MIC 是抑制细菌生长所需药物的最低浓度,MBC 是杀死某种菌株药物的最低浓度。无论纸片扩散法还是 MIC(或 MBC),均可反映药物的敏感性。治疗的持续时间还取决于感染的性质与临床症状的严重性。然而,有时候在进行公认合理的抗菌治疗后,患者的临床反应却未提高,可能的原因如下:

1. 从标本分离出来的微生物可能不是引起感染的致病微生物。

2. 可能由于聚集的脓液未能引流,坏死组织或异物未清除。抗生素治疗不能替代外科引流与切除。

3. 暴发性感染常发生在长期的抗生素治疗过程中。新的微生物或耐药菌可能会替代原来的致病菌。这种情况在开放性伤口和组织窦道尤为常见。

4. 药物不能以有效的浓度到达活动性感染的部位。抗生素的药理特性决其吸收与分布。某些药物不能穿透吞噬性细胞,因而不能作用于细胞内微生物。某些药物很难扩散入眼、中枢神经系统及胸腔中,除非将药物直接注射于上述部位,否则治疗无效。

5. 有时,两种或更多的微生物共同参与了一个感染过程,但仅从标本中分离出一种致病菌。应用的抗生素可能只对毒性较弱的微生物有效。

6. 在治疗过程中,可能从混合菌群中筛选出来的是耐药菌,这些菌株可继续引起病变。

▶ 抗生素与剂量评估

适度的治疗反应是重要的,但并不总是表明正确的抗生素以正确的剂量给予患者。即使发热或其他感染症状还在继续,血清中药物对抗致病微生物的证据仍可为药物的选择提供重要的支持。在脓毒症患者中,延长氨基糖苷类抗生素的用药间隔与常规方案相比,疗效、毒副作用均相似,但其花费更低且更方便。但这种治疗方案不被推荐用于以下患者:心内膜炎、妊娠、囊性纤维化、超过全身面积 20% 的烧伤、结核菌感染或全身性水肿的患者。庆大霉素和妥布霉素静脉用药的起始剂量为 5mg/kg,阿米卡星为 15mg/kg。6~14 小时后随机查血清中药物浓度并与列线图比较,以便确定后续的治疗剂量。

▶ 确定治疗期限

　　药物治疗的时间由感染的性质及其临床症状的严重性来决定。不伴并发症的急性感染应持续治疗至患者无发热且临床症状缓解后 72 小时。特定部位的感染(如心内膜炎、化脓性关节炎及骨髓炎)需要适当延长治疗时间。在评价患者的临床反应时,应考虑药物不良反应发生的可能性。这些反应所引起发热、皮疹、中枢神经系统失调及血尿的变化,与感染的持续性活动极为相似。对于应用多种抗生素的患者,应定期检

查其肝肾功能。若出现不良结果时,应减量或停药。

▶ 少尿和肾衰竭

　　少尿与肾衰竭对抗生素的使用剂量有着重要影响,因为绝大多数药物或多或少地由肾脏代谢。某些药物需要在剂量或使用频次上轻微调整。某些抗生素(如万古霉素、青霉素、氨基糖苷类及四环素)在有氮潴留时必须减量或减少使用频次,以避免更大的毒性产生。对于肾衰竭患者,上述药物的使用原则见表 8-7。肾衰竭患者在使用肾毒性抗生素(如氨基糖苷类)时,

表 8-7　肝肾功能衰竭时抗生素的使用

	排泄和解毒的主要方式	血清中的近似半衰期		肾衰竭时的建议剂量		经血透析去除药物	血透析后的剂量	肝功能衰竭的剂量
		正常	肾衰竭	初次剂量	维持剂量			
无环鸟苷	肾	2.5~3.5h	20h	2.5mg\kg	2.5mg/kg q24h	是	2.5mk/kg	不变
氨苄青霉素	肾小管排泄	0.5~1h	8~12h	1g	1g q8~12h	是	1g	不变
氧哌嗪青霉素	肾 50%~70% 胆道 20%~30%	1h	3~6h	3g	2g q6~8h	是	1g	1~2g q8h
氨曲南	肾	1.7h	16h	1~2g	0.5~1g q6~8h	是	0.5~1g	不变
羧苄青霉素	肾小管排泄	1h	16h	4g	2g q12h	是	2g	不变
氯霉素	主要从肝脏	3h	4h	0.5g	0.5g q6h	是	0.5g	
环丙沙星	肾和肝	4h	8.5h	0.5g	0.25~0.75g q24h	无	无	不变
克林霉素	肝脏	2~4h	2~4h	0.6g IV	0.6g q8h	无	无	
红霉素	主要从肝脏	1.5h	1.5h	0.5~1g	0.5~1g q6h	无	无	
氟康唑	肾	30h	98h	0.2g	0.1g q24h	是	每 24h 剂量	不变
丙氧鸟苷	肾	3h	11~28h	1.25mg\kg	1.25mg/kg q24h	是	每 24h 剂量	不变
亚胺培南	肾小球滤过	1h	3h	0.5g	0.25~0.5g q12h	是	0.25~0.5	不变
甲硝唑	肝	6~8h	6~10h	0.5gIV	0.5q8h	是	0.25g	
新青霉素 III	肝 80%,肾 20%	0.75h	1.5h	1.5g	1.5g q5h	无	无	
青霉素 G	肾小管排泄	0.5h	7~10h	100 万~200 万单位	100 万单位	是	50 万单位	不变
替卡西林	肾小管排泄	1.1h	15~20h	3g	2g q6~8h	是	1g	不变

续表

| | 排泄和解毒的主要方式 | 血清中的近似半衰期 | | 肾衰竭时的建议剂量 | | 经血透析去除药物 | 血透析后的剂量 | 肝功能衰竭的剂量 |
		正常	肾衰竭	初次剂量	维持剂量			
复方新诺明	部分肝脏	TMP 10~12h SMZ 8~10h	MP 24~48h SMZ 18~24h	320mg TMP+ 1600mg SM	80mg TMP+ 400mg SMZ q12h	是	800mg TMP+ 400mg SMZ	不变
万古霉素	肾小球滤过	6h	6~10d	1g	1g q6~10d 根据血浆浓度	无	无	不变
头孢唑林	肾	90min		0.5g	0.5g qd	是	0.5g	不变
头孢呋辛	肾	80min		1~2g	1~2g qd	是	0.5g	不变
头孢替坦	肾	150min		0.5~1g	0.5~1g qd	是	0.5g	不变
头孢西丁	肾	60min		1~2g	1~2g qd	是	0.5g	不变
头孢曲松	肾和肝	480min		1~2g	1~2g qd	无		不变
头孢他定	肾	120min		0.5~1g	0.5~1g qd	是	0.5g	不变

必须严格监测血清中药物浓度。对于新生儿或早产儿，由于其药物排泄机制尚不健全，因此需要按照特殊剂量用药，从而避免药物在体内蓄积。

▶ 耐药基因的预防与控制

为防止并控制耐药基因的出现和蔓延，慎重地进行持续性抗生素治疗是有必要的。

万古霉素在下列情况下不应进行常规使用：①不伴有严重 β-内酰胺酶过敏患者的外科常规预防应用；②发热伴中性粒细胞减少患者的经验治疗中，除非起始症状提示革兰阳性菌感染；③单纯血培养阳性伴凝固酶阴性链球菌的治疗；④当培养未能确认耐 β-内酰胺酶的革兰阳性菌存在时，用于假定感染的继续经验性治疗；⑤对中心或周围血管内导管感染的预防；⑥表面使用或灌注治疗。

A. 定植菌与耐药菌感染的区别

在社区获得性与医源性感染中，耐甲氧西林金黄色葡萄球菌（MRSA）与耐万古霉素肠球菌（VRE）的感染越来越受到关注。对于大多数 MRSA 引起的侵袭性感染，常予万古霉素或利奈唑胺 600mg，静脉注射或者口服，每日两次。鼻内携带的 MRSA 感染可予鼻内莫匹罗星，每日两次，共 5 天。对于耐万古霉素肠球菌引起的感染，一般使用利奈唑胺或氯霉素治疗。目前尚无药物可有效清除肠道外 VRE。

B. 广泛耐 β-内酰胺菌的出现与扩散

目前已有多种可产生广谱 β-内酰胺酶的抗生素被成功开发并应用，如 CTX-M 型、质粒介导型 AmpC、碳青霉烯酶及金属碳青霉烯酶。除了酶抑制外，细菌耐药的机制还包括外排泵机制；因此在临床实践中，需

要对普遍存在的细菌耐药率有基本了解，以便慎重而明智地选择经验性、抗革兰阴性菌的药物。

抗生素的联合应用

▶ 指征

同时使用两种或多种抗生素而非单一抗生素的可能原因为：

1. 疑有严重细菌感染的重症患者需要迅速治疗。先推测出最有可能引起感染的两种或三种致病菌，再针对致病菌行经验性抗菌治疗。在上述治疗开始之前，必须获取足够的样本以便在实验室中确定病原体。

2. 慢性感染时，为延迟细菌针对一种抗生素耐药现象的出现，会使用第二种或第三种没有交叉反应的抗生素。最显著的例子是对活动性结核的治疗。

3. 出现混合感染，尤其是在大面积损伤后。

4. 为达到杀菌的协同作用（见下述），在少数感染（如肠球菌败血症）中，联合用药比单一用药更容易杀灭细菌。遗憾的是此种协同作用不可预知，且已用的药物配对可能只对单一菌群产生协同效应。

▶ 弊端

治疗时，必须充分考虑联合应用抗生素的弊端：

1. 发生药物不良反应及过敏的可能性升高。

2. 联合用药的疗效可能不如单一用药的疗效。

3. 经验性、广谱性抗生素的应用可能会影响特异性病因诊断的建立。

4. 花费较高。

5. 在罕见的情况下，联合用药而产生的药物对抗作用可增加患病率与病死率。例如在细菌性脑膜炎时，

将抑菌药物(如四环素或氯霉素)与杀菌药物(如青霉素或氨苄青霉素)同时或先后应用时,观察到药物间的抵消作用致使患者死亡率增加。值得注意的是,加大其中一种药物的剂量常能克服药物间的对抗作用,因此该现象在临床治疗上十分罕见。

▶ 协同作用

抗生素的协同作用在如下情况中可出现。联合用药的协同作用必须通过特殊的实验流程筛选。

1. 一种抗生素能够抑制可能破坏第二种抗生素的微生物酶。例如,克拉维酸抑制 β- 内酰胺酶的同时,又保护了输注的阿莫西林免遭破坏。

2. 代谢途径的阻断。磺胺类药物抑制了敏感细菌对胞外氨基苯甲酸的利用。甲氧苄啶抑制了下一个代谢步骤——叶酸的还原。对于某些细菌感染,同时应用磺胺甲噁唑与甲氧苄啶比单独用药更有疗效。

3. 一种药物显著地增加了另一种药物的摄入。细菌壁抑制类(β- 内酰胺酶)抗生素增强了氨基糖苷类药物对各种细菌的穿透能力,从而增强了整体的杀菌效果。清除肠球菌引起的感染时,需要同时应用含 β-内酰胺酶抑制剂抗生素与氨基糖苷类药物。同样地,控制由铜绿假单胞菌和其他革兰阴性菌引起的脓毒血症时,联合应用头孢菌素与氨基糖苷类抗生素可提高疗效。

▶ 抗真菌治疗

由于抗菌药物的广泛及长期使用导致免疫功能不全的发生率升高,加之抗真菌治疗的选择较前更为丰富,故而关于合理使用抗真菌药物的需求也日益增加。酵母菌与霉菌感染后的临床症状是变化不定的,因而不具有特异性。酵母样真菌通常是圆形或椭圆形,通过出芽方式繁殖。推荐的治疗方案将依据实验室中酵母菌的特性而定,体外真菌实验可予以补充。药物的选择、剂量、治疗持续时间及副作用的评估最好与感染病专家进行商讨。药物的选择包括以下内容:

A. 唑类抗真菌

共有四种唑类抗真菌药:酮康唑、氟康唑、伊曲康唑和伏立康唑。

酮康唑是上述药物中最古老的一种,发生药物交叉反应的频率很高,具有明显的肝毒性。

氟康唑可在体内组织广泛分布,且能够进入脑脊液中。对泌尿系统的真菌感染、口咽及食道的念珠菌感染及真菌性腹膜炎具有很好的治疗效果。在大多数情况下,可予 200mg 口服或静脉注射负荷剂量,之后每天口服或静脉 100mg 的维持剂量。其副作用主要是头痛、胃肠道反应、血清转氨酶升高及皮疹。

伊曲康唑是一类广谱的三唑类抗真菌药。已被用于治疗在免疫功能正常或减弱患者中发生的组织胞浆菌病与芽胞菌病。该药物有片剂和酏剂两种剂型,最好于空腹时服用,分泌增加的胃酸有助于其吸收。不良反应主要有恶心、呕吐、皮疹及肝炎。

伏立康唑已被批准用于治疗侵袭性曲霉病,治疗有效率约为 40%~50%,远高于传统的两性霉素 B。当出现两性霉素 B 及氟康唑治疗无效的真菌感染(包括镰刀菌与尖端赛多孢子菌感染)时,伏立康唑是首选的治疗药物。侵入性真菌感染中,当患者不能耐受或对其他抗真菌反应性很差时,推荐将伏立康唑作为主要的治疗药物。口服给药的生物利用度很高(96%),且十分方便,常推荐口服给药。

新的唑类药物目前正在临床前期或临床开发阶段,但其仍存在狭窄的抗菌谱、外排泵易感性、蛋白结合及血清灭活等问题,这将是一项长期的挑战。

B. 棘白菌素类药物

醋酸卡泊芬净,是第一个被使用的棘白菌素类抗真菌药,对大多数曲霉菌和念珠菌(包括耐吡咯类药物的念珠菌株)具有很好的抗菌活性。在治疗食道念珠菌感染、念珠菌血症、侵袭性念珠菌感染及中性粒细胞减少导致的持续性发热等疾病方面,醋酸卡泊芬净与两性霉素类药物具有相同的疗效,甚至优于两性霉素。

C. 两性霉素 B

两性霉素 B 是一种多聚烯类抗生素,通过与胞膜上的麦角甾醇结合来破坏真菌。除了伪霉样真菌和某些镰刀菌感染外,两性霉素 B 一般是绝大多数全身真菌病常用药。两性霉素难于吸收,必须静脉用药(除了耐药性口腔白念菌病需外用治疗)。静脉用药的剂量常由感染的严重程度来决定。起始剂量为 0.5~1mg/kg,2~4 小时内给完。大多数情况下,每天将药加入 500ml 生理盐水稀释后输注,可减少肾中毒的危险性。若有不良反应发生(如发热、寒战、头痛、肌痛、恶心及呕吐),可在用药前给予醋氨酚 600mg、盐酸苯海拉明 50mg 口服,外加氢化可的松 25~100mg 静脉注射,这样可减少不良反应的发生。肾毒性可于用药后期出现,表现为远端肾小管酸中毒、高钾血症、高镁血症及肾小球滤过功能受损。

D. 两性霉素 B 的脂质制剂

这些制剂包括两性霉素 B 脂质复合体、两性霉素 B 胶体溶液及脂质体两性素。这些制剂改变了药物的药代动力学及其在体内的分布,常用于治疗对常规两性霉素 B 耐药或无效的患者。两性霉素 B 的脂质制剂适用于治疗既往或疑有严重全身性真菌病的患者,这些患者不适合用唑类抗真菌药治疗,且往往具有基础性肾功能不全及功能恶化的风险,包括如下情况:①血清 Cr 大于 2.5mg/dl 或 Cr 清除率小于 40ml/min;②血清 Cr 大于 2mg/dl 或 Cr 清除率小于 60ml/min,同时又接受会引起肾毒性的药物治疗;③血清 Cr 大 1.5mg/dl 或 Cr 清除率小于 75ml/min,同时又至少使用两种肾毒性药物。常见的具有肾毒性的药物是顺铂、环孢素 A、氨基糖苷类抗生素、膦甲酸钠、喷他咪、西多福韦及常规的非甾体抗炎药。

E. 氟胞嘧啶

氟胞嘧啶是治疗某些常见分离菌及新生隐球菌的有效药物,用法为 25~37.5mg/kg,每 6 小时口服。该药与两性霉素 B 联用后可提高抗真菌的活性。氟胞嘧啶不被推荐单独用药,因其在肾脏代谢,故而肾功能不全时,应调整用药剂量。主要的副作用是骨髓抑制,与剂量相关,常发生于血清药物峰浓度大于 $100\mu g/ml$ 时。

▶ 抗病毒药物

目前已有 11 种抗病毒药物被 FDA 批准用于抗病毒治疗(除那些用于 HIV 感染的药物之外)。抗病毒药可被用于病毒性疾病的预防、抑制及前期治疗,或是用于显性病毒感染的治疗。在免疫功能低下的患者中,治疗急性病毒感染的目的是减轻疾病的严重程度及潜在的并发症,减少病毒的传播。对于慢性病毒感染患者,抗病毒治疗的目的是防止疾病对内脏的损害,尤其是肝脏、肺、消化道及中枢神经系统。目前常用的药物是阿昔洛韦、伐昔洛韦及泛昔洛韦。

A. 阿昔洛韦

阿昔洛韦对单纯疱疹病毒(herpes simplex virus,HSV)及水痘带状疱疹病毒(varicella zoster virus,VZV)具有较好的活性。该药常用于治疗原发和复发性生殖器疱疹、严重的疱疹性皮炎、单纯疱疹病毒性脑炎、弥漫性带状疱疹及带状疱疹性眼炎。治疗严重的 HSV 感染的剂量为 5mg/kg,每 8 小时静脉输注;对于 HSV 脑炎或 VZV 感染,其用量为 10mg/kg,每 8 小时静脉输注。治疗 HSV 感染时,其口服剂量为 400mg,每日 3 次;对于局限性带状疱疹,可予 800mg 剂量口服,每日 3 次。有肾衰竭时须调整剂量,不良反应不常见。

B. 伐昔洛韦

伐昔洛韦是阿昔洛韦的前体,常予口服,已被批准用于治疗初次带状疱疹病毒感染和复发性生殖器单纯疱疹。

C. 泛昔洛韦

泛昔洛韦为口服药,对 VZV、HSV 及 EB 病毒具有活性。已被批准用于急性带状疱疹及复发性生殖器单纯疱疹的治疗,用量为 500mg,每 8 小时口服一次,共计 7 天;对于复发性 HSV 感染,予 100mg 口服,每 12 小时一次,连续使用 5 天。已报道的副作用有头痛、恶心及腹泻。

▶ 抗分枝杆菌的治疗

依据外科手术的部位,现今有必要进行经验性及直接针对病原体的抗结核治疗。治疗结核菌感染的有效方法是联合用药,在多种耐药结核菌流行超过 4% 的地区,推荐一开始就行四联用药方案。主要的治疗药物包括异烟肼、利福平、乙胺丁醇及吡嗪酰胺,链霉素可有可无。疑似结核感染的外科患者均应被隔离,以保护医护人员和其他患者。鉴于对公众健康的影响结果,在患者接受抗结核治疗的开始及随访过程中,外科治疗小组最好能配备一位传染病专家。

Bailey TC et al: A meta-analysis of extended-interval dosing versus multiple daily dosing of aminoglycosides. Clin Infect Dis 1997;24:786.

Balfour HH: Antiviral drugs. N Engl J Med 1999;340:1255.

Cheung AHS, Wong LMF: Surgical infections in patients with chronic renal failure. Infect Dis Clin North Am 2001;15:775.

Eggiman P et al: Invasive candidiasis: comparison of management choices by infectious disease and critical care specialists. Intensive Care Med 2005;31:1514.

Herbrecht R et al: Voriconazole versus amphotericin B for primary therapy of invasive aspergillosis. NEJM 2002;347:408.

Holzheimer RG, Dralle H: Antibiotic therapy in intra-abdominal infections: a review on randomised clinical trials. Eur J Med Res 2001;6:277.

Livermore D, Woodford N: The beta-lactamase threat in Enterobacteriaceae, Pseudomonas and Acinetobacter. Trends Microbiol 2006;14:413.

Pasqualotto AC, Denning DW: Post-operative aspergillosis. Clin Microbiol Infect 2006;12:1060.

Piarrouz R et al: Assessment of preemptive treatment to prevent severe candidiasis in critically ill surgical patients. Crit Care Med 2004;32:2443.

Polk R: Optimal use of modern antibiotics: emerging trends. Clin Infect Dis 1999;29:264.

Recommendations for preventing the spread of vancomycin resistance. Hospital Infection Control Practices Advisory Committee (HICPAC). MMWR Morb Mortal Wkly Rep 1995;44(RR-12):1.

Sayek E: The role of β-lactam/β-lactamase inhibitor combinations in surgical infections. Surg Infect 2001;2:S23.

Stafford RE, Weigelt JA: Surgical infections in the critically ill. Curr Opin Crit Care 2002;8:449.

Sun KO et al: Management of tetanus: a review of 18 cases. J R Soc Med 1994;87:135.

Teppler H et al: Surgical infections with Enterococcus: outcome in patients treated with ertapenem versus piperacillin-tazobactam. Surg Infect 2002;3(4):337.

Walsh TJ et al: Voriconazole compared with liposomal amphotericin B for empirical antifungal therapy in patients with neutropenia and persistent fever. NEJM 2002;346:225.

(朱海涛　黄省利　译,刘清峰　校)

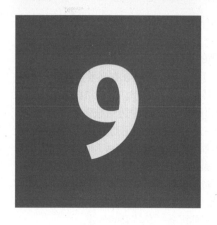

第9章 体液和电解质失衡的治疗

外科患者容易出现体液容量和成分的失衡,其中有一些是由于治疗不当造成的。因此,在外科患者治疗过程中,掌握体液容量及其成分的生理调节机制和水电解质失衡的治疗原则很有必要。

体液及其分布

体液总量占体重的45%~60%;百分含量受个体年龄和胖瘦的影响。但是健康个体其百分数总是保持恒定。表9-1示不同年龄的男性和女性其体液占体重百分含量的平均值。体液由细胞内液(ICF)和细胞外液(ECF)组成。细胞内液约占体液总量的2/3,即体重的40%。剩余的1/3体液为细胞外液。细胞外液又分为

两部分:①血浆,约占细胞外液的25%,即体重的5%;②组织间液,占细胞外液的75%,即体重的15%。

表9-1 人体体液量(占体重的百分比)与性别和年龄的关系

年龄(岁)	男性(%)	女性(%)
10~18	59	57
18~40	61	51
40~60	55	47
60~	52	46

细胞内外液的溶质构成有显著差别(图9-1),细胞

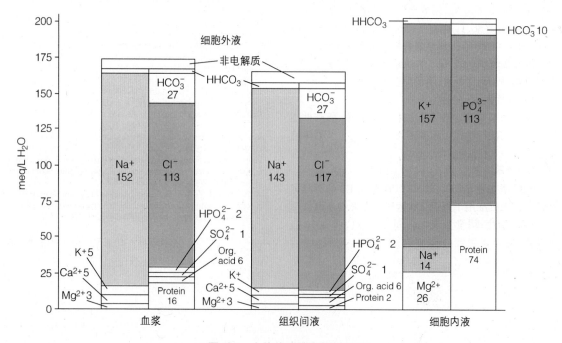

▲图9-1 人体体液的电解质组成

注意:在单位mmol/L中的体积单位"L",指的是水而不是体液

外液主要含有钠、氯化物和碳酸盐,同时其他离子的浓度低得多。细胞内液主要含有钾、磷酸酯和硫化物,还有多种浓度较低的离子。

尽管血浆和组织间液的电解质组成类似,但是血浆比细胞间液含有更多的蛋白质。由于 Gibbs-Donnan 平衡的作用,导致电解质浓度的差别很小。血浆蛋白的主要成分是白蛋白,形成了高胶体渗透压,如 Starling 关系中所描述的,胶体渗透压对液体在血管内和组织间隙的分布有重要决定作用。

两种独立但又相互联系的机制共同作用于肾脏以维持体液容量和成分的稳定:①滤过和重吸收钠,其能根据饮食中摄取钠量的变化调节尿中的排钠量;②依照抗利尿激素分泌的变化,调节水的排泄。尽管机体摄入盐和水的量变化很大,但这两个机制能调节肾脏,使体液的容量和渗透压保持动态平衡。由此也可看出,通过对尿量及尿液成分的分析,通常能为诊断体液容量和成分的失衡提供有价值的线索。

尽管某些离子和蛋白质在各种体液之间的运动受到限制,但水是可以自由流动的,因此体液各部分的渗透压(溶质浓度)是相等的。正常渗透压大约是 290mmol/kgH$_2$O。体液中溶解的溶质决定渗透压,与其摩尔浓度成正比:在细胞外液,渗透压的维持主要依靠钠和钠盐。在细胞内液,钾起主要作用。渗透压通过水的摄入(口渴)和排出(尿、非显性失水和粪便中的水分)调节控制,肾脏在此过程中起主要作用。如果水的摄入下降,肾脏则减少尿量,尿浓度高达血浆浓度的 4 倍以上(即 1200~1400mmol/kgH$_2$O)。如果水的摄入量多,肾脏则排出大量的稀释性尿液(50mmol/kgH$_2$O)。

电解质的浓度通常以克当量表示:1 克分子(M)溶液相当于 1 克分子重量的化学物质溶解在 1 升液体中。1 当量(eq)的离子相当于 1 克分子量(mol)乘以离子的化合价。例如钠离子是 1 价离子,故 1eq 等于 1mol;钙离子是 2 价离子,故 1eq 等于 0.5mol。在体液成比例稀释的条件下,离子克分子浓度的总量约等于整个液体的渗透压。但是由于这些溶质的化学效能不同,用血清 Na$^+$ 的浓度乘以 2,常能更准确地估计渗透压。

由于肾脏对盐和水排泄的敏感调节,体液渗透压及其容量之间就产生了密切联系。Edelman 和他的同事提出血浆和其他任何体液的渗透压近似,等于可交换的钠(Na_e^+)与其他阴离子(A^-)加上可交换的钾(K_e^+)与其他阴离子的和,再除以体液总量(total body water,TBW)。

$$渗透压 = \frac{(Na_e^+ + A^-) + (K_e^+ + A^-)}{TBW} \qquad (1)$$

血浆钠的浓度(P_{Na})可以通过公式 2 来计算出:

$$P_{Na} = \frac{(Na_e^+ + K_e^+)}{TBW} \qquad (2)$$

尽管常规检测可交换的钠、钾以及体液总量既不现实也无必要。但公式 2 说明了影响血清钠浓度的重要因素,也有助于我们分析体液的电解质失衡的原因和治疗。

在稳定状态下,尿量及其成分依赖于摄入水量和饮食。北美人平均每日饮食中有 600mmol 的盐必须从肾脏排泄出去。大多数人每日摄入 5g 以上的氯化钠,相当于 85meq Na$^+$(1g NaCl=17meq Na$^+$),钾的排泄平均为 40~60meq/d。每日水的摄入量变化较大,但通常需要 2L/d。另外细胞每日代谢可产生 400ml 的水。肾外(非显性)的失水量为 10ml/(kg 体重·24h),这些水分别从肺、皮肤、粪便排出。生理情况下肺和皮肤的失水量可以变化,但在健康状况下粪便中的失水量很少超过 200ml/d。因此,24 小时正常尿量是 1500ml。其盐浓度见表 9-2。

表 9-2　正常人体每日的出入量

	浓度	总量
摄入		
水		
消化道吸收		2L
细胞代谢		0.4L
溶质总量		600mmol
钠		100meq
钾		60meq
尿排泄		
水		1.5L
溶质总量	400mmol/kg H$_2$O	600mmol
钠	60meq/L	90meq[1]
钾	36meq/L	54meq[1]

[1] 少量的钠和钾从肾外(粪便、汗液)丢失

容量失衡

对容量不足的认识和治疗

因为体液容量不足在外科患者中较为常见,所以应该掌握容量减少的诊断和治疗并能系统地应用于每个患者。容量不足的临床表现有低血压、脉压小、心动过速、皮肤弹性差和黏膜干燥。病史可以提供容量减少的原因。记录液体出入量、体重的变化、尿比重的测定和尿中化学成分的分析均有助于临床诊断和拟定治

疗方案。治疗目的是纠正容量不足和电解质失衡。

容量不足

最简单的容量不足是仅有水分的丢失而不伴有盐的丢失。但是在外科患者中，水和电解质的丢失常同时发生。单纯水分的减少发生于摄入水分不足，如在重危、昏迷患者中，或者发生于发热而增加非显性失水。行鼻饲管而没有供给足够水分或尿崩症的患者亦可出现这种情况。单纯水分的丢失在生化方面反映为高钠血症，其缺水量的多少可以通过 P_{Na} 估计（公式 2、公式 3）。

生化改变是血浆渗透压增高、浓缩尿、高钠血症而尿钠浓度降低（<15meq/L）。临床表现主要是高钠血症抑制中枢神经系统而引起的症状，如昏睡或昏迷、肌肉强直、震颤、痉挛状态、癫痫。如果缺水患者同时有原发性神经疾病，就很难鉴别这些症状是由高钠血症还是神经疾病造成的。

治疗原则是给予足够水分使血钠浓度恢复正常。可通过公式 3 计算水中的过剩钠：

$$\Delta Na=(140-P_{Na})\times TBW \tag{3}$$

其中 ΔNa 代表水中整个过剩盐的毫当量数。ΔNa 除以 140 即可算出恢复血清钠浓度到 140meq/L 所需的水量。由于脱水，体液总量（TBW）的估计值要比在表 9-1 中的正常值偏低。补液不仅要包括已经失水量，还应包括继续失水量（如尿崩症、发热等）。治疗此类患者一般用 5% 葡萄糖，在出现血压过低时也可用低渗盐水。偶尔有脱水引起休克的患者，即使患者有高钠血症也可以使用等渗盐水。

容量不足和电解质丢失

水和电解质共同丢失可发生在消化液丧失时，如胃肠减压、肠瘘、肠造口术、腹泻等。其他原因还有：过量使用利尿剂、肾功能不全、大量出汗、烧伤以及外伤和手术后血管内血量净增。根据病史、体征、出入量可诊断出水和电解质共同丢失。实验室检查结果类似单纯容量减少，但尿钠浓度常常低于 10meq/L，这是由于醛固酮作用于肾小管而导致钠潴留的结果。尿液通常是高渗的（比重 >1.020），其渗透压大于 450~500mmol/kg。由于血容量减少使肾血管灌注不足，常常发生肾前性氮质血症，表现为血尿素氮（BUN）和血清肌酐（Cr）的增高。但肾前性氮质血症的特点是 BUN 和 Cr 的升高不成比例，往往高于正常的 BUN/Cr（10 : 1），可达到 20~25 : 1。这一特点有助于与急性肾小管坏死相鉴别，后者尽管 BUN 和 Cr 都升高，但 BUN/Cr 的比值接近正常。

水和电解质缺乏可通过补充容量和电解质来纠正。由于体重的急剧变化主要反映体液的变化，所以

容量丢失的量可通过连续测定体重来估计。血容量不足时，中心静脉压和肺动脉楔压降低，因而补液治疗时有必要对其进行监测。

输入液体的成分应根据血钠浓度（P_{Na}）决定。例如 P_{Na} 正常，说明体液和电解质丢失可能是等渗的，补液时应输注等渗盐或其他等渗液。低钠血症是由于失钠多于失水（如 Na^+ 的丢失大于 TBW 的减少，公式 2），或由于先前输注低渗溶液造成的。这种情况下，缺盐的多少可通过公式 3 来计算。

补液治疗应分两步完成：①算出缺钠量；②通过临床表现和体重变化估计容量减少量。通过以上计算，可以制订出补液的初步方案，等渗氯化钠溶液既可补钠又可扩容。补液时监测患者的反应（如尿量及其成分、血清电解质浓度及临床表现）。随着细胞外液容量恢复，肾脏灌注量增高，当肾脏对 Na^+ 的重吸收功能恢复时其排水功能逐渐正常。液体补足后肾功、血清 Na^+ 和血清 Cl^- 浓度恢复正常。

容量过剩

外科手术引起的激素和循环系统的反应可导致术后肾脏的钠、水潴留，这与细胞外液的容量无关。由于麻醉及手术的应激作用，抗利尿激素释放，促使肾脏潴留水分。肾血管的收缩和醛固酮活性的增加使钠排出减少。如果随后在术后早期补液过量，就可能发生循环过剩。如患者伴有心衰、肝病、肾病或低蛋白血症，水潴留趋势将更加明显。容量过多的临床表现包括骶部和四肢末端的水肿、颈静脉怒张、呼吸急促（如肺水肿发生）、体重增加、肺动脉压和中心静脉压增加。奔马律的出现表明心脏功能衰竭。

容量过剩预示着肾前性氮质血症和少尿。尿液化验通常提示低钠和高钾，与肾小管对钠和水的重吸收增加相吻合。

容量过剩的治疗取决于它的严重程度。对于轻度容量过剩，应严格限制钠的摄入。如有低钠血症存在，则有必要限制水的摄入。严重的容量过剩应使用利尿剂。如出现心衰，则采取相应治疗措施，同时请心脏专科会诊。

抗利尿激素分泌异常可发生于头部损伤、某些肿瘤和烧伤患者，其会产生特征性症状：低钠血症，浓缩尿，尿钠浓度升高，细胞外液容量正常或轻度增加。血 Na^+ 浓度可低于 110meq/L，并出现意识模糊，甚至昏迷。对于大部分患者来说，单纯限制水的摄入就足以纠正这种异常。必要时可给予强效利尿剂（如呋塞米），同时依据尿量静脉输入等渗盐水，可快速纠正低钠血症。患有颅内疾病的患者可出现小脑性的耗盐综合征和低钠血症，同时存在容量减少。治疗这种患者应该补钠、补水，而不是限制饮水。

各种电解质失衡

钠

血浆和尿中钠的浓度调节与机体对整个体液的调节密切相关(公式 2),而且临床上能反映机体溶质和水分之间的平衡。

高钠血症意味着丢失的主要是水分。这种情况在前面已做过讨论。目前神经外科通过输注高渗盐水使血钠浓度保持在 155~160meq/L 之间,利用可控制性的高钠血症治疗外伤性脑损伤。

除稀释性低钠血症、等渗性脱水以外,明显高脂血症、高蛋白血症的患者可出现假性低钠血症。这是因为脂肪和蛋白质分子虽然不能溶解在血浆中,但能维持血浆的容积。在这种情况下,血清中的钠量通常是正常的。目前实验室用离子特异性电极检测血清中的电解质,因此临床上已不再担心假性低钠血症。

由于高血糖使渗透压升高,进而使细胞内液中的水分进入细胞外液稀释血钠,所以严重高血糖的患者可出现低钠血症。在高血糖患者中,这种影响的大小可用血糖浓度(mg/dl)乘以 0.016 再加上血清钠浓度来估算。计算结果代表高血糖纠正后应有的血清钠浓度。最近的研究显示这个矫正参数应该更高,尤其在血糖浓度很高(>400mg/dl)时。

急性严重的低钠血症偶尔发生在择期手术后的患者中。这些患者由于术后静脉输入过量的无盐液体,加上术后抗利尿激素释放而引起低钠血症,进而可致严重的持久性脑损伤。绝经期前的女性出现这种并发症的风险较高。结果提示人们手术后需要限制补水,并对血清电解质进行监测。

对大多数患者,按照计算出来的需钠量补充等渗盐水就可有效地治疗低钠血症。因为高渗盐水能引起循环血量的超负荷,故一般情况下不用。只有在重症低钠血症(P_{Na}<120meq/L),发生感觉迟钝,癫痫发作时,方可用高渗盐溶液治疗。纠正低钠血症的速度是决定排出的主要因素。快速纠正严重低钠血症,会由于渗透性脱髓鞘综合征,可能引起持久的脑损害。因为增加血钠浓度不应超过 10~12meq/(L·h)。低钠血症合并容量过剩通常表明肾排钠功能受损。

钾

细胞外液中的钾仅占整个机体钾含量的 2%(图 9-1),其余 98% 的钾都存在于细胞内。

影响血清钾浓度的主要因素为细胞外液 pH 和细胞内 K^+ 储备的多少(图 9-2)。应用过多无机酸而引起细胞外酸中毒时,细胞外大量过剩的 H^+ 与细胞内的 K^+ 进行交换,从而缓冲细胞外 H^+ 的升高,但 K^+ 的这种移动可导致危险的高钾血症。而临床中由细胞内代谢紊乱引起的代谢性酸中毒不会对血清钾有同样的影响。同理,单纯性碱中毒时 K^+ 不会进入细胞内而出现低钾血症。

不存在酸碱失衡情况时,血清钾反映整个机体钾的情况(图 9-2)。在 pH 正常时,体内大量的钾丢失(如从胃肠道中)(表 9-3)可导致血清钾降低,如机体丢失 10% 的钾,血清钾浓度则从 4meq/L 降低至 3meq/L。

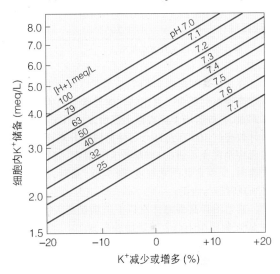

▲图 9-2　不同血液 pH 情况下血清钾与体内全部钾储备之间的关系

尽管 pH 和机体的组成成分影响钾的代谢,但监测钾的摄入和尿钾排泄有利于临床上控制钾的平衡。肾排钾受盐皮质激素(醛固酮)的调节。肾衰竭尤其在急性少尿期肾衰竭时,可出现钾潴留及高钾血症。肾上腺功能不全时,肾排钾能力受损,产生高钾血症。肾脏排泄过量的情况下可致低钾血症,如过量应用利尿剂、肾上腺类固醇过度分泌和肾小管疾病等。少数患者由于饮食中钾的摄入不足也可产生低血钾,如酗酒者或全胃肠外营养的患者在补钾不足时。

1. 高钾血症

高钾血症是可治愈的疾病,但如果被漏诊则有生命危险。可能引起高钾血症的患者,如严重外伤、挤压伤、肾功能不全或其他原因所致的分解代谢旺盛的患者,必须严密监测血钾的水平。高钾血症也可发生 Addison 病。高钾血症的临床表现通常不典型,可伴有恶心、呕吐、腹痛、腹泻等症状。心电图的改变对高钾血症的诊断最有帮助。心电图早期改变为 T 波高尖,QRS 波增宽,S-T 段降低。随着血清钾浓度的进一步升高,QRS 波逐渐增宽,形似正弦曲线,这时可能出现心搏骤停。

表 9-3　消化道分泌液的容积和电解质成分 [1]

	Na^+ (meq/L)	K^+ (meq/L)	Cl^- (meq/L)	HCO_3^- (meq/L)	容积 (ml)
胃酸酸度高时	20 (20~30)	10 (5~40)	120 (80~150)	0	1000~9000
胃酸酸度低时	80 (70~140)	15 (5~40)	90 (40~120)	5~25	1000~2500
胰液	140 (115~180)	5 (3~8)	75 (55~95)	80 (60~110)	500~1000
胆汁	148 (130~160)	5 (3~12)	100 (90~120)	35 (30~40)	300~1000
小肠液	110 (80~150)	5 (2~8)	105 (60~125)	30 (20~40)	1000~3000
远端回肠及盲肠液	80 (40~135)	8 (5~30)	45 (20~90)	30 (20~40)	1000~3000
腹泻液	120 (20~160)	25 (10~40)	90 (30~120)	45 (30~50)	500~17 000

[1] 24 小时平均值及其波动范围

在评估高钾血症患者时,应考虑许多因素。首先,确定高钾血症是由于真正的代谢异常引起的,还是由于溶血、白细胞增多症或血小板增多症引起的。血小板计数超过 100 万 /μl 时,可使血清钾升高,因为凝血过程中消耗血小板时,可释放 K^+。其次,若存在酸碱失衡时,应判定其严重程度 (图 9-2)。最后,高钾血症必须及时进行纠正。

紧急治疗高钾血症有以下五项措施。①静脉注射 50% 葡萄糖 100ml 加普通胰岛素 20U,可使 K^+ 与糖结合转入细胞内,从而降低细胞外 K^+。②静脉输注 $NaHCO_3$ 溶液可以在纠正酸中毒的同时降低血钾浓度,但这一观点存在争议。③钙能拮抗高钾血症对组织的影响,输注葡萄糖酸钙并不能降低血钾浓度,但可暂时缓解高血钾对心脏的毒性作用。④每天口服 40~80g 阴离子交换树脂 (聚苯乙烯磺酸钠) 或者保留灌肠,K^+ 可与树脂结合后从消化道排出体外。还可同时口服山梨醇导泻,以增加 K^+ 的排出。本法效果较差且较慢。⑤如高钾血症是肾衰竭的主要表现,则必须行腹膜透析或血液透析。β 肾上腺素吸入沙丁胺醇的刺激作用也对患者有益。

2. 低钾血症

低钾血症常见原因有尿中排钾过多和饮食摄入钾不足,饮食摄入不足数周就会导致低钾血症。通常嗜酒者和老年人长期饮食量过少,可发生低钾血症。低血钾的临床表现主要与神经肌肉系统功能有关——肌肉的收缩性降低和肌细胞电位降低。严重病例可由于呼吸肌麻痹而致死亡。

临床上估计低钾血症时,最重要的是明确病因。如存在碱中毒,补钾量要根据图 9-2 确定。如酸碱失衡或者碱中毒纠正后没有低钾血症持续存在,可能是肾脏排钾过多。尿钾排泄超过 30meq/24h,伴有血钾浓度低于 3.5meq/L 时,表明肾排钾过多。尿中排钾过多的主要原因通常是过量使用利尿剂、碱中毒或醛固酮活性增加。如尿中排钾少于 30meq/24h,说明肾脏能正常储存钾,这时出现低钾血症说明整个机体缺钾。

治疗包括纠正低钾血症的原因和补钾。如患者能够饮食可进行口服钾,否则应该静脉滴注。通常情况下,静脉给钾的浓度不应超过 40meq/L。中、重度低钾血症 (K^+<3meq/L) 时,可以 20~30meq/h 的速度给钾。轻度低钾血症时 (K^+ 3~3.5meq/L),钾应缓慢给予以防产生高钾血症。因低钾血症患者多同时合并代谢性碱中毒,故以补充氯化钾为好,因为氯化钾既能纠正低钾血症,又能纠正酸碱失衡。少数患者会出现持续且不易纠正的低钾血症,应考虑到同时合并镁的缺乏。因此,低钾血症的患者,应常规检测血清镁的浓度。这是由于许多缺钾的原因也可以导致镁的丢失 (见下文"镁"的部分)。

钙

尽管机体中的钙大部分储存于骨骼中,但钙在神经肌肉系统和细胞酶功能中起重要作用。正常人每天从饮食中摄入 1~3g 钙,其中大多数都不能被吸收而随粪便排出。

正常情况下,血清钙浓度 (8.5~10.3mg/dl,即 4.2~5.2meq/L) 由激素、维生素 D、甲状旁腺素和降钙素调控。血清钙离子浓度在酸血症时增加,碱血症时减少。血清钙中约有一半与血浆蛋白,主要是白蛋白结合;少量钙与血浆阴离子结合,如枸橼酸盐;其余的钙 (大约占血清钙总量的 40%) 以游离或离子形式存在,具有生理功能。当血清钙浓度随血清白蛋白浓度的不同而变化时,离子钙浓度通常保持恒定。除非直接测定离子钙,否则通过测定血清白蛋白的浓度估计血清钙是不可靠的。

尽管一过性、无症状的低钙血症在外科患者中常见,但严重的钙浓度失衡却不多见。甲状腺和甲状旁腺手术后,应定期测定血清钙浓度,以便早期发现低钙血症。

1. 低钙血症

低钙血症可发生在甲状旁腺功能低下、低镁血症、重症胰腺炎、急慢性肾衰竭、严重外伤、挤压伤和坏死性筋膜炎的患者中。其临床表现是神经肌肉症状：腱反射亢进，Chvostek 征阳性，四肢和腹部肌肉痉挛，手足抽搐，偶尔出现惊厥。低钙血症的心电图表现为 QT 间期延长。

治疗时的首要步骤是监测血液 pH。如有碱中毒，则应治疗。在危急情况下（如甲状腺切除术后），可用葡萄糖酸钙或氯化钙静脉注射。慢性低钙血症需要口服维生素 D 及钙剂。另外加用氢氧化铝凝胶以结合肠道中的磷。

2. 高钙血症

高钙血症经常发生在甲状旁腺功能亢进、骨转移癌、异位甲状旁腺、维生素 D 中毒、甲状腺功能亢进、结节病、乳 - 碱综合征或长期制动（尤其年轻患者或 Paget 病患者）时，使用噻嗪类利尿剂并发高钙血症较为罕见。

高钙血症的症状是疲劳、虚弱抑郁、厌食、呕吐和便秘。长期高钙导致肾浓缩功能障碍，患者可有多尿、烦渴和钙质的转移性沉积。严重的高钙血症可致昏迷和死亡。血清钙浓度大于 12mg/dl 时应视为急症。

严重高钙血症时（$Ca^{2+}>14.5mg/dl$），应静脉输注大量等渗盐来扩充细胞外液，增加尿量，以增加钙的排泄和降低血清钙水平。

呋塞米和静脉输入硫酸钠也是增加肾脏排钙的方法。普卡霉素尤其适用于转移癌合并高钙血症的治疗。糖皮质类固醇激素用于结节病、维生素 D 中毒和 Addison 病合并高钙血症时。肾功能、心血管功能受损的患者可用降钙素。肾衰竭时，需用血液透析。

镁

镁主要存在于骨和细胞内，在细胞的能量代谢中有重要的作用。正常血浆镁的浓度是 1.5~2.5meq/L。大部分镁由肾脏排泄。血清镁的浓度反映机体镁的浓度。在低血容量休克时，由于镁从细胞内排出，血清镁浓度增加。

1. 低镁血症

饥饿、肠道吸收镁障碍、胃肠道消化液过量丧失（如严重腹泻、肠瘘、应用泻药或胃肠减压），是导致镁缺乏的主要原因。其他原因还有过量排尿（如应用利尿剂）、慢性酒精中毒、醛固酮增多及高钙血症等。在急性胰腺炎、糖尿病酸中毒、烧伤，及持续全胃肠外营养又没有镁不足的患者中，偶尔也可以发生低镁血症。其临床表现与低钙血症相似：腱反射亢进、Chvostek 征阳性、震颤，甚至谵妄和惊厥等。

低镁血症依靠临床表现和血清镁测定来确诊。治疗可用硫酸镁和氯化镁。中度镁缺乏时，口服补充即可。而严重镁缺乏时，必须静脉补镁（每升液体中加入 40~80meq $MgSO_4$）。静脉注射大量镁盐会导致高镁血症，出现心动过速和低血压。心电图表现为 QT 间期延长。少尿和肾衰竭患者应慎用镁剂，必须在确诊镁缺乏后才能使用。镁的缺乏也可伴有难治性的低钾血症。

2. 高镁血症

高镁血症主要发生在肾脏疾病时，在外科患者中很少见到。在肾功能不全时，需密切监测血清镁水平。肾功能不全的患者应严格限制镁的摄入量。多种常用的抗酸药和轻泻药的应用可引起镁的摄入过量，致使肾功能不全患者发生严重甚至致命的高镁血症。

高镁血症的早期表现是昏睡和虚弱。心电图改变与高钾血症相似（QRS 波增宽、S-T 段下移、T 波增高）。当血清镁达到 6meq/L 时，腱反射消失；当血清镁大于 10meq/L 时，出现嗜睡、昏迷，甚至死亡。

高镁血症的治疗措施：静脉输注等渗盐水以增加肾对镁的排泄。同时，静脉慢速输入钙剂，以抗拮镁对神经肌肉的作用。高镁血症伴严重肾衰竭的患者则需要进行透析。

磷

磷是骨骼中的主要成分，也是细胞内的重要离子，对机体代谢有十分重要的作用。血清磷受多种因素的影响，包括血清钙浓度和血液 pH，所以它只能在一定程度上反映磷的总体水平。在尿中，磷是能促进中间代谢产物形成的酸排泄的重要缓冲剂。测定尿液中酸的分泌量可估计磷的排泄量。

1. 低磷血症

临床上低磷血症的主要病因有：摄入减少（尤其是酗酒）、甲状旁腺功能亢进和应用抗酸剂（抗酸剂在肠道与磷结合）。低磷血症也是全胃肠外营养支持时未补充磷制剂的常见并发症。当血清磷水平低于 1mg/dl 时，可出现临床症状。低磷血症可有神经肌肉症状：无力、疲倦、虚弱、惊厥，甚至死亡。血液系统的表现有：红细胞溶血，其运氧能力减弱以及白细胞吞噬能力降低。其他表现还有：心脏收缩性损伤和横纹肌溶解。发生骨软化时提示有磷的慢性丢失。

2. 高磷血症

高磷血症常见于严重的肾脏疾病、创伤后或组织分解代谢明显时。摄入过多引起的高磷血症很少见。高磷血症本身无症状，因为它能使钙 - 磷乘积升高，继发血清钙浓度降低。钙 - 磷乘积过高易引起软组织异位钙化。高磷血症的治疗为通过利尿来增加尿磷排出，以及应用抗酸药结合磷的方法，如氢氧化铝凝胶可减少胃肠道对磷的吸收，降低血磷浓度。合并肾脏疾病的患者，应当透析。

▼ 酸碱平衡

正常生理

在每天蛋白质和碳水化合物的代谢过程中,大约有 70meq(或 1meq/kg 体重)氢离子产生并进入体液。此外,体内可产生大量的 CO_2,与水结合形成 H_2CO_3。假如缓冲和消除这些离子的有效机制不能充分发挥作用,体液中的 pH 将很快下降。尽管哺乳类动物处理酸性产物的系统发育良好,但疾病状态时常常发生酸碱失衡。

代谢中产生的氢离子通过两个重要系统来缓冲。一个是细胞内的蛋白质,如红细胞内的血红蛋白。另一更为重要的缓冲系统是碳酸氢盐系统,可以通过 Henderson-Hasselbalch 公式理解:

$$pH = pK + Log\frac{[HCO_3^-]}{0.03 \times Pco_2} \qquad (4)$$

这里,对于 HCO_3^-/H_2CO_3 系统来讲 pK 为 6.1。

公式 4 中氢离子的浓度与 pH 呈反对数关系。为了便于临床计算,此方程式可简化为以下公式:

$$[H^+] = \frac{24 \times Pco_2}{[HCO_e^-]} \qquad (5)$$

当 pH 在 7.9~7.50 之间变化时,pH 和氢离子浓度呈反比:pH 每下降 0.01,氢离子的浓度就升高 1nmol。血液的正常 pH 为 7.40,相当于 40nmol/L 的氢离子浓度,pH 在 7.10~7.50 之间时,我们可以估算出氢离子的浓度。例如,当 pH 为 7.30 时,氢离子浓度为 50nmol/L。pH 超出上述范围时,采用这个估计方法,大约会有 10% 左右的误差(见图9-2)。

从公式 5 可见,氢离子的浓度取决于血液中的二氧化碳分压和碳酸盐浓度的比值。在体液中,CO_2 被溶解并和水结合形成碳酸,即形成酸碱缓冲对中的酸部分。这三个变量中只要知道了任意两项,第三项就可以通过这个公式计算出来。

公式 5 还说明了机体如何排泄新陈代谢中产生的酸。正常情况下,血液中的 $PaCO_2$ 通过肺换气被控制在一个较窄的范围内。血浆中的碳酸氢盐浓度由肾小管通过以下三个主要途径来调节:①滤过的碳酸氢盐大部分在近端肾小管被重吸收,以防碳酸氢盐丢失过多;②氢离子被分泌后作为可滴定的酸重新生成碳酸氢盐。在氢离子产生的初期,这些碳酸氢盐被缓冲,同时还提供了载体以排泄机体每日产酸量的 1/3;③肾脏可排 H^+,重吸收 HCO_3^-,产生 H^+ 与 NH_3 结合成 NH_4^+ 排出。血容量减少,$PaCO_2$ 升高,低血钾均有利于肾小管对于 HCO_3^- 的重吸收。

酸碱平衡失调

应用列线图(图9-3)可使临床上对酸碱紊乱的处理简化,这张图反映的是公式 5 中三个变量间的关系。

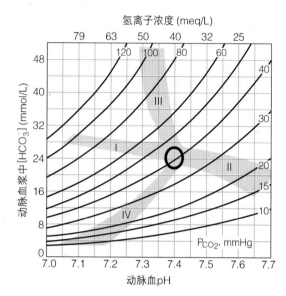

▲ 图9-3　临床上用于评估酸碱平衡紊乱的计算图
由氢离子浓度(顶)或血液 pH(底)与血浆碳酸氢盐浓度对应制成。曲线表示 CO_2 分压($PaCO_2$,mmHg)。知道了任意两个变量就能估计出第三个。中心的圆圈代表正常值的范围;阴影区代表 4 种常见的酸碱平衡紊乱 95% 的可信区间:Ⅰ急性呼吸性酸中毒;Ⅱ急性呼吸性碱中毒;Ⅲ慢性呼吸性酸中毒;Ⅳ持续性的代谢性碱中毒。位于这些阴影区域之外的各点为混合性的酸碱平衡失调,即提示存在两种原发性的酸碱平衡紊乱

原发性呼吸紊乱可引起血液中 $PaCO_2$ 的变化(公式 5 中的分子部分),继而引起血中氢离子浓度的相应变化。代谢性紊乱主要影响血浆碳酸氢盐的浓度(公式 5 中的分母部分)。无论是呼吸性紊乱还是代谢性紊乱,公式 5 中相应的因素都会发生一定程度的代偿性变化,以减弱酸碱平衡紊乱的程度,甚至可完全代偿。即由呼吸性紊乱引起的血中 $PaCO_2$ 的变化,可通过肾脏对碳酸氢盐的调节而得到代偿。反之,血浆碳酸氢盐浓度可因相应的呼吸性因素的变化而改变。

因为呼吸急剧变化时,肾脏的代偿机制没有充足的时间发挥作用,导致 pH 明显变化,并且这种呼吸性紊乱都较为单纯。相反,慢性呼吸紊乱时肾脏有充足时间发挥代偿作用,所以尽管血液中二氧化碳分压有明显的变化,而血液 pH 仍可能接近正常水平;另一方面,代谢性紊乱时呼吸系统的代偿机制十分迅速,因此急性和慢性代谢性紊乱区别不大。

1. 呼吸性酸中毒

当通气不足时就会发生急性呼吸性酸中毒。血液中的 CO_2 蓄积(公式 5 中的分子增加),氢离子浓度升高。常见原因有:急性呼吸道梗阻、误吸、呼吸停止、某些肺部感染和伴有换气功能受损的肺水肿。表现为明显的酸血症和血液中 $PaCO_2$ 的升高,但是血浆碳酸氢盐浓度却无变化。$PaCO_2$ 升高,产生的碳酸 80% 以上通过细胞内机制缓冲,其中 50% 是通过细胞内的蛋白质,30% 是通过血红蛋白缓冲。因为碳酸氢盐缓冲的部分很少,所以血浆碳酸氢盐浓度可能是正常的。$PaCO_2$ 急剧从 40mmHg 升高到 80mmHg,血浆碳酸氢盐却只升高了 3meq/L。这就是为什么急性呼吸性酸中毒的 95% 可信区间(图 9-3 中的 Ⅰ)几乎呈水平线,即 $PaCO_2$ 直线升高,pH 下降,但血浆碳酸氢盐浓度几乎无变化的原因。治疗原则是恢复充足的通气功能,如有必要可以应用气管插管、辅助通气或者使用镇静剂控制通气。

慢性呼吸性酸中毒可由慢性呼吸衰竭引起,在这种情况下通气减弱使血中的 $PaCO_2$ 长期处于升高状态。而肾脏的代偿机制使血浆碳酸氢盐在图 9-3 中 95% 的可信区间内升高(Ⅲ 所标记的范围)。虽然 $PaCO_2$ 升高非常明显,但由于血浆碳酸氢盐浓度亦升高,故血液 pH 变化很小。这种代偿机制最初是通过肾脏对氢离子的分泌增加完成:氢离子促进酸的排泄及碳酸氢盐的再生,这些碳酸氢盐又返回至血液中。慢性呼吸性酸中毒一般都能很好地耐受,除非发生严重的肺脏功能不全导致缺氧。如果到了这种程度,则远期预后会很差。可自相矛盾的是,慢性呼吸性酸中毒的患者,似乎对血中 $PaCO_2$ 进一步急剧升高能更好地耐受。

慢性呼吸性酸中毒的治疗根据肺通气和换气状态决定。如果患者处于限制通气的状态时,快速纠正慢性呼吸性中毒是很危险的。因为 $PaCO_2$ 降低过快时,代偿的呼吸性酸中毒有可能转变为严重的代谢性碱中毒(高碳酸血症后代谢性酸中毒)。

2. 呼吸性碱中毒

急性过度换气使血中 $PaCO_2$ 下降,不伴有血浆碳酸氢盐浓度改变,最终引起氢离子的浓度下降(图 9-3 中的 Ⅱ)。临床表现主要是肢端的感觉麻痹、手足抽搐、Chvostek 征阳性。细菌性败血症的早期可表现为急性过度换气所致的呼吸性碱中毒。

慢性呼吸性碱中毒可见于肺和肝脏疾病。肾脏对于慢性低碳酸血症的反应是减少肾小管对滤过的碳酸氢盐的重吸收,增加碳酸氢盐的排泄,其结果是降低血浆碳酸氢盐的浓度。随着碳酸氢盐浓度下降,氯离子浓度升高。高氯性酸中毒也可见相同表现,这两种情况只有通过血气分析和测定 pH 值才能区分。一般来

说,慢性呼吸性碱中毒不需处理。因为血 $PaCO_2$ 过快恢复正常可引起高氯性酸中毒。

3. 代谢性酸中毒

由于代谢性或其他原因引起氢离子浓度增加,或碳酸氢盐丢失过多,即可引起代谢性酸中毒。上述两种因素的结果都是血浆碳酸氢盐的浓度下降,氢离子的浓度升高(见公式 5)。当碳酸氢盐大量丧失时,(如严重腹泻、应用乙酰唑胺或其他碳酸酐酶抑制性利尿药、某些肾小管疾病、输尿管乙状结肠吻合术后),血浆碳酸氢盐浓度下降,伴随有血清氯离子浓度升高。所以阴离子间隙(血清钠离子的浓度减去氯离子和碳酸氢根离子浓度的总和)仍保持在正常水平,低于 15meq/L。相反,因酸产量增加所引起的代谢性酸中毒,其阴离子间隙往往超过 15meq/L。这种情况常见于肾衰竭、糖尿病酮症酸中毒、乳酸中毒、食入甲醇、水杨酸中毒、食入乙二醇。肺脏通过过度换气降低血 $PaCO_2$,使氢离子浓度恢复正常水平,从而代偿酸中毒。长期的代谢性酸中毒时,轻度换气足以使 $PaCO_2$ 有效降低 10~15mmHg。列线图 9-3 中标有 Ⅳ 的阴影部分表示持续性代谢性酸中毒的可信区间。

病因治疗应放在代谢性酸中毒治疗的首位。一般情况下病因治疗就足够了。在某些情况下需要补碱,特别是当阴离子间隙增大时。使血浆碳酸氢盐恢复正常所需的碳酸氢盐的量可以计算出来,即正常的碳酸氢盐浓度 24meq/L 减去实际测得的值,再乘以估计体液量的一半。这是一个有用的经验公式。实际上,一次补充足够的碳酸氢盐使血浆碳酸氢盐浓度完全恢复正常的做法是很不明智的。最好先使血浆碳酸氢盐浓度升高 5meq/L,然后再根据临床情况来制订治疗方案。因为碳酸氢钠能带来大量的钠,应用它可以使体液过量,亦会使酸中毒矫枉过正。治疗长期代谢性酸中毒的患者,需要补充足够的碱,补充碳酸氢钠片剂或通过饮食控制都可以。在任何情况下,都应当尽量减少慢性代谢性酸中毒患者碳酸氢盐的丢失量。

4. 代谢性碱中毒

代谢性碱中毒是外科患者最常见的酸碱平衡紊乱。代谢性碱中毒时由于血浆中碳酸氢盐的堆积,使得血中氢离子浓度下降。其发病机制较为复杂,但是至少包括以下三个相互独立的因素:①氢离子的损失,通常源于丢失了富含氢离子的胃液;②体液的丧失,且通常都很严重;③钾离子的丢失,这经常发生。

胃黏膜既分泌盐酸,亦吸收碳酸氢根离子入血。胃酸和消化后的食物混合后,最终在小肠中被重吸收,所以在此过程中没有氢离子净含量的增减。在胃液因呕吐或引流丢失时,则只有单纯的碳酸氢盐被吸收入血。在正常情况下,肾脏可以很容易地排泄过多的碳酸氢盐。但是,如果氢离子的丢失伴随有容量的丧失,

肾脏就会加强肾小管对钠的重吸收而保水,其他离子都被滤过。结果由于钠的重吸收增加,不能彻底排出过多的碳酸氢盐,而使代谢性碱中毒长期存在。起初,一部分滤过的碳酸氢盐可逃避近端肾小管的重吸收,到达远端肾小管,从而促进钾的分泌,增加尿中钾的丢失。由于尿中存在碳酸氢盐,尿液呈现中性或碱性。但当容量丢失更为严重时,近端肾小管几乎全部重吸收滤过的碳酸氢盐,此时只有少量的钠和极少量的碳酸氢盐到达远端肾小管。如果钾的丢失很严重,钠离子在与氢离子交换中被重吸收,则进展期的代谢性碱中毒患者常常可以发生反常性酸性尿。

病情的评估应当包括尿液电解质和尿 pH 测定。在早期阶段,碳酸氢盐的排泄导致钠离子及钾离子的排泄。所以,对于一个容量丢失的患者来说,尿液中的钠离子浓度相对较多,而 pH 呈碱性。在这种情况下,尿液中的氯离子浓度可提示容量丧失的程度。尿液中的氯离子浓度如果小于 10meq/L 就可以诊断为容量丢失和氯离子缺乏。后期阶段,当碳酸氢盐重吸收完全时,尿液就会呈酸性,尿中的钠、钾、氯离子的浓度就会降低。换气代偿的程度可随着代谢性碱中毒的程度而变化,但是,最大的代偿程度只能使血液中的 PaCO_2 升高到约 55mmHg。代谢性碱中毒的患者若血 PaCO_2 超过 60mmHg,提示存在有包括呼吸性酸中毒在内的混合性紊乱。

治疗代谢性碱中毒必须补液,通常是补充盐溶液。当体液充足时,肾小管对钠离子的重吸收就会减弱,肾脏就可以排泄出过量的碳酸氢盐。这类患者大多数都存在低钾,需要补钾。这时可以应用 KCl,因为代谢性碱中毒的另一个特点是缺乏氯离子。而枸橼酸钾或乳酸钾很难纠正钾的缺乏。

5. 混合性酸碱平衡紊乱

在许多情况下都会发生混合性酸碱平衡紊乱。外科患者中最常见的是代谢性酸中毒合并呼吸性碱中毒,主要见于感染性休克和肝肾综合征。因为这两种酸碱平衡紊乱可相互抵消,所以氢离子浓度的变化较小。呼吸性酸中毒合并代谢性碱中毒相对少见。代谢性碱中毒合并呼吸性酸中毒常常发生在心跳骤停的患者中,显然是一种临床急症。代谢性碱中毒合并呼吸性碱中毒的情况非常罕见。通过列线图 9-3 上所列的患者具体酸碱数据,可以弄清是否存在有混合性酸碱平衡紊乱。如果落在任何一个可信区间范围之外,就可以断定患者存在混合性紊乱。相反,如果酸碱数据落在某一可信区间之内,则提示(但不能确诊)此酸碱平衡紊乱是单纯性的。

▼ 液体和电解质失衡的治疗原则

要确定合理的液体和电解质失衡的治疗方案,就需要理解掌握前面所述的基本理论。首先,必须保证生理需要量。其次,应当计算出已经丢失的体液容量和成分。根据体重变化、血清电解质浓度、血液 pH 和 PaCO_2 的变化,分析患者的体液和电解质状态的四个方面:①目前的缺水量;②钠离子浓度异常的发生机制和处理方法;③估计钾的需要量;④同时存在的酸碱平衡紊乱的处理。最后,治疗时还应当注意继续失水量,而且在每天的治疗方案中应当将其包括在内。

正常的生理需要量可以通过表 9-2 的指导计算。发热或者环境温度升高会使非显性失水量增多,所以生理需要量就要增加。手术正常的应激反应会使水和电解质潴留,所以在术后早期阶段,生理需要量减少。另外,由于分解代谢增强,将会有更多的钾离子释放入血,所以在术后的头几天补液时,不用补钾。

纠正已经丢失的体液和电解质时,必须遵循上述四个因素。对容量缺乏的估计最好依据体重的急性改变或者是一些临床特征。临床医生应当记住,若体液量的缺乏少于 5%,则很难被发现。如体液缺乏达到 15% 时,往往存在严重的循环障碍。单纯的钠离子和单纯体液缺乏之间的关系可以通过公式 3 的血清钠离子浓度来反映。如果血清钠离子的浓度正常,水和钠成比例地缺失;如果存在有低血钠,失钠就多于失水。无论何种情况,最初补液都应给予等渗盐水。评估钾离子过多或缺乏必须参考图 9-2 和血液 pH。如果低钾血症时血液 pH 正常,根据图 9-2 可评估体内缺钾量。例如,pH 为 7.40 时,钾离子浓度为 2.5meq/L,提示缺钾量为机体总钾量的 20%。正常人体内含钾量为 45meq/kg 体重,一个中度消耗的患者为 35meq/kg。假如正常人体重为 70kg,总的钾量为 45×70,即 3150meq;缺钾量为总量的 20% 即 630meq,这些数据在治疗计算时必须考虑。以上是酸碱及电解质失衡治疗的一般原则。

液体和电解质缺乏的胃肠外治疗必须遵循两条经验原则。第一,多数情况下,在第一个 24 小时内只补充计算补水量的一半,剩下的部分应根据临床实际情况随后再定。第二,一旦发生体液和电解质缺乏,应当及时纠正。只要坚持这两条原则,就可以避免矫枉过正和各种医源性电解质异常。

继续损失量也应当被计算在每日的补液计划之内,而且应当同时考虑容量和成分两个方面。胃肠道不同部位消化液的分泌量及其内电解质的含量都在表 9-3 中列出。

参考文献

概况

Seldin DW, Giebisch G (editors): *The Kidney: Physiology and Pathophysiology*, 3rd ed. Lippincott Williams & Wilkins, 2000.

液体容积和钠

Adrogue HJ et al: Hypernatremia. N Engl J Med 2000;342:1493.

Adrogue HJ et al: Hyponatremia. N Engl J Med 2000;342:1581.

Ayus JC et al: Chronic hyponatremic encephalopathy in post-menopausal women. Association of therapies with morbidity and mortality. JAMA 1999;281:2342.

Doyle JA et al: The use of hypertonic saline in the treatment of traumatic brain injury. J Trauma 2001;50:367.

Gines P, Cardenas A: The management of ascites and hyponatremia in cirrhosis. Semin Liver Dis 2008;28:43.

Gross P: Treatment of hyponatremia. Intern Med 2008;47:885.

Lien YH, Shapiro JI: Hyponatremia: clinical diagnosis and management. Am J Med 2007;120:653.

Wilcox CS: Metabolic and adverse effects of diuretics. Semin Nephrol 1999;19:557.

酸碱平衡失调和钾

Adrogue HJ et al: Management of life-threatening acid-base disorders. (Two parts.) N Engl J Med 1998;338:26, 107.

Greenberg A: Hyperkalemia: treatment options. Semin Nephrol 1998;18:46.

Ishihara K et al: Anion gap acidosis. Semin Nephrol 1998;18:83.

Krapf R et al: Chronic respiratory alkalosis. The effect of sustained hyperventilation on renal regulation of acid-base equilibrium. N Engl J Med 1991;324:1394.

Luft FC: Lactic acidosis update for critical care clinicians. J Am Soc Nephrol 2001;12: S 15.

钙、镁和磷

Aguilera IM et al: Calcium and the anaesthetist. Anaesthesia 2000;55:779.

Body JJ: Current and future directions in medical therapy: hypercalcemia. Cancer 2000;88(12 suppl):3054.

Brown DL et al: Developments in the therapeutic applications of bisphosphonates. J Clin Pharmacol 1999;39:651.

Bugg NC et al: Hypophosphataemia. Pathophysiology, effects and management on the intensive care unit. Anaesthesia 1998;53:895.

Kelepouris E et al: Hypomagnesemia: renal magnesium handling. Semin Nephrol 1998;18:58.

Miller DW et al: Hypophosphatemia in the emergency department therapeutics. Am J Emerg Med 2000;18:457.

Shepard MM, Smith JW 3rd: Hypercalcemia. Am J Med Sci 2007;334:381.

Subramanian R et al: Severe hypophosphatemia. Pathophysiologic implications, clinical presentations, and treatment. Medicine 2000;79:1

（周蕊　李芳　译,李宗芳　校）

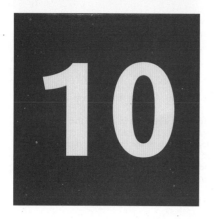

第 10 章　外科营养和代谢

疾病对机体结构和免疫系统的影响已被充分认识，但在临床工作中其往往被忽视。30%~50% 的住院患者存在营养不良。蛋白质 - 热量营养不良常导致肌肉萎缩，呼吸机制变化，免疫功能减退和肠萎缩。这些变化可导致伤口感染的几率增加，术后死亡率增高。(在足够的葡萄糖和水的替代治疗情况下)健康成人一般可持续禁食 7 天以上，但对于严重的创伤、外科疾病、脓肿、肿瘤等情况，则需要立即给予静脉营养支持。关于营养补充及评估方法将在本章中给予阐述。

营养评估

营养评估是一个判断患者是否存在营养不良或是否有发生营养不良的可能性的过程。严重创伤或接受手术治疗会改变患者的进食和吸收功能，同时也会影响机体对营养物质的利用与储存。患者(即下面阐述的严重营养不良的患者)经积极有效的术前营养支持治疗，可明显降低围手术期并发症和死亡率。尽管许多患者不需要如此程度的营养支持，但对其进行营养评估来评价营养不良的风险及程度是必要的。结合病史、体检结果、实验室检查结果的综合评估，可给予医师关于患者近期营养状况的全貌。

▶ 病史和查体

从病史和查体中所获得的信息是营养评估的基础。一个完整的病史对于确定哪些患者可能发生营养不良十分重要(表 10-1)。慢性疾病如嗜酒症，多发生一般蛋白质 - 热量营养不良，同时也有维生素和矿物质缺乏。以前接受手术如胃切除术或回肠切除的患者，易发生吸收不良和个别维生素及矿物质的缺乏。在大多数病例中，通过原来的疾病或近来体重减轻的病史，可以判定发生营养不良的可能性。肝肾疾病患者常常伴有蛋白质、维生素和微量元素缺乏。肾衰竭接受血液透析的患者常在透析液中丢失氨基酸、维生素、微量元素和肉碱。炎性肠疾病特别是回肠受累的患者，经

表 10-1　营养评估
病史
现患疾病 =(实际体重 ×100)/ 理想体重
通常体重百分比 =(实际体重 ×100)/ 通常体重
易患营养不良的既往疾病
查体
皮肤:质,结构,光滑,滤泡,角化过度
毛发:质,结构,近期减少
眼:角膜炎,结膜炎,夜盲症
口腔:唇干裂,舌炎,黏膜萎缩,出牙
心:房室扩大,杂音
腹部:肝肿大,腹部包块,造口术,瘘管
直肠:粪便颜色,肠瘘
神经:周围神经炎,背外侧束功能缺损
四肢:肌肉,大小和长度,足部水肿
实验室检查
CBC:血红蛋白,血细胞比容,红细胞计数,白细胞计数和分类,总淋巴细胞计数,血小板计数
电解质:钠,钾,氯,钙,磷
肝功能检查:AST(SGOT),ALT(SGPT),碱性磷酸酶,胆红素,白蛋白,前白蛋白,视黄醛 - 结合蛋白,凝血酶原
其他:BUN,肌酐,甘油三酯,胆固醇,游离脂肪酸,酮体,尿酸,钙,铜,锌,镁,转铁蛋白

常出现蛋白质缺乏(由于摄入减少,慢性出血和皮质类固醇药物治疗的作用所致),和脂肪、维生素、钙、镁和微量元素的缺乏。大约 30% 的癌症患者由于原发病或抗代谢化疗，导致蛋白质、热量和微量元素的缺乏。感染 HIV 的患者经常出现营养不良和蛋白质、微量元素(硒和锌)、矿物质和维生素缺乏。

对于经验丰富的医护人员来说，一份完整的病史对其考虑患者潜在的营养缺乏以及药物和营养物质的

相互作用是十分重要的。社会经济因素和饮食习惯的信息可以协助揭示一些其他危险因素。尽管单一因素引起的营养不良很罕见，但某些药物的副作用可造成营养吸收障碍，滥用含有麻黄素、咖啡因的药物可引起体重减低，银杏提取物可强化某些药物对细胞色素 P450 的代谢。

一次完整的查体应该从患者外表的总体评估开始。发生严重营养不良的患者常表现憔悴，但是还有非特异的营养不良体征如：暂时的肌肉萎缩、皮肤苍白、水肿和机体脂肪的广泛丢失。蛋白质状况可以通过肢端肌肉的强度和可见的暂时的肌肉萎缩来评估。维生素缺乏可以通过皮肤质地改变，出现毛囊堵塞或皮疹，角膜充血，嘴角皲裂（唇干裂），口腔黏膜充血（舌炎），心脏扩大和杂音，手足感觉异常，振动和位置觉（背侧和外侧束功能损失）缺失，以及毛发结构和质量异常等表现来评估。微量元素的缺乏可能产生类似维生素缺乏之外加精神状态异常的表现。

▶ 人体测量

人体测量是一门评估人体体积、重量和比例的科学。人体测量学由测量机体细胞总数和机体构成，目的在于提供肌肉组织和脂肪含量的准确信息。机体构成被用作判定机体全部的水分、氮和钾。人体测量包括通过测量体重与身高来计算体重指数（BMI）。

在门诊或病房可以容易地通过计算由体重和身高决定的体重指数（BMI）完成人体测量，此外臂长、躯体各部分总和或膝高测量可用于人体测量，其对于营养

评估十分重要。许多先进的技术应用于临床可使医生精确地了解内脏和躯体的蛋白和脂肪的储存量。精准的体重是重要的，通常体重表达是以其占理想体重的百分比来表示。实际体重需要和理想体重相比较，理想体重可以从标准生活保障表中获得。

BMI 通常被用作来评估蛋白质 - 热量营养不良和营养过度（肥胖症），在西方国家正常人 BMI 通常在 18.5~24.9 之间，BMI 在 25~29.9 则被视为超重，BMI 大于 30 被视为肥胖。其可以通过以下公式计算：

$$BMI = 体重(kg) / [身高(m)]^2$$

许多的医院经常应用双能量 X 线吸收测量（dual-energy x-ray absorptiometry，DEXA），其可用来估价机体的多种成分（矿物质、脂肪、肌肉）。大多数蛋白质存在于骨骼肌中，躯体蛋白（骨骼肌）储量可通过测量上肢中点周径来估计。测量结果要根据皮下组织进行校正，此测量的是上肢中点肌肉周长（midhumeral muscle circumference，MHMC）。这个结果要和患者所处年龄和性别的正常值进行比较，以判断蛋白质的消耗程度和储量。脂肪储量可通过测量三头肌皮肤皱褶厚度（triceps skin fold，TSF）来进行评价。人体测量可靠性依赖于测量者的技术，对于同样的患者，不谨慎的测量者往往会获得错误的结果。

▶ 实验室数据

内脏蛋白储量可通过测定血清总蛋白、白蛋白和转铁蛋白的水平，总淋巴细胞计数，以及抗原皮肤试验来评价（表 10-2）。血清白蛋白水平可对患者营养状态

表 10-2 营养不良的临床分级

临床和实验室参数	营养不良程度		
	轻度	中度 [1]	重度 [1]
白蛋白（g/dl）	2.8~3.5	2.1~2.7	<2.1
转铁蛋白（mg/dl）	200~250	100~200	<100
前清蛋白（mg/dl）	10~17	5~10	<5
视黄醇结合蛋白质（mg/dl）	4.1~6.1（正常）	<4.1	
总淋巴细胞计数（个 /μl）	1200~2000	800~1200	<800
肌酐 / 升高指数（%）	60~80	40~60	<40
理想体重（%）	80~90	70~80	<70
体重减少 / 单位时间	<5%/ 月	<2%/ 周	>2%/ 周
	<7.5%/3 月	>7.5%/3 月	
	<10%/6 月	>10%/6 月	
皮肤试验（反应点数 / 测试点数）	4/4（正常）	1~2/4（减弱）	0/4（无反应）
正常体表测量	男	女	
三头肌皮肤皱褶（mm）	≤12.5	≤16.5	
上臂中点周长（cm）	>29.3	>28.5	

[1] 指导营养治疗

提供一个粗略的估计,但其对营养不良的诊断意义更大。血清白蛋白下降常与患病率和死亡率的升高相关联。因为白蛋白的半衰期长(20 天),而其他蛋白的半衰期只有几个小时,所以是营养状态急性变化的敏感指标。转铁蛋白是一种半衰期较短(8 天 ~10 天),较白蛋白更加敏感的指标。前白蛋白半衰期为 2~3 天,视黄醇结合蛋白半衰期只有 12 小时。但它们的血清水平也受到其他一些因素的影响,因此应用受到限制。

免疫功能可通过皮肤过敏试验和包含 T 细胞、B 细胞的淋巴细胞计数来测定。皮下注射普通抗原可反映人体的免疫状态。营养不良的患者往往免疫受损。营养不良的程度与总淋巴细胞数减少程度相关,感染、化疗和其他因素会影响淋巴细胞计数,因此淋巴细胞计数的应用受到一定的限制。

▶ 营养指数

营养指数为危险等级及患者的客观比较提供了方法(如表 10-3)。此外,许多营养指数可用于估计预后,并为进一步营养支持提供指导,除了 BMI,这些指数还辅助外科医师决定营养支持治疗的时机和进程。

表 10-3　营养指数

体重指数 (body mass index, BMI)

BMI= 体重 (kg)/ [身高 (m)]^2

正常	18.5~24.9
超重	25~29.9
肥胖	30~40
病态肥胖	>40

预后营养指数 (prognostic nutritional index, PNI)

PNI=158−[16.6×Alb^1]−[0.78×TSF^2]−[0.2×TFN^3]−[5.8×DH^4]

注意:DH,皮肤结节 >5mm=2

1~5mm=1

无反应 =0

并发症风险

低	<40%
中	40%~49%
高	>50%

营养危险指数 (nutrition risk index, NRI)

NRI=[15.19×Alb]+41.7× [实际体重 (kg)/ 理想体重 (kg)]

营养良好	>100
轻度营养不良	97.5~100
中度营养不良	83.5~97.5
重度营养不良	<83.5

续表

营养不良筛查工具 (malnutrition universal screening Tool, MUST)

BMI 评分:体重减轻 (非计划性减轻) 评分

BMI>20 (>30 肥胖)=0;体重减轻 <5%=0

BMI 18.5~20=1;体重减轻 5%~10%=1

BMI<18.5=2;体重减轻 >10%

急性疾病效应:如果已有或即将禁食 5 天以上,评分基础上再加 2

营养不良风险:0= 低风险;1= 中度风险;≥2= 高风险

老年人营养不良危险指数 (geriatric nutrition risk index, GNRI)

GNRI= [1.489×Alb (g/L)]+ [41.7×(体重 /WLo)]
GNRI 的计算是将 NRI 公式中的理想体重更换为由 Lorentz 公式计算出的 WLo。结果可将营养相关危险分为 4 个等级:高度危险 (GNRI<82),中度危险 (GNRI 82~91),低度风险 (GNRI 92~98),无风险 (大于 >98)

新生儿营养评估参数 (instant nutritional assessment parameters, INA)

参数:异常标准

血清白蛋白 <3.5g

淋巴细胞总数 <1500/mm^3

---

[1] Alb,白蛋白 (albumin, g/dl)

[2] TSF,三头肌皮肤皱褶 (mm)

[3] TFN,转铁蛋白 (transferrin, mg/dl)

[4] DH,迟发型皮肤超敏反应

A. 肌酐 - 身高指数 (Creatinine-Height Index, CHI)

除了严重的代谢疾病和慢性肾病外,CHI 可被用来评价营养不良的程度。测量 24 小时尿肌酐排泄并与正常值比较。CHI 可通过以下公式计算:

CHI= 实际 24 小时肌酐排出量 / 预期肌酐排出量

3- 甲基组氨酸的尿排出量测定是蛋白质水平的一种精确测定方法。组氨酸在肌肉中进行不可逆的甲基化,在组织中分解的组氨酸(例如 3- 甲基组氨酸)不会再合成蛋白质,所以尿中排泄的 3- 甲基组氨酸与肌肉组织中的蛋白质分解水平有很好的相关性。但是,检测 3- 甲基组氨酸过于昂贵,故其暂不能应用于临床。

B. 预后性营养指数 (Prognostic Nutrition Index, PNI)

PNI 将营养状态和手术发病率和病死率联系起来。PNI>40% 时术后并发症和病死率明显升高。PNI 可精确预测肿瘤或胃肠外科患者的并发症危险等级。已证实,根据预测结果行术前营养替代治疗可降低此类患者术后死亡率。PNI 还广泛用于非手术应用、营养支持治疗患者的评估。

C. 营养危险指数(Nutrition Risk Index,NRI)

VA TPN 协同研究组显示较其他营养指数,NRI 来判断术前营养不良情况及预测术后情况具有准确的结果。NRI 利用血清白蛋白和体重损失作为营养不良的指数,来划分围手术期并发症发生率及死亡率。但由于补充营养不能迅速改善血清白蛋白水平,因此 NRI 不宜作为监测营养补充是否充足的指标。

D. 总体主观评价(Subjective Global Assessment,SGA)

SGA 是根据 5 个病史特点(近 6 个月体重减轻、节食、胃肠道综合征、功能状态或能量水平、代谢需要)和伴随的查体 4 个特点(皮下脂肪减少、肌肉萎缩、水肿、腹水)作出的。SGA 可以非常准确地评价临床预后。

E. 微型营养评定法(Mini-Nutritional Assessment,MNA)

MNA 是一种快速可靠的评估老年患者的营养状态的指标的方法。它由 18 个项目组成,约需 15 分钟完成试验。试验包括评估患者健康状况,活动能力,饮食状况,人体测量结果,以及受试者自我评估。MNA 评分高于 24 者无营养不良风险,MNA 评分介于 17 至 23 者存在潜在的营养不良风险,低于 17 者存在明确的营养不良。

F. 营养不良筛查工具(Malnutrition Universal Screening Tool,MUST)

MUST 利用三个独立指标检查蛋白 - 热量营养不良情况及营养不良进展的风险。上述的三个指标是:目前的体重指标,无意识的体重损失,疾病造成的体重损失。当前体重指标以 BMI(kg/m^2)表示,体重损失(过去的 3~6 个月)可从患者的医疗档案中获取。若患者处于病理状态、禁食 5 天以上,此时急性疾病状态将被包括在内,最终的总评分将营养不良分为低、中、高三个等级。此种筛查方法的最大优势在于它适用于成年人所有年龄段,所有健康状况。研究显示,MUST 快捷方便并且与其他检测方法具有相同的效力。

G. 老年人营养不良危险指数(Geriatric Nutritional Risk Index,GNRI)

GNRI 源自 NRI,特别适用于预测住院老年患者发病与死亡风险。GNRI 计算公式涉及血清白蛋白量及体重损失量两个指标。依据 GNRI 值可将患者营养不良风险等级分为四级:高、中、低、无风险。而且 GNRI 评分作为一个严重程度指标可用于预测营养不良相关并发症的发生率。GNRI 不是营养不良指数,而是一个评估营养不良相关风险的指数。

H. 快速营养试验(Instant Nutritional Assessment,INA)

INA 是最快速、最简单的检测营养状态的方法。

血清白蛋白水平和 TLC 构成了这一评价方法的基础。这一指标的降低与营养不良相关并发症发病率与死亡率存在显著的相关性,并且在严重疾病的患者中,上述指标变化更加明显。这一方法设计初衷并非是用于替代那些昂贵的检测方法,而是快速检测并早期发现营养不良并发症的风险。

▶ 能量需求判定

成人的每日热量需要可利用总能量消耗方程计算。这个方程可以通过 Harris-Benedict 方程进行校正(表 10-4),它包括 3 个变量:身高(cm),体重(kg),年龄(yr),并且考虑到了特殊活动、损伤因素、性别的影响。

表 10-4　成人总能量消耗公式

基础能量消耗(basal energy expenditure,BEE)kcal/d	
男性:66.4+［13.7× 体重(kg)］+［5.0× 身高(cm)］-［6.8× 年龄(岁)］	
女性:66.5+［9.6× 体重(kg)］+［1.7× 身高(cm)］-［4.7× 年龄(岁)］	
刺激因素	
饥饿	0.80~1.00
择期手术	1.00~1.10
腹膜炎	1.05~1.25
成人呼吸窘迫综合征(adult respiratory distress syndrome,ARDS)或脓毒症	1.30~1.35
骨髓移植	1.20~1.30
心肺疾病(无并发症)	0.80~1.00
心肺疾病伴透析或脓毒症	1.20~1.30
心肺疾病行大手术	1.30~1.55
急性肾衰	1.30
肝衰	1.30~1.55
肝移植	1.20~1.50
胰腺炎或重度烧伤	1.30~1.80
能量消耗(basal energy expenditure,BEE)kcal/d	
TEE=BEE× 刺激因素	

间接热量测定是测定成人每日需求最为精确的方法。它从限时容量收集呼出的二氧化碳和尿中的氮量来计算氧(VO$_2$)和二氧化碳(VCO$_2$)的产生。检测静息状态下每分钟每千卡消耗(resting energy expenditure,REE)可通过 Weir 公式计算:

REE(kcal/min)=3.9(VO$_2$)+1.1(VCO$_2$)-2.2(尿氮)

其中 VO$_2$ 和 VCO$_2$ 都是氧的消耗,CO$_2$ 以 ml/min 为单位,尿氮以 g/min 为单位。

非蛋白质呼吸商（respiratory quotient，RQ）是在代谢过程中产生二氧化碳与氧消耗的比值。当 RQ 是 1 时，全是碳水化合物被氧化产能，当 RQ 是 0.67 时，仅有脂肪被氧化产能。当患者摄入过量热量（过量饮食）会导致脂肪堆积。当过量的热量摄入时，RQ 会大于 1，理论上可接近 9。过量的 CO_2 可改善结构性肺病的通气不良（例如，慢性阻塞性肺病）。

营养物质需要和替代物

人体需要能量以维持机体处于一种稳态。基础代谢率（basal metabolic rate，BMR）的 50% 反映了离子泵的工作状况，30% 代表了蛋白质的转换，其余代表了氨基酸、葡萄糖、乳酸和丙酮酸盐的循环。总能量消耗是基础代谢过程，体力活动，蛋白质特殊动力作用，以及由于创伤、脓毒症或烧伤所产生额外需求所消耗的能量总和。在正常受试者中，体力活动所消耗的能量占全部能量消耗的 10%~50%，而住院患者可降到 10%~20%，由创伤所造成的高于基础需要的增加部分大约 10% 用于择期手术，10%~30% 用于创伤，50%~80% 用于脓毒症，100%~200% 用于烧伤（依烧伤程度而定）。代谢能量可来自碳水化合物、蛋白质和脂肪。

▶ 碳水化合物代谢

碳水化合物是机体的基础能量来源，约有总热量的 35% 来自碳水化合物。经肠吸收的葡萄糖每克可产生 4.0kcal 的能量。而用于支持治疗的单体葡萄糖（静脉给予）每克代谢产生 3.4kcal 能量。碳水化合物的消化起始于唾液酶的消化作用，吸收的主要部位位于小肠起始的 15cm 的肠段，唾液酶和胰酶将淀粉分解为寡聚糖，游离的寡聚糖水解后经胃肠道黏膜被吸收。外科疾病引起的碳水化合物消化吸收障碍较为罕见，即使在胰酶分泌障碍患者中，糖类消化不良也很少见。腹泻、Whipple 综合征、低丙种球蛋白血症的胃肠黏膜通常呈现广泛低平，导致寡聚糖代谢障碍，并且阻碍了碳水化合物的吸收。

75% 以上摄入的碳水化合物被消化、分解为葡萄糖并吸收，血糖升高可刺激胰腺 β 细胞分泌胰岛素，从而加强蛋白质的合成代谢。饥饿状态下，每日摄入 400kcal 的碳水化合物可降低蛋白质的分解。在胰岛素的作用下，细胞摄入葡萄糖能力增强，脂肪分解受到抑制并促进糖原形成。相反，饥饿、精神紧张时，胰高血糖素分泌增加，促进蛋白质、糖原、脂肪分解，提高血糖水平。葡萄糖代谢对创伤修复至关重要，但过量的碳水化合物摄入或过量的葡萄糖替代治疗会引发肝脂肪变性和中性粒细胞功能减退。

▶ 蛋白质代谢

蛋白质由氨基酸构成，每克蛋白质分解后可产生 4.0kcal 的热量。蛋白质分解产生可被胃肠道主动吸收的氨基酸和多肽。蛋白质最初经胃蛋白酶开始消化。在十二指肠内，由肠肽酶激活的胰蛋白酶是消化降解蛋白质的最重要的酶。消化降解的蛋白质约有一半是在十二指肠吸收的，至空肠中段即已被全部吸收。

蛋白质在小肠内的吸收效率均较高。即使在小肠大部切除后，蛋白质吸收不良也较为罕见。蛋白质平衡反映了蛋白质合成与分解的总量关系。蛋白质的更新是动态的，因此所需的蛋白质、氨基酸、氮的量往往是一个近似值。

体重约 70kg 的正常成人约含有 10kg 的蛋白，其中绝大部分是肌组织的肌蛋白，每日蛋白更新约 300g，即 3% 的机体蛋白量。正常成人每日需摄入蛋白质为 0.8g/kg 体重。在美国，日常蛋白质的摄入量为此数的 2 倍。氮平衡指数反映蛋白质的合成与降解平衡趋势（表 10-5）。摄入 6.25g 蛋白质约合 1g 的氮，氮摄入量包括肠内摄入量及静脉摄入量，氮排出量包括尿和粪便的排出，还有引流所致的损失（例如，渗出、外伤、瘘管等）。尿氮排出量可通过测量 24 小时尿而获得，粪便排出量约 1g/日。此外每日自尿中排出的非尿素氮约为 2~3g（例如氨），通过几周的测量可获得更准确的结果。当氮的损失量增大时（例如，腹泻、蛋白质丧失性肠病、瘘管、烧伤渗出），由于氮排出测量困难，氮平衡测量的精确性会受到影响。尽管存在上述不足，24 小时尿测量的方法仍是很实用的测量机体蛋白质合成与分解的方法。蛋白质平衡反映了蛋白质合成分解总的水平。机体通过改变代谢底物、激素或细胞因子水平，调节蛋白质的储存以适应基础状态、活动水平、烧伤、创伤、脓毒症或烧伤产生的各种变化。因为蛋白质的代谢是不断更新的，故计算出的蛋白质，氨基酸和氮的需求量仅仅是估计值。

表 10-5　氮平衡

$氮_{(平衡)} = 氮_{(摄入)} - 氮_{(排出)}$
$氮_{(摄入)} = g\ 蛋白质_{(摄入)}/6.25$
$氮_{(排出)} = (UUN × Vol) + 3$

蛋白质的性质与它的氨基酸组成有关。20 种氨基酸按它们能否在体内合成被分为必需氨基酸（essential amino acids，EAAs）和非必需氨基酸（nonessential amino acids，NEAAs）。它们还可被分为芳香族氨基酸（aromatic amino acids，AAAs），支链氨基酸（branched chain amino acids，BCAAs）和含硫氨基酸。仅左旋氨基酸可被人体利用合成蛋白质，在饥饿和精神紧张时，氨基酸可发挥代谢功能。丙氨酸和谷氨酰胺参与葡萄糖循环，葡萄糖在饥饿时可保存碳；亮氨酸可刺激蛋白质合成，抑制其分解；BCAAs 是饥饿时骨骼肌和心肌主要能量来源。

特定的氨基酸将在后述中详细描述。

A. 谷氨酰胺

尽管谷氨酰胺是一种非必需氨基酸，但其在代谢应激时发挥着重要作用。谷氨酰胺是胃肠道细胞的主要能量来源。下述的损伤、手术、脓毒症和其他消耗性疾病使细胞内谷氨酰胺储存减少 50% 以上，血浆减少 25% 以上，这种减少超过其他任何一种氨基酸的减少，并持续到其他氨基酸浓度恢复正常以后才能逐渐恢复。补充谷氨酰胺可以避免应激导致的谷氨酰胺在肌肉和血浆中的丧失。补充谷氨酰胺可以维持肠黏膜的完整性、绒毛高度、黏膜 DNA 活性，使对 T 细胞和 B 细胞功能的抑制将至最低。

谷氨酰胺主要由再生旺盛的细胞消耗，如成纤维细胞、淋巴细胞、肿瘤细胞和肠上皮细胞。消耗状态如创伤、脓毒症、大面积烧伤和难控制的糖尿病，都是以骨骼肌蛋白质加速分解和外周氨基酸向内脏转运为特征的。在这些状态中，肌肉所释放的氨基酸中谷氨酰胺占很大比例。

谷氨酰胺补充可以改善烧伤和其他一些危重患者的中性细胞和巨噬细胞的功能。在短肠综合征的患者的特殊饮食配方加入谷氨酰胺有助于加速肠的适应能力，以改善氮潴留、肠黏膜完整性、黏膜细胞的 DNA 和蛋白质的含量。关于肿瘤患者补充谷氨酰胺的研究正在进行。

B. 精氨酸

精氨酸是尿素循环和一氧化氮合成的底物，还是生长激素，催乳素，胰岛素的促分泌因素。补充精氨酸可以改善氮平衡和加速伤口愈合，刺激 T 细胞反应，减少感染性并发症的几率。精氨酸的持续补充可以刺激 T 细胞增殖和 T 细胞功能，额外补充可刺激白蛋白合成。

▶ 脂肪代谢

传统的饮食中脂肪约占总热量摄入的 25%~45%，每克脂肪可提供 9.0kcal 的能量。脂肪进入十二指肠后刺激胆囊收缩、胆汁分泌、胰酶分泌。胆盐在末段空肠的再吸收（即胆肠循环）保持了胆汁池的平衡。肝脏通过胆固醇合成胆盐补偿胆肠循环中胆盐的损失。空肠切除术可导致胆盐流失引发的脂肪吸收障碍。类固醇激素、儿茶酚胺和胰高血糖素可刺激脂肪合成，而胰岛素抑制其合成。

机体可以其他营养物质为底物合成脂肪，但有两种长链脂肪酸（亚油酸和亚麻酸）是必需的。缺乏这些脂肪酸的摄入可以导致必需脂肪酸缺乏，摄入必需脂肪酸可避免 3% 的热量丢失。

必需脂肪酸多为不饱和脂肪酸（polyunsaturated fatty acids，PUFAs），分为 ω-3 和 ω-6 脂肪酸。举例来说，亚油酸属于 ω-6 PUFAs；α- 亚油酸属于 ω-3 PUFAs。植物油如谷物油、藏红花油、太阳花油和大豆油都是亚油酸（ω-6 PUFAs）的良好来源，亚麻籽油、芸苔、walunt 和豆油是 α 亚油酸（ω-3 PUFAs）良好来源。冷水鱼是 ω-3 脂肪酸的丰富来源，特别是二十五烯酸（EPA）和 DNA。亚麻酸和亚油酸（ω-6 PUFAs）可形成花生四烯酸。花生四烯酸是类花生酸合成的前体，特别是前列腺素 -2 和白介素 -4。类花生酸是细胞间联系的有力生化介质，与炎症、感染，组织损伤及免疫系统调节有关。

免疫系统的有效作用依靠于 ω-3 和 ω-6 PUFAs 类花生酸产物之间的平衡。类花生酸调节许多涉及细胞介导或体液介导的免疫功能，也可被众多免疫细胞合成，特别是巨噬细胞和单核细胞。高 ω-6 脂肪酸饮食可以通过提高前列腺素 E2 合成来阻碍有丝分裂抑制，从而抑制 T 细胞增殖，进而抑制免疫功能。摄入 ω-3 脂肪酸可以抑制这种作用。

ω-3 脂肪酸不会加重血小板功能和炎症反应，且 ω-3 脂肪酸与 IL-1 和 TNF 明显降低有关，ω-3 脂肪酸可以降低纤维蛋白原的水平，血压和细胞增殖水平，并可以通过调控一氧化氮的代谢来提高动脉血管的顺应性和内皮细胞的功能。

中链脂肪酸不是通常饮食中的成分，但被广泛用于管饲中。它们易于消化，吸收和氧化，且不是参与炎症反应或免疫抑制二十碳物的前体。短链脂肪酸，例如丁酸盐和更短的丙酸盐可被结肠细胞直接利用，并为其提供 70% 以上的能量，但丁酸盐并非内源性合成，由寄生于结肠的黏膜细胞合成。

▶ 核苷酸、维生素和微量元素

除了能量的基本物质，许多其他物质也是能量代谢所必需的。在特定的患者中，核苷酸也被认为是重要的营养物质。代谢及伤口愈合和免疫功能都涉及维生素。由于它们无法在体内合成，所以是饮食中的必需成分。对维生素正常的需要量（表 10-6）在疾病时可能有所增加，例如：创伤、烧伤和脓毒症患者的尿中所分泌的维生素量增加。微量元素作为整体的协同因子在酶促反应中起着重要的作用，并且其不能在体内储备。

A. 核苷酸

核苷酸是 DNA 和 RNA 的前体，参与和细胞活性有关的一系列代谢反应。核苷酸通常不被认为是人体生长和发展所必需的。然而在严重应激和危重疾病时患者对其的需求量增加。核苷酸由嘌呤和嘧啶合成，在许多生化反应中发挥重要作用。对肾脏移植的患者进行无核苷酸饮食可以产生免疫抑制，饮食中的核苷酸对于辅助性 T 淋巴细胞的活性十分重要。补充 RNA 或尿嘧啶（核苷酸合成的前体）可以恢复迟发性超敏反应，扩大淋巴细胞增殖和 IL-2 受体表达。核苷酸可以加速感染后的恢复。这些替代物加入肠内营养可以作为免疫调节物。

表 10-6　成人电解质、微量元素、维生素和矿物质的每日需要量

	肠内	肠外
电解质		
钠	90~150meq	90~150meq
钾	60~90meq	60~90meq
微量元素		
铬[1]	5~200μg	10~15μg
铜[1]	2~3mg	0.3~0.5mg
镁[1]	2.5~5mg	60~100μg
锌[1]	15mg	2.5~5mg
铁	10mg	2.5mg
碘	150μg	
氟[1]	3mg	
硒[1]	50~200μg	20~60μg
钼[1]	150~500μg	20~120μg
锡[2]		
矾[2]		
镍[2]		
砷[2]		
硅[2]		
维生素		
抗坏血酸(C)	60mg	200mg
视黄醇(A)	1000μg	3300IU
维生素 D	5.0μg	200IU
硫胺(B$_1$)	1.4mg	6mg
核黄素(B$_2$)	1.7mg	3.6mg
吡哆醇(B$_6$)	2.2mg	6mg
尼克酸	19mg	40mg
泛酸	4~7mg	15mg
维生素 E	10mg	10IU
生物素	100~200μg	60μg
叶酸[1]	200μg	600μg
氰钴胺(B$_{12}$)	2μg	5.9μg
维生素 K$_3$	70~149mg	150μg
矿物质		
钙	1300mg	0.2~0.3meq/kg
磷	800mg	300~400mg/kg
镁	350mg	0.34~0.45meq/kg
硫	2~3g	

[1] 相对安全和适当剂量
[2] 关于人体需要无可用数据
[3] 每周需要量

B. 脂溶性维生素

代谢及伤口愈合和免疫功能都涉及维生素。由于它们无法在体内合成,所以是饮食中必需成分。对维生素正常的需要量(表10-6)在疾病时可能有所增加,如创伤、烧伤和脓毒症患者的尿中所分泌的维生素量增加。

维生素 A、维生素 D、维生素 E 和维生素 K 在近端小肠伴随胆盐颗粒和脂肪酸被吸收。吸收后,它们以乳糜颗粒的形式被传递到组织,并被大量存储在肝(维生素 A、维生素 K)或皮下组织和皮肤(维生素 D、维生素 E)中。尽管较为罕见,但过量摄入脂溶性维生素可产生毒性作用(例如过量的维生素 A 可增加肝脏负荷)。脂溶性维生素参与免疫功能和伤口愈合。例如每日摄入 25 000IU 的维生素 A,通过提高 TBG-β 水平可大大降低类固醇对伤口愈合的抑制作用。

C. 水溶性维生素

维生素 B$_1$、维生素 B$_2$、维生素 B$_6$、维生素 B$_{12}$、维生素 C、叶酸、尼克酸、泛酸盐、生物素和泛酸在十二指肠和近端小肠被吸收,在门静脉血中运输,在肝和外周器官被利用。仅有维生素 B$_{12}$ 可以有某种程度的储存,水溶性维生素作为辅助因子,加速能量产生、转化及氨基酸和核酸代谢的反应。由于储存量有限,水溶性维生素缺乏是常见的。

D. 微量元素

每日对微量元素的需要(见表 10-6)由于土壤成分的不同而存在地理上的差异。目前较为重要的微量元素有九种:铁、锌、铜、硒、锰、碘、铬、钴。微量元素在代谢、免疫和伤口愈合方面有重要的作用,许多常见的疾病中会出现亚临床型的微量元素缺乏。

铁是血红蛋白合成的基本成分,可作为血红蛋白中血红素修复基因和呼吸链细胞色素氧化酶的核心。铁缺乏的患者,其神经、肌肉和免疫功能受损害的表现可出现在明显的贫血之前。对孕期及哺乳期妇女的铁储备的评估尤为重要。

锌是碳水化合物、脂肪、氨基酸和核苷酸代谢中所涉及的许多金属结合酶的辅助因子。锌的缺乏可能发生在大量粪便的丢失(例如 AIDS)或长期的缺少锌补充的全肠外营养(TPN)后。临床上,锌的缺乏有以下特点,弥漫性斑丘疹(与腹泻性皮炎相似)、愈合不良的伤口、皮肤无反应性、毛发稀少、视觉和嗅觉紊乱。

碘是甲状腺激素的关键成分,因为碘盐的广泛应用,碘缺乏在美国罕见。慢性营养不良的患者可能会出现碘缺乏。由于甲状腺参与创伤和脓毒症的神经内分泌反应,在肠外营养溶液中应当加碘。

营养的病理生理学

生理学过程、免疫活性、伤口愈合、严重疾病的恢复都依靠足量的营养摄入。应用营养病理生理方面的知识在营养计划中是必需的。

▷ 饥饿

在一夜禁食后,由于血浆中的胰岛素减少和胰高血糖素增多,肝糖原迅速释放(图 10-1)。随之而来的是由肌蛋白裂解出的氨基酸导致的肝糖原异生增加。肝的葡萄糖的生成必须满足于造血系统、中枢神经系统特别是大脑的能量需要。在急性饥饿期间,大脑需要依靠葡萄糖氧化提供能量。肌肉氨基酸的释放受胰岛素调节,胰岛素刺激氨基酸摄取,多核糖体形成以及合成蛋白质。胰岛素周期性升高和下降刺激肌肉蛋白质合成和分解,这与营养物质消化密切相关。饥饿时,长期低胰岛素水平导致肌肉氨基酸的净丢失(即当蛋白质分解代谢保持不变时,蛋白质合成减少)。肝糖原异生需要能量,它来自于 FFA(free fatty acid)的氧化作用,血浆中胰岛素水平下降与胰高血糖素升高一起导致脂

肪组织中 cAMP 浓度升高,cAMP 刺激对激素敏感的脂肪酶水解甘油三酯,释放 FFA。糖原异生和 FFA 的调动需要皮质醇和甲状腺素的作用。

在饥饿过程中,人体试图通过代谢中间产物再循环来保存自身物质。造血系统糖酵解产能,增加乳酸生成。乳酸在肝的葡萄糖乳酸循环中通过 Cori 循环(非糖异生途径)重新合成葡萄糖(图 10-2)。在外周,甘油三酯水解释放甘油通过糖异生转变成葡萄糖。氨基酸中的丙氨酸和谷氨酰胺是肝糖原异生的重要物质,它们为葡萄糖的生成提供了氨基酸中 75% 的碳原子。在饥饿期间骨骼肌释放的氨基酸有 75% 是丙氨酸和谷氨酰胺。

饥饿时,支链氨基酸被肝分泌而不是被摄取,它们在骨骼肌和心肌被氧化以提供这些组织一部分能量需要,促进蛋白质的合成,抑制其分解。支链氨基酸(BCAAs)中的氨基酸集团通过氧化 BCAAs 或其他氨

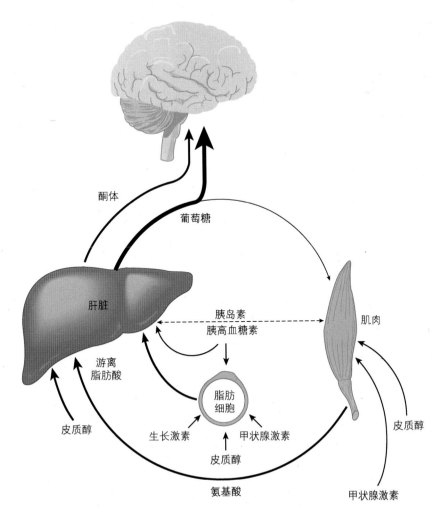

▲ 图 10-1 一夜禁食后血浆酶和激素水平

脑在糖原耗竭前,主要依赖肝糖异生产生的葡萄糖提供能量

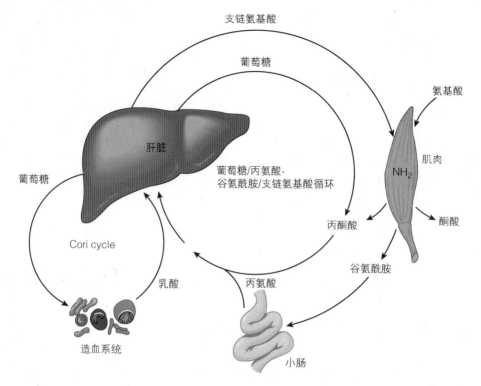

支链氨基酸

葡萄糖

氨基酸

肝脏

肌肉

NH₂

葡萄糖

葡萄糖/丙氨酸-
谷氨酰胺/支链氨基酸循环

丙酮酸

酮酸

Cori cycle

谷氨酰胺

乳酸

丙氨酸

丙氨酸

造血系统

小肠

▲图 10-2　禁食期间代谢中间产物的循环

乳酸经葡萄糖乳酸盐途径生成葡萄糖,丙氨酸盐在骨骼肌中转换为丙氨酸,并在肝经糖异生生成葡萄糖

基酸转化而来,并给予丙酮酸盐或 α- 酮戊二酸盐形成丙氨酸和谷氨酰胺。谷氨酰胺在小肠摄取、转化形成额外的丙氨酸,并释放入门静脉循环,这些氨基酸通过葡萄糖参与的葡萄糖 - 丙氨酸/谷氨酰胺 -BCAAs 循环,把氨基和碳原子从肌肉运输到肝,以转化为葡萄糖。

氨基酸的糖异生使得尿氮量排泄量增至 8~12g/d,其中主要是以尿素的形式,这相当于每天丢失 340g 肌肉组织,按这样的比例,身体肌肉总量的 35% 会在一个月内损失,此相当于致死量。然而只要有水供应,饥饿 2~3 个月仍然可存活。对这种现象解释是在延长饥饿期间,机体通过减少能量消耗和改变脑对物质的选择而适应(图 10-3)。通过减慢心率和减少体力活动而使 BMR 有所降低;而自主活动降低是由于虚弱和疲劳。非蛋白质 RQ 在饥饿早期是 0.85(反映了碳水化合物和脂肪混合氧化)。当其降到 0.70~0.73 时,血酮水平升高很快,伴随有大脑酮体氧化增加。脑葡萄糖利用从 140g/d 降到 60~80g/d,同时降低了对葡萄糖原异生的需要,酮体也阻止肝糖原异生,尿氮排出降至 2~3g/d。

尿氮的主要成分氨(而不是尿素)来自肾的转化和谷氨酰胺葡萄糖原异生,其可以缓冲由酮尿产生的酸性尿。

急性或慢性饥饿是以激素和能量来源物改变并伴随底物变化为特征的,这被认为是"底物催化"的过程。总之,单纯性饥饿的适应证变化为能量消耗的降低(降低 30%),所需燃料种类的变化(这部分可以把热量潜能增加到最大)以及蛋白质的储存。

▶ 择期手术和创伤

择期手术和创伤的影响(图 10-4),由于神经和内分泌系统的活动不同于简单饥饿的影响,这种影响会加速肌肉组织的丧失,并阻碍适应过程。损伤以后,神经冲动通过脊髓丘脑通路刺激脑干、丘脑中枢和皮质中枢,继而刺激下丘脑。接着,下丘脑的刺激触发神经和内分泌共同释放,交感神经末梢释放去甲肾上腺素,肾上腺髓质释放肾上腺素,肾上腺皮质释放皮质激素。垂体后叶释放 ADH、胰腺释放胰岛素和胰高血糖素,及垂体前叶分泌 ACTH、TSH 和生长激素,还继发造成皮质醇、甲状腺激素、生长调节肽的升高。这使得神经内分泌量增高:

- 外周脂肪分解,由于激素敏感的脂肪酶和胰高血糖素、肾上腺素、皮质醇、甲状腺激素的协同作用;
- 分解代谢加快,包括皮质醇刺激而使蛋白分解加剧;
- 由于生长激素和肾上腺素对胰岛素的拮抗作用,而使外周葡萄糖的摄取减少。

这些外周作用造成 FFA、甘油、葡萄糖、乳酸和氨

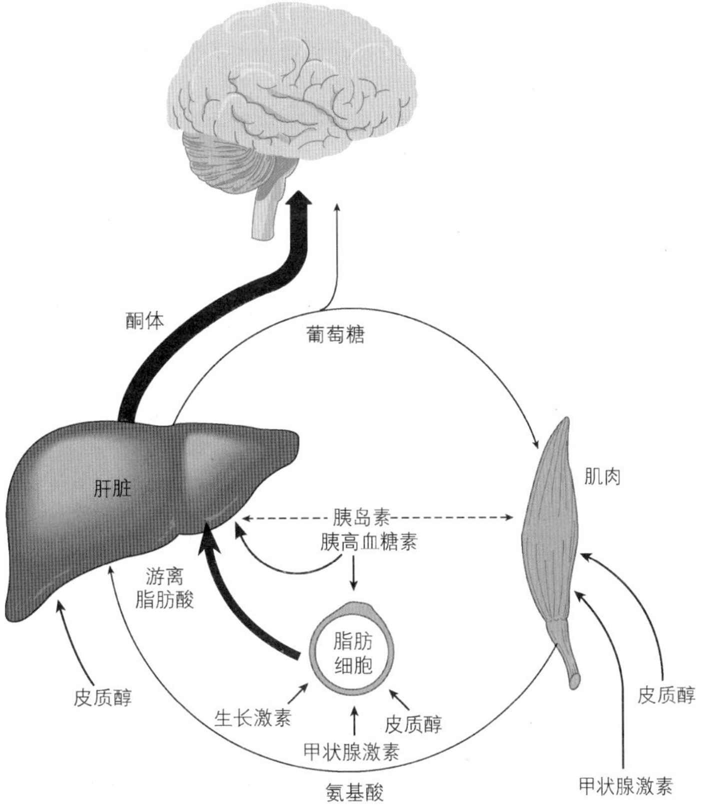

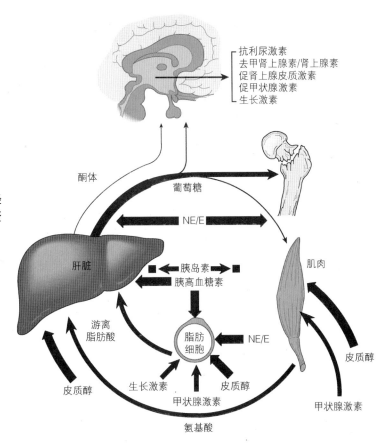

▲图 10-3　慢性饥饿状态下的代谢变化,脑能量底物转为由肝产生的酮体。为了保存肌肉组织,肝的糖异生和蛋白分解水平下降

▲图 10-4　创伤对代谢的影响是神经内分泌刺激的结果,这种刺激加速蛋白分解,刺激糖异生和产生糖耐受

基酸血浆浓度明显升高,由于胰高血糖素刺激葡萄糖原分解及皮质醇和胰高血糖素诱发葡萄糖异生的加速,肝可做出相应的反应,增加物质摄取和葡萄糖产量。

这种糖生成的加速,并伴有外周葡萄糖摄取的抑制,产生了创伤性葡萄糖的不耐受性。由于 ADH 和醛固酮的作用,肾极力保存水钠潴留。在严重的创伤中,尿氮排出量增加到 15~20g/d,相当于每日丢失 750g 肌肉。若无外源性营养物质,在这种情况下平均生存期大约是 15 天。

对急性创伤和择期手术的代谢反应之差别与神经内分泌刺激因子的强度有关,严重的急性创伤后 REE 升高 23%~30%,在术后患者中 REE 仅升高 10%。对受伤四肢使用止痛剂和固定术可减轻神经内分泌刺激强度,减少肌肉组织的丧失。

神经内分泌对创伤的反应可产生代谢物质的过量动员及在饥饿状态下 REE 和氮分泌量适应性的降低,与依赖于简单饥饿状态下物质相对应,手术和创伤是"驱动神经内分泌"的过程。

▶ 脓毒症

脓毒症中的代谢改变有一些不同(图 10-5)。REE 高于正常值 50%~80%,尿氮排泄达 20~30g/d,由于没有营养摄取,平均生存期仅有 10 天。血浆葡萄糖、氨基酸、FFA 创伤时水平较高。同时存在肌肉蛋白质分解代谢极度增加,伴有蛋白质合成的完全抑制。肝蛋白合成受到抑制是由于结构蛋白的积累和输出的分泌蛋白增加造成的。非蛋白质 RQ 降低 0.69~0.71,是 FFA 氧化增强的指标。这种加强的 FFA 氧化对外源性营养素毫无反应。在营养治疗中,脓毒症患者无法证明 RQ 升到 1 或更高,这说明从葡萄糖合成 FFA。这种 RQ 的无应答性可能导致 Vco2 产生的大量增加,甚至当这些患者用以葡萄糖为基础的 TPN 系统支持时突发呼吸衰竭。脓毒症患者也会有异常的血浆氨基酸模式(例如,AAAs 水平增加,BCAAs 水平降低),与肝功能衰竭患者相似。晚期脓毒症引起血浆氨基酸的进一步增加,葡萄糖浓度的降低,这是由肝氨基酸清除率降低及葡萄糖异生的停止而造成的。

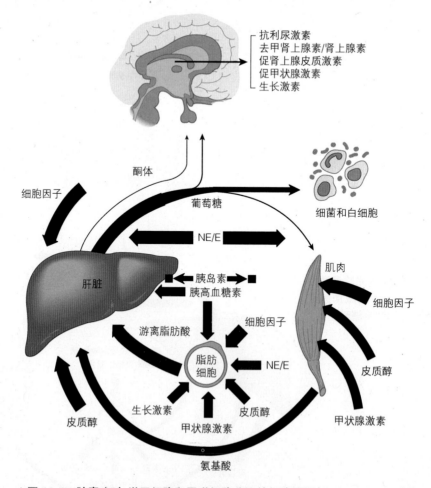

▲图 10-5　脓毒症时,淋巴细胞和巨噬细胞分泌的细胞因子(IL-1、IL-2、TNF)能够促进肌肉和脂肪组织的分解代谢,并增强了机体对先前损伤的神经内分泌反应

Boelens PG et al: Plasma taurine concentrations increase after enteral glutamine supplementation in trauma patients and stressed rats. Am J Clin Nutr 2003;77:250.

Braga M et al: Preoperative oral arginine and n-3 fatty acid supplementation improves the immunometabolic host response and outcome after colorectal resection for cancer. Surgery 2002;132:805.

Gianotti L et al: A prospective, randomized clinical trial on perioperative feeding with an arginine-, omega-3 fatty acid, and RNA-enriched enteral diet: effect on host response and nutritional status. JPEN J Parenter Enteral Nutr 2001;23:314.

Gibbs J et al: Preoperative serum albumin level as a predictor of operative mortality and morbidity. Arch Surg 1999;134:36.

Hambidge M: Biomarkers of trace mineral intake and status. J Nutr 2003;133:948S.

Nagel M: Nutrition screening: identifying patients at risk for malnutrition. Nutr Clin Pract 1998;8:171.

Nathens AB et al: Randomized, prospective trial of antioxidant supplementation in critically ill surgical patients. Ann Surg 2002;236:814.

Sax HC: Effect of immune enhancing formulas (IEF) in general surgery patients. JPEN J Parenter Enteral Nutr 2001;25:519.

Schloerb PR: Immune-enhancing diets: products, components, and their rationales. JPEN J Parenter Enteral Nutr 2001;25:53.

Sungurtekin H et al: Comparison of two nutrition assessment techniques in hospitalized patients. Nutr 2004;20:248.

The Veterans Affairs Total Parenteral Nutrition Cooperative Study Group: Perioperative total parenteral nutrition in surgical patients. N Engl J Med 1991;325:527.

营养支持

▶ 肠内营养

全胃肠道营养支持的应用是营养疗法的第一步。合适的肠内饮食方案取决于患者的诊断、营养状况、营养物质和液体的需要量及肠道吸收功能。现在有许多肠内营养的配比方案,熟悉这些方案的医生能更好地向患者推荐适合他们需要及生活方式的方案。尽管肠内营养有其并发症,但较肠外营养来说,其更符合生理及代谢,亦较安全和经济。医生必须掌握这些并发症的防治才能成功而安全地应用肠内营养。

▶ 肠内营养的优点

A. 生理及代谢优点

胃肠道能吸收不能从静脉输注的复杂的营养物质(完整蛋白、多肽、纤维)。肠吸收完整营养物质的过程是一个综合因素引起的复杂系统的刺激——包括较厚的胃肠道屏障——这些因素可以抵御压力及类固醇的影响,降低炎症、溃疡及出血的危险性。

除系统性优点之外,肠内营养亦有局部优点,营养胃肠黏膜,通过直接营养肠细胞以维持其吸收结构,由此维持上皮细胞的修复。谷氨酰胺和短链脂肪酸分别为小肠及结肠提供能量。肠内营养物质的存在亦能帮助胃肠维持正常肠 pH 值和菌群,降低小肠内细菌过度繁殖的可能。

B. 免疫优点

肠内食物——特别是复杂蛋白质及脂肪——通过触发营养依赖性神经内分泌活性以维持黏膜主要的免疫屏障功能。随后,开始刺激肠内免疫球蛋白的产生,尤其是分泌型 IgA,它对阻止细菌的黏附和转换非常重要。

C. 安全优点

谨慎使用肠内营养通常较肠外营养更为安全。Meta 分析前瞻性研究结果显示,肠内营养的感染性并发症较肠外营养低。荟萃分析显示,肠内营养不会降低感染的风险,而肠外营养会增加上述风险。肠外营养还会导致高血糖和因其而引发的中性粒细胞免疫力低下。肠内营养也有其潜在的并发症。

D. 经济优点

肠内营养的费用普遍较肠外营养低。直接费用包括:配方、营养泵和置管的费用。若加之中心置管感染、血栓等并发症及康复护理等因素,肠内营养的经济优势更为显著。

▶ 肠内营养的指征

对营养失调患者或存在营养失调危险但胃肠道完整的患者,应首先予以肠内营养支持。对于不能或不愿进食的患者,为了提供他们日常所需营养,也应考虑肠内营养支持。何时开始应用肠内营养取决于营养失调先兆的证据,预计的分解代谢的严重程度,现有疾病的持续时间,和恢复经口饮食的时间。有部分肠功能的患者也能耐受一些肠内营养,但是需要联合方案(肠内和肠外)以满足热量需要。

▶ 肠内营养可能的禁忌证

在大多数接受肠内营养的病例中,禁忌证是相对和暂时的,而不是绝对的。患有短肠综合征、胃肠道梗阻、消化道梗阻、长期呕吐和腹泻、肠闭塞或胃肠道缺血的患者需要使肠道休息一段时期。然而需要选择合适的管饲位置、操作、配方和设备以避免这些难题。

▶ 肠内营养执行

A. 输入方式

因为经胃管幽门前输入途径较小肠途径便宜,更易于保持和安全,并且操作简单和监测简单,所以十分实用。胃排空延迟,胃肠道反流,胃输出梗阻和有管饲时由反流导致的反复误吸的病史是经过胃管饲的禁忌证。有鼻腔阻塞的或严重的面部骨折的患者不能从鼻腔插管,但可以经口插管。幽门后途径(十二指肠和回肠)在不能耐受经胃管饲的时候,在有反流或误吸的危险时和要求早期肠内营养时可以被选择。由于在较短的十二指肠管中,管饲物反流和十二指肠管反折到胃中的发生率较高,故空肠管常用。肠内营养的禁忌证是小肠或大肠梗阻、腹膜炎、血流动力学不稳定,或服用血管收缩剂的患者进行肠内营养使对肠道的刺激更加严重,以导致缺血。一系列的床边检查方法(如听诊、管饲吸出物的 pH 值测定,观察患者的咳嗽)被认为可以检查管饲的位置,但多不可信。因此在输入管饲物之前,需要通过影像学来确认饲管的位置。

如果需要长期的胃饲或肠内喂养,需要进行永久的胃造瘘或回肠造瘘置管术。通常在患者被诊断为延迟的肠闭塞或术后估计有合并症进行剖腹探查术时进行插管。

B. 配方

当前的肠内营养的配方可以被分为复合经济型配方(混合型和营养完善型)、化学定义的配方(要素饮食)和分子配方(表 10-7)。选择正确的配方需要依据患者的需求、经济状况以及可供选择的方式来决定。

混合管饲包含一系列可以混合的营养物质。这些配方中的钙和普通饮食中的含量一致。营养完善经济型配方(标准的肠内营养)在蛋白质、碳水化合物和脂

表 10-7 肠内营养粉

产品名称	Cal/mL	Pro g/L	CHO g/L	Fat g/L	渗透压 Osmolality	达到100% RDI 所需容量 ml	特点
Osmolite 1Cal	1.06	44.3	143.9	34.7	300	1321	等渗、低残留
Jevity 1Cal	1.06	44.3	154.7	34.7	300	1321	14.4g 纤维 /L
Jevity 1.5Cal	1.5	63.8	215.7	49.8	525	1000	22g 纤维 /L
Promote	1.0	62.5	130	26	340	1000	高蛋白
Promote with Fiber	1.0	62.5	138.3	28.2	380	1000	14.4g 纤维 /L,高蛋白
Oxepa	1.5	62.7	105.3	93.8	535	946	抗氧化剂含量高
Nepro with Carb Steady	1.8	81	166.8	96	600	948	15.6g 纤维 /L;电解质不加重透析患者的肾脏负担
TwoCal HN	2	83.5	218.5	90.5	725	948	浓缩,低残留
Peptamen AF	1.2	75.6	107	54.8	390	1500	含微量元素,高蛋白,9.3g 鱼油 /L,5.2g 纤维 /L,50% MCT 脂肪含量
Crucial	1.5	94	134	67.6	490	1000	多肽为基础,含有精氨酸、谷氨酰胺、DHA 和 EPA
Portagen	1	35	115	48	350	不适用	87% MCT 脂肪含量
口服补充剂							
Ensure Plus	8 fl oz	浓缩热量	350	13	50	11	无乳糖和谷胶,低残留
Glucerna Shake	8 fl oz	糖尿病	220	9.9	29.3	8.6	无乳糖和谷胶
Juven	1 个包装(23g)	伤口愈合	78	14	7.7	0	含有精氨酸、谷氨酰胺,无乳糖和谷胶
Resource Healthshake	4 fl oz	奶昔	200	6	45	4	低残留
Resource Breeze	8 fl oz	清亮液体	250	9	54	0	脱脂,无乳糖,低残留
Modulars							
Pro-Stat 64	2 汤匙(30ml)	蛋白质	60	15	0	0	液体蛋白补充剂,无糖
Resource Benefiber	1 汤匙	纤维	16	0	4	0	每次服用 3g 纤维

全部肠内产品均不含乳糖和麸质

肪含量上有差别。配方中用蔗糖或葡萄糖作为碳水化合物的来源,适用于乳糖缺乏的患者。经济型配方非常方便、简洁和便宜。它们适合于应激小且肠道功能正常的患者。

化学定义配方通常被称作要素饮食。营养物质以消化了的前体状态或已能吸收的形式给予。它们包括以低分子量游离氨基酸或多肽存在的蛋白质。肠道功能一般的患者对氨基酸(必需)和多肽饮食吸收率很高。但是较营养完善配方其价格昂贵、渗透压高,而且会导致腹泻和腹痛。

分子配方包括特殊的配方用于特殊的临床情况(如肺、肾而且肝衰或免疫无功能)。这些方案在下列内容物上各不相同:①热量和蛋白质含量;②蛋白质、碳水化合物和脂肪构成;③非蛋白质碳水化合物热量与克氮比率;④渗透压;⑤微量元素的浓度(硒、钼和铬);⑥谷氨酸成分的变化(谷氨酰胺、谷氨酸、支链氨基酸含量)。

C. 管饲开始阶段

过去,喂养开始时使用一些精细的方案。现在主张开始即以慢速全配方输入,以后速度逐渐增加。这种方法可以减少微生物污染和尽早输入全部的营养物质。配方最初以 10~40ml/h 的速度输入,此后以每 4~8h 增加 10~20ml/h。这种方法还可被用作高渗透压和要素配方。保守的开始速度和速度增加值适用于已经禁食一段时间的危重患者和接受高渗透压或高热量的配方的患者。对于这些患者自 10ml/h 开始,避免增加对胃肠道的过度负荷。患者生命体征活跃时,可采用胃肠内快速注射,400ml/ 次,每次间隔 4~6h。

D. 管饲监测

评价胃肠道耐受性包括监测腹部不适的症状和异常肠鸣音。胃潴留测定被用来评价胃对管饲物的排空。潴留物增加提示胃对管饲物的不能耐受,存在发生反流和误吸的危险性。当经胃管抽吸潴留物量 >200ml,并伴有无法忍受的症状和体征时,管饲需要暂停,进一步放射学检查可以明确诊断。如果腹部检查表现不明显,管饲应当推迟至少一小时,潴留物量需要再次检查。如果潴留物量持续增加而无临床症状,则可使用促蠕动药(如红霉素、甲氧氯普胺)。

▶ 肠内营养的并发症

接受肠内营养治疗的患者约 5% 发生技术性并发症,这其中包括饲管的堵塞,食管、气管、支气管、十二指肠穿孔;气管支气管插管伴有管饲物吸入。饲管头端必须在放射线下置于十二指肠,任何其他措施均不可靠,有可能将营养液输入胃内,并由此导致潜在并发症发生的危险。

功能性并发症包括:25% 接受肠内营养的患者发生恶心、呕吐、腹胀、便秘、腹泻,主要原因是对肠内营养不耐受,营养液输入到十二指肠而不是胃内,持续供给流食而不是团块状食物可最低限度减轻恶心、呕吐、腹胀。腹泻常是因为多重用药(如多种抗生素),机械性肠道功能障碍(如不完全性小肠梗阻),小肠细菌过度繁殖(如梭状芽胞杆菌),营养液蛋白质含量和渗透压过高,小肠原有疾病(小肠炎性疾病),以及系统性疾病(如 HIV 感染、淀粉样变性)。治疗腹泻的措施包括:停止不当用药,纠正肠功能障碍,给予适当的抗生素,调整蛋白含量(对氨基酸来说完全蛋白或多肽配方)或使用等渗饮食,加入纤维蛋白原或果胶,使用止泻药。

在外科患者中,由于术后使用抗生素,难辨梭状芽孢杆菌是通常导致腹泻的主要原因。此可通过实验室测定难辨梭状芽孢杆菌毒素来证明。治疗包括口服或静脉使用甲硝唑或万古霉素。

血清电解质紊乱、钙、镁、和磷酸盐可通过严密的监测加以控制。高渗(高钠)会导致嗜睡或意识不清。其治疗措施包括静注 D5W 或补充水分。过度容量负荷和急性心功能衰竭是常见的并发症,多见于心血管功能不全或有原发心脏疾病的患者。血糖升高也较为常见,特别多见于糖尿病或脓毒症患者。因此需要监测血糖,必要时用胰岛素控制血糖。

Alverdy J: Effect of nutrition on gastrointestinal barrier function. Semin Respir Infect 1994;9:248.

Bozetti F et al: Postoperative enteral versus parenteral nutrition in malnourished patients with gastrointestinal cancer: a randomised multicentre trial. Lancet 2001;358:1487.

Braunschweig CL et al: Enteral compared with parenteral nutrition: a meta-analysis. Am J Clin Nutr 2001;74:534.

Cresci GA: The use of probiotics with the treatment of diarrhea. Nutr Clin Pract 2001;16:30.

DeLegge MH: Enteral access—the foundation of feeding. J Parenter Enteral Nutr 2001;25:58.

Heys SD et al: Enteral nutritional supplementation with key nutrients in patients with critical illness and cancer: a meta-analysis of randomized controlled clinical trials. Ann Surg 1999;229:467.

Ibanez J et al: Incidence of gastroesophageal reflux and aspiration in mechanically ventilated patients using small-bore nasogastric tubes. JPEN J Parenter Enteral Nutr 2000;24:103.

McClave SA et al: Use of residual volume as a marker for enteral feeding intolerance: prospective blinded comparison with physical examination and radiographic findings. JPEN J Parenter Enteral Nutr 1992; 16:99.

Metheny NA et al: Bedside methods for detecting aspiration in tube-fed patients. Chest 1997;111:724.

Orlando R: Gastrointestinal motility and tube feeding. Crit Care Med 1998;26:1472.

The Veterans Affairs Total Parenteral Nutrition Cooperative Study Group: perioperative total parenteral nutrition in surgical patients. N Engl J Med 1991;325:527.

Williams MS et al: Diarrhea management in enterally fed patients. Nutr Clin Pract 1998; 13:225.

肠外营养

自 20 世纪 60 年代后,肠外营养逐渐发展,为外科疾患,特别是那些长期不能经胃肠道摄取足够营养物质的患者的治疗带来了巨大改变。当胃肠道不能利用时,营养物质则必须通过肠外给予。因为与肠内营养相比较,肠外营养昂贵,易发生技术、代谢方面的并发症和败血症,且要求更专业,故当肠道不能利用时,才能使用它。肠外营养处方每输入 1g 氮,便要对应输入 75~150kcal 的非蛋白质碳水化合物——此比率可最大限度吸收蛋白质和碳水化合物,并且使代谢性并发症减少至最低限度(氨基酸尿、高血糖、肝糖原合成)。肠外营养有两种方式(表 10-7):外周肠外营养(peripheral parenteral nutrition,PPN)和中心肠外营养(total parenteral nutrition,TPN)。除了使用途径不同外,两者在以下方面亦有差异:①肠外营养液中葡萄糖和氨基酸(蛋白质)的含量;②主要热量来源(对于脂肪来说是糖);③脂肪的使用率;④输入程序;⑤潜在并发症。

1. 外周肠外营养(PPN)

由于 PPN 避免了经中心静脉给药的相关并发症,因此相对于 TPN 其更加安全。PPN 治疗安全、简便,适用于肠功能受损不能摄入充足营养,需要短期于 14 天营养疗法的患者。它可经 18 号外周Ⅳ型导管或经外周中心静脉置管(PICC)给药,标准的 PPN 治疗包括 PPN 液和额外脂肪补充,以及导管护理和监测。

▶ **PPN 溶液配方**

PPN 液的渗透压应控制在 1000mmol/L,以避免静脉炎的产生。每日大于 2.5L 的量以满足患者的总营养需求(图 10-6)。

2. 全肠外营养(TPN)

TPN 用于不能经胃肠道吸收足够营养物质的患者,少数情况下作为术前严重营养不良时肠内营养的补充。术前充分的营养支持需要 TPN 支持 7~10 天,术后需要 2~3 天(即饮食恢复期),因为此时过量使用 TPN 反而会导致体重减低。

营养液配方

TPN 的经典配方主要是针对患者的基本营养需求,通常 TPN 由药剂部门配制,是混合了蛋白质、碳水化合物、脂肪的 3 合 1 溶液,也可为脂肪乳剂单独给予,其他添加物如维生素和微量元素也是 TPN 的重要成分(表 10-8)。

▶ **用法**

高渗的 TPN 液经由中心静脉给予,多腔的静脉导管(central venous catheters,CVCs)不会增加感染的风险。但必须慎重选择置管的部位,减少固定及中间环节。较股静脉和颈静脉,锁骨下静脉是一个理想的并且令患者易于接受的部位。CVC 应当用无菌纱布包扎或用透明的多乌拉坦包扎,不必使用抗生素油剂保护。

当患者出现营养不良症状时,第 1 天需逐步给予 1000kcal 的热量,以后每天给予 500kcal 直至达到营养支持治疗的目标。

---

1. TPN 成分

常规成分	每升 TPN 参考剂量范围	袋号	袋号	袋号
D$_{50}$W	500ml	500ml	500ml	500ml
AA8.5%	500ml	500ml	500ml	500ml
NaCl	0~140meql	meq	meql	meq
Na$_3$PO$_4$	0~20mmol	mmol	mmol	mmol
K*Cl	0~40meq	meq	meq	meql
MgSO$_4$	0~6meq	meq	meq	meql
葡萄糖酸钙	2.25 或 4.5mmol	mmol	mmol	mmol
MVI-12	10ml/d	10ml		
微量元素	5ml/d	5ml		
可添加成分				
醋酸钠	0~140meq	meq	meq	meq
醋酸钾*	0~40meq	meq	meq	meql
常规胰岛素	0~40u	u	u	u
H$_2$ 受体拮抗剂**				
25% 白蛋白***	25g	g	g	g
护士签名				

注:
* 每升 TPN 液中 K 含量不应超过 40meq
** 将每日剂量均分到每升 TPN 液中
*** 若血清白蛋白 <2.5g/dl 及预先肠内营养
滴速:40ml/h
最终葡萄糖浓度 25%
最终氨基酸浓度 4.25%
2. 每周一、三给 1LTPN 液中加 10mg 维生素 K。
3. 通过至少 18 号外周静脉针或锁骨下静脉导管,每周一、三、五在 6~8h 内输入 20% 脂肪乳 500ml。
4. STAT 直立或呼气便携式胸部 X 线可检查锁骨下静脉导管的位置,排除气胸完成 X 线检查后再通知医生
5. 医生通知输首升 TPN 前,用 2ml 肝素(100 单位 /ml)封注 TPN 管,直至医生同意开始 TPN 治疗
6. 每班严格记录出入量,合计 24 小时出入量。
7. 记录每日体重公斤数(kg)。
8. 每班查尿糖尿酮并用作记录,如果尿糖 ++++,则申请血糖检测,若血糖 >160mg/dl,与医生联系请求处理。
9. 若口腔温度高于 38℃报告医生。
10. 每周 TPN 常规实验室检查时间如下:
    星期日　早晨:CBC、SMAc-20
    星期二　早晨:电解质、BUN(尿素氮)、肌酐、葡萄糖
    星期四　早晨:CBC、SMAc-20、铜、锌、镁、转铁蛋白、甘油三酯
11. 每周一晨 6:00 开始收集 24 小时尿液,测尿素氮,了解氮平衡情况。
12. 医生 TPN 原始记录中都应记录 TPN 导管和敷料更换的次数。
13. 有关 TPN 的所有问题均同医生取得联系。
14. TPN 溶液治疗改变须征得医生同意。

▲图 10-6　TPN 治疗医嘱单

表 10-8　TPN 溶液配方

1L PPN 的成分	
通常添加物	
$D_{50}W^1$	500ml
8.5% 氨基酸 [1]	500ml
氯化钠 [2]	0~140meq
磷酸钠 [3]	0~20mmol
氯化钾 [4]	0~40meq
硫酸镁 [5]	0~12meq
葡萄糖酸钙 [5,6]	4.5 或 9.0meq
微量元素 [7]	1ml
M. V. I-13 [7]	10ml
可添加成分	
醋酸钠 [2]	0~140meq
醋酸钾 [4]	0~40meq
H_2 受体拮抗剂 [8]	可变 [8]
普通胰岛素 [9]	0~40 单位
维生素 K^{10}	10mg
肝素	可变
脂肪输注计划	
经输液泵通过 18 号套管经外周静脉插管或中心静脉插管至少每周 3 次 6~8 小时内输入 20% 脂肪乳 500ml	

[1] 溶液配方要求 43cal 非蛋白质热量 / 每克氮

[2] 如果血浆 CO_2>25meq/L 时加入氯化钠,如果 CO_2≤25meq/L 时输入醋酸钠

[3] 总磷酸量不应超过 20mmol/L 或 60mmol/d

[4] 如果血浆 CO_2>25meq/L 输入氯化钾,如果 CO_2≤25meq/L 时输入醋酸钾,钾总量不应超过 40meq/L

[5] 每升都加

[6] 如果血浆钙 <8.5meq/L 则每升加入葡萄糖酸钙 9meq,如果血浆钙≥8.5meq/L 则每升加入葡萄糖酸钙 4.5meq

[7] 每日只用 1L

[8] 根据所选择的 H_2 受体拮抗剂的种类决定剂量,将每日用量分别加入每升营养液中

[9] 总量不应超过 40 单位 / 升

[10] 最终输注速度取决于患者每日热量和蛋白质的需要,及心血管功能水平

标准的 TPN 治疗医嘱(见图 10-6)应当包括 TPN 液和脂肪使用程序,同时包括明晰的导管护理医嘱和监测指标(图 10-7)。患者若需长期接受 TPN,通常在夜间用 8~16 小时给予营养支持,以保证剩余时间灌注通路处于休息状态。

▶ 特殊的 TPN 液

对于入液量受限制的患者(如肺心病患者),TPN 液应该更加浓缩。1L 浓缩的 TPN 液通常含有 D60W 或 D70W500ml 和 10% 或 15% 氨基酸 500ml 及添加物。

不能进行透析和入液量受限的肾衰患者应用特殊的低氮 TPN 液。可透析的肾衰患者可接受标准或高氮的 TPN 液,但需限制钾、磷酸盐的摄入量。

肠外营养的并发症

▶ PPN 治疗

PPN 的技术性并发症非常少见。常见的难题是保持静脉通路。由于 PPN 导致静脉炎,故 PPN 管静脉输入位置必须经常更换。由于患者能够利用的外周静脉为数不多,故延长的 PPN(>10 天)几乎是不可能的。PPN 液中加入脂肪、肝素、皮质类固醇并不能降低静脉炎的发生率。约 5% 接受 TPN 治疗的患者会出现感染性并发症,比如:置管处皮肤感染、败血性静脉炎。

▶ TPN 疗法

约 5% 的接受 TPN 治疗的患者会出现技术性、感染性或代谢性的并发症,TPN 治疗的总死亡率是 0.2%(表 10-9)。许多并发症是由套管引起的。15% 以上的患者出现套管相关并发症。死亡原因通常是置管感染(常见细菌感染)或代谢异常。

A. 技术并发症

CVC 置管并发症与操作技术的成熟程度相关。15% 以上的血管内导管(通常是颈内静脉和股静脉)患者会出现损伤,而仅 3%(经锁骨下静脉)会出现肺损伤。同一部位三次以上的反复尝试穿刺会增加损伤发生的风险。

空气栓塞(一种少见的锁骨下静脉置管时发生的致死性并发症)的特征是突发、严重的呼吸窘迫(呼吸急促),低血压,机器样心脏杂音。要防止空气栓塞,在进行锁骨下静脉插管时需要使患者保持倾斜的头低位。当患者处于直立位时,导管接头不要分离也是至关重要的。处理空气栓塞的措施:让患者左侧卧位,头低位,脚部提高处于 Durant 体位,从通过锁骨下静脉置管处吸出血液和空气。也可尝试从套管中吸出空气。

B. 感染并发症

置管处皮肤感染时出现:低热(37.5~38℃),导管处出现脓液,周围皮肤红肿和有压痛,更进一步的变化是皮肤硬结和败血症。加强局部伤口护理,每 3 天更换伤口敷料可降低伤口感染的风险。

约 1/4 使用 CVC 的患者会发生感染。中心处置管感染的可疑临床表现是:一过性的高血糖;稽留热;白细胞升高;血培养为阳性,皮肤的变化少见。置管的数目不会改变置管并发症发生的风险。含有缓释抗生素涂层的导管可降低约 4 倍的感染风险。如前所述,锁骨下置管感染的风险较低。虽然革兰氏阴性菌可在导管内定植,但通常感染常仅侵犯局部皮下组织。表 10-10 列出了 CVC 感染的治疗原则。若怀疑导管感染但血

成年患者营养指南

成年胃肠外营养(PN)指南

表 1　胃肠外营养指征

A. 肠内营养管放置正确(幽门后),但肠内营养失败

B. 肠内营养禁忌,如麻痹性肠梗阻、肠系膜缺血、小肠梗阻、胃肠道瘘。胃肠道瘘的病人如果营养管可放置于瘘的远端或每日瘘的引流量小于 230ml,可以先尝试胃肠内营养。

C. 如果术后 5 天 ~10 天无法进食或耐受胃肠内营养,伤口愈合会受影响。

表 2　体重计算

实际体重(Actual body weight,ABW) = 患者体重如果超过理想体重的 125%,见 **

理想体重(Ideal body weight,IBW)男性 =50kg+(2.3× 身高)或 48kg+(2.7× 身高)

女性 =45kg+(2.3× 身高)身高按英寸计算,且身高应大于 5 英尺

** 剂量体重(dosing weight,DW)=IBW+0.25(ABW−IBW)

表 3

A. 每日热量需要量		Kcal 与 g 换算
维持日常生活 - 轻度应激	20~25kcal/kg/d	3.4kcal=1 克葡萄糖
	(15~20NPC* kg/d)	
轻 - 中度应激	26~30kcal/kg/d	10kcal=1 克脂肪
(常规手术,轻度感染)	(21~25NPC* kg/d)	
中 - 重度应激	31~35kcal/kg/d	
(大手术,脓毒症)	(26~30NPC* kg/d)	
	*NPC= 非蛋白热量	

B. HARRIS−BENEDICT(HB) 基础热量估算公式 　　　　　　应激因素

男性:66+13.8(千克体重)+5(厘米身高)−6.8(周岁年龄)　　日常生活——轻度应激　　1~1.2

女性:665+9.6(千克体重)+1.8(厘米身高)−4.7(周岁年龄)　中度应激　　　　　　1.3~1.4

　　　　　　　　　　　　　　　　　　　　　　　　　　　重试应激　　　　　　1.5

　　　*HB× 应激因素 = 每日需要总热量　　　** 身高厘米 = 英寸 ×2.54

表 4　每日蛋白需要量		Kcal 与蛋白 g 换算
日常生活 - 轻度应激	0.8~1.2gm/kg/d	4kal=1gm　氨基酸
中度应激	1.3~1.5gm/kg/d	
重试应激	1.6~2gm/kg/d	
极度应激	>2gm/kg/d	

建议实验室检查

基线:每 4 小时测一次血糖,并根据结果给予胰岛素,基础代谢全套(basic metabolic panel,BMP),镁、磷、甘油三酯、肝功能全套、前白蛋白

每日:BMP、镁、磷,结果稳定后根据临床表现决定检查时间

每周:前白蛋白、甘油三酯,肝功能全套(根据临表现)

最大浓缩营养液体积计算

1. 氨基酸(amino acid,AA):_____gm 蛋白 /d×10ml/gm AA=_____ml 10%AA 溶液

2. 碳水化合物(carbohydrate,CHO):_____gm/d×1.43mL/gm =_____ml 70% 葡萄糖溶液

3. 脂肪:_____gm/d×10kcal/gm =_____+2kal/ml=_____ml 20% 脂肪乳

4. 最大浓缩体积 =_____mL 10%AA 溶液(按 1 计算)+ _____ml 70% 葡萄糖溶液(按 2 计算)+ _____mL 20% 脂肪乳(按 3 计算)+150mL 添加物 =_____ml/d

5. 输液速度 =_____ml/d+24h/d =_____ml/h

▲图 10-7　TPN 指南

标准多种维生素含量（每 10mL）		标准微量元素含量（每 1mL）	
维生素 A	3300 国际单位	铬	10μg
维生素 D	200 国际单位	铜	1mg
维生素 E	10 国际单位	锰	0.5mg
维生素 B_1（硫胺素）	6mg	硒	60μg
维生素 B_2	3.6mg	锌	5mg
维生素 B_3	40mg		
维生素 B_5	15mg		
维生素 B_6（盐酸吡哆辛）	6mg		
维生素 B_{12}	5μg		
维生素 C（抗坏血酸）	200mg		
生物素	60μg		
叶酸	600μg		
维生素 K	150μg		

▲图 10-7（续）

表 10-9　营养治疗的并发症

续表

肠内营养	TPN
技术性	**技术性**
鼻中隔脓肿	空气栓塞
急性鼻窦炎	动脉撕裂
吸入性肺炎	臂丛损伤
食管炎（溃疡/狭窄）	动静脉瘘
胃肠穿孔	心脏穿孔
胃/空肠造瘘术后饲养	导管栓塞
脱出	导管位置不正确
出血	气胸
声嘶	锁骨下静脉血栓形成
气管支气管误插	胸导管撕裂
小肠梗阻	静脉撕裂
饲管致颅内异常通路	
饲管打结	
喉部溃疡	
鼻糜烂	
坏死性小肠炎	
中耳炎	
小肠积气	
曲张静脉破裂出血	
皮肤擦伤	
气管支气管瘘	
功能性	**感染性**
恶心	导管性发热

肠内营养	TPN
呕吐	导管头感染
腹胀	导管穿出位置感染
便秘	导管头菌血症
腹泻	
代谢性	**代谢性**
脱水	氮质血症
必需脂肪酸缺乏	EFA 剩余
高血糖	液体过剩
高血钾	高氯性代谢性酸中毒
高钠血症	高钙血症
高渗性非酮性昏迷	高钾血症
高磷酸盐血症	高镁血症
低钾血症	高钠血症
低铜血症	高渗性非酮性昏迷
低血糖	高磷酸盐血症
低镁血症	维生素 A 过多
低钠血症	维生素 D 过多
低磷酸血症	低钙血症
低锌血症	低钾血症
肝功能试验异常	低镁血症
体内水分过多	低钠血症
维生素 K 缺乏	低磷酸盐血症
	肝功能试验异常
	代谢性骨病
	微量元素缺乏
	通气功能衰竭

表 10-10　TPN 并发症

并　发　症	处　理
导管败血症	**原则**
发生率 单腔导管:3%~5% 三腔导管:10%	血培养阴性,无脓性败血症的心血管体征: (1) 通过 TPN 管或外周静脉抽血作细菌培养和霉菌培养,用新的导管更换以前的 TPN 导管,将先前的导管头作细菌真菌培养及菌落计数,然后继续 TPN 输注。 　　　　　　　　　　然后 (2) 严密监测患者的体温,体温下降则无需进一步治疗,若持续发热或再次发热,移去导管在对侧置入一新的导管,开始继续输注 TPN 液。
诊断: ● 无法解释的高血糖(>160mg/dl) ● 稽留热(>38℃)持续几小时或几天(单峰或尖棚型发热不是导管感染的指征) ● 白细胞 >1000/μL ● 排除其他潜在感染 　　　　或 ● TPN 导管或外周血培养阳性 　(>15 菌落) 　　　　或 ● 置管处硬化或有脓性引流物	血培养阳性,或有败血症心血管特征: (1) 送 TPN 管或外周血管抽血作细菌和霉菌培养,立即拔除导管,将导管头作细菌和霉菌培养及菌落计数。 　　　　　　　　　　然后 (2) 在对侧插入新的 TPN 管继续 TPN。 　　　　　　　　　　然后 (3) 开始合适的抗菌治疗。
高血糖(>160mg/dl)	**原则** (1) 保持当前的 TPN 输速,以每 10 单位为基础向 TPN 液中加入普通胰岛素,使血糖≤140mg/dl(注:每升最大容许胰岛素用量为 40U)。TPN 液中加入胰岛素控制高血糖后,同时静脉使用普通胰岛素。(注:1 单位胰岛素大约使每 100ml 血液中血糖下降 10mg,普通胰岛素最大的静脉使用量 <15U)尽管每升 TPN 液中加入 40U 普通胰岛素,静脉也使用了普通胰岛素,若血糖持续 >160mg/dl 　　　　　　　　　　然后 (2) 保持目前 TPN 输速并且逐渐降低 TPN 液中的葡萄糖浓度(注:葡萄糖浓度最低限度是 15%,以每 10 单位为基础在 TPN 液中添加胰岛素,维持血糖≤160mg/dl 或 TPN 液中胰岛素剂量最高可达 40u)。如果 TPN 溶液中如上述(1)中加入普通胰岛素不能控制高血糖,也可以静脉同时使用普通胰岛素尽管每升 TPN 中加入了 40u 普通胰岛素,若血糖仍 >160mg/dl 则应把 TPN 中的糖浓度降至 15%,并继续静脉使用普通胰岛素治疗 　　　　　　　　　　然后 (3) 重新使用同(1)所用的 TPN 液,但要减慢输速,同时将脂肪乳的每周一、三、五输入改为每日使用,以提供充足能量。并同(2)胰岛素治疗
低血糖(<65mg/dl)	突然中止 TPN 易发生这种情况,无口服输入或口服输入营养不良的患者在接受 TPN 突然中止,则应立即通过 TPN 导管或外周静脉以输入 TPN 液的速率输入 D₁₀NS 液,防止反应性低血糖。
高钠血症(>145meq/L)	明确原因,使继发于脱水的高钠血症通过使用"自由水"得到治疗,同时通过 TPN 液可维持每日钠的需要量(90~150meq/L)。继发于钠摄入量过多的高钠血症,可通过减少 TPN 中的钠直至血钠≤145meq/L。
低钠血症(<135meq/L)	明确原因,低钠血症多继发于血液稀释后,限制入液量为日常需钠量(90~150meq/L)。继发于钠摄入量不足的低钠血症应该增加 TPN 溶液中的钠浓度直至血钠≥135meq/L(注:TPN 溶液中最大钠浓度为 154meq/L)。

续表

并　发　症	处　理
高钾血症(>5meq/L)	立即停止口服或静脉内钾摄入并以 TPN 输速输入 $D_{10}NS$。重新配制无钾的 TPN 溶液并输入,直至血钾≤5meq/L。
低钾血症(<3.5meq/L)	TPN 液不用作治疗低钾血症,1 升 TPN 液中钾浓度不应超过 40meq,如果需要额外补充钾,则通过口服或其他途径,如静脉输入。
高磷血症(>4.5mg/dl)	立即停止所有口服或静脉的磷酸盐输入,并以 TPN 的输速输入 $D_{10}NS$。重新配制无磷酸盐的 TPN 液并输入,直至血磷≤4.5mg/dl。
低磷血症(<2.5mg/dl)	增加 TPN 液中的磷酸盐浓度直至最大浓度 20mmol/L(注:每日磷摄入量不能超过 60mmol)。如果存在严重的低磷血症,应当限制碳水化合物的输入。
高镁血症(>3mg/dl)	立即中止目前含镁的 TPN 液,以先前 TPN 输速输入 $D_{10}NS$。
低镁血症(<1.6mg/dl)	增加 TPN 液中的钙含量直至最大剂量 12meq/L(注:每日最大钙摄入量应低于 36meq)。
高钙血症(>10.5mg/dl)	停止目前含钙的 TPN 液,以先前 TPN 输速输注 $D_{10}NS$。重新配制无钙的 TPN 液并输入,直至血钙≤10.5mg/dl。
低钙血症(<8.5mg/dl)	增加 TPN 液中的钙浓度直至 9meq/L(注:每日钙补充不应超过 27meq)。
高锌血症(>150μg/dl)	中止目前 TPN 中的(多微粒要素 5ml)微量元素的补充,直至血锌≤150μg/L。
低锌血症(<55μg/dl)	每日在 TPN 中加入 2~5mg 锌,直至血锌≥55μg/dl(注:锌加入每日额外补充量)。
高铜血症(>140μg/dl)	中止目前 TPN 中的(多微粒要素 5ml)微量元素的补充,直至血铜≤140μg/L。
低铜血症(<70μg/dl)	每日在 TPN 中加入 2~5mg 铜,直至血铜≥70μg/dl(注:铜加入每日额外补充量)。
高氯性代谢性酸中毒(CO_2<22mmol/L Cl^->110meq/L)	以醋酸盐的形式补充钠和钾,以减少氯的输入,直至酸中毒缓解(血清CO_2≥22mmol/L),血浆 Cl^- 浓度恢复正常(<110meq/L)

培养为阴性,心血管功能无损害宜更换导丝以外的导管;导管头送细菌和真菌培养。若发热消退且随后的培养结果为阴性,无需进一步治疗。若红肿在更换导管后仍然持续发热,血培养或导管培养仍为阳性,则应在别处置管。发现脓肿后应立即根据临床经验使用抗生素。

C. 代谢并发症

严重的营养不良和体重丢失(>30% 的正常体重)的患者在 TPN 过程中可出现突发的心肺功能衰竭的并发症,即"再喂养综合征"。此综合征首先出现于二战后集中营中人员的相应描述中。人处于饥饿状态时,能量的主要来源是脂肪代谢。TPN 时能量来源由脂肪转变为糖,这就增加了糖酵解的过程中磷酸化中介物的产量,抑制了脂肪代谢,故而使血磷降低,导致低血磷症。低血磷可使心搏动减少,降低动脉血压,并且由于缺乏 ATP 及随后的组织细胞受损,而导致严重的

充血性心肌病。由于存在这些危险,严重营养不良的患者(体重 < 正常体重 70%)在实施 TPN 时,滴速要在几天内缓慢增加,每日 2 次监测直至达到患者的营养需求。

肝功能衰竭是另一种常见的并发症,病因尚不明了,推测可能与旁路通道开放有关。此外严重的肝脂肪变性可导致肝硬化、胆囊炎、胆管炎,胆囊收缩功能不良也较常见。因此接受 TPN 的患者每周需监测肝功能和血脂水平。

禁食接受 TPN 的患者突然停止 TPN,会导致血糖反跳。因此在停用 TPN 前需使用 $D_{10}NS$。当患者可利用其 75% 的热量或每日摄入热量低于 1000kcal 即可开始逐步减量。

▶ 家庭营养支持

家庭营养支持有别于急性重症的临床治疗。治疗方案随疗程、使用频次、护理者 / 患者情况的不同

常规监测：

☐ 每日检查基础代谢全套、镁、磷　　　　　　　　开始日期：_____　结束日期：_____

☐ 检查基础代谢全套、镁、磷、体重
　　　☐每周　　☐每半月　　☐每月　　☐每季度　　开始日期：_____

☐ 甘油三酯
　　　☐每周　　☐每月　　☐每季度　　开始日期：_____

☐ 前白蛋白
　　　☐每周　　☐每月　　☐每季度　　开始日期：_____

☐ 转氨酶、总胆红素
　　　☐每周　　☐每月　　☐每季度　　开始日期：_____

☐ 凝血酶原时间(PT)和国际标准化比值(INR)，部分凝血激酶时间(PTT)(使用华法林或维生素 K 时)
　　　☐每周　　☐每月　　☐每季度　　开始日期：_____

▲图 10-8　家庭营养支持实验监测表

而存在差异。常规的体检和实验室应贯穿 HNS 治疗的始终(图 10-8)。家庭护理对此类患者的疗效至关重要。

对于需长期家庭营养支持的患者，起初需每日进行实验室检查直至血清电解质检测结果稳定。但达到电解质稳定后，检测改为每月一次，并根据检测结果调整 TPN 配方。常规进行的电解质及肝酶监测有助于了解代谢紊乱及器官损伤情况。肠外营养相关肝病是长期肠外营养的严重并发症之一，早期可通过营养支持、药物、激素、外科治疗综合干预肝病的发展，然而肝病的并发症存在诸多变异表型，较为隐匿，往往在发现时，肝脏已发生不可逆性病变。肠外营养相关肝功能衰竭可能与多种因素相关，但其具体机制尚不明了。对于终末期肝病患者，可供选择的治疗只有多器官移植(肝和小肠)。

Alverdy JC, Aoys E, Moss GS: Total parenteral nutrition promotes bacterial translocation from the gut. Surgery 1988;104:185.

Buchman A, Iyer K, Fryer J: Parenteral nutrition associated liver disease and the role for isolated intestine and intestine/liver transplantation. Hepatology 2005;43:9.

Dudrick SJ et al: Long-term total parenteral nutrition with growth, development, and positive nitrogen balance. Surgery 1968;64:397.

Fleming CR: Trace element metabolism in adult patients requiring total parenteral nutrition. Am J Clin Nutr 1989;49:573.

Granato D et al: Effects of parenteral lipid emulsions with different fatty acid composition on immune cell functions in vitro. JPEN J Parenter Enteral Nutr 2000;24:113.

McGee DC, Gould MK: Preventing complications of central venous catheterization. N Engl J Med 2003;348:1123.

Seidner DL et al: Parenteral nutrition-associated metabolic bone disease: pathophysiology, evaluation and treatment. Nutr Clin Pract 2000;15:163.

Van Acker BA et al: Response of glutamine metabolism to glutamine-supplemented parenteral nutrition. Am J Clin Nutr 2000;72:79.

Van den Berghe G et al: Intensive insulin therapy in critically ill patients. N Engl J Med 2001;345:1359.

The Veterans Affairs Total Parenteral Nutrition Cooperative Study Group: Perioperative total parenteral nutrition in surgical patients. N Engl J Med 1991;325:527.

饮食

▶ 理想饮食

理想饮食能量分配如下：碳水化合物 55%~60%，脂肪 30%，蛋白质 10%~15%，精制糖提供能量不超过 15%，饱和脂肪酸不超过 10%，单纯不饱和脂肪酸和多链不饱和脂肪酸各提供 10%。胆固醇日摄入量应限为 300mg(一个鸡蛋胆固醇 250mg)。美国人平均每日食盐消耗为 10~18g，大大超过建议量 3g。对西方社会的人们来说，为达到最佳饮食的标准，脂肪的消费量(已占能量的 40%)必须减少。碳水化合物(主要为复合碳水化合物，如土豆、谷物制成的成品)越来越多。作为蛋白质的来源肉类食品被过分强调，而忽视了谷物、豆类、坚果的摄入。长期进食鱼类食品可以降低心血管病的死亡数。这种饮食中的有效成分是 ω-3 脂肪酸、二十碳五烯酸和二十碳六烯酸。

许多成人尤其是不进食牛奶的成人容易出现钙不足。女性易发生钙缺失和骨骼钙减少，以后易出现骨质疏松和机会性骨折(如髋骨骨折或椎骨骨折)。西式饮食中纤维的平均摄入量为 25g/d，但是一些人的纤维摄入量仅为 10g/d。进食低纤维素饮食的人易发生慢性便秘、阑尾炎、憩室性疾病、糖尿病、结肠肿瘤和小肠预激综合征。面包、谷物、水果、土豆、大米、带叶蔬菜中含有丰富的纤维成分。

▶ 普通饮食

许多观点认为传统和现代的饮食并不适合特定的疾病。例如，对于低渣饮食是否适合憩室性肠病存在争议。以传统的普通饮食为基础的针对于术后患者的"渐进性饮食"，主要包括高渗液、后续的高糖液、及最后的正常饮食。当术后肠蠕动恢复，肠消化、容受能力恢复后，可恢复普通饮食。普通饮食由于对食物无限制，故对患者有很大吸引力。医院每日普通饮食平均含蛋白质 95~110g, 总热量为 1800~2100kcal。它的成分反映了具有平均身高和正常体重人的营养需要, 但不能满足由于营养不良和疾病造成的营养需求的增加。

▶ 乳糖不耐受和无乳糖饮食

无乳糖饮食适用于摄入牛奶制品后出现腹泻、腹胀或胃肠胀气的患者。乳糖不耐受可以从基因水平诊断。成年 5%~10% 的白人, 60% 的犹太人, 70% 的黑人中可出现这种情况。先前亚临床的乳糖不耐受可被毫无关联的疾病或消化道手术诱发。例如: 胃切除后禁止使用含有乳糖的食物, 患者明显感觉舒适。在处理患有菌落病、溃疡性结肠炎和艾滋病的患者时, 此饮食亦有用。乳糖不耐受十分多见以致在临床上, 应当将其认为是造成患者腹泻和胃肠胀气的可能原因, 口服 100g 乳糖并在 2 小时内每隔 30 分钟测定血乳糖水平, 可得知乳糖的消化吸收效能。乳糖不耐受的患者血糖高到 20mg/dl 左右。但是空腹时有许多意想不到的因素影响该实验的准确性。所以在大多数情况下, 检测食物中乳糖的排出, 比做乳糖耐受性实验要好。无乳糖饮食可导致 Ca^{2+}、维生素 D、核黄素缺乏。

▶ 胃后旁路饮食

胃后旁路外科治疗后体重减少还会继续加重。饮食变化须安全, 并适应体重改变和外科治疗。术后应仅采用少量的流食 (例如每 3 小时 30ml)。约术后 4 周, 胃肠耐受能力逐渐恢复后可恢复饮食, 每日饮食需少量多次。食物多样化、低糖、高蛋白十分重要。因此往往还需要额外补充蛋白质。

特殊疾病的营养支持

▶ 烧伤

因为长期、强烈的神经内分泌刺激对代谢有很严重的影响。大面积烧伤可使 REE 升高 100%~200%, 而且尿素氮每日分泌 30~40g, 相当于每日损失 1500g 肌肉组织, 不加营养支持平均生存期为 7~10 天。烧伤后代谢需要量的增加与未被移植的体表面积的范围成正比, 导致烧伤高代谢的主要原因是高水平的儿茶酚胺, 当皮肤完全覆盖时才能降到正常水平。通过进行止痛法和通过自然温度环境可降低这些患者神经内分泌的敏感性, 以减慢加速的代谢率, 从而在烧伤表面皮肤移植前减少蛋白质的丢失。烧伤患者容易发生感染, 且细胞因子可被脓毒症增加的代谢所激活, 皮肤角质层富含白细胞介素 -1, 它在烧伤时释放, 细胞因子可能是烧伤分解代谢的一个重要的激发因素。

因为烧伤患者 TPN 治疗常并发感染, 所以只要当患者可以耐受时, 都应进行肠内营养。积极的肠内营养应在烧伤后 6~12 小时开始, 目的是减少高代谢反应和提高烧伤的生存率。只要饲管可以插到十二指肠,

消化道梗阻不再是问题。

烧伤患者热量需求增加, 除了保证每日的生理需要量外 [女性:22kcal/(kg·d); 男性:25kcal/(kg·d)], 患者还需要额外增加热量, 即每百分之一烧伤面积 (TBSA) 增加 40kcal, 一个 70kg 成人患者 40%TBSA 需要 48kcal/(kg·d) 的热量。蛋白质需要量从每日 0.8g/kg 体重显著提高至每日 2.5g/kg 体重。当然这仅是最基本的评估, 周期评估 (例如, 前蛋白水平、氮平衡) 对于该类患者是十分重要的。在烧伤的高代谢阶段(0~14 天), 代谢脂肪的能力受到限制, 所以主要由碳水化合物提供热量的饮食是可取的。高代谢阶段以后, 脂肪代谢变为正常。烧伤患者应当补充精氨酸、核苷酸、ω-3 不饱和脂肪酸以保持和激活免疫活性。

▶ 糖尿病

糖耐量异常往往令营养支持更加复杂, 在肠外营养患者更为突出。随着血糖升高, TPN 并发症的发生率会随之升高。血糖升高会导致渗透性利尿、酮症酸中毒。此外新进的研究显示控制血糖低于 110mg/dl, 可降低患者的死亡率及围手术气的感染率。导致血糖升高的危险因素有:皮质醇激素、血管加压素、糖尿病病史、隐匿的感染等。

维持创伤或术后的患者的血糖水平稳定在正常的范围内是一项具有挑战性的工作, 因此必须定期监测血糖。即使血糖并不高也需在达到营养治疗目标前至少检测血糖一次。对于高血糖患者可采用皮下注射或持续静脉注射胰岛素控制血糖。对于不需要胰岛素控制血糖的糖尿病患者, 需在 TPN 液中加入 1/2 至 2/3 常规量的胰岛素控制血糖。

▶ 癌症

每年, 癌症是许多国家成年人死亡的主要病因。超过 2/3 的癌症患者在疾病某个阶段会出现营养物质缺乏和体重减轻, 约 48% 的患者会出现蛋白质 - 热量营养不良。营养不良及其并发症是导致约 20%~40% 癌症患者最终死亡的原因。无脱水和营养不良的癌症患者的生存时间是有脱水和营养不良癌症患者的 2~3 倍。单独的体重丢失是预后不良的一个指标。

营养支持已成为癌症患者治疗中的一个必须的辅助手段。许多对于癌症患者进行营养支持的研究, 其结果不相同。Klein 报道对 28 组进行 TPN 的癌症患者进行前瞻性随机化临床试验并且通过 meta 分析以评估肿瘤患者进行 TPN 治疗和疗效, 发现 10 组外科手术后接受 TPN 的患者中只有 1 组出现死亡率明显下降, 其他的诸如生存率、对治疗的耐受性、毒性和肿瘤对放化疗的敏感性没有显示出明显改善。因为肠内营养简单、安全、低花费, 故而使用越来越多。7 个关于进行手术的癌症患者行肠内营养而展开的前瞻性干预临床试验显示, 接受肠内营养的患者在发病率和病死

率方面略有轻微不同。

癌症患者可能有能量消耗的降低和异常的蛋白质、碳水化合物代谢。在某些恶性肿瘤患者中 REE 可增加 20%~30%,但在缺乏其他疾病的情况时神经内分泌活性是正常的。REE 的增加甚至会发生在极度恶病质的患者中,这样的患者经受轻微的单纯饥饿会产生极度的 REE 降低。REE 的增加是否与疾病的程度和肿瘤的大小成正比仍无法确定。碳水化合物代谢变化包括葡萄糖耐受受损、葡萄糖转化率提高、葡萄糖乳酸循环活性提高和来自于谷氨酸葡萄糖异生的增加。由于在恶性肿瘤组织中厌氧菌的葡萄糖代谢率很高,所以在 TPN 中给予大量葡萄糖负荷时,多发生肿瘤患者对乳酸性酸中毒很敏感的现象。

尽管有大量肌肉组织丢失,癌症患者要极力保存氮。动物尸检分析表明,被保存的氮存在于肿瘤组织之中。肿瘤患者合成、分解和转化体蛋白都有增加,但分解代谢的变化更大。

利用肠内营养给予免疫增强因子的作用的疗效尚不明确。这些因子包括谷氨酸、谷氨酰胺、必需脂肪酸、RNA 和 BCAAs。Hey 等人进行的几项以常规肠内营养为对照的添加免疫增加因子的肠内营养支持的对照试验显示其具有优越性。包括了 487 名患者的 6 个独立研究的 Meta 分析显示,此种"靶向治疗"显著降低感染发生率和患者住院时间,但在死亡率改善方面无差异。产生这些结果的确切原因尚不清楚。

肾衰竭

由于肾衰竭的代谢非常复杂,故加强营养支持能否改善急性肾衰的后果难以断定。急性肾衰竭的患者可能会有正常或加快的代谢率。由于 X 线造影剂、抗生素、动脉或心脏手术或低血压稳定期造成的肾衰竭伴随有正常或轻度升高的 REE 和中度的负氮平衡(4~8g/d)。当严重创伤、横纹肌溶解或脓毒症继发肾衰时,REE 可能会明显增加,且负氮平衡加重(15~25g/d)。当透析频繁时,进入到透析液中的氨基酸、维生素、葡萄糖、微量元素、多脂肪因子会非常多。

肾衰的患者(血肌酐 >2mg/dl)伴有正常的代谢率(UNA4~8g/d)不能进行透析,应当接受包含有必需氨基酸(EEAs)、葡萄糖、限量的钠、钾、镁和磷的浓缩(每1ml 饮食中含有最大热量和蛋白质)肠内营养或肠外营养。

肝功能衰竭

肝功能衰竭的大多数患者表现为在慢性肝功不全的基础上加上急性代偿失调。肝疾病或不良饮食经常导致蛋白质、维生素和微量元素缺乏。由于不良饮食习惯(例如酗酒者)或者由于为预防肝性脑病而医源性限制蛋白的摄入,总机体蛋白常常减少。水溶性维生素,包括叶酸、抗坏血酸、烟酸、维生素 B_1 和核黄素尤

其容易不足。脂溶性维生素的不足可能是由于胆酸不足造成的吸收障碍(维生素 A、维生素 D、维生素 K、维生素 E)、缺乏储存(维生素 A)、无效利用(维生素 K)或无法转化为活性代谢成分(维生素 D)造成的结果,肝铁储备可能由于摄入不足或消化道失血而减少。体内锌总量的减少是由于上述原因加上尿排出增多导致。

由于干预实验的结果还未得出,故肝疾病的患者使用富含 BCAA 的 TPN 仍有争议。因此肝功衰竭的患者应当接受浓缩的肠内或肠外营养,该营养具有少量碳水化合物成分、EFAs 和其他脂肪酸、标准的氨基酸混合物及限量的钠和钾。

心肺疾病

心功能不全可伴发营养不良,特别是在晚期时,致命的心功衰竭可以产生极度的恶病质。心肌多用FFAs 和 BCAAs 作为代谢能量来源,而非葡萄糖。在饥饿期间,心率减慢,心体积减小,心搏量和心输出量降低。随着饥饿进行,心功衰竭发生,应伴有心室腔扩大和全身水肿。

重度的营养不良特别是有瓣膜疾病的患者可伴发慢性心衰。这是由于慢性病、肝淤血、小肠黏膜静脉充血所致吸收障碍和慢性神经内分泌所致的外源性蛋白质分解增加的结果。曾尝试对心脏恶病质的患者在手术前后增加营养供给,但其产生的结果尚无定论。应使用浓缩葡萄糖(如 35%)和 7.5% 氨基酸制品以避免体液过多。测量氮平衡可保证有足够的氮摄入。脂肪乳应当谨慎使用,因为它们可以产生心肌的缺血和减弱心的收缩力的作用。无论对此类患者采用肠内或肠外营养,均需警惕再营养综合征和低磷血症的发生。

重度慢性阻塞性肺病营养支持过度会导致肺通气障碍。RQ(呼吸商)通过测量氧消耗和代谢所产生的二氧化碳来反映肺通气障碍的程度。RQ 为 1 说明机体利用的全部为碳水化合物。RQ 大于 1 说明机体处于脂肪合成(能量储备),不伴有呼吸功能障碍。虽然肺组织可耐受二氧化碳潴留(RQ 大于 1)而不影响呼吸功能,但慢性阻塞性肺病患者可产生二氧化碳潴留,并依赖支持治疗。因此可采用提高脂肪转化率,来避免过度营养支持。

胃肠道疾病

胃肠道疾病(如炎性肠疾病、肠瘘、胰腺炎)常常由于小肠梗阻、吸收障碍、厌食而表现为营养问题。在每一种情况下,患者都将从营养治疗中获益。炎性肠疾病中回肠慢性受累可导致脂溶性和水溶性维生素、钙、镁、磷、微量元素铁、锌、铬、硒的吸收障碍。失蛋白性肠炎,是由于淋巴管的跨膜运输被破坏而增加了蛋白消耗。磺胺吡啶治疗可能会产生叶酸盐的缺乏;糖皮质激素的应用可增加肌肉组织的分解,并由于促进糖异生而使糖耐量增加;应对因炎性肠病而需手术的患

者进行术前营养评估。

消化道瘘的患者可能发生电解质、蛋白质、脂肪、维生素和微量元素的缺乏，脱水及酸碱平衡紊乱。他们需要液体替代治疗和进一步营养治疗。肠瘘的患者需要进行营养治疗，其根据受累肠道的程度不同而存在差异。近端肠外瘘的患者(例如：胃到中段回肠)应当接受 TPN 并禁食，远端肠瘘的患者(远端回肠到结肠)最初行 TPN，但感染一旦被控制后，应立即开始肠内营养，甚至低渣饮食。

胰腺疾病

急性胰腺炎一经确诊后在急性期常需严格执行胃肠道休息。Ranson 指标可粗略的估计营养支持治疗的必要性(见第 26 章)。急性胰腺炎的患者表现症状少于三个 Ranson 指标时，应当使用液体替代疗法，胃肠减压，并且至少要肠道休息一周后才考虑肠外营养。大多数此类患者可保持经口饮食且 TPN 治疗无意义。超过 3 条以上 Ranson 指标的患者应接受 TPN。肠内营养配方中包括的要素和多肽可以刺激胰腺而加重疾病。然而近期研究结果显示，通过空肠给予胰腺炎患者肠内营养特别是要素饮食是有益的。

短肠综合征

短肠综合征的定义是由于过多的小肠被切除而导致的吸收障碍。导致大量的水分、电解质丢失和营养不良。小肠有很大功能储备，即使小肠保留 1/2 的时候仍可耐受。典型的短肠综合征的定义是残留的小肠少于 200cm，保留回盲瓣的残留小肠可缩短至 150cm。但是短肠综合征还可能由于严重的感染或运动失调导致小肠功能异常。对短肠综合征患者的理想治疗应根据个体的疾病进程和残留部分的解剖结构而制定。肠切除后，保留的肠管经历长期的适应后会出现绒毛增高，肠腔直径增加，黏膜增厚。接受 TPN 治疗的成人的最短小肠长度为 120cm。

短肠综合征经 TPN 给予营养支持补充热量需要时，需要避免电解质紊乱和脱水。一些接受 TPN 治疗的患者还需额外给予经口营养支持。这些患者的饮食需少量多餐，避免高渗饮食，限制脂肪摄入，限制草酸盐(可导致尿路结石)。谷氨酸和人生长激素可促进肠道的适应。

艾滋病

艾滋病患者可出现蛋白质热量营养不良和体重减轻。许多因素导致电解质(钠和钾)，微量元素(铜、锌、硒)和维生素(维生素 A、维生素 C、维生素 E、维生素 B_6、叶酸)缺乏。顽固性腹泻亦导致脱水。艾滋病肠病可减少液体和营养物质吸收，而且会引起致命性腹泻。常规的抗腹泻措施并不能控制艾滋病患者的腹泻，而奥曲肽却有效。

营养不良的艾滋患者需要 35~40kcal/(kg·d)的热量，2.0~2.5d/(kg·d))的蛋白质，除了供给必需的电解质、维生素和矿物质外，亦可提供含谷氨酰胺、精氨酸、核苷酸、ω-3 多不饱和脂肪酸、支链氨基酸和微量元素的饮食。消化道功能正常的患者应给予高蛋白、高热量、低脂肪、无乳糖的口服饮食。消化道功能受损的患者要求肠内营养(氨基酸、多肽)和胃肠外营养。

实体器官移植

器官移植患者新移植物的营养支持涉及前期疾病状态及免疫抑制治疗问题。在移植后的急性期内，需要丰富的营养物质、控制感染、促进伤口愈合、支持代谢需求、补充损失的储备，以及调节免疫反应。器官移植的并发症有排异、感染、伤口愈合问题、肾功能不全、高血糖和外科并发症，这都需要特殊的营养支持和治疗。

肥胖问题往往涉及低生存率、体重损失两方面问题。可导致围手术期风险增高，代谢率增高，心血管风险增高。BMI 大于 $30kg/m^2$ 的患者呈现较高的类固醇激素诱导的肥胖风险。在移植后最早的 6 周内，术后代谢需求和大剂量的免疫抑制剂诱发的营养需求增加。在移植后的急性期内，即急性排斥期内，每日蛋白质需要量为 1.5g/kg 体重。

长期的免疫抑制会导致蛋白质代谢率增高、肥胖、血脂增高、糖耐量异常、高血压、高血钾、维生素 D 代谢异常。约 60% 肾移植患者会出现移植后血脂异常。血脂代谢异常可能与皮质醇激素、环孢素 A、噻嗪类利尿剂、肾病综合征、胰岛素抵抗、肥胖有关。研究显示血脂异常往往会导致肾小球硬化、肾病恶化，甚至可能导致移植物排斥。

推荐对器官移植患者限制盐的摄入，因为过量的盐摄入会导致钠潴留，其在环孢素 A 诱发的高血压中发挥重要作用。推荐的盐摄入应不超过 3g/d。在移植后的急性期内环孢素 A 诱发的低血镁、高血钾更为显著。应用 β- 受体阻滞剂和血管紧张素抑制剂(ACE)控制血压时会加重高血钾。钙、磷、维生素 D 会在后期治疗中影响类固醇激素诱导的骨质破坏与骨质坏死。因此推荐钙摄入 800~1200mg/d，磷酸盐摄入为 1200~1500mg/d，某些患者还需要补充维生素 D。低蛋白饮食的患者需补充多种复合维生素。术后第 1 年，主要的营养支持目标是纠正前期营养不良，并防止体重超重。

大创伤

对于严重的创伤必须在创伤后早期发现并监测代谢的改变。严重的创伤会改变代谢通路，造成免疫过激。根据创伤的严重程度，创伤后代谢改变会持续几天至几周不等。创伤后代谢改变包括能量消耗增加引起的高代谢症候，蛋白质增强，伴随胰岛素抵抗的高血糖，糖耐量异常，高血胰岛素(创伤后糖尿病)。

作为一个普遍的规律，创伤患者代谢需求是正常人的1.3~1.5 倍。

创伤后代谢改变可根据其特征性表现分为两个阶段，第一阶段为创伤后即刻至初始创伤后数小时，主要特征为体重降低，氧消耗量降低，已适应创伤后能量代谢率降低。第二阶段发生于创伤出血性休克的代偿阶段，表现为代谢率反弹，免疫激活，肝脏急性期激活。这导致能量代谢和氧消耗增加。此外，急性高代谢状态触发系统炎症级联反应，释放炎性因子、激活补体系统，肠道细菌异位会加重上述改变。

许多严重创伤患者需要控制营养支持，并给予血管活性药物，通过抑制血清合成代谢激素水平而促进分解代谢。相反创伤后内源性儿茶酚胺、氢化可的松、胰高血糖素水平升高会增加能量代谢底物——骨骼肌蛋白分解和糖异生强化，为肝糖原合成及急性反应蛋白提供底物。机体以增加骨骼肌蛋白分解代谢为代价，使平衡倾向于增强免疫反应，加速愈合。此外，精神紧张、疼痛、炎症、休克等可刺激神经内分泌轴，使能量消耗较基础水平大大提高。这一反应是通过提高血清中分解代谢激素——氢化可的松、儿茶酚胺、胰高血糖素的水平，降低胰岛素水平而实现的。

免疫支持应当在患者进入 ICU 时即开展，最好是通过肠内途径来对抗严重创伤后的高分解代谢效应。除了有绝对的禁忌证外，早期的肠内营养应在患者进入 ICU 的 24~48 小时内开展，重要的是避免过量的热量营养支持治疗。因为这样往往会导致不良的后果，过量营养支持往往导致氧消耗增加，二氧化碳产生增加，脂肪合成增加，诱导继发免疫抑制。ICU 中肥胖患者要特别警惕过度营养支持的副作用。目前对病理性

肥胖患者营养支持的推荐量为每公斤体重每日给予20kcal 和 2g 蛋白。此外，对于严重创伤的肥胖患者低热量（$<20kcal/(kg\cdot d)$）高蛋白营养支持显然比针对肥胖者的高热量（$>20kcal/(kg\cdot d)$）更为有效。

Barrera R: Nutritional support in cancer patients. JPEN J Parenter Enteral Nutr 2002;26:S63.

Beale RJ, Bryg DJ, Bihari DJ: Immunonutrition in the critically ill: a systematic review of clinical outcome. Crit Care Med 1999; 27:2799.

Bozzetti F et al: Perioperative total parenteral nutrition in malnourished gastrointestinal cancer patients: a randomized, clinical trial. JPEN J Parenter Enteral Nutr 2000;24:7.

Byrne TA et al: Beyond the prescription: optimizing the diet of patients with short bowel syndrome. Nutr Clin Pract 2000;15:306.

Clark RH et al: Nutritional treatment for acquired immunodeficiency virus-associated wasting using beta-hydroxy beta-methylbutyrate, glutamine, and arginine: a randomized, double-blind, placebo-controlled study. JPEN J Parenter Enteral Nutr 2000;24:133.

Curreri PW et al: Dietary requirements of patients with major burns. Nutr Clin Pract 2001;16:169.

Fischer JE: Branched-chain-enriched amino acid solutions in patients with liver failure. JPEN J Parenter Enteral Nutr 1990;14(suppl):226.

Heyland DK et al: Should immunonutrition become routine in critically ill patients? A systematic review of the evidence. JAMA 2001;286:944.

Heys SD et al: Enteral nutritional supplementation with key nutrients in patients with critical illness and cancer: a meta-analysis of randomized controlled clinical trials. Ann Surg 1999;229:467.

Klein S et al: Nutrition support in patients with cancer: what do the data really show? Nutr Clin Pract 1994;9:91.

MacFie J et al: Oral dietary supplements in pre- and postoperative surgical patients: a prospective and randomized clinical trial. Nutr 2000;16:723.

Moore FA: Effects of immune-enhancing diets on infectious morbidity and multiple organ failure. JPEN J Parenter Enteral Nutr 2001;25:536.

（周陈静　李韧　译，陈熹　校）

第 11 章　麻醉

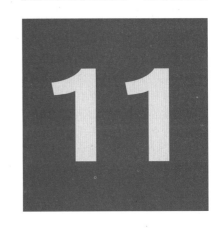

麻醉学运用是一种"团队活动"。它依靠团队所有的成员——外科医生、护士和麻醉医师，以及时、高效、以患者为中心的方式通力合作，为患者提供最佳、最安全的服务。如今的麻醉医师不仅在手术室进行麻醉处理，而且在其他许多领域承担了更多的责任，如术前麻醉门诊、术后麻醉恢复室、产科、门诊手术中心、内窥镜检查术、术后疼痛管理、重症监护病房、慢性疼痛管理等。

麻醉一词出自希腊文"没有知觉"的意思。如今，它通常指在各种手术或非手术的操作过程中，患者没有感到疼痛或没有经历其他痛苦的状态。更重要的是，这种对疼痛和(或)对痛苦感觉的阻断是可逆的。麻醉学是由麻醉医师单独，或者与注册麻醉护士、麻醉助手、住院医生一起为患者提供麻醉服务的医疗实践过程。麻醉大多数是指全身麻醉，即通过药物诱导使患者意识消失，对伤害性刺激没有感知，并且常常需要建立人工通气道的过程；麻醉也包括保留患者意识的局部阻滞麻醉、麻醉监测下的局部麻醉和清醒镇静。

麻醉的历史

现代医学最重要的发现之一就是利用乙醚可以产生经典的麻醉效应：可逆、安全的镇痛、镇静和肌肉松弛作用。1842 年，Crawford Long 首次使用乙醚麻醉。1846 年，William Morton 在麻省总医院乙醚穹顶教室(Ether Dome)公开演示的乙醚麻醉宣布了现代麻醉学和外科学的到来。1853 年，James Y. Simpson 爵士利用氯仿为维多利亚女皇施行分娩镇痛，使其生下 Leopold 王子。王室的批准使得吸入性麻醉药在外科麻醉中的使用被英国广泛接受。因为乙醚的易燃易爆性、可溶性，以及氯仿的肝脏毒性缺点，之后发展出的吸入麻醉药既能发挥其麻醉效应，又具有更安全的生理和代谢特性。

19 世纪后期，可卡因的表面麻醉特性在眼外科的手术中被发现。1890 年，皮下针的使用促进了通过注射可卡因产生的可逆性的神经阻滞技术出现。随后产生了第一例可卡因用于蛛网膜下腔麻醉以及麻醉后头痛的描述。不久，可卡因的化学性质被确定，从而促进了其他局部麻醉药物的合成，使得区域麻醉得到广泛应用。与全身麻醉不同，区域麻醉只阻断身体部分区域而在阻滞区域产生镇痛和运动功能丧失的麻醉效果，但不会产生镇静效果，患者始终保持意识清醒。

Underwood EA: Before and after Morton. A historical survey of anaesthesia. Br Med J 1946;2:525.

麻醉风险

美国每年施行 7 千万例麻醉，大多数都是非常安全的。美国麻醉医师学会通过细致的考察发现，在最近 30 年中，因为麻醉引起死亡的病例数量大大降低。人们意识到麻醉中最常见的风险是通气障碍，这使得呼吸监控，如利用持续的脉搏血氧和 CO_2 分压测定，在患者整个麻醉过程中得到使用。健康患者麻醉相关的死亡率被估计为 1/(10 万 ~20 万)。

麻醉医师应用适量的吸入麻醉药或者特效的静脉药物影响中枢神经系统来使患者达到遗忘、镇静、镇痛、肌肉松弛的综合效果。这些麻醉药包括：遗忘药，如苯二氮䓬类(咪达唑仑，地西泮)；镇痛药，如吗啡、芬太尼；神经肌肉阻断药，如琥珀酰胆碱、泮库溴铵和维库溴铵；镇静催眠药，如戊巴比妥钠和异丙酚。所有的药都可能有不良的生理后果：呼吸功能衰竭、循环功能衰竭和意识丧失。另外，一些药物可能导致过敏反应或诱发恶性高热。

目前与麻醉不良后果相关的最常见问题依旧是困难气道处理、给药错误和中心静脉穿刺。其他还包括术后神经系统并发症(如神经损伤)、缺血性视神经病变、冠脉缺血，以及非常规情况下的麻醉(如病房、介入放射室)。其中最重要的一点,是对患者缺乏充分的术前评估和准备。

麻醉医师必须能够:①考虑患者的不同身体情况,选择合适的麻醉方式和药品,快速、安全地完成麻醉;②在整个外科手术过程中维持和监测麻醉状态,根据手术刺激的变化,维持血液和体液的平衡;③必要时逆转肌肉松弛和镇静作用;④在保证足够的镇痛深度的情况下,维持患者的正常生理稳态,以最大程度减少术后疼痛。

Kohn LT, Corrigan JM, Donaldson MS (editors): *To Err Is Human: Building a Safer Health System*. National Academy Press, 2000.

术前评估

术前评估患者是麻醉医师的责任和麻醉服务的基本要素(表11-1)。麻醉医师在访视患者前应该收集多方面的信息,包括患者的病历、病史和体格检查、医疗检查结果、会诊和其他评估意见。患者术后转归和满意程度的提高是建立在所有患者需要充足、全面的术前评估和准备基础上的。

表 11-1　术前评估

目标
优化患者的身体状况
了解、控制合并症和调整药物治疗
确保患者的问题得到回答
时间
高手术风险患者:至少提前1天
中手术风险患者:前1天或者手术当天
低手术风险患者:手术当天
内容
回顾患者的诊疗记录
直接的病史和体格检查:呼吸道、心脏和肺脏
标明实验室检查和会诊意见

▶ 评估时间

术前评估的时间主要取决于准备手术的风险程度。对于高度手术风险患者,麻醉医师至少手术前1天进行评估。中度手术风险患者,可以前1天甚至手术当天。低度手术风险患者,可以手术当天进行评估。必须留出足够的时间来随访在术前访视中发现的问题并回答患者的疑问。围术期并发症和患者死亡通常由许多综合因素所致,包括并发疾病、手术复杂性和麻醉的影响。目前对于患者的身体状况有许多分类标准,表11-2所列的美国麻醉医师学会的体格状况分级标准应用最为广泛。这个分级系统不是为麻醉

表 11-2　美国麻醉医师学会对体格状况分级法(ASA分级法)

分级	体格状况
ASA1	患者一般情况良好,体格健康
ASA2	患者有轻度或中度系统性疾病
ASA3	患者有严重的系统性疾病
ASA4	患者有严重的系统性疾病,威胁生命安全
ASA5	患者处于濒死状态,手术是最后救治措施
ASA6	宣布脑死亡的患者,需要捐赠器官
E	患者需急诊手术

风险指定数值,而是用简明的文字描述来评估患者术前的身体状况。这个系统值得麻醉医师和整个治疗团队去重视。

理想状态下,麻醉医师应该在术前麻醉门诊对患者进行评估,仔细观察患者身体健康状况和一些可控的、不可控的以及未被认识的,但可能导致手术期间并发症和死亡的因素,然后就任何可能导致患者不利的情况与外科医生进行充分的沟通。最理想的流程是,患者的健康状况在其主管医师充分评估后再被转诊至术前麻醉门诊。然而现实中,麻醉医师和外科医生之间粗略的沟通会导致一些不必要的手术延迟。ASA分级1级和2级以上的患者都应该在术前麻醉门诊进行评估。在转诊之前,患者的外科医师应当安排好必要的术前实验室检查。在某些情况下,针对某些已经发现的异常状况,外科医师应当安排好相应的会诊,必要时进一步改善患者的状况。

最佳的术前评估有下面两点要素:①内容一目了然的病历,患者访视,清晰的麻醉前检查,明确的术前化验检查和必要的会诊;最基本的术前检查应包括手术日之前呼吸道、心脏和肺脏的评估;②术前检查应该是有针对性而不是普遍筛查,其目的是能帮助麻醉医师制定一个麻醉计划。

Practice advisory for preanesthesia evaluation: a report by the American Society of Anesthesiologists Task Force on Preanesthesia Evaluation. *Anesthesiology* 2002;96:485.

▶ 病史和体格检查

麻醉医师应该有针对性地询问患者既往手术史、麻醉类型和并发症,包括有无过敏反应、异常出血、苏醒延迟、困难气道、术中知晓和黄疸等现象。上述每种情况都可能意味着麻醉并发症的增加,因此必须进一步询问病史和进行相关化验检查。有运动耐量降低、呼吸急促、端坐呼吸、肝肾疾病、代谢紊乱(如糖尿病、甲状腺疾病)等情况都应该引起重视。一个

详细的病史调查应该能确定严重的心脏疾病,如不稳定冠脉综合征、心绞痛、新发或陈旧性心肌梗死、充血性心力衰竭、严重的心律失常和严重的瓣膜疾病。任何心脏症状以及其他疾病(如糖尿病、肾脏疾病和脑血管疾病)近期发生的症状改变都应该引起足够重视。

任何不利于麻醉的家族史(如恶性高热)及吸烟、喝酒、滥用药物等都很重要。最后,合并症治疗用药包括降压药、胰岛素、支气管扩张药以及任何其他可以与麻醉药相互影响的药物应该记录在案。某些药物可能导致麻醉药品用量的增加或者减少、肌肉松弛作用的延长、抗交感神经药的异常反应、麻醉药物代谢降低或增强和(或)麻醉药镇静作用的增强。服用草药的患者可能会对一些麻醉药产生不良反应(表11-3)。

Ang-Lee MK, Moss J, Yuan C: Herbal medicines and perioperative care. JAMA 2001;286:208.

▶ 气道检查和分级

麻醉医师在获取生命体征相关指标后开始进行体格检查。体格检查应该首先从上呼吸道开始。由于在手术中必须保持呼吸道畅通,因此上呼吸道检查的焦点是评估控制气道(气管插管)的困难程度。以下7点是评估要点:

1. 颈椎活动度:让患者尽可能地延伸和弯曲脖子,以便麻醉医师观察其是否存在活动限制。

2. 甲状软骨到下颌的距离:正常应大于6cm。

3. 张口度:正常应大于3cm。

4. 牙齿排列:假牙、牙齿松动、坏牙。

5. 下颌前突:下切牙能够包住下切牙。

6. 胡须的存在。

7. 上呼吸道的检查和分级主要取决于端坐位时患者舌头的大小以及张口时能看到的咽部位置。最常用的方法是 Mallampati 分类法(图11-1)。

Ⅰ见软腭、峡弓和悬雍垂——提示气道插管容易。

Ⅱ部分腭弓和悬雍垂被舌根部掩盖而不可见。

Ⅲ仅软腭和硬腭可见。

Ⅳ仅硬腭可见——提示困难气道。

接下来的体格检查主要是心脏和肺脏,静脉置管

表 11-3 普通草药对手术期间的影响

名称	作用	手术期间的影响	建议
紫锥花属	刺激免疫系统	变态反应;肝毒性;干扰免疫抑制治疗(器官移植)	术前尽早停用
麻黄	减轻体重;增加能量	麻黄素样交感神经兴奋(血压升高心率增快);心律失常;心肌梗死;中风	至少术前24小时停用;避免使用单胺氧化酶抑制剂
大蒜	降血压;降胆固醇	抑制血小板聚集(不可逆)	至少术前7天停用
银杏	改善认知功能(痴呆);增加外周灌注(阳痿)	抑制血小板活化因子	至少术前36小时停用
人参	对抗应激;维持内环境稳定	低血糖;抑制血小板聚集和凝血反应	至少术前7天停用
卡法根	抗焦虑	γ-氨基丁酸介导的催眠作用降低 MAC(见第7章);可能有急性停药反应的风险	至少术前24小时停用
黑点叶金丝桃	轻度抗抑郁	抑制神经元对5-羟色胺、去甲肾上腺素、多巴胺的重摄取;通过细胞色素氧化酶 P450 增强药物的代谢作用	至少术前5小时停用
缬草	抗焦虑	γ-氨基丁酸介导的催眠作用降低 MAC;苯二氮䓬类戒断综合征	术前数周减量;用苯二氮䓬类处理戒断症状

MAC:最低肺泡有效浓度(minimum alveolar concentration)

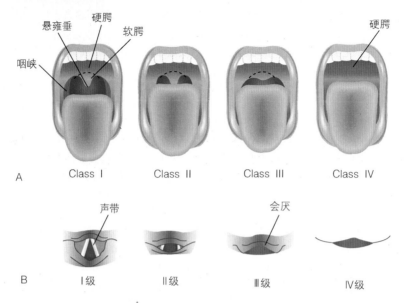

悬雍垂　硬腭
软腭
咽峡

硬腭

A　Class Ⅰ　Class Ⅱ　Class Ⅲ　Class Ⅳ

声带　会厌

B　Ⅰ级　Ⅱ级　Ⅲ级　Ⅳ级

▲图 11-1　张口状态下气道分级

位置,以及局部麻醉穿刺点的情况。四肢活动范围也必须注意,因为有可能影响患者在手术室内的体位摆放。最后,任何神经系统的异常也必须重视。

在术前访视中,如果发现患者有代谢、体格检查异常或者身体症状时,有针对性的会诊是非常必要的。这时麻醉医师应该与外科医生及时沟通,避免造成不必要或者突然性的手术延迟。任何会诊必须在手术日之前完成,并且能在手术日当天看到结果。

最后,麻醉医师应该根据患者的病史、体格检查、手术方式,建议患者在全身麻醉和局部麻醉中做出恰当选择。尽管一些外科手术总是需要全麻,但是麻醉医师可以与患者讨论其他的麻醉方式。如果某位外科医生偏爱某种麻醉方式,那么他应该直接与麻醉医师沟通,而不是通过患者交流。外科医生在没有与麻醉医师沟通的情况下,最好不要在术前给予患者特别的药物或者特殊治疗处理。

Mallampati SR et al: A clinical sign to predict difficult tracheal intubation: a prospective study. Can Anaesth Soc J 1985;32:429.

▶ 术前禁食

手术前麻醉医师必须给患者说明术前禁食和用药的要求。目前的指南如下:①晚饭后不要进食固体食物。大多数麻醉医师最基本的要求是,非急诊手术至少术前 6~8 小时不要进食固体食物。②除口服药外,晚上 12 点以后禁食禁水。手术前 2 小时禁水。一些医院手术前几小时允许进食其他的液体,如咖啡。然而,因为可能突然改变手术时间或者手术提前进行,晚上 12 点以后禁食禁水是最好的办法。③不同医院小儿的禁食指南不同,因此应咨询各自的小儿麻醉医师。

American Society of Anesthesiologists: Practice guidelines for preoperative fasting and the use of pharmacologic agents to reduce the risk of pulmonary aspiration: application to healthy patients undergoing elective procedures. Anesthesiology 1999; 90:896.

▶ 术前治疗用药

大多数抗高血压药和 β- 受体阻断剂应该在手术期间继续使用。目前仍然有争论的一些抗高血压药,如血管紧张素 Ⅱ 受体抑制剂 ARBs(缬沙坦、坎地沙坦、氯沙坦)和血管紧张素转化酶抑制剂 ACE 类,在手术前可以继续使用。某些服用这些降压药的患者偶尔在全麻诱导时会引起低血压,而且对升压药反应较差,因此有些麻醉医师认为手术当天不要应用这种药物。如果继续使用这些药物,麻醉医师必须知道用的是哪种药物。此外,手术前 2 周应该禁烟。

▶ 合并症

合并症应该在术前得到有效的控制,以减少麻醉意外事故的发生率和死亡率。

▶ 心血管疾病(高血压、冠心病、充血性心力衰竭)

A. 高血压

高血压是术前最常见的并发疾病,是肾脏、脑血管、外周血管、心肌缺血和梗死以及充血性心力衰竭的主要风险因素。高脂血症、糖尿病和肥胖三联征与高血压有一定的相关性,因此临床医生应该重视并进一步评估这些疾病。此外,高血压与冠脉疾病也有关联。术前评估是识别和治疗引起高血压的原发病的唯一机会。现有的文献强烈支持应该在择期手术前对高血压患者采取治疗,使血压尽可能地接近正常水平。舒张压大于 110mmHg 会导致术中低血压和心肌缺血,但现有文献并不支持延迟手术,如果这种延迟对于患者而言是有害的。围术期使用选择性 β- 受体阻断药物能够明显减少心肌缺血的发生。尽管对于手术前开始服用 β- 受体阻断剂仍然存在争论,例如认为这样做会有风险,但是任何已经服用 β- 受体阻断剂的患者应该在术前继续服用此药。

Devereaux PJ et al: Rationale, design, and organization of the Perioperative Ischemic Evaluation (POISE) trial: a randomized controlled trial of metoprolol versus placebo in patients undergoing noncardiac surgery. Am Heart J 2006;152:223.
Spahn DR, Priebe HJ. Preoperative hypertension: remain wary? "Yes"—Cancel surgery? "No." Br J Anaesth 2004;92:461.

B. 冠心病

缺血性心脏病是美国主要致死因素,是围术期并发症和死亡率的主要危险因素。每年大约有 25% 的手术患者患冠状动脉疾病。术前心血管评估主要集中在缺血性心脏病的存在程度和等级,并判断其是否影响麻醉和手术。术前评估患者心功能状态的主要目的是确定介入技术,如冠状动脉旁路移植术(CABG)、经皮冠脉介入(PCI),是否有益于那些实行非心脏手术的患者。一般来说,术前运动负荷实验只有在有可能改变患者手术方式的情况下才被推荐,因此需要在非心脏手术前对其他临床风险因素(表 11-4)进行评估和处理。尽管判断哪些患者在围术期间是高危患者是非常困难的,但是充血性心衰、新发的心肌梗死、不稳定心绞痛等可以认为是明显的临床风险因素。其他临床风险因素还包括糖尿病、肾功能不全、脑血管病、心脏瓣膜病、年龄和心律紊乱等。由于无症状型心肌缺血的高发生率,50 岁之后的患者应常规做心电图。临床上

表 11-4 非心脏手术患者术前心血管评估

条件	例子
不稳定性心绞痛	不稳定或严重心绞痛 近期发生心肌梗死(>7 天前但 <30 天前)
失代偿性心衰 (NY 分级 4 级): 恶化或新发生明显的心律失常	高度房室传导阻滞 莫氏 2 型房室传导阻滞 3 度房室传导阻滞 显著的室性心律失常 室上性心律失常(难以控制的房颤,心室率每分钟 >100 次) 有症状的心动过缓 新发现的室性心动过速
严重的瓣膜病	严重的主动脉狭窄(平均压差超过 40mmHg 或者动脉瓣面积小于 1.0cm² 或者有症状者) 有症状的二尖瓣狭窄(劳力性呼吸困难、晕厥、心力衰竭)

常用的心功能筛查手段还包括简单的患者活动耐量描述(如能否不停顿地爬二层楼梯)。这些由外科医师或者麻醉医师采集的病史可能是患者首次接受的心脏评估,而心功能评估则可能揭示患者潜在的心脏病理状态。

美国心脏协会(AHA)为评估者制定出了详细的手术期间心血管评估指南(图 11-2)。指南于 2007 年更新,并不再侧重于心脏负荷试验检查。只有当试验结果可能对麻醉和手术造成影响,并导致患者治疗策略发生变化时,才会推荐进行心脏负荷试验。AHA 指南指出,绝大多数无心脏疾病症状的患者在未接受侵入性甚至非侵入性心脏检查的情况下,可以安全地进行择期的非心脏手术。当然,存在 3 个及 3 个以上的心脏临床风险因素并拟行大血管手术的患者,仍需进行额外的心脏功能检测。有 1 个或 2 个临床风险因素的患者和预计会有中度手术风险的患者,可以进行心脏检查或者按计划手术,这种情况下麻醉医师的主要目标是控制心率。

Fleisher LA et al: ACC/AHA 2007 guidelines on perioperative evaluation and care for noncardiac surgery. J Am Coll Cardiol 2007;50:159.

C. 心脏介入手术患者(血管成形术和支架植入)

心脏介入的手术治疗(无支架的血管成形术,使用支架的血管成形术)长久以来一直存在争论。因为存在发生血栓的风险,患者常被要求使用双重抗血栓治疗,(阿司匹林和氯吡格雷在血管成形术后使用 2 周,支架术植入后使用 4~6 周,药物洗脱支架术后使用长达 1 年)。停用抗凝药物会导致围术期发生因血栓形成导致的心脏风险。AHA 指南推荐推迟择期手术,直到患者只使用阿司匹林作为抗凝药时为止。如果是急诊手术,那么必须考虑手术时间长短及术中出血的风险。如果出血风险很低,那么心血管支架介入术可以被考虑,并进行双重抗凝治疗。如果出血风险很高,AHA 指南建议把握手术时机:血管成形术在 14~29 天内,支架介入在 30~365 天内,药物支架不少于 1 年。紧急或急诊心血管血管成形介入手术有很高的术中出血风险,支架介入术的术中出血风险相对较低。

AHA 指南推荐几种其他措施:①对已服用 β- 受体阻滞剂的患者、拟行大血管手术的患者、有 1 项或者更多临床风险因素的患者应在围术期使用 β- 受体阻断剂。β- 受体阻滞剂应该在术前数天或数周前使用,使患者心率控制在 65~70 次 / 分钟。其他的抑制药,如 α₂- 受体兴奋剂、钙通道阻滞剂的辅助治疗可能也有帮助。②对那些有难以解释的呼吸困难的患者、有活动性心衰或有心衰病史,但目前处于代偿期且最近症状有所变化的患者,应在术前行左心室功能评估检查。③对有左主干病变、射血分数低、有症状的三血管

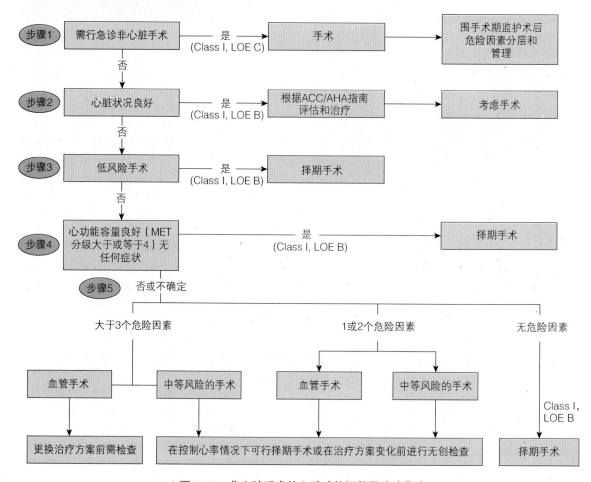

▲图 11-2　非心脏手术的心脏功能评估及治疗指南

主要建立在对 50 岁及 50 岁以上的患者的病史采集、已知的心脏状况和心脏危险因素的基础上。HR：心率；LOE：行迹水平；MET：代谢当量

病变、冠状动脉左前降支狭窄的两血管病变、低射血分数、运动试验阳性或者 ST 段抬高的急性心梗患者应行冠状动脉重建术。AHA 不推荐对稳定的冠心病患者行预防性 CABG 手术。④血糖应被严格控制。⑤安装有心脏起搏器或植入性心脏复律除颤器的患者应在术前 3~6 月对植入装置进行检测。⑥植入药物性支架的患者应继续阿司匹林抗凝治疗并尽可能在短期内停止其他抗凝药物。⑦β- 受体阻滞剂和他汀类药物应在术前持续使用。⑧心脏科会诊能减少围术期心脏风险。

Riddell JW et al: Coronary stents and noncardiac surgery. Circulation 2007;116:378.

D. 肺部疾病

通过询问病史或体格检查可以发现疑似或者确诊患者的肺部疾病。患者最先出现的症状往往是较弱的肺储备功能，因此需要进一步检查。患有限制性肺病和阻塞性肺病的患者经常发生围术期并发症，如肺炎

和脱机延长。对于某些患者来说，利用动脉血气分析或肺功能测定检测其对于支气管扩张剂的反应性是必要的。此外，应该仔细询问支气管哮喘患者的情况，包括病情严重程度、住院史、对吸入性气雾剂的反应和类固醇类药物使用史，但是对这些患者进行常规术前胸部 X 线片检查是没有意义的。通过手术史询问和体格检查可以在早期发现患者是否患有严重的肺部疾病。将这些患者转诊至术前麻醉门诊之前，应该进一步完善相关检查。理想情况下，吸烟患者在择期手术 8 周之前应该戒烟。Warner 的研究数据表明，在 200 个接受冠状动脉旁路移植术（CABG）的患者中，肺部并发症发生率在只在术前 1~8 周戒烟的患者中最高。由于咳嗽和产生的痰液增加，手术前近期停止吸烟的患者发生肺部并发症的几率较高。

Warner DO: Helping surgical patients quit smoking: why, when, and how. Anesth Analg 2005;101:481.

E. 肥胖症

美国肥胖症的流行给外科手术和麻醉带来了特殊的困难。体重指数（BMI），是体重（kg）和身高（m^2）的比值，反映了一个人肥胖的情况。正常 BMI 大约是 $21.6kg/m^2$，超重是 $25\sim30kg/m^2$，肥胖是 $30\sim35kg/m^2$，过度肥胖 BMI 大于 $35kg/m^2$。过度肥胖的患者会发生各种围术期问题，因此需要在术前麻醉门诊进行评估。需要特别注意的是这些患者的上呼吸道情况、心血管系统、呼吸系统、代谢状况和消化系统。异常 BMI 患者会患有诸如静脉通路难以建立、高血压、心脏肥大症、左心功能不全和肺心病等心血管问题。这些患者罹患缺血性心脏病的几率是正常人的两倍。过度肥胖也与严重的肺部疾患有关，包括肺活量的限制、阻塞性睡眠呼吸暂停综合征、血氧不足、血液中 CO_2 分压的增高、血细胞比容的增高和右心衰。由于过度肥胖患者颈部活动度降低且脂肪过多，因此通过面罩给氧通气经常是困难的，对这些患者而言，需要进行仔细的术前评估。几乎所有过度肥胖患者都有包括糖尿病在内的严重的内分泌问题，因此在外科手术之前需要严密监测血糖指标。肥胖会导致异常脂肪在肝脏内过多储存而引起吸入性麻醉药的代谢增强。病态肥胖的患者发生胃内容物吸入和吸入性肺炎的风险更高。最后，肥胖患者手术后的疼痛管理也应引起重视。

F. 糖尿病

手术期间最常见的代谢紊乱是糖尿病。糖尿病明显增加了心脏相关风险的发生率。正在接受胰岛素治疗的患者常常面临心脏相关并发症的高发病率和高死亡率的风险，如心梗和心衰。围术期的血糖控制可能是非常困难的，因此术前应仔细了解病史并进行相应的实验检查以助于术前评估。最新的研究表明，手术期间的适度高血糖是有好处的。麻醉医师应对手术期间的血糖控制负主要责任，术者应对术后血糖给予关注。

van den Berghe G et al: Intensive insulin therapy in the critically ill patients. NEJM 2001;345;1359.

G. 接受低分子量肝素治疗（low molecular weight heparin，LMWH）的患者

对于麻醉医师和外科医生来讲，接受低分子量肝素治疗以防止深静脉血栓的患者是一个不同寻常的问题。最新的指南指出，除非有明显的指征，接受低分子量肝素治疗的患者不可行椎管内麻醉（硬膜外、蛛网膜下腔），除非停用低分子量肝素大于 12 小时，最好大于 24 小时。在椎管内麻醉结束后，应该继续使用替代的抗凝治疗，或者避免使用这种麻醉方法。

H. 肾脏疾病

急性肾衰竭（acute renal failure，ARF）的发生率大约占所有住院患者的 1%~5%，它能显著增加患者的住院时间和死亡率。术前访视能够帮助辨别以前肾功能正常的非心脏手术患者罹患 ARF 的风险因素。以前肾功能正常而围术期发生 ARF 的患者术后死亡率显著增加，尤其是在术后 1 年内。BMI 高于 $32kg/m^2$、高龄、急诊手术、肝病、高风险手术（胸腔的、腹腔的、腹股沟血管、大量失血）、周围血管闭塞性疾病和接受支气管扩张药物治疗的慢性阻塞性肺疾病是发生围术期肾功能损害的高风险因素。

Kheterpal S et al: Predictors of postoperative acute renal failure after noncardiac surgery in patients with previously normal renal function. Anesthesiology 2007;107;892.

▶ **术前用药**

由于大多数患者直到手术当天才来医院，这妨碍了术前药物的使用。常用的术前药物包括：抗焦虑药（如咪达唑仑）和阿片类药（如芬太尼）。因为大多数患者存在术前紧张，需要用药物缓解，因此这些药物应该在麻醉前给予。此外，麻醉医师对于麻醉和手术中患者可能出现的问题作出充分解释，会显著减少患者的恐惧心理。事实上，与减轻患者焦虑的药物相比，足够的解释更加重要。为了防止反流误吸的发生，术前可以给予患者增加胃 pH（H_2 阻断剂、质子泵抑制剂、抗酸药）或者低胃容积的药物。也可以考虑给予缓则促进胃排空药（甲氧氯普胺）。但是由于甲氧氯普胺存在神经系统副作用，应该慎用。

▶ **麻醉知情同意**

许多医院和诊所术前会获得患者签字的麻醉知情同意书，而另外一些医院的麻醉知情同意包含在手术知情同意书中。无论是否需要，麻醉医师应该在病历中作出记录，显示已经告知患者麻醉相关事宜，并且患者已经理解可能发生的不良反应和并发症。麻醉知情同意应该包括与患者讨论给予麻醉药物后的作用、可能的不良反应和麻醉风险。手术时间、术前用药、牙齿损伤、心脏风险、麻醉诱导的先后顺序、麻醉苏醒、置管需要、在麻醉恢复室的时间、预期送回病房和出院的时间、术后疼痛的管理和术后恶心呕吐的可能性都应该在常规的麻醉知情同意中被讨论到。患者可能比较关心围术期的苏醒情况。在不引起患者过度担忧的前提下，麻醉医师与每个患者的麻醉前谈话内容应尽可能详尽。

▶ **麻醉选择**

对于麻醉方式的选择应参考拟行手术方式、体位要求、患者的选择、外科医生的选择、手术的急迫性、手术后疼痛的管理和重症监护病房接受的可能性。一些操作（如开胸手术）不能在局部麻醉或者神经阻滞麻醉下完成，必须选择全身麻醉。而另外一些操作（如肢体

手术)在局麻、神经阻滞麻醉或者全麻下都可以完成。有时可以选择硬膜外麻醉与全麻联合应用,从而方便术后疼痛管理。对于一个拟行急诊手术的饱胃患者而言,应该采用快速诱导全身麻醉,从而预防反流误吸的发生。局部麻醉可以满足髋关节的手术需要,但是因为手术体位的要求,在满足患者的舒适度方面却不尽如人意。在选择麻醉方式的时候,患者的年龄和喜好也是必须要考虑进去的。然而,对有糖尿病合并外周神经病变的患者来说,局部麻醉是不适合的。麻醉前期评估记录中应该含有选择何种麻醉的内容。

▶ 准备室和手术室

在手术开始之前,护士、外科医师和麻醉医师在准备室里有很多任务需要完成。护士核对患者信息和记录生命体征,检查已签过字的同意书,建立静脉液路。外科医生确认并标记好手术的部位,麻醉医师确认术前评估和预行的麻醉方式。

▶ 错误的手术部位

2004 年 7 月,医疗鉴定联合委员会(the Joint Commission on the Accreditation of Healthcare Organization, JCAHO)确立了一种患者安全确认书,此被认为是防止手术部位、步骤或患者错误的通用协议。医护小组的所有成员必须熟悉并且需要时刻参与并执行这个协议的三个步骤:

步骤 1:初步核实手术患者、手术步骤,以及手术部位。这个步骤在安排手术时就应该开始,并且在患者被收入医院时,或转诊至其他医疗机构时,以及在患者离开准备室进入手术室之前要重复一次。

步骤 2:标记手术部位。这个清晰的标记必须牢固地留在皮肤上,在外科消毒后也能清楚地看见。此外,标记必须覆盖在预行手术部位之上或紧贴着切口。不能做出"×"一样的标记,而使用一个单词或一条线来表示预定的切口。这个标记必须是由要施行这台手术的外科医生做出,如果可能的话,患者可以参与标记手术部位。

步骤 3:开始手术前要执行 Time-out 程序。Time out 程序应该在即将进行手术的场所进行,并且所有的手术团队成员包括外科医师、护士和麻醉医师都必须参加。在这一特定时间内,团队成员必须积极查证是否是正确的患者、正确的一侧和正确的手术位置,对预订的手术方案达成共识,并确保需要的体内植入物和特殊的手术器械是现成可用的。Time out 必须是在切皮之前完成,JCAHO 要求 Time out 必须被记录在患者的病历当中。

Joint Commission on the Accreditation of Healthcare Organizations: Universal protocol for preventing wrong site, wrong procedure, wrong person surgery. Available at: www.jointcommission.org/patientsafety/universalprotocol. Accessed November 28, 2008.

▶ 手术室

麻醉医师必须在帮助转运患者之前检查手术室麻醉设备。当患者在护士和麻醉医师的帮助下转移到手术台上后,在开始麻醉诱导前,标准的麻醉操作是利用监护仪监测患者的动脉血压(袖袋血压计)、心率、血氧饱和度(脉搏氧饱和度仪)和通气状况(二氧化碳描计术)(表 11-5)。

表 11-5　基本的麻醉监护流程

参数	设备
氧气:在整个麻醉过程中确保患者吸入气体和血液中的氧浓度	氧分析仪:麻醉机的一部分 脉搏氧饱和度仪:连续的可以听到的脉搏音
通气:确保足够的患者通气量	二氧化碳描记术:呼末二氧化碳的连续检测
循环:确保足够的患者循环功能	心电图:从开始到结束连续的显示 动脉血压监测:至少每 5 分钟检测一次 患者心率监测:来自心电图或者脉搏氧
体温:维持适当的患者体温	口腔、皮肤、鼻腔和膀胱温度测量仪

在麻醉诱导前,麻醉医师必须确认有一个外科医生在场,并执行最后一次 Time out 程序,确认手术位置、患者、手术方式和外科手术人员。

▶ 全身麻醉

在全麻诱导之前必须给患者预充氧。全麻一般用静脉药(如异丙酚或硫苯妥钠)诱导,当心血管功能差时用依托咪酯或氯胺酮诱导。患者在接受异丙酚注射时可能抱怨注射部位疼痛,用依托咪酯可能会出现手足徐动症状。阿片类药(如芬太尼)应该在其他麻醉药之后使用,并给予小剂量,目的是为了减少麻醉诱导期麻醉药的用量。大多数全麻药都有肌肉松弛的作用,从而可以帮助进行气管内插管。全身麻醉的患者基本上都要进行气管插管。对于急诊饱胃患者或需要正压通气的患者而言,气管内插管尤其重要。喉罩(laryngeal mask airway,LMA)也可以用于保持呼吸道通畅。为了尽量减少插管时间,可以使用快速起效的麻醉药物和肌松药(如琥珀胆碱)对患者进行快诱导。"压迫诱导"是指在快速诱导时由麻醉助手对患者环状软骨进行压迫,以防止反流误吸发生。

全身麻醉诱导也可以通过面罩给予吸入性麻醉药(如异氟醚、七氟醚)来完成。这种方法通常用于儿童,一旦达到足够的麻醉深度,可以给予患者肌松药帮助气管插管。吸入麻醉药诱导比快速诱导时间长，气道可能在更长时间内处于无防护状态。此外，也可以将吸入麻醉和静脉麻醉联合应用于全麻诱导。

一旦达到足够的麻醉深度和适当的肌肉松弛度，即可行气管插管。细致的术前评估通常能够预测插管难易程度。然而，麻醉医师有时会遇到意料之外的困难气道，需要进行额外的处理，如环状软骨压迫、调节患者头部位置、使用一个长的、硬的导管（如探条）或者纤维支气管镜帮助插管。美国麻醉学会提供了困难气道的管理指南：如果麻醉助手帮忙按住环状软骨，麻醉医师必须直接告诉助手怎样压迫操作最有效。如果经过多次插管尝试均告失败，麻醉医师应当使患者苏醒，然后尝试进行清醒状态下纤维支气管镜引导下插管，或者放弃麻醉直到更进一步的检查完成为止。气管内插管最严重的并发症，以及造成严重麻醉并发症和麻醉死亡最常见的原因是无法保障气道通畅。其他常见的全身麻醉并发症还有牙齿损伤、口唇软组织损伤、高血压和心动过速、拔管时喉痉挛。

麻醉诱导完成以后，患者必须被正确地摆好体位。确保患者被正确放置以减少身体和生理损伤，是麻醉医师和外科医生的共同责任。美国麻醉医师学会内部的研究指出，在外科手术中因体位不当引起的神经损伤是第二位常见麻醉并发症。麻醉医师必须仔细地观察，适当保护所有潜在受压和易损部位，如肘、膝、足跟和眼睛。当患者的胳膊过度外展使臂丛受损时，尺神经特别容易受伤。一些体位的改变可能使血流动力学受损，导致患者血液回流障碍和低血压。

American Society of Anesthesiologists: Practice guidelines for management of the difficult airway: an updated report by the American Society of Anesthesiologists Task Force on Management of the Difficult Airway. Anesthesiology 2003;98:1269.

Cheney FW et al: Nerve injury associated with anesthesia: a closed claims study. Anesthesiology 1999;90:1062.

▶ 全麻的维持

在气道安全得到保证后，麻醉医师一般联合利用吸入麻醉药、氧化亚氮、阿片类药物和肌肉松弛药维持患者麻醉状态。这种"平衡麻醉"要求静脉泵注药物来维持麻醉的需要：镇静（无意识）、镇痛、肌松及抑制有害刺激引起的血流动力学变化。麻醉医师应根据不同麻醉药各自的药理学特点来选择使用，满足麻醉要求。阿片类和吸入麻醉药起镇痛作用；苯二氮䓬类、氧化亚氮和吸入麻醉药起镇静作用；神经肌肉阻滞剂、吸入药和局麻药起肌松作用。麻醉医师面临的最大挑战就是肌松剂最佳剂量的掌握——即大剂量使用肌松剂会使手术易于操作，但可能掩盖其他麻醉药剂量不足的症状，同时也使患者处于术后肌无力时间延长的危险境地。外周神经刺激仪有助于准确判断神经肌肉阻滞程度，以及安全的拔管时机。

▶ 区域麻醉

腰部以下、下腹部、上肢的手术不需要全麻。蛛网膜下腔麻醉和硬膜外麻醉提供了良好的肌松，充分的镇痛，避免了气道管理并允许患者存在意识。蛛网膜下腔麻醉和硬膜外麻醉还有以下的优点：减少畸形矫正术的血液丢失；减少血栓并发症；很少影响肺功能；使血管外科患者保持术后血管扩张；减少手术住院天数；避免术后免疫功能抑制。

A. 蛛网膜下腔麻醉

大多数蛛网膜下腔麻醉需要患者在侧卧位或者端坐位状态下进行。完成消毒铺单无菌准备和局麻后，低位蛛网膜下腔麻醉用 25~27 小号脊髓穿刺针，根据脑脊液（cerebrospinal fluid，CSF）的存在与否判断针头是否到达蛛网膜下腔。依据外科手术的时间长短，注入利多卡因或者布比卡因（加或者不加肾上腺素或阿片类药）。利多卡因最多提供 2 小时的麻醉，而布比卡因可以提供到 5 小时的麻醉。然而，由于使用止血带常常使患者不适，无论使用哪种麻醉药物，蛛网膜下腔麻醉时间都不能超过 2 小时。一旦注入局麻药，患者应立即被恢复到仰卧位，让局麻药适度扩散 5~10 分钟。在这段时间内，麻醉医师要注意监控患者血压和心率，由于局麻药向头侧扩散可能会引起交感神经阻滞，出现低血压和心动过缓现象，因此在这段时间内不能移动患者。当阻滞稳定后，才可以开始外科准备和摆放体位。蛛网膜下腔麻醉患者监控与全麻相同，必要时可以给予患者适当镇静。

除了预期的血流动力学改变，最常见的蛛网膜下腔麻醉并发症是脊椎穿刺后头痛。由于现在使用更细的穿刺针，头痛的发生率已经变得很低，主要见于年轻女性中。当患者平卧时头痛并不明显，剧烈的头痛可能导致复视，这是由于脑槽中缺少脑脊液导致第 6 脑神经受到拉伸所致。头痛多发生在术后 1~2 天。保守治疗是保持足够的液体量、平卧位、服用止疼药如扑热息痛。对于严重头痛的患者，麻醉医师可向其硬膜外腔注射"血补片"来阻塞脑脊液的漏出。

B. 硬膜外麻醉

硬膜外麻醉与蛛网膜下腔麻醉有几个明显的区别。硬膜外腔在黄韧带与硬脊膜之间，位于硬脊膜外，穿刺针不进入蛛网膜下腔，因此无脑脊液留出，不会出现蛛网膜下腔麻醉所导致的头痛。通过硬膜外置管可以进行连续硬膜外给药。硬膜外麻醉可以选择性控制麻醉水平，连续硬膜外麻醉也可以应用于术后镇痛。胸部手术或者开胸术可以将导管置于胸椎中段水平，腹部或下肢手术可以将导管置于腰椎水平。硬膜外麻醉需要大剂量的局麻药。硬膜外麻醉并发症有局麻药入血和高位阻滞。局麻药入血一般是由于导管置错位置或硬膜外针误入蛛网膜下隙造成的。在蛛网膜下腔注入大剂量的局麻药可能造成全脊麻和高位阻滞,导致心血管系统衰竭。给予小剂量麻醉药是防止麻醉药入血或者高位阻滞的有效方法。硬膜外麻醉的另外一个缺点是起效时间比蛛网膜下腔麻醉慢。蛛网膜下腔麻醉和硬膜外麻醉引起的患者血流动力学的改变相同。

蛛网膜下腔麻醉和硬膜外麻醉的一个相同的并发症是,由于阻滞了分布在膀胱上的副交感神经纤维,大量输液引起膀胱扩张,导致尿潴留,这时需要插导尿管排尿。

C. 神经阻滞麻醉

有效的神经阻滞麻醉适合于四肢手术。上肢手术可以采用肌间沟入路、锁骨上入路、腋路三条途径进行臂丛神经阻滞。下肢手术可以利用阻滞腰丛及其分支:股神经、坐骨神经、股外侧皮神经、闭孔神经和腘神经。神经丛周围放置导管可以实现持续阻滞和控制术后疼痛。如果患者在手术过程中保持清醒,则止血带使用所造成的不适会使得神经阻滞麻醉在四肢手术中的使用得到限制。然而,神经阻滞麻醉在患者需要避免全身麻醉时会非常有用。周围神经阻滞的其他优点还包括:易于康复,不需要大剂量的阿片类麻醉药,很少发生恶心呕吐,不用通气道和早日下床活动等。对于采用神经阻滞麻醉的患者,术中可以提供镇静,并用标准模式监护。

▶ 麻醉监护 (monitored anesthesia care, MAC)

MAC 指进行局部麻醉时行麻醉监护,即外科医生在局部麻醉下给患者进行手术治疗,同时麻醉医师监护患者的生命体征。如果需要,麻醉医师可以给予患者适当镇静和镇痛。这种方法通常适用于体质衰弱的患者。其优点是,在必要的时候可以转变为全身麻醉。

▶ 手术完成

手术将要结束时,许多插管患者肌松得到逆转,麻醉深度减浅,自主意识开始恢复。一旦确定患者呼吸功已经恢复,且对指令有反应,即可以拔掉气管导管,密切观察患者并保证足够的通气。随后可以把患者转移到推车,在麻醉小组成员的陪同和监护下转运到麻醉恢复室。许多医院还要求一名手术医生陪同麻醉医师转运患者去麻醉恢复室。此外,一些病情危重的患者可以带着气管导管,在保持镇静状态和保证通气的情况下被直接送到 ICU。

▶ 麻醉恢复室

术后大多数患者被转移到麻醉恢复室(postanesthesic care unit, PACU)。 PACU 设置的目的是对患者麻醉与手术后一段时间内的生命体征进行监测,并开始术后康复护理。美国麻醉医师学会的标准是使所有的患者,无论采用何种麻醉方式,都应该在 PACU 或者 CCU 得到恰当的术后管理,只有当患者的主管麻醉医师认为不需要

时才可以例外。当患者被转运至 PACU 后,熟悉患者情况并且陪同患者转运的麻醉医师应该口头向 PACU 主管护士说明患者情况。外科医生也应该向主管护士说明可能对患者术后恢复造成影响的外科事宜。

PACU 里的监护设备和手术室基本相同,并备有紧急抢救所需要的药物和设备。PACU 是一个专门的、供患者短暂停留的 ICU。患者在 PACU 中由接受过特殊训练的护士监控其麻醉恢复情况。患者在 PACU 中应连续接受约 1 小时的监护或直到其满足特定的客观指标。患者出 PACU 时需要 PACU 团队进行综合临床判断,重点集中在患者的血氧、通气、循环、意识水平和体温状况上。

最近的文献支持利用出室评分系统(如 Aldrete 评分标准)来对患者是否满足出室客观指标进行描述。它包括患者能否对口头指令做出反应并移动四肢、患者通气是否足够(脉搏氧测定方法)、循环是否稳定(稳定的生命指征)、意识恢复水平及疼痛控制。门诊手术后,患者必须由成人送回家。许多医院要求患者从 PACU 转回病房必须由麻醉医师和恢复室护士共同陪同。

Aldrete JA, Kroulik D. A postanesthetic recovery score. Anesth Analg 1970;49:924.

Awad JT, Chung F. Factors affecting recovery and discharge following ambulatory surgery. Can J Anaesth 2006;53:858.

常见术后并发症

导致患者术后非常规性滞留于 PACU 内的原因很多,三个最常见的问题是低体温、恶心和呕吐、术后疼痛。此外还可能发生低血压 / 高血压、低氧血症、高碳酸血症 / 肺通气不足和烦躁等。

▶ 低体温

麻醉和手术的一个常见并发症是低体温。在手术过程中应该尽可能地避免患者发生低体温,这就要求手术室的温度维持在比舒适温度更暖和的水平。被送到 PACU 的低体温的患者应该进行复温治疗,以避免发生寒战(如增加氧耗)。低体温影响血沉,同时由于降低药物代谢而延缓麻醉苏醒。最有效的复温方法是充气加温装置和隔水恒温装置。应用小剂量的哌替啶可以有效治疗低体温导致的寒战。

Rajagopalan S et al: The effects of mild perioperative hypothermia on blood loss and transfusion requirement. Anesthesiology 2008;108:71.

▶ 手术后恶心和呕吐 (postoperative nausea and vomiting, PONV)

根据非住院手术麻醉协会(the Society of Ambulatory Anesthesia, SAMBA)的数据,PONV 的发生率在全麻患者中达到 20%~30%,而在高危人群中甚至达到

70%~80%。PONV 延长了患者停留在 PACU 内的时间；为了控制 PONV 而将患者收院，不仅增加了术后并发症以及患者的不适，而且增加了医疗系统的经济负担。SAMBA 预防和治疗 PONV 的 7 条指南被多家卫生机构采纳。

1. 明确患者是否是 PONV 的高发患者群。高发人群是女性、非吸烟者和有 PONV 病史或有晕动症者，以及在全麻过程中使用吸入性麻醉药、氧化亚氮和术后镇痛药的人群。

2. 减少诱发 PONV 的危险因素。最好的办法是尽可能地使用局麻。此外可以使用异丙酚诱导；尽可能少地使用吸入麻醉药、阿片类和氧化亚氮；术后硬膜外镇痛可能是减少 PONV 的最好办法。

3. 对于有 PONV 中度风险的成年人，采取 1~2 个措施预防 PONV。5-HT3 受体阻滞剂（昂丹司琼、托烷司琼、格拉司琼）、地塞米松、小剂量的氟哌利多是预防 PONV 最有效的一线药物：单独用药可以减少 25% 的发生率。在 PONV 中度风险的成人中，推荐不同种类、不同作用机制的药物联合应用预防。新药阿瑞吡坦，一种 NK-1 受体拮抗剂单独使用或者与 5-HT$_3$ 受体拮抗剂联合应用，被证明可以有效减少 PONV 的发生。

4. 对于 PONV 高风险患者，SAMBA 推荐用 2 种以上的多种方法预防，尽可能减少基础风险因素，并尽可能少用麻醉药，并用上述药物干预治疗。

5. 对有 PONV 高风险的儿童的预防与管理，应使用与成人相同的联合疗法。

6. 一些没有 PONV 风险的患者未采取预防措施，结果发生术后 PONV。推荐的治疗方法为低剂量的 5-HT$_3$ 受体拮抗剂，这种药是唯一有效的治疗方法。

7. 如果已经采取预防措施的患者又发生呕吐，推荐使用其他类别的止吐药。

Gan TJ et al: Society for Ambulatory Anesthesia guidelines for the management of postoperative nausea and vomiting. Anesth Analg 2007;1051:615.

▶ **术后急性疼痛管理**

术后疼痛管理是麻醉医师和手术医师的共同责任。与 PONV 不同，不恰当的术后镇痛是导致术后门诊手术患者住院的主要原因。疼痛严重程度往往与手术部位有关（高位腹部手术往往要比低位腹部手术疼痛，如阑尾切除术后疼痛程度要高于腹股沟疝气修补术，后者术后疼痛程度又高于微小胸壁手术），但患者个体对疼痛的耐受性和治疗意愿导致患者的主观感觉会有很大的不同。这就是为什么某些行小切口手术的人的疼痛感觉却比其他人强烈。提供足够的术后镇痛管理是 JCAHO 和全国卫生机构所面临的一项具有挑战性的任务。因此，几乎所有的麻醉科都有一个急性疼痛处理小组，他们能帮助患者在 PACU 期间以及术后监护期间的疼痛治疗。

吗啡是最常用的术后镇痛药物，可肌注或静注。不同患者对标准化治疗的反应是不同的，可出现镇痛失败或药物过量所导致的不良反应。为了达到足够的镇痛，每位患者所需要的血药浓度是不同的。

4 种术后疼痛治疗常用的给药形式或途径：

1. 口服。对于小的手术，如皮肤缺损清理术，非甾体类镇痛药就会有效。对于程度强烈的疼痛，口服麻醉药加用扑热息痛即足够。

2. 静脉推注。有时候静脉推注吗啡、氢吗啡酮或芬太尼中的一两种对控制术后疼痛很有效果。然而，按需给予患者小剂量麻醉镇痛药是一种更有效的方法。患者自控镇痛系统（patient-controlled analgesia，PCA）使用相同或更少剂量的麻醉药来镇痛，并和肌注一样安全。在使用这种方法时，患者会被教会如何在需要时使用 PCA 系统来自主给药。因为 PCA 能根据患者的疼痛状况精确按时给药，所以能够被患者、医生、护士广泛接受。应该引起重视的是，当镇痛效果不确定时，病房工作人员决定静脉追加麻醉药剂量时要注意防止药物过量。

3. 硬膜外给药。硬膜外注射局麻药或阿片类药物可有效镇痛。术前根据手术切口定位放置硬膜外导管：胸部手术导管放置在胸椎中段水平，上腹部手术导管放置在胸椎下段水平，下腹部或下肢手术导管放置在腰椎水平。硬膜外给药利用局麻药（布比卡因 0.125mg/cc）和阿片类药物（吗啡、氢吗啡酮或者芬太尼）联合在硬膜外持续地注入。这种方法并不要求患者配合但也可以应用 PCA 的模式。硬膜外镇痛具有显著的优点，其可以帮助血管手术后患者血管舒张；并通过产生确切的镇痛效果，来帮助改善患者的自主呼吸状况。硬膜外给药最主要的并发症是呼吸抑制，因此对于使用这种方法给药的患者必须持续监测呼吸状况。

4. 特定神经或神经丛阻滞。目前局部神经阻滞或植入导管连续神经丛阻滞镇痛的方法越来越流行。例如，利用股神经阻滞来治疗膝关节术后疼痛以及利用臂丛阻滞治疗上肢术后痛。

▶ **麻醉并发症**

无论患者麻醉前及术前准备多么充分，麻醉并发症总有发生的可能。这些麻醉并发症可能比较轻微（如静脉渗透、低血压、眼外伤等）但也可能会很严重（如不曾预料的困难气道会导致严重后果甚至死亡）。许多麻醉并发症可通过充分的术前准备来消除，但有些仍不能预防（意想不到的药物反应或代谢危机如恶性高热等）。其中，术中知晓、周围神经损伤、恶性高热和视力丧失是常见的四种麻醉并发症。

▶ **术中知晓**

许多患者非常担心在手术期间可能发生术中知

晓。全身麻醉过程中术中知晓发生率很低,据报道只有0.1%~0.2%。但是术中知晓的确可以发生,并导致患者术后心理后遗症和其他不适。术中知晓在某些特定的手术中发生率较高,如心脏手术、创伤手术及产科手术。在危及患者生命安全的紧急情况下,由于麻醉医师要优先保证患者心脏、呼吸和循环系统的稳定,因此有时术中知晓是不可避免的。美国麻醉医师协会的指南中将"术中知晓"定义为:"患者能够感知术者在全麻后的一系列操作并且能够回忆起这些事件"。指南还指出,这种回忆不包括麻醉诱导前和麻醉后知觉和意识恢复阶段。

指南建议使用如下方法减少或消除术中知晓的风险:

1. 术前评估。患者既往术中知晓史、药物滥用史、阿片类药物依赖史以及血流动力学储备功能较差都有较高术中知晓发生的可能。这些患者在进行高危手术前都应被告知发生术中知晓的可能性。告知患者术中知晓可能发生是否会导致更高的术中知晓发生率,目前尚无统一意见。

2. 麻醉前准备。必须准备一个术前器械检查核对表,严格检查麻醉相关设备,包括麻醉机和其相关的配件,例如挥发性麻醉药蒸发罐。虽然这个措施并不能防止人为失误,但是可以提醒麻醉医师这是可以减少术中知晓发生率的因素。

3a. 术中监测。目前公认的手段是利用标准的麻醉监护仪(EKG、血压计、心率监护、麻醉药分析仪和CO_2检测)以及间歇性、有意识地评估反射活动来测试患者是否发生术中知晓。个别情况下,也有患者术中生命体征没有明显变化但发生术中知晓的报道。

3b. 监测脑电活动。一些监测装置宣称能够处理术中患者的脑电原始数据,并将其与麻醉深度联系起来,从而防止全麻手术过程中术中知晓的发生。目前使用最为广泛的是脑电双频谱监护仪(BIS)。BIS的使用引起麻醉医师、外科医生、医院管理者以及患者权益组织的讨论。目前,对BIS应用于全麻患者还没有达成一致性意见。

总而言之,当术中知晓发生时,不论是术后患者的自身报告还是术后麻醉医师随访时发现,患者的意见都应被严肃对待。告诉患者这种回忆不存在或者是其自己捏造都是不允许的。一些患者会要求心理咨询并接受术后治疗,医务工作者应该对这种要求迅速反应并能很好的处理。

American Board of Anesthesiologists: Practice advisory for intra-operative awareness and brain function monitoring. Anesthesiology 2006;104:847.

Avidan MS et al: Anesthesia awareness and the bispectral index. N Engl J Med 2008;368:1097.

▶ 周围神经损伤

周围神经损伤是一种在全身麻醉或局部麻醉中都可能发生的麻醉并发症。这种损伤大多与患者不正确的体位以及在麻醉情况下患者无法对异常压迫点或四肢异常位置做出反应有关。肘部的尺神经损伤是一种最常见的周围神经损伤,即使对患者的肘部进行充分的铺垫填充保护也依然会发生。其他周围神经并不容易被损伤,包括膝盖附近的腓总神经以及走行在肱骨上螺旋状神经沟内的桡神经。腓总神经典型的损伤方式是在截石位的脚蹬上摆出异常体位,桡神经被损伤常来自于血压计袖袋或手术巾的异常压迫。一些无力的感觉也可能同时发生,患者常常反馈说,麻痹感的产生是沿着神经的走行方向。这些损伤在短时间内就会痊愈。用力缚住胳膊、不适当地安装驼背矫形架以及心脏外科手术时使用胸壁牵引器等原因造成的臂丛神经过度牵拉,会导致较严重的损伤,除了感觉异常外,还有肌力的丧失。这种肌力减弱不像尺神经、腓总神经和桡神经损伤那样恢复得迅速而完全。更严重的损伤包括肌力完全丧失,患者需要进行肌电图检查和治疗。因为大多数的周围神经损伤是由外科手术期间的位置异常所导致的,所以外科医生、护士和麻醉医师都有责任将患者摆放合适的体位,为患者提供充分的铺垫填充保护及其他的保护方式。

Cheney FW et al: Nerve injury associated with anesthesia: a closed claims analysis. Anesthesiology 1999;90:1062.

▶ 恶性高热

恶性高热是一种以肌肉剧烈收缩为特点的罕见基因遗传病。这种肌肉的剧烈收缩是由骨骼肌肉细胞内质网内钙离子不受控制的释放、钙离子的大量增加,并且不能进行钙离子重吸收所导致的。恶性高热时剧烈肌肉收缩导致了一系列的高代谢病理状态,包括高热、高碳酸血症、心动过速和代谢性酸中毒,如果不及时处理救治,后果是致命的。恶性高热通常由某种麻醉药所诱发,最常见的诱发药物是单独应用去极化肌松药琥珀胆碱或者与吸入性麻醉药如氟烷联合应用。比较新型的吸入麻醉药如七氟醚、地氟醚则很少诱发恶性高热。恶性高热早期临床表现包括无法解释的心动过速和代谢性酸中毒,但是体温上升较晚才会被发现。虽然有待证实,恶性高热在某些情况下的早期表现是,在麻醉诱导期间使用琥珀胆碱后发生咬肌痉挛。对于可能发生恶性高热患者的监护必须细致认真。仅仅依靠检测体温的上升来判断恶性高热是危险的。在遇到无法解释的代谢性酸中毒时必须监测动脉血气。一些患者在外科手术期间恶性高热的发展比较隐晦,这时体温升高是最先表现出的症状。

恶性高热是可以控制和治疗的,可供选择的治疗方式是静脉内注射丹曲林。每间手术室内都必备一份恶性高热的诊疗指南和一盒多种剂量的丹曲林。丹曲林是一种粉剂，在使用时需要数分钟才能溶解为可用的静脉注射液。恶性高热是一种麻醉突发事件，这时麻醉医师需要手术小组成员的帮助，并对外科手术进行延期处理。成功处理恶性高热后，患者的情况通常会缓解，需要在重症监护病房（ICU）内进行 24 小时监护，直到病情稳定并通过确证试验。

恶性高热的反应是可以被预防的，只要患者有个人或家族性的恶性高热史，在麻醉的时候就要执行一个完全不会诱发恶性高热的麻醉方式，即不使用琥珀胆碱和吸入性麻醉药。

Heggie JE: Malignant hyperthermia: considerations for the general surgeon. Can J Surg 2002;45:369.

▶ **手术期间失明**

部分或完全失明是最近被公布的麻醉并发症，其常与患者俯卧体位和手术过程中的大量失血相关。失明被认为是一种没有任何已知病因的缺血性视觉神经病。在需要进行俯卧位手术之前，外科医生和麻醉医师应就手术期间可能发生失明这一情况的风险与患者进行沟通和交流。

Ho VT et al: Ischemic Optic neuropathy following spine surgery. J Neurosurg Anesth 2005;17:38.
Lee LA et al: The American Society of Anesthesiologist postoperative visual loss registry: analysis of 93 spine surgery cases with postoperative visual loss. Anesthesiology 2006;105:652.

（雷晓鸣　李思远　译，薛荣亮　校）

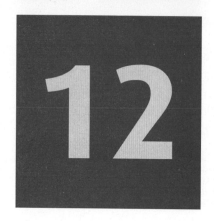

第 12 章　休克和急性肺功能衰竭

▼ 休克概述

心血管衰竭或休克可能由以下原因引起：①血容量减少；②心脏或大静脉受压；③心脏本身衰竭或由于心室射血受到过度阻碍引起的衰竭；④血管系统丧失自动调节功能；⑤未经治疗的严重全身炎症反应；⑥严重但仍能部分代偿的全身炎症反应。如果休克失代偿，血压或心输出量相对于外周灌注是不充分的；然而在休克代偿的情况下，灌注是充分的，但需求心脏的过分做功。根据心血管衰竭的类型和严重程度以及治疗后效果，休克可能影响其他器官系统。本章将讨论与休克相关的心血管和肺部疾病。

低血容量休克

▶ 诊断

低血容量休克（由于循环血量不足引起的休克）绝大多数是由于失血造成的，但也可能是由于长期呕吐或腹泻，体液潴留于消化道（如肠梗阻），或由于创伤和烧伤而引起血浆丢失而造成。不管何种病因，最初由肾上腺素能神经系统调节的代偿反应都是一样的：①收缩微静脉和皮肤、脂肪、骨骼肌和内脏的小静脉，使外周容量血管内的血液进入心脏；②收缩皮肤、骨骼肌、肠道、胰腺、脾脏和肝脏的小动脉（心和脑除外）；③通过增加心率和收缩力改善心输出量；④通过肾素-血管紧张素-醛固酮系统和加压素的释放促进钠、水的重吸收。最终增加回心血量，增加心输出量（同时通过直接增加心脏收缩性和间接增加心脏舒张末期容量），促使血液流向不能耐受缺血或缺血耐受性较差的器官（脑和心）。

低血容量休克的症状和体征很多，可由血容量不足或代偿反应引起。一些征象很早就出现，另一些则很晚。其中一个早期表现就是体位性低血压——当患者坐起时收缩压下降超过 10mmHg 的持续时间超过 1 分钟。该方法对于判断患者是否存在低血容量或隐形内出血（如胃肠道出血）很有用，然而其他一些征象也可能会用到。此外，改变体位的方法对于那些病情很重的患者和外伤患者不一定适用。

其他一些早期征象也很容易发现，例如静脉通路很难建立。另外，皮肤很可能出现苍白和冰凉。皮肤苍白的表现适用于所有患者，包括那些皮肤着色很深的患者。压迫趾甲变白，放开后观察其颜色变化的速度：没有周围血管疾病且血容量正常者，颜色应在 2 秒内恢复；血容量不足者常超过 2 秒。该实验通常需要保持足部与心脏平齐。如果患者伤得不是很严重，将足部抬高超过心脏水平 30cm，该指标会更敏感。

低血容量休克患者，特别是中度休克的患者，常有右心房充盈不足，如果没有伴随心脏压迫，可通过观察颈静脉发现。观察塌陷的颈静脉时，最好将患者的头、颈、躯干抬高 30°。右房压正常时，颈静脉高于胸骨柄约 2cm。如果未见颈静脉则怀疑低血容量。

少尿是早期休克的另一个表现。对于怀疑低血容量休克的患者需要留置导尿管。如果成人尿排出量少于 0.5ml/(kg·h)，儿童少于 1ml/(kg·h)，婴儿少于 2ml/(kg·h)，则考虑血容量不足。

血细胞比容降低是失血的结果，但如果未及时补液则会推迟出现。如果不补液，完全恢复血管内血容量需要 1~2 天。如果补充非血液成分，如等渗晶体或血浆，则会导致血细胞比容迅速下降（数分钟内），且与失血程度相对应。例如，血细胞比容下降 3%~4%，表明血容量减少 10%；下降 6%~8%，表明血容量减少 20%（或在成人为 1L）。这种算法需要建立在已给足液体纠正了低血容的基础上。需要注意的是，对于脱水的患者，血细胞比容将会升高，预测液体丢失的比例也不可靠。

当低血容量休克严重时，则较容易发现。中度低血容量休克(血容量减少 20%~30%),患者会感到口渴。甚至在平躺时也会出现低血压。代谢性酸中毒是呼吸频率加快的代偿反应,在初期复苏后出现。(酸血症通常在复苏前不出现。缺血部位的无氧代谢产物只有在重新灌注后才能进入循环血液中。)

重度低血容量休克(血容量减少超过 30%)时,血压变得很低,甚至在平卧位也是如此。脑和心的灌注都出现不足。脑灌注不足的主要表现有精神状态改变、坐立不安、激动、意识模糊、昏睡或出现醉酒表现;心灌注不足的表现包括心律不齐、心电图出现缺血表现,如ST-T 段压低,出现 Q 波。初期复苏后也有代谢性酸中毒的表现。

在诊断低血容量休克时会遇到很多陷阱,即使是临床经验丰富的医生偶尔也会误诊。一些患者,特别是儿童和年轻人,由于代偿能力很强,在适度休克的情况下也能维持正常的血压。另外一些患者也很难知道其血压是否低于异常——年轻的患者收缩压通常会低于 100;而同样的血压对于慢性高血压患者则可能演变为一场大灾难。由外伤产生的疼痛物质在没有失血的情况下会引起高血压;因此外伤疼痛患者在血压正常时很可能血容量不足。低血容量患者应用镇静剂和麻醉剂时会引起低血压,但血容量正常时其对血压没有影响——除非能排除低血容量,否则不能将低血压归结于应用镇静剂和麻醉剂的结果。

众所周知,心率不是低血容量休克可靠的征象。尽管麻醉后的动物心率与出血的程度成正比,但对于未麻醉的人来说,心率与低血容量之间没有必然联系。通常,未麻醉的低血容量患者心率是正常的。一些低血容量患者甚至出现心动过缓,可能是心血管系统在舒张期为恢复灌注做的最后尝试。心率正常并不能保证患者没有休克。

在诊断低血容量休克时还会遇到的一个"陷阱"是,患者在使用酒精或者药物后,其血管收缩的征象通常会被掩盖;尽管血容量不足,皮肤依然能得到很好的灌注。休克患者的少尿特征也会因为高糖和酒精诱导的渗透性利尿而消失。除非能排除其他原因,我们不能简单地将患者的精神改变归结于药物和酒精的原因;这可能是由脑灌注不足引起的,一种对休克反应的临终前状态。

▶ 治疗

A. 气道开放、通气、止血

治疗低血容量休克,无论患者出血还是未出血,首先要保证其呼吸道通畅,确保通气和吸氧充足,对于出血的患者还要及时止血。

提到呼吸道通畅,如果有任何问题,可行插管。内科医生不能让有关呼吸道通畅的任何不确定因素影响到休克的评估和复苏,避免被其他问题干扰。比如,不

需要插管的患者应尽快拔管,然而本应插管的患者由于没有及时建立气道,最后需要紧急插管,往往会因为缺氧导致脑损伤或死亡。

如果患者需要机械通气,并且通常绝大多数插管的休克患者需要这么做,则最好根据具体情况来控制通气量。呼吸机设置为最小的平均气道压力。潮气量设置为 7ml/kg 理想体重(ideal body weight,IBW);吸气时间设置为 1 秒;呼吸频率为 15 次 / 分钟;呼气末压力为 $0cmH_2O$。为保证动脉血氧浓度足够,吸入的氧浓度设置为 1.00(在血气回升或患者稳定以后,氧浓度可以降低)。

最初控制外出血可以直接压迫,可能的话使用止血带。除个别情况外,外科控制或直接钳夹最好不要尝试。盲目地钳夹会导致目标血管损伤,更严重的是周围静脉持续流血。最好使用商业止血带或者临时制作的气胎控制出血,其安全使用周期是 2 小时,这可以尽快地控制出血。另外,一些商业止血剂也能暂时止住出血。如果在送往医院前能处理妥当,那么对院内处置是很有利的。

由于骨骼肌肉创伤导致的胸腔或腹腔内出血需要特殊处理。胸膜腔内的血液需要及时引流,避免进一步出血,同时挤压肺部建立通畅气道。骨盆骨折导致的出血需要零时放置黏合剂。随后需要血管造影栓塞和手术治疗,进一步控制出血。对于腹腔出血和棘手的胸腔内出血需要准备手术治疗。绝大多数长骨骨折需要固定。

B. 初期液体复苏

血管穿刺时最好经皮穿刺放置大号(14 号或更大)的静脉导管。导管可以放置在上臂的浅表静脉、胸廓出口处的中心静脉,或股静脉;还可以将特殊设计的穿刺针(FAST-1,EZ IO)直接或剪短后插入骨间肌(胸骨或胫骨),放置在大隐静脉。最后一种方法最大的好处就是不需要太多的训练就能插管成功。插管的方式取决于休克的严重程度、创伤的类型以及穿刺者的经验。休克患者因为静脉塌陷的缘故,中心静脉插管并发症的可能性很大;紧急置管通常会出现技术错误。气胸和动脉穿破对不稳定的患者是致命的。如果选择四肢末端的静脉穿刺,必须在 24 小时内拔管,降低血栓和感染的可能。

初期液体复苏需要选用温晶体液。生理盐水或者乳酸林格液都行。如果休克很严重且动脉血 pH 低于7.20,乳酸林格液是较好的选择。乳酸林格液可以缓冲复苏初期释放入循环中的氢离子。剩余的乳酸在肝脏中氧化形成二氧化碳和水,通过肺和肾脏排泄出体外。

如果动脉血 pH 不是非常低,复苏初期适合使用生理盐水。复苏后适度的高氯性酸血症可以改变白蛋

白分子构型,减少血浆进入组织间隙。酸血症同时也会增加心肌的收缩力。

血液流向肝脏并不是选用乳酸林格液还是生理盐水的决定性因素。在重度休克时,即使最少的血流也可以使缓冲氢离子充分进入肝实质。如果患者之前就存在肝疾病,则不能选择乳酸林格液。充分的氧化需要有功能的肝细胞来完成。

初期复苏选择哪种晶体液,取决于两个因素:休克的严重程度和出血的控制程度。如果出血已经得到控制(通过直接压迫或者手术止血),复苏的目标是恢复正常血容量,应以最快的速度先给予 2L,在必要情况下给予剩余的第 3L,其时间应超过 10 分钟。这个液体量能够使绝大多数血已止住的休克患者复苏。如果给予如此多液体量,患者还未复苏,则应检查是否可能在胸腔、腹腔或腹膜后腔还有出血。另外,应该开始使用血制品。

目前,对于在给予初始 3L 后还应给予患者,特别是仍继续失血的患者多少液体量,仍没有一致的意见。给予过量的晶体液能使血压恢复正常,过高水平则会导致水肿。肠腔内的水肿会造成腹腔间隔室综合征,压迫下腔静脉,使隔膜挤向胸腔,进而压迫心和肺;肝脏的水肿则会压迫肝内胆管,使其不能排出足够的胆红素进入肠管;肺部的水肿会妨碍通气和氧合作用;创伤组织处的水肿则会妨碍伤口的恢复并降低抗感染的能力。不必要的高压也会潜在加剧出血。另一方面,如果补液量不足会造成休克期延长导致许多不良后果,如多器官衰竭。

任何类型的休克液体复苏的初始目标都是相同的:恢复充足的器官灌注。对于出血的患者,在出血得到控制前,使肱动脉收缩压维持在 80mmHg 或存在桡动脉波动是比较合理的。出血得到控制后,收缩压在 90mmHg 则比较合理。但是我们必须知道的是,采用血压去定义休克的程度和复苏的程度是很危险的。年轻的患者能够控制其小动脉,特别是皮肤和肌肉中的小动脉。即使存在持续休克,他们依然能保持正常的血压。年纪较大的患者,血压控制目标则要高些,以确保脑、心和其他内脏在动脉粥样硬化阻滞的情况下,依然能得到充足的灌注。除了血压以外,还需要考虑其他因素,来评价复苏后器官的灌注情况,还应注意外周灌注的情况、尿量、精神状况、酸碱平衡,以及判断是否有心肌缺血的征象。

C. 血制品

输血可以救命,但不是没有风险的。可能会有输血反应,传播血源性病原体,急性肺损伤,以及输入血制品后免疫调节水平升高的危险。急性出血的患者,特别是存在潜在持续失血或者冠状动脉疾病风险的患者,如果失血量超过 1.5L(30% 的血容量),应该输注同种异体的红细胞(表 12-1)。如果紧急需要大量输血,又没有时间做完全的交叉配型,则可以进行同型的非交叉配血试验,这种试验通常能在 10 分钟内完成。在处理大量伤员时,采用 Rh 阴性的 O 型血细胞能够降低因为错误识别血型患者的输血风险。万能血细胞也可用于没有足够时间检测患者血型的情况。

表 12-1　输血的目标血细胞比容:冠状动脉疾病(CAD),治疗的环境[急诊室(ED)vs 重症监护病房(ICU)],以及出血的可能性对其的影响

冠状动脉疾病	环境	出血的可能性	目标血细胞比容
无	ICU	不可能	21%
无	ICU	可能	21%
无	ED	不可能	24%
无	ED	可能	27%
有	ICU	不可能	30%
有	ICU	可能	33%
有	ED	不可能	36%
有	ED	可能	39%

红细胞输注的量取决于输血的指针和患者的临床情况。如果患者对输注无血缘关系的血液反应较好,则应持续输注直至出血停止。另一方面,红细胞应迅速给予初始输注 3L 晶体液后仍无反应的出血性休克患者。如果在重度休克同时持续出血,应快速给予 6 个单位甚至更多的红细胞,配合血浆、血小板、冷凝蛋白,同时应控制出血。

D. 纠正凝血异常

严重的创伤或败血症后,许多患者都有血管内凝血的征象,凝血时间延长、血小板数降低、纤维蛋白原水平降低、纤维蛋白降解产物或纤维蛋白的单体产生。纠正凝血异常则需要采用新鲜冻存血浆和血小板,特别对于持续出血和严重头部损伤的患者来说,颅内出血是灾难性的。如果患者没有出血或者再次出血的风险,就不能给予促凝的物质,他们会引爆系统炎症反应和凝血。

重组的活化Ⅶ因子已普遍用于治疗创伤诱导的凝血障碍以及控制或防止颅内出血。创伤诱导的凝血障碍患者的推荐剂量是 80μg/kg 和 100μg/kg。更小的剂量可用于华法林所致的颅内出血。其作用机制使得足够水平的血小板和纤维蛋白原得到保证。

E. 避免模式化

一般没有规定说在处理低血容量休克时可使用胶体液,除非在处理大量伤员时或在战争时期,晶体液的

体积和重量限制了其应用。在这些情况下，可使用羟乙基淀粉、高渗生理盐水、右旋糖酐。另外，胶体并不比晶体好，还增加了成本。血管加压也不应该用于神经系统正常的低血容量休克患者，除非短期内血容量再次扩大时。认为血管加压使血液从不重要的器官流向重要器官的想法是不合理的。尽管很多器官耐受缺血的时间要比其他器官长，但没有身体的哪个部分是不重要的。休克时使用血管加压增加了肢体发生坏疽、肝衰竭、急性肾小管坏死的风险。血管加压常用于神经性休克的患者，因为这些患者丧失了关键的生理性代偿反应。

抬高下肢使其高于心的水平（Trendelenburg 位），使血液流向心脏，增加心室舒张末期容积。低血容量患者的肾上腺素能调节作用似乎已经做到这点。故而这种做法对于治疗低血容量休克收效甚微，还可能导致评估和治疗时问题更加复杂。因此，这种做法只能用于治疗神经性休克的患者。

如果没有其他办法，可以让创伤患者穿上充气抗休克服，用于暂时压迫出血部位，临时稳定骨盆骨折，以及在转运过程中临时升高神经源性休克患者的血压。除此之外，充气抗休克服没有其他作用。它限制了体格检查；妨碍了下肢静脉作为穿刺通道；压迫了下腔静脉、肾和肝静脉，妨碍了心室充盈；压迫了下肢的小动脉，妨碍了左心室射血；使横膈移向胸腔，妨碍了通气。对于神志清醒的患者而言，它并没有让外周血流向心脏的作用，肾上腺素能神经系统其实已经做到了这点。

心肌压迫性休克

▶ 诊断

心肌压迫性休克可由心或大静脉受挤压所引起，包括心包填塞，张力性气胸，大量的血胸，膈肌破裂至腹腔脏器进入胸腔，腹胀压迫下腔静脉并使膈肌上移压迫胸腔。如果患者需要机械通气，这些情况则会更加严重。

压迫性休克的体征与低血容量休克相似：体位性低血压，皮肤灌注差，少尿，精神症状，心肌缺血的心电图改变，代谢性酸中毒，过度换气和颈静脉怒张。心源性休克是唯一一另一个同时出现低灌注和颈静脉怒张的休克，但鉴别不难。因为心源性休克患者通常有原发的心肌功能障碍。心肌压迫性休克常发生在创伤后或可引起心或大静脉压迫的情况下（类似心包填塞）。

奇脉对诊断也很有帮助。血容量正常，无心受压患者的自主呼吸对血压的影响较小。如果心脏受压，收缩压通常会下降超过 10mmHg。相反，对于低血容量的患者来说，机械正压通气时血压下降则是正常；奇脉的理论仅适用于患者自主呼气时。

如果患者在重症监护室（ICU）中，通过肺动脉插管直接测量充盈压，如果充盈压升高而心输出量却很少，则很容易诊断心肌压迫性休克。另外，导管还可比较左右心房的压力。正常情况下左房压比右房高 5mmHg。而填塞时，两者是相等的。

▶ 治疗

输液可暂时改善心压迫引起的不良影响，但由于患者休克的原因是机械性的，故治疗应针对性纠正这种机械性因素。第 13 章将讨论心包填塞、张力性气胸、大量血胸、腹内高压、横膈破裂。机械通气时气流过大所致的休克，请见本章的机械通气部分。

心源性休克

▶ 诊断

心源性休克可由多种原因引起，包括心律失常、心肌梗死、心瓣膜病、高血压性或肺源性心脏病、心肌炎和心肌病。在所有休克中，心源性休克的治疗效果最差。如果心脏停止泵血，就失去了治疗的意义。另一方面，如果症状较轻，则可以改善泵血功能。

心源性休克的诊断依赖于对患者之前心衰症状了解，以及异常的心电图改变。根据左右心室的需氧量可知，由左室衰竭引起的休克比缺血性心肌病更常见，并伴有典型的胸痛、第三心音、12 导联的心电图上 ST 抬高、胸片上心影扩大和肺水肿。除非患者同时存在低血容量，例如近期有心肌梗死的患者出血；心源性休克时，可由右心室衰竭引起颈静脉怒张。许多事例表明，近期发生创伤和休克的患者都有轻微的右室功能紊乱，这可能与系统性炎性反应和通气压力显著升高有关。右心功能衰竭可伴有周围水肿的表现，如肝脏肿大，胸片可见心脏增大。心源性休克诊断通常都很容易，但如果以下两种情况同时存在，则问题变得较为复杂。

第一种是冠状动脉疾病的患者出现腹主动脉瘤破裂。该病可能出现与心肌梗死及心肌局部缺血性心电图表现一致的腹痛。缺血是由低血容量和严重休克引起的，关键是观察颈静脉有无变化。

第二种情况是将刚遭受胸部损伤者的休克的原因归于挫伤。尽管胸部钝挫伤可损伤心脏，但这种损失通常是致命的，找不到临床征象。引起心损伤而不致死者较罕见。钝挫伤后发生休克且能存活到达医院者，休克通常不是由心损伤引起，更可能的原因是循环血量减少或心受压。

▶ 治疗

A. 心律失常

低血压同时心率不超过 50 次 / 分钟的患者需要治疗，即使其心室收缩是协调的。需要静脉内注射阿托品，首次 0.5mg，间隔 2 分钟重复一次，最高剂量不应超过 2mg。如果心率依然很慢且患者病情不稳定，则需要通过静脉或外部方法恢复心率。

在治疗心动过速时需要考虑诸多因素。根据患者生理情况以及是否有缺血性心肌病控制其心率，用最高心室率 220 减去实际年龄，范围为此差值的60%~80%。例如，健康的 20 岁男人情况较好时可以承受 160（200 的 80%）的心率（尽管需要寻找心动过速的病因）。再如，65 岁的男人如果已知有冠状动脉狭窄，则心率保持在 93 次 / 分钟：(220-65)×60%。无论其起因（窦性还是非窦性）或病因（低血容量还是心源性休克）是什么，都增加了患者缺血的风险。

生命垂危心动过速的患者需要使用单极或双极除颤仪进行同步电复律。需要与处理室颤或无脉性室性心动过速的非同步电除颤相区别。初始 100J。如果未成功，可快速加到 360J。心脏复律法应优先于建立通畅气道和静脉通路，甚至优先于精确诊断心律失常。

复律法能够完全恢复垂死患者的心功能，保证大脑的正常血供。其他治疗手段都不可能有这样的效果。它也是治疗室颤、室性心动过速、不能维持快速心室反应的室上性心律失常的选择。

复律法对于心跳停止或者心室纤颤的患者无效。但是在没有其他办法的情况下，此法对心律失常的患者是一个恢复其神经功能的机会；可能没有任何效果，但是患者也不会有损失。

治疗非生命垂危的心动过速患者，首先需要维持体内等量液体，其次治疗引起心动过速的其他心外因素（如发烧、应激、疼痛和焦虑），通过药物维持心率或者药物复转心律，后面一种方法取决于心室的状况。

心室异常的快速心律异常的非垂危者需要复律治疗。成功复律后通常需要会诊。

心室正常且无房颤患者，需要用钙离子通道阻滞剂和 β 受体阻滞剂控制心率。

对于心室状况好的房颤患者，如果房颤可能持续一段时间或者需要心房射血，可尝试胺碘酮，其能保持心率在理想的范围。如果患者不需要心房射血，最好不要考虑胺碘酮。该药会抑制心肌收缩且半衰期较长，且效果会持续几周。对于绝大多数房颤患者，控制心率而不需要恢复其窦性心率。对于这些患者可以给予地尔硫䓬，这是一种短效的钙通道阻滞剂，可以持续给予。如果需要长期控制可以给予维拉帕米。这些药最大的副作用是抑制心肌收缩。地高辛是钠钾 ATP 酶抑制剂，能缩短房室传导并增加收缩力。如果心室收缩功能受到影响时，可以考虑使用该药。负荷剂量为0.5g，静脉注射，每隔 6 小时再给两次 0.25g（一共 1.0g）。每日维持给予，血清浓度可通过血电解质监测。β 肾上腺素受体阻断剂是抗心律失常的另一类药，长期或者短期控制都行。这 3 类药物能缩短房室传导，需要

在严密指导下联合运用。完全心传导阻滞是其最大的副作用。

B. 阿片类制剂

阿片类药物可用于治疗心肌梗死后心衰。可缓解疼痛，镇静，阻碍肾上腺素能释放，重新分配血流进入外周容量血管，降低心肌需氧量。

C. 利尿剂

利尿剂可用于治疗充血性心力衰竭：可降低血管内血容量，降低心房压力，缓解外周水肿和肺水肿。减少肺血管压力和血流量；有效增加右心室收缩，使冠状窦压力下降，冠脉血流量增加。降低心室舒张压力，使心室肌得到供给，缓解心内膜内冠脉的压力。降低右房压力，降低冠脉僵硬度，降低舒张的心室僵硬度（软管效应）。心室舒张末期容量增加与舒张末期压力增高关系不大。

D. β 受体阻滞剂

心衰伴有心肌缺血和快速心率的患者，应用 β 受体阻滞剂（艾司洛尔或美托洛尔）效果较好。可降低心率和心室僵硬度，减少心肌氧需求。增加舒张时间，降低舒张时心室僵硬度，增加心室充盈和心室肌收缩力。这些作用都能减少心肌氧消耗，挽救心肌。大多数患者都能减少氧需求，心室能量消耗很少。除了气管痉挛外，β 受体阻滞剂使用的最大禁忌是血压过低。后一问题较好处理。

E. 血管舒张剂

心源性休克患者血压高比较罕见。血压过高与能量不能有效传递至主动脉根部有关。如果患者疼痛然后多尿，且患者舒张末期容量较大，初始治疗可使用阿片类药物。硝普钠和硝苯地平是治疗外科心衰患者最好的短效扩血管药（除阿片类）。药物作用很快且容易控制；都能使全身小动脉扩张；硝酸甘油还能使全身小静脉扩张。为长期控制血压，可用血管紧张素转换酶抑制剂和钙通道阻滞剂代替硝酸盐类。如果患者心率快或者有冠状动脉疾病或心肌缺血的风险，可用 β 受体阻滞剂。

控制血压的好处就是缓解全身和肺水肿，增加心肌灌注，减少心室做功和氧需求，最后缓解心肌缺血。另一方面，静脉扩张降低心充盈，减少心搏出量，降低血压；动脉扩张进一步使血压降低。

F. 增强心肌收缩力的药物

正性肌力药，例如多巴酚丁胺或米力农，能够增加部分心源性休克患者的心输出量。正性肌力药也能增加心肌耗氧，但问题不大。使用该类药物的患者应在ICU 中进行监护。如果患者出现胸痛和缺氧的心电图改变，应增加供氧。如果应用超过 1 小时，则必须进行肺动脉插管。外周动脉压、心房充盈压和心输出量决定了输注速度。如果不能肯定输入量是否足够，应在液体输注前后测量心血管参数。

除非是控制室上性心动过速,洋地黄制剂一般不用于急性心衰,尤其是当 pH 与电解质改变不能检测时。洋地黄制剂的作用与多巴胺类和米力农相类似。

G. 改变心率的药物

尽管外科处理中较罕见,心衰和心率慢(<70 次/分钟)的患者在使用改变心率药物如多巴胺后会有短暂的效果,(现在已停止使用异丙肾上腺素)。使用多巴胺,心率仅能增加到能耐受的水平。一个冠状动脉正常的 60 岁患者可以承受的心率是 120 次/分钟;而冠状动脉疾病患者的心率应控制在 90 次/分钟。改变心率药物会增加心脏做功和氧需求,缩短冠状动脉血流灌注时间和心室充盈时间,仅供临时应用。如果超过 30 分钟,应行肺动脉插管。治疗的目的仅是轻微增加心输出量和提供充足器官灌注,逆转休克。想要获得更多疗效,只会增加心肌缺血的风险。

H. 血管收缩剂

血管收缩剂偶尔用于升高动脉粥样硬化的冠状动脉灌注压。为了达到效果,血管收缩剂必须增加足够的动脉压力,使心肌得到足够的灌注弥补增加的心肌耗氧量。

其最大的不良影响是导致除心脏以外的其他器官坏死,例如四肢末端或肠管的坏死。假定患者颈静脉通畅且肾上腺素神经系统功能正常,该药并不能增加脑灌注。肾上腺素能神经是保证脑灌注最理想的机制。收缩剂不是必要时最好不要使用,且超过 60 分钟需行肺动脉插管。

I. 经主动脉气囊泵

经主动脉气囊泵可以降低阻碍左室向主脉根部射血的因素,对部分严重可逆的左室功能障碍(例如心肺分流后或急性心肌梗死)的患者是有效的复苏方法,但必须进行肺动脉插管。

J. 体外循环膜氧合

体外循环膜氧合已用于治疗心功能可在几天内恢复的患者。并发症出血限制其使用超过时限。

K. 手术治疗

尽管列在最后,手术治疗应在出现不可逆器官功能障碍前的早期明确和实施。在瓣膜破裂、动脉阻塞、室壁动脉瘤和可矫正病变的特定心律失常这些情况下,应于早期实施心脏手术。

神经源性休克

▶ 诊断

由交感神经系统障碍引起的休克的原因包括麻醉剂局部或全身阻滞、脊髓损伤或应用交感神经阻滞剂。小静脉和微小静脉张力消失,周围骨骼肌麻痹加重。外周血池、心室舒张末期充盈度下降,心搏出量和血压下降。去神经部位的小动脉张力下降,压力更加降低。

如果损伤平面在中部胸髓以下(近 T_6),能激活心肾上腺素能神经,心率加快,增加心室收缩力;如果损伤平面靠近头部,心脏不能得到代偿。神经源性休克患者的心血管失代偿更加严重。

诊断可根据休克前状态和体检所见,患者可处于持续低血压状态,去神经部位皮肤温暖潮红,病因一般明确。

颅脑损伤与脊髓损伤相反,不会产生神经源性休克或其他类型的休克。事实上,颅内压升高会使血压升高心率减慢(库欣反应)。颅脑损伤不会出现低血压和心动过速——即使是更加严重的出现大脑功能障碍的颅脑损伤——直至排除低血容量。把休克即归结于颅脑损伤是错误的,最后可能发现是由脾破裂出血所致。

▶ 治疗

采取 Trendelenburg 卧位。静脉输液,可填充扩张的静脉。如果 Trendelenburg 卧位和静脉输液效果不好,可用血管收缩剂。如果心率快,可注射去甲肾上腺素和去氧肾上腺素。心率慢可给予多巴胺。

应用血管收缩剂的目的是恢复小静脉及微静脉血管张力;同时收缩扩张的小动脉。升高血压可使冠状动脉得到持续灌注,用心电图上 ST-T 段正常和胸痛消失,脑和脊髓的灌注来判断疗效。如果血压足够高,原近端动脉梗阻病变部位也能得到灌注。这些患者应在 ICU 中使用神经学和血流动力学监测。如果血管收缩剂应用超过数小时,或患者有多系统创伤出血的危险,应监测中心静脉压或放置肺动脉导管。

低排高阻性感染性休克

▶ 诊断

肠穿孔、肠坏死、脓肿、坏疽、软组织感染可引起低排高阻性感染性休克。系统性炎症释放大量的细胞因子,能破坏微血管内皮,促使血浆进入组织间隙。症状与低血容量休克相似,有肾上腺素释放少尿迟钝酸血症。心电图有缺血表现。根据临床表现通常可以明确诊断。

▶ 治疗

治疗包括抗生素静脉注射,纠正胃肠液外漏,清除坏死组织,引流脓液。如果血压过低影响了脑组织、心或者动脉供应受阻的某个器官时,可使用缩血管药物。血容量补足时,缩血管物质可以灵活使用,但即便如此也不应超过 1 小时,除非放置了 Swan-Ganz 导管。扩容成功会使低排高阻性休克转变为高排低阻状态。

高排低阻性感染性休克

▶ 诊断

高排低阻感染性休克可发生于低排高阻性感染性休克之前,也可能源于低排高阻休克的成功治疗。休克通常(但不总是)伴有发热。患者血压低、皮肤温暖、四肢灌注良好,为了保持核心温度躯体,不得不向环境散播热量。如果放置了肺动脉导管,假定心室舒张末期容积在正常范围,会发现心排出量是升高的。如果炎症持续存在,排出量保持在高水平,偶尔能达到正常值的 2 倍。氧消耗增多,可达 1.5 倍。

▶ 治疗

治疗包括控制潜在的病因和静脉输液。可使用血管收缩剂。如果复苏所需液体量很大,且考虑使用血管收缩剂,应行 Swan-Ganz 置管。目标是使炎症组织获得充足能量,心输出量和平均动脉压恢复正常。许多患者心输出量增加系数达 1.5,而血压降低为正常值的三分之二。其他类型的休克中,足够高的血压能够供应心、脑和动脉供应受阻的器官,并不在正常值。血管收缩剂危险性很大,可能导致肢体、肠、肾坏死,特别是当有任何程度的低血容量时。除非临床医生很确信左右心室舒张末期容积都已经恢复正常,一般不使用血管收缩剂。

American College of Surgeons: *ATLS: Advanced Trauma Life Support Student Manual.* American College of Surgeons, 2004.

Beekley AC, Starnes BW, Sebesta JA: Lessons learned from modern military surgery. Surg Clin North Am 2007;87:57.

Bernard GR, Vincent JL, Laterre PF: Efficacy and safety of recombinant human activated protein C for severe sepsis. N Engl J Med 2001;344:699.

Bickell WH et al: Immediate versus delayed fluid resuscitation for hypotensive patients with penetrating torso injuries. N Engl J Med 1994;331:1105.

Brown MA, Daya MR, Worley JA: Experience with Chitosan dressings in a civilian EMS System. J Emerg Med 2007;Epub ahead of print.

Calkins MD et al: Intraosseous infusion devices: a comparison for potential use in special operations. J Trauma 2000;48:1068.

Carson JL et al: Mortality and morbidity in patients with very low postoperative Hb levels who decline blood transfusion. Transfusion 2002;42:812.

Chan PS et al, American Heart Association National Registry of Cardiopulmonary Resuscitation Investigators: Delayed time to defibrillation after in-hospital cardiac arrest. N Engl J Med 2008;358:9.

Chang MC et al: Effects of abdominal decompression on cardiopulmonary function and visceral perfusion in patients with intra-abdominal hypertension. J Trauma 1998;44:440.

Chang MC et al: Maintaining survivors' values of left ventricular power output during shock resuscitation: a prospective pilot study. J Trauma 2000;49:26.

Chang MC et al: Redefining cardiovascular performance during resuscitation: ventricular stroke work, power, and the pressure-volume diagram. J Trauma 1998;45:470.

Ciesla DJ et al: Hypertonic saline attenuation of polymorphonuclear neutrophil cytotoxicity: timing is everything. J Trauma 2000;48:388.

Cotton BA et al: The cellular, metabolic, and systemic consequences of aggressive fluid resuscitation strategies. Shock 2006;26:115.

Croce MA et al: Emergent pelvic fixation in patients with exsanguinating pelvic fractures. J Am Coll Surg 2007;204:935.

Demetriades D et al: Relative bradycardia in patients with traumatic hypotension. J Trauma 1998;45:534.

Diebel LN, Tyburski JG, Dulchavsky SA: Effect of acute hemodilution on intestinal perfusion and intramucosal pH after shock. J Trauma 2000;49:800.

Doyle, GS, Taillac PP: Tourniquets: a review of current use with proposals for expanded prehospital use. Prehosp Emerg Care 2008;12:241.

Eastridge BJ et al: Hypotension begins at 110 mm Hg: redefining "hypotension" with data. J Trauma 2007;63:291.

Finfer S et al: A comparison of albumin and saline for fluid resuscitation in the intensive care unit. N Engl J Med 2004;350:2247.

Fleisher LA, Eagle KA: Clinical practice. Lowering cardiac risk in noncardiac surgery. N Engl J Med 2001;345:1677.

Forsythe SM, Schmidt GA: Sodium bicarbonate for the treatment of lactic acidosis. Chest 2000;117:260.

Gattinoni L et al: A trial of goal-oriented hemodynamic therapy in critically ill patients. SvO_2 Collaborative Group. N Engl J Med 1995;333:1025.

Gore DC et al: Influence of glucose kinetics on plasma lactate concentration and energy expenditure in severely burned patients. J Trauma 2000;49:673.

Gunst, MA, Minei JP: Transfusion of blood products and nosocomial infection in surgical patients. Curr Opin Crit Care 2007;13:428.

Hébert PC et al: A multicenter, randomized, controlled clinical trial of transfusion requirements in critical care. Transfusion Requirements in Critical Care Investigators, Canadian Critical Care Trials Group. N Engl J Med 1999;340:409.

Heughan C, Grislis G, Hunt TK: The effect of anemia on wound healing. Ann Surg 1974;179:163.

Ho HS, Liu H, Cala PM, Anderson SE: Hypertonic perfusion inhibits intracellular Na and Ca accumulation in hypoxic myocardium. Am J Physiol Cell Physiol 2000;278:C953.

Holcomb JB: Use of recombinant activated factor VII to treat the acquired coagulopathy of trauma. J Trauma 2005;58:1298.

Human albumin administration in critically ill patients: systematic review of randomised controlled trials. Cochrane Injuries Group Albumin Reviewers. BMJ 1998;317:235.

Jonsson K et al: Tissue oxygenation, anemia, and perfusion in relation to wound healing in surgical patients. Ann Surg 1991;214:605.

Kraut EJ et al: Right ventricular volumes overestimate left ventricular preload in critically ill patients. J Trauma 1997;42:839.

Macnab A et al: A new system for sternal intraosseous infusion in adults. Prehosp Emerg Care 2000;4:173.

Martin MJ et al: Discordance between lactate and base deficit in the surgical intensive care unit: which one do you trust? Am J Surg 2006;191:625.

Miller PR, JW Meredith, MC Chang: Randomized, prospective comparison of increased preload versus inotropes in the resuscitation of trauma patients: effects on cardiopulmonary function and visceral perfusion. J Trauma 1998;44:107.

Perdue PW et al: "Renal dose" dopamine in surgical patients: dogma or science? Ann Surg 1998;227:470.

Rivers E et al: Early goal-directed therapy in the treatment of severe sepsis and septic shock. N Engl J Med 2001;345:1368.

Shenkin HA et al: On the diagnosis of hemorrhage in man: a study of volunteers bled large amounts. Amer J Med 1944;208:421.

Sibbald WJ et al: The Trendelenburg position: hemodynamic effects in hypotensive and normotensive patients. Crit Care Med 1979;7:218.

Spinella PC et al: The effect of recombinant activated factor VII on mortality in combat-related casualties with severe trauma and massive transfusion. J Trauma 2008;64:286.

Ursic C, Harken HA: Critical care: acute cardiac dysrhythmia. *ACS Surgery: Principles & Practice*, pp. 1462-1475.WebMed Inc., 2006.

Velmahos GC et al: Endpoints of resuscitation of critically injured patients: normal or supranormal? A prospective randomized trial. Ann Surg 2000;232:409.

Victorino GP, Battistella FD, Wisner DH: Does tachycardia correlate with hypotension after trauma? J Am Coll Surg 2003;196:679.

Wade CE et al: Individual patient cohort analysis of the efficacy of hypertonic saline/dextran in patients with traumatic brain injury and hypotension. J Trauma 1997;42(5 Suppl):S61.

Wakai A et al: Pneumatic tourniquets in extremity surgery. J Am Acad Orthop Surg 2001;9:345.

Wedmore I et al: A special report on the chitosan-based hemostatic dressing: experience in current combat operations. J Trauma 2006;60:655.

外科患者肺功能衰竭

诊断

外科患者严重肺衰竭有 9 种原因：成人呼吸窘迫综合征、机械因素所致肺不能有效膨胀、肺不张、肺挫伤、肺炎、误吸、肺栓塞、心源性肺水肿及罕见的神经源性肺水肿。

休克、创伤、脓毒血症导致的肺功能衰竭是在处理肺外创伤、感染或缺血再灌注时所致。损伤和感染的组织产生的凝血因子和炎症介质可流入肺脏（或肝脏，也可来自内脏循环），产生急性严重反应。肺外原因很多，包括坏死性感染、非感染性炎症（如胰腺炎）、缺血肢体的再灌注、软组织损伤、骨折（和脂肪栓塞，来源骨髓的血凝块，称为脂肪栓塞综合征，名称目前已过时）。

肺功能衰竭继发于肺外组织的缺血 - 再灌注、凝血和炎症反应，这些在外科患者身上很常见，并被称为急性呼吸窘迫综合征（acute respiratory distress syndrome，ARDS）。ARDS 有突发双侧浸润的血氧浓度不足，PaO_2 : FiO_2 低于 200，左房内压不高（如果测得出肺动脉楔压 <18）。如果严重程度较低，急性肺损伤（acute lung injury，ALI）的标准：PaO_2 : FiO_2 低于 300。

休克、创伤、脓毒血症所致的肺功能衰竭、严重的肺炎和误吸都可致 ARDS。最后都可激活肺部的巨噬细胞和其他炎症细胞。这些介质破坏微血管内皮，血浆渗出到组织间隙及肺泡间隙。肺水肿可阻碍通气和血氧饱和能力，肺微血管栓塞可影响其血流灌注。由于动脉血氧饱和度降低，二氧化碳含量增加，因此增加呼吸量是无济于事的。最后，更加严重的是肺部的炎症因子释放进入血液循环，可导致肝、肠、肾发生炎症或衰竭。

许多不同的凝血因子和炎性介质被认为是引起通透性增加的原因。蛋白酶、激肽、补体、氧自由基、前列腺素、血栓素、白三烯、溶酶体酶和其他介质的产生来自聚集的血小板、血管内皮细胞和血浆，是栓子和管壁相互作用的结果。这些介质会吸引更多的血小板和白细胞，导致炎性反应的恶性循环。

ARDS（和休克、创伤和脓毒血症所致的肺功能衰竭）的典型病理特征是肺泡弥散功能障碍，非特异性炎症反应，肺泡上皮细胞和透明膜损伤，单核和中性粒细胞侵入组织间隙。几个小时内出现组织间水肿，1 天内肺泡中出现红色渗出液，1~2 周开始出现纤维瘢痕组织。如果此病程未被及时发现，肺会变硬，在大体形态上类似肝，最终甚至逐渐纤维化。如果治疗有效，肺无论从大体上还是显微结构均能恢复正常。

胸壁损伤、疼痛、手术和麻醉后虚弱、慢性消耗性

疾病或支气管胸膜瘘所致的衰弱均能导致通气功能衰竭发生。多根肋骨多发性骨折的胸部大创伤，或者肋软骨连接的双侧断裂均可导致部分胸壁自由移动，可致胸壁"反常运动"，称之为连枷胸。自主呼吸时随着胸内压变化，其余部分胸壁伸展呈现矛盾运动，产生通气障碍、通气减少，动脉血 $PaCO_2$ 增加。另外，肺换气不足进一步加重了肺不张和血氧不足。由于较轻微的胸壁损伤可引起呼吸时疼痛，因此可致肺通气下降。由于膈肌和呼吸肌的肌肉强度和肌力减少所导致的机械通气延长需要通气支持，直到肌肉功能恢复正常。支气管胸膜瘘即气道和胸膜腔相通，通常由肺手术、外伤或感染后形成的经胸部管道或胸壁上的小孔所致。大量气体漏出使正常肺通气受到干扰，同时使支气管胸膜瘘的一侧肺通气功能也受损，因为吸入的空气优先进入有瘘的一侧肺组织。

肺不张（局限性肺泡塌陷）由长期不活动，如麻醉或卧床休息引起。诱发因素在作用后的最初几小时通常能使肺再膨胀。仅机械通气障碍（由肺不张引起）、误吸、心源性肺水肿和肺栓塞能很快产生与之同水平的低氧血症。肺病变部位的支气管呼吸音听诊有助于诊断。有时，严重肺不张可由 X 线检查发现的片状肺实质塌陷影证实。然而最可靠的诊断依据是治疗效果，治疗包括鼓励深呼吸和咳嗽、下床走动、支气管镜检、气管插管和机械通气。肺不张可在几小时内改善。若没有其他肺疾患，患者将会快速地出现呼吸改善。

任何呼吸道未能得到保护的患者，可误吸胃内容物或血液。休克、严重脑外伤或药物抑制（麻醉药、苯二氮䓬类）都能导致深度的意识丧失，失去气道保护反应。胃酸或气道内颗粒可破坏肺泡和微血管基底膜，而致肺组织和肺泡水肿。通常在几个小时内即可出现低氧血症，X 线检查显示局灶性浸润。如果自气管抽吸出胃内容物即可确诊。

胸壁和肺实质直接损伤可引起肺挫伤。损伤肺组织出现水肿 24 小时后有低氧血症表现，X 线检查示局灶性浸润。

肺炎主要由误吸、肺挫伤或休克、创伤、脓毒血症所致的肺功能衰竭所诱发。主要的诊断依据有：细菌阳性、支气管炎性分泌物、低氧血症、全身炎症反应和 X 线检查。将临床表现、影像学结果和实验室检查的证据量化后得到的临床肺部感染评分（the Clinical Pulmonary Infection Score，CPIS），对于诊断和决定治疗的期限很有帮助。支气管肺泡灌洗和定量培养可用于区别肺炎、ARDS 或其他原因引起的肺部炎症。

一些易诱发机体外周大静脉血栓形成的手术、损伤或制动开始后 3 天或 3 天以上时，患者出现突发呼吸功能障碍提示可能出现肺栓塞。癌症患者发生肺栓塞率极高。手术越大或外伤越重，静脉血栓形成和发

生肺栓塞的几率越大。血凝块栓子机化后临床表现才明显,肺部新鲜的软血栓一般没有栓塞的危险。因为肺泡内皮含有有效的纤维蛋白酶,可分解尚未机化的血栓。血凝块形成后 3 天以内突发的急性肺功能衰很少是由栓塞引起的,这种衰竭可能是由肺通气通能障碍、肺不张、误吸或肺炎引起。

胸片通常没有特异性。高清晰肺血管成像可明确诊断。但是可出现放射位点的转移,且大剂量使用造影剂有一定危险。肺动脉造影也存在相同的风险,有造影位点转移,还需要右心插管,但优点是仅通过一次检测即可作出明确诊断。治疗可在肺动脉造影时进行,即在血栓处注入溶栓物质;同时随着肺动脉导管被拔出,在下腔静脉中放置一过滤器。

心源性肺水肿主要由左心房和肺微血管流体静水压增高引起。急性心肌梗死的患者可出现这种情况;隐匿性心肌梗死或冠状动脉疾病患者,当输液速度过快或者外科手术创伤时也可出现这种情况。偶尔,静脉滴注过快,特别是对心肌功能不好的老年患者会使其心超负荷而引起肺水肿。急性心瓣膜病虽然在创伤和心脏手术后发生率极低,但它也是左心功能不全的另一个可能的原因。

心源性肺水肿的诊断依据是:低氧血症、啰音、第三心音、肺门阴影增粗、Kerley 线和肺动脉楔压升高。即使在肺微血管内皮完整的情况下,楔压达到 24mmHg 就会造成心源性肺水肿。肺血管内皮完整的情况下,楔压低于 24mmHg 不会造成水肿。压力超过 16mmHg 会增加血管通透性加重水肿(如 ARDS)。不伴有炎症的单纯性心源性肺水肿,静水压应维持在 20mmHg 或以下;伴有炎症的患者则应维持在 12~16mmHg。

神经源性肺水肿与头部外伤和颅内压增高有关,但确切的机制尚不清楚,可能与交感神经兴奋引起肺后微血管收缩,从而导致肺微血管流体静压升高有关。这种形式的肺水肿伴氧合障碍很罕见。对于绝大多数头部外伤伴肺水肿的患者而言,水肿可能是由其他原因引起的,例如 ARDS。

机械通气的适应证

气管插管和机械通气的指征相似,但常进行分开评估。当哮喘、颌面创伤、烧伤引起的气道水肿、精神抑郁等威胁气道因素存在时,需要插管保护气道。往往这些较为紧急的状况会恶化迅速,故应进行早期干预。有的时候,必须在出现气管威胁之前插管。一些严重的情况,例如大范围面部水肿,需要尽早行环甲膜切开术。

在确诊肺功能衰竭、预防衰竭或误吸时,在进行插管的同时需要进行机械通气。插管和机械通气应遵循一定的临床指征:呼吸频率超过 36 次 / 分钟,呼吸劳累,需要辅助呼吸肌,以及心动过速。最后,插管和机械通气必须配合其他治疗才能起到保护气道的作用,否则只会使肺功能恶化。这些治疗包括镇静和麻醉,液体复苏和骨折处理。

动脉血气(arterial blood gas,ABG)的结果不能决定是否进行插管和机械通气。当然,动脉血气结果可以作为非严重的应急患者是否进行气管插管的参考条件。当患者存在低氧血症,供氧浓度已超过 50% 而 PaO_2 低于 60mmHg 时,应考虑插管。当 $PaCO_2$ 超过 45mmHg,特别是发现存在呼吸性酸中毒加重时,应行插管。每分钟呼吸 40 次且 $PaCO_2$ 40mmHg 的患者与每分钟呼吸 10 次且 $PaCO_2$ 60mmHg 的患者一样危险。室内环境下,慢性肺疾病的老年患者 PaO_2 60mmHg 并不算危险,但对年轻患者而言,氧分压同样但如果出现呼吸困难、"三凹征"或腹式呼吸过度或不协调,必须立即行气管插管。

与内科患者相比,外科患者插管的适应证应较宽松。内科中严重的慢性阻塞性肺病进行气管插管无明显效果。因为气道阻力增加,有效咳嗽功能减弱,微生物可滞留于气道或附近。这类患者气管插管疗效甚微,不过非机械通气治疗[例如双水平气道正压通气(bilevel positive airway pressure,BiPAP)]可能有效。与此同时,使用扩张支气管药、抗生素和利尿剂,可以避免插管及其并发症。

严重的外科疾病患者的情况往往不同。例如多发性损伤的患者,可暂时耐受呼吸道阻力增加和无咳嗽反射、支气管感染的可能性,在损伤复苏和手术准备期间则不能耐受呼吸抑制。

已知或怀疑颈髓损伤的患者与没有受伤的患者插管的指征是一样的。任何情况下都不能因为颈髓损伤而拖延气道保护。呼吸抑制和缺氧性脑部与颈髓损伤的后果一样严重。

▶ 气管插管的种类

气管插管可通过口、鼻、环甲膜,或直接通过气管造口术进行。管子配有两种气囊。配压力高、容量小的气囊的管子很容易插入,适用于短期插管和通气。然而压力高的气囊会影响气道血供,导致气道软化,侵蚀无名动脉,侵蚀食管,引起气道狭窄。配压力低、容量大气囊的管子不容易插管,但是放置可超过 24 小时。

插管的方法有四种,口腔插管比较容易。鼻插管需要自主通气,以便引导插管的放置;环甲膜切开术和气道造口术需要切开颈部的外科手术。口腔插管比鼻腔插管要粗大一些,且不会引起鼻窦炎。另一方面,口腔插管需要使用镇静剂,而鼻导管对清醒的患者来说要舒服些。无论口腔插管还是鼻插管,都不需要颈部弯曲和旋转。颈髓损伤的患者在轴牵引的情况下,口腔插管和鼻插管都是可行的。

紧急情况下可行环甲膜切开术。广泛的颌面部损伤不能选择口腔或鼻腔插管。因为患者配合差,解剖结构改变,气道或喉部水肿,经喉插管也是很困难的。在患者生命垂危,气道可能塌陷的情况下,应避免长时间进行口腔或鼻腔插管。如果经口腔插试 1~2 次失败后,应立即行环甲膜切开。环甲膜位于中线,上邻甲状腺被膜下缘,通过触摸很容易定位,且容易应用穿刺引导切开。当使用刀柄将切口扩大后,将 4 号或 6 号器官造口导管插入气管,然后进行机械通气,补充需要的氧气。环甲膜切开术维持 2~3 天以上会出现声门和声门下狭窄,而气管造口术很少出现以上情况,故如果插管超过 2~3 天以上,必须尽快将环甲膜切开术转换为气管造口术。

气管造口术的转换需要在控制条件下择期实施。在器官上部于中线处分开颈部肌肉,暴露气管的前面,将气管插管置入第二或第三气管环处。为使气管充分暴露,甲状腺峡部常常被上移或被分开。

长期护理中,经喉插管与气管造口术相比有三个优点:第一,气管插管的管道末端的气囊只能在一个地方,而经喉插管可以移位,使压力分配到更多气管黏膜表面。这样晚期气管狭窄和气管无名动脉瘘及气管食管瘘的发生率很低。第二,因为插管口远离颈部和胸部,这些部位的静脉导管可以保持无菌。第三,肺顺应性差,气道阻力高的患者,经气管插管可保证足够的肺容积,并使管套漏气量达到最小。

另一方面,气管造口术与经喉插管相比有几个优点:气道阻力小,护理简单,意外脱管后危险性小,因为建立好的气管插管通道很重新插管更加容易。当重新放置插管时,患者往往可以通过小孔呼吸。可直接进行吸痰,管道不损伤声带和喉头。气管造口术对于缓

慢停用机械通气也是有益的。因这时机械通气很慢,需间断给患者使用呼吸机。气管造口可以延长患者停用呼吸机时间而无需拔管,当停用呼吸机后若患者出现呼吸窘迫,可很快重新连接气管造口管进行机械通气。

由经喉气管插管转换为气管造口术的时间选择尚有争论。推荐时间标准是 3 天以内,但大多数经口腔或鼻腔插管可保持数月并无严重的后遗症。当患者需要进行气道保护,吸痰,或者上述任何其他指征出现时,应进行转换。如果插管已确定保持 2~3 周以上,气管造口的指征应放宽一些。

▶ **机械通气的模式**

一旦建立气道,应开始设定呼吸机的通气模式。主要有 3 种模式:触发、限制和循环(表 12-2)。触发变量是患者或者时间(又称为机械触发),主要取决于是否接收到患者呼吸(患者开始呼吸)的信息。第二种限制变量,指在整个呼吸循环过程中保持恒定的变量(例如上限)。限制变量包括压力和流量。如果流量是设定好的变量,这种呼吸机又称为容量控制或者容量限制呼吸机,因为流量 × 时间 = 容量。最后一种变量是循环变量,一旦循环完成,其可终止吸气循环,允许被动呼气。根据这三种变量,制造了三种不同模式的呼吸机。复合的模式实现了患者的生理功能、安全和舒适感最大化。

机械触发是根据频率、吸气时间、吸气与呼气比率(吸呼比)设定的时间函数。如果三个变量中的两个设定以后,第三个则是定量。呼吸频率为 20 次 / 分钟,吸气时间为 1 秒,则吸呼比为 1:2(吸一次呼两次,3 秒一个循环,20 个循环 / 分钟)。

患者是由压力还是流量触发一次辅助呼吸取决于通气模式。压力触发需要患者在开始吸气时形成负

表 12-2 机械通气五种模式特征

模式	触发	限制	循环	注释
间断指令通气(IMV)	时间(机械)	流量(容量)或压力	时间	容量控制型 IMV 或压力控制型 IMV 能与患者呼吸同步(同步间歇指令通气)或用于配合压力支持
辅助控制(AC)	患者和(或)时间	流量(容量)或压力	时间	辅助控制容量控制(AC VC)或辅助控制压力控制(AC PC)
压力支持	患者	压力	流量	纯粹自发模式和经常称为持续正压通气(CPAP)
反比例	时间	压力	时间	PC IMV 模式根据增加的平均气道压力和功能残气量延长吸气时限
规定压力的容量控制	患者和(或)时间	压力	时间	压力变量控制是限制压力,但是调节呼吸以确保预设的潮气量

压,该压力需要呼吸机探测到低于预设值,然后触发一次呼吸。时间触发包括了患者自主和被动呼吸过程,这种呼吸模式常使患者感到不舒服。现代的呼吸机通过流量控制避免了这种触发模式缺陷。患者呼气时,呼吸机释放出恒定流量的气体,通常水平较低,仅 5L/min。呼吸功能协调患者吸气和呼气流量比率,如果患者没有自主吸气,比值不变,如果患者开始自主呼吸,呼气率将低于吸气率。呼吸机设定为当流量比值差异达到预设值时触发一次呼吸,该预设值通常为 2L/min,或者设定呼气流量率低于 3L/min。当患者在尝试呼吸时,呼吸机能够不干预患者的自主呼吸。与压力触发相比,绝大多数患者更喜欢流量触发。

A. 容量控制型呼吸机

容量控制型呼吸机目前仍普遍使用,主要针对急性损伤或急性病患者,主要特点是简单易行,患者所需要的通气力极小。辅助控制模式是最常选用的模式。它通过给患者传送机器呼吸来辅助患者呼气。患者一旦开始吸气,呼吸机即启动并提供预先设定的潮气量。事先设定一个支持速率,当患者不能自主呼吸时,其可保证机器传送最低的呼吸次数。

B. 压力控制型呼吸机和压力支持型呼吸机

压力控制型呼吸机的吸气压力、呼气时间和吸气呼气时间比(I:E)必须预先设定,呼吸机可以自动调节流量,以保证吸气时维持恒定的压力。比起容量呼吸机,这种模式最大优点是能够适应呼气时肺部的顺应性改变。从理论上来说,其能更加充分地分配吸入的气体,降低部分肺泡过度扩张的可能性。清醒的患者使用起来更加舒适。尽管可以通过调节高级容量呼吸机的流量参数达到相同的效果,但压力呼吸机是完全自动化的。通过调节生理性吸气时间与吸气呼气比,可以使患者感到更加舒服。通常吸气时间是 1 秒,呼气时间设为 2 或 3 秒。如果生理次数不足,可以通过增加吸气次数缩短呼气次数(反转通气比)以提供充分的气体支持。增加吸气次数同时减少呼气次数会导致气体滞留,增加了平均气道压力,结果增加了功能残气量(functional residual capacity,FRC),与呼气末正压水平(positive end-expiratory pressure,PEEP)增高一样。

压力支持型呼吸机是压力限制性呼吸机,大多数情况下也可以认为是特殊模式的呼吸机(见表 12-2)。不同于压力控制型,压力支持型是由患者触发且吸气时间也是由患者而不是呼吸机决定。压力控制型呼吸机通过调节流量维持吸气时的恒定压力。压力支持型呼吸机通过测量吸气的峰值流速,间接控制吸气的时间。当流量达到吸气最大值的时候,根据患者吸气的力度逐渐降低流速,当流速降低到预设值(通常为最大流速的 25%),停止气体供应,使患者能够开始呼气。压力支持模式通常与间断强制模式配合使用(见下一节)。

支持模式的呼吸频率设置在患者舒服的水平,通常少于 24 次/分钟。目标是保证充足的氧合水平和pH 高于 7.30。残气量的产生不是很重要。

这种模式有很多优点:患者通常感到很舒服;克服了吸入气流在气管和通气装置内的阻力,减轻呼吸做功量;保证了呼吸机不会输入过高的压力;保证患者每次吸气都有气体供应,患者可以自由地叹气;降低了肺不张的进程;同时非常适合准备拔管的患者。

C. 间断性强制通气和辅助控制通气

间断强制通气(IMV)模式下,所以呼吸的参数都需要设定,包括呼吸频率、吸气时间和呼气时间(也决定了吸气呼气比)。限制的变量可以是压力(PC IMV)或者容量(VC IMV)。如果患者有自主呼吸,呼吸机将会实现呼吸同步(SIMV)。除非给予增加压力支持,否则这种模式下患者的呼吸频率不可能超过预设值。通常可以设置两种通气模式,第一种是强制性的,由机器触发呼吸,有固定频率和吸气时间;第二种是自发性的,由患者触发的呼吸频率等于总频率减去设定值,吸气时间由患者决定(见前一节压力支持通气)。两种模式在呼吸机上呈现的波形特点不同。

辅助控制模式是指在完全机器支持呼吸的情况下,辅助患者的自主呼吸。可以限制容量或压力(VC或 PC),还可以设置一个备用的呼吸频率,以防自主呼吸减弱和消失的情况。它与 SIMV 的主要区别是,患者所有的吸气都能受到支持(不仅仅是设定值部分)。但是有个小缺点就是当患者呼吸频率过高(大于30~35 次/分钟)时会有气体滞留,需要小心有肺过度膨胀危险的患者(严重的肺气肿)。所有的呼吸都能得到辅助,这点是压力支持通气无法实现的。

D. 混合模式

历经 15 年,越来越多的高级混合模式已实现。一些呼吸机能够使潮气量在预设值范围内下降的同时实现吸气时保持恒定压力(压力调节的容量控制,PRVC)。一些呼吸机能够在不增加预设压力的基础上给予预设的潮气量。一些呼吸机不需要医师的设置,通过其内设的算法可使欲拔管的患者逐步减少通气支持。

▶ **设置呼吸机**

在选择相应的模式(AC、SIMV、PS;PC、VC)后,仍有五个参数需要设定:备用同期频率、目标潮气量、吸气时间、吸入氧浓度(FIO₂)、呼气末正压水平。前面两个参数决定通气,后面三个对氧合很重要。

通气量有 3 个组成部分:每分通气量(V_E)、肺泡通气量(V_A)、死腔通气量(V_D)。尽管肺泡通气量与 $PaCO_2$密切相关,在稳定状态下,每分通气量和死腔通气量通常是定值,因此每分通气量很容易被量化作为替代项。简单的肺功能衰竭患者的呼吸频率应设置为

12~15 次 / 分钟,潮气量为 7ml/kg IBW,每分通气量则为 6~7.5L/min,肺泡通气量为 4~5L/min(假定体重 70kg 的患者功能残气量为 33%),如果患者没有明显的肺功能衰竭,其 $PaCO_2$ 可以近似 40mmHg,表明设置起点良好。

如果 $PaCO_2$ 升高,可以通过增加通气频率解决这个问题。尽管比起增加潮气量(因为过高的通气频率会增加死腔通气量)来说效率较低,但当呼吸频率低于 25 时,这是理想的第一步。如果呼吸频率过高(大于 30 次 / 分钟)会导致气体滞留,特别是对呼气气流阻塞的患者(慢性阻塞性肺疾病或严重的哮喘)而言。另一方面,通气量过高会增加气道压力,导致气压伤(气胸)、容积伤(肺泡过度扩张)或两者都有。除了一些特定的情况(颅内高压)外,一定程度的呼吸酸中毒比增加潮气量(超过 10ml/kg IBW)或增加气道压力(峰值超过 30cmH2O)更好。当 pH 低于 7.20 时,需要增加通气速率和通气量直到 pH 通过肾脏代偿或输入碳酸氢盐恢复正常水平。如果有支气管胸膜瘘时,需要增加通气速率和潮气量,弥补瘘孔丢失的容量。

大多数患者动脉血氧饱和度应维持在 92% 以上,但慢性阻塞性肺病和长期二氧化碳潴留的患者除外。这类患者已失去因增高血氧饱和度而增加呼吸次数的反应能力,而是依赖低氧血症反应性增加呼吸的次数。增加外源性氧提高动脉饱和度去除了低氧通气的刺激,并且使撤出呼吸机更加困难。

所有非氧容量呼吸机的通气气体是由氮气组成的,它不像氧气,不会被肺泡吸收。氮气在维持肺泡张力方面很有作用。如果换成高浓度的氧气,随着氧气被吸收会出现肺不张。吸入高浓度的氧气会造成慢性肺纤维化。理想的氧浓度应维持在 0.5 以下。

通过维持 PEEP 可以保证吸入氧浓度在可接受的较低水平。该压力是由呼吸机在呼气时关闭瓣膜产生的,以保证在呼气时气道内压力高于预设值,防止肺泡塌陷。放置气管内导管使正常呼气末声门关闭产生的生理 PEEP 消失。另外,仰卧的患者由于腹内压较高、横膈向头部移动压迫肺部,使功能残气量较低,但可通过给予低水平的"生理性"PEEP 解决这个问题(5cmH2O)。当呼吸系统顺应性较低或者需要 FiO_2 超过 0.50 以保证充分氧合的时候,可以考虑增加 PEEP。

患者可以忍受低水平的 PEEP(<10cmH2O)。PEEP 过高会导致气压伤和降低心输出量。首先,高水平的压力会压迫上下腔静脉和肺静脉,影响舒张期心室充盈(相比之下,自主吸气时充盈更大)。第二,高水平的压力会压迫壁薄的动脉和右心室,进而影响舒张末期容积(也是与自主呼吸时相比)。最后,高水平的压力能压迫肺微血管,妨碍右心室向肺内血管泵血。补救

心输出降低的措施通常为输注液体。此补救措施可能加重肺功能衰竭。考虑到这些因素,当 PEEP 超过 10~12cmH2O 时,应肺动脉插管。通过监测给予理想的氧气浓度,可以平衡高水平 PEEP 带来的风险和好处。监测静脉混合血氧浓度可以实现这个目标,但是当 PEEP 超过 15~20cmH2O 时,即使侵入性监测,也不会有效。

▶ 呼吸机使用安全和警告

由于现在的呼吸机都很复杂,故使用呼吸机必须同时进行持续的心肺监测,包括心电图和脉搏血氧饱和度监测。另外,当有早期窒息现象、潮气量或分钟通气量改变、吸气压力增加时,呼吸机会自动报警。当护士、医生发现患者出现精神错乱时,应针对患者出现的情况进行个体化判断。许多情况下,呼吸机会在心电图和脉搏血氧饱和度改变前发出警报。患者的护理人员都必须具备相关呼吸机及通气模式的知识。

▶ 脱离机械通气

病情好转和机械通气要求不超过 24 小时的患者,在一系列的自主呼吸试验测试后可以拔管。拔管要求患者气道通畅,急性病已得到控制,同时要求在吸入氧浓度低于 0.40、PEEP 低于 8cmH2O 的情况下,患者仍能保证充分氧合。

绝大多数患者都是通过自主呼吸试验确认拔管的。自主呼吸试验时可行 T-piece 通气,即将气管内导管通过一根管子与密封的氧源连接。另一种方式为给予伴有 PEEP 或仅有 PEEP 支持的低水平(5cmH2O)压力。要求患者能够自主呼吸超过 30 分钟。如果试验结束后患者没有不适,可以拔管。如果患者对舒适感的程度有疑问,需要继续行机械通气,等待动脉血气结果出来后再作决定。如果患者在试验后感到舒服且 pH 恢复正常,则可以拔管。需要注意的是,在实验室结果出来前,患者仍需要完全的通气支持。气管内导管拔出后,患者需要注意休息。如果试验失败,患者需要继续通气支持,第 2 天可以继续重复试验。

患者还可以通过 IMV 方式拔管。尽管自主呼吸相比使用频率较低,但其适用于极度劳累和需要长期(大于 2~3 周)机械通气的患者。逐渐降低压力支持和 IMV 速率,让患者自己维持每分通气量。患者的临床体征、呼吸频率和 $PaCO_2$,均可作为脱离机械通气的指标。当 IMV 速率减少到 4 次 / 分钟或者小于 4 次 / 分钟,患者仍能很好耐受时,可以每天都中断通气支持,直到不再需要机械支持。重复拔管失败、极度虚弱的患者需要慎重考虑,逐渐脱离呼吸机。通常该类患者比较适合气管造口,并在营养状况改善和影响呼吸的疾病(如反应性气道疾病、大范围的胸膜积液、胸壁或内脏水肿)得到治疗后终止机械通气。

▶ **拔管**

拔管的标准包括是否需要气道保护和机械通气。后一项前文已提到过,取决于 30 分钟的自主呼吸试验。前一项取决于以下几个因素:气道损伤和水肿的程度,是否需要继续插管和未来 24 小时手术需求。最后,还需要考虑一些主观因素,即患者能否耐受拔管和自主呼吸。眼睛有神,能抬头的患者可以拔管,而嗜睡出汗的患者不宜拔管。

辅助诊断和治疗措施

▶ **胸部 X 线**

对于应用机械通气的患者应每天拍摄胸片。复查胸片时,需要确认所有的线和管子都固定好,包括气管内导管、中心静脉插管、胸膜管(胸膜造口术)、鼻胃管或者鼻咽管。查看是否有肺和胸膜的改变。诊断是否有局部浸润改变如肺炎或弥漫病变如急性呼吸窘迫综合征。

除了每天的胸片检查外,对于心肺状态迅速恶化的患者还需要行胸部 X 线放射检查,可能需要移除线和管子。对可逆性病因产生的新问题进行诊断,例如气胸、肺塌陷和吸入异物。

▶ **镇静剂和肌松剂**

机械通气治疗的患者需要给予镇静剂和麻醉剂,减轻治疗和疾病带来的激动和疼痛。阿片类的麻醉剂间断或持续给药即足够。麻醉剂不能用于治疗由呼吸机造成的激动和不安,可以考虑使用异丙酚和苯二氮草类镇静剂代替。此外,还可以考虑氟哌啶醇和利培酮联合使用。一般情况,间断给药要比持续给药好。如果持续给药,需要每间隔 1 天停药一次,给患者一个"麻醉假期",以评估神经系统状态,决定是否需要继续给镇静剂。

肌松剂有时对严重肺功能不全的患者可大大简化通气治疗。肌松剂还可解决严重的患者 - 呼吸机同步障碍——其中患者的自主呼吸会对抗呼吸机导致机械通气不充分,以及威胁生命的低氧血症。

非生理性通气方式,例如反吸气呼气比或高频率震荡通气,需要使用肌松剂。其大多数副作用包括由于损失咳嗽机制导致的通气相关肺炎(VAP),威胁生命的晚期神经肌肉病。因此,只有在完全必要时可短时间使用肌松剂。

▶ **抗生素**

VAP 是重症监护室最常见的非院内感染。获得性 VAP 与机械通气直接相关。目前还没有诊断 VAP 的黄金指标。患者可能的表现包括:胸片上有新的或进展的浸润改变,低氧血症加重,痰量增加,革兰染色发现痰中含有大量白细胞和细菌或痰液细菌培养阳性。伴有体温升高的败血症,需要大量液体和葡萄糖耐受

不良也是 VAP 常见特征。

如果上述情况均出现,应开始使用抗生素;如果只出现 1 或 2 项,抗生素最好还是不要运用,以避免耐药菌的过度生长,导致致命性肺炎。年纪较大、严重虚弱、免疫功能不全的患者如果没有及时使用抗生素可能会导致病情恶化,危及生命。因此,一个具有连枷胸的 80 岁老年患者应该较早应用抗生素,而一个因枪伤伤及结肠住院的 20 岁年轻患者出现可疑肺炎 2 周后,只有在已肯定感染和已确定致病菌时才可应用抗生素。另外,其他原因例如腹腔脓肿引起发热和白细胞增高时,错误的诊断会延误正确的治疗(脓液引流)。CPIS 可作为诊断的指引,主要目的就是减少滥用抗生素引起的抗生素耐药和超级感染。对于经验判断怀疑为肺炎的患者,如果 CPIS 为 6 且不超过 72 小时,可以停用抗生素。

The Acute Respiratory Distress Syndrome Network: Ventilation with lower tidal volumes as compared with traditional tidal volumes for acute lung injury and the acute respiratory distress syndrome. N Engl J Med 2000;342:1301.

Aldrich TK et al: Weaning from mechanical ventilation: adjunctive use of inspiratory muscle resistive training. Crit Care Med. 1989;17:143.

Amato MB, Barbas CS, Medeiros DM: Effect of a protective-ventilation strategy on mortality in the acute respiratory distress syndrome. N Engl J Med 1998;338:347.

Bernard GR et al: The American-European Consensus Conference on ARDS. Definitions, mechanisms, relevant outcomes, and clinical trial coordination. Am J Respir Crit Care Med 1994;149:818.

Bidani A et al: Permissive hypercapnia in acute respiratory failure. JAMA 1994;272:957.

Blaisdell FW et al: Pulmonary microembolism. A cause of morbidity and death after major vascular surgery. Arch Surg 1966;93:776.

Brochard L et al: Inspiratory pressure support prevents diaphragmatic fatigue during weaning from mechanical ventilation. Am Rev Respir Dis 1989;139:513.

Brochard L et al: Noninvasive ventilation for acute exacerbations of chronic obstructive pulmonary disease. N Engl J Med 1995;333:817.

Chastre J et al: Comparison of 8 vs 15 days of antibiotic therapy for ventilator-associated pneumonia in adults: a randomized trial. JAMA 2003;290:2588.

Esteban A et al: A comparison of four methods of weaning patients from mechanical ventilation. Spanish Lung Failure Collaborative Group. N Engl J Med 1995;332:345.

Esteban A et al: Effect of spontaneous breathing trial duration on outcome of attempts to discontinue mechanical ventilation. Spanish Lung Failure Collaborative Group. Am J Respir Crit Care Med 1999;159:512.

Fu Z et al: High lung volume increases stress failure in pulmonary capillaries. J Appl Physiol 1992;73:123.

Gattinoni L et al: Regional effects and mechanism of positive end-expiratory pressure in early adult respiratory distress syndrome. JAMA 1993;269:2122.

Gausche M et al: Effect of out-of-hospital pediatric endotracheal intubation on survival and neurological outcome: a controlled clinical trial. JAMA 2000;283:783.

Heyland DK et al: The attributable morbidity and mortality of ventilator-associated pneumonia in the critically ill patient. The Canadian Critical Trials Group. Am J Respir Crit Care Med 1999;159:1249.

Hickling KG, Henderson SJ, Jackson R: Low mortality associated with low volume pressure limited ventilation with permissive hypercapnia in severe adult respiratory distress syndrome. Intensive Care Med 1990;16:372.

Iregui M et al: Clinical importance of delays in the initiation of appropriate antibiotic treatment for ventilator-associated pneumonia. Chest 2002;122:262.

Kress JP et al: Daily interruption of sedative infusions in critically ill patients undergoing mechanical ventilation. N Engl J Med 2000;342:1471.

Leone M et al: Risk factors for late-onset ventilator-associated pneumonia in trauma patients receiving selective digestive decontamination. Intensive Care Med 2005;31:64.

MacIntyre NR: Respiratory function during pressure support ventilation. Chest 1986;89:677.

MacIntyre NR et al: Evidence-based guidelines for weaning and discontinuing ventilatory support: a collective task force facilitated by the American College of Chest Physicians; the American Association for Respiratory Care; and the American College of Critical Care Medicine. Chest 2001;120(6 Suppl):375S.

Marelich GP et al: Protocol weaning of mechanical ventilation in medical and surgical patients by respiratory care practitioners and nurses: effect on weaning time and incidence of ventilator-associated pneumonia. Chest 2000;118:459.

Maziak DE, MO Meade, TR Todd: The timing of tracheotomy: a systematic review. Chest 1998;114:605.

Minei JP et al: Alternative case definitions of ventilator-associated pneumonia identify different patients in a surgical intensive care unit. Shock 2000;14:331.

Plant PK, Owen JL, Elliott MW: Early use of non-invasive ventilation for acute exacerbations of chronic obstructive pulmonary disease on general respiratory wards: a multicentre randomised controlled trial. Lancet 2000;355:1931.

Pugin J et al: Diagnosis of ventilator-associated pneumonia by bacteriologic analysis of bronchoscopic and nonbronchoscopic "blind" bronchoalveolar lavage fluid. Am Rev Respir Dis 1991;143:1121.

Ranieri VM et al: Effect of mechanical ventilation on inflammatory mediators in patients with acute respiratory distress syndrome: a randomized controlled trial. JAMA 1999;282:54.

Saito S, Tokioka H, Kosaka F: Efficacy of flow-by during continuous positive airway pressure ventilation. Crit Care Med. 1990;18:654.

Sassoon CS et al: Inspiratory work of breathing on flow-by and demand-flow continuous positive airway pressure. Crit Care Med 1989;17:1108.

Schweickert WD et al: Daily interruption of sedative infusions and complications of critical illness in mechanically ventilated patients. Crit Care Med 2004;32:1272.

Schweickert, WD, Hall J: ICU-acquired weakness. Chest 2007;131:1541.

Singh N et al: Short-course empiric antibiotic therapy for patients with pulmonary infiltrates in the intensive care unit. A proposed solution for indiscriminate antibiotic prescription. Am J Respir Crit Care Med 2000;162:505.

Stewart TE et al: Evaluation of a ventilation strategy to prevent barotrauma in patients at high risk for acute respiratory distress syndrome. Pressure- and Volume-Limited Ventilation Strategy Group. N Engl J Med 1998;338:355.

▼ 治疗更多具有挑战性的患者

到现在为止,对外科患者休克和肺功能衰竭的讨论主要集中在临床诊断和依据诊断的直接治疗上,对大多数患者很适用,但是仍有不足的地方。对更加严重的患者的有效治疗常需要考虑其生理异常状态,这样的话,临床诊断就显得不那么重要了,处理潜在的生理异常状态变得非常重要。

严重休克的生理反应

身体会对休克产生代偿反应。这些反应能帮助患者应对休克的初期异常状态,但也能导致心和肺功能衰竭。了解这些反应能帮助医生处理不良影响。

▶ 神经体液反应

对休克的神经体液反应包括心血管神经释放血管活性物质、加速新陈代谢。这些反应能够在治疗前挽救生命,保持内环境的稳定。

肾上腺素的释放能够收缩小动脉、小静脉和除了脑和心脏以外的静脉,增加心肌收缩功能。最终能增加心输出量和血压,保证大脑和心脏的血流供应。

血管活性激素:血管紧张素Ⅱ和血管加压素与心血管肾上腺能神经相配合。血管紧张素Ⅱ可以收缩皮肤、肾脏和内脏器官的血管,使血流转向供应心和脑。它还能刺激肾上腺髓质释放醛固酮,促进钠离子的重吸收。血管加压素与肾上腺素和血管紧张素Ⅱ一样,能够收缩皮肤和内脏器官的血管(但不能收缩肾脏的血管),使血流供应心和脑。它也能促进远端小管对水的重吸收。

▶ 代谢反应

严重的休克状态下,细胞内的氢离子浓度增加。为了代偿,细胞外的钠离子顺化学梯度进入细胞内,同时协同氯离子和水进入,将细胞内的氢离子置换出来。细胞内的 pH 恢复到正常,但是细胞出现了水肿,可能会增加 3L 的细胞内容量。

低血容量休克、低血压、疼痛和其他应激都可刺激皮质醇、胰高血糖素和肾上腺素的释放,它们都能增加细胞外血糖浓度。因此,含糖溶液不能用于休克患者的初期复苏治疗,一是患者不需要,二是会导致渗透性利尿,加重低血容量状态,混淆临床症状。含糖溶液适合胰岛素休克的患者。

另一方面,生理性释放的反调节激素会促进内源性葡萄糖生成,以维持神经系统功能,血细胞的代谢和促进创伤修复。适度增加细胞外渗透压有利于细胞内的水外流补充血管容量。组织间隙的静水压增加能促进组织间隙的蛋白质进入淋巴管再进入血液循环。组织间胶体渗透压降低,血浆胶体渗透压升高。血管内外胶体渗透压梯度增加促进组织间隙的水、钠和氯离子进入血管。只要组织间静水压和蛋白质存在,血管内血容量扩充的过程就不会停止。一定的高糖状态在复苏后期是有好处的。一旦患者已经恢复,血糖水平应维持在较低水平,约 120mg/dl,甚至更低。

其他的激素也有潜在的代谢作用,例如胰岛素和生长激素,在严重疾病的病程中都会释放;尽管与皮质醇、胰高血糖素和肾上腺素相比,他们作用较小。事实上,在正常的情况下,输注皮质醇、胰高血糖素和肾上腺素,也会产生例如危重病时的代谢改变。

▶ 微血管反应

严重疾病的患者有 3 种反应——全身小动脉扩

张、细胞膜功能失调和内皮细胞功能紊乱，最终加重了患者的病情。非代偿休克时，全身小动脉失去收缩功能，毛细血管后括约肌仍保持收缩。微血管静水压升高，水、钠和氯离子从血管进入组织间隙。但是这个过程是限制性的，因为胶体渗透压随着液体丢失升高，防止液体的进一步丢失。

创伤和败血症能激活凝血和炎症反应，破坏微血管的内皮屏障功能。血小板和白细胞在受伤和感染的组织处聚集，在肺或肝的微血管内形成栓塞。这些微聚物、内皮细胞和血浆能释放激肽、血小板活化因子、纤维降解产物、血栓素、环前列素、前列腺素、补体、白三烯、溶酶体酶、氧自由基和其他毒性因子，破坏内皮细胞，扩张梗阻处及远端的微血管。蛋白质、水、钠和氯离子进入组织间隙，但这个过程是自限的，随着组织间隙静水压升高，组织间隙的胶体渗透压降低，防止其向血管外的转移。但造成的水肿很严重，且能发生在身体的任何组织内。

肺动脉插管（SWAN-GANZ 导管）

肺动脉导管对评估上述提到的生理性心血管反应很有用处，但是没有直接的治疗作用。现代的动脉导管还配备了热敏电阻和血氧测量器，能够用于心输出量；右心房、肺动脉和肺动脉楔压，以及混合静脉血氧含量。有关心脏指数（心输出量与体表面积之比）和心脏灌注压的知识用于评估心室功能。混合静脉血中氧饱和度反映了外周携氧量是否充足，当该值低于 60% 表示外周血氧合作用不充分，还可用于判断氧耗量。氧耗量的计算为心脏指数乘以体动脉与肺动脉血中氧含量的差值。在危重患者中氧耗量可减少，对于氧耗量的测定有助于估计患者复苏术后的效果。所有这些信息对处理休克时的生理异常状态和肺功能衰竭是很有帮助的。

当治疗过程中可能损伤另一器官时，这种导管就显得尤为重要了。例如，补液对于治疗感染性休克是有用的，但过量的补液可导致肺功能衰竭；利尿剂可治疗充血性心力衰竭的少尿患者，但过量的利尿剂可减少心输出量而致肾衰竭；在多发性损伤患者中输液是心血管所必需的，但过量的液体可能产生脑水肿。在这些情况下，肺动脉导管显得尤为重要了。

如果测量方法有错误，从 Swan-Ganz 导管获得的资料可产生误导。心输出量是用热稀释法测定的，方法是向右房注射已知量的温度低于血液的溶液，然后当血液流经肺动脉导管末端的热敏电阻器时测量血液中的温度降低。在温度曲线下的面积越大，则流经右心室血量就越少，注射应与肺的通换气同时进行，因为流经右心的血量随换气阶段而变化。然后用计算机来计算心输出量。

如果要取得肺动脉血或者混合静脉血，导管末梢的气囊就应排空。而血液的回抽速度要慢。如果抽太快，导管末梢周围的肺动脉管壁就会塌陷，而抽到含有反流的血液，尽管这些逆流返回的血液是通气后而未灌注的肺泡血。导管末梢的血氧测量仪需要经常校准，通过与肺动脉血的血氧饱和度相对比。但是必须保证用于校准的血液是具有代表性的。

用肺动脉导管测量的所有压力包括通过计算出来的平均压力都会显示在示波器上，平均压力有利于帮助患者管理。这些平均值代表了经过整个呼吸循环和心肺相互作用后的平均变化值。一些临床医生喜欢用呼气末压力值作为管理患者的参考值。这些压力值与心肺相互作用关系不大，但即使是经验丰富的 ICU 护士和医生都难以解释。

在导管获得五种压力资料，只有两种具有直观价值，即右房压和平均肺动脉压，另外三种——肺动脉的收缩压、舒张压和楔压受测量方法和解释的影响。肺动脉楔压通常与左心房压力相等。然而，如果导管位于被扩张的肺泡所闭塞的脉管系统中，则楔压就不能反映左心房压力。如果肺动脉楔压随机械通气周期改变而改变的压力超过 10mmHg 时，就可以认为导管末端的压力来自肺泡而不是左心房。

为了评价不同类型的患者，心输出量需要通过体表面积标准化。当然也可以在假设理想体重与寿命和免于糖尿病相关的基础上，用患者的理想体重计算。体重指数为 21 对男和女都适用。对患者的升高进行粗略估计（上下浮动 15cm），假设患者的体重指数为 21，理想体重与该身高相关，详见表 12-3。假设患者是卧位、非应激状态、安静休息、禁食、在温度适中的环境里，心输出量与体重的关系已在表里列出。该环境下的氧消耗量为 3.5ml/(kg·min)。年纪超过 50 岁的患者，假定 50 岁以后每超过 10 岁代谢水平下降 10%，心输出量和氧消耗需要随之调整。因此，对于 70 岁 183cm 高的患者，正常心输出量为 7L/min 乘以 0.8，等于 5.6L/min，氧消耗量是 245ml/min 乘以 0.8，等于 195ml/min。

表 12-3　年轻、安静、平躺、禁食、近似理想体重但身高不同患者在温度适中环境下的心输出量和氧消耗量

身高 （cm）	理想体重 [1] （kg）	心输出量 [2] （L/min）	氧消耗 [3] （ml/min）
152	49	5	170
167	59	6	205
183	70	7	245
198	83	8	290

[1] 理想体重是在假定体重指数为 21 基础上换算

[2] 计算为 100ml/(kg·min)

[3] 计算为 3.5ml/(kg·min)

氧合血红蛋白解离

血中的含氧量、可利用的进入组织的氧量可表述为浓度、饱和度或分压。这三个参数都有其价值,理解他们之间的关系,可以帮助理解危重外科患者的心和肺的病理生理变化。

血氧浓度或氧含量表示为血中 O_2/dl 的毫升数或 vol%,这个数据是三个血中氧合测量值中最重要的一个。氧含量可直接测量,但测量方法耗时,含的计算要通过血中氧合作用的另外两个测量值:氧饱和度(SO_2)和 PO_2,氧含量通过下面的公式与这两个数据联系在一起:

$$CO_2=1.34\times[Hb]\times SO_2+0.0031\times PO_2 \qquad (1)$$

其中[Hb]单位为 g/dl,PO_2 为 mmHg。举例来说,样本中[Hb]为 12g/dl,SO_2 为 90%,PO_2 为 60mmHg,则 CO_2 为 14.7 vol%。

公式的第一部分代表被血红蛋白分子携带的 O_2,第二部分表示溶解在血中的氧气,当[Hb]大于 7g/dl,PO_2 小于 100mmHg 时,第二部分与第一部分相比就显得微不足道,省去第二部分,公式简化为以下:

$$CO_2=1.34\times[Hb]\times SO_2 \qquad (2)$$

仍以刚才的例子来说,按简化公式,此刻 CO_2 为 14.5 vol%。

公式仍可简化,将 1.34 换做 4/3:

$$CO_2=(4/3)\times[Hb]\times SO_2 \qquad (3)$$

此时上边的例子中 CO_2 为 14.4vol%。

计算血氧含量需要 SO_2 的值,现今许多肺动脉导管的末端具有可直接测量肺动脉血氧饱和度的装置。测 SO_2 的另一种方法是从导管末端抽取血液送往实验室,在实验室里用一种名为协同血氧测量仪的仪器测量。许多实验室只为特殊需求而做这种测量,但有些是由 PO_2 计算出 SO_2,这种计算在抽取混合静脉血液样品时常是不正确的,但在抽取动脉血液样品时常是正确的。这种计算是从以氧合血红蛋白解离曲线为基础的公式中得出的(图 12-1),氧合血红蛋白解离曲线是根据经验得出的关于 SO_2 与 PO_2 的关系。已知 PO_2 的情况下,饱和度取决于血液温度、[H^+]、PCO_2 和红细胞 2,3-二磷酸甘油(2,3-DPG)浓度。首先知道温度,然后测定[H^+]、PCO_2,假如 2,3-DPG 浓度正常,则可以从 PO_2 中计算出 SO_2。

然而得出 SO_2 与 PO_2 之间的换算关系也是有用的,具有正常体温、[H^+]、PCO_2 和 2,3-DPG 水平的 SO_2 值在表 12-4 中给出,并在解离曲线中标出。人血红蛋白中 P_{50}(即血红蛋白分子半饱和时)的 PO_2 是 27mmHg(表中近似为 25mmHg)。在人的混合静脉血液中[Hb]为 15g/dl,正常的氧耗量和心输出量的情况下,PO_2 与 SO_2 分别是 40mmHg 和 75%。ICU 中的大多数患者 PO_2 应

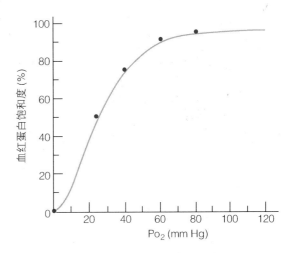

▲图 12-1　人血液为 37℃时,氧合血红蛋白解离曲线,PCO_2 为 40mmHg,pH 为 7.40。正常的 2,3-DPG 红细胞浓度。近似与表 12-4 意义相同

大于 60mmHg,相对应的 SO_2 为 90%;PO_2 为 80mmHg,相对应的 SO_2 为 95%。表 12-4 中的价值在于建立了氧合血红蛋白解离曲线,使氧合作用的一种计量方式向另一种方式转换更为方便。举例来说,一个患者具有正常的体温、[H^+]、PCO_2 和 2,3-DPG,[Hb]为 10g/dl,体循环动脉血中 PO_2 为 60mmHg,相对应的 O_2 为 12vol%(公式 1)。如果此患者冠状动脉和心脏正常,那么其供氧充分;然而,如果患者有潜在的心脏病,供氧则可能不足。

表 12-4　在血液温度 37℃,pH7.4,PCO_2 为 40mmHg,正常 2,3-DPG 红细胞浓度下,氧分压与氧饱和度之间的近似联系

PO_2	SO_2
0mmHg	0%
25mmHg	50%
40mmHg	75%
60mmHg	90%
80mmHg	95%

$PaCO_2$ 升高的原因

肺功能衰竭的患者其动脉二氧化碳分压是升高的。动脉中 PCO_2 与肺泡换气产生的 CO_2 是成比例的——可定义为单位时间功能性肺泡的气体交换体积。因为在灌流正常的患者肺泡中换气产生的 CO_2 通常较恒定,而 PCO_2 和肺泡通气成反比例变化。有正常的 CO_2 产生量却出现升高的 PCO_2 意味着肺泡通气不充分。在评估通气时,应考虑产生 PCO_2 需要做多少

功。对于自主呼吸来说，这项评估包括呼吸的频率和深度；对于机械通气来说，包括机械呼吸频率和呼吸的潮气量。

PCO_2 也反映了通气死腔——非换气气道，由于每分钟或总的通气量是死腔通气和肺泡通气之和，PCO_2 正常及每分钟换气正常则提示死腔换气正常。每分钟换气超过正常值而 PCO_2 正常，暗示死腔换气增大。正常死腔换气是总换气面积的 1/3，但在许多严重的外科患者中，其死腔换气达到 2/3 的总换气面积。增大的死腔换气可由循环血容量减少而使得肺泡血液流量减少，ARDS、肺栓子、肺血管收缩、机械换气致使肺血管系统收缩所引起。循环血容量减少可通过增大血管容积来改善，栓子可用抗凝或去除其来源治疗，机械通气所产生的死腔可应用调整呼吸器来减少，常通过减少潮气量或终末呼吸压力来减至最少，同时保留充分的机械压力以产生正常的 PCO_2 及肺泡换气。

PaO_2 降低的原因

几乎所有的肺功能衰竭的外科患者都有全身的动脉血氧不足。常有 5 种原因引起动脉低氧血症：吸入氧浓度过低，气体在肺泡与毛细血管之间的弥散障碍，肺泡换气差，血液分流至完全无换气的肺泡或短路血管，灌注具有低换气/灌注比的肺泡。另外以上提及的过程可减少混合静脉血氧含量，并进一步减少动脉血 PO_2。混合静脉血的低氧含量可由动脉血的低氧含量、低心输出量或者高氧耗所引起。

外科患者的低氧血症多为分流、低换气/灌注比、混合静脉血的低 CO_2 或者这些因素共同引起。只要呼吸器能够及时正确应用，氧吸入不足就不会发生（必须检查呼吸器是否正确使用，这是诊断和纠正低 PO_2 原因的第一步）。在外科患者中弥散障碍很少见。假如 CO_2 产生不受抑制，具有正常动脉 PCO_2，可排除肺泡通气低于正常。分流和低的换气/灌注比区域连同低的混合静脉血 CO_2，是外科患者中几乎所有的低氧血症的原因。分流和低的换气/灌注比区域连同低的混合静脉血氧含量，是几乎所有的外科患者中低氧血症的原因。分流和低的换气/灌注比经常不需要区分得很清楚，但当吸入氧浓度增加至 100% 时可以区别：由低换气/灌注比所引起的低氧血症，可用 $100\%O_2$ 所纠正；而分流所引起的低氧血症则不能用 $100\%O_2$ 来纠正。混合静脉血氧含量可用肺动脉导管测出。

酸碱平衡

酸碱平衡紊乱可能是由肺换气不足或者休克代谢异常引起。前者已经在前面讨论过了，下面内容主要是讨论后者。

氢离子、二氧化碳气体和碳酸氢盐在血浆中相互

平衡，只要知道其中两项，另一项就可以算出。实际工作中，PCO_2 和 $[H^+]$ 可以直接测出，$[HCO_3^-]$ 可由 Henderson-Hasselbalch 公式算出，这个公式可写成下面的形式：

$$[HCO_3^-] = \frac{24 \times PCO_2}{[H^+]} \tag{4}$$

这里 $[HCO_3^-]$ 的单位是 mmol/L，PCO_2 为 mmHg，$[H^+]$ 为 nmol/L。这个公式需要转换 pH，通常用 $[H^+]$ 表示 pH，单位为 nmol/L，这样表达更符合逻辑性。不过转换并不困难（表 12-5）。如果注意到下表数据中的 $[H^+]$ 值为上一个的 80%，那么记忆起来就更方便。当然，80 和 63 除外，他们之间相差 1。如此，通过公式 4，如果 PCO_2 为 60mmHg，pH 为 7.3，则 $[HCO_3^-]$ 为 29mmol/L。

表 12-5   pH 和氢离子浓度的对应关系

pH	氢离子浓度（mol/L）
7.0	100
7.1	100×0.8=80
7.2	80×0.8=63
7.3	63×0.8=50
7.4	50×0.8=40
7.5	40×0.8=32
7.6	32×0.8=25

注：表中未列出的关系可用插入法来推出，例如：pH 为 7.35 对应的氢离子浓度近似为 45

用这个公式计算出的 $[HCO_3^-]$ 实际上是溶解于血浆中的碳酸氢盐，它只能从未暴露于空气的血液样品中获得。血中"CO_2 结合力"的测量通常与血中电解质浓度的测量一起，这个过程不是纯粹的厌氧过程，包括溶解于血浆中的 $[HCO_3^-]$、CO_2 气体和碳酸。CO_2 结合力通常较计算 $[HCO_3^-]$（以及实际值）大 2mmol/L。

通过由患者已知的 PCO_2 和 $[HCO_3^-]$ 计算出的 $[HCO_3^-]$ 与期望患者达到的 $[HCO_3^-]$ 作比较，可以确定其碱剩余的减少或增加。这个期望值可通过对弥漫性肺疾病患者的血液分析来确定。举例来说，肾在慢性呼吸性酸中毒中通常可发挥代偿作用，当 PCO_2 缓慢升高 10mmHg 时，$[HCO_3^-]$ 升高 3mmol/L。慢性阻塞性肺病患者 PCO_2 缓慢升高至 60mmHg 时，估计 $[HCO_3^-]$ 为 30mmHg，较正常的 24mmol/L 升高 6mmol/L。如果这个患者 pH 值为 7.30，实际上的 $[HCO_3^-]$ 为 29mmol/L（通过公式 4，见前面的例子）。这样实际值较估计值少 1mmol/L，此患者的碱剩余减少 1mmol/L。

碱剩余减少或增加的概念基于其以前的测定值，

使得该方法很难在患者上应用。例如，一肺功能正常的外科患者，手术后失去了正常的气道，开始出现通气障碍，但[HCO_3^-]可达正常值 24mmol/L，因为肾没有足够的时间去代偿这种高碳酸血症。如果 PCO_2 为 60mmHg，pH 为 7.30，就应当予以重视，因为[HCO_3^-]为 29mmol/L（这些数据与前面的例子相同）。29mmol/L 可提醒医生[HCO_3^-]过高，可能是因为输注了过多的 $NaHCO_3$，然而，碱剩余减少 1mmol/L 提示患者的[HCO_3^-]是合适的，碱剩余减少的提示可能有误。

碱剩余减少或增加的概念只适用于书上，但实际中[HCO_3^-]这个概念更实用。医生如果可以根据患者的病情来解释[HCO_3^-]，那么将会减少病情估计的错误。如果 ICU 中的慢性病患者患严重的 ARDS，PCO_2 为 60mmHg，pH 为 7.30，不要试图将相应为 29mmol/L 的[HCO_3^-]改变——这代表肾对于这种慢性高碳酸血症的代偿作用（尽管减少的肺泡换气应予注意）。另一方面，如果患者 PCO_2 为 60mmHg，pH 为 7.45，患者具有相当高的[HCO_3^-]，可达 40mmol/L（通过公式 4 计算），可能因为袢利尿剂的长期应用或患者肠外营养中过量醋酸盐的应用和胃液氢离子过多丢失，而未及时补充。这些情况下[HCO_3^-]应降低到 30mmol/L 左右。特别高的[HCO_3^-]及其相应的碱血症可能会减弱患者的换气能力。

因此，在治疗酸碱紊乱时，血气实验室和临床医生都需要计算碳酸氢盐浓度。代谢性酸中毒的患者需要纠正潜在的异常状态，如果其 pH 值持续低于 7.20，可以在复苏开始后使用碳酸氢钠。碳酸氢盐会在局部制造二氧化碳和水，同时该部位的组织间液开始制造氢离子。如果此时没有进行复苏，局部产生的二氧化碳会进入细胞，加重细胞内酸中毒。然而在开始复苏后给予碳酸氢盐是没有问题的，因为此时已有液体灌注，将二氧化碳带走进入肺血管，从而使其被排除体外。

外科患者代谢性碱中毒很容易识别和治疗。碱中毒可以用补液治疗。低钾低氯代谢性碱中毒主要是由于胃液大量丢失（持续的鼻胃引流和长期呕吐）引起的，可使用氯化钾配合生理盐水治疗。低钾低氯碱中毒也可由使用袢利尿剂引起。对于需要长期利尿的患者，可以使用乙酰唑胺。尽管 0.1mol/L 的盐酸可以纠正碱中毒，但极少使用，且其仅能中心静脉缓慢滴注，必须超过 48 小时。输入的酸总量需要依据推测的细胞外氯缺乏量计算，并假设组织间氯浓度与血浆浓度一致即氯的 Donnan 因子为 1。

危险性评估

估计外科重症患者生存的可能性最好结合临床和实验室检查，计算疾病危险度评分通常没有必要。尽管如此，为提高评估的准确性，人们制定了几种评分方法，所有这些方法可用于确定患者的生存概率。许多方法对于研究有用，因为他们对不同条件的患者可进行比较，但还没有一个方法精确到可对某患者的生存几率准确估计，然而这些方法对于评价治疗效果仍有临床意义。

APACHE II 评分集中临床数据和 14 种测量数据于一个公式来计算生存几率。用 APACHE II 人工计算约需要 30 分钟，而计算机则快得多。这个评分可预测重症患者的生存几率；但它对于普通外科患者没有什么意义。

评估创伤患者生存几率的方法已经较为完善。这一类评分大多数可估计几乎所有的创伤患者，而不只限于某种特殊创伤患者。创伤评分、修订创伤评分以及 ASCOT 评分均被证明相当可靠。Glasgow 昏迷评分对于颅脑创伤患者的预后估计相当精确。对于严重创伤患者，将 Glasgow 昏迷评分与简单测量液体需求量联系起来进行评估，已被证明具有相当的准确性。

Barie PS, Hydo LJ, Fischer E: Comparison of APACHE II and III scoring systems for mortality prediction in critical surgical illness. Arch Surg 1995;130:77.

Bessey PQ: Critical care: metabolic response to critical illness. *ACS Surgery: Principles & Practice*, WebMed Inc., 2006. Available exclusively online at www.acssurgery.com.

Griffiths RD, Jones C, Palmer TE: Six-month outcome of critically ill patients given glutamine-supplemented parenteral nutrition. Nutrition 1997;13:295.

Horan TC et al: Nosocomial infections in surgical patients in the United States, January 1986–June 1992. National Nosocomial Infections Surveillance (NNIS) System. Infect Control Hosp Epidemiol 1993;14:73.

Houdijk AP et al: Randomised trial of glutamine-enriched enteral nutrition on infectious morbidity in patients with multiple trauma. Lancet 1998;352:772.

O'Quin R, Marini JJ: Pulmonary artery occlusion pressure: clinical physiology, measurement, and interpretation. Am Rev Respir Dis 1983;128:319.

Vassar MJ et al: Comparison of APACHE II, TRISS, and a proposed 24-hour ICU point system for prediction of outcome in ICU trauma patients. J Trauma 1992;32:490.

Vassar MJ et al: Prediction of outcome in intensive care unit trauma patients: a multicenter study of Acute Physiology and Chronic Health Evaluation (APACHE), Trauma and Injury Severity Score (TRISS), and a 24-hour intensive care unit (ICU) point system. J Trauma 1999;47:324.

Wilmore DW: Metabolic response to severe surgical illness: overview. World J Surg 2000;24:705.

（普彦淞 李满祥 译，赵军 校）

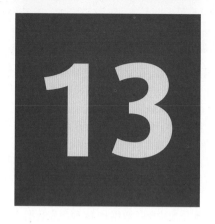

第 13 章 创伤患者的管理

创伤的流行病学介绍

创伤是危害公共健康的一类主要疾病。在美国，创伤是 1~45 岁人群的主要死因，在全部人群中，创伤死因列第 5 位，而在 30 岁以下人群中，创伤造成的死亡比其他原因造成死亡的总和还要多。每年约有 16 万条生命死于创伤和自杀。由于创伤影响的主要是年轻人群，其对社会劳动力丧失的影响远大于其他死因。酗酒是造成创伤死亡的主要原因，仅 2006 年 41% 的交通事故死亡与饮酒有关。每年用于创伤治疗的费用超过 5000 亿之多，遗憾的是，近 40% 的创伤死亡完全可以通过创伤防护措施（55% 的乘客因未系安全带）、戒酒和建立用于重伤患者应急评价和紧急处理的区域创伤救治系统而加以避免。

创伤引起的死亡呈三个时相分布（图 13-1），针对每个时相的死亡高峰采取特定的救治措施可有效降低创伤病死率。第一个死亡高峰期为即刻死亡，此类患者在受到创伤后送达医院救治前便已死亡，多由脑和脊髓重型损伤及创伤迅速大量失血所致。这类患者即使能得到及时的救治，存活率也很低，因为其中约 60%

在受伤同时已死亡，预防仍是减少此类创伤死亡的主要措施。

第二个死亡高峰期为早期死亡，指在创伤后数小时内死亡，内出血和中枢神经损伤各占此类死因的一半，此类患者基本上都有得到救治的可能；然而，多数情况下，救治需要迅速及时地在有特定医疗设备的创伤救治中心内进行。在这些创伤救治中心里，可以方便地进行心肺复苏、创伤诊断和全天 24 小时随时可行的手术。建立这样一个快速转运、规范化处理、组织良好的创伤救治系统可将此类患者的死亡率从 30% 降至 10% 以下。

第三个死亡高峰期为晚期死亡，是指患者在创伤发生后数天至数周出现的死亡，有约 10%~20% 的创伤患者在此期死亡。过去，此期创伤患者的死亡主要与创伤后继发感染和多器官功能衰竭有关。然而创伤救治系统的建立改变了晚期死亡的相关流行病学，目前严重颅脑损伤后第一周出现的顽固性颅内高压成为此期死亡的主要原因。重症救治水平的提高对于降低此期创伤患者的死亡率仍非常重要。

创伤救治系统

"9·11"恐怖袭击事件后，人们更加强调建立一个既能处理一般事件还能处理重大伤亡事故的全国性和各州的创伤救治系统。建立这一系统的目的在于提供及时而有组织的救护，将创伤引起的并发症及病死率降至最低。入院前救护是创伤救治系统的一个重要组成部分，包括对创伤的诊断、分诊、初步治疗及对重伤患者的转运。重伤患者的分级标准是一个有多个解剖和生理参数为基础的标准评分系统组成，不但可以应对严重而复杂的单纯损伤，而且可以对需要转入上级医院的患者的复杂复合伤做出准确的判断。

创伤救治中心是创伤救治系统的重要组成部分，负责处理一些突发、严重伤亡事故的救治，它与各急诊

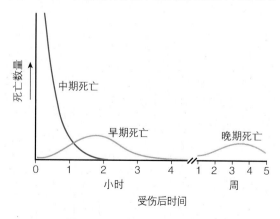

▲ 图 13-1　受伤后死亡高峰的周期

室之间都建立有联系,负责对伤员的分诊。然而对创伤的救治仍存在很多不足之处,如有些边远区县尚未建立创伤救治系统,另外在创伤的救治水平上各地还有差异。

美国外科学会(ACS)对创伤救治机构划分为 4 个等级,Ⅰ级创伤救治中心为最高级别,为创伤患者提供最完善的救治技术和服务。24 小时配备有包括急诊科、创伤外科、神经内、外科、骨科及整形外科、麻醉科和放射科等专科医师职守。除了救治伤员,Ⅰ级救治中心还进行包括创伤病史的采集、录入、科研、教学、预防等旨在提高创伤救治水平的相关项目。Ⅱ级创伤救治中心是可提供全天 24 小时救治及电话呼叫服务的医疗机构。可提供等同于Ⅰ级救治中心水平的救治服务,但无科研和教学任务。Ⅱ级救治中心手术室必须全天24 小时开放,便于进行随时开始的手术。Ⅲ级创伤救治中心主要负责对创伤患者的术前评估,心肺复苏及稳定病情等治疗,尽管不能提供手术等系统治疗,但Ⅲ级创伤救治中心对于在人口稀少地区危重患者的复苏等紧急处理方面却有重要意义。Ⅳ级创伤救治中心则仅在偏远地区伤员转诊上级医疗机构的过程中提供生命支持服务。

入院前事故现场紧急救治措施

事故伤员的伤势初看不一定很重,有时仅表现为轻微外伤,然而当发现致伤力足够大时,伤员必须按严重创伤处理。现场急救很重要的一点是保护伤员,防治损伤的加重,同样救护人员也要当心自身受到损伤。事故现场急救应尽可能由受过专业训练的医务人员进行救治。

无论事发现场是在战场、路边或是在医院、急诊室,创伤基本的处理原则都是一样的:

1. 检查有无自主呼吸,如无立即建立气道行气囊面罩通气;

2. 检查有无脉搏和心跳,如无立即进行胸外按压;

3. 检查有无大量外出血,如有应抬高出血部位,局部压迫止血,四肢出血可在专业医护人员监护下可以考虑使用止血带;

4. 检查有无脊柱损伤,如有则搬动伤员时需保护颈部和脊柱;

5. 夹板等固定明显的骨折部位。

一旦上述措施完成后,伤员便可安全转运。

创伤患者的评估

在大多数情况下,伤员的简要病史可通过与现场救护人员通信联络或其抵达医院后获得。例如车祸致伤,应了解事发时车辆的速度,伤员所处的位置,是否

有系安全带等保护措施,失血情况和其他乘客的伤势,这些对下一步诊治很有重要的作用。受伤的时间、转运过程中的救治措施都需记录,了解受伤机制有助于发现隐匿性损伤,伤员的一些先前疾病信息可从钱夹的卡片中获得;如伤员意识清楚,病情稳定,医生可通过询问病史获得较完备的病史资料,用于指导进一步的诊疗,从而避免一些不必要的检查。

创伤患者能得到迅速、准确和系统的治疗前评估是确保其生存的保证。ACS 组织开发的高级创伤生命支持系统(the Advanced Trauma Life Support, ATLS)代表了当今最优的重型损伤患者救治系统。治疗前评估依次包括以下内容:初步诊查,复苏,深入诊查和特定治疗。初步诊查主要是发现和治疗直接危及生命的情况,接下来是对这些患者实施复苏治疗并对治疗的效果进行评价。深入诊查则进行全面的体格检查以发现患者存在的全部损伤,并对危及生命或肢体的损伤制定优先治疗方案。在初步诊查和深入诊查过程中需进行一些实验室和影像学检查,帮助确定诊断和下一步特定治疗。

(一) 初步诊查

ACS 创伤委员会出版的 ATLS 手册及相关课程为创伤初步诊查提供了指南。初步诊查是按 A(气道,airway)B(呼吸,breathing)C(循环,circulation)D(伤残,disability)E(暴露 / 环境,exposure/environment)的顺序来进行快速检查,以发现危急生命的损伤。

气道

初期诊查首要是要建立通畅的气道。随后应立即行高流量鼻氧管吸氧(10~12L/min)、面罩吸氧或脉冲式加氧气囊 - 面罩通气。在创伤患者建立气道过程中,操作应考虑有颈椎损伤的可能性。任何多发性创伤,尤其是当患者有不同程度意识改变或遭受锁骨以上钝性损伤时,都应考虑颈椎损伤的可能。对气道阻塞的迅速诊查应包括,检查气道异物和面部、下颌或气管 /喉部骨折等可造成气道急性闭塞的原因。既能建立通畅的气道又能保护好颈椎的手法为向上提颏骨或向前下推送下颌骨(图 13-2)。

言语可以轻松交谈的患者一般不会有气道损害。反复检查气道通畅情况是明智的,伴严重颅脑损伤、意识改变或格拉斯哥昏迷评分(Glasgow Coma Scale, GCS)≤8 分的患者,通常需要建立人工气道。为了防止扰动颈椎,助手可协助从轴位固定头部再行经口或经鼻气管插管(图 13-3)。如通气失败和经口或经鼻气管插管仍不能解决通气障碍,则需尽快行环甲膜切开术以通畅气道(图 13-4)。

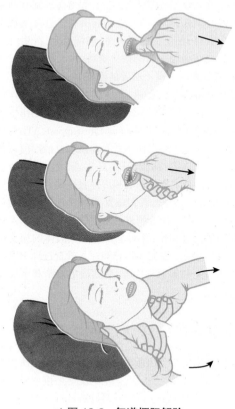

▲图 13-2　气道梗阻解除

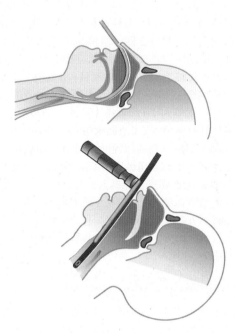

▲图 13-3

上图:鼻气管插管法;下图:口腔气管插管法

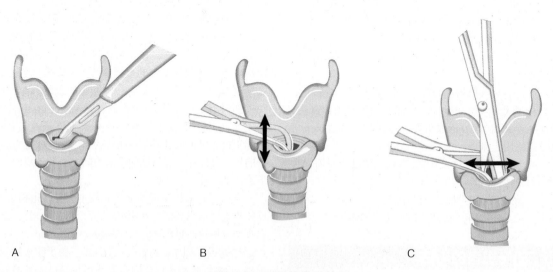

A　　　　　　　　　　B　　　　　　　　　　C

▲图 13-4　环甲软骨切开术

呼吸

气道建立之后，要确保有足够的通气和氧合。检查患者以了解胸部的扩张程度、呼吸音、是否有呼吸急促、肋骨骨折的摩擦音、皮下气肿及刺穿或开放性伤口。张力性气胸、开放性气胸、连枷胸和大量血胸往往直接危及生命，必须诊断清楚，立即处理。胸部损伤是导致创伤患者死亡的第二大原因，以下是一些危及生命的肺部创伤和相应治疗措施的例子。

1. 张力性气胸 当胸膜腔内气体无法排出并产生压力时就会导致张力性气胸的发生。张力性气胸的主要危害在于产生纵隔移位，静脉回流受阻和可能出现的气道阻塞。张力性气胸即使在患者到达医院之后也较难做出诊断。临床表现为颈静脉怒张但血压偏低、病侧呼吸音减弱或消失，叩诊呈过清音及气管向健侧移位，后期还可能出现发绀。这些症状在患者出现血容量降低和佩戴颈围时不易被发现。急诊处理包括在锁骨中线第 2 肋间插入粗钢针或塑料静脉套管针（血管导管）减压，变张力性气胸为一般气胸。钢针或塑料套管应在插入胸腔引流管治疗后将其拔除（图 13-5）。

2. 开放性气胸 是由于胸壁开放性伤口使胸腔内气体和外界空气自由交换造成。气体自由出入胸腔，肺脏无法正常扩张导致通气障碍。呼吸运动时，随着胸腔的扩张和缩小，空气不是通过气管，而是从开口的胸壁进出，造成肺换气不足，很快会危及生命。紧急处理措施是将无菌封闭性敷料（紧急情况下无菌敷料缺乏也可用其他敷料）从三面堵塞胸部伤口使其具备活瓣作用，胸腔内气体只能排出无法再从外界进入胸腔。正式治疗需要放置胸腔引流管，恢复肺脏膨胀，手术缝合胸壁伤口。气管插管后正压通气对开放性气胸也有积极治疗作用。

3. 连枷胸 多发性肋骨骨折引起的片段自由游动，会导致胸壁不稳定，患者试图呼吸时会出现反常运动张力性气胸（图 13-6）。相关联的肺挫伤很常见，并有可能是导致呼吸衰竭的主要原因。损伤确认需仔细的检查和触诊。出现有大片连枷胸的患者，常需立即作气管内插管和机械呼吸，同时要固定连枷部位，使换气尽可能有效。连枷较轻的患者，若氧气足够并有效镇痛的话，可以多承受一段时间。患者的呼吸会有相对的加强，不过，有些年龄较大的患者虽在初期表现出较好的换气补偿，却有可能在几小时之后突然衰减。因此，大部分连枷胸的患者需要在 ICU 中观察。

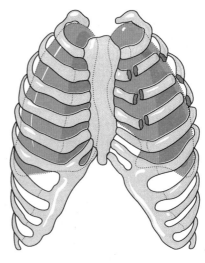

▲图 13-6　**连枷胸**

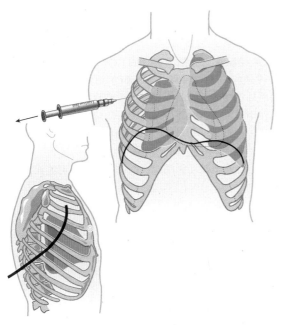

▲图 13-5　**解除气胸**

张力性气胸需要立刻用打孔针通过第 2 肋间插入解压。引流管通常插在腋中线处乳头的水平，直接向后上方朝胸腔的顶点。引流管连接到一个"三瓶"的抽吸装置，第二个冒气泡提示空气从胸腔排出的速度。停止冒泡表明胸腔漏气已经闭合

循环

▶ 出血

浅表伤口出血容易发现，一般可通过局部按压或抬高受伤部位来控制。准确用力按压腋窝、肘窝、手腕、腹股沟、腘窝或脚踝处的大动脉可以暂时性控制这些部位远端动脉的出血。当这些方法均无效时，可考虑使用止血带来阻止肢体远端严重创伤造成的大血管的出血，但若止血带不能正确使用，可能会造成血管和神经不可逆性损伤，因此，只有在万不得已情况下才考虑使用止血带，而且止血带必须明显醒目，使用至少 20

分钟需松开 1~2 分钟。止血带的使用只是暂时性的，在运送到手术室后就可以安全去除止血带，对创伤进行手术等处理才是止血的根本。最好在患者前额皮肤上或胶布上用记号笔标记字母 "TK" 和止血带开始使用的时间。

▶ **静脉输液通路和液体复苏**

所有严重创伤患者都应立即行较粗的静脉插管，建立外周静脉输液通路，以利于输注晶体液。如有不同程度的休克表现，通常需在肘窝处静脉穿刺，建立两条 14~16 号外周静脉输液通路。如外周静脉或中心静脉穿刺插管困难，则需行内踝部大隐静脉切开，放置静脉内导管或静脉内延长管。如还没有验血型和交叉配血，在建立静脉通路时可采血进行。

一旦建立第一条静脉通路，应立即开始快速输入晶体液。成人应给予 2L 乳酸林格液或生理盐水，小儿起初则按 20ml/kg 输注晶体液。对输液后有短暂效果的患者应再输注 2L 晶体液观察，而对输注晶体液后血压等无改观或稍有反应又很快降低的患者则应立即改输血液制品。在输注 2 个单位袋装红细胞（packed red blood cells，PRBC）后，为防止大量输血引起的凝血障碍，应给予输注新鲜血浆或解冻新鲜冰冻血浆（fresh frozen plasma，FFP）。大量输血是指一次输注至少 10 个单位袋装红细胞（PRBC）。FFP 和 PRBC 的确切比例尚在研究中，但一般认为 1:1 或 2:3 的比例是可行的。有资料表明，早期应用血浆可将严重创伤需大量输血的患者病死率降低 50% 以上，同样，以输注新鲜全血或分离血小板的形式补充血小板也可将此类患者的病死率降低 20%。对创伤出血患者输血，左右的血小板/PRBC 比例尚不确定，但认为按照每输注 5 个单位 PRBC 补充 1 个单位血小板的比例较为合理。急诊科应备有 O 型 Rh 阴性 PRBC，为紧急情况下心脏停搏和大出血的患者使用。现在某些大型医疗中心还有新鲜或冰冻 AB 型血浆备用。患者在到达医院后 15~20 分钟内应配备好特定血型的血以供使用。

输注血液制品有一定的风险性，尽管严格筛查，总有可能发生与输血相关的病毒传染性疾病。输血引起的病毒性疾病发生几率为：甲肝：100 万分之一；乙肝：25 万分之一；丙肝：15 万分之一；HIV：200 万分之一。输注血液制品还与输血相关性免疫调节疾病和急性肺损伤有关，两者均会增加患者的并发症和病死率。所输血液的存放时间也可能产生一些问题，输注长期库存的 PRBC 可导致全身促炎因子的产生，增加伤口感染发生率。

重组激活凝血因子Ⅶ是一种 FDA 批准用于治疗血友病和Ⅶ因子缺乏的新药。该药虽未被临床试验认可，但确实可以减少严重创伤时 PRBC 的输注。目前该药用于创伤治疗的费用较高，且有发生血栓栓塞的风险。该药对酸中毒 pH 小于 7.1 或血小板计数低于 50 000/L 的患者无效。对于创伤患者，建议激活凝血因子Ⅶ仅用于有活动性出血需大量输血或颅内出血和凝血障碍时。建议使用量为 100μg/kg，大约为 1200μg，静脉内 2~5 分钟一次给药。

▶ **监测**

当静脉通路建立后，应连接心电图各导联进行持续心电监测，戴无创血压袖带定时监测血压。脉搏血氧饱和度分析对确保创伤患者足够的血红蛋白氧饱和度很有价值。体温是一项重要的生命体征，在急诊室应同脉搏、血压同时进行测定、记录。

神经障碍

简单的神经学检查即可对患者神经系统损害程度做出评价。除了中枢神经系统损伤外，很多因素也会影响创伤患者的意识状态，其中最为常见的一些原因有：醉酒，中枢神经兴奋剂或抑制剂，糖尿病酮症酸中毒，脑血管意外和低血容量休克。另外一些较少见的原因有：癫痫，惊厥，代谢和系统性疾病引起的电解质失衡，过敏反应，重金属中毒，电击，肿瘤，重度全身感染，高钙血症，晕厥，中暑，重度心衰和癔症。常规检查时，如果血酒精和血糖浓度，以及尿毒素检查和头颅 CT 扫描都无法查清意识障碍的原因，则应考虑导致昏迷和意识状态低迷的较少见原因，并根据情况进一步行实验室和其他相关检查。

鉴别诊断要依靠仔细追问病史和详尽的体格检查，神经学检查需强调患者的 GCS 评分（格拉斯哥昏迷评分）（表 13-1）和急诊头颅 CT 扫描。GCS 评分在检测神经功能急性改变和评价重度颅脑损伤的预后方面作用很大。GCS 评分系统中运动功能评分对疾病的预后较为准确，并与患者的病死率呈线性相关。单侧体征是颅内肿块或颈动脉、椎动脉损伤的证据。远端肢体感觉和运动功能障碍有助于脊髓损伤可能部位的确定。

表 13-1　格拉斯哥昏迷评分表

参数	评分
运动	
遵嘱运动	6
疼痛定位	5
逃避疼痛	4
疼痛刺激屈曲	3
疼痛刺激伸直	2
无运动反应	1

续表

参数	评分
语言	
正常交谈	5
言语错乱	4
只能说出(不适当)单词	3
只能发音	2
无发音	1
睁眼	
自发睁眼	4
语言命令睁眼	3
疼痛刺激睁眼	2
无睁眼	1

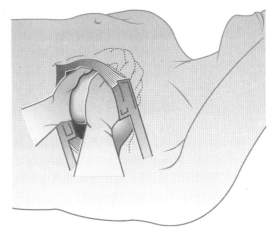

▲图 13-7 紧急开胸心脏按摩

暴露 / 环境

严重创伤患者的衣服应立即解开(通常可以剪开),要小心操作,避免不必要的损伤。在脱去头盔等保护性衣物时需另人帮助保护患者,防止进一步的损伤。要仔细检查全部体表,以发现一些不易识别的损伤,如背侧穿通伤或开放性骨折。重度创伤患者全身体表检查完后,应覆以毛毯等保温防止出现体温过低。

急诊室开胸术

某些创伤极其危重,一经确诊需立即手术治疗。这种情况下,需在手术的同时继续复苏治疗。急诊室中创伤引起的心跳呼吸骤停,胸外心脏按压很少能成功维持重要器官的有效血液灌注。急诊在左前外侧第 4 或第 5 肋间开胸,并在膈神经前切开心包膜(图 13-7),根据需要可作开放心脏按压,暂时横行钳夹阻断降主动脉,修复心脏损伤,并行内除颤。肺损伤造成的严重出血或气体栓塞可能需要暂时阻断肺门。

紧急开胸术对于穿透性胸部创伤出现心跳骤停的患者,特别是刀刺伤后心包填塞的患者最为有效。对于钝性创伤引起心跳停止及在现场已无生命体征的患者来说,这一措施并无效果(生存率 < 1%)。如果患者在急诊室仍有生命体征,但行将出现心跳骤停,应立即送入手术室手术,因为手术室可提供最好的条件以利于手术的安全进行。

复苏阶段

休克

休克可定义为终末器官组织灌注不良。大多数严重创伤都伴有一定程度的休克,起初表现为面色苍白、皮肤湿冷、虚弱、头晕、心动过速、低血压、口渴、呼吸困难,最后意识丧失。患者出现上述任何一种体征都可立即行全面系统的检查、评估。所有被认为处于休克状态的患者都应定时监测。休克的程度和分级可指导复苏治疗,帮助医护人员确定病情的严重性(表 13-2)。

表 13-2 低血容量性休克分类表

	1 级	2 级	3 级	4 级
血液流失量(ml)	小于 750	750~1500	1500~2000	大于 2000
血液丢失百分比(%)	小于 15%	15%~30%	30%~40%	大于 40%
脉搏(次 / 分)	小于 100	大于 100	大于 120	大于 140
血压	正常	轻度下降	下降	显著下降
脉压	正常	减小	减小	难以测到
每小时尿量	≥0.5ml/kg	≥0.5ml/kg	<0.5cc/kg	几乎没有
精神状态	轻度焦虑	中度焦虑	焦虑或神智不清	神智不清或昏迷

A. 低血容量性休克

低血容量休克是由全血或血浆的丢失而造成。起初由于血管代偿性收缩可维持正常的血压,随后出现低血压时组织缺氧加重。如重要脏器出现不可逆性损害,休克就变得难以纠正。长期大量的出血,严重挤压伤和骨折,大面积烧伤是低血容量休克常见的原因,以上任一情况出现都是立即进行静脉输液的指征。

评价低血容量休克最可靠的指标是皮肤的灌注情况。轻度或 1 级休克(失血 <15%),代偿机制可维持组织充足的灌注量,并不会出现皮肤或生理性改变。中度或 2 级休克(失血 15%~30%),由于血管收缩和肾上腺素释放,肢端皮肤会变得苍白、冰冷和潮湿。此时收缩压尚可维持在接近正常的水平,但是尿量通常会减少。重度或 3 级休克(失血 30%~40%),休克的表现(尤其是出汗)更加明显,尿量也显著减少。另外,由于低血压可引起脑缺血,并造成脑功能改变,主要表现为烦躁、定向障碍、记忆丧失。一个常见的错误是将这些不正常举止误认为是醉酒、药物中毒或脑部的创伤所致。4 级休克(失血量 >40%),严重的低血压可并伴有意识障碍和无尿。在此情况下,快速补充晶体液和输血复苏治疗是防止患者即将死亡的有力措施。

出现任何程度的低血容量性休克,都应快速静脉滴注平衡盐溶液(如乳酸林格液)直到休克症状缓解,尿量恢复正常。如休克由于失血造成,应给予输血,在交叉配血尚未到来时,可先静脉输注 2 个单位为配型的 O 型血应急。随后的晶体液和(或)血制品复苏治疗取决于血容量丢失的原因和对补液的反应。成功的复苏表现为皮肤温暖、干燥。灌注良好,且尿量达 30~60ml/h,意识好转。另外还表现为血气分析 pH 和碱剩余趋向于正常。

原则上,评价休克程度时,血压和脉搏远没有尿量可靠。年轻患者及经常锻炼的老年人具有良好的代偿机制,即使血容量中度丧失,也可维持血压。对于老年患者和口服心血管药物的患者,甚至在重度失血时也常不表现为心动过速。因此,对于严重创伤和休克患者,应常规留置 Foley 导尿管监测尿量。少尿是中度休克最可靠的指标,成功复苏的标志就是尿量恢复到 0.5~1ml/(kg·h)。如果患者是由于酒精、葡萄糖、甘露醇或静脉注射对比剂等引起的高渗性利尿,那么尿量没有减少并不能证明不存在休克。

在持续性大出血快速静脉输液时,患者可能无休克表现。早期复苏后,如果患者仍需大量静脉补液以维持尿量、意识和血压,则需要作进一步的检查以发现潜在的出血。患者需保持卧位,必要时给予镇痛药物和心理开导。如必须使用鸦片类镇痛药物,则应小量静脉给予。

B. 神经性休克

神经源性休克通常由脊髓损伤造成的小静脉和小血管失去自主神经支配而引起的血液在这些血管中潴留所致。而单纯的头部损伤不会造成神经源性休克,对这些患者应仔细寻找其他引起休克的原因。对表现为神经源性休克的患者(血压降低但远端肢体温暖、灌注良好)应立即静脉输注 2L 晶体液复苏治疗,如效果不甚满意,可再给一次相同量的晶体液观察。如上述液体复苏后休克仍难以纠正,应静脉滴注去氧肾上腺素或其他收缩血管活性药物,并调节滴速,维持血压。如休克依旧难以纠正,则应考虑是否是由于其他原因引起的休克。对神经源性休克需行中心静脉压监测以实现良好的容量控制。

C. 心脏压迫性休克

心脏压迫性休克是由于心脏的心房和右心室等薄壁腔室受压或出入心脏的大静脉受压、扭曲所致。创伤患者出现心脏压迫性休克的常见原因有:心包填塞、张力性气胸、大量血胸、腹腔横膈疝破裂腔内容物进入胸腔,以及腹腔大量出血横膈抬高等。治疗主要根据具体的原因急诊解除压迫。在危重情况下,有必要行急诊开胸手术以恢复心脏的正常功能。

D. 心源性休克

心源性休克大多由心肌收缩力下降所致,最常见的原因是心肌梗死和心律失常。年龄稍大的创伤患者可能会并发心肌梗死。有时,急性心梗可独立于创伤而存在,造成损伤和意识丧失。由于严重的心肌挫伤引起的心源性休克比较少见。治疗以支持为主,根据血流动力学监测指标补液,必要时给予正性心肌药物增加心输出量,维持终末器官的良好灌注。然而不幸的是,创伤患者一般不适于抗凝和溶栓治疗,对于心源性休克伴有的心肌缺血,抗凝和溶栓治疗往往由于害怕导致出血而限制了其应用。

▶ 实验室检查

静脉导管一经插入,应立即抽血化验血型和交叉配血。如患者有肾脏、肝脏或心脏方面的疾病或在服用利尿剂和抗凝药物,则应行血清电解质和凝血功能测定。大部分重度创伤患者的血气分析可提供有关酸中毒和碱不足的数据,这些及氧合作用(PO_2)和通气功能(PCO_2)都是判断复苏效果的指标。尿液化验带血有必要进一步行上腹部 CT 扫描或膀胱、尿道造影检查,明确诊断。重度颅脑损伤患者有必要监测颅内压,并行凝血功能和血小板计数检查。测量血酒精浓度和尿毒素筛查有利于明确精神改变患者的诊断。

▶ 影像学检查

所有严重创伤患者都需行胸部和骨盆平片。对怀疑有颈椎创伤的患者,以往行颈椎侧位平片,现在大多已被 CT 扫描所代替。床旁创伤超声集中评估检查

（FAST）是确定钝性伤患者腹腔积血或钝性和穿通伤患者心包填塞诊断，并行分诊、转诊的首选方法。对于血流动力学稳定而有精神症状的患者，可行颅脑和腹部CT。静脉尿道造影对于腹部损伤和骨盆骨折意义重大。直到胸部或腹部的危急创伤被诊治以后，再行颅骨和长骨的 X 线片检查。情况不稳定患者 FAST 发现腹腔积血是行剖腹探查的手术指征。虽然 FAST 发现腹腔积血但病情稳定，或有腹痛症状但 FAST 检查阴性的患者应进一步行腹部 CT 平扫检查。

主动脉钝性损伤的患者胸部平片异常应进一步行胸部螺旋 CT 或必要时行主动脉造影检查。对意识不清，颈项部疼痛，有神经功能障碍，或为颈椎分离性创伤患者应行颈椎 CT 检查。对意识丧失或神经功能严重受损的创伤患者应行头颅 CT 平扫。对四肢骨和胸腰部脊柱的影像学检查应推迟到严重的胸、腹部创伤诊断清楚、患者病情平稳后再进行。

（二）进一步检查和损伤的类型和特点

对于严重或多发创伤患者，迅速而全面地了解病史和体格检查是非常重要的。临床观察病情的发展变化往往是正确诊断的关键，发现阴性体征向阳性的转变对于修正最初做出的病情评估也极为重要。这一点在胸、腹和颅内创伤中很重要，因为这些部位发生的创伤往往在数小时后才表现出明显的症状和体征。

识别创伤的类型和特点对于全面认识创伤也同样非常重要。例如，高处坠落伤导致的跟骨骨折常伴有髋关节中心性脱位和脊柱及颅底的骨折，骨盆粉碎性骨折则常伴有后尿道或膀胱、阴道、直肠的撕裂伤。胸部挤压伤常伴有脾脏、肝脏和横膈的撕裂和破裂。胸部的穿通伤可能会同时牵涉到胸腔和腹腔内脏。这种胸腹联合创伤经常发生，应给以足够的重视。

治疗的先后次序

在所有多发性创伤救治过程中，必须有一个"治疗小组负责人"指导复苏，决定做哪些 X 线检查或其他特殊诊断性检查，并随时与外科专科医生和麻醉师会诊，确定优先治疗方案。在创伤救治中，"治疗小组负责人"这个职务一般由创伤外科医生或普通外科医生担任。

在管理好气道后，首先需液体复苏和输血治疗。观察到患者处于深度昏迷状态，应怀疑颅内损伤的进一步加重，立即行神经系统检查和头颅 CT 平扫。经常，意识不清被认为是酒精中毒所致，而忽视了颅内出血的可能。

在昏迷迅速加重时，才优先治疗脑损伤。硬膜外出血十分危急，需立即手术控制出血，解除对脑组织的压迫。硬膜下出血病情也同样危急。如患者情况允许，应在手术前行头颅 CT 扫描，确定颅内出血的部位。对

许多有大量出血的颅脑和腹部联合创伤病例，应同时进行开腹术和开颅术。

大多数泌尿系统损伤可与腹内伤同时处理。骨盆骨折尤其特殊，将在第 40 章中讨论。除非并发的血管损伤引起严重的肢端缺血，长骨骨折可依据急诊治疗原则先行夹板固定。污染的开放性骨折应尽快行伤口冲洗、清创术。手部的创伤有感染的危险，如早期得不到有效的治疗，有可能导致终生残疾。在治疗其他危及生命的创伤同时，尽早处理手部创伤，避免感染，保留手的功能。在处理污染的开放性骨折、刺伤和烧伤时应预防性给予破伤风抗毒素。

严重创伤和休克的患者在病情危急的情况下可能并不适于对具体创伤的处理。文献中将低体温、酸中毒、凝血障碍三个生理改变命名为"死亡三联征"，超过患者的生理代偿极限就可能导致不可逆性的休克和死亡。以损伤控制疗法阻止创伤患者向死亡三联征的发展是明智之举。早期向死亡三联征发展的生理改变信号有：小肠水肿、扩张，腹膜面灰白，组织手触冰凉，腹壁肿胀僵硬，手术伤口或原创面广泛性渗血，无凝血块。对伤口成功的包扎依赖于凝血的形成，所以建议早期包扎伤口而不是等到最后。

创伤的具体治疗细节将在本书稍后不同器官系统创伤的分论中具体加以讨论。

颈部损伤

所有颈部损伤都可能是致命的，因为有许多重要的结构都在这个区域，颈部损伤可分为钝器伤和穿通伤，二者的治疗也不相同。对伤员需仔细检查以发现可能同时存在的头部和腹部损伤。患者起初的意识状态非常重要，意识不清加重可能预示颅内出血或脑缺血，需行神经系统检查评估。下颈部创伤可能会造成重要血管撕裂伤和气胸。血肿的急性破裂可造成大量血液进入胸腔，导致血胸的发生。

▶ 临床表现

喉部和气管的损伤无明显症状，也可表现为发音嘶哑，喉喘鸣和由于气道受压或血液误吸导致的呼吸困难。如果喉部或气管侧壁破裂则颈部可能会出现皮下气肿。

食管损伤很少单独发生，而且也不会立即产生症状。胸部剧烈疼痛和吞咽困难是食管穿孔的典型表现，数小时后，随着纵隔炎的发生，可出现逐渐加重的脓毒血症。之所以会发生纵隔炎是因为颈深部可直接向下延伸进入纵隔区域。如果外科医生警惕食管损伤的发生并有意识寻求该诊断，食管损伤一般可迅速发现。颈部探查，食管对比剂造影检查和选择性应用软食管镜检，可进一步确定食管损伤。

对减速伤或颈部的直接创伤，检查时要高度怀疑

颈椎骨折和脊髓损伤。如患者诉颈部疼痛、压痛或出现意识障碍加重,应制动头颈部(可用硬颈围或沙袋),直到颈部影像学检查排除颈椎骨折或颈部韧带损伤。

颈部钝性损伤和穿通伤还可能造成颈部大血管的损伤(锁骨下动脉,颈总动脉,颈内动脉和颈外动脉;锁骨下静脉,颈内静脉和颈外静脉)。锁骨和第一肋骨骨折可造成锁骨下动静脉撕裂。如有血管损伤,患者一般有显性失血,颈部血肿和不同程度的休克表现。有时,出血局限,短时间内难以发现血管损伤的部位。听诊闻及杂音提示动脉损伤。

▶ 损伤的类型

A. 颈部穿通伤

颈部穿通伤可出现于颈部三个解剖区域(图 13-8)。Ⅰ区:损伤发生在胸廓出口,介于环状软骨平面到锁骨之间,这个区域内有近端颈动脉,锁骨下血管,以及胸部的主要血管。如损伤这些血管常需行开胸术或胸骨切开术。Ⅱ区:在环状软骨平面下颌角平面之间,这个区域内的损伤最易暴露和检查。Ⅲ区:在下颌角平面至颅底之间,这个区域内的损伤较难暴露,在某些情况下还需行下颌关节脱位术。颈部的高位损伤暴露困难,有时需要结扎近端的大血管或行血管造影栓塞术以控制出血。

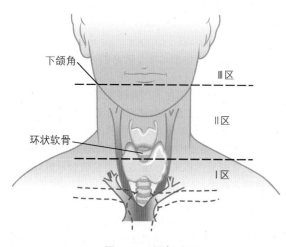

▲ 图 13-8　颈部分区

(图中标注:下颌角　Ⅲ区　Ⅱ区　环状软骨　Ⅰ区)

颈后部的穿通伤可造成颈椎、颈脊髓、颈椎体间椎动脉和颈部肌肉的损伤。颈前方和颈侧部的穿通伤则可能损伤喉、气管、食管、甲状腺、颈动脉、锁骨下动脉、颈静脉、锁骨下静脉、膈神经、迷走神经和胸导管。

颈部任何部位的穿通伤都有可能是致命的,因为在如此小的区域存在很多重要的脏器和结构。对于颈部穿通伤患者如出现休克,不断增大的血肿或难以控制的出血,应立即推入手术室行急诊手术探查。损伤所在的部位可提示那里的组织结构的损伤。颈根部血

管损伤需行开胸术控制损伤血管的近端,然后再暴露和处理血管损伤部位。如患者复苏治疗后病情平稳,应考虑进一步的诊断检查。

颈部Ⅰ区和Ⅲ区的损伤患者如病情较平稳,建议行动脉造影检查以明确血管损伤的具体部位和范围,并指导手术治疗的途径和方式。在探查环状软骨平面以下和乳突 - 下颌角连线平面以上区域,并可能伴有血管损伤的创伤时,尽可能在探查之前行血管造影检查。在乳突 - 下颌角连线平面以上区域的动脉损伤如血管造影提示颅底部位颈动脉损伤,在探查时尤其难暴露,行动脉修补术几无可能,这时需要行近端动脉结扎或介入血管栓塞术以控制出血。对可能造成神经系统损害的血管损伤,应尽可能地行血管修补术,因颈动脉行血管修补术后的并发症发生率和病死率显著低于动脉结扎术患者(15% 和 50%)。只有在无法控制的出血和颈动脉无明显血流的昏迷情况下,才考虑行颈动脉结扎术。

由于颈部Ⅱ区相对容易暴露,对颈阔肌深部的穿通伤传统上需行探查术。尽管探查术安全、可靠,并经得起时间考验,但最近的研究表明,只要检查未发现重要结构损伤且患者较平稳,其他方法同样安全。近来对此区的穿通伤可行高分辨率螺旋 CT 扫描检查以指导外科治疗。如 CT 可显示穿通伤创道远离血管和气管消化道等重要结构,内镜和动脉造影等侵入性检查也常可不做。

体检未发现明显血管损伤时,彩色血流多普勒超声检查是排除颈动脉损伤较为可靠的方法。当然,也可行动脉造影检查以识别可能的椎动脉损伤。当颈后或颈侧伤口出血不止,压迫颈动脉仍难以控制,或颈后外侧颈椎横突骨折引起出血,应高度怀疑椎动脉的损伤。软性或硬性内镜可用于气管和食管的检查。上段食管应行对比剂检查以发现那些内镜不易发现的食管损伤。这些部位的损伤难以发现,有时在外科探查中被遗漏,所以需要反复、仔细地检查。

B. 颈部钝性损伤

颈部钝性创伤可造成颈椎的骨折或脱位(有脊髓损伤的危险),颈动脉闭塞或破裂,脑脊液囊肿,以及合并有出血和气道阻塞的喉部和气管的损伤。颈部平片或 CT 扫描检查可进一步明确颈椎骨折的诊断。由颈部钝性伤造成的重要损伤有:①颈椎骨折;②颈脊髓损伤;③血管损伤;④喉和气管损伤。颈椎和软组织的 X 线检查很重要,仔细的神经学检查可以区分颈髓、臂丛和脑的损伤。

颈部钝性创伤极少需要直接手术治疗。颈椎骨折可佩戴硬性颈围或头环背心装置外固定。某些情况下,不稳定性颈椎骨折需要复位和内固定。严重或局限性颈部钝性伤时可出现血管损伤,颈总或颈内动脉全层

或内膜撕裂需手术治疗。当颈部钝性伤患者伴神经症状或 GCS 评分小于 8 而 CT 扫描不能解释这些神经症状时，或出现霍纳综合征，或颈部严重挫伤，或涉及椎管的骨折和多发严重面部骨折时，建议行颈部血管影像学检查。双侧颈动脉和椎动脉造影检查是颈部血管影像学检查的黄金标准，不过最新的专用颈部 CT 血管成像或 MR 血管成像技术也逐渐被接受和应用。正规动脉显像摄片仍被保留，用于需行血管造影介入治疗或其他检查不能确定诊断时。大多数颈动脉钝性损伤不适于手术干预，血管内支架技术来修复和治疗颈动脉损伤正在不断发展和进步。颈动脉或椎动脉钝性损伤的患者应考虑抗凝和抗血小板治疗。抗凝治疗因会出现出血性并发症，其应用价值仍有争议，而抗血小板治疗是替代抗凝治疗的较好选择。

▶ 并发症

未经治疗的颈部损伤并发症与其损伤的具体组织结构有关。喉和气管的损伤可导致急性气道阻塞，后期气管狭窄和脓毒症。颈纵隔脓毒症可由食管损伤引起。颈动脉损伤可因出血、脑出血或缺血、动静脉瘘心脏失代偿而导致死亡。大静脉损伤可导致失血、气体栓塞，如有伴随动脉损伤，还可引起动静脉瘘。颈椎骨折可出现截瘫、四肢瘫，甚至死亡。

防止这些并发症的发生需要立即气管插管后行心肺脑复苏，迅速控制外出血并输血或血制品，当可能有颈椎骨折时保护头颈部，准确而快速地诊断，并在有手术指征时及时手术治疗。

▶ 治疗

严重颈部损伤的处理首要的是早期气管插管，控制气道。任何颈阔肌以下的穿通伤都需要及时的手术探查或检查，以排除重要血管的损伤。对于颈部Ⅱ区损伤的患者，彩色多普勒血流成像可为血管损伤的诊断提供可靠的依据，也较常规的血管造影检查更加安全。对于高速物体冲击造成的颈部血管损伤需行清创探查术，将已断裂的血管行断端吻合术，如有一段血管缺失，则行自体血管移植术。因椎动脉在锁骨下动脉发出后进入颈椎骨性椎间孔内上行入颅，所以椎动脉的损伤处理起来较为棘手。尽管结扎单侧椎动脉可造成致命的中脑和小脑的坏死，但由于椎动脉与基底动脉间有充分的交通，只有 3% 左侧椎动脉结扎和 2% 右侧椎动脉结扎的患者会发生这种并发症。因此，对于严重椎动脉损伤引起的大量出血，用外科血管夹在椎动脉破裂处上、下椎体横突间阻断椎动脉止血是可行的。

锁骨下动脉损伤的处理最好通过颈胸联合切口，充分的显露是关键，结扎锁骨下动脉相对较为安全，但最好行一期补术。操作时需小心，防止误伤膈神经和胸导管。如患者病情较为稳定，且行动脉造影检查确定

为锁骨下动脉损伤，也可选择接入血管内支架放置术。

静脉损伤最好结扎，但处理时需时刻小心气体栓塞的发生。一个简单有效的防治办法就是让患者取头低脚高的屈氏位，直至出血被控制。

食管损伤应首先将其缝合然后引流，可用肩胛舌骨肌或胸锁乳突肌瓣覆盖食管壁缺损处加以修补。引流是治疗的主要措施。大范围的食管损伤因常合并有脊髓伤，通常是致命的。食管损伤应常规全身应用抗生素。

较小的喉部和气管损伤不需要处理，但存在气管阻塞时应立即做气管切开术。假如有甲状软骨严重损伤，可暂时应用喉支架（Silastic）提供支持。插入支架时须小心，勿划破黏膜。小的气管穿刺可以很方便地代替气管切开。另外，在清创和气管切开后可关闭伤口。广泛的环状气管软骨损伤可能需要行局部切除，对端吻合术，或用合成材料重建气管。

颈脊髓损伤的处理应防止进一步加重损伤。如血肿、椎体骨折或异物等压迫颈脊髓，应行椎板切开减压术解除脊髓压迫。

▶ 预后

严重的颈髓撕裂伤常可导致截瘫，颈部软组织、气管和食管的损伤如能及时救治一般预后良好。颈部大血管的损伤在出现不可逆性休克或神经损害时得到及时治疗，预后也较好。严重颈部损伤总体病死率约为 10%。

Barba CA et al: A new cervical spine clearance protocol using computed tomography. J Trauma 2001;51:652.

Biffl WL et al: Sixteen-slice computed tomographic angiography is a reliable noninvasive screening test for clinically significant blunt cerebrovascular injuries. J Trauma 2006;60:745.

Cothren CC et al: Anticoagulation is the gold standard therapy for blunt carotid injuries to reduce stroke rate. Arch Surg 2004;139:540.

Demetriades D et al: Penetrating injuries of the neck in patients in stable condition. Physical examination, angiography, or color flow Doppler imaging. Arch Surg 1995;130:971.

Eddy VA and the Zone 1 Penetrating Neck Injury Study Group: Is routine arteriography mandatory for penetrating injury to zone 1 of the neck? J Trauma 2000;48:208.

Gonzalez RP et al: Penetrating zone II neck injury: does dynamic computed tomographic scan contribute to the diagnostic sensitivity of physical examination for surgically significant injury? A prospective blinded study. J Trauma 2003;54:61.

Gracias VH et al: Computed tomography in the evaluation of penetrating neck trauma. Arch Surg 2001;136:1231.

Irish JC et al: Penetrating and blunt neck trauma: 10-year review of a Canadian experience. Can J Surg 1997;40:33.

Liekweg WG, Greenfield LJ: Management of penetrating carotid arterial injury. Ann of Surg 1978;188:587.

Mazolewski PJ et al: Computed tomographic scan can be used for surgical decision making in zone II penetrating neck injuries. J Trauma 2001;51:315.

Schenarts P et al: Prospective comparison of admission CT scan and plain films of the upper cervical spine in trauma patients with altered mental status. J Trauma 2000;49:1163.

Sofianos C et al: Selective surgical management of zone II gunshot injuries of the neck: a prospective study. Surgery 1996;120:785.

Wahl WL et al: Antiplatelet therapy: an alternative to heparin for blunt carotid injury. J Trauma 52:896.

胸部损伤

胸部损伤直接或间接引起的死亡占所有创伤死亡人数的50%。早期死亡常由于：①气道阻塞；②连枷胸；③开放性气胸；④大量血胸；⑤张力性气胸；⑥心包填塞。后期死亡主要由于呼吸衰竭、败血症及潜在的损伤。80%的胸部钝性损伤是由交通事故造成的，甚至看似轻微的胸部钝性伤有时也可造成肋骨骨折和肺挫伤产生严重后果。尖刀、子弹等引起的胸部穿通伤往往是致命的，造成的创伤类型也较复杂。单纯性胸部创伤住院患者的病死率为4%~8%，若合并另一系统和脏器损伤为10%~15%，若合并多个脏器损伤则达到35%。

胸内多个结构的联合损伤较为典型和常见，也常合并腹部、头颅和骨骼等其他部位的创伤。当胸部创伤手术时，常因发现合并有腹部创伤而同时行开腹手术。因此，当创伤患者需行开胸或开腹手术时，应术前对胸腹部手术区同时准备。尽管85%的胸外伤无需开胸手术，但采取些重要的救生措施是必要的，也是外科医生应掌握的。

遇到胸外伤患者时，首先应对患者的心肺功能及体格进行快速而全面的检查和评估。例如，上呼吸道梗阻的患者可有面色苍白、灰暗及发绀等症状，查体时可发现喘鸣音，无效呼吸运动，颈部肌肉的收缩及胸骨上窝、锁骨上窝、肋间隙及上腹部的凹陷。应观察患者的胸壁运动特征，并仔细检查患者明显和隐蔽的穿通伤。如果看不到呼吸运动则有可能存在通气功能障碍。连枷胸常可见局限于胸前壁的反常呼吸运动。还应观察胸部是否有气体进出的伤口。大量的血胸可通过叩诊发现，而触诊则可发现皮下气肿。大量血胸和张力性气胸呼吸音微弱甚至无呼吸音，并将气管等推向对侧。大量血胸可见颈静脉萎陷。如果患者脉搏细微或无脉，则需鉴别诊断张力性气胸和心包填塞。

对于濒死的患者，诊断必须迅速，必要时需在急诊室放置胸腔引流管、行心包穿刺或开胸手术。首先要恢复呼吸和循环功能，然后再重新估计病情，采取相应的具体治疗措施。窒息、无效呼吸、重度休克、深昏迷、气道阻塞、连枷胸及胸壁开放性损伤时，应行气管内插管及辅助呼吸。胸部创伤出现持续休克或缺氧可能由下列原因造成：大量血气胸、心包填塞、张力性气胸和气体栓塞。如果出血性休克难以用外出血及胸部X线检查解释的话，则很可能是由于腹腔内出血所致。

▶ 胸腔置管引流

如果时间允许，胸壁消毒铺无菌巾。患者在清醒状态下，在拟插管部位以1%利多卡因局部浸润麻醉。如患者呈昏迷状态，以上步骤可省略。胸部插管的部位在腋中线第4、5肋间隙，用10号手术刀在拟穿刺部位皮肤切口长约2~3cm，直至皮下，用大号止血钳紧贴第5肋上缘分离软组织，再用手指或钝性血管钳穿透壁层胸膜，进入胸膜腔。用食指深入胸膜腔探查，检查是否有肺粘连。将36F直型胸腔引流管经切口朝头侧插入胸腔，并将其固定于皮肤，并与设置为20cmH$_2$O吸力的Pleur-Evac水封瓶相连。

▶ 损伤类型

A. 胸壁

肋骨骨折是最常见的胸部创伤，可以是单纯性肋骨骨折，也可以是骨折合并血气胸，甚至为严重的多发骨折并连枷胸和肺脏等内脏损伤。单纯性骨折以吸气疼痛为主要症状，以药物止痛治疗为主。对于多发性骨折，可给予肋间神经阻滞或硬膜外麻醉止痛，以确保足够的换气。透皮利多卡因贴剂局部止痛的治疗方法尚在试验阶段，可能有效。多发性肋骨骨折，尤其在老年患者中，可导致容量减低性通气障碍和继发性肺炎。

连枷胸是局部胸壁多发肋骨骨折出现反常运动，即随着吸气和呼吸运动，骨折处胸壁交替出现凹陷和突起，这将使通气效率显著降低，其影响的程度取决于肋骨骨折影响局部胸壁的大小以及疼痛对呼吸的影响。连枷胸肋骨骨折多位于前胸壁，并且同一根肋骨至少有两处骨折。双侧肋软骨的分离和胸骨骨折也出现连枷胸。如合并肺组织挫裂伤，常在伤后12~48小时才表现出肺顺应性下降。为了维持正常通气，需要增加胸膜腔内负压，这时胸壁的不稳定性则表现更加明显。如有通气不足，则会出现肺不张、高碳酸血症、低氧血症、分泌物增加、无效咳嗽。动脉氧分压通常会在临床表现出现前降低。连续的血气分析是检测治疗方案是否切实有效的最好方法。对少数严重病例，肋间神经阻滞或持续硬膜外镇痛即可有效治疗，然而大多数病例需要气管内插管和呼吸机辅助通气治疗一段时间。

大多数肋骨和胸骨骨折无需治疗即可自愈。某些患者则需行内固定，然而，到底有多少患者因内固定而受益仍在调查研究中。现在，市场上有多种用于肋骨和胸部骨折的内固定钢板，且文献中还报道有可吸收材料制成的内固定板。行切开内固定的手术指征有：骨不连，肋骨骨折重叠移位，伴剧烈疼痛影响呼吸（如难以脱离呼吸机），多发不稳定性肋骨骨折，其他胸内脏器病变需开胸手术者。由于气管造口患者易发生造口相关细菌感染，因此对先前行气管造口术的患者应谨慎行切开复位内固定术。

B. 气管和支气管

气管和支气管钝性损伤常由减速或高速撞击伤致胸骨和脊柱间气道压迫产生，气管远端或支气管主干经常被涉及，约80%的损伤发生在距气管隆嵴2.5cm范围内。气管支气管穿通伤可发生于任何部位。大多数患者会合并气胸、皮下气肿、纵隔积气和咳血。颈面部皮下气肿尤其有特征明显。当放置胸腔引流管后胸腔内仍有大量气体漏出，肺仍难以复张时，应考虑有支气管损伤。气管或主支气管穿通伤时，通常会有大量出血和咳血。假如存在支气管静脉瘘，就有可能发生全身气体栓塞，导致心跳呼吸骤停。如怀疑有气体栓塞，应立即开胸手术，夹闭患侧肺门，当心脏内气体吸出时气体栓塞的诊断即可确立。气管支气管钝性创伤可能并不明显，有时在受伤后数天发生肺不张时才被发现。对所有气管支气管撕裂伤需直接行可吸收线性一期缝合修补术。

C. 胸膜腔

血胸（血液积于胸膜腔内）可根据出血量的多少分为以下几类：①少量，<350ml；②中量，350~1500ml；③大量，≥1500ml。排净胸腔内积血后的出血速度，临床意义更为重要。如胸膜腔内同时还有气体，则称之为血气胸。

在严重胸部钝器伤或穿通伤时应想到血胸的可能。患者表现为听诊呼吸音减低或胸部叩诊呈浊音，应立即行胸部X线检查。有经验的医生可通过超声检查诊断出气胸和血胸，但目前这种诊断方法尚未广泛应用。对气胸和血胸患者应立即行胸腔穿刺置管引流术，而且85%的病例中只需行胸腔穿刺置管引流术。假如胸腔引流管持续有血液引出，表示胸腔内有持续性出血，那么出血极有可能来自体循环（如肋间动脉），而非肺动脉。对已行气管插管的创伤患者应用呼气末正压通气（positive end-expiratory pressure，PEEP）有助于阻止肺间质的出血。当出血速度逐渐增加并可能达到200ml/h以上，或出血总量超过1500ml时，通常需行胸腔镜探查或开胸手术。与出血总量相比，胸腔内出血量的变化和出血速度对决定是否手术治疗更为重要。胸腔镜在控制胸腔内出血方面有效率达82%。在引流血胸方面有效率达90%，大多数这种情况下，胸壁是出血的主要来源。对于肺、心脏、心包和胸腔内大血管损伤的处理则需行开胸手术。

胸部创伤导致的撕裂伤、胸壁穿通伤均可造成气胸。肺的过度膨胀（如肺爆裂伤，沉箱病）亦可导致肺破裂。肺穿通伤后，80%的患者在发生气胸的同时会合并有胸膜腔内出血。大多气胸通过胸部X摄片容易诊断。有些不明显的气胸可在胸腔或腹部CT扫描检查时发现。气胸或血胸也可在腹部FAST检查（见腹部创伤章节）时行侧位扫描检查发现。对于大多数气胸的患者，应立即行胸腔穿刺置管引流术，然而，有时也可见到少数隐匿性气胸患者病情稳定无需治疗。

张力性气胸是在胸壁或气管、肺出现活瓣性损伤，只有气体进入胸膜腔而气体无法排出时形成，胸膜腔内压不断增加，造成肺萎陷和纵隔向健侧偏移，严重影响静脉血流回心脏。张力性气胸必须立刻处理，以免影响心脏功能的损害。治疗应立即将大号粗针或塑料血管导管穿刺植入胸膜腔，但需小心以防止损伤肋间血管。在上述应急处理后，张力性气胸一般需行胸膜腔穿刺置管负压吸引术。

胸部开放性创伤，气体可自由出入胸膜腔，应立即用三层封闭敷料覆盖关闭伤口并行胸腔穿刺置管负压吸引术。开放性气胸与连枷胸病理生理相似，只是开放性气胸肺损伤的程度通常较轻。具体治疗措施主要为手术关闭胸壁伤口。

D. 肺损伤

肺挫裂伤由胸壁钝性创伤或高速物体撞击伤引起的肺实质震荡所致。75%的连枷胸患者伴肺挫裂伤，但肺挫裂伤也可发生于无肋骨骨折的胸壁钝性伤患者中。肺泡破裂伴随液体漏出和血液渗出是肺挫裂伤的早期改变。液体和血液从破裂的肺泡进入到肺泡腔和支气管，导致局限性气道阻塞和肺不张。黏液分泌增多和过多静脉输液可导致呼吸道大量分泌和肺不张的加重。患者由于胸壁疼痛或骨折引起通气力量减低，导致咳嗽和清除气道分泌物的能力显著减低。肺顺应性降低，气流阻力增加，当呼吸运动加强时，血氧和pH降低而CO_2分压升高。因35%的胸部创伤患者伴有心肌挫伤，心脏代偿反应能力常受损。

因为肺损伤临床表现和X线检查在创伤后12~48小时才会有阳性结果，所以对其开始治疗常稍晚些。肺损伤临床表现有：咳大量稀薄带血痰液、胸痛、烦躁、焦虑、吸气费力，最终出现呼吸困难、发绀、呼吸急促和心动过速。X线平片检查示：片状实质阴影，弥漫线状支气管周围高密度影，及随后出现的以弥漫性阴影为特征的呼吸窘迫综合征表现。

机械通气支持可提供足够的肺泡通气并降低呼吸运动做功。应监控血气，保持充足的动脉血氧饱和度。对于液体治疗存在有不同意见，但应避免过度补液或输血。最好放置肺动脉漂浮导管，尤其是头端带有热敏电阻的导管，通过热稀释法测定持续心输出量。通过持续监测中心静脉压、肺动脉压和肺动脉楔压、混合静脉氧饱和度和心输出量等指标有助于避免输液不足和过度输液。尽管进行积极治疗，仍有大约15%的肺挫伤患者会死亡。应利用机械通气的保护机制，防止长期使用呼吸机导致的肺损伤。建议呼吸机低潮气量通气（6ml/kg），避免通气压超过35cmH_2O。

大多数肺撕裂伤由穿刺伤所致，经常会出现血气胸。治疗上应行胸腔穿刺置管术，引流胸膜腔内气体和积血，并观察是否还有持续性漏气和出血。由于肺的扩张可压迫肺撕裂口，大多数肺撕裂不会造成大出血或持续漏气。如肺撕裂伤需外科处理，在能减少病死率和并发症基础上，应尽量行保留肺脏的手术而避免以往规则性肺叶切除术。

肺血肿是局部实质性破坏和出血的结果,其 X 线检查表现为:起初是一个界限不清高密集影,伤后几天到 2 周发展成界限较清楚的高密度影。如果损伤广泛,有时会形成囊腔,大多数血肿经积极保守治疗后可完全消失。

E. 心脏和心包

心脏钝性伤大多由交通事故中前胸壁挤压方向盘所致,随着汽车气囊等保护措施的改进,这种创伤的发生率逐渐降低。心脏创伤的种类分局部挫伤和心脏破裂等。对交通事故当场死亡者进行尸解表明,65% 都有一个或一个以上心脏腔室破裂,45% 有心包膜撕裂。到医院治疗患者中心肌挫伤的发生率尚不清楚,但可能比预想的要高。目前对心脏钝性伤诊断的意义仍有争论,大多数创伤外科医生主张对该损伤做出诊断,并对出现临床表现的心脏损伤,如急性心衰、心脏瓣膜损伤、心脏破裂和心律失常等积极治疗。

心脏钝性损伤的早期临床表现有摩擦音、胸痛、心动过速、心脏杂音、心律失常和低心输出量征象等,对疑有心脏钝性损伤的患者应行 12 通道心电图(ECG)检查。如 ECG 正常且患者无症状,可暂且观察。如ECG 异常应行心脏彩超等进一步检查。心脏彩超证实心脏损伤或患者血流动力学状态不稳,应立即接收入院,进入 ICU 正规治疗。对心电图异常而心脏彩超正常的患者应收住观察室监护,多次复查 ECG 直至病情稳定,心律失常消失。心肌酶测定对心脏钝性损伤的诊断无实际意义,但对怀疑有心梗或急性心肌缺血的患者则应急查心肌酶,并请心内科会诊。

心肌钝性损伤的处理与急性心肌梗死基本相同,心包积血可能并未发展到心包填塞,可通过心包穿刺术治疗。心脏钝性损伤出现的心包填塞,常由心脏破裂或冠状动脉撕裂造成。心包填塞可出现颈静脉怒张、休克和发绀,需立即开胸解除心脏压迫。如果患者在送入手术室前已发生心脏呼吸骤停,应在急诊室进行开胸术以解除心脏压迫。对心脏瓣膜、乳头肌和心脏隔膜损伤的治疗必须根据具体病情施治,如情况允许建议延期修复治疗。

尖刀等刺伤造成的心包破损,破口易于闭合而引起心包填塞,而枪伤心包裂口较大,液体不易积聚,较少发生心包填塞,但枪伤可造成更广泛的心肌损伤,多处穿孔和大量出血进入胸膜腔。几乎全部枪弹引起的心脏损伤均有血胸、休克和失血,其临床表现同心包填塞或急性大失血。应用超声和 FAST 检查技术可诊断出心包腔内的积血。

心脏刺伤需立即开胸治疗,心包减压并控制出血。大多数患者手术无需体外循环辅助。标准的方法是以手指控制心脏的出血,用外科用棉填塞心脏破损处褥

式缝合。当心脏破口较大或多处破裂大出血时,缝合技术难度较大。多项研究已经证实,在大多数情况下,心脏破口出血紧急情况下可用钉皮机(图 13-9)暂时性控制出血,待患者病情稳定后,可在手术室按心脏破裂正规缝合后再去除缝钉。止血封固剂(如 FloSeal),是外科处理心脏和血管破裂的又一利器,应用前景广阔。无论采取什么治疗措施,都要十分小心,避免损伤冠状动脉。

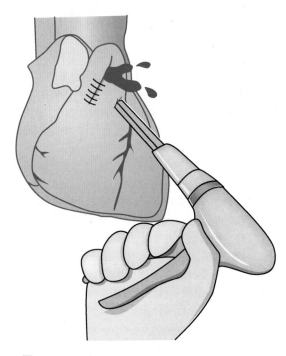

▲图 13-9　心脏钉合技巧、手指按压(未显示)用于控制期间出血

心包穿刺术或心包开窗术被用于诊断不明的病例或为开胸做准备。大约 75% 的刺伤和 35% 的枪弹伤造成的心脏损伤可通过手术治疗幸免于难。但是,据估计 80%~90% 的心脏枪弹伤患者在未到达医院时已死亡。

F. 食管

食管在解剖上受到良好的保护,其来自外界的穿刺伤相对较少,钝性损伤更是罕见。食管穿孔的最常见症状是疼痛,大多数患者数小时后开始出现发热。患者也可出现吐血、声嘶、吞咽困难和呼吸窘迫等症状。体检可发现休克、局部压痛、皮下气肿和 Hamman征(与心音同步的心包或纵隔的"嘎吱音")。损伤后白细胞计数很快升高。X 线胸部平片可见异物或弹片,纵隔气体和纵隔增宽。胸膜渗出积液和血气胸较为常见,一般发生在左侧。应做食管 X 线对比检查,但只有约 70% 的食管穿孔病例检查时有阳性结果。

治疗应插入鼻胃管以排空胃内容物,如果创伤后24~28小时内确诊食管穿孔破裂,则应手术缝合食管破损处,并以大口径引流管行胸腔引流。食管穿孔破裂的修补需特殊缝合技术,包括用胸膜和心包膜加强食管缝合口;带蒂肋间肌、横膈或颈部肌瓣,胃或空肠的浆膜片修补食管破损。食管穿孔破裂死亡的主要原因是纵隔和胸膜腔感染。

G. 胸导管

乳糜胸和乳糜性心包积液是创伤少有的并发症,一旦出现较难处理。颈部、胸部和上腹部穿刺伤可损伤胸导管或其主要属支。

胸导管损伤的症状主要由漏出的乳糜液压迫所在的脏器而产生(如肺萎陷引起的气短症状和心包填塞引起的心输出量减少相关症状),当见到典型的乳糜液时,诊断即可确立。

胸导管损伤的患者应低脂、高碳水化合物、高蛋白饮食,并将流出的乳糜液吸净。如果反复有乳糜液流出则需行胸腔置管引流。无脂完全胃肠外营养(TPN)对胸导管破裂持续乳糜流出有治疗作用,3~4周保守治疗通常可以治愈。如每天乳糜液流出量超过1500ml且连续5天以上或保守治疗2~3周后无显著效果,则需考虑经右侧开胸将胸导管结扎,术前给予含脂的亲脂性染料有助于术中发现胸导管损伤处。

H. 横膈

横膈穿刺伤的发生率远较钝性伤高,两者比例至少6:1。横膈损伤可出现在10%~15%的胸部穿刺伤和40%的左侧胸部穿刺伤中。右侧横膈损伤远比想象的更为常见。横膈损伤也较为隐蔽。由于横膈损伤难以自愈,且会在伤后立即或数年后发生严重的并发症膈疝,所以横膈损伤决不能漏诊。

与横膈损伤相关的其他损伤常易于发现,约25%的横膈损伤患者初次接诊时即处于休克状态,当然患者也表现为腹部压痛、呼吸困难、肩痛和只有单侧的呼吸音。横膈损伤的诊断常有漏诊。尽管胸部X线检查对横膈损伤的诊断较为敏感,但约40%的病例可表现为正常。横膈损伤最常见的表现为同侧血胸,这在约50%的患者中出现;有时,扩张疝入胸腔的胃难与气胸区别。在X线检查前插入鼻胃管有助于辨别疝入胸内的胃。在某些情况下诊断的确立需行CT扫描或X线对比检查。新一代的螺旋CT扫描检查可行矢状面图像重建,有助于横膈损伤的诊断。对于没有剖腹手术指征的患者,腹腔镜检查虽然是一种侵入式诊断工具,但对隐蔽性横膈损伤的诊断特别有用。

一旦横膈损伤诊断确立,对于横膈急性破裂的患者需紧急经腹手术。某些患者可行腹腔镜横膈破裂修补术。应用不可吸收缝线间断或连续缝合横膈破损处。慢性膈疝易造成腹腔器官与胸腔脏器慢性粘连,

治疗时在行剖腹探查的基础上行开胸术到达横膈损伤部位。这些病例极具挑战性,建议术前缜密计划。

Asensio JA et al: Penetrating cardiac injuries: a prospective study of variables predicting outcomes. J Am Coll Surg 1998;186:24.

Bergeron E et al: Elderly trauma patients with rib fractures are at greater risk of death and pneumonia. J Trauma 2003;54:478.

Brasel KJ et al: Treatment of occult pneumothoraces from blunt trauma. J Trauma 1999;46:987.

Cothren C et al: Lung-sparing techniques are associated with improved outcome compared with anatomic resection for severe lung injuries. J Trauma 2002;53:483.

Dulchavsky SA et al: Prospective evaluation of thoracic ultrasound in the detection of pneumothorax. J Trauma 2001;50:201.

Feliciano DV, Rozycki GS: Advances in the diagnosis and treatment of thoracic trauma. Surg Clin North Am 1999;79:1417.

Gasparri M et al: Pulmonary tractotomy versus lung resection: viable options in penetrating lung injury. J Trauma 2001;51:1092.

Karmy-Jones R et al: Timing of urgent thoracotomy for hemorrhage after trauma. Arch Surg 2001;136:513.

Karmy-Jones R et al: Urgent and emergent thoracotomy for penetrating chest trauma. J Trauma 2004;56:664.

Lowdermilk GA, Naunheim KS: Thoracoscopic evaluation and treatment of thoracic trauma. Surg Clin North Am 2000;80:1535.

Macho JR, Markison RE, Schecter WP: Cardiac stapling in the management of penetrating injuries of the heart: rapid control of hemorrhage and decreased risk of personal contamination. J Trauma 1993;34:711.

Mayberry JC et al: Absorbable plates for rib fracture repair: preliminary experience. J Trauma 2003;55:835.

Meredith JW, Hoth JJ: Thoracic trauma: when and how to intervene. Surg Clin N Am 2007;87:95.

Miller PR et al: ARDS after pulmonary contusion: accurate measurement of contusion volume identifies high-risk patients. J Trauma 2001;51:223.

Richardson JD et al: Operative fixation of chest wall fractures and underused procedure? Am Surg 2007;73:591.

Rozycki GS et al: The role of ultrasound in patients with possible penetrating cardiac wounds: a prospective multicenter study. J Trauma 1999;46:543.

Schultz JM, Trunkey DD: Blunt cardiac injury. Crit Care Clin 2004;20:57.

Stassen NA et al: Reevaluation of diagnostic procedures for transmediastinal gunshot wounds. J Trauma 2002;53:635.

腹部损伤

腹部损伤的类型因所受创伤为钝性伤还是锐器伤而不同。钝性伤主要发生在农村,而穿通伤则更多见于城市。钝性伤的致病机制为快速减速伤力导致腹腔内实性器官,如肝脏、脾脏、胰腺和肾脏等实质破裂。有时,腹腔内空腔脏器,尤其是十二指肠和膀胱,也可见钝性损伤。小肠占据了整个腹腔的大部分容积,更容易出现穿通伤。腹部钝性伤多与交通事故有关,尽管安全带的使用减少了交通事故中头部、胸部和实质器官的损伤,但在交通事故中因挤压与脊柱间的胰腺、肠系膜和肠管,可增加这些脏器的损伤。在诊治交通事故中与系安全带相关的腹壁挫伤患者时,需考虑到上述腹腔内脏器的损伤,这些患者中约30%合并有腹腔内脏器损伤。腹部创伤伴腹腔出血不一定都有腹膜刺激征,尤其对伴精神错乱和神志不清的患者而言。

腹部损伤的死因主要为早期严重失血、凝血障碍和后期的脓毒症。这些腹部创伤患者的死亡都是可以预防的。腹部创伤患者应立即行全面的检查和病情评估。在大多数创伤救治中心,体格检查后,可进行床旁 FAST 检查和骨盆和胸部影像学检查以排除潜在的出血部位。如患者病情不稳定,且由于技术限制或皮下气肿等原因无法行 FAST 检查,可考虑行诊断性腹腔灌洗检查。在一开始的 FAST 检查后,如患者病情趋于稳定或积极的液体复苏有效,应行腹部和骨盆 CT 扫描检查以了解腹腔内和腹膜后创伤情况。对持续低血压需不断输液和输血维持,行 FAST 检查或诊断性腹腔灌洗阳性的患者,应急诊推入手术室剖腹探查。

某些病例体检时仅见轻微的腹壁损伤而未见腹腔内脏器的损伤,但阳性体征明显,这时诊断难以确定,应考虑行诊断性腹腔镜检查或开腹探查术,因为严重的内脏损伤如能早期发现,可以挽救生命。对患者病情的评估通常包括全面的体格检查、特殊的实验室检查和影像学检查(如,逆行尿路造影或膀胱造影,乙状结肠镜检查,腹部 CT 等)。反复体格检查对于发现患者病情细微的改变非常必要。

▶ 损伤的类型

A. 穿通伤

腹部穿刺伤如出现休克并需要复苏治疗,应立即行剖腹探查术。腹腔内大血管和肝脏的破裂可早期出现严重休克。脾脏、胰腺和肾脏的穿刺伤通常不会引起大量出血,除非供应器官的主要血管(如肾动脉)出现损伤。腹腔内出血必须通过填塞和钳夹出血血管等办法迅速将其控制。对腹部穿刺伤出现休克的患者如给予 2L 液体复苏治疗后休克无明显改善,应在胸部 X 线检查后立即手术。

腹部空腔脏器损伤起初阳性体征可能不多,但如不能及时诊断,病情进展可出现脓毒症。腹部压痛加重需手术探查,损伤后数小时白细胞计数升高和发热对于确定诊断很重要。

对血流动力学稳定的下胸部或腹部穿刺伤患者,治疗不是一成不变的。对有腹膜炎体征或低血容量表现的患者应行手术探查,但对于血流动力学稳定无腹膜炎或败血症征象的患者,是否也需手术探查就不一定了。

大多数下胸部或腹部的刀刺伤应手术探查,因为空腔脏器的穿刺伤在延误治疗后会引起严重的毒血症。一些外科医生则建议依据伤势有选择地处理患者。当刀刺伤的深度难以估计时,探查局部伤口可以排除是否穿透腹膜;腹腔镜在最终确定和评价腹部穿刺伤方面有重要作用。对所有下胸部和腹部的枪弹伤应手术探查,因超过 90% 的病例都伴有腹腔内重要脏器的损伤。

B. 钝性损伤

腹部钝性伤处理的最大进步在于 FAST 检查。超声是腹部创伤理想的检查方法,它可以快速、准确地探查到腹腔内积液和出血,并可方便地反复检查。腹部 B 超提供的信息大大提高了外科医生对腹部疾病的诊断能力。自 1989 年北美引进超声技术以来,这一技术现已很普及,最近的一项调查显示,在美国 78% 的创伤救治中心已将 FAST 常规用于创伤患者的检查。

FAST 检查的目的是发现异常的出血和积液,从而避免进一步行诊断性腹腔灌洗术。腹部钝性伤 B 超检查时注意力主要集中在腹腔,但也不可忽视对心包和胸膜腔的检查。超声波可以穿过不凝血或液体而无反射,所以 B 超图像呈黑色(图 13-10)。标准的 FAST 检查需扫描 4 个区域:右上腹、剑突下、左上腹和盆腔(图 13-11)。大多数医生强调扫描从右上腹开始,因为检查阳性患者中 50% 以上右上腹会有积血或积液。FAST 检查阳性且病情不稳的患者需急诊行剖腹探查术。

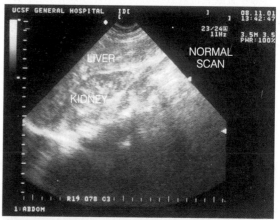

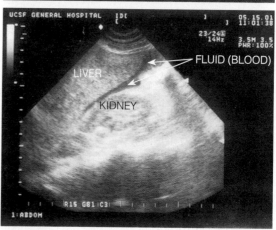

▲图 13-10

上图:右上腹正常超声影像;下图:超声提示右上腹在肝和肾及其肝和膈肌之间积血

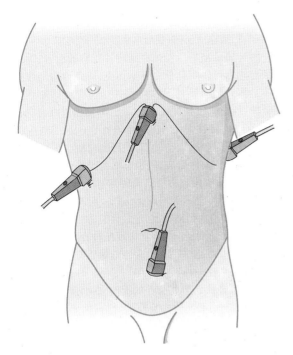

▲图 13-11　FAST 超声探头位置：心包区、右和左上腹区及盆腔

对尚无明确剖腹探查指征情况下，为明确诊断还可行腹腔灌洗、腹部 CT 扫描和诊断性腹腔镜等检查。

▶ 诊断性腹腔灌洗检查

诊断性腹腔灌洗被用来检查是否有腹腔内出血。尽管在许多中心由于采用 FAST 检查而显著减少了诊断性腹腔灌洗的应用，但由于其对腹腔出血诊断的高敏感性，在某些情况下仍是一种重要的检查方法。确定灌洗液中白细胞、淀粉酶的含量、颗粒物性质，并对灌洗液沉渣行革兰染色，可以提示是否有腹腔内脏损伤及性质。胸腔引流管或导尿管引出腹腔灌洗液相同性质液体，提示合并有横膈或膀胱的损伤。诊断性腹腔灌洗容易而快速进行，费用低．并发症少。因为这是一种侵入性检查，所以可能会影响体格检查的结果，检查也必须由外科医生来操作。

诊断性腹腔灌洗既不能定性也不能定量，它无法确定出血的来源，而腹膜腔内相对来说很少量的出血就可能导致该检查出现阳性结果。诊断性腹腔灌洗无法检出横膈的微小和巨大的损伤，也不能排除腹腔内肠管或腹膜后脏器的损伤。进行诊断性腹腔灌洗检查的指征有：腹部疼痛和压痛、上腹部肋骨骨折、无法解释的低血压、脊柱或骨盆骨折、截瘫和四肢瘫，以及由于神经系统损害或中毒引起的精神障碍妨碍检查评估时。尽管存在这么多行诊断性腹腔灌洗的指征，但目前腹部创伤的检查仍是以先行 FAST 检查，再行腹部和盆腔 CT 检查为主。诊断性腹腔灌洗唯一的禁忌证

即在需要急诊剖腹探查术时。

腹部创伤患者如有腹部手术史或为孕妇，在行诊断性腹腔灌洗检查时需格外小心。通常在脐下作一小的切口，直视下插管（图 13-12）。对孕妇和骨盆骨折患者则需行脐上置管。利用导管针或导丝穿刺置管与切开直视下置管同样安全，但前者失败率较高，从而也削弱了其优越性。置管成功后，将 1L 生理盐水缓慢滴入，然后依靠重力作用引流灌洗液，至少要收集 200ml 的灌洗液才可能为诊断提供较为准确的信息。另外还需抽取一部分灌洗液行细胞计数、颗粒物分析和淀粉酶测定等实验室检查。对结果的评价标准总结在表 13-3。

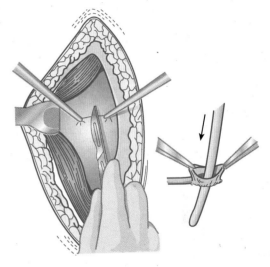

▲图 13-12　诊断性腹腔灌洗

表 13-3　腹腔灌洗液体的评估标准

阳性	大于 100 000 红细胞 /μl
	大于 500 白细胞 /μl
	175 单位淀粉酶 /dl
	涂片革兰性阳性菌染色阳性
	食物残渣
中间	粉红色灌洗液
	50 000~100 000 红细胞 /μl
	100~500 白细胞 /μl
	75~175 单位淀粉酶 /dl
阴性	干净的灌洗液
	小于 100 白细胞 /μl
	小于 75 单位淀粉酶 /dl

▶ CT 检查

CT 扫描是一种非侵入、可定性、敏感而准确的腹腔及腹膜后创伤诊断方法。现代螺旋 CT 扫描显著缩短成像时间，提高了成像质量，然而，CT 检查还是费用较高，有时需静脉注射对比剂行增强 CT 扫描，患者还

得受到一定的 X 射线辐射,并且需要有经验的放射科医师阅片诊断。另外 CT 检查需将患者从急症监护室推送到 CT 室检查,不适于病情不稳定的患者。

CT 检查对确定钝性伤后腹腔内脏器损伤的位置和程度有重要作用,CT 对诊断腹膜后损伤也有一定的优势,但并不能发现所有胃肠道损伤。根据损伤程度的 CT 检查资料,有助于确定是否对实质性脏器损伤行保守治疗。目前超过80%的肝脏和脾脏钝性损伤可通过非手术治疗治愈。对 CT 检查发现较严重的腹腔实质脏器损伤和骨盆骨折引起的出血也可通过介入血管栓塞术等方法治疗,这些方法也增加了非手术治疗的成功率。表13-4对各种腹部创伤非手术检查、治疗方法进行了所需时间、费用、优缺点等的比较。

表 13-4   腹部损伤诊断方法的对比

方法	时间 / 花费	优点 / 缺点
体格检查	迅速 / 没有花费	可进行连续性检查,对于其他的损伤、昏迷、药物中毒,低敏感性和特异性
腹腔灌洗	迅速 / 便宜	结果迅速,但有侵入性,对出血过度敏感且不能定位;若患者以前曾行手术治疗,则需要经验或者被限制应用
超声评估	迅速 / 便宜	对腹腔内液体及心包填塞诊断迅速;但受限于操作员的经验、患者体位、皮下气体限制;对肠道损伤的检测不明感;比较敏感但是特异性不高
腹部CT	慢 / 贵	对损伤部位很特异且可以探查腹膜后;非常好的敏感性但是也许错过肠道损伤;有对造影剂反应的危险

▶ **腹腔镜探查**

对于病情平稳的腹部穿刺伤患者,腹腔镜检查是一种重要的诊断方法。腹腔镜检查可快速确定损伤是否穿透腹膜,从而减少结果为阴性或无需治疗而行剖腹探查患者的数量。对某些患者,腹腔镜检查同时还可对小肠和膈肌的损伤进行修复治疗。腹腔镜检查治疗具有微创外科所有的优缺点。腹腔镜还可对腹部钝性伤后病情平衡的患者进行安全、有效的筛查。当然,腹腔镜检查也会出现漏诊,空气栓塞、气腹引起的血流动力学不稳以及穿刺套放置相关损伤等并发症。

▶ **剖腹探查**

腹部钝性伤行剖腹探查术的三个主要指征为:腹膜炎,进行性腹腔内出血和与腹腔内脏器损伤相关的其他损伤。腹部钝性伤出现腹膜炎比较少见,可能有

如下原因:腹腔内空腔脏器破裂,如十二指肠、膀胱、小肠或胆囊;胰腺损伤;腹膜后出血。

对严重低血容量性休克而胸片正常的患者,除非腹腔外出血可以解释低血容量休克,应急诊行剖腹探查术。多数情况下,应立即行 FAST 检查或诊断性腹腔灌洗以明确腹腔内出血的诊断。即使患者没有明显的腹部创伤,钝性创伤后出现循环血量不足,首先应检查是否有腹腔内出血。例如,循环血量减少可由大面积头皮撕脱伤失血造成,但也可能为受伤时合并的脾破裂引起。腹腔内出血可只表现为循环血量不足而无其他明显征象,腹部平坦而无压痛。对腹腔外创伤出血的患者,如出血得以控制,经液体复苏后生命体征应趋于稳定,尿量恢复。如再次出现低血容量表现(心动过速、低血压、尿量减少、代谢性酸中毒),应考虑有腹腔内出血的可能。

其他易于腹部创伤合并的损伤有:肋骨骨折、骨盆骨折、腹壁损伤和胸腰段脊柱的骨折(例如,左下肋骨骨折患者中20%同时伴有脾破裂)。

▶ **治疗**

A. 脾脏损伤的治疗

脾脏是腹部钝性伤中最易受到损伤的器官。儿童的脾损伤一般以非手术治疗为主。目前50%~88%的成人脾脏钝性损伤也可通过保守治疗治愈,但患者需在 ICU 密切监护,并做好随时手术的准备。而且需对此类患者反复检查,以排除其他部位损伤及在出血的可能。CT 扫描示脾脏重度损伤或有进行性出血,但患者病情尚稳定者,可考虑行介入脾动脉栓塞术,而病情不稳定者则需立即开腹切除脾脏,当然,情况允许也可行脾修补术。

如患者病情不稳,应急诊行剖腹探查术。如情况允许,且无腹腔其他脏器的严重损伤时,应尽可能尝试一些保脾手术,如脾脏缝合修补术、部分脾切除术、薇乔网片包裹脾脏修补术或以止血材料局部填塞覆盖止血等。对多发性创伤,合并有心血管损伤或脾门血管撕裂伤的患者则有行脾切除术的指征。脾切除术后应行针对肺炎球菌、脑膜炎球菌、流感嗜血杆菌等的免疫治疗,以减少脾切除术后暴发性脓毒症的发生。

B. 肝脏损伤的治疗

约85%的肝脏钝性伤患者经积极液体复苏治疗后病情可趋于稳定,保守治疗在避免并发症降低死亡率方面均优于开腹手术。保守治疗首要的是需保证血流动力学持续的稳定。患者需在 ICU 内监护,不断监测生命体征和血细胞压积的变化。如需输2个单位以上 PRBC,则需考虑介入动脉造影和出血动脉栓塞术。

肝脏钝性损伤,大于90%的患者可通过非手术治疗而治愈。对较严重的肝损伤,应反复行 CT 扫描检查,

以了解是否存在肝实质的缺血坏死、血肿和胆脂瘤等并发症。对于肝外胆汁积聚一般可经皮穿刺引流,而肝内血肿和胆汁积聚则观察数月后可自行吸收消散。严重肝损伤患者,40% 以上有可能经损伤部位形成胆汁瘘。排除可能的并发症,如严重的肝损伤可以导致致命性出血。核素扫描亚氨基二乙酸衍生物可探查胆汁流,了解胆瘘的部位,为减少胆瘘的并发症,应在肝脏损伤后前几天进行该检查。另外,肝钝性伤患者中有 1%~4% 合并有其他腹腔脏器的损伤,所以,对腹部损伤后出现的脓毒症,在排除肝脏原因后还应考虑是否有其他腹腔脏器的损伤。

严重的肝损伤会导致大失血和大量输液难以纠正的低血压。出现这种情况应紧急剖腹探查,开腹应以直接止血为目的,同时恢复血容量以稳定患者的病情。首先可通过徒手压迫、肝周填塞和 Pringle 手法等控制肝脏出血,徒手压迫或用腹纱肝周填塞可控制大多数的肝脏出血。Pringle 手法,即夹闭肝蒂,用于肝脏损伤大出血压迫及填塞无效的情况。Pringle 手法可控制除了肝静脉和肝内腔静脉破裂以外的所有肝脏出血。对大多数患者,Pringle 手法阻断肝蒂的时间不应超过 1 小时,以防造成肝脏的缺血性损害。肝出血可以通过缝扎或以钛夹直接夹闭出血血管的方法控制出血。电凝或氩气刀可凝固肝创面的小出血点。微纤维胶原或含凝血酶的明胶海绵可以压置在出血部位,能控制弥漫性毛细血管渗血。纤维蛋白胶对肝脏表面和深部裂伤的出血局部止血效果最好,但偶有可引起致命性过敏反应的报道,限制了其应用。当损伤已经造成大量的失血,应考虑剖腹探查并行纱布垫填塞止血。避免体温过低、酸中毒和凝血障碍,对于手术成功治疗肝脏损伤至关重要,另外在 ICU 内进手术室前应进一步积极液体复苏治疗。在 24~48 小时内再次手术探查,肝脏的出血通常可通过结扎个别出血血管和清创得以控制。如果有持续性出血的迹象,应尽早再次手术探查。如手术压迫止血效果不佳,可行介入血管栓塞辅助治疗。应用选择性肝动脉结扎、肝部分切除清创术或肝叶切除术来控制出血的情况比较少见。肝脏止血完毕肝创面可以覆以大网膜,并放置引流管。为防止胆瘘的发生,肝实质内断裂的胆管应缝扎或以钛夹夹闭,而不应只对胆道行减压术。

肝静脉损伤后通常出血凶猛。当 Pringle 手法难以有效控制肝脏的出血时,应立即想到肝静脉或肝内腔静脉损伤的可能。有多种技术可先将肝内静脉分离出后,再将其和肝损伤加以修补,但即使如此,伴肝静脉破裂的肝损伤病死率仍很高。

C. 胆道损伤的治疗

胆道损伤在腹部创伤中相对少见,尤其是钝性伤。胆囊损伤大多可通过胆囊切除术来解决。胆总管的轻微损伤可将破裂处缝合并放置 T 管引流。胆总管撕裂或合并有十二指肠或壶腹部的创伤可能需行胆总管空肠吻合加胰腺全或部分切除术,十二指肠切除术等其他手术。胆总管的部分缺损最好的治疗方法是行胆总管空肠吻合术及引流。

D. 胰腺损伤的治疗

胰腺损伤时少有临床表现,所以当有上腹部创伤,尤其是血清淀粉酶持续升高时,应高度怀疑胰腺损伤。胰腺损伤时,除了剖腹探查最有价值的诊断方法是腹部 CT 扫描,腹腔灌洗通常对诊断帮助不大。上消化道水溶性造影剂造影如显示十二指肠 C 形环增宽,可间接表明有胰腺损伤。内镜逆行胰胆管造影(ERCP)在某些情况下可用于对胰管损伤的诊断。

胰腺损伤的处理依赖于其损伤的程度和范围。没有伤及主胰管的轻微损伤可以非手术治疗,胰腺中度损伤,通常需手术探查,清创和外引流,胰腺重度损伤,包括主胰管的损伤或腺体横断,则需行胰腺远端切除或外引流术。胰头的损伤常伴有血管的损伤,死亡率较高。治疗首先应积极控制出血,并在损伤的胰头处放置引流管引流。对于大多数病例,如多发性创伤病情不稳定,不考虑行胰十二指肠切除术。

胰腺损伤的后期并发症包括胰腺假性囊肿、胰瘘和胰腺脓肿。未行胰腺切除治疗的患者可能需要再次手术切除病变或行 Roux-en-Y 胃肠道内引流术。

E. 胃肠道损伤的治疗

大多数胃损伤可被修补,但如枪击伤等造成的胃严重损伤,可能需行胃次全切除或全胃切除术。应打开小网膜囊探查胃后壁,以防胃后壁损伤漏诊。

查体和 X 线检查不易发现十二指肠损伤。大多数患者损伤后 6 小时内腹部平片可发现腹膜后气体。对比剂 CT 检查常可以确定穿孔的位置。大多数十二指肠损伤一般可以从侧面修补,但有些需行十二指肠部分切除对端吻合术。有时,严重的损伤还需行胰十二指肠切除或关闭幽门、胃空肠吻合的十二指肠憩室化手术。十二指肠造口可对十二指肠有效减压,并用于治疗损伤造成的十二指肠瘘。空肠或大网膜片进行修补以防止缝线处的渗漏。对恢复较慢的胃十二指肠损伤患者可行远端空肠造口术。

十二指肠血肿可引起严重的梗阻,通常可通过非手术方法治愈。患者可能需要全胃肠外营养。在某些情况下,可借助介入放射技术放置一根细的肠内营养管,营养管头端越过梗阻部位。大的血肿,尤其是梗阻超过 10~14 天且 CT 扫描可见持续存在的血肿,则需手术将血肿清除。

大多数小肠的损伤可双层缝合关闭肠管,但肠系膜损伤影响局部肠段血供,则需行局部肠管切除吻合术。手术的原则是应尽可能多地保留正常肠管组织。

结肠损伤过去的处理方法是将粪便改道或外置损伤段肠管,然而,最近的研究表明结肠造口术的并发症发生率远高于损伤后一期修复者,只要结肠损伤处血供良好,就应一期修复。但是当患者存在休克需要大量补液,手术距损伤时间超过 6 小时,伤口严重污染或存在腹膜炎时,一期修复就会有并发症。如果条件合适,小而洁净的直肠损伤可以一期缝合关闭。与骨盆骨折相关的直肠较大损伤则应行近端肠管造口术,骶前引流,此时不能强求一期缝合修复损伤的直肠,但是如果损伤直肠能得到很好的暴露,也可考虑直接修复损伤的直肠。除非会进一步增加盆腔的感染,大多情况下应行远端肠管的灌洗。

F. 腹壁损伤的治疗

腹部钝性伤多由剪切力所致,如被拖拉机或汽车轮子辗压,皮肤及皮下组织往往失活。创伤发生后如不及时清创,坏死组织易发生严重的厌氧菌感染。腹壁穿刺伤的处理通常较为简单直接,需清创灌洗治疗。清创时应尽量清除异物、衣物碎片、坏死的肌肉和软组织。腹壁缺损需用可吸收网片修补或以肌皮瓣覆盖缺损。

G. 泌尿生殖道损伤的治疗

泌尿生殖道损伤最常累及男性生殖器、子宫、尿道、膀胱、输尿管和肾脏。泌尿生殖道损伤的检查首要的是影像学检查,包括腹部 CT 扫描、膀胱造影和逆行尿路造影。如果患者病情不稳定,则无法先行这些检查而急诊剖腹探查,对此类患者,术中单剂静脉尿路造影大多是安全、有效的。这一检查经常可为迅速制定准确的治疗方案提供重要的依据,并可确定未损伤肾的功能,还有助于确定那些可安全观察的肾脏的钝性损伤。

1. 膀胱损伤的治疗　膀胱破裂和尿道撕裂伤一样,常继发于骨盆骨折。膀胱破裂 75% 发生于腹膜外,25% 在腹膜内。修复膀胱破裂可经腹正中切口,膀胱前壁的破裂可直接缝合修复;膀胱后壁的损伤则需切开膀胱前壁,在膀胱内修复后壁。手术需仔细小心,防止进入盆腔血肿。术后应行耻骨上膀胱造口,使尿液改道至少 7 天。

2. 尿道损伤的治疗　前列腺膜部的尿道撕裂多与骨盆骨折或减速伤有关,男性尿道损伤的典型表现是尿道口出血,直肠指诊可触及前列腺因盆腔血肿而被抬高、游离。如有上述临床表现,那么在留置导尿管前应先行逆行尿路造影,因放置导尿管可能加重损伤,将尿道的不完全断裂变为完全断裂。如有尿道损伤,那么尿路造影可见造影剂由尿道渗入到腹膜前间隙。

尿道的穿刺伤最好一期修复,而尿道的钝性撕裂伤较为安全有效的方法是行耻骨上膀胱造口,延期尿道修复。经膀胱尿道镜一期对接缝合断裂的尿道并放置导尿管是另一种微创、可行的选择。这种方法对尿道部分断裂伤修复后未见尿道狭窄。

尿道球部和阴茎部的较重损伤应先行耻骨上膀胱造口治疗,之后,膀胱排空后的膀胱尿道造影可显示尿道狭窄的部位,但无需手术矫正和扩张该部位的狭窄。

3. 肾脏损伤的治疗　近来影像学检查、肾脏创伤的分级和治疗策略的发展减少了不必要的肾切除,更多地保留住了肾脏。超半数的肾脏创伤可以通过非手术方法治愈。肾脏创伤的治疗依赖于临床表现和影像学、实验室检查结果。对血流动力学稳定,不合并其他损伤的肾脏穿刺伤,保守治疗是切实可行的。轻、中度肾创伤可采用非手术治疗,但严重的肾创伤如采用观望疗法会有迟发出血的危险。病情稳定的患者,为控制出血,切除并重建血栓形成的血管,可行血管造影术。如行剖腹探查术,应仔细检查肾脏的损伤,一般探查取腹正中切口,在打开 Gerota 筋膜前应探查肾脏的动静脉,确保其完好。肾脏的创伤可行缝合修补、肾部分切除术,现已很少行肾切除术。带血管蒂网膜移植或游离腹膜片移植可用以覆盖肾缺损。肾血管的损伤需紧急手术以挽救肾脏。将重建技术贯穿于肾创伤的探查过程中可确保较高的保肾率。坚持早期控制近端血管,清除肾脏失活组织,关闭肾脏收集系统,覆盖缺损的肾脏组织等原则将最大限度地保留住肾功能,同时会将并发症的发生率减少到最小。

剖腹探查中偶然发现的肾周血肿,如进行性变大,可触及搏动,或未被腹膜后组织所覆盖,或行探查术前尿路造影有广泛的尿液渗出,应行探查术。

4. 男性生殖系损伤的治疗　男性生殖器的损伤通常只有皮肤的缺损,阴茎及尿道,睾丸一般并不会受累。阴茎皮肤的缺损应一期植皮,阴囊皮肤的缺损则应延期重建,如睾丸外露,应将其暂时置于大腿内侧皮下加以保护。

5. 子宫损伤的治疗　单独出现女性生殖器官损伤较少见,除非合并有泌尿生殖道或直肠的损伤。子宫基底部损伤通常可通过吸收线缝合而修复,无需引流。广泛的子宫损伤可能要将子宫切除,尤其当合并尿路或直肠损伤时,可敞开阴道穹窿引流。孕妇子宫损伤,常导致胎儿死亡。这类损伤,尤其是在孕妇接近分娩时,可导致大出血,剖宫产加子宫切除术或许是唯一的选择。

6. 输尿管损伤的治疗　由于尿液分析及影像学检查并不可靠,所以输尿管损伤容易被漏诊。绝大多数输尿管的损伤可根据损伤的程度,通过放置支架一期修补,输尿管再置术或输尿管对端吻合术成功修复。

Armenakas NA, Duckett CP, McAninch: Indications for nonoperative management of renal stab wounds. J Urol 1999;161:768.

Asensio JA et al: Approach to the management of complex hepatic injuries. J Trauma 2000;48:66.

Asensio JA et al: Operative management and outcomes in 103 AAST-OIS grades IV and V complex hepatic injuries: trauma surgeons still need to operate, but angioembolization helps. J Trauma 2003;54:647.

Bee TK et al. Failures of splenic nonoperative management: is the glass half empty or half full? J Trauma 2000;39:177.

Bradley EL 3rd et al: Diagnosis and initial management of blunt pancreatic trauma: guidelines for a multiinstitutional review. Ann Surg 1998;227:861.

Brandes SB, McAninch JW: Reconstructive surgery for trauma of the upper urinary tract. Urol Clin North Am 1999;26:183.

Carrillo EH et al: Evolution in the treatment of complex blunt liver injuries. Curr Probl Surg 2001;38:1.

Chappuis CW et al: Management of penetrating colon injuries. A prospective randomized trial. Ann Surg 1991;213:492.

Chen RJ et al: Surgical management of juxtahepatic venous injuries in blunt hepatic trauma. J Trauma 1995;38:886.

Croce MA et al: Nonoperative management of blunt hepatic trauma is the treatment of choice for hemodynamically stable patients. Results of a prospective trial. Ann Surg 1995;221:744.

Curran TJ, Borzotta AP: Complications of primary repair of colon injury: literature review of 2,964 cases. Am J Surg 1999;177:42.

Fakhry SM et al: Relatively short diagnostic delays (<8 hours) produce morbidity and mortality in blunt small bowel injury: an analysis of time to operative intervention in 198 patients from a multicenter experience. J Trauma 1999;47:207.

Fulcher AS et al: Magnetic resonance cholangiopancreatography in the assessment of pancreatic duct trauma and its sequelae: preliminary findings. J Trauma 2000;48:1001.

Jacobs IA et al: Nonoperative management of blunt splenic and hepatic trauma in the pediatric population: significant differences between adult and pediatric surgeons? Am Surg 2001;67:149.

Kielb SJ, Voeltz ZL, Wolf JS Jr: Evaluation and management of traumatic posterior urethral disruption with flexible cystourethroscopy. J Trauma 2001;50:36.

Malhotra AK et al: Blunt bowel and mesenteric injuries: the role of screening computed tomography. J Trauma 2000;48:991.

Miller PR et al: Associated injuries in blunt solid organ trauma: implications for missed injury in nonoperative management. J Trauma 2002;52:238.

Mohr AM et al: Angiographic embolization for liver injuries: low mortality, high morbidity. J Trauma 2003;55:1077.

Nicholas JM et al: Changing patterns in the management of penetrating abdominal trauma: the more things change, the more they stay the same. J Trauma 2003;55:1095.

Patton JH et al: Pancreatic trauma: a simplified management guideline. J Trauma 1997;43:234.

Peitzman AB et al: Blunt splenic injury in adults: multi-institutional study of the eastern association for the surgery of trauma. J Trauma 2000;49:177.

Rozycki GS, Newman PG: Surgeon-performed ultrasound for the assessment of abdominal injuries. Adv Surg 1999;33:243.

Sartorelli KH et al: Nonoperative management of hepatic, splenic, and renal injuries in adults with multiple injuries. J Trauma 2000;49:56.

Shapiro MB et al: Damage control: collective review. J Trauma 2000;49:969.

Takishima T et al: Serum amylase level on admission in the diagnosis of blunt injury to the pancreas: its significance and limitations. Ann Surg 1997;226:70.

Udobi KF et al: Role of ultrasonography in penetrating abdominal trauma: a prospective clinical study. J Trauma 200;150:475.

Wahl WL et al: Diagnosis and management of bile leaks after blunt liver injury. Surgery 2005;138:742.

Wei B et al: Angioembolization reduces operative intervention for blunt splenic injury. J Trauma 2008;64:1472.

Zantut LF et al: Diagnostic and therapeutic laparoscopy for penetrating abdominal trauma: a multicenter experience. J Trauma 1997;42:825.

血管损伤

历史回顾

我们许多关于血管损伤的知识是从 20 世纪的军事战争中发展而来。虽然血管损伤的处理技术早在第一次世界大战之前已有应用，但当时的治疗主要是结扎动脉挽救生命而非修复损伤动脉保留伤肢，所以血管损伤后常需截肢。

第二次世界大战中，只有 33% 的动脉损伤得到修复治疗，动脉结扎后截肢率为 49%，动脉修复后截肢率为 36%。在朝鲜战争和越战中，随着抗生素的出现和血管外科技术的发展，截肢率降到 13%。在伊拉克战争中，与血管损伤相关的截肢手术率为 20%，这与摧毁力更强的新型武器造成的肢体血管、软组织和骨的合并损伤有关。

在军事战争和日常生活中下肢动脉损伤引起的死亡率较低，为 2%~6%。日常生活中，由于静脉替代移植技术的应用，保肢率达 85%~90%。血管结扎需再次手术，且不能恢复血供，导致预后不良和截肢的后果。当然，死亡率的降低和保肢率的提高，得益于对伤员的迅速转运，快速纠正血容量不足，选择性应用动脉造影和分流技术及手术技术的提高。

血管损伤流行病学

现有三种环境下的血管创伤流行病学调查研究：战场、大城市和较小范围的农村地区。日常生活中血管损伤的类型，在以往不同于军事战斗中的血管损伤类型，但现在与战伤已非常相似，且由于城市暴力、交通事故和微创诊疗技术应用引起的医源性损伤的增多，日常生活中血管损伤的发病率也在不断升高。

外周血管创伤常见于 20~40 岁的年轻人。无论在城市还是农村，穿刺伤是血管损伤的主要类型，占 50%~90%。由于许多头、颈和躯干的血管损伤常可导致即刻死亡，所以幸免于难的患者血管损伤大多数发生在肢体，在军事战争中尤其是这样，例如在越战时，肢端血管损伤约占全部动脉创伤的 90%。在城市生活中，肢体血管损伤占全部动脉损伤的 50% 左右。在农村，血管钝性损伤的发生率要高于城市。

血管损伤患者的死亡率和医疗资源的利用率均高于非血管损伤的患者。在美国医院中，交通事故、高处坠落和挤压伤造成的血管损伤占到全部非医源性血管损伤的一半以上。钝性伤后是否有血管损伤与总的创伤严重性和特定部位骨折有关。例如，高速钝性损伤引起的膝关节后脱位和膝关节严重失稳患者中有 45% 伴腘动脉损伤。

在最近的十几年中，医源性血管损伤的数量呈显著性增长。大多数介入诊断和治疗经股血管（较少经肱或腋血管）入路。按出现频率降序排列，医源性血管损伤包括:出血和血肿,假性动脉瘤,动静脉瘘,血栓形成和栓塞。血管损伤发生率从诊断性检查引起的 0.5% 到放置大口径导管造成的 10%。高龄、女性、应用抗凝剂和动脉硬化的患者将增加这些并发症的发生。穿刺部位的并发症包括血管破裂和断裂。手术操作(尤其肝和胆胰外科)常有医源性血管损伤的可能。另外,腰椎手术的腹膜前或腹膜后入路和其他骨科手术(如全关节置换术和关节镜手术)也可造成血管损伤。

▷ 血管损伤的类型

A. 穿刺伤

穿刺伤的全身和局部影响是由血管损伤的机制决定的。刀刺伤,低速子弹伤(<2000ft/s 即 <609.6m/s),经皮穿刺置管和动脉内注射药物引起的医源性创伤,对软组织和所属循环血管的损伤远较高能量创伤轻微。战争中的高速弹伤可造成更为广泛的血管损伤和周围组织的严重损伤和感染。高速弹伤的暂时洞穿效应还可造成动脉断端的进一步损伤,即使弹片未直接击中动脉,也可引起动脉内膜撕裂和血栓形成。这种冲击效应也可将衣服、脏物或皮肤碎块带入伤道,造成感染的危险。与穿刺伤相关的其他损伤常常是受伤结局的重要决定因素。

枪弹冲击还存在其他问题。尽管子弹初速度不高(约 1200ft/s, 即 365.76m/s),但大量碎弹片可造成组织广泛损伤,并增加了组织感染的危险。高速枪弹伤造成的组织损伤远比检查伤口时预测的损伤程度严重得多。然而,动脉可能损伤部位的多样性决定了患者即使有明显的动脉血供不足表现也必须行诊断性动脉造影检查。

B. 钝性伤

交通事故是血管钝性损伤的主要原因。骨折和关节脱位虽然可造成血管的直接损伤,但在大多情况下,血管损伤是骨折的间接结果,尤其当骨折靠近关节时,血管相对固定,易于受到剪切伤力的影响而受到损伤。例如,膝关节后脱位时腘动静脉常易受到损伤。像股骨和胫骨这样的长管状骨受到间接传递力骨折,可产生高速弹伤类似的成洞效应,可造成广泛的软组织和神经、血管损伤,并引起组织水肿影响对脉搏的测定。相关的损伤和诊断的延迟将使救治保留肢体的机会减小。挫伤和压榨伤可造成动脉部分或全部的断裂,或血管内膜的撕裂、管壁血肿,影响动脉血流。

胸主动脉钝性伤(BTAI)是一种严重的创伤,有较高的即刻死亡率,是现代高速运输和高处坠落伤的常见原因。来自 BTAI 病例的尸检资料表明 57% 患者在受伤现场当场死亡或在运往医院的途中死亡,37% 在入院后 4 小时内死亡,仅有 6% 是在入院 4 小时以后死亡。腹主动脉破裂通常发生在主动脉峡部(在左侧锁骨下动脉和主动脉韧带之间),减速伤时,心脏、升主动脉和主动脉弓持续向前移动,而峡部和降主动脉的移动被其后面的结构所限制,从而导致损伤。创伤性胸主动脉破裂的临床表现见表 13-5,影像学表现见表13-6。腹主动脉的钝性损伤比较少见,但有报道在安全带创伤时可出现。

表 13-5　主动脉破裂损伤的临床表型

高速减速伤病史
连枷胸
胸骨骨折
上腔静脉综合征
多个或第一或第二肋骨骨折
上肢高血压或者脉搏短绌
颈动脉鞘血肿
肩胛间杂音
喉头嘶哑

表 13-6　主动脉外伤的影像特征

纵隔膜变宽
胸骨骨折
多个或第一或第二肋骨骨折
食管右偏
气管右偏
肺尖帽
左侧主支气管受压
主动脉结受压
降主动脉受压
主动脉肺动脉窗受压
肺内侧左上叶受压
椎旁条纹增宽

钝性伤几乎可以造成所有血管的损伤,包括颅外的脑部和内脏的动脉。颈动脉钝性损伤的死亡率为 20%~30%,存活者中超过 50% 会有永久性的严重神经障碍。过去认为椎动脉损伤不会造成严重危害,但现在的研究表明椎动脉损伤可有极其严重的并发症,包括 70% 同时存在颈脊髓损伤。肠系膜上动脉损伤的死亡率约为 50%。肱动脉和腘动脉经过关节,可直接受到创伤侵害,尤其容易在所经关节处受到骨折和关节脱位的影响。

▷ 临床表现

A. 出血

当有搏动性外出血时,动脉损伤的诊断就很明确,但当血液积聚于肢体、胸、腹或腹膜后等深部组织间隙时,唯一的临床表现可能只有休克。在血容量恢复之前使用外周血管收缩药物可能会使脉搏更难测到。如果动脉完全断裂,收缩的血管末端会有血栓形成,可能不用考虑会有严重的血管损伤。如能触及穿刺伤远端动脉的搏动时并不能排除动脉损伤,因为有可能损伤血管尚未形成血栓栓塞,或者脉搏搏动可通过松软血凝块传导到远端,20% 有肢体大血管损伤的患者在伤口远端仍可触及动脉的搏动。相反的,患者充分复苏后仍触不到脉搏则是动脉损伤的一个敏感指标。

B. 缺血

急性动脉供血不足应得到迅速诊断以防组织的坏死。当患者出现 5P 征时应考虑有动脉性缺血,这 5P 征是:疼痛(pain)、苍白(pallor)、麻痹(paralysis)、感觉异常(paresthesia)和无脉(pulselessness)。不同细胞对缺氧的易感性不同(如:颈动脉的突然闭合,几分钟后便会导致脑组织损伤,除非侧支循环能保持足够的灌注;而肾脏可耐受长达 1 小时的严重缺血)。外周神经由于基础能量需求高以维持较大面积细胞膜表面的离子梯度,并且糖原储备量少,故对缺血十分敏感,因此,相对短时间的动脉缺血会导致就会导致神经功能的损害。相比之下,骨骼肌对动脉血流的降低呈现更好的耐受力,缺血达 4 小时也不会发生组织学改变。总之,完全阻断动脉血流供应(包括侧支血供)达 4~6 小时就可造成神经肌肉的缺血性损害。恢复动脉血供后,由于缺血再灌注损伤,会进一步加重缺血组织的损害。

长时间的缺血能造成肌肉坏死和横纹肌溶解,释放钾和肌红蛋白进入血液循环。肌红蛋白是一种结构与血红蛋白相似的携氧蛋白,它本身无毒,但其分解产物正铁血红素在酸性环境中有肾毒性。当出现低血压或血容量不足时,尿液减少,正铁血红素可在肾脏沉积,阻塞肾小管,加重肾损害。肌红蛋白血症可以导致急性肾小管坏死和肾衰竭,高钾血症和威胁生命的心律失常。因而,动脉缺血不但会造成截肢,更重要的是还会引起器官衰竭和死亡。

C. 假性动脉瘤

创伤造成的动脉壁破裂有可能形成假性动脉瘤。假性动脉瘤壁主要是由邻近的纤维组织而非动脉组织构成。因为血液不停地流过瘘管口,故肢体很少出现缺血。假性动脉瘤随时都有破裂的可能。由于动脉壁缺乏连续性和完整性,所以瘤体可不断增大。直径大于 3cm 的假性动脉瘤自然消退的可能性不大,随着时间的推移,脉瘤的体积渐大,与周围组织的关系也变得复杂,手术修复的难度也越来越大。动脉瘤逐渐出现相应症状可由动脉瘤压迫周围神经和侧支血管,或动脉瘤破裂而引起,另外由于血栓形成也可表现出缺血症状。动脉穿刺后形成的医源性假性动脉瘤若直径小于 3cm,可在 4 周内自发形成血栓,对这种情况只需 B 超随访,无需手术治疗。彩色血流多普勒引导下对医源性假性动脉瘤加压治疗的成功率在 70%~90% 之间,但这种方法需压迫数小时,患者也不舒服。超声引导

下注射凝血酶也可使较大的假性动脉瘤血栓化,但有报道称这种方法有形成远端动脉栓塞的风险。

D. 动静脉瘘

若相邻动静脉同时受损,就有可能形成动静脉瘘,血液从动脉经瘘管流入静脉。由于静脉内血压低于动脉,所以动静脉瘘血流会持续不断;在心脏收缩期在瘘管处可闻及较强的杂音并触及震颤。创伤性动静脉瘘也可作为手术并发症而出现(如切除突出的椎间盘后形成的主动脉腔静脉瘘)。动脉造影和心脏插管之后的医源性股动静脉瘘越来越常见。长期存在的较大动静脉瘘有可能导致高动力性心衰。与动脉造影后出现的医源性假性动脉流相似,急性动静脉瘘也常可自然消失。

▶ 诊断

对任何创伤患者都应该考虑到动脉损伤的可能性。除非得以确证,穿刺伤或钝性伤而出现休克的患者都应考虑有血管损伤。任何邻近主要动脉的损伤都应引起高度重视。X 线平片可以帮助了解骨折碎片是否危及邻近血管,或枪弹碎片是否伤及主要血管。在 X 线检查之前,创伤的出入口应以不透 X 线的别针等作出标记。

诊断一般根据对创伤的体格检查而得出(表 13-7)。除了检查明显的出血和 5P 征外,医生还应触诊看是否有震颤(如动静脉瘘)、听诊了解是否有杂音、视诊看是否有扩大的血肿(如假性动脉瘤)。伤口的再次出血可能是大出血的征兆。发现这些可靠的体征提示存在有血管损伤,对有这些体征的血管损伤大多数情况下必须立即手术探查。另外一些相对可靠的临床发现(如出血病史、减弱但可扪及的脉搏、大动脉附近的损伤、功能性麻痹)允许进一步的检查和密切观察。

表 13-7　肢体血管损伤的征象

硬迹象	血肿扩大或者跳动
	肢体缺血
	杂音或震颤
	远端脉搏消失
软迹象	有出血史,现在已停
	神经与血管缺损
	稳定不膨胀的血肿
	四肢主要血管损伤邻近
	踝肱指数 <0.9

多普勒血流显像检查在动脉创伤诊断中具有重要的作用。踝肱指数(ABI),即伤侧下肢足踝部收缩压比健侧上臂的收缩压,在排除四肢钝性和穿刺伤后是否有动脉损伤方面是一较为可靠的指标。如 ABI<0.9,其判断动脉损伤的敏感性为 95%,特异性为 97%,阴性预

测值为 99%。因而，当患者有相对可靠的临床发现且 ABI<0.9 时需行动脉造影检查以确定诊断。

彩色血流多普勒超声检查将实时 B 超（亮度调制）成像和可控脉冲多普勒血流探测头结合。这一技术能提供血管成像和超声速度谱分析。彩色血流多普勒扫描损伤部位是一种非无创、无痛、便携和容易重复、随访的检查方法。由一位经验丰富的医师操作，与动脉造影相比，多普勒超声几乎可以探查到所有需要处理的大血管损伤，无形中也可大大节省患者的医疗费用。除了用于动脉创伤的检查，多普勒扫描也被应用于探查假性动脉瘤、动静脉瘘和血管内膜瓣。然而，也存在医疗资源和人员配备等问题，这一技术对手术的操作技巧和检查结果的分析要求较高，在一般的医院难以普及和开展。

动脉造影是确认血管损伤最为精确的诊断方法（图 13-13）。在临床表现不典型时行动脉造影以排除血管损伤，将使手术阴性探查率降低到 20%~35%，而与动脉造影相关并发症发生率为 2%~4%。作为动脉血管造影的唯一指征，其有较低的收效，范围从 0~10%。在体格检查和平片上动脉损伤表现不明确，诊断模棱两可时，应急诊手术探查。动脉造影的假阴性率较低，如造影结果正常则无手术指征。事实上，所有动脉造影出现的错误均为其假阳性结果，发生率为 2%~8%。动脉造影操作应注意以下几点：①穿通伤的出入口应以不透 X 线物标记；②注射部位应远离损伤部位；③血管造影应显示距损伤部位远近端至少 10~15cm 的区域；④连续拍摄以显示静脉早期充盈情况；⑤除非排除既往存在的病损，造影显示的任何异常都应考虑有动脉损伤的可能；⑥动脉造影应从正侧两个位置摄片。

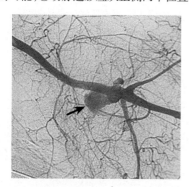

▲图 13-13　动脉造影示穿通伤引起的锁骨下／腋动脉创伤性假动脉瘤

急救中心动脉造影术采用 Seldinger 微穿刺技术留置 18 号导管（顺行插入上下肢动脉）快速而准确。用 X 线透视检查，尤其是在配有数字减影功能时，将简化造影剂注射时程和缩短 X 线曝光时间。X 线透视检查对于显示远端动脉和减少造影剂的用量非常有用。

一般来说，将受伤者的异常临床表现归于动脉痉挛是非常危险的，这时应行动脉造影确定诊断。

当一个长的穿刺伤与动脉平行，难以确定是否有动脉损伤及损伤的部位，或有多发性动脉损伤时，动脉造影则有很大价值。动脉造影的并发症包括：腹股沟区血肿、医源性假性动脉瘤、动静脉瘘、栓子栓塞。如肢体动脉灌注原本已有减少，延误诊断将导致不可逆性缺血。新一代多排螺旋增强 CT 扫描血管成像是替代传统血管造影的一种较好检查方法。CT 血管成像可诊断血管内膜夹层、假性动脉瘤、动静脉瘘、血栓及栓塞，以及活动性出血。金属异物可形成假影，干扰 CT 血管成像检查。

对怀疑有 BTAI 的创伤患者，胸部 X 线检查是确定是否需要进一步检查的较好筛查方式。影像学 BTAI 损伤的典型表现有：纵隔增宽，主动脉球显影模糊，左主支气管或鼻胃管偏斜，主动脉肺动脉窗透光减低。胸部螺旋 CT 扫描是筛查和诊断 BTAI 损伤的较好检查方法（图 13-14）。如胸部 CT 扫描结果阴性，则无需进一步行主动脉造影检查；如结果不明确或阳性，则需行动脉造影或 CT 血管成像检查确定 BTAI 的诊断和 BTAI 损伤的范围。在某些情况下，心胸外科或（和）创伤外科医师需考虑为了诊断 BTAI 单独行螺旋 CT 扫描是否已经足够。另外，3D 重建螺旋 CT 血管成像还可辅助行血管内介入 BTAI 治疗（图 13-14）。尽管经食管超声心动检查和经血管内超声检查在诊断 BTAI 方面不断发展和扩大运用，但并不是一种常规的诊断检查方法。

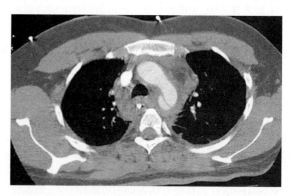

▲图 13-14　胸部 CT 扫描示钝伤引起的主动脉破裂

▶ 处理

　A. 初期治疗

首先应对血管损伤患者进行快速而全面的检查，确定损伤的程度和范围。医务人员必须要确定全面治疗中首先要处理的血管损伤，并时刻要记住延误动脉损伤的修复将会降低得到良好治愈的可能。在血管损伤后 12 小时内修复，很少需要截肢；但如果超过 12 小时,则截肢率在 50% 左右。依据缺血程度的不同,延误动脉修复 4~6 小时将导致永久性的神经肌肉损伤。

恢复血容量和控制出血应同时进行。在急诊室如果有积极复苏难以纠正的出血,应立即将患者送入手术室手术。外出血最好的处理方法是局部加压和包扎。不应用手指或探子深入伤口探查,以防血凝块松动引起大量出血。止血带可阻止静脉回流,干扰侧支血流,进一步影响血液循环,故不应使用,除非其他方法不能有效控制出血时才考虑使用。有经验的医师也可用血管夹阻断可见的出血血管,但用血管夹盲夹可能会增加组织的损伤,甚至误伤邻近的神经和静脉。

当出血得以控制,并行有效的复苏治疗后,可作进一步的检查,确定相关损伤的程度,制定治疗计划。在健肢穿刺留置大号静脉针建立静脉输液通路。保护健肢的隐静脉或头静脉,必要时以作自体血管移植用。

B. 非手术治疗

某些动脉损伤后并明显症状并可痊愈。动物试验资料支持可对较小或无症状的动脉损伤进行观察的观点,临床也有报道某些动脉损伤患者病情稳定,症状改善甚至消失。在特定条件下,随访 10 年这种保守观望疗法被证明是安全可行的。因此,非手术疗法适用于一些依从性强、愿意随访观察及满足以下条件的患者:①无活动性出血;②低速损伤(尤其是刀刺伤或医源性刺伤);③小的动脉壁破裂(<5mm);④小的内皮缺损(<5mm);⑤完好的远端循环。

随访必须包括经常的体格检查和进行仔细的无创检查,此时患者应该是没有症状的,如果有症状出现,就应重新考虑治疗方案。建议对有血管夹层内膜瓣形成的患者辅助性应用抗血小板药物,保持血管的通畅。

近年来,经血管内介入微创治疗动脉损伤有了较大的发展。经导管弹簧圈或气囊栓塞已成功治愈了某些动脉性损伤,如假性动脉瘤、动静脉瘘和非主要动脉的活动性出血。弹簧圈是由包裹棉绒或聚酯纤维的不锈钢丝构成,经 5F 或 7F 动脉导管推送入损伤处血管,展开后,弹簧圈扩张并固定,表面的棉绒或聚酯纤维可促使血栓的形成。经导管动脉内灌注血管舒张药物也被用于治疗远端小动脉的痉挛。

现在,在血管外科手术(见第 34 章)中,血管内移植术已被用于治疗某些动脉创伤性疾病。一个固定的装置如支架与移植物相连,支架移植物经血管腔从远端插入,在血管损伤部位展开以修复假性动脉瘤和动静脉瘘。随着医疗技术的发展,血管内移植术的适应证也在改变,但其目前最常被用于复杂的假性动脉瘤或动静脉瘘,迟发表现而病情稳定的患者中。在急性情况下,支架移植物的应用需要多种大小和长度的移植物及较高的导管治疗技术。

经血管内修复 BTAI 损伤可以择期,甚至急诊进行(图 13-15)。最近一项美国创伤外科协会(AAST)多中心研究表明,2/3 的患者选择了经血管内支架放置术修复损伤血管,而 1/3 的患者仍以传统开放式手术修复损伤血管。当校正消除混杂因素后,经血管内支架修复的方法有较低的病死率(比值比 8.42,95% 的可信区间 2.76~25.69)和较少的输血量。当然,还需进一步研究经血管内 BTAI 支架修复治疗的远期疗效。商业性支架相比自制的支架效果更好。大于 1.5cm 的胸主动脉破裂需要不到 2cm 或接近 2cm 或有主动弓形状的支架,使用这种支架有增加端漏的风险,在 AAST 受试患者中,端漏的发生率为 14%,其中一半经再放另外支架后可成功治愈。

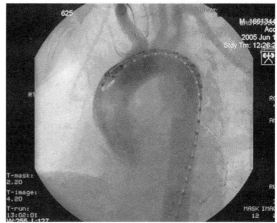

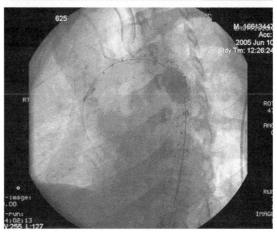

▲图 13-15　主动脉造影和放置主动脉支架来修复钝伤引起的主动脉破裂

在某些 BTAI 病例中,不管是手术或是血管内修复治疗,总是推迟到威胁生命的其他损伤(如严重的肺挫裂伤,脑损伤)得到治疗和恢复后才进行。这种情况是可以接受的,因在入院 4 小时后出现主动脉破裂的可能性较小。必要时应用 β 阻滞剂和其他药物控制全身的血压和心率,在等待主动脉修复治疗前将主动脉破裂的可能性降到最低。

C. 手术治疗

全身麻醉比脊髓和局部麻醉效果好。当遇到颈部或胸廓出口血管损伤时,气管插管必须小心,以免血凝块松动堵塞气道。此外,颈椎损伤的患者也要轻柔操作,防止神经损害。至少准备好一个健肢,以备必要时行大隐静脉或头静脉移植使用。同时也要做好术中血管造影的准备。

手术切口要足够大并且平行于损伤的血管。伤口切开时要细心,防止继发感染。所有未受损的组织应加以保护,以用来覆盖修复的血管。保留所有动脉分支对于维持侧支循环非常重要。应对损伤处远近端血管加以创伤控制,这样可以将受损区域切离周围正常组织探查,而不至于再出很多血。当有较大血肿和多处伤口时,暴露及钳夹血管难度较大,最好在损伤区近端处放置一无菌骨科止血带,必要时可充气加压止血。

必须准确确定动脉损伤的程度。血管内静水压增高或血管壁受到机械扩张常会诱发动脉痉挛反应。有时局部应用温盐水或药物,如罂粟碱、妥拉唑啉、利多卡因或硝酸甘油,可有效缓解动脉痉挛,动脉内注射硝酸甘油或罂粟碱对缓解动脉痉挛也非常有效。但是,如果动脉痉挛持续存在,则要考虑痉挛是血管壁内损伤引起,因此需切开血管壁检查。

所有失活的组织,包括动脉被破坏的部分,必须被清除。应只切除血管明显损伤的部分。血管重建的方法取决于动脉损伤的程度。某些情况下,损伤血管两端可靠近行血管端端吻合术。如果血管两端移动性差,吻合后吻合口可能会存在张力,则需采用插入血管移植术。早期行假体血管插入移植术修复效果不佳,常见术后感染、血栓形成、吻合口破裂等。自从使用多聚四氟乙烯(PTFE)制成的网状血管移植后,这些问题已显著减少。使用人工合成血管的倡导者则强调合成血管容易移植失败(如感染性假性动脉瘤),然而,自体静脉移植后血管易于破裂,出现突发血管破裂性出血。尽管如此,遇到严重污染的伤口,大多数外科医生仍倾向用自体血管移植(即静脉或动脉)。应选取健侧腿部的隐静脉移植,以避免影响患肢静脉回流。当用隐静脉片状血管成形术关闭部分横断的动脉血管壁,可出现修复血管的狭窄,这时需用 5-0 或 6-0 单股细线缝合血管壁的破裂。

在孤立的血管损伤特殊情况下,应静脉内滴注 5000~10 000IU 的肝素以防血栓形成,或者在夹闭血管前,向损伤血管远近端管腔内注射少量稀释后的肝素(100IU/ml)。远近端血管内血栓可用 Fogarty 栓子切除导管将其去除。但远端动脉血液回流并不能确切表明栓子不存在。即使远端动脉搏明显,也应行术中动脉造影以确定远端动脉是否通畅,检查血管重建是否满意。

过去我们所学的知识告诉我们骨折应在血管损伤修复之前固定,这样骨折的复位和固定就不再会影响血管的修复。这种作法的缺点在于:延误缺血组织恢复血供,干扰血管重建,另外骨折的内固定装置也会影响到之后的血管造影成像。现在,外科医师们则被建议首先进行血管修复,然后小心给予外牵引,以便于伤口的观察和更换敷料。另一种办法是在治疗骨折和其他创伤的同时,将血液分流,暂时绕过血管损伤处,以减少组织的缺血。在伊拉克战争中,由于使用了临时血管分流和创伤控制技术,伤员下肢血管创伤的恢复情况明显改善,达到了与国内一般医院处理同类创伤的效果。

血管修复后必须覆以健康的组织,如被暴露在外,就会干燥和断裂。仅覆盖皮肤是不够的,因为之后如伴有皮肤坏死还将会使血管暴露,严重影响血管重建的效果。一般来说,可将邻近的肌肉(如将缝匠肌覆盖股动脉)游离后覆盖修复的血管。肌皮瓣被整形外科医师处理后可以覆盖任何损伤区域。对广泛而严重污染的伤口,可考虑经周围清洁区域建立一旁路,解决软组织难以覆盖的问题。

D. 静脉损伤

静脉损伤通常伴随着动脉损伤。按发生频率递减排列,最常见损伤的四肢静脉损伤是股浅静脉、腘静脉和股总静脉。有关四肢静脉损伤修复的相对重要性和时间问题,一直存在争议。常规静脉修复的倡导者认为,静脉结扎会显著增加术后相关并发症,包括由于静脉回流受损而导致的动脉修复失败、静脉回流不足、骨筋膜室综合征甚至截肢。静脉结扎的支持者们则认为,静脉修复困难(需要插入血管、修剪和螺旋形移植),耗时(对多发伤患者有危险性),容易引起血管阻塞(血管通畅率仅为 50% 左右)。静脉修复并不能真正降低同时伴有动、静脉损伤的术后水肿。当患者血流动力学稳定并且修复技术难度不高时(侧壁静脉修补),行损伤静脉修复术是合理可行的。有经验的医师用自体静脉或聚四氟乙烯(PTFE)管修复损伤的静脉,短期内静脉通畅,成功率高(一期修复 77%,自体静脉移植 67%,PTFE74%)。可见,静脉修复依赖于患者的情况和静脉的状况。当必须静脉结扎时,术后水肿可以通过抬高患肢和使用加压长筒袜或绑腿来控制。对行静脉修复的患者,应以多普勒扫描来监测静脉通畅情况。如果修复术后探测到有血栓形成,并且没有禁忌证,则术后至少需 3 个月进行抗凝治疗。

E. 筋膜切开术

在许多动脉创伤的病例中,筋膜切开术是一个重要的辅助治疗手段。其适应证如下:①同时伴有动脉和静脉的损伤;②严重的软组织损伤;③创伤发生到修复之间时间被延误(4~6 小时);④长时间低血压;⑤任一测压方法测得的组织压过高和严重肿胀。一旦室间隔压（由探针和压力计测得）达到25~30mmHg,则应考虑行筋膜切开术。筋膜切开术皮肤切口要足够长,因为当水肿严重时,皮肤会束缚肿胀的软组织,造成神经血管功能损害。

筋膜切开不是一个非常好的治疗方法,要求皮肤切口长,后期可造成静脉功能不全,甚至出现这一并发症时没有静脉逆流或梗阻的表现。例如,小腿腓肠肌筋膜切开术后可出现小腿的慢性肿胀,这被认为与腓肠肌筋膜鞘完整性丧失,降低了腓肠肌肌泵功能有关。因此,某些专家并不建议早期手术时常规行筋膜切开术。行筋膜切开术需要对患者反复进行一系列体格检查,并有随时可用的手术室以备手术。术后,筋膜隔内压可用手持固态传感器根据临床需要随时测量。正常筋膜隔内压低于10mmHg。一般来说,筋膜隔内压在25~30mmHg时可以行筋膜切开术,也可以继续监测。但当压力超过30mmHg时,则必须行筋膜切开术。对筋膜隔内压升高反应迟钝或不能与医生配合体格检查者,则应考虑早期行筋膜切开术。

F. 截肢术

四肢受到高能量创伤或挤压伤,一般伤势严重,并发症多,难以恢复肢体的功能,预后差,这种情况下即使起初保住了患肢,后期的截肢率也很高。目前,血管损伤的修复成功率较高,但伴随的骨骼、软组织和神经损伤的修复才是决定肢体日后长期功能恢复的重要因素。目前已有一系列评分系统或指标有助于确定何时需要立即行截肢术,从而降低了终将失败而不必要行长期重建患者的数量。肢体的碾压伤处理尤其困难,对此没有一个被广泛认可的评分系统对此做出评价。这类患者病情的评估和创伤的治疗应是多学科联合进行的,任何时候,必须由两位独立的外科医师才能做出立即截肢这样的决断。

Asensio JA et al: Visceral vascular injuries. Surg Clin North Am 2002;82:1.

Brandt MM, Kazanjian S, Wahl WL: The utility of endovascular stents in the treatment of blunt arterial injuries. J Trauma 2001; 51:901.

Brinker MR et al: Tibial shaft fractures with an associated infrapopliteal arterial injury: a survey of vascular surgeons opinions on the need for vascular repair. J Orthop Trauma 2000;14:194.

Brown KR et al: Determinants of functional disability after complex upper extremity trauma. Ann Vasc Surg 2001;15:43.

Buckman RF Jr, Miraliakbari R, Badellino MM: Juxtahepatic venous injuries: a critical review of reported management strategies. J Trauma 2000;48:978.

Cox CS Jr et al: Blunt versus penetrating subclavian artery injury: presentation, injury pattern, and outcome. J Trauma 1999;46:445.

Demetriades D et al: Penetrating injuries to the subclavian and axillary vessels. J Am Coll Surg 1999;188:290.

Demetriades D et al and the American Association for the Surgery of Trauma Thoracic Aortic Injury Study Group: Operative repair or endovascular stent graft in blunt traumatic thoracic aortic injuries: results of an American Association for the Surgery of Trauma Multicenter Study. J Trauma 2008;64:561.

Dennis JW et al: Validation of nonoperative management of occult vascular injuries and accuracy of physical examination alone in penetrating extremity trauma: 5- to 10-year follow-up. J trauma 1998;44:243.

Fox CJ et al: Contemporary management of wartime vascular trauma. J Vasc Surg 2005;41:638.

Fox CJ et al: Damage control resuscitation for vascular surgery in a combat support hospital. J Trauma 2008;65:1.

Fujikawa T et al: Endovascular stent grafting for the treatment of blunt thoracic aortic injury. j trauma 2001;50:223.

Gasparri MG et al: Physical examination plus chest radiography in penetrating periclavicular trauma: the appropriate trigger for angiography. J Trauma 2000;49:1029.

Gonzalez RP, Falimirski ME: The utility of physical examination in proximity penetrating extremity trauma. Am Surg 1999; 65:784.

Granchi T et al: Prolonged use of intraluminal arterial shunts without systemic anticoagulation. Am J Surg 2000;180:493.

Hafez HM, Woolgar J, Robbs JV: Lower extremity arterial injury: results of 550 cases and review of risk factors associated with limb loss. J Vasc Surg 2001;33:1212.

Hemmila MR et al: Delayed repair for blunt thoracic aortic injury: is it really equivalent to early repair? J Trauma 2004;56:13.

Kalakuntla V et al: Six-year experience with management of subclavian artery injuries. Am Surg 2000;66:927.

Kang SS et al: Percutaneous ultrasound guided thrombin injections: a new method for treating postcatheterization femoral pseudoaneurysms. J Vasc Surg 1998;27:1032.

Knudson MM et al: Outcome after major renovascular injuries: a Western Trauma Association multicenter report. J Trauma 2000; 49:1116.

Lyden SP et al: Common iliac artery dissection after blunt trauma: case report of endovascular repair and literature review. J Trauma 2001;50:339.

Martinez D et al: Popliteal artery injury associated with knee dislocations. Am Surg 2001;67:165.

McKinley AG, Carrim AT, Robbs JV: Management of proximal axillary and subclavian artery injuries. Br J Surg 2000;87:79.

McQueen MM et al: Acute compartment syndrome. Who is at risk? J Bone Joint Surg Br 2000;82:200.

Nagy K et al: Guidelines for the diagnosis and management of blunt aortic injury: and EAST practice management guidelines work group. J Trauma 2000;48:1128.

Naidoo NM et al: Angiographic embolisation in arterial trauma. Eur J Vasc Endovasc Surg 2000;19:77.

Nehler MR et al: Iatrogenic vascular injuries from percutaneous vascular suturing devices. J Vasc Surg 2001;33:943.

Nehler MR, Taylor LM, Porter JM: Iatrogenic vascular trauma. Semin Vasc Surg 1998;11:283.

Ofer A et al: CT angiography of the carotid arteries in trauma to the neck. Eur J Vasc Endovasc Surg 2001;21:401.

Parry NG et al: Management and short-term patency of lower extremity venous injuries with various repairs. Am J Surg 2003;186:631.

Rasmussen TE et al: The use of temporary vascular shunts in the management of wartime vascular injury. J Trauma 2006;61:8.

Rozycki GS et al: Blunt vascular trauma in the extremity: diagnosis, management, and outcome. J Trauma 2003;55:814.

Sohn VY et al: Demographics, treatment, and early outcomes in penetrating vascular combat trauma. Arch Surg 2008;143:783.

Sparks SR, DeLaRosa J, Bergan JJ: Arterial injury in uncomplicated upper extremity dislocations. Ann Vasc Surg 2000;14:110.

Subramanian A et al: A decade's experience with temporary intravascular shunts at a civilian level I trauma center. J Trauma 2008;65:316.

Velmahos GC, Toutouzas KG: Vascular trauma and compartment syndromes. Surg Clin North Am 2002;82:125.

Velmahos GC et al: Angiographic embolization for arrest of bleeding after penetrating trauma to the abdomen. Am J Surg 1999;178:367.

Wahl WL et al: Blunt thoracic aortic injury: delayed or early repair? J Trauma 1999;47:254.

Woodward EB et al: Penetrating femoropopliteal injury during modern warfare: experience of the Balad Vascular Registry. J Vasc Surg 2008;47:1259.

爆炸伤

普通居民受爆炸伤一般是由燃放爆竹、家用电器、燃气等爆炸或工业事故造成;城市游击战或恐怖袭击可能采用邮件炸弹、手提箱炸弹、汽车炸弹或自杀性人体炸弹等形式;爆炸伤伤力来自于爆炸本身的冲击力,爆炸激起的高速异物,或是在大的爆炸中高空坠落的重物。军事性爆炸伤还包括水下爆炸伤,水增加了能量的传递和造成胸腹部内脏损伤的风险。爆炸伤有两种病理生理学机制。体壁的快速移位可引起挤压伤,导致内脏的撕裂和钝挫伤;如果体壁移位的速度很快而仅有轻微的位移也可造成严重的内脏损伤。另外,体壁的运动产生的冲击波向体内传播,转换为能量造成内脏的损伤。

▶ 临床表现

A. 症状和体征

爆炸伤的伤势取决于身体离爆炸源的远近、空间的开放度和爆炸的范围。大爆炸产生大量异物冲击入体内,造成机体的挫伤,擦伤和撕裂伤,并常可见到衣服、弹片、炸药等污染伤口。约 10% 伤亡人员有胸部或腹部的内伤。爆炸引起的休克是由受伤即刻心肌抑制而血管不能代偿性收缩所致。肺损伤通常有肺泡的破裂和出血。气管静脉瘘引起的空气栓塞可导致患者猝死。肺损伤的机制被认为是散裂作用(压力波冲击气液交界面时产生的散裂力)、内爆作用和压差作用等造成的肺组织损伤。缺氧是由于肺出血引起通气/血流比例失衡所致。有时即使有积极的呼吸支持,肺爆炸伤患者也会救治无效死亡。

现已有食管或肠道内气体爆破引起食管或肠道损伤的报道。张力性气腹是气压伤较少见的并发症。书信炸弹主要造成手部、面部、眼睛和耳朵的损伤。能量在眼内液体中传播会造成眼球破裂、虹膜分离、眼前房出血、晶状体囊撕裂、视网膜破裂、黄斑皱褶。耳损伤可造成鼓膜破裂或耳蜗损害,甚至有神经性或传导性听力障碍和耳聋。耳鸣、眩晕和嗅觉丧失也可见于书信炸弹伤。

B. 影像学检查

创伤初期胸部 X 线检查可能正常,也可出现气胸、纵隔积气或软组织渗透。在集体创伤事故中,应对神经检查异常的患者行 CT 扫描检查。受到榴霰弹引起的多发穿通伤的患者在病情平稳和初步检查后应行全身 CT 扫描检查。将影像学资料和临床检查结合有助于确定哪种创伤需要手术治疗,而不至于将注意力集中在众多表皮损伤和对其逐一探查上。

▶ 治疗

因失血或缺氧引起的伴有休克的严重损伤需要立即复苏治疗,恢复血容量和供氧。要遵循探查胸部或腹部穿刺伤的一般原则。对有相关病史,尤其是受伤时在水下作业的患者,要警惕有空腔脏器的穿孔。肺损伤或继发于休克,脂肪栓塞等其他原因可出现呼吸功能不全,这时应给患者气管插管和长时间的机械通气辅助呼吸。对有张力性气腹的患者,外科减压可显著改善患者的呼吸和循环功能。四肢爆炸伤的外科处理需要广泛清除失活的肌肉组织,彻底清洗伤口,去除异物。污染的肌肉组织损伤,有发生气性坏疽的可能,需开放手术治疗。眼部爆炸伤则需要立即修复治疗。耳部爆炸伤一般观察保守治疗。

Cernak I et al: Blast injury from explosive munitions. J Trauma 1999;47:96.

Coupland RM, Meddings DR: Mortality associated with the use of weapons in armed conflicts, wartime atrocities, and civilian mass shootings: literature review. BMJ 1999;319:407.

Davis TP et al: Distribution and care of shipboard blast injuries (USS Cole DDG-67). J Trauma 2003;55:1022.

Frykberg ER: Medical management of disasters and mass casualties from terrorist bombings: how can we cope? J Trauma 202;53:201.

Guy RJ et al: Physiologic responses to primary blast. J Trauma 1998;45:983.

Irwin RJ et al: Shock after blast wave injury is caused by a vagally mediated reflex. J Trauma 1999;47:105.

Leibovici D, Gofit ON, Shapira SC: Eardrum perforation in explosion survivors: is it a marker of pulmonary blast injury? Ann Emerg Med 1999;34:168.

Mallonee S et al: Physical injuries and fatalities resulting from the Oklahoma City bombing. JAMA 1996;276:382.

Oppenheim A et al: Tension pneumoperitoneum after blast injury: dramatic improvement in ventilatory and hemodynamic parameters after surgical decompression. J Trauma 1998;44:915.

Shaham D, et al: The role of radiology in terror injuries. Isr Med Assoc J 2002;4:564.

Stein M, Hirshberg A: Medical consequences of terrorism. The conventional weapon threat. Surg Clin North Am 1999;79:1537.

（张健　任松　译,孙晓力　校）

第 14 章　烧伤及其他热伤

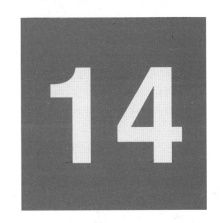

烧伤

严重热损伤是严重威胁人类身体及心理健康的疾病之一。美国每年有超过两百万的烧伤患者需治疗,其中约 14 000 人死亡。每年约有 75 000 人需要接受住院治疗,其中有 25 000 人住院超过 2 个月。只有 5% 的烧伤是由家庭火灾引起的,但 50% 的烧伤致死缘于家庭火灾,死亡的主要原因是烟雾吸入。这些都说明了烧伤对人类健康造成了重大损害。

皮肤的解剖学及组织学

皮肤是人体最大的器官。新生儿皮肤面积约为 $0.25m^2$,成人皮肤面积约为 $1.8m^2$。皮肤由表皮层和位于其深处的真皮层组成。表皮最外层由已死亡的角质化细胞组成,是能够有效抵御细菌侵袭和化学物质接触的屏障。位于角质下层的细胞代谢活跃,合成生长因子等化合物,这些化合物为表皮周期性更新提供物质基础(表皮更新周期为 2 周)。表皮层下是较厚的真皮层(0.06~0.12mm),主要由纤维结缔组织构成,含有营养皮肤的血管和神经,以及汗腺等具有特殊功能的皮肤附属结构。真皮层内分布有感觉和传导痛觉的神经末梢。

真皮层是防止机体体液及热量过多丢失的屏障。汗腺通过控制水分的蒸发调节机体温度。真皮内也有含有感受触觉及温度的神经末梢。这对机体适应外界环境有很大的帮助。

在紫外线的作用下,皮肤利用胆固醇合成维生素 D。

烧伤深度

烧伤的深度(图 14-1)对于患者所有的继发临床表现有重大影响。烧伤的深度有时很难确定,一些患者只有等到愈合后或去除表面焦痂,暴露焦痂下创面

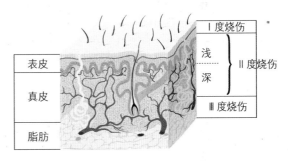

▲图 14-1　I、II、III度烧伤的皮肤层次

后才能确定。通常把烧伤分为I度烧伤,II度烧伤,III度烧伤。但是根据烧伤愈合结果的不同分为可以自行愈合的非全层皮肤烧伤,以及需要植皮的全层皮肤烧伤,但是深度的非全层皮肤烧伤也需要削痂和植皮。

I度烧伤为表皮的损伤,特点是局部红斑和轻微的显微结构变化;其组织损伤较轻,皮肤屏障功能完整,水肿不明显,全身反应少见。疼痛是最主要的症状,常在 48~72 小时后减轻。烧伤会缓慢地自行愈合。5~10 天后表皮皱缩并小片脱落,不留瘢痕。I度烧伤的主要原因是过量日晒和烫伤。

II度烧伤或非全层皮肤烧伤损伤较重,伤及表皮层和部分真皮层。残存真皮层的多少与患者全身的严重程度及愈合的结果直接相关。浅度烧伤表面可见特征性的水疱,深度非全层性烧伤创面微红或红白相间,与其下存留的有活力的组织粘连紧密。由于水疱内渗透性粒子的作用,局部形成的大疱不断增大。浅II度烧伤的并发症主要与剧烈疼痛有关。若无感染等并发症,10~14 天痊愈。愈合后瘢痕不明显。

深度真皮烧伤愈合需 4~8 周,新形成的脆弱的上皮来源于残存于真皮深层的毛囊和汗腺,愈合后瘢痕明显。愈合后的上皮易于起疱和破损。愈合后因蒸发丧失的水分较正常皮肤增多。由于细菌感染常加重损

伤而成为全层烧伤。皮肤移植术可明显改善深度烧伤皮肤的生理功能和外观。

全层烧伤或Ⅲ度烧伤的创面干燥、蜡白。经验不丰富的医生有时会误认为是正常皮肤。较长时间接触热源导致的烧伤,伤及皮下脂肪层和深层组织,创面呈褐色、暗红色或黑色。皮肤全层烧伤感觉缺失,毛细血管灌注不良,呈现与正常皮肤不同的皮状纹理。上皮层被完全破坏,丧失再生能力。

烧伤严重程度

烧伤的病程和死亡率与烧伤的面积和深度,患者的年龄及身体状况,烧伤部位,合并伤的严重程度,特别是烟雾吸入引起的肺损伤等有关。烧伤面积的计算通过 Lund 和 Browder(图 14-2)设计的年龄相关量表可以精确计算。每个住院患者在入院时或开始进行救治时均应完成该量化表。精确计算烧伤面积百分比的作用如下:①纠正医生过高或过低估计烧伤面积和病情严重程度。美国烧伤协会已采用烧伤严重程度分级表(表 14-1)。②患者的预后与烧伤严重程度(由烧伤面积及深度所决定)直接相关。另外,烧伤的面积及深度,是判断患者入院接受治疗还是仅需门诊处理的依据。年龄低于 2 岁和高于 60 岁的烧伤患者无论烧伤面积大小,死亡率均较高。婴儿烧伤患者死亡率较高的原因如下:①婴儿单位体重对应的体表面积明显高于成人。所以相同比例的烧伤面积对婴儿的生理损害相对较大;②由于肾脏及肝脏尚未发育成熟,不能有效清除由于损伤组织坏死所产生的大量代谢产物,亦不能为机体迅速恢复提供足够的营养支持;③婴儿免疫系统尚未发育成熟,较易发生感染。合并有心脏病、糖尿病或者慢性阻塞性肺病等疾病的老年患者预后更差。面部、手部、足部及会阴部烧伤的患者,如治疗及护理不当极易发生严重并发症。这类烧伤患者都应该住院接受治疗。最好入住烧伤中心接受治疗。化学烧伤、电烧伤以及累及呼吸道的烧伤患者的病情,总是比最初检查所见的更严重,所以这些患者也应该住院接受治疗。

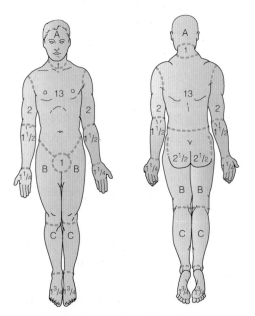

按生长计算的烧伤面积百分比

面积	年龄		
	10	15	成人
A = 头的一半	5 $\frac{1}{2}$	4 $\frac{1}{2}$	3 $\frac{1}{2}$
B = 单侧上肢的一半	4 $\frac{1}{4}$	4 $\frac{1}{2}$	4 $\frac{3}{4}$
C = 单侧下肢的一半	3	3 $\frac{1}{4}$	3 $\frac{1}{2}$

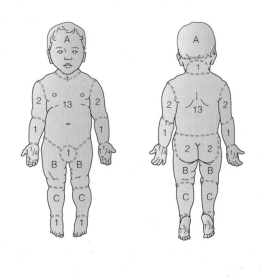

按生长计算的烧伤面积百分比

面积	年龄		
	0	1	5
A = 头的一半	9 $\frac{1}{2}$	8 $\frac{1}{2}$	6 $\frac{1}{2}$
B = 单侧上肢的一半	2 $\frac{3}{4}$	3 $\frac{1}{4}$	4
C = 单侧下肢的一半	2 $\frac{1}{2}$	2 $\frac{1}{2}$	2 $\frac{3}{4}$

▲图 14-2　烧伤程度估算表

合理计算成人烧伤体表面积百分比的方法是"九分法":每条上肢为9%,头部为9%,前后躯干为18%,每条下肢为18%,以上百分数之和为99%

表 14-1 美国烧伤学会烧伤严重程度分级表

重度烧伤
成人大于 25% 体表面积的Ⅱ度烧伤
儿童大于 25% 体表面积的Ⅱ度烧伤
大于 10% 体表面积的Ⅲ度烧伤
大多数伤及手、面部、眼、耳、脚或会阴的烧伤
有以下情况的患者：
　　吸入性损伤
　　电损伤
　　并发于其他主要创伤的烧伤
　　高危险性的烧伤患者
中度的无并发症的烧伤
成人 15%~25% 体表面积的Ⅱ度烧伤
儿童 10%~25% 体表面积的Ⅱ度烧伤
小于 10% 体表面积的Ⅲ度烧伤
轻度烧伤
成人小于 15% 体表面积的Ⅱ度烧伤
儿童小于 10% 体表面积的Ⅱ度烧伤
小于 2% 体表面积的Ⅲ度烧伤

烧伤病理学及病理生理学

　　烧伤组织的显微病理学特征是凝固性坏死。烧伤组织可分为三个界限清楚的分区。第一区是凝固区（坏死区），该区内的细胞均已发生不可逆性坏死，毛细血管灌注消失。围绕这一区域的是损伤区或瘀滞区，该区内微循环障碍，细胞受到不同程度的损伤，但仍存活。氧化剂、血管收缩介质等炎症代谢产物，可对该区域组织造成进一步损伤。灌注不足、脱水、感染等可使该区组织发生坏死。这一过程称为创伤转化。第三区是充血区，它是健康组织对非致死性损伤的常见的炎症反应。

　　烧伤区域的毛细血管舒张、通透性明显增加。血管内的液体和蛋白通过烧伤区毛细血管大量丢失。在一开始的 6~8 小时里丢失的液体最多，这个过程一直持续到 36~48 小时后，这时毛细血管的完整性恢复正常。在非烧伤区，毛细血管通透性也发生一过性升高，原因可能是一开始时血管活性介质的释放。但是，抢救期非烧伤区域的组织水肿，主要由于烧伤区丧失大量蛋白引起的显著的低蛋白血症。全身炎症反应在大范围的全身性烧伤中发生，大量氧化剂和其他炎症因子释放，全身性的细胞能量及细胞膜蛋白减少，这导致细胞外的钠和水进入细胞内。这一进程在血流动力稳定后会被纠正，但是如果全身性的炎症反应加重，这一进程会再次出现。烟雾吸入导致了局部肺组织及全身组织的破坏，加重了全身炎症反应，进而提升了血液动力学的不稳定性、液体需要量及死亡率。

烧伤的代谢反应与营养支持

　　初始代谢反应最先被促炎细胞因子所激活，随后是氧化剂。儿茶酚胺类、皮质醇、肾素血管紧张素、抗利尿激素以及醛固酮的分泌增加。早期代谢反应的能量主要由糖原的分解以及无氧糖酵解供给。在烧伤后的一段时间内，以高分解代谢为特征，代谢率接近基础代谢率的两倍，身体消瘦的患者营养物质快速丢失，肌肉的消耗一天超过一磅。反应的程度随损伤的严重程度的增加而增加，当烧伤面积达到全身面积的 70% 时，机体代谢率不再增加。初始和持续存在的因素为炎症介质，特别是细胞因子类及内毒素。环境应激如疼痛、降温以及脓毒症综合征均使代谢增加。

　　烧伤后的第 1 周，机体代谢率（产热量）和氧消耗量从开始的基础水平持续性增长，直到创面得到有效覆盖及炎症不再加重。这种特殊的病理生理机制尚不清楚，但是持续增加的儿茶酚胺及内毒素分泌，以及由创伤及肠道不断进入循环系统的内毒素和促炎细胞因子是其主要原因。

　　创面因蒸发丢失的水分可达到 $300ml/(m^2 \cdot h)$［正常皮肤约为 $15ml/(m^2 \cdot h)$］。丢失的热量约为 $580kcal/L$。用不渗透膜如皮肤替代物覆盖伤口可显著降低热量丢失。同样，把患者安置在能将对流及热量散失降到最低程度的温暖环境中，也能够降低热量丢失及代谢率。循环系统中高水平的儿茶酚胺类及皮质醇，刺激糖异生和蛋白分解。最终导致蛋白分解、葡萄糖耐受不良和明显的体重下降。

　　随着伤口的快速愈合以及疼痛、应激和败血症的有效控制，足够的营养支持能够有效地降低代谢率。选择性地使用 β 受体阻断剂能够有效降低代谢率。除此之外，胰岛素、生长激素和睾酮类似物的使用能够减低分解代谢，同时增加合成代谢。

烧伤的免疫因素

　　患者的免疫功能异常使烧伤患者易于发生感染。患者血清 IgA，IgM 和 IgG 异常降低，反映了 B 细胞免疫功能下降。细胞免疫或 T 细胞的功能也受到不同程度的损害，同种移植及异种移植存活期延长证明了这一点。多形核白细胞的趋化活性亦受到抑制。实验证实，多形核白细胞氧耗量及细菌清除能力均降低。过氧化氢及超氧化物的生成减少，很可能是其细菌清除能力下降的原因，这已经被烧伤患者的中性粒细胞的化学荧光活性下降所证实。

烧伤治疗

紧急抢救

烧伤患者应该像其他重大创伤患者一样进行病情评估及治疗。首先应保证呼吸道通畅。如果是在密闭环境中的烧伤、面部烧伤、鼻孔烧伤或是躯干上半部烧伤，应考虑到烟雾吸入的可能，这些患者应及时测定动脉血气、动脉血红蛋白饱和度和碳氧血红蛋白的水平，给予患者纯氧吸入。如果碳氧血红蛋白升高，纯氧吸入应持续至其水平降至正常。

烧伤患者气管插管的指征如下：患者处于轻度昏迷状态；面部或颈部深度烧伤；其他严重损伤。对所有可疑患者，气管插管应早期实行。一旦延迟，因面部及咽部水肿或者上呼吸道的损伤，气管插管将难以实施，此时应紧急切开气管。呼吸支持对严重烟雾吸入患者是必要的，因为此类患者多有严重的下气道损伤。如果烧伤面积超过体表面积 20%，应留置导尿，并监测尿量。应行较粗的静脉导管置入，置入静脉最好选择外周较粗静脉。中心静脉置管的并发症发生率较高，主要因其发生感染的风险较高。

严重烧伤的特点之一是血管内液的大量丢失，这在最初的 8~12 小时最为明显。液体丢失的主要原因是血管通透性的改变，严重的低蛋白血症和大量的钠盐进入细胞内，这在烧伤后 24 小时最为明显。早期肺脏很少发生肺水肿，除非合并烟雾吸入性损伤。有效的治疗方法是增加液体灌注，而不是输注碳酸氢盐。

早期给予患者静脉输注平衡盐溶液，可以有效减少血浆向血管外的流失以及细胞外液向细胞内的流失。通常使用的是乳酸林格溶液，输液速度主要应根据患者的尿量、脉搏、精神状态来决定，另外也要观测患者的血压。尿量应不低于 0.5ml/(kg·h)，脉搏应不高于 120 次/分。碱不足是反映机体灌注不足的良好指标。

Swan-Ganz 插管以及中心静脉压测定很少使用，除非是严重的烟雾吸入性烧伤，或者患者患有心肺基础疾病、不测量充盈压很难估计血容量状态，或者患者存在持续的碱不足（这反映了存在持续的灌注不足）。乳酸林格氏溶液在治疗开始 24 小时内的需要量，约是每 1% 的体表烧伤面积需 3~4ml/kg，这也是补充丢失钠盐所需要的量。为补充累计丢失量，上述液体至少一半应在治疗前 8 小时内输入。葡萄糖溶液不应早期应用，因为机体此时存在糖耐受不良。

虽然补充血浆蛋白改善胶体渗透压的重要性得到了广泛的认可，但是何时补充胶体液的意见尚未统一。血浆蛋白应该在血浆渗出减轻后补充，这多是在烧伤后的 4~8 小时。血浆蛋白补充后，补液需要量明显减少，特别是在年幼、年老及大面积烧伤患者（超过体表面积的 50%）中，血液动力学稳定性将得到改善。

待静脉输液通路建立、生命体征平稳后，应该开始对伤口进行清创，以去除松动的皮肤和污物。为避免体温过低，伤口应逐个清除。为避免热量散失过多可以使用头顶悬挂的辐射热源。冷水对于小面积的浅表烧伤有良好的止痛效果。但是在大面积烧伤时不能使用，因为这可能增高低体温发生的风险。控制疼痛最好选用静脉用麻醉药品而不是肌注麻醉药品。破伤风类毒素 0.5ml 肌注，对于每个严重烧伤患者都是必须的。

急救后处理

治疗应该着力于控制儿茶酚胺的过量释放和提供足够的能量供应，以补充高代谢状态的消耗。应充分重视体温降低，焦虑及疼痛。为防止低血容量的发生，应该输入足够的液体以补足机体的丢失。

应尽早实行营养支持，以最大限度加快伤口的愈合并减少免疫缺陷的发生。中度烧伤的患者，自己进食可完全满足其营养需要。重度烧伤的患者需要的热量高达 30cal/kg，蛋白达 1.5g/kg，这往往需要通过管饲给予配方膳食。有时需要肠外营养，但是如果肠内营养能够满足要求，应优先考虑肠内营养。早期恢复胃肠功能也能够减少胃肠道菌群移位和内毒素吸收。

应补充维生素 A、维生素 E、维生素 C 以及锌元素，直到伤口愈合。对于有软组织损伤而制动的患者，小剂量肝素疗法可能会起到一定效果。

烧伤的护理

在 I 度烧伤及 II 度烧伤的治疗过程中，应尽可能保证病房洁净，以降低患者发生感染的可能。浅表烧伤不需要局部使用抗生素。无菌敷料包扎可减少暴露于空气的机会，并可促进表皮的再生及减轻疼痛。面部烧伤较为特殊，应开放创面并局部使用抗生素软膏。如无感染，烧伤可自行愈合。

皮肤深度烧伤或全层烧伤（III 度烧伤）的处理重点是，防止侵入性感染（例如烧伤创面脓毒症），去除坏死组织，以及尽快用皮肤或皮肤替代物覆盖创面。

所有的局部抗菌药物都会减缓伤口的愈合，所以仅在深 II 度和 III 度烧伤和某些感染风险很高的烧伤患者中使用。

▶ 局部抗菌药物

表面用药能够明显改善烧伤患者的预后。虽然烧伤脓毒综合征的处理仍很棘手，但其发病率和病死率很低，特别是在烧伤面积小于体表面积 50% 的患者中。因为银具有优良的抗菌性能，所以含银化合物是用于治疗的选择之一。磺胺嘧啶银是临床上最广泛应用的制剂。磺胺米隆、硝酸银、碘伏以及庆大霉素软膏也较常用。银缓释敷料现在也较常应用。再次包扎伤口时，将银缓释敷料置于伤口表面，可保持热量并改善伤口愈合环境。

磺胺嘧啶银是一种软膏，抗菌谱较广，包括革兰氏阳性菌和革兰氏阴性菌，并能够有效穿透烧伤痂皮。大面积严重烧伤患者使用该药时，有时可引起骨髓抑制，表现为短暂的白细胞降低，但这往往具有自限性，而且不需要停药。

银缓释敷料通过缓慢释放银离子起作用，这个过程可持续几天，其能够有效减少换药的次数并促进愈合。

暴露和包扎治疗

烧伤局部用药的方法有两种。在暴露疗法中，伤口创面每天用药 2~3 次，创面不覆盖任何敷料。这种方法最常应用在面部及头部烧伤。缺点是由于伤口暴露，疼痛较剧烈，热量丢失较多，且易造成交叉感染。

在包扎疗法中，局部用药后，再用敷料覆盖包扎，每天需更换药两次。这种方法的缺点是如果敷料更换不及时（2 次／日），细菌易于增生繁殖，特别是在形成痂皮较厚的情况下。优点是疼痛较轻，热量丢失较少，且不易发生交叉感染。包扎疗法在临床上较为常用。

暂时性皮肤替代物

对于非全层皮肤烧伤或清洁的切痂伤口，皮肤替代物是局部治疗的选择之一。一些人工合成的具有生物活性的皮肤替代物在临床上已经应用。其可加快表皮细胞再生并减轻疼痛。同种移植（人类皮肤）效果更好，特别是在大面积烧伤时。但是其获得较为困难。其他的皮肤替代品还有很多，如含有生物活性成分一些组织工程皮肤替代物。

水浴疗法

水浴疗法在临床的应用明显减少。许多研究表明，患者将烧伤处浸于水中，可使局部感染全身扩散，从而增高感染率。但是对于伤口已经清创且已经闭合的患者，水浴疗法是一个非常有用的方法。对于病情稳定的患者，淋浴可有效清洁创面。

清创术和移植术

即使没有感染的存在，烧伤的炎症反应也可以引起多种器官功能障碍和代谢亢进。较早的伤口愈合能有效控制这一过程。烧伤创面的外科处理应积极进行，应该在烧伤的前几天进行有效的清创术，而不是等到焦痂脱落后。伤口的较快愈合能显著降低败血症的发病率及其死亡率。烧伤创面的清创方法很多，可在烧伤后的几天里进行大范围的烧伤区域的削痂和植皮。也可每次清创都限制在烧伤面积的 15% 以下。清创深度可以深达筋膜，或是到达有活力的真皮层和脂肪。切痂到筋膜的方法较常用。网状皮片可用生物敷料覆盖，以避免暴露创面的干燥。切除有活力的组织的方法也有优点，其在保护有活力的组织（特别是真皮）的同时，为移植皮肤提供了一个血管床。运用止血带可以减少削痂过程中的出血。由于真皮层血液循环丰富，失血量常较大。

许多永久性皮肤替代物能够促进伤口创面的愈合，特别是在大面积烧伤没有足够供皮时。自体上皮培养物已取得了部分成功。正在研究的由表皮层及真皮层组成的皮肤替代物，其覆盖能力及皮肤功能都得到了改善。

功能的维持

维持烧伤区域的功能关键在于维持关节的运动功能。在烧伤愈合的过程中出现的烧伤区域的收缩是正常现象，但这可能会导致严重的挛缩。固定可导致关节僵直。跨关节的瘢痕、肌肉及肌腱挛缩会导致关节运动功能障碍，早期活动和牵引可部分改善关节功能。

瘢痕组织代谢活跃，并在不断地重塑。广泛的瘢痕形成可引起毁形性或残废性挛缩。夹板固定并抬高患肢将其维持在功能位可以避免这种痉挛的产生。皮肤移植后，也应该利用夹板将其维持在合适的位置并进行较多的主动锻炼。

如果没有再次损伤的发生，瘢痕中的胶原数量将随着时间的推移而减少（通常超过一年）。僵硬的胶原逐渐软化，在可以防止损伤和炎症的机体表面重塑，这可以完全消除挛缩。但是关节及颈部的挛缩会持续存在，这时就有必要进行手术重建术。烧伤创面被移植皮肤覆盖得越早，挛缩的形成就会越少。

并发症的处理

随着局部抗菌药物在切痂和植皮中的应用，感染率已经下降，但是它仍是烧伤的关键之一。烧伤创面连续定量细菌培养显示 10^5 细菌出现时，表明侵入性感染已经发生。创面拭子细菌培养在临床上较为常用。这种培养也能够显示细菌药敏，当细菌浓度超过 $10^5/g$ 时，应全身使用敏感抗生素。（表 14-2 和表 14-3）。

表 14-2　烧伤感染的诊断

全身改变	无菌或清洁	伤口感染
体温	升高	不定
白细胞计数	增加 轻度核左移	高或低 重度核左移
伤口表现	多变——可化脓 或清洁	化脓——干燥 或苍白
细菌内容		
表面	无到大量	不定
数量	$<10^5/g$	$>10^5/g$
活检	未侵犯正常组织	正常组织有微生物侵犯

表 14-3　烧伤感染中的常见病原微生物

	金黄色葡萄球菌	铜绿假单胞菌	白色念珠菌
伤口表现	伤口肉芽组织丧失	表面坏死,黑斑	少量渗出
病程	缓慢发病超过 2~5 天	迅速,超过 12~36 小时	缓慢(数天)
中枢神经系统症状	定向力障碍	中等改变	常无变化
体温	显著升高	高或低	中等改变
白细胞计数	显著增加	高或低	中等改变
低血压	中等	常很严重	变化很小
死亡率	5%	20%~30%	30%~50%

败血症在严重烧伤时出现。发热、代谢亢进、分解代谢增强和白细胞计数升高等典型的表现,是局部烧伤和全身炎症反应的结果。这时往往并不存在感染,这个过程是因为机体对炎症的应答反应。剧烈的炎症反应导致败血症及多系统器官功能障碍,并可因此而导致患者死亡。

任何严重感染可进一步加重这一过程。伤口持续恶化的可能是因为侵入性感染。现在肺部并发症是感染的另一个常见来源,例如化学或细菌损伤引起的肺炎。导管源性脓毒症是第三大感染来源。感染一旦确诊,应立即使用强有力的抗生素。早期切痂并植皮是防止烧伤创面脓毒症的最好方法。

肢体和躯干的环周烧伤是特殊难题。坚硬的焦痂之下的组织水肿,像止血带一样,严重影响远端的血液和淋巴循环,导致远端肢体肿胀和张力增高。大范围的肿胀可能会影响动脉血供。此时需行焦痂切开术或焦痂切除术。为了避免永久性损害,焦痂切开术应在动脉缺血发生之前进行。胸部和腹部瘢痕收缩可能会影响通气,应行纵行焦痂切开术。这一过程往往不需要麻醉,在病房即可进行。

急性胃十二指肠(Curling)溃疡曾是严重烧伤的常见并发症。随着早期抗酸药的应用、营养支持以及败血症的减少,此症现已变得很少见。

只有儿童烧伤患者会发生癫痫,原因可能为水电解酸碱平衡紊乱、低氧血症、感染或药物;其中三分之一的病例原因不明。最常见的病因是低氧血症。10%的患者在复苏术后出现高血压。

烧伤中呼吸道损伤

现代烧伤后死亡的主要原因是呼吸功能衰竭及呼吸道并发症,包括吸入性损伤、意识不清患者的误吸、细菌性肺炎、肺水肿和烧伤后肺动脉瓣关闭不全。烟雾吸入明显增加烧伤患者的死亡率。

烟雾吸入性损伤是由不完全燃烧的产物引起,它

使机体易发其他并发症。烟雾吸入性损伤分为三类:一氧化碳中毒(表 14-4),上呼吸道损伤,有毒气体的吸入(表 14-5)。

表 14-4　一氧化碳中毒

碳氧血红蛋白水平	严重程度	症状
<20%	轻度	头疼、意识模糊、轻度呼吸困难、视力改变
20%~40%	中度	易怒、判断力下降、视觉模糊、恶心、易疲劳
40%~60%	重度	幻觉、意识模糊、共济失调、虚脱、昏迷
>60%	致命	

表 14-5　烟雾中有毒化学物质来源

木材、棉花	醛类(丙烯醛)、二氧化氮、一氧化碳
聚氯乙烯	盐酸、碳酰氯、一氧化碳
橡胶	二氧化硫、硫化氢、一氧化碳
聚苯乙烯	大量黑烟和煤烟,二氧化碳、水和少量一氧化碳
丙烯酸、乌拉坦、含氮化合物	氰化氢
灭火剂可能产生毒性气体	卤素(F_2、Cl_2、Br_2)、氨气、氰化氢、一氧化碳

所有在封闭环境中的和具有明显吸入性烧伤体征的烧伤患者都应该考虑一氧化碳中毒的可能。应行动脉血气及碳氧血红蛋白检测。不吸烟患者碳氧血红蛋白水平升高 5%(吸烟者为 10%),表明存在一氧化碳中

毒。一氧化碳与血红蛋白的亲和力是氧的 200 倍，能够置换出氧，使得氧解离曲线明显左移（P50，半数血红蛋白饱和的氧气张力降低）。由于与一氧化碳结合的血红蛋白无法检出，氧和血红蛋白饱和度表现为正常，所以医生可能会被氧合血红蛋白饱和度的测量结果所误导。

轻度一氧化碳中毒（碳氧血红蛋白 <20%）时患者可出现轻微头痛，轻度意识障碍以及视力的轻度下降。中度中毒（碳氧血红蛋白占 20%~40%）引起易怒、判断力下降、视力模糊、恶心、易疲劳等症状。重度一氧化碳中毒（碳氧血红蛋白占 40%~60%）的患者产生幻觉、意识模糊、共济失调、虚脱、昏迷，碳氧血红蛋白的水平超过 60% 一般是致命的。

吸入烟气中的多种有毒化合物对气管及支气管造成损伤。吸入煤油烟相对无害。木材燃烧产生的烟雾的吸入危害很大，这主要是因为其中含有醛类气体，尤其是丙烯醛。直接吸入极低剂量的丙烯醛也会强烈刺激呼吸道黏膜造成气道严重损伤。塑料化合物燃烧产生的烟雾，如聚氨基甲酸乙酯，对机体的伤害最大。还有一些塑料燃烧产生氯气、硫酸及氰化物等剧毒气体。吸入氰化物是致命的。吸入烟雾后，机体释放大量的氧化剂，这对呼吸道黏膜和肺泡造成伤害。

吸入性损伤造成黏膜水肿，随后水肿黏膜脱落。大气道的黏膜破坏很快被黏液薄膜覆盖。大量水肿液进入气道，与管腔中的脓液混合形成管型，很可能会堵塞小气道。终末支气管和肺泡含有碳毒性物质。毛细支气管炎和支气管炎多在几天内发生。为了早期发现气管支气管感染，应每天行痰液涂片。

如果怀疑有吸入性烧伤的存在，就有必要尽早进行纤维支气管镜检查，这有助于确定烧伤的区域（例如，上、下呼吸道受累的情况）。纤维支气管镜只能确定烧伤是否存在，而不能精确确定烧伤的严重程度。直接喉镜检查很可能也能获得同样的信息。

几天后，小气道被由炎症渗出物和黏蛋白组成的栓子所阻塞，这导致了严重的肺不张和低氧血症。这导致气道狭窄；病情较重的患者会出现肺泡性水肿。

引起呼吸衰竭的最常见原因是吸入性损伤引起的化学性气管支气管炎。因为气道表面的纤毛受损，气道表面裸露，气道自净能力严重下降。口咽部的正常菌群移位同时外来菌群侵入，这导致支气管肺炎的发生。

肺动脉瓣关闭不全与全身脓毒血症相关。对合并败血症的重症吸入性烧伤患者，区分是急性呼吸窘迫综合征还是细菌性肺炎是比较困难的。由于肺毛细血管损伤，液体和蛋白漏入细胞间隙，造成毛细血管顺应性降低和血液氧和困难。现代化的通气功能支持和有效的肺引流使得合并肺动脉瓣关闭不全患者的死亡率明显降低。

▶ 治疗

在烧伤患者住院治疗过程中，应经常评估患者的肺功能。所有早期曾有烟雾吸入的患者都应该接受高浓度湿化氧吸入。一旦发生一氧化碳中毒，应立即给予患者纯氧吸入，直到患者的碳化血红蛋白降到正常水平和一氧化碳中毒症状消失。严重中毒的患者，一氧化碳和细胞中的细胞色素酶类结合，有时即使碳氧血红蛋白降到接近正常水平后仍然如此，造成细胞缺氧。连续的氧气吸入能够逆转这一过程。这种情况时常需应用高压氧。

皮质类固醇激素在吸入性损伤患者中的应用已有定论。除了慢性闭塞性细支气管炎患者外，其余都是绝对禁忌的。

如果出现应激性支气管痉挛引起的喘息，使用扩张支气管的气雾剂或静脉氨茶碱缓解症状，通常还需胸部理疗。

如气管内插管后没有使用机械通气（例如，上气道阻塞），应给予连续正压湿化辅助通气。湿化可以稀释气道分泌物并湿润气道；持续正压通气可防止因气道肿胀引起的远端肺小叶的关闭和肺不张。对于需要数周或更长时间的辅助呼吸的患者，应在最初的几天进行气管切开。如果存在颈部烧伤，气管切开后应行切痂和植皮，这有助于肺部分泌物的排出。

如果存在严重的肺损伤的可能，应早期应用机械通气。累及胸壁的大面积烧伤会降低胸壁的顺应性，呼吸肌的负荷会增加，并进一步导致肺不张。大面积的躯干烧伤会恶化吸入化学物质引起的气管支气管损伤，并可加大发生肺不张和感染的可能性。控制通气和镇静会降低损伤的严重程度并能减少能量消耗。早期切除胸壁深部烧伤，对去除这些限制因素有一定帮助。伤口闭合会减少因代谢亢进导致的过多的二氧化碳生成。

烧伤患者的康复

皮肤移植术后常需要整形手术，特别在为了松解关节周围的瘢痕和美容时。医生在解释整形结果时应实事求是，告知患者康复需要数年时间才能完成。烧伤瘢痕多严重影响外观。虽然我们希望改善其外观，但是对于多数患者来说，完全消失是不可能的。

皮肤扩张技术，在瘢痕下放置一个可以逐渐扩张的硅胶袋，大大改善了瘢痕整形的效果，用于扩张可用皮肤，以取代瘢痕的皮肤扩张技术，改善皮肤的外观和功能。微血管皮瓣技术的发展也为康复效果的改善做出了突出的贡献。

患者应注意保护烧伤瘢痕的皮肤。应避免过量的阳光照射，当烧伤区域包括面部手部等经常暴露于阳光的部位时，应使用防紫外线剂。瘢痕肥大和瘢痕疙瘢常较麻烦,穿弹力衣可起到一定作用,但必须穿到瘢痕成熟之后(大约 12 个月)。Ⅲ度烧伤时,皮肤附件遭到破坏,烧伤局部需要使用乳膏制剂和洗剂以防止干燥、皲裂和减轻瘙痒。羊毛脂、维生素 AD 软膏,优塞林软膏都是有效的。

Fraburg C: Effects of differences in percent total surface burn surface area estimation on fluid resuscitation of transferred burn patients. J Burn Care Res 2007;28:42.

Garrel D et al: Decreased mortality and infectious morbidity in adult burn patients given enteral glutamine supplements: A prospective, controlled, randomized clinical trial. Crit Care Med 2003;31:2444

Hagstrom M et al: The review of emergency department fluid resuscitation of burn patients transferred to a regional verified burn center. Ann Plast Surg 2003;51:173.

Hall JJ: Use of high frequency percussive ventilation in inhalation injury. J Burn Care Res 2007;3:396.

Ipaktchi K: Attenuating burn wound inflammation improves pulmonary function and survival in a burn pneumonia model. Crit Care Med 2007;35:2139.

Jeschke M: Effect of insulin on the inflammatory and acute phase response after burn injury. Crit Care Med 2007;9:519.

Palmieri T: Inhalation injury research progress and needs. J Burn Care 2007;4:594.

Pereira C: Post burn muscle wasting and the effects of treatment. Int Biochem Cell Biol 2005;37:1948.

Rubino C: Total upper and low eyelid replacement following thermal injury using an ALT flap. J Plast Reconstruct Aesthet Surg 2007;20:215.

Tenenhaus M: Burn surgery. Clin Plast Surg 2007;34:697.

Wascak J: Early versus later internal nutritional support in adults with burn injury: a systemic review. J Hum Nutr Diet 2007;20:25.

电烧伤

电烧伤分为三种:电击烧伤、电弧烧伤和电引燃衣服造成的火焰烧伤。有时,三种烧伤在同一患者见到。

电流伤(隐匿性损伤),主要由电流通过机体引起。电弧烧伤是高压电弧产生的局部高温引起的皮肤损坏。皮肤的损伤较为严重而且较深,因为电弧的温度约为 2500℃ (足以融化骨骼)。引燃衣服引起的烧伤,往往是损伤中最严重的部分。电烧伤的治疗和其他热烧伤一样。

一旦电流进入机体,它的路径取决于所遇到的各个器官的电阻。下面各器官以电阻从高到低的顺序列出:骨骼,脂肪,肌腱,皮肤,肌肉,血液,神经。电流通过机体的路径直接决定患者是否立即死亡。例如,如果电流通过心脏或脑干,因心室颤动和呼吸暂停的发生,死亡不可避免。电流通过肌肉时会产生的肌痉挛,足以使长骨骨折、错位。

低电压(150V)电流损伤的严重程度与电流的类型有关。造成最多家庭电击伤的 60Hz 电流所引起的损伤较重。交流电引起强直性收缩,受害者似乎被牢牢锁住,无法脱离电源。接触低电压家庭用电时,心脏骤停较常见。

高压电流损伤不仅仅是烧伤。电流出入身体的部位会出现局限性的深度烧伤。这种烧伤往往深达肌肉,造成四度烧伤。电流一旦进入人体,通过肌肉,造成的损伤比起烧伤来更像挤压伤。导致血液和体液外渗,造成骨筋膜室内组织间隙压升高。这时应行筋膜切开术减压,应切开所有受累肌肉间隔。早期进行可有效避免血供不足和神经损伤。肢端深部的脉管常形成血栓,所造成的深部组织坏死远远超过初步检查所见。最严重的肌肉损伤发生在骨骼肌肉接触处,因为这个部位因电阻大产生大量的热量。与其他因素相比,影响治疗的最主要因素是深部肌肉和神经损伤的程度。

严重的肌红蛋白尿可能会增加急性肾小管坏死的风险。因为肌肉组织释放出的肌红蛋白会在肾小管中沉积。通过静脉输液,必须使尿量保持在正常尿量的 2~3 倍。肌红蛋白一旦出现,为了加快清除,应碱化尿液并使用渗透性利尿剂。

红细胞被电能破坏,导致红细胞压积迅速下降。血管和组织破裂导致深部组织出血。栓塞的脉管随后破裂,造成严重的间质出血。相对于单纯的体表热烧伤,在治疗初期应该增加静脉输液量。电流出入身体的皮肤烧伤常是全层破坏,表现为灰色或黄色,周围是界限清楚的水肿带。可能会出现碳化。应行深达健康组织的清创。通常,深部组织的破坏在开始时并不明显,皮下肌肉的烧伤更是如此。应尽快清除这些失去活力的坏死组织。目前四肢截肢率很高,但呈下降趋势。在烧伤后的 24~48 小时应进行二次清创,因为坏死组织的范围往往超过预先估计。因烧伤的范围和深度都很严重,植皮覆盖伤口常常大伤脑筋。现在常规使用微血管皮瓣移植替代大块组织的缺失。

通常,各种程度的烧伤的治疗都较复杂,这些患者应在专门的治疗中心接受治疗。没有可估计高压电击伤病情严重程度和预后的公式。

Edlich R: Modern concepts of treatment and prevention of electrical burns. J Long Term Eff Med Implants 2005;15:511.

Moughsoudi H: Electrical and lightning injuries. J Burn Care Res 2007;28:255.

中暑和相关损伤

当中心温度达到 40℃时,机体会出现中枢神经系统功能紊乱,中暑就会发生。过多的暴晒于热源之下引起的另外两种相关综合征是热痉挛和热衰竭。

人体通过辐射、传导、对流和蒸发散热。当环境温度上升时,前三种散热减少;当相对湿度增大时,通过蒸发散热的方式也受到影响。增加热蓄积的因素还包括皮炎;吩噻嗪、β 受体阻滞剂、利尿剂和抗胆碱药物的应用;因其他疾病导致的间歇性发热;肥胖;酒精中毒;衣服较厚。可卡因和苯丙胺类药物可增加代谢产热。

热痉挛通常表现为在炎热环境中活动后的肌肉疼痛,通常认为病因是盐类的丢失。但是许多病例表明其与劳累性横纹肌溶解有关。后者是中暑的并发因素,是因为繁重的体力劳动超过了人体的承受范围。这会导致血红蛋白尿的发生,除了有并发中暑的情况,很少影响肾功能。治疗无并发症热痉挛的原则是彻底休息。

热衰竭表现为疲劳、肌肉乏力、心动过速、体位性晕厥、恶心呕吐和因脱水和血容量不足造成的便意。虽然此时患者体温正常,但是其与中暑相关。

中暑是产热和散热失衡的结果,在美国每年有4000人死于中暑。运动引起的中暑的患者,多是年轻人(例如,运动员、士兵和体力劳动者),他们一般没有受过足够的训练。产热超过散热,其后出现中心温度升高和血容量不足。静止状态下的中暑常发于老年人和体弱者,他们的循环系统不能承受温度超过 32.2℃、湿度超过 50%~76% 的高温环境的压力。

中暑引起损伤的机制主要是高温对器官实质和脉管系统的破坏。同时存在明显的与败血症相似的细胞因子活化介导的炎症反应,并引起器官损害。中枢神经系统较脆弱,在因中暑死亡的患者脑组织可发现脑细胞坏死。重症患者可出现肝细胞和肾小管损害。在致死病例中发现了心内膜下损害和偶发的透壁性心梗,甚至在没有心脏病的年轻患者也有发现。弥漫性血管内凝血,加速全身器官系统的损伤,并使患者出现出血倾向。

▶ 临床表现

A. 症状和体征

对任何在炎热环境中突然出现昏迷的患者,都应该想到中暑的可能。如果患者体温超过 40℃(范围40~43℃),即可确诊中暑。应经直肠测量体温。前驱症状包括头晕、头痛、恶心、寒战、胸壁和四肢出现的鸡皮疙瘩(但并不常见)。除虚弱、疲惫和头晕外,患者很少能回忆其他前驱症状。昏迷之前可出现精神亢奋,行为过激或木僵。有时会出现惊厥。

皮肤多为粉红色或灰白色,有时皮肤干燥发热。高热时出现皮肤干燥是中暑的确诊依据。中暑的跑步运动员和其他运动员多出现大量出汗。心率从 140 次 /分到 170 次 / 分不等;中心静脉压或肺动脉楔压升高,有时血压下降,过度换气时呼吸频率可达到 60 次 / 分,并产生呼吸性碱中毒。严重病例会出现肺水肿和痰中带血。发病后的几天内常出现黄疸。

脱水能够产生和中暑相同的神经系统症状,约有50% 的患者因合并脱水而病情加重。

B. 化验检查

电解质没有特征性改变:血清钠可正常或升高,血清钾在入院时或治疗中某段时间降低。开始的几天,

AST(天冬氨酸氨基转移酶)、LDH(乳酸脱氢酶)、CK(肌酸激酶)都可能升高,特别是劳累性中暑者。诊断后即刻采集的尿液检查,可见到蛋白尿、管型尿和红细胞。如果尿液的颜色是暗红色或褐色,其中可能含有肌红蛋白。大多数患者血尿素氮和血清肌酐短暂性升高,如果出现肾衰竭将会持续升高。血液学检查可能正常或表现为典型的弥漫性血管内凝血(例如,低纤维蛋白原,高纤维蛋白原裂解产物,凝血酶原时间和部分凝血活酶时间缩短,血小板计数下降)。

C. 预防

士兵和运动员中的大部分中暑可通过有计划的增加强度,使机体有超过 2~3 周的时间适应,同时增加饮水和一些电解质液补充体液,特别是钠的补充,来预防。运动产生的热量通过增加心输出量,皮肤血管扩张及增加汗液蒸发等方式来散发。机体对热的适应包括增加肌肉和心肌的工作效率,在维持水合的情况下增加细胞外液量,一定工作量下汗液分泌增加(散发更多的热),减少汗液中盐的含量,一定工作量下的体温下调。

在炎热环境中进行剧烈体力活动时,应不限制饮水。纯水摄入较摄入电解质溶液为好。当产热增加,体温上升时,应减少衣物和防护设备,一天最热的时段不应安排重体力活动,特别是在训练刚刚开始的阶段。

▶ 治疗

应迅速给患者降温。最有效的降温方法直接向患者体表喷洒 15℃冷水,同时用冷空气通风。冰水浴或使用冰袋同样有效,但会引起血管收缩、寒战,使得患者监测更加困难。密切监测直肠温度,防止体温过度降低。当体温下降到 38.9℃,应停止强烈的降温措施。肠道外途径使用酚噻嗪类药物可控制寒战。应给予吸氧,如果 PaO_2 低于 65mmHg,应行气管插管以控制通气。通过密切监测控制水电解质输入及酸碱平衡。应根据中心静脉压、肺动脉楔压、血压和尿量的情况,来决定静脉输入的液体量,应避免过量补液。如果出现肌红蛋白尿,应早期静脉使用甘露醇(12.5g),以防止肾功能障碍。出现 DIC 需要肝素治疗。血容量纠正后如还有持续性低血压的存在,应关注有无心功能不全,这时应使用正性肌力药物(例如,异丙肾上腺素、多巴胺)。

▶ 预后

提示预后不良的表现包括:体温超过 42.2℃,昏迷持续超过 2 小时,高钾血症和在第一个 24 小时内 AST超过 1000u/L。对于正确诊断和治疗的患者,死亡率约为 10%。脑部损伤是早期死亡的主要原因;后期死亡的主要原因是出血或心、肾、肝功能衰竭。

Bouchama A, DeVol EB: Acid-base alterations in heatstroke. Intensive Care Med 2001;27:680.
Jardine DS: Heat illness and heat stroke. Pediatr Rev 2007;28:249.
Leon LR: Heat stroke and cytokines. Prog Brain Res 2007;162:481.

冻伤

冻伤意味着组织被冷冻,冰晶在细胞内和细胞间形成,逐渐增长。组织受损的机制是血管收缩和血液黏稠度增高。因氧需要量较低,皮肤和肌肉对冻伤的敏感性远超过骨骼和韧带,这也是严重冻伤的患者仍可以活动末梢指(趾)关节的原因。

冻伤是由寒冷暴露引起,如果同时存在潮湿和风吹,情况将更加严重。6.7℃温度下每小时 64 英里风速与 −40℃温度下每小时 3.2 英里风速对皮肤造成的寒冷感觉相同。严寒天气接触金属和汽油会立即出现冻伤,皮肤还会与金属粘连并撕脱。全身体温降低增加冻伤的风险,因为这时机体会收缩外周血管以保持中心温度。

战壕足和水浸足是两种与冻伤相关的损伤,都是由于机体长期暴露于冰点以上(如 10℃)湿冷环境中。组织损伤的原因是组织缺血。

▶ 临床表现

冻僵,是冻伤的早期形式,表现为暴露部位的麻木和苍白,如不及时发现并给予治疗,将会发展成为冻伤。冻僵通常多发于手指末端、耳部、鼻部、颏部或面颊。冻僵一旦发生,应通过接触身体的温暖部分或温暖的空气复温。

冻伤的部位表现为麻木、无痛、外观为苍白或蜡状。浅表冻疮只是皮肤和皮下组织被冻伤,其下组织仍有弹性。深层冻疮是深部组织也被冻伤,表现为像木板一样坚硬。

复温后,冻伤区域表现蓝色和紫色花斑、疼痛以及质脆易损。局部水疱的消退需要数周。冻伤区域发生水肿并有不同程度的疼痛。

▶ 治疗

冻伤部位的复温(解冻)应在 40~42.2℃水中水浴20~30 分钟。只有在能够保证患者持久温暖和休息的情况下,才能尝试复温。宁可让用冻伤的足部行走数小时,也不能在无法得到良好治疗的寒冷区域复温。如果无法精确测量水温,可用手试水温,水温应达到手感温暖但不烫手的程度。绝不允许用冻伤区域测试水温,或是将其直接暴露于热源(例如火)。其他解冻复温的方法均不如水浴复温解冻,因后者出现并发症的风险较低。

复温解冻后,患者应卧床休息,冻伤部位暴露而不接触包括衣物、床单的其他任何物体。水疱应完整保留,应将冻伤部位浸泡于流动水池轻柔清创,每次 20分钟,每天两次。禁止擦拭和按摩损伤部位。局部无需使用软膏和抗生素药物。血管扩张剂和外科交感神经切除术也不能促进愈合。

受损组织将逐渐愈合,坏死组织会与正常组织之间形成明显的界限并自然脱落。在早期阶段,具有丰富治疗冻伤临床经验的医生也不太可能确定冻伤的深度;大多数的早期判断都过高估计了损伤的程度。因此,期待疗法是治疗的准则。即使愈合的过程需要数月,外科清创术应避免使用。外科手术可用于松解伤口周围环形收缩的瘢痕组织,但其不能加快坏死组织脱离的进程。除非有侵入性感染的存在,即使是非常严重的冻伤,在伤后的 2 月内也不施行截肢。核素扫描可明确组织有无活力。

伴发骨折和脱位的冻伤,处理起来会更加复杂和棘手。脱位的患者应该在解冻复温后立即复位。开放性骨折应手术复位,封闭性骨折应塑形夹板固定复位。某些伴发骨折的患者,可发生胫前骨筋膜室综合征,这可通过动脉造影诊断,治疗应行筋膜切开术。

焦痂脱落后,皮肤菲薄,有光泽,脆弱,并对寒冷敏感;偶尔表现为局部易于出汗。皮肤逐渐恢复正常,但在很长一段时间内,一旦受冷仍感觉疼痛。

▶ 预后

如果治疗恰当,正常功能的恢复令人满意。某些患者恢复后会表现为对冻伤的易感性增加。

Affleck DG et al: Assessment of tissue viability in complex extremity injuries: utility of the pyrophosphate nuclear scan. J Trauma 2001;50:263.
Murphy JV et al: Frostbite: pathogenesis and treatment. J Trauma 2000;48:171.

偶发性低温

偶发性低温是指暴露于寒冷环境中,中心体温无法控制,降到 35℃以下。常发生于单独居住于寒冷家中的老人,酒醉后暴露于寒冷环境中的酗酒者,从事冬季运动者和严冬迷路者。由于酒精导致机体处于抑制状态(抑制寒战)和皮肤血管扩张,导致热量丢失增加。其他镇静药、安定药和抗抑郁药物也偶尔诱发这种情况。使机体易发偶然低体温的疾病包括:黏液性水肿、垂体功能减退症、肾上腺皮质功能不全、大脑供血不足、精神异常和心血管疾病。

内脏器官中对寒冷最敏感的是心脏,当体温降到21~24℃时,易发生心室纤颤或者心跳骤停。低体温影响氧解离曲线,组织供氧减少。浸渍在冷水(<6.7℃)中的遇难者,心脏骤停可在一小时内导致死亡。当患者体温上升时,血管通透性增加,表现为全身性水肿、肺功能、肝功能和肾功能紊乱。偶尔可见到凝血障碍和 DIC 的病例。在入院时体温低于 32 ℃的患者中,胰腺炎和急性肾功能衰竭较常见。

▶ 临床表现

A. 症状和体征

患者情绪低落(嗜睡、木僵或昏迷),发冷,面色苍白或青紫。临床表现有时不明显,可能被酒精的作用所掩盖。中心温度波动于 21~35℃ 之间。体温低于 32℃ 时出现寒战,呼吸浅慢,血压通常正常但是心率减慢。当中心温度低于 32℃ 时,表现为木僵。四肢末端可能会被冻伤。

B. 实验室检查

脱水会导致多种血液成分浓缩。严重的低血糖较常见,除非及时发现和治疗,复温导致的寒战会使情况变得更加糟糕。约半数患者血清淀粉酶升高,但尸检提示其不一定有胰腺炎发生。对于一部分血清淀粉酶升高的患者,糖尿病酮症酸中毒的治疗是一个难题。AST、LDH 和 CK 酶类通常会升高,但对于预后意义不大。心电图可提示 PR 间期延长,室间传导延迟以及在 QRS 波群和 ST 段连接部的病理性 J 波。

▶ **治疗**

只有当所有的抢救措施失败后才能确认低体温患者已经死亡,因为严重低体温时,呼吸,心跳仍能恢复。

轻度低温(体温在 32~35℃)在大部分情况下可以被动复温(在温暖环境中用厚衣物和毛毯遮盖)几个小时,尤其患者出现寒战时。应该连续经直肠或用食管探子检测机体温度,直到体温恢复正常。因机体需要大量的静脉输液,所以液体温度也会对机体温度造成影响。所以,静脉输注的液体应进行加热。

当体温低于 32℃ 时,心血管功能不稳定及被动升温失败的患者应进行主动升温。常用的方法有温水浴,热气吸入,胸、腹腔灌洗,通过旁路升高血液温度。最常使用的是将机体浸入温度在 40~42℃ 的温水中,机体温度会以每小时 1~2℃ 的速度上升。这种方法的缺点是在治疗开始后机体中心温度仍有可能继续下降(及后降温),这与机体心血管功能恶化有关。

应当实施封闭性胸膜腔灌洗,通过一前一后两个粗大的胸腔插管,用 40~42℃ 的温盐水冲洗。腹腔冲洗升温是用 40~45℃ 的晶体溶液,速度为 6 L/h,这可使中心温度每小时升高 2~4℃。

对于心室纤颤,严重低温及肢体冻伤的患者,最有效的复温方式是通过心肺转流术进行主动体中心复温。输液速度 6~7L/min 时,中心温度每 3~5 分钟可升高 1~2℃。

严重的患者,应行气管插管以保证通气并预防误吸,后者是常见的致死性并发症之一。应多次检测动脉血气。溴苄铵托西酸盐,初次剂量 10mg/kg,是治疗心室纤颤的最好药物。如发生肺炎常需使用抗生素。严重感染者在入院时常常漏诊,治疗延迟往往会加重病情。低血糖时应静脉补充 50% 葡萄糖溶液。补液量应根据中心静脉压、肺动脉楔压、尿量和其他循环因素来确定。复温后血管通透性增加,这使患者易发肺水肿,肢体易发筋膜间隔综合征。为防止其发生,中心静脉压或肺动脉楔压应保持在 12~14cm 水柱以下。不应局部注射用药,这是因为患者在寒冷时不能吸收,在复温后还可能因为药物的蓄积产生严重的毒副作用。

复温后,随着并发疾病逐渐显现,应对病情不断进行新的评估,这些疾病多被低体温,特别是黏液性水肿和低血糖所掩盖。当所有的治疗都无效,应考虑肾上腺皮质功能不全的存在。

▶ **预后**

中心温度低于 32.2℃ 的患者中,只有 50% 能够存活。常常存在并发疾病(例如,中风、肿瘤、心肌梗死),这会使死亡率升高到 75% 或更高。存活与否与达到的绝对最低温度没有必然联系。可导致死亡病因有脑损害、肺炎、心衰或肾功能不全。

Brunette DD, McVaney K: Hypothermic cardiac arrest: an 11-year review of ED management and outcome. Am J Emerg Med 2000;18:418.

Farstad M et al: Recovering from accidental hypothermia by extracorporeal circulation: a retrospective study. Eur J Cardiothorac Surg 2001;20:58.

Light TD: Real time metabolic monitors, ischemia perfusion, titration endpoints and ultraprecise burn resuscitation. J Burn Care Rehab 2004;25:33.

Peng RY, Bongard FS: Hypothermia in trauma patients. J Am Coll Surg 1999;188:685.

Punja K et al: Continuous infusion of epidermal morphine in frostbite. J Burn Care Rehabil 1998;19:142.

(陈昆仑　王志东　译,杨文彬　校)

15

第 15 章　耳鼻咽喉头颈外科

引言

耳鼻咽喉头颈外科学是一门外科学亚专业,它集中概述了广泛的头颈部疾病,从耳聋、鼻出血到内分泌外科的处理以及急性上呼吸道急症的专科处理。本章节对所选择的一些耳鼻喉科疾病进行概述,而这些疾病对于普通外科医师培训是极其重要的。

耳、听觉、前庭系统及颞骨疾病

▶ 解剖及生理

外耳(external ear)包含两部分,即耳廓(凸出于头部的两侧)及外耳道(EAC),EAC 内侧毗邻鼓膜。外耳功能为声能的共振放大。耳甲腔(图 15-1)共振频率约为 5000Hz,EAC 的共振频率大约为 3500Hz。两者相加,外耳在 2000~5000Hz 范围内可放大声能约 10~15dB。

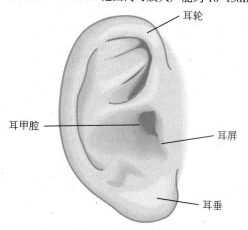

耳轮

耳甲腔

耳屏

耳垂

▲图 15-1　正常外耳解剖

鼓膜(tympanic membrane)所处的位置为一倾斜面,分隔外耳道及中耳。鼓膜的作用为将声能从声波转变为机械能。通过听骨,即锤骨、砧骨、镫骨,传递到耳蜗的卵圆窗。中耳进一步放大声能的作用有两种机制。

第一,鼓膜面积大约是镫骨足板的 17 倍。第二,听小骨起着一种杠杆作用,从鼓膜到卵圆窗可提供 1:1.3 的机械增能。两者联合后可获得 25~30dB 的声能放大。

颞骨内藏有骨性外耳道、中耳以及内耳。内耳听囊是人体最坚硬的骨质。其他穿过或毗邻于颞骨的重要结构有颈动脉、颈静脉及面神经(第七对颅神经)。颞骨损伤皆可能导致这些重要结构的损伤。

内耳包括耳蜗,它是听觉和前庭感觉器官。前庭系统感受直线加速度(重力加速度)以及角加速(旋转加速度)。耳蜗的听觉部分是一形同蜗牛的螺管结构。耳蜗内有分隔的腔隙:前庭阶和鼓阶内充满外淋巴液(成分与细胞外液相似)。蜗管(中阶)内充满内淋巴液(成分与细胞内液相似)。内淋巴成分的维持依靠存在于蜗管外侧壁血管纹上的 Na^+/K^+ATP 酶泵。因此这些不同的腔隙内含有不同的电解质成分,可以在不同的腔隙之间产生不同的电位。声能一旦从听骨传至耳蜗的卵圆窗,即可与前庭阶的外淋巴偶联。

最终以机械能到达的声波在蜗管的螺旋器(Corti)被转换为电冲动(神经冲动)。蜗管的 Corti 器包含内毛细胞(为感觉细胞)、外毛细胞(功能为内毛细胞的调节器)、支持细胞以及盖膜。由内毛细胞产生的神经冲动由第八对颅神经从耳蜗通过内耳道,传送至脑干。

前庭系统(vestibular system)包括椭圆囊、球囊及三个半规管。它们被包在充满内淋巴液的内淋巴膜中,其外周是外淋巴液,外层是坚硬的骨迷路。椭圆囊感知水平加速度,球囊感知垂直加速度。三个半规管位置相互垂直且成对,每一个半规管位于头部的相对侧,半规管感知角加速度。

单纯的、线性的或成角运动分别引起它们各自的感觉细胞偏移并使感觉细胞个体去极化。依据不同方向,每个前庭器将会增加或减少与基础电率相关的放电率,从而提供加速度的方向和速度。前庭的信息被第八对颅神经的前庭支传送至脑干。

Donaldson JA: Normal anatomy of the inner ear. Otolaryngol Clin North Am 1975;8:267.

Hudspeth AJ: How hearing happens. Neuron 1997;19:947.

Proctor B: Surgical anatomy and embryology of the middle ear. Trans Am Acad Ophthalmol Otolaryngol 1963;67:801.

Mills JH et al: (2006). Anatomy and physiology of hearing. In: Bailey BJ, Johnson JT, Newlands SD, *Head and Neck Surgery: Otolaryngology* 4th ed. Lippincott Williams & Wilkins, 2006; 1883.

▶ 紧急事件与急症

A. 突发性感音神经性耳聋(sudden sensorineural hearing loss,SSHL)

突发的单侧(双侧少见)耳聋每年发病率为每 100 000 人中 5~20 例,并且可以使得患者极度不安。大多数专家定义它为 3 天以内或更短的时间内出现 30dB 以上的听力损失。导致 SSHL 的原因包括病毒感染(尤其是疱疹病毒)、外伤、血栓栓塞或血管痉挛引起血管受损、自身免疫疾病、耳毒性药物(如化疗药,抗生素或水杨酸类药物)以及先天性解剖结构异常等。

早期评估及治疗该疾病非常重要,并且可以改善预后,提高听力。该病潜在病因机制很多,必须详细询问病史。通常该病病因不清,患者可能陈述发病前有噪音暴露史,比如爆炸声(提示创伤性外淋巴瘘)或上呼吸道感染症状(提示可能的病毒感染机制)。近期的心脏手术病史或血栓形成现象可能提示血管性病因。应询问患者有无合并平衡障碍或眩晕症状以及耳鸣(耳部响铃声),这些是前庭及听觉的病理象征。

纯音听阈测定应作为常规检查。如果患者自诉有前庭或平衡障碍症状则应行前庭系统检查。Dix-Hallpike 和 Baranay 操作试验用来检查与重力有关的特殊体位变化产生的眩晕。也可用 512 000Hz 音叉在床旁进行简单的听力检查(韦伯试验和林纳试验)(表 15-1)。同时还应使用鼓气耳镜评估有无瘘管征(用鼓气耳镜注气时引起眩晕)。

表 15-1　韦伯及林纳音叉试验

情况	韦伯试验	林纳试验
左侧感音神经性聋	右耳声音较响	双侧 A>B
左侧传导性聋	左耳声音较响	右侧 A>B 左侧 A=B 或 A<B
正常听力	居中或两侧无差异	双侧 A>B

韦伯试验中,敲击音叉并置于颅骨或牙齿中线位置。此检查方法刺激两侧耳蜗的直接骨传导。询问患者听到的声响是否两侧一致或某侧声音较大。林纳试验中,敲击音叉后置于外耳(气导,A),声音通过听骨链到达耳蜗。把音叉置于乳突尖,声能即通过直接骨传导(B)传至耳蜗。然后询问患者哪种声音较大,A 或 B。正常耳听力 A(气导)大于 B(骨导)。在感音神经性聋时,A 仍会大于 B。传导性聋时,A=B 甚至 B>A

还应检查有无神经鞘瘤,此病占 SSHL 的 1%~3%。这项评估可通过听性脑干反应(ABR)或者核磁共振(MRI)与内听道(IAC)对比技术来进行。某些学者提倡用一种较便宜的无对比 MRI 筛查作为第一步,如果出现异常结果再进行其他确定性的检查。实验室检查应包括全血球计数(CBC)及分类计数,红细胞沉降率(ESR),凝血酶原时间 / 部分凝血活酶时间(PT/PTT),以及耳蜗抗体。其他可能有帮助的检查包括梅毒检测(梅毒螺旋体微量血凝苍白球或荧光密螺旋体抗体吸收)以及甲状腺功能检查。如果有耳聋家族史,则应行 CT 扫描排除前庭导水管扩大。

如果检查发现 SSHL 的病因,该病就得到解决。遗憾的是,大多数 SSHL 都是特发性的。这种情况下,除非被同一疾病所禁忌,否则最初的治疗都是从经验性治疗开始。口服皮质类固醇激素,如泼尼松逐渐减量治疗(每天 60mg,服用 9 天,后逐渐减量 5 天以上)。同时应用抗病毒药物,如阿昔洛韦,最小量连用 2 周。其他治疗如高压氧疗、氧和 5% 二氧化碳的混合气吸入治疗、抗凝治疗以及利尿剂的应用都被建议作为 SSHL 的治疗方法,但这些治疗的疗效尚不肯定。

听觉功能自发性恢复的预后是有一定希望的,大约 60% 的患者能恢复全部或部分听力。研究表明,用皮质激素治疗后,该数值可能上升至 80%。同时应用阿昔洛韦尚未被证实有效,但因其具有较少的副作用以及合理的作用机制,某些学者仍建议使用,这一领域的进一步研究很明显可以作为根据。

Aslan A et al: Clinical observations on coexistence of sudden hearing loss and vestibular schwannoma. Otolaryngol Head Neck Surg 1997;117:580.

Byl FM Jr: Sudden hearing loss: eight years' experience and suggested prognostic table. Laryngoscope 1984;94:647.

Fisch U: Management of sudden deafness. Otolaryngol Head Neck Surg 1983;913.

Mattox DE, Simmons FB: Natural history of sudden sensorineural hearing loss. Ann Otol Rhinol Laryngol 1977;86:463.

Veldman J: Immune-mediated sensorineural hearing loss. Auris Nasus Larynx 1998;25:309.

Wilson WR, Byl FM, Laird N. The efficacy of steroids in the treatment of idiopathic sudden hearing loss. A double-blind clinical study. Arch Otolaryngol 1980;106:772.

B. 急性面神经麻痹

第七对颅神经(面神经)支配面部表情肌(另有运动神经纤维传入腮腺和泪腺)。详细询问病史能够帮助我们获知面瘫发生的情况(如是 2~3 天内的急性发病还是逐渐损害)。还应了解面瘫之前的情况(颞骨外伤、急性中耳炎、听力损失或平衡障碍,近期的病毒感染疾病),这对我们的检查及治疗都具有指导作用。

导致急性面神经麻痹的潜在原因有很多,但是有超过 50% 的面瘫是特发性的称之为贝尔麻痹。但注意贝尔麻痹是一种排除诊断,必须进行专项的且完整的检查。至少 20% 的面瘫由外伤引起。其他常见的(但未全部列出的)原因有耳带状疱疹(亨特综合征),中耳乳突炎并发症,莱姆病,胆脂瘤以及新生物。

重点检查神经系统和全面体检颅神经是非常重要的。在评估急性面瘫患者中要考虑的重点是区别中枢性或外周性损害。在中枢性损害中,有患侧额纹减少,因其还受到来自对侧的交叉神经纤维的支配。外周性损害中,神经纤维已经过交叉,没有额纹减少。面神经功能损失程度应当记录并作为预后评估的重要方面。House-Brackmann 分级法,见表 15-2,是目前被广泛采用的方法。每侧的面神经功能分为I级(正常)到VI级(完全面瘫)。

表 15-2　House-Brackmann 面神经麻痹分级

分级	特征
I级(正常)	面神经各支功能正常
II级(轻微功能障碍)	可见轻微面肌运动减弱,安静时面部对称,协调。抬眉功能中度减弱到正常。眼睑稍用力可完全闭合。口角轻微不对称。
III级(中度功能障碍)	大体检查双侧有轻度差异,安静时面部对称,协调。抬眉:轻到中度运动。眼睑:用力尚可闭合。口角:轻度无力,需用力运动
IV级(中重度功能障碍)	大体检查可见一侧肌力明显减弱。安静时面部对称和协调。抬眉:用力不能抬眉。眼睑:用力后眼睑仍闭合不全。口角:用力患侧无力,不对称
V级(重度功能障碍)	大体检查见轻微的面肌运动。安静时面部不对称。抬眉:用力时仍不能抬额。用力后眼睑不能闭合。用力时口角仅有轻微运动
VI级(完全瘫痪)	无面肌运动

评定应包括纯音听阈测定及电生理检查。颞骨高分辨率 CT 提供评估骨病变的影像资料(乳突炎、颞骨外伤、胆脂瘤或新生物),而增强对照 MRI 对于可疑的炎症(如耳部带状疱疹病毒)或累及神经的新生物有所帮助。实验室检查项目应包括 CBC 并分类,以及 ESR 或 C 反应蛋白(CRP)。如果临床可疑,还可做自体免疫血清学及 Lyme 滴度检查。

如果面神经麻痹是由外伤引起,处理应依赖于面瘫发生时情况,立即出现的和完全性面神经麻痹通常需要手术减压。延迟的或部分功能丧失有可能自行恢复,手术干预未必有益。对于特发性面神经麻痹(贝尔麻痹),早期的药物治疗重在减轻炎症及针对可能的病毒性原因。应早期应用皮质类固醇激素,可使用泼尼松或泼尼松龙。以往推荐使用的阿昔洛韦(或类似的治疗疱疹病毒药物)近来被提出质疑。一项近期的大型随机双盲研究证实了在治疗贝尔麻痹时使用阿昔洛韦并无帮助,但使用泼尼松龙明显有效。如果面瘫继续进展,手术减压可能会有帮助。另一项研究证实对发病 14 天之内的进展期至严重面瘫患者实施手术减压明显有效。严重损伤被定义为神经电图(EnoG)显示超过 90% 的神经退化,并在肌电图(EMG)显示缺乏自主运动神经电位。此项研究还证实了伤后 14 天再进行面神经减压则无效。由此,我们应当严密随访这类患者。

Brodie HA, Thompson TC: Management of complications from 820 temporal bone fractures. Am J Otol 1997;18:188.

Chang CY, Cass SP: Management of facial nerve injury due to temporal bone trauma. Am J Otol 1999;20:96.

Fisch U: Prognostic value of electrical tests in acute facial paralysis. Am J Otol 1984;5:494.

Gantz BJ et al: Surgical management of Bell's palsy. Laryngoscope 1999;109:1177.

Ramsey MJ et al: Corticosteroid treatment for idiopathic facial nerve paralysis: a meta-analysis. Laryngoscope 2000;110:335.

Sullivan FM et al: Early treatment with prednisolone or acyclovir in Bell's palsy. N Engl J Med 2007;357:1598.

C. 外耳道异物

大量的外耳道异物病例发生于儿童或有精神损害的成人。很多耳道异物都可以在急诊科或初级诊疗场所的设备下直视下取出。一项大型的超过 600 例外耳道异物的系列调查显示,急诊科医师在直视下取出异物的成功率超过 77%。需要提示的重要方面是大多数在这种情况下被成功取出的异物都具有"柔软、形状不规则"的特性,比如纸、棉花;以及具有"韧性或有弹性的"特性,如来源不明的油泥或橡皮。但是如果异物较坚硬,尤其是球形物体如塑料珠子,取出的成功率就会明显降低。这样,如果异物为上述情况,则有争议的一点是儿科或急诊科仅能有一次直视下取出的机会。操作必须轻柔,但是必须清楚在直视下操作的并发症发生率很高。常见的外耳道异物取出并发症有外耳道损伤(47%),合并鼓膜穿孔较少见(4%),更严重的并发症如听骨链损伤及卵圆窗穿孔有可能出现但很少见。如果开始异物取出就是在耳鼻喉科医师于双目的耳科显微镜下或操作设备下进行,则并发症的发生率就会很低。

在双目耳显微镜下取出耳道异物是耳鼻喉科医师初期的方法。特殊的方法依赖于异物的特性。具有锋利边缘的异物常常可以用鳄鱼嘴或鸭嘴钳钳夹。柔软的异物通常可以用耳科吸引器处理。取球形、坚硬不规则异物需要更多技巧。在这些病例中,90 度探针是很必须的。在双目显微镜下用探针小心地放到异物后方,然后将探针沿其轴线旋转至异物后方末端,这样异物就可被导出外耳道。另一种特殊病例就是外耳道昆虫异物,最常见的是蟑螂。这种情况下,如果昆虫还在活动,患者就会非常惊恐。当昆虫接近鼓膜时其活动可造成患者很痛苦地感觉到巨大声响。这种情况下,可在取异物之前向外耳道轻轻灌入矿物油或利多卡因将昆虫麻醉或杀灭。

一些非耳鼻喉科医师建议用轻柔灌洗的方法将异物冲出外耳道。这种方法可能成功但应谨慎。如果怀疑鼓膜有穿孔就不应灌洗,因其可能将外耳道废物冲进中耳腔。如果异物为植物性的(如爆米花核)也应避免灌洗,因为如果异物未被成功取出,植物性异物会逐渐肿胀而造成外耳道极度疼痛,外耳道皮肤被压向骨性外耳道。取出肿胀异物比较困难,并可能需要应用全身麻醉及手术显微镜。对于植物性异物行耳道用药仍属不当,原因同上。第三种不能应用耳道灌洗以及耳道用药的情况是纽扣电池异物。

虽然前述的异物可以门诊处理,但当异物为纽扣电池时则应当做急诊对待,需要尽早由耳鼻喉科医师取出。如果电池异物在外耳道长时间停留则可造成严重并发症。在一项早期的此问题的描述中,100% 的患者都发生了多种严重的后遗症,包括鼓膜穿孔或全部破坏(75%),明显的皮肤损伤并骨质暴露(88%),听力损伤(38%),听骨链腐蚀(25%)甚至面瘫(13%)。电池异物造成损伤的原因可能是电池泄漏腐蚀性酸性物质以及电池电流放电和电解作用产生氯气及氢氧化钠的共同作用所致。在手术室用双目耳科显微镜取出异物,有时需要将电池一点一点取出。在取出电池的过程中应当用大量盐水冲洗外耳道,并仔细检查外耳道及鼓膜。

Kavanagh KT, Litovitz T: Miniature battery foreign bodies in auditory and nasal cavities. JAMA 1986;255:1470.

Schulze SL et al: Pediatric external auditory canal foreign bodies: a review of 698 cases. Otolaryngol Head Neck Surg 2002;127:73.

▶ 功能失调与疾病

A. 外耳道炎

外耳道炎是一种由细菌比如假单孢菌、变形杆菌、克雷白氏杆菌、链球菌、肠细菌等引起的外耳道感染。对疑有外耳道炎的患者的评估与治疗包括完整的病史询问及查体,重点是耳部检查。患者通常会提及近期的外耳道水接触史,比如游泳、或其他易感因素如长期佩戴助听器。检查外耳时应轻柔牵拉耳廓。在中耳炎检查操作时不会引起疼痛;而外耳道炎,耳廓受牵拉运动会引起剧烈疼痛。用手持式耳镜检查时可见外耳道壁水肿并充血,有时外耳道肿胀严重而难以窥觑鼓膜。这种情况下,插入一个 Pope otowick(耳用纱布条)使得耳局部用药可浸及外耳道全长并越过阻塞部位。严重病例需要在显微镜下多次吸引清创处理外耳

道。应给患者应用含有局部用皮质类固醇激素的抗生素滴耳液,如 0.3% 的环丙沙星与 0.1% 地塞米松的混悬液(Ciprodex:环丙沙星地塞米松滴耳液)。一些医师(多为非耳鼻喉科医师)允许使用 1% 氢化可的松 / 多粘菌素 / 新霉素(Cortisporin)作为一种替代用药。有以下几项原因不推荐使用该药:第一,某些学者证实滴用多粘菌素 / 新霉素滴耳液可以造成近 10% 接触性皮炎的风险;第二,如果存在鼓膜穿孔,根据动物实验学研究,应用此类滴耳液有造成耳毒性可能,故这些药物不能用于中耳(不同于氟喹诺酮)。另外,一些研究证实 Ciprodex 较 Cortisporin 能更快缓解疼痛。很重要的一点是如果对症用药 48~72 小时后症状仍无缓解则应立即就诊再次检查证实是否为外耳道炎。

需要注意如果患者有糖尿病史(或任何免疫损害情况)则需要更多针对假单孢菌的进一步治疗。这种治疗通常包括耳局部应用氟喹诺酮药物及皮质类固醇激素药物,以及口服或静脉注射氟喹诺酮药物。过去,这种外耳道炎被误称为"恶性外耳道炎",因为即使经过外耳道清创及应用抗生素仍有较高的死亡率。现代抗生素治疗及早期诊断干预大大改善治疗结果,现在此病的死亡率相对较少。

耳真菌病是由真菌感染引起的外耳道炎症,常见为曲霉菌及假丝酵母菌感染。相比细菌感染而言,真菌感染较少出现水肿、红斑。应用耳局部抗生素溶液治疗非但不会缓解患者症状,反而会加重病情。耳真菌病难以治疗,但很多病例在吸除了耳道分泌物之后再应用酸性滴耳液加局部皮质类固醇药物后好转。一种常用制剂是 2% 乙酸加 1% 氢化可的松(Vosol HC)。常用的局部抗真菌制剂如制霉菌素或两性霉素 B 也可应用,但应在经过耳鼻喉科医师治疗仍无好转的难治病例中应用。

Roland PS et al: A comparison of ciprofloxacin/dexamethasone with neomycin/polymyxin/hydrocortisone for otitis externa pain. Adv Ther 2007;24:671.

Rosenfeld RM et al: Clinical practice guideline: acute otitis externa. Otolaryngol Head Neck Surg 2006;134(4 Suppl):S4.

B. 中耳炎

第一种情况,急性中耳炎(acute otitis media, AOM),代表了通常所称的一种"中耳感染"。典型的患者是儿童,有上呼吸道感染病史及症状,发热以及牵拉耳现象。手持式耳镜可见鼓膜外凸、充血。不同于外耳道炎,此时牵拉耳廓时不会引起疼痛。欧洲的几项研究证实大部分的 AOM 可在没有干预的情况下自愈。但是在美国,绝大多数家长不会选择不治疗,而且抗生素被作为 AOM 的常规治疗。通常的病原体包括如链球菌、流感嗜血杆菌、莫拉克氏菌属等细菌,后两种通常对青霉素耐药,所以应用阿莫西林可能无法控制感

染。因此很多医师推荐使用二代头孢菌素。对这些药物都无效则有必要使用二线抗生素如阿莫西林 - 克拉维酸(增效因子)。

渗出性中耳炎(OME)定义为中耳积液但没有感染活动迹象。OME 通常源于咽鼓管功能障碍,容易在中耳腔隙中积聚无菌性分泌物并不易排出。OME 在儿童中常见,一些调查显示有近 30% 的普遍性。分泌性中耳炎患者感觉耳内闷涨或听力下降。检查显示中耳腔有积液。当 AOM 病程超过 4~6 周,中耳积液仍存在,则造成慢性分泌性中耳炎(COME)。

最常见的手术干预治疗是鼓膜切开术及鼓膜造孔术(M&T)或“鼓膜通气管”置入术,M&T 的基本指征包括多次发作的 AOM(两个月内发作 4 次或 12 个月发作 6 次),COME 伴有听力损失 3 个月或以上,或 AOM 出现并发症。一些学者提倡对手术指征的更多分级方法,这样能够保证较早出现问题的患者在非紧急的情况下接受手术干预。

Higgins TS et al: Medical decision analysis: indications for tympanostomy tubes in RAOM by age at first episode. Otolaryngol Head Neck Surg 2008;138:50.
Lous J et al: Grommets (ventilation tubes) for hearing loss associated with otitis media with effusion in children. Cochrane Database Syst Rev 2005;1:CD001801.

C. 前庭神经鞘膜瘤

前庭神经鞘膜瘤(有时被误命名为“听神经瘤”)为一种非恶性但在第八对颅神经神经鞘内的雪旺氏细胞的肿瘤样增生。这些肿瘤约占所有颅内肿瘤的10%,并且常常表现为单侧的高频感音神经性聋,随后逐渐发展伴随有平衡失调。即便是轻微程度的听力下降都可能被误导,因为感音过程(被言语分辨评分证实)通常比纯音平均值预测的损伤更严重。耳鸣及真性眩晕不常见。有趣的是,这些肿瘤发生于第八对颅神经的前庭支多于听觉支。前庭神经鞘瘤的症状与新生物的生长压迫作用关联。在肿瘤比较大的病例中,患者有时可能出现面神经功能减弱症状。与前庭神经鞘膜瘤相关的一种重要的综合征是 2 型神经纤维瘤病。患有 2 型神经纤维瘤病的患者可能出现双侧前庭神经鞘膜瘤,因此考虑对此类患者听力的保留策略就变得极为重要。

对前庭神经鞘膜瘤的确诊常常依靠 MRI 扫描。神经鞘膜瘤在 T1 或 T2 加权相中亮度增高。其他诊断性的检查包括 ABR 以及眼震电图描记(ENG)。所有疑有前庭神经鞘膜瘤的患者都应进行听力测试检查(纯音听阈测定及言语分辨率评分)

前庭神经鞘膜瘤的治疗仍有争议。很多学者严格依据内听道连续切面影像学对小的神经鞘膜瘤进行观察随访。如果证实肿瘤 <2mm,可以继续观察。但当肿瘤超过 2mm,大多数学者建议进行干预治疗。近期

的一项研究表明,在调查的 123 例连续随访的患者中,65% 的肿瘤在随后超过 5 年平均随访的时间里生长小于 2mm。如果选择干预治疗,应采取显微外科治疗(通常需要神经外科医师及耳鼻喉科医师合作进行)或对于小的肿瘤采取立体定向放射切除治疗(伽马刀)。治疗的目的是切除肿瘤同时尽可能保留听力及面神经功能。不论是否采取外科治疗,通常都能够成功保留面神经功能。在一系列 400 例的病例调查中显示,75%的患者在术后 1 年的随访中仅有轻微或没有出现面神经损害(House-Brackmann 分级 2 级或更好)。

Bennett M, Haynes DS: Surgical approaches and complications in the removal of vestibular schwannomas. Otolaryngol Clin North Am 2007;40:589.
Darrouzet V et al: Vestibular schwannoma surgery outcomes: our multidisciplinary experience in 400 cases over 17 years. Laryngoscope 2004;114:681.
Ferri GG et al: Conservative management of vestibular schwannomas: an effective strategy. Laryngoscope 2008;118:951.
Slattery WH 3rd et al: Hearing preservation surgery for neurofibromatosis Type 2-related vestibular schwannoma in pediatric patients. J Neurosurg 2007;106(4 Suppl):255.

D. 良性位置性阵发性眩晕

眩晕是一种非常常见的现象,估计有多达 30% 的患者受累。患者通常描述为“眩晕”的各种感觉有很重要的区别,所以医生应尽量引导患者描述出准确的眩晕症状。眩晕的定义为一种旋转的错觉,同时应区别于平衡障碍或不稳感,或者几近意识丧失(晕厥前状态)。

良性位置性阵发性眩晕(Benign paroxysmal positional vertigo,BPPV)是急性起病之眩晕的主要原因。患者描述为突发的强烈的眩晕,持续数秒而不是数分钟,通常由头位或身体与重力相关的位置突然改变诱发,有时也与头部外伤史有关。病因可能是羟基磷灰碳酸钙微粒(耳石)从前庭脱落至后半规管所致。某个特定的头位移动使得耳石异常偏移,从而引起不平衡的前庭信号输入至脑干,诱发强烈的眩晕。BPPV 的诊断可以通过姿势检测,如 Dix-Hallpike 操作手法测试。在这项测试中,患者的头被转向一侧,然后患者头位保持不变躺下。如果引出眩晕症状并伴有预期的旋转性眼震基本就可确诊。治疗包括直接进行复位术比如 Epley 手法复位。这种方法的目的是将耳石通过半规管,将它们回复到前庭的生理位置。通常需要几项治疗,可以指导患者进行这些手法的自我应用。

White J et al: Canalith repositioning for benign paroxysmal positional vertigo. Otol Neurotol 2005;26:704.

E. 梅尼埃病

梅尼埃病(Ménière disease)的特征是逐渐加重的感音神经性聋(典型表现是低频下降,多于高频下降),发作性眩晕,耳胀满感以及耳鸣。听力损失常常为一

间断发作并缓慢进展的过程,偶有听力严重下降后又部分恢复。听力损失(以及前庭功能障碍)常为单侧,也可发展为双侧。与梅尼埃病相关的眩晕发作可使人变得衰弱并且常伴有恶心、呕吐及无法进行正常活动。

梅尼埃病的诊断依据为临床表现四联症,同时有听力下降及前庭功能障碍的证据。此病的一个重要特征就是间断发作。一次的听力下降及眩晕发作不能立即诊断为梅尼埃病。这种情况下,更有可能是病毒性迷路炎。

梅尼埃(Prosper Ménière)于 1861 年首次报道该病,但至今梅尼埃病的发病机理仍然不清,认为可能与膜迷路膨胀有关,有可能源于内淋巴囊功能障碍。对患梅尼埃病的患者进行尸体解剖的研究证实内淋巴积水(蜗管及内淋巴囊膨胀)。但这种解剖学变化也在健康人(或至少无症状的患者)中得以证实。

梅尼埃病的主要治疗仍为内科治疗。通常从低盐饮食治疗开始,患者还被指导避免摄入咖啡因、尼古丁及酒精。可以加用利尿剂,并联合前庭抑制剂以安定。抗组胺药(美克洛嗪、茶苯海明等)也被证实有助改善梅尼埃病相关的眩晕症状。

患有严重眩晕而不能活动并且药物治疗无效者可以采取手术干预。很多学者建议可用化学方法切除单侧前庭系统。这种方法通常通过鼓膜穿刺注射庆大霉素来实现,并且有近 25% 的患者合并感音神经性耳聋。具有完整听力的患者,内淋巴囊减压及分流术可以在保存听力的情况下明显缓解症状。相似的是,选择性切断第八对颅神经的前庭分支(前庭神经切断术)可以保存听力。具有严重听力损失及眩晕的患者,经乳突迷路切除术可以缓解 90% 以上患者的眩晕症状,但代价是患侧听力完全丧失。

Coelho DH, Lalwani AK: Medical management of Ménière's disease. Laryngoscope 2008;118:1099.
Gordon AG: Ménière's disease. Lancet 2006;367:984.
Kaylie DM et al: Surgical management of Ménière's disease in the era of gentamycin. Otolaryngol Head Neck Surg 2005;132:443.

F. 胆脂瘤

胆脂瘤是一种颞骨的囊状、膨胀性损害,它包含有复层鳞状上皮以及堆积的脱落角蛋白。胆脂瘤通常发生在颞骨的含气腔,在中耳及乳突最常见(图 15-2)。胆脂瘤可分为两种类型——后天性及先天性。后天性胆脂瘤最为常见,源自鼓膜形成内陷囊袋,或其次源于鼓膜穿孔。先天性胆脂瘤的原因被认为是上皮细胞在发育过程中没有经历凋亡过程而停滞所致。不论来源如何,胆脂瘤一旦形成,就会具有局部破坏的特性。骨质破坏很常见,尤其是对听骨链,但也会潜在地对内耳周围的骨质(迷路)进行破坏。如果不予治疗,胆脂瘤甚至会侵及颅内。

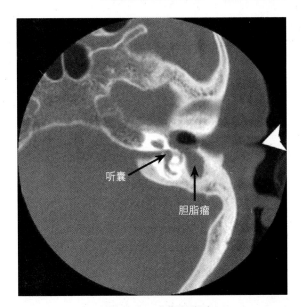

▲图 15-2　中耳胆脂瘤

大箭头示外耳道。图示中耳腔软组织影(胆脂瘤)并且无法看到任何听骨链结构。部分覆盖内耳半规管(听囊)的骨性结构也受到破坏

早期胆脂瘤即使有也只有很少的症状,通常从缓慢进展的听力下降开始。如果胆脂瘤出现感染,则出现有臭味的耳溢液,这是常见的症状。如果怀疑胆脂瘤,在双目耳显微镜下仔细检查是很必要的。耳道内的碎屑需要清理干净从而清楚地看清鼓膜的全貌。胆脂瘤会显现为一种白色的上皮团块。鼓气耳镜实验很有必要,如果引出眩晕症状,医生有必要怀疑有内耳结构的破坏。

胆脂瘤的治疗为手术治疗,通常包括耳科电钻磨除乳突气房,暴露中耳腔。这种治疗为达到两种目的:安全的视野及径路,去除所有的胆脂瘤组织。这个过程应仔细在显微镜视野下进行,以免损伤重要结构(如面神经及内耳)。手术的主要目的是获得一个安全的干耳。其他考虑包括保存听力等都在其次了。

Michaels L: Biology of cholesteatoma. Otolaryngol Clin North Am 1989;22:869.
Parisier SC: Management of cholesteatoma. Otolaryngol Clin North Am 1989;22:927.

鼻及鼻窦疾病

▶ 解剖学及生理学

鼻及鼻窦的功能是对吸入的空气进行加温、过滤及加湿,调节发声发音,以及提供嗅觉。外鼻包括软组织及皮肤包绕的大多为软骨的结构。内鼻部(鼻腔)由鼻前庭起始,向后延伸至后鼻孔(后鼻孔组成鼻腔及鼻咽部的边界)。

鼻腔(图 15-3)在矢状面由鼻中隔分为两大对称的部分。这些空腔的一部分容纳三个鼻甲(上、中、下鼻甲),偶可见第四鼻甲,即最上鼻甲。鼻甲位于鼻腔外侧壁。每个鼻甲下方的空隙称为鼻道(上鼻道、中鼻道、下鼻道)。这些鼻道对于各个鼻窦开口的定位很重要,各鼻窦开口具有各自特定的模式。鼻泪管开口于下鼻道。上颌窦、额窦、前组筛窦均开口于中鼻道。蝶窦、后组筛窦开口于上鼻道。另外,嗅神经终末端(感受嗅觉的器官终末端)位于上鼻甲和鼻中隔上部黏膜之间。

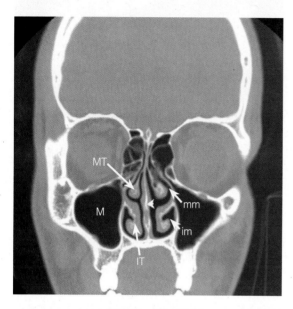

▲ 图 15-3　鼻窦解剖

在冠状位 CT 扫描中,可以看到几个关键的鼻内标记。M:上颌窦。IT:下鼻甲。MT:中鼻甲。im:下鼻道。mm:中鼻甲。箭头示鼻中隔

鼻窦为含气腔,源于颌面部骨骼的额骨、筛骨、蝶骨、上颌骨气化形成的气腔。鼻窦腔内覆呼吸上皮(假复层纤毛柱状上皮),作用为循环及共同引流黏液及吸入颗粒。通常窦腔内充满空气,但当窦口因炎症、解剖因素或病变堵塞时,窦内则出现积液。

Baroody FM: Nasal and paranasal sinus anatomy and physiology. Clin Allergy Immunol 2007;19:1.
Bridger MW, van Nostrand AW: The nose and paranasal sinuses—applied surgical anatomy. A histologic study of whole organ sections in three planes. J Otolaryngol 1978;6:1.

▶ **紧急事件和急症**

A. 鼻腔异物

和外耳道异物病例一样,鼻腔异物也常见于儿童。典型表现为儿童有数天一侧鼻腔出现有臭味的分泌物的病史。通常,鼻腔进入异物并出现症状之前可有数天到数周的时间,患者或患者父母不能回忆起症状出现之前的特殊事件。

鼻腔异物可包括植物性的、惰性物质(如塑料、金属)以及纽扣电池。不同于外耳道异物,因鼻腔在上呼吸道的解剖关系缘故,鼻腔异物应该相应地按急诊处理,不论异物是什么。如果异物活动,它就很容易变成呼吸道异物(真正意义的急诊)。

因此,很多耳鼻喉科医师建议取出所有鼻腔异物,但鼻腔前部的异物应在全麻内镜下取出。安静状态下取出异物的界限是很低的。在我们的实践中,只有鼻腔异物位于鼻前庭或者用前鼻镜很容易看到,同时患者能够合作时才可在无需镇静下取出。儿童患者,异物位于鼻腔上部或后部,或难以窥及异物,都需在手术室内镜下取出。这种方法的另一个优点就是在取出异物后很容易对鼻腔进行进一步的检查。通常,鼻腔黏膜会出现明显的炎症,放置可吸收材料可以防止对应面的鼻腔黏膜粘连。

鼻腔纽扣电池异物会出现与外耳道该异物相似的情况(见前面外耳道异物章节)。因其可能由于酸性物质泄漏及电池放电造成广泛的组织损伤,故有必要在全麻下取出。取出后,应使用生理盐水大范围冲洗同时应仔细检查鼻腔。

Brown L et al: Procedural sedation use in the ED: management of pediatric ear and nose foreign bodies. Am J Emerg Med 2004;22:310.
Loh WS et al: Hazardous foreign bodies: complications and management of button batteries in nose. Ann Otol Rhinol Laryngol 2003;112:379.

B. 侵袭性真菌性鼻窦炎

侵袭性真菌性鼻窦炎几乎都发生在免疫低下的患者,最常见于因恶性肿瘤接受化疗的患者,或控制不佳的糖尿病患者。发病原因通常为非致病性真菌病原体未受控制地侵入性生长。引起该病的病原体在环境中普遍存在,并且通常可在健康正常患者的鼻腔分泌物中检出。两种常见的真菌为曲霉菌和根霉菌属。后者更具有侵袭性并称作毛霉菌病。根霉菌属更喜好在酸性环境中生长,更常见于糖尿病酮症酸中毒患者。即使早期诊断并得到最全面的外科手术治疗,同时应用最新的抗真菌剂,该病仍有明显的致死率。致死率因感染菌而异,大约 10%(曲霉菌)到 30%(根霉菌属)。

侵袭性真菌性鼻窦炎的可疑指数对于任何免疫低下的患者应该偏高,因为此类患者的症状可能很轻微而疾病可以迅速发展。患者通常发病并诉面部疼痛、头痛、流涕,并可能出现精神状态的改变。必须仔细检查面部、口腔及鼻腔。黑色溃疡(图 15-4)可见于中鼻甲前部、下鼻甲前部、鼻腔外侧壁、鼻中隔或腭部。颅神经受损可能在疾病后期表现出来。

如果怀疑侵袭性真菌性鼻窦炎,应在可疑部位进行活检并立即送病检。病理科医师应对可疑侵袭性真

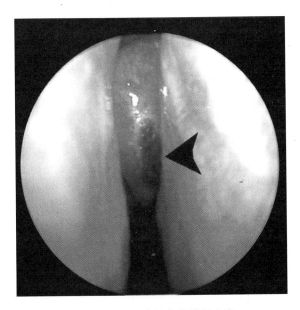

▲图 15-4　侵袭性真菌性鼻窦炎

这例侵袭性真菌性鼻窦炎患者，早期表现就是床旁内镜检查中发现的中鼻甲下表面有一个黑色区域（箭头所指）

菌性鼻窦炎产生警惕并对此进行真菌特殊染色。如果活检部位血供很少，可能预示着侵入血管壁的霉菌造成了退行性组织梗死。

一旦证实侵袭性真菌性鼻窦炎，治疗包括尽早停用免疫抑制剂，随后进行彻底的手术清创，清理所有坏死组织（不健康组织、出血组织）以及全身应用抗真菌剂治疗。两种常用的药剂为伏利康唑（Vfend）以及两性霉素 B。通常需要多次手术清创治疗。典型的情况是只有潜在的免疫抑制状况解决了（例如，中性粒细胞计数绝对数 >500）或糖尿病酮症酸中毒迅速纠正，患者才可获治愈。患者应由多学科综合小组密切随访，这个综合小组包括耳鼻喉科、血液科 / 肿瘤科以及感染性疾病的专家。很多患者可以发展为转移性真菌感染并可在远处部位出现坏死性空洞。这常发生在患者免疫系统恢复后，同时会造成致死性的肺出血、中风，以及其他严重的全身性后遗症。

侵袭性真菌性鼻窦炎不能和其他的鼻窦真菌性疾病相混淆。在变应性真菌性鼻窦炎中，长期对于非侵袭性真菌成分的免疫反应或炎性反应可导致组织嗜酸细胞增多、鼻息肉（正常引流和通气阻塞引起的增生性生长）和骨质的重塑。

Gillespie MB, O'Malley BW: An algorithmic approach to the diagnosis and management of invasive fungal rhinosinusitis in the immunocompromised patient. Otolaryngol Clin North Am 2000;33:323.

Parikh SL et al: Invasive fungal sinusitis: a 15-year review from a single institution. Am J Rhinol 2004;18:75.

C. 鼻出血

来自鼻中隔前部最常见的出血部位称为 Little 区。这个区域，颈内外动脉血管汇合形成基塞尔巴赫区（Kiesselbach）血管丛。这种丰富的血液供应可导致非常剧烈的大量的出血，造成患者的痛苦。幸运的是，许多这样的出血通过单纯的外鼻压迫 10 分钟可以停止（捏压外鼻前部）。

鼻出血的病因主要与鼻腔黏膜的破裂有关，黏膜破裂使得小血管暴露，易发生破裂。在儿童中，这与抠鼻有关。在成人中，发病原因常常与紊乱的鼻气流有关，如鼻中隔偏曲常导致鼻气流紊乱。其他的易感因素包括鼻腔黏膜干燥、高血压，后者在鼻出血的紧急处理时极其重要，因为这种出血不易控制，常需同时处理高血压病症。

对保守治疗无效的鼻出血常需要鼻腔填塞。有几种不同的填塞材料，包括凡士林纱条、含凝血酶的胶原产品、海棉纱布、可膨胀的气囊，这些都可用于前鼻孔填塞。来自 Little 区的前部出血有时可以通过局部硝酸银化学烧灼控制出血，通常可在内窥镜直视下进行治疗。

其他常见的出血部位是筛前动脉或蝶腭动脉分支的出血。这些部位的出血需要后鼻孔填塞（如用气囊导尿管堵塞鼻后孔，用纱布块完全闭塞鼻后孔）。需鼻后孔填塞的患者应住院治疗，进行脉搏、血氧测定。需要注意的是，鼻腔填塞物表面应覆有局部用抗生素，在填塞前准备好，所有行鼻内填塞的患者，应当使用对抗葡萄球菌的抗生素，以防止出现中毒休克综合征。前后鼻孔填塞仍不能控制的鼻出血，需要进行外科手术来结扎引起出血的动脉供应的血管（颌内动脉、蝶腭动脉、筛前动脉），或由从事介入工作的放射科医生进行动脉栓塞治疗。

易发生鼻出血的患者，其长期的药物治疗包括控制高血压病、加强鼻腔黏膜的湿化。患者通常需要每日 2~3 次鼻腔盐水喷雾，鼻中隔前部涂用油性胶冻剂或抗生素软膏。有严重、反复鼻出血的患者，应评估其可能的系统性疾病（如遗传性出血性毛细血管扩张症、韦格纳肉芽肿病）。

Douglas R, Wormald PJ: Update on epistaxis. Curr Opin Oto-laryngol Head Neck Surg 2007;15:180.

Gifford TO, Orlandi RR: Epistaxis. Otolaryngol Clin North Am 2008;41:525.

▶ 紊乱与疾病

A. 急性鼻 - 鼻窦炎

鼻 - 鼻窦炎是鼻腔和鼻窦黏膜的炎症。急性鼻 - 鼻窦炎发病在 3 周以内，常常由鼻病毒性上呼吸道感染所致。重要的是要强调只有少数急性鼻 - 鼻窦炎（0.5%~2%）并发细菌引起的重叠感染。同样地，鼻腔分泌物颜色的变化不是细菌性鼻 - 鼻窦炎的特异性体征。

最初的症状反映出急速出现的上呼吸道病毒性感染(咳嗽、打喷嚏、发热、鼻充血、面部疼痛 / 压力感、流涕、咽喉痛),随后就出现鼻 - 鼻窦炎症状。对鼻 - 鼻窦炎(急性和慢性)的一系列诊断性的症状已经建立。患者必须满足两个主要症状或一个主要症状和两个次要症状的标准,这在表 15-3 中列出。

表 15-3　诊断鼻 - 鼻窦炎的主要和次要标准

主要标准	次要标准
面部疼痛或面部压迫感	头痛
鼻塞	发热(对慢性鼻 - 鼻窦炎)
鼻腔有分泌物或流脓	疲劳
失嗅或嗅觉减退	牙痛
发热(急性鼻 - 鼻窦炎)	咳嗽、耳痛,耳闷,耳压迫感

如果症状持续 10 天,或最初症状改善后 10 天之内病情恶化,要怀疑急性细菌性鼻 - 鼻窦炎。体检可见鼻腔脓性分泌物,鼻腔黏膜红斑和鼻窦表面触痛。鼻内镜检查(中鼻道分泌物细菌培养)是非常有用的,从窦口鼻道复合体散发出的脓性分泌物将提高对细菌性鼻 - 鼻窦炎的怀疑。

急性鼻 - 鼻窦炎的治疗主要是保守治疗。鼻腔盐水冲洗有助于清除过多的黏液和炎性介质,恢复黏液纤毛的清除功能。局部减充血剂(如羟甲唑啉)能有助于减轻黏膜水肿,恢复鼻窦开口的引流,限用 3 天,因为快速耐受和依赖就是过度应用局部减充血剂导致的后果。黏液溶解制剂如愈创甘油醚能使黏液变得稀薄,更容易经黏液纤毛传输系统排出。

经过安慰剂对照试验检测和证实的最合适的治疗是鼻内应用局部用类固醇激素(如莫米松或氟尼缩松)。局部用类固醇激素已经证实对细菌性和非细菌性急性鼻窦炎可缩短症状消退的时间。值得注意的是没有证据证明抗组胺药在急性鼻 - 鼻窦炎的治疗中有效,实际上可能因为变干的黏液分泌使症状加重。抗生素用于那些疑有急性细菌性鼻 - 鼻窦炎的患者。目前推荐的指定首选抗生素治疗是阿莫西林,治疗 7 天,如果患者临床症状无改善,则需用广谱抗生素如氟喹诺酮、甲氧苄啶、磺胺甲噁唑、阿奇霉素、或阿莫西林 - 克拉维酸钾。

所有这些药物在清除急性细菌性鼻 - 鼻窦炎中的疗效在 80% 以上。

经历多次急性鼻 - 鼻窦炎发作的患者应仔细评估其易感状况。这可以包括解剖学阻塞(通过鼻中隔成形术或功能性内窥镜鼻窦手术缓解)、潜在的黏液纤毛

清除功能的损害(如不动纤毛综合征 /Kartagener 综合征)或免疫系统功能障碍。急性细菌性鼻 - 鼻窦炎的并发症有:眼眶蜂窝织炎和骨膜下脓肿形成、脑膜炎、海绵窦血栓形成。

Brook I, Frazier EH: Microbiology of recurrent acute rhinosinusitis. Laryngoscope 2004;114:129.

Lanza DC, Kennedy DW: Adult rhinosinusitis defined. Otolaryngol Head Neck Surg 1997;117:S1.

Rosenfeld RM: Clinical practice guideline on adult sinusitis. Otolaryngol Head Neck Surg 2007;137:365.

Zalmanovici A, Yaphe J: Steroids for acute sinusitis. Cochrane Database Syst Rev 2007;2:CD005149.

B. 慢性鼻 - 鼻窦炎

慢性鼻 - 鼻窦炎是极其常见的疾病,在美国影响着 2%~15% 的人群。它被定义为鼻 - 鼻窦炎症状持续超过 12 周(主要标准见表 15-3),加上有炎症的证据。后者包括中鼻道或筛窦区有脓性黏液、鼻息肉或鼻黏膜息肉样变性。放射片结果(图 15-5)能够证明炎症,最常用的是 CT 扫描。这些结果包括弥漫性黏膜增厚,慢性骨质重塑和鼻窦浑浊。

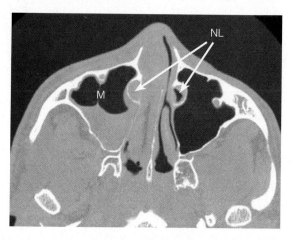

▲图 15-5　慢性鼻窦炎
在这张慢性鼻窦炎患者的轴位 CT 片上,可见炎症的证据。右侧鼻泪管(NL)黏膜水肿。右侧上颌窦(M)有气液平面和浑浊影

慢性鼻 - 鼻窦炎的治疗主要是局部和全身药物治疗。大多数耳鼻咽喉科医生对慢性鼻 - 鼻窦炎采用鼻腔局部类固醇激素治疗至少一个月。如果症状仍持续存在,可进行 CT 检查,证实任何解剖学异常,这些异常有必要进行外科矫正。手术的目的是消除阻塞,保证鼻窦黏液的自然引流。大多数患者术后仍需药物治疗,以防止症状复发。

慢性鼻 - 鼻窦炎的病因学尚未完全阐明,多数耳鼻咽喉科医生认为存在多种疾病的过程,这种疾病过程都是当前在慢性鼻 - 鼻窦炎这个标题下所叙述的情

况。组织嗜酸细胞增多在区分这些病变类型中起着重要作用。目前的分子学证据也支持这种区分方式。毫无疑问，进一步的研究也将会改变我们对这些疾病过程的认识，使我们了解如何治疗这些疾病。

Benninger MS et al: Adult chronic rhinosinusitis: definitions, diagnosis, epidemiology, and pathophysiology. Otolaryngol Head Neck Surg 2003;129(3 Suppl):S1.
Kountakis SE et al: Molecular and cellular staging for the severity of chronic rhinosinusitis. Laryngoscope 2004;114:1895.
Rosenfeld RM: Clinical practice guideline on adult sinusitis. Otolaryngol Head Neck Surg 2007;137:365.

C. 药物性鼻炎

如前所述，长时间局部应用鼻腔减充血剂（如羟甲唑啉）或其他血管收缩剂（如鼻内的可卡因）可以导致快速耐受性和黏膜依赖性，因而发生的严重黏膜水肿、充血和鼻阻塞称之为药物性鼻炎。患者会叙述每天应用局部血管收缩剂／减充血剂，并且为了能感觉到任何鼻腔的气流而对这些药产生绝对的依赖性。患有药物性鼻炎的患者由于频繁用药所以常常随身携带这些局部用血管收缩剂，这也常常是药物依赖性的证据性体征。体检时可见鼻腔黏膜增厚、充血、水肿，对局部减充血剂缺乏敏感性。

治疗首先彻底停止使用这类局部减充血制剂，患者应开始用生理盐水鼻腔冲洗，同时鼻腔局部可用皮质类固醇激素。口服减充血剂和皮质类固醇激素可有助于加速症状的缓解，提高患者的依从性。完全缓解要 3~4 周的时间，对于长期应用血管收缩剂或鼻内可卡因滥用的病例则需要更长的时间。

未经治疗的药物性鼻炎的并发症包括鼻腔术后愈合不佳、鼻中隔穿孔和鼻腔粘连。因此重要的是在开始任何鼻部外科手术治疗前要认识并且在术前治疗药物性鼻炎。

Toohill RJ et al: Rhinitis medicamentosa. Laryngoscope 1981; 91:1614.

口腔和咽部疾病

▶ 解剖学和生理学

口腔前界是唇红缘，后界是腭扁桃体前弓。上界是硬腭和软腭，下界是舌黏膜和舌前三分之二组织。这个区域位于界沟，以围绕的舌乳头为界，分隔口腔舌部和舌根（口咽的部分）。

咽腔连接鼻腔、口腔到达食管和喉腔。由三部分组成：鼻咽、口咽、下咽（图 15-6）。

鼻咽起自鼻腔后部，从鼻后孔延伸到软腭。口咽从软腭延伸到舌骨水平，外侧以扁桃体柱为界（腭舌弓和腭咽弓），包括舌根、咽侧壁和咽后壁、扁桃体窝。下咽从舌骨水平延伸到环状软骨下面，包括梨状窝、环后

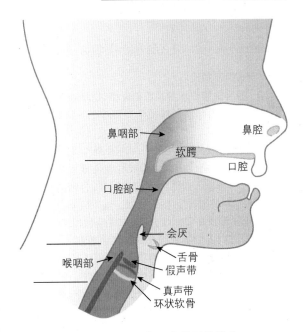

▲图 15-6　咽部三个分区的关系

鼻咽从鼻后孔到软腭。口咽从软腭到舌骨水平。下咽从舌骨水平到环状软骨水平

区、下咽后壁。

口咽的基本功能与咀嚼和吞咽有关，与产生能理解的语言的发音振动形式有关。位于舌背上的味蕾司理基本的味觉感知：甜、咸、苦、酸。这种感觉信息通过鼓索神经传递到面神经，鼓索神经司舌前 2/3 的味觉。舌神经管理舌的总体感觉。来自舌后 1/3 的所有感觉信息由舌咽神经司理。味觉上的复杂的细微差别是通过鼻腔最上面的嗅觉受体介导的，与舌或口腔没有直接的关系。

舌有四对固有的肌肉，犬牙交错贯穿整个舌体。这些肌肉的作用是伸长或缩短舌头，卷曲舌尖和舌缘，弄平或弄圆舌背表面。舌内肌起源于和止于舌体内。舌外肌（颏舌肌、舌骨舌肌、茎突骨肌和腭舌肌）起的作用是伸舌、下压舌、上抬舌、缩回舌。舌所有的运动功能由第十二对颅神经（舌下神经）支配。

吞咽功能是极其复杂的，由三个主要阶段组成：口腔、咽、食管。口腔阶段在自主控制下完成，咽和食管阶段是通过反射控制完成。吞咽的口腔阶段包括食团准备，这通过咀嚼完成，使得食团软化、成形。然后口腔输送，保证将食团传送到舌的后端。此时舌前部抬起顶到硬腭，收缩并推进食团到达口咽；与此同时，鼻咽腔关闭，防止食物鼻腔反流。在咽阶段，若干个复杂的运动发生，喉体上升，暂时停止呼吸，防止食物误吸进入气道，然后环咽肌松弛，开放食团通道。食管阶段，通过连续蠕动性收缩将食团推向食道远端，在这个阶段任何时限或实施过程的改变都会导致吞咽困难或吞

咽困难。

Dodds WJ: Physiology of swallowing. Dysphagia 1989;3:171.

▶ **紧急事件及急诊**

A. 急性血管性水肿及路德维格（Ludwig）咽峡炎

急性血管性水肿的特征是头颈部皮下和黏膜下组织的局限性肿胀。水肿开始时只是轻微的面部水肿，但可以快速进展，波及到口腔、舌、咽、喉。它经常是自限性的，也可以急诊出现。舌或喉腔受累可快速导致气道阻塞和窒息。血管性水肿起病快，合理的药物治疗通常在 24~48 小时内缓解症状。血管性水肿基本的病理生理学涉及血管活性介质，如缓激肽和组织胺，这些介质通过内皮细胞介导小动脉的血管扩张，继而毛细血管和小静脉漏出引起间质性水肿。三个主要的病因是：药物诱发、遗传和变应性血管性水肿。药物诱发和遗传性血管性水肿似乎是由血管舒缓素 - 激肽系统介导引起的，而变应性血管性水肿似乎是肥大细胞介导所致。

急性血管性水肿的早期处理通常主要集中在维持气道。根据临床表现，可采取肾上腺素雾化吸入、气管插管（或经口插管，或经鼻纤维光导镜插管），或行气管切开术。由于这种疾病快速进展的特点，通过后两种方法来保证气道安全通气的界线应放低。许多作者推荐应用糖皮质激素（10mg 地塞米松，静脉内给药，每 8 小时一次）联合组织胺受体拮抗剂（H1 受体拮抗剂，如苯海拉明 25mg 静脉内给药，每 6 小时一次，或者 H_2 受体拮抗剂，如雷尼替丁 50mg，静脉内给药，每 6 小时一次）用 24 小时。最新证据已显示，后者对于药物诱发或遗传性血管性水肿无明显效果。因此在临床实践中，就要权衡地了解，血管性水肿确切亚型的快速变异可能不如经验性治疗那样实用，与威胁生命的气道阻塞相比较，经验治疗只是给予一些相对温和的药物。

药物诱发的血管性水肿主要与应用血管紧张素 - 转化酶抑制剂（ACE 抑制剂）有关，而且有许多其他的药物（不常见）也可以引起这种现象。继发于 ACE 抑制剂应用的血管性水肿的发生率在 0.4%~0.7%。ACE 抑制剂诱发产生的血管性水肿的病理生理学似乎是与 ACE 抑制有关的缓激肽水平局部的升高。有研究证实，半数 ACE 抑制剂诱发的血管性水肿病例都发生在治疗的第 1 周内，然而有些患者进行了数年的 ACE 抑制剂治疗，在他们第一次血管性水肿急性发作之前没有偶然事件发生。因此，治疗开始就应立即维持气道通畅和停用任何可能会诱发水肿的药物。其他已知的有血管性水肿并发症的药物有：利妥昔单抗、阿替普酶、氟西汀、α-L 艾杜糖醛酸酶、重组水蛭素和他克莫司。涉及血管紧张素Ⅱ受体拮抗剂治疗的研究也显示出血管性水肿发生率的明显下降，这是与 ACE 抑制剂治疗相比较而言。然而，对于患有已知的 ACE 抑制剂诱发的血管性水肿的患者，在开始血管紧张素Ⅱ受体拮抗剂治疗时医生仍然需要慎重应用。

遗传性血管性水肿涉及到 C1- 酯酶抑制剂的缺陷和功能障碍，这种酯酶可导致血管活性缓激肽水平的升高，这是常染色体的显性遗传。这种缺陷用基因作图定位在 11 号染色体长臂上。临床上看，遗传性血管性水肿常表现出反复发作性面部和口腔的水肿及继发于肠壁水肿的腹痛。研究证实：一些药物（雌激素、ACE 抑制剂、血管紧张素Ⅱ受体拮抗剂），外科手术，以及感染在遗传性血管性水肿的患者可以引发急性血管性水肿发作。在保证气道通畅后，静脉应用 C1- 酯酶抑制剂是可选择的治疗模式。合成类固醇激素（达那唑）已经预防性应用，它通过提高 C1- 酯酶功能水平来帮助防止未来的急性发作。

变应性血管性水肿是肥大细胞介导的，组织胺在其病理生理学中起着重要的作用。与药物诱发和遗传性血管性水肿相比，变应性血管性水肿常有皮肤改变，包括荨麻疹、瘙痒症。临床上，瘙痒的风疹团块可通过手抓播散，皮损通常局限于唇、眼眶周围区域，少见于四肢和外生殖器。这种形式的血管性水肿常见于遗传性过敏性皮炎、过敏性鼻炎和哮喘患者。变应性血管性水肿急性发作的触发点包括确定的药物、感染、食物和植物产品。

路德维格（Ludwig）咽峡炎是一种不常见、可危及生命的疾病，其特点是波及颏下、舌下和下颌下间隙的蜂窝织炎。感染源是牙源性的，且快速蔓延。感染通常是多种细菌混合感染，如需氧菌、厌氧的革兰氏阳性球菌、革兰氏阴性杆菌。在抗生素应用之前，死亡率超过 50%。临床上，患者表现出颈部疼痛性肿胀，口底水肿，常导致舌体抬高和移位。患者表现出一个显著的"热土豆"嗓音，口底触诊显示出木质样水肿。这类患者死亡的常见原因为呼吸道受压损害。因此，初期治疗中心点就是维持气道通畅，由麻醉科医生和耳鼻咽喉科医生尽早进行干预。气管插管常比较困难，局麻下气管切开是保证一个开放气道比较好的方法。最新的病例研究表明，静脉用地塞米松和肾上腺素雾化治疗有助于顺应呼吸道和经鼻气管插管。在 ICU，气道观察对少数严重的病例是一种选择。在气道有了安全保证之后，可以开始适当全身应用抗生素治疗，随后对大多数病例立即行切开引流。主要的并发症有：感染向后蔓延波及咽旁和咽后间隙以及上纵隔。诊断依靠临床表现，CT 可以用来评估感染咽后蔓延的情况。

Bas M et al: Evaluation and management of angioedema of the head and neck. Curr Opin Otolaryngol Head Neck Surg 2006;14:170.

Fritsch DE, Klein DG: Ludwig's angina. Heart Lung 1992;21:39.

B. 扁桃体周围脓肿

扁桃体周围脓肿是扁桃体周围间隙的一种常见的感染,该间隙位于腭扁桃体、扁桃体柱和咽上缩肌周围。在美国,它的患病率估计每年在十万分之三十(30/100 000)。感染从性质上讲是化脓性感染,并且认为是继发于邻近的急性扁桃体炎扩散或 Weber 腺体(小唾液腺)在扁桃体下极阻塞。扁桃体周围脓肿在儿童及成人中均可见到。患者典型表现是:咽痛和发热4~5 天,伴有更加严重的牙关紧闭、吞咽疼痛、吞咽困难和不能耐受的大量分泌物。扁桃体周围脓肿应急诊处理,因为感染可进行性发展,并扩散至颈深部组织,压迫气道。

扁桃体周围脓肿诊断的金标准是体检,表现为软组织膨出、扁桃体红斑和渗出,悬雍垂偏移。细针抽吸或者切开和引流证实诊断。最新研究表明:口腔内超声检查在扁桃体周围脓肿的诊断中有一定意义。CT检查对于伴有严重牙关紧闭的患者,或年轻的、不合作的患者中是必要的,可以鉴别扁桃体周围脓肿和咽后脓肿。

扁桃体周围脓肿的治疗依赖于患者的特性,细针穿刺吸引可快速进行,相对安全,既是诊断,又是治疗。切开和引流只能由比较了解相关咽部解剖的医生进行。因为复杂重要的结构包括颅神经、颈动脉,都位于术野内。在能够合作的成年患者中,切开引流通常在局麻下进行。但有严重牙关紧闭的患者,则需要全麻。预先应用 900mg 克林霉素,10mg 地塞米松,静脉液体输入和静脉应用吗啡止痛,这些都能够通过减轻牙关紧闭和促进患者减轻不适保持合作而大大加快这个进程。在给予局麻药之后,针刺吸引可以用来证实切开的部位。用手术刀在限定的黏膜上做切口,注意不能穿入深面的肌肉层。然后钝性分离进入脓腔。在穿透脓腔之前,做好口腔吸引,以防止脓液误吸入气管。有研究表明,针刺吸引和切开引流的有效率都在 90% 以上,但都有 10%~15% 扁桃体周围脓肿复发的危险。儿科患者多不能耐受局麻下针刺吸引和切开引流,因此需要全麻。针对化脓性链球菌和口腔厌氧菌的抗生素治疗,在脓肿引流后可以应用青霉素或者克林霉素。大多数扁桃体周围脓肿的患者可以在门诊治疗。

在急性扁桃体感染时的急诊扁桃体切除术(Quincy 扁桃体切除术)通常应用于单纯切开引流不很成功的扁桃体周围脓肿的病例,而一些作者提倡这种方法,认为是一线治疗选择。由于急性炎症存在,使手术难度增加,术后出血的发生率增加,使这一方法失去吸引力,临床很少选择。因为需要全麻,多数耳鼻咽喉科学家提倡术后住院观察一夜。

如果扁桃体周围脓肿进行针刺吸引和切开引流,重要的是要忠告患者扁桃体周围脓肿未来的风险是增加的。许多耳鼻咽喉科专家建议在扁桃体周围脓肿恢复后 2~3 个月,选择性进行扁桃体切除术。

Johnson RF, Stewart MG: The contemporary approach to diagnosis and management of peritonsillar abscess. Curr Opin Otolaryngol Head Neck Surg 2005;13:157.

C. 颈深部间隙感染

自新一代抗生素出现以来,尽管颈深部间隙感染的发生率大大下降,但其仍然是一个潜在的危及生命的状态,需要尽快识别和急诊处理。颈深部间隙感染的来源最常见是牙源性的,其他的感染源有邻近的扁桃体炎症、上呼吸道感染、涎腺感染以及器械污染和异物。这些感染通常是多细菌感染,主要是由厌氧菌与不同的链球菌属和葡萄球菌属的混合感染。耐药细菌常见于静脉用药的颈深间隙感染的患者,这些感染继发于针头注射部位颈部筋膜的分裂瓦解。表现出的症状取决于脓肿的确切部位,但患者通常有发热、明显的咽喉痛、颈部运动受限、吞咽困难和吞咽痛等症状。查体可见牙关紧闭、伴有面颈部水肿的中毒性面容、颈部淋巴结病和口腔脓性分泌物。对不很严重的、局部的感染,出院后继续用抗生素数天,这种情况并非不常见。重要的是记住应用抗生素或免疫抑制剂治疗的患者可以出现更细微的感染体征,全身中毒表现被掩盖了。

全面了解颈部筋膜和颈深间隙的解剖,在诊断和处理这些迅速传播的感染中是极其重要的。颈部筋膜分两层——颈浅筋膜和颈深筋膜。颈深筋膜又进一步分三层——浅层、中层和深层。此外,颈深筋膜中层再细分成肌层和脏层,颈深筋膜深层也细分为翼状层和椎前层。

颈深筋膜的分区将颈部区分成许多潜在的间隙,而这些间隙可以隐匿这些危及生命的感染。一种比较容易的分类这些间隙的方法是根据与舌骨的关系进行分类。在舌骨上的潜在间隙包括下间隙和咽旁间隙。气管前间隙位于舌骨下方。椎前间隙、危险的间隙和咽后间隙沿整个颈部的长度延伸。

咽旁间隙脓肿需要和扁桃体周围脓肿区别,因为前者需要经下颌下腺凹外引流,而后者最佳引流是口内引流。咽后间隙脓肿最常见于儿童,位于颈深筋膜中层的脏层和颈深筋膜深层的翼分区之间。因为儿童气道直径小,咽后脓肿代表一种气道阻塞的根源,应作相应的处理。危险间隙是位于颈深筋膜翼层和椎前层之间的区域。这个间隙从颅底延伸到横隔膜。危险间隙的感染通常源于咽后间隙、椎前间隙或咽颌感染的邻接的播散。在危险间隙缺少定型的解剖屏障,因此感染容易扩散。椎前间隙向后直接到危险间隙。椎前间隙感染通常继发于穿通伤或结核。

颈部侧位片和前后位片可用于定位脓肿。目前

CT 已经逐步取代 X 线平片。最新的研究也表明,尽管 MRI 检查所需要的时间对其应用有些疑问,但 MRI 在显示软组织轮廓和感染的血管播散方面具有潜在的益处。颈深间隙的感染可快速发展,患者通常需要住院密切观察。

早期治疗应集中在气道安全的评估上,或气管内插管,或气管切开。一旦确定气道安全通畅,针穿吸引可以进行(在容易接近脓肿的病例),以便获得细菌培养和进行革兰氏染色。静脉抗生素也立即开始应用,所用的抗生素要能覆盖需氧菌属和厌氧菌属。氨苄青霉素 - 舒巴坦或克林霉素是常用的药物。如果疑有耐甲氧西林金葡菌感染,需要用万古霉素治疗。如果患者在抗生素治疗 48 小时后,临床症状没有改善,则需要对脓肿予切开引流。颈深间隙感染主要的并发症是纵隔炎、骨髓炎、霍纳综合征和颅神经损害。颈动脉鞘受累可以导致化脓性颈静脉血栓性静脉炎(Lemierre 综合征)。早期诊断和合理的治疗可以控制这些严重的并发症。

Brook I: Microbiology and management of peritonsillar, retropharyngeal, and parapharyngeal abscesses. J Oral Maxillofac Surg 2004;62:1545.
Lalakea M, Messner AH: Retropharyngeal abscess management in children: current practices. Otolaryngol Head Neck Surg 1999;121:398.

▶ 功能紊乱与疾病

A. 口腔病变(损害)

口腔检查和触诊是头颈部检查必要的部分。许多类型的损害可以侵袭口腔,而且这种检查焦点集中于那些易患口腔新生物的患者中。大约一半的头颈癌发生在口腔。

黏膜白斑病实际上是一个描述的术语而不是一个真实的病理学的术语。它代表一个无症状的白色斑块,这种斑块不能够被擦去。它常常在口腔和颊黏膜以及舌体上被发现,患病率估计占人口的 1%~5%。一些研究把黏膜白斑病与烟草的消费联系在一起,然而真正的病因仍不能确定。黏膜白斑病代表临床上明显的上皮增生性生长的结果。许多作者推荐短期、1~2 周试验性口腔局部皮质激素制剂(康宁乐口内膏,其化学名为曲安缩松)的初步治疗。黏膜白斑病有大约 5% 的恶性转化率,因此持续性的病损应当活检,以便对于癌化前的发育异常或恶性肿瘤进行评估。发生在口底、舌、下唇的病损,发育异常的比率是很高的。治疗的目标就是防止恶性转化成口腔鳞状细胞癌(OCSCC)。外科手术切除、KTP(钾钛磷)激光和二氧化碳激光切除都已经显示是有效的。最新的研究也显示出局部应用博来霉素二甲亚砜和博来霉素维甲酸混合物治疗有潜在的效能。

黏膜红斑病被分类为非同源的黏膜白斑病,且被描述为一个柔软光滑的红色斑块,这种斑块不能擦掉。其口腔区域的发生部位与黏膜白斑病类似,在表现上通常是无症状的。它比传统的同源的白斑病少见,其发生率估计计在 0.2%~0.8%。然而,它的癌化前发育异常的程度高于黏膜白斑病,在组织学检查上,有半数以上的病例发生原位癌或明显的浸润性鳞状细胞癌。

扁平苔藓是一种常见的可以发生在口腔的皮肤损害。这种皮肤损害常被描述为瘙痒的、平坦的、紫色的、多边形的丘疹,而口腔的损害有若干个不同表型的亚型。网状的、斑块状的、萎缩的、侵蚀的以及大疱的形式在文献中均有描述。

Greer RO: Pathology of malignant and premalignant oral epithelial lesions. Otolaryngol Clin North Am 2006;39:249.

B. 涎腺炎及涎石病

目前存在几种可以影响大小涎腺的非新生物性和炎症的状态。涎腺的感染在病因学上可以是病毒性的或是细菌性的。病毒性涎腺炎是最常见的仅次于腮腺炎的疾病,表现出类似流感样的前驱症状,随后出现腮腺肿胀。腮腺炎常常影响儿童并且可以并发睾丸炎、卵巢炎,无菌性脑膜炎和脑炎。由于常规进行疫苗接种,腮腺炎的发病率已经明显地下降。其他已知的可以引起涎腺炎的病毒还有:巨细胞病毒、柯萨奇病毒 A 和柯萨奇病毒 B,埃可病毒、E-B 病毒和流感病毒 A。

细菌性涎腺炎可以是急性的或是慢性的。急性化脓性涎腺炎常发生在术后、年龄大或正使用利尿剂的脱水患者中。大多数病例腮腺受累,这继发于减少了浆液性唾液的抑菌活性。唾液淤滞,导管阻塞,唾液生成减少似乎都是急性涎腺炎的易感状态。患者表现有发热、全身中毒症状、病变腺体的触痛水肿和增大。分离出的常见细菌是金黄色葡萄球菌,而细菌培养可以显示出一类多种细菌混合感染,同时伴有需氧菌和厌氧菌。治疗涉及大量饮水,面部热敷按摩,催涎剂应用(如柠檬楔),以刺激病变腺体唾液的分泌。针对金黄色葡萄球菌的抗生素应立即开始应用,并且持续用 7~10 天。在经过几天恰当治疗后临床症状无改善的患者中,需要进行 CT 检查,以排除脓肿形成或结石(涎石病)。

涎石病可以发生在急性或慢性涎腺炎的环境中,也可以是在常规影像检查中偶然发现的结果。唾液腺结石男性多于女性,在 30~60 岁的人群中多见。与涎腺炎比较,涎石病更容易侵及下颌下腺,这缘于它们的碱性、高钙、丰富黏液的环境。大的、孤立的、不透射线的结石常位于下颌下腺,而腮腺常有可能存在多发性小的、射线可透过的结石。结石的形成被认为是继发于唾液腺导管的部分阻塞加上含大量钙的不流动的唾液。由磷酸钙、镁、铵和碳酸盐组成的盐类沉积在这样的环境中。引起唾液腺结石发展的因素包括潜在的急性或慢性涎腺炎、脱水、抗胆碱能药物的应用。尿酸性唾液腺结石在痛风状态下可以看见。

涎石病的患者常常表现出受累腺体的疼痛和水肿,然而有许多患者无症状,在偶然的情况下发现结石。一般情况下,疼痛可因为进食而加重。体格检查通过简单的触诊,可以显示结石部位。通过按摩腺体可以分析唾液腺流动受阻情况。重要的是要注意:结石更多是在唾液腺导管结构中被发现,在相关联的腺体中相对较少。若怀疑涎石病,CT是优先选择的成像方法;但一个结石在体检中是不能够触诊到的。在探测唾液腺结石方面,CT的敏感性比平片高10倍以上。当CT无法应用时,超声在结石定位上也有意义。涎腺造影术不再常规应用了,而且在急性涎腺炎的患者中属禁忌证。

涎石病的治疗,开始时应采用保守治疗,如大量饮水、唾液腺按摩、病变腺体区加热垫贴敷、催涎剂应用。停止使用抗胆碱能药物,如果存在急性化脓性涎腺炎,可用抗生素。对保守治疗效果不佳的患者,可以选择一些侵入性的治疗方法。经口颌下腺结石取出术、涎腺切除术、碎石术、金属丝网篮摘除术,以及涎腺内镜检查在适当的患者中是有效的。

Brook I: Diagnosis and management of parotitis. Arch Otolaryngol Head Neck Surg 1992;118:469.

C. 急性或慢性(复发性)扁桃体炎

扁桃体炎是耳鼻咽喉科医生遇到的最常见的问题之一。一般而言,扁桃体炎指的是腭扁桃体的炎症,腭扁桃体位于腭舌皱襞和腭咽皱襞之间的口咽侧壁上。咽扁桃体或腺样体在解剖学上与腭扁桃体是分离的,都是Waldeyer淋巴组织环的一部分。腺样体位于鼻咽后壁,紧邻咽鼓管咽口。

急性扁桃体炎主要是儿科疾病,倾向于感染5~15岁的儿童。最常见的致病菌是A型B溶血性链球菌属,尽管厌氧菌、流感嗜血杆菌、病毒都可能是致病因素。患者通常表现有发热、咽喉疼痛、口臭、吞咽困难。重要的是在临床表现上要区别急性扁桃体炎、病毒性咽炎和感染性单核细胞增多症(由EB病毒引起)。病毒性咽炎常表现有咳嗽、鼻炎、结膜炎三联征,而单核细胞增多症的患者表现颈前和颈后淋巴结肿大,吞咽痛和淡灰色扁桃体渗出物。体检发现,急性扁桃体炎患者扁桃体红肿,扁桃体表面有脓性渗出物,颈前淋巴结肿大。

扁桃体增生肥大测定是从口咽的中间到外侧平面,有助于评估上气道阻塞。传统上分1~4度。1+局限在扁桃体前后腭弓平面以下,2+平腭弓平面,3+超出腭弓平面,4+近中线。儿科人群的扁桃体肥大容易发展为睡眠呼吸紊乱。患者典型表现是明显打鼾,发

声改变,可观察到睡眠呼吸暂停发作和白天嗜睡。在这些病例中,选择性扁桃体切除(通常联合腺样体切除)可以缓解阻塞性症状。尽管许多开业医生依赖于阳性链球菌实验结果或培养结果,但急性扁桃体炎的诊断主要依据临床表现。急性扁桃体炎的治疗主要为应用青霉素或同等的头孢菌素,持续7~10天。据最新统计,青霉素治疗失败的病例约在30%。跟踪观察细菌培养结果和调整抗生素治疗在治疗中已成为一个重要的步骤。急性扁桃体炎的并发症有扁桃体周围脓肿和颈部脓肿形成。抗生素的应用已经大大降低了一些少见的全身并发症的发生率,如链球菌感染后肾小球肾炎和风湿热。

许多患者有过一次急性扁桃体炎发作,且对抗生素治疗反应良好,还有些患者在数年过程中急性扁桃体炎反复发作并伴有多重感染。慢性扁桃体炎就是在一次急性扁桃体炎发作后,持续性的扁桃体炎症在3个月以上的状态,其特征是慢性咽痛,吞咽痛,体检可见扁桃体增大,扁桃体结石碎屑和颈部淋巴结炎。最近的研究指出,多种微生物感染、耐药的生物、流感嗜血杆菌、金黄色葡萄球菌、厌氧菌和放线菌在慢性扁桃体疾病中都起着作用。因此,慢性扁桃体炎的治疗开始时需要应用广谱抗生素,诸如阿莫西林-克拉维酸钾或克林霉素,这些抗生素均针对这些致病生物。

急性和慢性扁桃体炎治疗中关键的问题是:是否行扁桃体切除术。对急性扁桃体炎,使用抗生素的药物治疗是首选的治疗。针对扁桃体炎急性发作的扁桃体切除术(Quincy扁桃体切除术)通常认为仅在诸如颈深部脓肿或急性气道阻塞等并发症同时出现时进行。对伴有反复的急性扁桃体炎发作的患者可以进行扁桃体切除术,定义为一年内有7次急性扁桃体炎发作,每年5次扁桃体炎发作持续2年或每年3次扁桃体炎发作连续3年。

Smith SL, Pereira KD: Tonsillectomy in children: indications, diagnosis and complications. ORL J Otorhinolaryngol Relat Spec 2007;69:336.

D. 阻塞性睡眠呼吸暂停

阻塞性睡眠呼吸暂停是一种内在的睡眠障碍,在美国影响着大约一千五百万至两千万人。被经典地描述为睡眠期间发生的低通气发作、呼吸暂停发作和与用力呼吸有关的觉醒。一个呼吸暂停需要10秒或更长时间的气流停止,伴随其后的是正常通气恢复后的觉醒。低通气的限定在睡眠实验室中不同,但一般指的是气流减少(下降超过50%)持续时间超过10秒,伴随氧饱和度下降或觉醒。患者通常出现夜间打鼾,白天嗜睡,易怒,早期头痛,认知能力受损,并且常被证实伴有气流停止的呼吸暂停事件,随后出现气喘、喘息。当采集病史时,重要的是与患者的配偶交换意见,因为

患者本人不清楚他或她的夜间症状。心血管疾病、高血压、代谢功能障碍、呼吸衰竭和肺源性心脏病都在阻塞性睡眠呼吸暂停的严重的长期作用之中。

阻塞性睡眠呼吸暂停的病理生理学改变似乎是上气道塌陷和来自脑干呼吸中枢的神经输出降低的结合。在正常吸气时，咽部肌肉受到刺激，通过一个中枢神经系统反射通路，帮助维持咽部气道的开放。然而在睡眠时，这些神经反射减弱，气道变得更容易塌陷。容易出现气道阻塞的患者，由于解剖学的原因，处在发生阻塞性睡眠呼吸暂停的高风险中。对于阻塞性睡眠呼吸暂停证实的解剖学危险因素包括：巨舌症、腺样体扁桃体肥大、软腭延长和下颌后缩。

阻塞性睡眠呼吸暂停常见于男性，且发病率随年龄增长而上升。最显著的危险因素是肥胖，最近发病率增长普遍认为与流行肥胖有关。其他所知的危险因素有鼻阻塞、吸烟、糖尿病、酗酒和前述的解剖学异常。体检可以展现出伴颈围增加的肥胖。全面的头颈检查是必要的，可以充分评估气道开放情况。口腔检查可显示出扁桃体异常增生。鼻腔和鼻咽腔检查可使用软性纤维光导内镜，以便排除继发于鼻中隔偏曲、鼻息肉、下鼻甲增生的鼻阻塞。改良的穆勒（Müller）操作法用于评价吸气时上气道塌陷的部位。捏住鼻子时，要求患者闭口吸气，这样在上气道产生一个负压柱，在软腭、咽侧壁和舌根平面观察气道，可见腔的塌陷，根据 1~3 尺度分级。

多导睡眠描计议在诊断阻塞性睡眠呼吸暂停中仍是金标准，可通过呼吸暂停低通气指数（AHI）或者呼吸紊乱指数（RDI）确定。AHI 包括每小时睡眠发生的低通气和呼吸暂停次数，而 RDI 是每小时睡眠低通气和呼吸暂停以及用力呼吸有关的觉醒发作的次数。总体来讲，公认的诊断阻塞性睡眠呼吸暂停的指南是，一个无症状的患者 AHI≥15，或者一个有症状的患者 AHI>5。通常不需要通过成像研究来诊断阻塞性睡眠呼吸暂停，尽管影像检查可以评估上气道解剖学异常。

阻塞性睡眠呼吸暂停的治疗首先是认识和预防危险因素、行为改变，如降低体重、停止吸烟饮酒和停止使用任何中枢神经系统抑制剂，这可以帮助改善患者的呼吸暂停指数。对高风险患者，如飞行员、商务卡车驾驶员，与白日嗜睡相关的安全预防措施需要讨论。

持续气道正压（CPAP）是行为改变后的首选治疗。正压有助于保持气道开放而且已经显示出有效降低阻塞性睡眠呼吸暂停症状的作用。一些患者 CPAP 治疗难以忍受。对抗正压气流的呼吸有可能难以调节，当治疗阻塞性睡眠呼吸暂停患者时，要考虑到这种困难。双水平式气道正压（BiPAP）是另一种系统，用一个高吸气压和一个低呼气压，这是考虑到使患者更容易呼吸。有许多的口腔矫正器帮助睡眠时调节气道以提高开放度，尽管研究已经显示这些矫正器在改善呼吸暂停指数方面的效果不及 CPAP。

对于那些初期治疗反应不佳的患者可以选择一些手术的方法治疗。常规的腺样体切除和扁桃体切除在患有导致阻塞性睡眠呼吸暂停症状的腺样体扁桃体肥大的儿科患者中已经显示有效。成人需要更广泛的手术。悬雍垂腭咽成形术（UPPP）是首选的手术治疗。手术中，切除悬雍垂，少量软腭组织和腭扁桃体。"多水平睡眠外科"的概念是重要的，因为单一的 UPPP 失败率较高（超过 50%）。最常见的做法是，UPPP 联合另外的手术解决其他区域的阻塞。鼻中隔成形术和下鼻甲缩小术都可以提高改善鼻腔气流。舌根前移可以通过缝线悬吊、舌骨悬吊和颏舌肌前徙实现。其他具有侵害性的手术包括：上下颌前徙。一些作者提倡侵害性小的治疗方法，包括：腭部硬化植入，射频消融治疗，但目前缺少远期效果数据。对 CPAP/BiPAP 或手术干预无反应的威胁生命的阻塞性睡眠呼吸暂停就需要行持久的气管造口术。在手术患者中，术后 1~3 月要重复多导睡眠描记仪检查，监测症状改善情况。

Lin HC et al: The efficacy of multilevel surgery of the upper airway in adults with obstructive sleep apnea/hypopnea syndrome. Laryngoscope 2008;118:902.
Terris DJ et al: Reliability of the Müller maneuver and its association with sleep-disordered breathing. Laryngoscope 2000;110: 1819.

喉及气管疾病

▶ 解剖及生理

喉的解剖（图 15-7 和 15-8）在其功能上比较容易理解。喉的基本功能是在吞咽过程中保护气道，防止

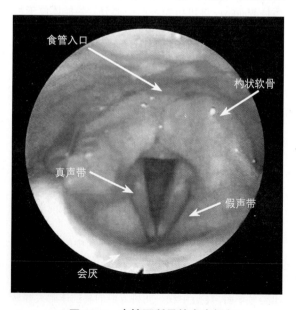

▲ 图 15-7　内镜下所见的喉内解剖

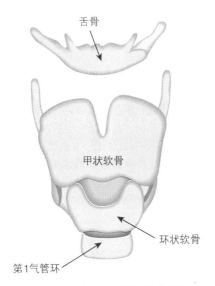

▲图 15-8　喉的软骨和骨性构架

误吸。会厌和杓会厌皱襞有助于引导食物和液体从两侧进入梨状窝,远离中线的喉入口。成对的杓状软骨所起的作用是多数喉内肌连接点,使声带向一起运动(内收)和分开(外展)。假声带和声带的内收能防止食物或液体进入气道。

喉还具有呼吸功能。由于在脑干的反射通路,吸气之前声门张开。其他的喉反射功能是对声门下压力和高碳酸血症进行反应。此外,吞咽的启动引起一个无意识呼吸暂停的反射期。

发声是人类三个喉功能中最独特的。从它的基本描述中,我们了解到喉声门通过声带游离缘的振动,产生一种基本音。这种振动是由于移动的气流通过对抗声带游离缘产生的声带被动性振动。改变声带的张力,就改变了音调,即声带在这个音调的振动。

一些软骨构成了喉的骨架(图 15-8)。甲状软骨是最大的喉软骨。这种盾形的软骨形成颈前部隆凸,有时术语称之为"喉结",它可以保护喉的内部结构。环状软骨在甲状软骨的下方,作为喉的主要支架。这是

上气道唯一完全的软骨环。在喉内,成对的杓状软骨与环状软骨构成关节,并且附加于声带上。杓状软骨的运动导致了声带的内收或外展。会厌是一个柔韧的软骨位于喉的上方。它不涉及喉的支撑结构,但在吞咽过程中辅助保护气道防止误咽。

喉的神经支配是由迷走神经(第十对颅神经)提供的。迷走神经起源于延髓内三个神经核:疑核、背核和孤束核。所有的运动纤维(即喉的运动神经支配)起源于疑核。背核(副交感)是支气管、食管、心脏、胃和肠的不随意肌传出神经的起源。来自咽、喉、食管的感觉神经止于孤束核。迷走神经通过颈静脉孔出颅底。它下行在颈部走于颈静脉和颈动脉的后方,发出的咽支止于咽和软腭的肌肉。喉上神经直接起自迷走神经,分出内侧支和外侧支。喉上神经内支穿过甲状舌骨膜进入喉腔,司理声带水平以上喉腔的感觉。喉上神经外支支配环甲肌,这是唯一不受喉返神经支配的喉内肌。右侧喉返神经起自迷走神经,在锁骨下动脉绕行。左侧喉返神经在胸腔远侧上升,绕经主动脉弓。双侧喉返神经沿气管食管沟上行,在靠近环甲关节处进入喉腔。喉返神经提供的运动神经纤维支配除环甲肌以外的所有喉内肌。表 15-4 提供喉的肌肉小结。

Armstrong WB, Netterville JL: Anatomy of the larynx, trachea, and bronchi. Otolaryngol Clin North Am 1995;28:685.

Sasaki CT, Isaacson G: Functional anatomy of the larynx. Otolaryngol Clin North Am 1988;21:595.

Sataloff RT et al: Clinical anatomy and physiology of the voice. Otolaryngol Clin North Am 2007;40:909.

▶ 紧急事件及急诊

A. 儿科呼吸道阻塞

快速并准确地评估儿童呼吸窘迫是一个耳鼻咽喉科医生必须掌握的最重要的技能之一。呼吸噪音和呼吸窘迫有多重病因,区分急性和慢性状态是必要的。重要的一点就是要尽早了解并非所有的呼吸噪音都是喘鸣。

真性喘鸣表示一种迫近的气道阻塞,必须与其他

表 15-4　喉的主要肌肉

肌肉	功能	神经支配	关键点
环杓后肌	声带外展,紧张	喉返神经	唯一的喉外展肌
环杓侧肌	声带内收	喉返神经	
杓间肌	声门喉部内收	喉返神经	唯一接受双侧神经支配的喉内肌
杓斜肌	吞咽时关闭喉口	喉返神经	
甲杓肌	声带内收、紧张	喉返神经	
环甲肌	提高声带张力	喉上神经外支	唯一不受喉返神经支配的喉内肌,尤其在较高音调

的有时被误认为是喘鸣的上呼吸道噪音区别。在鼻咽平面的呼吸道阻塞产生鼾声或打呼噜。气管 - 支气管炎可以产生气喘声的，具有哮吼样特性的犬吠样咳嗽。哮喘、气管支气管异物、支气管软化可产生哮鸣。喘鸣明确指的是通过一个部分阻塞的呼吸道的气流运动所产生的噪声。吸气性的喘鸣通常表明声带水平以上的梗阻，而呼气性喘鸣常常发生于声门下的梗阻。双相喘鸣通常表示在声带或声门下水平的梗阻。

在评估一个有喘鸣的患儿时，需要立即关注的是证实或建立一个稳定的呼吸道。初期评估应采取非侵入性检查，避免加重可能不稳定的呼吸道的梗阻。如果患儿处在急性呼吸窘迫状态，诸如软性光导纤维喉镜检查等就不能常规进行。

要详细询问病史，包括喘鸣持续时间和喘鸣与喂食的关系。询问患儿父母关于患儿体位改变时症状的任何变化。任何出生时或子宫内并发症的出现、气管插管病史，以及先天性异常均应确定。

若患儿没有处在急性呼吸窘迫，则软性光导纤维喉镜检查可以提供有诊断价值的信息。这项检查可以在患儿清醒和固定好的状态下进行，或者在全麻下保留自主通气的状态下实施。这可使我们确定鼻咽和声门上区解剖结构，以及声带运动情况。如果可以利用记录设备，则检查的全部过程可录制下来，可以回放和回顾，因为实时检查在一个通常不合作的小儿中可能是不确定的。

其他的研究根据显露出的症状而定。吞咽功能在患有喘鸣的儿童中常常受损，应被评估。血管环可以产生对食管和气管的外在压迫导致喘鸣、喂养困难、身体不健壮。出生后有一个变化的、虚弱的哭声或没有哭声可能提示神经源性损害。反复肺炎发作或进食后极度咳嗽可能存在声带损害、严重反流或气管食管瘘。

儿科的喘鸣最常见的原因之一是喉气管支气管炎或哮吼，一个由副流感病毒引起的最常见的急性病毒性疾病。患者多为婴幼儿或年龄较小的儿童，常伴有低热、海豹样犬样咳嗽和偶尔双相性的喘鸣。典型的 X 线照相结果是一个"尖塔"征，在前后位投影上看得见，预示由于水肿产生的特征性的声门下气道狭窄。大多数患者的典型病程持续数天，少数患者需要住院治疗。呼吸窘迫体征包括呼吸急促、凹陷和紫绀，有必要密切观察，如住院观察。对这些重症病例，空气湿化、消旋肾上腺素喷雾和全身皮质激素应用等治疗是适应证。除非有明确的指征，气道的操作处理可以恶化临床处境应当避免使用。

会厌炎在大多数发达国家已很少见，这是由于儿童普遍接种 B 型流感疫苗所致。如果能够认识该病并且处理得当（强力的气道管理），预后通常比较好。如

果处理比较保守，会厌炎的死亡率将达到 6%~10%。患者表现出的症状有高热、流涎、吞咽痛，而且常有中毒性外貌。值得注意的是会厌炎具有病情快速进展的倾向；患者可能在数小时左右出现临床失代偿。会厌炎患者特有的表现是屈身向前使其末端气道开口达到最大程度。甚至用压舌板检查口腔都可能促使气道危机发生；因此，理想的评估和治疗包括在全身吸入麻醉下，在手术室立即控制好气道。在内镜检查中，可以看见樱桃红的会厌，并需要获取咽试子和血培养结果。儿童开始静脉应用广谱抗生素，例如头孢三嗪（罗氏芬、头孢曲松、菌必治等）。一旦确定识别出致病的微生物，抗生素选择适当窄谱。直到证实在气管插管周围有气体溢出，患儿可以去除插管。

小儿慢性喘鸣常见原因是由于喉软化症。父母亲通常叙述孩子出生不久出现症状，且经常恶化，但在大多数病例中，不需要干预可以缓解，通常要 12~18 个月的时间。有许多因素被认为是导致喉软化的原因，包括神经源性、肌源性、反流诱发的炎症。喘鸣在哭闹时或兴奋状态下会加重。当处在俯卧位时可缓解。软性光导纤维喉镜检查可见松软的声门上区结构塌陷，如会厌和杓会厌皱襞。在喉软化和反流之间存在较强的关联，而且用抑酸的药物（如雷尼替丁）进行预定性治疗有效。声门上炎外科治疗只用于严重的病例，如患者出现紫绀或影响生长发育。最常见的手术操作是杓会厌成形术，可用冷刀（cold knife）或二氧化碳激光切除杓状软骨上方多余的黏膜。在很少的情况下，需要做气管造口术。

声门下狭窄是小儿慢性喘鸣的第二个最常见原因，可以是先天性的或后天性的（常由于延长气管插管所致）。典型情况是，患者有反复出现的"哮吼"和双相性的喘鸣。如果发生在年龄稍大的儿童，症状出现是周期性的，与上呼吸道的感染有关联。诊断需要内镜评估。在足月婴儿，声门下气道直径小于 4mm 和早产婴儿声门下气道直径小于 3mm 可以确定为声门下狭窄。小儿声门下狭窄传统分级是根据 Cotton 分级法进行的（表 15-5）。在中重度病例中需要行气管切开术。声门下狭窄的治疗包括气管扩张（或通过连续硬性扩张子扩张，或通过可控制的放射状膨胀气囊扩张），通过显微清创器或二氧化碳激光扩创，环状软骨裂开或喉气管成形术。

Cotton RT, Richardson MA: Congenital laryngeal anomalies. Otolaryngol Clin North Am 1981;14:203.

Myer CM 3rd: Evaluation and management of stridor in the newborn. Clin Pediatr (Phila) 1993;32:511.

Myer CM 3rd et al: Proposed grading system for subglottic stenosis based on endotracheal tube sizes. Ann Otol Rhinol Laryngol 1994;103:319.

表 15-5　Cotton 声门下狭窄分级小结

分级	声门下狭窄程度
1 级	阻塞小于 50%
2 级	阻塞 50%~70%
3 级	阻塞 71%~99%
4 级	阻塞 100%

B. 异物误吸

呼吸道异物多发生于 1~4 岁儿童，也可以发生于任何年龄组人群。这个年龄段的儿童会经常将一些物品放在口中玩耍，且缺少磨牙碾碎食物。这些吸入的物品可以是花生米(最常见)、硬币、石子、玩具。成人误吸的异物通常与食物有关，最典型的是肉块。异物吸入有潜在的生命危险。在美国，在最常见的意外伤害引起的死亡原因中，异物误吸排第五位。咽异物(通常位于会厌谷)代表一种急迫呼吸道异物，应尽快治疗。

呼吸道异物患者的临床表现取决于异物所处的解剖部位。咽或下咽异物患者表现有吞咽困难，吞咽痛，有时因不能吞咽分泌物出现流涎。如果较大的物体嵌于喉腔，患者出现疼痛，发音障碍，吸气性喘鸣，呼吸困难。气管异物可表现出吸气性和呼气性喘鸣。气管远端的异物(图 15-9)常位于右侧支气管(尤其成人)。这与左右主支气管与气管的夹角有关。右支气管与气管的夹角为锐角。远端的异物可出现典型的单侧喘鸣和

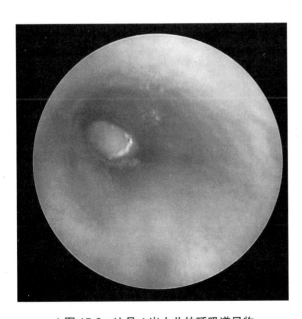

▲ 图 15-9　这是 4 岁小儿的呼吸道异物

3 天前进晚餐时出现短暂的气噎，以后出现间歇性咳嗽。胸部 X 线片正常，在一侧肺部可闻及轻度喘鸣。硬性支气管镜检查在右侧支气管远端发现质地很软的绿豆

呼吸音减低。急性气阻发作病史较为常见，在误吸异物诊断上，其敏感性在 76%~92%。

呼吸道异物急诊处理根据患者的状况确定。患者意识清楚，能够正常呼吸和咳嗽，不必立即行异物取出。患者意识不清，不能咳嗽或不能正常呼吸，需立即处理。如果此时环甲膜切开或气管切开的措施无法实施，可采用 Heimlich 操作法，连续三次用手推压腹部，压迫肺，产生足够的呼吸道压力以便逐出异物。对那些没有出现紧迫的呼吸道阻塞的患者，气道包括喉和胸腔的前后位或侧位 X 线片，能有助于诊断，但是只有不透放射线的异物能被看见。X 线片可以证实阻塞性肺气肿，肺不张或肺实变。此外，可为进一步比较对照提供本底调查。

呼吸道异物取出术需要全身麻醉和直接喉镜检查。位于支气管远端的异物，最佳方式是选用硬管支气管镜来取出异物。有明确异物吸入病史应尽快进行手术前评估，即使特定的症状缺乏(如：喘鸣，单侧哮鸣，呼吸音减低)也需要评估。因为这些症状在 40% 的病例中是缺乏的。疑有坚果类异物吸入(儿童常见)，要积极处理。局部组织对这类异物的油脂和蛋白质的反应较常见且严重。误吸入花生的患者在异物取出后仍需要在 ICU 进行观察，维持呼吸道通气，直到炎症反应消退。

Zaytoun GM et al: Endoscopic management of foreign bodies in the tracheobronchial tree: predictive factors for complications. Otolaryngol Head Neck Surg 2000;123:311.

Zerella JT et al: Foreign body aspiration in children: value of radiography and complications of bronchoscopy. J Pediatr Surg 1998;33:1651.

C. 喉外伤

喉外伤少见，约占急诊室患者的 1/14 000~1/42 000。尽快认识喉外伤是非常必要的，因为它可以很快导致患者死亡。有约三分之一的患者在到达医院前已经死亡。

喉外伤可分为钝挫伤和穿通伤。喉钝挫伤是由于喉骨架被挤压到颈椎，通常是汽车交通事故所致。其他常见原因是：箍勒型损伤和晒衣绳损伤。穿通性喉外伤通常由于投射性损伤，如颈部枪弹伤或刀伤。

每一个颈部外伤的患者应对潜在的喉部损伤进行评估。患者可以出现呼吸困难，声音嘶哑或失声。少见的症状有吞咽困难，颈前疼痛，吞咽疼痛。损伤评估遵循 ABC 顺序进行：气道(airway)，呼吸(breathing)，循环(circulation)。严重的喉外伤(尤其是晒衣绳损伤)能导致气道丧失(狭窄)，需要立即行气管切开术。喉外伤患者常见体征包括喘鸣，皮下捻发音(气肿)。颈前擦伤或水肿，可触及的标志消失，咯血。在儿科气道阻塞方面，喘鸣的类型常能说明气流受阻的部位。

进一步评估喉外伤要根据患者的状况而定。如果

一个成年患者的气道不稳定,易变化,多数专家提倡局部麻醉下进行气管造口术或环甲膜切开术,因为喉外伤者气管内插管比较困难。对于气道容易发生变化的儿科喉外伤患者,大多数专家提倡吸入麻醉后行硬管内窥镜插管。一旦气道保持平稳,患者安全,评估方能继续进行。

对于清醒的,生命体征平稳的患者,可进行纤维光学喉镜检查。气道评估需要观察声带运动度、水肿、喉撕裂和血肿情况。损伤的潜在机制常常导致其他邻近结构的损伤,喉外伤患者应进行完整的颈椎 X 线拍片,对食管和血管损伤的评估要充分。一些作者认为,喉的薄层 CT 扫描影像有助于指导确定治疗计划。对于疑有喉外伤的患者,CT 扫描很少能提供有关急诊气道处理的有用信息,但常常能提供有关外科修复设计的信息。

喉外伤患者的处理取决于损伤的严重程度。小的喉腔血肿,轻微的不涉及声带边缘或前连合的黏膜撕裂,以及无移位的甲状软骨骨折,可以不行气管造口术进行处理。大多数这类患者应住院观察 24 小时,给予类固醇激素、湿化空气、质子泵抑制剂(PPI)治疗。如果有黏膜破裂,应给予抗生素治疗。

比较严重的喉外伤常常需要行气管切开术和直接喉镜检查,甚至行开放性喉腔探查和修复。这应当在最初损伤的 24 小时内进行。开放性喉腔探查可采用中线位甲状软骨切开径路进行。在环甲膜水平做皮肤横行切口。掀起皮下颈阔肌皮瓣,中线分离带状肌。在环甲膜的中线位进入气道,从甲状软骨中线做垂直切口,向上延伸。操作细致,避免损伤下面的喉内黏膜。然后切开黏膜探查喉腔,喉腔暴露后,所有黏膜撕裂创面要进行修复,覆盖暴露的软骨。如果前连合黏膜损伤破裂,就需要放置一个喉支撑膜,尽管置入喉膜本身也会造成不同程度的喉损伤,仍需放置。喉膜植入后应尽早取出,通常 2 周后取出。

只要初始通气道处理得当,喉外伤者的预后是良好的。大多数患者可获得稳定通畅的气道,可以拔除气管套管。拔管时间在 1~6 个月,或更长点时间,这取决于损伤的程度。总体而言,如果损伤处理得当,90% 以上的患者能恢复满意的发音功能。

Hwang SY, Yeak SC: Management dilemmas in laryngeal trauma. J Laryngol Otol 2004;118:325.

Kennedy KS, Harley EH: Diagnosis and treatment of acute laryngeal trauma. Ear Nose Throat J 1988;67:584.

Schaefer SD: The acute management of external laryngeal trauma. A 27-year experience. Arch Otolaryngol Head Neck Surg 1992;118:598.

▶ 功能紊乱与疾病

A. 声嘶

声嘶或发音障碍是发音质量和特性的改变。患者描述自己的嗓音是带呼吸声的、刺耳的、粗糙的声音。声嘶的常见病因包括病毒性疾病、声带麻痹、咽喉反流、喉息肉、变态反应、过度用声、发育异常和肿瘤。

要询问患者声嘶的发病,发生频率,声嘶的性质。如前所述,喉是吞咽活动的一个基本的组成部分,任何进食后出现的咳嗽,气哽病史都应当重视。同样,还要询问患者肺炎反复发作的病史。气管插管史,头颈外伤史,或前期头颈手术史,及患者吸烟和饮酒等问题。

物理检查从头颈全面检查开始。重要的是完全看清喉腔情况。所用方法包括间接喉镜检查,硬性内窥镜检查,或经鼻纤维喉镜检查。频闪喉镜检查可以提供有关声带运动状况非常有价值的信息,还能够识别声带运动无力部分和声带黏膜振动波传导区域的改变。

声带的一种常见良性病因是声带息肉,是由于局部组织炎症所致。声带小结与声带息肉有区别,病变多为双侧性。这些病变通常是滥用或误用嗓音所致,对于禁声治疗有明显的反应。声带肉芽肿多数是由于食管外的胃酸反流损伤造成。

声嘶也可能是恶性肿瘤表现出的症状,最常见的是声带癌。吸烟是声带癌发生的危险因素。喉癌将在头颈肿瘤章节进一步讨论。早期喉癌是能够治愈的,进展期喉癌预后明显差。因此,任何声嘶持续时间超过 2 周的患者都应检查,尤其进行喉腔直视检查。

Koufman JA: The otolaryngologic manifestations of gastroesophageal reflux disease (GERD): a clinical investigation of 225 patients using ambulatory 24-hour pH monitoring and an experimental investigation of the role of acid and pepsin in the development of laryngeal injury. Laryngoscope 1991;101(4 Pt 2 Suppl 53):1.

Sataloff RT et al: Clinical anatomy and physiology of the voice. Otolaryngol Clin North Am 2007;40:909.

B. 喉咽反流

喉咽反流(Laryngopharyngeal reflux,LPR)每年困扰成千上万的患者,一些研究估计 30% 的美国人可能患有不同程度的喉咽反流。比较明确的是喉咽反流是一种单独的、和经典的胃食管反流(GERD)有区别的疾病。咽喉反流患者常表现为频繁清嗓,异物感,咳嗽,声嘶(与胃食管反流患者的食后烧心感不同)。

疑有喉咽反流患者的物理检查包括喉腔检查,通常是采用经鼻纤维喉镜检查。声嘶不是咽喉反流症的特异性征象。在许多较为严重的疾病中也可出现声嘶。喉咽反流症患者常有几个喉部症状,如声带肉芽肿或假性声带沟,尽管不常见,但其仍提示有咽喉反流存在。与咽喉反流一致的常见喉镜检查征象包括喉后部肥厚,喉水肿和红斑,鹅卵石样改变,或后联合隆起。

喉咽反流的诊断依赖于症状与体征结合,而不是一个单独的具备特异性病征的因素。一些研究证实了上述症状和喉部体征在健康人群和正常对照患者均有表现。许多医生赞成应用一种结合多重常见症状或体征的量表方法诊断。两种量表是反流检查计分（RFS）量表和反流症状指数（RSI）量表。一般而言，RFS超过8，提示喉咽反流（LPR）。同样RSI超过13也提示LPR。

喉咽反流症的治疗，目前主要采用PPI作为一线治疗，外科治疗（Nissen手术）用于所选择的治疗失败的患者。尽管多重非对照研究已经证实PPI治疗喉咽反流症的疗效，然而大多数随机对照试验不能证实其效果。可能的混杂因素包括缺乏诊断喉咽反流症明确的金标准和不同的治疗措施。目前的治疗是给予咽喉反流症患者每日一次的PPI治疗，持续3~6个月，然后评估治疗反应结果。延长治疗时间是关键的，研究显示一旦PPI治疗启动，喉部体征的消散需要6个月的时间。如果每日一次PPI治疗无反应，患者就需要每日2次PPI治疗。疾病的严重程度可能迅速启动每日2次PPI治疗剂量。严重的喉水肿或出现声门下狭窄，均是这个治疗剂量的适应证。

如果一个患者被诊断患有喉咽反流症，就需要对食管进行一些评估。在有喉咽反流症的患者中，未被怀疑食管异常的发生率约为20%。这种评估要采取影像模式检查，如吞钡检查或内窥镜检查，比如食管镜检查。

Belafsky PC et al: The validity and reliability of the reflux finding score (RFS). Laryngoscope 2001;111:1313.
Belafsky PC et al: Validity and reliability of the reflux symptom index (RSI). J Voice 2002;16:274.
Koufman JA: The otolaryngologic manifestations of gastroesophageal reflux disease (GERD): a clinical investigation of 225 patients using ambulatory 24-hour pH monitoring and an experimental investigation of the role of acid and pepsin in the development of laryngeal injury. Laryngoscope 1991;101(4 Pt 2 Suppl 53):1.

C. 声带固定或麻痹

声带运动问题表现出一个广泛的病因学特征，不同患者的表现和预后结果也不尽相同。单侧麻痹和双侧麻痹的区别，不全麻痹和完全麻痹的区别是必须要清楚的。

单侧声带麻痹的患者可以没有症状，但也常出现嘶哑、带呼吸声的嗓音。早晨嗓音洪亮，一整天过后由于发音疲劳，嗓音很差。伴随症状包括频繁清嗓，咳嗽，不明确的球状感，误吸。尽管肺功能检查正常，但患者通常诉说有气短或呼吸费力。这是继发于声门关闭不全（缺少声带对合）导致发音时漏气所致。因此，单侧声带麻痹的患者是能够爬楼梯而且没有困难的，当尝试进行电话交谈时会感觉呼吸急促。要特别详细询问患者有关吞咽、体重减轻、近期所患病症、气管插管、外科手术（尤其是心脏、颈椎、甲状腺手术）等情况。

声带麻痹的病因学反映出疾病和损伤的不同性质，这类疾病和损伤都能够导致引起声带固定或麻痹的共同路径的损害。声带的神经支配起源于迷走神经，

任何在这个径路上的损伤都能导致声带麻痹。单侧声带麻痹最常见；双侧少见，占全部声带麻痹病例的20%以下。从病史上分析，单侧声带麻痹最常见的原因是恶性病变（如肺癌、颅底肿瘤）。最新研究显示，医源性的外科手术损伤也是常见原因。非甲状腺手术（包括颈前入路颈椎手术，颈动脉的动脉内膜切除术）目前占这些医源性损伤的大多数。甲状腺手术仍然是双侧声带麻痹的最常见原因。表15-6总结了声带麻痹的常见原因。风湿性关节炎的喉部表现非常类似于声带麻痹，尽管这类病变的潜在问题是声带固定，但它是继发于杓状软骨固定产生的。

表 15-6　最常见的声带麻痹病因

单侧声带麻痹	
手术损伤	37%
心血管，颈椎前入路手术	(51%)
甲状腺手术	(33%)
特发性（病毒感染，炎症）	19%
恶性病变	18%
气管插管损伤	6%
创伤	6%
双侧声带麻痹	
手术损伤	37%
心血管，颈椎前入路手术	(10%)
甲状腺/甲状旁腺手术	(90%)
恶性病变	14%
气管插管损伤	13%
特发性（病毒感染，炎症）	11%
神经源性（延髓背外侧综合征，帕金森病，多发性硬化症，吉-巴氏综合征，其他）	11%
创伤	7%

声带固定或麻痹是一个病理体征，不是诊断。因此，在评估一个患有声带麻痹的患者时，首先关注的应该是病因学调查。但病因经常是不能够辨别清楚的，而且声带麻痹被认为是特发性的。我们需要进行头颈部全面彻底的检查，包括喉腔内镜检查。通常应用软管纤维光导喉镜检查。大多数喉科学家推荐动态喉镜检查。对单侧喉返神经损伤，受损固定的声带通常位于旁正中位，这是由于声带不能外展所致，还有些位于内收位（由于环甲肌的作用，该肌肉接受喉上神经支配）。对于近端迷走神经损伤，病变侧声带通常位于中间位，这是因为同时失去了外展和内收神经支配。患

侧半喉失去感觉,常发生误吸。

诊断性检查包括胸部 X 线片和 CT 扫描,在整个迷走神经径路上(如:颈胸段,从颅底到中胸部)进行检查。更多的深入检查可能是低投资收益和低成本效益的,应保留作为选择之用。许多喉科学家提倡应用喉肌电图(EMG)。这项检查经皮进行测试,通过评估环甲肌和甲杓肌运动单元的电活动检查喉上神经和喉返神经。喉肌电图能够提供关于损伤(中枢性、外周性)的程度和可能的部位等有用的信息,以及自发性恢复的可能性。如果在最初损伤后 6 周 ~6 个月进行,是最有预期性的。

单侧声带麻痹的早期治疗有观察疗法和言语疗法。通常,对侧声带可越过中线代偿,关闭裂隙,产生一种可接受的音质,这通常发生在 3~6 月内。应用这些保守治疗没能获得好的结果的患者可采取外科手术方式治疗。对于单侧声带麻痹,手术治疗的目的就是使患侧声带内移。这样就减小了声门裂隙,使得对侧有神经支配的声带毫不费力地接触患侧声带。单侧声带麻痹选择的治疗决定了恢复的可能性。在这些没有自发性恢复机会的医源性手术损伤的病例中,决定性的治疗措施应尽早进行。对于特发性的病因,通常提倡保守治疗。总的来说,60% 的特发性单侧声带麻痹的患者,在 8~12 个月内,声音可恢复到接近正常的水平。多数专家推荐在着手决定意义的治疗前等待至少 1 年。早期干预明确的适应证包括有显著的吞咽困难和由于声门闭合不全出现的误吸。

单侧声带麻痹的主要手术方法包括:喉框架手术、持久性材料注射、神经移植术。甲状软骨成形术(一种喉骨架手术)通过外部皮肤切口进行。暴露甲状软骨后,在甲状软骨翼板上开窗,位置在患侧声带平面。将植入物放置在开窗口的软骨膜下,由此挤压声带向中线靠近。植入材料可以是硅橡胶、自体软骨和 Gore-Tex。大多数喉科学家进行这类手术时,患者给予轻微的镇静剂。软管纤维光导喉镜悬吊在某个位置,要求患者定时发音,这样可以即时评估手术效果和进行相应的调整。

其他常见的手术干预手段是注射内移法。这可以在诊所里局麻下进行,或者在手术室全麻下进行。在其他的病例中,有多种可注射的材料,从声带外侧注射到声带突,使得声带靠近中线。过去常用特氟龙(Teflon)注射。由于并发症发生率高已经不用了。一种替代品——长效(但不是永久性的)可注射材料——是以甲羧基纤维素载体凝胶(RADIESSE Voice)形式存在的羟磷灰石微球。临时可注射的材料包括明胶海绵糊剂、透明质酸、微粉化尸体真皮(Cymetra)、交叉连接的胶原(Zyderm)、甲羧基纤维素凝胶(RADIESSE Voice Gel)。

单侧声带麻痹的神经移植手术正获得临床应用。

手术方法有神经肌肉蒂(用肩胛舌骨肌和舌下神经袢)移植和神经与神经直接移植(颈神经袢与喉返神经)。这些方法技术总体结果是好的,但需要 6 个月或更长的时间才能够实现。因此许多外科医生将神经移植和用临时性物质注射内移的方法结合应用。

对于双侧声带麻痹,治疗方法有不同的看法。然而,声音的恢复是单侧声带麻痹的基本目标。发音能力的转变或气道实际损害在双侧声带麻痹的病例中是同等重要。大多数患者最初治疗均行气管切开术,绕过声门狭窄。一种常见的外科手术是通过切除杓状软骨,使声带外移,同时这个手术步骤可以提供开放的气道,达到拔出套管(气管切开术)。患者的音质通常受损显著。

其他的手术方式,如声带后端部分切除术,在某种程度上可以保留音质,同时改善通气道。这种手术是应用激光,通过外科手术用喉镜在一侧声带后端切除一个 C 型楔形组织,这样可以保存双侧声带前部振动边缘,后部提供一个通气道。这一技术通常能很好地实施,作为一种可以重复多次的,创伤少的可精细调节音质和通气道的手术步骤,而不是一个一次性确定的手术步骤(过程)。

Koufman JA et al: Diagnostic laryngeal electromyography: The Wake Forest experience 1995–1999. Otolaryngol Head Neck Surg 2001;124:603.
Rosenthal LH et al: Vocal fold immobility: a longitudinal analysis of etiology over 20 years. Laryngoscope 2007;117:1864.
Terris DJ et al: Contemporary evaluation of unilateral vocal cord paralysis. Otolaryngol Head Neck Surg 1992;107:84.

D. 复发性呼吸器官乳头状瘤病

复发性呼吸器官乳头状瘤病是由人乳头状瘤病毒(HPV)引起的,尤其是 6 型和 11 型病毒。人乳头状瘤病毒是一种很小的,没有被膜的病毒,可感染宿主细胞核并进行复制。乳头状瘤病毒表现出一种对上皮组织感染的偏爱,在人体中非常多见。HPV 可引起多种疾病,包括皮肤疣、复发性呼吸器官乳头状瘤病、侵袭性癌瘤,如颈部或口咽癌。病毒传播被假定为出生时垂直传播;围产期母体出现的软疣,使得发生呼吸器官乳头状瘤病的相关风险增加 200 倍。

上气道良性、复发性、增生性组织生长是该病变的特征。它有一个双峰型年龄分布,儿童期高峰(婴幼儿期 ~12 岁)和成人期高峰(30~40 岁)。患者典型表现是发音困难或失声。进展期病变可能引起由于急迫的气道阻塞导致的喘鸣。

感染的原发部位在喉腔,声门是最常见的感染部位,其次是声门上区(图 15-10)。呼吸器官乳头状瘤病总的来讲仍然限局于喉腔,但可以向远端播散,侵犯气管、支气管和肺。病变复发较为常见,据报道,需要做 100 次以上手术的儿童并非罕见。

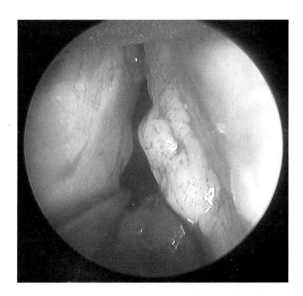

▲图 15-10　成人复发性呼吸器官乳头状瘤病

右侧声带感染乳头状瘤。这例患者，病变大部分局限于单侧声带，有些病灶也位于对侧声带的前部

呼吸器官乳头状瘤病的早期治疗是手术剥离病变组织，可通过显微清创器或 CO_2 激光切除。其他辅助的药物治疗包括西多福韦（抗病毒药），吲哚 -3- 甲醇，利巴韦林，腮腺炎疫苗和光动力治疗。对于呼吸器官乳头状瘤病的辅助治疗作用正在阐明之中。许多耳鼻喉科专家提倡如果可能尽量避免行气管切开术，因为从流行病学上看，气管切开可能会增加乳头状瘤向下呼吸道播散的危险，然而这些患有先天的具有侵袭性疾病的患者更有可能需要气管造口术。

Goon P et al: Recurrent respiratory papillomatosis: an overview of current thinking and treatment. Eur Arch Otorhinolaryngol 2007;265:147.

Silverberg MJ et al: Condyloma in pregnancy is strongly predictive of juvenile-onset recurrent respiratory papillomatosis. Obstet Gynecol 2003;101:645.

Stamataki S et al: Juvenile recurrent respiratory papillomatosis: still a mystery disease with difficult management. Head Neck 2007;29:155.

头颈肿瘤

▶ 头颈部鳞状细胞癌的病理生理学

除皮肤癌之外，头颈部大多数癌是鳞状细胞癌。在世界范围内，每年有 50 万患者被诊断为头颈鳞状细胞癌。若能早期诊断的话，头颈鳞状细胞癌是一种有可能治愈的恶性肿瘤。不幸的是，患者就诊时，局部病变已是进展期。总体上说，这些进展期的患者，预后是差的。其中 60%~70% 的患者在 2 年之内局部病变复发。

尽管对这个疾病的了解有很多进展，而且药物治疗和外科治疗的进展也很快，在过去 20 年里，死亡率没有明显改变。此外，目前的治疗（手术和非手术）达到了一个与发病率相关的高水平；处于进展期病变的患者在治疗后常常遭受明显的语言和吞咽功能的损害。

头颈鳞状细胞癌的发展，传统来说归于烟草和酒精（乙醇）的协同致癌作用。其他因素，如不健康的牙齿，胃食管反流，咀嚼坚果蒌叶及病毒感染都是头颈鳞状细胞癌发展的重要因素。比较确定的证据指向某些头颈鳞状细胞癌，尤其是口咽癌的发展与 HPV 高危型（如 16、18、31 型）之间的联系。虽然大约 50% 的口咽癌具有可检测出的 HPV-16DNA，所有口咽癌中只有 25%~30% 被认为是有病毒的病因学（这与通常烟草和酒精的结果相反）。在 HPV 介导的转化中，通过 HPV 基因组编码的癌蛋白（主要是 E6 和 E7），被感染的人上皮细胞转录，导致宿主肿瘤抑制基因 TP53（P53）和 Rb（Rb 蛋白或 P105-RB）分解和失活。这被认为是允许未受抑制的细胞周期继续进行和允许遗传不稳定性的发展。带有活性（如转录后的）HPV 的头颈鳞状细胞癌分享一个共同的分子表型，类似于引起颈部肿瘤的 HPV 表型。带有失活 HPV 的头颈鳞状细胞癌似乎与 HPV 阴性的头颈鳞状细胞癌分享一个共同的分子表型。即便如此，HPV 在这些肿瘤中的作用还在研究之中。

头颈肿瘤的发展通过具有特征性的癌前病变（发育不良，原位癌）阶段，直到最终形成侵润癌。这个进展过程反映出源自于基因突变，基因沉默（通过甲基化作用），染色体重排序、染色体缺失和复制的多重遗传学改变的积累。共同变化是 P53 和 Rb 肿瘤抑制基因的突变失活，肿瘤抑制基因 P16 轴的废除，CCND1 位点（基因编码细胞周期介质细胞周期蛋白）的扩增和导致表皮生长因子受体（EGFR），c-Met 和 α- 转移生长因子（TGF-α）过度表达的不同变化。

头颈肿瘤生物学的其他重要概念是区域性癌变。根据 1953 年首次描述的理论，上呼吸消化道的整个黏膜都暴露在相同的致癌物攻击环境下。这样癌前病变就处在一个广泛的区域内，而不仅仅在原发肿瘤的部位。即使肿瘤治疗成功，患者仍处在整个上呼吸消化道发生恶性肿瘤的高风险中。最近的分子学研究对这一概念已经提供了有力的支持，而且多重研究已经证实来自高危个体的组织学正常组织有遗传学的改变。因此曾有头颈鳞状细胞癌病史的患者应随每年的健康普查密切随访。

Carvalho AL et al: Trends in incidence and prognosis for head and neck cancer in the United States: a site-specific analysis of the SEER database. Int J Cancer 2005;114:806.

Sidransky D: Molecular biology of head and neck tumors. In: Cancer, principles and practice of oncology. Hellman S, Rosenberg SA, De Vita VT (editors). Lippincott-Raven, 1997.

Weinberger PM et al: Molecular classification identifies a subset of human papillomavirus-associated oropharyngeal cancers with favorable prognosis. J Clin Oncol 2006;24:736.

头颈肿瘤患者的评估

A. 病史和物理检查

任何有明显烟酒嗜好病史的患者,出现与上呼吸消化道系统有关的症状,应该使用一个头颈鳞状细胞癌怀疑指数进行评估。头颈肿瘤的常见症状可能是十分敏感的。肿瘤团块引起的机械性阻塞和功能障碍能导致吞咽困难。头颈肿瘤常伴有明显的疼痛,而且吞咽疼痛是口腔和口咽癌的常见症状。颈部转移癌的牵涉痛可引起耳痛,鼻咽肿瘤或侵犯外耳道的肿瘤也可引起耳痛。声带肿瘤在病变早期可产生明显的声音嘶哑。其他的症状包括咯血、咽部球状感、牙关紧闭、体重下降。有时首发症状是颈部肿块,提示是无症状原发病灶的结节转移。

要询问患者有关肿瘤的家族史和个人的危险因素,如饮酒和吸食各种烟草(纸烟,雪茄,咀嚼烟草等)。确定的种族人口(特别是来自印度的移民)可以提供一个咀嚼坚果萎叶的病史。这些坚果同烟草一样,当与酒精结合一起消费时,具有协同致癌的危险。

体格检查包括全面评估头颈各个部位。检查面部和头皮的皮肤损伤,包块和不对称。耳镜检查和前鼻镜检查评估外耳道、鼓膜和鼻腔。成人单侧中耳积液应怀疑鼻咽病变。整个口腔评估还包括每侧龈颊沟。口底和舌根要进行触诊,确定有无硬结和触痛,不对称。喉和舌根可利用头灯和反光镜检查(间接喉镜)进行评估。软管纤维光导镜检查常常能提供更详细的信息,这是前述方法无法做到的。此外,同样的方法很容易对鼻腔和鼻咽腔进行评估。对颅神经的全面评估也应进行。这能够了解因肿瘤团块作用(压迫)所影响的神经或间接神经损害(神经周围扩展)。

颈部应仔细触诊,确定颈部淋巴结病。这比较容易完成,站在患者身后,用双手对称触诊颈部每个区域。比较两侧触觉的情况。主要用手指垫和拇指这些手最敏感的部分去触诊,而不是指尖。

B. 成像——影像学检查

影像检查是头颈肿瘤患者诊断性评估的一个重要部分。影像检查的目的包括术前确定肿瘤侵犯的部位和程度,可疑淋巴结的存在和解剖变异的存在。对于大多数疑有头颈肿瘤患者需要选择的影像检查方式是可进行静脉内对比的 CT 扫描(增强 CT 扫描),这能更详细地看清软组织和骨组织。多数头颈癌在对比后,将显示增强作用,加之对比度就更容易显示清楚软组织结构的轮廓。在某些病例中,增强 MRI 可以提供更多的信息。这些情况包括颅底、咽旁间隙和眼眶的评估,以及对有神经周围扩展征象的颅神经的评估。

对头颈鳞状细胞癌患者远处转移的评估,治疗后病变复发或持续的监测都愈来愈涉及应用肿瘤成像——通过 18F-脱氧葡萄糖粉正电子发射 X 线断层摄影术(FDG-PET)(图 15-11)。FDG-PET 结合 PET-CT 模式的应用是极其重要的,因为早期识别持续性或复发性病变可以影响患者的生存状况。尤其是对于伴有淋巴结肿大的患者。CT 和 MRI 依赖于对比增强模式和组织衰减的差别,FDG-PET 则不依赖于这些标准。FDG 跟随一个类似于葡萄糖的细胞摄取途径,并且集中在葡萄糖利用提高的细胞上。因为肿瘤代谢的变化常常早于临床检查中可辨别的变化,FDG-PET 在发现临床上未能检测出的肿瘤播散或复发中有重要的价值。PET-CT 结果普遍报告为标准化的摄取值(SUV)。这是一个标准化的组织 FDG 摄取与 FDG 注射剂量、患者的体重和血清葡萄糖水平之间的比率。较高的 SUV 表明 FDG 摄取增加。多重的组织代谢变化能够导致 FDG 摄取的提高,包括炎症、感染、放射线反应和恶性肿瘤。但仍然有一些争论,普遍一致的意见是,SUV 大于 2.5~3.5 应当考虑疑似恶性肿瘤。

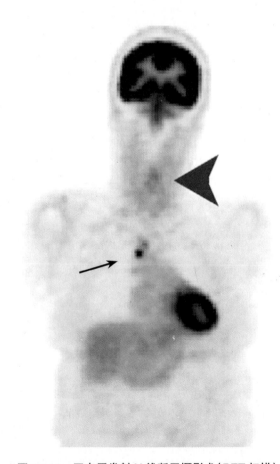

▲图 15-11　正电子发射 X 线断层摄影术(PET 扫描)

PET 扫描显示原发部位的摄取(喉凸,大黑箭头指示)和新近的预示结节性转移的纵隔摄取(细箭头所指)。注意肝脏(中等强度)、心脏和脑(高强度)的正常生理性摄取,这表示这些器官相对高的葡萄糖利用

Alberico RA et al: Imaging in head and neck oncology. Surg Oncol Clin North Am 2004;13:13.

Goerres GW et al: Assessment of clinical utility of 18F-FDG PET in patients with head and neck cancer: a probability analysis. Eur J Nucl Med Mol Imaging 2003;30:562.

C. 头颈鳞状细胞癌分期:TNM 分期

在美国,头颈鳞状细胞癌分期采用 TNM 分期系统。肿瘤分期是很重要的,它可以对预后、治疗计划、预期对治疗的反应进行评估。TNM 系统通过原发肿瘤的大小(T),局部区域淋巴结转移(N)和远处转移(M)对肿瘤分期。分期的规则可由于头颈范围内的亚区域不同而不同。总的来说,能直接看见的肿瘤(口腔,口咽腔)根据大小进行 T- 分期。通过比较,亚区域不能直接看见的肿瘤(喉、下咽、鼻窦等)则根据病变解剖学扩展进行 T- 分期。

原发部位和 T- 分期的最初评估,最佳的方法是进行直接喉镜检查和食管镜检查。这能够检查肿瘤原发部位,对整个上呼吸消化道同期出现的第二原发肿瘤进行评估,对可疑区域进行活检。有些作者提议,经鼻食管镜检查术可作为一种可以接受的内镜检查术的选择方式。这种方法可对大部分常见部位的恶性肿瘤进行评估(以及活检),环后和声门下区除外。经鼻食管镜检术的优点是可以在诊室内进行,不需要给予镇静剂。

Waldeyer 环的恶性肿瘤,通常是鳞状细胞癌,包括了腭扁桃体和舌根(舌扁桃体),也可能是淋巴起源的肿瘤(如淋巴瘤)。如果怀疑是淋巴瘤,活检标本要新鲜组织,不要用甲醛固定。通常,用于评估淋巴瘤的流式细胞计量术和其他的病理学检测都不能在甲醛固定的标本上进行。

N- 分期是根据出现临床上确定的区域淋巴结转移而定。重要的是对于头颈部癌来说,仅仅在 CT 或 MRI 扫描中辨别的可疑淋巴结病变应包含在临床分期中。疑有恶性淋巴结转移的放射学表现包括那些圆形的、非均质性增强的和直径大于 1cm 的淋巴结。表 15-7 总结了目前 N- 分期的标准(除鼻咽部位之外)。

表 15-7　口腔、口咽、下咽和喉恶性肿瘤 N 分期的确定

Nx	局部淋巴结不能够确定
N0	无区域淋巴结转移
N1	单个,同侧淋巴结转移,直径 ≤ 3cm
N2	单个,同侧淋巴结转移,直径 >3cm,但 <6cm
N2a	
N2b	同侧多发淋巴结转移转移,直径 <6cm
N2c	双侧淋巴结转移或对侧淋巴结 <6cm
N3	淋巴结转移,且直径 >6cm

M- 分期根据远处转移病变确定。头颈鳞状细胞癌最常见的转移部位是肝脏和肺脏。因此,对一个头颈癌患者最初分期建立的部分应包括评估这些结构的一些方法。这些通常由肝功能检查、血检验、胸部 X 线片组成,在某些医院机构,全身 CT-PET 扫描也变得较为普遍。M- 分期记录为 Mx(不能确定远处转移),M0(没有远处转移),M1(有远处转移病变)。

总的分期要结合 T、N 和 M 分期,产生广义的四级分期(I-IV 期,I 期预后最佳,IV期预后最差)。IV 期又进一步分为IVa(简单的、外科手术能切除的肿瘤),IVb 及IVc(手术不能切除的肿瘤)。对这些部位(除鼻咽部外)总的分期系统(根据 AJCC 肿瘤分期手册,第 6 版),在表 15-8 和图 15-12 中进行概括。

表 15-8　口腔、口咽、下咽和喉恶性肿瘤 TNM 分期总结

分级	I	N	M
0	Tis(原位)	N0	M0
I	T1	N0	M0
II	T2	N0	M0
III	T3 T1-T3	N0 N1	M0
IVa	T4a T1-T4a	N0-N1 N2	M0
IVb	T4b 任何 T	N0-N2 N3	M0
IVc	任何 T	任何 N	M1

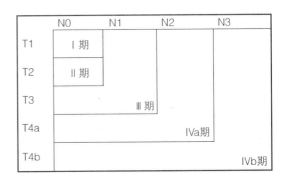

图 15-12　口腔、口咽、下咽和喉癌分期标准总结
原位癌是 0 期,有远处转移出现(M1)分为IVc 期,不管 T 或 N 分期如何

Greene FL: *AJCC Cancer Staging Manual*, 6th ed. Springer-Verlag, 2003.

Postma GN et al: The role of transnasal esophagoscopy in head and neck oncology. Laryngoscope 2002;112:2242.

治疗

头颈鳞状细胞癌传统治疗取决于肿瘤的分期,并因部位而改变。简而言之,早期癌常常可以用单一模式治疗,或者手术切除,或者放射治疗。进展期(Ⅲ期和Ⅳ期)癌最佳治疗是联合治疗模式,手术加放疗或者手术加化疗和放疗。最新研究表明,后者被称之为同步放化疗。

头颈鳞状细胞癌的一项新的治疗模式正在研究中,这就是分子靶向治疗。所设计的这些治疗对癌细胞具有特异性,包括单克隆抗体和小分子蛋白抑制因子。在头颈鳞状细胞癌中,大多数研究的靶向治疗是西妥昔单抗。在早期随机对照临床实验中,研究者发现,与单一放疗比较,同步应用西妥昔单抗加放疗可提高生存率和局部病变控制水平。这项研究结果的解释由于缺乏一个应用联合放化疗模式对照,受到影响。研究也证实了当西妥昔单抗结合传统的化疗,可以提高患者的生存状况。最后的实验(复发性或转移性头颈癌的一线治疗是爱比妥,即西妥昔单抗)从 17 个国家随机抽取 442 例患者,或进行化疗(5- 氟尿嘧啶加顺铂或卡铂),或相同的化疗加西妥昔单抗。应用西妥昔单抗的患者,死亡的风险下降 20%。总的生存率提高,据统计中位数,从 7.4 个月提高到 10.1 个月。其他的靶向治疗目前在研究之中,包括贝伐单抗(一种涉及血管发生的血管内皮生长因子[VEGF]受体抑制剂)和厄洛替尼片(一种口服的表皮生长因子[EGF]受体抑制剂)。

口腔癌

口腔癌的患者典型表现是舌部、颊黏膜、口底或牙槽残嵴疼痛性肿块。单纯从外观检查可能会误诊。而大多数癌或者有溃疡外观,或者有一个外向生长外观,许多肿瘤可能仅有微细的视觉上可发觉的变化。通过触诊,病变区域通常为坚硬的和硬结状的。口底的双手触诊对于全面检查来说是必要的。肿块触诊时要辨别出活动度。口腔癌很容易侵犯下颌骨,若肿块固定,要高度关注骨侵犯。

在其他的原发肿瘤能被直接看见的头颈亚区域,T- 分期根据肿瘤大小评估(表 15-9)。总的来讲,侵犯邻近结构的肿瘤,不论大小,分期提高到 T4 期。值得注意的是由一个牙龈原发肿瘤引起的骨性牙槽的浅表侵蚀还不足以定为 T4 期。

口腔癌的淋巴引流方式应特别关注,因为隐蔽性转移的发生率达到 30%。这取决于肿瘤的 T 分期和侵犯深度。上唇癌淋巴引流除了下颌下区(Ⅰ区)外,还有腮腺基底区。在制定隐蔽性转移治疗计划时,重要的是记住口腔中线区的肿瘤,淋巴引流是双侧的。

口腔癌的治疗主要采取手术切除。唇癌可采用单纯的楔形切除完成,并保证周边 5mm 的正常界限。如果切除范围不足唇的 1/3,可以直接对位缝合达到满意

表 15-9　口腔癌 T 分期

T1	肿瘤最大直径 ≤ 2cm
T2	肿瘤最大直径 >2cm,<4cm
T3	肿瘤最大直径 >4cm
T4	肿瘤侵犯邻近结构
T4a	唇:骨皮质、口底、下颏或鼻的面部皮肤 固有口腔:皮质骨,舌深部肌肉(颏舌肌、腭舌肌、舌骨舌肌、茎突舌肌),皮肤
T4b	侵犯咬肌间隙、翼板、颅底和 / 或包绕颈动脉

效果。较大范围的切除需要进行重建,常常涉及对侧唇组织的转移修复。舌癌、口底癌和颊黏膜癌切除要保证周边有 1cm 的外观正常组织。初期创面闭合,用或不用全层厚皮片移植,均可获得可接受的有功能的结果。大范围切除通常需要皮瓣重建修复。骨组织受侵犯,下颌骨部分切除是必须的。皮瓣重建可以是带蒂皮瓣(如胸大肌皮瓣)或游离皮瓣(前臂桡骨瓣和腓骨皮瓣是常用的制作皮瓣的部位)。

假定采取了合适的治疗措施,口腔癌患者的预后结果总体上是好的。口唇鳞状细胞癌的预后很好,5 年生存率:Ⅰ~Ⅱ期是 91%,Ⅲ~Ⅳb 期 83%,Ⅳc 期 52%。固有口腔鳞状细胞癌生存率略降低,但仍有一个相对好的预后。Ⅰ~Ⅱ期 5 年生存率是 72%,Ⅲ~Ⅳb 期是 44%,Ⅳc 期是 35%

Carvalho AL et al: Trends in incidence and prognosis for head and neck cancer in the United States: a site-specific analysis of the SEER database. Int J Cancer 2005;114:806.
Mashberg A, Samit AM: Early detection, diagnosis, and management of oral and oropharyngeal cancer. CA Cancer J Clin 1989;39:67.
Palme CE et al: Current treatment options in squamous cell carcinoma of the oral cavity. Surg Oncol Clin North Am 2004;13:47.

口咽癌

口咽由软腭、舌根、腭扁桃体和口咽后壁和侧壁组成。软腭癌的患者通常表现出相对早期的病损,典型的仍然是比较清楚的浅表损害。病变常常起源于软腭的前面,患者会诉说在吞咽时注意到腭部有个肿块。这和舌根、扁桃体、咽壁肿瘤形成对照,后者主要出现在肿瘤的进展期。这些解剖区域缺少更多的痛觉神经纤维分布,尤其是口腔和软腭,因此肿瘤在被发现时已扩散。典型的症状通常是由于肿瘤侵犯邻近结构引起的,包括吞咽困难、颅神经缺陷、放射性耳痛、牙关紧闭(由于翼肌受累所致)或颈部肿块(淋巴结转移)。早期口咽癌常常是无症状的,因此在这些区域的任何增殖性红斑样损害或可疑的病损都应活检,即使没有相关的症状出现也应病理检查。

口腔癌也是如此,口咽鳞状细胞癌 T 分期一般是根据肿瘤大小(表 15-10)确定的。一旦有邻近结构的

侵犯,无论肿瘤大小,其分期应该是 T4 期。口咽癌的 N-分期与其他的头颈鳞状细胞癌相同(鼻咽癌除外)。口咽癌淋巴结转移常见,70% 的口咽癌患者,在出现症状时有同侧颈部淋巴结转移。双侧颈淋巴结转移也相对常见,占 30%~50%,这取决于原发肿瘤的大小和部位。

表 15-10　口咽癌 T 分期

T1	肿瘤最大直径 ≤ 2cm
T2	肿瘤最大直径 >2cm,<4cm
T3	肿瘤最大直径 >4cm
T4 T4a	肿瘤侵犯邻近结构(喉,舌深部肌肉如颏舌肌,舌肌,舌骨舌肌,茎突舌肌,内侧翼,硬腭,下颌)
T4b	肿瘤侵犯咀嚼肌间隙,翼板,侧鼻咽,颅底,和 / 或包绕颈动脉

口咽癌的治疗,尤其是舌根癌和软腭癌,通常偏重于非手术治疗,因为手术切除能够导致广泛的腭咽功能不全(软腭癌)和吞咽困难(舌根癌)。由于残余舌的血供中断,较大的舌根癌,若舌前受累通常需要全舌切除。除了最小的口咽癌外,所有口咽癌切除常需要皮瓣重建;在当今,这就是通常说的带微血管吻合的游离皮瓣。在早期手术切除过程中,为保持正常的通气道,常需要进行气管切开术。其他的头颈鳞状细胞癌也是如此,早期癌(Ⅰ~Ⅱ期)可用单一的模式治疗,进展期(Ⅲ~Ⅳ期)需要多重模式治疗。非手术治疗模式有其自身的结果,一些证据证实,对于进展期口咽癌,与手术和术后放疗相比,放化疗后出现更差的吞咽。

HPV 与口咽癌之间的关联应特别值得注意。HPV 被认为是 95% 以上颈部肿瘤的病原学原因。我们对于 HPV 在头颈鳞状细胞癌的作用认识还在进展中,但是它在这些肿瘤的亚型中起着成因的作用。自 1985 年首次证实 HPV 在头颈鳞状细胞癌中的作用以来,许多研究从来自不同的亚区域头颈鳞状细胞癌中发现了 HPV DNA,最常见的是口咽癌。目前表现的是,口咽鳞状细胞癌中,大约 50% 与 HPV 无关联,25% 可能是 HPV 引起(类似颈部肿瘤),25% 具有 HPV DNA。但病毒与肿瘤的关系不清楚。评估 HPV 在这些人群中作用的研究是目前正在进行的课题。

口咽癌的生存率比口腔癌要差,Ⅰ~Ⅱ期口咽癌的 5 年生存率是 58%,Ⅲ~Ⅳb 期是 41%,Ⅳc 期只有 20%。

Carvalho AL et al: Trends in incidence and prognosis for head and neck cancer in the United States: a site-specific analysis of the SEER database. Int J Cancer 2005;114:806.

Lin DT et al: Squamous cell carcinoma of the oropharynx and hypopharynx. Otolaryngol Clin North Am 2005;38:59.

Psyrri A, DiMaio D: Human papillomavirus in cervical and head-and-neck cancer. Nat Clin Pract Oncol 2008;5:24.

▶ **喉癌**

在 20 世纪之前,喉癌是极其少见的疾病。在 1900 年,大量生产的卷烟成为时尚。此后不久,喉癌的发生率明显上升并引起注意。目前认为烟草接触是引发喉癌的原发致病因素。其他可能的因素是喉咽反流和某些病毒如单纯疱疹病毒或 HPV。

喉癌可发生于声带以上(声门上区),声带以下(声门下区),或者来自声带(声门区)。后者占所有喉癌的 75% 以上。声门型喉癌患者,发音困难(声音嘶哑)是最常见的临床表现。任何持续时间超过 2 周的声音嘶哑,尤其是伴有酗酒和吸烟等相关危险因素患者,都应进行喉腔检查。然而伴有声音嘶哑的患者,更多的可能是有非恶性引起症状的原因,而不是患有喉癌。

来自声门下或声门上的喉癌表现出临床分期要晚于声门型喉癌,声哑在病变晚期才出现。通常情况下,出现的症状可能是危及生命的喘鸣,这是由于阻塞性肿块所致。在这些病例中,有时需要进行急诊清醒状态下气管切开术,以保证稳定通畅的气道。其他症状有咽部球状感(咽喉部团块)和吞咽困难。对先前存在的吞咽功能障碍的评估,正在成为喉癌诊断性检查的必须进行的部分。由于重点强调器官保留的策略,患者可能终止无功能喉的认识,改变治疗计划。目前,这是一个积极调查研究的范围。

与口咽癌和口腔癌不同(依据肿瘤大小 T 分期),喉癌的 T 分期是根据肿瘤解剖学扩展确定的(表 15-11)。一个重要的因素是确定声带是否固定。根据软性纤维光导镜评估结合喉高分辨 CT 影像,对声带固定的评估准确性在 90% 以上。喉癌 N 分期遵循其他的头颈亚区域肿瘤分期惯例(鼻咽肿瘤除外)。

表 15-11　喉癌 T 分期

	声门上型
T1	肿瘤限局于声门上区的一个亚区域,声带运动正常
T2	肿瘤声门上,声门侵犯超过一个亚区域,或邻近结构(舌根,会厌谿,梨状窝内侧壁);声带运动正常
T3	肿瘤局限于喉腔,但声带固定,或者侵犯环后区,会厌前间隙组织,声门旁间隙,甲状软骨内侧骨膜
T4a	肿瘤侵犯穿过甲状软骨,或者扩展到喉以外其他组织(气管、深部舌肌肉、带状肌、甲状腺、食管)
T4b	肿瘤侵犯椎前间隙,包裹颈动脉,或者侵犯纵隔

续表

声门型	
T1a	肿瘤位于一侧声带,且声带活动正常(可以波及前连合或后连合)
T1b	肿瘤局限于双侧声带,声带运动正常(可以波及前连合或后连合)
T2	肿瘤侵犯声门上区或者声门下区,声带运动受限
T3	肿瘤局限于喉腔,声带固定,或者肿瘤侵犯声门旁间隙,或小部分甲状软骨侵犯(仅仅甲状软骨内骨膜)
T4a	肿瘤穿过甲状软骨,或者侵犯喉外组织(气管,颈部软组织包括深部舌肌,带状肌,甲状腺,食管)
T4b	肿瘤侵犯椎前间隙,包绕颈动脉,或者侵犯纵隔结构
声门下型	
T1	肿瘤局限于声门下区
T2	肿瘤扩展到声带,声带活动可正常,或者活动受限(但无固定)
T3	肿瘤局限于喉腔,声带固定
T4a	肿瘤侵犯环状软骨或甲状软骨,或者侵犯喉外组织(气管,包括深部舌肌的颈部软组织,带状肌,甲状腺,食管)
T4b	肿瘤侵犯椎前间隙,包绕颈动脉,或侵犯纵隔结构

早期(T1~T2 期)声门癌的治疗一直采用传统的放疗,尤其对早期侵及双侧声带和前连合的播散性病变。这些病例,手术切除将会导致正常声带结构和喉功能明显破坏。这应当进行权衡对比。我们都知道,放疗从前是必要的一个治疗模式,有其自身的副作用和后遗症。

在制定治疗计划时,保留器官的目标(如保留一个发声功能和吞咽时防误咽的功能)应当牢记。在现代著名的"fireman's study"中,McNeil 和同事发现,许多人能够接受生存率下降 20%,却不能接受失去喉。外科手术保留器官的策略包括内窥镜显微外科切除,环状软骨上喉切除术,垂直部部分切除术。内窥镜显微外科切除在选择的 T1 期声门型喉癌中,能最大限度地保留发音功能,同时维持一个健全的肿瘤学结果。在这个手术操作中,需谨慎分离,深达声带受累的层面(上皮层,固有膜浅层,固有膜深层或声韧带,声带肌

层)。部分喉切除(垂直部分切除和环状软骨上切除)都能产生满意的发音和吞咽功能,但是在术后阶段,需要广大患者合作。环状软骨上喉切除要切除声门上组织,假声带,声带和甲状软骨。舌骨,环状软骨,至少一侧杓状软骨被保留。靠近舌根的剩余杓状软骨运动能够发声,而且(最终)保留吞咽功能。术后误吸是预料之中的,术前肺功能很差的患者不宜选择这种手术模式。对于器官保留失败的和大多数进展期(T3~T4 期)的声门癌患者,喉全切除术是一种补救的治疗选择。

喉癌患者的预后是很好的。早期(Ⅰ期)声门癌(局限于声带)患者,5 年生存率预期在 90%。总的来说,对于Ⅰ~Ⅱ期患者,5 年生存率在 79%。伴有邻近结构侵犯的Ⅲ~Ⅳb 期患者,5 年生存率降至 55%,伴有远处转移的患者(Ⅳc 期),5 年生存率是 35%。

Carvalho AL et al: Trends in incidence and prognosis for head and neck cancer in the United States: a site-specific analysis of the SEER database. Int J Cancer 2005;114:806.

Jalisi M, Jalisi S: Advanced laryngeal carcinoma: surgical and non-surgical management options. Otolaryngol Clin North Am 2005;38:47.

Laccourreye O et al: Vertical partial laryngectomy versus supracricoid partial laryngectomy for selected carcinomas of the true vocal cord classified as T2N0. Ann Otol Rhinol Laryngol 2000;109:965.

McNeil EJ et al. Speech and survival: tradeoffs between quality and quantity of life in laryngeal cancer. N Engl J Med 1981;305:982.

▶ 下咽癌

下咽是口咽的延续,上方从舌骨水平向下延伸至环状软骨下缘水平。它由梨状窝(下咽癌最常见的发生部位),咽后壁,环后区组成。下咽黏膜表面是覆层鳞状上皮,并且有丰富的淋巴引流网。下咽癌患者的典型表现在疾病的进展期出现,Ⅲ期会更差。某些促成因素有这些区域小的病灶缺乏特异性症状和缺乏能防止肿瘤扩散的解剖学分界。典型表现有牵涉性耳痛,吞咽痛和吞咽困难。其他的症状可能包括颈部肿块(源自于淋巴结转移),声嘶哑(由于喉腔受累)和体重减轻。与喉癌一样,下咽癌也与过度的烟酒暴露有关。目前有些证据证明 GERD(胃食管反流病)对下咽癌发生可能有促成作用,这就解释了患有 Plummer-Vinson 综合征的患者,无论烟酒暴露如何,发生下咽癌的可能性升高。在 Plummer-Vinson 综合征患者中,食管蹼会产生,食管蹼的部位在长期酸性物质刺激下,可能会导致慢性炎症,易诱发恶变。

下咽癌 T 分期较为独特,因为要结合肿瘤的大小(如同口腔癌和口咽癌)和解剖学扩散(如喉癌)。下咽癌 T 分期标准在表 15-12 中概述。N 分期和 M 分期与大多数头颈肿瘤相同(鼻咽肿瘤除外)。

早期(T1~T2 期)下咽癌通常采用放疗。在这些病例中,手术切除很可能会导致吞咽困难和误吸。喉

表 15-12　下咽癌 T 分期

T1	肿瘤局限于 1 个亚区域,最大的 ≤ 2cm
T2	没有半喉固定,肿瘤侵犯多个亚部位,或侵犯邻近结构(喉,口咽),并且肿瘤大小 >2cm,但不超过 4cm
T3	肿瘤 >4cm,或者出现半喉固定
T4 T4a	肿瘤侵犯并穿过邻近结构(甲状软骨 / 环状软骨,舌骨,甲状腺,食管,中央隔
T4b	肿瘤波及椎前筋膜,纵膈结构,或者包绕颈动脉

保留手术,对一些早期肿瘤的患者是一个合理的治疗方式。

进展期(T3~T4 期)肿瘤需要进行手术切除,加术后放疗或同步放化疗。标准的手术方法是全喉切除术加咽部切除术。肿瘤侵犯食管则需要行颈段食管切除术。导致的消化道缺损需要用各种方法修复,包括微血管空肠游离瓣,胃上提,微血管肌皮瓣(最常用的是前臂桡侧皮瓣或大腿前外侧皮瓣)。保留器官手术策略能达到喉保存率到 40%,这是对于选择的病例而言。但是这些结果仍有争议。如前所述,对于喉癌,术前对患者肺功能状态的评估是至关重要的,因为明显的术后误吸能够预期到。由于隐蔽的淋巴结转移发生率高,颈部淋巴系统的治疗要包含在任何治疗计划内。临床上明显的颈部病变,颈清扫是其适应证。对于临床上颈部检查阴性的患者,最佳的治疗仍在阐明之中。作为选择,如果放疗是计划对原发部位的治疗,放疗范围应调整对颈部淋巴系统治疗剂量。

下咽癌是任何头颈部肿瘤中预后最差的。这种预后差的原因仍不清楚。有些假设已经被提出。下咽癌的明确病理特征对病变的黏膜下扩展来说是自然的趋向。下咽大量的淋巴引流易使患者较早出现淋巴结转移。此外还有人提议,缺乏明确的解剖学边界可使病变早期发生扩散。上述的所有因素,I~II期下咽癌患者 5 年生存率是 47%。III~IVb 期是 30%,IVc 期只有 16%。

Carvalho AL et al: Trends in incidence and prognosis for head and neck cancer in the United States: a site-specific analysis of the SEER database. Int J Cancer 2005;114:806.

Clayman GL et al: Laryngeal preservation for advanced laryngeal and hypopharyngeal cancers. Arch Otolaryngol Head Neck Surg 1995;121:219.

Lin DT et al: Squamous cell carcinoma of the oropharynx and hypopharynx. Otolaryngol Clin North Am 2005;38:59.

▶ **唾液腺新生物**

唾液腺新生物(良性和恶性)相对少见。在所有头颈新生物中约占 2%。总的来说,唾液腺越大,新生物的发生率越高。但这些新生物很少是恶性的。主要的唾液腺包括:腮腺、颌下腺、舌下腺。小的唾液腺主要分布于唇黏膜和口腔黏膜。还有少部分分布于整个上气道消化道。对于这些小的腺体,新生物的发生率比较低,但是只要发生,很可能是恶性的。

腮腺新生物占全部唾液腺新生物的 80%,其余的新生物有 15% 来自颌下腺,5% 来自舌下腺和小涎腺。对于发生的任何唾液腺肿瘤,恶性肿瘤的发生率为,腮腺占 20%,下颌下腺肿瘤占 60%,舌下腺和小的唾液腺肿瘤占 80%。与鳞状细胞癌不同的是,烟草和酒精暴露没有在唾液腺恶性肿瘤起到一个病原学的作用。腮腺包含有淋巴结,这些淋巴结引流至耳前和颞部皮肤;任何腮腺区肿块应怀疑是一种伴有腮腺内淋巴结转移的皮肤癌,而且需要进行头皮和耳前皮肤的全面检查。

最常见的良性唾液腺肿瘤是多形性腺瘤(又称良性混合瘤),占所有唾液腺肿瘤的 60%。患者典型的表现是发现一个缓慢增大的,无痛的质硬的肿块(大多数在腮腺)。面神经麻痹极其少见。由于这些新生物缓慢生长的特性,甚至很大的肿瘤也未引起面神经麻痹。多形性腺瘤的恶性转化是罕见的,但还是可能发生的;结果是恶性的话,则有很高的侵袭性。多形性腺瘤的治疗是彻底手术切除(包括周围的正常组织边缘的切除)。由于显微镜下穿过包膜的肿瘤浸润,因此,肿瘤单纯的摘除对这些良性新生物来说,范围是不够的。第二种常见的良性唾液腺新生物是淋巴乳头状囊腺瘤(又称 Warthin 瘤)。这种良性肿瘤占腮腺新生物的 10%,但在腮腺以外是罕见的。有 10% 的患者出现双侧肿瘤,所以两侧的腮腺要仔细触诊,同时做影像学检查,这对于肿瘤可疑的患者是非常重要的。患者典型的症状是有一个缓慢增大的腮腺区肿块,无痛,触摸橡皮样。标准的治疗方法就是完整切除肿瘤(如保留面神经的腮腺浅叶切除),有些作者提倡采用肿瘤剜除的方式治疗。

最常见的唾液腺恶性肿瘤是黏液表皮样癌。尽管小唾液腺新生物具有恶性的倾向,然而黏液表皮样癌最常见的发生部位仍然是腮腺。大约 45%~70% 的黏液表皮样癌来自腮腺,20% 发生于腭部的小唾液腺。典型的症状类似于良性唾液腺肿瘤,有无痛性的增大的肿块。疼痛或面神经麻痹症状不常见,但是一旦出现应怀疑是一种高度侵袭性病损。黏液表皮样癌可分为低度恶性(主要是黏液细胞),中度恶性和高度恶性(特征是细胞过多的实性肿瘤)。后者不用免疫组化染色是难以与鳞状细胞癌区分的。治疗应根据病变的程度、肿瘤分级和部位确定。局限的病变通常手术切除(保留面神经腮腺切除,颌下腺切除,小唾液腺局部广泛切除)。进展期的病变需要大范围切除,常常联合颈淋巴结清扫和术后放疗。

其次常见的唾液腺恶性肿瘤是腺样囊性癌。常发生于颌下腺,舌下腺和小唾液腺。在全部腮腺肿瘤中,腺样囊性癌最有可能出现的症状是疼痛或感觉异常,无症状的肿块依旧常见。腺样囊性癌的特征是神经周围播散。因此术前钆-增强 MRI 成像有助于治疗计划的确定。治疗包括彻底手术切除(有时需要面神经切除),术后放疗。一些证据表明,与传统的放疗相比,质子束治疗更能提高治疗效果,这种治疗方法也仅仅在美国的少数中心能进行。腺样囊性癌很少扩散到颈部淋巴系统,所以颈清扫不做常规应用。然而这种肿瘤具有远处转移倾向(尤其是肺)。这种疾病还具有局部易复发的特性,术后复发率在 40%。由于该病相对生长缓慢的特点,其 5 年生存情况良好,各期 5 年生存率大约在 65%。然而,由于局部复发和远处转移的倾向,这项统计数据在 15 年下降到 12%~15%。

如前所述,多形性腺瘤的恶性退化是可能发生的,尽管这种变化不常见。一些作者已经评估了恶性退变的危险,最初 5 年是 1.5%。到 15 年或更长时间,增加到 9.5%。产生的恶性肿瘤被称之为癌性多形性腺瘤,其特征是具有侵袭性倾向和比较差的临床结果。最常见的表现是以前稳定的腮腺肿块突然快速生长。组织结构上,恶性细胞以上皮细胞的恶性形式出现,腺泡细胞除外。癌性多形性腺瘤具有淋巴结转移的特性,25% 的患者出现症状时都有临床上证实的颈部淋巴结病。治疗包括根治性手术切除,常联合颈清扫术,且术后或加以放疗。

唾液腺恶性肿瘤的预后可根据组织学类型、病变部位、病变程度和临床分级有不同变化。T 分期标准类似于其他的头颈部肿瘤,可直接测量肿瘤的大小,在表 15-13 中做了总结。总体上讲,早期(Ⅰ~Ⅱ期)的唾液腺癌预后较好,5 年生存率超过 80%。进展期(Ⅲ~Ⅳ期)唾液腺癌,从另外方面讲,5 年生存率在 23%~56% 之间,这取决于肿瘤的类型和分级。

表 15-13　大唾液腺癌的 T 分期

T1	肿瘤最大≤2cm,没有实质外的扩散
T2	肿瘤 >2cm,但 <4cm,没有实质外扩散
T3	肿瘤 >4cm,且有实质外扩散
T4a	肿瘤侵犯穿过邻近结构(皮肤、下颌骨、外耳道,或面神经受累)
T4b	肿瘤侵犯颅底,翼板,或包绕颈动脉

Califano J, Eisele DW: Benign salivary gland neoplasms. Otolaryngol Clin North Am 1999;32:861.

Rice DH: Malignant salivary gland neoplasms. Otolaryngol Clin North Am 1999;32:875.

Witt RL: Major salivary gland cancer. Surg Oncol Clin North Am 2004;13:113.

(汪立　王正辉　译,许珉　校)

第 16 章 甲状腺和甲状旁腺

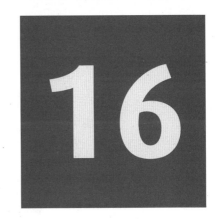

I. 甲状腺

胚胎学和解剖学

见图 16-1. 甲状腺原基起源于自第一、二咽囊向尾侧生长的内胚层。向尾侧移行中与发生于第四咽囊的后鳃体相连。成年人甲状腺分为两叶，峡部正位于环状软骨下方。起源部与盲孔相连。甲状腺移行时可导致甲状舌骨残余物（囊肿）或异位甲状腺（舌甲状腺）。锥状叶常见。一侧腺叶可见，几乎总是发生于左侧。

正常甲状腺重量 15~25g，借疏松结缔组织附着于气管。甲状腺组织血供丰富，甲状腺上下动脉为主要供血者。甲状腺最下动脉亦可见。

生理学

甲状腺的功能是合成、储存及分泌甲状腺素（T4）和三碘甲状腺原氨酸（T3）。甲状腺泡细胞主动摄取胃肠道吸收的碘。碘被氧化，与甲状腺球蛋白中的酪氨酸结合，形成单碘酪氨酸（MIT）和双碘酪氨酸（DIT）。两者结合形成活性激素 T3 及 T4，先储存于甲状腺胶体。甲状腺球蛋白水解后，分泌的 T3 及 T4 进入血浆，迅速与蛋白质结合。正常个体中大部分 T3 由腺体外 T4 转化而来。

甲状腺功能受下丘脑和垂体的反馈机制调节。下丘脑生成促甲状腺释放因子刺激垂体释放促甲状腺素（TSH），促甲状腺素与甲状腺细胞膜 TSH 受体结合，刺激增强腺苷环化酶活性，生成环腺苷酸（cAMP），增强甲状腺细胞功能。促甲状腺素还可刺激磷酸化通路，与 cAMP 协同促进甲状腺生长。

De Felice M, Di Lauro R: Thyroid development and its disorders: genetics and molecular mechanisms. Endocr Rev 2004;25:722.

甲状腺检查

对甲状腺肿大患者，病史（包括局部和全身症状及家族史）和甲状腺检查极为重要，可指导选择甲状腺功能检查。外科医师必须制定全面的触诊甲状腺方法，确定其大小、形态、硬度、结节状态、是否固定、气管有无移位及触及颈部淋巴结与否。甲状腺可随吞咽上下移动，而邻近淋巴结不会。甲状腺峡部恰好位于甲状软骨下方。

检测高敏感性的 TSH，即可判断甲状腺功能状态。甲状腺功能低下者 TSH 增高，甲状腺功能亢进者 TSH 降低。因此大多数患者不需要测定 T3、T4 及其变量。对 Graves 患者治疗后 TSH 仍受到抑制，甲状腺功能正常，这时检测游离 T4 有益。检测血浆 T3，有助于诊断 T3 中毒症（高 T3，低 TSH），甲状腺功能异常者，低 T3 综合征（低 T3，TSH 正常或稍高）。

放射性碘（RAI）摄取有助于鉴别甲状腺功能亢进症（甲状腺素分泌增加，TSH 降低，放射性碘摄取增强）与亚急性甲状腺炎（TSH 降低，放射性碘摄取降低）。发生亚急性甲状腺炎时，甲状腺素"漏出"腺体，进而抑制血浆 TSH，因此甲状腺摄碘减少。Graves 患者 TSH 降低，但甲状腺刺激球蛋白增多，增强了碘的摄取。

甲状腺疾病

甲状腺功能亢进症（甲状腺毒症）

 诊断要点

▶ 神经质，食欲亢进，体重下降，怕热，多汗，肌无力，乏困，肠蠕动增强，多尿，月经失调，不育

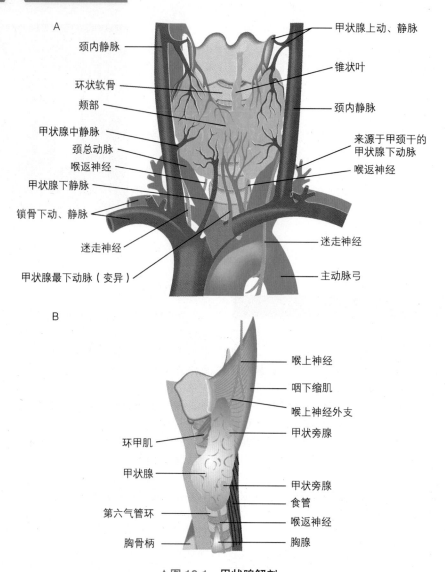

▲ 图 16-1　甲状腺解剖

喉返神经沿气管食管沟内上行,在环甲软骨水平于环甲肌后方进入喉内,左侧比右侧路径稍斜

▶ 甲状腺肿大,心动过速,心房纤颤,皮肤湿暖,甲状腺震颤及杂音,心脏杂音,男性乳房女性化

▶ 眼征:凝视,眼睑活动迟滞,眼球突出

▶ TSH 降低;甲状腺刺激球蛋白,碘摄取,T3 和 T4 均增高;T3 抑制试验异常(不能抑制放射性碘的摄取)

▶ 概述

甲状腺功能亢进症由甲状腺激素分泌增多所引起。毒性弥漫性甲状腺肿(Graves 病),毒性甲状腺腺瘤(Plummer 病),碘性甲状腺功能亢进,胺碘酮中毒,分泌 TSH 垂体瘤,分泌人绒毛膜促性腺素肿瘤均可引起分泌增多。而人为的甲状腺功能亢进,亚急性甲状腺炎,卵巢甲状腺肿和罕见的甲状腺转移癌(分泌过多的甲状腺素)均导致体内甲状腺素增多,而非甲状腺素分泌增加。甲状腺功能亢进症最常见的原因是弥漫性高分泌甲状腺肿(Graves 病)和结节毒性甲状腺肿(Plummer 病)。

所有类型甲状腺功能亢进症的症状均由血流中甲状腺素增多引起。甲状腺毒症的临床表现可能极不明显或非常显著,通常经历加重和缓解周期。部分患者或由于治疗最终自发地发展为甲状腺功能减退(15%)。Graves 病是自身免疫性疾病,伴家族易感史。Plummer 病的病因不清。大多数甲状腺功能亢进症根据症状和体征即可诊断。其他的(轻度淡漠型甲状腺功能亢进多发生于老年人)只能通过检测 TSH 受到抑制而获诊。

甲状腺毒症可以表现为 T4 正常,放射性碘摄取正常或升高,蛋白质结合正常,放射免疫测定血浆 T3 升高(T3 中毒)。

T4 假性甲状腺毒症偶尔见于重危患者,特点为 T4 升高,T3 降低,由于 T4 不能转化为 T3 所致。毒性结节性甲状腺肿的甲状腺毒症较轻,而 Graves 病的较重,且多伴有甲状腺外的变化,如眼球突出、胫骨前黏液水肿、肢端病变、周期性低钙麻痹。

若不治疗,甲状腺毒症引起进行性明显的分解代谢紊乱和心脏损伤。甲状腺危象,心力衰竭,严重的恶液质可导致死亡。

▶ 临床所见

A. 症状和体征

临床所见为甲状腺功能亢进和以下因素相关的表现(表 16-1). 神经质,怕热,多汗心悸,疲乏,体重下降,甲状腺出现单发、多发结节或弥漫性肿大均是甲状腺功能亢进的典型表现。患者面色潮红,目光凝视,皮肤湿暖,毛发纤细。

Graves 病可发生眼球突出,胫骨前黏液水肿,白癜风,而单发、多发结节性毒性甲状腺肿不会引起相应的表现。甲状腺功能亢进时跟腱反射松弛时间测定缩短,甲状腺功能减退症则延长。即将发生甲状腺危象患者的甲状腺毒症的症状和体征更加明显,伴有高热、心动过速、心力衰竭、神经肌肉兴奋、谵妄、黄疸。

表 16-1 甲状腺毒症临床所见

临床所见	百分比	临床所见	百分比
心动过速	100	虚弱	70
神经质	99	食欲亢进	65
甲状腺肿	98	眼部不适	54
皮肤改变	97	腿肿	35
震颤	97	排便多(无腹泻)	33
多汗	91	腹泻	23
怕热	89	心房颤动	10
心悸	89	脾大	10
疲乏	88	男子乳腺发育	10
体重下降	85	厌食症	9
甲状腺杂音	77	朱砂掌	8
呼吸困难	75	便秘	4
眼部症状	71	体重增加	2

B. 实验室检查

实验室检查显示 TSH 抑制,T3、游离 T4 升高,外源性放射性碘摄取增强。用药史很重要,某些药物和有机碘化物影响甲状腺功能试验。碘过量既可引起碘诱导的甲状腺功能减退,亦可导致碘诱导的甲状腺功能亢进。甲状腺功能亢进程度较轻时,诊断性检查可能仅表现轻度异常。T3 抑制试验和促甲状腺激素释放试验有助于诊断这类患者。进行 T3 抑制试验,给予甲状腺功能亢进患者外源性 T3,不能抑制外源性碘摄取。而进行 TRH 试验,给予甲状腺功能亢进患者促甲状腺素释素,血清 TRH 不会升高。其他所见包括:甲状腺刺激免疫球蛋白增高,低胆固醇血症,淋巴细胞增多,偶而可见高血钙、高钙尿症、糖尿病。

▶ 鉴别诊断

焦虑,心脏病,贫血,胃肠疾病,肝硬化,结核,肌无力和其他肌病,更年期综合征,嗜铬细胞瘤,原发性眼病,人为甲状腺毒症在临床上与甲状腺功能亢进症鉴别有一定的困难,尤其是患者甲状腺稍肿大或不肿大更是如此。由于甲状腺素释放增加,患者可能发生无痛性或自发缓解性甲状腺炎和甲状腺功能亢进。这种疾病自限性,无需放射性碘,抗甲状腺药物或手术治疗。

焦虑可能最易与甲状腺功能亢进混淆。焦虑具有以下特征:休息后疲乏不缓解,手心冷湿,睡眠时脉率正常,甲状腺功能检查正常。而甲状腺功能亢进患者休息后疲乏缓解,手心暖潮,睡眠时心动过速,甲状腺功能检查异常。

可能与甲状腺功能亢进混淆的非甲状腺源性器质性疾病必须根据相应器官受累证据和甲状腺功能正常予以区别。

其他原因的眼球突出(如眼眶肿瘤)或眼肌麻痹(肌无力)必须借助眼科学、超声、CT、MRI 及神经学检查予以排除。

▶ 治疗

甲状腺功能亢进症可通过抗甲状腺药物,放射性碘和甲状腺切除获得有效治疗。治疗必须采取个体化原则,根据患者年龄、健康状况、甲状腺肿大小、潜在病程和患者获得随访护理的能力来进行。

A. 抗甲状腺药物

在美国使用的主要的抗甲状腺药物为丙硫氧嘧啶(300~1000mg/d, 口服)和甲巯咪唑(30~100mg/d, 口服). 这些药物干扰甲状腺的有机碘结合,阻止碘化酪氨酸联结。与放射性碘治疗和甲状腺切除相比,药物治疗毒性弥漫性甲状腺肿的优点为抑制甲状腺功能,不破坏甲状腺肿组织;因此随后甲状腺功能减退发生率较低。药物治疗不仅通常用于术前准备和辅助放射性碘治疗,而且本身即为特定的治疗方法。使用丙硫氧嘧啶治疗的目的是维持患者甲状腺功能正常,直到甲状腺功能亢进自然的缓解出现为止。甲状腺肿较小的患者适合药物治疗。治疗 18 个月后,30% 的患者可以达到持续很长时间的缓解,部分人最终发生甲状腺功能减退。副作用有皮疹、发热(3%~4%)、粒细胞减少(0.1%~0.4%)和罕见的肝功能衰竭。如果出现咽喉痛或发热,立即让患者停用药物,并就诊检查白细胞计数。

B. 放射性碘

使用抗甲状腺药物的患者可以安全接受放射性碘治疗,使甲状腺功能恢复正常。放射性碘治疗适合 40 岁以上、手术中度危险及甲状腺功能亢进症复发者。这种治疗的费用较手术低,疗效确定。治疗甲状腺功能亢进使用的放射性碘的计量不会增加白血病和先天异常危险性,但可使甲状腺良性肿瘤发生率增高,偶尔还可引起甲状腺癌。对年轻患者,放射性碘的危害性肯定增加,甲状腺功能低下发生率为 100%。治疗 1 年后,甲状腺功能减退发生率每年增加约 3%。Graves 眼病患者接受放射性碘治疗时,应使用甾类激素。

儿童和孕妇发生甲状腺功能亢进时,不应使用放射性碘治疗。

C. 手术

1. 甲状腺次全切除术指征　甲状腺次全切除术的主要优点是迅速控制病情,较放射性碘治疗甲状腺功能减退发生率低。出现以下情况时手术为首选的治疗:①巨大甲状腺肿和多结节甲状腺肿相对放射性碘摄取较低;②可疑和恶性甲状腺结节;③伴眼病者;④儿童和妊娠患者;⑤治疗 1 年后希望怀孕者;⑥胺碘酮诱发的甲状腺功能亢进;⑦心理或精神功能不全,以及无论何种原因不能保持长期随访检查者。

2. 术前准备　自从开始术前联合使用碘化物和抗甲状腺药,甲状腺切除术治疗毒性甲状腺肿的危险明显降低。用丙硫氧嘧啶或其他抗甲状腺药治疗,使患者甲状腺功能正常并维持至手术时。手术前 10 天,患者开始口服 3 滴碘化钾溶液或卢戈尔碘溶液,同时服用丙硫氧嘧啶降低甲状腺脆性,减少腺体血供,便于手术操作。

偶尔未治疗或治疗效果差的患者因不相关的疾病(如急性阑尾炎)需要急诊手术,这时必须迅速控制甲状腺功能亢进症。因手术应激和创伤均可诱发甲状腺危象,治疗与甲状腺危象的处理相同。方法如下:给予卢戈尔碘或胺碘苯丙酸钠,抑制已合成的甲状腺素释放;使用肾上腺素能阻断剂普萘洛尔拮抗甲状腺毒症的外周表现;应用丙硫氧嘧啶减少甲状腺激素合成和腺体外 T4 转化为 T3。已经证实联合使用普萘洛尔与碘化物能降低血清甲状腺素量。其他考虑有治疗直接原因(感染、药物反应),以及吸氧、使用镇静药及皮质类固醇、静脉补液、退热等措施以维持重要的生命功能。神经质显著的患者可以使用利血平,需要手术者应使用降温毛毯,而不是阿司匹林。

3. 甲状腺次全切除术　采用甲状腺次全切除术、甲状腺近全切除术或甲状腺全切除术,可治愈甲状腺功能亢进症,消除甲状腺肿。通常保留 5g 腺体(其余组织切除),保护甲状旁腺和喉返神经。Graves 眼病患者通常需要进行甲状腺全切除术。

最近收集的综述显示,甲状腺切除术相关死亡率极低,小于 0.1%。甲状腺切除术能迅速安全地纠正甲状腺功能亢进状态。甲状腺功能亢进复发和甲状腺功能减退的发生率取决于腺体残留量和甲状腺功能亢进症的自然演化史。若术前准备充分,由熟练的外科医生切除甲状腺,甲状旁腺和喉返神经损伤的发生率可小于 2%。适当的显露和避免损伤甲状旁腺和喉返神经极为重要。

▶ Graves 病眼部表现

Graves 病眼部表现的发病机制仍然不清。起初支持长效甲状腺刺激素或致突眼物的证据至今未获得证实。

Graves 病眼部并发症可发生于甲状腺功能障碍出现之前或甲状腺功能亢进症治疗之后。通常,眼部并发症与甲状腺功能亢进症同时发生。除非控制了同时存在的甲状腺功能亢进症或甲状腺功能减退症,否则眼部并发症难以缓解。

Graves 病眼睛的变化可从无症状到失明。轻度者具有以下特点:上睑退缩,凝视伴或不伴睑后退或眼球突出。这些患者仅表现出较小的美容问题,不需要治疗。中度至重度眼睛的变化出现时,眶后的软组织受累,眼球突出,眼外肌受累,最终视神经受损。部分患者发生明显的球结膜水肿,眶周水肿,结膜炎,角膜炎,复视,眼肌麻痹,视觉损伤。这时需要眼科会诊。

Graves 病眼睛疾患的治疗包括:维持甲状腺功能正常,TSH 分泌正常;戴墨镜和眼罩避免阳光和灰尘的损伤;抬高床头,应用利尿药减轻眶周和球后水肿;使用甲基纤维素或胍乙啶滴眼。某些患者使用大剂量糖皮质激素有益,但效果差异很大,难以预测。若内科治疗不能控制眼球突出发展,需要进行眼球后照射、外侧睑缝术、眼眶外科减压术。上面提到的甲状腺全切除亦为治疗选择,并发症极低。与甲状腺切除术相比,放射性碘治疗后 Graves 病很可能加重。重要的是,要让眼病患者了解疾病的自然演化史和维持甲状腺功能正常,因为甲状腺功能亢进和甲状腺功能减退均可导致视觉衰退。眼病稳定后可以手术纠正复视。

Franklyn JA et al: Mortality after the treatment of hyperthyroidism with radioactive iodine. N Engl J Med 1998;338:712.

Grodski S et al: Surgery versus radioiodine therapy as definitive management for Graves' disease: the role of patient preference. Thyroid 2007;17:157.

Lal G et al: Should total thyroidectomy become the preferred procedure for surgical management of Graves' disease? Thyroid 2005;15:569.

Lee JA, Grumbach MM, Clark OH: The optimal treatment for pediatric Graves' disease is surgery. J Clin Endocrinol Metab 2007;92:801.

Ljunggren JG et al: Quality of life aspects and costs in treatment of Graves' hyperthyroidism with antithyroid drugs, surgery, or radioiodine: results from a prospective, randomized study. Thyroid 1998;8:653.

McLachlan SM, Nagayama Y, Rapoport B: Insight into Graves' hyperthyroidism from animal models. Endocr Rev 2005;26:800.

Metso S et al: Increased cancer incidence after radioiodine treatment for hyperthyroidism. Cancer 2007;109:1972.

Moleti M, et al: Effects of thyroidectomy alone or followed by radioiodine ablation of thyroid remnants on the outcome of Graves' ophthalmopathy. Thyroid 2003;13:653.

甲状腺结节和甲状腺肿的评估

▶ 甲状腺结节

临床医师应确定结节性甲状腺肿是否引起局部和全身症状，病变为良性或恶性。鉴别诊断包括：良性甲状腺肿，甲状腺囊肿，甲状腺炎，甲状腺良、恶性肿瘤及少见的甲状腺转移瘤。特别强调甲状腺肿胀持续时间，最近的增长量，局部症状（吞咽困难，疼痛，声音改变）和全身症状（甲状腺功能亢进，甲状腺功能减退，其他肿瘤的甲状腺转移）。患者年龄、性别、出生地、家族史、颈部照射史均有重要意义。婴儿期或童年期接受小剂量放射线（6.5~2000cGy）治疗者，以后良性甲状腺肿（约35%）和甲状腺癌（约13%）发生率增高。男性、年轻人（20岁以下）和年长者（60岁以上）出现甲状腺单发结节，恶性的几率较大。某些特定区域内地方性甲状腺肿常见，且多为良性结节。25%的甲状腺髓样癌（家族性甲状腺髓样癌，多发性内分泌肿瘤［MEN］2a型和2b型）和7%的乳头状癌或嗜酸性细胞癌患者具有家族史。甲状腺癌多发生于 Cowden 综合征，Gardnar 综合征和 Carney 综合征的患者。

临床医师应仔细触诊甲状腺，确定单发结节或多发结节，淋巴结可否触及。单发结节可能为恶性病变，多发结节多为良性。超声检查有助于确定结节数，是否为可疑的恶性结节及同时存在可疑淋巴结。

如果不进行甲状腺组织的镜下检查，多数患者难以排除甲状腺癌。超声引导下经皮针穿刺活检是性价比最高的诊断性检查，已取代放射性碘扫描。细胞学结果分为：恶性，良性，不确定或可疑，不适当标本（图16-2）。甲状腺癌假阳性的诊断率极低，20%为不确定，其中报告为良性的5%实际为恶性病变。如果标本报告为不确定，应再活检。针吸活组织检查有助于诊断有颈部照射和甲状腺癌家族性史患者，因辐射诱发的

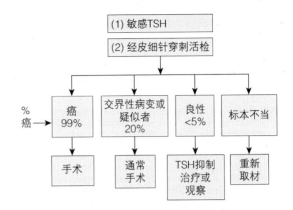

▲ 图 16-2 甲状腺结节的评估

肿瘤通常为多灶性，阴性检查可能不准确。这些患者约40%为甲状腺癌。放射性碘扫描选择性用于细胞学检查的滤泡性肿瘤，以确定病灶有（温或热）无（冷）功能。单发热结节可引起甲状腺功能亢进，极少为恶性病变，单发冷结节20%为恶性，应手术切除。多结节甲状腺肿恶变者较少（约3%），但对明显增大的结节应活检或手术切除。儿童期甲状腺单发结节约40%为恶性，故需要活检或手术。超声检查可鉴别实质性和囊性病变，发现肿大淋巴结。约15%的冷结节为囊性病变。胸部拍片可显示有无气管移位、甲状腺钙化及肺转移。CT 和 MRI 扫描通常不作为常规检查，但对较大的、侵袭性或胸骨后甲状腺肿或肿瘤有助于明确病灶边界。

手术切除结节性甲状腺肿的主要指征：(1)可疑和证实为甲状腺癌，(2)出现压迫症状，(3)甲状腺功能亢进，(4)胸骨后甲状腺肿，(5)颈部畸形影响美容。对超声、CT、MRI 和 PET 扫描检查意外发现的甲状腺结节应进行超声引导下细针抽吸活组织检查。PET 扫描发现的甲状腺结节50%为恶性病变。非手术治疗的指征为，轻、中度多结节甲状腺肿，桥本甲状腺炎，且排除临床可疑的进行性生长病灶，放射线照射和甲状腺癌家族史。

▶ 单发或非毒性甲状腺肿（多发或多结节甲状腺肿）

单纯性甲状腺肿可为生理性改变，发生于青春期和妊娠期，亦可发生于碘缺乏区或较长时间接触致甲状腺肿的食物或药物。甲状腺肿持续存在时，往往形成结节。甲状腺肿可因甲状腺激素合成先天障碍发生于婴幼儿期，桥本甲状腺炎者亦可发生甲状腺肿。通常认为，非毒性甲状腺肿为甲状腺激素合成不足的代偿反应。甲状腺免疫球蛋白也很重要。非毒性弥漫性甲状腺肿通常对甲状腺激素治疗反应良好。

症状通常表现为颈部包块，呼吸困难，影响静脉回流的体征。弥漫性甲状腺肿相称性增大，表面光滑，无结节样改变。而多数患者就诊时甲状腺呈现为多结节

状态。通常甲状腺功能正常,敏感的 TSH 受到抑制,放射碘摄取率增高。手术指征:巨大甲状腺肿引起压迫症状,胸骨后甲状腺肿,局部质硬或生长迅速结节以排除恶变。抽吸活检细胞学有助于确诊。

Bellantone R et al: Management of cystic or predominantly cystic thyroid nodules: the role of ultrasound-guided fine-needle aspiration biopsy. Thyroid 2004;14:43.

Brenta G et al: Comparative efficacy and side effects of the treatment of euthyroid goiter with levo-thyroxine or triiodo-thyroacetic acid. J Clin Endocrinol Metab 2003;88:5287.

Brunaud L et al: Incision length for standard thyroidectomy and parathyroidectomy: when is it minimally invasive? Arch Surg 2003;138:1140.

Frates MC et al: Management of thyroid nodules detected at US: Society of Radiologists in Ultrasound consensus conference statement. Radiology 2005;237:794.

Kang HW et al: Prevalence, clinical and ultrasonographic characteristics of thyroid incidentalomas. Thyroid 2004;14:29.

Ogilvie JB, Piatigorsky EJ, Clark OH: Current status of fine needle aspiration for thyroid nodules. Adv Surg 2006;40:223.

Sippel RS et al: Does the presence of additional thyroid nodules on ultrasound alter the risk of malignancy in patients with a follicular neoplasm of the thyroid? Surgery 2007;142:851.

甲状腺炎性疾病

甲状腺炎性疾病包括:急性、亚急性和慢性甲状腺炎,表现为化脓性或非化脓性病变。

急性化脓性甲状腺炎少见。临床特征为突发严重的颈部疼痛伴吞咽困难,发热,寒冷。多发生于上呼吸道感染后。穿刺活检及培养可确诊,手术引流即可。病原菌多为链球菌属、葡萄球菌属、肺炎球菌或大肠杆菌类。这种疾病亦可继发于梨状隐窝瘘,因此对持久或复发性患者应进行钡餐检查。

亚急性甲状腺炎为非感染性病变。特点为甲状腺肿大,头胸部疼痛,发热,虚弱,全身乏力,心悸和体重减轻。部分患者无疼痛(无症状性甲状腺炎),需与 Graves 病鉴别。检查发现:血沉加快,血清 γ 球蛋白升高,放射碘摄取率降低,甲状腺激素正常或增高。这种疾病具有自限性,使用阿司匹林和皮质类固醇,可缓解症状。多数患者甲状腺功能逐渐恢复正常。

桥本甲状腺炎常见。特点为甲状腺肿大,伴或不伴疼痛和触痛。通常多发生于女性(美国女性 15%),偶而引起吞咽困难和甲状腺功能减退。桥本甲状腺炎是自身免疫性疾病。血清抗微粒体和抗甲状腺球蛋白抗体滴度升高。小剂量甲状腺激素治疗适合大多数患者。手术指征:引起明显的压迫症状,怀疑恶性肿瘤,美容需要。引起压迫症状或窒息时,切除甲状腺峡部。甲状腺激素治疗后,不对称肿大的甲状腺不能复原,或存在孤立结节生长迅速,建议进行经皮针穿刺活检或甲状腺切除术。桥本甲状腺炎患者极少发生甲状腺淋巴瘤。

慢性纤维性甲状腺炎罕见。病变质地坚硬,腺体呈明显的纤维化和慢性炎症改变。炎症浸润肌肉,引起气管压迫症状。通常发生甲状腺功能减退,甲状旁腺功能减退亦可出现。需要手术治疗缓解气管或食道梗阻。

Kon YC, DeGroot LJ: Painful Hashimoto's thyroiditis as an indication for thyroidectomy: clinical characteristics and outcome in seven patients. J Clin Endocrinol Metab 2003;88:2667.

Mezosi E et al: Aberrant apoptosis in thyroid epithelial cells from goiter nodules. J Clin Endocrinol Metab 2002;87:4264.

甲状腺良性肿瘤

甲状腺良性肿瘤包括甲状腺腺瘤、甲状腺退化结节、囊肿和局灶性甲状腺炎。滤泡性腺瘤占大多数。一般腺瘤呈单发结节,包膜完整,压迫相邻的甲状腺组织。手术切除的主要理由是怀疑恶变,功能过度活跃引起甲状腺功能亢进,美容缺陷。

甲状腺恶性肿瘤

诊断要点

▶ 部分患者有颈部照射史
▶ 无痛或肿大结节,吞咽困难,声音嘶哑
▶ 甲状腺结节质地坚韧或固定,同侧淋巴结肿大
▶ 甲状腺功能正常,结节为实质性伴斑点状微钙化(超声),冷结节(放射性碘扫描),活检可疑或阳性
▶ 甲状腺癌家族史

▶ 概述

理解甲状腺恶性肿瘤分类极为重要,因为甲状腺恶性肿瘤具有广泛的恶性生长状态。一方面乳头状腺癌通常发生于年轻人,生长极为缓慢,主要发生淋巴转移,即使出现转移亦可长期与机体共存(图 16-3)。另一方面甲状腺未分化癌主要发生于老年人,肿瘤巨大,由大小不等的间变细胞构成,无包膜,呈侵袭性生长。多数患者在 6 个月内死于局部复发,肺转移。两者之间为甲状腺的滤泡状癌,嗜酸细胞肿瘤,髓样癌,肉瘤,淋巴瘤,转移瘤。预后取决于肿瘤的组织学特性,患者的年龄、性别和肿瘤扩散的范围,而与肿瘤是否摄碘及其他因素无关。确诊后 10 年内,甲状腺乳头状癌患者的平均死亡率为 5%,滤泡状癌为 10%,嗜酸细胞肿瘤 15%,髓样癌为 20%。

大多数甲状腺癌的病因尚不清楚,尽管患者在婴幼儿期和青春期接受小剂量射线(6.5~2000cGy)照射胸腺、扁桃体、头颈部皮肤后,成年期发生甲状腺癌的危险性增高。儿童极易受射线照射(切尔诺贝利核事

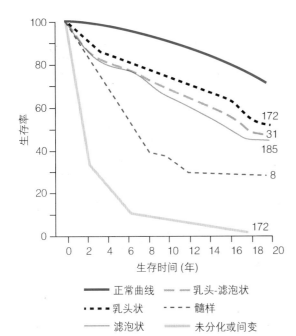

▲ 图 16-3　**乳头状、乳头滤泡混合性、滤泡状、髓样及未分化乳腺癌切除术后生存率**

故)的影响。50 岁以上暴露于广岛原子弹爆炸的人群甲状腺良恶性肿瘤发生率增高。受到照射后至少 30 年甲状腺癌的发病率升高。RET/PTC 基因重排发生于 80% 的照射相关的甲状腺乳头状癌。

▶ **甲状腺癌类型**

A. 乳头状腺癌

甲状腺癌中乳头状腺癌占 85%,多发生于青壮年,表现单发结节。转移途径为经腺体内淋巴管到被膜下淋巴结,再到被膜周围淋巴结。50% 的儿童和 20% 的成年患者可触及淋巴结。肿瘤可转移至肺、骨。镜下可见柱状上皮细胞构成的乳头状突起。砂粒体见于 60% 的患者。有时可见乳头状 - 滤泡状混合型癌,乳头状癌滤泡变异体,包括高细胞和柱状细胞组成分化较差的乳头状癌。TSH 可刺激肿瘤生长。BRAF 突变在甲状腺癌极为常见,与淋巴结转移和高复发率有关。

B. 滤泡性腺癌

滤泡性腺癌占 10%,较乳头状癌发病晚。触诊质地有弹性或较软。肿瘤有包膜。镜下滤泡状癌难与正常甲状腺组织区别。包膜和血管受侵可区别滤泡性癌与滤泡性腺瘤。滤泡性腺癌较少发生淋巴结转移(6%),主要通过血行途径转移至肺、骨,少数转移至肝脏。甲状腺全切除术术后,转移瘤仍可摄取放射性碘。切除原发病灶数年后可发生骨转移。一般认为嗜酸细胞癌是滤泡性腺癌变异体,多呈多灶性,较滤泡性腺癌更易发生淋巴结转移。与滤泡性腺癌一样,嗜酸细胞癌可生成甲状腺球蛋白,但通常不摄取放射性碘。滤

泡性腺癌和嗜酸细胞癌预后较乳头状腺癌差(图 16-3)。

C. 髓样癌

髓样癌约占 7%,甲状腺癌死亡率的 15%。肿瘤含淀粉样蛋白,质地坚硬,不摄取放射性碘,分泌降钙素。髓样癌起源于胚胎腮体的滤泡旁细胞或 C 细胞。家族性髓样癌患者占 25%。

髓样癌可独立发生,或合并嗜铬细胞瘤(多为双侧),扁平苔藓,淀粉样变性和甲状旁腺功能亢进(MEN-2a 型);亦可伴有嗜铬细胞瘤(多为双侧),马方综合征体质,多发性神经瘤和节细胞性神经瘤病(MEN-2b 型)。家族性髓样癌患者较多发生希施斯普龙病。对所有髓样癌患者应筛查 10 号染色体有无 RET 点突变,因 10% 无家族史的患者发生突变。对家族基因筛查发现的患者,大多数专家建议,在 6 岁前进行预防性甲状腺全切除术。孤立的家族性甲状腺髓样癌侵袭性较弱,而 MEN-2b 型患者肿瘤的侵袭性较强。

D. 未分化癌

未分化癌约占 1%,主要发生于中老年女性,通常由乳头状腺癌或滤泡性腺癌演化而来。肿瘤质地坚硬,形态不规则,累及整个腺体,生长迅速,通常侵及气管、肌肉、神经和血管。病变可有疼痛或触痛,随吞咽不能上下活动,引起喉部和食道梗阻症状。镜下可见三种主要细胞:巨细胞、梭形细胞和小细胞。有丝分裂多见。颈部淋巴结肿大和肺转移常见。切除后局部肯定复发。外放射、化疗和手术的综合治疗可减轻部分患者的症状,但治愈者罕见(图 16-3)。

▶ **治疗**

甲状腺分化癌的治疗为手术切除。对于 1cm 以上的乳头状癌,可接受的术式为甲状腺全切或近全切除术。而单发小于 1cm 者,甲状腺叶切除即可。甲状腺次全切除或甲状腺叶部分切除不可取,因可导致肿瘤复发率较高,生存缩短。对于大于 1cm 的乳头状癌,滤泡状癌,嗜酸性细胞癌和髓样癌,只要手术不导致永久性甲状旁腺功能低下和喉返神经损伤,作者和多数学者一般推荐甲状腺全切除术。甲状腺全切除术优于其他术式,因为肿瘤的多灶发生率高,残存的对侧腺叶复发率可达 7%,术后随访通过检测甲状腺球蛋白和超声检查易于评估有无复发,还可进行放射性碘(131I)治疗。对乳头状癌患者术前应进行超声检查,术中应切除中央区和侧方区的所有病灶。是否进行预防性同侧中央区颈清扫仍有争议。

如果侧方区淋巴结受累,应进行改良的功能性颈部根治性清扫术。该术式保留了胸锁乳突肌、副神经和感觉神经。

髓样癌两侧中央区淋巴结转移发生率较高,对大于 1.5cm 和已累及中央区淋巴结的肿瘤患者,应进行同侧和对侧的改良的颈部根治性清扫术。术后血清

和癌胚抗原仍高时,应行颈部超声检查或颈部和纵隔MRI检查。对降钙素明显增高的患者,建议进行腹腔镜检查有无肝脏粟粒状转移。若无肝转移,实行中央区颈清扫和双侧功能性颈清扫(若以前未进行),包括切除上纵隔淋巴结。

甲状腺分化癌孤立的远处转移灶应手术切除,甲状腺全切除术后或放射性碘清除残余甲状腺后用 I^{131}治疗。所有患者应使用抑制(TSH)剂量的甲状腺素(低危患者轻度抑制)。随访时,检测血清的基础和 TSH 刺激甲状腺球蛋白量(分化型甲状腺癌的肿瘤标记物)有助于判断有无肿瘤残余和复发与否。甲状腺全切除术后的残余瘤患者,甲状腺球蛋白量通常增高(大于 2ng/ml)。对未分化癌,恶性淋巴瘤和肉瘤应尽可能完全切除,随后进行放疗和化疗。阿霉素、长春新碱和苯丁酸氮芥是最有效的药物。乳腺、肺和其他部位的肿瘤有时转移至甲状腺,但极少表现为单发结节。

Bilimoria KY et al: Extent of surgery affects survival for papillary thyroid cancer. Ann Surg 2007;246:375.

Caron NR, Clark OH: Well differentiated thyroid cancer. Scand J Surg 2004;93:261.

Caron NR, Clark OH: Papillary thyroid cancer. Curr Treat Options Oncol 2006;7:309.

Cooper DS et al: Management guidelines for patients with thyroid nodules and differentiated thyroid cancer. Thyroid 2006; 16:109.

Elaraj DM, Clark OH: Changing management in patients with papillary thyroid cancer. Curr Treat Options Oncol 2007;8:305.

Hay ID: Management of patients with low-risk papillary thyroid carcinoma. Endocr Pract 2007;13:521.

Kebebew E et al: Medullary thyroid carcinoma: clinical characteristics, treatment, prognostic factors, and a comparison of staging systems. Cancer 2000;88:1139.

Kebebew E, Clark OH: Differentiated thyroid cancer: "complete" rational approach. World J Surg 2000;24:942.

Kebebew E et al: Anaplastic thyroid carcinoma. Treatment outcome and prognostic factors. Cancer 2005;103:1330.

Mazzaferri EL: Management of low-risk differentiated thyroid cancer. Endocr Pract 2007;13:498.

Moley JF, Fialkowski EA: Evidence-based approach to the management of sporadic medullary thyroid carcinoma. World J Surg 2007;31:946.

Schlosser K et al: Laryngoscopy in thyroid surgery—essential standard or unnecessary routine? Surgery 2007;142:858.

Sherman SI et al: Thyroid carcinoma. J Natl Compr Canc Netw 2005;3:404.

Sippel RS, Caron NR, Clark OH: An evidence-based approach to familial nonmedullary thyroid cancer: screening, clinical management, and follow-up. World J Surg 2007;31:924.

Triponez F et al: Does familial non-medullary thyroid cancer adversely affect survival? World J Surg 2006;30:787.

White ML, Gauger PG, Doherty GM: Central lymph node dissection in differentiated thyroid cancer. World J Surg 2007;31:895.

▌ II. 甲状旁腺

▶ 胚胎学和解剖学

从系统发育来看,首先见于两栖类动物的甲状旁腺出现得相当迟。该腺体起源于第三和第四咽囊,在下降至甲状腺后被膜的途中曾滞留于舌骨平面。人群中 4 个甲状旁腺者占 85%,其中 85% 位于甲状腺后外侧表面。4 个以上者占 15%。偶尔 1 个或更多甲状旁腺被包裹进入甲状腺或胸腺,成为腺体内的腺体。甲状旁腺Ⅲ(下位甲状旁腺)位置较低,可见于前纵隔,通常在胸腺内。上位甲状旁腺(甲状旁腺Ⅳ)在环状软骨平面与甲状腺外侧紧密相连,亦可疏松附着,带着极长的血管蒂在食管食管旁沟向尾侧移行进入后纵隔。约85% 的下位甲状旁腺位于甲状腺下动脉与喉返神经交叉处 1cm 内。

正常甲状旁腺的形态可为卵圆形,息肉样,舌形或球体,呈独特的黄棕色,大小约 2mm×3mm×7mm。4个腺体总平均重量约 150mg。通常甲状腺下动脉(或甲状腺上动脉)向这些有被膜的腺体供血。可见血管从门样的结构进入其中,这一特征可区别甲状旁腺与脂肪组织。

Maret A et al: Expression of GCMB by intrathymic parathyroid hormone-secreting adenomas indicates their parathyroid cell origin. J Clin Endocrinol Metab 2004;89:8.

▶ 生理学

在骨骼,肾脏和肠道的钙、磷代谢过程中,甲状旁腺素(PTH),维生素 D 和降血钙素发挥着重要作用。放射免疫分析法可测定这三种物质的量。具有重要生理学功能的离子钙可准确测定。血清中的钙,48% 为离子状态,46% 与蛋白结合,6% 络合为有机阴离子。血清中总钙量随血清蛋白质量而变,但钙离子不受影响。

甲状旁腺素和降血钙素协作,调节血清钙离子浓度。当血清钙离子水平下降时,甲状旁腺分泌更多的甲状旁腺素,甲状腺内的滤泡旁细胞分泌降血钙素减少。甲状旁腺素升高和降血钙素减少,增强骨组织和肾小管对的钙吸收。更多的钙进入血流,钙离子水平恢复正常。

循环中的甲状旁腺素由不同成分组成,包括完整的激素和若干激素片段。氨基末端片段具有生物学活性,而羧基末端片段无生物学活性。免疫测定完整的甲状旁腺素,能筛查甲状旁腺功能亢进症,并通过选择性静脉置管对甲状旁腺素分泌源进行定位。非甲状旁腺肿瘤可产生甲状旁腺素相关肽(PTHrP),检测时不会与完整的甲状旁腺素发生交叉反应。

若正常受试者甲状旁腺素升高,离子钙降低,诊断甲状旁腺功能亢进必须同时抽取样本。甲状旁腺素增高,高钙血症且不伴低钙尿,几乎总是甲状旁腺功能亢进的特殊病症。

Shattuck TM et al: Somatic and germ-line mutations of the HRPT2 gene in sporadic parathyroid carcinoma. N Engl J Med 2003;349:1722.

甲状旁腺疾病

原发性甲状旁腺功能亢进症

 诊断要点

▶ 疲劳加重,虚弱,关节痛,恶心,呕吐,消化不良,便秘,烦渴,多尿,夜尿,精神障碍,肾绞痛,骨痛,关节痛(结石,骨化,腹部呻吟,假性呻吟和疲乏暗示)。部分患者无症状

▶ 肾结石,肾钙沉着症,骨质减少,骨质疏松,纤维囊性骨炎,消化性溃疡,肾功能不全,痛风,假痛风,软骨钙质沉着症,胰腺炎

▶ 高血压,带状角膜病,颈部包块

▶ 血清钙,PTH,氯化物增高,血清磷酸盐正常或降低,尿酸和碱性磷酸酶有时升高,尿钙正常或升高,极少有降低,尿磷酸盐增高,肾小管磷酸盐重吸收减少,骨钙素和脱氧吡啶诺林连接增强

▶ X-线表现:指(趾)骨骨膜下吸收,骨骼软化(骨质减少或骨质疏松症),骨囊肿,肾结石或肾钙沉着症

▶ 概述

原发性甲状旁腺功能亢进症由甲状旁腺素过度分泌所致,其中甲状旁腺单发腺瘤引起占83%,多发腺瘤6%,腺体增生10%,甲状旁腺癌1%.较少数的甲状旁腺异常见于局部探查扫描(甲氧异腈/超声)。以前认为该病少见,目前发现人群的发病率为0.1%~0.3%,是未选择的患者高血钙最常见的原因。发病的高峰年龄为30~50岁,青春期少见,女性发病为男性的2~3倍。

甲状旁腺素过度产生,导致骨质脱钙,抑制肾脏重吸收磷酸盐,因此形成高血钙和低磷血症。进而引起钙和磷的消耗,骨质矿物质丢失和骨质减少或骨质疏松。其他的继发或相关疾病(如肾结石,肾钙质沉着症,纤维囊性骨炎,消化性溃疡,胰腺炎,高血压,痛风,假痛风等)为诊断原发性甲状旁腺功能亢进提供了线索。甲状旁腺功能亢进症亦可发生于多发性内分泌瘤病(MEN-I型,即werner综合征和MEN-II型,Sipple综合征)。前者的特征包括:甲状旁腺肿瘤,垂体瘤,胰腺肿瘤,高血糖素瘤,生长抑素瘤和胰多肽瘤。胰腺肿瘤可引起佐林格-埃利森综合征(胃泌素瘤),低血糖症(胰岛素瘤)。MEN-I型综合征的其他肿瘤包括:肾上腺皮质肿瘤,类癌,多发性脂肪瘤和皮肤血管瘤。多发性内分泌瘤病IIa型包括:甲状旁腺功能亢进(20%),伴随与甲状腺髓样癌(98%),嗜铬细胞瘤(50%)和扁平苔癣。

MEN-IIb型患者有马凡氏综合征体型,多发性神经瘤,嗜铬细胞瘤,但极少出现甲状旁腺功能亢进症。家族性甲状旁腺功能亢进可单独发生或与颌瘤综合征同时出现。

甲状旁腺腺瘤重量从65mg至35g以上,大小与高血钙程度平行。镜下可见,肿瘤组织中有主细胞,储水细胞和少见的嗜酸性细胞。

原发性甲状旁腺增生累及所有腺体。镜下可见两种类型:主细胞增生和透明细胞增生。增生的腺体大小不等,但重量均超过正常(65mg)。

甲状旁腺癌罕见,主要见于血钙极高,家族性甲状旁腺功能亢进和颌瘤综合征的患者。半数患者肿瘤可触及。术中发现甲状旁腺质地变硬,有白色不规则被膜或侵袭周围组织,应怀疑甲状旁腺癌。甲状旁腺瘤病(Parathyromatosis)罕见,可引起高钙血症,由多发的胚胎期甲状旁腺残迹增生或甲状旁腺肿瘤被膜破裂溢出物种植所形成。

▶ 临床所见

A. 症状和体征

从历史上看,甲状旁腺功能亢进的临床表现已经发生了改变。40年前,诊断基于骨痛和畸形(纤维囊性骨炎),近年来主要依据肾脏并发症(肾结石和肾钙沉着症)。目前,通过常规检查,骨质减少或骨质疏松症可检测出2/3的患者,部分无症状。原发性甲状旁腺功能亢进程度极轻的患者同样易患心血管疾病,发生骨折。手术治疗成功后,许多被认为无症状的患者逐渐发现术前未被认识的症状(如疲劳、抑郁、虚弱便秘、烦渴、多尿、骨与关节疼痛)改善。对有高血钙和上述表现尤其是伴有肾结石、肾钙沉着症、心室肥大高血压、消化性溃疡、胰腺炎或痛风者应怀疑甲状旁腺功能亢进症。甲状旁腺功能亢进症可导致预期寿命缩短,成功的手术能改善这一状况。年龄较轻和高血钙不严重的患者术后预后较好。

B. 化验检查所见成像检查和鉴别诊断(血钙过高处理)

1. 化验检查

见表16-2。甲状旁腺功能亢进症和肿瘤引起的高血钙占90%。前者是常规筛查所见高血钙最常见的原因,后者为住院患者最常见的原因。其他原因见表16-3。多数患者的诊断较明确,少数较困难。有时,1个患者可有1个以上的原因(如肉瘤样病加甲状旁腺功能亢进)。必须仔细询问病史,明确有无以下问题:①可能与高血钙有关的任何症状的持续时间;②与恶性病相关的症状;③与甲状旁腺功能亢进相关的疾病(如肾绞痛,消化性溃疡病,胰腺炎,高血压,痛风等);④过量使用乳制品,抗酸药,苏打食品和维生素类。对近期发生咳嗽,哮鸣,咯血,或有肺表皮样癌的患者,应

熟虑有无高血钙的问题。血尿提示肾上腺样瘤、膀胱肿瘤或肾石病。肾结石或消化性溃疡病史较长,提示可能甲状旁腺功能亢进。

表 16-2　高钙血症的实验室检查

基本项目	选择项目
血液试验	
钙	肌酸和血尿素氮
磷酸盐	氯化物
甲状旁腺激素(完整的或双位点分析)	尿酸
碱性磷酸酶	pH
	蛋白电泳或球蛋白比率, 25- 二羟维生素 D 和 1,25 二羟维生素 D
放射或核医学检查	
胸部 X 线 腹部平片 肾脏超声 骨密度(髋、腰椎和腕关节)	司他比锝扫描颈部和颈部超声
尿检验	
24 小时尿钙 *	尿分析 脱氧吡啶诺林交联 骨钙素

*24 小时尿钙 <100mg/24h,必须诊断为良性家族性低尿钙高血钙症

表 16-3　高钙血症的原因

	大约频率(%)
癌症	45
乳腺癌	
转移瘤	
分泌 PTH 相关肽的肺、肾肿瘤	
多发性骨髓瘤	
白血病	
其他	
内分泌疾病	46
甲状旁腺功能亢进症	
甲状腺功能亢进症	
肾上腺皮质功能减退,嗜铬细胞瘤	
甲状腺功能减退,舒血管肠肽瘤	

	大约频率(%)
摄入增多	4
乳碱综合征	
维生素 D 和维生素 A 过量	
噻嗪类,锂,铝	
肉芽肿病	3
结节病,肺结核等	
良性家族性低尿钙高血钙症和其他疾病	2
乳头乳晕湿疹样癌	
固定术后(制动)	
婴儿特发性高钙血症	
铝中毒	
横纹肌溶解	
异常蛋白血症	

检查高血钙症最重要的项目依次为:血钙,甲状旁腺素,磷酸盐,氯化物,碱性磷酸酶,肌酸酐,尿酸和尿素氮,尿钙,血细胞比容和 pH,血清镁,血沉。如果其他检验项目可疑,应测定 25- 羟维生素 D 和 1,25- 羟维生素 D,进行蛋白电泳。

高血钙和低血磷提示甲状旁腺功能亢进,但半数患者正常。维生素 D 中毒,肉瘤样病,恶性病无转移和甲状腺功能亢进的患者均可发生低血磷症,而在伴高血钙的乳腺癌者中极少出现。事实上,如果乳腺癌患者有高钙血症和低血磷症,很可能伴随甲状旁腺功能亢进。这时测定甲状旁腺素的价值极大,因除外原发性或异位甲状旁腺功能亢进症和家族性高钙血症的原因,高血钙患者的 PTH 极低。总之,对无明显原因的持续性高钙血症和可疑甲状旁腺功能亢进的患者应用检测血清 PTH。最好是测定血清中完整的 PTH,因其敏感性高,且不受肿瘤分泌的甲状旁腺相关肽影响。可分泌纯 PTH 的非甲状旁腺肿瘤极其罕见。

血清氯化物升高是有用的诊断线索,可见于 40% 的 PTH 患者。PTH 直接作用于近端肾小管,减少碳酸氢盐吸收,进而导致氯化物再吸收增强,轻度的高氯血肾小管性酸中毒。其他原因所致高钙血症,血清氯化物不会升高。利用血清氯化物轻度升高量和血清磷酸盐轻度降低量,可计算血清氯化物与磷酸盐比值。超过 33,提示甲状旁腺功能亢进。

血清蛋白电泳可排除多发性骨髓瘤和肉瘤样病。发生这两种病变时,常见高丙种球蛋白血症,而在甲状

旁腺功能亢进症患者中罕见。碱性磷酸酶升高患者颅骨或骨痛处得 X 射线拍片显示"凿除状"骨损,骨髓检查可确诊骨髓瘤。肉瘤样病诊断困难,因其可发生数年而临床表现较少。胸片可见弥漫的纤维结节性肉芽肿,肺门处显著提示本病,证实淋巴结为非干酪化肉芽肿,即可确诊。进行氢化可的松抑制试验(每天150mg,共 10 天),可降低多数的肉瘤样病,多发性骨髓瘤和癌患者及维生素 D 中毒者中的血清钙浓度,而甲状旁腺功能亢进者极少。因此,若考虑可能为这几种疾病,可用这种方法进行诊断。氢化可的松抑制现在用于治疗(这几种疾病患者可能发生的)高血钙危象。

10% 甲状旁腺功能亢进患者碱性磷酸盐增多,而乳头乳晕湿疹样癌和癌肿患者增多较常见。血清碱性磷酸酶升高时,应检测血清 5'-核苷酸酶(与肝脏的碱性磷酸酶平行),若能确定碱性磷酸酶升高源于骨,提示甲状旁腺疾病,否则为肝脏疾病。测定 24 小时尿钙,有助于诊断因良性家族性低尿钙高血钙(BFHH)和明显高钙尿症(>400mg/24h)引起的高血钙症。对 BFHH 患者进行甲状旁腺切除术无益。

2. 骨骼检查

骨密度测定和骨 X 线片检查大多显示:骨质减少(1 标准差)或骨质疏松症(较正常 2.5 标准差),而明显的骨骼变化(如骨膜下吸收或棕色瘤)仅见于 10% 的甲状旁腺功能亢进患者。用双光子骨密度仪测量股骨、腰椎和桡骨,证实 70% 女性甲状旁腺功能亢进患者骨质减少。若血清碱性磷酸酶不升高,拍片很少能发现纤维囊性骨炎的骨改变。原发和继发性甲状旁腺功能亢进症引起指(趾)骨的骨膜下吸收和骨囊肿(图 16-4)。颅骨呈毛玻璃样丧失清晰度和锁骨皮质脱钙(去矿化)不常见。对血清碱性磷酸酶显著升高且无骨膜下吸收者,应怀疑乳头乳晕湿疹样癌和肿瘤。测定 24 小时尿脱氧吡啶诺林交联含量或骨钙素,发现骨丢失增加。

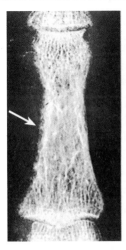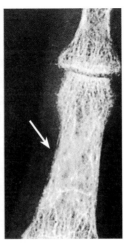

▲图 16-4　第二指骨桡侧骨膜下骨再吸收

3. 鉴别诊断

鉴别原发性甲状旁腺功能亢进与异位甲状旁腺功能亢进症或非甲状旁腺肿瘤,目前主要是测量完整的甲状旁腺激素(原发性甲状旁腺功能亢进症增高)和甲状旁腺素相关肽(恶性肿瘤升高)。引起异位甲状旁腺功能亢进症最常见的肿瘤为肺鳞状细胞癌、肾细胞癌、膀胱癌。肝细胞瘤、卵巢癌、胃癌、胰腺癌、腮腺癌、结肠癌引起者较少。最近出现症状,血沉加快,血清钙 >14mg/dl,磷酸酶活性增高且无纤维囊性骨炎,提示恶性肿瘤相关性高钙血症。有肾结石或消化性溃疡病史者出现较轻高钙血症,提示原发性甲状旁腺功能亢进。高钙血症持续 6 个月以上,基本上可排除恶性肿瘤相关性高钙血症。

乳-碱综合征患者通常有过度摄取乳制品,含钙抗酸剂和小苏打史,停用后血钙逐渐恢复正常。乳-碱综合征者多有肾功能不全和低尿钙,常发生碱中毒而非酸中毒。甲状旁腺功能亢进时,乳-碱综合征常与溃疡病同时存在。

甲状腺功能亢进症(高钙血症和高钙尿症的另一个原因)通常可鉴别,因甲状腺毒症表现而不是高钙血症使患者就诊。偶尔,淡漠型甲状腺功能亢进者可出现血钙过高。血钙过高 PTH 不高时,应进行 TSH 试验。抗甲状腺药物治疗甲状腺功能亢进,8 周内血钙可恢复正常。

正常受试者使用噻嗪利尿药,可发生一过性血钙升高,通常 <1mg/dl。已有报道原发性甲状旁腺功能亢进和特发性幼年骨质疏松者使用时,血钙明显升高。使用噻嗪类药物是多数高钙血症患者血钙升高的另一个原因。评估此类患者时,最好是换用非噻嗪抗高血压药物或利尿药,检测甲状旁腺激素。噻嗪类诱导的高钙血症与无甲状旁腺功能亢进者甲状旁腺激素升高无关。

良性家族性低尿钙高血钙症是引起慢性高钙血症的少数疾病之一,甲状旁腺激素轻度升高,与原发性甲状旁腺功能亢进难以鉴别。诊断该病的最好方法是证实尿钙低,患者有高血钙家族史,尤其在儿童患者中。

高血钙的其他原因有乳头乳晕湿疹样癌,制动(尤其是在乳头乳晕湿疹样癌或年轻患者),异常蛋白血症,婴儿特发性高钙血症,铝中毒和横纹肌溶解(表 16-3)。

C. 血钙正常可能甲状旁腺功能亢进者的处理

肾衰、低白蛋白血症、胰腺炎、维生素 D 缺乏或镁缺乏和磷酸盐摄入过量可导致血钙恢复正常。如果甲状旁腺功能亢进,纠正上述原因后可引起高钙血症。高钙尿和肾结石复发(特发性高钙尿症)而血钙正常的甲状旁腺功能亢进症的发病率目前尚不清楚。因为血清钙发生波动,应在 3 个不同的时段检测。冷冻可降低血钙含量，故当天取的血样应及时测定。测定离子钙有用，因为血清总钙正常者的离子钙可能增高。

如果离子钙和甲状旁腺激素增高，可确诊正常血钙型甲状旁腺功能亢进。高钙尿症和肾结石有三个主要原因：胃肠道吸收钙增多（吸收性高钙尿症），肾排除增加（肾性高钙尿症），原发性甲状旁腺功能亢进。吸收性高钙血症者胃肠道吸收大量钙，因此，甲状旁腺激素降低。肾性高钙尿症者肾小管排钙增多，甲状旁腺激素升高。噻嗪类药物治疗的反应，可鉴别正常血钙甲状旁腺功能亢进。发生肾漏性高钙血症时，噻嗪类药物治疗纠正了过量的钙丢失，甲状旁腺激素恢复正常。而原发性甲状旁腺功能亢进时，甲状旁腺激素依然增高，血钙过高加重。

▶ 甲状旁腺功能亢进症未治疗及治疗转归

未治疗者主要因心血管疾病和恶性肿瘤的高风险而过早地死亡。呼吸肌肌力减弱，肥厚性心肌病和左心室肥大增多，血管顺应性降低，即使患者无高血压。患者易发生高血压、肾结石、骨质减少、消化性溃疡、痛风、肾功能不全和胰腺炎。成功地切除甲状旁腺后，年轻者和病情较轻者恢复正常存活状态，而年长者和病情较重者过早死亡的风险仍然较高。大多数患者（包括正常血钙性者）有症状和合并症。甲状旁腺切除术后，80% 的患者临床症状改善或消失。

▶ 治疗

甲状旁腺切除术是治愈原发性甲状旁腺功能亢进的唯一方法。作者认为，从缓解症状、纠正代谢紊乱及提高生存率方面来看，甲状旁腺切除术均可使有或无症状的患者受益。目前，尚无有力的证据支持医学观察计划，大量的资料支持手术治疗。如果合并症如高血压和肾功能不全发生，即使纠正了原发性甲状旁腺功能亢进，病情仍会进展，因此，最好是进行早期治疗，尽可能地纠正这些并发症。为了确定诊断，短期延迟治疗仍为合理。

A. 显著高钙血症（高钙血症危象）

对血钙异常增高症状严重的患者，首先进行补液，纠正低钾血症和低钠血症。同时要评估潜在的问题，以便于开始进行专业治疗。立即停用乳品、碱性制品、雌激素、噻嗪类、维生素 A 和维生素 D。补液的患者可用呋塞米增加钙排泄。通常羟乙磷酸盐、普利霉素、降钙素短期治疗无论何种原因的高血钙症均有效。糖皮质激素治疗维生素 D 中毒，甲状腺功能亢进症，肉瘤样病和肿瘤（包括肽分泌型）者很有效，对骨病广泛者疗效较差。如上所述，糖皮质激素仅偶而对治疗甲状旁腺功能亢进有效。

一旦确诊为甲状旁腺功能亢进所致高钙血症，应大量补液，对病灶定位，探查颈部，进行甲状旁腺切除术，这是迅速有效降低血钙的方法。

B. 定位

术前进行超声检查可定位 75% 的甲状旁腺肿瘤，甲氧异腈扫描可达 85%。这些检查对增生的甲状旁腺定位仅可达 35%（图 16-5）。对甲状旁腺功能亢进持续存在或复发者，必须进行定位检查，而散发型原发性甲状旁腺功能亢进症可直接进行探查。对未进行术前定位检查和无甲状腺或甲状旁腺手术史者，经验丰富的手术者可探查发现 95% 的肿瘤。对非侵袭性定位检查阴性和可疑的前次手术失败者，建议进行选择性静脉置管，测定甲状旁腺素。该检查的定位准确率达 80%。数字减影血管造影有用，而动脉造影已极少使用。

C. 手术

治疗散发性原发性甲状旁腺功能亢进的手术方法有三种。双侧法安全，无需进行术前定位检查或术中测定甲状旁腺素。定位检查确定为单发甲状旁腺肿瘤时，可选择单侧法。术中应区别肿瘤侧正常和异常的甲状旁腺。甲状旁腺肿瘤切除 10 分钟后，术中切除前甲状旁腺素最高值降低 50% 以上，手术结束。同类患者均可进行局部切除。甲氧异腈扫描和超声扫描结论一致时，手术成功率约为 96%。少数外科医师推荐内镜甲状旁腺切除术。

80% 以上甲状旁腺肿瘤附着于甲状腺后被膜。通常甲状旁腺位置对称，下位甲状旁腺位于喉返神经前方，上位甲状旁腺位于喉返神经进入环甲肌处的神经后方。甲状旁腺肿瘤也可位于甲状腺上极的头侧，颈部大血管旁，气管食管沟，胸腺内，甲状腺内或纵隔。注意避免出血，损伤甲状旁腺和肿瘤，因甲状旁腺和肿瘤特有的颜色可用于区别周围的甲状腺、胸腺、淋巴结和脂肪组织。而且甲状旁腺破裂可导致甲状旁腺瘤病（甲状旁腺组织种植）和甲状旁腺功能亢进复发。术中可用两种方法定位甲状旁腺肿瘤：①沿甲状腺下动脉寻找；②轻柔地触诊进行搜寻。选择进行双侧探查时，尽可能识别四个腺体，尽管腺体可能多于或少于 4 个。

若发现可能为甲状旁腺腺瘤，应切除送冰冻检查，或通过检测甲状旁腺激素降低大于 50% 以上，以明确诊断。随意切除正常甲状旁腺极不明智，一方面是不能使患者受益，另一方面是切除高功能组织后还需要维持正常的功能。发现两个腺瘤时，均予以切除，对正常的腺体进行标记和活检，但不切除。

术中发现 1 个正常的甲状旁腺，提示切除的肿瘤为腺瘤，而不是甲状旁腺增生。甲状旁腺增生时，所有腺体均受累。正常的甲状旁腺边缘受压也提示腺瘤。所有腺体均增生时，对最大的腺体进行次全切除，保留 50mg 残留组织，其余腺体经组织学证实后予以切除。胸腺上部和胸腺周围组织也应切除，因在增生患者中，15% 可有第五个腺体。

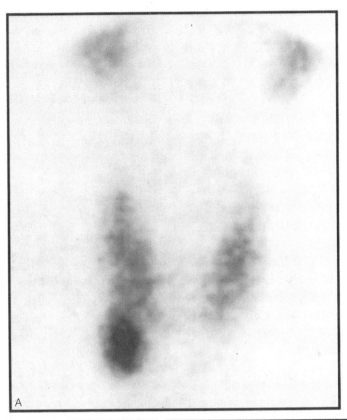

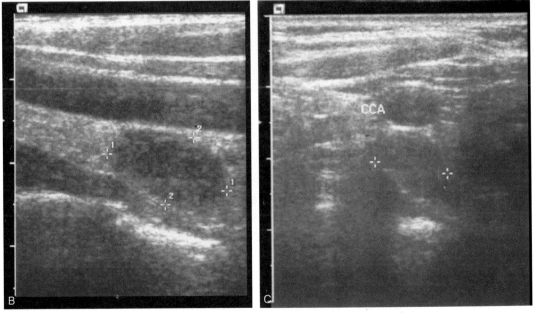

图 16-5　甲状旁腺腺瘤

A：右侧下部甲状旁腺腺瘤 Sestamibi 扫描；B：左侧下部甲状旁腺腺瘤纵向超声扫描；C：左侧下部甲状旁腺腺瘤横向超声扫描

若探查未发现甲状旁腺肿瘤,踪迹不明的下位甲状旁腺通常位于胸腺内(前纵隔),而上位者多位于食管周围(后纵隔)。因肿瘤可能位于胸腺或甲状腺内,故发现一侧仅有1个甲状旁腺时,应行胸腺切除,甲状腺腺叶或部分切除。超声检查甲状腺有多发结节且显示可疑征象时,进行针吸活组织检查。甲状旁腺功能亢进患者甲状腺分化癌的发生率为3%,多数有照射史。

散发性甲状旁腺功能亢进症切除单一肿瘤后,复发率≤2%。多发内分泌性腺瘤和家族性甲状旁腺功能亢进术后复发率约为33%。因此,要进行甲状旁腺次全切除,或甲状旁腺全切除(同时行双侧上肢自体移植)与胸腺切除,争取彻底切除异常的甲状旁腺。作者倾向于行甲状旁腺次全切除,保留残余的腺体并做好标记,因为不是所有的自体移植物均可有效发挥功能。

首次手术时,须行劈开胸骨探查纵隔者仅占1%~2%,仅建议此措施用于血钙>13.5mg/dl的患者。如果颈部探查未见肿瘤,或定位检查提示纵隔肿瘤,应停止手术,6~8周后探查纵隔。再次手术前,必须进行定位检查。对从颈部切口不易切除的纵隔内低危甲状旁腺瘤,可以进行血管造影消融。

D. 术后处理

切除甲状旁腺腺瘤或增生腺体后,24~48小时内血钙降至正常或低于正常。骨消耗(饥饿)严重,甲状旁腺功能亢进持续时间较长或血钙较高者,术后可发生明显的低钙血症,表现为感觉异常、腕足痉挛和癫痫发作。如果症状轻,血钙缓慢下降,只需服用钙剂。症状严重时需静脉使用葡萄糖酸钙。治疗效果不明显时,应检测血清镁。若血清镁降低,应予以补充。有时需要使用骨化三醇0.5ng,每日两次,进行治疗(见甲状旁腺功能减退症章节)。

E. 再手术

因甲状旁腺功能亢进持续存在,复发或以前进行过甲状腺切除术而进行再次探查时,带来棘手的问题,并发症发生率增高。首先要确定诊断正确,患者无良性家族性低尿钙性高钙血症或因其他原因如恶性肿瘤所致的高钙血症。先进行超声,CT或MRI和甲氧异腈扫描。这些检查未探及病灶或发现可疑病变时,建议行数字减影血管造影和高选择性静脉置管抽血测定甲状旁腺素。大多数患者只有一个甲状旁腺肿瘤,经颈部可以切除,无需劈开胸骨探查纵隔。首次手术时,经验丰富的外科医师切除甲状旁腺的成功率≥95%,经验欠缺者约为75%。需要进行再次手术才能治愈的成功率约为90%。而在定位检查阴性或可疑,甲状旁腺瘤病和甲状旁腺癌者成功率较低。

The American Association of Clinical Endocrinologists and the American Association of Endocrine Surgeons position statement on the diagnosis and management of primary hyperparathyroidism. Endocr Pract 2005;11:49.

Brunaud L et al: Incision length for standard thyroidectomy and parathyroidectomy: when is it minimally invasive? Arch Surg 2003;138:1140.

Clark OH: How should patients with primary hyperparathyroidism be treated? J Clin Endocrinol Metab 2003;88:3011.

Eigelberger MS et al: The NIH criteria for parathyroidectomy in asymptomatic primary hyperparathyroidism: are they too limited? Ann Surg 2004;239:528.

Genc H et al: Differing histologic findings after bilateral and focused parathyroidectomy. J Am Coll Surg 2003;196:535.

Haciyanli M et al: Accuracy of preoperative localization studies and intraoperative parathyroid hormone assay in patients with primary hyperparathyroidism and double adenoma. J Am Coll Surg 2003;197:739.

Karakousis GC et al: Interpretation of intra-operative PTH changes in patients with multi-glandular primary hyperparathyroidism (pHPT). Surgery 2007;142:845.

Kebebew E et al: Predictors of single-gland vs multigland parathyroid disease in primary hyperparathyroidism: a simple and accurate scoring model. Arch Surg 2006;141:777.

Lal G, Clark OH: Primary hyperparathyroidism: controversies in surgical management. Trends Endocrinol Metab 2003;14:417.

Miccoli P et al: Minimally invasive video assisted parathyroidectomy (MIVAP). Eur J Surg Oncol 2003;29:188.

Ogilvie JB, Clark OH: Parathyroid surgery: we still need traditional and selective approaches. J Endocrinol Invest 2005;28:566.

Peacock M et al: Cinacalcet hydrochloride maintains long-term normocalcemia in patients with primary hyperparathyroidism. J Clin Endocrinol Metab 2005;90:135.

Siilin H et al: Disturbances of calcium homeostasis consistent with mild primary hyperparathyroidism in premenopausal women and associated morbidity. J Clin Endocrinol Metab 2008;93:47.

Stavrakis AI et al: Surgeon volume as a predictor of outcomes in inpatient and outpatient endocrine surgery. Surgery 2007;142:887.

Utiger RD: Treatment of primary hyperparathyroidism. N Engl J Med 1999;341:1301.

继发性和三发性甲状旁腺功能亢进症

肾脏病和吸收障碍可导致血浆离子钙减少,促使甲状旁腺素分泌增多,进而引起继发性甲状旁腺功能亢进症。最终导致主细胞增生。继发性甲状旁腺功能亢进症作为肾脏病并发症发生时,通常血磷升高,而在吸收障碍、骨软化或佝偻病时,血磷多降低或正常。如果不是血液透析和腹膜透析的并发症,伴肾性骨营养障碍的继发性甲状旁腺功能亢进症常见。发生肾性骨营养障碍时,发挥作用的因素包括:(1)继发于肾单位减少的磷潴留;(2)肾脏病变使25-二羟维生素D不能羟基化为活性代谢物1,25-二羟维生素D,肠吸收钙减少;(3)骨对甲状旁腺素产生抵抗性;(4)血清降钙素增加。继发性甲状旁腺功能亢进症引起的骨骼变化与原发性甲状旁腺功能亢进症相同,但通常表现的更为严重。

大多数患者可以用药物进行治疗。血液透析期间,维持相对正常的血清钙和磷量,骨化三醇(口服或经静脉)可减少骨病的发生。

偶尔,在继发性甲状旁腺功能亢进时,发生相关的自主性甲状旁腺增生。多数患者在肾移植成功后,血钙恢复正常,增生的甲状旁腺复原。术后至少等待 6 个月,才考虑进行甲状旁腺切除,治疗持续存在的轻度高钙血症。部分患者可发生严重的高钙血症(三发性甲状旁腺功能亢进症)。通常,内科治疗(包括使用维生素 D 和磷酸盐黏合剂,补充钙)无效时,才考虑手术治疗所谓的三发性甲状旁腺功能亢进症。继发性甲状旁腺功能亢进症的手术指征:①钙磷酸盐乘积 >70;②严重的骨病和疼痛;③瘙痒症;④广泛的软组织钙化伴瘤样钙质沉着;⑤钙过敏。多数需要切除甲状旁腺的继发性甲状旁腺功能亢进症患者甲状旁腺素很高,而无正当理由切除甲状旁腺的铝骨病患者血钙过高,伴骨痛,甲状旁腺素正常或稍高。进行甲状旁腺次全切除时,需要保留 50mg 正常甲状旁腺组织。切除全部甲状旁腺后,应将 15 块 1mm 大小的甲状旁腺组织植入前臂肌肉内。冷冻保存部分甲状旁腺,以防自体移植组织不能发挥正常功能。甲状旁腺切除术后,患者骨和关节疼痛及瘙痒症明显缓解。因肾性骨营养障碍进行甲状旁腺次全切除或甲状旁腺全切除甲状旁腺自体移植后,因"骨饥饿"和甲状旁腺素分泌减少,多可发生严重的低钙血症。碱性磷酸酶显著升高和手部拍片证实骨膜下吸收的患者,因骨饥饿先发生低钙血症。

Pasieka JL, Parsons LL: A prospective surgical outcome study assessing the impact of parathyroidectomy on symptoms in patients with secondary and tertiary hyperparathyroidism. Surgery 2000;128:531.

Savio RM et al: Parathyroidectomy for tertiary hyperparathyroidism associated with X-linked dominant hypophosphatemic rickets. Arch Surg 2004;139:218.

Schlosser K, Zielke A, Rothmund M: Medical and surgical treatment for secondary and tertiary hyperparathyroidism. Scand J Surg 2004;93:288.

Triponez F et al: Less-than-subtotal parathyroidectomy increases the risk of persistent/recurrent hyperparathyroidism after parathyroidectomy in tertiary hyperparathyroidism after renal transplantation. Surgery 2006;140:990.

甲状旁腺功能减退

 诊断要点

- ▶ 感觉异常,肌肉痉挛,腕足痉挛,喉喘鸣,惊厥,全身乏力,肌肉和腹部绞痛,手足抽搐,尿频,嗜睡,焦虑,精神性神经官能病,抑郁和精神病
- ▶ 颈部手术痕,Chvostek 和 Trousseau 征阳性,趾甲脆弱萎缩,牙齿缺陷,白内障
- ▶ 低钙血症和高磷血症,尿钙减少或缺如,甲状旁腺素降低或测不出
- ▶ 基底神经节,软骨,动脉钙化

▷ 概述

甲状旁腺功能减退症不常见,多作为切除甲状腺尤其是治疗甲状腺癌和甲状腺肿复发的手术并发症而发生。特发性甲状旁腺功能减退少见,是自身免疫疾病,与自身免疫性肾上腺皮质功能减退症相关。[131]I 治疗 Graves 病所致甲状旁腺功能减退症罕见。新生儿期手足抽搐可能与母亲的甲状旁腺功能亢进症有关。里德耳甲状腺肿患者可同时发生甲状旁腺功能减退和甲状腺功能减退。

▷ 临床所见

A. 症状和体征

急性甲状旁腺功能减退的症状和体征为低血钙所致。血钙降低,可导致手足抽搐突然发生。潜伏性手足抽搐可表现为轻度或中度的感觉异常,面神经叩击试验 Chvostek 征或束臂加压试验 Trousseau 征阳性。首发表现为感觉异常,口周麻木、肌肉痉挛、易激惹、腕足痉挛、惊厥、角弓反张和显著焦虑。皮肤干燥,指甲易碎,斑状脱发包括眉毛脱落常见。因原发性甲状旁腺功能减退罕见,故患者几乎均有甲状腺切除史。通常,术后临床表现出现得越早,预后越差。多年后部分患者逐渐适应了低钙血症,手足抽搐不再发生。

B. 化验检查所见

检查证实为血钙降低和血磷升高。尿磷减少或测不出。肾小管吸收磷的作用增强,尿钙降低。

C. 影像学检查

发生慢性甲状旁腺功能减退时,X 线检查可见基底神经节,动脉和耳廓钙化。

▷ 鉴别诊断

完整的病史对鉴别低血钙性抽搐极为重要。偶尔,抽搐伴发于碱中毒和通气过度。症状性低血钙症的发生因甲状腺或甲状旁腺手术切除或损伤甲状旁腺,或甲状旁腺血供阻断所致,亦可继发于骨饥饿。低血钙性抽搐的其他原因有小肠吸收不良和肾功能不全。腹泻、胰腺炎、脂肪泻和肾脏病的病史可提示这两种疾病。吸收障碍的患者,血清蛋白质、胆固醇和胡萝卜素降低,大便的脂肪含量增高,而肾衰竭者血尿素氮升高。继发于特发性或医源性甲状旁腺功能减退的钙血症患者,甲状旁腺素降低,血清钙和尿钙磷及羟脯氨酸减少,血磷增高。而继发于吸收障碍和肾衰竭低钙血症者,甲状旁腺素增高,血清碱性磷酸酶正常或升高。

▷ 治疗

治疗的目的是:提高血钙含量,缓解抽搐;降低血磷,预防代谢性(迁徙性)钙化。术后低钙血症多为一过性,若持续超过 2~3 周,或需要用骨化三醇(1,25- 二羟维生素 D)治疗,可能为永久性甲状旁腺功能减退。

A. 急性甲状旁腺功能减退性手足搐搦

急性甲状旁腺功能减退性手足搐搦需急诊处理。

要保持呼吸道通畅,消除患者疑虑,避免换气过度引起碱中毒。缓慢静推 10% 葡萄糖酸钙 10~20mL,控制抽搐。随后将 5% 葡萄糖溶液 +10% 葡萄糖酸钙 50ml 以 1ml/(kg·h) 的速度静滴。调整滴速,维持每小时检测的血钙值正常。骨化三醇(1,25- 二羟维生素 D)0.25~0.5g,每日两次,治疗急性低血钙效果较好,起效快(与其他维生素 D 制剂相比),作用持续时间短。对钙治疗无效的部分患者可出现低镁血症,此时应肌肉内注射硫酸镁 4~8g/d,或静滴 2~4g/d。

B. 慢性甲状旁腺功能减退

若静滴钙剂能缓解抽搐,可改为口服钙剂(柠檬酸钙、葡糖酸钙或乳酸碳酸钙),每日三次,或必要时使用。因维生素 D 的治疗剂量与中毒剂量的差值较小,故治疗甲状旁腺功能减退较为困难。治疗患者的高钙血症发作不可预知,无症状时可能已经发生。用特定治疗方案完全控制症状的数月或数年后,可发生维生素 D 中毒。对常规治疗不能控制低钙血症的特殊患者,在使用钙剂和 1,25- 二羟维生素 D 的基础上加用双氢速甾醇有效。必须经常检测血钙,调整维生素 D 的合理剂量,以免发生维生素 D 中毒。纠正低血钙症所需维生素 D 的剂量变化较大,约为 25 000~200 000IU/d。限制含磷饮食,大多数患者控制乳制品即可。部分患者需要使用氢氧化铝凝胶络合肠道中的磷,促进其排出。

假性甲状旁腺功能减退症和假性假甲状旁腺功能减退症

假性甲状旁腺功能减退症是伴 X- 连锁常染色体综合征,由于肾脏缺乏腺苷酸环化酶系统所致。本病具有甲状旁腺功能减退的临床和生化特征,患者表现为满月脸,躯体粗短,手指短粗,掌骨和跖骨短,心理缺陷和 X 线检查可见钙化。可伴有甲状腺和卵巢功能不全。虽然伴随低钙血症综合征,证据显示,骨质吸收增强,纤维囊性骨炎加重。尿磷增多的患者,静脉注射 200 单位甲状旁腺素(艾 - 豪二氏试验),治疗无反应。机体内甲状旁腺激素升高。控制病情需要使用维生素 D,药物用量小于治疗特发性甲状旁腺功能减退症,治疗耐受少见。

假性假甲状旁腺功能减退症也是遗传性疾病,体检所见与假性甲状旁腺功能减退症相同,但血清钙和磷正常。在应激期间如妊娠和快速生长期,患者逐渐发生低钙血症,这提示本病与假性甲状旁腺功能减退症的遗传缺陷相同。

Long DN et al: Body mass index differences in pseudohypoparathyroidism type 1a versus pseudopseudohypoparathyroidism may implicate paternal imprinting of Galpha(s) in the development of human obesity. J Clin Endocrinol Metab 2007;92:1073.
Savio RM et al: Parathyroidectomy for tertiary hyperparathyroidism associated with X-linked dominant hypophosphatemic rickets. Arch Surg 2004;139:218.

(苏清华　谭婷　译,孙晓力　校)

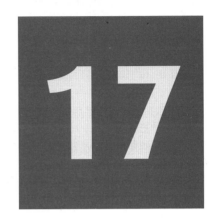

第 17 章　乳房疾病

纤维囊性病

诊断要点

▶ 多发,通常累及双侧乳腺,伴疼痛

▶ 通常肿块的大小变化较快

▶ 常于月经前出现疼痛、病情加重或肿块增大

▶ 高发年龄是 30~50 岁。绝经后妇女未接受过激素替代治疗者很少发生

▶ **概况**

纤维囊性病变是常见的乳腺良性病变。事实上,虽然常称为"纤维囊性疾病",但并不表示其是病理和解剖学上的疾病。高发年龄是 30~50 岁。绝经后妇女未接受过激素替代治疗者很少发生。大多数学者认为雌激素和病变有关。饮酒或许可以增加病变危险,特别是对 18~22 岁的女性而言。纤维囊性病变包含多种乳腺上皮良性组织学改变。纤维囊性病变在镜下改变包括囊变(大体和镜下)、乳头状瘤病、腺病、纤维症和导管上皮增生。虽然通常纤维囊性病变被认为是增加乳腺癌发生的危险因素,但上皮增生(特别是不典型增生)才是真正的危险因素。

▶ **临床表现**

A. 症状和体征

纤维囊性病变或许是一种乳腺无症状的团块,在偶然疼痛或触痛引起注意时被发现。通常在月经前不适或症状加重,出现囊性变或囊变增大。乳房肿块大小、迅速出现和消失的改变常常是多发的,或是双侧乳房病变,以及严重的乳头溢液。患者往往会表现为短期乳房肿块和周期性乳房疼痛。

B. 辅助检查

纤维囊性病患者的肿块常用乳腺钼靶和超声检查。由于纤维囊性病和癌的肿块在临床表现方面很难鉴别,超声检查一般用于 30 岁以下的女性。对于可疑病变应该进行活组织检查,细针抽吸活检细胞学(Fine-needle aspiration, FNA)是最常用的技术,芯针活组织检查或细针抽吸活检细胞学有时就足够了。但对于几个月的可疑肿块,细胞学检查不能鉴别时,可行手术切除,目的是为了排除癌变,手术范围适当缩小。对于诊断明确的纤维囊性病变一般不采用单纯乳房切除术和广泛的乳房组织切除。

▶ **鉴别诊断**

疼痛、大小变化以及多发病灶等特点可以帮助我们鉴别纤维囊性病变和癌症。如果出现一个明显的肿块,在病理明确诊断之前,应该首先考虑癌症。乳房钼靶或许有一定帮助,但由于年轻女性的乳房 X 线不易透过,应用价值不高。超声检查常用于鉴别乳房囊性肿块和实性肿块,特别是乳房腺体密度较高的女性。当然,确诊需依靠切除的活组织检查标本或针吸活组织检查的分析。

▶ **治疗**

对于采用活组织检查明确诊断者,或有典型病史、针吸液体后疼痛可缓解的囊性肿块(最重要的是确定为囊性肿块)的患者,应该定期复查。对于针吸没有液体或血性液体、针吸后肿块持续存在或针吸后肿块再发的患者,应该进行活组织检查。

对伴有纤维囊性变的乳房疼痛,最好的治疗方法是避免创伤的同时,全天候佩戴一款具有良性支撑性的胸罩。激素治疗不能治疗纤维囊性病变,而且有副作用,不建议采用。达那唑(Danazol)(100~200mg,口服,每日两次)已通过美国食品与药品管理局(FDA)批准,用于治疗严重的乳房疼痛。这种治疗抑制垂体促性腺激素,但由于雄激素的副作用(痤疮、浮肿、多毛症)使这种治疗耐受性差,故而很少采用。类似的治疗有,他莫昔芬可以缓解纤维囊性病的症状,但由于其副作用,也不用于年轻的女性,除非用于减少患癌危险。对于正在接受激素替代治疗的绝经后女性可以通过停用激素或改变激素剂量缓解疼痛。月见草(OEP)油,纯天然形式的全顺十八碳 -6,9,12- 三烯酸,已经在44%~58% 的使用者中显示具有减少疼痛的作用。月见草油的剂量是 6 个胶囊,500mg,口服,每天两次。研究证实低脂饮食或减少脂肪吸收可以减少纤维囊性病的疼痛症状。此外,外用非甾体抗炎药物或外用他莫昔芬是否疗效确切有待于进一步证实。

咖啡因的摄入在纤维囊性病的发展和治疗方面的作用仍然有争议。一些研究建议减少饮食中的咖啡因摄入有助于改善症状,但有些研究则完全驳斥这种益处。许多患者通过这些研究和报告了解到放弃咖啡、茶和巧克力可以缓解症状。同样,一些女性寻求维生素 E(每天 400IU)的帮助,但这些观察仍有待证实。

▶ 预后

剧烈的疼痛、触痛和囊性变在绝经前随时可以出现,绝经后这些症状就会减少,一些进行激素替代治疗的人除外。此类患者应在月经后定期对乳房进行体格检查,如果发现肿块,及时告知医生。对于纤维囊性变,有上皮组织增生或不典型增生的女性发生乳腺癌的危险要高于一般人群。这些女性应该通过体检和影像检查仔细检测。

Guray M et al: Benign breast diseases: classification, diagnosis, and management. Oncologist 2006;11:435.
Mannello F et al: Human gross cyst breast disease and cystic fluid: bio-molecular, morphological, and clinical studies. Breast Cancer Res Treat 2006;97:115.
Qureshi S et al: Topical nonsteroidal anti-inflammatory drugs versus oil of evening primrose in the treatment of mastalgia. Surgeon 2005;3:7.
Rosolowich V et al: Mastalgia. J Obstet Gynaecol Can 2006;28:49.

乳房纤维腺瘤

这种常见的良性肿瘤最常发生于年轻女性,通常是青春期后 20 年内。黑人女性发病率更高且发病年龄更早。10%~15% 的患者发现有多发肿块。

典型的纤维腺瘤是单发的圆形或椭圆形肿块,直径 1~5cm,质韧,无痛,活动度佳,通常为偶然发现。对于年轻患者的临床诊断并不困难。但对于超过 30 岁的女性,必须考虑到乳房的纤维囊性变和乳腺癌的可能性。纤维囊变可以采用细针抽吸或超声检查明确诊断。纤维腺瘤通常不会发生于绝经后妇女,但用于激素治疗的人或许有可能发生。

如果通过细针活组织检查或细胞学检查明确诊断,可以不治疗。如果诊断不明确,可以手术切除或辅

助真空芯针切除获取组织进行病理诊断。一项 2005年的研究认为通过切除获取病理诊断的纤维腺瘤,给予冷冻消融或冷冻是一种安全的方法。冷冻消融不适合所有的纤维腺瘤,因为有些纤维腺瘤较大不易冷冻,或有些诊断并不确定。由于细针活组织检查或者超声检查并不能鉴别叶状肿瘤和大的纤维腺瘤,冷冻消融并不一定优于观察。

叶状肿瘤是一种类似纤维腺瘤的肿瘤,其有细胞间质的快速生长。它可以增长得较大,如果切除的范围不够,有可能复发。叶状肿瘤有良、恶性之分。良性者,完整切除肿瘤至正常乳腺组织边缘即可治愈。对于恶性叶状肿瘤的治疗尚有争议,得到认可的是完整切除肿瘤并带有部分正常乳腺组织,可以避免复发。对于体积较大的叶状肿瘤,有时须行乳房单切,由于肿瘤的肉瘤部分一般常转移到肺脏而不是淋巴结,故不要求淋巴结清扫。

Bode MK et al: Ultrasonography and core needle biopsy in the differential diagnosis of fibroadenoma and tumor phyllodes. Acta Radiol 2007;48:708.
Jacklin RK et al: Optimising preoperative diagnosis in phyllodes tumour of the breast. J Clin Pathol 2006;59:454.
Lee AH et al: Histological features useful in the distinction of phyllodes tumour and fibroadenoma on needle core biopsy of the breast. Histopathology 2007;51:336.
Telli ML et al: Phyllodes tumors of the breast: natural history, diagnosis, and treatment. J Natl Compr Canc Netw 2007;5:324.

乳头溢液

导管扩张、导管内乳头状瘤和癌症往往会引起不泌乳的乳房出现乳头溢液。下列的一些病史和体检是鉴别乳头溢液特性的重要手段:

1. 乳头的自然溢液(浆液的、血性的或其他)。
2. 伴有肿块。
3. 单侧或双侧。
4. 单个或多个导管溢液。
5. 溢液是自发的(持久或间歇的)或者必须挤压。
6. 挤压局部或整个乳房出现乳头溢液。
7. 与月经相关。
8. 绝经前或绝经后。
9. 患者服用避孕丸或雌激素。

单侧自发的浆液或血性的单个导管的溢液,往往是乳房导管内乳头状瘤,很少见于导管内癌。肿块或许不可触及,涉及的导管通过挤压乳头周围乳晕不同的位置能够鉴别。血性溢液提示癌变可能,但大多数见于良性的导管内乳头状瘤。对于超过 50 岁的女性,细胞学检查或许能确定恶性细胞,但阴性发现并不能排除癌症。无论如何,涉及的导管系统和肿块均应该手术切除。乳腺导管造影拍片(乳房导管内注射不透X 线染料的乳房 X 线照片)的价值是有限的。通过乳

头插入导管镜对小范围导管的评价已有尝试,但效果不佳。

绝经前女性在月经前自发的、多发的、单侧或双侧大量的导管溢液,常常是纤维囊性病。溢液绿色或褐色。乳头状瘤病和乳腺导管扩张症通常通过活组织检查发现。如果可触及肿块,应该是可推动的。

对于不泌乳的乳房,发现多个导管出现乳白色溢液往往是由高催乳素症引起。垂体肿瘤者,浆液内可以检测到泌乳素水平。促甲状腺激素(TSH)可以帮助排除甲状腺机能减退症。大多数抗精神药物和其他药物可以引起乳白色乳头溢液,停用药物后症状消失。

口服避孕药或雌激素替代疗法或许可引起清亮的、浆液性或乳白色的溢液,往往见于多根导管,偶见于单导管的。对于绝经前的女性,在月经期间更明显,药物停用后就消失,如果停药后溢液不消失甚至更多,从单个导管溢出,应该进行探查,因为这种情况可能是癌变的信号。

乳晕下脓肿、要求切除的脓肿以及输乳管窦病变会引起脓性乳头溢液。

对于位置不易确定,肿块不易触及的非血性溢液,应该每年每3~4个月检查一次,一般用乳腺钼靶和超声检查。尽管乳头溢液大多由良性病变引起,患者也会觉得比较烦躁或不安。乳头溢液的脱落细胞学检查对于明确诊断帮助不大,导管及周围组织的切除对于诊断和治疗意义重大。

Barghav RK et al: The value of clinical characteristics and breast imaging studies in predicting a histopathologic diagnosis of cancer or high-risk lesion in patients with spontaneous nipple discharge. Am J Surg 2007;193:141.
Escobar PF et al: The clinical applications of mammary ductoscopy. Am J Surg 2006;191:211.
Hussain AN et al: Evaluating nipple discharge. Obstet Gynecol Surv 2006;61:278.
Louie LD et al: Identification of breast cancer in patients with pathologic nipple discharge: does ductoscopy predict malignancy? Am J Surg 2006;192:530.

脂肪坏死

脂肪坏死是比较少见的乳房损害,但在临床上比较重要,因为它产生的肿块(时常导致皮肤和乳头内陷)很难和癌症相鉴别,甚至影像学检查也难以鉴别。创伤引起的脂肪坏死患者中仅大约有50%的患者可以提供明确的损伤病史,偶尔可见瘀斑。如果不治疗,肿块可以逐渐消失。最安全的办法是获取活组织检查。针吸活组织检查往往可以达到目的,但往往需要全部肿块切除,主要是为了排除癌变。脂肪坏死在乳腺区段切除、放射治疗后,以及乳房切除后乳房重建等情况下常见。

Li S et al: Surgical management of recurrent subareolar breast abscesses: Mayo Clinic experience. Am J Surg 2006;192: 528.
Tan PH et al: Fat necrosis of the breast—a review. Breast 2006;15:313.

乳房脓肿

在哺乳期间,乳房区域的发红、触痛和硬结或许会发展为乳房脓肿。大多脓肿最常见的致病菌是金黄色葡萄球菌。

感染在非泌乳的乳房很少见。非泌乳期的年轻和中年女性好发乳晕下脓肿,这些感染切开引流后容易复发,但如果在静止间隔期处理则不易复发,切除包括输乳管导管或乳头基部的导管。对非泌乳的乳房,往往考虑炎性乳癌;因此,对于非泌乳的乳房,出现抗生素不能迅速缓解的脓肿和蜂窝织炎,应切取一小块表面皮肤发红的硬结组织进行活组织检查。通常细针和导管引流可以解决脓肿,但外科切开引流仍是必要的。

Scott BG et al: Rate of malignancies in breast abscesses and argument for ultrasound drainage. Am J Surg 2006;192:869.

隆乳的问题

目前,至少已有400万美国女性进行了乳房假体植入术。隆乳术即在乳房的胸肌下或皮下组织植入假体。多数植入体外壳为硅胶树脂,内部充满硅胶、盐或硅胶与盐的混合物。15%~25%的患者因胶囊收缩或植入体周围瘢痕收缩,会使乳房坚硬和畸变,引起疼痛。一些人会因此要求摘除植入体或外围胶囊。在2006年,美国FDA重新批准硅植入物用于隆胸。

大约5%~10%植入物会出现破裂,硅胶通过植入体被膜流出的问题得到更多关注。尽管硅胶可能是一种免疫刺激物,但这种植入体并不增加患者患自身免疫性疾病的几率。FDA仍建议因植入体破裂而出现相应临床症状的女性,应同临床医生探讨是否需要行植入物移除术。然而没有症状或没有硅胶破裂证据的女性,可不考虑移除植入体。出现自身免疫性疾病相关症状的女性需移除植入假体。

以往研究未能证实植入体和乳腺癌相关。植入假体和未植入假体的女性都可能患乳腺癌。对于植入假体的女性,乳腺钼靶发现早期损害的可能性降低。但是假体植入于胸肌下相较于植于皮下对钼靶发现早期乳腺病灶的影响要小一些。由于通过触诊较易发现皮肤或皮下的病变,在乳房切除术后假体应植于胸肌,更易早期发现局部复发的肿瘤。

假体植入的女性发现患乳腺癌,其治疗方法和未植入假体的乳腺癌患者相同,需行乳房根治术或保乳术,去除假体后也可重新植入。放射治疗会使隆乳患者生物植入体膜明显挛缩。辅助治疗的适用证与未植入假体的患者一致。

Fryzek JP et al: Silicone breast implants. J Rheumatol 2005;32:201.
McCarthy CM et al: Breast cancer in the previously augmented breast. Plast Reconstr Surg 2007;119:49.
McIntosh SA et al: Breast cancer following augmentation mammoplasty—a review of its impact on prognosis and management. J Plast Reconstr Aesthet Surg 2007;60:1127.

女性乳腺癌

 诊断要点

▶ 多数乳腺癌在发生时并没有发现明确的危险因素

▶ 危险因素包括生育较晚、乳腺癌家族史或基因突变(BRCA1,BRCA2)、有乳腺癌病史或有一些典型的增生病变

▶ 早期发现有:单个、无触痛、坚硬、边界不清楚;X线拍片异常,但肿块触摸不明显

▶ 晚期发现有:皮肤或乳头内陷;腋窝淋巴结转移;乳房增大,红斑,水肿,疼痛;肿块固定于皮肤或胸壁

▶ 发生率和危险因素

美国女性,乳腺癌的发病率已发展至1/8,仅次于皮肤癌。乳腺癌是最常见的女性恶性肿瘤;致死率仅次于肺癌。乳腺癌的发病率随年龄增加而逐年升高。女性患乳腺癌的平均年龄和中位年龄在60岁到61岁之间。

在美国,每年新发女性乳腺癌患者约178 000人,死亡约41 000人。此外,通过乳腺钼靶筛选,每年大约有62 000人被发现患导管原位癌。绝经后激素替代治疗的减少使乳腺癌的发生率略微减低。另外早期发现和系统治疗也使其死亡率有所下降。

尽管超过75%的女性乳腺癌患者在确诊时并没有发现明显的诱因,但仍有几个因素与乳腺癌发生发展明确相关。一级亲属(母亲、女儿或姐妹)有乳腺癌患者的女性,其乳腺癌发病率为无家族史女性的3~4倍。

一级亲属中(母亲或姐妹)存在绝经前患癌或患双侧乳腺患癌的女性,其乳腺癌发生的危险性更高,近乎等于犹太人的乳癌发病率。未经产的女性和大于35岁才足月生育的女性发生乳腺癌的几率是经产妇的1.5倍。而迟发月经初潮以及人工绝经的女性发病较低,早发月经初潮(小于12岁)和绝经较晚的(50岁以后)相对风险轻微增高。有乳腺增生改变、乳头状瘤病或不典型上皮增生的纤维囊性变的女性以及乳房钼靶显腺体密度高者患乳腺癌的风险增高。一侧患乳腺癌的女性,另一侧乳房患癌的几率增高,对侧乳腺癌发生率

以每年1%~2%的几率增加。患有子宫癌的女性比一般人群患乳腺癌的几率明显增高,同时,患乳腺癌的女性患子宫内膜癌的几率也同样增高。在美国,白种人乳腺癌相对常见,但是非白种人(大多黑种人)乳腺癌发病率也逐渐升高,特别是年轻女性。总体来说,除日本外,乳腺癌发病率的报道在发展中国家要低于发达国家。发展中国家易出现少报或漏报等影响因素,但真正的差异也可能是存在的;饮食因素,尤其是脂肪类食物的大量消耗或许可以解释这种差异。口服避孕药并不增加患乳腺癌的危险。绝经后女性服用雌激素或许会导致乳腺癌发病增加,但仅限于长期大剂量服用的女性。同时服用黄体酮和雌激素的女性乳腺癌发病率明显高于单用雌激素者。妇女健康促进协会的前瞻性随机研究建议,早期停止雌激素和黄体酮激素替代治疗,因激素替代治疗者较无激素治疗和单用雌激素的女性患乳腺癌的危险增加。激素用量的减少或许会使乳腺癌发病率会持续减低。酒精消耗对发病风险的影响较小。

现已发现一些遗传性乳腺癌与17号染色体上的某个基因相关,在早发型乳腺癌和卵巢癌家族中存在BRCA1基因突变。接近85%的携带BRCA1基因突变的女性将罹患乳腺癌。其他一些基因也会增加乳腺癌及其他癌症的发病率,譬如BRAC2(位于13号染色体)、运动失调性毛细血管扩张症相关基因突变、抑癌基因TP53基因突变等等。TP53基因突变与大约1%的40岁以下乳腺癌患者发病相关。尽管有基因突变的女性在手术后同侧或对侧复发率较高,但其治疗方法(例如,乳腺肿瘤切除术)与无基因突变的患者相同。携带突变基因的女性经常选择双侧乳房切除治疗。

对于具有乳腺癌高危因素(表17-1)的女性,应定期由执业医生仔细检查及随访。有特殊家族史的女性,可建议基因检测。具有下述高危因素的女性可考虑预防性乳房切除、卵巢切除或口服FDA批准的预防药物—他莫昔芬。

表 17-1　乳腺癌相关高危因素

人种	白种人
年龄	老年人
家族史	母亲、女儿或姐妹患乳腺癌(特别在双侧和绝经前)
遗传学	BRAC1 和 BRAC2 突变
过去有医疗史	子宫内膜癌 纤维囊性增生病 一侧乳腺癌
月经史	月经初潮早(小于12岁) 绝经期晚(50岁以后)
生育史	从未生育过或者第一次生育较晚

预防

美国乳腺与肠道外科辅助治疗研究组（NSABP）进行了一项乳腺癌预防试验（BCPT)P-1，评估他莫昔芬作为预防用药的效果，主要用于没有乳腺癌个人史但有高危因素的女性。在非侵袭性及侵袭性乳腺癌患者中，服用他莫昔芬5年相较于服用安慰剂者降低了50%的复发风险，然而在大于50岁的获益人群中，其子宫内膜癌和深静脉血栓形成的发病率增加。由于该试验已经停止，没有更多的生存分析数据产生。

选择雌激素受体调节剂（SERM）——雷洛昔芬，用于预防骨质疏松，也可预防乳腺癌。最初的一项实验 Multiple Outcomes of Raloxifene Evaluations（MORE），目的为了证明雷洛昔芬对骨质疏松的效果，但试验也同时证明雷洛昔芬可以降低女性乳腺癌发病风险。8年后，研究结果证实雷洛昔芬可使浸润性乳腺癌的发病风险下降66%。因为这个试验特意为雷洛昔芬在骨密度方面的效果而设计，也有结果证明其可以降低低发病风险者的乳腺癌发病率。对于乳腺癌高危人群，为了进一步明确雷洛昔芬的保护机制，由美国乳腺与肠道外科辅助治疗研究组管理的一项比较雷洛昔芬和他莫昔芬预防效果的随机对照试验（STAR)P-2 也已于2006年完成，结果证实针对于浸润性乳腺癌的高危人群，雷洛昔芬和他莫昔芬的预防作用等效。二者的副反应也类似，雷洛昔芬组白内障和血栓发生率相对低一些。令人意外的是，在雷洛昔芬组，非侵袭性癌（DCIS）发生更常见。

与选择性激素受体调节剂类似，芳香化酶抑制剂（AIs）也可成功治疗乳腺癌，且副作用较小。当然长期治疗中，骨质丢失是比较明显的副作用。几个大的多中心研究[如国际乳腺癌干预性研究 II（IBIS-II）和国家癌症学会加拿大临床试验组（NCIC CTG）]正在进行一些实验，以证实芳香化酶抑制剂 AIs 是否具有预防乳腺癌的作用。

除了药物以外，学者也在寻求其他预防乳腺癌的方法。对于高危女性，相当多的研究涉及生活方式的改变，调整饮食和体育锻炼。The Women's Intervention Nutrition Study（WINS）致力于研究乳腺癌患者初治后减少脂肪摄入是否能降低复发风险。尽管在后续的随访期间证实复发风险有所下降，但并没达到统计学意义。

Bao T et al: Chemoprevention of breast cancer: tamoxifen, raloxifene, and beyond. Am J Ther 2006;13:337.

Boyd NF et al: Mammographic density and the risk and detection of breast cancer. N Engl J Med 2007;356:227.

Chan K et al: Chemoprevention of breast cancer for women at high risk. Semin Oncol 2006;33:642.

Chlebowski RT et al: Dietary fat reduction and breast cancer outcome: interim efficacy results from the Women's Intervention Nutrition Study. J Natl Cancer Inst 2006;98:1767.

Jemal A et al: Cancer Statistics, 2007. CA Cancer J Clin 2007;57:43.

Jordan VC: Chemoprevention of breast cancer with selective estrogen-receptor modulators. Nat Rev Cancer 2007;7:46.

Linos E et al: Diet and breast cancer. Curr Oncol Rep 2007;9:31.

Lynch HT et al: Hereditary breast cancer: part I. Diagnosing hereditary breast cancer syndromes. Breast J 2008;14:3.

Newman LA et al: Breast cancer risk assessment and risk reduction. Surg Clin North Am 2007;87:307.

Palma M et al: BRCA1 and BRCA2: the genetic testing and the current management options for mutation carriers. Crit Rev Oncol Hematol 2006;57:1.

Patel RR et al: Optimizing the antihormonal treatment and prevention of breast cancer. Breast Cancer 2007;14:113.

Prentice RL et al: Low-fat dietary pattern and risk of invasive breast cancer: the Women's Health Initiative Randomized Controlled Dietary Modification Trial. JAMA 2006;295:629.

Pruthi S et al: A multidisciplinary approach to the management of breast cancer, part 1: prevention and diagnosis. Mayo Clin Proc 2007;82:999.

Vogel VG et al; National Surgical Adjuvant Breast and Bowel Project (NSABP): Effects of tamoxifen vs raloxifene on the risk of developing invasive breast cancer and other disease outcomes: the NSABP Study of Tamoxifen and Raloxifene (STAR) P-2 trial. JAMA 2006;295:2727.

乳腺癌的早期发现

A. 筛查项目

许多大型筛查项目已经进行了多年。这些筛查项目包括对无症状的女性进行体格检查和乳房钼靶检查，发现大于50岁的女性中，患癌率约为10/1000；小于50岁的女性中，患癌率约2/1000。这些研究表明，早期筛查可以增加生存获益。因为早期筛查可以使80%的乳癌患者在发生淋巴结转移之前被发现，5年生存获益可达到85%。

在诸多早期筛查项目中，体检和乳房钼靶检查最为必要，因为仅凭乳腺钼靶即可发现大约35%~50%的早期乳腺癌，而仅依靠触诊即可发现40%的早期乳腺癌。钼靶筛查异常后，大约1/3的患者经活组织检查证实为恶性。乳房钼靶筛查癌症的能力取决于乳房影像和 BIRADS 的分级（Breast imaging reporting and data system）。20~40岁的女性，每2~3年常规进行乳房检查；年龄大于40岁的应该每年检查一次乳房。乳腺钼靶的敏感性约在60%~90%。这个敏感性依赖几个因素，包括患者的年龄（乳房的密度）和肿块的大小、位置和乳腺影像学表现。在富含脂肪的中老年女性中，乳房钼靶可检测出至少90%的恶性肿瘤患者，其敏感性高于乳房致密的年轻女性。在致密型腺体中，小肿瘤，尤其是不伴有钙化者，更难被检测到。年轻女性乳腺癌发病率低，钼靶检出率低，导致钼靶的筛选价值更多体现于筛查40~50岁的女性。50岁以下的女性中，乳房钼靶可特异性地诊断30%~40%触诊不清的肿瘤，也可诊断85%~90%的临床表现明显的恶性肿瘤。

筛查建议女性从40岁开始，数据源于瑞典。两个试验统计学显示40岁女性筛查的优势，及女性长期随访后的生存优势。美国全国癌症咨询委员会建议，无特殊高危因素的，年龄大于40岁的女性，每1~2年进行一次乳房钼靶拍片。而对于具有高危因素的女性就医时开始筛查,40岁以后应该每年进行一次乳房钼靶检查和体格检查。对于50~69岁的女性,进行筛查的益处已被大量的临床试验所证实。但对于年龄大于70岁的女性,钼靶筛查的意义仍然不能确定,因为只有很少的研究探讨这一人群。

B. 自我检查

乳房自查(BSE)并没有显示出对生存的改善。由于缺乏有力的证据,美国癌症学会不再推荐从20岁开始的每月乳房自查。建议女性知道与乳房自查相关的潜在益处、局限性和损害(增加活组织检查或出现假阳性结果)。对于选择乳房自查的女性,应该指导她们正确的检查技巧。绝经前女性应该在月经开始后7~8天检查。首先,应该在镜前,用手从乳房外、上部向胸肌按压,注意团块、乳房不对称、明显皮肤的小凹陷。其次,仰卧位,用对侧的手指仔细触诊乳房。许多女性在淋浴或淋雨后发现,湿润的乳房更容易发现小的乳房肿块。当乳房自查不推荐时,患者意识到乳房的任何变化应积极告诉医生,这仍然是早期发现的重要方法。

C. 影像检查

在肿块能被触诊到之前,乳房钼靶是最可行的乳腺癌检测手段。对于生长缓慢的肿块,乳房钼靶比触诊检查至少可以提前2年确定病灶。筛选性乳房钼靶拍片比每次胸部检查少0.4cGy放射线吸收。尽管全野数字化钼靶片可以提供容易保存和复习的乳房X线照片,但它在提供图像和提高检测率方面,并不优于乳房钼靶拍片。在大规模研究中,从亚群分析来看,似乎数字化钼靶照相在乳房密度高的女性有优势。计算机辅助检查(CAD)在提高检测率方面并没有显示出优势,在有经验的乳房X线拍片中心并不作为常规检查。

钙化是最容易识别的乳房钼靶检查的异常情况。最常见的与乳腺癌相关影像学表现是簇生的、形状不一的微钙化。此类钙化通常至少有5~8个,聚集在乳房的一个小区域,每个钙化大小和形状不同,经常包括分支状的V或Y形结构。或许和乳房X线拍片时乳房团块的密度相关,有时候,只是一个高密度团块而无钙化。这样的高密度区域通常不规则或边界不清,易导致乳腺结构扭曲,但这种结构畸形过于微小,不易被检测到。

乳房钼靶检查的指征:(1)常规定期筛查具有高危患癌因素的无症状女性;(2)已经治疗的估计可以治愈的乳腺癌,每年定期检查评价每个乳房状况;(3)评价可疑的和边界不清的乳房团块或其他可疑的乳房改变;(4)对于腋窝淋巴结转移的或不知原发病灶的女性,寻找隐匿的乳腺癌;(5)筛查以前接受整形手术或活组织检查未确定癌症的女性;(6)监测接受保乳手术和放射治疗的乳腺癌患者;(7)检测接受乳房切除术的乳腺癌患者的对侧乳房。

患者在乳房钼靶检查发现明显的和可疑的团块必须进行活组织检查。为了评价可疑的区域或对侧乳房,乳房钼靶拍片应该在活组织检查之前完成。乳房钼靶并不能取代活组织检查,因为它不能临床确诊癌症,特别乳房密度特别高的,有乳房纤维囊性改变或髓样癌的年轻女性。

与患者的沟通,以及检查患者的医师和患者咨询过的医师对患者病情的记录对于提高筛查质量和钼靶诊断定论至关重要。应该及时地告知患者其乳腺钼靶检查结果,并且告知乳房钼靶并不能排除癌症。患者可以进一步在乳钼靶拍片涉及的可疑区域行超声检查。患者应该事先知道钼靶检查需要挤压乳房,引起不适。临床医生应该填写乳房钼靶申请单,书面告知体格检查发现的异常。卫生保健政策和研究机构(AHCPR)的临床实践指南强烈要求所有的乳房钼靶报告应该以书面形式提交给患者和主管医师。MRI和超声不适用于普通人群,但或许对于有乳腺癌高危的人群是一个有用的筛查方式。MRI的敏感性高于乳腺钼靶检查,但它的特异性较低,多数检查需活组织检查证实。尽管特异性的降低导致不必要的活体组织学检查,但增加的敏感性却可用于筛查乳腺癌的高危人群,而非普通人群。MRI通常用于乳房假体植入的女性,目的是检查植入体在乳房内损害的特点和寻找假体的破裂口,有时候对于乳房部分切除和放射治疗的患者有帮助。此外,正电子发射断层摄影术(PET)对于不典型病灶的成像有一定作用,但其对于早期乳腺癌的检查敏感性低于MRI和乳房X线检查,最主要的评估是否有复发及远处转移。

Armstrong K et al: Screening mammography in women 40 to 49 years of age: a systematic review for the American College of Physicians. Ann Intern Med 2007;146:516.

Bartella L et al: Imaging breast cancer. Radiol Clin North Am 2007;45:45.

Budakoglu II et al: The effectiveness of training for breast cancer and breast self-examination in women aged 40 and over. J Cancer Educ 2007;22:108.

Elmore JG et al: Screening for breast cancer. JAMA 2005;293:1245.

Knutson D et al: Screening for breast cancer: current recommendations and future directions. Am Fam Physician 2007;75:1660.

Kuhl C: The current status of breast MR imaging. Part I. Choice of technique, image interpretation, diagnostic accuracy, and transfer to clinical practice. Radiology 2007;244:356.

Pisano ED et al; Digital Mammographic Imaging Screening Trial (DMIST) Investigators Group: Diagnostic performance of digital versus film mammography for breast cancer screening. N Engl J Med 2005;353:1773.

Reddy DH et al: Incorporating new imaging models in breast cancer management. Curr Treat Options Oncol 2005;6:135.

Smith RA et al: American Cancer Society guidelines for the early detection of cancer, 2005. CA Cancer J Clin 2005;55:31.

Terry MB et al: Lifetime alcohol intake and breast cancer risk. Ann Epidemiol 2006;16:230.

Weaver DL et al: Pathologic findings from the Breast Cancer Surveillance Consortium: population-based outcomes in women undergoing biopsy after screening mammography. Cancer 2006;106:732.

Van Ongeval Ch: Digital mammography for screening and diagnosis of breast cancer: an overview. JBR-BTR 2007;90:163.

▶ 与乳腺早期检查相关的临床所见

A. 症状和体征

70% 的乳腺癌患者的现病史是乳房肿块(无痛性),其中大约 90% 的肿块是患者发现的。较少见的症状是乳房疼痛,乳头溢液,乳头侵蚀、退缩、增大或乳头瘙痒,乳房红肿、发硬、增大或收缩。腋窝肿块或前臂肿胀是首发症状极为少见。背痛、骨痛、黄疸或体重下降或许是全身转移的症状,但这些症状极少在初期出现。癌症在不同解剖部位出现的几率见图 17-1。

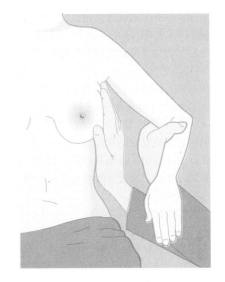

▲图 17-2 腋窝触诊增大的淋巴结

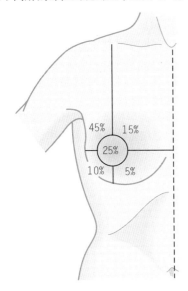

▲图 17-1 在不同解剖位置乳腺癌的发生几率

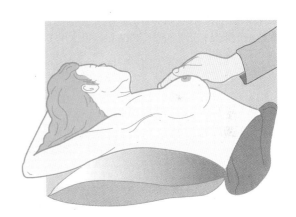

▲图 17-3 乳房触诊,病人取仰卧位,双臂外展

体格检查的第一步是乳腺检查,患者端坐,手臂于身体两侧并上举。乳房的大小和轮廓的异常、乳头的微小收缩以及皮肤的轻微水肿、潮红和退缩等表现与乳癌相关。通过抬高患者的前臂过头,或把她的手压向她的臀部使她的胸肌收缩便于重点检查乳房不对称和退缩或皮肤的凹陷。患者坐位时,可完全通过触诊检查腋窝和锁骨上是否有肿大淋巴结(图 17-2)。

乳房触诊时,患者取坐位或仰卧位,双臂外展(图 17-3),采用手指掌面水平旋转来检查乳房有无肿块及其他变化。乳头的水样、浆液性及血性溢液,偶见于早期乳腺癌,但更多见于良性疾病。

小于 1cm 的病变在医生查体中可能不易发现,但患者自身可能会发现,医生应要求患者指明肿块的位置。当患者乳腺影像学检查未见明显异常,但医生不能消除患者顾虑时,应每隔 2~3 月进行复查,时间最好选择在月经后 1~2 周。月经前乳腺的良性增生结节常掩盖一些不确定的乳腺损害,如果查体发现异常,患者应该在月经后进行复查。当患者感觉乳腺异常,而医生查体未触及肿块时,乳腺 B 超及乳腺钼靶检查就变得非常重要。MRI 也可用于诊断乳腺肿块,但需向患者告知其特异性较低。MRI 具有 3%~5% 的假阴性率,故其不作为乳腺癌排查的常规方法,因为这个假阴性率并不能完全排除可疑的癌症,假阴性结果常见于浸润性小叶癌及非浸润性癌。

可以触诊到的区域淋巴结常提示转移倾向。腋窝可触及到的具有 1~2 个活动度好、无痛、质韧、直径小于等于 5mm 的淋巴结,通常不具有诊断意义。当发现超过 1cm 的质硬淋巴结,常是乳腺癌的典型淋巴结转移征象。腋窝淋巴结如果融合、与皮肤粘连或位置较深,常提示进展期乳腺癌(至少III期)。另一方面,如果医生考虑腋窝淋巴结有可疑病灶,超过 85% 的患者应考虑局部活体组织检查。乳腺肿块的大小与腋窝淋巴结转移无明显相关性。原位癌并不发生转移。大约 30% 临床触诊腋窝淋巴结阴性的患者会出现转移。

大多数情况下,锁骨上淋巴结不能触及。锁骨下任何大小的质硬淋巴结均应考虑癌转移,需行活体组织检查。同侧锁骨上或锁骨下淋巴结转移常提示乳腺癌处于进展期(Ⅲ或Ⅳ期)。局部淋巴结侵袭转移所致的同侧上肢水肿也常提示进展期乳腺癌。

B. 实验室检查

血沉持续升高可由肿瘤扩散引起。肝脏和骨转移往往伴有血碱性磷酸酶升高,进展期乳腺癌偶尔可发现血钙增高。癌胚抗原(CEA)和CA15-3或CA27-29常用于监测乳腺癌复发的标记,但并不用于早期诊断。科学家正通过蛋白组学及激素分析方面的研究来进行乳腺癌标记。这些正在进行的研究或许有助于乳腺癌的早期诊断及预后评估。

C. 转移症状的影像学检查

胸部X线拍片可以显示肺部转移灶,CT扫描可用来进一步明确肝脏和脑的可疑转移灶。乳腺癌骨转移常应用99mTc-标记磷酸盐或磷酸酯进行骨扫描,比骨X线拍片更敏感。当术前体格检查无明显异常或无异常碱性磷酸酶及血钙水平,骨扫描并不能提供有用的临床价值。骨扫描发现异常的频率与腋窝淋巴结的病理检测结果具有正相关性。PET扫描很少用于确定有无骨转移,常用于检测有转移性症状体征的患者的软组织及内脏。PET联合CT扫描(PET-CT)正逐步替代CT扫描筛查软组织转移。

D. 病理检查

1. **活检**　乳腺癌最终的确诊需依靠细胞或组织的病理检查,只有通过上述方法确诊为乳腺癌时才能进行进一步治疗。体检及钼靶检查发现可疑病灶时需行病理学检查进行确诊。临床上考虑恶性病变的患者中有60%病理证实为良性病变,而临床上考虑良性病变患者中有30%被病理诊断为恶性。

绝经前患者每一个乳腺可疑囊性肿块均需进行病理检查。经过1~2个月经周期的观察,若肿块并非囊性或囊液不能在此期间被完全吸收,必须通过病理检查明确诊断。图17-4和图17-5是月经前和月经后患者的乳房肿块诊治路径。

细针穿刺细胞学检查　利用细针穿刺病灶,吸出部分细胞成分做细胞学检查。与组织活检及切除病理检查相比,此项技术简便易行,价格低廉,无严重并发症。但对病理医生的要求较高,需熟练掌握乳腺癌细

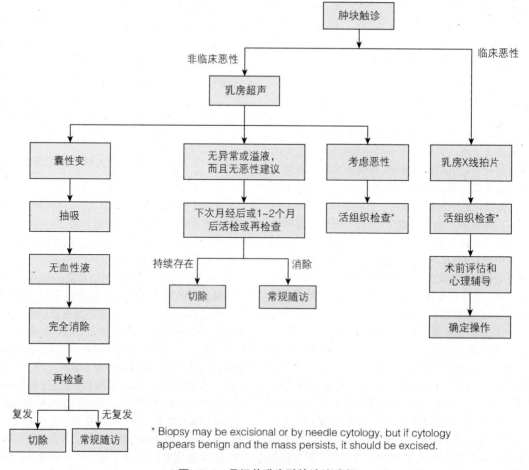

* Biopsy may be excisional or by needle cytology, but if cytology appears benign and the mass persists, it should be excised.

▲图17-4　月经前乳房肿块诊治路径

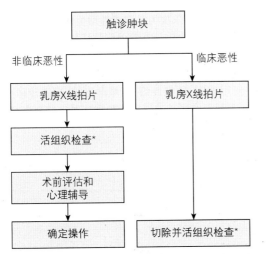

* Biopsy may be excisional or by needle cytology, but if cytology appears benign and the mass persists, it should be excised.

▲图 17-5　月经后乳房肿块诊治路径

胞学病理诊断,常因取材较少或肿块较深而不易诊断。此外,此方法并不能鉴别浸润性乳腺癌与非浸润性乳腺癌。假阳性的诊断仅为 1%~2%,而假阴性相比高达10%。有经验的医生对于部分肿块细针穿刺细胞学检查阴性的结果持怀疑态度,除非临床表现、影像学检查及细胞学检查均支持此诊断,如纤维囊性病或纤维性瘤的诊断。

粗针(空心针)活组织检查　使用大的穿刺针切除部分肿瘤组织。局麻后,一只手触诊并按压肿块,使用空心针在肿块部位穿刺切除部分组织,简便易行,价格低廉。但其存在穿刺部位不当,假阴性检测结果升高的缺点。空心针穿刺的优点是可以通过穿刺获取的组织检测雌激素受体(ER)、孕激素受体(PR)和 HER-2/neu 过表达状况。

手术切除活检　在局麻下手术切除活检是确定是否需进一步治疗的可靠诊断方法。粗针活组织检查或细针穿刺细胞学检查,如果是阳性结果,这是一种价格相对较低且并发症较少的快速诊断方案。如果不能确诊,就需要给予手术切除活检。手术切除活检不是简单地取材,而是需要切除全部组织。患者进行了组织学和细胞学的诊断后,可对疾病的治疗手段进行选择,并对转移风险评估。不易进行细胞学诊断的原位癌,常需要切除活组织检查。

对于高度怀疑乳腺癌的患者,可以在全麻下切除病变组织,进行冰冻组织检查。如果冰冻组织病检是阳性,外科立即进行乳腺癌手术。细胞学检查考虑癌症但不能确诊;或者临床高度怀疑恶性倾向需进一步诊断及治疗时,适宜采取切取冰冻活检术。

通常,门诊穿刺活检后住院手术是乳腺癌诊断及治疗优先选择的二步法,这样患者可以有充分的时间去适应癌症的诊断及治疗,如果患者选择第二种意见也可以在手术中进行冰冻组织检查。在二步法治疗过程中,并不会因为短期时间的推延影响治疗效果。

2. 超声检查　超声最初用于乳腺的囊性及实性病变区分,也可以提示癌症可能。在少见的乳腺囊内癌中,超声下通常可检测到囊内不规则的团块。如果触诊到囊性肿块,可用 18 号的穿刺针抽取囊内物质,若抽吸物为非血性液体,可诊断囊肿,无需进行细胞学检测。如果肿块穿刺抽液后未复发,无需进行进一步诊断性检查。乳腺钼靶所发现的触诊不清的良性肿块,应通过超声检查确定其囊实性,甚至可在超声指导下进行针刺活组织检查进一步明确诊断。

3. 乳房 X 线拍片　临床医生触诊不到而仅由乳腺钼靶所发现的可疑异常物,可在乳腺钼靶指导下进行活组织检查。计算机立体指导针穿刺技术,是在乳房 X 线透视指导下,将针穿刺到病变中心处,获取活体组织进行组织学检测。如果利用真空针穿刺可以获得更多的组织并能进一步提高诊断水平。

钼靶定位活组织检查是通过 X 线透视获得两个垂直的视屏,在异常病变附近放置一个针或金属弯线,以便外科医生在手术过程中能够利用金属针或线作为指导找出病变。X 线下确定针及病变位置后,利于手术医生确定切皮位置,并继续切开皮下组织找到针及病灶所在。微小钙化的病灶在手术切开后经常触诊不到,因此,通过乳房 X 线透视证明病变组织已被切除非常重要。同时,留置在病变区的穿刺针也可让病理科医生明确病灶位置。立体核心针活组织检查和乳房 X 线下定位活组织检查具有相同的价值。对于较易定位的病变,空心针活组织检查优于乳房 X 线下定位活组织检查,因为这个方法可以避免不必要的手术。而影像学引导下局部放置的金属夹更有利于明确病变位置,指导后续治疗。

4. 其他影像学检查　人们也在探索其他的乳腺影像学检查用于明确诊断。自动乳房超声检查用于鉴别囊性和实性病变,但也仅作为体检和钼靶的补充。乳管内造影用于确定引起血性溢液的病变位置。但由于要切除溢液的乳管系统并进行活组织检查来确诊,乳管内造影常被忽略。尽管乳管内造影在确定管内病变,特别是伴有病理性乳头溢液的管内病变中具有优势,但在实践中仍很少使用。MRI 敏感性高,特异性低,不能用于筛查非高度怀疑的病例。例如,MRI 可用于鉴别局部切除术后复发病灶和疤痕;或筛查高危女性(如携带 BRCA 突变基因的女性)。MRI 也可用于检测患癌症是否为多中心癌变,筛查患癌女性对侧乳房,检查癌变范围(特别是小叶癌),评估新辅助化疗疗效。PET 不用于乳房病变的检查,而对于是否存在区域淋巴结和远处转移有价值。

5. **细胞学** 乳头溢液或囊液的细胞学检查有时是有帮助的。常规情况下,乳头溢液和囊液为血性或细胞学检查可疑时,需行乳腺钼靶(或管腔内造影)及乳房组织活检。管腔内灌洗技术是用盐水冲洗单个乳管系统,获取内皮细胞进行细胞学检查,用于评估病变危险程度,应用价值较小。

▶ 鉴别诊断

乳腺癌诊断时常与以下疾病进行鉴别,按临床疾病发生概率大小依次为乳腺囊性增生病、乳腺纤维腺瘤、导管内乳头状瘤、脂肪瘤及脂肪坏死等。

▶ 分期

美国癌症联合委员会和国际抗癌协会在乳腺癌分期中使用 TNM(原发肿瘤、区域淋巴结、远处转移)分期法,有利于增强基础研究者与临床医生的交流。表17-2 显示 TNM 分期法。

表 17-2　乳腺癌 TNM 分期

原发肿瘤(T)

原发肿瘤(T)的分期定义,不管基于临床标准还是病理标准都相同。如果基于临床检查,检查者常用(T1、T2、T3)进行分期,如果使用乳腺钼靶及病理检查进行分期,常使用到 T1 亚群。肿瘤大小应精确到毫米。

TX	原发肿瘤无法评估
T0	没有原发肿瘤证据
Tis	原位癌
Tis(DCIS)	原位导管癌
Tis(LCIS)	小叶原位癌
Tis(Paget)	乳头 Paget 病

注意:与 Paget 病有关的乳腺癌应需根据肿瘤大小进行分类。

T1	肿瘤最大直径 ≤ 2cm
T1mic	肿瘤最大直径 ≤ 0.1cm
T1a	肿瘤最大直径 >0.1cm,但 <0.5cm
T1b	肿瘤最大直径 >0.5cm,但 <1cm
T1c	肿瘤最大直径 >1cm,但 <2cm
T2	肿瘤最大直径 >2cm,但 <5cm
T3	肿瘤最大直径 >5cm
T4	肿瘤大小不限,直接侵犯胸壁(a)或皮肤(b),描述如下
T4a	侵犯胸壁但未侵及胸肌
T4b	皮肤水肿(包括橘皮样改变)或乳房皮肤溃疡,或同侧乳房皮肤的卫星结节
T4c	T4a 与 T4b 并存
T4d	炎性乳腺癌
N2a	同侧腋窝淋巴结转移彼此融合,或与其他组织固定
N2b	同侧内乳淋巴结转移但无腋窝淋巴结转移
N3	同侧锁骨下淋巴结转移伴或不伴有腋窝淋巴结转移;或临床发现同侧内乳淋巴结转移伴有腋窝淋巴结转移[1];或同侧锁骨上淋巴结转移伴或不伴有腋窝淋巴结或内乳淋巴结转移

N3a	同侧锁骨下淋巴结转移
N3b	同侧内乳淋巴结及腋窝淋巴结转移
N3c	同侧锁骨上淋巴结转移
病理分期(pN)[2]	
pNX	区域淋巴结无法评估(例如既往已切除,或切除后未进行病理学检查)
pN0	无组织学上区域淋巴结转移,无孤立肿瘤细胞簇的额外检查

注意:孤立肿瘤细胞簇(ITC)定义为不超过 2cm 或散在单个细胞的小细胞簇,常通过分子生物学或免疫组化(IHC)方法确定。ITCs 通常不表现恶性特征,如增生或间质反应。

pN0(i-)	无组织学上的区域淋巴结转移,IHC 阴性
pN0(i+)	无组织学上的区域淋巴结转移,IHC 阳性,IHC 直径 >0.2mm
pN0(mol-)	无组织学上的区域淋巴结转移,分子方法学测定阴性(RT-PCR)
pN0(mol+)	无组织学上的区域淋巴结转移,分子方法学测定阳性(RT-PCR)

区域淋巴结(N)

临床

NX	无法进行评估(比如之前移除的淋巴结)
N0	无区域淋巴结转移
N1	同侧腋窝淋巴结转移,可活动
N2	同侧转移性腋淋巴结固定;或相互融合;或缺乏同侧腋淋巴结转移临床证据,但有临床明显的同侧内乳淋巴结转移
pN2	4-9 个腋窝淋巴结转移,或临床发现同侧内乳淋巴结转移,但腋窝淋巴结无转移[1]
pN2a	4-9 个腋窝淋巴结转移(至少一个转移病灶 >2.0mm)
pN2b	临床发现同侧内乳淋巴结转移,但腋窝淋巴结无转移
pN3	≥10 个腋淋巴结转移;或锁骨下淋巴结转移;或临床上发现同侧内乳淋巴结转移,同时有 1 个或更多腋淋巴结阳性;或多于 3 个腋淋巴结转移,同时内乳淋巴结转移,但临床上未发现;或同侧锁骨上淋巴结转移
pN3a	≥10 个腋窝淋巴结转移(至少一个转移病灶 >2.0mm),或锁骨下淋巴结转移
pN3b	临床上发现同侧内乳淋巴结转移[1],同时有 1 个或更多腋淋巴结阳性;或多于 3 个腋淋巴结转移,同时内乳淋巴结转移,但临床上未发现[1]
pN3c	同侧锁骨上淋巴结转移
pN1	1~3 个腋窝淋巴结转移,和 / 或通过前哨淋巴结活检发现内乳淋巴结有微小转移灶,但临床不明显[1]
pN1mi	微小转移(>0.2mm,<2.0mm)
pN1a	1~3 个腋窝淋巴结转移
pN1b	通过前哨淋巴结活检发现内乳淋巴结有微小转移灶,但临床不明显[1]
pN1c	1~3 个腋淋巴结转移以及通过前哨淋巴结切除发现内乳淋巴结微小转移,但临床不明显[1](如果阳性腋窝淋巴结 >3 个,内乳淋巴结被归为 pN3b 以反映肿瘤负荷增加)

远处转移(M)

MX	无法评估
M0	无远处转移
M1	有远处转移

续表

分期（TNM）				
0 期	Tis		N0	M0
I 期	T1[3]		N0	M0
IIA 期	T0		N1	M0
	T1[3]		N1	M0
	T2		N0	M0
IIB 期	T2		N1	M0
	T3		N0	M0
IIIA 期	T0		N2	M0
	T1[3]		N2	M0
	T2		N2	M0
	T3		N1	M0
	T3		N2	M0
IIIB 期	T4		N0	M0
	T4		N1	M0
	T4		N2	M0
IIIC 期	任何 T		N3	M0
IV 期间	任何 T	任何 N		M1

注意：若患者术前未进行过新辅助化疗，诊断 4 个月内未发现疾病进展，但影像学检查发现远处转移，此时分期可更改。

[1] 临床上发现是指影像学检查（淋巴结扫描除外）或临床检验发现或穿刺病理发现。临床上未发现是指影像学检查（淋巴结扫描除外）或临床检验未发现；

[2] 分类是基于腋窝淋巴结清扫伴或不伴前哨淋巴结切除。分类如果仅仅基于前哨淋巴活检，而没有随后的腋窝淋巴结清扫，则前哨淋巴结标示为（sn），如 pN0（i+）（sn）；

[3] T1 包括 T1mic。

RT-PCR，逆转录酶 / 多聚酶链反应

▶ 病理类型

乳腺癌的病理类型可通过组织学来确定（表 17-3）。

表 17-3　乳腺癌组织学分型

类型	发生率
浸润型导管癌（非特殊型）	80%~90%
髓样癌	5%~8%
黏液腺癌	2%~4%
导管癌	1%~2%
乳头状癌	1%~2%
浸润性小叶癌	6%~8%
非浸润性	4%~6%
导管内癌	2%~3%
小叶原位癌	2%~3%
罕见癌	<1%
早期（分泌性癌）	
腺样囊性癌	
表皮癌	
大汗腺样癌	

除了原位癌，各组织学亚型对预后的影响与精确分期相比十分轻微。其他组织学参数，包括血管侵犯，肿瘤分化，乳腺淋巴管浸润，肿瘤坏死等相较于肿瘤分级并没有更多的评估预后的价值。原发肿瘤的某些高风险基因的遗传分析似乎提供预后和治疗的信息。肿瘤高危基因的遗传分析可对其治疗及预后提供一定的参考价值。

非侵袭性癌由于受导管基底膜的限制常不易发生扩散。但是，病理证实为非侵袭性导管内癌的患者，伴有侵袭性导管癌淋巴结转移的比例大约 1%~3%。

特殊临床类型的乳腺癌

▶ Paget 癌

Paget 癌并不常见（约占乳腺癌的 1%），常侵犯乳头，伴有或不伴有乳房肿块。病理类型常为高分化的浸润性导管癌或导管原位癌。乳腺导管常被浸润，但乳头溢液较少，乳房肿块不易触诊。

由于乳头无明显病变,常不易诊断。早期症状表现为乳头的瘙痒及烧灼感,伴有皮肤浸润及溃疡,常按皮炎或细菌感染进行诊断及治疗,经常导致诊治延误。可通过病变区域组织活检进行诊断。但病变局限于乳头时,腋窝淋巴结转移的几率低于 5%,且预后较好。如果出现乳房肿块,则腋窝淋巴结转移几率增加,且外科手术或其他治疗方式的疗效会降低。

▶ 炎性乳癌

炎性乳癌是恶性程度最高的乳腺癌,约占全部乳腺癌的 3%。临床表现为迅速增大且有时伴有疼痛的肿块,进而使乳房膨大。乳房皮肤可有充血、水肿、皮温升高等临床表现。因肿瘤在乳腺内弥漫型浸润,常触诊不清。乳腺内淋巴管病变引起的充血和水肿等炎性改变常被误诊为感染,使用抗生素后上述病变不能改善(1~2 周),此时应进行活体组织检查。当病变侵袭超过 1/3 的乳房皮肤,且活组织检查证实为浸润性癌伴有皮下淋巴系统浸润,就可以诊断为炎性乳癌。炎性乳癌具有早期侵犯和广泛转移的特征,很难治愈。放射治疗、内分泌治疗和化学治疗相对于手术更具有价值。当化学治疗和放射治疗使病情得到临床缓解、且无远处转移时,可考虑乳房切除。此时治疗后的残余病变可以被根治性切除。

▶ 妊娠期或哺乳期的乳腺癌

孕期发生的乳腺癌约占全部乳腺癌的 1/3000。由于孕期乳房生理的变化,病变往往被遮掩,经常导致诊断延误。如果肿瘤仅局限于乳房,5 年生存率大约 70%。约 60%~70% 的患者伴有腋窝淋巴结转移,5 年生存率仅约 30%~40%。孕期(或哺乳期)并不是手术或治疗的禁忌证,治疗的时机选择应充分考虑疾病所处阶段。随着早期诊断及治疗水平的提升,总生存率较过去升高。孕期可行保乳手术,同时化疗与放疗并非禁忌。

▶ 双侧乳腺癌

乳腺癌中双侧乳腺癌比例少于 5%,但乳腺癌患者对侧乳房患癌率高达 20%~25%。双侧乳腺癌时常发生在有乳腺癌家族史的女性中,年龄低于 50 岁,病理类型常为小叶癌。乳腺癌患者随着生存时间的延长,其对侧乳房发病率逐渐升高,约为每年 1%~2%。

乳腺癌患者治疗前及治疗后的复查中均需行乳腺钼靶检查,以及早发现对侧乳房或保留的患侧乳房的病变。MRI 适用于这些高危人群。

▶ 非浸润性癌

非浸润性癌发生在导管原位癌(DCIS)或小叶原位癌(LCIS)中,尽管 LCIS 属于癌前病变或乳腺癌的危险因素,事实上其表现类似于 DCIS。2004 年美国乳腺与肠道外科辅助治疗研究组(NSABP)研究发现,浸润性小叶乳腺癌不仅可以由小叶原位癌发展而来,还可

来源于同侧乳房和小叶原位癌的瘤床。尽管在这一领域需要进一步研究证实,我们仍需要重新考虑小叶原位癌的侵袭潜能。不同小叶原位癌的亚型具有类似于导管原位癌的多态性。导管原位癌常为单侧,如不及时治疗可发展为浸润性癌。患有导管原位癌的女性如果仅接受了活体组织学检查,同侧乳房发展为侵袭性癌的比例约为 40%~60%。

导管内病变的治疗是有争议的。导管内原位癌治疗采用肿块扩大切除,给或不给放射治疗或全乳房切除。局部病灶切除的保守治疗适用于病灶较小的患者。尽管研究表明有恶性潜能的小叶原位癌,可以进行随访观察。如果患者不愿意接受增加乳腺癌发生的危险,建议外科切除病变区域或双侧乳房切除。目前,接受标准化学治疗,可有效预防手术切除的小叶原位癌和导管原位癌发展为侵袭性乳腺癌。原位癌基本上无腋窝淋巴结转移,除非其为假阴性的侵袭性癌。当巨大导管原位癌进行根治术时,可行前哨淋巴结活组织检查明确淋巴结转移状况。

Barnes DM et al: Pregnancy-associated breast cancer: a literature review. Surg Clin North Am 2007;87:417.

Barni S et al: Locally advanced breast cancer. Curr Opin Obstet Gynecol 2006;18:47.

Bodner-Adler B et al: Breast cancer diagnosed during pregnancy. Anticancer Res 2007;27:1705.

Chen CY et al: Paget disease of the breast: changing patterns of incidence, clinical presentation, and treatment in the U.S. Cancer 2006;107:1448.

Cristofanilli M et al: Inflammatory breast cancer (IBC) and patterns of recurrence: understanding the biology of a unique disease. Cancer 2007;110:1436.

Daly MB: Tamoxifen in ductal carcinoma in situ. Semin Oncol 2006;33:647.

Dawood S et al: What progress have we made in managing inflammatory breast cancer? Oncology (Williston Park) 2007;21:673.

Erbas B et al: The natural history of ductal carcinoma in situ of the breast: a review. Breast Cancer Res Treat 2006;97:135.

Habel KL et al: A population-based study of tumor gene expression and risk of breast cancer death among lymph node-negative patients. Breast Cancer Res 2006;8:R25.

Hansen NM et al: Breast cancer: pre- and postoperative imaging for staging. Surg Oncol Clin N Am 2007;16:447.

Irvine T et al: Biology and treatment of ductal carcinoma in situ. Expert Rev Anticancer Ther 2007;7:135.

Lakhani SR et al: The management of lobular carcinoma in situ (LCIS). Is LCIS the same as ductal carcinoma in situ (DCIS)? Eur J Cancer 2006;42:2205.

Ring AE et al: Breast cancer and pregnancy. Ann Oncol 2005; 16:1855.

Schirrmeister H: Detection of bone metastases in breast cancer by positron emission tomography. Radiol Clin North Am 2007;45:669.

Theriault R et al: Management of breast cancer in pregnancy. Curr Oncol Rep 2007;9:17.

West JG et al: Multidisciplinary management of ductal carcinoma in situ: a 10-year experience. Am J Surg 2007;194:532.

生物标记

ER 和 PR,以及 HER-2/neu 表达状态应该在首次活检时进行检测。同时也应检测其他指标,如增殖指

数。这些通过活检标本检测的生物标记物，对乳腺癌的新辅助化疗是不可缺少的。

ER 和 PR 表达与否对于乳腺癌的治疗是很重要的。原发肿瘤受体阳性的患者比受体阴性的有更多治疗的机会；如果 ER 表达阳性，60% 以上的转移乳腺癌患者会在激素治疗中获益。对于 ER 表达阴性的转移患者，在治疗中获益的比例不会超过 5%。受体阳性患者（伴或不伴有化疗）行内分泌治疗，以及无腋窝淋巴结转移的受体阴性患者仅接受化疗都会延长生存期。化疗效果与激素受体表达状况无关（请参照辅助治疗章节）。

在内分泌治疗方面，PR 状态比 ER 状态更能反映患者的敏感性。PR 阳性的乳腺癌转移的患者，80% 以上会在内分泌治疗中获益。

除 ER 和 PR 状态，肿瘤病理类型和细胞分化程度（增殖指数）也同样重要。流式细胞仪检测 DNA 可确定肿瘤生长率和细胞分化程度。

HER-2/neu 肿瘤基因的表达状况是确定乳腺癌治疗和预后的另一个关键因子。HER-2/neu 过表达通常采用的标记方法为：1+ 表示无表达，2+ 表示处于临界，3+ 表示过表达。在 2+ 表达的病例，需进一步进行荧光原位杂交（FISH），FISH 能更准确检测 HER-2/neu 的扩增状况，并可评估预后。HER-2/neu 的扩增状况可评估曲妥单抗对患者的疗效。

这些标记因子监测有助于辅助治疗的选择，联合应用可评估疾病的复发风险。多项试验预测使用他莫昔芬或化疗后患者的复发率。Oncotype DX 联合 21 基因监测，包括 ER、PR 和 HER-2/neu 表达，可以依据复发风险将患者分为三类：高危险、中等危险和低危险。研究发现高危险的患者可从化疗辅助他莫昔芬治疗中获益，低危险人群则不能。如果不能确定最优治疗方案，此项检测非常有用。该检测以往常用于 ER 阳性淋巴结阴性的肿瘤，但现在或许也可用于淋巴结阳性的肿瘤。

另一个有意义的生物标记是血管内皮生长因子（VEGF），这是一种刺激血管生长的蛋白。VEGF 水平的升高表示肿瘤更易侵犯血管或生长。研究者也在寻找其他特殊标记物以期能早期发现乳腺癌，并探寻靶向治疗靶点。其他的生物标物有 p53、nm23、DNA 5c 超标率（DNA 5cER）、球状肌动蛋白、尿激酶纤溶酶原活化因子（u-PA）和 PAI-1。

Ferretti G et al: sHER2/neu role in breast cancer: from a prognostic foe to a predictive friend. Curr Opin Obstet Gynecol 2007; 19:56.

Luadido J et al: HER2 testing: a review of detection methodologies and their clinical performance. Expert Rev Mol Diagn 2007;7:53.

Nicolini A et al: Biomolecular markers of breast cancer. Front Biosci 2006;11:1818.

Paik S et al: A multigene assay to predict recurrence of tamoxifen treated, node-negative breast cancer. N Engl J Med 2004;351:2817.

▶ 治疗：治愈

显而易见，并非所有的乳腺癌在诊断时已累及全身，故而对乳腺癌的治疗持悲观态度并没有根据，大多早期乳腺癌患者是可以治愈的。乳腺癌的治疗因分期不同可分为两种：一种是根治，即治愈；另一种是姑息治疗。临床分期Ⅰ、Ⅱ和Ⅲ的患者（见表 17-2），处于局部进展期（T3/T4）的患者，甚至炎性乳癌的患者，通过多种方式联合的综合治疗可达到治愈。但更多是姑息治疗。姑息治疗适合于Ⅳ期患者和初治后出现远处转移的患者，或者局部病灶无法切除的患者（见治疗章节中的姑息治疗部分）。

A. 初始治疗的选择

肿瘤累及范围及其生物侵袭性是决定初始治疗结局的主要因素。临床和病理分期可帮助评估肿瘤累及范围（表 17-2），但两种分期方式在某种程度上都有其不精确性。其他因素，如 DNA 流式细胞检测、肿瘤分级、激素受体分析和癌基因扩增，也有一定的预测价值，但对确定局部治疗方式并不重要。

对于Ⅰ、Ⅱ和Ⅲ期患者，初始治疗方式的选择一直存在争论。在乳腺癌的全程管理过程中，一些国家要求医生告知患者其他替代疗法。一般情况下，Ⅰ、Ⅱ期，及绝大多数Ⅲ期患者的标准治疗是外科切除，序贯辅助放疗或在有明确指征时行全身系统治疗。新辅助治疗越来越普遍，术前化疗可使体积大的肿瘤缩小，进而使一些需行乳房全切的患者改行局部肿块切除术。

B. 外科切除

1. 保乳治疗

多中心、大规模随机对照研究（包括米兰和 NSABP 试验）显示，乳房部分切除＋腋窝淋巴结清扫＋放疗与传统的根治性全乳房切除（全乳房切除＋腋窝淋巴结清扫）相比，在无病生存率和总生存率方面无显著性差异。

对于Ⅰ、Ⅱ期乳腺癌，NSABP 试验通过 20 多年随访显示：局部肿块切除＋腋窝淋巴结清扫＋放疗与改良式根治性乳房切除术的疗效相当。

肿瘤的大小是确定乳房保留手术可行性的主要因素。NSABP 试验随机选取肿块 4cm 的乳腺癌患者行局部肿块切除术，为达到可接受的美容效果，患者必须有足够大的乳房以便在切除 4cm 的肿块后乳房不变形，因此，肿块大小只是相对禁忌证。乳晕下肿瘤，切除后很难保证不变形，但不是保乳术的禁忌证。临床检测到的多灶性肿瘤是保乳手术相对禁忌证，缘于其固定于胸壁、皮肤或侵及乳头或覆盖全部皮肤。什么是可接受的美容效果应由患者本人而不是外科医生来判定。

腋窝淋巴结清扫在预防腋窝复发、判断肿瘤分期、制定后续治疗计划中有重要价值。术中淋巴结探查和前哨淋巴结活检术最有可能发现潜在的淋巴结转移。前哨淋巴结活检可用于筛选需要行腋窝淋巴结清扫的浸润性乳腺癌患者。

对于早期乳腺癌，选择保乳手术联合放疗是首选模式。虽然大量随机研究显示乳房切除与保乳手术联合放疗相比，未显示生存优势，但保乳手术仍未被充分采用。

2. 乳房切除术

改良根治性乳房切除术是大多数早期乳腺癌患者的标准治疗模式。这种手术切除全部乳房、皮肤、乳头、腋窝淋巴结以及与其连续的胸大肌筋膜。改良根治性乳房切除术的优点是放射治疗并不一定必须进行，仅有淋巴结转移时需要放射治疗；缺点是乳房切除后，所带来的美容和心理上的不良影响。在选择手术方式时应尽可能少地选择切除底层胸大肌的根治性乳房切除术。对于非浸润性癌，由于其很少存在淋巴结转移，故不推荐行腋窝淋巴结清扫术。目前保留皮肤的乳房切除术受到亲睐，但并不适用于所有患者。只要有适应证，应尽可能选择保乳手术联合放疗，因为大多数患者倾向于保留乳房。对于那些选择或要求乳房全切的患者，应该与其讨论是术后立即进行乳房重建还是延迟进行。患者应该和整形外科医生见面，商讨关于切除重建的最佳选择。术前应对患者和家属进行充分的宣传教育。

乳房部分切除术后放射治疗，给予 5~7 周，每周 5 次分割放疗，总量 5000~6000cGy。大多肿瘤放疗专家给予瘤床补量照射。目前正在进行关于术中放疗或缩短放疗时间的剂量密集放疗的作用和复发率的一些研究。加速部分乳房照射，即对肿瘤切除的部分进行照射，一般照射 1~2 周，可有效控制局部病变。一项针对此技术有效性的前瞻性随机试验正在进行。一年内获益研究已经完成，但长期随访是必要的。目前的研究表明，乳房切除后放射治疗可提高部分亚组患者的生存率，并将会进行更大的合作性试验研究，以便更好地确定哪些亚组将从中受益。一项关于前哨淋巴结微转移而临床淋巴结阴性的患者，其腋窝照射能否作为一种等效治疗手段替代腋窝淋巴结清扫的临床研究也正在进行。

C. 辅助系统性治疗

在实践中，大多肿瘤医学专家采用系统辅助治疗方法治疗淋巴结阴性或阳性患者。用于判断乳腺癌患者危险度的预后因子除淋巴结状态外，还包括肿瘤大小、ER、PR 的状态、核分级、组织学类型、增殖分化率及原癌基因的表达(表 17-4)。所有淋巴结阴性的侵袭性乳腺癌患者均应接受辅助性治疗(除了合并有其他严重的医疗问题的患者之外)。一般情况下，全身化疗可以减少约 30% 的复发几率。大多数患者至少可以耐受他莫昔芬治疗。

表 17-4　淋巴结阴性乳腺癌的预后因子

预后因子	增加复发	减少复发
大小	T3,T2	T1,T0
激素受体	阴性	阳性
DNA 流式细胞学检查	异倍体	二倍体
组织学分级	高	低
肿瘤标记指数	<3%	>3%
S 期成分	>5%	<5%
淋巴管或血管浸润	有	无
组织蛋白酶 D	高	低
HER-2/neu 肿瘤基因	高	低
内皮生长因子受体	高	低

1. 化学治疗

序贯于外科手术后及合理放疗后的全身治疗可改善生存，被主张用于所有可以治愈的乳腺癌患者。此外，化疗可降低保乳治疗患者的局部复发率，而激素治疗可以减少对侧乳腺癌的发生以及同侧复发。

基于蒽环类药物在治疗转移性乳腺癌中有优势，阿霉素和表柔比星已广泛用于辅助治疗。关于阿霉素(通用名：多柔比星)和环磷酰胺(AC)，表柔比星和环磷酰胺(EC)及环磷酰胺 + 甲氨蝶呤 + 氟尿嘧啶(CMF)三种方案优效性的研究显示：含蒽环类药物的方案疗效至少和 CMF 方案相同，甚至更优。NSABP B-23 研究显示 4 周期的 AC 方案和 6 周期的 CMF 方案相比，在淋巴结阴性、ER 阴性的乳腺癌患者中疗效相等。然而与 CMF 方案比较，4 周期 AC 或 EC 方案均未显示出改善生存的优势；6 周期的氟尿嘧啶加 AC(FAC)或氟尿嘧啶加 EC(FEC)与 CMF 比较，显示可改善生存。对于淋巴结阴性的患者，临床试验结果支持给予 4 周期的 AC 或 6 周期的 CMF 进行辅助治疗。

对于淋巴结阳性的患者及最近选定的淋巴结阴性的患者，化疗方案经常是在蒽环类药物基础上加用紫杉烷类(紫杉醇和多西他赛)。初步研究显示，在 AC 方案的基础上加用紫杉醇，可以减少 20% 的复发率，绝对提高 4% 的无病生存。紫杉醇是 FDA 批准用于淋巴结阳性乳腺癌的辅助治疗。紫杉烷类通常与 AC 联用，治疗淋巴结阳性女性乳腺癌患者。一个临床试验比较 6 周期的 FAC 和 6 周期的多西他赛、阿霉素和环磷酰胺(TAC)，证明加上多西他赛可改善无病生存率。在淋巴结阳性而 ER 阳性或阴性的患者中均可获益。淋巴结阴性的高危患者也可用紫杉烷类药物治疗。一项由乳腺癌国际研究小组开展的大型临床研究,在2007年12月的圣安东尼奥乳腺癌专题会议上提出,蒽环类药物可能只对HER-2/neu过表达的患者有效。这一结论还有待进一步证实。

化学治疗的副作用已被很好地控制。恶心和呕吐已被直接作用于中枢神经系统的药物减弱,如昂丹司琼和格拉司琼。生长因子如促红细胞生成素(重组人体红细胞生成素)可刺激红细胞产生和模拟促红细胞生成素作用,非格斯亭(粒细胞集落刺激因子G-CSF)可刺激骨髓造血细胞增殖和分化,通常用来预防高剂量化疗造成的危及生命的贫血和中性粒细胞减少症;这些药物的使用,大大降低了化疗后骨髓抑制引起的感染的发生率。

辅助化疗的总体持续时间仍然是个未知数。然而,基于牛津大学(早期乳腺癌试验协作组)的荟萃分析,现在通常建议3~6个月常用方案的治疗,增加紫杉类药物,治疗时间可延长到6个月。增加化疗频率(剂量密集化疗)已被证实优于标准剂量,由于这个方案身体很难耐受,一般用于有复发高危因素的患者或年轻患者。显然剂量强度需限制在特定的阈值内,但很少或几乎没有数据支持在干细胞支持下给予高剂量化疗可以获益。

2. 靶向治疗

A. HER-2/neu过表达

在HER-2/neu癌基因过表达的患者中,是否含蒽环类药物的化疗方案比CMF方案获益更多,尚存在争议。曲妥珠单抗(赫赛汀),一种与HER-2/neu受体相结合的单克隆抗体,研究证实其联合化疗用于治疗HER-2/neu过表达的转移性乳腺癌患者是有效的。第二个单克隆抗体拉帕替尼(Tykerb)对接受过曲妥珠单抗治疗的转移性乳腺癌患者有效。这两种抗体存在心脏毒性。一项Fin-Her协作组负责的来自芬兰的多中心研究,观察曲妥珠单抗联合多西他赛或长春瑞滨在HER-2/neu过表达的早期乳腺癌中的治疗。在化疗联用曲妥珠单抗组与单纯化疗组,3年的无复发生存率(RFS)分别是89%和78%,化疗基础上加用曲妥珠单抗优于单纯化疗。另一项研究中,HERA试验(观察早期乳腺癌在辅助化疗后,继用曲妥珠单抗)的中期分析得出了相似的无病生存率(DFS)。在一些试验中,曲妥珠单抗应用于辅助治疗,减少了近50%的复发率。目前,曲妥珠单抗一般在术后使用1年时间。

B. 血管内生长因子(VEGF)

贝伐单抗(Avastin)是一个针对VEGF的单克隆抗体,VEGF这种生长因子可刺激肿瘤血管内皮细胞增殖和血管生成。一个Ⅲ期随机临床试验显示,贝伐单抗联合紫杉醇的有效性大于单用紫杉醇。这个抗体正在其他Ⅲ期研究、辅助和新辅助研究中试验。结果是令人鼓舞的。

C. 激素治疗

不管绝经状态与否,辅助激素治疗在ER阳性的女性中,降低25%的复发率和死亡率。标准方案是他莫昔芬使用5年。AIs对绝经后女性的辅助治疗是有效的,一项关于ER阳性绝经后女性辅助内分泌治疗选择单用阿那曲唑、他莫昔芬,或二者联用的大型临床试验(ATAC),显示阿那曲唑比他莫昔芬单用或他莫昔芬联合阿那曲唑可改善无病生存(DFS)。此外,阿那曲唑可减少大于50%的对侧乳房肿瘤的发生,而且副作用较少,如子宫内膜癌、热潮红、血栓形成等。然而,阿那曲唑可引起骨质流失而增加骨折风险。阿那曲唑用于绝经后妇女的辅助治疗。由于大量长期的资料支持他莫昔芬的应用,美国临床肿瘤学会建议AI在适合的人群应用,仍然鼓励在没有显著禁忌的情况下应用他莫昔芬作为辅助激素治疗。他莫昔芬应作为系统治疗药物用于所有激素受体阳性的女性,不考虑年龄、绝经状态或其他预后因素。HER-2/neu状态不应该影响细胞毒类药物或激素治疗药物的选择。此外,阿那曲唑正在用于他莫昔芬治疗后或完成治疗前(2或3年),以进一步减少复发。

全身系治疗的长期优势已经建立。患者辅助治疗的选择,应该根据腋窝淋巴结状态、肿瘤大小、分级、激素受体状态、HER-2/neu状态和年龄评估。TP53是一种具有血管浸润性的血管生成因子,它的价值正在被研究,但其是否能作为预后因子仍有待进一步证实。蒽环类药物的使用仍然优于无蒽环类药物。在绝经前,ER阳性的患者,卵巢切除获益类似于辅助全身化疗。紫杉烷类药物已经证明在转移性乳腺癌和淋巴结阴性乳腺癌患者可获益。辅助全身治疗不应给予淋巴结阴性同时组织学结果良好,肿瘤标志物如黏液或管状癌、ER阳性、低分级、HER-2/neu无扩增的小乳腺癌患者。

D. 新辅助治疗

术前新辅助化学治疗或激素治疗日益普及。这能进行体内药物敏感性评估。术前新辅助治疗肿瘤完全缓解者可改善生存。新辅助化疗可使肿瘤体积缩小,从而使那些原本需要乳房切除来控制局部病变的患者赢得行保乳手术的机会。新辅助化疗后的生存获益并没有被证明优于术后辅助化疗,但肯定不比术后辅助化疗差。关于前哨淋巴结活组织检查(SLNB)的时机选择受到相当大的关注,由于化学治疗会影响任何肿瘤的淋巴结。几个研究已经表明,前哨淋巴结活组织检查可在新辅助化疗后做。然而,一项大型多中心研究NSABP-27证明其假阴性率高达10.7%,远超过了新辅助治疗外的假阴性率(1%~5%)。许多医生建议在化疗前进行前哨淋巴结活组织检查,目的是为了避免假阴性结果和帮助后续放射治疗计划的制定。如果完全切除乳房是必需的,那么只在限定乳腺外科手术时,作前哨淋巴结活检。仍然待解决的重要问题是回答辅助化疗、新辅助化疗的时机、持续时间,不同亚组的患者应给予哪种化疗方案,激素治疗联合化疗以及靶向治疗的应用,除了激素受体外,其他预后因子在预测治疗反应时的价值。全身辅助化疗并不常规用于小肿瘤和淋巴结阴性且有良好肿瘤标记的患者。然而,即便在小的、病理类型良好的肿瘤患者中,也可看到小的无病生存获益。由此可见,全身辅助化疗对所有乳腺癌患者都是有益处的,但是临床医生和患者必须权衡治疗带来的风险获益比、并发症以及费用。

▶ 治疗:姑息治疗

A. 放射治疗

姑息放疗一般建议用于治疗伴有远处转移的局部晚期癌,以达到控制乳房和区域淋巴结引起的溃疡、疼痛和其他症状。乳房、胸壁和腋窝、内乳和锁骨上淋巴结给予放疗,目的是治愈无远处转移的局部进展不能手术切除的病变。尽管有广泛的乳房病变和区域淋巴结侵犯,这个亚组中仍有少部分患者可以治愈。姑息照射用于骨或软组织转移的治疗也是有意义的,它可以控制疼痛和避免骨折。放射治疗对于孤立的骨转移、胸壁复发、脑转移和急性脊髓压迫综合征的治疗非常有价值。

B. 靶向治疗

内分泌治疗后弥漫性病变或许会缩小或生长速度减慢;治疗方式如激素给药(如雌激素、雄激素、孕激素;表 17-5);卵巢、肾上腺或垂体消融;药物阻断激素受体位点(如抗雌激素药)或药物阻断激素合成(如 AIs)。

激素治疗在绝经后女性患者中通常比较成功,即使她们已经接受过激素替代治疗。治疗应该以原发肿瘤或转移灶的 ER 状态为基础,ER 阳性女性患者,绝经前和绝经后的有效率是几乎相同的。1/3 乳腺癌转移的患者对激素治疗有良好的效果。ER 阳性的患者的有效率大约 60%,如果合并 PR 阳性,则有效率高达 80%。此外,ER 阳性的肿瘤患者对激素治疗无效或出现进展,应该更换不同的激素治疗形式。由于只有 5%~10% 的 ER 阴性女性患者对激素治疗有效,因此她们不应该接受激素治疗,当然除一些少见情况(例如老年人不能耐受化疗)之外。由于内分泌治疗后缓解期生活质量优于细胞毒性化疗,如果有可能,通常尽可能尝试内分泌治疗。对他莫昔芬无效的女性患者可以尝试第三代 AI 类药物,会达到至少与对他莫昔芬有效患者相同的疗效。然而,如果受体状态不明,疾病进展迅速或侵及内脏器官,内分泌治疗会很少成功,这种情况下使用内分泌治疗或许会浪费宝贵的时间。

在骨转移的女性患者中,除了放疗,双膦酸盐在推迟和减少恶性骨折事件方面显示出极佳的疗效。双膦酸盐有时也与芳香化酶抑制剂联用,以降低潜在的与芳香化酶抑制剂相关的骨事件风险;双膦酸盐常规与芳香化酶抑制剂联用治疗骨转移。一般情况下,在同

表 17-5　转移性乳腺癌激素治疗常用药物

药物	药效	剂量、用法、次数	主要副作用
枸橼酸他莫昔芬(Nolvadex)	选择性雌激素受体调节剂	20mg,口服,每天	热潮红、子宫出血、血栓性脉管炎、疹
氟维司群(Faslodex)	甾体雌激素受体拮抗剂	250mg,肌内注射,每月	胃肠不适、头痛、背痛、热潮红、咽炎
枸橼酸托瑞米芬(法乐通)	选择性雌激素受体调节剂	40mg,口服,每天	热潮红、出汗、恶心、阴道分泌物、干眼、头晕
己烯雌酚(DES)	雌激素	5mg,口服,3 次 / 天	液体潴留、子宫出血、血栓性静脉炎、恶心
戈舍瑞林(Zoladex)	合成黄体化激素释放类似物	3.6mg,皮下注射,每月	关节痛、血压变化、热潮红、头痛、阴道干燥
醋酸甲地孕酮(Megace)	黄体酮	40mg,口服,4 次 / 天	液体潴留
来曲唑(弗隆)	AI	2.5mg,每天	热潮红、关节痛、关节炎、肌痛
阿那曲唑(瑞宁得)	AI	1mg,口服,每天	热潮红、皮疹、恶心和呕吐
依西美坦(Aromasin)	AI	25mg,口服,每天	热潮红、增加的是关节痛 / 关节炎、肌痛、脱发

　　SERM,选择性雌激素受体调节剂;AI,芳香化酶抑制剂

一时间只给患者一种治疗方式,只有疾病明确进展时,才应该更换治疗方案。除非患者在接受药物治疗的同时,需要给予放疗处理承重骨的病变,常规影像学检查难以确定受累骨质破坏程度,因而联合治疗对于破坏性骨转移的患者非常重要。合理的内分泌治疗常常能够同时给患者带来最大获益及最小的毒副作用。内分泌治疗的选择取决于患者的绝经状态。最后一次月经在一年内的女性,往往被认为是绝经前状态,停经超过1年的被认为是绝经后状态。如果内分泌治疗是初始选择,则被认定为初期激素治疗;随后的内分泌治疗称为二线或三线激素治疗。

在 HER-2/neu 基因过表达的转移性乳腺癌患者中,使用曲妥珠单抗可延长生存期。此外,抗血管增生的药物贝伐单抗在治疗转移性乳腺癌中,也显示出改善生存的效果。基于 VEGF 在原发性肿瘤检测的数量,目前研究证实贝伐单抗联合化疗可增加转移性乳腺癌患者的总生存率和无病生存率。

1. 绝经前患者

A. 初期激素治疗

强效选择性雌激素受体调节剂(SERM)他莫昔芬作为常用和首选的激素治疗药物用于绝经前患者。他莫昔芬通常每日口服剂量是 20mg。他莫昔芬和双侧卵巢切除,在患者的生存方面没有明显差异,平均缓解期大约 12 个月。他莫昔芬有很小的致病性和较少的副作用。托瑞米芬,是他莫昔芬的类似物,有相同的副作用,但不太可能引起子宫癌。在绝经前女性患者中,他莫昔芬的疗效可为其他形式内分泌治疗做预测。在绝经前女性患者中,由于他莫昔芬的良好耐受性,很少有人愿意接受双侧卵巢切除术。然而,对于经济条件差的患者,通过手术切除卵巢或者通过放疗进行卵巢去势是安全和快速的。也可使用促性腺素释放激素(GnRH)类似物进行药物卵巢去势。卵巢切除的目的是消除刺激肿瘤生长的雌激素、孕激素和雄激素。AIs 不应用于卵巢功能正常的患者,因为此类药不具备阻止卵巢功能的作用。

B. 二线、三线激素治疗

虽然对他莫昔芬或卵巢切除无效的患者应该给予细胞毒类药物治疗,然而这类患者在复发后,再用其他的内分泌治疗仍可起效(表 17-5)。二期内分泌药物的选择没有明确规定。卵巢切除术后病情改善的患者,随后复发应该接受他莫昔芬或一种 AI 类药物治疗,如果一种治疗失败,其他药物也可以尝试,但成功的可能性不大。醋酸甲地孕酮、黄体激素药物可以考虑,这些药物比起外科肾上腺切除很少引起致病和致死,一旦这类患者病情改善终止治疗,不会出现肾上腺切除手术后引起的诸多问题,因此使需要化疗的患者也更容易管理。如今已很少行肾上腺切除术或垂体切除术,

30%~50% 的卵巢切除术后的患者可诱发上述器官退化。激素药物治疗逐渐替代上述手术方式。当对他莫昔芬和卵巢切除术等治疗方法有效的肿瘤出现进展时,AIs 也有效。

2. 绝经后患者

A. 初期内分泌治疗

他莫昔芬 20mg,口服,每日 1 次,阿那曲唑 1mg,口服,每日 1 次,是有内分泌治疗指征的绝经后转移性乳腺癌患者的首选初治药物。阿那曲唑(一种芳香化酶抑制剂,AI)与他莫昔芬比较,副作用更少而且疗效更好。他莫昔芬的主要副作用是恶性、呕吐、皮疹和热潮红。少数情况下,它可能会在骨转移的患者中诱发高钙血症。阿那曲唑的副作用和他莫昔芬类似,但发生率较低。然而骨质疏松和骨折明显高于他莫昔芬。其他的 AIs 有来曲唑或依西美坦,他们有类似的效果和副作用。

B. 二线、三线内分泌治疗

他莫昔芬治疗后的绝经后进展期乳腺癌患者,也可用 AIs 治疗。对 AI 有效的患者随后出现疾病进展,一种抗雌激素药——氟维司群显示出 20%~30% 的获益。SERM 或 AI 无效的绝经后患者应该给予细胞毒药物治疗。最初对 SERM 或 AI 有效的绝经后女性出现疾病进展,可以选用其他内分泌治疗措施,如若更换其他激素类药物治疗后仍无反应,则应接受细胞毒药物治疗。雄激素毒性较大很少被使用。同样,对于绝经前患者,不应行垂体切除和肾上腺切除。

C. 化疗

细胞毒类药物应考虑用于治疗转移性乳腺癌:(1)如果有内脏转移(特别是脑或肺性淋巴管癌病);(2)如果激素治疗失败或最初激素治疗有效后进展;(3)如果肿瘤 ER 阴性。对于复发的患者,早期给予辅助化疗似乎未能改变应答率。迄今为止,最有效的单个化疗药是阿霉素,有效率达 40%~50%。多种药物的联合化疗更有效,在Ⅳ期患者中观察到的有效率达 60%~80%。应用阿霉素(40mg/m^2,首日静脉注射)联合环磷酰胺(200mg/m^2,口服,第 3 日 ~ 第 6 日)治疗的患者,客观缓解率大约为 85%。各种药物联合已经被使用,临床试验一直持续到确定联合治疗可增加生存率和减少副作用。其他化疗方案有药物的各种组合,包括环磷酰胺、长春花碱、氨甲蝶呤、氟尿嘧啶和紫杉烷类药物,有效率达到 60%~70%。研究者继续研究新的药物和化疗药物的组合,如卡培他滨、盐酸米托蒽醌、长春瑞滨、吉西他滨、伊立替康、顺铂、卡铂。许多这些药物单用或联合使用,或提供进行临床实验的患者使用,或由医生选择。

经多种治疗后肿瘤进展并且考虑继续试验性治疗的患者,应该鼓励他们参加临床Ⅰ、Ⅱ或Ⅲ期药物试验。

尽管少见,应用紫杉烷类(紫杉醇和多西他赛)单药治疗转移性乳腺癌非常有效,有效率达到 30%~40%。它们通常被用于联合化疗治疗转移性癌失败后的患者,或辅助化疗结束后不久复发的患者。它们是蒽环类耐药肿瘤患者的非常有价值的药物。高剂量化疗和自体骨髓或干细胞移植治疗转移性乳腺癌受到人们广泛关注;这项技术是患者接受高剂量的细胞毒药物,灭活骨髓,然后患者接受自体骨髓或干细胞移植。然而,许多随机试验显示,高剂量化疗随后给予干细胞移植与传统的化疗相比,总生存率并没有改善。目前,高剂量化疗干细胞移植技术很少使用,该技术非常昂贵,并且治疗本身引起的死亡率约为 3%~7%。

American College of Radiology: Practice guideline for the breast conservation therapy in the management of invasive breast carcinoma. J Am Coll Surg 2007;205:362.

Arimidex, Tamoxifen, Alone or in Combination (ATAC) Trialists' Group et al: Effect of anastrozole and tamoxifen as adjuvant treatment for early-stage breast cancer: 100-month analysis of the ATAC trial. Lancet Oncol 2008;9:45.

Bhatnagar AS: Review of the development of letrozole and its use in advanced breast cancer and in the neoadjuvant setting. Breast 2006;15(Suppl 1):S3.

Carlson RW et al: NCCN Task Force report: adjuvant therapy for breast cancer. J Natl Compr Canc Netw 2006;4(Suppl 1):S1.

Chu QD et al: Adjuvant therapy for patients who have node-positive breast cancer. Adv Surg 2006;40:77.

Dienstmann R et al: Evidence-based neoadjuvant endocrine therapy for breast cancer. Clin Breast Cancer 2006;7:315.

Fitzal F et al: Breast conservation: evolution of surgical strategies. Breast J 2006;12(5 Suppl 2):S165.

Gould RE et al: Update on aromatase inhibitors in breast cancer. Curr Opin Obstet Gynecol 2006;18:41.

Howell A et al; ATAC Trialists' Group: Results of the ATAC (Arimidex, Tamoxifen, Alone or in Combination) trial after completion of 5 years' adjuvant treatment for breast cancer. Lancet 2005;365:60.

Ingle JN et al; North Central Cancer Treatment Group Trial N0032: Fulvestrant in women with advanced breast cancer after progression on prior aromatase inhibitor therapy: North Central Cancer Treatment Group Trial N0032. J Clin Oncol 2006;24:1052.

Joensuu H et al; FinHer Study Investigators: Adjuvant docetaxel or vinorelbine with or without trastuzumab for breast cancer. N Engl J Med 2006;354:809.

Kaasa S et al: Prospective randomised multicenter trial on single fraction radiotherapy (8 Gy × 1) versus multiple fractions (3 Gy × 10) in the treatment of painful bone metastases. Radiother Oncol 2006;79:278.

Kim T et al: Lymphatic mapping and sentinel lymph node biopsy in early-stage breast carcinoma: a metaanalysis. Cancer 2006;106:4.

Lee MC et al: Management of patients with locally advanced breast cancer. Surg Clin North Am 2007;87:379.

Leonard C et al: Prospective trial of accelerated partial breast intensity-modulated radiotherapy. Int J Radiat Oncol Biol Phys 2007;67:1291.

Mamounas EP et al: Sentinel node biopsy after neoadjuvant chemotherapy in breast cancer: results from National Surgical Adjuvant Breast and Bowel Project Protocol B-27. J Clin Oncol 2005;23:2694.

Mieog JS et al: Preoperative chemotherapy for women with operable breast cancer. Cochrane Database Syst Rev 2007;2:CD005002.

Miller K et al: Paclitaxel plus bevacizumab versus paclitaxel alone for metastatic breast cancer. N Engl J Med 2007;357:2666.

Orlando L et al: Management of advanced breast cancer. Ann Oncol 2007;18(Suppl 6):vi74.

The National Institutes of Health Consensus Development Conference: Adjuvant Therapy for Breast Cancer: Bethesda, Maryland, USA. November 1–3, 2000. Proceedings. J Natl Cancer Inst Monogr 2001;30:1.

Piccart-Gebhart MJ et al; Herceptin Adjuvant (HERA) Trial Study Team: Trastuzumab after adjuvant chemotherapy in HER2-positive breast cancer. N Engl J Med 2005;353:1659.

Posther KE et al: Sentinel node skills verification and surgeon performance: data from a multicenter clinical trial for early-stage breast cancer. Ann Surg 2005;242:593.

Pruthi S et al: A multidisciplinary approach to the management of breast cancer, part 2: therapeutic considerations. Mayo Clin Proc 2007;82:1131.

Romond EH et al: Trastuzumab plus adjuvant chemotherapy for operable HER2-positive breast cancer. N Engl J Med 2005;353:1673.

Seidman AD: Systemic treatment of breast cancer. Two decades of progress. Oncology (Williston Park) 2006;20:983.

Slamon DJ et al: Advances in adjuvant therapy for breast cancer. Clin Adv Hematol Oncol 2006;4(Suppl 1):4.

Slamon DJ et al: Use of chemotherapy plus a monoclonal antibody against HER2 for metastatic breast cancer that overexpresses HER2. N Engl J Med 2001;344:783.

Smith I: Goals of treatment for patients with metastatic breast cancer. Semin Oncol 2006;33(1 Suppl 2):S2.

Smith I et al: 2-year follow-up of trastuzumab after adjuvant chemotherapy in HER2-positive breast cancer: a randomised controlled trial. Lancet 2007;369:29.

Stolier AJ et al: Postlumpectomy insertion of the MammoSite brachytherapy device using the scar entry technique: initial experience and technical considerations. Breast J 2005;11:199.

Veronesi U et al: Lessons from the initial adjuvant cyclophosphamide, methotrexate, and fluorouracil studies in operable breast cancer. J Clin Oncol 2008;26:342.

Veronesi U et al: Breast conservation: current results and future perspectives at the European Institute of Oncology. Int J Cancer 2007;120:1381.

Voogd AC et al: Prognosis of patients with locally recurrent breast cancer. Am J Surg 2007;193:138.

Waljee JF et al: Neoadjuvant systemic therapy and the surgical management of breast cancer. Surg Clin North Am 2007;87:399.

▶ 预后

乳腺癌的分期是最可靠的预后指标(表 17-6),病情局限在乳房局部,病理上证实无淋巴结转移者预后最佳。对于所有大小的肿瘤,腋窝淋巴结状态是最主要的分析预后的因素,与生存密切相关;腋窝淋巴结数目越多,生存率越低。生物标志物状态,如 ER、PR、肿瘤分级、HER-2/neu,可帮助确定肿瘤侵袭性,并且是评估预后的重要变量。但在预测结果方面,没有一种生物标志物的意义可以等同于腋窝淋巴结转移状况。乳腺癌的组织学亚型(如髓样癌、小叶癌、胶质癌等)在浸润性癌的预后中作用似乎不大。应用流式细胞仪分析 DNA 指数、S 期频率对判断预后有帮助。肿瘤标记非整倍体的预后较差(见表 17-4)。基因分析,如 Oncotype DX,可以判断一些亚组患者的预后。

表 17-6　乳腺癌 TNM 分期与生存率(%)

TNM 分期	5 年	10 年
0	95	90
I	85	70
IIA	70	50
IIB	60	40
IIIA	55	30
IIIB	30	20
IV	5~10	2
全部	65	30

　　之前 20 年内乳腺癌患者的死亡率超过年龄相当的正常人,此后死亡率相当,但其中乳腺癌患者发生死亡的往往是肿瘤导致的直接结果。5 年统计数字并不能准确反映治疗的最后结果。

　　如果肿瘤局限,病检后没有证据表明局部扩散,为人们所接受的治疗后临床治愈率是 75% 至 90% 以上。结局的不同可能与肿瘤激素受体含量、遗传标记、肿瘤大小、寄主抗性或相关疾病相关。体积小、生物学行为良好且没有腋窝淋巴结转移的患者,5 年生存率可超过 95%。腋窝淋巴结阳性 5 年生存率则下降至50%~70%,10 年生存率约 25%~40%。一般说来,乳腺癌恶性程度在年轻患者中高于年长患者,这可能与年轻患者 ER 阳性者较少有关。总体来说,系统的辅助化疗可提高 30% 的生存率,内分泌治疗可提高 25%。对于那些治疗中不断进展的患者,支持治疗可提高生存率。当她们走到生命的尽头,这些患者将需要细致的姑息治疗。

Stuart K et al: Life after breast cancer. Aust Fam Physician 2006;35:219.

▶ 进一步的治疗

　　初始治疗后,乳腺癌患者应定期随访,以便监测复发及对侧乳房的第二原发癌。局部复发和远处转移通常在最初的 2~5 年内出现。在最初的 2 年时间里,大多数患者应每 6 个月复查一次,之后每年一次。患者应每月自查乳房一次,每年拍摄钼靶一次。特别注意的是对侧乳房,因为 20%~25% 的患者可能会出现第二原发的乳腺癌。在某些情况下,转移长期处于休眠状态,可能会在原发肿瘤切除 10~15 年甚至更久后出现。虽然研究未能显示出激素替代治疗在无病患者中的不利影响,但乳腺癌治疗后其仍很少使用,特别是在肿瘤激素受体阳性的患者中。即使怀孕也没有明确显示与缩短生存有关,但大部分肿瘤学家

不建议年轻患者怀孕,也不热衷于对绝经后患者行激素替代治疗。对于患有骨质疏松症或阵发性皮肤潮红的患者,激素的使用应在衡量收益和风险后慎重使用。

　　A. 局部复发

　　局部复发率与肿瘤大小、是否存在腋窝淋巴结阳性及其数目、组织学类型、原发肿瘤是否存在皮肤水肿或皮肤和筋膜固定、最终的手术类型以及局部放疗有关。多达 8% 的患者在全乳房切除和腋窝清扫后胸壁局部复发。腋窝淋巴结阳性,局部复发率小于 5%,而淋巴结转移数目较多时局部复发率高达 25%。大肿瘤与小肿瘤的局部复发率相似。肿瘤多发、手术切缘阳性、化疗及放疗这些因素会影响保乳术后患者的局部复发率。

　　胸壁复发通常出现在最初几年,但也可能会于手术切除后 15 年或更久后出现。所有可疑的结节和皮肤损伤都应活检。如果是一个孤立结节,局部切除或局部放射治疗是可行的。如果病变是多发的或在瘤床区或锁骨上淋巴结,最好对整个胸壁行放疗,靶区包括胸骨旁、锁骨上、腋窝区,通常需全身系统性治疗。

　　乳房切除术后局部复发通常标志着疾病的扩散,提示应搜寻转移的证据。大多数患者若在乳腺癌术后出现肿瘤局部复发,那么远处转移将会在几年之内发生。当没有除胸壁和区域淋巴结转移的证据,应尝试行完整的局部切除后行放疗。有治愈的可能。部分乳房切除后,局部复发并不等同于预后很差,但是这些患者确实要比没有局部复发的患者预后差。据推测,癌症放疗后局部复发是治疗耐受和侵袭性强的表现。部分乳房切除后局部复发的患者应行全乳房切除;有些患者会存活时间较长,尤其是局部复发于最初治疗后超过 5 年以上的时间出现。全身化疗或内分泌治疗应该用于扩散或局部复发的患者。

　　B. 上肢水肿

　　手臂显著水肿发生在大约 10%~30% 的腋窝淋巴结清扫患者,如果行放疗或有术后感染其更为常见。10%~20% 的局部乳房切除术后行腋窝淋巴结放疗的患者会出现手臂慢性水肿。前哨淋巴结清扫术已被证明是一个能够更准确地进行腋窝分期却不增加水肿或感染等副作用的方法。但如果腋窝淋巴结有转移,则其不能取代腋窝淋巴结清扫术。合理地使用放射治疗,腋窝合理的计划靶区,可以大大减少水肿的发生率,如果局部乳房切除并腋窝淋巴结清扫术后未行放疗,仅有 5% 的患者会出现上肢水肿。迟发或继发的手臂水肿可能于治疗后数年出现,这是由于腋窝复发或感染致淋巴管闭塞导致的。如水肿出现,应对腋下仔细检查,看是否为复发或感染。如没有复发或

感染的证据,患肢应休息、抬高。药性温和的利尿剂可能会有所帮助。如果没有改善,患者可用弹性手套或袖套来压缩肌肉以减少肿胀。大多数患者不愿因轻度水肿而穿不舒服的手套或袖,更愿意抬高和揉搓患肢。有报道称苯并吡喃酮可减轻淋巴水肿,但在美国并没有被批准使用。水肿很少严重到影响肢体的活动。

C. 乳房再造

乳房再造一般在根治或改良根治术后实施。重建应于术前讨论,因为它提供了一个重要的心理恢复的焦点。重建不是诊断癌症复发的一个障碍。最常见的乳房重建是于胸大肌和胸小肌之间的间隙植入一个硅胶或盐水假体。另外,自体组织可用于重建。对于大多数患者来说,自体组织瓣的美观程度优于植入物重建。同时它还具备"不像将异物放入患者体内"的优点。最流行的自体技术目前是腹直肌皮瓣(TRAM 皮瓣),这是通过旋转腹直肌附着的脂肪和皮肤头侧制作形成的乳房丘。游离的腹直肌皮瓣来自一小块带脂肪及皮肤的腹直肌,并应用微血管外科技术重建胸壁的血供。背阔肌皮瓣也可以,但没有腹直肌皮瓣丰满,美容效果较差。种植体常用来填充背阔肌皮瓣。重建可于乳腺癌术后立即进行,也可推迟到以后,通常是患者完成辅助治疗后进行。当考虑重建方案时,应予以考虑随之而来的疾病,由于自体皮瓣的生存能力取决于是否有合并症存在。此外,放射治疗的需要,可能会影响重建的选择,因为辐射可能会增加种植体周围纤维化或减小皮瓣的体积。

D. 怀孕的风险

数据不足以确定是否中止妊娠可提高治愈乳腺癌的患者及那些怀孕期间接受彻底治疗的患者的预后。从理论上讲,随着妊娠的进展,胎盘所产生的日益增高的雌激素对那些有潜在转移性的激素敏感型乳腺癌患者是有害的。此外,隐匿性转移存在于大多数腋窝淋巴结阳性的患者,而且辅助性化学治疗可能对妊娠早期的胎儿有害,虽然化疗可用于孕后期。在这种情况下,早期妊娠中断,似乎是合理的。这个决定是受多种因素影响的,包括患者要小孩的愿望及预后,尤其是腋窝淋巴结阳性时。

同样重要的是关于对那些经过彻底治疗的育龄妇女未来怀孕(或流产)的建议。据推测,怀孕当前存在的隐性转移是有害的,虽然这并没有得到证实。肿瘤ER 阴性(大多数年轻女性)可能不会受怀孕的影响。迄今为止,还没有怀孕对乳腺癌患者产生不利影响的证据,尽管大多数肿瘤学家持反对意见。对于不能手术或转移性癌的患者(Ⅳ期疾病),通常建议人工流产,因为内分泌治疗、放射治疗或化疗会对胎儿产生不利影响。

Banks E et al: Pregnancy in women with a history of breast cancer. BMJ 2007;334:166.
Dian D et al: Quality of life among breast cancer patients undergoing autologous breast reconstruction versus breast conserving therapy. J Cancer Res Clin Oncol 2007;133:247.
Hayes DF: Prognostic and predictive factors for breast cancer: translating technology to oncology. J Clin Oncol 2005;23:1596.
Hu E et al: Breast reconstruction. Surg Clin North Am 2007;87:453.
Kronowitz SJ et al: Advances and surgical decision-making for breast reconstruction. Cancer 2006;107:893.
Moseley AL et al: A systematic review of common conservative therapies for arm lymphoedema secondary to breast cancer treatment. Ann Oncol 2007;18:639.
Pomahac B et al: New trends in breast cancer management: is the era of immediate breast reconstruction changing? Ann Surg 2006;244:282.
Sakorafas GH et al: Lymphedema following axillary lymph node dissection for breast cancer. Surg Oncol 2006;15:153.
Salhab M et al: Skin-sparing mastectomy and immediate breast reconstruction: patient satisfaction and clinical outcome. Int J Clin Oncol 2006;11:51.
Soran A et al: Breast cancer-related lymphedema—what are the significant predictors and how they affect the severity of lymphedema? Breast J 2006;12:536.

男性乳腺癌

 诊断要点

1. 乳晕下无痛肿块,较常见于 50 岁以上男性
2. 乳头溢液、萎缩、形成溃疡
3. 一般较女性预后差

▶ 总则

男性乳腺癌很少见;发病率大约是女性的 1%。平均年龄 60 岁,大多发病晚于女性。患前列腺癌男性的发病率高。与女性一样,激素可能和男性乳腺癌的发生有关。班图人的乳腺癌和男性乳房增大症发病率高,理论上可能与相关肝脏疾病导致肝功能损害,使得肝脏雌激素灭活发生障碍有关。值得注意的是,患癌者的男性一级亲属具有高发病率,这种高发病风险在与患者及家属探讨治疗方案时应予以告知。此外,BRCA2 突变在男性乳腺癌常见。患有乳腺癌的男性,特别是有前列腺癌病史的男性应该给予遗传咨询。即便是Ⅰ期病例,男性患者比女性患者预后差,男性患者在初期治疗时,常常会出现血行转移,这些转移或许会潜伏好多年而不发病。

▶ 临床表现

无痛性包块、有时合并乳头溢液、内陷、侵蚀或者溃疡是最初的主诉。体格检查常表现在乳头或乳晕下边界不清、无触痛的质硬包块。男性乳房增大症常发生在乳腺癌之前或与乳腺癌同时出现。乳头溢液在男

性乳腺癌并不常见,却为预后不佳之表现,约 75% 的男性乳头溢液与乳腺癌相关。男性乳腺癌分期和女性相同。男性乳房增大症和其他部位来源的转移癌(例如前列腺)必须在鉴别诊断时加以考虑。良性病变较少见,男性乳房包块必须进行活组织检查。

▶ 治疗

治疗包括改良式乳腺癌根治手术,治疗原则和女性乳腺癌一样。乳房保留手术很少用。皮肤、淋巴结和骨骼转移引起的症状治疗,放射治疗是首选。激素受体蛋白的检测对于内分泌腺切除的疗效有预测价值。男性通常 ER 检测是阳性。化疗和放疗的指征和女性乳腺癌一样。由于男性乳腺癌经常是弥漫性的病变,内分泌治疗是非常重要的。在男性患者中,他莫昔芬是治疗进展期乳腺癌的主要药物。他莫昔芬(20mg 每天口服)为基本治疗。尽管 AIs 有效,但成功经验较少。进展期乳腺癌去势相对于女性是很成功的治疗方法,但很少使用。

激素治疗的转移性男性乳腺癌,复发的证据近 60%~70%,大约是女性人群的 2 倍。肿瘤生长的缓解期平均大约 30 个月。男性的乳腺癌骨转移最常见(和女性一样),激素治疗可缓解许多患者的骨痛。乳房切除到复发间隔期较长,较长的缓解间隔时间为以后的

治疗提供了可能。在女性患者中,肿瘤的 ERs 与激素治疗效果相关。男性患者和女性患者一样,AIs 可替代肾上腺切除。皮质醇单独治疗是有效的,但与内分泌腺切除比较几乎没有价值。他莫昔芬和 AIs 可作为一线或二线激素治疗选择。如同女性患者的内分泌治疗一样,雌激素治疗——己烯雌酚(5mg,口服,每日 3 次),在其他内分泌治疗成功或失败后使用同样有效。雄激素治疗可能会加重骨疼痛。辅助化疗或转移癌的化疗在治疗指征、用药剂量、用药方法和女性患者一样。

▶ 预后

男性乳腺癌的预后较女性患者差。I 期男性乳腺癌的 5 年、10 年生存率分别是 58% 和 38%。临床 II 期的 5 年和 10 年生存率为近 38% 和 10%。所有病期合并的 5 年和 10 年生存率为 36% 和 17%。对于经过细心努力的治疗,疾病仍然进展的患者,姑息治疗和护理非常重要。

Agrawal A et al: Male breast cancer: a review of clinical management. Breast Cancer Res Treat 2007;103:11.
Fentiman IS et al: Male breast cancer. Lancet 2006;367:595.
Karhu R et al: Large genomic BRCA2 rearrangements and male breast cancer. Cancer Detect Prev 2006;30:530.
Nahleh ZA: Hormonal therapy for male breast cancer: A different approach for a different disease. Cancer Treat Rev 2006;32:101.

(马红兵　刘棣　译,张淑群　校)

第 18 章　胸壁、胸膜、纵隔和肺

解剖学和生理学

胸壁和胸膜的解剖

胸壁是一个密闭、可扩张、锥形的骨架结构。肋骨骨架结构扩张同时膈肌向下运动产生的胸内负压导致肺通气发生。

胸壁骨性结构前壁最短,成人从胸骨上切迹至剑突大约 18cm,由胸骨柄、胸骨体、剑突组成,并呈垂线排列。上 7 对肋骨直接与胸骨相连,下 3 对肋骨连于上位肋骨的下缘,第 11、12 肋骨为浮肋。两侧胸壁是由自后部向下、向前倾斜的上方 10 根肋骨组成。后胸壁由 12 个胸椎及其横突和 12 根肋骨组成(图 18-1),

胸廓的上前部分被锁骨和锁骨下血管遮挡,侧面被肩和腋神经、血管遮挡;后面部分被肩胛骨遮挡。

胸廓上口(也称胸廓入口或胸廓出口)是个 5cm × 10cm 向前倾斜的肾形开口,其两侧界由第 1 肋软骨、肋骨组成,前界由胸骨柄、后界由第 1 胸椎椎体组成。胸廓下口后界是第 12 胸椎和肋骨,前界由第 7 至第 12 肋软骨、剑突组成。胸廓下口较胸廓上口广阔并附有膈肌。

胸壁的血液供应与神经支配源于肋间血管和神经(图 18-2 和图 18-3),上胸部也接受源于颈和腋区的血管供应和神经支配。胸骨体下部血供来自胸廓内动脉分支,其与肋间血管在侧胸壁汇合。

胸壁的最内层是壁层胸膜,分为四个部分:顶胸膜、肋胸膜、纵隔胸膜、膈胸膜。脏层胸膜是覆盖在肺

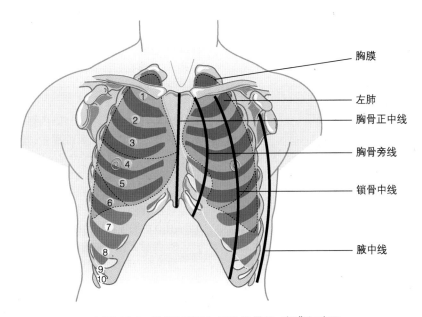

▲ 图 18-1　胸部示意图,示肋骨骨架,胸膜和肺野

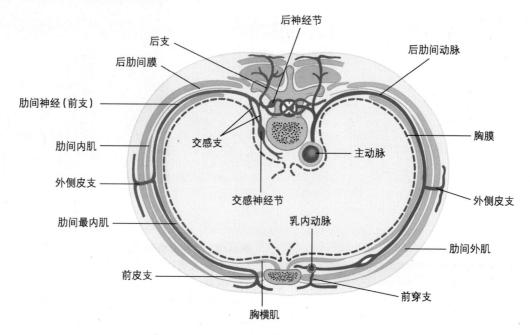

▲图 18-2 胸的横断面

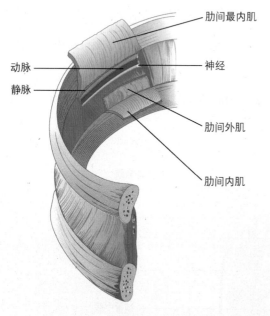

▲图 18-3 肋间肌、血管和神经

表面上的浆膜,在肺门部与壁层胸膜连续。潜在的胸膜腔是一个微小的腔隙,正常情况下有少量的浆液。当胸膜腔有液体(胸膜腔积水)、血液(血胸)、脓液(脓胸或积脓)、空气(气胸)时,胸膜腔体积膨大。

胸壁和胸膜的生理

▶ 呼吸机制

吸气依赖于肋骨骨架上抬、膈肌下降使胸腔容量增大来完成。婴幼儿由于其肋骨尚未形成足够的倾斜度,以腹式呼吸保证其足够的通气。此外,在剧烈运动或呼吸窘迫时呼吸辅助肌也会导致胸廓改变(图 18-4)。

呼气主要是一个被动过程,取决于肺的弹性回缩,而深吸气后呼气,依靠腹部肌肉收缩、上抬的肋骨骨架下移,同时腹腔脏器压迫膈上移。

▶ 胸膜腔的生理

A. 压力

胸膜腔内由于胸壁与肺的弹性回缩,正常情况下为负压。在正常呼吸过程中,其压力变化从吸气时 $-15cmH_2O$ 至呼气时 $0\sim2cmH_2O$。深呼吸时可引起较大的压力改变(用力吸气时 $-60cmH_2O$ 至用力呼气时 $+30cmH_2O$)。当身体直立时,由于重力作用胸膜腔负压峰值可增加;每厘米的身高改变可引起约 $0.2cmH_2O$ 的胸膜腔压力改变。

B. 液体的生成与吸收

胸膜腔内液体的渗出与吸收通常遵循 Starling 方程式,其取决于流体静力压、胶体压与组织压。正常情况下,液体由壁层胸膜产生,由脏层胸膜吸收(图 18-5)。身体

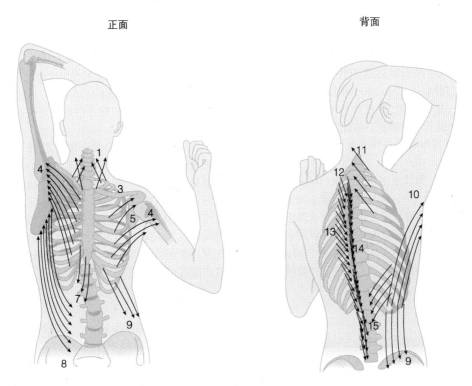

▲图 18-4　呼吸辅助肌

吸气:(1)胸锁乳突肌(3)斜角肌(4)胸大肌(5)胸小肌(10)前锯肌(11)上后锯肌(12)上髂肋肌

呼气:(8)腹外斜肌(9)腹内斜肌(7)腹直肌(13)下髂肋肌(14)最长肌(15)下后锯肌

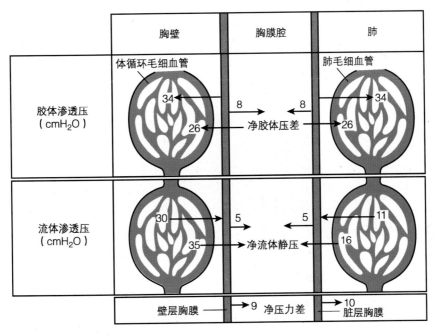

▲图 18-5　通过胸膜腔液体的运动,示胸膜腔液体的产生与吸收

的毛细血管流体静水压为 30cmH₂O,胸膜内的负压平均为 5cmH₂O,共有 35cmH₂O 的净流体静水压差,因此液体由壁层胸膜渗出。身体的毛细血管胶体渗透压为 34cmH₂O,而与其相对的胸膜腔的渗透压为 8cmH₂O。因此,26cmH₂O 的净胶体渗透压将液体吸回毛细血管。身体流体静水压(35cmH₂O)超出毛细血管渗透压(26cmH₂O)9cmH₂O,因此,胸壁的毛细血管有 9cmH₂O 的净压驱使液体进入胸膜腔。依此计算脏层胸膜包括低压的肺循环有 10cmH₂O 净压吸引胸膜液体进入肺毛细血管。

健康情况下,胸膜液体蛋白量低(100mg/dl),有病时蛋白量大约增加至 1g/dl,与脏层胸膜毛细血管净胶体渗透压相等,胸膜液体的重吸收变为依靠淋巴系统的回流。因此,异常的胸膜液体积聚可以在下列情况下发生:(1)当流体静水压增高时,如心力衰竭;(2)当毛细血管渗透性增加时,如炎症或肿瘤;(3)胶体渗透压降低时。

纵隔的解剖

纵隔是左右两侧胸膜腔之间的间隔。前方自胸骨柄至剑突,后方自第 1 至 11 胸椎,上口为颈筋膜平面且与之相连续,下界为膈,其内的降主动脉、下腔静脉、食管、迷走神经经膈肌裂孔下行。

按照柏克尔分类(Burkell classification)法(图 18-6),

上纵隔包括胸腺、淋巴结、升主动脉、主动脉弓、大血管和间质组织。中纵隔包括心脏、心包、气管、肺门、膈神经、淋巴结和间质组织。后纵隔包括交感神经链、迷走神经、食管、胸导管、淋巴结和降主动脉。

纵隔的先天发育异常包括很多种类。因前纵隔缺陷,右侧和左侧胸膜相连是罕见的。胸骨后的前纵隔正常时很薄,一侧胸膜腔过度膨胀可引起纵隔疝或纵隔胸膜突向对侧胸腔。

纵隔内若有肿瘤形成或气体、液体、血液、乳糜等积聚可致纵隔移位,干扰其基本功能。可因气管压迫、腔静脉阻塞、食管梗阻而引起临床症状。一侧胸腔病变可引起纵隔移位,肺纤维化、肺切除术后纵隔向患侧移位;开放性气胸、大量血胸时纵隔向健侧移位。开放性气胸时,随呼吸活动可引起纵隔来回摆动,影响肺通气量。急性纵隔移位可引起缺氧、静脉回流减少而导致心律不齐、低血压或心跳骤停。

肺的解剖

由支气管、肺段组成一个大的肺单位称为肺叶。右肺有三个叶:上叶、中叶和下叶。在左肺,肺上叶的舌段部分相当于右肺的中叶。右肺有两条叶间裂将肺叶分开,一条深大的、倾斜向下的间裂将上、中叶与下叶分开,一条浅短的、水平的间裂将中叶与上叶分开。左肺一条倾斜向下的间裂将上叶与下叶分开(图 18-7)。

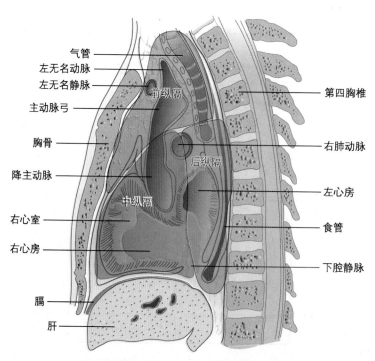

气管
左无名动脉
左无名静脉
前纵隔
主动脉弓
胸骨
降主动脉
中纵隔
右心室
右心房
膈
肝

第四胸椎
右肺动脉
后纵隔
左心房
食管
下腔静脉

▲ 图 18-6　纵隔分区(柏克尔分类法 Burkell classification)
上纵隔:浅色区;前纵隔:低暗色区;中纵隔:深暗色区;后纵隔:右侧打点区

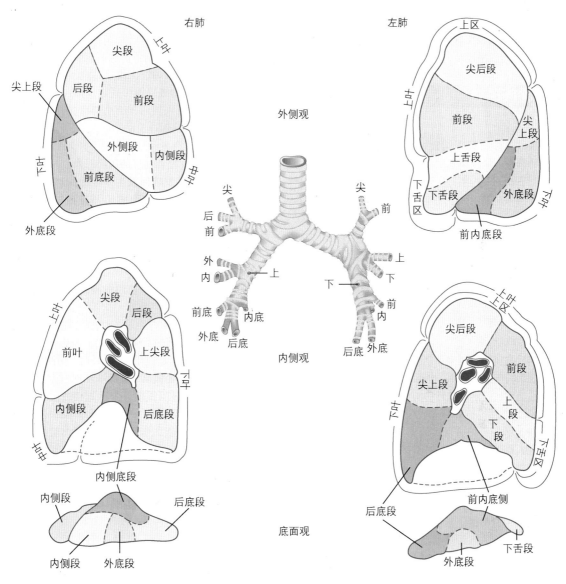

▲图 18-7　肺的解剖分段

以上是正常的解剖结构;而组织胚胎学上的缺陷如内脏转位、双侧右位解剖(无脾症)或双侧左位解剖(多脾症)均可发生。通过对支气管肺树分支的序贯性研究,可观察到肺通气的最小基本单位——肺泡的细微解剖。气管、主支气管及其分支由后方的膜部与前方的管壁上防止气管塌陷的马蹄形软骨组成。软骨加固气道的支撑力,随气管分支管腔的减小,其加固支撑力亦逐渐减小,在 1~2mm 的细支气管消失。支气管肺段用数字(Boyden)或名称(Jackson and Huber)命名。

　　肺有双重的供血系统:肺动脉系统和支气管动脉系统。肺动脉传送来自右心室的血液使其氧合,并与支气管紧密伴行。支气管动脉通常直接起源于主动脉或邻近的肋间动脉,且其数量不等。在动脉系统压力的驱使下输送氧合的血液至支气管壁、末端细支气管。

　　肺静脉行走于肺叶内的间隔中,与支气管和肺动脉的分布不相一致。

肺的淋巴系统

　　淋巴管行走在肺段间隔的中央,也行走在肺实质表面并在胸膜下形成淋巴网。与支气管和肺动脉伴行的淋巴管不断地向肺门引流,淋巴管最终进入位于肺叶间裂、肺门和气管旁的淋巴结。

　　淋巴引流的方向(不论其起始部位的位置)朝向头部,并通常引流同侧,但有时也会来源于对侧肺的任何一叶。来自左肺下叶的淋巴液相等地引流至左肺和右肺的淋巴管。左肺上叶通常引流至前上纵隔区(主-

肺动脉窗和主动脉旁淋巴结)。然而,肺癌淋巴播散的通常顺序,首先是支气管旁淋巴结,继而为同侧气管旁淋巴结、斜角肌淋巴结、颈深部淋巴结。

诊断研究

▶ 皮肤试验

皮肤试验被用于结核病、组织胞浆菌病、球孢子菌病的诊断。结核菌素试验是用经提纯的蛋白衍生物(PPD)行真皮内注射。中等强度的 PPD 提示患者疑有急性发病,48~72 小时后在注射部位有 10mm 或 10mm 以上的硬结即为阳性,表示疾病的急性期或疾病已愈。用流行性腮腺炎抗原在对侧前臂做对照试验。由于假阴性结果很少见,出现阴性结果可公正可靠地排除结核病。组织胞浆病、球孢子菌病的皮肤试验与此类似,但是由于真菌感染,皮肤试验不甚可靠,可采用血清学试验。

▶ 内窥镜检查

A. 喉镜检查

间接喉镜检查用来评估疑似肺癌患者声带的活动度,尤其有声音改变时。也可用来查找不明原因的痰中恶性细胞或颈淋巴结转移的来源。

B. 支气管镜检查

在 X 线摄影检查证实的支气管阻塞、不吸收的肺炎、异物、疑似肺癌、不能确定诊断的咯血、吸入性肺炎及肺脓肿等疾病中,仅少数为支气管镜检的适应证。镜检既可使用硬质金属管镜,也可使用柔软的纤维光学支气管镜,采用局部或全身麻醉。硬式支气管镜检查必须在全身麻醉下进行,最常用于清除肿瘤、异物、血凝块所致的大气道堵塞。虽然随着科技的发展,使用纤维支气管镜亦可完成,但 CO_2 激光治疗通常要求使用硬式支气管镜。

纤维支气管镜是一种很有效的诊断和治疗工具,能在局部镇痛或静脉使用镇静剂的情况下进行操作。细菌或真菌的培养及细胞学的检查通常通过灌洗获得样本。观察到的病灶直接进行活检,有时尽管隆突外观正常亦行隆突活检。特殊的支气管肺段行刷片检查,隆突下淋巴结行经隆突穿刺针吸活检。30%~50% 的肺癌患者在支气管镜检中发现,在一些未见到病灶的病例中行刷检、随机活检及痰细胞学检查,也可获得结核或癌症的阳性诊断。检查结果受病变大小、位置和组织细胞学类型影响。

▶ 纵隔镜检查

除影像学发展外,颈部纵隔镜检查是评估纵隔状况的主要方法。有效的纵隔镜检查至少可进行 3 处淋巴结活检,包括同侧或对侧气管旁的第 2、3、4 组淋巴结及隆突下的第 7 组淋巴结。通过胸骨切迹上一横指

约 3~4cm 小切口进行纵隔镜检查。在气管前筋膜下方进行解剖,可避开主要血管,安全到达纵隔淋巴结,在直视下进行淋巴结活检。活检前应搞清解剖结构。

位于主肺动脉窗的肿大淋巴结,使用标准纵隔镜无法到达,用扩展的纵隔镜可到达该部位进行淋巴结活检。该项操作可采用同样的小切口,内部解剖朝向左侧颈动脉旁,然后越过主动脉进入主、肺动脉之间的间隙。年龄较大、有主动脉硬化的患者为手术禁忌,因主动脉推挤导致栓塞和休克的风险巨大。

纵隔镜检查并发症的发生率很低(<1%~2%)。由于出血而需要行胸骨或胸廓切开止血的发生率约 1%~2%。其他可能的并发症包括气胸、喉返神经损伤、感染和食管损伤。

纵隔镜检查可以精确诊断结节病。也常用于结核病、组织胞浆菌病、矽肺、转移癌、淋巴瘤和食管癌的诊断。原发性纵隔肿瘤不该使用纵隔镜检查,绝大部分肿瘤手术可彻底切除。

▶ 胸骨旁前纵隔切开术

前纵隔切开术(钱伯兰检查法,Chamberlain procedure)用于前纵隔区,尤其是位于主肺动脉窗的淋巴结取样及组织活检。在病变侧第 2 或第 3 肋间隙做一约方法 3~4cm 小切口,用纵隔镜或开胸后直接通过肋间隙或切除肋软骨后到达纵隔。仔细解剖,避免损伤乳腺血管。通常自胸膜外进入纵隔,除非胸廓内有特殊病变如渗液、肿瘤侵犯肺门或胸壁需要检查。如果附属装置需要进入解剖部位或治疗并发症,切口很容易扩大以利于广泛的活检或切除。

前纵隔切开术可能发生的并发症类似于纵隔镜检查,包括出血、喉返神经损伤和感染。其发生率低于 1%~2%。

▶ 电视胸腔镜手术(VATS)

随着尖端的成像及光学技术的出现,电视胸腔镜手术(VATS)已经在胸外科手术中扮演着十分重要的角色。经过多年的临床应用,技术的进步以及越来越多外科医生对微创手术观念的接受,使 VATS 更具可行性并促进其普及。

VATS 在胸部恶性肿瘤(如肺癌、胸膜间皮瘤等)的诊断、分期以及孤立的外周肺结节和肺大疱的切除方面发挥重要作用,而且在肺活检和胸膜固定术中有所改进。

尽管 VATS 用于肺癌手术已渐增多,但大多数胸外科医生并未将其作为首选。标准的 VATS 并不能完整切除纵隔淋巴结。VATS 切除转移瘤时导致胸膜及胸壁种植已有文献报道,使操作中对细微病变的发现更显重要。先进的薄层螺旋 CT 扫描可部分代替全肺触诊,VATS 因而更加精确。目前,VATS 最常用于良性疾病的治疗中,包括自发性气胸、胸膜渗出、胸交感

神经切除术和胸椎间盘切除术。

随着手术器械和技术的提高,VATS 操作中的并发症如持续漏气、出血、肿瘤播散等已经降低,主要并发症的发生率占 1%~2%。VATS 的优势主要在于恢复更快、住院时间缩短、疼痛程度降低。

▶ 斜角肌淋巴结活组织检查

斜角肌淋巴结活检在肺疾病的评估方面很大程度上已被纵隔镜检查所取代,其所提供的信息与纵隔镜所提供的信息相比可靠性较差,并且不能了解纵隔内淋巴结情况。在肺癌的评估中,当颈淋巴结不能被触及时,斜角肌淋巴结活检阳性率约为 15%;当颈淋巴结可被触及时,斜角肌淋巴结活检阳性率约为 85%。主要并发症的发生率约为 5%。死亡罕见。

▶ 胸膜活组织检查

A. 穿刺活检:当胸膜渗出的原因不能确定或当考虑结核病时可行穿刺活检。三种活检针中的任何一种均可使用:Vim-Silverman 针、Cope 针以及 Abrams (Harefield) 针。在 60%~80% 的结核病或癌症患者中可获得阳性诊断。主要并发症是气胸。5%~10% 的活检标本因其缺陷不能作诊断用。

B. 手术活检:可通过 VATS 或较小创伤的开胸手术进行胸膜活检,取得的标本质量优于穿刺活检。

▶ 肺活组织检查

A. 穿刺活检:经皮穿刺活检的适应证尚未明确确立。弥漫性实质性的病变和有局限性病灶的患者为该检查术的适应证。间质性肺炎、癌、结节病、高血压肺病、淋巴瘤、肺泡蛋白沉积症及粟粒性结核病诊断的建立依据此检查的结果。穿刺活检通过以下三种技术中的任何一种方法完成:吸切穿刺、旋切及抽吸。肺穿刺活检也有可能用支气管穿刺技术,即使用柔软的 Vim-Silverman 针或超细穿刺针。

争论的焦点是局部病变经穿刺活检存在肿瘤播散的危险性。并发症是伴随经皮穿刺活检发生气胸(5%~30%)、血胸、血痰和空气栓塞。肺动脉高压、囊肿或肺大疱是禁忌证。有死亡病例报告。但也有大约 60% 获得有用价值的机会。

B. 手术活检:对能够耐受单肺通气的患者,可选择胸腔内窥镜或 VATS 进行手术活检。于腋前线做小切口,置入胸腔镜,做肋间或前胸骨旁切口,楔形切除 3~4cm 弥漫性肺实质病变的肺组织。切口位置应选择在易于接近病变和有潜在诊断价值的部位。切口一般选择在右侧腋前线第 5 肋间隙,因其可接近全部三肺叶进行活检,或在双侧肺下叶进行活检。在一些特殊病例病变仅存在于右肺中叶或左肺舌段,应选择在中叶和舌段进行活检,而通常全面的活检使用价值极低。手术肺活检死亡率低,并发症少,其诊断价值大于肺穿刺活检。手术活检可鉴别感染或肿瘤浸润所致肺部损害,因此该技术在危重患者、免疫抑制患者的诊治中有其特殊的应用价值。手术活检可不要求单肺通气,但须严密监护。局灶性病变活检,采用略大一些的切口。外周性病变通过楔形切除或肺段切除术全部切除,深部位的病变,在患者条件许可时可行肺叶切除术。

▶ 痰液分析

痰脱落细胞的细胞学检查对肺癌的发现有很大的价值。通过用力咳嗽或用毛刷刷取获取标本,或通过支气管镜或经皮肤气管穿刺灌洗技术行支气管灌洗获得。标本通常在早晨收集并尽快送至实验室。可用离心分离或过滤方法浓缩细胞成分。

30%~60% 的原发性肺癌病例痰脱落细胞学检查阳性。反复的痰检查可使诊断更加准确。60% 病例第一次支气管镜的灌洗材料检查即可明确诊断。前者检查为阴性时,支气管镜检查后的痰液分析检查通常在术后 6~12 小时和 24 小时进行,在此时间内可发现阳性结果。

更新的技术,包括更好的排痰药物,已进入临床试验并显示出有效性。此外,更先进的采用免疫组织化学方法进行分子标记(细胞角蛋白、hnRNP 等)也提高了此项检查的准确性和敏感度,甚至可以发现癌前病变。

▶ 计算机断层摄影

计算机断层摄影(CT 扫描)已经成为胸部疾病诊断和评估的基本检查。CT 扫描对确定癌肿的分期有重要价值,对癌肿转移范围的确定也有价值,但纵隔镜检查仍是评估肺癌纵隔淋巴结转移状况的金标准。

▶ 磁共振成像

尽管磁共振成像(MRI)在胸部的主要价值是心血管显影,但也有助于显示肺癌侵入胸壁、椎骨、脊髓和纵隔结构的情况。MRI 在评估肺上沟(Pancoast)瘤方面有特殊价值,可以确定癌肿是否侵及臂丛神经、锁骨下血管及胸壁。

▶ 正电子发射断层成像

正电子发射断层成像(PET)已成为用于对癌症患者进行分期和指导治疗的重要手段。现有资料表明,在 20%~30% 的食管癌和肺癌患者中,使用 PET 扫描较传统方法(CT、骨扫描)更能明确某些局部或远处病灶。在确定癌肿扩散及纵隔淋巴结状况方面,PET 扫描较 CT 更准确。PET 扫描阴性预测价值高,因而纵隔 PET 扫描为阴性时,可行手术治疗。但 PET 扫描存在假阳性,当纵隔 PET 扫描为阳性时,需行纵隔镜或内窥镜进一步确定。

与 CT 扫描结合应用,PET 的准确性可高达 90% 以上,但在纵隔检查方面仅靠 PET 扫描会有 10%~20% 的假阳性率。因此,对 PET 结果的解释应慎接受,如与临床征象不符,应由手术确定分期。

胸壁疾病

肺疝

肺疝是一种由于发育的异常、损伤、外科手术引起的胸壁缺陷而引起的肺膨出。大多数的肺膨出位于胸部，但颈部（希布逊筋膜缺损）或膈疝亦可发生。肺疝通常无症状，但部分患者有局部的触痛、疼痛或轻度的呼吸困难。手术修补改善症状要比外固定治疗效果理想。

胸壁感染

仅限于胸壁皮肤和软组织的感染，实际上可能是深部的肋骨、软骨、胸骨甚至胸膜腔（自溃性脓胸）的深部感染向外扩展的表现。胸壁表层的感染经不适的引流，可导致感染向内扩展至胸膜腔引起脓胸。

胸肌下脓肿——由化脓性腋淋巴结炎、肋骨或胸膜的感染、乳腺脓肿向后扩展引起，也可由胸壁外科手术的并发症（如乳腺切除术、起搏器的安置术）引起。症状包括全身的中毒症状、红斑、胸部包块和正常的锁骨下凹消失、肩活动疼痛等。最常见的致病微生物是溶血性链球菌、金黄色葡萄球菌。治疗包括沿胸大肌侧边缘切开引流和抗生素的应用。

肩胛骨下脓肿——可由肩胛骨骨髓炎引起，但最常见于胸部手术后如胸部切开术、胸廓成行术。肩胛骨翼或椎旁通常有斜方肌的包块存在。如果咳嗽时有波动或包块的大小随体位或直接压迫而改变，提示与胸膜交通。穿刺针吸检查可确定诊断。不累及胸膜腔的化脓性感染需切开引流。如有可能，结核病变采用药物治疗和穿刺针吸治疗。

▶ 肋骨骨髓炎

过去，肋骨骨髓炎常常由伤寒和结核病引起。如今除儿童外血源性骨髓炎已很少见。胸廓切开术的切口也可引起骨髓炎。

▶ 胸骨骨髓炎

胸骨的感染最常见于胸骨正中切开术后，尤其是糖尿病患者。手术后发生伤口感染或纵隔炎，表现为渗液、发热、白细胞升高和胸骨缝合处不稳定。治疗包括切开引流、切除受累的胸骨，利用胸肌、前锯肌和大网膜填充缺损区域。近来，清创后使用负压吸引装置也成功治愈。

胸骨骨髓炎也可偶尔由结核病所引起。

▶ 肋软骨和剑突的感染

肋软骨感染与对抗生素治疗相对不敏感有关，原因是一旦肋软骨骨膜的血供受阻，肋软骨坏死和残留物将作为异物残留继续感染而形成窦道。在败血症的病程中可发生感染，但最常见的原因是其他外科感染的直接扩散（如伤口感染、膈下脓肿）。如果存在局部的脓毒症，那么在进行胸腹联合切口时手术切开肋软骨，可引起手术后肋软骨感染，亦可累及多个器官。

有波动的红斑和包块常常可自行破溃。这一过程可以是暴发性的，也可以数月或数年无痛，可间歇性加重。可合并胸骨、肋骨、锁骨的骨髓炎。

鉴别诊断包括局部的骨或肋软骨的肿瘤、Tietze 综合征、胸壁转移瘤、侵蚀性主动脉瘤和支气管皮肤瘘。

治疗包括切除受累的软骨和邻近受累的骨结构。复发的原因是低估了病变范围的和切除不足。

▶ 胸壁重建

在创伤、外科手术切除术或感染后胸壁重建是必要的。近年来肌皮瓣的使用以及使用甲基丙烯酸甲酯（methyl methacrylate）和 Marlex 网在肌皮瓣下进行加固的方法的研究进展方便了胸壁的修补。大面积胸壁缺损区域的血管化是必需的，这能够通过使用与胸肌、背阔肌、腹直肌瓣效能相同的网膜瓣来完成。用于此类缺损修补的显微外科技术极大地扩展了整形外科医生完成广泛切除和处理感染的能力。

Adler BD, Padley SP, Muller NL: Tuberculosis of the chest wall: CT findings. J Comput Assist Tomogr 1993;17:271.

Mansour KA, Anderson TM, Hester TR: Sternal resection and reconstruction. Ann Thorac Surg 1993;55:838.

Pairolero PC, Arnold PG, Harris JB: Long-term results of pectoralis major muscle transposition for infected sternotomy wounds. Ann Surg 1991;213:583.

Tietze 综合征

Tietze 综合征是一种疼痛性的非化脓性的肋软骨病变，发病原因不明。近来有资料提示肋软骨炎可以表现为血清反应阴性的风湿病。局部肿大和触痛是仅有的症状，常不经治疗消失，可反复发作。

近来有报道表明，骨显影和胸部 CT 可用于诊断肋软骨炎。骨扫描可有效定位和明确发生感染的肋软骨联合部位。有研究认为胸部 CT 敏感性较低。而且数个 Tietze 综合征患者的研究发现，经胸回声在病理性肋骨中有不均匀增强。应对症治疗，包括应用止痛剂及局部或全身应用皮质激素。当症状持续超过 3 周并且有肿大，提示新生物，是病变肋软骨切除的指征，而且通常可治愈。

Jensen S. Musculoskeletal causes of chest pain. Australian Family Physician 2001;30:834.

Mondor 病

Mondor 病（胸腹壁静脉血栓性静脉炎）是位于前侧胸壁的局限性血栓性静脉炎。该病多发于女性，偶发于根治性乳腺切除术后。除在胸、腹、腋部皮下可触及局限性条索状物这一表现外,很少有症状。该病为自限性疾病,不发生诸如血栓栓塞这类并发症。必须排除由于肿瘤所致的感染或静脉回流受阻。

Bejanga BI: Mondor's disease: analysis of 30 cases. J R Coll Surg Edinb 1992;37:322.

胸壁肿瘤

胸壁肿瘤常被肿大的肋软骨、胸壁感染、骨折、软骨病、坏血病、甲状旁腺功能亢进和其他疾病所掩盖。最常见的胸壁病变表现为伴随局部或牵涉疼痛的肿物,25% 以下患者可无症状。大约 60% 的胸壁肿物为恶性。病变发生于胸壁三种成分之一,包括软组织(肌肉、神经、筋膜)、骨和软骨。

大多数肿瘤起源于骨或软骨。肿瘤累及肋骨比累及胸骨更常见。胸部 CT 对诊断和分期起重要作用,尤其是在胸壁肉瘤伴随转移时更是这样。单纯胸部 X 线片检查可能最先发现肿物,尤其是肿物有钙化时。所有病例均应行骨扫描。

如果肿块 >4cm,行切开活组织检查明确诊断。小的损害要整块切除,确保达到切缘阴性,因为许多病例为恶性肿瘤。标准操作是在肿块完整切除的同时行重建术。然而,横纹肌肉瘤、尤文肉瘤的多学科治疗进展支持初次局限性活检用于组织学诊断来指导治疗计划。

▶ 特有的肿瘤

A. 良性软组织瘤

1. 脂肪瘤　是最常见的胸壁良性肿瘤。有时脂肪瘤可以很大,呈分叶状、哑铃状生长,其形式是通过椎孔时在胸骨下方的胸内筋膜压出凹痕形成的。脂肪瘤有时与纵隔或锁骨下的大的成分相连接。

2. 神经源性肿瘤　可发生于肋间神经或浅表神经。单发的神经纤维瘤最常见,神经鞘瘤次之。

3. 海绵状血管瘤　胸壁的血管瘤通常有疼痛,并常发生于儿童。瘤可以是独立的,也可累及其他组织(如肺),如在 Rendu-Osler-Weber 综合征中。

4. 淋巴管瘤　这种少见的病变最常见于儿童。因很难确定其边缘,故完全切除困难。

B. 恶性软组织肿瘤

约 50% 的胸壁肿瘤为恶性软组织肿瘤,仅占全身恶性软组织肿瘤的 5%。其预后取决于组织学分级、切除的完整程度及转移灶的存在与发展。低分级的肿瘤 5 年和 10 年的生存率分别为 90% 和 82%,高分级肿瘤 5 年生存率仅为 30%~50%。转移灶的发展大大降低了存活机会。

治疗方法是完整切除,切除范围强调获得病灶周围 1~2cm 正常组织。整块切除后取皮瓣及用软组织皮瓣、Marlex 网、甲基丙烯酸甲酯重建纠正胸廓畸形,避免反常胸廓运动。

恶性软组织肿瘤按组织学进行分类,脂肪肉瘤为典型的低分级肿瘤,而更为常见的纤维肉瘤、横纹肌肉瘤、恶性纤维组织细胞瘤往往为高分级肿瘤。

少数组织学分类本身不具备预测预后的价值,但组织学分级有预测价值。大部分同时或异时的转移瘤均发生于肺(75%),如可完整切除并可保留足够的肺功能,应切除肺转移瘤。低分级的肿瘤应完整切除,如切除不彻底应行放射治疗。高分级肿瘤应切除,而后进入临床试验评估全身化疗的有效性。术后放疗对杀灭肿瘤局部残留往往有益。

1. 纤维肉瘤　是最常见的胸壁原发性恶性软组织肿瘤,常发生在青少年。

2. 脂肉瘤　据统计这类肿瘤约占胸壁全部原发性恶性肿瘤的三分之一,常常发生于男性。

3. 神经纤维肉瘤　这类肿瘤累及胸壁几乎是侵及身体其他部位的 2 倍。常发生于神经纤维瘤病患者,并常起源于肋间神经。

C. 良性骨肿瘤

1. 软骨瘤、骨软骨瘤和黏液软骨瘤　综合这三种软骨瘤的发病情况,几乎与骨纤维结构发育不良(约占所有良性骨肿瘤的 30%~45%)的发病情况相同。软骨的肿瘤常为单发,从儿童期至 40 岁的年龄段,男女发病率相同。肿瘤一般无疼痛,发生在胸前部沿肋骨的边缘或在胸骨旁区。广泛性局部切除可以治愈。

2. 骨纤维结构发育不良　骨纤维结构发育不良(骨囊肿、骨纤维瘤、纤维性骨瘤、纤维化性骨化)占胸壁的良性骨骼肿瘤的三分之一或更多。这种囊性骨肿瘤可发生在骨骼系统的任何部位,但大约一半累及肋骨。囊性骨病变应与甲状腺功能亢进相鉴别。肿瘤常为单发,可能与创伤有关。一些患者主诉肿胀、触痛、不明确的疼痛或不适,但通常病变不引起症状,在胸部常规的 X 线中可以发现。治疗采用局部切除。

3. 嗜酸性肉芽肿　嗜酸性肉芽肿可发生在锁骨、肩胛骨或胸骨(罕见)。同时常有肺浸润现象。这种疾病常以较良性的 Letterer-Siwe 病或 Hand-Schüller-Christian 综合征形式出现。可有发热、不适、白细胞增多、嗜酸性红细胞增多或骨痛。受累的肋骨表现为肿胀伴肋骨破坏和骨膜增生。临床表现与骨髓炎或尤因肉瘤相似。当病变为局限性时,将其切除可治愈。

4. 血管瘤　肋骨的海绵状血管瘤在婴儿或儿童表现为一疼痛的肿块。肿瘤在胸部 X 线的表现为多个射线透射区或是单个有小梁的囊肿。

5. 其他　纤维瘤、脂肪瘤、骨瘤和动脉瘤样骨囊肿是相对少见的胸壁骨骼病变。行切开活组织检查后可确立诊断。

D. 恶性骨肿瘤

1. 软骨肉瘤　软骨肉瘤是最常见的胸壁原发性恶性肿瘤(20%~40%)。可发生于胸骨,但发生于上 4 对肋骨的肋骨软骨交界处者更常见。15%~20% 的胸壁软骨肉瘤发生于肋骨或胸骨。20~40 岁最多见。可局部累及胸膜、邻近的肋骨、肌肉、膈肌或其他软组织可发生。疼痛少见,大多数患者主诉仅为肿块。胸部 X 线片显示骨皮质破坏,常伴有散在的斑点状钙化,肿块的边界不清。治疗为彻底的根治性切除,切除不彻底则预后差。与所有软组织肉瘤一样,生存率主要取决于组织学分级,低分级软骨肉瘤完全切除后 5 年生存率为 60%~80%,高分级软骨肉瘤伴有远处转移者 5 年生存率仅为 20%~30%。

完全切除常可治愈,局部复发预示可能会发生远处转移,则预后差。因而,对较大肿瘤(15~20cm),即使要切除超过 6~8 根肋骨也应考虑手术切除肿瘤。随着硬膜外麻醉疼痛控制及一期重建技术的进步,大多数患者奇迹般地向好的方面发展。尽管做了大范围的胸壁切除,大多数患者能够在短期内拔除引流管,且没有发生肺功能及胸壁力度的巨大变化。

2. 成骨性肉瘤(骨肉瘤)　骨肉瘤发生在 20~30 岁之间,60% 的病例发生于男性。其恶性程度较软骨肉瘤高。X 线发现包括骨破坏和反复钙化,后者与骨皮质形成直角而形成具有特征性的"辐射"征象。骨肉瘤通常是一种四肢来源的疾病,很少一部分来自于躯干。总体来说,只有不到 5% 的骨肉瘤发生于胸壁。骨肉瘤多发生于 20~40 岁之间,男性比女性更易发病。骨肉瘤是一种典型的具有早期侵犯肺、骨倾向的恶性肿瘤。

骨肉瘤在临床表现上应被认为是一种全身性疾病,治疗方法包括广泛的局部切除以及术后化疗。原发性胸壁骨肉瘤少见,治疗上很难得出一个确切的方案。一组连续研究的患者(n=38),经完整切除骨肉瘤及术后进行化疗,5 年生存率仅为 15%。

与所有的肉瘤一样,骨肉瘤转移后显著降低了生存率。60%~70% 切除了原发肿瘤的骨肉瘤患者最终将发生肿瘤转移。多个前瞻性随机试验研究证实辅助性化疗是必需的。多数学者认为,手术切除联合术后化疗是当前治疗骨肉瘤的最佳方案。

3. 骨髓瘤(单发性浆细胞瘤)　胸壁单发性浆细胞瘤相对少见,占所有胸壁肿瘤的 5%~20%。X 线片检查可见典型的射线穿透征象的溶骨损害,无新骨形成征象。该病发生在 50~70 岁间,男性发病较女性更常见。

胸壁单发性浆细胞瘤有 75% 的可能性是弥漫性多发性骨髓瘤的先兆。全身疾病的进展情况决定着患者的存活时间。外科手术在诊断方面起一定的作用。只有在肿瘤 <3cm,且可以完全切除的情况下才行切开活检。放疗(通常 3000~4000cGy)可以做到局部控制和缓解骨痛。一旦系统疾病确诊,应结合化疗。总之,胸壁单发性浆细胞瘤 5 年和 10 年生存率分别为 35%~40% 和 15%~20%。放疗和化疗后的平均中位存活时间为 56 个月。

4. 尤文肉瘤(血管内皮瘤,内皮瘤)　尤文肉瘤伴占所有胸壁原发性肿瘤的 10%~15%。仅表现为原发性胸部疾病的尤文肉瘤并不常见(<15%)。典型的表现是大的、热的以及疼痛性的软组织肿块,常常伴有胸膜渗出。常见的全身症状有发热、全身乏力及体重下降。X 线检查有典型的"洋葱皮"样表现,这是多层新骨形成时皮层加宽和硬化引起的。

通常可通过细针穿刺或切开活检诊断本病。这种肿瘤在组织学上具有特征性,表现为成片的小多边形细胞。这些细胞包浆色淡,但核小且深染,细胞染色为过碘酸雪夫染色(PAS)阳性。

尽管一些研究报道尤文肉瘤在青少年中常见,但年龄和性别在预后方面并无显著性差异。生存预后最重要的指标是远处转移的进展。穿刺活检或切开治疗诊断本病后,目前的治疗方法为化疗(包括环磷酰胺、放线菌素 D、多柔比星以及长春新碱),化疗后需要局部放疗(5000cGy)或手术切除。一些资料表明,化疗后手术切除可望获得较长期的存活机会。5 年生存率约为 15%。未发生转移的患者可以获得长达 10 年的存活。

E. 转移性胸壁肿瘤

转移至胸壁骨的肿瘤常为多发的,通常来源于肾脏、甲状腺、肺、乳腺、前列腺、胃、子宫或结肠的肿瘤和甲状腺的恶性肿瘤具有很高的转移到胸骨的倾向。它们偶尔由于富含血管而呈现搏动的肿块。切除活检前应鉴别并排除胸升主动脉瘤。肺癌和乳腺癌通过直接浸润侵及胸壁。原发性肺癌经直接浸润累及胸壁而无淋巴结转移(T3N0),经根治性切除后 5 年存活率达 40%~50%。肺癌直接浸润胸壁者应根治性切除胸壁及其下的肺组织。

Brodsky JT et al: Desmoid tumors of the chest wall: a locally recurrent problem. J Thorac Cardiovasc Surg 1992;104:900.

Burt M: Primary malignant tumors of the chest wall. The Memorial Sloan-Kettering Cancer Center experience. Chest Surg Clin N Am 1994;4:137.

Burt M et al: Medical tumors of the chest wall. Solitary plasmacytoma and Ewing's sarcoma. J Thorac Cardiovasc Surg 1993;105:89.

Burt M et al: Primary bony and cartilaginous sarcomas of chest wall: results of therapy. Ann Thorac Surg 1992;54:226.

Perry RR et al: Survival after surgical resection for high-grade chest wall sarcomas. Ann Thorac Surg 1990;49:363.

胸膜疾病

胸膜是良性疾病和恶性疾病共同的发病部位，病变可来自于胸膜外或系统性疾病，或原发于胸膜。最常见的胸膜疾病是胸膜腔出现气体（气胸）。胸膜腔液体聚积为胸腔积液，可为良性胸腔积液、恶性胸腔积液、乳糜胸或血胸。原发性的胸膜肿瘤并不常见，但恶性肿瘤侵犯胸膜却十分常见。

胸膜疾病最常见的症状是疼痛和呼吸困难。疼痛最为锐痛，特征性地随呼吸运动加重，常会抑制呼吸。胸膜疼痛是通过肋间神经（颈胸膜和肋胸膜）和膈神经（胸膜和纵隔胸膜）传递，感觉到胸痛、背痛和肩部疼痛。脏层胸膜只有交感神经和副交感神经，因而没有感觉，但当脏胸膜病变扩散累及壁胸膜时，会出现典型的胸膜炎性胸痛。

胸腔积液

胸腔积液是指胸膜腔内有液体存在。液体的性质明确后，可使用更加确切的命名。胸腔积液意味着浆液性渗出，多为漏出液，但也可为渗出液。其他种类有脓胸、血胸、乳糜胸。异常的胸腔积液由下列一种或多种机制引起：①肺血管内液体静压增高（充血性心力衰竭、二尖瓣狭窄）；②胶体渗透压下降（低蛋白血症）；③由于炎症导致的毛细血管通透性增加（肺炎、胰腺炎、败血症）；④胸膜内负压增加（肺不张）；⑤淋巴回流减少（癌扩散）；⑥腹水通过淋巴或身体缺陷越过横膈移动（腹水、胰腺假性囊肿破裂）；⑦血管或淋巴管破裂（创伤）。

呼吸动度降低、呼吸音减弱、叩诊浊音、胸膜摩擦音和局部压痛提示有胸腔积液存在。病变长期存在并进一步发展，可导致一侧胸廓收缩，肋间隙变窄，局部隆起和红肿。胸部 X 线片检查受累胸廓的浑浊度存在差异。当积液量达 300~500ml 时肋膈角变钝。如果整个受累胸廓均变得浑浊，积液量可能达到 2000~2500ml。当有大量液体存在时，可引起纵隔向对侧移位，如纵隔无向对侧移位，可能是因主干支气管阻塞导致肺叶或全肺不张、纤维化或肿瘤浸润引起的纵隔固定、同侧肺浸润或恶性间皮瘤。CT 扫描可用于检查复杂的、分隔的或复发的胸膜液体积聚。CT 引导下经皮引流对分隔的胸腔积液有效。

通常根据胸水的物理学和细胞学特征分为漏出液和渗出液。收集 20ml 胸腔穿刺液送检。检查内容包括总蛋白、乳酸脱氢酶（LDH）、总的和分类细胞计数、糖、pH、细胞学和培养微生物革兰染色。同时需要检测血清中的总蛋白、LDH 和糖含量。漏出液中的蛋白含量少于 3g/dl（或与血清的比值小于 0.5），LDH 水平 <200U/dl（或与血清的比值小于 0.6），比重低于 1.016。

其他液体被归类于渗出液。这些基本检测的结果常可阐明下面的病理过程（参见表 18-1）。

（一）胸膜腔积水

▶ 恶性胸腔积液

所有胸腔积液的患者中超过 25% 继发于恶性肿瘤。约 35% 的肺癌、23% 的乳腺癌（12% 的腺癌原发部位不明）和 10% 的淋巴瘤在发病过程中发展为恶性胸腔积液。大约 10% 的恶性胸腔积液继发于原发的胸膜肿瘤（最常见为胸膜间皮瘤）。发病机制主要缘于周围肺淋巴管或中央纵隔淋巴管的阻塞。恶性胸腔积液可能是浆液性的、血清性的或血性的，主要通过在液体中找到恶性细胞确定。细胞学诊断的成功率随胸腔穿刺次数的增加而提高：第 1 次为 50%，第 2 次为 65%，第 3 次为 70%。单独胸膜活检的确诊率仅为 50%，如配合胸腔穿刺，诊断成功率可提高到 80%。胸腔镜直视下胸膜活检的确诊率达 97%，可用于两次胸腔穿刺均为阴性而疑有胸腔积液的患者。

恶性胸腔积液的治疗是姑息性的，因为大多数患者在 3~6 个月内死亡，最重要的是早诊断和早治疗。治疗目的是促进肺复张和胸膜粘连，使渗出不再发生。最常用的手段是胸腔闭式引流管持续引流 24~48 小时。通常最初的引流量不超过 1L，而后每 1~2 小时引流 200~500ml 直到积液被完全引流。这种可控制的引流避免了少见的复张后肺水肿的发生。一旦肺完全膨胀，在包裹性胸腔积液形成之前使用特殊制剂形成胸膜粘连。过去，不同的化学性、放射性、致炎性药物用于促使胸膜粘连，成功率各异。这些药物包括：氮芥（成功率 48%~57%）、噻替派（接近 63%）、氟尿嘧啶（66%）、博莱霉素（50%~100%）、米帕林（50%~83%）、四环素（83%~100%）、多柔比星（80%）、米托恩醌（76%）、滑石粉（吹入法 87%~100%，悬液注入法 83%~100%）、放射性胶体金和磷酸铬（50%）、短小棒状杆菌（81%）。不用上述药物而改用胸膜切除，是治疗胸腔积液的最终方法，其有效率超过 99%，但这毕竟需要手术（尽管大多数是在胸腔镜下完成）。以前，四环素曾是最受欢迎的药物，但现在这种药物已被禁止使用。强力霉素、博莱霉素、滑石粉是目前最常用的药物。滑石粉价格低廉，疗效佳，易于喷洒至胸腔或经闭式引流管注入胸腔。前两种药物价格高且有效率偏低，另有两项随机比对临床试验证实滑石粉疗效优于博莱霉素和四环素。对滑石粉应用的顾虑主要在于使用后的疼痛，但是没有报道显示这种疼痛像以往使用四环素引起的疼痛那样无法控制。而且滑石粉不含石棉，不会引起肺纤维化，这些都是理论上长期需要关注的问题，对于短期存活者不具有临床意义。但滑石粉毕竟是异物，使用进行胸膜固定时，为预防脓胸发生应使用抗生素。

胸膜固定术后的并发症包括：气胸、包裹性胸腔

表 18-1　胸腔积液鉴别诊断

	结核	癌症	充血性心力衰竭	肺炎或其他非结核性感染	类风湿性关节炎与胶原病	肺栓塞
临床特点	年轻患者有结核暴露史	年老患者,健康状况差	有充血性心力衰竭表现	有呼吸系统感染临床表现	有关节侵犯病史和皮下结节	术后活动减少或静脉疾病
外观	浆液性	通常为血性	浆液性	浆液性	混浊或黄绿色	通常为血性
显微镜检查	抗酸杆菌染色可能阳性,胆固醇结石	50% 患者可见癌细胞	—	细菌染色可能阳性	—	—
细胞计数	少数患者红细胞 >10 000,大多数患者白细胞 >1000,主要为淋巴细胞	2/3 为血性,40% 患者白细胞 >1000,主要为淋巴细胞	少数患者红细胞 >10 000,或白细胞 >1000	多形核白细胞为主	淋巴细胞为主	红细胞为主
培养	结果可能阳性,少数有痰或胃液	—	—	可能阳性	—	—
比重	多数患者 >1.016	多数患者 >1.016	多数患者 >1.016	>1.016	>1.016	>1.016
蛋白	90% 患者 3g/dl 或更多	90% 患者 3g/dl 或更多	75% 患者 >3g/dl	3g/dl 或更多	3g/dl 或更多	3g/dl 或更多
糖	60% 患者 <60mg/dl	很少 <60mg/dl	—	偶尔 <60mg/dl	5~17g/dl(类风湿性关节炎)	—
其他	无间皮细胞,结核实验阳性,胸腔活检阳性	若为血性,65% 患者因肿瘤引起,抽液后很快复发	55%~70% 患者出现在右侧	胸片可见渗出	凝固时间快,可出现 LE 细胞或类风湿因子	可能注意到栓子的来源

其他渗出液:比重 >1.016

真菌感染:有疫区接触史,显微镜检和培养可见真菌,蛋白 3g/dL 或更多,皮肤和血清学检查有助鉴别。

创伤:血性液体,蛋白 3g/dl 或更多

乳糜胸:有外伤或癌症病史,乳糜液中无蛋白,有脂肪粒。

积液、发热、感染(脓胸)、急性呼吸窘迫综合征(尤其是双侧同时行胸膜固定术,因此双侧同时行胸膜固定属于禁忌)和胸腔积液复发。幸运的是,这些并发症并不常见,大部分患者可在应用滑石粉进行胸膜固定后 48~72 小时内拔除胸腔闭式引流管。

▶　心血管疾病

胸腔积液在中度到重度充血性心力衰竭患者中常见。心衰常继发于心肌缺血(冠脉疾病)、心脏瓣膜疾病(二尖瓣狭窄、二尖瓣反流等)、病毒性心肌炎、先天性心脏病以及其他少见的疾病。渗出可以是双侧的或是单侧的,如为单侧,右侧胸腔最常受累及。液体常积聚于叶间隙(右肺小裂隙最常见),似局限性的肿块,称为"假性肿瘤"。其他引起胸腔积液的心血管疾病包括缩窄性心包炎和肺静脉栓塞。

▶　肾疾病

肾积水、肾病综合征和急性肾小球肾炎的患者有时合并胸水。肾集合系统破裂入胸膜腔也可产生胸水,

这种情况下,胸腔液体中的肌酸酐升高(肌酸酐:渗出液 / 血清 >1.0)。

▶　胰腺炎

中到重度胰腺炎可并发胸腔积液,典型表现为左侧胸腔积液且胸水中淀粉酶浓度明显高于血清。假性胰腺囊肿与胸膜腔相通罕见,如相通时发生囊肿破裂,可导致大量胸水。

▶　肝硬化

大约有 5% 的患有肝硬化和腹水的患者发生胸水。与胰腺炎相反,几乎所有的渗出都发生在右侧。

▶　血栓栓塞性疾病

肺栓塞有时会并发胸腔积液,通常为血清血液性的,且量少,但也可能为大量血性。肺部大都会有特征性的 X 线表现。这类积液一般短期会吸收,无需引流。

(二)脓胸

脓胸是指脓液在胸膜腔内积聚。脓液通常较稠厚,呈奶酪状,有恶臭。如果脓胸发生在一些化脓性肺疾

病(如肺炎、肺脓肿或支气管扩张)的基础上,则称为肺炎周围性脓胸(60%)。其他导致脓胸的原因有外科手术(20%)、外伤(10%)、食管破裂、其他胸部或纵隔感染、支气管胸膜瘘、膈下或肝脓肿的扩散、胸膜腔内操作(胸腔穿刺、胸管置入等)。远处部位感染通过血行播散性脓胸少见。

脓胸根据其自然病程分为三个阶段:急性渗出期、脓性纤维蛋白期和慢性机化期。急性渗出期以无菌性的胸膜渗液为特征(胸膜炎症刺激),有低黏性、白细胞计数及 LDH 浓度降低,糖和 pH 正常,胸膜仍保持运动。随后发展到脓性纤维蛋白期,浑浊、白色内容增多,胸膜腔内液体中的 LDH 水平增高,糖和 pH 进行性下降,纤维在脏、壁层胸膜表面沉积,限制脓胸范围扩大的同时也影响肺运动。慢性机化期开始于疾病发生后的 7~28 天,胸膜腔内液体糖 <40mg/dl,pH<7.0。胸膜渗出物变得稠厚,胸膜纤维沉积物增厚并开始机化,进一步使肺的运动受限。如治疗不当,慢性脓胸患者可通过胸壁侵蚀发生软骨炎、肋骨或椎骨骨髓炎、心包炎以及纵隔感染。

脓胸的细菌学已经发展了很多年。在 20 世纪 40 年代青霉素发现之前,大多数脓胸由肺炎双球菌和链球菌引起。然而,随着现代抗生素和厌氧菌培养技术的进步,多数常见的从成人脓胸中分离出的菌属现在是厌氧菌,尤其是类杆菌、梭状杆菌以及消化球菌。

葡萄球菌是最常见的引起脓胸的微生物(2 岁以下的儿童占 92%)。在成人和儿童中,葡萄球菌脓胸是葡萄球菌性肺炎最常见的并发症之一(表 18-2)。革兰氏阴性菌也是重要的致病菌,尤其是在肺炎周围性脓胸中。在需氧的革兰氏阴性细菌脓胸中,大肠杆菌和假单孢杆菌占 66%,其他致病菌包括肺炎克雷伯杆菌、变形杆菌、产气肠杆菌、沙门氏菌。真菌(曲霉菌、粗球孢子菌、芽生菌和荚膜组织包浆菌)和寄生虫如溶组织内阿米巴导致的脓胸罕见。近来资料显示 35% 的脓胸病例中仅检测到厌氧菌,24% 的病例中仅有需氧菌,41% 的病例两者均有。每例患者中检测的细菌种类平均为 3.2 个。口咽菌群的吸入是多种细菌感染的来源。

表 18-2　葡萄球菌肺炎在成年人和儿童引起的各类并发症的发生率

	成年人	儿童
脓肿	25	50
脓胸	15	15
肺膨出	1	35
胸腔积液	30	55
支气管胸膜瘘	2	5

极少数脓胸患者无症状,但大多数患者都存在程度不同的症状,其差异取决于疾病的进展程度、胸膜受累的程度和免疫状态。典型症状包括发热、胸膜炎性胸痛、胸闷、气短、咯血、咳嗽并咳脓性痰。体征有贫血、心动过速、呼吸急促、呼吸音减低、叩诊呈浊音、杵状指和偶发的肺性骨关节病。

尽管病史和体格检查常提示脓胸存在,但胸部 X 线片检查是最重要的无创性检查手段。在 X 线片上最常见的表现是后外侧的“D”形密度影,可以与肺炎、肺脓肿或胸腔积液并存。严重的脓胸可导致纵隔移位。所有患者均应行气管镜检查以排除气管阻塞性病变。CT 扫描可明确分为小腔的或与肺脓肿极相似的脓胸。胸腔穿刺术是一种诊断脓胸的方法,吸出脓液即可明确诊断,并且能够确定病原体。在脓胸早期(尤其是局部应用抗生素者),胸液可能不是纯粹的脓性,如胸腔积液 pH<7.0,葡萄糖 <40mg/dl,LDH 水平 >1000U/L,则强烈提示存在脓胸,即使革兰氏染色或细菌培养失败。

治疗脓胸的目的包括:①控制感染;②利用胸膜腔闭塞和杀菌以及肺的再膨胀祛除脓性物质;③消除基础疾病的进展。治疗方法的选择包括重复胸腔穿刺术、闭式引流术、肋骨切除开放引流术、胸膜剥脱术、脓肿清除术、胸廓成形术和肌瓣填塞封闭术。辅助方法有纤维蛋白溶解酶滴注法、高压负压吸引(100cmH$_2$O)和电视胸腔镜清创术。脓胸常规治疗方案见图 18-8。早期即应将足够粗的引流管从肋间插入脓腔。如脓毒败血症持续 24~72 小时或疑有引流不充分,应行 CT 扫描。如引流充分且肺已复张,则不需要采取进一步的引流措施。

对于不能充分引流的脓腔、持续有脓毒血症存在以及需要长期置管引流的患者可行切开引流术。切开引流可在闭式引流 10~14 天后安全进行,因为已无发生气胸和肺萎陷的风险。方法有单纯肋骨切除和开放皮瓣引流(Eloesser 法)。单纯肋骨切除法是根据脓胸位置,在腋后线或腋后线稍前处切除约 3~6cm 的 1 根、2 根或 3 根肋骨,从切口置入引流管有效引流。Eloesser 法步骤为:在胸壁做一“U”形皮瓣,切除 1 根、2 根或 3 根肋骨约 3~6cm,缝合皮瓣于胸膜,建立一个上皮管状窦道进入脓腔,长期无管引流,且皮瓣有单向活瓣作用,呼气时可使气、液流出,而吸气时阻止气体进入。

对于早期已有多房性脓腔存在、不能置管充分引流或肺膨胀的患者应尽早选择胸膜剥脱术和脓肿清除术。而且,早期行胸膜剥脱术可以采用微创技术,不必撑开肋骨。脓胸进一步发展或慢性脓胸,应开胸行胸膜剥脱术和脓肿清除术。当潜在的肺疾病痊愈且肺完全复张后,才达治愈。创伤后脓胸治疗方法相同。

肺切除术后发生的脓胸较难处理。假如残肺存在,尽管可能并发支气管胸膜瘘,上述强调的原则仍然适用(图 18-9)。切开引流后才可置管引流。然而,肺

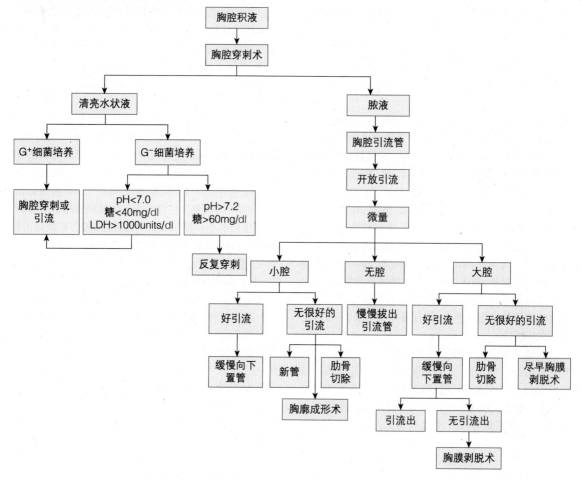

▲图 18-8　脓胸常规治疗方案

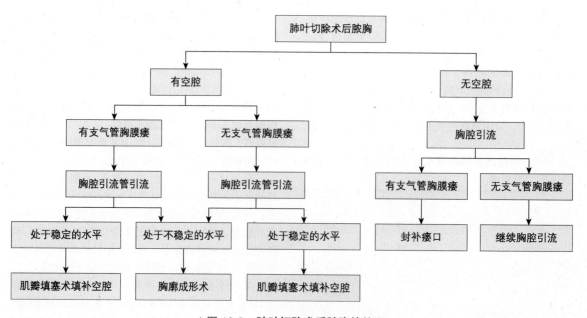

▲图 18-9　肺叶切除术后脓胸的处理

切除术后脓胸存在一个特殊的问题,即不再有肺来消除受感染的腔隙,另外,肺切除术后发生的脓胸常伴发支气管胸膜瘘。应采用特殊设计的外科手术消除残留的胸内腔隙及封闭支气管胸膜瘘(图 18-10)。如无支气管胸膜瘘,可用一根放入到胸腔顶部的冲洗导管注入特殊的抗生素溶液反复冲洗引流,溶液从另一引流管引出或从肋骨切除的开口处流出,约 2~8 周后拔除导管,腔隙闭合。这种方法的成功率据报道为20%~88%。对于使用这种方法失败的患者及有支气管胸膜瘘的患者,治疗的目的是消除残留的腔隙和封闭支气管胸膜瘘,可通过附带或不带网膜的肌肉填塞脓腔完成,可使用胸大肌、背阔肌、前锯肌、肋间肌肉和腹直肌(图 18-11)。这种方法消除胸内残腔和封闭支气管胸膜瘘的成功率很高,因而胸廓成形术已经很少做了。

抗生素是重要的辅助治疗手段,必须强调的是引流作为首选的治疗形式。尽管在治疗过程中提倡尽早使用抗生素,一旦有效的引流建立后,可考虑停止使用。事实上,过度使用抗生素可能会导致耐药菌的产生以及降低随后消除残留胸膜腔操作的成功率。

Alfageme I et al: Empyema of the thorax in adults: etiology, microbiologic findings, and management. Chest 1993;103:839.

Arnold PG, Pairolero PC: Intrathoracic muscle flaps: an account of their use in the management of 100 consecutive patients. Ann Surg 1990;211:656.

(三)血胸

胸膜腔内积血常见的原因是外伤、外科手术、诊断和治疗操作、肿瘤、肺梗死和感染(肺结核)。大部分血胸患者可通过粗管(32~36 号)闭式引流进行及时治疗,少量血胸(占所有血胸患者不到 1/3)可自行吸收。如果有明显的血块形成(超过 1/3 血胸患者)或继发感染,应采取有效措施避免发生脓胸或胸膜纤维化。目前,大多数单纯置管引流效果欠佳者 VATS 可以治愈,少数情况下需开胸行胸膜剥脱术。

(四)乳糜胸

乳糜积聚于胸腔最常见的原因是外科手术操作,尤其是心血管和食管手术。其他较少见的原因有外伤、恶性肿瘤、中心静脉置管、先天性淋巴管畸形、胸主动脉瘤、丝虫病和肝硬化等。胸部穿通伤可伤及胸导管的任何部位,钝器伤往往造成右侧膈脚对胸导管的剪切损伤,这种损伤也可发生在剧烈的咳嗽或脊柱的过度伸展。乳糜胸最初的治疗类同于恶性胸膜渗出。使用闭式引流管引流出足够量的液体使肺充分膨胀,给予患者低脂肪饮食,一部分患者给予静脉内高营养可很大程度上改善营养状况。有资料显示,使用生长抑素可减少乳糜渗出。乳糜的刺激性将促使胸膜粘连,约半数患者乳糜漏出可自行停止,滴入硬化剂可以提高成功率。如果乳糜持续引流超过 7 天或短期内引流量巨大,患者由于蛋白的大量丢失导致进行性的营养不良,应考虑手术。电视胸腔镜下行胸导管的手术分

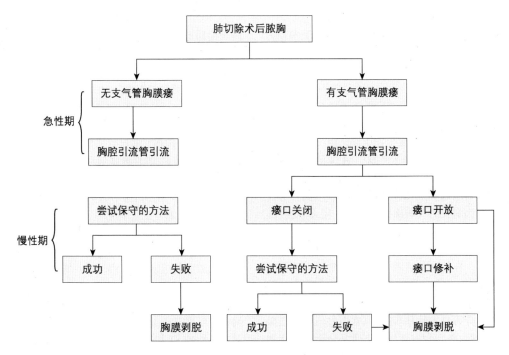

▲图 18-10　肺切除术后脓胸的处理

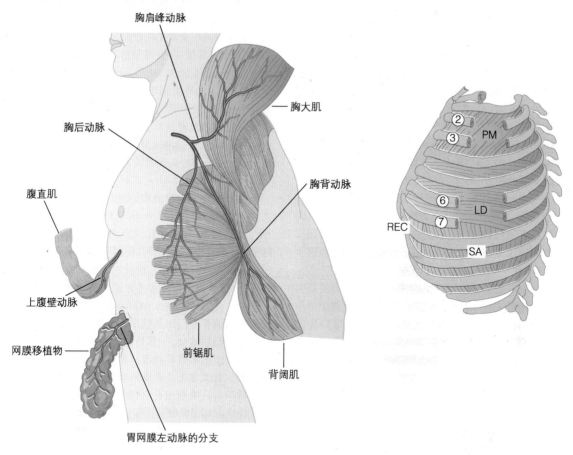

▲图 18-11　使用胸外肌瓣关闭肺切除术后产生的脓腔

离和结扎即可，罕有施行开胸手术的必要。手术经右胸入路，胸导管位于膈肌上、胸主动脉与奇静脉之间。

气胸

　　空气存在于胸膜腔（气胸）可源于壁层（外伤、食管穿孔、手术等）或脏层（大疱、细针穿刺等）胸膜的破裂，也可由胸膜腔内产气微生物引起。由于胸部放射显影是通过二维结构来表达三维空间，X 线片上相对较小的分隔可能代表一个较大范围的气胸。大量的胸膜腔内积气可引起纵隔移位，称为张力性气胸。与开放性胸壁损伤有关的气胸称为开放性气胸或"吮吸性伤口"。开放性气胸和张力性气胸都是外科的急症，都可引起严重的通气功能障碍，且由于纵隔移位使得静脉回流改变。在创伤的患者中，气胸常常伴有胸膜腔内存有血液（血气胸）。伴有食管破裂者，胸膜腔化脓并且有气体称为脓气胸。

　　气胸可分为自发性和获得性（常由外伤或有创操作等所致）两大类。自发性气胸有时又分为原发性和继发性两类，但所有的自发性气胸都继发于某些潜在疾病，因而分类只是人为的。自发性气胸最常见的原

因是由跨肺压增高导致胸膜下大疱的破裂引起，上叶尖端和下叶背段多见。咳嗽、大气压的快速降落、快速减压和处于较高纬度都与跨肺压增高和自发性气胸有关。另外，在结缔组织紊乱疾病，如马凡综合征患者中，跨肺压正常也可导致肺大疱破裂。其他原因包括大疱性肺气肿（COPD）、卡氏肺囊虫性肺炎（AIDS）、转移性肿瘤（特别是肉瘤）、淋巴管肌瘤病、嗜酸性肉芽肿、肺脓肿或食管破裂、囊性纤维病和月经（月经性气胸）等。典型的自发性气胸年龄为 16~24 岁，有吸烟史、体质较差的男性中多发（男／女：6/1）。该病的确切发病率仍不清楚，大约 20% 的患者无症状而没有被及时诊治。

　　气胸的症状有胸痛和呼吸困难。如果有严重的潜在的心血管疾病存在，或张力性气胸继续发展，症状进一步加重包括出汗、发绀、虚弱、低血压和心力衰竭。查体发现呼吸急促、心动过速、气管偏离患侧、患侧呼吸音降低、叩诊呈鼓音、触觉语颤消失。血气分析低氧，偶有过度换气引起低碳酸血症。ECG 显示电轴偏移，无特异性的 ST 段改变和 T 波倒置。诊断气胸的标准检查是 X 线后前位和侧位胸拍片。CT 扫描仅用于与严重的肺气肿鉴别。大约 5%~10% 的患者可能有少

量的胸膜渗出伴出血。

自发性气胸的治疗根据患者的症状、身体状况、肺压缩的程度、病因和复发可能性的评估来确定。如无其他方面疾病，小量(<20%~25%)、稳定和无症状的气胸，气体可在数周内自行吸收，正常情况下气体再吸收的速度为 1%~1.25%/ 天。需要花费 2~3 周吸收的较大的无症状气胸可由于脏层胸膜上纤维素沉积而导致肺膨胀受限。这类患者及有症状的、进展性气胸患者或与胸膜渗出有关的气胸患者应积极清除积气。需要强调的是，脏层胸膜上一些小的破口因肺萎陷而封闭，有可能在肺重新膨胀时再破裂，气胸复发的机会是 20%~50%，因此，在肺膨胀 24 小时以后要重新拍片检查。

大量气胸(>30%)的患者，使用闭式引流是最可靠的治疗方法(8~20 号导管)。这种导管可被置于水面下抽吸引流或安装 Heimlich 真空管。假如 Heimlich 真空管能完全维持肺膨胀，患者可在门诊治疗。如果 Heimlich 真空管膨胀肺失败或患者状况不允许，应住院行负压闭式引流。除非一些禁忌证存在，胸腔闭式引流管应从腋中线第五肋间(乳头线)置入，女性患者乳房应推向内侧，避免损伤。放置时常用器械钝性分离，避免了用套管针进行放置的危险。漏气停止、肺完全膨胀后可拔管。典型的自发性气胸随着每次发作，复发的机会增加，首次发作后复发率为 40%~50%，两次发作后增加到 50%~75%，三次发作复发率将超过 80%。目前，对于首次发作的患者首先用单纯胸导管引流，随着复发次数的增加，需要考虑其他的治疗手段。随着 VATS 的发展，某些更积极的方法甚至可以考虑用于首次发作的患者。

对于气体渗漏持续超过 7 天、完全肺膨胀失败、从事高风险职业、有肺大疱或肺功能低下以及双侧或复发性气胸的患者，可选择胸膜固定术或外科手术。在远离医院的地方工作生活的患者也应早期手术。四环素胸膜固定术曾被用于降低气胸的复发。然而这种方法在诊治过程中伴随剧烈的疼痛，且疗效存在一定争议，因此现已不再被使用。滑石粉的应用可能致肺纤维化和限制性肺疾病的发生而备受争议，但它已被证明可以将复发率降至 2%。许多化学制剂过去曾被广泛采用，如氮芥、强力霉素、碘仿、尿素、愈创木酚、高渗糖等。由于化学制剂的应用可能对以后进行的外科操作造成困难，因此这类方法的选择仍然存在较大的争议。

适合做胸膜固定术的患者也适合做胸部手术，用于预防气胸复发的操作包括：①经腋窝胸廓切开切除肺尖的大泡、机械性胸膜粘连和胸膜部分切除术；②完整的壁层胸膜切除术。两种操作既可以采用电视胸腔镜技术又可以采用开胸手术进行。尽量避免完整的壁层胸膜切除术，因为某些患者在未来需要行胸部手术时，操作将极为困难。肺尖大疱切除、机械性胸膜粘连和顶胸膜部分切除术已经证明可使气胸的复发率降低到接近零，而且操作简单，无论采用 VATS 还是开胸手术进行，患者均可耐受。

某些特殊病变需要专家作出治疗决策，如合并囊性纤维化病变及严重的 COPD 可考虑做肺移植。如果行胸膜固定术和开胸手术后再行肺移植术，可使肺移植手术的危险性大大增加，因此在手术前应与患者讨论肺移植事宜。艾滋病患者常患肺囊虫性肺炎或气胸，治疗极困难，支气管胸膜瘘、治疗失败率、死亡率均很高。胸外科医生对放置胸腔引流管有较多经验。

胸膜原发肿瘤

原发性胸膜肿瘤发病率低，分为两型：局限性纤维性肿瘤和弥漫性恶性胸膜间皮瘤。尽管弥漫性恶性胸膜间皮瘤是最常见的胸膜原发性肿瘤，但涉及胸膜并伴有远处转移的恶性肿瘤亦很多。

(一)胸膜局限性纤维性肿瘤

常起源于胸膜下的成纤维细胞，可带蒂也可无蒂，突向胸膜腔也可包埋在肺内，可生长成巨大肿块。脏层胸膜较壁层胸膜更易受侵害。70% 患者为良性，30% 患者为恶性。在组织学上，良性肿瘤有 3 种表现形式——纤维性、细胞性、混合性。而恶性肿瘤也有三种明显不同的形式——乳头小管样、纤维性和混合性。这些肿瘤与弥漫性恶性间皮瘤相比，更像是胸膜肉瘤。大多数局限性胸膜纤维性肿瘤无症状，偶尔通过胸片发现，很大的肿瘤可以压迫支气管，产生如呼吸困难、咳嗽、胸闷等症状。极少数(4%)患者还发现有低血糖现象，这是由于肿瘤分泌胰岛素样物质而产生的。体征上可以有杵状指，肺性骨关节肥大(20%~35% 患者)。胸片常可显示一边界清楚的肿块，并且随体位变动而变动。15% 患者有胸膜渗出和出血，但这并不一定意味着肿瘤不可切除。细胞学针吸活检可以尝试，但诊断一般只有在手术后方可确定。

治疗原则是完整切除。侵及脏层胸膜者不一定要求肺叶切除，但应切除肿瘤周围的肺组织。对发生于壁胸膜的肿瘤，应行部分胸壁切除。肿瘤完整切除后不需要其他辅助治疗，且预后良好。一些患者术后十年也未复发。但如果切除不完整，应考虑放射治疗，因为这些患者预后差，中位存活时间只有 7 个月。

(二)弥漫性恶性胸膜间皮瘤

弥漫性恶性胸膜间皮瘤是最常见的胸膜原发肿瘤。从 1960 年以来，这种疾病被认为是与石棉密切相关。厚的蛇根碱纤维一般沉积于近端气道上而且很容易被清除，从而降低了肿瘤的发生。而细小的针样闪石纤维(青石棉、铁石棉、阳起石、硅酸镁钙)和土壤中的硅酸盐沸石(发现于土耳其安娜托利亚地区),常沉积于末梢气道,并迁移至胸膜,因此增加了弥漫性胸膜间皮瘤的发生,其危险性是普通人的300倍。暴露后的潜伏期长达15~50年。最新研究显示,自由基(一氧化氮)的产生,抑制免疫系统(包括细胞免疫、体液免疫),诱导细胞因子(TNFα,IF-α,IF-1B,IL-6)产生和基因突变发生,例如染色体1、3、4、6、7、9、11、17(P53)和22(与c-sis有关,其编码血小板衍生的生长因子的一条链)异常。这些因素都可能与石棉相关疾病的发病机制有关。

组织学上,弥漫性恶性胸膜间皮瘤分为四个类型:①上皮样或乳头管样(35%~40%),与胸膜渗出有关,预后较好;②纤维肉瘤样和间质样(20%),属于硬的间皮瘤;③混合性(35%~40%);④未分化(5%~10%),右侧胸腔(60%)较左侧(35%)发生率高,另有5%是双侧的。

大多数患有弥漫性恶性胸膜间皮瘤的患者有呼吸困难、胸部不适和其他如咳嗽、发热、乏力、体重下降、吞咽困难等症状。有胸壁疼痛、腹胀、压迫感、上腔静脉综合征表现提示疾病进展较快。尽管大多数患者在患病过程中已发生转移,但大多数没有症状。胸片明显异常表现有:胸膜肥厚、积液(75%)和肋间隙变窄。CT常发现胸膜不规则增厚。诊断该病一般需要活组织检查,针吸活检达不到要求,可以很简便地通过VATS活检。CEA、LeuM1、B72.3和BerEp4免疫组织化学染色常为阴性,角蛋白和波形蛋白染色阳性,也可行肌钙蛋白(间皮细胞起源特异性蛋白)染色。这些免疫组化标志物可以鉴别是恶性上皮肿瘤转移至胸膜,如腺癌(肌钙蛋白染色阴性),还是发生原发恶性胸膜间皮瘤(肌钙蛋白染色阳性)。这些染色方法是临床上有效的鉴别手段,所有怀疑有恶性弥漫性胸膜间皮瘤者均应做上述染色。电镜也可以鉴别转移性腺癌与弥漫性恶性胸膜间皮瘤。弥漫性恶性胸膜间皮瘤的治疗与病理学分类仍有一定争议。Butchart分类与最近公布的TNM分类见表18-3,但两者均未被广泛接受和应用。

弥漫性恶性胸膜间皮瘤有不同的治疗方案。因为发病率低,影响预后的因素还不完全清楚。几个随机临床试验比较了不同治疗方案的疗效差异。据报道弥漫性恶性胸膜间皮瘤患者的中位生存时间为7~16个月。近来的前瞻性随机对照临床试验显示,与抗叶酸剂(培美曲塞或雷替曲塞)联合化疗有益于延长患者生存时间。Voglezang及其同事将448例不能手术的弥漫性恶性胸膜间皮瘤患者随机分为顺铂化疗组和顺铂联合培美曲塞化疗组,结果显示中位生存时间(9.3个月:12.1个月)和无病生存时间均有改善,同时也伴随着骨髓相关毒性的增加(白细胞减少及中性粒细胞减少)。van Meerbeeck及其同事将患者随机分组后分别

表18-3 恶性胸膜间皮瘤的分期

Butchart 分期	
第I期	肿瘤局限于壁胸膜,包括同侧胸膜、肺、膈肌及心包
第II期	肿瘤侵犯到胸壁或纵隔(食管、气管、大血管);或者胸腔内有转移淋巴结
第III期	肿瘤侵及膈下的腹膜和后腹膜、心肌、对侧的纵隔胸膜;或者胸膜外出现转移性淋巴结
第IV期	远处血行转移
TNM 分期	
原发肿瘤	
Tx	原发肿瘤无法评估
To	没有原发肿瘤存在的证据
T1	肿瘤局限于同侧壁胸膜或脏胸膜
T2	肿瘤侵及以下器官:同侧肺、胸内筋膜、膈、心包
T3	肿瘤侵及以下器官:同侧胸、肌肉、肋骨、纵隔内器官和组织
T4	肿瘤扩展到以下器官:对侧胸膜或肺、腹腔内器官和组织
淋巴结	
Nx	区域淋巴结无法评估
N0	无区域淋巴结转移
N1	气管旁和同侧肺门淋巴结转移
N2	同侧纵隔淋巴结转移
N3	对侧纵隔、乳内、锁骨上、斜角肌淋巴结转移
远处转移	
Mx	远处转移无法评估
M0	无远处转移
M1	有远处转移
分期	
I 期	T1~2,N0,M0
II 期	T1~2,N1,M0
III 期	T3,N0~N1,M0;T1~3,N2,M0
IV 期	T4,任何 N,M0;任何 T,N3,M0;任何 T,N,M1

给予顺铂或顺铂联合雷替曲塞化疗,发现有相似的结果,单用顺铂化疗组的中位生存时间为8.8个月,而顺铂联合雷替曲塞化疗组的中位生存时间为11.2个月。更新的化疗药物,如Rampirinase、胸膜内IL-2、血管内皮生长因子拮抗剂(贝伐单抗)也正在研究之中。

外科手术也致力于延长患者的生存时间。手术主要分两种:根治性全胸膜全肺切除术和壁层胸膜切除

胸膜剥脱术。与壁层胸膜切除胸膜剥脱术比较,根治性全胸膜全肺切除术术后并发症更多,但对长期存活无明显改善。术后辅以胸壁放疗,壁层胸膜切除胸膜剥脱术可使中位生存时间延长到25个月。其他药物,如TNF-α、IFN-α、IFN-γ等,与术前化疗、术中/后化疗、光疗和免疫治疗联合应用,也有一定疗效。近来,术中放疗和基因治疗也正在研究中。虽然多学科联合治疗方案效果优于任何单一治疗方案,但最佳的联合方案尚未确定。显然,还需要研究新的治疗措施。

Antman KH: Natural history and epidemiology of malignant mesothelioma. Chest 1993;103:373S.

Cheng AY: Neoplasms in the mediastinum, chest wall, and pleura. Curr Opin Oncol 1999;6:17.

Patz EF Jr et al: Malignant pleural mesothelioma: value of CT and MR imaging in predicting resectability. AJR Am J Roentgenol 1992;159:961.

Rusch VW, Piantadosi S, Holmes EC: The role of extrapleural pneumonectomy in malignant pleural mesothelioma: a Lung Cancer Study Group trial. J Thorac Cardiovasc Surg 1991;102:1.

Steele JP, Klabatsa A: Chemotherapy options and new advances in malignant pleural mesothelioma Ann Oncol 2005; 16:345.

van Meerbeeck JP et al: A randomized phase II study of cisplatin with or without raltitrexed in patients (pts) with malignant pleural mesothelioma (MPM): an intergroup study of the EORTC Lung Cancer Group and NCIC. Proc Am Soc Clin Oncol 2004;(Abstr 7021).

Voefelzang NJ, Porta C, Mutti L: Phase III study of pemetrexed in combination with cisplatin versus cisplatin alone in patients with malignant pleural mesothelioma (MPM). J Clin Oncol 2003;21:2696.

纵隔疾病

纵隔炎

纵隔炎分为急性和慢性。纵隔感染有四个来源:直接污染、血行或淋巴传播、颈部及后腹膜感染的迁延、肺及胸膜感染。直接污染最常见的原因为食管穿孔。急性纵隔炎常见于食管、心脏以及其他纵隔手术后。偶尔纵隔被肋骨、脊柱的化脓组织直接感染。绝大多数直接纵隔感染由致病微生物引起。通过血行或淋巴途径传播的绝大多数纵隔感染是肉芽肿。颈部感染沿筋膜侵入纵隔很常见,由于膈的存在,后腹膜感染侵入纵隔较少。脓胸通常局限形成纵隔旁脓肿,但继续发展形成一真正的纵隔脓肿较少见。纵隔感染扩延常累及胸膜。

(一) 急性纵隔炎

食管穿孔是90%的急性纵隔感染的来源。可能由呕吐(Boerhaave综合征)、医源性损伤(内窥镜、食管扩张、手术)、外部创伤(穿透或钝伤)、气管插管的套管、吞服腐蚀剂、癌以及其他食管疾病引起。继发于颈部疾病的纵隔感染可见于口腔手术、蜂窝织炎、喉、食管及气管的外伤以及颈部手术如气管造口术、纵隔镜检查及甲状腺手术。

▶ 临床症状

呕吐所致食管穿孔常常伴有呕吐病史,但有时发作隐匿。胸骨后、左或右胸或上腹部的剧烈灼痛是90%患者的主诉。三分之一患者有背部放射痛,有时背部疼痛更严重。下纵隔炎症有时可能和急腹症或心包炎相混淆。急性纵隔炎常伴有寒战、高热或休克。如果涉及到胸膜,呼吸可加重疼痛或引起肩部放射痛。吞咽可加重疼痛以及出现吞咽困难。患者发热,心动过速。约60%的患者有皮下气肿或纵隔气肿。随心脏收缩出现的心包摩擦音(Hamman征)常是后期表现。50%的食管穿孔患者有胸膜渗出或液气胸。内窥镜检查后出现纵隔气肿和气胸可确诊食管穿孔。颈部压痛及捻发音更常见于食管颈部穿孔者。

通过食管X线造影检查可以确诊,宜用水溶介质。早期不推荐内镜检查,因为操作不当可能使食管穿孔扩大。口服或静脉注射造影剂后行胸部CT扫描,有助于确定穿孔的位置、纵隔污染的程度以及食管或肺部病变。然而,患者必须能承受检查中出现的寒颤等反应。对于严重呕吐的患者,在ICU病房应用便携式的胸部X线机,在患者口服或经鼻胃管给予造影剂的同时,拍片常能做出明确诊断。有时当纵隔气肿不明显时可被误诊为心肌梗死。

▶ 治疗

胸腔内食管穿孔的外科处理取决于潜在的病因(医源性、肿瘤、狭窄等)以及从泄漏到确诊延误的时间。所有的胸腔内食管穿孔都应通过外科手术探查。首选的处理是立刻用粗管引流胸腔内的污物及对气胸减压。早期使用广谱抗生素,包括抗真菌药物,并严格控制水、电解质平衡。

经右侧第6肋间隙行胸廓切开可完全显露胸腔内食管。当穿孔发生在食管远端狭窄部位时,可考虑使用左侧胸廓切开。发生在24小时内的医源性损伤的治疗包括用可吸收缝线间断缝合,完全闭合黏膜层裂孔,然后缝合关闭食管肌层,后用壁胸膜、膈肌或肋间肌做成的皮瓣包埋。反复冲洗缝合处,充分引流。

食管穿孔超过48小时应行充分引流和食管旷置或食管切除。这依赖于纵隔受污染的程度、败血症的程度及患者的一般状况。当穿孔发生在食管癌、弛缓症或其他食管疾病时,可选择不同的疗法。如穿孔及时被发现,无脓毒血症,可行食管切除。只要患者病情稳定、污染小,可在食管切除的同时行重建。否则,重建手术应在患者完全从败血症中恢复后进行。

尽管有先进的重症护理、营养支持和手术操作,与食管穿孔有关的死亡率仍较高(30%~60%)。为获得最理想的结果,手术方法——修补、改道或切除——必须根据个体状况(穿孔的机制、基础疾病、诊断时间和患者身体状况）来选择。

（二）慢性纵隔炎

慢性纵隔炎常有特殊肉芽增生过程，伴纵隔纤维化以及慢性脓肿。组织胞浆菌病、结核、放线菌病、诺卡菌病、芽生菌病以及梅毒都是本病的病因。阿米巴脓肿以及寄生虫病像包虫囊肿是少见原因。通常由于组织胞浆菌病、结核感染，侵入纵隔淋巴结。可发生食管梗阻。邻近的纵隔结构可被继发感染。肉芽肿性纵隔炎和纤维性纵隔炎是同一种病的不同表现。纵隔纤维化是一个名称，同义于特发性纤维化的、产胶原的或硬化性纵隔炎。已报道 80 例以上纵隔纤维化的病例中，仅 16% 能确定原因，其中 90% 由组织胞浆菌病引起。在 103 例肉芽肿性纵隔炎中只有 25% 被确诊，组织胞浆菌病是最常见的原因（60%），结核次之（25%）。

约 85% 的纵隔纤维化的患者有包绕纵隔结构的症状，例如：上腔静脉梗阻约 82%，气管支气管梗阻约 9%，肺静脉梗阻 6%，肺动脉阻塞 6%，食管梗阻 3%。偶尔可发现下腔静脉梗阻或累及胸导管、心房、喉返神经以及星状神经节，也可同时累及多个组织结构。

75% 的肉芽肿性纵隔炎无症状，在行胸片检查时被发现。该病胸片表现为一纵隔肿块。75% 的病例肿块位于右气管旁。在 25% 有症状的患者，约一半患者有上腔静脉梗阻，三分之一有食管梗阻。偶尔患者有支气管梗阻、支气管食管瘘或肺静脉梗阻。

纵隔结核或真菌脓肿偶可远距离出现在脊柱旁或胸骨旁，出现伴多个窦道的继发肋骨或肋软骨感染。

▶ **临床表现**

A. 症状和体征

肉芽肿性和纤维化性纵隔炎累及女性大约是男性的 2~3 倍。平均年龄 20~30 岁的女性最易被感染，40~50 岁出现症状。影响至食管可引起吞咽困难或吐血。影响至气管支气管可引起剧咳、咯血、呼吸困难、喘息以及阻塞性肺炎的发作。肺静脉梗阻是最常见的严重表现，可引起心衰，类似进展性二尖瓣狭窄且常是致命的。组织胞浆菌病或结核患者相应的皮肤反应呈强阳性，但无诊断意义。

B. 影像检查

X 线表现为气管右或前纵隔肿块。可有斑片状或被膜下钙化。组织胞浆菌病的典型表现为肺门淋巴结钙化或称为"爆米花"样表现。钙化也可见于胸腺瘤或位于该区域的畸胎瘤。胸部 CT 在明确纵隔纤维化程度及对重要结构的影响方面是最有效的。

▶ **治疗**

特殊的抗菌治疗适宜于感染病菌诊断明确后。有症状的纵隔肿块和纤维化应手术切除解除阻塞。

▶ **预后**

肉芽性纵隔肿物手术切除预后良好。手术方法不

适宜于活动性纤维化性纵隔炎，而且治疗效果不理想。绝大多数纤维化性纵隔炎的患者，无论治疗与否，都伴持续症状存在。

Cherveniakov A, Cherveniakov P: Surgical treatment of acute purulent mediastinitis. Eur J Cardiothorac Surg 1992;6:407.

Gottlieb LJ et al: Rigid internal fixation of the sternum in postoperative mediastinitis. Arch Surg 1994;129:489.

Karworde SV et al: Mediastinitis in heart transplantation. Ann Thorac Surg 1992;54:1034.

Marty-Ane CH et al: Descending neurotizing mediastinitis. Advantage of mediastinal drainage with thoracotomy. J Thorac Cardiovasc Surg 1994;57:55.

Ringelman PR et al: Long-term results of flap reconstruction in median sternotomy wound infection. Plast Reconstr Surg 1994;93:1208.

上腔静脉综合征

上腔静脉梗阻产生特殊的临床症状。恶性肿瘤占病因的 80%~90%，肺癌估计约占 90%。肺癌患者上腔静脉综合征发生率为 3%~5%，男女比例约 5：1。可引起上腔静脉梗阻的其他原发纵隔肿瘤包括胸腺瘤、Hodgkin 病以及淋巴肉瘤。乳腺癌、甲状腺癌、黑色素瘤的转移肿瘤有时也会引起上腔静脉梗阻。良性肿瘤是其少见病因，但胸骨后甲状腺肿、任何巨大纵隔良性肿瘤以及心房黏液瘤可致上腔静脉梗阻发生。无论是自发的还是与红细胞增多症、纵隔感染或套管穿刺有关的血栓形成，均非常见病因。伴慢性纵隔炎的上腔静脉梗阻在上节已讨论。创伤可致急性静脉梗阻（如：创伤性窒息、纵隔血肿）。

临床表现取决于发生的突然性、梗阻部位、程度以及侧支循环的有效性。在上肢或头部测得的静脉压波动于 $200~500mmH_2O$，症状的严重程度和压力相关。致命性脑水肿可发生在急性完全梗阻的数分钟内，而慢性的发作可允许侧支循环的建立，仅有较轻的症状。当奇静脉通畅时症状较轻。奇静脉血流正常约占总静脉回流的 11%，可增加到从头、颈和上肢静脉回流量的 35%。最严重的病例见于上腔静脉完全梗阻且奇静脉受累及。血栓向近端播行可堵塞无名及腋静脉。

▶ **临床表现**

症状包括颜面、上肢及肩部的水肿以及皮肤发绀。中枢神经系统症包括头痛、恶心、头晕、呕吐、视力模糊、嗜睡、昏迷和抽搐。呼吸症状包括咳嗽、声音嘶哑以及呼吸困难。常有声带或气管的水肿。鼻塞常为早期表现。这些症状于患者平卧或过分弯曲时加重。久病者中，可发生食管静脉曲张，引起胃肠道出血。颈部和上肢的静脉可明显扩张。在长期患病者中，有明显的侧支静脉通路分布于前胸及腹壁。淋巴回流受损害可导致慢性胸腔积液。纤维化性纵隔炎症状的发生可隐匿，持续的晨起颜面和手部浮肿。偶尔，当梗阻的水

平位于腔静脉以上仅仅为无名静脉堵塞时,症状和体征位于一侧,由于颈部的交通静脉常使患侧压力减低,在这种情况下症状往往较轻。

诊断可通过测上肢静脉压来确定,在重症患者的压力常大于 350mmH$_2$O。梗阻的部位及范围最好通过静脉造影确定。当用静脉造影来检查恶性腔静脉梗阻患者时,其中 35% 为血栓累及无名静脉或腋静脉,15% 为不伴血栓的完全性腔静脉梗阻,50% 为部分性上腔静脉梗阻。当奇静脉通路有问题时,有必要行骨间奇静脉造影。胸片可显示右肺上叶病变或右气管旁肿物。尽快行增强 CT 扫描能够提高诊断率。有时需要动脉造影来排除主动脉瘤。鉴别诊断包括血管神经性水肿、充血性心力衰竭以及缩窄性心包炎和纤维化性纵隔炎。腋静脉血栓和无名静脉的梗阻由于无名动脉的拉长或弯曲,可见于单侧病例。

▶ 并发症

在部分上腔静脉梗阻的患者,血栓可突然使轻的症状变成明显的静脉怒张,发绀性肿胀,声带水肿,损害大脑。险了病程较长的重患者,食管静脉曲张出血少见。

▶ 治疗

由恶性肿瘤引起的上腔静脉梗阻需采用利尿剂、限制液体、避免上肢输液、抬高头部以及适当放疗。治疗 7~10 天后上腔静脉梗阻症状开始缓解。恶性肿瘤患者由于血栓的可能性,建议使用抗凝剂、纤溶因子。然而使用抗凝剂前必须注意患者是否有脑转移,因这样可以诱发脑出血,所以建议使用抗凝剂前对患者行脑部 MRI 或 CT 检查。血管内膨胀支架(stents)最近开始应用。早期有限的经验表明通过最低限度的侵入性介入放射技术,可获得良好的静脉回流和减压效果,但远期疗效尚未报道。其缺点包括防止血栓复发的抗凝剂的应用。化疗单独使用或与放疗联用。恶性上腔静脉梗阻的大部分患者用手术方法是不能治愈的。组织学诊断对于诊断和指导治疗非常重要。侵袭性操作必须考虑个体差异和阻塞的严重性。对新出现的、严重的、快速进展的症状应立即接受可以减轻症状的放射治疗。

针吸、气管镜、颈部纵隔镜、前纵隔切开甚至胸廓切开可提供获得组织病检的途径,但必须慎重行事。任何侵袭性的操作都可能因阻塞的静脉出血引起高的死亡率,因此,应避免任何用于诊断的有创操作。大部分患者已有组织学确诊,因为上腔静脉梗阻是恶性肿瘤进展的并发症。在良性不全上腔静脉梗阻时,手术切除压迫的肿块可产生良好效果。在全部梗阻患者中,譬如纤维化性纵隔炎患者中,大部分患者没有治疗也将逐步改善。有许多针对旁路腔静脉梗阻设计的手术方法,如上腔静脉置换或腔静脉再通。近年来随着医疗水平的提高,这些手术对于部分病例的效果相当成功。

▶ 预后

当上腔静脉梗阻不全时放疗是最有效的。源于肺癌的恶性腔静脉梗阻平均生存时间 6~8 月。源于腔静脉梗阻本身的死亡率仅 1%~2%。

Doty DB, Doty JR, Jones KW: Bypass of superior vena cava: fifteen years' experience with spiral vein graft for obstruction of superior vena cava caused by benign disease. J Thorac Cardiovasc Surg 1990;99:889.

Kistler AM et al: Superior vena cava obstruction in fibrosing mediastinitis: demonstration of right-to-left shunt and venous collaterals. Nucl Med Commun 1991;12:1067.

Stea B, Kinsella T: Superior vena caval syndrome: clinical features, diagnosis, and treatment. In: *Mediastinal Surgery*. Shields T (editor). Lea & Febiger, 1991.

纵隔肿瘤

纵隔肿瘤是指起源于占据胸腔中部的多种器官和组织的一组多样化肿瘤,既可以是良性的,也可以是恶性的。纵隔肿瘤的发生率很低,其恶性肿瘤占所有胸部肿瘤的 20% 以下。

纵隔肿瘤起源于解剖部位相对固定的组织结构。纵隔的侧面是肺的纵隔胸膜,上、下分别为胸廓入口、膈,前、后分别为胸骨、椎骨。纵隔被分为前、中、后三部分:大血管和心脏、心包、气管及食管占据中部并将前、后分隔开。后部向椎体的两侧延伸致椎旁沟融合。纵隔肿瘤的分布如表 18-4 所示。

表 18-4　纵隔肿瘤及其他纵隔疾病

纵隔的各部
　淋巴结病损
中纵隔
　动脉瘤、血管瘤
　脂肪瘤
　黏液瘤
　支气管源性囊肿
　心包囊肿
　食管疾病
　嗜铬细胞瘤
前纵隔
　胸腺瘤
　淋巴瘤
　畸胎瘤
　干细胞瘤
　甲状腺瘤
　甲状旁腺瘤
　脂肪瘤

儿童最常见的纵隔肿瘤是神经源性肿瘤(50%~60%)。本病发生在4岁以下的幼儿时几乎都是恶性的(神经母细胞瘤)。在成人中,神经源性肿瘤也是最常见的纵隔肿瘤。它们起源于后纵隔(神经鞘),常为良性,偶有钙化且界限清。前纵隔肿瘤多为恶性,胸腺瘤最常见,其次为淋巴瘤。

所有神经源性肿瘤均选择完整切除。标准的后外侧胸廓切开可提供最佳暴露。然而,许多小切口,以及胸腔镜,对<6cm的良性肿瘤同样适用。对于不能完整切除的肿块,手术后的放疗可以降低局部复发和减轻症状。不能完整切除或肿瘤较大或有浸润的神经母细胞瘤均应联合放疗、化疗及手术。

成人大部分纵隔肿瘤为良性(如囊肿、神经源性肿瘤等),但近期资料显示恶变越来越多,是恶性肿瘤发病率增高,还是影像技术进步诊断率提高,尚不确定。但一些规范仍然适用。

在纵隔疾病的诊断方面,通常不需要广泛检查,因为手术常常不仅能明确诊断,又能提供有效的治疗。标准的正侧位胸片将提供所有需要情况。增强CT扫描已经成为一个评估纵隔肿瘤的重要手段。MRI有助于评价脉管或脊髓的膨大部分,尚未证明比CT更有效。

斜位或强穿透的X线有时是有帮助的。X线透视荧光屏可见跳动、形状变化的肿块,随呼吸位置改变。X线断层照像可显示钙化或液平。钡餐用于检查食管本身疾病或由外在肿瘤所引起的食管移位。消化道造影检查可显示胃、结肠、或疝入的小肠。脊髓造影在神经源性肿瘤解释症状或设计手术方法时具有重要意义。支气管造影对鉴别类似肺癌的纵隔肿瘤有意义。

血管造影用于确定动脉瘤或移位。肺动脉造影有益于鉴别纵隔和肺肿瘤。

闪烁扫描在检查前纵隔胸骨后甲状腺肿时很重要,因为甲状腺肿几乎大多数是经颈部途径切除的。皮肤试验及血清学检查在怀疑肉芽肿时有用。偶尔需要做骨髓检查、激素分析和血清肿瘤标志物的检测(AFP、LDH、β-HCG)。

支气管镜以及食管镜检用于区别原发肺疾病或食管疾病。对可能治愈的纵隔肿瘤,纵隔镜检及纵隔活检必须慎用。切除活检适用于组织学诊断困难的纵隔疾病(如胸腺瘤)。纵隔镜在结节病或播散性淋巴瘤的治疗时是有用的。

当排除胸骨后甲状腺肿后,神经源性肿瘤占26%,囊肿占21%,畸胎囊肿占16%,胸腺瘤占12%,淋巴瘤占12%,其他疾病占纵隔肿瘤的12%。约25%的是恶性。在儿童中,恶性肿瘤和成人相当,但畸胎囊肿和脉管肿瘤更常见。

▶ 临床表现

恶性疾病的症状较良性更常见。约三分之一的患者无症状。50%患者有呼吸道症状如咳嗽、喘息、呼吸困难和反复性肺炎。偶尔可见咯血、囊内容物排出。胸痛、消瘦和吞咽困难发生率相同,每种表现约占10%的患者。肌无力、发热、上腔静脉梗阻每种约见于5%的患者。

声音嘶哑、霍纳综合征、剧疼、上腔静脉梗阻等症状预示着恶性肿瘤。恶性肿瘤,尤其淋巴瘤,可引起乳糜胸。Hodgkin病发热可以是间断的。胸腺瘤引起肌无力、低丙种球蛋白血症、Whipple病、红细胞发育不全和Cushing病。低血糖是间皮瘤、畸胎瘤和纤维瘤的少见并发症。高血压和腹泻可见于嗜铬细胞瘤和神经节瘤。神经源性肿瘤可引起脊柱受压的特殊神经源性表现或伴有肥大性骨关节病以及消化性溃疡病。

A. 神经源性肿瘤

神经源性肿瘤常见于后上纵隔,起源于肋间神经或交感神经。迷走或膈神经偶受侵犯。最常见的各种肿瘤(40%~65%),起源于神经鞘(神经鞘瘤和神经纤维瘤),通常是良性,10%的神经源性肿瘤是恶性。恶性肿瘤更常见于儿童。大多数恶性肿瘤(神经母细胞瘤)起源于神经细胞。神经源肿瘤形态可呈多样或哑铃样,有椎间孔增宽。在这些患者中,必须行MRI检查以确定肿瘤是否侵入椎管内。哑铃样肿瘤过去一直用分次手术切除,但一次性切除手术已获得成功。

中纵隔的嗜铬细胞瘤可用123间碘苯甲胍定位。

B. 纵隔囊肿

纵隔囊肿可起源于心包、支气管、食管或胸腺。心包囊肿也称间皮囊肿,75%位于近心膈脚,其中75%位于右侧,实际上10%是心包的憩室并和心包相通。支气管囊肿起源于紧靠支气管或气管主干,常位于隆突下,组织学上,含支气管成分(如软骨),并且由呼吸道上皮覆盖。肠源性囊肿有几个名称,包括食管囊肿、肠道囊肿或消化道重叠,起源于食管表面并包裹食管壁,且由类似于食管或胃黏膜的鳞状上皮覆盖。肠源性囊肿有时伴有先天脊柱畸形。10%的纵隔囊肿无特殊表现,无法辨认来源。

C. 生殖细胞肿瘤

生殖细胞肿瘤是前纵隔最常见的疾病。它们可以是实质性或囊性的,含有头发或牙齿,镜下可见外胚层、中胚层和内胚层成分。这些肿瘤偶尔可侵入胸腔、肺、心包或血管结构。

大多数的纵隔生殖细胞肿瘤是转移性的,且与腹膜后疾病伴随。原发于纵隔内的性腺外生殖细胞恶性肿瘤少见,占所有生殖细胞肿瘤的5%以下,占所有原发性纵隔肿瘤的5%以下。性腺外生殖细胞肿瘤主要见于男性,尤其是20~30岁之间的白人男子,但女性也可发病。

由于生殖细胞是多能性细胞,它们可引起若干个组织来源不同的恶性肿瘤,包括:精原细胞瘤(40%)、胚胎性癌和绒癌(20%)和卵黄囊瘤(20%)。畸胎瘤(20%)可含有良性和恶性两种成分。

几乎所有的这类肿瘤(>90%)都产生肿瘤标志物,包括 β-HCG、AFP。LDH-α(一种非特异性的肿瘤标志物)产生于大部分纵隔生殖细胞肿瘤,常作为反映瘤负荷的有效指标。

对这些肿瘤的治疗,由于联合化疗、放疗和手术,疗效已经取得了很大的进展。非精原细胞瘤的 5 年生存率 >50%,典型的纵隔精原细胞瘤的 5 年生存率 >90%。这些患者的肿瘤标志物 β-HCG、AFP、LDH 都需要检测。在化疗后所有发病时增高的肿瘤标志物已经正常后,应考虑行手术切除。

化疗后并且肿瘤标志物已经正常的残留的纵隔肿瘤亦应考虑行手术切除。在外科手术中,大约 40% 是成熟的畸胎瘤,40% 为坏死的肿瘤和 20% 的残留肿瘤(术后应补救化疗)。如果在若干个疗程的化疗后,肿瘤标志物仍然高,很少行姑息性的手术,而需要考虑更换化疗方案或制定新的方案。

D. 淋巴瘤

淋巴瘤常转移至纵隔,多位于前纵隔,是前纵隔第二常见肿瘤。此外,淋巴肉瘤、Hodgkin 病、网状细胞肉瘤偶尔可原发于纵隔。

▶ 治疗

治疗方案取决于纵隔肿瘤的致病过程。在绝大多数的病例中,组织诊断可正确指导治疗。尽量降低侵入性操作,微创检查(细针穿刺或粗针穿刺活检)、纵隔镜检查或纵隔切开手术适用于继发于肿瘤转移(淋巴瘤、生殖细胞肿瘤)的纵隔肿块的诊断。然而,原发性的纵隔肿瘤(胸腺瘤、神经源性肿瘤等)首选手术切除。手术方法包括:胸骨正中切开术(前纵隔肿瘤)、后外侧胸廓切开术(后纵隔或中纵隔肿瘤)及 VATS 或双侧前胸廓切开术(所有纵隔肿瘤)。对于恶性生殖细胞瘤、恶性神经源性肿瘤和较大的进展性胸腺瘤,辅助化疗非常重要。对于高分期的胸腺瘤和其他不能完全切除的病变,手术后的放疗可降低局部复发。原发性的纵隔淋巴瘤采用放疗和化疗联合治疗。

▶ 预后

随着化疗、放疗及手术联合治疗方法的提高,纵隔肿瘤患者的预后有了改善。术后死亡率较低(1%~4%)。良性纵隔肿瘤的治愈率 >95%,恶性者则总存活数 <50%。

Golbey RB: Mediastinal germ cell tumors. A continuing odyssey. Chest Surg Clin N Am 1994;4:195.

Gossot D et al: Thoracoscopy or CT-guided biopsy for residual intrathoracic masses after treatment of lymphoma. Chest 2001;120:289.

Hagberg H et al: Value of transsternal core biopsy in patients with a newly diagnosed mediastinal mass. Acta Oncol 2000;39:195.

胸腺肿瘤和重症肌无力

胸腺是许多肿瘤的发生部位,如胸腺瘤、淋巴瘤、Hodgkin 肉芽肿和其他较少见肿瘤。胸腺瘤最常见,甚至用活检和淋巴瘤也很难鉴别。约 30% 胸腺瘤患者有重症肌无力,约 15% 肌无力的患者发生胸腺瘤。

除了肌无力外,胸腺肿瘤还能产生下列类癌综合征:白细胞减少、红细胞发育不良、低丙种球蛋白血症及自体免疫性疾病,如类风湿性关节炎、红斑狼疮和多肌炎。

重症肌无力和胸腺瘤的关系不完全清楚。重症肌无力是神经肌肉障碍,特点为由于神经肌肉连接处的乙酰胆碱受体数减少引起的随意肌软弱和易疲劳。胸腺异常时肌无力的发生率较高,胸腺切除后可改善,且伴有其他自身免疫疾病,90% 患者的血清中存在抗乙酰胆碱受体的抗体,因此重症肌无力被认为是自身免疫过程的结果。本病已通过特殊乙酰胆碱受体的免疫在几种实验动物中复制产生。约 85% 的重症肌无力患者有胸腺异常,其中 70% 有生发中心形成,15% 有胸腺瘤。

胸腺瘤根据主要细胞类型分为淋巴细胞型(25%)、上皮细胞型(25%)以及淋巴上皮型(50%)。梭形细胞瘤,有时伴有红细胞发育不良,认为属上皮细胞型肿瘤。组织学类型无显著的预后价值。近期报道显示非整倍体、与胸腺癌相似的上皮细胞存在提示预后不良。胸腺瘤的组织类型常需要修正。

肌无力随任何一种肿瘤细胞类型出现,但最常见为淋巴细胞型。

恶性胸腺瘤不能单独由肿瘤细胞的组织学类型而定。肉眼或镜下有局部浸润的胸腺瘤即为恶性肿瘤。

依照 Masaoka 分期系统进行胸腺瘤分期:

分期	描述
I	肉眼下包膜光整;镜下无包膜受侵
IIa	肉眼下侵及周围脂肪组织及纵隔胸膜(镜下无侵及)
IIb	镜下包膜受侵或镜下周围脂肪组织及纵隔胸膜受侵
III	肉眼下侵及周围器官(心包、大血管或肺)
IVa	胸膜或心包播散
IVb	淋巴或血行远处转移

▶ 临床表现

50% 的胸腺瘤诊断时无症状,因为是在出于其他目的 X 线拍片时发现。有症状的患者表现为胸痛、吞咽困难、肌无力、呼吸困难,以及上腔静脉综合征。

CT 扫描对疑似患者的诊断以及确定病变范围有益。MRI 偶而用于对脉管内浸润进行评估。

易疲劳、反复刺激运动神经肌收缩减低、用短效抗胆碱酯酶药物依酚氯铵(Tensilon)有效，即可诊断肌无力。

胸腺瘤的确诊靠切除标本的组织学检查。小的、包膜完整的前纵隔瘤不应取活检，因为操作过程中可能穿透包膜引起肿瘤播散和复发，影响早期胸腺瘤治愈的机会。

▶ 治疗

胸腺瘤首选的治疗为胸腺全切术。手术常经胸骨正中切口进行。后侧胸廓切开、双侧前胸廓切开等为局部晚期的胸腺瘤切除提供能充分暴露的术野。颈部切口适用于良性胸腺瘤(肌无力)切除。如果可以切除而不牺牲主要结构，应仔细而大胆地切除Ⅲ期肿瘤。术后放疗适宜于Ⅱ、Ⅲ期肿瘤。

如果可以完整切除肿瘤，即使需要切除心包、胸膜、肺(肺叶切除或胸膜外全肺切除)或切除大的血管(主动脉、上腔静脉)并重建，也应争取完整切除肿瘤。不能完整切除或姑息性的操作对患者无益。化疗将缩小肿瘤并允许随后行完整切除。近来，有浸润的大的胸腺瘤先诱导化疗，有反应者超过 70%，增加了完整切除率。

临床上浸润到局部组织、胸膜或肺的大的病变应取活检，在组织学上对胸腺瘤明确诊断。以铂为基础的新辅助化疗可有效缩小较大的高分期的胸腺瘤，提高完整切除及治愈的机会。

伴有重症肌无力的患者早期治疗可给予抗胆碱酯酶药物(如溴化新斯的明)。皮质类固醇可用于经选择的患者，但过多的副作用使它们不适于更有效的治疗。胸腺切除术目前推荐用于所有伴肌无力的患者，无论其有无胸腺瘤，术后病程常常得到改善，且消除了恶变可能。偶尔，在一些患者中，抗胆碱酯酶药物治疗控制很好，胸腺切除可推迟进行。

▶ 预后

除肿瘤广泛者外，胸腺切除术的死亡率和并发症很低。因为抗胆碱酯酶药物的活性，现在有肌无力患者术后很少出现呼吸困难。

尽管肌无力有不良作用的影响，但肿瘤的分期及组织学类型主要决定胸腺切除后的生存时间。Ⅰ期肿瘤患者 10 年生存率接近 100%，Ⅱ期肿瘤联合术后放疗的 10 年生存率接近 75%，Ⅲ期患者生存率低，10 年生存率不超过 25%。多学科治疗(新辅助化疗、化疗后手术、放疗)使这类患者的预后得到改善，但尚无长期存活的数据。

胸腺癌

胸腺癌在胸腺肿瘤中占很少一部分(<15%)，其在组织学和生物学上均不同于浸润性或恶性胸腺瘤。胸腺癌有很强的浸袭性且难以完整切除，即使完整切除了，也常见局部复发和远处转移。对一般状况良好的年轻患者(小于 50 岁)，应尽可能采用联合治疗方案(诱导化疗、手术切除、术后化放疗)。化疗反应好及切除完整可获得较长的无病生存，但长期存活仍困难。更好的系统治疗和对胸腺癌分子机制的阐明有望在很大程度上改善治愈率。

Cooper JD: Current therapy for thymoma. Chest 1993;103(4 Suppl):3345. (Review.)

Maggi G et al: Thymoma: results of 241 operated cases. Ann Thorac Surg 1991;51:152.

Park HS et al: Thymoma. A retrospective study of 87 cases. Cancer 1994;73:2491.

Rea F et al: Chemotherapy and operation for invasive thymoma. J Thorac Cardiovasc Surg 1993;106:543.

Toker et al: Comparison of early postoperative results of thymectomy: partial sternotomy vs. videothoracoscopy. Thorac Cardiovasc Surg 2005;53:110.

肺部疾病

先天性肺囊肿

肺的先天性病变包括原发性的气管支气管闭锁、支气管囊肿、肺发育不良、肺隔离症、先天性囊状腺瘤样畸形及先天性肺叶性肺气肿。尽管这类疾病有许多在很早期就出现症状及体征，但大部分直到儿童后期甚至成年后出现症状。这种病变不常见，由呼吸系统在发育过程中发生畸变引起。呼吸系统在胚胎的第 4 周开始发育，先有肺芽形成，至胚胎第 16 周发生最初的连续气道分支。这些气道分支最终分为 3 个区域：近段的传导性区域(分支 1~16)、中段过渡区域(分支 17~19)、远段呼吸(作用)区域(分支 20~25)。当毛细管在远段气道发育时即进入第二小管阶段。大约在胚胎的第 26 周肺泡开始发育，肺泡的数量和面积持续增长直到总的肺泡表面积达到接近 100m² 的成人肺泡面积。

(一) 气管支气管闭锁

气管支气管树闭锁可能发生在气道的任一水平，可能涉及到孤立的段，或多个、弥漫的区域。气管闭锁可伴羊水过多、食管闭锁和气管支气管瘘。典型的症状表现为新生儿出现难治的发绀，喉部外观正常但插管失败。对于单纯声门下闭锁的新生儿，急诊行气管切开可以维持生命，而弥漫性的气道受累无疑是致命的。

单纯的支气管闭锁形成支气管袋，进一步形成黏液囊肿，周围正常的支气管结构受压导致周围肺气肿。患儿频繁发生气喘及受累肺段的肺部感染，为手术切除的适应证。尽管医源性右侧主干支气管狭窄并不少见，但像支气管闭锁一样，先天性的支气管狭窄很少见。

相关的气管支气管树异常包括发育异常的气管、食管支气管瘘或气管憩室。这些罕见的病变常伴随支气管阻塞。在某些病例中，由于慢性感染和继发支气管扩张而需要切除病变的肺组织。与肺隔离症一样，这些病变可能有来自体循环的主动脉血供，术中需慎重，以避免损伤。

(二) 支气管囊肿

前胚芽发育不正常可引起支气管囊肿，它们最常位于纵隔或肺门处（主要在气管周围和隆突下），但也可发生在肺实质。囊肿通常是单个的，被覆立方形的呼吸上皮，多发于肺下叶。囊壁较薄，偶尔含有软骨。除纵隔囊肿外，它们常与气管支气管树相通。放射线检查显示，这些囊肿呈现分离的、界限明确的、充气的圆形密度影。如果充满液体，其表现可似单个的肺结节，或有气液平面而类似于肺脓肿。一般纵隔支气管囊肿常伴有气道受压，肺实质囊肿可出现明显的肺部感染。有些囊肿可迅速扩大并破裂，与胸膜腔相通，引起张力性气胸。所有部位的支气管囊肿均可行单纯囊肿或受累肺段的切除，行肺叶切除术的情况非常罕见。

(三) 支气管肺发育不良

支气管肺发育不良包括肺发育不全和先天萎缩。当一侧肺和与其相关的血管结构发育失败可引起单侧肺发育不良。肺发育不全的新生儿尤其伴随心脏畸形时可出现呼吸急促、发绀。然而，有些病例直到儿童期才出现症状，主诉呼吸困难、气喘。查体发现气管明显移向患侧。胸部 X 线、食管钡透和胸部 CT 可排除类似异物吸入引起的全肺不张、肺隔离症和食管支气管病变。一旦支气管肺发育不良诊断明确，治疗限于支持护理。预后不容乐观，因为只有 1/2 到 2/3 的患者可存活 5 年以上，部分由于合并心脏病死亡。

肺发育不良在病理学上表现为肺泡数少、肺的重量与体重比降低且病变为原发性的、无刺激因素存在。这些患儿表现为呼吸困难及低氧血症。由于肺血管壁异常增厚，即使增加氧供也很难纠正缺氧。持续的胎儿循环、低氧血症、高碳酸血症和酸中毒导致超过 75%的患者过早死亡。继发的肺发育不良是由于胎儿或母亲的异常限制了胎肺的生长发育，最常见的原因是先天性膈疝（见第 43 章）。其他与继发性肺发育不良相关的疾病包括羊水过少（双肾萎缩、肾发育不良、胎膜早破）致使胸廓受压，骨发育不良（软骨发育不全、成骨不全等）引起胸廓狭小，引起胎肺呼吸动度降低的疾病（膈神经麻痹、腹部肿物或腹水致膈肌抬高、先天性营养不良性肌强直），胸廓内巨大肿块（先天性囊性腺瘤样畸形、水囊瘤、食管重复畸形）和引起肺血管异常的疾病（Scimitar 综合征、肺动脉畸形）。

dell'Agnola CA et al: Prenatal ultrasonography and early surgery for congenital cystic disease of the lung. J Pediatr Surg 1992;27:1414.

Eber E, Zach MS: Long term sequelae of bronchopulmonary dysplasia (chronic lung disease of infancy). Thorax 2001; 56:317.

(四) 肺隔离症

肺隔离症是由前胚芽尾侧发育异常引起的肺实质肿块，肿块内的支气管与正常支气管树不相通；分为肺叶内型和肺叶外型。在叶内型隔离症时，异常肺由正常肺包绕，85% 的隔离症为叶内型，叶外型者形成一独立的或附属肺组织的肿块并由自身胸膜包裹。两者均可发生在右下肺叶（42%）或左下肺叶（58%）或在这些部位的附近发生，并由异常体循环动脉供血，常为腹主动脉。叶内型肺隔离症静脉引流入肺静脉系占 96%，某些病例可能与正常肺的静脉引流异常有关。叶外型肺隔离症静脉引流入体静脉系（半奇静脉或奇静脉）。尽管某些肺隔离症（尤其是叶外型）可呈现无症状的下段肺叶肿块，但大多表现为下段肺叶的反复感染，可由与正常肺相连的支气管交通（肺泡间孔）造成。有些少见病例，患者表现为咯血或由于大的左向右分流所致的充血性心力衰竭。胸部 X 线征象难以诊断，需要做胸部 CT 扫描确诊。在上述诊断有疑问时，应用血管造影可以明确诊断。治疗包括肺段切除，如有必要可行肺叶切除。操作需注意动脉血供和静脉引流，避免损伤未经识别的体循环动脉而致大出血或误扎与正常肺组织共用的引流静脉而致肺梗塞。成功切除后预后良好。

Campbell RE et al: Image interpretation session: 1993. Intralobar pulmonary sequestration. Radiographics 1994;14:199.

Dolkart LA et al: Antenatal diagnosis of pulmonary sequestration: a review. Obstet Gynecol Surv 1992;47:515.

Javaid A, Aamir AU: Pulmonary sequestration: a case report and review. Respir Med 1994;88:65.

Louie HW, Martin SM, Mulder DG: Pulmonary sequestration: 17-year experience at UCLA. Am Surg 1993;59:801.

Nicolette LA et al: Intralobar pulmonary sequestration: a clinical and pathological spectrum. J Pediatr Surg 1993;28:802.

(五) 先天性囊性腺瘤样畸形

先天性囊性腺瘤样畸形由被覆典型的呼吸上皮的终末支气管结构过度生长引起，与弹性结蒂组织和平滑肌结构紊乱有关。这些实性结构与含支气管上皮的似不成熟肺泡样囊肿间置存在，表现为多囊、黏液浆液腺和软骨缺失、偶见"肠内"黏液分泌细胞。这种病变根据表现形式和病理特征分为三种类型。一些病变表现以实质性肺肿块为主，可见于死产儿或早产儿，与胎儿全身水肿、腹水和羊水过多有关。混合型病变表现为实质性与囊性成分混合存在，常在出生时即表现为继发于巨大占位病变的严重的呼吸窘迫，可导致同侧和偶为对侧肺发育不良。第三种病变以囊性为主，出生时可能检查不出来，而在新生儿后期、儿童期或成人出现反复发作的肺部感染。先天性囊性腺瘤样畸形的放射线诊断比较困难,尤其是在新生儿期,可能与先天性膈疝、先天性肺叶气肿混淆。放射线显示腹部有少量肠内气体支持先天生膈疝,而在一些患者需要 CT 扫描明确诊断。所有病变的治疗首选外科切除。有严重的呼吸窘迫的新生儿需急诊手术。中等程度和以囊性为主的病变,手术切除后预后好。

(六) 先天性肺叶性肺气肿

先天性肺叶性肺气肿在 25%~79% 的患者中与支气管软骨弹性差或发育不良有关,在超过 37% 的患儿中与肺泡数目增加有关。左肺上叶最常发病,而右肺中叶次之。另外,需要长期辅助通气的新生儿,例如肺透明膜病患儿,由于通气导管损伤和气压伤可以发展为肺叶性肺气肿。在这些患者中,右下肺叶最常受累。大多数患儿在出生后 6 个月内出现呼吸窘迫,一些患者在出生时就出现严重的呼吸窘迫,需要紧急处理和治疗。几乎所有的患儿都出现气管和纵隔偏离患侧,患侧呼吸音降低,胸部 X 线显示病变的肺叶呈现超射线透射性,并压迫邻近肺组织。胸部 X 线检查都在手术前进行。然而有些患者需要行胸部 CT 扫描排除其他病变,例如支气管囊肿、异常的肺血管和肺门淋巴结肿大。支气管镜检也可以用来排除起球状瓣作用的异物的存在。对于所有患者,成功的治疗需行肺叶切除。全麻诱导时应密切注意气道管理,因为正压通气可能导致纵隔进一步移位,减少静脉回流。

Kennedy CD et al: Lobar emphysema: long-term imaging follow-up. Radiology 1991;180:189.

Stigers KB, Woodring JH, Kanga JF: The clinical and imaging spectrum of findings in patients with congenital lobar emphysema. Pediatr Pulmonol 1992;14:160.

肺的先天性血管病变

肺血管病变包括两种主要病变:动静脉畸形和动静脉瘘。动静脉畸形并不常见,由小管发生阶段毛细管组成异常所致。大多数起源于肺动脉,偶而涉及到体动脉,类似肺隔离症。冠状动脉畸形少见,如存在则涉及右侧冠状动脉的机会占 55%。冠状动静脉瘘流入右心室(40%),右心房(25%),肺动脉(20%),冠状窦(7%),上腔静脉(1%)或左心房(7%)。患者或无症状,或发展为充血性心力衰竭,心肌梗死少见,体格检查出现左室后负荷降低所致的连续性心脏杂音及体征。尽管超声心动图和彩色多普勒影像学检查可做出诊断,但最可靠的诊断、分流部分和术前制定特异的手术"线路图"需要通过导管插入和血管造影进行。有症状的患者和无症状但分流大的患者是手术适应证。

血管瘘发生在主动脉弓和主要分支的异常发育,引起气管和食管受压。在胎儿正常发育过程中,6 对主动脉弓退化,左侧第 4 号变成主要的左侧动脉,左侧第 6 号发展成动脉导管,右侧第 4 号作为无名动脉和

锁骨下动脉持续存在。然而,大多数动静脉瘘与右侧主动脉弓有关,可被分为完全瘘和部分瘘。完全瘘包括一对动脉弓(67%,最常见),一个与左侧锁骨下动脉和左侧动脉导管有关的右侧弓(30%),一个与镜像分支和左侧动脉导管有关的右动脉弓(罕见),一个与畸变的右锁骨下和右侧动脉导管有关的左动脉弓(非常罕见)。不完全瘘由起源于左侧、经过食管后的畸变的右锁骨下动脉和起源于右肺动脉经过气管与食管之间的异常左肺动脉组成。

大多数患者出现气管和食管受压的表现。右锁骨下动脉异常的患者在出生以后出现吞咽症状(吞咽困难),而完全瘘的患者和肺动脉索在出生后早期(6 个月内)即出现典型的呼吸困难(明显的喘鸣)。食道钡透中的特征性发现常可提示诊断,双侧切迹提示双动脉弓,一个后面的切迹提示右锁骨下动脉异常,大的右侧切迹提示与右侧动脉弓有关的完全瘘,前面的压迹是典型的肺动脉索。通常,依靠超声心动图可确定诊断,偶尔需要作 CT 或动脉造影。一旦诊断明确需行手术,可通过左胸廓切开术分离血管瘘。对双动脉弓者,将两个动脉弓中小的分离至锁骨下动脉远端,而另外的完全瘘常通过分离动脉韧带治疗。异常的右锁骨下动脉可以被单纯分离,或必要时移植到左侧。肺动脉悬吊需要移植左侧肺动脉并切除有严重气管软化和狭窄的受压气管。少数情况下,继发于血管瘘压迫的气管软化必需从胸骨起的主动脉弓悬吊。

Anend R et al: Follow-up of surgical correction of vascular anomalies causing tracheobronchial compression. Pediatr Cardiol 1994;51:58.

Lowe GM, Donaldson JS, Backer CL: Vascular rings: 10-year review of imaging. Radiographics 1996,11:637.

van Son JA et al: Surgical treatment of vascular rings: the Mayo Clinic Experience. Mayo Clin Proc 1993;68:1056.

肺部化脓性疾病

(一) 肺脓肿

肺脓肿指脓液聚积在周围组织破溃形成的腔隙中,脓液由白细胞和稀薄液体组成。如果脓肿持续时间少于 6 周被称作急性期,超过 6 周为慢性期。尽管在 20 世纪 40 年代到 50 年代随着有效抗生素的应用,肺脓肿的发生率出现显著降低。但是由于器官移植、化疗和 AIDS 患者的免疫功能受损,使本病的发病率升高,需要治疗的病例增加。

根据病原学将肺脓肿分为两种主要的类型:原发性和继发性。原发性肺脓肿可由口咽部内容物的吸入(最常见)、急性坏死性肺炎(由化脓性金黄色葡萄球菌所致)、慢性肺炎(有真菌、结核杆菌所致)和发生在免疫缺陷患者的机会菌感染引起。诱发误吸的情况包括:麻醉(包括全麻和苏醒室)、神经系统疾病(脑血管

意外、卒中、糖尿病昏迷、头部创伤等）、药物摄入（酒精、毒品）、正常睡眠、口腔卫生不良（增加细菌数量）、食管疾病（胃食管反流、贲门失迟缓症、气管食管瘘、肿瘤）。继发性肺脓肿的原因包括支气管阻塞（肿瘤、异物、肺门淋巴结肿大）、空洞性病变（肿瘤、肺梗死）、直接蔓延（阿米巴病、膈下脓肿）和血源散播性疾病（金黄色葡萄球菌、大肠埃希杆菌）。继发于先天性或获得性囊性病变（如支气管囊肿、肺大疱、结核空洞和包虫囊肿）的感染并非真的肺脓肿，因为其发生在事先已形成的腔隙中。发现病原菌在某种程度上依赖于潜在的病因和精确的实验室检查。典型的菌种包括需氧的革兰氏阳性球菌（化脓性金黄色葡萄球菌、化脓性链球菌）和革兰氏阴性杆菌（假单胞属）。然而，随着培养技术的更加严格，现在厌氧菌（拟杆菌属、多梭芽孢杆菌、消化链球菌属、消化球菌属）的检出率超过 85%。在免疫受损的患者中，大多为罕见致病菌，如白色念珠菌、卡氏肺囊虫病等。

临床表现和诊断

肺脓肿的患者典型的症状有咳嗽、发烧和呼吸困难，偶有胸膜炎性胸痛。如果是慢性的，症状发作常较隐匿并表现有萎靡不振和消瘦。并发症包括脓肿破溃入支气管，先出现咯血，之后排出恶臭的脓痰（痰液误吸进入肺，可导致严重的肺炎，危及生命）；脓肿破溃入胸膜腔导致脓气胸、败血症和脓胸；需要急诊行肺切除的大咯血少见。物理检查以肺叶实变占主要特征，其他有杵状指、胸膜积液、恶病质和罕见的胸壁窦道形成。实验室检查包括白细胞分类计数和痰培养，胸部放射线检查表现有强的融合区域或圆形的伴或不伴有气液平面的密度影。有一些不常见的病例，CT 扫描可以获得较好的放射学观察。可疑有支气管阻塞的患者或无法解释的肺脓肿可行支气管镜检。对脓腔细针穿刺抽液培养，病原菌的检出率达 94%，而痰培养和支气管肺泡灌洗培养病原菌的检出率仅分别为 11% 和 3%。另外，据报道在 43% 的患者中早期行针吸培养有助于选用有效抗生素，并可能挽救某些罕见病菌感染的免疫受损患者的生命。

治疗

在全身营养支持治疗后合理应用抗生素为主要的治疗手段。可选择的抗生素种类很多并依赖于基础病因，但青霉素和克林霉素仍很常用。在免疫受损的个体中，常选用甲氧苄啶—磺胺甲基异噁唑、红霉素和两性霉素 B。一旦急性脓毒血症期消退（2 周后），可改为门诊口服用药直到脓肿完全吸收（3~5 个月）。重要的辅助疗法包括胸部理疗、支气管镜检（可以重复进行以维持支气管引流）和康复措施（全面营养、牙齿保健等）。对开始的治疗措施无反应或无手术适应证的患者，早期经皮穿刺引流被认为较安全有效（死亡率 1.5%；并

发症率 10%）。经皮引流的适应证包括：①肺脓肿已导致纵隔移位、肺裂移位和膈下移者；②放射线检查证实有对侧肺感染；③抗生素治疗 72 小时后败血症仍然存在；④脓肿 >4cm 或继续增大；⑤液平升高；⑥需要进行持续的辅助通气。如今，除了伴发大咯血、脓胸、支气管阻塞（尤其是继发于可切除的癌肿）和内科治疗失败外，开胸手术已很少用于肺脓肿的治疗。如果脓肿急性破溃入胸膜腔（脓气胸）仍需要急诊手术，肺叶切除通常为最佳手术方案。

预后

自有效抗生素出现以后，肺脓肿的死亡率从 30%~50% 下降到 5%~20%。单独内科治疗的成功率在 75%~88%，而需要手术的患者治愈率为 90%，死亡率仅 1%。然而，在 ICU 人群和免疫受损的患者中，死亡率仍较高（接近 28%）。

Bartlett JG: Antibiotics in lung abscess. Semin Respir Infect 1991; 6:103.

Groskin SA et al: Bacterial lung abscess: a review of the radiographic and clinical features of 50 cases. J Thorac Imaging 1991;6:62.

Lambiase RE et al: Percutaneous drainage of 335 consecutive abscesses: results of primary drainage with 1-year follow-up. Radiology 1992;184:167.

vanSonnenberg E et al: Lung abscess: CT-guided drainage. Radiology 1991;178:347.

（二）支气管扩张症

支气管扩张症严格的定义是指支气管的异常膨大，其临床特征有阵发性的咳嗽、产生数量不等的恶臭的黏液脓性痰和反复发作的肺部感染。支气管扩张症过去曾被认为是常见疾病，可伴发咯血、肺和脑脓肿、脓胸、呼吸衰竭甚至死亡。然而，由于预防接种计划、有效抗生素和抗结核药物的引进，据报道仅在个别地区常见。

尽管先天性疾病（Kartagener 综合征、囊性纤维化、williams-Campbell 综合征、Mounier-Kuhn 综合征、免疫球蛋白缺乏和 α1- 抗胰蛋白酶缺乏）可导致支气管扩张症的发生，但大多数病例都是获得性致病，发病原因包括感染和支气管阻塞。过去，新生儿和儿童期的病毒性和细菌性肺炎，如百日咳、麻疹、流感、结核和支气管肺炎都是常见的引起支气管扩张症的易感因素。单独一次严重发作的肺炎或反复发作的一般感染都能引起支气管纤毛、黏膜、肌弹性组织甚至软骨的进行性损害，恢复过程中伴随支气管周围组织的收缩和纤维化引起支气管膨大。正常的纤毛运动遭受破坏导致分泌物潴留，导致炎症反复发生、进行性瘢痕形成和支气管膨大。吸入异物、支气管黏膜肿瘤和肺门淋巴结肿大也能引起分泌物潴留、感染和进行性的支气管张症。然而，支气管张症需要与假性支气管扩张症鉴别，后者是与急性支气管肺炎有关的圆桶状膨大。对于未经治

疗的病变,真性支气管扩张继续进展,而假性支气管扩张在经过数周或数月后可完全逆转。

1826年,Laennec根据病理改变将支气管扩张症分成两个主要类型:囊性和圆柱状类型。囊性支气管扩张大多数继发于感染和支气管阻塞,而圆柱状改变与结核后的支气管扩张有关。支气管扩张的第三种类型介于囊性和圆柱状类型之间,称为混合型或静脉曲张型支气管扩张症,特征为囊性和圆柱状类型交错存在。总之,支气管扩张症发生在第二级到第四级支气管,它的分布在很大程度上以基础疾病为特征。例如,先天性的病变与弥漫性双侧支气扩有关,而结核和肉芽肿性病变以单侧或双侧病变为特征,大多数局限于上叶或肺下叶的上部。继发于化脓性和病毒性肺炎的支气管扩张症通常只涉及到下叶、中叶和舌叶,阻塞后的支气管扩张局限于被阻塞的肺段。支气管扩张患者中常见的病原菌包括H流感病毒、金黄色葡萄球菌、K型肺炎杆菌、大肠埃希杆菌,在慢性患者中,常有假单孢菌属。分枝杆菌、真菌、军团菌也应进行培养。

临床表现和诊断

患者表现为反复发热、慢性或间断性的咳嗽、产生数量不等的恶臭痰(每天可高达500ml)。41%~66%的患者咯血但大咯血少见。与肉芽肿性病变有关的支气管扩张可无咳痰(称为干性支扩)。如出现痰液量增多、发烧、呼吸困难、食欲减退、乏力和消瘦表明病情恶化。有窦道史、不育或有相似病种的家族史表明存在与支扩有关的先天性病变。体格检查显示发绀、杵状指、肺性骨关节病和营养不良,病变继续发展可出现肺源性心脏病。如果怀疑支气管扩张,影像学检查可确诊。以前使用支气管造影,现在使用高分辨率薄层CT扫描来显示支气管扩展的程度和囊状病变。纤维支气管镜用于支气管扩张症的诊断,可排除支气管黏膜肿瘤或异物。

治疗

内科保守治疗几乎适应所有的患者,且十分有效,包括广谱抗生素、支气管扩张剂、湿化装置、祛痰药的应用和有效的体位引流。对于有感染的患者,通过支气管肺泡灌洗获得的支气管镜标本可以得到准确的培养结果。其他辅助治疗包括流感和肺炎球菌疫苗,一些患者可预防性使用抗生素,如甲氧苄啶—磺胺甲基异噁唑、红霉素和环丙沙星。为控制基础细菌感染(尤其是假单孢杆菌)和与支扩有关的症状,近期研究进展为抗生素吸入的应用。在囊性纤维化和慢性支扩的人群中,应用妥布霉素或庆大霉素喷雾可有效控制感染、痰量和一部分严重患者的症状。

内科治疗失败的患者可选择外科手术。符合下列标准者为外科适应证:①病变局限并能完整切除;②必须有足够的残留肺;③病变进展必须是不可逆的(非假性支扩、支气管狭窄、异物等);④持续存在严重的症状。尽管一些外科医生喜欢做支气管造影来制定手术路线图,但手术前的评估仍需要行高分辨率CT扫描。由于涉及的肺段无功能,通常没有必要行肺功能的测定。手术的目的是去除所有的活动性病变,尽可能多地保护有功能的肺实质。手术方法包括病变区域完整肺段的切除,切除不完整常导致复发。切除常包括整个基地段(单侧或双侧)以及中叶或舌段。对于肺结核患者,应切除上叶,附带或不附带切除下叶背段。手术过程中,细心维持气道畅通,避免黏液脓性分泌物和血液堵塞非常重要。慢性炎症患者的支气管血管解剖较困难,应慎重以减少并发症的发生。

预后

尽管大多数患者内科治疗较成功,但有部分患者仍需要行外科手术。外科切除的效果依赖于病因和涉及的肺的类型。病变局限的患者症状消失的成功率高达80%,弥漫性病变患者仅为36%。预后因素包括:①局限于基底肺段的单侧病变;②年龄较轻;③不存在鼻窦炎和鼻炎;④有肺炎史;⑤无主要气道阻塞。总的发病率和死亡率分别为3%~5%和<1%。

Ip M et al: Multivariate analysis of factors affecting pulmonary function in bronchiectasis. Respiration 1993;60:45.

McGuinness G et al: Bronchiectasis: CT evaluation. AJR Am J Roentgenol 1993;160:253.

Trucksis M, Swartz MN: Bronchiectasis: a current view. Curr Clin Top Infect Dis 1991;11:170.

(三) 中叶综合征

中叶反复感染常为间歇性支气管梗阻所致,梗阻原因大多为外部因素。排除其他因素所致的梗阻(支气管肿瘤、异物等)后,右肺中叶反复发生肺炎,则中叶综合征的诊断可以确立。

支气管结石病(见下)和中叶综合征被认为是由于邻近病变淋巴结压迫或侵蚀支气管而引起。其他因素,如自然引流不畅和缺乏旁路通气,可以解释中叶频发炎症的原因。

支气管内肿瘤及异物可通过支气管镜检鉴别。

大多数患者对内科治疗有效,偶尔需要外科治疗。手术指征包括支气管扩张、纤维化(支气管狭窄)、脓肿、未能治愈的反复肺炎以及可疑新生物,常需行中叶切除术。

Ring-Mrozik E et al: Clinical findings in middle lobe syndrome and other processes of pulmonary shrinkage in children (atelectasis syndrome). Eur J Pediatr Surg 1991;1:266.

(四) 支气管结石病

支气管结石病被认为在气管支气管树内有钙化物存在。在大多数病例中,钙化的支气管旁淋巴结腐蚀入支气管腔,而高度浓缩的黏液也可钙化。钙化的淋巴结既可附着于气管壁,也可被咯出。在美国,组织胞浆菌病是较常见的原因,而在世界上某些地区,结核是另一种较常见的原因。

支气管结石的患者表现有咯血、排石症(30%)、咳嗽、咳痰、发烧、寒战和胸膜胸痛。咯血以突然发生并表现为自限性为特征,大咯血少见。肺炎症状的出现暗示存在由支气管结石引起的支气管阻塞。体征包括局限性哮鸣,胸片可见肺门钙化、肺叶不张和肺炎,支气管镜检显示支气管旁病变。确诊依靠支气管石或肺石的存在。

支气管结石的并发症包括咯血,偶尔可见危及生命的大咯血;化脓性肺部疾病,例如:肺炎和支气管炎;食管牵引性憩室及少见的气管支气管食管瘘。除了对肺部基础疾病采取适当的治疗外,根本的治疗是去除支气管结石。如果结石在气管支气管树内处于游离状态,或刚好深入到支气管腔内不需要费力或牵引就能被去除,可通过支气管镜完成,约占全部病例的 20%。利用支气管镜去除结石的主要危险是可能引起大出血,主要发生在去除附着在支气管旁组织上的结石时。由于强烈的支气管周围纤维化,支气管结石附着在血管结构上并不罕见,例如附着在肺动脉上,在试图去除结石的同时可能会撕裂血管。将近 80% 的患者,支气管结石存在的部位需行手术去除。手术的目的是保存肺功能。利用支气管切开有可能安全地去除结石;然而,大多数的患者需要行肺段切除或肺叶切除,尤其是发生由阻塞后化脓性肺部疾病引起的肺实质损害。气道和食管之间的瘘应该利用两种结构之间的正常组织(如肋间肌瓣等)来修补以避免复发。手术的预后良好。

Conces DJ Jr, Tarver RD, Vix VA: Broncholithiasis: CT features in 15 patients. AJR Am J Roentgenol 1991;157:249.
Galdermans D et al: Broncholithiasis: present clinical spectrum. Respir Med 1990;84:155.
Igoe D, Lynch V, McNicholas WT: Broncholithiasis: bronchoscopic vs. surgical management. Respir Med 1990; 84:163.
McLean TR, Beall AC Jr, Jones JW: Massive hemoptysis due to broncholithiasis. Ann Thorac Surg 1991;52:1173.

(五)肺囊性纤维化和支气管黏液嵌塞

肺囊性纤维化是严重的先天性肺病,可导致支气管炎、支气管扩张、肺纤维化、肺气肿或肺脓肿。黏液嵌塞见于有哮喘和支气管炎的患者。黏液栓子为橡皮样、半固体,颜色呈灰绿、黄,形态为椭圆、圆形或细长。常有反复上呼吸道感染、发热和胸痛的病史,可咯出硬黏液栓子或咯血。

支气管癌、真菌感染、肺结核、支气管扩张、肺脓肿、细菌性肺炎、脂质性肺炎、肺嗜酸性肉芽肿、Löffler综合征必须排除。

治疗包括祛痰药、去垢剂、支气管扩张剂、抗生素及气雾剂吸入疗法。乙酰半胱氨酸的有效性已将这种

病变成为纯粹的内科病。外科适用于癌不能排除、毁损肺或肺脓肿的治疗。

双肺移植适用于进展性肺囊性纤维化伴肺功能衰竭的患者。总的来说,由于外科技术(气管吻合)和免疫抑制方法的改善,存活率得到了提高(1 年存活率达 85%,5 年存活率达 50%)。然而,慢性闭塞性支气管炎是主要障碍,数年后可能导致移植失败。

Fiel SB: Clinical management of pulmonary disease in cystic fibrosis. Lancet 1993;341:1070.
Shennib H et al: Double-lung transplantation for cystic fibrosis. The Cystic Fibrosis Transplant Study Group. Ann Thorac Surg 1992;54:27.

(六)肺结核

肺结核在 1953 年到 1984 年之间作为导致死亡的原因已显著下降。自 1985 年起,由于受感染人群和 HIV 感染的增加,该病又出现了上升趋势。据估计存在约 5000~8000 例临床患者,每年新增 25 000 例患者。在美国不足 20% 的人为结核菌阳性,但在世界范围内,结核仍为最常见的传染病死亡原因。

几种分枝杆菌可引起肺病,但 95% 的肺部致病菌是结核分枝杆菌,牛分枝杆菌和鸟分枝杆菌很少见于人类。几种"不典型"分枝杆菌,即主要宿居土壤者,近来已成为重要的临床致病原因,因为它们对预防和治疗方法反应不敏感。分枝杆菌无自主运动性,无芽孢,属于革兰氏弱阳性杆菌、放线菌目,可休眠在宿主体内但仍保留活性。

感染初期常累及肺野中带实质。几周后过敏反应出现典型表现为肺门淋巴结增大。绝大多数在这期自动停止。倘若感染加重,发生干酪样坏死,巨细胞形成典型的结核灶。在老年或衰弱患者隐性疾病的一个原因是休眠再激活的结核灶。上叶尖段和后段以及下叶的背段是感染的常见部位。

▶ 临床表现

A. 症状和体征

患者出现最轻的症状包括发热、咳嗽、食欲差、消瘦、盗汗、大汗、胸痛、嗜睡以及呼吸困难。肺外疾病可伴有更严重的症状,如累及心包、骨髓、关节、尿道、脑膜、淋巴结及胸腔。活动期患者有时可见结节性红斑。

B. 实验室表现

PPD 试验假阴性结果常由于无反应性、不适当的试验、结核菌素过期造成。无反应性有时见于扩散性结核、麻疹、结节病、淋巴瘤以及近期活菌苗接种(如脊髓炎质炎、麻疹、风疹、流行性腮腺炎、流感以及黄热病)。免疫抑制药(如可的松或硫唑嘌呤)或疾病状态(如 AIDS、器官移植端)也可引起假阴性表现。服用免疫抑制药的患者,流行性腮腺炎皮试可为阴性。

痰培养、胃液及气管刷片以及胸水、胸膜及肺的活检可确诊。

C. 影像学检查

X线表现包括累及上叶尖、后段(85%)和下叶背段(10%)的变化,很少像其他肉芽肿病如放线菌病,仅累及上叶前段。除妇女、黑人以及糖尿病患者之外,下叶基底段的受累不常见,但支气管内疾病常累及下叶,造成肺不张或肺实变。局部渗出改变、局部增殖性改变、空洞形成、急性结核性肺炎、粟粒性结核、Rasmussen动脉瘤、支气管扩张、支气管狭窄及结核瘤均有其相应的X线表现。

▶ 鉴别诊断

鉴别诊断关键是在X线片上与支气管癌区别,特别是无钙化的结核瘤。

▶ 治疗

A. 药物治疗

活动性病变需采用一种化学药物方案治疗。这些方法已表明,在维持效力的基础上可缩短治疗时间。这些药包括异烟肼、链霉素、利福平和乙胺丁醇(表18-5)。联合用药的方案能预防耐药菌株的产生并减少毒性。

B. 外科治疗

自从化学药物治疗肺结核有效后,现仅以下几种情况需要外科治疗:①药物治疗无效;②诊断手段;③毁损肺;④术后并发症;⑤持续的支气管胸膜瘘;⑥无法控制的出血。

为诊断行手术切除需排除其他疾病,如癌,或获得培养材料。毁损肺患者或右上肺叶结核空洞含有大量感染灶,有时是切除的指征。

表 18-5 抗结核药及其副作用

药物	剂量(成人/d)	副作用(一般)	监测指标	附注
异烟肼	5~10mg/kg;300~600mg	外周神经炎,肝炎,过敏,抽搐	SGOT(AST)/SGPT(ALT)(不作为常规)	为预防外周神经炎,可口服维生素B_6 25~50mg/d
乙胺丁醇	15~25mg/(kg·d),持续60天,后改为15mg/(kg·d)	眼神经炎,(剂量为15mg/(kg·d)时,很少见)	视力,红-红颜色辨别	用药前询问眼病史和眼底镜检查,视神经炎者禁用
利福平	600mg,1次/天(儿童10~20mg/kg,至最大剂量600mg)	肝毒性(20岁以下者少见,50岁以上者约2.5%偶可见血小减少症贫血,肾炎)	SGOT(AST)/SGPT(ALT)	出现橘红色尿、汗,结合膜等均属正常,若给药少于2次/周,可出现流感综合征
链霉素	0.5~1.5g/d肌注(儿童20~40mg/(kg·d)肌注)	耳毒性,肾毒性	粗听力测定(秒表)听力,因BUN和肌酸	主要用作危重患者三联用药的一种
氨基水杨酸	10~20g/d	胃肠不适,过敏,皮疹	SGOT(AST)/SGPT(ALT)	因为耐受性差,现少用
吡嗪酰胺**	0.5~1g/d	多尿症,肝毒性关节	尿酸 SGOT(AST)/SGPT(ALT)	有时用作短期疗程的一线用药(50mg/kg,2次/周),价廉
乙硫异烟胺**	0.5~1g/d	胃肠不适,肝毒性,过敏(皮疹)	SGOT(AST)/SGPT(ALT)	若胃肠不适和肝毒性,可临时停药或减量
环丝氨酸**	0.5~1g/d	精神病,情感改变,抽搐,皮疹	若肾功能差,需测血药浓度	苯妥英钠可用于治疗中枢神经系统反应
卷须霉素**	20mg/(kg·d),至1g/d,肌注	肾毒症,耳毒性,肝毒性	同链霉素,另加SGOT(AST)/SGPT(ALT)	有时1~2g,2~3次/周
紫霉素**	1g,2次/天肌注,2~3次/周	肾毒性,耳毒性	同链霉素,另加尿检查	同链霉素
卡那霉素**	0.5~1g肌注	同链霉素	同链霉素,另加尿检查	主要用于不典型分枝杆菌感染

** 在结核分枝杆菌感染中,仅作为二线药物,主要用于复治或耐药病例。在非典型分枝杆菌感染中,组合应用可作为一线药物

在一些已经行过胸腔成形术、胸腔充填术或肺叶切除的患者中,结核可再次活动,其中部分患者需再次手术。胸腔充填术后的最常见外科指征是胸腔感染(化脓性或结核性)及填充物的移位引起疼痛和压迫其他器官。肺切除后,结核性脓胸可出现在肺切除空间,有时伴有支气管胸膜瘘,需直接手术关闭。强烈建议用肌瓣(肋间肌)覆盖支气管残端。

结核性脓胸是治疗时的特殊问题,治疗取决于①伴有实质性疾病;②结核性和化脓性混合或单纯结核;③伴有支气管胸膜瘘。最终目的是使肺完全扩张和脓腔填塞。胸膜剥脱或切除可用于治疗结核。当伴有化脓或支气管胸膜瘘时,开放或闭式引流是必需的。

▶ 预后

内科治疗的大多数患者预后良好,死亡率从 1945 年的 25% 下降至现在的不足 10%。肺结核围手术期死亡率分别为全肺切除 10%,肺叶切除 3%,肺段切除及亚段切除 1%。

药物治疗后的复发率约为 4%。

Horowitz MD et al: Late complications of plombage. Ann Thorac Surg 1992;53:803.

Langston HT: Thoracoplasty: the how and the why. Ann Thorac Surg 1991;52:1351.

Nolan CM: Failure of therapy for tuberculosis in human immuno-deficiency virus infection. Am J Med Sci 1992;304:168.

Pomerantz M et al: Surgical management of resistant mycobacterial tuberculosis and other mycobacterial pulmonary infections. Ann Thorac Surg 1991;52:1108.

肺真菌性感染

随着广谱抗生素、皮质类固醇激素以及其他免疫抑制剂的广泛应用,以及 HIV 感染率和艾滋病发病率的提高,肺部真菌性感染呈增长趋势。免疫功能正常的人群也可发生真菌感染。真菌感染常常会侵及呼吸道,包括了组织胞浆菌病、球孢子菌病、芽生菌病、隐球菌病、曲霉病、毛霉菌病、念珠菌病等。尽管这些真菌性感染疾病在世界各地均可发病,但其也有一定的地域流行性特征。念珠菌病一般不需外科治疗,故在此不做讨论。

(一) 组织胞浆菌病

荚膜组织胞浆菌是一种能在土壤内生长的二形性真菌,经常存在于家禽和蝙蝠的粪便中,还有鸡窝、鸽笼、洞穴、中空的树干、阁楼以及货仓内。本病流行于肥沃的河谷流域,如密西西比河、密苏里河、俄亥俄河、圣劳伦斯河以及里奥格兰德河等流域。几乎所有的宿主均因吸入了大量的芽孢而被感染,感染率男女之比为 3:1。一旦进入肺内,芽孢即以酵母的形式发芽、生长,造成肺组织的干酪样坏死、纤维化和钙化。组织胞浆菌病的诊断主要依靠一定的临床表现和血清抗体补体效价(≥1:32 或升高 4 倍以上)测定。组织胞浆

菌素皮试一般于感染后 2~6 周呈阳性,仅用于流行病学调查,不做急性期病例的诊断标准。其痰培养阳性率不足 10%,组织活检培养更可靠。

免疫正常的宿主感染后多无症状。感染分急性、慢性和播散性。急性感染可表现为:①流感样综合征,包括发热、寒颤、干咳、头痛、胸骨后不适、关节痛、皮肤结节样红斑等;②类似流感样综合征,仅表现为肺部症状,偶伴咳嗽咳痰;③类似于急性播散性结节性疾病,临床症状轻微。放射性检查分别有其典型表现:肺上叶病变局部的非段性阴影;非段性不稳定的肺实变;弥散性、不溶合的多发结节,直径为 3~4mm 大小。胸部 X 线检查通常可见肺门淋巴结肿大。体格检查可以正常,也可能呈肺炎的体征。

相反,慢性感染包括:①组织胞浆菌瘤,表现为无症状的单一、散发结节,绝大部分直径小于 3cm,常有中央钙化(靶损伤),多位于肺下叶;②慢性空洞性组织胞浆菌病,其典型特征为发生于具有基础阻塞性肺疾病的患者,症状轻微,肺上叶纤维结节性浸润物、小叶中央性气肿腔存在;③纵隔肉芽肿,可能进而引发支气管结石、食管憩室、上腔静脉受压、气管-食管瘘等;④纤维素性纵隔炎,能导致上腔静脉、支气管腔及食管受压阻塞。

播散性感染又可分为急性、亚急性和慢性三种形式。

可发生于成人(亚急性和慢性),也可发生于儿童(急性和亚急性)。发热和腹痛为常见症状,其他表现有肝脾肿大、各类血细胞减少、脑膜炎、心内膜炎、肾上腺皮质功能减退以及口腔溃疡(慢性者)等。

放射线检查可发现弥散性间质性肺炎表现(25%),其他大部分改变轻微。

尽管组织胞浆菌病进程较慢,但其症状及 X 线表现和结核很相似。可有咳嗽、不适、咯血、低热、消瘦等。约有 30% 的患者合并有肺结核。病程晚期可出现肺纤维化、大疱形成以及肺功能不全等。纵隔受累相当常见,可有肉芽肿形成、纤维化等导致上腔静脉综合征或吞咽困难的出现。感染淋巴结侵蚀支气管可致支气管结石排出、咯血、喘息或支气管扩张。食管憩室的牵张可导致气管-食管瘘的发生。心包受累可导致缩窄性心包炎。

在以实体肺结节为主要表现的病例中诊断为组织胞浆菌病者约占 15%~20%。放射性检查方面,早期感染表现为弥散性肺门周围实质性渗出,伴肺门淋巴结肿大。空洞形成表示病程进展,多需外科处理。诊断依据阳性皮试、体外结合试验以及痰液、支气管抽取物的真菌培养。

组织胞浆菌病的药物治疗仅需对以下病例实施:空洞型病变、病情严重者、伴有免疫障碍的感染宿主

等。酮康唑(400mg/d,病程 6 个月)或伊曲康唑(200~400mg/d,疗程 6 个月)对空洞型病变有一定疗效,当患者症状危重或伴有免疫障碍状态时,则需应用两性霉素 B 治疗(总量为 1~2g)。外科手术主要是针对并发症的处理及对肺结节的患者排除肿瘤,例如支气管结石取除术,必要时可行肺组织切除,气管—食管瘘修补术,纵隔肉芽肿减压术;对症状严重的上腔静脉阻塞实施隐静脉旁路术等。

(二) 球孢子菌病

粗球孢子菌是一种能生存于土壤中的二形性真菌,主要流行于北美生活带(如犹他州、亚利桑那州、加利福尼亚州、内华达州、新墨西哥州等),与木榴油刷有关。这种真菌的生长依赖于干热伴阵雨的气候,靠强风播散。宿主吸入 1~10 个分节孢子就会感染本病。这种分节孢子在体内生长发育寄生孢囊。孢囊具有一层双折射细胞壁,能不断产生内生孢子并逐渐长大,最终导致破裂并蔓延浸润到周围组织,引发干酪样坏死、化脓性炎、脓肿形成,随后致肺组织纤维化。球孢子菌病的诊断依靠相应的临床表现和在此基础上测定 IgM 抗体效价急剧升高(乳胶凝集反应并免疫扩散管沉淀素试验多重测定)或血清 IgG 抗体补体结合效价升高(血清转化现象出现或 4 倍以上升高)。球孢子菌素和内孢囊素皮试在感染后 3~21 天才呈阳性,通常用作流行病学调查,不作为急性病例的诊断依据。粗球孢子菌株易培养,但由于分节孢子致病性强,操作起来非常危险,需有层流箱装置。对一些患者进行组织内孢囊辨别、灌洗取样、细针穿刺活检均有助于诊断。常规的真菌学(氢氧化钾)染色即可检出,其中巴氏染色敏感性最高。革兰氏染色则难以检到孢囊。

初次感染者可有 60% 没有症状,其余病例则发展成沙漠热,可有发热、咳嗽、胸痛、局限性肺炎和一连串的结节样红斑或多形性红斑等表现。当伴有关节痛时则称为球孢子菌病(沙漠风湿病)。X 线片检查多见分布不规则的、密度均匀或呈斑片状的浸润性阴影,常位于肺下叶。体格检查多无阳性发现,但有时可听到干、湿啰音。其他阳性表现可有嗜酸性白细胞增多(66%),肺门淋巴结肿大(20%),少量胸腔积液(2%~20%)。球孢子菌病的一种类型是感染后 6~8 周持续有临床症状及胸部 X 线表现;该病的五种类型分别是:持续性肺炎、慢性进展性肺炎、粟粒性球孢子菌病、球孢子结节和肺空洞等。持续性肺炎型的临床表现包括发热、咳痰、持久的渗出性胸膜炎所致胸痛,以及胸部 X 线检查发现肺实变。但这些表现多于 8 个月内消退。慢性进展性肺炎型主要临床表现有发热、咳嗽、呼吸困难、咯血、消瘦,肺部可有钱币样结节样阴影及多形性空洞改变,持续时间可长达 14 年,各种表现与结核病和慢性组织胞浆菌病极度相似。粟粒性球孢子菌病潜伏期

短,进展快,双肺呈浸润性病变,多因机体免疫失衡而发病,死亡率可达 50%。球孢子结节型患者将近一半没有临床症状,病变(球孢子菌瘤)位于距肺门 5cm 内的中、上肺野,大小 1~4cm,不发生钙化,与恶性肿瘤不易鉴别。在流性地区,30%~50% 的肺部结节属于球孢子菌病,约有 10%~15% 的球孢子菌病患者最终发展成为空洞型病变。空洞的典型表现为:单发(90%)、薄壁,多位于肺上叶(70%)、直径小于 6cm(90%)、能在 2 年内自愈(50%)等。另外,有些空洞因其发生裂隙会出现少量咯血(25%~50%),空洞破裂时则会发生支气管胸膜瘘并致脓气胸,还有些空洞会合并曲霉菌感染。通常肺外播散不常发生,但当感染个体处于免疫障碍或怀孕状态(妊娠晚期)或非高加索人时会出现例外。当出现肺外播散性病变时,肺部症状轻微,但通常会侵及脑(脊)膜,死亡率可高达 50%。

无症状、免疫功能正常的病例无需药物治疗。但对于具持续性或慢性肺炎、粟粒性病变以及处于播散高峰期的患者应予抗真菌治疗。尽管因治疗后复发率的提升(25%~50%)可选用新型的吡咯类制剂(氟康性、酮康唑、伊曲康唑等)作为长期的持续治疗药物,但两性霉素 B(静脉应用,总剂量 0.5~2.5g)仍是标准的药物治疗。球孢子菌病患者怀疑为癌时可选用外科手术治疗。另外,空洞病变患者若放射线检查显示有相应癌的表现(如厚壁空洞)或出现并发症如咯血、空洞破裂致脓气胸等也是手术指征。因切除范围应包括所有病变组织,故绝大部分采用肺叶切除。

(三) 芽生菌病

皮炎性芽生菌是一种二形性真菌,存在于温暖、潮湿、富含氮的土壤中,流行于从得克萨斯海湾到明尼苏达州与北达科他州边界线向东延伸的地域(除佛罗里达和新英格兰外)。通常情况下宿主吸入芽生菌的分生孢子(无性芽孢)而发生感染,其发病率男女比为 6~15:1,多发于 30~60 岁。在 37℃ 的环境中,分生孢子像酵母一样发芽生长,周围组织产生类似结核的干酪样坏死。极少数情况下可通过皮肤接种而致感染。发生感染的危险因素有较差的卫生状况、接触灰尘和树木、体力劳动、较差的居住环境等。由于没有特异性的皮试和精确的血清学试验,诊断需依靠真菌的培养或对其酵母体的组织学鉴定。对菌丝体的培养是比较危险的。皮炎性芽生菌在室温环境中可生长成为由白色到褐色不等的彼此分开的菌丝群落,但在 37℃ 下则变为发芽性酵母,这种温度依赖性改变反映了菌体内氧化磷酸化作用的解偶联。这种酵母体可分别在痰(33%)、支气管肺泡灌洗标本(38%)、肺活检(21%)、穿刺抽吸物(7%)中检测到,也可通过标准的氢氧化钾处理法或其他一些组织染色(革兰氏染色除外)法发现。该酵母体没有巨大的荚膜(用于区别新型隐球菌),并且

不向组织细胞内生长(有别于荚膜组织胞浆菌)。

芽生菌病可累及多个系统器官,如肺、皮肤、骨骼、泌尿生殖系(前列腺炎、附睾丸炎)以及中枢神经系统。肺部感染可以没有症状,也可表现为流感样症状、肺炎、胸膜炎等,通常有咳嗽(36%)、消瘦(20%)、胸痛(26%)、发热(23%)、咯血(21%)、结节性红斑、溃疡性支气管炎等临床征象。放射线检查可发现密度均匀或斑片状的阴影,呈非肺段性分布。可伴有胸腔积液或胸膜肥厚或肺内空洞形成(15%~35%)。有些患者肺部肿块极似肺癌表现。好发肺上叶,但与组织胞浆菌病和球孢子菌病不同的是,芽生菌病一般没有肺门或纵隔淋巴肿大。

没有临床症状、病变局限、免疫功能正常的病例可不予特殊治疗。脑脊膜未受侵及的病例,首选伊曲康唑,每日口服 100~200mg,疗程最少 2~3 个月,治愈率 80% 以上。脑脊膜受侵及以及二次治疗者,需选用两性霉素 B(0.5~2g)。除非恶性肿瘤不能排除者,一般不需手术治疗。

(四)隐球菌病

新型隐球菌是一种带荚膜的、酵母样芽生真菌,存在于人的皮肤、鼻咽部、消化道、阴道等部位,外界可存在于鸽类排泄物、草丛、树干、水果、蜜蜂、蟑螂等昆虫、乳制品、酽茶水、土壤中。隐球菌感染常发生于机体虚弱或免疫功能降障碍的患者中,因吸入该菌的酵母体所致。尽管通过相应的临床表现、放射线检查以及血清学抗原检测可以确立诊断,但大多数情况下,诊断隐球菌病是通过印度墨染色进行组织学鉴别。由于常规的真菌培养需时间较长,且还需多种生化试验以同其他真菌进行鉴别,故培养法不作为诊断技术来用。皮试对于隐球菌病不具特异性。

隐球菌感染最常发生的部位是肺和中枢神经系统。肺部感染可无症状,或表现为咳嗽、胸痛、发热等。放射线检查可表现为病变局部肿块影,大小多为 3~10cm,侵及胸膜,边界不光滑;或表现为单处或多处肺实变,多局限于一叶肺呈非段性分布;也可表现为弥散性、霉粒状、渗出性小结节;好发部位是肺下叶。无症状的肺部感染后常发生中枢系统感染。因很多患者都存在有严重的免疫功能障碍,神经系统症状变化多样,不显示通常的脑炎或脑膜炎症状和体征。

除了少数病变局限性病例外,大多数肺部隐球菌感染均需药物治疗。两性霉素 B(0.5~2g)是首选药。因与氟胞嘧啶具有协同作用,故二者常联合应用,后者用量为每日 150mg/kg。新型吡咯类制剂(氟康唑、伊曲康唑、伏立康唑等)单用或联合应用也开始越来越多地作为一线治疗方案。外科手术多用于排除恶性肿瘤,或通过开胸肺活检方法确定肺部浸润性病变的病因学诊断。除此之外多不需手术治疗。

(五)曲霉菌病

曲霉菌种属二形性土壤真菌,在自然界中普遍存在,经常在土壤中和腐败器官的脓液中发现。最常见的致病菌种有烟曲霉、黑曲霉、黄曲霉、灰实实禄曲霉等。曲霉菌病在机会性真菌感染中排第二位(仅次于念珠菌感染),常发生于免疫功能异常的宿主,在需住院治疗的全身性真菌感染病中占第三位。几乎所有感染因吸入曲霉的分生孢子所致,而且病变部位均有黏液纤毛功能异常(如结核性空洞存在)。尽管出现的即发和迟发型皮肤超敏反应、培养出均一的 45° 角分支菌丝、测定出特异性 IgG 和 IgE 抗体等均支持曲霉菌病的诊断,但最终确诊还需发现有菌丝组织浸润性病变或通过对疑似曲霉菌病的组织进行环六亚甲基四胺银染色发现菌丝。近来,半乳甘露聚糖酶联免疫吸附试验成为敏感的血清学测试方法。

曲霉菌病通常分三类:变态反应性支气管炎、曲霉菌瘤、侵袭性曲霉菌病。变态反应性支气管炎型患者多为变态反应性体质(哮喘体质),且存在肺门囊性纤维化。曲霉菌在支气管内生长后,可使其管腔内充满粘稠的黏液和致病菌,从而导致邻近的支气管发生囊状扩张。机体持续接触菌体抗原则会使抗体大量产生,增加血清 IgE(疾病活动的标志)水平,进而引发即发型和迟发型超敏反应。患者主要症状包括咳嗽、发热、喘息、呼吸困难、胸痛、咯血等。胸部 X 线可表现为密度一致的"指套征",呈倒置的"Y"形,或表现为"葡萄串样"改变。根据病变活动性和对类固醇类药物依赖性,变态反应性支气管炎可分为五期:第 1 期,急性感染期,包括有特征性的 X 线表现和实验室检查阳性结果;第 2 期,依赖类固醇药物症状缓解期;第 3 期,无症状的实验室检查和 X 线表现加重期;第 4 期,激素依赖性哮喘并实验室检查(IgE 总量,沉集素等)恶化期;第 5 期,肺纤维化、支气管扩张和支气管阻塞期。

侵袭性曲霉病发生在免疫功能障碍的患者,尤其是白血病患者(占 50%~70%)中。经常发生播散。病变有三种类型:气管支气管炎(不常见)、坏死性支气管肺炎、出血性梗死(最为常见)。气管支气管炎型病变通常局限于大呼吸道(支气管多于气管),极少累及肺实质,多见局灶性或弥散性黏膜溃疡、伪膜形成、真菌团块支气管腔内堵塞等病理改变。患者常有咳嗽、呼吸困难、喘息、咯血等。偶然胸部 X 线检查可发现支气管阻塞性肺不张的斑片状阴影区域。坏死性支气管肺炎患者多因持续发热、呼吸困难、气促、放射线检查明确显示支气管肺炎征象以及标准的抗生素治疗无效等情况而受到重视并最终确诊。出血性梗死病变是由于中小动脉发生非血栓形成性渗出和坏死所致。典型改变是边界清晰,周围型高密度影仅表现为一个局限性结节影。患者症状不典型,常有发热、呼吸困难、干咳、胸痛、咯血等。放射线检查常见空洞形成,并可见到圆形的肺炎阴影或霉菌病性肺组织坏死所致的"空气新月"征。

曲霉菌瘤("真菌球"或足菌肿)分二型:简单型,包以覆有纤毛上皮的薄壁囊,周围是正常的肺组织;复杂型,位于空洞中,周围有病变的肺组织。最常发生于肺上叶或下叶背段。尽管其可表现为多形性,但钙化和气液平面不太常见。大部分发生曲霉菌瘤(尤其是复杂型)的肺组织原来已存在有空洞性病变,如结核(最常见)、组织胞浆菌病、结节病、支气管扩张等等。有50%~80%的患者有咯血症状,常常为反复出现的少量咯血(有 30% 的患者继之出现大出血),或者一次出现大咯血。胸部 X 线检查可见一大小约 3~6cm、圆形、可移动的团块影,伴有空气新月征。

对于变态反应性支气管炎型患者,除解痉药(吸入型 β 受体激动剂和抗胆碱药)外,还需采用皮质类固醇激素。侵袭性曲霉菌病标准治疗方案是两性霉素 B 静脉应用,总量为 0.5~2g。侵袭性曲霉病死亡率高达 90%。复杂型曲霉菌瘤患者以及肺部病变严重者不适合外科手术,可选用两性霉素 B 空洞内注射。外科手术适用于曲霉菌感染的合并症,如曲霉菌瘤所致咯血的最理想治疗就是手术切除病变,而且,伴有局部的侵袭性病变(尤其是一旦形成空洞)的咯血患者就可通过手术切除并两性霉素 B 治疗而获痊愈。一般采用广泛切除术(肺叶切除术),而对于高危患者,肺空洞造口并肌瓣转移填塞术则是较佳选择。

(六) 毛霉菌病

毛霉菌病是一种罕见的真菌感染,由藻菌目真菌引起,几乎都在患有某种免疫抑制疾病的基础上发生,如未有效控制的糖尿病、白血病等。毛霉菌病的致病菌广泛存在于自然界,特别是在腐烂的水果、蔬菜、土壤、粪肥中。宿主通过吸入该菌的芽孢而发生感染,孢子在体内以菌丝的形式发芽生长。对于无症状的患者来说,诊断主要依靠查找真菌体。没有特异性皮试或血清学试验能确立诊断。尽管该致病菌能通过培养获得,并以宽的、呈 90° 分支的、不分隔的菌丝为其特征(偶而会与曲霉菌相混淆),但绝大多数情况下仍是靠组织学检查加以确认。毛霉菌病主要是由菌丝向血管侵袭造成血管壁内弹力层与中层之间的组织的损伤,引发血栓形成、梗死和组织坏死所致。

除肺部感染外,毛霉菌病还有其他临床感染综合征,如鼻脑感染(鼻旁窦感染直接延及中枢神经系统)、胃肠感染(患急性营养不良的儿童)、播散性感染(透析治疗中的尿毒症患者)等。胸部感染患者多有胸痛、发热、咳嗽、咯血等,因此种感染常发生于免疫功能障碍的宿主,故常为暴发过程。依据胸部 X 线表现可分为三型:局限型,病变仅侵及一叶肺或一个肺段;弥散型或播散型,病变侵及双侧肺和纵隔;支气管内型,发生支气管阻塞性病变并继发细菌感染。典型的 CT 表现为晕轮征(高密度影外围以较低密度的阴影区)、环状影、空气新月征(正常肺组织与不透 X 线的空洞病变之间的区域)。

毛霉菌病标准的治疗药物是两性霉素 B,对中性粒细胞正常的患者,使用新型吡咯类制剂也是有效的。然而这种真菌感染具有很强的致死性,死亡率达 90%。死亡原因多为真菌性脓毒症、进行性肺功能衰竭、咯血等。小部分的局限性病例,通过手术切除病变加两性霉素 B 治疗可把死亡率降至 50%。支气管内型病变可通过支气管内镜切除(使用 Nd:YAG 激光),使相当一部分患者获得有效治疗。

(七) 肺囊虫病

卡氏肺囊虫是一种真菌生物体,发现于家畜或野生哺乳动物的肺中,分布于全世界的人群中。发生卡氏肺囊虫病则会导致进行性呼吸衰竭。在正接受免疫抑制治疗的器官移植患者中,该病的发病率呈增加趋势。诊断依赖于开胸肺活检。甲氧苄啶 - 磺胺甲基异噁唑、戊双脒、吸入抗菌治疗能缓解疾病进展过程。随着对 HIV 感染者抗病毒治疗疗效的提高,卡氏肺囊虫病发病率呈下降趋势。

Benfield TL et al: Prognostic markers of short-term mortality in AIDS-associated *Pneumocystis carinii* pneumonia. Chest 2001;119:844.

Boyars MC, Zwischenberger JB, Cox CS Jr: Clinical manifestations of pulmonary fungal infections. J Thorac Imaging 1992;7:12.

Johnson P, Sarosi G: Current therapy of major fungal diseases of the lung. Infect Dis Clin North Am 1991;5:635.

Ledergerber B et al: Discontinuation of secondary prophylaxis against *Pneumocystis carinii* pneumonia in patients with HIV infection who have a response to antiretroviral therapy. Eight European Study Groups. N Engl J Med 2001;344:168.

Lopez Bernaldo de Quiros JC et al: A randomized trial of the discontinuation of primary and secondary prophylaxis against *Pneumocystis carinii* pneumonia after highly active antiretroviral therapy in patients with HIV infection. Grupo de Estudio del SIDA 04/98. N Engl J Med 2001;344:159.

Russian DA, Levine SJ: *Pneumocystis carinii* pneumonia in patients without HIV infection. Am J Med Sci 2001;321:56.

结节病

结节病(Boeck 结节病,良性淋巴肉芽肿)是一种原因不明、不发生干酪样坏死的肉芽肿性疾病,可累及肺、肝、脾、淋巴结、皮肤、骨等多个器官。据报道,本病的高发区位于斯堪的纳维亚、英格兰、美国等。发病率黑人是白人的 10~17 倍。半数患者年龄在 20~40 岁之间,女性多于男性。

▶ 临床表现

A. 症状和体征

结节病可表现为肺部感染症状,但多数情况下呈隐匿性,没有特异性表现。结节性红斑出现预示着发病,当出现消瘦、疲劳、虚弱、不适时则为病程晚期。约有 15% 的病例出现发热,20%~30% 患者有干咳、气喘等肺部症状。很少有咯血发生。有 1/5 的结节病会累及心肌出现心脏传导阻滞或心衰。外周淋巴结肿大的病例占 75%。镜下观察,累及斜角肌淋巴结者占 80%,累及纵隔淋巴结占 90%,皮肤受累占 30%。通过活检可以发现 70% 的病例中肝、脾存在病变。可有游走性或持续性多个关节炎表现。少数患者中枢神经系统受累。

B. 影像学检查

根据 X 线表现结节病可分为五个类型或称五期(表 18-6)。肺部病变可表现为网状结节阴影或腺泡样高密度影,也可表现为伴或不伴纵隔淋巴结肿大的肺内大结节影。纵隔淋巴结受累的特征性表现是两侧对称的肺门和气管旁淋巴结肿大。当出现前或后纵隔淋巴结肿大或不对称的肺门淋巴结肿大时,应高度怀疑其他疾病,特别是霍奇金病和非霍奇金淋巴瘤。胸腔积液和空洞很少发生,一旦出现则必须考虑是否有肺结核、充血性心力衰竭及合并肺炎的发生。

表 18-6　结节病放射学分期

0 期:无放射学异常表现
1 期:肺门及纵隔淋巴结肿大,肺无异常表现
2 期:肺门及纵隔淋巴结肿大,且有肺部异常表现
3 期:弥散性肺部异常表现,但无淋巴结肿大
4 期:肺纤维化

▶ **诊断**

尽管没有一种实验室检查可对结节病确定诊断,但以下阳性发现均对诊断有提示意义:如特征性的双侧对称性肺门和纵隔淋巴结肿大的放射成像表现,[67]镓扫描、血清和支气管肺泡内液体的血管紧张素转化酶及溶菌酶水平升高等。应常规行病理学检查以获得无干酪样坏死肉芽肿证据,可通过支气管镜活检,也可行纵隔镜活检(更可靠,成功率 95% 以上)。且分枝杆菌、真菌及其他非特异性感染的病原学培养必须均为阴性。

▶ **治疗**

无症状的患者或临床表现轻微者不需治疗。皮质类固醇药物对于有肺内病变及有症状的患者均有较佳治疗效果。尽管本病进展缓慢并且可通过类固醇药物治疗,据报道其远期死亡率仍可达 10%。药物治疗无效的患者肺移植获得治愈。

肺肿瘤

原发性肺癌

在美国,肺癌是最常见的癌相关性死亡的原因,无

性别差异。据推算,2004 年新增肿瘤病例 165 500 人,将有 155 000 人死于肺恶性肿瘤,分别占新发癌患者数的 15%,所有癌相关性死亡人数的 28%。另外,当男性发患者数逐步趋向稳定时,女性发病率却呈迅速增加的趋势。

85% 的肺癌患者有吸烟史。其中致病性最强者当属香烟,经烟斗吸烟致病性最小。发病危险性与吸烟量直接相关。吸烟停止 5~6 年后,发病危险性显著降低,停吸 15 年以上者则危险指数接近于正常人,但永远不能完全等同于非吸烟者。另外,"被动"吸烟者患肺癌的危险性是不吸烟者的 2~3 倍。23% 的患者有各种石棉接触史(铁石棉、温石棉、青石棉等)。造船厂工人、绝缘材料生产者、黏胶材料制作者、货车司机、水管工人等肺癌发病率较高,因而推测石棉具有一定的致癌性,对吸烟者作用更显著,常与鳞状细胞癌和小细胞癌相关。最近又发现经常接触氡及其同位素能使患肺癌的危险性增加,包括铀矿矿工和生活在受高水平氡污染的生活区的一般居民。很长时间以来,学者已发现 4- 异喹胍氧化酶(即所谓异喹胍代谢标志物)活性增强能增加肺癌发病率 10 倍左右,但仅在最近才对肺癌发病过程中基因因素的作用有所认识;染色体异常(特别是 11p、13q、17p、3p 等异常),肿瘤抑制基因突变(P53、Hap-1、ErbAB 等),包括生长因子基因(胰岛素样生长因子和转铁蛋白样生长因子)、表皮生长因子受体(HER2/neu、EGFR1 等)和原癌基因(C-、N- 和 L-myc、H-,N- 和 K-ras,c-myb 等)的高水平表达,都与肺癌的发病机制有关。其他一些因素,如维生素 A 缺乏,大气污染,接触砷、镉、铬、醚、甲醛等,从事烘烤、厨师、建筑、美容、皮革制造、沥青铀矿开采、印刷、橡皮及陶器制造等职业均是患肺癌的高危因素。最后,某些疾病如进行性系统性硬化症(硬皮病)也已被证明是肺癌发生过程中的易感因素。异常促进子超甲基化导致基因沉默在肺癌发生发展过程中发挥重要作用,可采用 PCR 方法检测特异性甲基化。

▶ **病理学**

肺癌多发于右侧,上叶多于下叶和右中叶。7% 的患者表现为同期多原发病灶,10% 患者出现非同期新发肿瘤(早期病灶切除后每年发病率为 2%)。而且,因为吸烟的"场效应",患肺癌的患者本身又是发生上呼吸道、口腔、食管、膀胱、肾等器官癌肿的高危人群。肺癌局部浸润常波及脏、壁层胸膜、胸壁、大血管、心包、膈、食管、脊柱等。常转移至同侧的肺及肺门淋巴结、纵隔淋巴结、肺、肝、骨、脑、肾上腺、胰腺、肾、软组织、心肌等。肺癌的确切的病理分类目前尚未统一,多延用 WHO 制定的标准加以描述。按生物学特征分类:多把鳞状细胞癌、大细胞癌、腺癌归到一起称为非小细胞肺癌,占所有肺部肿瘤的 80%;小细胞肺癌占

15%~20%；支气管腺瘤及类癌占其余的 5%。这些肿瘤的好发部位见表 18-7。

表 18-7　肺癌的定位（按组织学分类）

组织类别	中心型（%）	周围型（%）
鳞癌	64~81	19~36
腺癌	5~29	71~95
大细胞癌	42~49	51~58
小细胞癌	74~83	17~26
合计	63	37

A. 鳞状细瘤鳞（鳞癌）

鳞癌的主要病理学特征包括角化、细胞成层现象、细胞间桥粒连接等。鳞癌占所有肺癌的 20%，占非小细胞肺癌的 70%。2/3 发生于近肺门的中央部位，1/3 者为周围型。与其他肺恶性肿瘤相比，鳞癌的生长速度和转移发生率似乎较低。

B. 腺癌

腺癌占肺癌的 30%，占非小细胞肺癌的 60%。其组织学分类为腺泡型、乳头状和支气管肺泡癌。腺泡型腺癌是由柱状细胞围成的小腺体结构组成，能分泌黏液。支气管肺泡癌的特征是支气管或肺泡内的乳头样结构，能通过肺泡间气体进行扩散。与鳞癌相比，腺癌的发病率逐年升高，可能与女性肺癌发病率升高有关，具体原因尚不清楚。

C. 小细胞癌

小细胞肺癌（燕麦细胞癌）有含染色质的小圆细胞核和胞浆。由于本类在生物学特征及临床表现上与其他肺癌明显不同，所以将除此类以外的所有肺癌统称为非小细胞肺癌。小细胞肺癌占所有肺癌的 15%~20%，多为中央型，易发生早期转移，是疗效最差的一种。

D. 大细胞肺癌

大细胞肺癌由排列呈层状、巢状或簇状的大的多边形或卵圆形细胞构成。可表现为多核巨细胞，胞内有透明蛋白小体、糖原、嗜酸性胞内包涵体。该类肺癌多为周围型，不太常见。

E. 腺鳞癌

腺鳞癌有两种细胞学特征，比其他的非小细胞性肺癌的生物学侵袭性更强，其生存率明显低于单纯的腺癌或鳞癌。

F. 支气管腺瘤

支气管腺瘤是一种错误的叫法，因为该类肿瘤的绝大多数呈恶性表现。包括类癌、腺样囊性癌、黏液表皮样癌、混合性唾液腺肿瘤和黏液腺瘤等。类癌起源于库尔契茨基细胞，瘤体内含有血管成分，多属中心

型，在近端气道生长，尽管其生长缓慢，但可出现广泛转移。与肠道类癌转移到肝脏后出现类癌综合征相反，类癌综合症极少与支气管类癌相关。腺样囊性癌也称为圆柱瘤，其结构特征是形成导管样结构的上皮样细胞与囊状结构混合形排列，该肿瘤局部浸润性较强，病理肉眼观察常无明显边界。转移主要发生在肺内，转移灶生长缓慢，外科切除效果良好。黏液表皮样癌是一种罕见的肿瘤，结构特征为含有鳞状上皮细胞、黏液分泌细胞、中间细胞等多种细胞类型，比腺鳞癌细胞恶性度低。混合型唾液腺肿瘤是一种非常罕见的浸润性肿瘤，能够通过广泛切除得到治愈。黏液腺瘤（乳头状瘤或支气管囊泡腺瘤）是支气管"腺瘤"中仅有的良性腺瘤，不具有远处转移倾向，发生于主气管，非常罕见。它由很多分化良好的上皮细胞所围成的充满黏液的囊泡样结构构成，通常通过支气管镜切除病变即能获得远期治愈。

▶ 临床表现

近 94% 的患者可因原发瘤、局部浸润、远处转移等而表现出一定的临床症状。27% 的症状表现由原发病变所引起，且因肿瘤发生部位的不同而不同：中心型者有咳嗽、咯血、呼吸困难（喘息、喘鸣、呼吸不畅等）、胸痛、肺炎等；周围型者可出现咳嗽、胸痛、胸腔积液、肺脓肿、Horner 综合征（同侧瞳孔缩小、上睑下垂、无汗）、Pancoast 综合征（同侧 C8~T1 神经根支配区域的肩臂痛、Horner 综合征、肺上沟瘤）。根据受侵结构的不同表现为不同的症状，如喉返神经麻痹所致声嘶、膈神经麻痹所致呼吸困难、食管受压所致进食不畅、上腔静脉受侵或受压所致上腔静脉综合征、心包受侵所致心包填塞等。发生转移则会出现全身症状（食欲不振、消瘦、虚弱、乏力等）、转移部位的相应症状（黄疸、腹部包块、骨痛或骨折、神经系统症状、精神状态异常、癫痫发作、软组织包块等）以及各种肺癌相关的副癌综合征等（表 18-8）。

▶ 诊断和鉴别诊断

肺癌常于体检时发现，但更多是出现肺部症状后行胸部 X 线检查发现肺内异常情况。X 线具体表现不同，可为单个周围型小结节、不可吸收的阴影或全肺不张。偶而可通过病变的不同部位推断出其细胞学分类（表 18-7）。尽管胸部 X 线检查应用于肺癌的诊断，但由三个专门机构所作的前瞻性随机试验却证明：在大规模人群的筛选时采用胸部 X 线检查，不管是否结合痰细胞学检查，均不能提高患者的生存率。采用 PCR 方法检测痰脱落细胞特异性甲基化是一种有希望的肺癌筛查方法，尚在深入研究中，未广泛应用于临床。一旦肺癌的诊断不能确定，则对中心型病变采用支气管镜检查、对周围型病变采用细针穿刺细胞学检查可使 90% 以上的病例得到确诊。

表 18-8　肺癌相关的副癌综合征

心血管
血栓性静脉炎
非细菌性血栓性心内膜炎
神经肌肉
亚急性小脑变性
痴呆
边缘性脑炎
视神经炎,视网膜病变
亚急性坏死性脊髓病
植物神经病变(小细胞肺癌)
肌无力综合征(小细胞肺癌)
多肌炎

胃肠
类癌综合征(类癌和小细胞肺癌)
厌食症、恶病质

血液
红细胞增多症
白细胞增多症

代谢
ACTH 异常分泌综合征(小细胞肺癌)
ADH 异常分泌综合征(小细胞肺癌)
高钙血症(鳞癌)
促性腺激素异常分泌综合征

皮肤
黑棘皮病(腺癌)
皮肌炎
环状红斑
鱼鳞癣

其他
肥大性肺性骨关节病(鳞癌、大细胞癌、腺癌)
肾病综合征
发热

目前,CT 扫描是对肺癌患者进行综合评估的一项不可缺少的检查。胸部 CT 检查也应包括上腹部,借以了解最易发生肺外转移的两个器官(肝、肾上腺)。需对纵隔内结构进行评估时,则采用静脉内注射造影剂行增强 CT 扫描。另外,放射成像检查用于判断其他易发生转移部位的情况,如骨、脑等。如果患者出现碱性磷酸酶升高、神经系统症状、骨痛或晚期肺癌病例(Ⅲ、Ⅳ期),则必须进行血清碱性磷酸酶测定,同时也应做骨扫描、脑部 CT 扫描(MRI 更好)。近来,正电子发射体层摄影(PET)已逐渐成为一种重要的用于肺癌分期的检查。该技术对判断远处潜伏性转移灶效果最好,用于判定纵隔淋巴结转移情况效果相对较差。据报道,其假阳性率在 15%~20% 之间,且直径小于 1cm 的

小结节不能通过 PET 很好地显示。高分辨率 CT 结合 PET(PET-CT)显著改善了诊断的准确性。由于胸膜受侵后将不能通过外科手术治愈,故一旦出现胸腔积液,则必须行胸腔穿刺和 / 或胸腔镜检查,以排除弥散性胸膜转移(T4 或Ⅲ B 病变)。尽管 PET 扫描评估纵隔淋巴结转移情况的可靠性增高,但对无远处转移的非小细胞肺癌患者,必要时仍需行经颈或经胸骨旁纵隔镜检查,准确评估纵隔淋巴结转移情况。PET 扫描可提供有益的资料,但诊断准确性较纵隔镜差。小细胞肺癌则不必进行 PET 检查。仅通过 CT 扫描对于判断淋巴结肿大(>1cm)的精确度不高,会在 40%~60% 的患者当中出现假阳性,约有 15% 者出现假阴性。

根据各种检查结果,把非小细胞肺癌分为三类:①没有纵隔转移的早期肺癌,或Ⅰ/Ⅱ期肺癌;②局部晚期肺癌,或Ⅲ A/B 期肺癌;③有远处转移的晚期肺癌,或Ⅳ期肺癌。由于肺癌治疗方法的选择决定于病变分期,因此对其进行正确的分期极为重要。

小细胞肺癌通常分为两类:局限型小细胞肺癌,病变局限于一侧胸腔,包括锁骨上淋巴结;扩散型小细胞肺癌,病变扩散超出胸外,如膈下器官或脑转移。

▶ **分期**

1987 年,在 Anderson 癌症治疗中心的 Clifford Mountain 医生所制定的初步标准的基础上,由美国癌症联合会(ATCC)和国际癌症协作中心(UICC)两大机构对该标准进行了修定,并制定出了新的分期系统。依照该系统,肿瘤分期是按肿瘤大小(T)、区域性淋巴结(N)、有无远处转移(M)三个方面进行的(表 18-9)。

▶ **治疗**

对于小细胞肺癌基本的治疗措施仍是化疗和放疗。最近有资料显示,对早期病变(T1~T2 病变和局限的肺门淋巴结肿大)进行切除,尤其是再结合术后化疗,能改善局部控制,增加患者的远期生存率。

非小细胞肺癌具体治疗方法因临床分期不同而不同。以前,病变早期(Ⅰ/Ⅱ期病变)通常单选手术治疗,但数个前瞻性随机临床实验结果证实术前化疗对早期(ⅠB 期或以上)非小细胞肺癌有一定裨益。局部晚期可切除病变(ⅢA 期),当前最佳选择是联合疗法:术前化疗或化疗 + 放疗再手术切除,必要时再行术后放疗。局部晚期不可切除病变(ⅢB 期),通常采用以铂类为基础的化疗结合放疗。一旦发生远处转移(Ⅳ期)则化疗是唯一选择,但疗效不佳,放疗在这些病例中仅仅针对引起临床症状的局部病灶。联合化疗使进展期患者生存期延长 2~3 个月,不管从花费 - 疗效方面还是从患者体质耐受性评价,均是理想的选择。临床试验证实,新的生物因子治疗,所谓的"靶向治疗"效果良好,在

表 18-9　肺癌 TNM 分期

原发肿瘤（T）	
TX	原发肿瘤无法评估，或从痰液或支气管冲洗液中找到癌细胞，但影像学或支气管镜检查阴性
T0	无原发肿瘤证据
Tis	原位癌
T1	肿瘤最大直径 ≤ 3cm，被肺组织或脏层胸膜完全包围，病变限于叶支气管
T2	肿瘤最大直径 >3cm，侵及脏层胸膜，病变累及主支气管但距隆突距离 >2cm，或伴延及肺门的肺不张或阻塞性肺炎，但范围小于一侧全肺
T3	任何大小的肿瘤，侵及胸壁、膈、纵隔胸膜、心包；肿瘤累及主支气管距隆突距离 <2cm，但未侵及隆突；或累及一侧全肺的肺不张或阻塞性肺炎
T4	任何大小的肿瘤，侵犯纵隔、心脏、大血管、气管、食管、椎体、隆突或出现恶性胸腔积液
区域淋巴结（N）	
NX	区域淋巴结情况无法评估
N0	无区域淋巴结转移
N1	同侧支气管周围或肺门淋巴结转移，包括肿瘤直接侵及者
N2	同侧纵隔或隆突下淋巴结转移
N3	对侧纵隔或肺门淋巴结转移，或同侧/对侧斜角肌或锁骨上淋巴结转移
远处转移（M）	
MX	远处转移情况无法评估
M0	无远处转移
M1	有远处转移
临床分期	
隐匿性癌	TX，N0，M0
0 期	Tis，N0，M0
ⅠA 期	T1，N0，M0
ⅠB 期	T2，N0，M0
ⅡA 期	T1，N1，M0
ⅡB 期	T2，N1，M0
	T3，N0，M0
ⅢA 期	T1~2，N2，M0
	T3，N0~2，M0
ⅢB 期	T4，任何 N，M0
	任何 T，N3，M0
Ⅳ期	任何 T，任何 N，M1

一定程度上改善肺癌患者总的生存状况。随着靶向治疗及传统治疗方法的进步，肺癌患者总的生存状况（当前五年生存率 <15%）有望改善。

▶ 诱导化疗

目前已经完成和尚在进行的临床试验均提示以铂类为基础的术前化疗（诱导化疗）后再进行手术，对改善存活率有一定裨益。诱导化疗常用于局部晚期可切除病变，但近来的试验结果亦支持诱导化疗用于早期非小细胞肺癌。

A. 外科治疗

1. 外科分期　如上所述，所有非小细胞肺癌患者，如果病变局限于胸内，均应进行经颈纵隔镜检查以排除纵隔淋巴结受侵（N2 或 N3 病变）。但以下情况除外，即单一的小的周围型肿瘤（尤其是组织学分类属鳞癌）且胸部 CT 扫描未发现有纵隔淋巴结肿大者。PET 扫描越来越多地用于纵隔淋巴结分期。纵隔镜检查纵隔淋巴结分期是外科分期的金标准。腺癌患者胸部 CT 检查未能发现纵隔淋巴结者有 18%~25% 的假阴性率。对于左肺病变则需行经左侧胸骨旁切开检查了解主、肺动脉窗淋巴结状况。对于纵隔淋巴结情况的判定，在没有病理学证据的情况下，CT 扫描具有较高的假阳性和假阴性率。通过外科手术的方法对近端呼吸道进行评估也是很有必要的，尽管这意味着要反复进行这种由呼吸内科医生来完成的侵入性过程。既然治疗原则的制定依赖于精确的病变分期，又因为早期病变（Ⅰ/Ⅱ期）的治疗与局部晚期病变（ⅢA/B 期）有着明显的不同，那么进行详细的分期尤显重要。当然，对于非小细胞肺癌患者进行精确分期的重要性也不能被过分夸大。

2. 手术指征及术前评估　早期肺癌（Ⅰ/Ⅱ期）必须行手术切除。局部晚期可切除病例（ⅢA 期或可切除的ⅢB 期、T4），行手术切除同时尚需联合化疗、放疗等。另外，发生单发远处转移的病例，如孤立的脑内转移灶或肾上腺转移灶也可行外科切除。有关手术切除的绝对或相对禁忌证如表 18-10 所示。

术前评估是针对患者心肺功能储备和其全身情况进行估测。患者一般状况或功能分级是预测手术成功率的较为精确的因子。高龄本身并不构成手术禁忌证，相比之下生理年龄（体现在机体的功能状态下）比绝对年龄更为重要。因为肺癌和心脏病的危险因子通常相似（如吸烟），故完整的心脏功能评价也是至关重要的。若患者有心脏病症状、心电图异常或有其他心肌缺血性表现，则应进一步进行负荷试验（蹬车试验、双嘧达莫或腺苷铊试验、多巴酚丁胺超声心动图检查等）加以筛选。当患者存在有明显的冠状动脉左主支病变时，则应在计划行任何形式的肺切除之前行冠脉搭桥术。其他分支的病变则应根据其个体差异行冠脉

表 18-10　肺切除的手术禁忌证

绝对禁忌证	相对禁忌证
3 个月内发生过心肌梗死	心肌梗死超过 3 个月但未过半年
SVC 综合征（因转移瘤引起）	SVC 综合征（因原发瘤引起）
双侧支气管内肿瘤	反复发作喉返神经麻痹（因主、肺动脉窗内原发病引起）
对侧淋巴结转移（N3）	Horner 综合征
恶性胸腔积液	小细胞肺癌
远处转移（单发的脑内及肾上腺转移除外）	中央气管淋巴结以上转移
	心包受侵
	FEV<0.8L（<50%）
	FEV1 在 0.9~2.4L，但肺切除后肺功能储备不足
	肺动脉主干受侵

搭桥或冠脉成形术。明显的肺动脉高压以及 3 个月内发生过心梗的患者会使手术死亡率高达 20%，因此是手术的绝对禁忌证。其他如心梗发生大于 3 个月但小于半年、室性心律失常、心脏传导阻滞，尤其是左右束支传导阻滞则为相对禁忌证。最后，患者肺功能及对肺切除的耐受性也需进行评估，可通过肺功能实验（肺活量测定、弥散能力和血氧含量测定）和通气-灌注扫描测定来完成。体重 70kg 的患者，通过术前评估，行肺切除的高危因素及相对禁忌证如下：FEV1<0.8L，预计术后 FEV1 小于 0.8，最大通气量小于预计值的 50%，$PaCO_2$>45mmHg 及 PaO_2<50mmHg。一氧化碳弥散能力低于预计值的 60% 也与围手术期死亡率相关。

3. 手术切除

a. 早期及局部晚期非小细胞肺癌（NSCLC）

应根据原发肿瘤的位置以及是否有肺门（叶间）淋巴结受累来决定肺切除的范围。肺癌研究协会已经发现对 NSCLC 的Ⅰ/Ⅱ期病变行局限性肺段切除会使局部复发率升高（15%：3%），而且使患者总的生存率下降。因此，肺段切除应视为对不能耐受肺叶切除患者的姑息治疗。肺叶切除一直是 NSCLC 外科治疗的标准式式，切除范围应包括 1cm 的近端正常支气管，切除的叶间（肺门）淋巴结标本应立即送病理检查，若发现有癌转移，则需行全肺切除术。主支气管"袖状"切除也应包括在手术切除的范围，尤其是发生右肺上叶病变时。当病变累及近端主支气管或叶间（肺门）淋巴结受累时，则需行一侧全肺切除。另外，随着外科技

术的发展，切除范围更大的手术目前也能完成，如心包内肺切除、气管"袖状"肺切除等。通过大宗病例总结，肺段、肺叶及全肺切除的手术死亡率分别是 1.4%、2.9% 和 6.2%。肺切除术后并发症包括心律失常、出血、感染（脓胸）、支气管胸膜瘘、呼吸功能不全、肺栓塞等。

b. 晚期（发生远处转移）非小细胞肺癌

出现单发的脑内或肾上腺转移的患者，尤其是非同期病变者，仍可考虑手术切除。通过小样本回顾性研究与历史资料的对比发现，手术切除转移灶能延长患者的生存时间。术前（诱导）全身化疗和放疗也应进行。经支气管行 Nd:YAG 激光切除肿瘤能明显减轻患者近端呼吸道梗阻症状。可扩张支架的研制和应用也极大地减轻了近端呼吸道梗阻。光敏剂光动力激光治疗也能减轻肿瘤引起的近端呼吸道梗阻，但不如 Nd:AG 激光切除显著。

c. 小细胞肺癌

对小的周围型肺灶进行手术切除并行积极的术后化疗能改善对病变的局部控制，并改善小细胞肺癌早期患者总的生存状况。有报道称，使用这种疗法患者生存率可达 50%。

B. 放射治疗

1. 非小细胞肺癌　肺癌Ⅰ/Ⅱ期患者若拒绝手术治疗或不适合手术切除，则放疗可作为主要的治疗手段（以治愈为目的），但五年生存率仅为 22%~33%。对于局部晚期病变（ⅢA/B），目前均需选择放疗（5500~6000cGy），尽管局部病变复发率 <30%，但远期生存率不足 10%，而且制定不同的疗程治疗效果无明显差异。肺癌研究会大宗病例总结发现，术后辅助放疗能降低病变局部复发率，但不能改善总的生存状况。通过 Meta 分析（PORT 研究）显示，术后放疗会降低Ⅱ期肺癌患者的生存率，但该分析方法本身存在很大的争论，可能是因放疗技术的不同导致了该结果的产生。术前放疗已经用于 T3 肺癌，尤其是对 Pancoast 癌患者，能改善其生存状况，但没有客观证据要求必须行术前放疗。最近，一项多中心的肺癌治疗研究发现，对于 N1 或以下的 Pancoast（沟上）癌，术前进行联合放化疗（依托泊苷，铂类制剂并放射剂量 4500cGy）能改善患者的生存状况。完全切除率得到提高，20%~25% 的患者可达到切缘病理阴性，单纯手术或手术前放疗再手术提高了患者生存率（3 年生存率 45%~50%）。术中放疗也已应用，但该方法仍存在有引起严重并发症的弊端。当肺癌发生转移时，若合并有疼痛、神经系统症状及上腔静脉阻塞症状等，则需进行放疗。

2. 小细胞肺癌　通过多中心随机临床实验发现，对局限型小细胞肺癌，联合放疗、化疗疗效要优于单纯化疗，主要表现在能改善对病变局部的控制及延长患

者生存时间(3~4 个月),但是有增加并发症发生之弊。对于扩散型患者,系统放疗并未显示出比仅针对转移症状而进行姑息性照射有更佳的疗效。预防性颅内照射可能有益,但能产生明显的并发症。

C. 化疗

1. 非小细胞肺癌　尽管对早期或局部晚期 NSCLC 的治疗没有单独采用过化疗,但对于不可切除的局部晚期病变还是需联合放疗和化疗。对有些病例,尤其是应用单种化疗药物与放疗联合并未显出明显的优势,但另有资料显示,放疗与联合化疗(多种化疗药物联用)联用已使这种情况有所改善。对于已发生远处转移的 NSCLC 的治疗,已试用过多种联合化疗方案,并且能在一定程度上改善患者总的生存状况(生存时间延长 14 周,或提高 25%),但毒性反应亦较大。尽管如此,经过效价分析,仍支持采用联合化疗方案,而非单纯姑息性治疗。

a. 术后辅助化疗

肺癌的治疗趋势是更广泛的应用辅助化疗。欧洲和北美 3 个大型多中心随机临床试验奠定了以铂类为基础的术后联合化疗方案的应用。化疗疗效随患者不同而有差异,据估计 5 年存活率可提高 5%~15%(见表 18-11)。

表 18-11　完全切除的 NSCLC 辅助化疗疗效

研究	化疗	放疗	5 年存活率 / 对照
意大利 I B 期研究	顺铂 / 依托泊苷 ×6	无	63%/45%
IALT 试验	铂类	有 ±	44.5%/40.4%
CALGB 9633 试验	卡铂 / 紫杉醇 ×4	无	69%/54%
JBR.10 项目	长春瑞滨 / 顺铂 ×4	无	71%/59%*

* 数据为 4 年率

2. 小细胞肺癌　对于分别处于局限期和扩散期的不同病例进行联合化疗,其有效率亦不同,分别是 85%~95% 和 75%~85%,而且中位生存时间也分别是 12~16 个月和 7~11 个月。有 3~4 种药物可供选择,最有效的联合方案之一是环磷酰胺、多柔比星、长春新碱组合。另外,顺铂和依托泊苷是效果较佳的补救方案。理想的化疗周期数没做明确规定,但主要疗效一般在前四个周期内出现。

D. 免疫治疗

可供选择的免疫疗法有卡介苗、左旋咪唑、白介

素 -2、α- 肿瘤坏死因子、淋巴因子激活性杀伤细胞(LAK 细胞),肿瘤激活的淋巴细胞等,但目前为止的临床研究发现,疗效均不理想。

E. 靶向治疗

针对肿瘤细胞上过度表达的生长因子受体(EGFR1,HER2/neu),通过单克隆抗体或小分子进行分子学治疗已开始在临床上应用,并呈现出一定的疗效。另外一些针对信息传导通路(如 RAS 通路)的制剂、反义寡核酸以及基因治疗目前均处于临床实验阶段,与标准的细胞毒性化疗联用能增强疗效。加拿大的一项前瞻性随机临床试验(CAN-NCIC-BR19)旨在确定 EGF 抑制与以铂类为基础的化疗联合应用作为辅助治疗的有效性。

▶ 预后

A. 非小细胞肺癌

NSCLC 患者的生存率在很大程度上依赖于病理学分期。总的来说,I、II、III A、III B、IV 期等各期的五年生存率分别是 43%~64%、20%~40%、15%~25%、5%~7%、<2%。按 TNM 分期的生存率见表 18-12。提高存活率更多依赖于肿瘤的更早期诊断及外科、内科、肿瘤放疗科医生的协调工作。

表 18-12　非小细胞肺癌的生存状况

分期	TNM 状况	五年生存率
I		70%~76%
a	T1,N0	80%~83%
b	T2,N0	60%~65%
II		30%~40%
a	T1,N1	32%~40%
b	T2,N1;T3,N0	28%~35%
III A		10%~30%
	T3,N1	30%~45%
	T1~T2,N2	7%~30%
	T3,N2	0%~5%
III B		<10%
	T4 任何 M	<10%
	任何 T,N3	<10%
IV	M1	<5%
总生存率		14.5%

B. 小细胞肺癌

局限期患者中位生存时间可达 12~16 个月,二年生存率为 5%~25%;扩散期患者中位生存时间仅为 7~11 个月,二年生存率仅为 1%~3%。

Albain KS et al: Long-term survival after concurrent cisplatin/etoposide (PE) plus chest radiotherapy (RT) followed by surgery in bulky stages IIIA N2 and IIIB non-small cell lung cancer (NSCLC): 6-year outcomes from Southwest Oncology Group study 8805. Proc Am Soc Clin Oncol 1999;18:467a (abst.)

Albain KS et al: Concurrent cisplatin/etoposide plus chest radiotherapy followed by surgery for stages IIIA N2 and IIIB non-small cell lung cancer: mature results of Southwest Oncology Group Phase II study 8805. J Clin Oncol 1995;13:1880.

Friedel G et al: Neoadjuvant chemoradiotherapy of stage III non-small cell lung cancer. Lung Cancer 2000;30:175.

Grunenwald DH et al: Benefit of surgery after chemoradiation in stage IIIB (T4 and/or N3) non-small cell lung cancer. J Thorac Cardiovasc Surg 2001;122:796.

Le Chevalier et al: Should adjuvant chemotherapy become standard treatment in all patients with resected non-small-cell lung cancer? Lancet Oncol 2005;6:182.

Pisters KMW, Le Chevalier T: Adjuvant chemotherapy in completely resected non-small-cell lung cancer. J Clin Oncol 2005;23:3270.

Rosell R et al: A randomized trial comparing preoperative chemotherapy plus surgery with surgery alone in patients with non-small cell lung cancer. N Engl J Med 1994;330:153.

Roth JA et al: A randomized trial comparing perioperative chemotherapy and surgery with surgery alone in resectable stage IIIA non-small cell lung cancer. J Natl Cancer Inst 1994;86:673.

Schiller JH et al: Comparison of four chemotherapy regimens for advanced non-small cell lung cancer. N Engl J Med 2002;346:92.

Sugarbaker DJ et al: Results of Cancer and Leukemia Group B protocol 8935: a multiinstitutional phase II trimodality trial for IIIA N2 non-small cell lung cancer. J Thorac Cardiovasc Surg 1995;109:473.

Voltolini L et al: Results of induction chemotherapy followed by surgical resection in patients with stage IIIA (N2) non-small cell lung cancer: the importance of the nodal downstaging after chemotherapy. Eur J Cardiothorac Surg 2001;20:1106.

罕见的肺肿瘤

恶性肿瘤

支气管腺瘤是起源于支气管树的一类低度恶性肿瘤,其中类癌占 85%~90%,囊性腺瘤占 10%,黏液性表皮样癌占其余的 5%。类癌分"典型性"和"非典型性"两种,各自的组织学特征明显不同(表 18-13)。囊性腺癌多发生于低位气管,沿黏膜下层及周围软组织向四周浸润,故肿瘤蔓延常常超过肉眼所见的瘤体边界,再往后则发生远处转移。黏液性表皮样癌类似唾液腺肿瘤,有三种明显不同的细胞分型:黏液细胞型、鳞状细胞型及混合型。

表 18-13　典型性与非典型性类癌的特征

	典型性	非典型性
发生率	90%	10%
中心型	80%	50%
周围型	20%	50%
远处转移	10%~15%	50%~70%

支气管腺瘤患者常有咳嗽、反复肺部感染、咳血、胸痛、喘息等,仅 15% 的患者没有任何症状。肺类癌很少出现类癌综合征。大部分支气管腺瘤的诊断是通过胸部平片、CT、支气管镜等多项检查综合分析后确定的。由于支气管镜检过程中行活检易致大出血,故行使前必须准备好充足的控制手段。

本类肿瘤需手术治疗,最常用的方式是肺叶切除。"袖状"切除及支气管成形术能极大地保留患者的肺功能,并使标准的全肺切除明显减少。囊腺癌的切除范围要够大,且术中需对切除标本的边缘进行冰冻切片检查。气管切除 8cm 时尚可行原位吻合。术后可对肿瘤—肺组织交界部位行放射治疗。除非典型性类癌外一般不需化疗。

本类肿瘤病变发生转移时的远期疗效尚可。由于肿瘤的恶性程度较低,使得囊腺癌及发生远处转移患者亦能拥有较长的生存时间。然而,当类癌出现淋巴结受累和远处转移时,患者预后一般较差。

良性肿瘤

肺良性肿瘤很少见,仅占所有肺肿瘤的 1% 以下。最多见的是错构瘤,但也可见纤维瘤、平滑肌瘤、神经纤维瘤、肌母细胞瘤、良性的转移性平滑肌瘤等。大部分病变属周围型,无症状,当病变位于中心部位时则会出现咳嗽、喘息、咯血、反复的肺部感染等。通常情况下是在常规胸部拍片时发现病变,表现为 1~2cm 大小、边界清楚、圆凸状的肺下野结节,有 10%~30% 者出现钙化。中心型病变需行支气管镜加以确诊,但是病理学诊断多是通过细针穿刺抽吸活检及手术切除后病检。外科手术选择需慎重,一般采取楔形切除,当病变累及近端支气管腔并致远端肺组织反复感染或发生支气管扩张的情况下,可考虑肺叶切除。术后即可获得确诊。

孤立性肺结节

通过常用的胸部放射线检查即可发现没有症状的肺内孤立性结节(钱币样病灶)。由于这些病变既可为乳头样的良性表现,也可表现为肺癌一样的恶性特征,因此对于临床工作者来说,对肺内孤立性结节做出诊断将是非常棘手的。孤立性肺内结节,肺癌的可能性为 10% 左右。其他可能的诊断有:①肺内感染,病因可为分枝杆菌(结核病)、真菌(组织胞浆菌病、球孢子菌病)、蠕虫(包虫病);②炎症性结节,可源于风湿性关节炎、局灶性肺炎、wegener 肉芽肿等;③先天性异常,如支气管囊肿、动静脉畸形等;④良性肿瘤,如错构瘤、血管瘤、乳头状瘤、胸膜纤维瘤等;⑤恶性肿瘤;⑥各种病变过程,如血肿形成、肺梗死、胸膜斑块、包裹性积液、胸壁包块、黏液性嵌塞等。尽管特定的 X 线表现能够提示病变的良、恶性质,但当其呈现出恶性表现时,临床医师仍需进一步获取更可靠的病理学证据。一般情况下,恶性病变体积较大,生长迅速,有细毛刺,多呈分叶状、表面呈脐样凹陷或切迹、内有偏心型空洞等。而且，恶性肿瘤患者年龄多在 40 岁以上，吸烟（或以前吸烟），针对结核、组织胞浆菌病、球孢子菌病的皮试均为阴性（尽管阳性也不能完全排除恶性肿瘤），病灶无钙化（CT 值 <175HU）。相反，良性病变体积较小（<1cm），生长缓慢（病程 >2 年），常有钙化灶（呈"靶样"或"爆米花"样分布，CT 值 >175HU），70%~90% 的患者皮试阳性。诊断大多需行胸部 CT 扫描，其他如痰细胞学检查、痰培养、支气管镜检、纵隔镜检等也有助于综合分析诊断。PET 扫描在肿瘤的评估及鉴别诊断方面亦发挥重要作用。

随着螺旋 CT 的出现，临床上逐渐发现无症状性肺结节的发病率为 25%~70%。当前确诊的绝大部分病变大小在 2~3mm 之间，多不超过 1cm。系列研究显示，在年龄超过 50 岁、吸烟量每年 10 包以上、患无症状性肺结节（包括确诊的、随访的、已治疗过的）的人群中，肺癌的罹患率为 27%。通过对肺癌的 CT 筛选法的效价比进行综合评定，发现选择合适的高危人群（年龄 60 岁以上，中度 COPD，FEV1<70%，吸烟量每年 20 包以上）进行螺旋 CT 检查既经济又高效，将会及早做出诊断，从而及早治疗，改善预后。

最终确诊必须靠病理学诊断。在错构瘤的组织学诊断以及获取肺内感染的病原体（证据）方面，细针抽吸细胞学检查很为有效。但是，绝大部分孤立性肺结节需要手术切除活检，以排除恶性病变，如今主要通过电视胸腔镜技术来完成，尤其对周围型病变患者更易实施。如果病变属良性，则无需任何进一步的处理。如系肺癌，则应立即行肺叶切除。如若病变切除后的病理诊断是支气管源性肿瘤则预后较好，直径 <1cm 者 5 年生存率可高达 80%~90%。

Baaklini WA et al: Diagnostic yield of fiberoptic bronchoscopy in evaluating solitary pulmonary nodules. Chest 2000;117:1049.

Gould MK et al: Accuracy of positron emission tomography for diagnosis of pulmonary nodules and mass lesions: a meta-analysis. JAMA 2001;285:914.

Midthun DE, Swensen SJ, Jett JR: Approach to the solitary pulmonary nodule. Mayo Clin Proc 1993;68:378.

Midthun DE, Swensen SJ, Jett JR: Clinical strategies for solitary pulmonary nodule. Annu Rev Med 1992;43:195.

Swanson SJ et al: Management of the solitary pulmonary nodule: role of thoracoscopy in diagnosis and therapy. Chest 1999;116(6 Suppl):523S.

肺转移癌

尸检发现恶性肿瘤患者中有 30% 发生肺内转移，12% 的是肺内孤立性病变，可手术切除，而且后者中的 10%（所有患者的 1.2%）属肺内单发转移灶。大部分肺内转移灶是从原发癌经血行播散而来，经淋巴转移或支气管直接蔓延的情况极少，但也有继发转移侵及肺或纵隔淋巴结者。有明确的胸外部位原发癌者，当肺内出现多发结节时，大部分是转移病变；而当病变为单发时，可能是良性病变（18%），也可能是新发原发性肺癌（18%），同样也可能是转移灶（64%）。肺内转移瘤患者即使病变为多发也多数没有症状。一旦出现症状，常表现为咳嗽、咯血、发热、呼吸困难、胸痛等。肺转移多是靠常规胸部 X 线发现的，进一步行胸部 CT 检查以了解肺内其他病变。尽管 CT 检查有较高的敏感性，能够检出 3mm 大小的结节，但其特异性较差（假阳性率为 55%）。确诊必须有病理学证据，这通常在手术中获得。对不适于行手术切除的患者，周围型病变者可行细针穿刺抽吸细胞学检查，中心型病变者则需行支气管镜检以获取组织学诊断。

对于肺内转移灶可切除的病例来说，若行手术治疗需满足以下治疗原则：①原发瘤已经控制或属于可控制性的；②没有其他部位的病变；③没有更为合适的治疗选择；④手术危险性不大。由于腺癌（尤其是乳腺癌）常常累及多个器官，因此必须对其进行全面的评估，包括骨扫描和头部 CT 或 MRI 检查等。然而，当肺内出现孤立性鳞状细胞结节时，不管当前是否存在有其他部位的鳞癌（头颈部等），都应视其为新的原发性肺癌。手术切除病变可通过标准的后外侧开胸、经胸骨正中切口、经双侧前部开胸等方法完成，后者尤其适用于累及双侧肺下叶的病例。电视胸腔镜开始越来越多地用于转移瘤的切除，以期减少术后并发症。

开胸直视术通常可直接触到多发的肺内结节，而采用胸腔镜切除时则可能遗漏。除鳞癌或腺癌外，孤立性肺结节多采用楔形切除，鳞癌或腺癌不能通过冰冻病检与原发性肺癌鉴别，必须按原发性肺癌行肺叶切除及纵隔淋巴清扫。偶有其他组织类型的恶性肿瘤因侵犯近端肺动脉或近端支气管，需行肺叶切除甚至全肺切除。

肺转移瘤手术切除成功率在睾丸癌患者（5 年生存率为 51%）和头颈部癌患者（5 年生存率 47%）中最高。其他如骨肿瘤、软组织肉瘤、肾细胞癌、结肠癌等，通过对其肺转移灶的切除能使 20%~35% 的患者生存时间延长，而对黑色素瘤的预后则较差（10%~15% 延长生存时间）。需特别提出的是，直肠癌发生肺转移瘤，单纯对转移灶切除即能使患者获得 55% 的 5 年生存率。

另外，肉瘤患者生存期超过 10 年以上，能进行多次胸部手术者并不多见。为了有助于可手术患者的选择，已进行了大量的调查研究试图弄清影响预后的各种因素。影响预后的因素有：①病变多发或位于双侧；②CT 扫描发现病变在 4 个以上；③肿瘤倍增时间 <40 天；④无瘤生存期较短；⑤高龄等。

尽管选择手术探查指征没有形成统一意见，但也没有一个绝对的标准来排除手术治疗。不管怎样，若想获得良好的远期疗效,延长患者生存时间就必须对转移灶进行全部切除,如果不能完全切除则不考虑手术治疗。

LaQuaglia MP: The surgical management of metastases in pediatric cancer. Semin Pediatr Surg 1993;2:75.

Pogrebniak HW, Pass HI: Initial and reoperative pulmonary metastasectomy: indications, technique, and results. Semin Surg Oncol 1993;9:142.
Todd TR: Pulmonary metastectomy: current indications for removing lung metastases. Chest 1993;103(4 Suppl):401S.

（姜健涛　张明　译,杨栓盈　校）

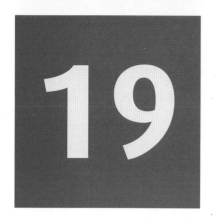

第 19 章 心脏
I. 后天性心脏病

冠状动脉性心脏病

▶ 病理生理学

　　与其他器官相比,心脏具有最高的代谢需求。绝大多数能量底物在持续不断的心肌收缩中被消耗。静息状态下心肌组织需氧血流量为 $1ml/(g\cdot min)$。心肌耗氧量增加时,通过二磷酸腺苷和腺苷介导的动脉血管扩张,可使心脏血流量增加达正常量的五倍以上。增加的血流量充斥进广泛的心肌毛细血管床内,而几乎每心肌细胞都有一个毛细血管。静息状态下心脏70% 至 80% 的氧利用来自冠状动脉血流。因为额外摄取非常有限,所以心脏的代谢与冠状动脉血流量紧密相关。此外,通过左心室心外膜动脉的血流具有时相性。当心肌收缩时,心肌内毛细血管外压力阻止收缩期前向血流,仅在心动周期的舒张期灌注心肌。这一表现在心内膜下更为明显,因为此处心肌组织因室壁张力的增加及更显著的肌结而氧耗最大。由于心脏不断持续的心肌耗氧量,限制性的舒张期灌注血液,及高氧耗的基础水平,使其特别容易受到心外膜冠状动脉狭窄造成的缺血性损伤。

　　心脏血液供应来自左、右冠状动脉(图 19-1)。这些心外膜血管源于主动脉部窦部,是主动脉根部发出的第一个分支。冠脉循环传统上分为三部分:左前降支和回旋支(起源于左冠状动脉),以及右冠支(右冠状动脉)。冠脉优势型是指后降支起源于左或右冠脉。90% 的个体为右优势型(后降支发自右冠状动脉)。其余 10% 是左优势型(后降支发自回旋支)。

　　左冠状动脉指左主冠状动脉。其自主动脉左窦发出后,走行于左心耳与肺动脉之间。长度不一,通常小

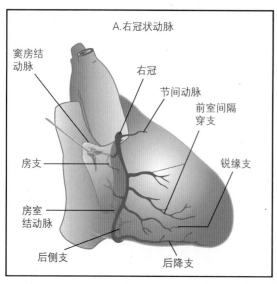

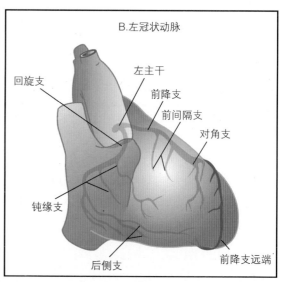

▲ 图 19-1 冠状动脉的解剖分支

于 2cm,并发出 2 个分支:左前降支(LAD)和回旋支动脉。在不到 1% 的患者中,左主冠状动脉可缺如,此时左前降支(LAD)和回旋支动脉分别起自左主动脉窦。

左前降支(LAD)沿室间沟内向前下方朝心尖部走行。LAD 沿前外侧室壁表面发出对角支,数量、大小变异较大。有时垂直发出室间隔支,通常第一穿支较大。有时,LAD 还会向右侧额外发出侧支,供应右室前壁的一部分。左前降支常常可绕过心尖部,供应后室间隔远段。左前降支是三个冠脉供血区内最重要的,占据心脏血供的 50%。

回旋支起自左主干沿着后房室沟冠状动脉潜行,发出几个钝缘支供应左心室侧壁,这些分支在数量及大小上变异很大。约 10% 的患者回旋支远端向后延续,其远端自后房室沟发出后降支,沿后室间沟至后顶点。这些患者被称为左优势型。有时左主干会发出第三分支,称为中间支,常常较大,主要供应左室前外侧壁。

右冠状动脉起源于主动脉根部右冠状窦,向前右方行走至右房室沟,然后沿心脏锐缘下降,发出一支或几支锐缘支供应右心室。在 90% 的患者中,右冠状动脉向后延续,最终发出后降支和后侧支。

动脉粥样硬化是一种累及全身大、中肌性动脉的全身性进展性疾病。其主要发生在血管分叉、呈锐角的弯曲和其他造成血流压力波反射和再循环部分。由于这些血流相关因素,动脉粥样硬化狭窄病变通常仅限于大的心外膜冠状动脉近段。特别是发生于 LAD 及旋支的狭窄病变,往往是位于近段的孤立的短病变。然而,右冠状动脉可出现弥漫性阻塞,但很少侵及到后降支或壁间分支。

冠状动脉粥样硬化形成的病理机制与其他血管脉粥样硬化病变相同。吸烟、高胆固醇血症、高血糖、高血压或其他炎症反应的原因造成血管内皮损伤。病理表现包括以一氧化氮生成减少为标志的血管内皮功能障碍,单核细胞黏附和迁移,脂质堆积,平滑肌细胞增殖,最终的结果是不断增大的富含胶原的纤维性斑块侵犯动脉管腔,阻塞血流。病变可导致血流量受限,尤其是当管腔截面积减少超过 75% 时。这种程度的血管狭窄可在心肌所需耗氧量增加时使血管扩张受限,从而引起短暂心肌缺血。当病变不稳定时,动脉粥样硬化斑块也可导致冠脉缺血。纤维斑块断裂,可导斑块成分破裂,从而造成冠脉内血栓形成,堵塞管腔。这也是 ST 段抬高的心肌梗死(STEMI)发生的机制。此外,斑块不完全破裂,可以引起血管收缩、血小板活化、聚集,导致冠脉不完全闭塞性缺血。这是不稳定的心绞痛和非 ST 段抬高心肌梗死(NSTEMI)的发生机制。

临床表现

冠状动脉粥样硬化患者因其阻塞性病变严重程度和性质不同以及其他合并症情况,临床表现各异。慢性稳定型心绞痛是冠心病患者的最常见的症状。静息情况下,冠脉血流可满足生理需要,可无症状。在运动或应激情况下,心肌需氧量增加,自我调节机制可使血管扩张,从而增加心肌血流量五至六倍。然而,稳定性冠脉狭窄可影响冠脉血流,从而导致需氧及供氧失衡。胸痛呈突然性,急速出现,常被描述为典型的紧缩感、压榨样或疼痛。通常位于胸骨正中,并向左肩、手臂或颈部辐射。常表现为典型的用拳头捶胸的 Levine 症。某些患者出现类似心绞痛的表现,包括呼吸困难、出汗、恶心、烧心,以及头晕或晕厥。虽然心绞痛的临床各异,慢性稳定型心绞痛的病征特点是症状的出现可预见,且通常休息可缓解。

急性冠脉综合征(ACS)是指一系列与冠状动脉闭塞性疾病相关的临床情况。包括不稳定型心绞痛,NSTEMI 和 STEMI。不稳定心绞痛患者通常具有新出现的、静息下或强度不断增加的胸痛及其相似表现,也被称为递增型心绞痛。发展为 NSTEMI 的患者可出现以血中心肌酶(肌钙蛋白,CK-MB)增高为表现的心肌损伤。不稳定型心绞痛及 NSTEMI 是重要的预后指标,因为 10% 的患者将在 6 个月内死于心血管事件。

STEMI 是指通常与斑块破裂相关的心外膜大血管闭塞。患者常表现为严重的、持续超过 30 分钟的胸骨后疼痛。既往有慢性稳定性心绞痛的患者通常会描述休息或服用硝酸甘油疼痛不能缓解,疼痛性质更加剧烈。患者同时还可出现出汗、恶心、头晕等其他症状。虽然随着健康系统的不断改善,心肌梗死的生存率大幅增加,但 STEMI 患者的死亡率仍然接近 10%。

诊断学评估

疑似冠心病患者应行静息心电图检查。虽然大部分稳定性心绞痛患者心电图表现为正常,但 Q 波及传导障碍的出现可作为陈旧性心梗的诊断依据。运动心电图是应用最广泛的冠心病诊断试验。采用标准化程序,患者在跑步机或脚踏车上活动的同时,行 12 导联心电图记录。试验将持续直到患者出现临床症状或出现表示心肌缺血的明显 ST 段移位。心肌灌注显像可提高运动负荷心电图检查的诊断准确度。目前一些放射性示踪剂已应用于临床,其中最常用的是 [201] 铊。因为它与钾离子相似,故可被存活心肌优先摄取,其在心肌内的分布与心肌灌注率呈正比。在某些情况下,患者因受特殊躯体及精神状况限制无法运动,也可应用药物替代运动试验,通过增加氧耗(多巴胺)或直接扩张冠状动脉(腺苷)从而检出心肌血流受限区域。超声心动图也可替代核灌注显像,以增加运动心电图检查的准确性。超声心动图可观察到心肌缺血时局部区域室壁运动的变化。它也可发现心脏瓣膜异常或其他可能会影响治疗选择的异常。

冠脉造影,亦称为心导管检查,可用于有临床症状的疑似冠脉狭窄患者。经皮建立动脉通路，选择大小合适的导管，于透视下将其置于左右冠脉开口处，注入造影剂显示冠状动脉。通过标准的不同投照体位显示冠脉的走行及狭窄的部位及程度（图19-2）。计算机自动化分析计算狭窄面积，可提高诊断一致性。

此外，导管可经主动脉瓣插入左心室内。注入造影剂行左心室造影，可得到心室收缩功能，心腔的大小以及左侧瓣膜是否异常等信息。在心导管术期间，可行经皮狭窄冠脉的治疗（将在经皮介入治疗章节详述）。新的成像技术，如高分辨率多层CT扫描三维重建和磁共振成像（MRI）的应用日益增多。这些非侵入性检查可提高冠脉成像的安全性及便捷性，但其分辨率仍然逊色于标准冠状动脉造影。

▶ 药物治疗

冠脉疾病的药物治疗始于控制粥样斑块形成及失稳定性的危险因素。其中最重要的干预措施是戒烟。其他干预措施包括控制高血压、糖尿病及高脂血症。调整饮食及锻炼可改善所有这些情况，但常常还需要药物治疗。

他汀类药物可改善胆固醇水平，低密度脂蛋白及高密度脂蛋白比例。目前已证实他汀类药物可降低心梗发生率及死亡率。血管紧张素转换酶抑制剂被证实可降低冠心病伴高血压、糖尿病或心功能不全患者的死亡率及心梗发生率。阿司匹林可通过抑制血小板活性减少冠心病患者死亡及心梗发生率，所有冠心病患者除非有明显禁忌均应服用。β受体阻滞剂可通过降

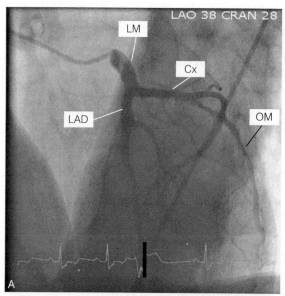

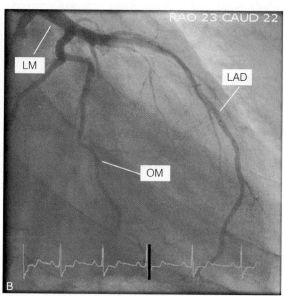

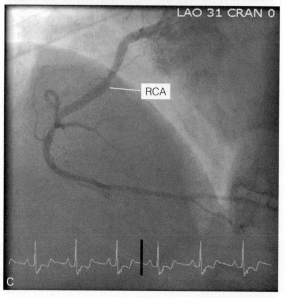

▲图19-2

A. 左冠状动脉左前斜（LAO）位视图。B. 左冠状动脉右前斜（RAO）位视图。C. 右冠状动脉左前斜位视图。LM，左主干；LAD，左前降支；Cx，旋支；RCA，右冠状动脉；OM，钝缘支

低心率及室壁张力减少心肌耗氧,并可通过增加舒张期时程和增加氧输送继而增加心内膜下灌注。尽管有上述获益,β受体阻滞剂在非左室功能障碍或高血压患者中并未被证实可减少心血管死亡率或发病率。硝酸酯类药物也可扩张静脉减少心脏前负荷及室壁张力,扩张动脉降低后负荷减少心肌耗氧;同时可扩张冠脉,增加冠脉血流。硝酸酯类药物可通过舌下含服立即缓解症状,亦可作为长效口服制剂预防性给药以控制症状。头痛是硝酸酯类药物常见并发症,且其血管扩张作用在与治疗勃起功能障碍的磷酸二酯酶抑制剂联用时可显著加强。单纯药物治疗适用于单支或双支血管病变症状控制满意的冠心病患者。

▶ 介入治疗

1977年,安德烈亚斯医生对一例前降支狭窄病变实施了世界首例经皮介入球囊血管成形术。这项先驱性的工作为世界范围内冠脉治疗的革命奠定了基础。经皮冠脉介入治疗目前已成为世界范围内最常用的医疗操作,且其应用不断扩大。介入治疗包括球囊血管成形术、冠状动脉内支架植入,以及旋转和激光旋切术。应用与心导管相同技术,经皮置入细小、顺应性良好的钢性导丝通过管腔狭窄的冠状动脉达其远端。延导丝送带球囊导管至狭窄病变,然后用超大气压的压力膨胀球囊,从而扩张狭窄血管,恢复其管腔内径。术后再狭窄较常见,约占40%。使用镍钛记忆合金支架可大大降低支架再狭窄发生率至15%。在美国,近90%经皮介入操作应用支架。药物洗脱支架是经皮冠脉介入治疗操作中的新产品。支架壁所附药物涂层通常与在器官移植者中抑制免疫细胞增殖的药物相类似,具有抗增殖作用。西罗莫司洗脱支架和紫杉醇洗脱支架可进一步降低靶血管再狭窄率和再次介入治疗的发生率。然而,晚发支架内血栓的报道已引起关注,因此建议长期使用抗血小板药物治疗。

▶ 手术治疗

自1967年创立以来,冠状动脉旁路移植术(CABG)的数量不断增加。直至近十年,由于经皮介入治疗及药物治疗的进展,其增长明显减慢(图19-3)。尽管如此,冠状动脉旁路移植术仍然是医学上应用的最频繁、最成功,以及研究最深入的一种治疗手段。

A. 指征

三个旨在比较冠状动脉旁路移植术与药物治疗的大型前瞻性多中心随机临床试验数据目前被广泛引用,特别是在考虑冠状动脉旁路移植术的适应证时。尽管研究的历史现状和手术技术以及药物治疗存在巨大的差异,这些研究均提示,外科血运重建对于中晚期冠状动脉粥样硬化患者有获益。

退伍军人管理局合作研究(The Veterans Administration Cooperative Study)在1970—1974年间纳入1000

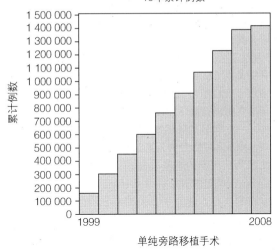

单纯旁路移植手术操作数量
10年累计例数

▲ 图19-3 美国冠状动脉旁路移植手术减少趋势图

例患者。这些患者具有慢性心绞痛症状且近6月内无新发心肌梗死。药物治疗组主要给予硝酸酯类及阿司匹林,与同期研究相比,该研究手术组死亡率较高。统计分析表明,尽管38%的药物治疗组患者交叉入手术治疗组,7年后手术组生存率较药物治疗组仍明显改进(77%/72%)。亚组分析表明,三支血管病变、左室功能异常、左主干严重病变者生存获益更大。

欧洲冠脉手术研究(European Coronary Surgery Study)在1973—1976年间纳入767例男性慢性心绞痛且左室功能正常患者。在整个队列中,外科治疗组具有生存获益,特别是在三支血管病变以及前降支近段狭窄患者中;且手术在减少心绞痛发作及增加运动耐力方面具有明显获益。

冠状动脉手术研究(The Coronary Artery Surgery Study)于1974至1979年进行,自15个中心纳入接受冠状动脉造影的非随机注册患者。心绞痛轻症患者被随机分入药物治疗组或CABG组。790例随机患者无明显临床获益;然而,队列中手术可使左室功能异常特别是三支血管病变伴左室功能异常者生存获益。对注册未随机患者的分析表明,手术可使左主干狭窄或左主干等效狭窄生存获益。虽然这三项里程碑式的试验有近30年历史,一些重要原则仍适用:患者具有中重度冠脉粥样硬化,特别是伴有左室功能不全者,外科血运重建获益最大。

近期大量临床研究比较了CABG与经皮介入治疗。随机冠心病介入治疗研究(The Randomized Intervention Treatment of Angina,RITA)比较了球囊血管成形术与CABG在单支血管或多支血管病变中的作用。两者在生存率上无差异,但再次介入治疗在血管成形术组中的发生率较 CABG 组增高 5 倍。旁路血管成形血运重建研究(The Bypass Angioplasty Revascularization Investigation,BARI)于 1988 年至 1991 年共纳入 1929 例慢型或不稳定性心绞痛患者。两组 5 年生存获益无差别;然而经皮介入组中有 31% 的患者交叉入 CABG 组。经皮介入组再次血运重建的发生率较 CABG 组增高 5 倍,而 CABG 可使糖尿病亚组 5 年生存明显获益(81%/66%)。

一些额外的随机试验不断评估外科手术、经皮介入治疗或药物治疗在冠心病患者中的相对优势。随着技术及药理学的不断发展,需要更多的研究。然而,CABG 在特定的冠心病患者中提供了生存及生活质量方面的获益。表 19-1 是美国心脏协会以及美国心脏学院关于冠状动脉旁路移植的推荐意见。

B. 手术技术

冠状动脉搭桥手术的原则是恢复正常的心肌灌注,创造替代的血管旁路,使血液到达的缺血的区域。这一策略具有诸多优势,比如大口径管道,使血管处于心外膜位置,避免了心肌收缩的压力,以及适当的吻合口位置,可最大限度地恢复正常的血流。该手术的最重要的方面是构建技术上可行,是策略上合理的血管旁路。

多种旁路血管可供选择,但最传统且目前仍使用最多的是大隐静脉。该血管容易获得且并发症少,且技术上容易实现精确吻合。使用内镜微创的技术方法,可进一步减少大隐静脉剥离术对患者的影响。大隐静脉使用的局限性主要在于其具有发展为进展性动脉粥样硬化趋势。静脉移植物内斑块常为圆形,弥漫性,且纤维帽较薄,且更易形成远端血栓。大隐静脉移植物的 10 年通畅率约为 50%。此外,有时亦可能由于前期冠脉或外周旁路移植或静脉血管曲张及硬化,而不能获得合适的静脉移植物。

游离至左锁骨下动脉,代蒂的乳内动脉可以吻合至心脏的前或外侧血管,最常见的如前降支。这一策略的优势在于与大隐静脉移植相比,乳内动脉具有更高移植通畅率。右乳内动脉,也可以作为旁路管道,但是,应用双侧乳内动脉可增加胸骨缺血和伤口愈合并发症的风险。相比大隐静脉,因动脉移植通畅率更高,桡动脉及胃网膜右动脉也被用作是静脉移植物的替代品。然而,其是否能增加血管长期通畅率仍需要进一步研究,且获取血管带来的机体损伤也限制了该技术的应用。

冠状动脉旁路移植术的标准方法是通过胸骨正中切口,纵向劈开胸骨暴露心脏和大血管。亦可采用左侧开胸,特别是当以前做过心脏手术、胸骨正中切口可能损伤粘连的心脏结构或移植血管时。建立体外循环(CPB),注入肝素 300IU/kg 抗凝,以达到活化凝血时间大于 400 秒。通常情况下,于升主动脉插入动脉灌注管和插管于右心耳建立静脉回流通道(图 19-4)。体外

表 19-1 Ⅱ美国心脏协会冠状动脉旁路移植术指南 *

无症状
- 左主干病变或左主干等效病变(前降支近端和回旋支近端)(Ⅰ级)
- 三支血管病变(Ⅰ级)
- 前降支近端血管病及单支或双支血管病变(Ⅱa 级,左心功能下降或无创检查证实的广泛心肌缺血)

有症状

稳定性心绞痛
- 左主干病变或左主干等效病变(Ⅰ级)
- 三支血管病变(Ⅰ级)
- 双支血管病变以及伴有左心功能降低或无创检查证实的明显心肌缺血的前降支近段病变(Ⅰ级)
- 不累及前降支近端的单支或双支血管病变,但无创检查证实存在高风险者(Ⅰ级)
- 涉及前降支近端的单支血管病变(Ⅱa 级)

不稳定性心绞痛 /NSTEMI
- 左主干病变或左主干等效病变(Ⅰ级)
- 三支血管病变(Ⅰ级)
- 具有进行性缺血表现的单支或双支血管病变,血管不适合血管成形术者(Ⅰ级)
- 不累及前降支近段的单支或双支血管病变(Ⅱa 级)

ST 段抬高型心梗
- 进行性胸痛或心肌梗死导致血流动力学障碍且病变不能行介入治疗者(Ⅰ级)
- 心梗后外科并发症,如乳头肌断裂、心梗后室间隔穿孔(Ⅰ级)
- 心源性休克(Ⅰ级)
- 持续性恶性心律失常(Ⅰ级)

左室功能降低
- 左主干病变或左主干等效病变或三支血管病变(Ⅰ级)
- 双支血管病变(Ⅰ级)
- 前降支近段病变(Ⅱa 级)

PTCA 失败
- 进行性缺血,远段靶血管良好(Ⅰ级)
- 血流动力学不稳定(Ⅰ级)

* 证据级别Ⅰ级:证据证明或普遍认为治疗是有效的。Ⅱa:证据存在分歧或意见不统一,但有证据表明获益。Ⅱb:证据存在分歧或意见不统一,但获益证据不足。Ⅲ:证据表明治疗无效。

NSTEMI,non-ST-segment elevation myocardial infarction 非 ST 段抬高心梗;STEMI,ST-segment elevation myocardial infarction,ST 段抬高心梗

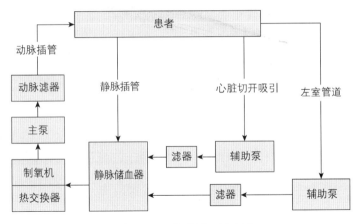

▲图 19-4　体外循环示意图

循环开始,静脉血进入到储血槽。停止机械通气。通过热交换器,降低血温到 28~32℃,以减少组织对氧的要求和脏器损伤。抗凝期间手术野出血回收至体外循环系统以减少失血。阻断升主动脉,并注入冷血心脏停搏液使心脏停搏。心脏停搏液的成分组成在各中心甚至不同医生之间会有不同,但大多数中心采用来自体外循环系统的自体血液与冷却至 12℃ 的含有柠檬酸与离子钙、葡萄糖、pH 缓冲液和钾 (约 30mM/L) 的晶体溶液混合,来停止心脏的所有活动。停搏液的间歇性灌注以维持心肌温度及在主动脉阻断期间维持心脏停搏于舒张期。

心脏停搏下,无血、无跳动的心脏手术也使精细的血管吻合得以实施,即使是心脏最小的心外膜血管。在心外膜表面确定目标血管,根据先前冠状动脉照影的结果及血管的大小,选择血管吻合重建的部位。切开暴露的冠脉,大小约 5mm,桥血管端修剪成斜面,行远端血管吻合术。观察吻合口是否通畅,有无出血,裁剪合适的桥血管长度,避免张力和扭曲。静脉或游离动脉与升主动脉连接。应用打孔器在主动脉上打一 4~5mm 的圆孔,应用聚丙烯线行近端血管吻合。在桥血管长度受限的情况下,近端血管吻合可行桥血管与桥血管或乳内动脉 Y 型吻合。

完成所有吻合后,准备脱机。开始复温,随着心脏变暖,经常会发生室颤,此时可能需要电除颤。暂时的传导异常可能需要心外膜起搏,但往往较为短暂。回复机械通气,逐渐脱离体外循环。可应用正性肌力药物治疗,但不是必需的,特别对于术前心功能较好的患者而言。适当剂量的鱼精蛋白用于中和肝素,并拔出插管。充分止血后,应用不锈钢丝关闭胸骨。心包一般情况下敞开,避免压迫心房和扭曲桥血管。乳内动脉从后方放置至左肺表面,以避免二次开胸时损伤血管。

近来,人们试图减少冠状动脉搭桥手术的创伤性和体外循环的潜在并发症,随着非体外循环下冠脉旁路移植技术不断得到改进。非体外循环冠状动脉搭桥术 (OPCAB) 在降低气栓和血栓引起的神经系统并发症以及减少输血和输血成本中具有潜在的优势。手术技术主要涉及如何固定跳动的心脏已暴露出目标血管,特别是对于心脏后侧和后外侧血管,当为充分良好暴露血管而抬高或旋转心脏时,可导致血流动力学不稳定。麻醉师必须能够应付这些快速变化,而外科医生必须具备一定的能力来判断在心脏受到显著的损伤前,是否应立即放弃这一尝试而改为体外循环下进行。在心脏跳动、术野有血的情况下,吻合更具挑战性。虽然一些单中心的报告表明了令人满意的短期结果和中期移植通畅率,但多中心随机和观察研究显示,OPCAB 技术可能会带来一些好处,但常以降低移植通畅率为代价。因此,OPCAB 的开展在过去几年中并没有显增加。

C. 结果

自胸外科医师自愿报告数据库协会在 1989 年建立以来,冠脉旁路移植的短期预后已很大程度向大众公开。这为患者提供了必要的信息,为内科医师提供参考,更重要的是使外科医师能够与相关全国平均水平比较。该协会还提供了一个可靠的风险评估积分系统,该系统可利用患者临床数据估计其死亡率。总体而言,围手术期死亡风险保持在 1%~3%。死亡的多变量预测因素包括高龄、近期心肌梗死、心功能不全、肾功能不全、女性。血管通畅率在患者无症状的情况下,以不同的时间间隔的血管造影为依据作出评估。数据主要为回顾性或存在患者选择的偏差,但在很大程度上被认为是可靠的。大隐静脉移植物 1 年的闭塞率为 20%~30%。移植物早期闭塞被认为是缘于吻合技术不完善、血管扭结、获取大隐静脉期间的血管内皮损伤、有限的冠状动脉血流和本身冠脉疾病的进展。晚期闭塞发生以每年 5% 的速度出现,10 年通畅约 40%~50%。其发生的主要原因是静脉导管粥样硬化。代蒂乳内动脉具有非常优越的血管通畅率,特别是与前降支吻合时。在靶血管径流充足下,多个独立的研究报告显示 10 年通畅率为 90%~95%。桡动脉和游离乳内动脉的通畅率,介于大隐静脉和代蒂乳内动脉之间,常用于年轻患者。

ACC/AHA 2004 guideline update for coronary artery bypass graft surgery. Circulation 2004;110:1168.

Alderman EL et al: Ten-year follow-up of survival and myocardial infarction in the randomized Coronary Artery Surgery Study. Circulation 1990;82:1629.

Barter P et al: HDL cholesterol, very low levels of LDL cholesterol, and cardiovascular events. Treating to New Targets Investigators. New Eng J Med 2007;357:1301.

Bypass Angioplasty Revascularization Investigation (BARI) Investigators: Comparison of coronary bypass surgery with angioplasty in patients with multivessel disease. New Eng J Med 1996;335:217.

Cleveland JC et al: Off-pump coronary artery bypass grafting decreases risk-adjusted mortality and morbidity. Ann Thorac Surg 2001;72:1282.

Davi G, Patrono C: Platelet activation and atherothrombosis. New Eng J Med 2007;357:2482.

Favaloro RG: Saphenous vein graft in the surgical treatment of coronary artery disease. Operative technique. J Thorac Cardiovasc Surg 1969;58:178.

Fox KA et al: Management of acute coronary syndromes. Variations in practice and outcomes: findings from Global Registry of Acute Coronary Events (GRACE). Eur Heart J 2002;23:117.

Henderson RA et al: Long-term results of RITA-1 trial: clinical and cost comparisons of coronary angioplasty and coronary-artery bypass grafting. Randomised Intervention Treatment of Angina. Lancet 1998;352:1419.

Kelbaek H et al: Drug-eluting versus bare metal stents in patients with st-segment-elevation myocardial infarction: eight-month follow-up in the Drug Elution and Distal Protection in Acute Myocardial Infarction (DEDICATION) trial. DEDICATION Investigators. Circulation 2008;118:1155.

Loop FD et al: Influence of the internal-mammary-artery graft on 10-year survival and other cardiac events. New Eng J Med 1986;314:1.

Malenka DJ et al: Comparing long-term survival of patients with multivessel coronary disease after CABG or PCI: analysis of BARI-like patients in northern New England. Northern New England Cardiovascular Disease Study Group. Circulation 2005;112:I371.

Puskas JD et al: Off-pump coronary bypass provides reduced mortality and morbidity and equivalent 10-year survival. Ann Thorac Surg 2008;86:1139.

Reddy GP et al: MR imaging of ischemic heart disease. Magn Reson Imaging Clin N Am 2008;16:201.

Schmieder RE et al: Renin-angiotensin system and cardiovascular risk. Lancet 2007;369:1208.

Schroeder S et al: Cardiac computed tomography: indications, applications, limitations, and training requirements. Working Group Nuclear Cardiology and Cardiac CT. Eur Heart J 2008;29:531.

Society of Thoracic Surgeons. 2008 adult cardiac surgery database executive summary. Available at: http://www.sts.org/sections/stsnationaldatabase/publications/executive/article.html. Accessed November 12, 2008.

Takagi H et al: Off-pump coronary bypass sacrifices graft patency: meta-analysis of randomized trials. J Thorac Cardiovasc Surg 2007;133:e2.

Varnauskas E: Twelve-year follow-up of survival in the randomized European Coronary Surgery Study. New Eng J Med 1988;319:332.

Veterans Administration Coronary Artery Bypass Surgery Cooperative Study Group: Eleven-year survival in the Veterans Administration randomized trial of coronary bypass surgery for stable angina. New Eng J Med 1984;311:1333.

Wenaweser P et al: Incidence and correlates of drug-eluting stent thrombosis in routine clinical practice. 4-year results from a large 2-institutional cohort study. J Am Col Cardiol 2008;52:1134.

瓣膜性心脏病

二尖瓣反流

▶ 病理生理学

　　A. 解剖

　　二尖瓣是将左心室与左心房分隔开的结构。它被认为由以下三部分组成:瓣叶,瓣叶所附着的瓣环,以及由腱索、乳头肌等构成的瓣下装置。二尖瓣具有前、后两个瓣叶(如图 19-5),前叶面积较大,但其附着的瓣环部分仅占瓣环周长的三分之一。二尖瓣前叶瓣环与主动脉瓣的左冠瓣及无冠瓣瓣环部分直接相连续,即所谓的主动脉 - 二尖瓣幕帘。二尖瓣后叶较短,但其所附着的瓣环部分约占瓣环周长的三分之二。后叶可以分为三个扇区,尽管这种分区的个体差异很大。前、后叶在前外和后内交界处分隔,其位置分别为左、右纤维三角处。纤维三角由瓣环处密集的胶原纤维结构形成,是心脏纤维骨架的重要组成部分。二尖瓣瓣环呈椭圆形,形态随心脏收缩动态变化,其横切面积最多可减少约 40%。前后乳头肌由垂直定向的心肌细胞束构成,腱索由其头端发出并分散至前后瓣叶,连接至瓣叶游离缘的为初级腱索,连接瓣叶心室面的为次级腱索,连接瓣环心室壁处的为第三级腱索,腱索在防止瓣叶脱垂中发挥重要作用。后乳头肌因仅依靠右冠状动脉供血,故易受缺血损伤,而前乳头肌由左前降支和回旋

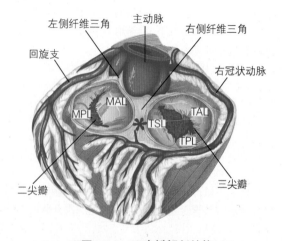

▲图 19-5　二尖瓣解剖结构

支共同供血,故对于缺血较为耐受。

B. 二尖瓣反流分型

多种病理状态均可导致二尖瓣反流,Alain Carpentier 提出了一种基于瓣叶运动的简单分型法(表 19-2)来反映不同疾病过程所导致的二尖瓣反流。Carpentier I 型反流,其瓣叶运动正常。反流可由瓣环扩大所致,如心室进行性扩大的心肌病,或由感染性心内膜炎引起的瓣叶穿孔。Carpentier II 型反流与瓣叶的过度运动有关。二尖瓣 II 型反流患者常有缺血或心内膜炎所致的腱索或乳头肌断裂,或病理性冗长的瓣叶组织。冗长、脱垂或黏液变性的瓣叶可由纤维弹力缺陷或遗传性结缔组织发育不良导致,过度的活动影响了瓣叶的对合。Carpentier III 型反流患者瓣叶活动受限,见于风湿性心脏病,其瓣叶钙化,腱索增厚、短缩,心脏收缩时瓣叶不能充分上抬,且瓣叶对合不良。此外,一些患者亦可因缺血性损伤导致二尖瓣重度反流,通常既往的心肌梗死可导致心室重塑,引起乳头肌增粗和短缩,从而使瓣叶受牵于心室壁,限制了其活动而导致瓣叶对合不良。

表 19-2　二尖瓣反流的 Carpentier 分型

I	型瓣叶运动正常 瓣环扩大瓣叶穿孔
II	型瓣叶过度运动 脱垂或黏液变性腱索断裂
III	型瓣叶活动受限 风湿性心脏瓣膜病缺血性二尖瓣反流

二尖瓣反流多是病理性的,当病变为渐进性时机体有生理性适应过程,因此经常可以很好地耐受。然而感染性心内膜炎或缺血性乳头肌断裂所致急性二尖瓣反流可导致急性肺充血,因为此时左房难以耐受突然增加的容量负荷。当二尖瓣反流进展并恶化时,机体会有相应的代偿机制,左房及肺静脉系统逐渐扩张,顺应性增加,以适应增加的容量,二尖瓣的反流血束减轻了左室后负荷,降低了室壁张力。前向血流减少可增加舒张期充盈,增加前负荷,从而保持心输出量,延缓了出现明显症状的时间。随病程进展,左室舒张末容积增加,出现病理性重塑,导致心室腔扩张并更接近球形。心室形态以及细胞内外分子机制的改变导致心室收缩功能进行性恶化。恶化的收缩功能以及增加的舒张末容积导致心室进一步扩张和重塑,加重二尖瓣反流,形成恶性循环。长期的二尖瓣反流会导致左房压力及容积持久的增加,导致肺血管改变,肺动脉高压,最终导致右室功能不全。

C. 症状

急性二尖瓣反流通常难以耐受,会有肺淤血及心输出量不足的典型表现,患者自诉气短、乏力、易劳累。导致二尖瓣反流的原发病的临床表现通常更为突出,急性感染性心内膜炎的患者会有发热、寒战,以及赘生物脱落导致的栓塞并发症如脑梗塞、肠系膜血栓或肢端栓塞等缺血表现。急性心梗致缺血性乳头肌断裂患者会有胸痛及大汗表现。

慢性二尖瓣反流由于心房及心室的逐渐适应过程,常有多年的无症状期,最终患者将出现心衰表现,包括气短、乏力以及下肢水肿。当左房扩张导致房颤出现,患者会诉有心悸感。房颤经常是最早出现的症状,心室率增快可导致心室充盈不足,心输出量的突然减少。由于心室功能的恶化以及肺血管的病变,右心功能逐渐衰竭,导致下肢水肿以及腹水出现。

▶ 诊断学检查

二尖瓣反流的物理检查受患者病程以及机体代偿程度影响,病史长的患者,心室扩大可导致心尖波动点外移,由于舒张期血流增加,听诊常可听到第三心音奔马律。典型的收缩期杂音为吹风样,在心尖部最为明显,放射至腋窝。急性二尖瓣关闭不全的杂音常局限于收缩早期,而慢性患者杂音多为全收缩期。

胸片常可见由于心室扩张所致的心脏增大,在严重心衰失代偿时可出现明显的肺水肿表现,多见于急性二尖瓣反流。心电图多无特异性表现,但可能提供既往心梗的证据,并可确定有无房颤。

心脏超声是诊断二尖瓣反流的主要手段,它可以揭示其发病机制,对于是否手术干预至关重要。超声可提示瓣叶运动状态(正常、受限或过度运动),以及瓣环大小和可变性。应用彩色多普勒测量反流血束面积大小以及方向,可以定量评估反流程度并提示可能的反流机制。产生机制见图 19-6。反流彩束的宽度以及长度或者肺静脉内的反向血流均可用来评估反流的严重程度。心脏超声亦可发现慢性病程中机体逐渐适应的表现,如左房、左室的扩大。这些信息可以用来判断手术干预的时机,尤其是对于无明显症状的患者。心脏超声通常是经胸壁进行的,肥胖体型、肺气肿等常可影响图像质量,而经食管超声图像质量更高,可以更好评估二尖瓣病理学机制以及反流严重程度。

心导管术也是非常重要辅助诊断手段,可帮助识别额外的心脏病理状况,可以判断术前药物强化治疗是否充分。冠脉造影用于术前评估冠脉病变情况,已决定二尖瓣置换或修补手术中是否需行搭桥手术。尽管对比心室造影可以提示反流血束,但已不再用来定量评价反流量,因为心脏超声已经成为标准诊断技术。右心导管术可以显示血管内容量负荷过度或低心排出量,亦可用来帮助诊断无症状患者的肺血管改变。

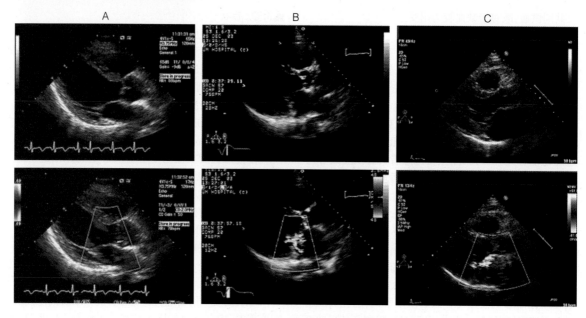

▲图 19-6　　心脏超声下的二尖瓣

A. 正常瓣膜;B. 扩大的瓣环及中心反流;C. 后瓣脱垂致偏心反流

▶ 手术治疗

A. 适应证

二尖瓣手术的适应证取决于病理机制以及临床症状。此外,近年来由于手术技术以及麻醉、心肌保护、术后监护等方面的进步,患者预后改善,手术适应证较前扩大。此外,在冠心病以及主动脉瓣病变手术治疗时亦可对二尖瓣轻度病变进行手术处理。

可以肯定的是,如果手术风险在适当程度以内,严重二尖瓣反流以及伴有心衰症状的患者需要手术治疗。此外,严重二尖瓣反流和有左心室功能不全表现的患者需手术治疗,因为如果没有得到有效纠正,其心肌失代偿会快速进展。对于心室功能正常的无症状严重二尖瓣反流,手术干预可以改善生存预后的证据不足。以往这些患者需要密切随访并定期行心脏超声检查,一旦出现左室增大、心功能不全或者其他新发症状则需要手术干预。一些存在争论的看法认为,肺动脉高压的出现提示失代偿改变,需要手术处理。

近年来二尖瓣手术技术有了巨大的变化。相较于人工瓣膜置换手术,大家更关注二尖瓣修复成形术。保留瓣膜有很多的好处,二尖瓣和左心室的相互作用不仅在于维持血容量,其有复杂的相互依赖性,维持长期的心室功能还需要瓣环、乳头肌、腱索等。除了对心室功能的影响外,人工瓣膜还有一定的局限。生物瓣膜(猪或牛瓣)由于瓣叶结构的退行性变,其耐久性差,生物瓣膜的失效率与年龄相关,年轻患者的瓣膜老化速度更快。机械瓣膜经久耐用,但需要终身的华法林抗凝治疗。由于人工心脏瓣膜暴露出的局限性(耐用性以及抗凝问题),如再次接受瓣膜置换的可能性很高时,二尖瓣反流的外科干预经常会被延迟。依据二尖瓣病理机制以及外科医生的经验不同,亦经常会考虑早期手术,尤其是在无症状时或心脏未增大时。

感染性心内膜炎所致二尖瓣反流的手术适应证不同于其他病因。当然瓣膜破坏致严重二尖瓣反流、心衰以及心室增大者需手术治疗。然而还有一些其他的特殊的适应证需行瓣膜置换,如体循环栓塞,大的、活动性的赘生物有栓塞风险的都需要行紧急手术干预。另外,抗菌谱有效覆盖细菌的抗生素治疗难以控制的菌血症应尽早手术。出现高耐药细菌或真菌性心内膜炎时亦需要手术治疗。二尖瓣环脓肿导致初发的心脏传导异常或引发心内瘘道时亦有手术指征。手术前应先控制始发感染灶,措施包括拔牙或脓肿引流等。

B. 手术技术

手术入路最好采用胸骨正中切口,虽然左侧或右侧剖胸也可以暴露二尖瓣,但胸骨正中切口便于建立体外循环以及其他可能需要进行的手术步骤,如冠脉旁路移植或主动脉瓣置换。体外循环是开始步骤,通常行上、下腔静脉插管分别引流,升主动脉插管灌注,主动脉根部灌注冷停跳液使心脏停搏,经右上肺静脉插管行左心引流及排气。

有多种切口入路可暴露二尖瓣,而高质量的术野暴露对手术成功至关重要。最常用的是左房直接切口入路,锐性分离出房间沟,将右房向上牵拉远离左房(图 19-7)。在右侧肺静脉入口行左房纵形切口,固定牵开器可协助切开左房并方便术野暴露,通常还可将

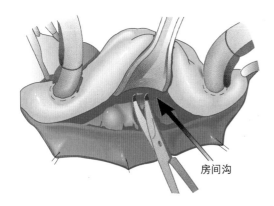

房间沟

▲图 19-7　经房间沟暴露二尖瓣

手术床向左侧旋转远离术者以改善暴露。另外也可选用经房间隔入路,上、下腔静脉套带阻断,切开右房,经卵圆窝切开房间隔,向上沿至上腔静脉附近,亦可靠内侧沿左房穹顶行房间隔切口,即所谓的上房间隔入路。当二尖瓣暴露良好时,还需考虑窦房结损伤的危险,如有损伤则需置入永久起搏器。

　　暴露瓣膜后评估导致二尖瓣反流的病理机制,决定手术方案,修补或替换。向左心室注入冷盐水可观察二尖瓣反流部位,连枷或是明显的瓣叶脱垂。观察瓣叶活动度,是否存在钙化或穿孔,瓣环是否扩大或钙化。明确二尖瓣反流病理机制后即可决定修补或替换的手术方案(图 19-8)。

　　当二尖瓣反流单纯由瓣环扩大或心梗后瓣活动受限所致,二尖瓣瓣环成形术即可有效解决。沿瓣环横向缝合,包括纤维三角区,多加小心以避免损伤底层结构如冠脉回旋支、冠状静脉窦、房室结等。经典的瓣环成形术需要环形假体或其他硬度不等的替代物。有的环形假体完全环绕瓣环一周,有的假体非完整环形,仅支撑两个纤维三角之间的后叶瓣环(图 19-9)。沿瓣环褥式带垫片缝合穿过成形环的垫圈然后打结压下。选择合适大小的成形环,以匹配前叶瓣叶面积以及两个纤维三角间的距离。注水试验检验成形效果,然后闭合心腔。体外循环停机后应经食道超声查看瓣叶。恰当的成形应具有稳定性以及低阻力,以保持较低的跨瓣压差。

　　二尖瓣黏液变性通常累及后瓣叶,特别是 P2 扇区。由于处理效果的耐久性不太确切可能需要多次的手术修补。暴露二尖瓣叶,找出脱垂区域,矩形切除瓣叶以及相应区域瓣下组织,瓣膜切缘连续缝合至瓣环(图 19-10),以降低有效膨起高度。瓣环成形术适用于任何程度的瓣环扩张以及加强后叶瓣环的重建。

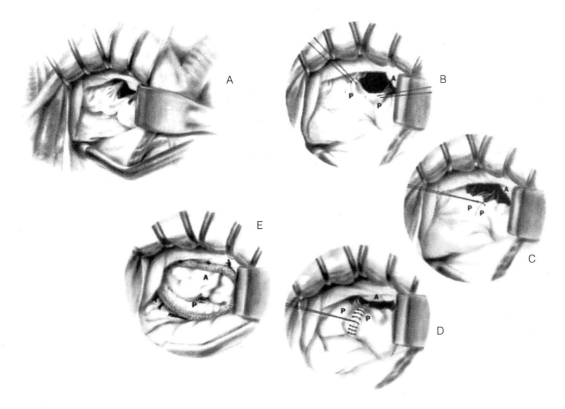

▲图 19-8
A~E 展示孤立性二尖瓣后叶脱垂后叶成形术及 Carpentier 瓣膜成形环置入的心房观

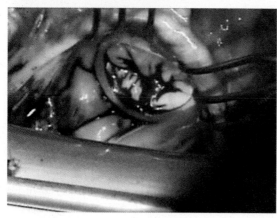

▲图 19-9　缺血性二尖瓣反流的半柔性二尖瓣瓣环成形术手术照片

植入环与后环缝合恢复瓣膜闭合性

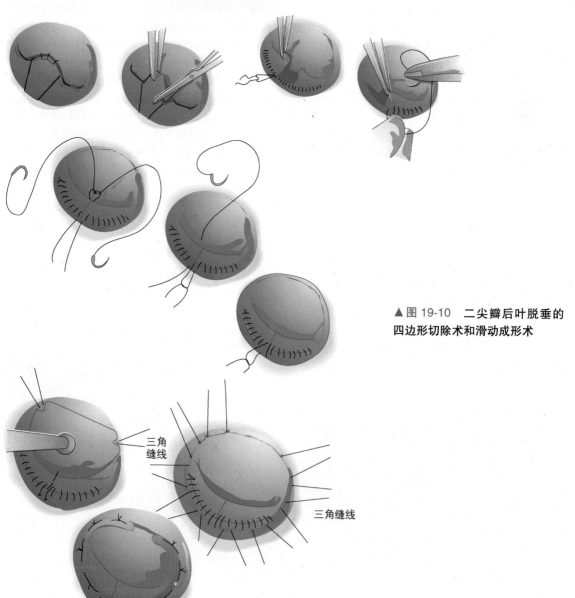

▲图 19-10　二尖瓣后叶脱垂的四边形切除术和滑动成形术

三角缝线

三角缝线

当二尖瓣前叶脱垂或腱索断裂时修复较为困难，虽然有许多的术式，但其可靠性远差于普通的后叶脱垂修复。有一种术式使用了人工腱索，通常使用聚四氟乙烯材料，连接乳头肌和瓣缘，其挑战性在于腱索材料长度的精确性如何能保证瓣叶的接合还要避免脱垂。另外，病变的前叶部分可予以切除，用切除的后瓣部分以及附属腱索替代。一个简单的办法是缘对缘缝合技术，直接缝合前后瓣叶相对的瓣缘，形成一个双孔二尖瓣，此术式由 Alfieri 和其同事所推广，可通过介入导管技术完成，避免了开胸手术。

经常有些二尖瓣反流无法修复，如感染性心内膜炎导致的瓣叶严重破坏，或风湿性心脏病瓣叶钙化严重。暴露瓣膜后需切除瓣叶，要尽量保护连接瓣环的腱索，部分后瓣叶可折叠至瓣环以保留次级腱索，这在风湿性心脏病中通常难以实现，因为钙化的瓣环需要扩大切除。使用带毡片或聚四氟乙烯垫片缝线沿瓣环褥式缝合一周，垫片应放置在心房侧，以避免影响人工机械瓣膜瓣叶的活动。置换生物瓣时，垫片可放置在心室侧以便于放置较大的瓣架(图 19-11)。缝合完毕后测量瓣环大小选择适合型号的人工瓣膜，缝线穿过人工瓣环的缝制圈后打结。体外循环停机后，经食管超声检查是否存在瓣周漏、瓣叶活动度以及跨瓣膜压差。

C. 结果

二尖瓣反流经过二尖瓣修复或二尖瓣置换治疗可以保护心室功能，并通过消除容量负荷以及其他相关初始改变而获得适度的心室重塑，然而长期二尖瓣反流或其他原因导致的心肌收缩力减退经常难以恢复，仅能阻止其继续恶化。因此一定要在严重心室扩大发生前甚至是患者无症状时采取干预措施。

二尖瓣黏液变性瓣叶脱垂所致的二尖瓣反流围术期死亡率较低，瓣膜修复后 90% 以上的患者在 10 年内瓣膜情况稳定。这与该类患者年龄较轻、合并症少有一定关系。与冠脉旁路移植术相关的二尖瓣修复手术围术期死亡率接近 5%，左室射血分数、肾功能、年龄均是导致死亡的独立危险因素，尽管术前二尖瓣反流的严重程度对冠脉旁路移植术后死亡率有一定影响，但没有证据显示二尖瓣修复术可以减少该类患者术后死亡率。二尖瓣修复者长期生存时间优于二尖瓣置换者。

二尖瓣狭窄

▶ 病理生理学

风湿性心脏病是二尖瓣狭窄最常见的病因，尽管在发展中国家有着将近 2000 万患者患风湿热，但其在美国以及西欧发病率显著下降，这很大程度上得益于先进的医疗条件以及 A 型链球菌感染后的抗生素治疗。如感染未经治疗将导致机体对菌体抗原产生免疫反应，其与心脏组织相似。免疫反应的程度以及瓣膜破坏的严重程度与遗传因素相关。虽然这种损害可影响整个心内膜甚至心包，但二尖瓣最常被累及，且有 40% 的患者仅有二尖瓣损害。二尖瓣合并主动脉瓣损害常可见到，很少有患者仅有主动脉瓣孤立损害。右心系统瓣膜极少受损，其原因尚不清楚。

风湿性二尖瓣病损的典型特征为瓣叶及腱索的增厚及短缩(图 19-12)。瓣叶交界处融合亦经常见到，晚期的特征是瓣环及瓣叶的严重钙化。不协调的二尖瓣瓣叶活动产生的湍流进一步加重瓣膜破坏，加速了瓣

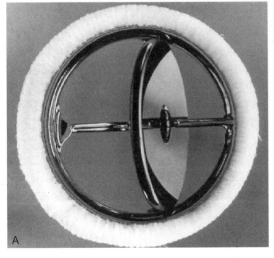
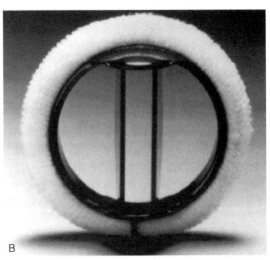

▲图 19-11

A. 美敦力盘状倾斜式机械瓣。B. 圣犹大双叶机械瓣

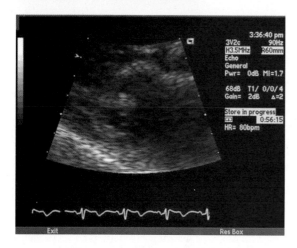

▲图 19-12　风湿性二尖瓣瓣叶增厚

膜的纤维化及钙化。

二尖瓣狭窄亦可由二尖瓣瓣环钙化引起,庞大的钙化灶可突入二尖瓣口,后叶变得皱缩固定,同时前叶增厚,活动度受限。二尖瓣生物瓣膜的瓣叶结构退化可导致二尖瓣狭窄以及假体瓣叶上血栓或血管翳形成。进展期的心内膜炎可导致显著的二尖瓣狭窄,大块的赘生物可阻塞血流通道。二尖瓣先天发育异常,如单一乳头肌的降落伞样二尖瓣可导致开口狭窄,需要手术干预。

狭窄的二尖瓣开口导致左房左室间的跨瓣压力阶差,持续的阻力导致左房压增加,即使在运动时心输出量增加的状态下也无法改变。严重二尖瓣狭窄在静息状态下平均跨瓣压差 10~15mmHg。心输出量取决于心室充盈,左室舒张末压及容量常较低。运动后心率增快缩短了舒张期充盈时间,导致心输出量减少。左室功能可正常或处于高动力学状态,部分二尖瓣狭窄患者合并有反流及主动脉瓣关闭不全,可导致长期左室容量负荷过重及功能不全。因此,二尖瓣狭窄的血流动力学改变在一定程度上受二尖瓣反流及其他相关瓣膜病变影响。

随着二尖瓣跨瓣压差增大,左房壁逐渐扩大,心房收缩时心房压力曲线上的 A 波突出。随着病情进展,左房扩大后产生紊乱的电传导旁路。折返的传导通路导致频繁的心房过早收缩,最终形成房颤。房颤的出现是临床事件的触发点,其引起心室率增快,从而导致舒张期充盈时间缩短,心房无有效收缩,最终左室充盈减少,心输出量下降。持续增高的左房压导致肺动脉压力升高,右室压力负荷过重出现三尖瓣关闭不全,进而导致右室容量负荷过度。

由于心房以及心室具有一定的适应能力,二尖瓣狭窄患者早期常无明显症状,直至病情加重。患者自诉气短,起初活动耐力下降,这是肺充血和心输出量

减少所致。一旦出现房颤则需要对病情进行尽快评估,因为其可导致心房收缩力下降,心率加快、心输出量骤减及肺充血。晚期可出现包括腹水、下肢水肿等右心功能衰竭的体征。由心房内血栓脱落导致的脑血管事件或其他血栓并发症在长期二尖瓣狭窄患者中亦不少见,这是由于扩大的左房及左心耳可导致血流淤滞、血栓形成,特别是在房颤形成后。三分之二的二尖瓣狭窄患者为女性,这些患者常在妊娠晚期出现症状,这是由于增加的心输出量导致左房压升高及肺淤血。

▶ 诊断性评估

由于症状出现较晚,许多患者就诊时为长期慢性心衰表现,包括恶病质、腹水以及下肢水肿。听诊可闻及低沉的舒张期隆隆样杂音,在心尖部最为明显。病变早期可闻及开瓣音,晚期可出现三尖瓣反流的收缩期杂音以及右室肥大所致的胸骨旁隆起。

心电图可诊断出房颤,可出现电轴右偏,提示肺动脉高压达到一定程度,部分患者心电图亦可无明显异常。胸片常为正常,出现肺动脉高压的患者可表现为左心缘平直。房颤患者胸片的早期表现即有肺淤血。心导管检查可评估患者心脏冠脉病变情况,左、右心导管同时测压可评估二尖瓣狭窄的严重程度。肺动脉高压程度以及血管扩张试验的反应性可帮助评估重症患者的手术指征。

心脏超声是诊断二尖瓣狭窄的主要依据,常选择经胸壁超声,其具有无创性,可提供典型的瓣膜增厚及活动受限图像。如果患者体型因素或阻塞性肺疾病影响超声成像效果,则需行经食道超声检查。食管邻近左房,提供了良好的显像条件,易于显示典型风心病增厚的二尖瓣装置。彩色多普勒可显示经过二尖瓣口的湍流,并可通过测量跨瓣血流平均及峰值速度来评估跨瓣压差。

▶ 治疗

内科药物治疗仅能控制症状。屡发感染必须加以控制,其病情进展易于观察,对于可疑的感染迅速进行抗生素治疗是明智的选择。二尖瓣狭窄的其他合并症应予处理、控制。房颤所致的心室率加快可使用药物治疗,当清除心内血栓后应进行心脏电复律治疗。对于左房显著扩大的二尖瓣狭窄患者来说,窦性心律常难以维持,仅控制心室率亦可接受。有房颤病史患者需服用华法林全身抗凝治疗。患者一旦出现心衰症状,即应考虑手术干预。对于无法行介入或手术干预的有症状患者,应使用利尿剂并限盐饮食控制心衰症状。

对于部分患者,经导管二尖瓣球囊扩张术可以降低二尖瓣跨瓣压差并改善症状。有症状的重度二尖瓣狭窄患者,以及无症状的重度二尖瓣狭窄并肺动脉高

压的患者,如无二尖瓣反流、无左房血栓且具有良好的二尖瓣形态(无广泛瓣下结构纤维化及钙化),均可行该术式。该操作经由股静脉穿刺,穿过房间隔至二尖瓣。使用直径 25mm 的沙漏形的 Inoue 球囊跨过二尖瓣口并膨大使之扩张,显著的血流动力学改变即刻显现,二尖瓣跨瓣压差最多可降低 15mmHg。此类患者 4 年内的二尖瓣再狭窄率约为 25%。

外科治疗的适应证与球囊扩张术相同,包括有症状的中 - 重度二尖瓣狭窄及伴有肺高压的无症状患者。经严格选择的患者可行瓣膜修复术,亦有不错的远期效果。与二尖瓣反流时二尖瓣修复术相同,体外循环是手术基础。心脏停搏后暴露二尖瓣,清理左房及左心耳血栓,左心耳可在基底部横切移除并行锁边缝合以避免血栓复发。切除融合的瓣叶接合处,并除去瓣叶钙化灶,偶尔也可分解融合的腱索以增加瓣叶的活动度。经严格选择的患者术后 15 年内二尖瓣再狭窄率低于 20%。

对于大部分患者来说,瓣叶以及瓣下结构的严重钙化已导致瓣叶无法重建,需要行瓣膜置换术。避免过度切除二尖瓣后叶瓣环以避免后壁穿孔及房室分离。根据患者的具体临床情况选择人工瓣膜。生物瓣膜很少有血栓形成,并且不需终身华法林抗凝治疗,然而其瓣叶结构易于退化变性导致二尖瓣再狭窄或反流。人工生物瓣膜在不断改进,10 年内瓣叶无退化变性率可高达 85%。机械瓣膜易形成血栓需要终身抗凝治疗,如口服华法林,其每年的主要出血并发症为 1%~2%,但其耐久性强,减少了再手术率。总的来说,年龄低于 60 岁的患者或已经出现房颤需要口服华法林的患者均建议采用机械瓣膜。

主动脉瓣疾病

主动脉瓣把升主动脉与左心室流出道分开。这是一个三叶式半月形结构,并以冠状动脉开口命名。带有左、右冠状动脉的叫左、右冠窦,没有冠状动脉开口的叫无冠窦。游离缘增厚的瓣膜叫半月瓣结。瓣叶附着在主动脉瓣环的主动脉壁上,瓣交接两两相连。在图 19-13 能见到这些重要结构。右、无冠状瓣连接处下面为室间隔膜部结构,并有房室传导束穿过。无、左冠状瓣连接处保护主动脉二尖瓣幕并正对二尖瓣前叶的中点。左、右冠状瓣交接下面紧邻室间隔肌部和右室流出道的内侧缘。从左室流出道外不能明显看到这些紧密的重要关系。在心动周期中,随着血流通过及压力变化,这些壁薄的主动脉瓣叶很容易开放和关闭。在正常情况下,主动脉瓣开放提供了非常小的流动阻力,在瓣膜关闭时主动脉窦部的作用非常重要,瓣叶和主动脉壁之间的血流形成涡流使血流减速,涡流产生的压力促使瓣膜关闭,这使瓣膜在心脏舒张期关闭。

主动脉瓣狭窄

▶ 病理生理

主动脉瓣狭窄最常见的原因是老年钙化性主动脉瓣狭窄。它被认为是细胞水平上的退行性变化,其病理改变包括脂质聚集和炎症浸润,与中动脉的动脉粥样硬化病理相似。可以确定,它与高胆固醇、高血压、吸烟、糖尿病以及其他动脉粥样硬化危险因素相关。

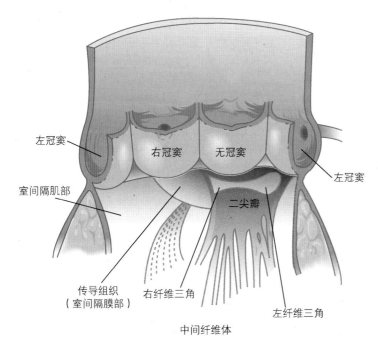

▲图 19-13　主动脉根部解剖关系

左冠窦

右冠窦　无冠窦

左冠窦

室间隔肌部

二尖瓣

传导组织
(室间隔膜部)　右纤维三角

左纤维三角

中间纤维体

在 70~80 岁的人群中最常见，并且患者的瓣膜以前多是正常的。从瓣叶的游离缘开始进而到瓣叶后浸入主动脉壁，逐步固定和钙化。先天性二叶主动脉瓣是最常见的先天性心脏的病变，发生率为 2%。血液经过瓣膜形成的涡流引起瓣膜损伤，导致瓣叶纤维化和钙盐沉积，进一步加重涡流，使瓣膜损害逐渐加重。虽然明显狭窄病变可以较早发生，但通常发生在 50~60 岁。先天性二叶主动脉瓣的患者往往有升主动脉扩张或瘤样变性。有证据表明遗传性因素的存在，可因过早囊性中层坏死而表现出异常纤维化。

风湿性心脏病最常累及二尖瓣，很少单独累及主动脉瓣。风湿性心脏病引起二尖瓣狭窄，早期表现为交界融合，进而瓣叶增厚、挛缩。风湿性病变进一步进展导致主动脉瓣狭窄和关闭不全。

主动脉瓣狭窄逐渐发展，心脏代偿并维持心输出量正常。随着左心室流出道梗阻逐渐加重，左心室逐渐肥厚，往往造成压力阶差超过 100mmHg。因此，患者可以早期无任何症状，病变进展到晚期出现症状。虽然流出道狭窄加重，左心室向心性肥厚可以维持左心室收缩功能，但增厚且顺应性降低的左心室舒张功能逐渐降低。心房肥大及收缩增强一定程度可以代偿舒张功能障碍。此外，随着左心室舒张末期压力升高，血容量状态和周围血管阻力调整以维持所需的前负荷。某些因素可以破坏这种微妙的平衡，包括房颤引起的心输出量的损失或心率快引起舒张期充盈时间减少，活动期间也可能打破这种平衡。这些因素可以突然触发临床失代偿，导致心输出量显著减少和肺水肿，甚至在以前无任何症状的患者中也会出现。

主动脉瓣狭窄患者最常见的临床表现是运动耐受力逐渐减少。运动时血中儿茶酚胺升高导致每搏输出量增加，而流出道相对狭窄不能使每搏量增加。对于顺应性降低的心室来说，心率增加、舒张期充盈时间减少都可引起心输出量变化。因此，在运动时心输出量增加有限，易过早产生劳累、乏力和呼吸困难。有的患者表现为心绞痛、心肌缺血症状。心肌肥厚消耗更多的氧气，心外膜相对缺氧。此外，流出道梗阻致收缩期延长，进一步提高了氧气的需求。心率增加降低舒张期冠状动脉灌注时间，表现症状为乏力。主动脉瓣狭窄患者有时有晕厥或有晕厥前症状，这可能与运动时全身血管扩张而心输出量没有相应增加有关。休息或轻微活动即出现症状的严重心衰表明心脏收缩功能下降，多由长期疾病导致心肌在细胞水平上发生变化所致。

▶ 诊断评估

体格检查可发现主动脉瓣狭窄的几个特有体征。在正常心动周期中出现收缩期递增/递减杂音，并

向颈动脉传导。病变越严重，杂音越粗糙，收缩期杂音越响。颈动脉触及水冲脉。右侧第二肋间可触及震颤。

大部分患者心电图显示左心室肥厚。一些患者确定有传导或节律异常。胸片通常是正常的，先天性二尖瓣患者表现为升主动脉扩张。心导管检查可以提供心脏病理有关重要信息，尤其是有无冠状动脉闭塞性疾病。此外，血流动力学评估可以确认主动脉瓣狭窄的严重程度和量化肺动脉高压的程度。

超声心动图是疑诊主动脉瓣狭窄患者的标准评价工具。瓣膜图像可显示瓣膜僵硬和钙化的严重程度。超声图像还可区分是二叶瓣还是三叶瓣，并确定与之相关升主动脉扩张。对心室功能和瓣膜病理的评价是必不可少的，特别是在风湿性心脏瓣膜病的患者中。多普勒超声心动图可以测量主动脉射血速度，使用修改后的伯努利方程可准确估计压力阶差。

▶ 治疗

A. 药物治疗

由于主动脉瓣狭窄的进展可能超过 10~15 年，轻度至中度狭窄的无症状患者可不需干预。每年或每隔一年复查超声心动图以评估疾病进展情况。药物治疗最重要的方面是潜在症状患者的教育。由于症状可逐渐发展，许多患者会不自觉地改变他们的生活方式和活动水平而不能意识到存在局限性。虽然有人建议服用他汀类药物降低胆固醇可以减少钙化，但依靠药物适度缓解患者症状，或改变无症状患者的手术干预时机仍缺乏证据。

B. 手术适应证

主动脉瓣狭窄手术适应证在很大程度上取决于有无症状。许多研究已经证明，无症状患者无需手术预后良好。然而，症状可能是模棱两可的，尤其是在老年人中。医生监护下的运动负荷试验可以弥补仅靠询问病史来掌握患者症状的不足。手术也适应于中度至重度主动脉瓣狭窄、同时需行冠状动脉旁路移植术或二尖瓣置换术的患者。

无症状但存在严重主动脉瓣狭窄患者是否手术仍存在争议。使用多普勒超声心动图测量主动脉喷射的速度，用修改后的伯努利方程估计压力阶差可以量化主动脉瓣狭窄的严重程度。目前认为跨瓣压差超过 40mmHg 是严重的主动脉瓣狭窄。虽然有些人认为严重主动脉瓣狭窄患者的猝死率增加，但仍然没有证据证明在没有症状的患者应该行主动脉瓣置换术。

主动脉瓣关闭不全

▶ 病理生理

多种因素可以引起主动脉瓣关闭不全。引起主动

脉瓣狭窄的因素可能也会引起主动脉瓣关闭不全,包括老年钙化性主动脉瓣狭窄,退行性二叶瓣主动脉瓣,风湿性主动脉瓣病变。主动脉瓣心内膜炎是主动脉瓣关闭不全的另一个常见原因。

主动脉瓣关闭不全最常见原因是主动脉根部和升主动脉病变。升主动脉动脉瘤样扩张、年龄相关的退行性变化、二叶主动脉瓣相关病变、先天性疾病,如马凡氏病,都可引起主动脉瓣关闭不全。随着主动脉壁扩大,主动脉瓣环扩张和瓣叶分离可造成主动脉瓣关闭不全。

当存在二尖瓣关闭不全,主动脉瓣关闭不全逐渐进展,心脏可以很好耐受。随着反流量增大,为适应心脏前负荷增加,心室扩张。为维持同样的收缩压力,心室肥厚。尽管心室逐步扩张,心输出量和收缩功能很长一段时间可以维持,使许多患者多年无症状。虽然舒张末期容积增加,但收缩末期容积维持正常。慢性重度主动脉瓣关闭不全,心脏需要射出高达两到三倍循环心输出量,导致长期容量超负荷。最后,收缩功能下降致舒张末期容积的快速和逐步增加,心力衰竭的症状接踵而至。

慢性主动脉瓣关闭不全的大多数患者直到出现严重的左心室扩张之前可没有心脏衰竭症状。有的患者可感到心悸或心室抬举样搏动,尤其在平卧位时出现。由主动脉瓣心内膜炎引起的急性主动脉瓣关闭不全可表现为心源性休克,因为此时心室不能适应收缩和舒张期血容量的突然增加。此时心内高充盈压和低心排同时出现,使患者出现心动过速、低血压以及静息状态下急性呼吸困难。心内膜炎患者赘生物脱落可引起栓塞导致中风、下肢缺血或肠缺血。

▶ 诊断试验

慢性主动脉瓣关闭不全体检可发现特有体征。脉压差增大可以触及水冲脉。患者每个心动周期可有点头征或可见颈静脉搏动。股动脉前向血流增加常可闻及收缩期震颤。心尖搏动向左移位、心脏浊音界扩大、舒张压降低。在第二心音之后可以立即听到高调的舒张期杂音。瓣膜病变的严重程度通常与杂音持续时间相关,而与强度无关。深吸气和胸部前倾时杂音会更明显。

超声心动图可明确主动脉瓣关闭不全的病因,瓣膜启闭、主动脉扩张、赘生物形成或瓣叶穿孔都可看见。此外,还可随访心室大小变化,收缩末容积增加及射血分数降低均是手术指征。降主动脉可见反流是重度主动脉瓣关闭不全的迹象。更先进的技术可以测量反流量,如用反流喷射速度/时间积分评估。

▶ 治疗

对于中度主动脉瓣关闭不全和心室大小正常的无症状患者不需要治疗。重度主动脉瓣关闭不全及心室

大小正常的患者,应每 6 个月行超声心动图评估和询问有无症状。有人主张应用药物降低后负荷以减少反流量,但目前无证据表明这样可减少手术治疗的需要。有症状不适合手术患者可口服降低后负荷药物,如钙通道阻滞剂或血管紧张素转换酶抑制剂。利尿剂和盐的限制可能有助于减轻心脏衰竭的症状。

对于适合手术患者,心力衰竭症状进展是手术指征。左心室收缩功能降低或左室收缩末期容量升高的无症状患者也应接受手术治疗。由于心室扩张在细胞水平上是不可逆转的变化,干预最好在发生永久性变化之前进行。

▶ 手术技术

与大多数其他心脏外科手术一样,主动脉瓣手术采用胸骨正中切口。纵向打开心包,暴露大血管,分离从心脏发出的肺动脉和主动脉,以避免损伤右肺动脉或左主冠状动脉。用 300IU 肝素抗凝,并确认激活凝血时间至少 400 秒。建立体外循环插管,在远端升主动脉或横向主动脉弓行主动脉插管,保证留下主动脉阻断和主动脉切口位置。通过右心耳静脉回流。体外循环开始后,在右上肺静脉置左心减压管。降温至 32℃。靠近体外循环插管、升主动脉远端阻断主动脉。含有葡萄糖、磷酸盐和钾的 8℃冷血停搏液灌停心脏。在主动脉根部用导管顺行灌注冠状动脉;也可用球囊导管通过冠状静脉窦逆行灌注。如果存在严重的主动脉瓣关闭不全,只有采用逆行灌注。心脏一旦在舒张期停跳,右冠状动脉上方约 1~2cm 处横行切开主动脉,主动脉切开延长至主动脉周长的三分之二,充分暴露瓣膜、冠状动脉开口,左心室流出道(图 19-14)。

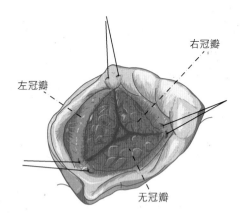

左冠瓣　右冠瓣　无冠瓣

▲ 图 19-14　主动脉三叶瓣狭窄的术者观

切除狭窄的主动脉瓣需要注重细节,可能比较费时。广泛的钙化可以扩展深入到瓣环和主动脉壁根部甚至侵及二尖瓣前叶瓣环。钙化斑必须足够清创,以使瓣膜假体刚好坐入而不发生瓣周漏,同时避免残留

流出道梗阻。然而,过度清创可能导致主动脉壁穿孔、室间隔缺损,或二尖瓣叶切开而由此产生的严重二尖瓣关闭不全。心内膜炎患者,任何肉芽组织或残余赘生物必须切除和清创,以避免植入假体再次感染。彻底冲洗流出道和主动脉根部以确保清除松散堆积物和碎片。

　　一旦自体瓣膜被切除,瓣环清创满意,使用各瓣膜假体制造商提供的工具测量流出道大小。选择适当大小瓣膜并安全放置。在主动脉端放置垫片,使用垫片铺垫技术植入机械瓣膜假体。这样就消除了大量的垫片干扰心室面瓣环的可能性。另外,如果选择一个生物瓣植入,垫片应放置在心室侧的瓣环上。这允许超过主动脉瓣环的生物瓣植入,且植入一个稍大一点的瓣膜。缝线缝在假体的瓣环上并且瓣膜植入手术视野。缝线打结,确保瓣膜瓣环刚好坐入。应检查冠状动脉开口,确保人工瓣膜启闭不阻挡开口。用聚丙烯缝线封闭主动脉切口,有时在主动脉壁薄老年患者用聚四氟乙烯补片加强后缝合。使用左心导管和主动脉根部导管轻柔吸引充分排气,然后从体外循环逐渐脱机。使用食道超声心动图仔细检查瓣膜大小和启闭是否适合。不应该有任何的瓣周漏和瓣膜两端的压差应较低。肺动脉压力升高或心输出量减少,提示外科医生可能存在未被发现的瓣周漏。

　　有时,主动脉瓣环和主动脉根部小而植入小尺寸的人造瓣膜,患者术后会存在压力梯度和留下残余左心室流出道梗阻。扩大主动脉根部有多种方法。NICKS 手术是指斜行延长主动脉切口至无冠窦、通过主动脉瓣环跨到二尖瓣前叶。用一个小菱形涤纶或心包修补此切口。重建后的瓣环增加约 2~4mm,可以选择较大号的人造瓣膜。KONNO 手术是指主动脉前壁纵行切开,延伸至右冠状动脉窦到达右心室流出道。切开瓣环下面的肌部室间隔,使瓣环扩张超过 4mm。此手术通常适用于先天性主动脉瓣狭窄的儿童行瓣膜置换术,这使得流出道随着孩子的成长而相应增宽。

　　主动脉瓣心内膜炎还带来了独特的手术挑战。感染过程中,往往会导致脓肿形成,偶尔形成腔内瘘。解决这些问题最重要的的第一步是积极的清创感染和灭活的组织。残余感染不仅侵及植入假体,而且植入瓣膜时不彻底清创会引起组织感染和失活,最终导致裂开而早期需要重新手术。脓肿最常见于瓣膜间纤维体。瓣环缺损应用心包补片修补。通常情况下,整个主动脉根部需要切除,置换一个带瓣管道和冠状动脉开口重新移植。心内膜炎的预后取决于手术时患者的临床状况以及感染的病因。静脉吸毒者预后最差,这在很大程度上与他们随后再次吸毒而感染复发有关。

Alfieri O et al: The double-orifice technique in mitral valve repair: a simple solution for complex problems. J Thorac Cardiovasc Surg 2001;122:674.

Bonow RO et al: ACC/AHA 2006 guidelines for the management of patients with valvular heart disease: a report of the American College of Cardiology/American Heart Association Task Force on Practice Guidelines Circulation. J Am Coll Cardiol 2006;48:e1.

Carabello BA: Evaluation and management of patients with aortic stenosis. Circulation 2002;105:1746.

Cohn LH et al: Long-term results of mitral valve reconstruction for regurgitation of the myxomatous mitral valve. J Thorac Cardiovasc Surg 1994;107:143.

Cotrufo M et al: Percutaneous mitral commissurotomy versus open mitral commissurotomy: a comparative study. Eur J Cardiothorac Surg 1999;15:646.

Essop MR, Nkomo VT: Rheumatic and nonrheumatic valvular heart disease: epidemiology, management, and prevention in Africa. Circulation 2005;112:3584.

Fredak PWM et al: Clinical and pathophysiological implications of a bicuspid aortic valve. Circulation 2002;106:900.

Mihaljevic T et al: Impact of mitral valve annuloplasty combined with revascularization in patients with functional ischemic mitral regurgitation. J Am Coll Cardiol 2007;49:2191.

Moura LM et al: Rosuvastatin affecting aortic valve endothelium to slow the progression of aortic stenosis. J Am Coll Cardiol 2007;49:554.

Otto CM et al: Prospective study of asymptomatic valvular aortic stenosis. Clinical, echocardiographic, and exercise predictors of outcome. Circulation 1997;95:2262.

Palacios IF et al: Which patients benefit from percutaneous mitral balloon valvuloplasty? Prevalvuloplasty and postvalvuloplasty variables that predict long-term outcome. Circulation 2002;105:1465.

Roberts WC et al: Causes of pure aortic regurgitation in patients having isolated aortic valve replacement at a single US tertiary hospital (1993-2005). Circulation 2006;114:442.

Thompson ME, Shaver JA, Leon DF: Effect of tachycardia on atrial transport in mitral stenosis. Am Heart J 1977;94:297

Wu AH et al: Impact of mitral valve annuloplasty on mortality risk in patients with mitral regurgitation and left ventricular systolic dysfunction. J Am Coll Cardiol 2005;46:381.

胸主动脉

　　升主动脉是主动脉根在窦部的延续。向后方延伸出主动脉弓,从主动脉弓发出三支头部的血管分别为无名动脉,左侧颈总动脉,左锁骨下动脉后,向左侧行走,超越左锁骨下动脉后形成的降主动脉。胸降主动脉继续向下,到达膈肌水平,成为腹主动脉。降主动脉发出分支分别为支气管动脉,食管动脉和多根肋间动脉,肋间血管是脊髓的重要血流来源。

　　常见的变异多是在胸主动脉弓的分支模式上。最常见的是左侧颈动脉源自无名动脉。一种变异的右锁骨下动脉可源于主动脉弓远端小弯侧由左到右行走于食管后,这是由于食道机械压迫导致吞咽困难的少见原因。其他异常变异包括主动脉弓右降和双侧分动脉韧带,这可能会在早期导致气管或食管受压,将在本章第二部分先天性心脏病中讨论。

胸主动脉瘤

病理生理学

心脏收缩时,心室射血产生的动能作用于主动脉,造成血管瞬间扩展和反冲。其能量接近左心室。因此,升主、降主和腹主动脉细胞有着不同的性能,以适应他们独特的流体机力学环境。升主动脉弹力纤维含量通常较高。这些纤维由平滑肌细胞合成,并随年龄不断退化,逐渐破碎。这是中老年人升主动脉逐渐扩张的原因。然而,某些后天因素会加快这一进程,导致动脉血管病理扩大,形成主动脉瘤。主动脉粥样硬化可导致动脉瘤,主要发生在胸降主动脉。从内膜层到中层炎性反应可造成内膜弹力破裂。中层囊性退行性变是所有获得性退行性变化的最终结果,它可导致弹力纤维破碎,平滑肌细胞缺失,羸弱的主动脉中间层逐步扩张,从而易于发生破裂或撕裂。感染、炎症性疾病和创伤也可以引起局部的中间层变性,形成动脉瘤。

某些遗传疾病也与胸主动脉瘤形成有关。其中最被人熟知的是马凡氏综合征,弹力纤维的重要组成部分纤维蛋白原相关的常染色体显性遗传。马凡氏综合征患者在胸主动脉各阶段可表现为瘤样变性,常见于升主动脉,在 20~30 岁期间。主动脉二叶瓣的患者易于发展成升主动脉动脉瘤,可能与他们的主动脉平滑肌异常有关。

胸主动脉瘤的自然病程取决于其大小及病因。越大的动脉瘤壁张力越大,从而破裂或夹层的风险越大。直径大于 5.5cm,其破裂、夹层或死亡的风险显著增加。虽然动脉瘤增大速度会随着年龄和病因不同有所变化,一般估计每年平均增长约 0.1~0.2cm。马凡氏综合征和其他遗传原因所致胸主动脉瘤即使在动脉瘤较小时也更易破裂,且比其他后天性动脉瘤增长速度更快。

胸主动脉瘤患者大多数是无症状的。诊断往往是建立在因为其他症状进行的胸部 X 光片、CT 或超声心动图筛选中。有时,未破裂动脉瘤患者描述胸痛可能与瘤体迅速扩大或侵犯邻近结构有关。不幸的是,许多患者常常直到胸主动脉瘤破裂或撕裂时也不能确诊。升主动脉瘤破裂的典型表现为压榨样胸痛,而降动脉瘤表现背部或侧面的撕裂样痛。

诊断检查

在没有动脉瘤破裂的患者中,体检通常无临床发现。胸片可表现出纵隔影增宽。心电图当涉及到心脏改变时是有用的。超声心动图显示升主动脉或降主动脉增宽。主动脉弓通常被气管和肺部遮盖。

增强 CT 扫描是应用最广泛的胸主动脉瘤的检查手段(图 19-15),CT 扫描可诊断动脉瘤,并准确地描述其大小和程度,指导临床处理,并能区分真性主动脉瘤或夹层分离动脉疾病。三维重建有助于准确评估分支

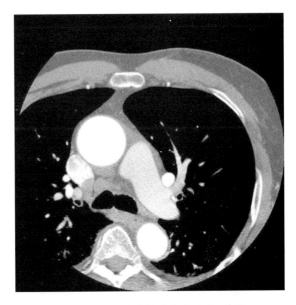

▲图 19-15　扩张的升主动脉 CT 扫描

血管的大小和位置。CT 扫描所受的限制有需要静脉注射碘造影剂,以及其固有的肾毒性特性。

MRI 类似 CT 提供高质量扫描,并可以提供对于心脏评估的动态成像且不需要碘造影剂。然而,核磁共振更费时,且许多中心无该设备。心导管检查及主动脉造影只有在计划手术干预及排除冠状动脉疾病或肺动脉高压时应用。

手术治疗

升主动脉瘤需手术治疗最常见的情形是当其他的心脏病需手术时。人们普遍认为,无症状主动脉直径大于 4.5~5cm 时,在主动脉瓣置换术或冠状动脉搭桥手术时,风险不会显著增加的情况下,应予以置换。任何一个有症状的升主动脉瘤患者均应接受紧急手术,虽然多数升主主动脉破裂患者没有足够的生存时间来接受手术治疗。对于无症状患者,如果没有相关的心脏病理改变,外科手术指征为升主动脉最大直径大于 5.5cm。马凡氏综合征患者,轻度扩张也应手术,此外,随访期间 CT 扫描发现升主动脉扩张进展超过 1cm 也应考虑手术切除。

突然破裂或夹层在降主动脉并不十分常见,因此手术指征也不那么严格。在一般情况下,当动脉瘤最大直径达到 6cm 时,或随访期间 1 年增大超过 1cm 时应考虑手术治疗。马凡氏综合征患者需要在主动脉较小改变时即予以手术治疗,以防止灾难性的并发症发生。药物治疗升主动脉及降主动脉的小动脉瘤包括积极的血压控制,使用 β 受体阻滞剂,以减少收缩对薄弱主动脉壁的压力,限制活动,避免紧张,停止吸烟,进行减肥。升主动脉或降主动脉动脉瘤患者应间断行影像学检查随访,以判断是否需行外科干预。

主动脉夹层

▶ 病理生理学

胸主动脉夹层动脉瘤因其过高死亡率和其不可逆转的损伤速度,成为在所有的医学疾病中最凶险的疾病。主动脉内膜撕裂使得部分血流进入主动脉壁中层。根据内膜撕裂的位置和血流方向,主动脉夹层动脉瘤可依据两个主要的分型方案分型。DeBakey 分型以位置和程度来分型,而更简化的 Stanford 分型,仅以内膜撕裂位置分型。Stanford A 型,夹层涉及升主动脉;Stanford B 型涉及主动脉弓或降主动脉(图 19-16)。

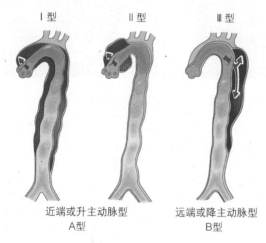

▲图 19-16　主动脉夹层的 DeBakey 及 Stanford 分型

主动脉夹层动脉瘤的确切病因尚不清楚,但明确与某些因素有关,包括主动脉瘤、高血压、吸烟、怀孕和近期的血管创伤。一旦内膜撕裂,血液进入剥离层,主动脉管腔内漂浮的内膜是 CT 扫描诊断的特征性表现(图 19-17)。经过各种自然形成的裂口、侧支的裂口或假腔终端的裂口,血液重新进入真腔。撕裂的内膜可阻塞主动脉分支的血流,造成缺血。这种病理性灌注可以涉及冠状动脉、主动脉弓供应大脑的各分支血管、肾动脉、肠系膜动脉、下肢血管或脊柱血管。血流也可通过假腔进入外血膜,随时造成破裂。破裂更多见于 Stanford A 型,可能由于升主动脉位于心包内以及临近左心室流出道,机械应力较大。而 Stanford B 型降主动脉夹层动脉瘤不会遇到相同的机械应力,因为主动脉的近端吸收了相当数量的动能。此外,胸膜外组织有助于强化减弱外膜,降低了破裂可能性。

A 型主动脉夹层除了不可预知的夹层破裂外,另有两种情况与早期近 50% 的死亡率相关。冠状动脉灌注异常,通常为右冠状动脉,可导致急性心肌梗死引起室性心律失常和心功能障碍与休克。此外,夹层波及

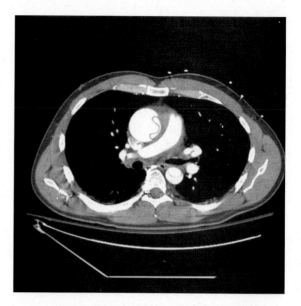

▲图 19-17　急性主动脉夹层患者 CT 扫描图像

这例 StanfordA 型夹层累及升主动脉及降主动脉,大的假腔几乎将真腔阻塞

主动脉根部造成舒张期主动脉瓣脱垂,形成大量反流。

主动脉夹层动脉瘤患者症状为背部疼痛撕裂或压榨样胸痛。往往合并有高血压和心动过速。诊断常常与急性心肌梗死、输尿管结石、胆石症或胰腺炎混淆。患者也可表现出肾脏或肠系膜缺血导致的腹痛,下肢疼痛或髂动脉闭塞引起的感觉异常,颈动脉阻塞引起的中风或脊髓的多个分支闭塞引起的急性截瘫。这些症状往往掩盖了夹层造成的胸背部疼痛,混淆了对诊断的评估。延误诊断在急性主动脉夹层动脉瘤极为常见。

▶ 诊断检查

体格检查时,患者多为急性病容,并有心动过速和高血压。低血压应怀疑心包填塞、心肌梗死、主动脉瓣关闭不全或破裂。应测量四肢血压来证实是否有灌注异常。腹痛提示肠系膜或肾血流异常可能,神经系统异常常提示脑栓塞或脊髓缺血。

胸片往往可作为初步诊断检查。常显示出纵隔影增宽,左侧胸腔积液,或心脏心包填塞存在。CT 是诊断主动脉夹层动脉瘤标准的影像学检查,对于新发背部撕裂样或胸部疼痛的患者常能及时获得诊断。CT 扫描还可鉴别真性动脉瘤,确定组织器官异常灌注风险。经食管超声心动图在主动脉夹层动脉瘤患者也起着关键作用。特别在 CT 扫描诊断不清的情况下,TEE 可对升主动脉的疾患进行鉴别。此外,TEE 可提示心脏功能障碍状况,更重要的是,可明确是否存在主动脉根部夹层延伸所导致的主动脉瓣关闭不全。

▶ 治疗

A. 药物治疗

急性主动脉夹层动脉瘤患者的早期处理应立即控制血压升高，早期给予镇痛剂可控制疼痛和减少儿茶酚胺激增。β 受体阻断剂尤为关键，不仅能降低血压，也可降低影响薄弱主动脉壁的收缩力和剪切应力。艾司洛尔是一种短效制剂，可以连续静脉输注以获得很好的血压控制，避免过度的心动过缓或低血压。如果血压持续升高，可应用动脉血管扩张剂，如硝普钠，以维持收缩压在 100~120mmHg。

B 型主动脉夹层动脉瘤患者往往可单独药物治疗，只要持续控制好疼痛和血压，并观察病理性的灌注或破裂的迹象。一旦血压得到合理控制，疼痛消失，大多数 B 型夹层患者可安全地出院。他们将接受周密的随访以确保良好的血压控制，以及定期行 CT 扫描监测，评估降主动脉的大小增长。急性 B 型主动脉夹层手术干预的指征为：在充分控制血压下仍持续胸痛，扩大降主动脉瘤超过 6cm，或 CT 扫描提示瘤体即将破裂。

B. 手术治疗

1. 指征　A 型主动脉瘤的患者应接受紧急手术，以避免出现在 95% 未经处理的夹层患者中常遇到的三个致命并发症中的任何一个。这些并发症包括心脏破裂心包填塞、主动脉瓣关闭不全或急性心肌梗死。一旦 A 型夹层经 CT 扫描或 TEE 检查确诊，患者应立即被送入手术室准备行急诊手术。除非确诊腹腔脏器的血流来自于假腔。虽然这种处理仍然存在争议，一些人主张血管造影评估异常血流的征象。使用对比透视、血管内超声和选择性导管介入，测量主动脉各分支血管压力，评估、明确动脉夹层的范围，异常血流灌注区域。如果撕裂内膜阻碍血液流向主动脉任何分支，球囊导管开窗术可以使假腔血流进入真腔，再灌注缺血的器官。虽然严重的内脏异常血流灌注者死亡率可达 80%，近期一系列先采用导管开窗术，再结合手术修复治疗的策略使患者死亡率下降到 20% 以下。由于导管技术的广泛应用，使这一延迟手术修复技术策略将变得更为普及。

2. 手术技术　A 型夹层患者一旦被确诊，应急诊手术治疗。暴露股或腋动脉用于插管，正中切口，暴露扩张和夹层的升主动脉。300IU/kg 肝素静注后，建立体外循环，使用右心房静脉引流。温度冷却到 18℃，准备低温停循环。冠状静脉窦逆行放置灌注管，灌注停搏液保护心肌。右上肺静脉放置左心室引流管。一旦患者达到 18℃，停体外循环，打开升主动脉。通常沿着主动脉弓小弯侧切除夹层主动脉。仔细检查是否还有其他的内膜破口。裁剪适当大小 Dacron 人工血管，应用带垫片聚丙烯缝合线连续吻合到主动脉弓。冲洗吻合的碎片，排除空气，夹闭人工血管，开放体外循环。

切除近端的主动脉到窦交界处，修剪移植人工血管大小。应用带毡片聚丙烯缝合线用类似的方法行近端吻合。主动脉排气，开放主动脉，复温后，停止体外循环。有时病变延伸到近端的主动脉根部，需要重建或切除。如果根部没有明显扩大，剥离皮瓣可以通过将特氟隆垫片插入假腔，用聚丙烯缝线将内膜，垫片，外膜缝合在一起，闭合假腔。主动脉瓣交界处，可重新悬吊，带垫片缝合内膜外膜固定在主动脉壁上。如果主动脉根部扩张，可切除主动脉窦部和瓣膜，应用一个机械瓣带瓣管道置换，冠状动脉开口应用 Bentall 手术技术（图 19-18）重建。在某些情况下，整个主动脉弓必须切除，应用 Dacron 人工血管置换。当主动脉弓动脉呈显著瘤样扩张时，如果内膜撕裂至主动脉弓内，或马凡氏综合征患者，整个主动脉弓应予以置换。弓的每个分支可以独立置入人工血管，也可用带有三支血管主动脉片置入，或应用带分支的人工血管分别同弓分支吻合。当主动脉弓重建时，低温停循环的时间较长。脑灌注可以使用代气囊导管直接插入无名和左侧颈动脉。灌注血流量控制在 600ml/min，温度在 18℃ 时，通常认为有足够的脑部保护以防止神经并发症的发生。

Davies RR et al: Yearly rupture or dissection rates for thoracic aortic aneurysms: Simple prediction based on size. Ann Thorac Surg 2002;73:17.

Driever R et al: Long-term effectiveness of operative procedures for Stanford type A aortic dissections. Cardiovasc Surg 2003;11:265.

Patel HJ et al: Operative delay for peripheral malperfusion syndrome in acute type A aortic dissection: a long-term analysis. J Thorac Cardiovasc Surg 2008;135:1288.

▼ 心衰的外科治疗

心脏移植

▶ 适应证

由于人口老龄化和心肌梗死的死亡率不断降低，充血性心力衰竭的发病率（心衰）稳步上升。美国现有心衰患者约 500 万人，且每年新增病例 50 万。心衰的病因多样，但目前为止，最常见的病因是冠状动脉阻塞性疾病所导致的反复心肌缺血损害以及心肌收缩力降低。慢性心室容量负荷过重如心脏瓣膜病变或心内间隔缺损可导致心肌病与进行性心力衰竭。其他造成心脏衰竭的原因，包括病毒性心肌炎、围产期心肌病和特发性扩张型心肌病。

所有这些进程导致同样的结果：心肌收缩力和心输出量降低，心脏舒张末期压力升高和病理性的神经内分泌调节机制激活。其结果是交感神经兴奋性增加，周围血管阻力升高，钠、水潴留，这一恶性循环将进一

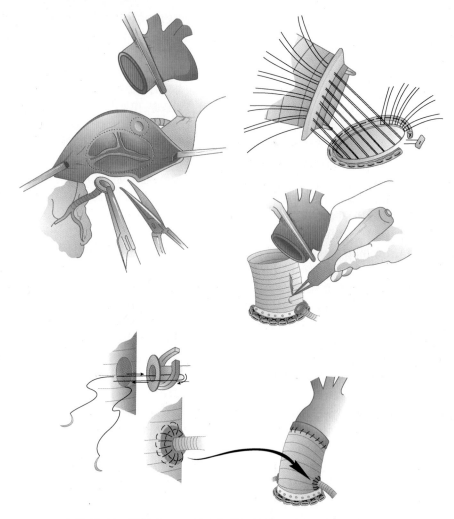

▲图 19-18   利用 Bentall 技术行带机械瓣环的主动脉根部置换术

步减少心输出量,导致肺淤血,组织水肿。

药物治疗包括减少盐摄入量和适度运动以降低交感神经兴奋性。利尿剂和醛固酮抑制剂对抗肾素血管紧张素系统激活。血管紧张素转换酶抑制剂降低外周血管阻力和改变心肌细胞间基质,防止心室重构。提高心肌收缩性的洋地黄苷类药物尽管在大剂量时由于其致心律失常作用可使死亡率增加,但目前已被证明其可减少心力衰竭发作患者的住院率。β 受体阻滞剂可降低交感神经张力,上调受体,显著降低进展性心力衰竭患者的死亡率。当左心室扩张,电折返通道开放,诱发恶性室性心律失常和猝死。目前,强有力的证据已经表明,植入的自动心脏内除颤器可降低死亡率,其使用已成为心力衰竭治疗中的标准做法。此外,某些心脏传导系统紊乱的患者可植入双心室起搏器同时刺激左、右心室进行再同步化治疗。

药物疗效可通过纽约心脏协会(NYHA)的心功能分级来描述(表 19-3)。在药物治疗下,患者心功能仍恶化,可考虑行心脏移植。因为移植心脏仍然是一种稀缺资源,为最大限度地提高移植心脏成果,患者的选择显得至关重要的。排除标准的是在基于围手术期风险高或预期存活率低原则的基础上建立的;标准列于表 19-4。应用的最常见排除标准包括高龄、终末器官损伤、糖尿病、慢性肾功能不全(血清肌酐 >2.5)、服药的依从性差、心理不稳定和病态肥胖(身体质量指数 >35)。

表 19-3   纽约心脏协会心功能分级

I级	无活动限制
II级	正常活动后气短
III级	轻微活动后气短
IV级	静息下气短

表 19-4　心脏移植排除标准

严重肾功能不全
近期恶性肿瘤
高龄
肥胖
肺血管阻力升高

▶ 未遵从医嘱

具体纳入标准的创建,变得更加难以确定,因为它往往很难预测移植患者死亡的发生率。从历史上看,患者的选择依赖于运动负荷评价和最大氧耗量的测定。最大氧耗量小于 10ml/(kg·min) 的移植患者具有肯定的生存优势,而最大氧耗量小于 14ml/(kg·min),NYHA 分级Ⅲ级或Ⅳ级移植患者显示具有一定生存优势。最近,几个评分模型被用来对进行性心脏衰竭非卧床患者进行更准确的死亡危险分层评估。这些模型已被证明有助于评估运动试验中处于中间的患者,如最大氧耗量为 10~14ml/(kg·min) 的患者。

心衰存活分数(HFSS)使用七个独立的死亡预测因素,并建立 1 年期死亡率的高、中和低风险组。这些变量包括最大氧耗量、QRS 间期、射血分数、血清钠、静息心率、缺血性与非缺血性病因和平均动脉压。对最大氧耗量分数处于中间的患者,如果在 HFSS 的评分模型预测中为高或中等风险组,则应考虑移植。根据基于需要迫切性和区域分布的基础上优先分配协议,来进行心脏移植分配。患者被分配在一个分类系统,如表 19-5 中列出。状态 1A 患者,接受最高优先级。他们需要住院,进行机械辅助循环支持,而该支持不可长久持续,或需要输注高剂量正性肌力药,并要求肺动脉导管连续腔内压力监测。状态 1B 患者,为可活动的、植入性辅助循环装置患者,或者为需要不断适度剂量

表 19-5　美国心脏移植器官共享网络

状态	临床标准
1A	依赖体外膜式氧合,主动脉内球囊反搏,全人工心脏,或心室辅助,装置和设备故障证据或设备相关的并发症 两种正性肌力药注入或一种高剂量正性肌力药的 (7.5μg/(kg·min)) 多巴酚丁胺,多巴胺,或依赖 0.5μg/(kg·min) 米力农)并肺动脉导管检测
1B	依赖心室相关辅助设备或正性肌力药
2	适合进行移植,但不依赖正性肌力药或机械循环支持
7	维持;暂时不适宜心脏移植

的强心剂注入并且不需要肺动脉导管的患者。如果不需要正性肌力药或机械循环支持。患者被认为是状态 2。暂时不适宜移植的患者是状态 7。器官分配按照一个复杂的算法分配,需考虑患者的状况、体重大小、血型相容性、地理区域等。

▶ 手术技术

患者经简要评估后进入移植评估系统,以确保对他们进行持续的健康状况监测,尤其是抗凝状态如需要则再次评估,肾功能基本稳定。肺动脉导管介入,以确保肺血管阻力最近以来没有明显的改变。其他可能的问题,还需移植外科医生和心衰内科医生沟通。

经移植小组确认,具有合适的捐赠心脏,受捐人即开始麻醉准备。胸骨正中切口。目前,大多数受助人以前曾经历心脏手术,通常包括置入的心室辅助装置。正因为如此,大量的时间可能需要进行粘连的分离和心脏结构的解剖、认定。患者肝素化,达到活化凝血时间至少 450 秒。动脉插管选在主动脉弓处,以便更多切除主动脉,特别是患者曾实施心室辅助装置者。

静脉插管在上、下腔静脉处,体外循环开始。在供体心脏到达前 20~30 分钟前,阻断上、下腔静脉和主动脉。沿右房室沟并延伸到冠状静脉窦切除受体心脏,主动脉于冠状动脉以上横断,避免伤害左心房及右肺动脉。肺动脉于肺动脉瓣水平斜向肺动脉远端横断,从而降低吻合长度。打开房间隔,沿二尖瓣环分出左心房。一旦受体心脏被切除,修剪左心房,心耳和部分房间隔。

仔细检查供心是否异常,包括卵圆孔未闭。心房袖套样裁剪,大小与受体相匹配。左心房吻合用聚丙烯线连续,外翻缝合,以尽量减少心房外膜组织卷入。完成吻合前,通过右上肺静脉,二尖瓣插入心室引流管。这有利于排气和防止肺血回流导致的过早复温。供体、受体升主动脉修剪得当,行聚丙烯缝线连续吻合。缝合完成后,开放主动脉钳,恢复心脏灌注。排出升主动脉和左心室残留的空气。心脏自动复跳。下腔静脉口行聚丙烯缝线连续吻合,用一支可成形的心内吸引管从供心体的上腔静脉口插入冠状静脉口以改善视觉,上腔静脉聚丙烯缝线连续吻合,松开静脉阻断带。肺动脉吻合口应用聚丙烯连续吻合,通常重叠肺动脉后壁以增加更大的抗拉力度。但必须小心,以避免肺动脉壁过长和潜在的扭曲。可放置几块腹纱在心脏的背后,以减少缝合线吻合张力,直到完成。该技术被称为双腔植入法。对于双心房置入的技术,受体心脏的切除保留附着上、下腔静脉处的部分心房壁,沿右心房侧壁行右房切除。供体上腔静脉结扎,下腔静脉沿后外侧的心房壁切开延长几厘米。这种旧的技术在

手术技术上比较容易，但更容易三尖瓣关闭不全和房性心律失常，目前很少应用。

患者复温，排气，然后停止体外循环。如果窦性心律每分钟小于100~110次，应用心房起搏器。鉴于心肌冷缺血再灌注，正性肌力支持通常是需要的，即使对于年轻而富有活力的供心而言。右心室功能不全是最常见的并发症，归因于受体的肺动脉高压，而供体心"未受过训练"且右心室对损伤较为敏感。这一过程可由于术后出血导致的大量的血液制品输入，容量超负荷和肺血管阻力持续恶化。适合的容量管理，快速起搏和儿茶酚应用输液可以改善右心室功能不全。一氧化氮吸入或前列环素可以选择性地降低肺血管阻力，改善血流动力学。

心脏移植后的免疫抑制类似于其他实质性器官，包括抗代谢抑制剂如霉酚酸酯，磷酸酶抑制剂，如环孢素或他克莫司，以及皮质类固醇。因为他们的肾毒性，磷酸酶抑制剂应用，往往延迟在术后围术期。作为一种替代方法，可用单克隆或多克隆抗体对特定的免疫细胞的诱导治疗。虽然常规使用的诱导治疗尚未得到证实，能确切改善预后，但对于围术期肾功能不全的患者可能是一种有益的选择。

▶ 结果

尽管缺乏任何前瞻性随机证据，对于适当选择的进行性的心脏衰竭患者来说，心脏移植仍提供了相比药物治疗长期存活的优势。自从1967年心脏移植手术以来，存活率得到改善，1年生存率约85%。早期死亡原因为围手术期并发症或严重排斥反应。在此之后，以生存率每年约3%~4%的速度线性递减，而且这一比率在过去的近20年也没有下降。晚期死亡率的原因是多变的，包括移植血管病变，机会性感染，免疫相关的恶性肿瘤，免疫排斥。对于心脏移植接受者，移植血管的病理改变冠状动脉疾病加速产生的原因，是一种重复血管损伤和持续的炎症反应的结果。他汀类药物和维生素补充剂似乎能延缓血管病变进展，但其弥漫性的病变性质使经皮介入或外科血运重建治疗无能为力。心脏移植后的中位生存期估计为10~11年（图19-19）。

机械性循环辅助装置

▶ 适应证

虽然心脏移植一直被认为是进行性心脏衰竭治疗黄金标准，但受限于合适的，有限的供体捐赠者，只有一小部分需要者得到治疗。机械循环辅助系统，以支持或代替衰竭的心脏，在过去40年已经取得了巨大的进步。自1953年CPB应用以来，工程机械血泵已变得越来越复杂高端，随着拥有更好的血液相容性，泵的耐用性改进，大量的门诊患者治疗成为可能。随着该技术的快速的发展，其适应证、技术和预期结果出现戏很大改变。相比心脏外科任何其他方面的，机械循环辅助治疗在未来几年的变化将是巨大的。

植入式循环支持的适应证是经最大化药物治疗无效的严重心功能不全。然而，对于完全不同的患者人群和临床症状，其有三个明确目标，辅助支持到患者恢复，辅助支持到心脏移植和作为一种终极治疗。心源性休克也许具有可逆的原因，如病毒或围产期心肌病，急性心肌梗死和心脏术后低排综合征。临时机械循环支持的应用可以改善血流动力学，降低心室负荷，并提供心肌恢复的时间。适合心脏移植慢性心脏衰竭的患者病情可以迅速恶化，导致终末器官功能障碍。植入式循环支持可以扭转急性器官损伤和允许功能康复，提高心脏移植候选者心脏移植后潜在的结果。面对进行性心脏衰竭和移植禁忌证的患者，如老年、肥胖、器质性肺动脉高压、慢性肾功能不全，循环支持系统植入作为一种终极治疗，正如随机试验评估所证实的，可能会使这些患者从中受益。

▶ 泵

其有多种装置，可用于机械循环支持，以满足不同目的，目前更多的是在进行临床试验或临床前预试验。设备的选择取决于临床情况，包括植入的易用性，充分性和灵活性，耐久性，患者的生活质量，成本等多种考量。我们将现有的、最常用应用的设备进行讨论。

A. 临时性装置

根据临床情况，急性发作的心脏衰竭往往是可逆

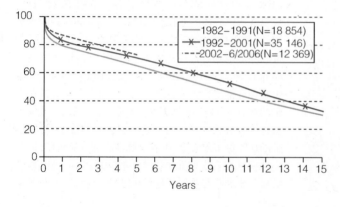

▲ 图19-19 1982—2006年成人行心脏移植者的Kaplan-Meier生存曲线，所有两两比较 $P<0.0001$

的。当提供循环支持时,它往往是打算恢复其原有的心脏功能。主动脉内球囊泵提供一种在心脏舒张期的反搏,增加冠脉灌注,减少后负荷和心肌氧耗。他们通常是经皮股动脉插入,置于降主动脉。在心电图或血压波形示踪下,气球协调一致的,定时自动膨胀。他们可以很容易地取除,并发症少。主动脉内球囊反搏支持是有限的,心输出量改善可高达20%。Abiomed BVS 5000是一种气动驱动体外的血泵,输送能力可达 6L/min 的血流量(图 19-20)。该设备可以连接到人体循环系统,提供多种配置支持衰竭的左或右心室。该系统目前仍然是全球最常使用的辅助循环装置 Abiomed 最近已推出 AB5000 的改进型。仍然为体外气体推动血流泵。新的设计,拥有改善血液的生物相容性和较好的移动性。两种种 Abiomed 设备均被设计应用于急性发作心脏衰竭的患者,提供血流动力学辅助支持直到心脏恢复。正因为如此,它们不被用于医院外的门诊使用。CentriMag 是一种磁悬浮转子的离心血液泵,可提高生物相容性。目前正处于临床试验,作为一个短期临时体外心室辅助装置(VAD),被应用于支持心脏功能过渡,恢复或 VAD 长期植入方案的过渡。

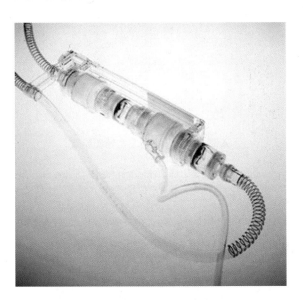

▲图 19-20　Abiomed BVS 心室辅助装置

B. 长期装置

当心脏衰竭被认为是不可逆转的,且对内科治疗无效时,则应考虑心脏移植。而缺乏合适的捐赠移植器官,使得许多患者迫切需要移植治疗变得不可行。植入式机械循环支持,如左心室辅助设备(LVADs)可稳定血流动力学参数,恢复肾和肝功能,使危重患者康复。患者的稳定使他们有时间等待一个合适的捐赠者成为可能,并改善移植后的结果,相较使用正性肌力药

或球囊反搏等待移植心脏的候选人而言。

各种各样的 LVADs 已在美国上市。最常见的是 HeartMate XVE(图 19-21)。人工心脏与左心室尖连接,旋转电机驱动推板隔膜,推动血流液进入连接升主动脉的管道。带瓣的流入和流出的管道,可产生单向血流。设备被放置在膈肌下腹部的位置,经皮引出与一个外部控制器和可穿戴式电池连接。患者在无外接电源下最多可保持 6 小时。HeartMate XVE 的独特功能是其钛金属表面热解碳技术,使血液细胞成分黏附其上,产生"内膜",进而减少血栓栓塞的并发症,最大限度地减少抗凝药物的应用至单独应用阿司匹林即可。受大小的限制,其仅可应用在体表面积 1.5m² 以上的患者,受磨损及瓣膜损害的限制,人工心脏的耐用期约 1.5 年。

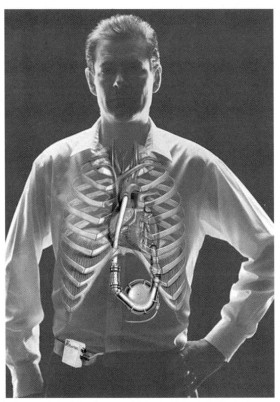

▲图 19-21　HeartMate XVE 左室辅助装置

腔内的 VAD 或 IVAD 是一个类似的改良装置,称作随身携带型 VAD 可在医院内植入后出院在家里等待移植。该装置由气体推动,通过连接于体外的大型控制台控制,其中包含有空气压缩机,电子同步驱动和反馈设备,电池。流入和流出道的机械倾斜瓣控制着血流方向,无涂覆内表面需要全身肝素或华法林抗凝。该装置特点为体积小,可使用于较小的患者或应用两

台泵分别装入左、右心室。

　　在美国市场上已经出现新一代的循环支持装置。为无阀，可产生连续血流，轴向设计的叶轮泵。由于没有血流充溢室去产生波动血流，因而装置变得更小、更安静。可用于支持小体重患者并改善患者的满意度。此外，机械负荷作用于单个轴承的持续性改进的重要优势在于耐用性大大增加，理论寿命长达 10 年。这些泵中，HeartMate 第一个获得 FDA 认证（图 19-22）。早期的经验表明，作为心脏移植的过渡成功地减少了并发症的发生率。尽管其在大小和耐用性方面具有优势，但对非搏动性血流量长期影响的担忧依然存在，即使早期的证据表明其具有肾脏、神经系统和肝脏保护作用。胃肠道出血可能与搏动性血流有关，不过这些问题的严重程度似乎有限。此外，不同于搏动泵会自动增加心率来增加泵灌注流量，无阀的、连续血流泵目前没有任何机制可根据不同的心脏负荷来自动调节流量。已有报道称，在运动时的血供流量相对不足，而泵率过高，在左心室腔充盈相对不足可导致左室功能衰竭、恶性心律失常、溶血和室间隔扭曲造成的右心室功能不全。

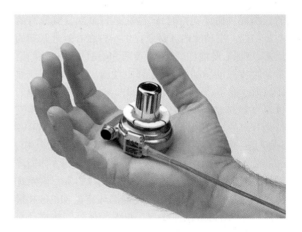

▲图 19-23　HeartWare HVAD 左室辅助装置

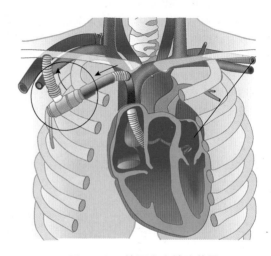

▲图 19-24　协同左室辅助装置

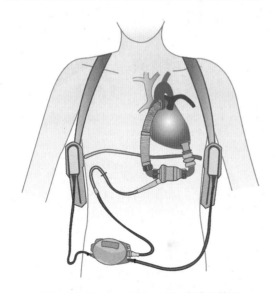

▲图 19-22　HeartMate II左室辅助装置

　　下一代的 LVADs 为连续血流泵，利用磁悬浮转子的离心泵式设计。这些 LVADs 完全消除对轴承的需求，创造潜力无期限的辅助支持，而无需顾虑机械故障。这些设备已经开始在美国进行临床试验。设备正在不断地小型化，允许直接植入心包，避免了埋入膈肌下腹膜上的需要，（图 19-23）。此外，一些设备的设计，可放在胸膜腔外的胸壁上，避免了胸骨切开（图 19-24）。这些设备的有效性和安全行仍有待观察，但随着技术的不断进步，在不久的将来，将可能对心力衰竭的手术治疗产生巨大的影响。

Aaronson KD et al: Left ventricular assist device therapy improves utilization of donor hearts. J Am Coll Cardiol 2002;39:1247.

Bardy GH et al: Amiodarone or an implantable cardioverter-defibrillator for congestive heart failure. N Engl J Med 2005;352:225.

Cleland JG et al: The effect of cardiac resynchronization on morbidity and mortality in heart failure. N Engl J Med 2005;352:1539.

Dargie HJ: Effect of carvedilol on outcome after myocardial infarction in patients with left-ventricular dysfunction: The CAPRICORN randomised trial. Lancet 2001;357:1385.

Drews T et al: Differences in pulsatile and non-pulsatile mechanical circulatory support in long-term use. J Heart Lung Transplant 2008;27:1096.

Flather MD et al: Long-term ACE-inhibitor therapy in patients with heart failure or left-ventricular dysfunction: a systematic overview of data from individual patients. ACE-Inhibitor Myocardial Infarction Collaborative Group. Lancet 2000;355:1575.

Gheorghiade M, Adams KF Jr, Colucci WS: Digoxin in the management of cardiovascular disorders. Circulation 2004;109:2959.

Haft J et al: Hemodynamic and exercise performance with pulsatile and continuous-flow left ventricular assist devices. Circulation 2007;116:I8.

Hunt SA et al: ACC/AHA 2005 guideline update for the diagnosis and management of chronic heart failure in the adult—summary article. Circulation 2005;112:1825.

Lund LH, Aaronson KD, Mancini DM: Validation of peak exercise oxygen consumption and the Heart Failure Survival Score for serial risk stratification in advanced heart failure. Am J Cardiol 2005;95:734.

Miller LW et al: Use of a continuous-flow device in patients awaiting heart transplantation. HeartMate II Clinical Investigators. New Eng J Med 2007;357:885.

Rose EA et al: Long-term mechanical left ventricular assistance for end-stage heart failure. Randomized Evaluation of Mechanical Assistance for the Treatment of Congestive Heart Failure (REMATCH) Study Group. New Eng J Med 2001;345:1435.

Taylor DO et al: Registry of the International Society for Heart and Lung Transplantation: Twenty-fifth official adult heart transplant report—2008. J Heart Lung Transplant 2008;27:943.

（裴斐　高登峰　译，董新　校）

第 19 章 心脏
Ⅱ. 先天性心脏病

诊断

先天性心脏病是指因胎儿心脏发育异常所引起的一系列畸形。其范围包括从简单的缺损到复杂的病变。随年龄改变而逐渐显现的缺陷取决于畸形最初造成的对生理学的影响。由于超声影像技术的进步，越来越多的心脏畸形在产前检查时被发现。生后患儿可能在数分钟到数小时内表现出严重的低氧血症或血流动力学崩溃，也可能数周到数月后出现新的杂音和充血性心力衰竭的体征。相对无症状的病变直到学龄期或青少年时才被发现。

先天性心脏病的早期和准确诊断需要仔细地鉴别其症状和体征。心脏杂音分类可高度提示潜在的心脏异常。心脏病的早期表现包括发绀、呼吸急促、脉律不齐及发育不良等。在患儿的病史中，先天性心脏病主要症状包括喂养困难、易激惹和频繁的呼吸道感染。

对可疑先天性心脏病的初步判断首先是典型的病史和体检。常规检查包括胸片和心电图。胸片能够辨别心脏是否增大、肺纹理有无增粗或变细、主动脉弓位于哪侧，及心脏位置异常（心脏中间位或右位心，而不是典型的左胸位）。有些心脏疾病在胸片上伴有特征性的表现。心电图可判断心律失常、心电轴偏向、心房扩大及心室肥厚等。二维彩色多普勒超声心动图通常是首选的非创伤性的诊断检查，并提供外科手术计划应考虑的比较精确的病变解剖资料。当需要计算血流量、压力、血管阻力或解剖详情等附加资料时，心导管检查术、心脏磁共振成像（MRI）和计算机断层摄影（CT）血管造影术被用于辅助诊断检查。

术前处理

对于大多数先天性心脏缺损患者来说，外科矫治和导管介入是必要的明确的治疗手段。某些缺损如房间隔缺损、室间隔缺损（VSD）和动脉导管未闭（PDA）等可以在出生后数年内自行愈合。而其余患者当外科风险小、药物治疗不再能控制症状及不可逆并发症发生前均需要治疗。

呈现出动脉导管病变的新生儿需要导管血流维持体循环或肺灌注。静脉内应用前列腺素 E1 治疗可促使导管未闭愈合。发绀患儿需增加供氧，然而，新生儿能够相对较好地耐受青紫（血氧饱和度 >70%），究其原因是对氧的需求最少。其他治疗包括应用利尿剂、减轻后负荷及大量的能量供给来处理充血性心力衰竭的症状。

先天性心脏病患者的照料需要多学科综合小组的共同努力，其成员由心脏病专家、外科医师、介入医师、超声心动图医师及放射科医师等组成。介入及手术时机的谨慎选择和详细设计伴随熟练、专业的术前和术后护理是治疗成功的必要保证。

手术治疗

大多数先天性心脏缺损均可行外科矫治术。分阶段手术用于早期缓解症状，同时也是治疗复杂畸形的一种选择。确定手术径路应考虑到儿童身体发育的预期情况。在手术室和术后患者的监测期间，各种有创的监测管线是必须的。所有患者都置入动脉和中心静脉插管，同时放置两根外周静脉插管和一根气囊导尿管。对于新生儿来说，脐血管是最好的静脉和动脉路径。应尽量避免长期和反复的股动静脉管线的置入，因为这些血管在患者以后的生活中是心导管检查和介入治疗所需要的。当需要精确监测体温时，温度探头应放置在鼻咽腔、直肠或皮肤上。由于灌注技术和心脏畸形影响可变的血流量，可能需要不同的降温和复温程序。

大多数手术修补需要体外循环。体外循环包括从患者腔静脉引流静脉血，它是通过上、下腔插管（因为心内修补）或单根右心房插管来完成的。血液通过体外循环，使其升温和降温到所需的温度，同时氧合并移除二氧化碳,最后经过通常在升主动脉的动脉插管泵血回到体内。低温可使机体和心脏的代谢需求减少,并能增强机体对缺血的耐受。低温的程度在18~32℃,取决于完成手术所需要的时间及手术的复杂性。采用顺行灌注(通过主动脉阻断钳下方的冷灌管)或逆行灌注(通过冠状窦插管)高钾心脏停搏液使心脏停搏。停搏的心脏可为外科医师手术提供安全的无血及无搏动的手术视野。左心引流管经右上肺静脉置入,它可引流肺静脉回心血量并可协助心脏排气。

深低温停循环适应于复杂的主动脉弓重建术。为了确保大脑和身体降温平衡,患者降温到18℃需要至少20分钟时间。患者头部置于冰上,血液引流入静脉贮血器,关掉动脉泵。从术区拔除动脉插管,有利于显示手术视野和修补主动脉弓。目前普遍认为深低温停循环没有绝对安全的时间段,但普遍感觉应该限制在不超过45分钟。其他技术例如选择性脑灌注技术和间歇性低流量灌注技术可减少深低温停循环的需求。然而,迄今为止,没有文献资料表明这些技术能提供额外的益处,但也没有额外的风险。

术后管理

带插管的患者被送入重症监护室,同时接呼吸机辅助通气。所有患者都应置入临时起搏电极,以便处理心率过缓和快速型心律失常。许多患者带有附加的心内测压管,被植入在肺动脉和左心房用于压力监测。纵隔内放入引流管以防止积血和积液,通常在术后2~4天拔除。预防性抗生素应用在术前和术后至各种管道拔除。

心肺转流术可引起严重的炎症反应,其原因是多种细胞因子被激活。有液体潴留和肺功能障碍现象的患者,需大量使用利尿剂和应用呼吸机辅助通气。出血是心脏外科术后常见的并发症,极少数需要外科探查(<2%)。术后凝血功能障碍由多种因素造成,其中包括血液稀释、血小板破坏、凝血因子消耗、肝脏产生的不成熟凝血因子和鱼精蛋白中和肝素不完全等。术后大约30%的患者将出现心律失常,从简单的室性期前收缩到严重的快速性心律失常等。需要慢性药物治疗的长期心律失常或需安置永久性起搏器的心脏传导阻滞约占1%。多数患者需要应用血管升压药物支持血流动力学稳定,但对于心室功能不全的患者,需同时应用降低后负荷的药物。多巴胺、肾上腺素和血管收缩剂对于儿科患者来说是一线血管升压药。米力农主要被应用于降低后负荷。严格来说,患者新生儿可能有甲状腺和肾上腺功能不全,从而进一步加重术后血流动力学的不稳定。严重血流动力学的损害偶尔需要增加机械性支持。对于儿科患儿来说,体外膜式氧合器(ECMO)是最广泛和最有效的机械支持。需要

ECMO支持的先心病患儿的存活率大约为50%。对于低心输出量的患者,首先应排除需再次手术或介入治疗的残余缺损或修补失败。儿科患者有极高的肺血管反应性,其独特之处有别于成人心脏外科。术后肺高压危象经常发生在新生儿和婴儿。肺高压危象的发生可以由像导管内吸痰那样的刺激而引发。轻柔操作和处理肺高压危象包括应用较高剂量的阿片类麻醉剂芬太尼、肌松剂、过度通气、高浓度吸氧及吸入一氧化氮等。慢性药物治疗持续性肺高压包括磷酸二酯酶抑制剂(如sildenafil)和前列环素(如Flolan)。

发绀型心脏病

发绀型心脏病是由右心的低氧血分流到左心的含氧血或不正常的肺血流所造成。低氧血与含氧血混合后导致动脉血的氧饱和度降低。大多数发绀型心脏病在生后数周或数月内被诊断。发绀型心脏病约占全部先天性心脏病的25%。发绀型心脏病的五种类型将在左心发育不良综合征章节中提及,主要为:(1)法洛四联症;(2)大动脉转位;(3)共同动脉干;(4)完全性肺静脉异位引流;(5)三尖瓣闭锁。

▶ 法洛四联症

诊断要点

- ▶ 伴随蹲踞或胸膝位的缺氧发作病史
- ▶ 逐渐加重的发绀
- ▶ 心尖搏动增强
- ▶ 第二心音减弱;胸骨左缘中上部右室流出道区域可闻及1~3/6级喷射性杂音
- ▶ 胸片显示靴型心伴有肺纹理稀疏
- ▶ 超声心动图证实右心室肥厚、伴有或不伴有肺动脉狭窄/闭锁的右室流出道梗阻、对位不良性室间隔缺损及主动脉骑跨

A. 概述

法洛四联症(TOF)是最常见的发绀型先天性心脏病。其发病率在活产儿为0.6/1000。其患病率约占全部先天性心脏病患者的4%。病理解剖常被描述为四个部分:室间隔缺损,主动脉骑跨,肺动脉狭窄和右心室肥厚(图19-25)。胚胎学上,TOF的解剖被认为是由单个的缺损所引起:漏斗隔的前部对位不良。漏斗隔通常分隔原始的流出道并与室间隔融合。前部对位不良的漏斗隔形成了VSD,同时VSD的发生也归因于同室间隔的融合失败,从而造成主动脉移位至右心室和VSD上方。漏斗部排列紊乱的肌束聚塞向右室流出道,引起肺动脉狭窄,继发造成右心室肥厚。增粗的肌束还延伸从漏斗隔间隔插入到右心室游离壁,并加重右

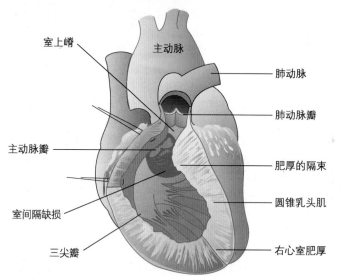

主动脉 — 室上嵴
肺动脉
肺动脉瓣
主动脉瓣
肥厚的隔束
室间隔缺损
圆锥乳头肌
三尖瓣
右心室肥厚

▲图 19-25 **法洛四联症**
主动脉骑跨与室间隔,大的室间隔缺损,发育不良的漏斗部伴肥大的肌束梗阻血流到达肺动脉

心室流出道的阻塞。肺动脉瓣经常是狭窄的,且 58% 的患者是二叶瓣畸形。肺动脉闭锁的发生约占 TOF 病例的 7% 左右。TOF 患者的分支肺动脉可能会出现轻度弥漫性发育不全或间断性狭窄(大部分是在左肺动脉的导管位置)。 冠状动脉畸形经常出现,起源于右冠状动脉的左前降支动脉,发生约占患者的 5%,具有重要的临床意义,因为这根血管横跨右室漏斗部并且手术时易损伤。右位主动脉弓约占 TOF 患者的 25%,相关的缺损包括房间隔缺损(ASD)、完全性房室隔缺损(AVSD)、PDA、或多发 VSD。

B. 临床表现

TOF 患者出现的发绀是由穿过 VSD 的右向左血液分流引起。发绀的轻重取决于右室流出道梗阻的严重程度。通常,在出生时发绀较轻,并可能保持数周或数月不被发现。严重漏斗部梗阻或肺动脉闭锁新生儿在生后不久出现症状,并需要输入前列腺素以便维持导管开放从而确保足够的肺血流量。在其他患者中,右心室流出道阻塞较轻,其主要的生理变化是一个大型左向右分流的室间隔缺损和充血性心力衰竭。间断性缺氧发作是法洛四联症公认的特征性症状。缺氧发作的致病因素仍有争议,但其明显与体、肺循环血流量短暂失衡有关。低血容量和周围血管扩张可诱发缺氧发作(如:洗澡和劳累后)。缺氧发作也能在新生儿出现,但据报道最常发生在 3~9 月的婴儿中。大多数缺氧发作在数分钟内可自行缓解,但有些缺氧发生是致命的。人们注意到年长儿童自发性的蹲踞以终止缺氧发生。蹲踞位被认为可增加体循环血管阻力,有利于增加肺血流量。发绀是 TOF 最常见的临床表现。听诊可闻及正常的第一心音和减弱的第二心音,胸骨左上缘可闻及收缩期喷射样杂音。年长儿童可见杵状指(趾)。胸片的典型表现为靴形心,它是由于右心室肥大

引起心尖上翘所致,肺野血管纹理减少,有时可见右位主动脉弓。心电图显示右室肥厚。超声心动图可以确诊,大多数患者不必行心导管检查。

C. 治疗

TOF 的医疗处理是治疗和预防缺氧发作。缺氧发作患者的即行处理包括吸氧、镇静剂、纠正酸中毒。贫血婴儿给予补液输血。α 受体兴奋剂用于增加体循环阻力(改善肺血流量)。有些医疗中心应用 β 阻滞剂作为长期治疗的类型以预防缺氧发作。TOF 未治疗的长期并发症是杵状指(趾)、严重的活动后呼吸困难、脑脓肿(继发于右向左分流)、动脉栓塞和红细胞增多症(可导致脑栓塞)。对大多数未治疗的 TOF 患者来说不太可能长期存活。所有 TOF 患者都应行外科矫治术。无症状患者应在 4~6 个月大时择期手术。早期手术指征是严重发绀的新生儿和确切的缺氧发作或逐渐发绀的婴儿。

TOF 手术可分两期进行。在第一期,通过在体动脉和肺动脉之间创建一个连接(分流)扩增肺血流量。在第二期,拆除分流和施行完整矫治。首选的分流术是 Blalock-Taussig 分流术,即断离锁骨下动脉,将其近心端下弯与同侧肺动脉行端 - 侧吻合。改良 Blalock-Taussig 分流术是目前最常用的分流术式,即在无名动脉或锁骨下动脉与同侧肺动脉之间血管移植物插入吻合(聚四氟乙烯血管)。施行分流术可用或不用体外循环。

目前,大多数医疗中心首选 TOF 根治术。施行分流术缓解症状的只适应于部分患者,即完整根治术风险过高的患者,如多发性先天畸形、严重并发疾病,或畸形冠状动脉横穿发育不良的漏斗部的患者。施行完整 TOF 根治术采用胸骨正中切口,通过上、下腔静脉插管建立体外循环,心房径路通过三尖瓣检查右室流出道,切除阻碍右室流出道的肌束,补片关闭 VSD,经主肺动脉纵行切口施行肺动脉瓣切开。当肺动脉瓣环或漏

斗部严重发育不良时,用流出道跨瓣环补片解除梗阻。当畸形冠状动脉横跨漏斗部时,禁忌跨瓣环切口。这些患者和伴有肺动脉闭锁的患者,需安置一根管道(冷藏的同种异体血管或异种带瓣血管)在右心室(经由单独的心室切口)和主肺动脉之间。经历跨瓣环补片重建的患者有肺动脉瓣关闭不全的后遗症。令人惊讶的是,只要三尖瓣功能良好,大多数婴儿都能很好地耐受。当这些患者长大以后,部分患者将出现因慢性肺动脉瓣反流所致的右心室衰竭,从而需要肺动脉瓣移植。

D. 预后和并发症

TOF 根治术早期死亡率在 1%~5%,TOF 合并肺动脉瓣闭锁的患者预后更差,其长期并发症包括再发的右室流出道梗阻和因慢性肺动脉瓣反流引起的进行性右心室功能不全。20 年的精算生存率为 90%,并可具有良好的功能状态。

Bacha EA et al: Long-term results after early primary repair of tetralogy of Fallot. J Thorac Cardiovasc Surg 2001;122:154.

de Ruijter FT et al: Right ventricular dysfunction and pulmonary valve replacement after correction of tetralogy of Fallot. Ann Thorac Surg 2002;73:1794.

Discigil B et al: Late pulmonary valve replacement after repair of tetralogy of Fallot. J Thorac Cardiovasc Surg 2001;121:344.

Hirsch JC, Mosca RS, Bove EL. Complete repair of tetralogy of Fallot in the neonate: results in the modern era. Ann Surg 2000;232:508.

Shinebourne EA, Babu-Narayan SV, Carvalho JS. Tetralogy of Fallot: from fetus to adult. Heart 2006;92:1353.

▶ 大动脉转位

 诊断要点

▶ 生后不久发绀
▶ 充血性心力衰竭的症状
▶ 多变的杂音
▶ 胸片伴有典型的斜蛋样表现
▶ 超声心动图确认房室不一致(主动脉发至右心室和肺动脉发至左心室)

A. 概述

大动脉转位(TGA)是一种先天性心脏畸形,即主动脉发至右心室和肺动脉起源于左心室(图 19-26)。TGA 可分为心室右袢(d-TGA)和心室左袢(l-TGA)。提及的左袢和右袢涉及在胎儿期的原始心球管,它决定了心房和心室连接一致(右心房连接右心室和左心房连接左心室)或连接不一致。L- 大动脉转位即房室连接不一致(右心房连接到左心室和左心房连接到右心室),同时也被称为先天性矫正型 TGA。L- 大动脉转位是一种少见 TGA 变异,本章主要介绍 d-TGA,对 L-TGA 不再详述。这种疾病可以被再分为 d-TGA 伴有室间隔完整(IVS)(55%~60%)和伴有 VSD 的 d-TGA

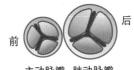

前 后

主动脉瓣 肺动脉瓣

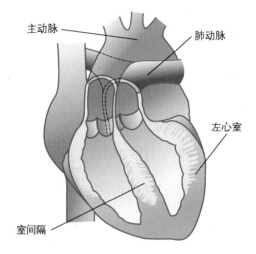

主动脉 — 肺动脉

左心室

室间隔 —

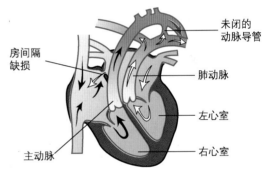

未闭的动脉导管

房间隔缺损

肺动脉

左心室

主动脉 — 右心室

▲ 图 19-26 典型的大动脉转位

主动脉发自解剖右心室和前偏右的起源于解剖左心室肺动脉,底部插图详述了独立的体循环和肺循环,通过动脉导管或 ASD 交通。顶部插图解释了在典型动脉转位时两根大动脉的常见关系

(40%~55%),约三分之一在血流动力学上来说没有意义。引起显著左室流出道梗阻的肺动脉瓣狭窄伴随有 IVS 较为罕见,大约占 d-TGA/IVS 的 10%。

B. 临床表现

D-TGA 是一种相对常见的心脏畸形,也是先心病生后首周表现出发绀的最常见类型。这种畸形约占婴儿先天性心血管畸形的 10%。发绀的程度取决于在肺、体循环之间混合血的量。在 TGA,氧合的肺静脉血回流到肺,而未氧合的体循环血却泵流到机体。因为两个循环存在交通,在它们之间部分混合血必定出现氧合血流向体循环和未氧合血流向肺。混合血可能发生在某些层面,大多数通过 ASD 或卵圆孔未闭出现在心房水平。通常情况下，还有两个层面的混合血是保证维持体循环氧的输送，即心脏混合血的另外位置 VSD 或 PDA。在 TGA，不可能存在某个方向固定的分流而没有相等量的血流流向另一方；否则，一个循环将最终排空到另一方。因此，未氧合血到达肺的血量(有效的肺血流量)必须相等于到达主动脉氧合血量(有效循环血量)。

临床特征取决于混合血的程度及肺血流的量。上述因素是由 d-TGA 特殊的解剖亚型所决定。有 d-TGA 伴 IVS(或小 VSD)的新生儿混合血限于房水平和 PDA。ASD 可能是有限的，而 PDA 通常将在生后几天到几周内闭合。由于混合血减少，患儿发绀逐渐加重，最终出现缺氧性昏迷。幸运的是，大部分新生儿在早期出现明显发绀，其中 56% 的患儿可在出生后第一小时被医师和护士发现，而当日的检出率达 92%。在 d-TGA 伴有较大 VSD 的患者，有更多的机会混合和增加肺血流量。患有 d-TGA/VSD 的新生儿可能仅出现轻度发绀，往往被忽视。但是，通常在 2~6 周内，充血性心力衰竭的症状和体征将会显现。当发绀可能是轻度时，呼吸急促和心动过速却较为显著。听诊可闻及由肺血增多的充血性心力衰竭的特征：包括全收缩期杂音、第三心音、舒张中期隆隆样杂音、奔马律和短暂而分裂的由肺血流量增加所致的第二心音。伴有 d-TGA 和重度肺动脉瓣狭窄的新生儿在出生时表现出严重的发绀。不同程度的肺动脉瓣狭窄导致不同程度的发绀水平。

对 TGA 患者来说，生后心电图是正常的，仅有典型的右心室优势表现。即使典型胸片表现出狭窄的上纵隔蛋形心影，但这种征象由于扩大的胸腺影而难以判定。超声心动图可明确显示不正常的房室连接，同时表明后面的大动脉。因其在发出后很快分叉，故是起源于左室的肺动脉。前面的大动脉是主动脉并且发自右心室。也可诊断相关联的疾病，如 VSD、左室流出道梗阻和主动脉缩窄等。心导管检查术虽然很少应用于诊断，但在球囊扩张房间隔造口术以改善心内血液混合方面是有帮助的。

C. 治疗

患 TGA 伴严重发绀的婴儿需及时诊断和治疗，以改善混合血流和增加动脉氧饱和度。对怀疑有 TGA 的青紫新生儿为促进血液混合，首选的措施是静脉输注前列腺素 E1 以确保维持导管开放。对于限制性 ASD 患儿，可施行球囊扩张房间隔造口术，它是在 1966 年由 William Rashkind 发明的一项技术。具体操作是插入一根顶端带囊的导管通过卵圆孔进入左心房，强制性膨胀和回抽导管撕裂原发隔和扩大 ASD。通常混合血流立即增加，继而使动脉血氧饱和度增加。如不采取措施，d-TGA 通常是致命的。未治疗的情况下，30% 的新生儿将在生后 1 周内死亡，50% 在 1 个月内，70% 在半年内，90% 在 1 年内死亡。TGA 患者的

外科手术治疗随着采用 switch 大动脉调转术而出现了重大的改变。过去，最终的修复术是完成静脉血直接流向右心房，采用的两种术式是 Senning 术或 Mustard 术。在这两种技术上，房间隔被重新定位，以致上、下腔静脉血变更流向二尖瓣随后流入左心室和肺动脉。肺静脉血更改流向三尖瓣和右心室。右心室随后射氧合血到体循环。虽然在心房水平生理修复的手术死亡率在婴儿中也很低(<5%)，但随后会出现许多问题。仍然有 5% 的患者会发生腔静脉血流梗阻，尤其在上腔静脉与右心房的交界处，且更常见于施行这类手术的婴儿。此外，肺静脉梗阻可能发生并且常常难以修复。或许是因为复杂的心房缝线，常见房性心律失常，且长期观察可见约超过半数患者出现。采用 Senning 术或 Mustard 术修复后的最严重的长期并发症是右心室功能不全。伴随扩大的收缩乏力的心腔和继发性的三尖瓣反流的右室衰竭在长期随访研究的患者中被大量发现。动脉 switch 手术已成为这种情况下婴儿的最佳术式，此术式是由 Jatene 在 1975 年首次成功施行。目前的技术使手术死亡率降低到 2%~10%。手术技术包括横断两个大血管和直接吻合以重建房室一致的结构。冠状动脉从前面的主动脉取出并移植到后面的大血管(新主动脉)。这种术式临床的广泛应用目前已证实，任何变异的冠状动脉都能被成功修复，即使某个罕见类型明显具有高风险。因为许多 TGA 患者有完整的室间隔(IVS)，左心室压力在生后早期降低是因为肺血管阻力(PVR)降低所致。在这种状况下，动脉修复必须在出生后的头 2~3 周进行，这期间左心室仍然能够适应体循环的工作量。对于稍大的患儿，左心室恢复的条件为在最终动脉修复前预先做肺动脉环缩术和主动脉到肺动脉的分流术。虽然伴有大型 VSD 的患者不必因他们降低左室压力而早期修复，但经验表明，即使在这种亚型中，最好在出生后第一个月内，即未出现继发性并发症如肺高血压，充血性心力衰竭，或感染进展时行手术治疗。有固定左心室流出道梗阻的患者不宜行动脉修复，因为矫治的结果可导致体循环心室流出道梗阻。这些患者大多数也有大的 VSD。出生后早期的全身性肺动脉分流以缓解病情是一种选择，因而最终的修复术可以延后至直到机体生长导致发绀，发绀的原因是分流不适宜于身体生长的需求。在那时，可施行 Rastelli 手术，此手术是通过放置心内补片将左室血改道经 VSD 至前面的主动脉，绑扎肺动脉，通过带瓣管道重建右心室到肺动脉的连接。目前，越来越多医疗中心的经验推荐在新生儿期尽早采用 Rastelli 术式完整修复。早期修复消除中期的发病率和相关联的体 - 肺动脉分流与慢性发绀的死亡率。

D. 预后

目前，施行动脉调转术后医院生存率是 90%~95%。

D-TGA/IVS 通常死亡率低于 d-TGA/VSD 或 d-TGA/VSD/PS。d-TGA/IVS 医院死亡率为 3.5%~7.6%,相比而言 d-TGA/VSD 为 9.4%~13.1%。现代研究已经消除了关闭附加 VSD 所增加的风险。5~10 年和 10 年的长期存活分别是 87.9%~93% 和 86%~88%。应用再次介入的最常见原因是肺动脉瓣上狭窄,其发生为 4%~16%。对 101 名在 25 年期间行 Rastelli 手术的患者最近的一项调查显示,有 7% 的住院死亡率,在过去 7 年的调查没有死亡。精确的存活率在 5 年、10 年、15 年和 20 年是 82%、80%、68% 和 52%。

Brown JW, Park HJ, Turrentine MW: Arterial switch operation: factors impacting survival in the current era. Ann Thorac Surg 2001;71:1978.

Haas F et al: Long-term survival and functional follow-up in patients after the arterial switch operation. Ann Thorac Surg 1999;68:1692.

Kreutzer C et al: Twenty-five-year experience with Rastelli repair for transposition of the great arteries. J Thorac Cardiovasc Surg. 2000;120:211.

Qamar ZA et al: Current risk factors and outcomes for the arterial switch operation. Ann Thorac Surg 2007;84:871.

Warnes CA: Transposition of the great arteries. Circulation 2006; 114:2699.

▶ 永存动脉干

 诊断要点

▶ 充血性心衰的早期体征和脉搏细弱

▶ 常并发主动脉弓中断和 DiGeorge 综合征

▶ 胸片有心影扩大、肺血增多和小的胸腺影

▶ 超声心动图证实一个共同的半月瓣而不是单独的主动脉瓣和肺动脉瓣,伴随肺动脉发至升主动脉

A. 概述

永存动脉干是一种罕见的畸形,占全部先天性心脏病的 0.4%~4%。单根动脉血管起源于心脏,骑跨在室间隔上,并提供体、冠状和肺循环。Collett 和 Edwards 分类法集中在从永存动脉干发出的肺动脉的起源上分类,具体如下:

I 型:共同动脉干发出主肺动脉和主动脉。

II 型:左、右肺动脉开口相互靠近,从总动脉干后壁发出。

III 型:左、右肺动脉在动脉干后壁间距较大的位置发出。

IV 型:分支肺动脉缺如,肺血流来源于主动脉到肺动脉的侧支血管。

永存动脉干是主、肺动脉间隔和肺动脉瓣下漏斗部未能发育的结果(conal 隔)。正常的间隔导致肺和体流出道的发育,分割半月瓣,并生成主动脉和肺动脉。分隔失败导致一个 VSD(漏斗部间隔缺如),一个单独的半月瓣和一个单独的动脉干。大多数病例伴随一个 VSD,这类 VSD 暗示合并 TOF。然而,在这类畸形中,缺损的上缘是由动脉干的瓣膜构成的。动脉干的瓣膜通常是畸形的,且它们的运动往往受限。瓣叶的数量变化较大,三叶瓣约占 50%,四叶瓣占 22%,二叶瓣占 9%,以及罕见的单叶瓣与五叶瓣。由于这些瓣叶的发育异常,动脉干的中量和大量反流出现在 20%~26% 的患者中。肺动脉通常是正常大小且大多数发自动脉干的左侧后方,常常紧靠动脉干瓣膜和左冠状动脉开口。常并发其他心脏畸形,包括 ASD(9%~20%),主动脉弓中断(10%~20%),及冠状动脉开口异常(37%~49%),且多见于左冠状动脉紧邻肺动脉发出的位置。28% 的永存动脉干患者伴有心外畸形。这些畸形包括骨骼、泌尿生殖器、胃肠道畸形和 DiGeorge 综合征(11%)。

B. 临床表现

永存动脉干的解剖导致机体血与肺静脉血必须在 VSD 和动脉干瓣膜水平混合,使动脉血氧饱和度达 85%~90%。机体动脉血氧饱和度依靠肺部的血流量,而肺血流量的多少取决于肺血管的阻力(PVR)。由于 PVR 突然降低,随之而来的是肺循环过量,导致肺充血及充血性心力衰竭的症状和体征。这种非限制性的左向右分流可能引起早期发生不可逆的肺血管梗阻性病变。

动脉干瓣膜畸形进一步加重了血流动力学负荷。动脉干瓣膜反流导致心室扩大和舒张期冠脉灌注压过低,从而引起心肌缺血。共同动脉干瓣膜狭窄促使心室肥厚,增加了心肌耗氧量,限制了冠脉和体循环的灌注,尤其是大量血液回流进入肺血管床。

永存动脉干新生儿呈现出充血性心力衰竭的体征和脉搏细弱。胸片显示明显的心脏扩大,肺淤血,常伴很小的胸腺影和右位主动脉弓。心电图最常见双心室肥大。超声心动图是首选的诊断性操作,它可确定是否有共同动脉干,动脉干瓣膜的结构和功能,伴随的病变如主动脉弓中断,以及常见的肺动脉解剖情况。心导管检查不必施行,除非解剖资料不清楚,需要进一步了解动脉干瓣膜的状态或肺血管状态不清楚(例如当诊断大于 3 个月的婴儿时)。

C. 治疗

未治疗的永存动脉干患儿早期即死亡。大约 40% 的婴儿死亡在 1 月内,70% 在 3 个月,90% 在 1 年内。充血性心力衰竭是死亡的原因。幸存者可能在一段时期内良好,直至肺血管梗阻性疾病加重和艾森曼格综合征出现。共同动脉干根本的治疗是在新生儿期外科矫治。内科治疗是缓解病情的临时手段,主要是控制充血性心力衰竭,采取的方法为控制液体、利尿剂和减轻后负荷。完整的修复术必须从动脉干分离肺动脉,修补大动脉的缺口,关闭 VSD,以及用心外管道修复右室流出道的连接(图 19-27)。严重的动脉干瓣膜反流

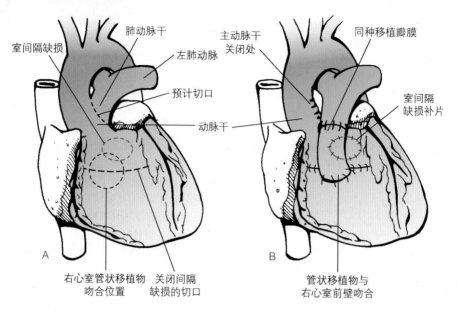

▲图 19-27　Ⅰ型永存动脉干

A. 主肺动脉发自动脉干其下方为永存动脉的瓣膜，VSD 存在。B. 主肺动脉从动脉干切下，补片关闭 VSD，包含有同种异体主动脉瓣膜的 Dacron 管道被缝合到右心室前壁并连接到肺动脉远端。在右心室和肺动脉之间的管道被成功由 J.W.Kirklin 在 1964 年用于矫治重度 TOF

需要瓣膜修复或置换。并发的主动脉弓中断者通过行近端到升主动脉远端的端端吻合重建。

D. 预后

永存动脉干修复术的效果在近二十年间有了极大的改善。在早期手术以避免不可逆肺血管疾病的重要性被认识前，在大多数医疗机构中，患儿接受修复手术的平均年龄为 2~5 岁，有很高的死亡率。目前，共同动脉干新生儿修复术的住院死亡率在 4.3%~17% 之间，多数死亡出现在复杂的共同动脉干或共同动脉干合并严重的瓣膜反流。所有患者最终需要再手术来替换右心室到肺动脉的管道，仅有 36% 的患者在 10 岁时免于再手术。

Brown JW et al: Truncus arteriosus repair: outcomes, risk factors, reoperation and management. Eur J Cardiothorac Surg 2001; 20:221.

Henaine R et al: Fate of the truncal valve in truncus arteriosus. Ann Thorac Surg 2008;85:172.

Konstantinov IE et al: Truncus arteriosus associated with interrupted aortic arch in 50 neonates: a Congenital Heart Surgeons Society study. Ann Thorac Surg 2006;81:214.

Rodefeld MD, Hanley FL. Neonatal truncus arteriosus repair: surgical techniques and clinical management. Semin Thorac Cardiovasc Surg Pediatr Card Surg Annu 2002;5:212.

Thompson LD et al: Neonatal repair of truncus arteriosus: continuing improvement in outcomes. Ann Thorac Surg 2001;72:391.

▶ 完全性肺静脉异位连接

 诊断要点

▶ 一种少数仍保留的儿科的心外科急诊
▶ 可变的发绀，意味着梗阻性完全性肺静脉异位连接和并发心血管系统衰竭
▶ 高风险的肺高压
▶ 胸片有肺淤血及右心房、室扩大
▶ 超声心动图确定肺静脉引流入体静脉
▶ 几乎相等的血氧饱和度在所有心腔(特异性病症)

A. 概述

完全性肺静脉异位连接(TAPVC)是相对不常见的先天性疾病，发病约占先天性心脏畸形的 2%。TAPVC 包含一系列异常，即肺静脉经过永久内脏静脉直接连接到体循环静脉。这种畸形导致供氧减退，按照正常的顺序，肺静脉引流肺内血到左心房。最常见的分类包括四型：

心上型(Ⅰ型)，心内型(Ⅱ型)，心下型(Ⅲ型)和混合型(图 19-28)。

部分性肺静脉异位连接的定义是患者一部分但不

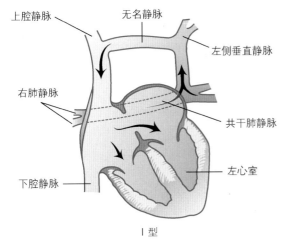

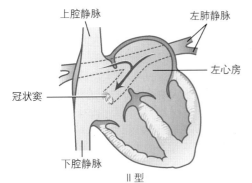

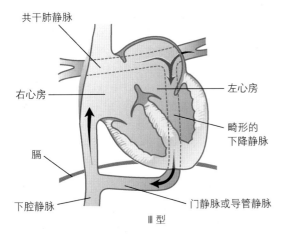

▲图 19-28　**完全性肺静脉异位连接的常见类型**
Ⅰ型：肺静脉连接到永存左垂直静脉，无名静脉和右上腔静脉。Ⅱ型：肺静脉连接到冠状窦和右心房。Ⅲ型：肺静脉连接到异常的下行静脉，门静脉或永存导管静脉，最终流入下腔静脉

是全部静脉引流进入左心房，此时仍有静脉连接到一个或多个永久内脏静脉。

　　TAPVC 也能按存在的梗阻分类。因周围结构的影响或引流肺静脉的开口不充分导致不同程度的梗

阻。心上型 TAPVC 的梗阻出现在左主支气管与左肺动脉之间的垂直静脉受压或垂直静脉进入无名静脉处狭窄时。在心下型，因为肺静脉血流必须通过肝脏的窦状间隙，因此总有梗阻。心内型梗阻不常见。

　　心上型发生在大约 45% 的患者中。肺总静脉完全引流到无名静脉、上腔静脉或经上升的垂直静脉到奇静脉。心内型 TAPVC 出现在大约 25% 的患者中。肺静脉汇入冠状窦或罕见的个别肺静脉直接流入右心房。心下型 TAPVC 发生在大约 25% 的患者中。肺静脉汇合流入穿过膈肌下降的垂直静脉进入门静脉或导管静脉。最后，混合型 TAPVC 出现在大约 5% 的患者中，其同时可能包含任何或全部上述三种类型的成分。

　　B. 临床表现

　　TAPVC 造成混合性损害是由于来自肺循环的氧合血经引流回到体循环静脉系统。ASD 的大小决定了血流量的分布。大多数伴有不完全梗阻的 TAPVC 患者在婴儿期没有或很少有症状或仅出现 ASD 的症状和体征。在梗阻型 TAPVC 的新生儿，静脉从受损伤的肺血管引流，导致肺静脉高压和肺水肿。在重症患者，压力增高将导致血管反向收缩引起肺高压。有梗阻的患者在生后早期因肺水肿而表现出重度发绀。

　　超声心动图证实肺静脉的异常连接汇入到体静脉系统即可确诊。可见 ASD 和其他畸形。很少应用心导管检查，除非需要精确测量 PVR。TAPVC 的处理是外科修复。对梗阻患者来说，为稳定病情而应用的内科处理可能常常是无效的且延误了外科治疗。

　　C. 治疗

　　手术修复的原则是在肺静脉共汇和左心房处建立无梗阻的交通，中断与体静脉循环的连接和关闭 ASD。特殊的修复取决于异常连接的类型。

　　心上型 TAPVC。心上型 TAPVC 的修复能在中低温双腔静脉插管或短期的深低温停循环下施行。最佳径路是将升主动脉向左牵拉和上腔静脉向右牵拉以显露肺静脉共汇。这个径路提供了良好的视野且无心脏和静脉结构的变形。垂直静脉能被辨认和结扎（正好在共汇开口的前上方）在心包外无名静脉水平。在肺静脉共汇处做一横切口，随后在左心房顶部从左心耳基底部开始做平行切口。肺静脉共汇随后被吻合到左心房，精心建造一个无梗阻的连接。经右房切口关闭 ASD。

　　心内型 TAPVC。心内型 TAPVC 的修复应用双腔插管和中低温（28~32℃）及心内吸引管吸走肺静脉回流血。右心房切口以辨别 ASD 和冠状窦开口。冠状窦顶部切开进入左房，然后用人工材料或自体心包补片关闭 ASD，并有效引导肺静脉血回流入左房。传导系统在冠状窦附近，缝合补片时应小心，避免造成心脏传导阻滞。

　　心下型 TAPVC。对于心下型连接，常需要短暂的

深低温停循环。翻转心脏,通过后心包切口可见下降的垂直静脉。在膈肌平面结扎下降的垂直静脉。沿肺静脉共汇长径做切口,左房后壁平行水平做切口,将肺静脉共汇与左房吻合,注意连接处不要狭窄。下降垂直静脉的组织也可被用于吻合。关闭右心房切口。

复发的肺静脉梗阻。处理复发的肺静脉梗阻取决于梗阻的平面。梗阻可能发生在吻合口或肺静脉分支内部。后者最初表现为吻合口梗阻,由于梗阻的真实范围期初并不明显。单独的吻合口狭窄在共同肺静脉和左心房之间常能被用于重新吻合或补片扩大修复。分支肺静脉口梗阻是较大的挑战。即使梗阻最初出现限制在开口处,随着时间的推移,进行性狭窄延伸至整个静脉并进入到肺门。修复这种病变有技术上的挑战,并且经常早期复发梗阻。处理复发性肺静脉狭窄的新方法为采取的少缝线技术利用原位心包创建新心房。这种修复的理论基于缝线局部炎性反应导致肺静脉梗阻的概念。修复涉及每个参与肺静脉狭窄从左房吻合口到肺门广泛的窄部去顶术。一个宽的心包活瓣片被细心揭开,并避免损伤后面的附着物及隔神经。翻转心包片到去顶的肺静脉上方远离静脉口缝合到左房壁。创建一个大的新心房以利于肺静脉引流。

D. 预后

施行 TAPVC 修复术的住院患者早期死亡率与初期出现的梗阻程度有关。早期诊断和修复术及最佳的术后处理,包括重点治疗肺高压,有明显降低手术风险的效果。对手术期存活的患者,长期生存率和功能状态良好。5%~15% 的患者发生静脉再梗阻。球囊扩张和支架植入的效果不佳,因为随后还会出现狭窄。静脉口单个补片血管成形也被证实长期效果不佳。双侧重症患者可考虑肺移植,当出现双侧狭窄时,梗阻再手术的死亡率超过 50%。

对于复发的肺静脉梗阻采用少缝线技术已证明能改善存活率和降低复发率。

Devaney EJ, Ohye RG, Bove EL: Pulmonary vein stenosis following repair of total anomalous pulmonary venous connection. Semin Thorac Cardiovasc Surg Pediatr Card Surg Ann 2006;9:51.

Hancock Friesen CL et al: Total anomalous pulmonary venous connection: an analysis of current management strategies in a single institution. Ann Thorac Surg 2005;79:596.

Kanter KR: Surgical repair of total anomalous pulmonary venous connection. Semin Thorac Cardiovasc Surg Pediatr Card Surg Ann 2006;9:40.

Lacour-Gayet F: Surgery for pulmonary venous obstruction after repair of total anomalous pulmonary venous return. Semin Thorac Cardiovasc Surg Pediatr Card Surg Ann 2006;9:45.

Michielon G et al: Total anomalous pulmonary venous connection: long-term appraisal with evolving technical solutions. Eur J Cardiothorac Surg 2002;22:184.

▶ 三尖瓣闭锁

 诊断要点

► 可变的发绀
► 常无体循环输出梗阻
► 超声心动图证实伴有右心室发育不全的三尖瓣缺失

A. 概述

三尖瓣闭锁涉及右心房和右心室之间缺乏交通的单心室。右心房的唯一出口为 ASD,就表现来说,第一房间隔动脉瘤样组织脱入到左心房。左心房除了常常扩大外形态正常。在左心房和左心室之间有正常的二尖瓣交通。而右心室由于无血流入口形态上较小。它通过周围是肌性组织的 VSD 与左心室连通。三尖瓣闭锁的解剖亚型与大动脉相关联。Ⅰ型病变(70%)大血管关系正常。Ⅱ型(30%)有大动脉转位,Ⅲ型(罕见)有先天性矫正性大动脉转位。上述类型按照肺血流的梗阻程度进一步分型,其出现在 45%~75% 的患者中;并可出现主动脉瓣(10%)和主动脉弓(25%)梗阻。三尖瓣闭锁患者有增加的风险因沃-帕-怀综合征和需外科手术。

B. 临床表现

临床表现取决于大血管的关系和房与室间隔限制的程度。多数婴儿表现出不同程度的发绀。体循环输出通常无梗阻。肺血流严重梗阻的婴儿需用前列腺素维持导管开放。

C. 治疗

大多数患者的初始治疗是行 Blalock-Taussig 改良分流术以维持适当的肺血流。伴大血管转位者需早期实施更复杂的 Norwood 术。其余缓解术包括 hemi-Fontan 术和 Fontan 术(在左心室发育不全综合征章节讨论)

D. 预后

三尖瓣闭锁的总存活率相同于应用 Fontan 术缓解的单心室病变。1 年、10 年及 20 年存活率分别为 83%、70% 和 60%。

Hager A et al: Congenital and surgically acquired Wolff-Parkinson-White syndrome in patients with tricuspid atresia. J Thorac Cardiovasc Surg 2005;130:48.

Rao PS: Tricuspid atresia. Curr Treat Options Cardiovasc Med 2000;2:507.

Sittiwangkul R et al: Outcomes of tricuspid atresia in the Fontan era. Ann Thorac Surg 2004;77:889.

Wald RM et al: Outcome after prenatal diagnosis of tricuspid atresia: a multicenter experience. Am Heart J 2007;153:772.

▶ 左心发育不良综合征

 诊断要点

▶ 产前诊断逐渐增多
▶ 男性居多
▶ 新生儿呼吸窘迫伴发绀和因导管闭合所致血流动力学崩溃
▶ 超声心动图显示：主动脉和二尖瓣闭锁或狭窄伴左心室和升主动脉发育不良等

A. 概述

多种先天性心血管畸形导致解剖学上功能性的单心室，最常见的为三尖瓣闭锁、肺动脉闭锁、不均衡的 AVSD，及左心发育不良综合征（HLHS）。最常见的病变是 HLHS。每年在美国有约 1000 个新生儿患 HLHS。它是最常见最严重的先天性心脏病，在生后 1 年内被诊断的所有先心病中占 7%~9%。所有的单心室病变共享仅有的一个共同生理心室维持心脏输出能力。HLHS 涉及先天性心脏多种畸形的相互影响，其显著特征为左心室发育不良或缺失和升主动脉严重发育不良。体循环依靠右心室经 PDA 供血，因此必须在右心房存在体静脉和肺静脉血的混合。并伴随有主动脉瓣狭窄或闭锁和二尖瓣狭窄或闭锁。降主动脉实际上是导管动脉的延续，而升主动脉和主动脉弓是来自这个血管的小分支。最初的治疗包括输注前列腺素以维持导管开放和纠正代谢性酸中毒。患者可能需要气管插管和机械通气，以恢复供氧并维持 PCO_2 约在 40mmHg，避免过度的肺血流量。

B. 治疗

治疗这种难题有两种途径可供选择，包括心脏移植和分期外科修复重建。随着分期重建预后的不断改善，以及免疫抑制的风险和有限的可用供体，竞争性风险性评估倾向于行分期修复，多数医疗中心奉行这种 HLHS 主要治疗方案。移植通常留给非常高危的患者，如严重三尖瓣反流致右心室功能极低的患者。首次成功缓解 HLHS 由 Norwood 报道，他在 1979 年和 1981 年间为许多婴儿施行了手术。几年后这种术式从技术上已被改进，但仍保留三个基本要素：房间隔切除术，近端肺动脉吻合到主动脉伴自体或同种移植片扩大主动脉弓，及主动脉到肺动脉的分流术。外科矫治单心室心脏病患者的最终目标是全部转移腔静脉血直接到肺动脉。Fontan 手术首次在一例三尖瓣闭锁患者被成功施行，自那以后作为一种良好的方法为多种复杂类型的单心室心脏病患者建立生理学修复。上腔静脉血通过与肺动脉的端侧吻合（双向 Glenn）或通常在 4~6 个月年龄施行的右心房到肺动脉的连接（hemi-Fontan）直接回流到肺动脉。

采用一个心房内板障（侧隧道技术）或在 2~4 岁年龄施行的心外管道，下腔静脉血直接流入肺动脉。当上腔和下腔静脉血直接流到肺，氧合后再流到心脏的时候，全部氧合肺静脉血经过房室（A-V）瓣流入到心室腔，然后射向体循环。对于 Fontan 手术而言，要保证低的手术相关死亡率及可接受的功能效果，患者选择必须符合如下标准。正常的肺动脉压力（<20mmHg）和 PVR（<2Woods units·m^2）是最重要的条件。另外，心室功能和 A-V 瓣功能正常是必须的。Fontan 手术虽然不能算是真正的矫治手术，但其他姑息术式无法提供等同的益处。主要的益处包括恢复正常的体循环氧饱和度和降低心室容量负荷。

C. 预后

二十年前该病死亡非常普遍，如今在改善 HLHS 患者的预后方面已取得了巨大进步。在三个阶段中，修复风险最高的阶段仍然是使用 Norwood 术式。在 20 世纪 90 年代，Norwood 术式的医院存活率全美国大约是 40%。目前，选择的医疗中心报道医院存活率为 90% 或更好。采用 hemi-Fontan 和 Fontan 术式的存活报道也已经达到 98%。总的来说，75% 诊断为 HLHS 的患者施行 Fontan 手术存活。当前 Fontan 手术的效果是显著的，其医院死亡率为 2%~9%。存活者的状态通常良好，几乎全部达到纽约心脏协会分级 I 或 II 级的心功能状态。长期疗效被报道 5 年存活率为 93%，10 年存活率 91%。虽然长期效果良好，但可见晚期并发症发生。随访追踪有心律失常、充血性心力衰竭、蛋白丢失性肠病及肝衰竭等。

Bove EL, Ohye RG, Devaney EJ: Hypoplastic left heart syndrome: conventional surgical management. Semin Thorac Cardiovasc Surg Pediatr Card Surg Annu 2004;7:3.

Bove EL et al: Tricuspid valve repair for hypoplastic left heart syndrome and the failing right ventricle. Semin Thorac Cardiovasc Surg Pediatr Card Surg Annu 2007;10:101.

Hirsch JC et al: The lateral tunnel Fontan procedure for hypoplastic left heart syndrome: results of 100 consecutive patients. Pediatr Cardiol 2007;28:426.

Pizarro C et al: Right ventricle to pulmonary artery conduit improves outcome after stage I Norwood for hypoplastic left heart syndrome. Circulation 2003;108(Suppl 1):II155.

Stasik CN et al: Current outcomes and risk factors for the Norwood procedure. J Thorac Cardiovasc Surg 2006;131:412.

无发绀性心脏病

(一) 左向右分流型
▶ 房间隔缺损

诊断要点

▶ 儿童期无症状；后期可能有房性心律失常

▶ 艾森门格综合征时出现发绀

▶ 胸骨左缘可闻及分裂、固定的 S2 伴 1~3/6 级收缩期杂音

▶ 胸片显示心脏扩大

▶ 超声心动图证实房水平分流

A. 概述

胎儿期心脏分隔出现在 3~6 周。第一房间隔最初分隔共同心房，其起始于共同心房顶部并向下延伸。原发房间孔在第一房间隔下缘下方保持开放，最后由于第一房间隔与心内膜垫融合而闭合。继发房间孔在原发房间孔闭合前形成于第一房间隔中部。第二房间隔也出现在心房顶部，沿第一房间隔右侧向下生长并遮盖继发房间孔。这样就形成了一个活瓣，因此来自下腔静脉的血流沿第二房间隔下缘优先流入并通过继发房间孔进入左房。出生后，左房压力增高通常关闭了这个径路。单纯 ASD 是出现在房间隔的一个孔（图 19-29）。ASD 是第三最常见的先天性心脏缺损类型，新生儿发生率为 1/1000，占先天性心脏缺损的 10%。

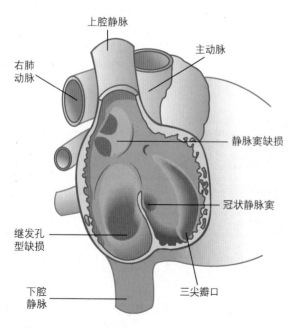

▲ 图 19-29 从切开的右心房看静脉窦和继发孔型房间隔缺损

最常见的 ASD 是继发孔缺损，它出现在继发间孔过大第二房间隔无法完全遮盖时。继发孔缺损约占所有 ASD 的 80%。原发孔 ASD 占所有 ASD 的 10%，其发生是由于第一房间隔与心内膜垫融合失败所导致（原发孔缺损在稍后的房室间隔缺损章节讨论）。第三类型的 ASD 是静脉窦缺损，占所有房缺的 10%。静脉窦 ASD 由静脉径路与心房融合异常所致，其特征为在上腔静脉开口附近的房间隔高位缺损或下腔静脉附近房间隔低位通常较小的缺损。静脉窦缺损经常合并部分性肺静脉异位连接，多为右上肺静脉引流到上腔静脉在腔房交界附近。

罕见类型的 ASD 是无顶冠状窦间隔缺损。它出现在邻近房间隔的左房和冠状窦之间共同壁缺如时。冠状窦去顶导致在冠状窦位置出现左心房和右心房的交通。

出生后第二房间隔与第一房间隔融合失败导致永存的裂缝状交通，被称为卵圆孔未闭（PFO）。PFO 在普通人群中极其常见，尸检资料证实患病约 27%。PFO 因为缺乏有意义的分流普遍被认为应与 ASD 区别对待，除非出现有临床意义的反常栓塞。反常栓子常来源于体静脉的血凝块，通常流到肺，但现在经过缺损进入体循环。

B. 临床表现

ASD 因继发性的左向右分流导致肺血流增多。房水平的分流量由缺损的大小和相关心室的顺应性（即血流优先充盈更适应的心室）所决定。出生时两心腔顺应性相同，但由于肺血管阻力（PVR）降低，右心室重构并变得更适应。经房间隔的分流引起一个容量负荷增加到右心。在舒张期这个容量负荷再加静脉回流进入心腔。来自于 ASD 的容量超负荷通常能良好耐受，且患者经常无症状。症状出现在肺体循环血量比率（Qp/Qs）超过两倍时。最常见症状是易疲劳、呼吸急促、活动受限和频繁的呼吸道感染。未治疗 ASD 的老年患者易发生房性心律失常，成人可出现充血性心衰和右心室功能不全。肺血管梗阻性病变作为未治疗 ASD 的后期并发症较少发生。反常栓塞也是 ASD 的重要潜在并发症。

ASD 患者的典型体征是固定、分裂的第二心音和左胸骨上缘收缩期杂音，杂音是由肺动脉瓣相对狭窄引起（增加的血量经过正常的肺动脉瓣）。偶而可闻及血流通过三尖瓣的舒张期杂音。肺动脉高压时可出现右心室扩大隆起和肺动脉瓣第二音显著增强。胸片显示心影扩大，伴右心房、右心室及肺动脉扩大。心电图常提示电轴右偏和不完全性右束支传导阻滞。当右束支传导阻滞伴有电轴左偏时，应考虑 AVSD 的诊断。超声心动图可证实 ASD 的诊断和详细的解剖资料。心导管检查在年长患者选择性评估 PVR 方面很重要，

但更经常被用于介入关闭 ASD 的治疗意向。

C. 治疗

因为与 ASD 相关联的长期并发症,推荐修补术用于全部有症状的患者和无症状但 Qp/Qs>1.5 的患者。修补术施行常用于学龄前儿童。关闭 ASD 可采用外科手术或心导管介入封堵。常用胸骨正中切口显露心脏。其他外科径路已被提出,包括微创技术,但也有各种径路与其相关的技术缺陷。

手术修复被通常推荐用于大型的继发孔缺损和 ASD 的大多数病例中。经右心房切口暴露房间隔。小型的继发孔缺损或 PFO 往往可直接关闭,采用第一房间隔缘到第二房间隔缘缝线缝合。多数大缺损的关闭用补片(聚四氟乙烯补片或自体心包片)并用聚丙烯缝线连续缝合。当存在异位肺静脉引流时,创建板障用于更改血流经 ASD 到左房。所有患者均应仔细行左房排气以免气体栓塞并发症发生。

首次施行经导管介入关闭 ASD 在 1976 年。目前大量封堵器被用于经皮穿刺关闭继发孔 ASD,伞堵成功率超过 90%。封堵方法具有并发症少和住院时间短的优点。应用封堵器封堵小型到中等继发孔 ASD 或 PFO 已成为多数大型临床中心的常规治疗。

有时,新诊断的 ASD 出现在成人中。许多研究已经证实在年龄超过 40 岁的成人 ASD 关闭仍可增加存活率和限制心衰的发展。当 Qp/Qs<1.5 和肺体血管阻力之比(Rp/Rs)>0.7 时,重要的肺血管梗阻疾患通常显现。PVR 超过 10~12Woods units·m² 为 ASD 关闭的禁忌证。

D. 预后

ASD 修补术的手术死亡率近乎为 0%。房性心律失常(1.2%)和心包切开综合征(4.7%)是最常见的术后并发症。儿童期 ASD 修补术后患者常能长期存活。手术修补 ASD 后的主要长期并发症为进展的室上性心律失常,虽然在儿童期修补 ASD 这种风险较低。尽管解除了右侧的容量过度负荷,这种风险的持续存在被认为应归因于心房重塑不完全或由于心房切口伤痕所致。需要长期随访以确定是否伞堵改变了房性心律失常的风险。

Christensen DD, Vincent RN, Campbell RM: Presentation of atrial septal defect in the pediatric population. Pediatr Cardiol 2005; 26:812.

Cowley CG et al: Comparison of results of closure of secundum atrial septal defect by surgery versus Amplatzer septal occluder. Am J Cardiol 2001;88:589.

Hopkins RA et al: Surgical patch closure of atrial septal defects. Ann Thorac Surg 2004;77:2144.

Krasuski RA: When and how to fix a "hole in the heart": approach to ASD and PFO. Cleve Clin J Med 2007;74:137.

Purcell IF, Brecker SJ, Ward DE: Closure of defects of the atrial septum in adults using the Amplatzer device: 100 consecutive patients in a single center. Clin Cardiol 2004;27:509.

▶ 室间隔缺损

诊断要点

- ▶ 小室缺无症状
- ▶ 大室缺生后几个月内出现有意义的充血性心力衰竭伴生长发育缓慢
- ▶ 多数 VSD 可自愈
- ▶ 胸骨左缘可闻及 2~6/6 级全收缩期杂音并可见心尖冲动
- ▶ 胸片显示心脏扩大,肺血增多
- ▶ 超声心动图证实心室水平分流,详述解剖类型和确定与大血管的关系

A. 概述

室间隔分隔是复杂的过程,需要许多组织结构健康地发育与融合,包括肌性室间隔、房室间隔(来源于心内膜垫)和漏斗部间隔(分隔右室流出道与左心室)。膜性间隔是室间隔的纤维组织部分,其毗邻到中心纤维体(在那里二尖瓣、三尖瓣和主动脉瓣环相连接)。

VSD 是最常见的先天性心脏畸形(除外主动脉二叶瓣畸形,其发生率约为总患者的 1.3%)。VSD 在新生儿中的发生率为 4/1000,约占先天性心脏缺损的 4%。VSD 根据缺损在室间隔的位置分型(图 19-30)。最常见的缺损类型是膜周部(80%),位于膜部间隔区域。流

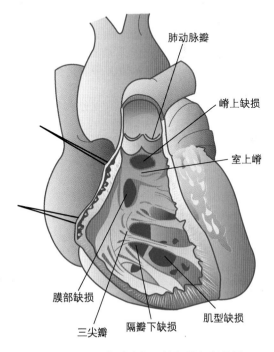

肺动脉瓣
嵴上缺损
室上嵴
膜部缺损
隔瓣下缺损
三尖瓣
肌型缺损

▲ 图 19-30　各种室间隔缺损的解剖位置
切除右心室壁显露室间隔

入道缺损(5%)位于三尖瓣叶下方的室间隔，有时被称之为房室(A-V)通道型缺损。流出道型 VSD 邻近肺动脉瓣和主动脉瓣。流出道缺损还有几个其他称呼，包括嵴上型、漏斗部缺损和双动脉下型缺损。流出道缺损在亚洲人群中最常见。小梁部(或肌部)VSD(5%)有完整的肌肉缘。肌部缺损常为多发性，也可与膜周部和流出道缺损并存。VSD 的大小变化较大。当缺损的大小(或多个缺损积累的大小)超过或相等于主动脉瓣环大小时，此 VSD 可定义为非限制性缺损。

B. 临床表现

VSD 主要在收缩期引起肺血流量增加导致左向右分流。从而引起左心容量负荷加重(左心房和左心室接受舒张期增加的静脉回流血)。右心室无容量负荷增加(从左心室射出的血流经 VSD 直接进入肺循环)，但需要锻炼适应压力负荷。分流血的容量由缺损的大小和 Rp/Rs 的比率决定。出生后，PVR 仍较高，经过 VSD 的分流有时较小。出生几周后，分流趋于增加是由于 PVR 正常开始下降。因此，大 VSD 患儿出生时可能无症状，但最后却出现严重的充血性心衰。

有孤立 VSD 的患者自然病史变化较大。多数 VSD 是非自限性的，且在生后第一年内有自愈趋势。大的 VSD 是自限性的，可导致右心室和肺动脉压力达到体循环和接近体循环压力，高肺血流量伴随 Qp/Qs>2.5~3。中等 VSD 是限制性的，肺动脉压是体循环压的 1/2(或更低)，Qp/Qs=1.5~2.5。小型 VSD 是高限制性的；右心室压力维持正常，Qp/Qs<1.5。大的 VSD 患儿在生后 2 月内易出现充血性心衰的症状。如果未治疗，在 2 岁左右出现因肺血流过量而导致肺血管梗阻性病变。较小 VSD 患者可能无症状。流出道型 VSD 患者可能发生主动脉瓣脱垂，从而产生主动脉瓣反流。

大的 VSD 婴儿心衰的体征包括呼吸急促、肝大、喂养困难和发育停滞。查体胸骨左缘可闻及全收缩期杂音。通常较小的缺损杂音较响亮。心尖冲动弥散。在肺动脉高压时，肺动脉瓣第二音增强。胸片显示肺血管影增粗和心影扩大。心电图可见显著的右心室肥厚。

小 VSD 患者分流量少且通常无症状，仅有全收缩期杂音。中等 VSD 患者出现症状和体征，且与分流成度相适应。对进展为重要肺血管梗阻疾病的患者，左向右分流量是降低的，杂音可能消失。Eisenmenger 生理学后果是出现发绀，此时分流逆转为右向左分流。

超声心动图可证实 VSD 的诊断，并提供详细的解剖和排除与缺损相关联的病变。心导管选择性应用于年长儿童和可疑 PVR 升高的成人。计算 PVR 用下列公式：PVR=(平均 PA−LA)/Qp。平均 PA 是平均肺动脉压，LA 是左房压。该公式(压力用 mmHg 和肺血流用

L/min)的阻力单位是 Woods 单位(用 $80 dynes \cdot s/cm^5$ 表示)，PVR 可以是固定的或反应性的，在心导管检查时可以对肺血管扩张剂的反应程度进行评估。

C. 治疗

VSD 患者的处理取决于缺损的大小、缺损的类型、分流量和 PVR。通常大缺损有难治的充血性心衰或发育缓的患者应当早期施行修复手术。如果药物治疗能缓解充血性心衰症状六个月后可考虑手术修复。中等 VSD 的患者能正常生长发育，如果学龄前未行修复术，即为外科修补的指征。小 VSD 伴 Qp/Qs<1.5 者不需手术。这些患者有比较少见的心内膜炎的长期风险，但通过合理应用抗生素可使风险最小化。流出道型 VSD 患者的重要风险为因瓣叶脱垂而至的主动脉瓣反流，因此年长儿童和成人必须行心导管检查评估肺循环，当 $PVR>8~10 Woods\ units \cdot m^2$ 且固定时，为手术禁忌证。

做右心房切口并经三尖瓣显露室间隔为最常用的方法。这个径路提供接近膜周部的流入道型缺损和多数肌小梁型 VSD 入路。流出道型 VSD 经肺动脉切口是最常见且能良好显露的方法。因为缺损恰好位于肺动脉瓣下，肌部 VSD 位于心室轴附近显露较为困难，必要时需行心尖部心室切口。一旦显露缺损，应用聚四氟乙烯补片和聚丙烯缝线连续缝合关闭缺损，也有医疗中心倾向采用其他补片材料和间断缝合技术。关闭 VSD 时，重要的是了解周围组织的解剖关系。房室(AV)结是心房结构，位于解剖三角的顶部(称为 Koch 三角)，此为冠状窦、托达罗腱和三尖瓣环间隔构成，托达罗腱是一束从下腔静脉发出插入房间隔的组织。房室结发出希氏束，其在膜部间隔下方穿过房室连接。随后希氏束分成左和右束支，其途径肌性室间隔的任何一侧。对膜周部 VSD，希氏束途径缺损的后下缘，通常位于左室侧。在这个危险区域，缝线应离开缺损缘几毫米，在右室面较浅的缝合。同样在流入道型 VSD，注意避开后下缘区域的希氏束。传导组织常远离流出道型和肌部 VSD。

肺动脉环缩术是用以保护肺循环避免过量血流的姑息方法。肺动脉环缩术目前仅用于修补室缺有困难的患者，因为相关疾病或解剖的复杂性等原因，如多发性肌部 VSD(Swiss chess 间隔)。

束带环绕主肺动脉被放置，收紧至远端肺动脉压力为体循环压力的一半。束带被固定到肺动脉外膜以防其移动。向远侧移动可导致一侧和双侧肺动脉狭窄或发育不全，而近侧移动可引起肺动脉瓣变形。此后，当患者适合 VSD 修补时，必须拆除束带。通常需要在束带位置修复主肺动脉，较典型的完成方法是瘢痕切除和原位缝合或补片修补。

最近，经导管伞堵以被用于在介入治疗室关闭部

分 VSD。对于部分特殊类型的 VSD,如肌部类型,伞堵关闭可能较好。伞堵关闭的并发症包括完全性传导阻滞(3.8%),伞装置血栓形成(0.01%)和主动脉瓣关闭不全(0.03%)。就单纯的膜周部 VSD 来说,伞堵的风险高于传统手术修补。

D. 预后

手术修补 VSD 的相关死亡率小于1%。潜在并发症包括传导组织损伤和主动脉瓣或三尖瓣损伤。暂时的传导阻滞可能由于组织肿胀或缝合回缩的损伤引起,但永久性心脏传导阻滞的发生小于1%。当术后出现传导阻滞时,患者需要被观察7~10天时间后植入永久性起搏器。三尖瓣关闭不全可能由于 VSD 补片或缝线引起瓣环扭曲和腱索受限制所致。主动脉瓣的损伤由错误的缝合所致(尤其是在膜周部和流出道缺损)。5% 的患者可见残余 VSD,再手术的指征为显著分流持续存在(Qp/Qs>1.5)或残余缺损 >2mm。Qp/Qs 比率能被计算通过测量血氧饱和度和使用下列公式即 Fick 方程式:Qp/Qs=(AO−SVC)/(PV−PA),在这里 AO 是主动脉(体循环)血氧饱和度,SVC 是上腔静脉血氧饱和度,PV 是肺静脉血氧饱和度(通常被评估为95%~100%),PA 是肺动脉血氧饱和度。术中超声心动图检查被常规应用以鉴别有无残余缺损,随后在患者离开手术室前被修补。

Anderson H et al: Is complete heart block after surgical closure of ventricular septal defects still an issue? Ann Thorac Surg 2006;82:948.

Carminati M et al: Transcatheter closure of congenital ventricular septal defects: results of the European registry. Eur Heart J 2007;28:2361.

Dodge-Khatami A et al: Spontaneous closure of small residual ventricular septal defects after surgical repair. Ann Thorac Surg 2007;83:902.

McDaniel NL: Ventricular and atrial septal defects. Pediatr Rev 2001;22:265.

Tweddell JS, Pelech AN, Frommelt PC: Ventricular septal defect and aortic valve regurgitation: pathophysiology and indications for surgery. Semin Thorac Cardiovasc Surg Pediatr Card Surg Annu 2006;9:147.

▶ 房室间隔缺损

 诊断要点

- ▶ 患者伴有唐氏综合征
- ▶ 早期婴儿可发生明显的充血性心衰
- ▶ 胸片显示心影增大及肺血管纹理增粗
- ▶ 心电图提示电轴左移
- ▶ 超声心动图证实左、右房室瓣在同一水平面显示并伴有一个共用的瓣口,且在其附近有相关的心房或心室间隔缺损

A. 概述

AVSD 的胚胎学畸形是心内膜垫发育不良所致,其结果导致房室间隔的多种缺损和瓣环的畸形 AVSD 表示的是一组先天性畸形的范围,即各种房室间隔的变异缺损或在房室瓣上方或在其下方。这类 AVSD 的其他名称包括房室管缺损、心内膜垫缺损和房室通道型缺损。

完全性 AVSD 有单一的共同房室瓣口,其结果为单个5叶瓣位于左右心室两侧。不完全 AVSD 有两个独立的房室瓣口(三尖瓣和二尖瓣)且总是伴有二尖瓣前瓣叶裂缺。由于大部分不完全 AVSD 没有心室水平分流,完全性和不完全性 AVSD 的分类只能依靠瓣的解剖因素区分,而不能依据临床表现和有无 VSD 来区分。没有室水平分流的不完全性 AVSD 也可被称为原发型 AVSD,而有 VSD 的也可被称为过渡型 AVSD。AVSD 的发生率大约为先天性心脏畸形的4%,且常伴有其他心脏畸形。AVSD 患者 30%~40% 伴有唐氏综合征。完全性 AVSD 特征为有一共同的房室瓣口,而不是单独的二尖瓣口和三尖瓣口。同时有心内膜垫发育不良,因而导致出现 ASD 和流入道型 VSD (图 19-31)。

AVSD 由 Rastelli 根据共同房室瓣的前叶形态分为下列三种类型:

A 型:前叶被分开为左前瓣与右前瓣,并有多根腱索与室隔嵴相连。

B 型:前共同瓣的腱索附着于右心室的乳头肌上。

C 型:前共同瓣形成"漂浮瓣",无任何腱索与室间隔相连。

当两侧左、右房室瓣均衡共享共同房室瓣口时,被称为 AVSD 平衡,偶尔,瓣口可能偏向右房室瓣(右支配地位)或偏向左房室瓣(左支配地位)。在典型右支配地位病例中,左房室瓣和左心室发育不良且常常并存其他左侧畸形,包括主动脉瓣狭窄、主动脉发育不良和主动脉缩窄。反之,典型的左支配地位导致右房室瓣发育不良并伴有右心室发育不良、肺动脉狭窄或闭锁和 TOF。患者的严重不均衡需要分阶段单心室重建。

传导组织在 AVSD 时可发生移位,手术修补时有一定的风险。房室结位于 Koch 三角内朝向冠状窦的正常位置的后下方。由冠状窦、下共同瓣附着的后面和 ASD 的边缘构成这个三角。希氏束路径前上方并沿左侧走向 VSD 顶部方向,分出左束支后继续行走成为右束支。AVSD 合并的心脏畸形有:PDA(10%) 和 TOF(10%)。左房室瓣的重要畸形包括单乳头肌(降落伞式二尖瓣)(2%~6%) 和双孔二尖瓣(8%~14%)。永存左上腔静脉伴有或不伴有无顶冠状窦可见于约3%的 AVSD 患者。右室双出口(2%) 是值得注意的复杂

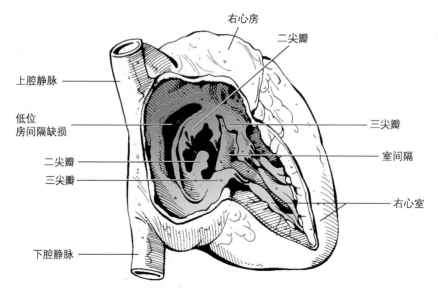

右心房

二尖瓣

上腔静脉

三尖瓣

低位
房间隔缺损

室间隔

二尖瓣

三尖瓣

右心室

下腔静脉

▲图 19-31　完全性房室管畸形

最常见类型有分开的前桥瓣，左、右瓣叶两者均有长而不融合的腱索附着于室间隔。左、右后桥瓣的组件未分离

病变，应在完全外科矫治前予以排除。如前所述，因主动脉瓣下狭窄和冗长的房室瓣组织所致左心室流出道梗阻发生（约 4%~7%）。合并大动脉转位和左室流入道梗阻的报道罕见。

B. 临床表现

AVSD 典型的血流动力学特征由心房和心室水平左向右分流造成。在无心室水平分流时，不完全性 AVSD 患者的血流动力学和临床表现类似于典型的原发孔 ASD 右心房和右心室容量负荷过重的情况。有心房和心室水平分流的完全性 AVSD 患者通常在婴儿期较早表现出充血性心力衰竭的症状和体征。另外，中度或重度左侧房室瓣反流出现在大约 10% 的 AVSD 患者中，并使其临床状况进一步加重。查体方面，心前区隆起并可见心尖搏动明显，听诊可闻及胸骨左缘收缩期杂音，在心尖部位可闻及来自于左侧 A-V 瓣反流的高调收缩期杂音和血流经过共同瓣的中度的舒张期杂音。在 PVR 升高时，可闻及第一心音分裂。胸片可见明显心影扩大和肺淤血。心电图显示双侧心室肥大，心房扩大，PR 间隙延长，电轴左偏。超声心电图具有特征性诊断价值，可确定心房和心室水平的分流，瓣膜的解剖学形态及并发的其他畸形。高达 90% 的未经处理的完全性 AVSD 患者在 1 岁内因大量左向右分流所致的进展性肺血管病变，可能加剧了相关的 A-V 瓣关闭不全的病情。唐氏综合征患儿应注意肺血管梗阻病变的发展，因其与染色体正常婴儿相比更早的出现小气道疾病，慢性换气不足和 PCO_2 潴留。早期积极的药物治疗可缓解充血性心力衰竭的症状。选择性的外科矫治应在 3~6 个月时施行。药物治疗无效是早期手术的指征。

1 岁以上的患儿应施行心导管检查术，应用于有 PVR 升高症状和体征的患儿或某些病例需进一步评估其他相关的主要心内畸形时。如果 PVR 升高，当患儿吸入 100% 纯氧（带有或不带有一氧化氮）时，对其进行再次评估肺阻力尤为重要。如果 PVR 下降，即提示升高的肺阻力大多数是动力型的，且在手术期间可通过呼吸机管理，氧气供给及一氧化氮吸入等方式处理升高的肺阻力。最近，一氧化氮类药物已被用于先天性心脏病患儿中降低升高的 PVR。对氧疗无反应的明显升高的 PVR（超过 10 Woods units·m^2）通常被认为是手术禁忌证。

C. 治疗

一旦出现症状为防止进一步临床症状加重，必须进行手术治疗。甚至无症状者，在 6 个月龄前手术是最好的方法。肺动脉束带术，曾允许可延期到患儿稍大时进行矫治的手术，目前已不再施行，除非是合并复杂畸形或单心室的情况，或出生体重极低或早产儿和临床状况极差者。这种方法使患儿承担两次手术的风险，且手术死亡率明显超过婴儿一期修复术。不完全性 AVSD 患者通常需要在生后头几年内施行修复术。

两种技术被广泛应用于修复完全性 AVSD 患者：单补片技术和双补片技术。不完全性 AVSD 只需施行单补片技术。不论选择哪种方式，其目的是关闭 ASD

和VSD,同时分隔共同A-V瓣使其成为不狭窄且能胜任的瓣膜。二尖瓣前叶裂缺通常应关闭,以减少长期二尖瓣反流的风险。双补片技术,就是单独的补片分别被用于分隔ASD和VSD。单补片技术,就是以瓣叶桥接的方式分为上、下两部分并沿一条轴线将其分隔为左、右两个单元。单个补片被用来关闭室缺和房缺,瓣叶切缘被重新悬吊缝合到补片上。对于伴有小VSD的缺损,可应用改良单片技术修复。这种方法就是单独的补片直接缝合到室缺的边缘,将共同瓣夹在补片和VSD边缘之间。

短期与长期手术的成功取决于PVR的情况和外科医生维持适二尖瓣的能力。尽管早期报道推荐左侧A-V瓣的裂隙不应被缝合,使瓣膜治疗后处于三叶状结构。但现在大多数作者认为关闭裂隙是预防术后左侧A-V瓣反流的重要环节。术后明显的A-V瓣反流,左侧A-V瓣重度发育不良,以及关闭左侧A-V瓣裂隙的失败是已确认的再次手术的重要风险因素。显著的术后左侧A-V瓣反流也是围手术期和术后长期生存引起死亡的重要因素。对只有单个乳头肌的病例,为避免引起左侧A-V瓣膜狭窄,不应完全关闭前瓣裂隙。至于双孔瓣膜,共同瓣不应被分开去创建各自的单孔瓣膜。

D. 预后

手术死亡率与伴随的心脏畸形和左侧A-V瓣反流有很大关系。不很复杂的不完全性AVSD修复术的死亡率是低于0.6%,当附带有左侧A-V瓣返流时,死亡率增加到4%~6%。完全性AVSD,无左侧A-V瓣反流的死亡率大约为5%,相比而言有明显反流的死亡率是13%。由于有瓣膜反流与没有瓣膜反流的手术死亡率的显著差异,因此仔细处理左侧A-V瓣膜尤为重要。AVSD修复术后多数再手术的原因为左侧A-V瓣反流或主动脉瓣下狭窄的加重。术后显著的A-V瓣反流出现在10%~15%的患者中,迫使再次手术行瓣膜成形或瓣膜置换占7%~12%。永久性完全性心脏传导阻滞发生率约为1%。术后即刻出现的心脏阻滞也可能是暂时的,多因水肿或损伤到AV结或希氏束所致。然而,右束支传导阻滞较为普遍(22%)。

Backer CL, Stewart RD, Mavroudis C: What is the best technique for repair of complete atrioventricular canal? Semin Thorac Cardiovasc Surg 2007;19:249.

Boening A et al: Long-term results after surgical correction of atrioventricular septal defects. Eur J Cardiothorac Surg 2002; 22:167.

Dunlop KA et al: A ten year review of atrioventricular septal defects. Cardiol Young 2004;14:15.

Singh RR et al: Early repair of complete atrioventricular septal defect is safe and effective. Ann Thorac Surg 2006;82:1598.

Welke KF et al: Population-base perspective of long-term outcomes after surgical repair of partial atrioventricular septal defect. Ann Thorac Surg 2007;82:624.

动脉导管未闭

 诊断要点

- ▶ 脉压差增大
- ▶ 胸骨上缘可闻及连续性机器样杂音并传导至背部
- ▶ 早产儿更常见
- ▶ 舒张期杂音消失可引起低灌注压
- ▶ 年长患者无症状,但在背部可闻及连续性杂音和向两肺野传导

A. 概述

动脉导管是先天性的血管结构,它允许血流从右心室绕过高阻力肺血管床直接流向体循环。导管交通位于主肺动脉(或左肺动脉起始部)与降主动脉起始部之间。从组织学上来看导管中层内容主要为平滑肌细胞,主动脉和肺动脉中层也包含发育良好的弹力纤维。导管的血管控制是由两个重要的机制调控:氧分压和前列腺素水平。低氧分压和高水平的前列腺素维持导管开放。在妊娠的最后三个月,导管变为对前列腺素敏感度降低,而对氧分压敏感度增加。出生后,氧分压升高和前列腺素下降(主要由胎盘提供)导致导管关闭,通常在12~24小时完成。导管关闭后,导管变成称之为动脉韧带的纤维条索。导管闭合失败的情况称为动脉导管未闭。

PDA在1200个新生儿中有1例,占先天性心脏疾病的7%,其发生率在早产儿更高(超过20%)。发生率升高被认为与导管壁发育不完全有关联,从而导致对氧分压的敏感性减弱。PDA可能以一个孤立的病变出现或伴随各种其他相关疾病出现。动脉导管未闭在许多疾病是需要的,这些疾病或者有不合适的肺血流(如肺动脉闭锁)或有不合适的体循环血流(如严重的主动脉缩窄)。外源性前列腺素的应用能维持导管开放的发现已经作为应急的药物,用以改善这些患者的生存情况。

B. 临床表现

PDA的生理表现是血液通过导管的分流。分流量由导管的大小和肺到体血管阻力的比率所决定。出生时,PVR突然的降低和并在出生后头几周持续性下降。因此,通过PDA的血流形成左向右分流。过多的肺血流可引起充血性心力衰竭。在某些极端病例中,可导致低血压及体循环灌注不良。大的PDA患者在婴幼儿期存活后可逐渐产生肺血管梗阻性病变。当PVR超过体循环血管阻力时导致生理上出现艾森门格综合征的结果,即通过导管产生反向的右向左分流。这引起发绀和最终的右心衰。小的PDA可长期存在至成人,

而无任何症状和生理紊乱。PDA 的长期并发症为心内膜炎和动脉内膜炎。

PDA 患者的症状与分流量和导管管径的情况有关联。左向右分流引起左心系统容量超负荷,有充血性心衰的婴儿表现出呼吸急促、心动过速及喂养困难等症状。年长儿童可能表现出频发的感染、易疲劳及发育迟缓等。查体可见脉压差增大和胸骨上缘可闻及连续性机器样杂音。胸部 X 线片显示肺血管纹理增粗和左心扩大、心电图明显显示左房扩大和左心室肥厚。超声心动图是特征性的诊断方法。诊断性心导管检查仅适应于怀疑有肺高压的年长患者,用以评估肺血管梗阻性病变。最常见的是对某些选择性患者应用经皮心导管介入封堵导管。

C. 治疗

所有有症状的患者均应施行 PDA 闭合。关闭也适应于无症状但有心衰风险,肺动脉高压及心内膜炎风险的患者,前列腺素抑制剂吲哚美辛可促进早产儿 PDA 关闭。足月婴儿几乎无效。给药方案为 0.1~0.2mg/kg 静脉内给药,间隔 12 小时或 24 小时,3 次为一疗程。对大约 80% 的早产儿有效。由于其副作用,吲哚美辛在以下患者禁忌使用:败血症、肾功能不全、颅内出血或其他出血性疾病。2 个疗程使用吲哚美辛无效后,可考虑手术关闭导管。

PDA 外科手术方法是通过左后外侧切口经第三或第四肋间入胸。靠近胸降主动脉近端切开胸膜,从而使内侧迷走神经回缩。喉返神经在导管后转弯应在术中加以保护。分离并暴露相关解剖结构。在许多病例中,动脉导管是可见的最大血管结构,因此不能与主动脉混淆。导管组织非常易碎,所以应尽量避免直接触碰。在早产儿中,用一个手术夹控制导管。在新生儿重症监护病房中常见这种操作,从而避免了患者转运中出现问题。在年长患者中,可用丝线打结闭合导管,或通过划分结扎减少复发。

最近,胸腔镜技术已被用于施行 PDA 结扎。这种方法具有疼痛轻和恢复快的潜在益处。缺点包括:需要较长时间学习和手术时间长。许多用于经导管封堵 PDA 的血管内器材已被开发。这种方法被很成功地用于有小和中度大小 PDA 的较大婴儿、儿童和成人,且已经成为许多医疗中心的一种治疗方法。外科手术只用于大直径和很短的 PDA。

成人具有明显 PDA 者较少见。这些患者应在闭合导管前仔细评估其肺血管梗阻性病变的情况。如果患者不适合伞堵闭合导管,那么外科手术也可能也存在问题。导管壁钙化常见于成人,节扎导管非常危险。某些患者需要在体外循环下经肺动脉内关闭导管。

D. 预后

通过外科手术或介入伞堵技术关闭导管已获得几乎为零的死亡。潜在的并发症有气胸、喉返神经损伤及乳糜胸(因胸导管损伤所致)。大多数 PDA 结扎患者长期存活率同正常人一样,早产儿生存率取决于最初早产的程度及其伴随的其他并发症。

Burke RP et al: Video-assisted thoracoscopic surgery for patent ductus arteriosus in low birth weight neonates and infants. Pediatrics 1999;104(2 Pt 1):227.

Cowley CG, Lloyd TR: Interventional cardiac catheterization advances in nonsurgical approaches to congenital heart disease. Curr Opin Pediatr 1999;11:425.

Giroud JM, Jacobs JP: Evolution of strategies for management of the patent arterial duct. Cardiol Young 2007;17:68.

Malviya M, Ohlsson A, Shah S: Surgical versus medical treatment with cyclooxygenase inhibitors for symptomatic patent ductus arteriosus in preterm infants. Cochrane Database Syst Rev 2008;1.

(二) 右侧畸形

▶ 肺动脉狭窄

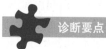

诊断要点

- ▶ 轻、中度病变无症状
- ▶ 重度狭窄有右心衰和发绀
- ▶ 胸骨左上缘可闻及收缩期喷射样杂音伴 P2 减弱、分裂
- ▶ 常出现喷射性喀喇音
- ▶ 心尖搏动增强

A. 概述

单纯肺动脉狭窄约占先天性心脏畸形的 5%~8%。肺动脉瓣常常为三叶瓣且伴有交界融合。超声心动图可见瓣膜增厚和穹顶状改变。多数患者合并有 PFO 或继发孔 ASD。肺动脉狭窄可能是瓣膜狭窄或是因漏斗部肌性狭窄所致的瓣下狭窄(图 19-32)。

B. 临床表现

重度肺动脉狭窄的小婴儿呈现出发育停滞、右心衰竭和缺氧发作。轻度到中度狭窄的年长儿童无症状。但他们可能主诉有劳累时气短或心律失常。肺动脉狭窄的杂音比较显著,因而日常查体不易错失。收缩期喷射性杂音的存在提示应及时进一步检查,包括超声心动图,从而做出诊断。随后发现患者可能有轻度或中度肺动脉狭窄的症状。应考虑外科手术或导管介入的指征为压力阶差超过 50mmHg,进展性右心室肥厚或新出现的三尖瓣反流。

C. 治疗

新生儿因重度肺动脉狭窄表现出严重发绀,需要应用 PE1 维持动脉导管开放,导管将维持合适的肺动阻解除,右心室肥大和三尖瓣反流可逐渐恢复正常。虽然单纯肺动脉瓣狭窄的总存活数极高,但仍有超过 50% 的患者需要附加手段干预,包括再次球囊扩张、肺动脉瓣置换和关闭 ASD 等。晚期房性和室性心律失常的发生率约为 38%。

Earing MG et al: Long-term follow-up of patients after surgical treatment for isolated pulmonary stenosis. Mayo Clin Proc 2005;80:871.
Peterson C et al: Comparative long-term results of surgery versus balloon valvuloplasty for pulmonary valve stenosis in infants and children. Ann Thorac Surg 2003;76:1078.
Poon LK, Menahem S: Pulmonary regurgitation after percutaneous balloon valvoplasty for isolated pulmonary valvar stenosis in childhood. Cardiol Young 2003;13:444.

▶ 三尖瓣下移畸形

诊断要点

► 临床症状的程度及表现变异很大
► 婴儿可有发绀和心衰
► 年长儿童可见新发作的房性心律失常和折返性心动过速
► 有症状的婴儿预后不良
► 在婴幼儿中,胸片显示"双壁样"心脏
► 心电图证实右束支传导阻滞,电轴右偏及室性预激综合征

A. 概述

三尖瓣下移畸形是 Wilhelm Ebstein 在 1866 年首先提出的,即因三尖瓣畸形所导致的一系列症候群。随着时间推移,人们已明白这种畸形是整个右心室和三尖瓣发育方面的疾病。它包括一系列各种较复杂的解剖学上的异常,其中有三尖瓣隔叶和中隔向顶部移位;下层心肌的分层失败;右心室流入道部分变薄及心房化;前叶的畸形和膨大即腱索附着异常,瓣叶冗长和有穿孔等。右心室改变常并发其他心脏畸形,如心房和心室间隔缺损,右心室流出道梗阻及沃-帕-怀综合征等。三尖瓣下移畸形影响左侧房室瓣位于先天性矫正转位的位置。

B. 临床表现

三尖瓣下移畸形比较罕见,统计显示不超过所有先天性心脏畸形的 1%。因为三尖瓣和右心室异常显著的解剖学改变,症状最初的显现和严重程度的年龄也可能有很大的变化。婴儿期有症状的患者预后不良。在胎儿期做出诊断时,死胎、脑积水及肺发育不全等发生率极高。婴儿期最常见的症状是发绀。这些患者有严重的三尖瓣反流,且伴有右心室功能差及肺动脉阻力升高。低心排的状态取决于经卵圆窝左向右的分流情况。

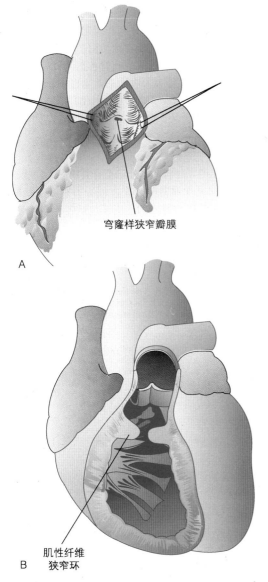

穹窿样狭窄瓣膜

A

肌性纤维狭窄环

B

▲图 19-32 肺动脉狭窄
A. 肺动脉瓣狭窄;B. 漏斗部肺动脉狭窄

脉血流灌注以便使患儿病情稳定。对于单纯肺动脉狭窄,在大多数患者中,心脏介入专家施行球囊扩张术成功率高,且已经代替外科治疗。因肺动脉狭窄致右心室压力接近体循环压的无症状婴儿也是球囊扩张术的合适人选。肺动脉狭窄的交界切开术或跨瓣环补片扩大术是下列患者的预选方案,如球囊扩张失败、严重的肺动脉瓣环发育不良或伴有其他相关畸形包括漏斗部肌性狭窄等。老年患者单纯肺动脉瓣狭窄病情进展致右心室压力升高者也是行球囊扩张的适应患者。

D. 预后

重度肺动脉瓣狭窄狭窄的早期死亡率为 3%~10%。再狭窄发生率约为 10%~25%。一旦流出道梗

因三尖瓣无严重紊乱和右心室功能得以保护,患者症状的出现可晚至青春期或成人早期。多数患者无症状,体检时才发现有杂音。有症状的患者,常见的表现包括新发作的房性心律失常或折返性心动过速。运动耐受力可能减弱,如果存在ASD,在过度劳累时出现发绀。房间隔完整的患者因逐渐加重的心脏扩大症常演变为充血性心力衰竭。

超声心动图通常能够准确诊断和解剖学评估。可对瓣叶的发育异常、闭合情况、下移的程度以及返流量进行评价。也能对右心室的功能和心房化的范围作出评估。亦可评估合并畸形,如房水平分流的方向和存在的部位等。心电图可见不完全性右束支传导阻滞,电轴右偏,心室预激和房性心律失常。胸片显示有所不同,从正常心影(如轻微解剖异常的患者)到典型的"双壁样"心脏。心导管检查术很少采用。

C. 治疗

如前所述,有明显发绀的新生儿需要在新生儿早期肺阻力升高时应用前列腺素以维持合适的肺血流。区分功能上和解剖上的肺动脉闭锁尤为重要。功能性肺动脉闭锁患儿,当肺阻力下降从而维持合适的血氧饱和度时,可以逐渐停用前列腺素的输注。这些患儿可因病情发展出现其他症状。因低氧血症严重不能停止使用前列腺素的新生儿或解剖学肺动脉闭锁患儿,需要构建体循环到肺循环的分流以维持合适的肺血流。对于在应用前列腺素期间出现明显充血性心力衰竭症状的新生儿,明确潜在的瓣膜病变是必须的。选项术式包括关闭三尖瓣,伴随或不伴随房隔开窗术,同时施行改良Blalock-Taussig分流术;如果心室功能尚可,可行三尖瓣修复术;或施行心脏移植。

对逐渐出现症状的年长患者,有多种手术方案解决畸形的三尖瓣。多数术式是基于动员前瓣叶的领先优势,旨在创建一个带或不带部分房化右心室折叠术的能胜任的单向瓣膜。切除房化右心室部分的必要性一直存在争论,从经验来看,部分心室折叠术已成为大多数修复术不可或缺的组成部分,但没有明确的关于改善心室功能的生理获益的证据。此外,折叠术可能存在右冠状动脉损伤的潜在风险,并导致室性心律失常和对后期疗效产生不利影响。

瓣膜置换是最后的选项。然而,免于再手术风险的晚期生存率却与瓣膜修复术相同。如果需要置换瓣膜,因为存在血栓的危险,异种生物瓣优于机械瓣而被列为首选。应用组织瓣膜的其他选项包括自体肺动脉和同种二尖瓣的移植,和高架环上的同种肺动脉瓣或主动脉瓣移植。瓣膜置换时,缝线应离开冠状窦,使其引流到右心室以便将房室结的潜在损伤降到最低。

D. 预后

三尖瓣下移畸形是比较少见且治疗较难的疾病,

经常多变的解剖学情况使其难有标准的处理方法。有症状新生儿预后极差,合并有其他先天性畸形及心内畸形的患儿普遍无法长期存活。由于年龄的限制,外科手术的常出现不良后果。此时首选内科处理,但随着年龄的增长,外科手术成功率明显提高。因为有严重症状的新生儿心室功能极差,如果需要外科手术,纠正功能性三尖瓣闭锁使其转变常提供最佳的生存率。心脏移植也是一种选择,但器官的获得限制了它的应用。

新生儿期无症状的患儿常至青春期亦无症状。电生理学上的显现通常早于充血性心力衰竭症状的出现。这个年龄段修复术的适应证包括各种症状、发绀和进展性的心脏肥大。

Boston US et al: Tricuspid valve repair for Ebstein's anomaly in young children: a 30-year experience. Ann Thorac Surg 2006; 81:690.

Dearani JA, Danielson GK: Tricuspid valve repair for Ebstein's anomaly. Operat Tech Thorac Cardiovasc Surg 2004;8:188.

Jaquiss RD, Imamura M: Management of Ebstein's anomaly and pure tricuspid insufficiency in the neonate. Semin Thorac Cardiovasc Surg 2007;19:258.

Paranon S, Acar P: Ebstein's anomaly of the tricuspid valve: from fetus to adult: congenital heart disease. Heart 2008;94:237.

Ullmann MV et al: Ventricularization of the atrialized chamber: A concept of Ebstein's anomaly repair. Ann Thorac Surg 2004;78:918.

(三) 左侧畸形

▶ 主动脉狭窄

诊断要点

- ▶ 婴儿出现明显心衰和循环障碍
- ▶ 心源性猝死是最常见的死亡原因
- ▶ 脉压差小和迟滞脉
- ▶ 胸骨上缘呈典型的增强再渐弱的杂音,及扩散至颈部的左心尖抬举性搏动

A. 概述

主动脉狭窄是左室流出道梗阻的一类疾病,其出现在瓣膜(70%),瓣下(25%),或瓣上(5%)水平。发病率约占先天性心脏病的4%。按其严重程度被分为轻度(最高压差小于50mmHg),中度(50~70mmHg)或重度(超过75mmHg)。主动脉瓣狭窄继发于主动脉瓣发育异常。二叶瓣最常见,其次为三叶瓣和单叶瓣。主动脉瓣狭窄的瓣叶常有瓣缘增厚,形态变异及不同程度的瓣叶交界融合。主动脉瓣环也可有发育不良。20%患者伴有其他心脏疾病,最常见的有主动脉缩窄、PDA、VSD或二尖瓣狭窄。男性患者多于女性,约为4:1。主动脉瓣狭窄的临床表现变化较大,但患儿倾向于两种类型的其中之一,重度主动脉瓣狭窄的新生

儿或婴幼儿症状迅速演变为充血性心力衰竭。而年长儿童通常无严重梗阻且表现为缓慢进展的病程。

主动脉瓣下狭窄出现在主动脉瓣水平以下,主要包括分散性狭窄(80%)和广泛性狭窄(20%)。分散性(膜性)主动脉瓣下狭窄婴幼儿很少见,且趋于在以后逐渐显现。其构成主要为新月形或环形的纤维组织膜或纤维肌肉性膜,并突入到左室流出道。分散性主动脉瓣下狭窄的发病机制不清楚,但被认为是一种获得性病变,继发于左室流出道的先天性畸形使异常血流冲刷导致心内膜损伤引起纤维化。虽然主动脉瓣叶通常在分散性主动脉瓣下狭窄是正常的,但因梗阻产生的湍流可能引起瓣叶增厚和逐渐加重的主动脉瓣关闭不全。广泛性主动脉瓣下狭窄是一种更严重的狭窄类型,它造成像细长的管型狭窄。广泛性主动脉瓣下狭窄应与肥厚性心肌病做出鉴别。两种类型的主动脉瓣下狭窄均可并发高风险的心内膜炎。

主动脉瓣上狭窄的特征是升主动脉壁增厚。病变可能是局部的(80%)或一个管状脊的区域(在瓣交界的平面),从而造成沙漏状畸形;或病变范围更加广泛(20%)的延伸至主动脉弓及其分支。在这两种情况下,主动脉瓣叶可能均不正常。主动脉瓣叶的游离缘可能粘连到管腔内增厚的主动脉壁区域,从而导致舒张期冠状动脉血流的减少。主动脉壁增厚也可能延伸到冠状动脉开口,使冠脉的血流灌注进一步减少。合并心内畸形比较常见,尤其是肺动脉分支狭窄。已知主动脉瓣上狭窄与遗传基因有关,约50%的主动脉瓣上狭窄病例伴有 Williams 综合征,其 7 号染色体的部分缺失(包括弹力蛋白基因)导致了主动脉瓣上狭窄的形成,智力发育迟滞,及特征性小精灵面容。孤立的弹力蛋白基因突变也已被证实可引起家族性主动脉瓣上狭窄,其原因为常染色体显性遗传模式的传播。主动脉瓣上狭窄患者心内膜炎发病率明显增高。突然死亡的报道经常见到,很可能与冠状动脉阻塞有关。

B. 临床表现

重度主动脉狭窄通常在胎儿期能良好地耐受。虽然左室输出量和通过主动脉瓣的前向性血流有所减少,但右室通过代偿性增加输出量,血流经过动脉导管从而维持体循环的灌注。出生后,由于增加了肺静脉血回流入左心,同时主动脉瓣狭窄引起后负荷加重,从而导致左心室功能障碍。因导管的关闭,体循环灌注不足可导致低血压、酸中毒和少尿等症状。

低血压和左室舒张末期压力升高引起冠脉灌注也受到影响。重度主动脉狭窄的患者典型的表现是严重的左心室功能不全。这些患者通常在出生后很快表现出危重的征象。查体方面,有末梢毛细血管灌注不足和脉搏细弱。如果心输出量显著减少时,收缩期喷射样杂音可能缺失。因为未氧合血经导管分流入身体下部分,临床可见差异性发绀。心电图显示左心室肥大,胸片可见心影扩大和肺淤血征象。超声心动图可确定诊断。

相比婴幼儿患严重主动脉狭窄来说,主动脉瓣狭窄的年长儿童通常表现为不严重的狭窄(轻度或中度),且大多数无症状。心绞痛、晕厥和充血性心衰的症状通常很少见。先天性主动脉瓣狭窄是一种进行性的病变,存活情况取决于狭窄的严重程度和病变进展的程度。最常见的死亡原因是突发的心源性猝死。心内膜炎的发生小于1%。年长儿童主动脉瓣狭窄的诊断经常是在体格检查时做出。胸骨上缘可闻及典型的增强再渐弱的收缩期杂音,并扩散至颈部。经常可闻及喷射性喀喇音。明显的心尖搏动提示左心室肥大。脉搏细弱和延迟(滞脉)。心电图显示左心室肥大。胸片大致正常。超声心动图能精确地判断狭窄的部位和其严重程度。

应用多普勒技术,可用 Bernoulli 方程式的简化公式 $P=4V^2$ 评估狭窄瓣膜的压力阶差,这里 P 是压力阶差,V 是峰值流速。在介入治疗时可行心导管检查。主动脉瓣下狭窄的临床表现类似于瓣膜狭窄的表现。主动脉瓣上狭窄的症状和体征相似于左室流出道梗阻类型的疾病。超声心动图即可做出诊断。心导管检查(目前更多使用 MRI)是必要的,外科手术前评估大动脉、冠状动脉和肺动脉的解剖状况。

C. 治疗

危重主动脉狭窄的新生儿和婴儿是真正的急症。气管内插管和血管活性药物支持为常规。用前列腺素维持动脉导管开放,同时纠正酸中毒。所有危重主动脉狭窄的患者需要部分形式的紧急干预。治疗方法由瓣膜的形态和合并的疾病所决定。大多数极危重患者,重度主动脉狭窄可能合并有发育不良的左侧心腔,因此可能显示左心发育不良综合征的情况。对这些病例,应着手施行单心室以缓解病情。对于左心腔足够的患者,主动脉狭窄的缓解可通过下列三种方法完成:经皮球囊瓣膜扩张术、外科瓣膜交界切开术或主动脉瓣置换术。选择球囊瓣膜扩张术时通常应考虑到瓣环是否合适,以及有没有合并其他心内疾病。还可选择瓣膜交界切开术,可通过闭式和开放的技术完成。施行闭式途径需用体外循环,但不必阻断主动脉。通过左室心尖部切口置入不同大小的扩张器,使其向前经过主动脉瓣进行扩张。尽管需要主动脉阻断和心脏停搏,部分医疗中心更愿意选择开放的外科瓣膜切开术,因其在直视下瓣膜交界切开更精确。对所有患者来说,治疗的目的就是解除狭窄而不造成较重的主动脉瓣关闭不全。随球囊扩张和外科手术的不断发展,早期生存率有望超过 80%。随球囊扩张术的应用,主动脉瓣关闭不全的发生率有轻微升高。大多数病例会出现再狭窄和需要二次手术或最终的主动脉瓣置换。新生儿由于瓣环过小,因此主动脉瓣置换存有疑问。这些病例中,多数考虑最好的瓣膜替换是自体肺动脉移植(Ross 手术),同时施行主动脉瓣环扩大(Konno 主动脉心室成形术)。对严重主动脉狭窄伴瓣环发育不良的新生儿和选择的瓣膜成形术失败的患者而言,Ross-Konno 手术施行已取得成功。婴儿施行 Ross-Konno 手术的存活率已显现出极佳效果。已经证实自体移植的肺动脉生长良好,因而使孩子们有了一个理想的瓣膜置换物。然而,Ross 手术必须使用冷冻保存的同种异体移植物替代肺动脉瓣,因其无生长能力,同种异体移植物更换时间间隔必须随着患者的生长发育预期而做出判断。

所有重度主动脉瓣狭窄的患者和所有中度有症状的患者都应进行治疗。轻度和中度无症状患者普遍予以观察。对于危重的主动脉瓣狭窄,用于年长患者主动脉瓣狭窄的技术包括经皮穿刺球囊扩张术、外科瓣膜成形术和瓣膜置换术。球囊扩张术通常作为初期治疗被施行,且伴随有近乎 90% 的成功率和低于 1% 的死亡率。开放性外科瓣膜成形术因有着同样的效果也是一种选择。如果瓣膜严重发育异常,治疗后再狭窄,或者出现因前期治疗所导致的关闭不全,必须施行瓣膜置换。对年长儿童,瓣膜替换有更多选择,包括机械瓣、生物瓣和组织替代品,如猪的异种移植瓣,冷藏保存的同种移植瓣和自体肺动脉移植(Ross 手术)。机械瓣最持久耐用但需长期抗凝。人造生物瓣和组织瓣膜不需长期抗凝,但随着时间推移可见变质(使用自体肺动脉移植除外)。自体肺动脉移植有潜在生长的优势,但用于替代肺动脉瓣的同种移植物需要更换。选择合适的替换瓣膜是一项艰难的决断,需要考虑多方面的因素。分散性主动脉瓣下狭窄的处理通常在跨瓣压差超过 30~50mmHg 或存在主动脉瓣关闭不全时进行。这些患者经主动脉径路很容易施行纤维膜切除。为了降低再狭窄的发生率,许多医疗中心主张同时施行部分心室间隔心肌切除,以改变左心室流出道的几何形状。

当广泛性主动脉瓣下狭窄伴有主动脉瓣环发育不良时,修复术最好采用 Konno 主动脉心室成形术,即做一个跨主动脉瓣环和瓣下室间隔的切口,补片扩大修补和主动脉瓣置换。主动脉瓣环发育良好的患者可施行室间隔成形术(改良 Konno 术),即切口被限制在紧靠瓣下的区域,用补片扩大左室流出道,不施行主动脉瓣置换。

主动脉瓣上狭窄患者的手术适应证是压力阶差超过 50mmHg。多种术式被用于治疗局限性瓣上狭窄。典型手术包括跨升主动脉梗阻区纵切口,并延伸到无冠窦。增厚且肥大的脊通过动脉内膜切除术切除;主动脉切开术用椭圆形补片扩大。其变化术式包括施行一个 Y 形主动脉切开术,到 Y 的一肢延伸到无冠窦,另一肢延伸到右冠窦,随后用 Y 形补片修补扩大。Brom 修复术是在瓣上狭窄脊的上方横断升主动脉,然后分别做切口经瓣上狭窄脊进入每个 Valsalva 窦,三角形补片修补扩大每个切口,从而解除瓣上梗阻,重新连接主动脉根部到升主动脉完成修复术。广泛性主动脉瓣上狭窄修复术在停循环下施行,宽大的补片被用于升主动脉、主动脉弓及弓的分支动脉。肺动脉分支狭窄最好采用经导管技术处理。

D. 预后

分散性主动脉瓣下狭窄切除术手术死亡率几乎为零。分散性狭窄再复发率因采取纤维膜和部分心肌切除已报道低至 4%。尽管广泛性主动脉瓣下狭窄修复术的技术复杂,但目前认为其具有很高的生存率和免除再手术率。局限性主动脉瓣上狭窄的外科疗效普遍良好,主要是手术死亡率低和极好的长期生存率。广泛型治疗较困难且更可能再复发。当有严重的双侧肺动脉狭窄时,所有患者的预后都很差。不论选用何种瓣膜,主动脉瓣置换的死亡率为 2%~5%。需要再手术取决于选择的瓣膜和患者的大小。有明显左心室肥大的患者,早期和晚期室性心律失常通常可能发生。

Aboulhosn J, Child JS: Left ventricular outflow obstruction: sub-aortic stenosis, bicuspid aortic valve, supravalvar aortic stenosis, and coarctation of the aorta. Circulation 2006;114:2412.

Brown JW et al: The Ross-Konno procedure in children: outcomes, autograft and allograft function, and reoperations. Ann Thorac Surg 2006;82:301.

Cowley CG et al: Balloon valvuloplasty versus transventricular dilation for neonatal critical aortic stenosis. Am J Cardiol 2001;87:1125.

Ohye RG et al: The Ross/Konno procedure in neonates and infants: intermediate-term survival and autograft function. Ann Thorac Surg 2001;72:823.

▶ **主动脉缩窄**

诊断要点

▶ 股动脉搏动减弱或消失
▶ 上肢收缩压高于下肢,舒张压类似
▶ 婴儿可出现循环障碍,年长儿童通常无症状
▶ 胸片可见肋骨切迹
▶ 常合并主动脉瓣二叶畸形
▶ 特纳综合征患者主动脉缩窄发病率高

A. 概述

主动脉缩窄是胸降主动脉近侧到左锁骨下动脉起始部,紧邻动脉导管(或导管韧带)开口处的狭窄。受累主动脉管腔狭窄的严重程度和长度变化较大。主动

脉缩窄被认为其发生是由于动脉导管异位组织移行到邻近主动脉壁的结果。出生后，因导管关闭，主动脉壁内的异位组织也出现收缩。通常情况下，在最严重梗阻位置出现一个后膨大组织。主动脉梗阻导致左心室后负荷压力增高。主动脉缩窄发病率在新生儿中约为0.5‰，占先天性心脏病的 5%。主动脉缩窄通常并发其他心脏畸形，包括主动脉瓣二叶畸形（超过 50% 病例）、PDA 和 VSD。其他左侧梗阻性病变也可能出现，如主动脉弓发育不良、主动脉狭窄、二尖瓣狭窄和左心室发育不良。主动脉缩窄也被认为其发生与特纳综合征有关。

B. 临床表现

重度缩窄的患者在出生后一段时间即有表现。主动脉梗阻明显者其身体下部灌注依靠来自动脉导管的血流。导管的自然闭合使主动脉梗阻的情况加重并导致缩窄远端组织灌注不足。左室压力负荷增加可诱发充血性心力衰竭，患者因严重酸中毒、少尿和末梢脉搏减弱而出现休克。重度缩窄的婴幼儿不治疗将无法生存。

主动脉缩窄的年长儿童通常无症状。根据上肢高血压和下肢脉搏减弱常做出初步诊断。无创测量四肢血压有助于判断主动脉梗阻的程度。那些年龄大的患者倾向于产生绕过导管的侧支循环动脉。因为晚年心力衰竭的发生，这类患者的预期寿命有限。主动脉缩窄的其他并发症包括动脉内膜炎（在主动脉狭窄后区域湍流喷射的位置）、夹层动脉瘤、动脉瘤和颅内出血（来于颅内小动脉瘤，主动脉缩窄患者更多见）。

主动脉缩窄临床上通常可以做出诊断。明显缩窄的婴儿出生时常常无症状，但随着导管的闭合出现心力衰竭的征象，如易激惹、呼吸急促和喂养困难。下肢脉搏消失，上肢脉搏可能减弱。胸片显示心影扩大和肺静脉瘀血。心电图有左心室劳损。超声心动图通常可以诊断，并证实主动脉缩窄的狭窄位置，即降主动脉内的搏动性缺失。

主动脉缩窄的年长儿童和成人，通过测量四肢血压，上肢和下肢之间的压力阶差常被证实。胸片上可见肋骨切迹，继发于前肋缘增粗的肋间侧支血管的长期压迫。超声心动图通常可以确诊。解剖详情也可通过 CT 或 MRI 检查使其更清楚。心导管检查通常不必要。

C. 治疗

通常，所有主动脉缩窄患者均应施行外科修复术。新生儿患者紧急内科处理包括使用 PE1，其目的在于使动脉导管重新开放，另一目的是通过使经主动脉弓的前向性血流和经导管的右向左血流增加，缓解主动脉梗阻和增加身体下部灌注。前列腺素在出生后 7~10 天内应用通常对导管重新开放是有效的，超过这

个时段则无效。主动脉缩窄外科修复术通常经第三或第四肋间左后外侧开胸来施行。涉及的范围包括胸降主动脉、导管（或导管韧带）、主动脉弓及锁骨下动脉等。注意保护迷走神经及其分支喉返神经。缩窄通常可见明显的外部缩小或后缩进，而其内部狭窄程度常常更为严重。两岁以下患者静脉内给肝素（100units/kg）。主动脉近端和远端的控制是使用阻断钳。通常情况下，近端阻断钳放置在横弓的无名动脉与左颈总动脉之间，同时阻断左颈总和左锁骨下动脉。对婴幼儿和儿童，外科处理更倾向选择狭窄切术和随后行端端吻合术。先施行狭窄段完整切除，然后近端主动脉沿小弯侧被修剪成铲状，远端主动脉沿大弯侧修剪成铲状。最后施行端端吻合术。

对年长儿童或成人，不可能在施行狭窄切除伴一次性修复时不在吻合口产生过分的张力，而这可导致出血或瘢痕致狭窄复发。对这些患者来说，两者择一的术式是必须的，补片扩大成形术可施行于能够进一步生长发育塑形的儿童中，锁骨下动脉瓣翻转修复术是用自体动脉组织扩大狭窄的主动脉。左上肢血流靠侧支血管维持，尽管长期研究已证实部分患者四肢长度有轻微差异。也可用人工材料修补，为了避免圆管状人工材料，具有生长潜能的部分自体主动脉被保留。补片修复的缺点是高风险的动脉瘤形成。对于成人而言，动脉的生长发育不再是问题，可施行狭窄段切除，随后置入人工血管材料（Dacron 或聚四氟乙烯）。

缩窄修复术中重点关注的是末梢动脉血流是否中断，尤其是脊髓。脊髓前动脉的血供主要来自肋间动脉的小分支。没有形成良好侧支循环的患者，主动脉阻断可引起脊髓缺血从而导致截瘫。保护措施包括轻度降温、维持较高的附近主动脉压力和尽量缩短主动脉阻断时间。对于成年患者，远端主动脉灌注可通过左心转流技术维持，氧合血从左房收集并通过离心泵输入股动脉或远端主动脉。总的来说，缩窄修复术的截瘫发生率小于 1%。

经导管治疗已被建议应用于缩窄的初期治疗，这种方法因再缩窄的发生率而存在争议，需要多次介入，损伤股血管（因径路），以及形成动脉瘤。应用球囊成形术已获得良好的疗效，适应于年长儿童或成人，即不期待将来主动脉生长发育的患者。球囊成形术已被广泛应用于外科手术后再狭窄的治疗，其成功率接近 90%。

D. 预后

缩窄修复术的早期死亡率在新生儿中是 2%~10%，而年长儿童和成人的死亡率是 1%。缩窄切除加端端吻合修复术再缩窄发生率约 5%。缩窄修复术的长期存活率取决于存在的相关疾病和持续的高血压。修复术后患者可能出现严重的高血压，治疗使用静脉

内 β 受体阻滞剂(如,艾司洛尔)或血管扩张剂(如,硝普钠)。未控制高血压可能导致肠系膜动脉炎。高血压通常在术后数天或几周内得以控制,尽管年长儿童或成人可能需要终生抗高血压治疗。在婴儿期施行缩窄修复术被认为可将后期高血压的风险降到最低。

Golden AB, Hellenbrand WE: Coarctation of the aorta: stenting in children and adults. Catheter Cardiovasc Interv 2007;69:289.

Ovaert C et al: Balloon angioplasty of native coarctation: clinical outcomes and predictors of success. J Am Coll Cardiol 2000;35:988.

Thomson JD et al: Outcome after extended arch repair for aortic coarctation. Heart 2006;92:90.

Wong CH, Watson B, Smith J: The use of left heart bypass in adult and recurrent coarctation repair. Eur J Cardiothorac Surg 2001;20:1199.

Wright GE et al: Extended resection and end-to-end anastomosis for aortic coarctation in infants: results of a tailored surgical approach. Ann Thorac Surg 2005;80:1453.

► 血管环畸形

 诊断要点

► 不同程度的气管、食管受压
► 患者有反复的呼吸道感染和上呼吸道症状
► "海豹汪汪样"或破锣样咳嗽
► 常被误诊
► 肺动脉吊带与完整气管环有关联

A. 概述

血管环包括一系列血管畸形,涉及主动脉弓、肺动脉及头臂干血管等。这些病变临床意义明显的表现是不同程度的气管食管受压。这些血管异常能够被分为完全性血管环和部分性血管环。完全性血管环又被分为双主动脉弓和右位主动脉弓伴左侧动脉导管韧带。这两种类型还可以在特殊解剖学上进一步细分。部分血管环包括迷走的右锁骨下动脉、无名动脉压迫和肺动脉吊带等。其他少见类型,曾经做过描述,包括左主动脉弓伴随右降主动脉和右侧导管韧带,以及左主动脉弓伴随迷走右锁骨下动脉和右侧导管韧带。有临床意义的血管环发病率占所有先天性心脏病的 1%~2%。

血管环和肺动脉吊带在讨论其他合并心脏畸形时已提及,包括 TOF、ASD、肺动脉分支狭窄、主动脉缩窄、AVSD、VSD、主动脉弓中断,以及主肺动脉窗。有意义的合并心脏畸形出现在 10%~20% 的伴随血管环的患者中。右位主动脉弓通常伴随有共存畸形的更高发生率。在胚胎发育四周结束时,6 个主动脉弓或腮弓已经在背侧大动脉和前根之间形成。随着主动脉弓的退化和移行,导致主动脉及其分支解剖学上正常发育或发育异常。大多数第 1、第 2、第 5 弓退化。

第 3 弓形成颈总动脉和邻近颈内动脉。右 4 弓形成近侧右锁骨下动脉。左 4 号参与构成从左颈总到左锁骨下动脉的部分主动脉弓。右 6 号近侧部分变成右肺动脉近侧部分,此时远侧吸收。同样,左 6 号近端构成左肺动脉近侧,其远端变成动脉导管。肺动脉的组成来自于 2 个血管前体,经联合形成血管母体,出芽并移行,重新开始发育出新血管。如前所述,近侧肺动脉来自于第 6 号,而原始肺芽最初获得其血供是来自于内脏血管神经丛。最终,这两部分肺动脉结合形成肺丛的血管网。

B. 临床表现

完全性血管环儿童通常在生后数周到数月内显现。与右位主动脉弓并食管后左侧导管韧带患儿相比,双主动脉弓儿童出生后的临床表现出现较早。更小的年龄组由于对液体的良好耐受性,临床表现以呼吸道症状为主。呼吸道症状包括喘鸣、干咳、呼吸暂停或频繁的呼吸道感染。典型的咳嗽被描述为"海豹汪汪样"或"破锣样"。这些症状类似于哮喘、呼吸道感染或食管反流,因而血管环儿童最初常被误诊。随着转变为固体食物,吞咽困难变得更明显。不完全性血管环患儿的临床表现变化较大。无名动脉受压的儿童通常在 1~2 岁出现呼吸道症状。虽然,右锁骨下动脉异位是最常见的弓畸形,其发生率约占 0.5%~1%,但很少引起症状。症状在 70~80 岁出现,因迷走血管膨大和钙化等出现典型的食管受压性吞咽困难,是因为食管后血管的侵扰所致。右锁骨下动脉异位很少引起症状,除非血管异常增粗或气管软化。肺动脉吊带的患儿通常在生后数周到数月内出现呼吸道症状。如果伴有完全性血管环,呼吸道症状可能有喘鸣、干咳、呼吸暂停或反复的呼吸道感染,且可能由于类似于其他疾病而被误诊。肺动脉吊带合并完全性气管环约占 30%~40%,可导致局限性或弥漫性气管狭窄。

诊断血管环的方法是多样的,缘于其临床表现的多样性及一系列的诊断检验。对于假定诊断为哮喘和气管软化症的儿童,最好选择肺脏学专家进行确诊,通过胸片和支气管镜检查可以做出血管环的诊断或疑似诊断。某些情况下,诊断靠超声心动图来评估合并的心内畸形。不管怎样,诊断通常是根据胸片做出。补充检查包括钡剂食道造影片、CT、MRI 和支气管镜检查。

CT、MRI 和支气管镜检查是重要的检查方法,以确定肺动脉吊带患者的气管解剖。超声心动图可用于诊断和排除其他心内畸形。气管造影和心导管检查,过去曾广泛应用,目前却很少使用。

C. 治疗

双主动脉弓出现在右背侧主动脉远侧部未能退化时。两个动脉弓形成一个完整的环,环绕气管和食管。大多数病例是右弓占优势型,次之为左弓占优势,最少的是均等性动脉弓。左右颈动脉和锁骨下动脉分别发自于各自的弓。导管韧带和降主动脉通常保留在左侧。双主动脉弓修复术途径为左后外侧开胸术径路。手术操作通过经第 3 或第 4 肋间小切口很容易被完成。切开胸膜，辨认迷走神经和膈神经，断离导管韧带或动脉导管，注意保护喉返神经。不占优势的弓在两血管阻断钳之间被切断，注意保持头臂干的最佳血流不受影响。如果对切断定位有顾虑，可以在不同位置暂时阻断主动脉弓，同时监测四肢脉搏和血压。如果有闭锁段，切断在闭锁点施行。

右位主动脉弓伴左侧导管韧带有三种解剖变异，引起完全性血管环畸形。如果在主动脉和左锁骨下动脉之间的左第 4 弓退化，导致右位主动脉弓伴迷走左锁骨下动脉，导管韧带在食管后桥接左肺动脉和迷走左锁骨下动脉，形成完全性血管环。如果左 4 弓在左锁骨下动脉起源后且在背主动脉前退化，背主动脉与左 6 弓（其成为动脉导管）进行血流交通，出现镜像分支。动脉导管韧带直接发自降主动脉，或发自降主动脉的 Kommerell 憩室，形成完全性血管环。如果交通维持在左第 4 和第 6 弓之间，存在镜像分支与动脉导管索发自于前面，镜像左锁骨下动脉，同时血管环不能形成。

对于右位主动脉弓伴食管后左动脉导管索来说，手术径路与双主动脉弓相同。导管韧带被切断，气管和食管周围的粘连被松解。导管韧带被切断后因 Kommerell 憩室引起压迫的报道极其少见。因为如此，后来暂停切除或谨慎切除憩室。

在无名动脉压迫综合征时，主动脉弓和导管韧带位于正常的左侧位置，但是无名动脉部分或全部在中间线的左侧起源发出，由于动脉从左到右前的行程路经气管，从而引起气管受压。无名动脉压迫的症状可能是轻微的或比较严重的，对于轻微症状和气管镜见轻度气管受压的儿童而言，通过定期观察期待随着生长发育压迫症状能够缓解。手术适应证包括窒息、严重的呼吸窘迫、显著的喘鸣和反复的呼吸道感染。矫治无名动脉压迫综合征有几种方法，这些方法有单纯的切断、切断并重新连接到右侧升主动脉，或悬吊至胸骨后面。

迷走右锁骨下动脉出现在右颈总动脉与右锁骨下动脉之间右第 4 弓退化时。右锁骨下动脉随后从左侧的降主动脉发出，自左向右从食道后方穿过。尽管动脉在食道后方可能受压，但在儿童期引起症状极为罕见。外科治疗包括单纯的切断径左后外侧剖胸。必须施行切断后再植或者人工血管连接到主动脉弓或颈总动脉的情况比较少见。

正常状态下，左和右第 6 弓贡献出近端部分构成各自肺动脉。如果左 6 弓近端内卷退化，来自于左肺移行的肺芽向右融入右肺动脉，形成肺动脉吊带。在 30%~40% 的患者中，肺动脉吊带伴随有完全性气管环和气管狭窄。据报道，右上叶支气管起源于气管的患者经常伴随有肺动脉吊带。修复肺动脉吊带的最初治疗方法是断离左肺动脉后再植入同时行气管移位，不用体外循环。早期报道这些患者有较高的左肺动脉血栓发生率。这就导致部分医师提倡断离气管同时行左肺动脉移位。这种方法似乎很明智，如果气管被分断后再行气管重建。但是，目前大部分医师提倡左肺动脉再植入，因其疗效很显著。手术操作经胸骨正中切口，在体外循环下，确保修复术的最佳视觉效果，不必行主动脉阻断，左肺动脉被切断离开右肺动脉，移位到气管前面，然后再移植到主肺动脉。

任何需要气管重建的手术同时要行支气管镜协助。许多气管重建技术已被叙述，最常见的手术是初期吻合术切除，气管成形术用于小段狭窄，用肋软骨或狭窄较长时应用心包补片。超过 95% 的血管环不伴有心内畸形时能够经左剖胸手术。右剖胸适应于有右侧导管韧带的少见病例。右侧导管韧带出现在左主动脉弓伴右侧降主动脉的情况下，此时导管韧带桥接降主动脉到右肺动脉，从而形成完全性血管环。右侧动脉导管韧带带已被叙述，伴有左侧主动脉弓和迷走的右锁骨下动脉。这种病例，导管韧带可能发自于迷走锁骨下动脉，或发自于脱出于弓的憩室，或直接从左弓到右肺动脉。另外，双主动脉弓伴右颈动脉近段闭锁经右剖胸术更容易被分断。这些畸形的处理类似于左侧环的分断术，应注意右侧喉返神经环绕右侧导管韧带。血管环修复术在机器人协助（或无协助）的电视胸腔镜手术（VATS）下完成。胸腔镜切断的适应者限于只需要切断血管结构的患者。由于前仪器电流大小的限制，电视胸腔镜手术（VATS）适应于重量超过 15kg 的患者。

D. 预后

血管环修复术的死亡率是 0.5%~7.6%，近期有所改善。大多数死亡与其他心脏畸形、呼吸道感染及呼吸衰竭有关。支持者及其同仁报道了 16 例患者应用左肺动脉切断并肺动脉吊带再植入，其中也包括需要气管重建者。有因手术死亡和因呼吸道并发症的晚期死亡。发病率的主要原因与气管重建有关。

Alsenaidi K et al: Management and outcomes of double aortic arch in 81 patients. Pediatrics 2006;118:e1336.

Backer CL et al: Pulmonary artery sling: results with median sternotomy, cardiopulmonary bypass, and reimplantation. Ann Thorac Surg 1999;67:1738.

Backer CL et al: Trends in vascular ring surgery. J Thorac Cardiovasc Surg 2005;129:1339.

Humphrey C, Duncan K, Fletcher S: Decade of experience with vascular rings at a single institution. Pediatrics 2006;117:e903.

Woods RK et al: Vascular anomalies and tracheoesophageal compression: a single institution's 25-year experience. Ann Thorac Surg 2001;72:434.

冠状动脉畸形

诊断要点

► 多种症状包括充血性心力衰竭、心绞痛和突然死亡
► 心电图常显示心肌缺血或梗死前期征象
► 二尖瓣反流常伴随明显的心室功能减低。外科治疗后二尖瓣反流可转归正常
► 心导管检查或心脏 MRI 有助于明确冠状动脉解剖学状况

A. 概述

冠状动脉畸形约占总人数的 0.3%~1.3%。根据其临床意义分级为次要畸形、继发畸形和主要畸形。次要畸形没有明显的功能改变，经常是在心导管检查时偶然发现。继发畸形没有实质上的意义，当发现其存在时可变更外科治疗方法。例如，继发病变是发自右冠状动脉的左前降支起源异常，横过 TOF 患者发育不良的漏斗部。这根血管可能阻止跨瓣环切口的安全施行，因而不得不使用管道。主要畸形可以根据其解剖再细分为：冠状静脉漏、冠状动脉起源于肺动脉的畸形、冠状动脉异常起源于主动脉的畸形、心肌桥或冠状动脉瘤。

冠状动静脉漏是最常见的主要冠脉畸形。异常连接存在于一根冠状动脉（常见于右侧）和另一个血管结构（通常为右心腔）。大多数漏是孤立的。漏导致了左向右分流，从而引起充血性心力衰竭。其他症状包括心绞痛、心内膜炎、心肌梗死、及突然死亡。诊断建议采用超声心动图和心导管检查证实。

继发的最常见的冠脉畸形是冠状动脉起源于肺动脉。最常见的情况是左冠状动脉异常起源于肺动脉（ALCAPA）。右冠状动脉（或双冠脉）也可能异常起源于肺动脉，但仅见于罕见病例。ALCAPA 常能在胚胎发育期间良好耐受，但出生后，肺动脉收缩压下降（随着导管闭合和 PVR 逐渐降低），异常冠状动脉在低压状态下灌注低血氧饱和度的血流。侧支血管发育在正常右冠脉和异常左冠脉之间，但无多大益处，其原因是冠状动脉窃流的出现，其是侧支血液左向右分流经异常冠脉的血流倒灌进入低压的肺动脉。多数患者出现症状在生后 6 周和 3 个月之间。典型症状包括易激惹、喂养困难、和其他充血性心力衰竭的体征。如果不治疗，ALCAPA 几乎都是死亡。患者很少能存活到成人期和表现出心绞痛症状或突然死亡。查体方面，ALCAPA 患者经常可闻及一个缺血性二尖瓣反流的全收缩期杂音。肺动脉第二音因肺高压增强。胸片显示明显的心影扩大和肺水肿。心电图经常表现出缺血和

梗死的证据。超声心动图通常可以确诊并有助于评估左心室功能不全的程度和通常存在的缺血性二尖瓣反流的程度。偶尔需要心导管检查以明确解剖学关系，但这项技术平常很少使用，因为有诱发致命性心律失常的危险。

冠状动脉起源于异常主动脉，常见于次要畸形，除非存在潜在的危险畸形，如冠状动脉左主干起源于右冠状窦并穿行于肺动脉和主动脉之间。这种畸形与心脏症状和突然死亡有关，像右冠状动脉起源于左冠状窦（通常是右冠脉占优势型）一样。两种畸形的缺血病因被认为与起源后锐角走行和异常血管的裂隙样开口及主动脉壁和肺动脉壁并列所造成的外源性压迫相关。这些畸形通常显现在年龄大的患者中。有症状患者通过冠状动脉旁路行外科治疗。

心肌桥通常出现在心外膜下冠状动脉（常是左前降支）的某段区域走行在心肌内。虽然这是在心导管检查时偶然发现，但这种异常与一些患者的心肌缺血有关。治疗包括切断肌肉桥以便松解冠脉，跨过桥的冠脉旁路，或经导管支架植入。

冠状动脉瘤发生比较罕见，通常在炎症病变的结合部，如川崎病、结节性多动脉炎、大动脉炎或梅毒。冠状动脉瘤可能血栓形成或导致远端冠脉狭窄或栓塞。破裂不常见。

治疗范围包括抗血小板治疗到冠脉搭桥术及心脏移植。

B. 治疗

有症状的所有冠状动脉瘘患者均应通过手术或经导管技术关闭瘘。对于某些病例，当冠状动脉瘘关闭后远端血流减少时，可能需要施行冠脉旁路移植术。无症状的冠状动脉瘘治疗有争议，除非明显的左向右分流存在可能需要手术关闭。

手术修复适应于所有 ALCAPA 患者。过去最初的手术方法包括左冠状动脉近端结扎，这就消除了冠状动脉窃流和通过来自于右侧的侧支血管灌注到左冠状动脉。尽管是轻松简单的结扎，但多数医疗中心已放弃采用此术式，而更愿意建立两条冠脉系统为缺血提供更好更长期的灌注。对于老年患者，通过左冠状动脉近端结扎结合左乳内动脉旁路移植完成手术。冠脉旁路移植术在新生儿中很困难，两种选择性手术已被设计用来创建直接连接在主动脉和异常冠状动脉之间。最常见的手术是在左冠状动脉起始部将其拆下（伴随邻近肺动脉形成纽扣状），然后重新移植血管到主动脉壁。另一种术式是在主动脉和肺动脉之间创建侧 - 侧连接，然后置入肺动脉内板障引导血流连接到异常的左冠状窦。

C. 预后

ALCAPA 术后生存率多年来已明显改善。最

近的报道提及手术死亡率约为 6% 或更少。术后心室功能趋于正常。多数患者二尖瓣功能有所改善，但对于有严重二尖瓣反流患者，应同时施行二尖瓣置换。

De Wolf D et al: Major coronary anomalies in childhood. Eur J Pediatr 2002;161:637.

Friedman AH et al: Identification, imaging, functional assessment and management of congenital coronary arterial abnormalities in children. Cardiol Young 2007;17:56.

Lange R et al: Long-term results of repair of anomalous origin of the left coronary artery from the pulmonary artery. Ann Thorac Surg 2007;83:1463.

Satou GM, Giamelli J, Gewitz MH: Kawasaki disease: diagnosis, management, and long-term implications. Cardiol Rev 2007; 15:163.

（张军　高登峰　译，李芳　校）

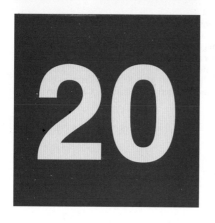

第 20 章　食管和膈

Ⅰ.食管

解剖学

食管(图 20-1)是将食物和液体自咽送到胃的肌性管道。它起自第六颈椎体水平、环状软骨后方。在胸腔内,食管走行于主动脉弓和左主支气管的后方,穿过膈肌食管裂孔进入腹腔,止于胃底。食管的肌性纤维在上方起自环状软骨和咽部,在下方与胃的肌纤维交错分布。在正常情况下,有 2~4cm 的食管位于膈肌的下方。食管和胃的连接通过固定于胃的腹膜反折、固定于食管的膈食管韧带保持在正常的腹腔内位置。膈食管韧带是一种位于腹膜下方、膈肌表面的弹力纤维膜。膈食管韧带延伸至膈食管裂孔处食管下段向上反折后插入胃食管括约肌上方的环状肌层(膈肌上方

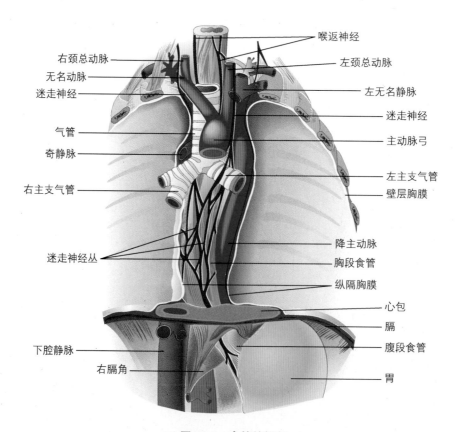

右颈总动脉		喉返神经
无名动脉		左颈总动脉
迷走神经		左无名静脉
气管		迷走神经
奇静脉		主动脉弓
右主支气管		左主支气管
		壁层胸膜
迷走神经丛		降主动脉
		胸段食管
		纵隔胸膜
		心包
		膈
下腔静脉		腹段食管
右膈角		胃

▲ 图 20-1　食管的解剖

2~4cm 处）。

食管三个解剖性狭窄发生在：①环状软骨平面（咽食管或食管上括约肌）；②胸中部，在主动脉弓及左侧主支气管压迫处；③食管膈肌裂孔平面（胃食管或食管下括约肌）。

在成年人中，从上切牙到环咽肌的长度约为15~20cm；到主动脉弓平面为 20~25cm；到下肺静脉平面为 30~35cm；到胃食管连接处大约为 40~45cm。

咽部及食管上 1/3 的肌肉为横纹肌，其余的食管肌肉为平滑肌。从生理学上而言，全部食管是一个功能单位，所以，上、下段食管在推动力角度上没有区别。就像在肠道中，食管肌纤维进入内层的环状肌层及外层的纵行肌层。食管的动脉血供较恒定，颈段食管由甲状腺下动脉分支供应；胸段食管接受来自支气管动脉和直接起自主动脉的血管供应，肋间血管也参与供应。膈段和腹段食管由左膈肌下动脉及胃左动脉食管支供应。

食管的静脉回流较复杂和多变。最重要的食管回流静脉为引流食管下段的静脉。这段食管的血流回流入门静脉的属支之一，冠状静脉的分支。这个静脉网将门静脉和下段食管及上段胃静脉连接起来。当门静脉系统受阻时，如肝硬化时，血液向上分流经过胃冠状静脉及食管静脉丛，最终经过奇静脉进入上腔静脉。在门静脉高压时，食管静脉扩张并最终形成静脉曲张。

食管黏膜由复层鳞状上皮构成，并在黏液腺体散在分布。食管没有浆膜层，所以食管在外伤和吻合时不能像胃肠道其他部分那样容易愈合。

生理学

食管上括约肌、食管体和食管下括约肌通过协调合作共同完成食管的运动。

1. 食管上括约肌

食管上括约肌直接接受来自大脑疑核的活动信号。该括约肌一般持续保持强烈的收缩状态，静息状态前后轴压力测定约 100mmHg。该括约肌阻止来自咽部的空气进入食管和食管内容物反流入咽腔。在吞咽食物、食团被舌送入咽部时，环咽肌收缩而食管上括约肌松弛。当食团到达食管腔后，食管上括约肌恢复静息压力。

2. 食管体部

食物通过食管上括约肌后，上段食管开始收缩并向胃传导。由食物引发的收缩波被称为原发蠕动波。它的传导速度约为 3~4cm/s，并在食管远端达到60~140mmHg 的波幅。食管体部任何局部的扩张刺激，将会诱发一个收缩波，被称为继发（第二）蠕动，辅助食管排空，并发生在原发蠕动波未能清除食管腔内的食物和胃的胃酸成分反流时。第三蠕动波被认为是异常

的，但多出现在没有任何食管疾病症状的老年人中。

3. 食管下括约肌

食管下括约肌长约 3~4cm，静息压约 15~24mmHg。在吞咽时，食管下括约肌松弛约 5~10 秒钟，以允许食团通过并进入胃内。然后，食管下括约肌继续进入静息状态（图 20-2）。食管下括约肌的松弛受到血管活性内源多肽和一氧化氮的调节（均为非肾上腺来源、非拟胆碱药物的神经递质）。静息压力主要取决于内源性肌肉活动。食管下括约肌有独立于吞咽活动的周期性松弛的趋势。这个周期性松弛被称为一过性食管下括约肌松弛，以和食物诱发的食管括约肌松弛相区分。这些一过性的食管下括约肌松弛的原因不明，胃扩张是可能的影响因素。

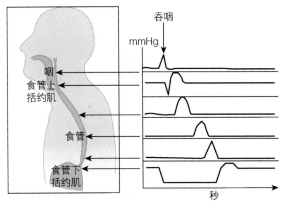

▲图 20-2　吞咽过程

食管上括约肌、食管蠕动、食管下括约肌在吞咽过程中的反应

一过性食管下括约肌松弛与个体的少量生理性胃食管反流相关，也是最常见的胃食管反流的病因。食管下括约肌长度缩短和压力降低（或两者均有）是患者非正常胃食管反流的病因。总体上，一过性食管下括约肌松弛是志愿者和患者（无或伴有轻度食管炎）胃食管反流的病因；括约肌机械性功能障碍在重度食管炎患者中发生率增加，特别是在 Barret 不典型增生时。

膈角参与食管裂孔的构成，对食管下括约肌的静息压力形成一定作用。这种膈肌的活瓣夹作用在咳嗽、弯腰等腹腔压力骤然升高时防止食管反流有重要意义。这种膈肌的协同作用在食管滑动性疝形成、食管胃连接处错位于膈上时会丧失（图 20-3）。

食管疾病的诊断方法

▶ 症状评估

在食管功能紊乱时，吞咽困难是独特症状，可能是功能性障碍（如：继发于食管蠕动异常或不同部位食管的运动缺乏协调性），也可能是机械性原因（如：继发于消化性、恶性食管狭窄或管腔内肿块）。胃灼热和反流

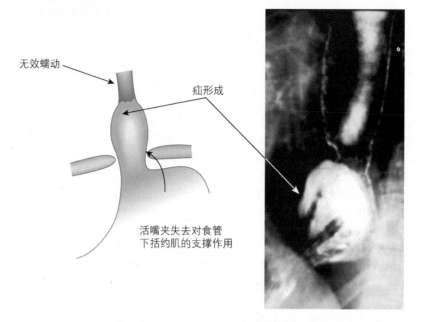

无效蠕动

疝形成

活嘴夹失去对食管
下括约肌的支撑作用

▲ 图 20-3　食管裂孔疝的病理生理

是典型的胃食管反流症状,也可出现在非食管病变如胆道疾病、肠易激综合征、冠状动脉疾病、精神疾病等。胃食管反流也可能出现不典型症状如咳嗽、声音嘶哑、胸痛等(表 20-1)。

表 20-1　胃食管反流的临床表现

食管	胃灼热
	反流
	吞咽困难
胃	胀气
	早饱感
	嗳气
	恶心
肺	误吸
	哮喘
	喘鸣
	咳嗽
	呼吸困难
	纤维化
耳鼻喉	反酸
	声音嘶哑
心脏	胸痛

▶ **上消化道钡透**

该检查通过给予患者口服钡剂,紧接着进行食管、食管胃连接处、胃、十二指肠多次 X 线拍片。可以特征

性发现膈肌裂孔疝、食管狭窄、食管憩室、食管腔内肿块。食管连续摄片可替代食管动力评估,对功能性吞咽困难(继发于动力障碍,无机械性梗阻因素)患者特别有用。

▶ **上消化道内镜检查**

内镜检查可以直接观察食管黏膜病变(包括胃和十二指肠)。内镜医生可以确定是否存在食管炎症及程度、发现管腔内新生物及取组织活检。

▶ **超声内镜**

在行内镜检查时可进行超声影像评估。应用于食管癌的患者来确定肿瘤在食管壁的浸润深度(T)、食管周围是否存在肿大的淋巴结(N)。通过细针淋巴结抽吸活检,进行细胞学分析。

▶ **食管压力测定**

食管压力测定可以确定:①食管下括约肌的位置、长度、压力和对吞咽的松弛反应;②食管蠕动波的压力、持续时间和传播速度;③食管上括约肌的位置、压力、松弛和对咽部收缩的协调反应。检查持续约 20 分钟:黏膜表面麻醉后,经鼻向食管内插入灌注水或固态的导管至胃,在患者小口吞咽水时逐渐退出。

▶ **24 小时食管 pH 测定**

该检查测量自胃反流进入食管的酸性物质的量,是胃食管反流诊断的金标准。通过置于食管下括约肌(压力计测量确定位置)上方 5cm 的探头进行 24 小时 pH 监测,患者不改变日常活动和饮食习惯。对认为咳嗽和声音嘶哑可能为继发于胃食管反流的患者,可测定食管不同水平面的酸性物质的量。该实验不但可以

测定病理量的胃食管反流存在，还可以确定胃食管反流和胃灼热、咳嗽、胸痛等症状是否有关（图 20-4）。食管阻抗是用来测量液体和气体反流通过胃食管连接的技术，独立于胃反流 pH 的测定。同 pH 测定相似，食管阻抗用于质子泵抑制剂抵抗的患者出现典型胃食管反流症状和慢性、不能解释的咳嗽时。

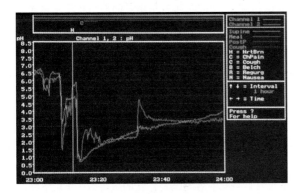

▲ 图 20-4　动态 pH 检测

反流（pH 小于 4.0）和咳嗽（C）的暂时性联系

▶ 计算机辅助成像

CT 扫描用来评估食管癌患者是否出现转移病灶（肺、肝脏、肾上腺）。

▶ 正电子发射扫描

PET 扫描可以确定食管癌患者是否存在病灶远处转移。另外，它可以预测食管癌新辅助治疗的疗效。

▶ 腹腔镜、胸腔镜检查

腹腔镜和胸腔镜检查可以用于明确食管癌的分期，特别是怀疑患者在出现肝脏转移和广泛的淋巴结转移时。

Bredenoord AJ et al: Technology review: Esophageal impedance monitoring. Am J Gastroenterol 2007;102:187.

Cerfoglio RJ et al: The accuracy of endoscopic ultrasonography with fine needle aspiration, integrated positron emission tomography with computed tomography in restaging patients with esophageal cancer after neoadjuvant therapy. J Thorac Cardiovasc Surg 2005;129:1232.

Hirano I et al: New technologies for the evaluation of esophageal motility disorders. Impedance, high resolution manometry and intraluminal ultrasound. Gastroenterol Clin North Am 2007;36:531.

Patti MG et al: Role of esophageal function tests in the diagnosis of gastroesophageal reflux disease. Dig Dis Sci 2001;46:597.

Pech O et al: The impact of endoscopic ultrasound and computed tomography on the TNM staging of early cancer in Barrett's esophagus. Am J Gastroenterol 2006;101:2223.

Westerterp M et al: Esophageal cancer: CT, endoscopic us, and FDG PET for assessment of response to neoadjuvant therapy. Radiology 2005;236:841-851.

食管动力异常

原发食管动力异常包括：失迟缓症、食管弥漫痉挛、胡桃夹食管和食管下括约肌压力增高。它们发生时，没有其他食管功能紊乱如反流，病因不明。可以表现为吞咽困难、反胃、胸痛、胃灼热等的综合征状。食管压力测定是区分这些功能异常疾病的关键。

失迟缓症

 诊断要点

▶ 吞咽困难

▶ 反流

▶ 影像学证据：远端食管狭窄

▶ 食管压力测定：缺乏食管蠕动

▶ 概述

食管失迟缓症是原发性食管动力紊乱，特征性的表现为缺乏食管蠕动。在多数患者中还存在食管下括约肌压力增高、缺乏对吞咽动作的恰当松弛反应。这种不正常导致食物的推动力受损，食物停留在食管内。失迟缓症的发生率约 1/100 000，男性高于女性，可以出现在任何年龄阶段。

▶ 病因

食管失迟缓症病因不明，存在两个理论：①神经元退化性疾病；②神经元发生病毒（如带状疱疹病毒）感染或其他病原感染。在 Chagas 病（美洲锥虫病）中的发现支持后者：感染源摧毁全身各处的包括心脏、胃肠道、泌尿系统、呼吸系统的副交感神经节细胞。肌间神经丛（Auerbach）的变性可致节后抑制神经元（富含一氧化氮和血管活性肠肽）损失，从而介导食管下括约肌松弛。由于节后胆碱能神经元的存活可致胆碱能刺激，增加了食管下括约肌静息压和降低食管下括约肌松弛。吞咽反应未引起蠕动波的传播，而同时存在收缩，这往往互为镜像关系。

▶ 临床表现

A. 症状和体征

吞咽困难是最常见症状，几乎每一个患者都经历过。进食固态及液体食物时均可出现。多数患者能改变其饮食习惯并保持体重稳定，少数患者最终出现体重下降。未消化食物反流是第二位的常见症状，出现在 60% 的患者中。反流经常发生在平卧位时并可导致误吸。胃灼热症状出现在约 40% 的患者中，病因不是反流，而是未消化的食物在食管远端停滞、发酵。胸痛也在约 40% 的患者中出现，由进食过程中食管扩张引起。

B. 影像学检查

钡透是了解吞咽困难患者病因的首要检查。它经常表现为在胃食管连接平面的狭窄（图 20-5）。一个扩张、乙状的食管可以出现在长期持续性失迟缓的患者

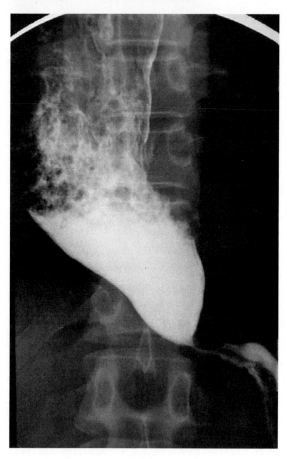

▲图 20-5   食管失迟缓

食管体显著扩张,钡剂潴留,远端食管狭窄鸟嘴征

中。食管镜检用来排除胃食管连接处的肿瘤。

C. 特殊检查

食管压力测定是食管失迟缓的关键诊断方法。经典的食管压力测定表现为:1. 缺乏食管蠕动;2. 食管下括约肌压力增高(50% 的患者),对吞咽仅能起到部分松弛反应。当食管扩张和出现乙状形态时,导管经过胃食管连接进入胃可能比较困难,在这些病例中,导管可以在内镜引导或透视监视下放置。

▶ 鉴别诊断

胃食管反流引起的食管良性狭窄、食管癌与失迟缓症有相似的临床表现。有时胃食管连接处的浸润性肿瘤不但在临床和影像学表现与失迟缓相似,而且压力测定相似,被称为继发的或假性失迟缓症。在年龄超过 60 岁的患者中出现近期发生的吞咽困难(病程短于 6 个月)和过度的体重下降时应注意鉴别。内镜超声和 CT 扫描有助于诊断。

▶ 并发症

吸入滞留的未消化食物可以导致反复发生的肺炎。失迟缓症也是食管癌的危险因素。食管鳞状细胞癌可能是由于黏膜长期受到停滞的、发酵的食物刺激引起。食管腺癌可发生在食管气囊扩张和食管肌层切开所引起胃食管反流的患者中。

▶ 治疗

治疗是姑息性的,目的是缓解食管下括约肌功能障碍引起的流出道受阻。因为缺乏食管蠕动和治疗后食管蠕动并未恢复,重力是重要的清空食管内食物并使之进入胃的因素。以下治疗方式可以获得这个目标。

▶ 药物治疗

钙离子通道阻断剂被用来减缓食管下端括约肌压力。但是,仅 10% 的患者从中受益,主要用于老年、不适宜进行气囊扩张或手术治疗的患者。

A. 内镜下治疗

食管下括约肌内注射肉毒素被用来阻断该平面的乙酰胆碱的释放,用来重建激动型和抑制型神经递质的平衡。这种治疗作用有限:仅 60% 的患者在治疗6 个月后依然有吞咽困难症状的缓解,2.5 年后下降至30%(即使经过多次注射)。另外,注射法引起胃食管连接处的炎症反应,给将来进行食管肌层切开带来困难。这种方法主要用于不适合做扩张治疗和手术治疗的老年患者。

气囊扩张在很多年内是治疗失迟缓症的主要方法。使用气囊在胃食管连接处扩张来撕裂肌纤维并避免损伤黏膜层。在治疗初期有效率约 70%~80%,在治疗 10 年后即使经过多次扩张,其有效率下降至 50%。食管穿孔率为 2%~5%。如果食管穿孔发生,患者应紧急送往手术室进行左侧开胸的食管穿孔修补和肌层切开手术治疗。气囊扩张后反流的发生约 25%~35%。气囊扩张失败的患者进行 Heller 食管肌层切开治疗。

B. 外科治疗

腹腔镜 Heller 肌层切开治疗和部分胃底折叠术是治疗失迟缓症的常规选择。手术控制性分离(肌层切开)食管下段肌纤维(6cm)和邻近胃(2cm)的肌纤维,并进行前位或后位部分胃底折叠术来抑制反流。患者需要住院 24~48 小时,约 2 周后可以恢复正常活动。这种手术可以有效地缓解约 90% 的患者症状,即使对进行过气囊扩张的食管下括约肌低压力或食管扩张的患者也有效。术后胃食管反流发生率约 15%。由于效果明确,住院时间短,恢复快,腹腔镜 Heller 肌层切开术和部分胃底折叠术现在被认为是食管失迟缓的主要治疗方法。肌层切开术后症状持续或复发的食管失迟缓患者进行气囊扩张和二次肌层切开。食管切除术仅用于重症失迟缓、扩张治疗和肌层切开治疗无效患者。

▶ 预后

腹腔镜 Heller 肌层切开对多数患者可显著的缓解症状,相对于气囊扩张,在有手术治疗条件下应作为首选。肉毒素注射和药物治疗用于不适合做气囊扩张和

Heller 肌层切开的患者。推荐进行定期内镜检查来排除食管癌。

弥漫性食管痉挛

 诊断要点

- ▶ 吞咽困难
- ▶ 胸痛
- ▶ 间歇症状
- ▶ 影像学检查：特有的食管收缩（螺旋形食管）
- ▶ 食管压力计检查：间歇的正常和缺乏蠕动波
- ▶ 动态 24 小时 pH 检测正常

▶ **概述**

发病原因不明。应激可能是诱因。有弥漫性食管痉挛进展至食管失迟缓（食管蠕动完全丢失）的报道。

▶ **临床表现**

A. 症状和体征

最常见的症状是间断胸痛，程度从轻度不适到严重的痉挛痛（与冠状动脉疾病疼痛相似）。多数患者诉说有吞咽困难，但体重下降不常见。

B. 影像学检查

食管钡餐透视检查中 70% 的患者不正常。影像片可见食管节段性痉挛，部分狭窄，不正常、不协调的蠕动（约 30% 患者出现螺旋形食管）。有时可以发现膈上憩室。

C. 压力测定

食管压力测定是弥漫性食管痉挛诊断的重要手段。经典的食管压力测定可以发现（1）食管蠕动变化和同时收缩，与旧观点相反，食管收缩压力不高甚至降低；（2）与失迟缓症相似的食管下段括约肌功能（升高的静息压和对吞咽反应的松弛程度降低）。

D. 24 小时动态 pH 测定

该检查非常重要，因为食管痉挛症状、食管压力特征曲线可以由胃食管反流引起。在这些病例中，动力异常是继发的，治疗应针对胃食管反流。因此，诊断明确是很重要的，治疗胃食管反流（抑酸药物或胃底折叠术）和原发食管动力异常（气囊扩张或食管肌层切开）是完全不同的。

▶ **鉴别诊断**

当胸痛是主要症状时，全面的心脏检查以排除心源性疼痛是非常重要的。一旦心脏疾病被排除，需进行 24 小时动态 pH 检测，以排除不正常的胃食管反流（常见的引起胸痛的非心源性疾病）。食管压力测定是唯一可以区别弥漫性食管痉挛和原发食管动力异常的检查。内镜检查用来排除食管腔内病变。

▶ **并发症**

可能出现反流和吸入，会导致反复发生的肺部感染。可能出现继发于食管动力异常的膈上憩室。

▶ **治疗**

食管弥漫性痉挛的治疗与失迟缓相似。这两种功能异常可以共同定义为食管动力的异常范围内的不同阶段，食管蠕动逐渐丢失，曾有食管弥漫性痉挛发展到食管失迟缓的报道。在食管弥漫性痉挛的患者中，吞咽困难继发于食管蠕动波和食管下括约肌不正常，胸痛可能是食管排空障碍导致的食管扩张所引起。药物治疗（长效硝酸盐、钙离子通道阻滞剂）效果不好。气囊扩张可改善 25% 患者症状。括约肌注射肉毒素效果也不佳。相反，腹腔镜 Heller 肌层切开和部分胃底折叠（像治疗食管失迟缓）可以改善 80% 患者的吞咽困难和胸痛。

食管下括约肌高压是少见的吞咽困难病因，可以通过特征相食管下端括约肌压力增高（静息压 >45mmHg）诊断。治疗和食管失迟缓相似。

胡桃夹型食管

 诊断要点

- ▶ 胸痛
- ▶ 吞咽困难
- ▶ 间歇症状
- ▶ 食管蠕动波传播正常，但幅度增大、持续时间长
- ▶ 正常的 24 小时动态 pH 检测

▶ **概述**

病因不明。

▶ **临床表现**

A. 症状和体征

胸痛是常见症状。患者常在心脏检查无异常后引起胃肠医生的注意。半数患者述说胸痛时有吞咽困难。

B. 影像学检查

食管钡透检查正常，有时可发现膈上憩室。

C. 压力测定

食管压力测定对胡桃夹食管的诊断是重要的。经典压力测定发现：①正常的蠕动波传播（没有食管同时收缩），但是食管远端的蠕动波有非常高的波幅（>180mmHg）且持续时间长（>6 秒）；②食管下括约肌功能正常，或与失迟缓症、食管弥漫性痉挛时的改变相同。

D. 动态 24 小时 pH 压力测定

因为胡桃夹食管的症状和压力特征可以由胃食管反流引起。对这些病例，食管动力异常是继发性改变，治疗应针对胃食管反流。

▶ 鉴别诊断

当胸痛是主要症状时,完整的心脏检查以排除心脏疾病引起的胸痛是必要的。一旦心脏疾病被排除,动态 pH 检测需要立即进行以排除胃食管反流(最常见的非心源性胸痛的病因)。食管压力测定是唯一可以区分胡桃夹食管和原发的食管动力异常的检查方法。

▶ 并发症

可能出现反流和误吸,可能引起反复发作的肺部感染。在动力异常外,可以发现膈上憩室。

▶ 治疗

胡桃夹食管的病因和治疗不明确。最初,认为高压力蠕动波可导致胸痛,治疗目的为降低蠕动波幅。但是,钙离子通道阻滞剂即使降低了食管收缩力量也不能改善胸痛。相似的,手术效果不乐观,在食管肌层切开术后约 50% 患者的胸痛症状依然存在。80% 的患者吞咽困难症状可以改善。

Eckardt VF et al: Pneumatic dilatation for achalasia: late results of a prospective follow-up investigation. Gut 2004;53:629.

Gockel I et al: Persistent and recurrent achalasia after Heller myotomy. Analysis of different patterns and long term results of reoperation. Arch Surg 2007;142:1093.

Patti MG et al: Spectrum of esophageal motility disorders. Implications for diagnosis and treatment. Arch Surg 2005;140:442.

Patti MG et al: Impact of minimally invasive surgery on the treatment of esophageal achalasia. A decade of change. J Am Coll Surg 2003;196:698.

Richards WO et al: Heller myotomy versus Heller myotomy with Dor fundoplication for achalasia. A prospective double-blind clinical trial. Ann Surg 2004;240:405.

Rosemurgy A et al: Laparoscopic Heller myotomy provides durable relief from achalasia and salvages failures after botox or dilation. Ann Surg 2005;241:725.

West RL et al: Long-term results of pneumatic dilatation in achalasia followed for more than 5 years. Am J Gastroenterol 2002;97:1346.

Zaninotto G et al: Randomized controlled trial of botulinum toxin versus laparoscopic Heller myotomy for esophageal achalasia. Ann Surg 2004;239:364.

食管憩室

食管憩室位于食管上括约肌(咽食管或 Zenker 憩室)或食管下括约肌(膈上憩室)上方。其被认为是推动性憩室,继发于括约肌异常(静息压力、对吞咽的松弛反应、与括约肌上方食管的功能协调),黏膜和黏膜下组织突出于肌层,形成囊袋样物。

(一)咽食管憩室(Zenker 憩室)

诊断要点

▶ 吞咽困难

▶ 未消化食物反流(导致吸入风险)

▶ 颈部异响

▶ 口臭

▶ 概述

是最常见的食管憩室,男性发病率较女性高 3 倍。多数患者年龄大于 60 岁。起自食管后壁的三角形薄弱区域(Killian 三角,环咽肌内侧、咽缩肌内侧上方)。憩室扩大后脱离中线,多向左扩大。

▶ 病因

Zenker 憩室病因是咽部收缩与食管上括约肌开放不协调或食管上括约肌高压力。由于食管腔内压力增加,黏膜和黏膜下组织通过 Killian 三角逐渐疝出。偶尔,食管上括约肌功能异常可以不出现憩室(咽食管失迟缓)。一种发生在加拿大法籍后裔中的遗传性症状被称为眼咽肌营养不良,包括眼睑下垂和吞咽困难。这种吞咽困难是由于相对于食管上括约肌压力正常的咽肌无力,食管上括约肌切开术可明显改善症状。这种症状被定义为颈部吞咽困难。一些患者由于吸入唾液和未消化的食物引起慢性咳嗽。

▶ 临床表现

A. 症状

吞咽困难是最常见的症状。来自憩室的未消化的食物反流可吸入气管支气管树导致肺炎。患者常有口臭,可听到颈部的异响。约 30% 的患者可伴有胃食管反流。

B. 影像学检查

食管钡透视检查可以清楚地发现憩室的位置和大小或显著的环咽阻挡而无憩室(图 20-6)。部分患者同时存在食管裂孔疝。

C. 特殊检查

食管压力测定可显示咽部和环咽肌缺乏协调运动、经常出现食管上括约肌高压力。另外,压力测定可以发现食管下括约肌低压力和食管蠕动波正常。动态 pH 监测可以发现不正常的食管酸性物暴露。

内镜检查可能出现危险因为内镜可能进入憩室导致穿孔。

▶ 鉴别诊断

鉴别诊断包括食管狭窄、失迟缓、食管癌。肺部感染是常见的并发症,许多患者是因为反复发生的肺部感染来就诊。

▶ 治疗

标准的治疗包括憩室的切除和环咽肌肌层、包括上段 3cm 食管后壁肌层切开。对于小的憩室(<2cm),仅肌层切开就足够了。保守治疗:经口内镜可用内镜下钉夹法隔断憩室和颈段食管来治疗 3~6cm 大小的憩室。如果胃食管反流存在,需在切开食管上括约肌前纠正,以避免误吸发生。

▶ 预后

90% 的患者预后很好。并发症少见,治疗后第二日患者就可进食。

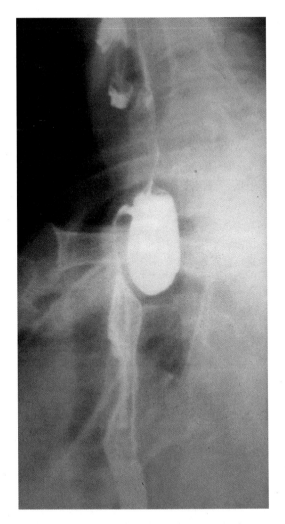

▲图 20-6　咽食管憩室（Zenker 憩室）

Bonavina L et al: Long term results of endosurgical and open surgical approach for Zenker diverticulum. World J Gastroenterol 2007;13:2586.

Chang CY et al: Endoscopic staple diverticulostomy for Zenker's diverticulum. Review of the literature and experience in 159 consecutive cases. Laryngoscope 2003;113:957.

Constantini M et al: Oesophageal diverticula. Best Practice & Research Clinical Gastroenterology 2004;18:3.

Morse CR et al: Preliminary experience by a thoracic service with endoscopic transoral stapling of cervical (Zenker's) diverticulum. J Gastrointest Surg 2007;11:1091.

（二）膈上憩室

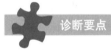
诊断要点

▶ 吞咽困难

▶ 反胃

▶ 钡餐透视可见憩室证据

▶ 食管压力测定显示食管运动异常

▶ 概述

膈上憩室位于邻近膈上。憩室不是原发性解剖异常，是食管运动异常的产物（失迟缓是最常见的病因，其次是弥漫性食管痉挛和胡桃夹食管）。这种食管运动异常可以产生胃食管连接处的流出道梗阻，继发食管腔内压力增高，以及黏膜、黏膜下组织逐渐疝出肌层。

▶ 临床表现

A. 症状

患者症状部分是由于食管动力异常（吞咽困难、胸痛）所致，或是由于憩室本身（反流、误吸）引起。部分憩室无明显症状。

B. 影像学检查

胸部 X 片可见后纵隔气液体平面。食管钡餐透视检查可清楚看到憩室的位置和大小（图 20-7）。

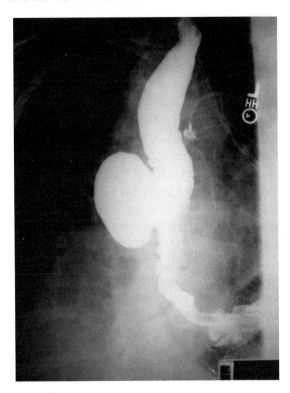

▲图 20-7　膈上憩室

C. 特殊检查

多数患者食管压力测定表现出动力异常。部分患者压力计定位困难，内镜检查和影像学检查是必要的。

▶ 鉴别诊断

食管旁疝可与膈上憩室相混。钡餐透视检查和内镜检查可以明确诊断。

▶ 治疗

需手术治疗,首选腹腔镜手术,包括:

1. 切除憩室。

2. 长肌层切开。在憩室对侧食管壁进行。近端到接近憩室颈部边缘,远端到胃壁上约2cm。

3. 部分胃底折叠术来抑制胃食管反流。

▶ 预后

腹腔镜憩室切除,并肌层切开和胃底折叠对80%~90%患者有效。

Fasano NC et al: Epiphrenic diverticulum: clinical and radiographic findings in 27 patients. Dysphagia 2003;18:9.

Nehra D et al: Physiologic basis for the treatment of epiphrenic diverticulum. Ann Surg 2002;235:346.

Tedesco P et al: Cause and treatment of epiphrenic diverticula. Am J Surg 2005;190:891.

Varghese TK et al: Surgical treatment of epiphrenic diverticula: a 30 year experience. Ann Thorac Surg 2007;84:1801.

硬皮病和其他系统性疾病在食管的表现

硬皮病和其他系统性疾病可能累及食管。

在硬皮病和其他进展性系统性硬化,可能累及多达90%患者的胃肠道。最常见的胃肠道累及包括食管平滑肌,出现平滑肌肥大和纤维化,食管上段(横纹肌)和食管上括约肌不受累及。作为病变作用结果,食管下括约肌表现为低压力和蠕动无力(蠕动幅度降低或蠕动传播异常)。这些变化可导致胃食管反流量增加、胃反流物清除的延迟。食管症状经常出现在有典型皮肤改变和雷诺综合征的患者中。除胃灼热和反胃,患者可有呼吸系统症状(由于反胃和误吸)。吞咽困难是由于不正常的蠕动或出现消化性狭窄。诊断过程与胃食管反流相似:

● 食管钡透可发现食管裂孔疝或狭窄;

● 内镜检查在50%~60%的患者中发现食管炎,Barret食管出现在10%的患者中;

● 食管压力测定发现食管下段括约肌压力降低,运动能力异常经常出现并可进展为完全缺乏蠕动波;

● 动态pH监测对诊断很重要,在咳嗽、声音嘶哑的患者中可在近段食管、咽部监测到酸性物存在;

● 胃闪烁描记法用于饭后嗳气、饱胀的患者,来测定固体和液体食物的清空。

相似的食管改变可出现在风湿性关节炎、干燥综合征、雷诺病和系统性红斑狼疮患者中。相似的食管动力异常时常出现在嗜酒者、糖尿病、黏液性水肿、多发硬化和淀粉样变性的患者中。

治疗应首选药物治疗。质子泵抑制剂是药物选择之一。如胃轻瘫出现,应加用胃肠动力药物例如甲氧氯普胺。对于有反流、咳嗽、声带问题的患者应行胃底折叠术。

Ebert EC: Esophageal disease in scleroderma. J Clin Gastroenterol 2006;40:769.

Mandel T et al: Dysphagia and dysmotility of the pharynx and oesophagus in patients with primary Sjogren's syndrome. Scand J Rheumatol 2007;36:394.

Ntoumazios SK et al: Esophageal involvement in scleroderma: gastroesophageal reflux, the common problem. Semin Arthritis Rheum 2006;36:173.

胃食管反流性疾病

 诊断要点

▶ 胃灼热

▶ 反胃

▶ 食管钡餐透视发现滑动性食管裂孔疝

▶ 内镜检查发现食管炎

▶ 食管测压发现动力异常

▶ 动态pH监测发现不正常的食管酸性物暴露

▶ 概述

胃食管反流是西方最常见的上消化道功能异常,占食管疾病的75%。胃灼热,经常被认为是出现不正常胃食管反流的同义词,在西方成人中有20%~40%的人经历过该症状。许多有症状的患者自行在邻近药店购买药物进行治疗,而没有咨询内科医师,胃食管反流的发生率可能比报道的要高。反流症状随着患者年龄的增加而发生增多,两种性别受到的影响相等。反流症状在孕期常出现,可能是由于激素影响食管下括约肌和子宫增大后腹腔内压力增高。近期研究表明肥胖与胃食管反流有关,体重增加是反流的独立影响因素,直接影响反流的严重程度。

▶ 病因

胃食管反流是不正常的胃内容物反流进入食管引起的症状和黏膜损害。食管下括约肌功能缺陷是产生胃食管反流的常见原因。暂时性食管下括约肌松弛是没有黏膜损害和轻度食管炎患者的胃食管反流的原因,食管下括约肌长度缩短和压力降低更多出现在有较严重食管炎患者中。在40%~60%的胃食管反流的患者中,食管蠕动异常也可能出现。由于食管蠕动是食管清除(清除反流进入食管的胃内容物的能力)的主要决定因素,有不正常食管蠕动的患者可出现更严重的反流和更慢的清除。这些患者经常有更严重的黏膜损害和频繁的非典型症状如咳嗽或声音嘶哑。食管裂孔疝是胃食管连接功能不全(改变膈肌食管角和食管下括约肌的解剖关系)的原因。由于胃食管连接移位于膈肌上方,膈肌食管角的活嘴夹作用丢失。患者存在较大食管裂孔疝时,食管下括约肌经常更短和更弱,胃食管反流量更大。

▶ 临床表现

A. 症状

胃灼热、反流和吞咽困难是典型的胃食管反流症状。但是，基于临床症状的胃食管反流诊断准确率仅70%（同 pH 监测相比较）。在胃食管反流患者中，对质子泵抑制剂反应好的患者预后好。胃食管反流可以出现不典型症状，如咳嗽、哮喘、胸痛、声音嘶哑和牙齿腐蚀。两种机制被用来推断胃食管反流引起的呼吸系统症状：①迷走神经反射弧导致的气管狭窄；②微量（酸）吸入气管树。耳部、鼻腔和咽喉症状包括声音嘶哑或牙齿腐蚀继发于酸性物损害声带和牙齿。

B. 钡餐透视

钡餐透视检查可发现食管裂孔疝的存在和大小、食管狭窄的存在和长度、食管的长度等。由于食管裂孔疝或钡剂反流在没有异常胃食管反流的情况下也可以出现，所以钡餐透视检查不能作出食管反流的诊断。

C. 内镜检查

50% 的异常胃食管反流的患者在内镜检查时可以没有食管炎。因此，内镜检查对诊断胃食管反流的合并症，如食管炎、Barret 食管、食管狭窄，作用有限。此外，不同的内镜医生观察轻度食管炎时，其结果有差异（表 20-2）。

表 20-2　食管炎内镜检查分级

1 级	食管黏膜无溃疡
2 级	线样溃疡，肉芽形成，触之易出血
3 级	溃疡融合，遗留岛状上皮
4 级	狭窄

D. 食管压力测定

这个检查可以提供食管下括约肌相关信息（静息压、长度、松弛情况）和食管蠕动的质量。食管压力测定对正确放置 pH 探头进行动态 pH 监测是重要的（下括约肌上 5cm）。

E. 动态 pH 监测

这个检查的特异性和敏感性可以达到 92%，是诊断胃食管反流的金标准（表 20-3）。在检查前抑制壁细胞分泌胃酸的药物需停用 3 日（H_2 受体阻滞剂）至14 日（质子泵抑制剂）。检查期间进食和锻炼不受限，模拟患者的日常生活。这种检查用于：①用药反应不良的患者；②患者停用药物治疗后症状复发；③抗反流手术前；④评估非典型症状如咳嗽、声嘶、胸痛的原因。由于不到 50% 的胃灼热症状患者在内镜检查时有食管炎，pH 监测是唯一可以建立反流和症状联系的检查。2 个 pH 感受器探头放置在食管下括约肌上方5~20cm 处来测定胃食管反流。分析记录数据来表明

症状和反流的关系。

表 20-3　24 小时 pH 监测正常值

pH<4.0 占总时间的百分数	4.5%
pH<4.0 占直立时间的百分数	8.4%
pH<4.0 占仰卧时间的百分数	3.5%
pH<4.0 食管反流次数	47
>5 分钟食管反流次数	3.5
最长持续时间（分钟）	20
综合计分[1]	14.7

[1] 综合计分在很大程度上反映了患者得分偏离正常值的6 个变量。允许用单一数字反映患者的异常程度

▶ 鉴别诊断

胃灼热症状可以出现在肠易激综合征、失迟缓症、胆石症、冠状血管疾病或精神异常中。食管压力测定和 pH 监测对判定胃食管反流是否存在、是否是症状的起因起重要作用。

▶ 并发症

食管炎是常见的并发症。消化性食管狭窄并不常见，尤其是在质子泵抑制剂问世以来。Barret 食管（食管鳞状上皮化生为柱状上皮）可以在 10%~15% 的 pH监测发现胃食管反流的患者中出现。部分患者可以进展为重度不典型增生和腺癌。呼吸系统并发症可有多种，如咳嗽、哮喘、吸入性肺炎甚至肺纤维化。声带和牙齿病变也可以出现。

▶ 治疗

A. 改变生活习惯

患者应少食多餐（避免胃扩张），避免高脂肪食物、辛辣食物、巧克力（因为它们可降低下段食管括约肌压力）。入睡前 2 小时不应进食。为了增加重力效应，床头应抬高 4~6 英寸。

B. 药物治疗

抗酸药物对有轻度、间断胃灼热症状的患者治疗有效。抑酸药物是主要的治疗药物。H_2 受体阻滞剂对有轻度症状和轻度食管炎患者非常有效。质子泵抑制剂因对酸性物分泌有广泛而深远的抑制，效果优于 H_2 受体阻滞剂，可以治愈 80%~90% 的食管炎患者。尽管反流症状和食管炎在多数患者非持续治疗中倾向于治愈，多数患者仍需慢性维持治疗。另外，50% 的使用质子泵维持治疗的患者需增加剂量以保持疗效。药物对治疗高位食管反流引起的食管外症状大部分无效。在大部分患者中，抗酸性药物仅能改变胃食管反流的 pH，食管下括约肌功能降低和无效食管蠕动继续存在，反流和误吸依然发生。质子泵抑制剂可以干扰钙剂的吸收而引起骨折。另外可引起胃排空延迟和心

脏收缩异常。

C. 外科治疗

过去,抗反流手术被认为仅用于对抗酸药物、H_2 受体阻滞剂治疗无效的患者。今天,理想的手术对象应为质子泵治疗控制良好、动态 pH 监测显示不正常胃食管反流的患者。手术对象包括:1. 年轻的患者需长期质子泵治疗来控制症状。2. 在治疗过程中仍有反流症状。3. 患者有呼吸系统症状(咳嗽、哮喘、吸入性肺炎、肺纤维化)。4. 患者有声带损伤。5. 患者合并 Barret 食管。最近证据显示有效地抗胃食管反流手术可以消退约 50% 较短区段(<3cm)的 Barret 食管的柱状上皮化生。另外,可以使其停止在从化生到不典型增生的阶段。因为手术治疗的效果难以预测,推荐接受腹腔镜胃底折叠术后的患者进行内镜检查动态监测。

手术治疗的目标是重建食管下段括约肌功能。可以选择腹腔镜 Nissen 胃底折叠术(图 20-8)。它可以增加食管下段括约肌静息压、增加食管下括约肌长度,减少暂时性食管下括约肌松弛。成功的手术治疗建立在以下技术因素:

1. 在后纵隔分离食管,保证在膈下 3~4cm 食管没有张力。将整个胃和胃食管连接处固定于膈下,避免滑动性膈胃食管裂孔疝的发生。

2. 分离胃短血管,保证胃底折叠没有张力。

3. 尽量接近膈肌食管角来减少膈肌食管裂孔的大小,避免折叠疝形成。

4. 在 56~60F 粗细导管基础上构建 360° 胃底折叠。

住院时间约只有 1 日,术后不适是轻微的。多数患者 2~3 周后重返工作岗位。

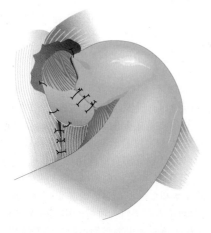

▲ 图 20-8　Nissen 胃底折叠术(360°)

▷ **预后**

在 90% 的患者中,胃底折叠术可以控制典型症状。手术效果不佳者可以进行药物治疗和再次手术治疗。对有不典型症状的患者,手术有效率约 70%~90%,因为术前难以建立胃食管反流和症状的相关关系。

Diener U et al: Esophageal dysmotility and gastroesophageal reflux disease. J Gastrointest Surg 2001;5:260.

Halum SL et al: Patients with isolated laryngopharyngeal reflux are not obese. Laryngoscope 2005;115:1042.

Herbella FA et al: Gastroesophageal reflux disease and obesity. Pathophysiology and implications for treatment. J Gastrointest Surg 2007;11:286.

Patti MG et al: Total fundoplication is superior to partial fundoplication even when esophageal peristalsis is weak. J Am Coll Surg 2004;198:863.

Patti MG et al: Role of esophageal function tests in the diagnosis of gastroesophageal reflux disease. Dig Dis Sci 2001;46:597.

Shillinger W et al: Negative inotropy of the gastric proton pump inhibitor. Pantoprazole in myocardium from human and rabbits. Circulation 2007;116;57.

Smith CD et al: When fundoplication fails: redo? Ann Surg 2005;241:861.

Sweet MP et al: The prevalence of distal and proximal gastroesophageal reflux in patients awaiting lung transplantation. Ann Surg 2006;244:491.

Takahashi Y et al: Influence of acid suppressants on gastric emptying: cross-analysis in healthy volunteers. J Gastroenterol and Hepatol 2006;21:1664.

Tamhankar AP et al: Omeprazole does not reduce gastroesophageal reflux: new insights using multichannel intraluminal impedance technology. J Gastrointest Surg 2004;8:888.

Young YX et al: Long-term proton pumps inhibitors therapy and risk of hip fracture. JAMA 2006;296:2947-2953.

Barret 食管

 诊断要点

▶ 胃食管反流症状(典型和非典型)
▶ 内镜在胃食管连接处上方检查到"橙红色"上皮
▶ 活检到特殊的柱状上皮

▷ **概述**

Barret 食管是食管鳞状上皮被柱状上皮所替代的变化。约 10%~12% 有胃食管反流症状的患者进行内镜检查时发现有 Barret 食管,通常分为短节段(<3cm)和长节段(>3cm)两型。常发生在大于 50 岁的白人男性中。这种化生可以进展为重度不典型增生和腺癌。因此,腺癌代表序贯性良性胃食管反流的最终阶段,胃食管反流发展至癌前病变最终演变为腺癌。

▷ **病因**

Barret 食管是由于胃内容物(包括酸性液和十二指肠液)反流进入食管所致。Barret 不典型增生被认为是胃食管反流的进展期。和没有黏膜损伤及轻度食管炎患者相比较,Barret 食管患者的食管下括约肌长度较短的和压力较弱、食管蠕动波幅降低,因此胃食管反流的量更大,食管清除更慢。食管裂孔疝在 Barret 不典型增生中更常见。

▶ 临床表现

A. 症状

Barret 食管患者典型症状是长期的胃食管反流。多数患者出现典型和不典型胃食管反流症状，另外部分患者可能因为不典型增生的上皮敏感性降低而出现症状消失。

B. 影像学检查

食管钡餐透视检查可能发现溃疡、食管裂孔疝或狭窄。内镜检查可以发现胃食管连接处苍白色鳞状上皮被橙红色柱状上皮替代。该诊断可通过对食管黏膜的病理学检查来确定，并需要确定肠道上皮类型。

C. 特殊检查

食管压力测定显示食管下括约肌长度缩短、张力降低和食管不正常蠕动波（降低的蠕动波波幅、同时收缩的蠕动波）。动态 pH 监测经常可发现严重的酸性反流。食管暴露于胃十二指肠液可以通过内镜探头来确定，检查出胆汁作为十二指肠反流的标志。在胃食管反流的患者中，食管胆汁暴露和黏膜损伤程度是平行的，在 Barret 食管患者中发病较高。

▶ 治疗

A. Barret 食管：化生

可选治疗方法和无化生的胃食管反流患者相似，包括质子泵抑制剂或胃底折叠术。外科治疗在以下方面优于药物治疗：

1. 成功控制反流症状而质子泵抑制剂不能保证控制酸性物反流。动态 pH 监测显示在没有症状的 Barret 食管患者中使用质子泵抑制剂后，高达 80% 的患者依然存在酸性物反流。

2. 质子泵抑制剂不能减少胆汁反流（也是病理性 Barret 食管的病因）。抗反流手术可以通过重建胃食管连接处功能来抑制任何形式的反流。

3. 胃底折叠术可以促进柱状上皮消退。许多研究表明在 Barret 食管短于 3cm 的患者中，约 15%~50% 发生柱状上皮消退。无论胃底折叠术控制症状的效果如何，内镜监测需要每隔 12~24 个月进行一次。

B. Barret 食管：轻度不典型增生

存在低度不典型增生的患者需要 1~2 个月的高剂量质子泵抑制剂治疗（3~4 片每日）及内镜重复检查和多处活检。理想的治疗包括通过抑制酸性物分泌来降低黏膜炎症，使病理医生可以更准确地阅片。如果反复活检显示化生和不典型增生，治疗应据此进行。如果证实为低度不典型增生，患者需持续服用抑制酸性药物或腹腔镜胃底折叠术。成功的胃底折叠术后可以出现柱状上皮化生减退或消失。内镜监测需要每隔 6~12 个月进行。

C. Barret 食管：重度不典型增生

发现重度不典型增生（需要两名有经验的病理医生确认）后，可以有两种选择：

1. 患者进入严格的内镜监测程序，内镜检查每 3 月进行，需获得每 1 厘米病变 4 个区间的病理活检，目的是在疾病发展为癌症时，可在早期、没有发生浸润和淋巴结转移时发现。50% 的患者在明确诊断 5 年内可从重度不典型增生进展到癌。适用于同意每 3 个月进行胃镜检查，但不愿进行食管切除或重度合并症出现（心脏、呼吸系统疾病）的患者。

2. 年轻和适合药物治疗的患者不愿接受每 3 个月的内镜检查时，应考虑食管切除术。手术的合理性基于以下考虑：①在 30% 重度不典型增生的患者中癌症已经存在；②在继续观察中约 50% 患者可以进展为癌症；③近期研究显示在专业中心手术治疗合并症少、无死亡，术后生活质量与普通人群相似；④由于预后取决于病理分期，等待将使患者暴露于发展为进展期癌症和淋巴结转移的危险中。

D. 内镜治疗方式

由于抑制酸性药物或胃底折叠术仅可以在短节段 Barret 食管中导致柱状上皮消退，没有证据表明它们可以阻止 Barret 食管进展为癌症。现发展出多种内镜下切除 Barret 上皮的治疗方式。光动力治疗是将适当波长的光线经内镜传导至食管，产生氧化作用破坏病变黏膜，在 50% 的患者中柱状上皮可完全破坏。这种技术可能导致 30% 的患者出现食管狭窄。另外，岛状柱状上皮依然可以出现在重新生长的鳞状上皮下。一种基于放射频率的新技术似乎可以避免食管狭窄，有效率可以达到 70%。对短、岛状的 Barret 上皮化黏膜可以在内镜下切除。

Corley DA et al: Surveillance and survival in Barrett's adenocarcinomas: a population-based study. Gastroenterology 2002; 122:633.

Ganapathy AP et al: Long-term survival following endoscopic and surgical treatment of high-grade dysplasia in Barrett's esophagus. Gastroenterology 2007;132:1226.

Gerson LB et al: Prevalence of Barrett's esophagus in asymptomatic individuals. Gastroenterology 2002;123:461.

Moraca RJ et al: Outcomes and health-related quality of life after esophagectomy for high-grade dysplasia and intramucosal cancer. Arch Surg 2006;141:545.

Oelschlager BK et al: Clinical and pathologic response of Barrett's esophagus to laparoscopic antireflux surgery. Ann Surg 2003;238:458.

Shaheen NJ: Advances in Barrett's esophagus and esophageal adenocarcinoma. Gastroenterology 2005;128:1554.

Sharma VK et al: Balloon-based circumferential, endoscopic radiofrequency ablation of Barrett's esophagus: one year follow-up of 100 patients. Gastrointest Endosc 2007;65:185.

Smith CD et al: Endoscopic ablation of intestinal metaplasia containing high-grade dysplasia in esophagectomy patients using a balloon-based ablation system. Surg Endosc 2007; 21:560.

膈肌食管裂孔疝

食管裂孔旁疝

诊断要点

▶ 可以没有症状

▶ 继发于机械性梗阻的症状：吞咽困难、上腹不适、出血

▶ 继发于胃食管反流的症状：胃灼热、反胃

▶ 概述

有两种类型的食管裂孔疝：食管旁疝和滑动性疝（图20-9，图20-10）。肥胖、高龄和肌筋膜薄弱造成食管裂孔增大，导致胃在后纵隔疝入胸腔。

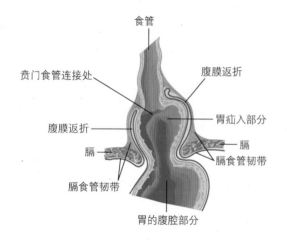

▲图 20-9   **食管裂孔滑动疝**

食管旁疝有两种类型。一种类型不常见，部分临近胃食管连接的胃异位疝入胸腔（图20-11，图20-12）。由于在多数病例中胃食管括约肌功能正常，胃内容物反流不常见。更常见的，食管旁疝的发生与滑动型疝相伴随，可以同时发生胃食管反流症状和机械梗阻的症状。

▶ 临床表现

症状常在成年出现。患者表现为上腹不适、餐后饱胀、吞咽困难或继发于胃糜烂的贫血。此外，还可能出现胃食管反流的症状。

▶ 诊断

食管钡餐透视检查可以明确解剖结构和膈肌食管裂孔疝的类型。内镜检查对于明确胃、食管炎症的存在和排除癌症很重要。如果反流症状存在，应进行食管压力测定和 pH 监测。

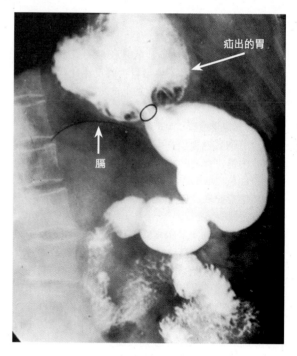

▲图 20-10   **大的滑动疝**
食管裂孔为黑圈处

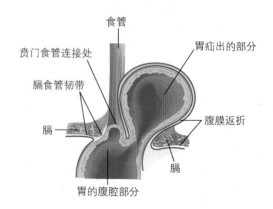

▲图 20-11   **食管裂孔旁疝**

▶ 并发症

食管旁疝最常见的并发症是出血、幽闭、梗阻和绞窄。疝入的胃出现充血、黏膜腐蚀后出现出血。胃食管连接处扭转和成角，特别是在大部分胃疝入胸腔时，常可以发生梗阻。在食管旁疝，与滑动性疝相比，其他内脏如小肠、大肠、脾脏也可随胃进入纵隔。

▶ 治疗

有症状的患者有手术修补的指征。常用的方法是还纳胃入膈下腹腔，修补增大的膈肌食管裂孔，并行胃底折叠术。多数患者手术可在腹腔镜下进行。

▶ 预后

90% 的患者手术治疗效果非常好。

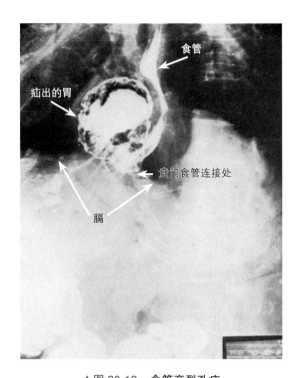

▲图 20-12　**食管旁裂孔疝**
注意贲门食管连接处保持在膈肌下方正常的解剖位置

Aly A et al: Laparoscopic repair of larger hiatal hernias. Br J Surg 2005;92:648.
Oelschlager BK et al: Biologic prosthesis reduces recurrence after laparoscopic paraesophageal hernia repair. A multicenter, prospective, randomized trial. Ann Surg 2006;244:481.
Zaninotto G et al: Objective follow-up after laparoscopic repair of large type III hiatal hernia. Assessment of safety and durability. World J Surg 2007;31:2177.

食管肿瘤

(一) 食管良性肿瘤

 诊断要点

► 吞咽困难、上腹不适
► 影像学检查:食管腔内表面光滑的充盈缺损

▷ 概述

　　食管平滑肌瘤是最常见的食管良性肿瘤。占全胃肠道平滑肌瘤的 10%。它起源于食管平滑肌纤维,大部分位于食管下 2/3,导致食管腔狭窄。这些肿瘤由包绕纤维组织的平滑肌细胞构成。位于肿瘤表面的黏膜无破坏,但时常由于肿瘤增大产生压力性溃疡。平滑肌瘤不发展为癌症。其他的食管良性肿瘤如纤维瘤、

脂肪瘤、肌纤维瘤、黏液瘤较少见。先天性食管囊肿或双食管(仅次于平滑肌瘤的常见食管良性病变)常见于下段食管,但可出现在食管任何水平。

▷ 临床表现

　　多数良性肿瘤没有症状,常常是在上消化道透视时偶然发现。良性肿瘤或囊肿增长缓慢,在直径达到或大于 5cm 时出现症状。食管钡透检查中,食管平滑肌瘤表现为光滑的腔内充盈缺损(图 20-13)。内镜检查时,表面覆盖正常黏膜的腔内病变容易认出,应避免活检,因其可能对后期肿瘤摘除造成困难。超声内镜检查和胸部 CT 扫描在诊断困难时有所帮助。

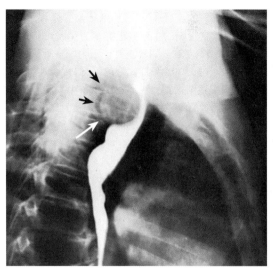

▲图 20-13　**食管平滑肌瘤**
注意光滑、圆形高密度影产生对食管腔的外源性压迫

▷ 鉴别诊断

　　食管平滑肌瘤、食管囊肿、重复食管和食管癌可以通过典型的钡透表现相区分。食管乳头状瘤、息肉、肉芽肿在钡透上难以和早期食管癌相鉴别,需通过病理学检查来证实。

▷ 治疗

　　小的管腔内息肉可以经内镜切除。有症状的平滑肌瘤可手术摘除。过去,胸腔镜和腹腔镜可显露食管和切除肿瘤,现在可进行摘除手术。

Herbella FA et al: Thoracoscopic resection of esophageal duplication cysts. Dis Esophagus 2006;19:132.
Kent M et al: Minimally invasive resection of benign esophageal tumors. J Thorac Cardiovasc Surg 2007;134:177.
Mutrie CJ et al: Esophageal leiomyomas: A 40-year experience. Ann Thorac Surg 2005;79:1122.

（二）食管恶性肿瘤

诊断要点

▶ 进行性吞咽困难，早期进食固体食物困难，晚期
液体亦困难

▶ 进行性体重下降

▶ 通过内镜检查和活检证实诊断

▶ 通过超声内镜、胸腹部 CT 扫描、正电子发射扫描
来分期。胸中段食管癌需行支气管镜检

▶ 概述

在美国，食管癌每年造成 10 000~11 000 名患者
死亡。食管癌的流行病学在近 30 年改变显著。20 世
纪 70 年代，食管癌的主要病理类型为鳞状细胞癌，占
总病例的 90% 左右。病变主要位于胸段食管，患者多
数为黑人。过去 30 年间，食管远端、胃食管连接处腺
癌的发病率逐渐增加，占新发病例的 70% 左右，多发
生在有胃食管反流症状的白种人中。食管鳞状细胞癌
仍是世界范围内的常见病理类型。食管癌多发生在
50~70 岁范围，男性多于女性。

▶ 病理学

最常见的食管鳞状细胞癌诱因包括吸烟、长期酒
精接触。长期摄入过热液体和食物、口腔卫生差、营
养缺乏也是诱因。一些疾病，如失迟缓症、食管损伤、
Plummer-Vinson 综合征和食管癌的发病有关。胃食管
反流是最常见的食管腺癌的诱因，食管腺癌是胃食管
反流发展的最终阶段：开始为胃食管反流，进展到化
生，重度不典型增生，直至癌。食管癌发生于食管黏膜，
随后侵及黏膜下和肌层，最终累及邻近结构（气管、支
气管树、主动脉、喉返神经）。同时，肿瘤倾向于淋巴结
转移（腹腔、纵隔、颈部）和血行转移到肝脏、肺脏、肾上
腺和骨质。

▶ 临床表现

A. 症状

吞咽困难是最常见的症状。早期进食固体食物困
难，最终发展至进流食困难。超过 50% 的患者出现体
重下降。患者可有吞咽时疼痛。骨痛可能是由于肿瘤
转移所致。声音嘶哑常由肿瘤侵犯右或左喉返神经造
成单侧声带麻痹引起。呼吸系统症状是由于反流和吸
入未消化的食物，气管支气管树受侵犯发展成食管气
管瘘。

B. 影像学检查

食管钡透可以发现肿瘤的位置和范围。食管癌常
表现为不规则管腔内肿块或狭窄（图 20-14）。内镜检
查可直接观察肿瘤和取活检。上段食管癌和中段食管
癌建议支气管镜检查来排除肿瘤侵犯气管支气管树。

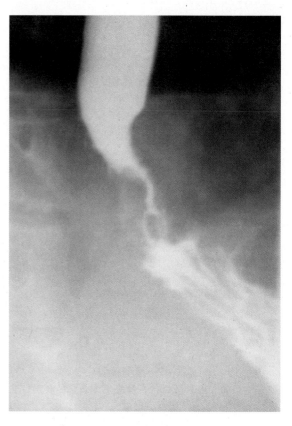

▲图 20-14　食管钡透显示下段食管癌

C. 特殊检查

食管癌诊断明确后，确定肿瘤的分期很重要（表
20-4）。腹部和胸部 CT 扫描可发现肿瘤是否远处转移、
侵犯邻近组织器官，PET 扫描可以作为替代。超声内
镜是最敏感的肿瘤外侵检查，用以确定是否存在增大
的食管旁淋巴结，是否外侵到食管周围的结构组织。
可在超声内镜的引导下进行细针穿刺抽吸增大的食管
旁淋巴结。同位素骨扫描用于患者出现骨痛时。

表 20-4　美国癌症联合会（AJCC）食管癌分期

原发肿瘤（T）	
Tx	原发肿瘤不能确定
T0	无原发肿瘤证据
T1	肿瘤侵犯固有层或黏膜下
T2	肿瘤侵犯肌层
T3	肿瘤侵犯外膜层
T4	肿瘤侵犯邻近结构
区域淋巴结（N）	
Nx	区域淋巴结不能确定
N0	无区域淋巴结转移
N1	区域淋巴结转移

续表

远处转移（M）	
Mx	不能确定远处转移的存在
M0	无远处转移
M1a	腹腔淋巴结转移（下段食管）/ 锁骨上淋巴结转移（上段食管）
M1b	非区域淋巴结转移或远处转移

▶ 鉴别诊断

鉴别诊断包括反流引起的消化性食管狭窄、失迟缓症、良性食管肿瘤。

▶ 治疗

食管癌患者进行食管切除时需满足以下条件：①无肿瘤播散到食管周围组织证据，如气管、支气管树，主动脉弓、喉返神经；②无远处转移证据；③患者心肺情况可以耐受手术。食管切除可以通过腹部和颈部切口（经膈肌食管裂孔钝性分离胸部食管；经膈食管切除）、经右胸和腹腔切口（经胸食管切除）来完成。移除食管后，使用胃肠道（胃、结肠）来替代食道。经膈食管切除术可以避免开胸，减少呼吸系统并发症和术后不适。早期经膈食管切除的有效性受到质疑，是因为部分手术操作不是在直视下进行的，且淋巴结清扫数目较少。但是，许多回顾性研究和随机前瞻性试验表明两者手术治疗无明显生存率差异，提示手术方式不影响术后生存率，手术时肿瘤病理分期影响术后生存率。食管癌手术并发症率约为 30%，多为心脏系统（心律失常）、呼吸系统（肺膨胀不全、胸膜渗出）和感染问题（吻合口瘘、肺炎）等。食管癌手术死亡率在专科中心低于5%。同其他复杂手术（心脏手术、肝脏胰腺切除）相比，在高水平医疗中心的食管手术死亡率更低，是由于医疗中心有经验丰富的外科医师、麻醉师、监护医师、心脏科医师、放射科医师和专业护士。

多数患者手术时已有淋巴结转移，术后 5 年生存率较低。联合放疗、化疗的新辅助治疗可提高局部（放射治疗）和远处（化疗）的疾病控制。总体上，似乎应用新辅助治疗，随之进行手术治疗可提供最好的术后生存率，特别是在部分（约占 20%）完全病理缓解（术后标本中无肿瘤发现）的患者中。

非手术治疗适用于肿瘤局部外侵、转移、身体状态差的患者。对这些患者治疗目的是缓解吞咽困难，使他们可以进食。以下治疗方式可以达到目的：

1. 在放射线监视、内镜下置放自膨式、覆膜金属支架，扩张食管管腔。特别是在食管、气管瘘时有效。

2. 激光治疗（Nd：YAG 激光）可缓解 70% 患者的吞咽困难。多次治疗用来保持食管管腔通畅。

3. 放射治疗可以成功缓解 50% 患者的吞咽困难症状。

▶ 预后

肿瘤病理分期是最重要的预后决定因素。总 5 年生存率约 25%。

American Joint Committee on Cancer. *AJCC Cancer Staging Manual,* 6th ed. Springer Verlag, 2002:91.

Gebski V et al: Survival benefits from neoadjuvant chemoradio-therapy or chemotherapy in oesophageal carcinoma: a meta-analysis. Lancet Oncol 2007;8:226.

Hofstetter W et al: Proposed modification of nodal status in AJCC esophageal cancer staging system. Ann Thorac Surg 2007;84:365.

Kwon RS et al: Gastrointestinal cancer imaging: deeper than the eye can see. Gastroenterology 2005;128:1538.

Luketich JD et al: Minimally invasive esophagectomy. Outcomes in 222 patients. Ann Surg 2003;238:486.

Mariette C et al: Therapeutic strategies in oesophageal carcinoma: role of surgery and other modalities. Lancet Oncol 2007;8:545.

Orringer MB et al: Two thousand transhiatal esophagectomies. Changing trends, lessons learned. Ann Surg 2007;246:363.

Rasanen JV et al: Prospective analysis of accuracy of positron emission tomography, computed tomography, and endoscopic ultrasonography in staging of adenocarcinoma of the esophagus and esophagogastric junction. Ann Surg Oncol 2003;10:954.

Wang KK et al: American Gastroenterological Association technical review on the role of the gastroenterologists in the management of esophageal carcinoma. Gastroenterology 2005;128:1471.

其他需外科治疗的食管疾病

食管穿孔

诊断要点

▶ 近期食管器械检查或严重的呕吐史

▶ 颈部、胸部、上腹的疼痛

▶ 24 小时内出现的纵隔或胸腔感染

▶ 影像学检查显示食管瘘

▶ 概述

食管穿孔可由外源性器械检查（如内镜检查、气囊扩张）、严重的呕吐、外伤和其他少见病因引起。临床表现受穿孔部位影响（如颈部、胸部），在胸部食管穿孔时，纵隔胸膜是否破裂也是影响因素。食管穿孔的主要致病因素是感染。穿孔发生当时，周围组织受到食管内容物的污染，感染尚未发生，手术关闭损伤可以预防发生严重感染。如果超过 24 小时，严重感染发生，食管穿孔部位修补常会失败，控制纵隔炎症和脓胸有时也不能避免死亡结局。尽管严重感染在修补延迟时常会发生，一些小的器械穿孔病例可以通过抗感染而不经过手术得到控制。

A. 器械穿孔

医疗器械检查是最常见的食管穿孔（诊断或治疗性内镜操作）的原因。器械穿孔最有可能发生在颈段食管。内镜可向有骨性关节炎的颈椎体压迫食管，产生食管肿胀和撕裂。环咽部是最常见的损伤位置。胸段食管穿孔可发生在任何部位,常见于生理性狭窄位置:左主支气管、膈肌食管裂孔等。在失迟缓症气囊扩张治疗时,穿孔发生在接近胃食管连接处。

B. 自发性(餐后)穿孔(Boerhaave 综合征)

自发性食管穿孔常发生在没有预先存在食管疾病时,但 10% 的患者有食管炎症、食管憩室或食管癌。多数患者曾有暴饮暴食。穿孔包括食管壁全层,常发生在左后外侧、膈肌食管裂孔上方 3~5cm 处。撕裂是强烈呕吐和呃逆时食管腔内过高压力所致。一些病例发生在分娩、排便、抽搐、抬重物和强迫性呕吐时。覆盖食管的胸膜也常撕裂,纵隔和胸膜腔受到食管内容物的污染。第二常见损伤部位在胸中段食管,奇静脉水平的右侧。

▶ 临床表现

A. 症状和体征

早期主要的症状是疼痛。颈部食管穿孔出现颈部疼痛,胸部食管穿孔出现胸部、上腹部疼痛,可放射至背部。颈部食管穿孔,疼痛伴随着颈部捻发音,吞咽困难和感染征象。胸部食管穿孔,75% 的病例和胸膜腔相交通,常伴随心动过速,呼吸急促,呼吸困难和早期出现低血压。穿孔进入胸腔,可出现气胸、液气胸,处理不当可发展至脓胸。侵犯左侧胸腔占 70%,右侧胸腔 20%,双侧占 10%。漏出的气体进入纵隔可产生摩擦音,缘于心跳碰击充气的组织(Hamman 征)。如果胸膜腔完整,纵隔气肿出现迅速,胸膜腔积液出现较晚。

B. 影像学检查

X 线检查对于明确食管穿孔是重要的,并可发现穿孔的部位。在颈部食管穿孔,X 线检查显示软组织内充气,尤其在颈部脊柱旁;气管前都有气体和液体;随后,可以看到纵隔增宽。胸段食管穿孔,纵隔增宽和胸膜腔渗出伴随或不伴随气胸是常见的征象。水溶性对比剂食管造影可用于所有可疑食管穿孔的病例(图 20-15)。如果没有发现食管穿孔,可重复进行钡剂食管造影检查。胸部 CT 扫描可以定位穿孔部位和纵隔液体积聚部位。

C. 特殊检查

胸腔穿刺可以移除浑浊或脓性液体,取决于穿孔发生的时间长短。液体中的淀粉酶含量升高,血清淀粉酶因为胸膜腔内的淀粉酶吸收也可增高。

▶ 治疗

应立即应用抗生素。感染通常涉及多种微生物,如葡萄球菌、链球菌、假单胞菌和类杆菌。早期手术仅适合部分病例,应尽力在穿孔发生 24 小时内进行治疗。对于在此期限内的病例,手术包括闭合穿孔和外引流。对于小的难以发现的颈部穿孔外引流已足够。失迟缓症患者在进行气囊扩张时的穿孔应行食管破损修补和在穿孔对侧的食管壁行 Heller 肌层切开。对有其他外科治疗指征的病例如食管肿瘤应进行有限的治

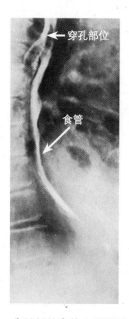

▲图 20-15　造影剂从食管上段器械穿孔处流出

注意食管前方含有气体和液体的小腔,表明已发生纵隔炎

疗(如切除)。

原发食管穿孔超过 24 小时的病例进行修补失败率高。这种情况下推荐的治疗是隔离穿孔(也就是将感染最小化),通过暂时性颈部食管切开,结扎邻近胃食管连接处,进行空肠造瘘术来保证营养。可替换方案是穿孔食管段切除,将近端食管经颈部引出和关闭远端,进行纵隔引流,行空肠造瘘术。随之二期手术:食管切开,插入胃或结肠。钝性食管切除可作为急性碱性食管狭窄器械穿孔的选择。

非手术治疗包括单独抗生素治疗对一部分器械穿孔病例来说是足够的。这种治疗仅限于没有胸部受累(气胸、胸腔积液)的病例,食管造影显示有短的食管外窦道而没有广泛的纵隔扩散(感染局限),患者没有全身感染征象(如低血压、心动过速)。近期,食管支架置放用来治疗外源性、胸内食管穿孔。

▶ 预后

24 小时内手术治疗生存率为 90%。如果治疗延迟,生存率降到 50% 左右。

Freeman RK et al: Esophageal stent placement for the treatment of iatrogenic, intrathoracic esophageal perforation. Ann Thorac Surg 2007;83:2003.

Kiev J et al: A management algorithm for esophageal perforation. Am J Surg 2007;194:103.

Vogel SB et al: Esophageal perforation in adults: aggressive, conservative treatment lowers morbidity and mortality. Ann Surg 2005;241:1016.

▶ 食管异物

多数食管异物发生在儿童吞咽硬币或其他小物

品。成人中食管异物多为肉类嵌入,少见的包括骨头或牙签卡入。假牙和食管良性狭窄是引起成人发病的因素。因犯和精神疾病患者有时会故意吞咽异物。

约90%的食管异物会进入胃腔,并进入肠道最终排出体外而没有造成影响。10%的异物滞留在食管。如果异物直径超过2~5cm,穿过食管后倾向于停留在胃腔。10%的吞咽异物需要内镜下取出,1%需要手术治疗。约10%的异物进入气管支气管树。

根据病史常可明确诊断。食管异物患者可出现或不出现吞咽困难症状或胸痛。

▶ 特殊种类的食管异物

A. 硬币

较小硬币经常进入胃腔,大的硬币会滞留在食管环咽部。了解咽下的硬币是否停留在食管是重要的,而患者有无症状不是做出诊断的可靠证据。通过拍摄前后位和侧位胸部X线片可知道硬币是在食管还是在气管。儿童需从头颅底部开始到肛门进行X线摄片来发现其他在肠道内的硬币。

食管内的硬币应正确取出,如果治疗延迟超过24小时时可能会发生并发症。使用可通过内镜的夹钳取出异物。对于较大儿童和成人,镇静就足够了,但是对于婴幼儿需要进行气管插管和全身麻醉来保护气道。较大的光滑异物难以夹住时,可以在异物远端置入可扩张球囊,并将球囊和内镜一起取出。如果异物足够小(<20mm),可以推入胃腔。

一旦硬币进入胃腔,可以通过长达1月的X线定期观察,如果没有发生异物自发性排出,应通过内镜取出。

B. 肉类嵌入

肉类是成人常见的食管异物,常发生在有食管疾病的患者中。肉类卡住的部位常在环咽肌或有失迟缓症、弥漫性食管痉挛、食管狭窄患者的食管远端。

不建议进行X线检查(尤其钡餐透视),其可能造成内镜医生诊断困难。如果是完全梗阻,患者难以下咽唾液,需急诊行内镜检查防止吸入。如果临床症状轻微,内镜检查可以推迟到12小时之后(不能更久),以等待是否食物可以自发通过。

肉类异物使用可通过弯曲内镜的息肉套扎器完整取出。在一些病例,食团可推入胃腔。食管异物清除后,应检查食管,注意有无潜在疾病。如果食管异物卡入没有引起炎症,可进行食管狭窄扩张。

C. 锋利和尖锐异物

异物包括骨头、安全别针、帽针、剃须刀片、牙签、钉子和其他异物。治疗原则:1. 内镜下去除异物:通过钳夹和拖拉钝性边缘(如安全别针的钝性结合部);2. 通过拖拉异物进入硬质内境来取出玻璃片或剃须刀片;3. 如果不能安全取出需要手术治疗。胃内的锋利

和尖锐异物可通过手术取出,因为其中25%排出幽门后可造成近回盲瓣处肠腔穿孔。

D. 纽扣电池

儿童吞咽的小电池有高腐蚀性,需要在严重并发症如食管气管瘘、食管主动脉瘘发生前急诊取出。

E. 可卡因袋

走私可卡因者可能吞咽小袋(气球或避孕套)装的可卡因。这些小袋破裂可能是致命的,尝试内镜下取出是不安全的。如果小袋可以安全自发通过,需观察患者;否则,推荐手术取出。

Louie JP et al: Witnessed and unwitnessed esophageal foreign bodies in children. Pediatr Emerg Care 2005;21:582.

Tokar B et al: Ingested gastrointestinal foreign bodies: predisposing factors for complications in children having surgical or endoscopic removal. Pediatr Surg Int 2007;23:135.

食管腐蚀性损伤

 诊断要点

► 摄入腐蚀性液体或固体
► 口、唇、舌头、咽部烧伤
► 胸痛和吞咽困难

▶ 概述

摄入高浓度酸、碱性液体或固体物质可产生强烈的化学烧伤。这种损伤在成人中提示存在自杀倾向,在儿童中可能属意外摄入。强碱产生液化性坏死,包括溶解蛋白和胶原、脂肪皂化、组织脱水、血管栓塞、深部穿透性损伤。酸性物质产生凝固性坏死,包括焦痂形成(可以保护深部组织避免损伤)。损害取决于刺激物的浓度、黏膜接触时间、黏膜层脱落、感染、穿孔,并可能发生纵隔炎。

摄入固体碱性物质可能附着于咽部黏膜和近端食管。严重的急性食管坏死少见,主要临床问题是早期水肿和晚期狭窄,主要在近端食管。腐蚀性液体物质常造成更加严重的食管坏死,甚至食管气管瘘、食管主动脉瘘。患者在急性期存活后,常发展为较长的、难以扩张的食管狭窄。

摄入强酸性物质特征性产生严重的胃损伤,80%患者食管无明显损伤。损伤结果可能导致急性胃坏死或晚期胃窦狭窄。

几乎所有严重损伤由强碱产生。弱碱和酸常发生较弱损伤。

▶ 临床表现

A. 症状和体征

系统症状和腐蚀性损伤的严重程度相对应。常发现包括口、唇、舌、咽的炎性水肿。如果这些部位没有

可见的损伤,严重的食管病变就少见。有严重食管损伤的患者常有胸痛、吞咽困难、唾液大量增多。吞咽时疼痛剧烈。损伤严重时,患者常出现中毒症状,伴高热、衰竭和休克。缺乏中毒症状不能排除严重的损伤。常见气管支气管炎伴随咳嗽、气管分泌物增多。可以出现喘鸣,一些患者有呼吸道梗阻症状并进展迅速,需要气管切开来缓解。在最开始的几天可以出现由于水肿、炎症和黏膜脱落造成的完全食管梗阻。

B. 食管镜检

食管内镜检查对评估腐蚀性损伤程度非常重要。食管镜检可确定损伤的范围及治疗方式。内镜检查常可在早期复苏后(住院 24 小时内)进行。检查范围包括足够长度,评估损伤的严重程度,分为Ⅰ度、Ⅱ度、Ⅲ度损伤(表 20-5)。

表 20-5　食管和胃腐蚀性烧伤的内镜分级

级别	界限	内镜下表现
Ⅰ度	表面黏膜受损	黏膜充血、水肿,表面黏膜脱落
Ⅱ度	黏膜受损,无或部分肌层受损	黏膜脱落、出血、渗出、溃疡及伪膜形成,后期检查时组织呈颗粒状
Ⅲ度	食管、胃壁全层受损,累及邻近组织	组织脱落并形成较深的溃疡,水肿致食管腔闭塞,碳化及焦痂形成,全层坏死、穿孔

C. 影像学检查

所有患者需进行胸部 X 线检查。可以发现食管穿孔(黏膜下气肿、纵隔气肿、气胸)或吸入(肺渗出)。

推荐进行食管造影,排除早期食管穿孔,检查晚期食管狭窄。

▶ 治疗

患者需住院,进行静脉输液,静脉使用抗生素。类固醇药物的使用仍然是有争议的。影像学、内镜下留置经鼻胃管可以支撑食管,防止管腔完全梗阻。

Ⅰ度食管烧伤患者不需要进行“积极”治疗,可以短期观察后出院。Ⅱ度食管烧伤和小点状Ⅲ度食管烧伤可以经鼻留置胃管。通过经鼻胃管进行营养支持或胃肠外营养支持。定期食管造影来观察食管狭窄的形成,早期治疗包括扩张治疗,最终切除。

Ⅲ度食管烧伤可能包括严重食管胃坏死,需要进行急诊食管胃切除、食管造口和喂养空肠造口术。可通过腹腔镜和颈部切开、胸段食管钝性切除。必要时,切除邻近受损器官。在 8~12 周后进行胸骨后结肠间置重建。

▶ 预后

早期和正确处理腐蚀性烧伤在多数病例可取得满意的效果。摄入强酸、强碱液体造成急性严重黏膜损伤,继发的病理性改变包括纤维性狭窄需要扩张治疗,部分病例需要食管切除和结肠间置。

Ertekin C et al: The results of caustic ingestions. Hepatogastroenterology 2004;51:1397.

Keh SM et al: Corrosive injury to upper gastrointestinal tract: still a major surgical dilemma. World J Gastroenterol 2006;12:5223.

食管瓣、食管蹼、食管环

在食管的末端可以出现食管黏膜环(Schatzki 环)。多数患者无症状,黏膜环直径小于 12mm 时可出现吞咽困难。多数病例中,黏膜环出现在食管鳞状、柱状上皮交汇处,发生在有胃食管反流的患者中。食管黏膜环病变局限于黏膜,以此区分于炎性狭窄(消化性狭窄)的全层食管壁受侵犯。食管钡餐透视检查可以明确诊断。治疗包括内镜下扩张治疗狭窄和抗反流(抑酸药物或胃底折叠术)。

Jalil S, Castell DO: Schatzki's ring: a benign cause of dysphagia in adults. J Clin Gastroenterol 2002;35:295.

Sgouros SN et al: Single-session, graded esophageal dilation without fluoroscopy in outpatients with lower esophageal (Schatzki) rings: a prospective, long-term follow-up study. J Gastroenterol Hepatol 2007;22:653.

▼ II. 膈肌

膈肌(图 20-16)是一个肌性腱膜的、穿隆样结构,向后附着于第一、二、三腰椎体,向前附着于胸骨下段,侧方附着于肋弓。它分隔腹腔和胸腔,允许多种正常组织穿过解剖性孔道。主动脉裂孔在膈肌后方第十二胸椎水平,主动脉、胸导管、奇静脉经此穿过。食管裂孔位于第十二胸椎前方、轻度偏左,在第十椎水平和主动脉裂孔通过膈肌右侧膈角交叉相分隔。通过食管裂孔的有食管和迷走神经。在第九胸椎水平,食管裂孔的右方是腔静脉裂孔,通过下腔静脉和膈神经的小分支。膈动脉直接起自主动脉,和下肋间动脉、内乳动脉终末支一起向膈肌提供营养。

胸骨旁疝、胸骨后疝和胸膜腹膜疝

膈肌在前方正中如未能与胸骨、肋骨融合时产生缺损孔,疝可以经此形成。正常情况下,膈肌在此融合,只允许内乳动脉及其上膈肌分支、伴随淋巴管通过。在膈肌后侧方,胸腹膜管道融合缺损,内脏可疝入产生孔型 Bochdalek 疝(图 20-17)。

尽管这些类型的疝都是先天性的,Morgagni 疝的

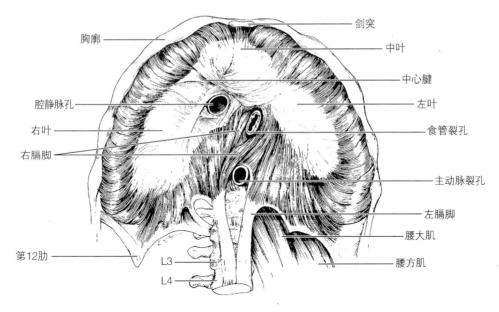

▲图 20-16 膈下面观

胸廓 — 剑突 — 中叶 — 中心腱 — 腔静脉孔 — 左叶 — 右叶 — 食管裂孔 — 右膈脚 — 主动脉裂孔 — 左膈脚 — 腰大肌 — 第12肋 — L3 — L4 — 腰方肌

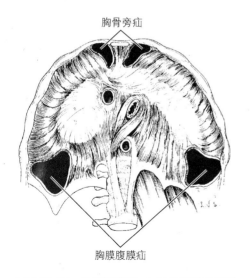

胸骨旁疝

胸膜腹膜疝

▲图 20-17 胸膜腹膜疝,先天性膈疝的部位

症状常在中年或更大年龄出现。更常出现在女性。疝发生在膈肌右侧,并形成疝囊。常见疝囊内容物为胃网膜、结肠和胃。另外,Bochdalek 疝常发生在膈肌左侧,在出生时可能产生严重的呼吸困难,需要急诊手术治疗。常规胸片可发现胸骨后的固体肿块,胸骨后充气的内脏或其他在后外侧胸腔相似的发现提示 Bochdalek 的存在。胸部 CT 证实诊断和确定疝内容物。

选择性手术修补可预防并发症。新生儿出现渐进性心肺功能不全时,需要急诊手术。推荐通过腹腔途径进行缺损修补,效果很好。近来可应用微创手术途径(腹腔镜或胸腔镜)来修补膈疝。

Dutta S et al: Use of a prosthetic patch for laparoscopic repair of Morgagni diaphragmatic hernia in children. J Laparoendoscop Adv Surg Tech 2007;17:391.

Minneci PC et al: Foramen of Morgagni hernia: changes in diagnosis and treatment. Ann Thorac Surg 2004;77:1956.

创伤性膈疝

创伤性膈肌破裂由穿透性外伤或严重的钝性外伤引起。裂伤通常出现在膈肌肌腱部位,常在左边。肝脏在创伤(除了穿通伤)时为右侧膈肌提供保护。膈肌裂伤后,腹部脏器可立即通过损害处疝入胸腔,或经过数月、数年的时间逐渐疝入。

▷ 临床表现

膈肌破裂表现为两种形式。在急性状态,患者近期经历过钝性损伤或胸、腹、背部的穿透性损伤。伴随损伤的临床表现很重要,大块腹腔脏器形成的疝偶尔产生呼吸功能不足。在慢性情况下,在原发损伤发生时没有发现膈肌撕裂,一段时间后,患者出现腹腔脏器疝入的症状(疼痛、肠梗阻),呼吸系统症状不常见。

胸部平片出现放射线不显影区域,偶尔在空腔脏器疝入时出现气液平面。如果胃进入胸腔,不正常的鼻胃管位置可帮助诊断。超声检查、CT 检查、MRI 检查可以显示膈肌破裂。结肠钡剂显影可表现出膈上不规则斑片状或在结肠没有大便存留时出现平滑的结肠轮廓。

▷ 鉴别诊断

外伤性膈肌破裂需要与肺不张、下胸膜腔肿瘤、胸膜渗出、其他原因引起的肠梗阻相鉴别。

▷ 并发症

可能发生出血和梗阻。如果疝巨大,渐进性心血管、呼吸系统功能不全可能危及患者生命安全。最严重的并发症是疝入的腹腔脏器发生绞窄性梗阻。

▶ 治疗

急性膈肌破裂时,经腹(常采用)或经胸手术方式的选择取决于处理从属损伤的需要。如果膈肌撕裂是唯一的损伤,修补手术常通过腹腔镜来进行。慢性损伤可以经过任一途径进行手术治疗。因为发生绞窄性梗阻的可能性较高,无症状的膈肌撕裂伤和腹腔脏器疝入也需要修补。腹腔镜对于诊断和治疗都是有意义的。

▶ 预后

膈肌裂伤是可以手术治愈的,预后良好。膈肌缝合效果好,治疗后复发率不详。

Baldassarre E et al: The role of laparoscopy in the diagnosis and treatment of missed diaphragmatic hernia after penetrating trauma. J Laparoendoscop Adv Surg Tech 2007;17:302.

Matthews BD et al: Laparoscopic repair of traumatic diaphragmatic injuries. Surg Endosc 2003;17:254.

膈肌肿瘤

原发的膈肌肿瘤不常见。多数是良性的脂肪瘤。心包囊肿发生在心脏和膈肌之间,通常是单室,位于膈肌右侧。纤维肉瘤是最常见的原发性膈肌恶性肿瘤类型,但其发病极其罕见。

良性肿瘤通常没有症状。通过病史不能确定性质,所有病变需要通过恰当的经胸或经腹途径切除。

（张明　李文江　译,周斌　校）

第21章　急腹症

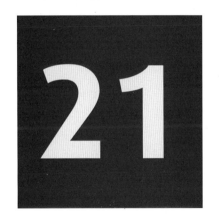

急腹症是指主要表现在腹部的突发性、自发性、非创伤性的疾病，常需要急诊手术治疗。腹腔内常有疾病的不断进展，延误诊断和治疗将对预后产生不益影响。

对急腹症患者的处理应具有条理性和全面性。因为有些患者的临床表现并不典型或仅有轻微症状，所以在处理这样的病人时应考虑到有急腹症的可能性。

首先病史和查体能够提示可能的病因，指导诊断方法的选择。然后，临床医生必须决定患者是否需要住院观察，是否需要进一步的检查，是否需要急诊手术或者非手术疗法。

临床医生都应该熟悉掌握表 21-1 列出的急腹症最常见的病因，熟悉不同疾病发病的确切分区和部位。其他章节详细论述了各种疾病及其处理。

表 21-1　急腹症常见病因[1]

胃肠道疾病	胰腺疾病
* 非特性腹痛	* 急性胰腺炎
* 阑尾炎	**泌尿系疾病**
* 小肠、大肠梗阻	* 输尿管、肾绞痛
* 消化性溃疡穿孔	急性肾盂肾炎
嵌顿疝	急性膀胱炎
肠穿孔	肾梗死
Meckel 憩室	**妇科疾病**
Boerhaave 综合征	异位妊娠破裂
* 憩室炎	卵巢肿瘤扭转
炎性肠疾病	卵巢囊肿破裂
Mallory-Weisis 综合征	* 急性输卵管炎
胃肠炎	痛经
急性胃炎	子宫内膜异位症

（续表）

	血管疾病
肠系膜淋巴结炎	**血管疾病**
寄生虫感染	主动脉、腹腔动脉瘤破裂
肝、脾、胆道疾病	急性缺血性肠炎
* 急性胆囊炎	肠系膜血栓形成
急性胆管炎	**腹膜疾病**
肝脓肿	腹腔内脓肿
肝肿瘤破裂	原发性腹膜炎
自发性脾破裂	结核性腹膜炎
脾栓塞	**腹膜后疾病**
胆绞痛	腹膜后出血
急性肝炎	

[1] 最常见的原因用 * 表示，楷体表示需要急诊手术

病史

▶ 腹痛

病史的采集对于有经验的临床医生来讲是一个主动的过程，以便系统地排除一些不可能的疾病。疼痛是急腹症最常见和最主要的临床表现。仔细考虑发病的部位、发病和进展情况、疼痛的性质有助于作出初步诊断。

A. 疼痛位置

由于腹腔内存在较为复杂的腹膜脏层和腹膜壁层双重感觉神经网络，因此对疼痛的定位没有四肢准确。但是我们可以通过患者疼痛的类型为诊断寻找一些线索。内脏感觉主要通过空腔器官壁和实体器官囊上的传入 C 类神经纤维传导。与皮肤疼痛不同，内脏疼痛常是由扩张、炎症、缺血刺激感觉神经末梢引起，或者直接刺激感觉神经末梢（如恶性肿瘤侵润）。初发时的内脏疼痛一般进展慢、轻微、定位不明确并持久。不同

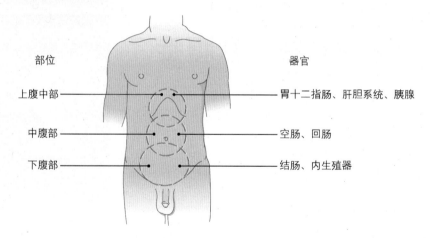

部位		器官
上腹中部		胃十二指肠、肝胆系统、胰腺
中腹部		空肠、回肠
下腹部		结肠、内生殖器

▲图 21-1　内脏疼痛定位

的内脏器官在脊髓有不同的感觉平面(表21-2)。正因如此,空腔器官扩张或平滑肌收缩(绞痛)导致的管壁张力增高而引起的深部弥漫性疼痛往往表现在上腹中部、脐周、下腹部、肋部(图21-1)。由于脊髓的神经传导是双侧的,所以内脏感觉的定位常在中线附近。

表 21-2　腹腔器官感觉平面

器官	传导神经	感觉平面
肝、脾、中膈	膈神经	C3~5
膈周、胃、胰、胆囊和小肠	腹腔丛和内脏大神经	T6~9
阑尾、结肠、盆腔器官	肠系膜丛和内脏小神经	T10~11
乙状结肠、直肠、肾、子宫和睾丸	最下内脏神经	T11~L1
膀胱、直肠、乙状结肠	下腹丛	S2~4

与之相比,体腔壁痛由 C 神经纤维和 Aγ 神经纤维传递,后者负责急性、敏锐、定位准确的疼痛信号的传导。由脓液、胆汁、尿液、胃肠道的分泌物等直接刺激引起的疼痛,定位明确。腹部体腔壁痛在皮肤部位的联系是 T6~L1 区域。由于体腔壁痛的躯体传入神经是单侧的,因此体腔壁痛较内脏痛定位明确。腹部体腔壁痛的定位常按四分法或者以上腹部、中腹部进行描述。

腹部疼痛可以牵涉或转移到远离原发器官的部位(表21-2)。牵涉痛是远离原发病变部位的疼痛,通常指皮肤感觉的疼痛。这种疼痛中心部位的转移是由广泛分布的传入神经纤维在脊髓后脚汇合引起的。例如,

膈下的气体、腹腔液体、血液或巨大损伤对膈的刺激可通过 C4 传导神经纤维(膈神经)引起肩部疼痛,膈上损伤胸膜炎、肺底部感染也引起肩部疼痛,这种现象青年人多见。尽管胆绞痛的牵涉痛多发生在右肩胛区,但如果疼痛发生在上腹部或左肩部时,则与心绞痛不易鉴别,右后外则痛也可见于后位阑尾炎。

弥漫性和转移性疼痛常伴随潜在疾病的进展。应区分疼痛的始发部位和现在部位。急性阑尾炎早期疼痛一般发生在上腹部或脐周(阑尾肿胀所致),炎症发展到腹膜时,疼痛变为剧烈的右下腹壁疼痛(图21-2)。消化性溃疡穿孔时,腹痛开始位于上腹部;当胃内容物沿右结肠旁沟流下时,疼痛转移到右下腹,原上腹部疼痛甚至反而减轻。

疼痛的定位只能为诊断提供粗略的线索,约 2/3 的患者呈典型表现,这些差异是由疼痛类型不典型、疼痛部位转移、病情进展或加重所致。一旦发生弥漫性腹膜炎;广泛的腹痛可完全掩盖原发病变。此外,应考虑到上腹部的疼痛可能因解剖学的关系由下腹部器官的病变引起。

B. 疼痛的发作和进展

疼痛的发作方式反映了疾病的性质和严重程度。发作可能是爆发的(数秒内),迅速进展的(1~2 小时内),或逐渐加重的(数小时)。无先兆的、剧烈的全腹疼痛提示腹腔内严重的病变,如脏器穿孔、动脉瘤破裂、异位妊娠破裂或脓肿破裂。并伴随全身症状(心动过速、发汗、呼吸急促、休克)掩盖腹内病变,延误及时正确的抢救或剖腹探查。

另外一种发作是稳定的、轻微的疼痛在 1~2 小时内变为剧烈的、集中在固定部位的疼痛。上述疾病都有可能表现为此种发作,其中典型的疾病是急性胆囊炎、急性胰腺炎、绞窄性肠梗阻、肠梗死、肾或输尿管绞痛、高位(近端)小肠梗阻。

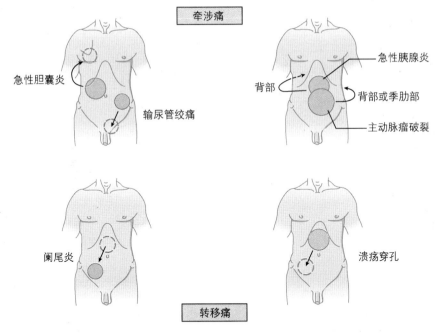

▲图 21-2　急腹症的牵涉痛和转移痛
实圈表示疼痛较重的位置,虚圈表示疼痛较轻的位置

最后,有些患者开始仅为轻微、有时候是模糊的腹部不适,随后急速发展为贯穿全腹的疼痛。这时,难以确定患者是否是急腹症,是否需要外科急诊手术。起初胃肠道症状少见,也没有系统性临床表现,疼痛和腹部症状逐渐地突出、稳定、固定在一个小的区域。这种情况反映了疾病发展的缓慢过程或是机体对急性病的有效防御。此类疾病包括急性阑尾炎(尤其是后位或盆位)、嵌顿疝、低位(远端)小肠和大肠梗阻、无并发症的消化性溃疡、脏器穿孔(常为恶性)、一些泌尿生殖系统和妇科疾病,还有前面提到的发病迅速病程缓慢的疾病。

C. 疼痛性质

疼痛的性质、严重程度、持续时间能够为潜在的疾病的诊断提供有用的线索(图 21-3)。固定痛最为常见。部位表浅的固定、剧烈疼痛常见于穿孔性溃疡、阑尾破裂、卵巢囊肿或宫外孕。逐渐加重的疼痛见于小肠梗阻、有时为早期胰腺炎,疼痛早期表现为为间歇、模糊、位置深、逐渐加重的疼痛,随后发展为位置明确、持续、剧烈的疼痛。与肠梗阻持续、可忍受的疼痛不同,小管腔(胆管、输卵管、输尿管)的疼痛迅速加剧为不可忍受。如输尿管,疼痛是由平滑肌收缩引起的间歇性绞痛。严格地说,胆绞痛是不确切的说法,因为胆绞痛无间歇期。与输尿管和肠道不同,胆囊和胆管没有蠕动。溃疡的"不适性疼痛",急性胰腺炎和肠系膜梗死的"闷塞、刺痛",主动脉破裂的"烧灼样疼痛"都是确切的描

述。这些对疼痛的描述,为疾病的诊断提供了可靠的线索。

疼痛剧烈意味着严重的疾病或病情加剧。绞痛应用止痛药后一般能够减轻。缺血引起的疼痛,如肠绞窄、肠系膜栓塞即使是用麻醉也只能轻微减轻疼痛。非特异性疼痛一般较轻微,但是轻微的疼痛也可成为固定痛,如早期急性胰腺炎的溃疡性穿孔。有时候,有些患者无腹痛,但抱怨腹胀、排便后轻松。这种情况(气体滞留征)是由于炎性病变引起的反射性肠梗阻所致,如盲肠后位阑尾炎。

使疼痛加重或减轻的各种情况都应该引起注意。局限性腹膜炎的疼痛,当影响到上腹器官时,在运动或呼吸加重时会加剧疼痛。

临床医生应该熟练掌握急腹症的病理生理和常见病因的显著特征。疼痛的位置、性质、严重程度、发作持续时间以及有无伴随全身症状,均有助于区别进展迅速的外科疾病(如肠缺血)与一些无痛性疾病或其他科疾病(如卵巢囊肿破裂)。

▶ 与腹痛相关的其他症状

食欲减退、恶心、呕吐、便秘、腹泻常是腹痛的伴随症状,但由于缺乏特异性,多不具有诊断价值。

A. 呕吐

当次级内脏传入神经引起足够的刺激后,脊髓呕吐中枢就会激活传出神经纤维产生呕吐反射。因此,急腹症腹部的疼痛一般先于呕吐,相反其他科疾病一

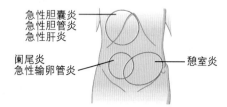

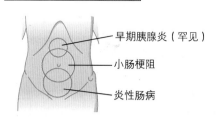

▲图 21-3　疼痛的位置和性质在急腹症鉴别诊断中的作用

一般先出现呕吐。呕吐是上消化疾病的一个重要症状，如 Boerhaave 综合征、Malloory-Weiss 综合征、急性胃炎、急性胰腺炎等。中度发作的胰腺炎，严重、难以控制的干呕可以暂时性缓解腹痛。呕吐物不含胆汁是幽门狭窄的特征。当相关发现提示是肠梗阻时，呕吐的发作和特点可以反映病变的程度。近端小肠梗阻的早期表现是呕吐反复发作且含有胆汁。远端小肠或大肠梗阻时，首先表现为长时间的恶心，呕吐物可能含有粪便。一些疾病，年轻人表现为呕吐，老年人可能仅表现为食欲减退、恶心。尽管急性阑尾炎和非特异性腹痛都有可能出现呕吐，食欲减退、恶心症状更提示为急性阑尾炎。

B. 便秘

反射性肠梗阻常由内脏传入神经纤维刺激自主神经系统（内脏神经）的传出神经纤维引起，以减少肠蠕动。因此，在急腹症的鉴别诊断上便秘支持麻痹性肠梗阻。便秘不是肠道梗阻的绝对特征。但是，顽固性便秘（伴排气、排便的停止）出现渐进性腹痛、腹胀和反复呕吐提示机械性肠梗阻。

C. 腹泻

水性腹泻是胃肠炎和急腹症的一个特征。便血的腹泻提示溃疡性结肠炎、Crohn 病、细菌性痢疾或阿米巴性痢疾，亦见于缺血性结肠炎。肠系膜上动脉阻塞引起的肠梗阻常无腹泻。

D. 其他特异性症状

这些特异性症状一旦出现将对诊断非常有用。黄疸提示肝胆系统疾病，便血或呕血提示胃肠道疾病或

Malloory-Weiss 综合征，血尿提示输尿管绞痛和膀胱炎。大便排出血凝块或坏死的黏膜碎片可能是严重肠道缺血的独有表现。

▶ 其他相关的病史

A. 妇科病史

询问月经史有利于对异位妊娠、经间痛（因卵巢囊肿破裂引起）和子宫内膜异位症的诊断。阴道分泌物增多或异常出血提示盆腔炎性病变。

B. 药物史

抗凝剂可能与腹膜后、十二指肠和空肠壁内血肿有关。口服避孕药与良性肝腺瘤和肠系膜静脉栓塞有关。肾上腺皮质激素会掩盖腹膜炎的临床表现。幽门穿孔可与大量吸烟有关。

C. 家族史

家族史能够为急腹症的诊断提供重要病因信息。

D. 旅行史

旅行史可为阿米巴性肝脓肿、肝包虫囊肿、脾大、结核病、回结肠的伤寒沙门菌感染、痢疾的诊断提供可能性。

E. 手术史

任何腹部、腹股沟、脉管或胸部的手术史都可能与现在的疾病有关。需要特别注意手术的类型（腹腔镜、开放式、内窥镜）和解剖结构的重建，它们都有对目前主诉作出解释的可能。如果患者目前的情况允许，要对以前的手术记录和病理报告进行回顾性分析。

体格检查

腹部查体应该遵循一套系统的、全面的体格检查。一套系统的检查方法见表 21-3。需要特别注意的对诊断或鉴别诊断有利的体征（表 21-4）。

表 21-3　急腹症查体的步骤

1. 视诊
2. 听诊
3. 咳嗽引起的疼痛
4. 叩诊
5. 肌紧张
6. 触诊（单指触诊、反跳痛、深部触诊）
7. 叩击痛（季肋区、肋脊区）
8. 特殊体征
9. 腹外疝和男性生殖器
10. 直肠和盆腔检查

表 21-4　各种急腹症的常见体征

病因	体征
内脏穿孔	舟状腹；肌紧张；肠鸣音降低（后期）；肝浊音界消失。
腹膜炎	腹肌运动减弱；肠鸣音减弱（后期）；咳嗽引起触痛及反跳痛；肌紧张或强直。
炎性肿块或脓肿	触痛的肿块（腹部、直肠和盆腔）；叩击痛；特殊体征（Murphy 征、腰大肌试验、闭孔内肌试验）。
小肠梗阻	腹膨隆；蠕动波（后期）；肠鸣音亢进（早期）或消失（晚期）；不伴反跳痛的弥漫性腹痛；疝或直肠肿块（有时）。
麻痹性肠梗阻	腹膨隆；肠鸣音减弱；无固定压痛点。
肠缺血或绞窄	无腹膨隆（晚期有）；肠鸣音易变；剧烈腹痛，轻微压痛；直肠出血（有时）
出血	面色苍白，休克；腹膨隆；搏动感（动脉瘤）或触痛肿块（异位妊娠）；直肠出血（有时）

（1）全面观察：全面观察可以为病情的严重程度提供可靠的提示。许多患者虽然很不舒服，却表现的很平静。内脏疼痛（如小肠或输尿管）引起患者辗转反侧，而壁层腹膜的疼痛（急性阑尾炎、弥漫性腹膜炎）则引起腹肌运动消失。感觉中枢反应的减少或改变往往预示即将发生心肺衰竭。

（2）全身症状：急腹症一般与具有全身症状的进展迅速或严重的疾病相关。面色极度苍白、体温降低、心动过速、呼吸急促和出汗提示腹腔内大量出血（如大动脉瘤破裂或输卵管妊娠破裂）。这种情况下，临床医生必须迅速通过查体和实验室检查排除腹部以外的病因，迅速采取治疗措施。

（3）发热：持续低热一般见于炎性状态，如憩室炎、急性胆囊炎、阑尾炎等。高热伴下腹痛且无全身症状的年轻女性提示可能为急性输卵管炎。定向力障碍或深度昏迷伴高热（>39℃）或弛张热或寒战、僵直预示即将发生脓毒性休克，常见于腹膜炎、急性胆管炎、肾盂肾炎等。但是老年人、慢性病患者或免疫抑制患者即使患严重的急腹症，发热也较轻微或表现为不发热。

（4）急腹症的体格检查

（a）视诊：触诊之前应该进行全面的视诊。腹肌紧张、膨隆并有瘢痕（粘连）提示小肠梗阻。舟状腹提示溃疡穿孔；消瘦患者腹部可视的蠕动提示严重的肠梗阻；腹部饱满、柔软见于麻痹性肠梗阻的早期或肠系膜血栓。

（b）听诊：听诊也应该执行在触诊之前。胰腺炎早期和中段小肠梗阻的肠鸣音亢进伴腹部绞痛，比普通患者和急性胆囊炎患者的肠鸣音持续时间长、出现次数少。胃肠炎、痢疾、暴发性溃疡性结肠炎的肠鸣音高调、亢进，且与腹痛无关。晚期肠梗阻或弥漫性腹膜炎的肠鸣音一般消失，偶尔有金属声样肠鸣音。除了上述典型的患者，麻痹性肠梗阻和其他疾病的听诊变化使得听诊不能够提供特殊的诊断价值。

（c）咳嗽引起的疼痛：要求患者咳嗽并指出疼痛最剧烈的部位，以此不再进行严格的反跳痛试验以免引起患者不必要的痛苦。与腹膜炎引起的壁层疼痛不同，内脏疼痛一般不会因呼吸或咳嗽而加重。

（d）叩诊：叩诊可以为诊断提供许多线索。叩击痛和反跳痛具有相同的意义，两者均能反映腹膜刺激和壁层的疼痛。内脏穿孔时，膈下气体积聚可使正常肝脏浊音界消失。腹部膨隆的腹中线的鼓音提示气体积聚在膨胀的肠管内。腹部的移动性浊音提示腹水。

（e）触诊：触诊时，患者应该仰卧位、放松。注意有无切口疝和脐周疝。评估通过双手接触腹部手指轻敲获得。正确操作，有利于患者的舒适。如果腹部有自发性痉挛，嘱托患者深吸气使腹肌放松。对于非自发性痉挛，深吸气不能缓解腹肌紧张、僵直（板状腹）的状态。除了罕见的神经系统疾病和不明原因的肾绞痛外，只有腹膜的炎症（通过传入神经纤维的刺激和传出神经的反射）能够使腹肌强直。与腹膜炎不同，肾绞痛仅局限于一侧的腹肌痉挛。

压痛提示的局限性腹膜炎对于急腹症的诊断非常重要。疼痛的范围和严重程度通过单指或双指触诊来确定，先从远处疼痛轻微的部位开始，逐渐移动。急性胆囊炎、阑尾炎、憩室炎及急性输卵管炎的压痛一般比较好界定。如果压痛的范围不易界定,并有肌紧张,应该考虑胃肠炎或其他肠道感染性疾病,而不是腹膜炎。和疼痛的程度相比,一些单纯的空腔脏器梗阻,或透壁性、深部脏器穿孔(如:盲肠或回肠后位阑尾炎,憩室蜂窝织炎),抑或是重度肥胖患者仅能引出轻微的或模糊的触痛。

当患者在床上或检查台上抬头时,腹部的肌肉就会紧张。腹壁病变(如腹直肌血肿)引起的压痛将持续存在,腹腔深部的腹膜疼痛将会减轻(Carnet 试验)。腹壁病变或局限性腹膜炎时会出现感觉过敏,尤其在带状疱疹、脊神经根压迫和其他神经肌肉病变时尤为突出。扳机点敏感性、外侧肋缘压痛、脊柱运动后疼痛加剧等均反映了腹壁的病变,且通常在给予局部麻醉药后疼痛迅速缓解。

腹部肿块通常通过深部触诊发现。浅表的病变如肿胀的胆囊或阑尾脓肿,常有触痛并有确切的界限。如怀疑腹肌紧张可能掩盖了急性炎性胆囊,可在患者深吸气时触压右肋缘下,吸气将因疼痛而突然终止(Murphy 征),或随膈的下降会触到胆囊的底部。

深部肿块可能会粘连在后腹壁和侧腹壁,常被覆盖的网膜或小肠部分的隔开,因此边界不易界定,触诊时为钝痛,例如胰腺蜂窝织炎和主动脉瘤破裂。

如果不能清楚的触到肿块,可通过其他途径来判断。肾周脓肿或 Crohn 病穿孔引起的腰大肌巨大脓肿,在髋部被动伸张或主动屈曲以对抗阻力时将引起疼痛(髂腰肌征)。同样地,向内、向外旋转屈曲大腿时,可对嵌顿在闭孔腔内的小肠袢(闭孔疝)产生压痛(闭孔征)。下季肋的叩击痛提示炎症影响到了膈、肝、脾或其周围器官。同时,也提示肝的、脾的、膈下的脓肿,急性胆囊炎、急性肝炎或脾梗死的情况也十分常见。肋脊角压痛常见于急性肾盂肾炎。鉴于以上情况并不是固定不变的,这些特异的体征只有与相应的病史和其他的体

格检查结合起来才有诊断意义。

(f)腹股沟、股环及男性生殖器:接下来对患者的腹股沟、股环及男性患者的生殖器进行检查。

(g)直肠检查:大部分的急腹症患者需要进行直肠检查。弥漫性直肠压痛不具有特异性,但直肠右侧触痛伴下腹部反跳痛提示为盆腔阑尾炎或脓肿引起的腹膜刺激。此外,直肠肿瘤、血便或隐血便(经愈创木脂试验检测)也是对诊断有益的发现。对具有明显右下腹压痛、肌紧张而诊断为阑尾炎的儿童患者,可免予行直肠检查。

(h)骨盆检查:女性急腹症患者的误诊率高于男性,尤其是年轻女性。盆腔检查对于女性患者尤为重要,尤其对伴有阴道疾病、痛经、月经过多或左下腹疼痛的患者。完善、适当的盆腔检查对于鉴别是否需要手术极为重要,例如不需要手术的盆腔炎性疾病,需要手术的急性阑尾炎、卵巢囊肿蒂扭转、输卵管卵巢脓肿。

辅助检查

仅 2/3 的急腹症患者能够靠病史和查体提供诊断。许多需要外科手术的患者,需要辅助实验室检查和放射影像学检查以排除不需要手术的症状,并为术前做准备。有时即使缺乏明确的诊断,也会有足够的信息以采取合理的治疗措施。其他的辅助检查只有在提高或改变治疗措施时,才具有重要价值。一般各种诊断性实验室检查主要应用于老年患者和危重患者,及早做出诊断对临床结果非常重要,这时实验室的检查结果比病史和查体更为可靠。

辅助检查在不同的医院的有效性和可靠性可能不同。当临床医生选择辅助检查时,必须要考虑该检查的损害性、风险性、费用效益等。检查的结果与临床症状必须能够相互解释。除了特别危重紧急的患者外,所有患者都应做常规检查。可以暂缓的实验室检查见表 21-5。

表 21-5　急腹症辅助检查的时间原则表

	即刻	当日[1]	次日[1]
血	血细胞比容,白细胞计数、尿素氮、交叉配血[1]、血气分析[1]	凝血试验、淀粉酶、肝功能检查	特异性检查
尿	显微镜检查、浸渍片试验、尿培养[1]		特异性检查
粪	隐血试验	涂片培养	
放射及超声检查	胸部、腹部	超声检查、CT 扫描、血管造影、上消化道造影、HIDA 扫描	腹部二次拍片、钡剂灌肠、小肠造影、肾盂静脉造影、经皮肝胆管穿刺造影、肝脾镓 - 锝造影
内窥镜检查		直肠乙状结肠镜检查、上消化道内镜检查	ERCP,结肠镜检查、腹腔镜检查
其他		穿刺术、后穹窿穿刺术	

[1] 必要时进行

▶ 实验室检查

A. 血液学检查

入院后行血红蛋白含量、血细胞比容、白细胞分类计数能够对诊断提供重要信息。血涂片中白细胞计数升高或显著升高(>13 000/μl),尤其是核左移,提示严重的感染。白细胞中度升高不具有特异性,为疾病的常见症状,也见于外科感染,但老年人和衰弱的感染患者白细胞计数变化不显著。白细胞计数降低(<8000/μl)常是病毒性感染的征象,如肠系膜淋巴结炎、胃肠炎、非特异性腹痛等。

任何急诊手术,要常规送检血液标本进行交叉配型,同时保留一管新鲜血样,以备亟需。

当血容量不足时,必须检查血清电解质、尿素氮、肌酐的情况,尤其是休克、大量呕吐、腹泻、腹胀、首次发病后延迟治疗等。对于低血压、弥漫性腹膜炎、胰腺炎、肠缺血及败血症的患者要做动脉血气分析。代谢性酸中毒是重症疾病的第一条线索。

血清淀粉酶升高提示急性胰腺炎。淀粉酶轻度升高时,诊断要谨慎,因为肠绞窄、肠缺血、卵巢囊肿蒂扭转、溃疡穿孔等都可出现轻度淀粉酶升高。此外,出血性胰腺炎或假性囊肿时,血清淀粉酶可正常甚至降低。腹痛伴浑浊血清,即使血清淀粉酶正常,亦提示胰腺炎。

对于怀疑有肝胆系统疾病的患者,肝功能检查能够区分肝脏内、外科疾病并估计潜在的器质性疾病的严重程度。肝功能检查项目一般包括:血胆红素、碱性磷酸酶、AST、ALT、白蛋白、球蛋白等。

如果病史提示血液系统异常(肝硬化、瘀斑等),应进行血凝试验(血小板计数、凝血酶原时间、部分凝血致活酶时间)和外周血涂片检查。急腹症患者的血沉非特异性升高,具有诊断价值,但血沉正常也不能排除严重的外科疾病。

阿米巴病、伤寒或病毒性疾病的抗体滴度试验和血液学的特殊检查能够确诊一些特异性疾病,但需要在试验结果出来前采取相应的治疗措施。

B. 尿检查

尿检验简单易行并能够提供有用信息。肾功能正常的尿色加深或比重升高提示轻度脱水。高胆红素血症的尿液呈茶色,振荡时起泡沫。镜下血尿或脓尿提示输尿管绞痛或尿道感染(不需手术)。获得细菌培养和药敏试验结果后,要调整抗生素的治疗方案。浸片检查(白蛋白、胆红素、尿糖和酮体)能够提示急腹症的病因。对于有经期延迟的女性患者,应注意妊娠的确诊。

C. 粪便检查

胃肠道出血不是急腹症的常见症状,但是仍应常规检查粪便。隐血试验阳性提示黏膜病变,可由大肠梗阻、慢性贫血或肿瘤引起。

粪涂片可查出细菌、虫卵和寄生虫,并能证实血性或粘液性腹泻是否有阿米巴滋养体。怀疑有胃肠炎、痢疾、霍乱的患者,应行粪便培养。

▶ 影像学检查

A. 胸部 X 片检查

所有急腹症患者都有必要行胸部立位 X 片检查。胸部 X 片检查不仅是术前重要的准备,也能确诊膈上疾病(如肺底炎症、食管破裂)引起的急腹症。一侧膈升高或胸腔有渗出液可反映膈下病变。

B. 腹部 X 片检查

选择性采取仰卧位腹部平片。立位(或侧卧位)一般对诊断的意义不大,除外肠梗阻的情况。尽管 40% 患者的腹部平片呈异常,但仅一半具有诊断价值。腹部平片能够提供诊断价值的临床表现和症状包括:腹部压痛、腹胀、肠鸣音异常、腹部手术史、怀疑异物吞入、抑郁、高危病症,或怀疑有肠梗阻、肠缺血、内脏穿孔、肾或输尿管结石、急性胆囊炎等。腹部平片一般对阑尾炎和泌尿系感染的诊断价值不大。孕妇、已明确剖腹探查的患者、疼痛轻微并已缓解的患者不作腹部平片的检查。有经验的放射科医生能够提供许多有价值的诊断信息。当然,熟悉临场细节的外科医生也应该熟悉该患者的所有 X 线片。

注意观察空腔脏器的气体类型:膈下、胆管系统里的、肠外的游离或异常的气体类型。注意观察实体器官的轮廓和腹腔脂肪线及辐射透不过的密度。

肠内的异常气体提示麻痹性肠梗阻、机械性肠梗阻和假性肠梗阻。直肠壶腹外的弥漫性气体提示麻痹性肠梗阻,尤其伴肠鸣音消失时。气体膨胀是肠梗阻的一个基本特征。气 - 液平面常见于远端小肠梗阻和大肠梗阻并盲肠膨胀伴小肠扩张。结合临床所见,放射学上特异的结肠膨胀能够为中毒性巨结肠和肠扭转确立诊断(见图 30-15)。因长期急性阑尾炎或不典型阑尾炎位置引起的无力性肠梗阻的 X 片上常呈右下腹肠梗阻。这种放射片常会干扰那些既往无手术史的患者的诊断并使其倾向于阑尾炎或回盲部其他疾病(肿瘤、炎症)。约一半的缺血性结肠炎的结肠壁在 X 片上呈"指纹征"。异位胃或结肠的阴影可能是脾包膜下血肿的唯一征象。

膈下游离气体尤应注意。X 片与 80% 的溃疡穿孔患者的临床诊断一致。大面积的气腹见于结肠穿孔。

胆道系统内的气体提示胆 - 肠相通,例如自发性或手术引起的总胆管十二指肠瘘和胆石性肠梗阻。门静脉系统的气体征是门静脉炎的特征。肠祥之间的气体可能来源于小的局限性穿孔。

腰大肌缘模糊或肾阴影扩大提示腹膜后疾病。

不透 X 线的特征和位置提示胆道、肾盂、输尿管的结石,阑尾炎和主动脉瘤。盆腔静脉石较易鉴别。肠梗阻或胆道有气体时,移动的胆结石易被误诊为肠系膜结石而忽略了胆石性肠梗阻。

C. 血管造影术

如果怀疑腹腔内有肠缺血或进行性出血,应行微创经皮血管造影,或磁共振血管造影(MRA)。造影前不能有任何影响胃肠道造影结果的对比性检查。选择性内脏血管造影术是肠系膜梗塞的可靠的诊断方法。紧急血管造影术可发现肝腺瘤、肝癌、脾动脉瘤及其他内脏动脉瘤破裂。血管造影术能够确定严重下消化道出血部位,提供可能的诊断(如血管扩张、结节性多发性动脉炎),还可进行栓塞治疗。动脉造影术对于动脉瘤破裂和已出现明显腹部症状(腹膜炎)的患者的诊断价值较小。血管造影术严禁用于严重休克或败血症患者,同时也不用于已有剖腹探查或腹腔镜检查指征的患者。磁共振血管造影术可为亚急性或慢性肠系膜缺血背景下的主动脉、腹腔和肠系膜的脉管系统提供良好的诊断。

D. 胃肠道造影 X 片检查

胃肠道造影检查不能作为常规检查或筛选检查。只有当疾病需要通过对比进行确诊或治疗时才选择造影检查。如果食管、胃十二指肠穿孔而无气腹时,可以选择水溶性对比造影剂泛影酸胺。如果没有肠穿孔的临床指征,钡剂灌肠可以确定大肠梗阻的水平,并减轻乙状结肠扭转或套叠。当没有大肠梗阻的可能时,可以用钡剂贯穿小肠以确诊部分性小肠梗阻或十二指肠(或空肠)肠壁内的血肿,此时适宜保守疗法。

非创伤性的血尿,一般不采用急诊静脉尿路造影进行诊断。只有在膀胱镜检查和尿液标本染色和离心后的显微镜检查执行后,才可选择性地进行静脉尿路造影术。对于黄疸患者和可疑急性胆囊炎的患者,超声检查和二甲亚氨基二乙酸扫描(HIDA)已取代静脉胆管造影术。

E. 超声检查

腹部肿块和非溃疡性疾病和肠梗阻引起的上腹疼痛可行超声进行确诊。超声对于急性阑尾炎的确诊率约为80%。超声常用于妊娠、非典型阑尾炎、年轻女性的中下腹疼痛。彩色多普勒超声用于区分无血管的囊肿和扭转的包块及炎性和感染性疾病。老年人或体弱患者肠道内的大量气体,超声不易诊断时,可行 CT 扫描。CT 扫描适用于胰腺或腹膜后病损或局限性炎症(如,急性憩室炎)。

F. CT 扫描

CT 扫面适用范围广泛,结果快速易得,是急迫和紧急情况下的常规检查。对于没有剖腹探查和腹腔镜检查的腹痛患者,CT 扫描尤为重要。CT 扫描用于确定腹腔内少量游离气体,需要急诊手术(阑尾炎、卵巢脓肿)或延期手术(憩室炎、胰腺炎、肝脓肿)。如果 CT 扫描没有改变手术的决定,那么就不应改变或推迟患者的手术。

G. 放射性核素扫描

常规高效的 CT 扫描大大降低了放射性核素扫描的应用。肝 - 脾扫描,HIDA 扫描和镓扫描能够确诊腹内罕见位置的脓肿。放射性核素血池显像或锝 - 硫胶体扫描可以确定肠道慢性和间断性出血的来源。高锝酸盐可以显现 Meckel 憩室中异位的胃黏膜。

▷ **内窥镜检查**

直肠乙状结肠镜检查可用于怀疑患有结肠梗阻、肉眼血便、直肠肿块的患者,肠充气法注入少量气体。结肠镜检查可以减轻乙状结肠扭转,也可确定已经减退的下消化道出血的源头。胃十二指肠镜检查和内镜逆行胰胆管造影术(ERCP)可以选择性应用于亚急性炎症(如,胃炎,消化道疾病)及腹部无严重症状的患者。

▷ **穿刺术**

腹腔积液及抽出物含血性液体、胆汁、肠内容物等均为急诊剖腹探查的有力指征。另外,由特发性细菌性腹膜炎、结核性腹膜炎、乳糜腹引起的感染性腹水,一般不需要手术。黄体囊肿破裂的患者,可行后穹窿穿刺术。

腹腔细胞学检查(通过针管直接穿刺获得)或诊断性灌洗可以发现肿瘤和腹腔内的急性炎性疾病。穿刺术应用于影像学不能确诊或不能耐受剖腹探查的患者。

▷ **腹腔镜**

目前,腹腔镜既是一种治疗方法,也是一种诊断方法。腹腔镜检查可以鉴别诊断年轻女性的阑尾炎与非外科疾病(囊状卵泡破裂、盆腔炎性疾病或其他输卵管 - 卵巢疾病)。对于反应迟钝、年老和病情危重而症状与体征不符的急腹症患者,腹腔镜检查有利于尽早的治疗,同时避免了不必要的剖腹探查术。一旦确诊阑尾炎后,就可以在腹腔镜下切除阑尾。随着腹腔镜的应用增多,外科医生需要掌握更多更新的技术以治疗一些以前需要常规剖腹探查的疾病(如,粘连性肠梗阻)。

鉴别诊断

年龄和性别是鉴别诊断中两个非常重要的因素:肠系膜淋巴结炎的发病与年轻人的急性阑尾炎相似,育龄期妇女多有下腹疼痛的妇科疾病,恶性肿瘤和血管疾病多发于老年人。当地人群急腹症的病因反映了疾病的类型,了解当地内科疾病的常见病因有利于提高诊断的准确性。疾病早期的临床表现一般不明显,密切注意下面的观察项目:

(1) 一般急性腹痛超过 6 小时的患者都有外科的指征,需要住院治疗。局限性疼痛和压痛表明为外科疾病。由灌注不足引起的泛发性腹痛很少为有外科的指征。

（2）老年人最常见的急腹症原因是：急性胆囊炎、阑尾炎、肠梗阻、肿瘤和急性血管疾病。儿童约有 1/3 的病例为急性阑尾炎，其余几乎均为非特异性腹痛。

（3）急性阑尾炎和肠梗阻常在初诊时误认为非外科疾病。如果有败血症或炎性病变的征象，要首先考虑阑尾炎。阑尾炎是某些导致肠梗阻等特异的腹膜体征最常见的原因。约有半数的患阑尾炎的儿童有显著的红色面容（因血清素升高引起）。气阻征或 X 线示右下腹肠梗阻提示盲肠后位或回肠后位阑尾炎的可能。对既往健康的成人，如果病史持续超过 3 天，且不伴有发热、明显的触压痛、肠梗阻以及白细胞增高，则较少诊断为阑尾炎。

盆腔阑尾炎临床表现为轻微腹痛、呕吐、频繁的软条状粪便，此与胃肠炎的临床表现相似。盆腔阑尾炎的早期症状不明显，直肠和盆腔检查也未能有阳性结果。如果白细胞计数降低或淋巴细胞升高多提示胃肠炎。

妊娠期间的阑尾炎为非典型表现，延误诊治可使腹中胎儿死亡。妊娠期间可以耐受阑尾的切除，结果比阑尾穿孔要好！

（4）输卵管炎、月经紊乱、卵巢疾病、泌尿道感染增加了年轻女性患者急腹症诊断的难度。仔细询问月经史、进行盆腔检查和尿液分析有助于提高诊断的准确性。超声和妊娠检查也有助于提高诊断。与急性阑尾炎相比，急性输卵管炎一般疼痛时间更长，与月经周期相关，伴高热，下腹双侧痛，白细胞计数显著升高。

（5）肠梗阻的临床表现不典型或早期症状不常见，因而诊断时易被忽略。例如 Richter 疝、近端闭环小肠梗阻和早期盲肠扭转的呕吐、腹胀、气 - 液平面等临床表现可能会被忽略。

无手术史的老年女性患者的肠梗阻一般提示绞窄性股疝、闭孔疝或胆石性肠梗阻。股疝部位可能没有疼痛或压痛。仔细检查腹股沟及股部，重新做直肠指诊、盆腔检查和闭孔内肌试验。胆石性肠梗阻的典型临床表现是短暂轻微的上腹痛，几天后出现肠梗阻，通过不透光 X 线平片显示出胆道系统的结石影和气体轮廓。

（6）老年或心脏病患者持续严重的腹痛不伴有相应的腹膜刺激征或腹部 X 片未见异常时，可能为肠缺血的表现，检测动脉血 pH，方便的话做内脏血管造影。

（7）剖腹探查之前应认真考虑并排除引起急腹症的病因（表 21-6）。上腹痛见于心肌梗死、急性肝炎和肺部疾病（气胸、下叶肺炎、胸膜炎、脓胸、梗塞）。泛发的或转移的腹部不适可能为急性风湿热、结节性多发性动脉炎、急性间歇性卟啉病、急性胸膜炎或多发性脉

表 21-6　无手术指征的急腹症

内分泌代谢性疾病	感染及炎性疾病
尿毒症	脊髓痨
糖尿病危象	带状疱疹
阿狄森病危象	急性风湿热
急性间歇性卟啉病	Henoch-Schonlein 紫癜
急性血脂蛋白过多症	系统性红斑狼疮
遗传性地中海热	结节性动脉炎
血液病	**牵涉痛**
镰状细胞贫血	胸部
急性白血病	心肌梗死
其他血液病	急性心包炎
毒物和药物	肺炎
铅和其他重金属中毒	胸膜炎
麻醉剂脱瘾	肺栓塞
黑寡妇蜘蛛中毒	气胸、脓胸
	髋部和背部

管炎的其他类型。胁腹剧痛伴腹直肌痉挛及感觉过敏见于胸骨或脊神经压迫的骨关节炎。急性滑膜炎或髋关节疾病时，疼痛可放射到下腹部。胁腹部皮肤的麻刺感及针刺样感觉是带状疱疹出疹前的典型表现。

仔细询问病史及查体，可以鉴别出内科和外科的急腹症。首先，家族史可以提供线索。有时候，病史不具有典型性，全面的细察会发现异常的或者夸大的腹部外症状，从而为诊断提供线索。尽管疼痛严重时，很少出现局限性腹部压痛和不随意肌紧张，发热及相关的全身症状可能与疼痛程度不符，实验室检查和 X 线检查将会证实诊断，从而避免不必要的手术。

（8）注意住院患者因急性胆囊炎、急性阑尾炎和消化性溃疡穿孔而影响其他器官系统的功能。此时临床表现一般不典型，容易漏诊误诊并发症。

（9）探查术常因输卵管炎、肠系膜淋巴结炎、胃肠炎、肾盂肾炎及急性病毒性肝炎的误诊而执行，从而影响这些疾病的治疗。

（10）约 1/3 的急腹症患者的腹痛症状表现不典型，尤其是儿童。一般疼痛轻微、短暂并很少伴有其他系统症状，不需治疗可自行缓解。很多患者表现为误诊的病毒或细菌的轻度感染、肠易激综合征、妇科病、腹壁痛、精神性疼痛及寄生虫感染。

腹部探查的指征

手术需要诊断明确，但有时候也可在诊断明确之

前进行手术。表 21-7 列出了需要进行紧急剖腹探查或腹腔镜探查的指征。在急腹症患者中,年龄超过65岁的患者需要手术的约33%,而年轻人约15%。

对于诊断不明的右下腹持续疼痛的患者,可以剖腹探查。但是左下腹疼痛诊断未明时,很少需要剖腹探查,其病因可待选择性检查后明确。

表21-7 急腹症手术指征

查体发现

不随意肌紧张或强直,尤其当范围逐渐扩大时

逐渐加重的、或严重的局部压痛

伴有肌紧张或进行性加重的腹胀

有压痛的腹部或直肠肿块,伴有高热或低血压

直肠出血伴有休克或酸中毒

腹部阳性体征伴败血症征象(高热、白细胞计数显著升高或持续升高、神智变化、糖尿病患者糖耐量升高)

出血(休克、酸中毒、血比容下降)

可疑的缺血(酸中毒、发热、心动过速)

保守治疗后,病情恶化

影像学发现

气腹

肉眼可见或进行性加重的肠胀气

造影剂少量外渗

占位性疾病伴发热

血管造影后,发现肠系膜血管闭塞

内窥镜发现

穿孔或不能控制的出血

穿刺发现

血、胆汁、脓、尿及肠内容物

术前准备

初步诊断后,可给予局部镇痛药缓解疼痛。中等剂量的止痛药,既不掩盖疾病的体征,也不会掩盖病情的发展。事实上,腹肌痉挛缓解后有利于腹部肿块的暴露。如果给予大量止痛药,疼痛仍持续,说明需要外科手术治疗。

对重症患者的心肺复苏的方案应根据患者的血管内循环液体量和全身性疾病。药物应只限于基本需求。需要特别注意的是心脏药物、皮质类固醇类及控制糖尿病。

对重病患者进行心肺复苏应根据自己的血管内液体赤字和全身性疾病。抗生素用于感染性疾病和围手术期预防。

对于循环不足的患者应留置尿管。对于一些老年人,留置尿管可以减轻疼痛(如急性膀胱膨胀)或者使腹部相关的症状暴露。

诊断不明时,获得患者的知情同意书可能会有困难。这时,应审慎认真的和患者及其家属讨论可能发生的多阶段手术,短暂或长期的开口,阳痿或不育,以及为术后机械通气而置的插管。一旦诊断不能明确时,尤其是年轻、体弱或重症的患者,术前应向患者及其家属坦白确诊的难度和实施剖腹探查和腹腔镜探查的必要性,可以降低术后可能的麻烦和误解。

Kilpatrick CC, Monga M: Approach to the acute abdomen in pregnancy. Obstet Gynecol Clin North Am 2007;34:389.

Langell JT, Mulvihill SJ: Gastrointestinal perforation and the acute abdomen. Med Clin North Am 2008;92:599.

Lyon C, Clark DC: Diagnosis of acute abdominal pain in older patients. Am Fam Physician 2006;74:1537.

Nicolaou S et al: Imaging of acute small-bowel obstruction. Am J Roentgenol 2005;185:1036.

Rabah R: Pathology of the appendix in children: an institutional experience and review of the literature. Pediatr Radiol 2007;37:15.

Yu J et al: Helical CT evaluation of acute right lower quadrant pain: part I, common mimics of appendicitis. Am J Roentgenol 2005;184:1136.

Yu J et al: Helical CT evaluation of acute right lower quadrant pain: part II, uncommon mimics of appendicitis. Am J Roentgenol 2005;184:1143.

(周丽丽 李韧 译,李宗芳 校)

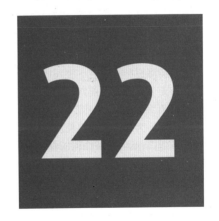

第 22 章　腹膜腔

腹膜及其功能

腹膜由间皮组织构成,贴附于腹腔表面称为壁层腹膜,覆盖于腹腔内脏器官表面的部分称为脏层腹膜。依据腹腔内脏器官之间的结构关系将腹膜腔划分为不同的间隙,可以形成不同间隙的脓肿(见腹腔脓肿)。腹膜是一种半透膜、其面积与体表面积相当,约 $1.7m^2$,其中约 $1m^2$ 的腹膜以不少于 500ml/h 的速度进行液体交换。通常游离的腹腔液不超过 50ml,这种漏出液有如下特点:比重 <1.016、蛋白质浓度 <3g/dl、白细胞计数 <3000/μl、具有补体介导的抗菌活性、少有纤维蛋白原相关的血栓形成。腹腔液体直接回流至横膈膜下淋巴系统。在这里,一些颗粒物质(包括直径达 20μm 以上的细菌)经由膈肌间皮细胞间孔和淋巴系统被清除,其余大部分进入右侧胸导管。

腹膜腔在通常情况下是无菌的,少量细菌可被及时有效地清除。如果严重或者是持续的腹腔污染超过了其防御机能,则导致腹膜炎的发生。组织损伤导致腹膜间皮内肥大细胞释放组胺和其他血管活性物质,使得血管通透性升高。富含纤维蛋白原的血浆渗出,提供补体和调理素蛋白,促进细菌的破坏。受损的间皮细胞释放组织促凝血酶原激酶,使纤维蛋白原转化为纤维蛋白,最终导致胶原沉积和纤维粘连形成。正常情况下,机体腹膜内的纤溶酶原激活物抑制纤维蛋白原转化为纤维蛋白,而炎症或感染可使纤溶酶原激活物失活。细菌脂多糖(内毒素)和细胞因子可以促进肿瘤坏死因子(TNF)的产生。反过来,TNF 可以引起纤溶酶原激活物抑制因子的释放,这种因子产生于感染的腹膜间皮细胞,可使纤维蛋白持续存在。纤维蛋白凝块将细菌沉积物包裹、阻断了引起脓毒症的内毒素来源,然而,这种隔离作用同时保护了细菌,使其免受杀菌机制的作用。

大网膜血运丰富、具有移动性,是由双层腹膜和其间的脂肪组成的皱襞,它参与对腹膜炎症和感染的控制。网膜的结构很适用于封闭内脏的漏口(如溃疡穿孔),使感染部位(如阑尾穿孔)局限化,为缺血性器官提供侧支血运。网膜清除细菌的功能包括:吸收小颗粒物质、释放吞噬细胞杀灭不受调理素作用的细菌。

腹膜的疾病和异常

急性继发性细菌性腹膜炎

▶ 病理生理学

腹膜炎是腹膜受直接刺激所产生的炎性反应或化脓性反应。胃肠道或泌尿生殖系统的穿孔、炎症、感染和缺血性损伤都可以引起腹膜炎。常见疾病见表22-1。继发性腹膜炎是由内脏和外源性(如穿透性损伤)

表 22-1　腹膜炎的常见病因

严重程度	病因	死亡率
轻度	阑尾炎	<10%
	胃十二指肠溃疡穿孔	
	急性输卵管炎	
中度	憩室炎(局部穿孔)	<20%
	非血管性小肠穿孔	
	坏疽性胆囊炎	
	多发性创伤	
重度	大肠穿孔	20%~80%
	缺血性小肠损伤	
	急性坏死性胰腺炎	
	术后并发症	

细菌污染所致。空腔脏器破裂是最常见的原因。无菌的胆汁或尿外渗可以引起轻度的腹膜刺激症状;如继发感染,则产生毒性作用,引起强烈的腹膜炎性反应。十二指肠溃疡穿孔时流进腹膜腔的胃液在数小时内基本保持无菌状态。在此期间,胃液引起化学性腹膜炎,同时伴有大量的体液丢失,如不及时治疗,将在 6~12 小时内发展为细菌性腹膜炎。腹膜腔内的液体稀释了调理素蛋白,削弱其对细菌的吞噬作用。此外,血红蛋白存在时,腹膜腔内生长的大肠杆菌能产生白细胞毒素,使白细胞杀菌活性降低。虽然机体的防御功能可以消除局部感染,可是,腹腔内的持续性污染必然会引起弥漫性腹膜炎,最终导致败血症和多器官功能衰竭。

影响腹膜炎严重程度的因素包括:污染细菌和真菌的类型、损伤的性质和持续时间、机体的营养状况和免疫状态。腹膜炎的严重程度因病因不同而异。清洁的(如近端消化道穿孔)或完全局限化的(如阑尾穿孔)污染进展成为弥漫性腹膜炎相对比较缓慢(12~24 小时),相反的,远端消化道或胆道炎症发生穿孔时,细菌能很快超过腹膜的防御能力,导致弥漫性腹膜炎的发生。细菌的这种严重毒性作用也是吻合口漏或污染所致术后腹膜炎的特征。对于机体免疫功能低下的患者,通常引起轻度腹膜炎的疾病可能导致威胁生命的脓毒血症。

▶ 致病微生物

腹膜炎所致的全身性败血症的严重程度取决于病原菌的毒力、细菌的数量、细菌增殖的持续时间和致病菌的协同作用。除了自发性细菌性腹膜炎外,继发性腹膜炎几乎都是由多种微生物所致,细菌培养有一种以上的需氧菌和两种以上的厌氧菌。微生物的特征与相应器官的细菌菌群分布一致。只要胃酸分泌和胃排空功能正常,近端消化道(胃、十二指肠)穿孔通常是一种无菌性或仅极少量的革兰氏阳性菌。远端小肠的缺血性损伤(如绞窄性)或穿孔所致的感染约 30% 是需氧菌引起的,10% 是由厌氧菌引起的。每克粪便含有 10^{12} 个细菌时具有极强的毒力。革兰氏阴性菌和厌氧菌培养阳性的是阑尾、结肠和直肠病变所致感染的特征。最主要的需氧菌包括革兰氏阴性的大肠杆菌、链球菌、变形杆菌和克雷伯杆菌属;厌氧菌有脆弱类杆菌、厌氧性球菌和梭形芽孢杆菌。肠道中需氧菌和厌氧菌的协同作用,使感染进一步加重。

▶ 临床表现

通过临床表现和实验室检查,对腹膜炎严重程度作出判断,进而决定是采取对症治疗还是手术治疗。

放射检查和其他检查详见第 21 章。

A. 症状和体征

腹膜炎的临床表现取决于感染的严重程度和持续时间,以及患者的年龄和一般健康状况。体格检查包括:①原发损伤所致的腹部体征;②全身性感染的表现。急性腹膜炎通常表现为急腹症,腹部体征包括腹痛、腹部压痛、腹部抵抗感和板状腹、腹胀、腹腔内游离气体和肠鸣音减弱,所有这些体征反映了壁层腹膜受到刺激或发生了肠梗阻。全身表现有发热、寒战、心动过速、出汗、呼吸急促、烦躁、脱水、少尿、定向障碍和难治性休克。休克是血容量减少和败血症合并多器官功能衰竭的综合效应。发生原因不明复发性休克时,应高度怀疑严重腹腔内感染可能。

腹部脓毒败血症的临床表现因患者的年龄和身体状况不同而异。婴幼儿和老年人以及长期体质虚弱、使用免疫抑制剂、应用皮质类固醇类药物或手术后的患者发生腹膜炎时,腹膜炎的体征不明显,临床上很难作出正确的判断。对于一些疑难病例和老年患者,行诊断性腹膜穿刺或诊断性腹腔灌洗术可能有益。当白细胞总数大于 $200/\mu l$ 时提示腹膜炎可能,这种诊断方法无假阳性结果,仅有极少数的假阴性误差。延误诊断是腹膜炎高死亡率的主要原因。

B. 实验室检查

实验室检查有助于判断腹膜炎的严重程度和指导治疗。血标本检查包括:全血细胞计数、血型检查、动脉血气分析、电解质、凝血全套和肝肾功能测定。而且,应该在抗生素使用前采集血、尿、痰液和腹腔液体标本进行培养。患者出现中毒症状时,血培养结果常为阳性。

▶ 鉴别诊断

临床上可见特殊感染(如淋球菌、阿米巴、念珠菌)类型的腹膜炎和无菌性腹膜炎。老年患者中,某些全身性疾病(诸如肺炎、尿毒症)亦可产生与肠梗阻或腹膜炎类似的症状。

家族性地中海热(周期性腹膜炎、家族性阵发性多浆膜炎)是一种罕见的与遗传相关的急性腹膜炎。这种疾病发生于有遗传背景的地中海人群。本病病因不清,临床表现为阵发性腹痛、压痛和反跳痛阳性、腹膜炎伴压痛和关节痛阳性。发热和白细胞增多也很常见。秋水仙碱可以预防发作,但是,急性发作时治疗无效。静脉滴注阿拉明 10mg 是一种诱发试验,可在 2 天内使患者发生腹痛。

在可疑的患者中,可以应用腹腔镜检查取代剖腹探查术。检查可发现腹膜炎性改变、腹腔内有腹水,但是,腹水涂片和培养结果往往为阴性。为了便于以后发作时排除阑尾炎,阑尾应该予以切除。长期的使用秋水仙碱治疗,可以预防晚期并发症如淀粉样变性和肾衰竭。

▶ 治疗

腹膜炎的治疗原则是纠正水电解质平衡紊乱、手术控制脓毒症和全身性应用抗生素。

A. 术前护理

1. 静脉输液 腹膜炎时大量的液体渗出到腹膜腔内,必须通过静脉输入适量的液体以补充丢失的体液。对于全身中毒症状明显、年龄较大或体质衰弱的患者,应该置入中心静脉漂浮(或肺动脉楔压)导管,并留置导尿管,维持体液平衡,连续测量体重,监测所需液体量。纠正血容量不足需要足够的平衡盐和乳酸林格液。快速静脉输液使血压恢复至正常,尿量达到令人满意的水平。组织和肾脏灌流正常且有尿时,开始钾的补充。对于贫血或合并出血的患者,应给予输血治疗。

2. 严重败血症患者的护理 对于发生了严重败血症的患者,在严密的护理下,给予心血管活性药物和实施机械通气是必要的。留置动脉导管有助于连续监测血压和采集血样。如果应用影响心肌收缩功能的药物,必须使用 Swan-Ganz 导管监测心脏功能的变化(详见液体复苏和脓毒性休克的防治第9、10和13章)。

3. 抗生素 采集体液样品培养后,根据培养的致病菌,立即静脉输注负荷剂量的抗生素。首选药物包括作用于革兰氏阴性大肠杆菌的第三代头孢菌素、氨苄青霉素 - 舒巴坦、替卡西林 - 克拉维酸盐、噻肟单酰胺菌素和亚胺培南 - 西司他丁;作用于厌氧菌的甲硝唑、林可霉素。使用一种、两种或三种药物联用并不重要,重要的是应该选用对厌氧菌和需氧菌都有一定作用的药物。初始剂量不足和剂量调整不当将导致治疗的失败。在使用氨基糖苷类药物时,必须定期检测药物的血浆浓度,因为肾脏损害是腹膜炎的特征之一,而且较低的腹腔 PH 值也可降低它们的活性。

如果患者持续有感染症状或者术后继发感染,有效的抗生素选择应根据细菌培养和药敏试验结果决定。抗生素应该连续使用,直至患者发热消退,白细胞计数恢复正常且分类计数小于3%。

B. 手术治疗

1. 脓毒症的控制 手术治疗的目的是:清除所有感染组织、处理原发病、防止晚期并发症的发生。除早期局限性腹膜炎外,腹部正中切口可以提供最佳手术视野。开腹后,应立即收集腹水和感染组织标本进行需氧菌和厌氧菌培养。经过全面探查腹腔,明确病变的范围,清除脓液及坏死组织。但常规的腹膜和浆膜彻底清创术不能提高患者的生存率。其次是处理原发病,包括切除(如穿孔的阑尾或胆囊)、修补(如溃疡穿孔)、引流(如急性胰腺炎)。有严重的脓毒症或小肠缺血时,试行肠吻合,通常会导致吻合口漏的发生。这时比较安全的方法是先行暂时性肠外置术,待数周后患者度过急性期,再将肠管回纳,行肠吻合术,伤口不应

一期缝合。对于严重污染的病例应该敞开切口,而对于污染不重的病例可行延迟缝合。

2. 腹腔灌洗 对于弥漫性腹膜炎,可用大量(>3L)的温热等渗晶体液进行腹腔灌洗,清除腹腔内污染物、血液和纤维蛋白凝块,减少腹腔内的细菌数量。灌洗液中加入抗生素(如四环素、碘伏)可以诱发粘连形成。而通过静脉途径应用抗生素,足以使腹腔中药物浓度达到杀菌水平。冲洗液中加入抗生素并无其他益处。况且使用加入氨基苷类药物的液体灌洗腹腔,可以产生呼吸抑制和复杂的麻醉效应,因为这类药物具有神经肌肉传导阻滞作用。完成腹腔灌洗后,必须吸净灌洗液,否则残留的灌洗液会稀释调理素,影响吞噬细胞的杀菌作用,使局部防御功能减弱。

3. 腹腔引流 对于已无脓液和坏死组织的腹腔进行引流是无效的,而且不可取。作为异物的引流管不仅会很快被包裹而失去引流的作用,而且提供了外源性污染的通道。发生弥漫性腹膜炎时,进行预防性腹腔引流,并不能防止脓肿形成,反而容易导致脓肿和瘘。引流主要用于局部的残余脓肿、有持续的腹腔污染或有可能(如瘘)导致持续性腹腔污染等情况。引流的适应证:局部有无法切除的炎性包块;不能自行闭合的脓腔。放置多根引流管,进行连续抽吸,可有效清除大量的腹腔内液体。少量的腹腔液体最好用闭式引流器(如 Jackson-Pratt 引流)进行引流。对于较大的厚壁脓腔,在腹腔的低位处放置几根较粗的烟卷式引流管,即可获得充分的引流。

发生严重的腹膜炎时,为了能有效的引流,有些外科医生将腹部切口完全敞开,使腹腔充分暴露。采用这种方法,需要加强护理,进行对症治疗以补充大量丢失的蛋白质和体液(第1天平均为9L)。但是,这种方法可能带来严重的并发症,比如自发性瘘管形成、伤口脓毒症、节段性结肠坏死和巨大切口疝形成等,因此这种方法现在已经很少使用。

一种替代方法是每隔1~3天探查一次腹腔,直至所有脓腔均被充分引流为止。使用这种方法时,为了避免复杂的操作,使腹腔开放和闭合更方便,可用一块带着尼龙拉链或搭扣的聚丙烯(Marlex)网临时闭合腹部切口,也可以使用一块塑料单(如 Bogota 袋)。在重症监护室,即使不用全麻也可以完成腹腔探查术。已获得的资料表明这种方法仅限于发生持续的(>48小时)严重腹腔内脓毒症并伴有多器官功能衰竭(高危脓毒症)的患者。一项前瞻性研究表明,常规开放式引流的死亡率(31%)和闭合式引流的死亡率(44%)间并不存在显著性差异。

4. 腹胀的处理 肠梗阻引起的腹胀常伴随着腹膜炎,小肠减压常有助于减轻腹胀。另一种方法是使

用一块塑料单（如 Bogota 袋）临时关闭腹腔，从而避免腹胀加重，腹内压升高，呼吸系统或肾脏的并发症（腹腔间隔室综合征）。如胃肠减压时间较长，尤其是对老年患者或伴有慢性呼吸系统疾病的患者，应行胃造口术。如果预期营养支持时间较长，应建立中心全胃肠外营养（TPN）通路或放置细空肠造口管（在近端肠损伤时）。

C. 术后护理

对于病情不稳定、衰弱的患者，必须采取包含通气支持的重症监护。保证重要器官灌流的血流动力学稳定是首要目标，可通过使用强心剂，液体和血制品支持来实现。腹膜炎严重时，抗生素需要使用 10~14 天。治疗有效者表现为组织灌流充足，尿量恢复正常，发热消退，白细胞计数降至正常范围，肠梗阻消失，精神状况逐渐好转。痊愈率与腹膜炎的持续时间和严重程度有关。

早期拔除所有不必要的导管（如动脉导管、中心静脉管、尿管和胃管）可以减少继发性感染的机会。当引流物减少或变为浆液性质时，应当拔除或更换引流管。过度的抽吸可在几天内导致漏出或者渗出出血。

随着逐渐意识到在含有杀念珠菌素、粪链球菌、铜绿假单胞菌、凝固酶阴性的葡萄球菌的近端肠道和继发的院内感染以及多器官功能衰竭之间存在联系，人们开始采用肠道营养支持和及时停用不必要的抗生素。

▶ 并发症

术后并发症是十分常见的，分为局部性和全身性的。伤口深部感染、残余脓肿、腹腔内脓毒症、吻合口开裂或瘘管形成，多在术后第一周被发现。持续性的高热、强心剂依赖、全身性水肿伴无法解释的大量液体需求、腹胀程度增加、长期的神志淡漠和虚弱或经过积极治疗后不见好转，这些常常是腹腔内残余感染的唯一症状。这时应彻底检查已经感染的导管，并行腹部 CT 扫描，行经皮局限性脓肿引流术或再次探查腹腔是必要的（见下一节）。

难以控制的脓毒症导致序贯性多器官功能衰竭的发生，影响呼吸、肾、肝、凝血及免疫系统的功能。如果不经手术处理原发脓毒性病灶并使用抗生素治疗，单纯的支持性治疗措施（包括机械通气，输血，胃肠外营养及血透）均是无效的。

▶ 预后

弥漫性腹膜炎的平均死亡率约为 40%（见表 22-1）。导致高死亡率的因素包括原发病的类型、发病的时间、治疗前相关的多器官功能衰竭、患者的年龄和发病前的健康状况。发生溃疡穿孔或阑尾炎、青壮年、细菌污染局限或早期诊断和手术治疗的患者，死亡率低

于 10%。发生在小肠远端或结肠穿孔和术后脓毒症的患者，往往年龄较大且合并其他疾病，细菌污染较严重，极易出现肾和呼吸系统功能衰竭，其死亡率可高达 50%。很显然，较差的生理指数（如 APACHE Ⅱ 或 Mannheim 腹膜炎指数）、心功能降低以及术前低白蛋白水平都提示患者病情危重，需要重症监护来降低死亡危险性。

腹腔脓肿

（一）腹腔脓肿

▶ 病理生理学

腹腔脓肿是腹腔内感染性体液的聚集产物。最常见的原因是胃肠穿孔、手术并发症、穿透性腹部创伤和泌尿生殖系统感染。脓肿形成的方式有两种：①内脏病变（如阑尾穿孔，克隆结肠炎或憩室炎）导致脓肿形成；②外源性污染导致脓肿形成（如术后膈下脓肿）。腹腔脓肿为弥漫性腹膜炎后遗症，弥漫性腹膜炎引起的腹腔脓肿约占 1/3。聚积于低位或局限于某一部位的渗出液继发感染时，形成肠袢间或盆腔脓肿。

包裹细菌的纤维蛋白，血凝块和中性粒细胞易导致脓肿形成。虽然病原菌与引起腹膜炎的细菌相似，但厌氧菌同样具有重要作用。实验表明，特别是在有辅助物（粪便或钡剂）存在的情况下，需氧菌（大肠杆菌）和厌氧菌（脆性杆菌 B）的混合感染，能够使腹腔内氧含量减少，pH 值降低，促进厌氧菌的增殖和脓肿形成。

▶ 脓肿部位

脓肿所在部位通常是根据腹腔外侧、盆腔以及横结肠和小肠系膜的自然分隔作用等腹膜腔的构型特征划分的。（图 22-1）。横结肠系膜以上的结肠上区广义上称之为膈下间隙（图 22-2A），这一区域可分为膈下（肝上）和肝下间隙。每侧的肝上间隙位于膈与肝叶顶部（膈面）之间，其后界是背侧的冠状韧带和三角韧带，前界在右侧是横结肠，在左侧是胃前壁、大网膜、横结肠、脾和肾结肠韧带。虽然每一侧的肝上间隙在肝膈面是连续的，但炎性粘连可使脓肿局限于间隙的前方或后方（图 22-2B）。镰状韧带将肝上间隙分为左右两部分。

右肝下间隙（图 22-2B）的上界是肝面和胆囊，下界是右肾和结肠系膜。肾向前凸出的部分将这一间隙分隔为前部（胆囊窝）和后部（Merison 隐窝）。

左肝下间隙也分为前后两部分（图 22-2C）。前部较小，位于肝左叶脏面和胃前壁之间，左侧膈下积液常蔓延至此；后部为小网膜囊，其前方是小网膜和胃后壁，后方是胰腺、十二指肠、横结肠系膜和左肾，且向后延伸至左三角韧带与膈附着处。小网膜囊经 Winslow 孔与右肝下间隙和右侧结肠旁沟相通。

结肠下区位于横结肠系膜下方，它包括结肠旁沟和盆腔（图 22-3）。在固定的左半结肠和右半结肠之间，

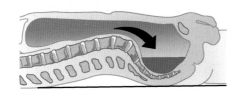

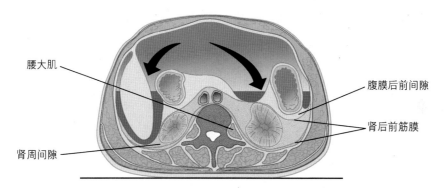

腰大肌

腹膜后前间隙

肾后前筋膜

肾周间隙

▲图 22-1　腹部侧面观(上)和横切面观(下)显示体液移动至腹腔下垂部位和腹膜后间隙的轮廓

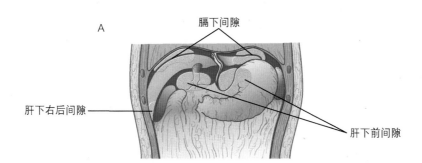

A

膈下间隙

肝下右后间隙

肝下前间隙

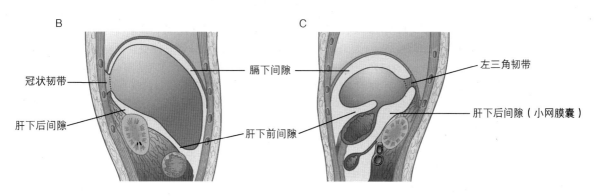

B

C

冠状韧带

膈下间隙

左三角韧带

肝下后间隙

肝下前间隙

肝下后间隙（小网膜囊）

▲图 22-2　膈下间隙
A. 前面观；B. 右侧观；C. 左侧观

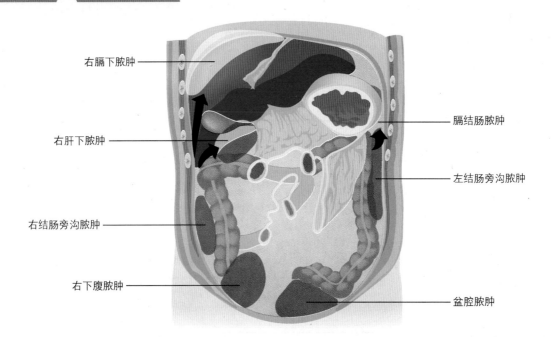

右膈下脓肿

右肝下脓肿

右结肠旁沟脓肿

右下腹脓肿

膈结肠脓肿

左结肠旁沟脓肿

盆腔脓肿

▲图 22-3 腹腔的结肠下区和常见脓肿部位

斜线状排列的小肠系膜根部将腹中区分为左、右结肠下间隙。两侧的结肠旁沟和下腹部均与盆腔相通。右结肠旁沟聚集物可向上蔓延至肝下和肝上间隙，而左结肠旁沟的积液受到膈结肠韧带的阻挡，不能扩散至左膈下区。

脓肿最常见的部位是下腹部，其次为盆腔，肝下间隙和膈下间隙（表 22-2）。

表 22-2 腹腔脓肿的常见部位和病因

部位	病因
右下腹	阑尾炎、溃疡穿孔、节段性肠炎
左下腹	结直肠穿孔（憩室炎、肿瘤、炎性肠疾病）
盆腔	阑尾炎、结肠穿孔、直肠穿孔、女性生殖系统脓毒症、术后并发症
膈下	胃、肝胆手术或脾切除术后并发症；溃疡穿孔；急性胆囊炎；阑尾炎，胰腺炎（小网膜囊）
肠袢间	术后肠穿孔

▶ 临床表现

A. 症状和体征

具有易感染倾向性的患者，均有可能发生腹腔内脓肿。对于接受抗生素治疗的患者，发热、心动过速和疼痛可能表现不明显或缺如。深部或后位脓肿的患者，身体状况似乎很好，可能仅表现为持续发热。还有一种情况也不少见，即近期有过腹部手术史或发生过腹腔脓毒症的患者出现持续性的肠梗阻且恢复缓慢，若白细胞计数升高，放射学检查发现异常时，均提示腹腔脓肿的存在。除了下腹部和盆腔脓肿，其他部位的病变很少可触及。膈下脓肿刺激相邻组织，可引起胸廓下部疼痛、呼吸困难、肩部牵扯痛、呃逆、肺下叶不张及膈下炎性积液。盆腔脓肿可引起腹泻、尿急尿频。手术后、有慢性疾病或糖尿病以及正在接受免疫抑制剂的患者极易发生脓毒症，且诊断比较困难。

发生序贯性多器官功能衰竭（主要是呼吸系统、肝和肾衰竭）或应激性胃肠道出血伴弥散性血管内凝血，高度提示腹腔内感染。

B. 实验室检查

白细胞计数增高、肝肾功能检查异常、高血糖和动脉血气分析结果异常是感染的非特异性征象。对于腹腔脓肿，术后系列血清溶菌酶（来自吞噬细胞）试验有较高的特异性，但是，目前没有广泛应用。另外，血培养持续阳性，表明腹腔内存在感染灶，子宫涂片检查发现淋球菌感染，对诊断输卵管脓肿具有特殊的价值。

C. 影像学检查

1. X 线检查 X 线平片检查，可以发现半数以上的脓肿。发生膈下脓肿时，胸片显示患侧膈肌抬高、胸腔积液、肺基底部浸润或肺不张；腹平片的异常包括肠麻痹表现、软组织肿块、气液平面、游离或斑块状气体、前腹膜或腰大肌轮廓消失以及内脏移位。这些表现多无特异性，但是可提示是否需要 CT 扫描。气钡双重造影由于容易受到干扰,现已被其他影像学技术所替代。水溶性的造影剂可以显示消化道穿孔脏器或胃周轮廓,以及更小的囊性病变。

2. 超声波检查　超声波检查诊断腹腔脓肿的敏感性大约为80%。检查时可见在超声波穿透部位,脓肿壁显示清晰,其内含液体或不同密度的组织碎屑。虽然肠道气体、其他内脏的干扰、皮肤切口和戳孔等均可能影响结果,使术后患者的检查效率下降,但这种方法操作简便,费用不高,只要检查结果是与临床表现相关,即可明确诊断。当临床上怀疑脓肿,尤其是位于右下腹、结肠旁沟和盆腔的病变时,超声检查最为适宜。

3. CT扫描检查　腹部CT扫描是最好的诊断方法,有极高的敏感性(>95%)和特异性。术后患者的腹部气体阴影和暴露的伤口不会干扰CT扫描,即使在超声检查显示不清的部位,使用该方法也相当可靠。脓肿表现为囊性聚集物,其密度测量值介于0和15衰减单位之间。静脉注射或向脓肿相邻的空腔脏器内滴注对比介质(如泛影葡胺),能够提高分辨率。厚壁肠袢比较集中部位的病灶或胸腔积液正好位于膈下脓肿正上方时,用CT检查明确诊断是比较困难的,正是由于这种缺陷,偶尔可使一个较大的脓肿漏诊。对于一些不明确的病例,可在CT或超声导引下行细针穿刺检查,可以鉴别无菌性积液和感染性积液。

4. 放射性核素扫描　用 ^{67} 镓柠檬酸盐或 ^{111} 铟标记自身白细胞进行扫描,现已很少应用。与其他方式相比,放射性核素扫描无法显示病变的实时动态,以及其解剖位置,并且有很高的假阳性率及假阴性率。

5. 磁共振成像(MRI)　扫描时间长,扫描中患者的难接近性和上呼吸道运动的影响,限制了MRI在上腹部脓肿检查中的应用。总的来说,CT扫描更可取。

▶ 治疗

治疗包括立即进行手术,充分引流脓肿,控制原发病,辅以有效抗生素。根据脓肿的部位和患者的情况,可采用手术或非手术方法引流脓肿。对于表浅、单发、定位准确的细菌性脓肿,如果无内瘘或含有难以引流的碎屑,经皮引流术是首先的方法。在CT或超声引导下,将穿刺针置入脓腔,吸出感染物并进行细菌培养,经穿刺针孔放置合适的引流管。

术后灌洗有助于清除坏死组织,并保持引流管通畅。但这方法不适于多发性或深部(尤其是胰腺)脓肿、有进行性污染的患者,真菌感染,脓液或坏死组织黏稠者。约75%的患者可行经皮引流术,单发脓肿的成功率大于80%,而多发脓肿的成功率小于

50%,实施引流术的放射科医生的技术和经验以及装置合适与否,明显地影响着引流的成功率,经皮引流术的并发症包括败血症、瘘形成、出血和腹腔内污染等。

开放引流术的适应证是经皮引流无效的脓肿及不适合经皮引流的病灶。这包括很多情况,如需要控制的持续性感染灶(如憩室炎或吻合口漏)。当没有持续污染的证据时,直接经浆膜外路径引流而不污染腹腔其他部位,只需较浅的全身麻醉或局部麻醉,手术创伤小。右前膈下脓肿可作肋下切口(Clairmont切口,图22-4)进行引流。肝上和肝下后间隙的脓肿可以通过后位切除第十二肋的切口(Nather-ochsner切口,图22-4)或侧腹膜外法(DeCosse切口)进行引流。大多数下腹部和腰部的脓肿都可以经侧腹膜外途径进行引流。有盆腔脓肿时,盆腔或直肠检查可触及使直肠或阴道变形的波动性肿块。如果经阴道或直肠前壁穿刺抽出脓液,最好在此切开引流脓肿。总之,直接探查时,必须确定所有脓肿已切开,置入Penrose引流管或负压引流管进行持续引流,直至感染消退。连续进行超声检查或其他影像学检查,能够显示脓腔的大小变化。

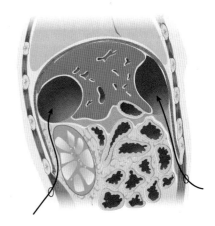

▲图22-4　到达右膈下间隙的腹膜外路径

肝下前间隙通常经腹腔引流,后位脓肿可经腹膜外路径进行引流

经腹腔探查的适应证是术前检查无局限趋势的脓肿。多发的或深部脓肿,发生肠外瘘或肠梗阻,前期引流失败者。术后患者发生多发性脓肿和持续的腹腔污染时,更需要进行腹腔探查。为达到充分引流的目的,应要加重视剖腹探查的重要性,但操作过程中可能使感染扩散至未污染部位。尤其对于没有局限病灶的危重毒血症患者。仅仅进行腹腔镜检查是不够的。

成功的引流术常可使患者的临床症状在3日内明

显改善。如果改善不明显,则表明引流不彻底,存在其他部位的脓肿或器官功能异常,这时应立即检查局部情况。再次行经皮引流或手术引流(在 24~48 小时内,根据病情的严重性)。未取得充分的改善并且延误了必要的检查,将导致更高的死亡率。

▶ 预后

严重的腹腔内脓肿的死亡率约为 30%。死亡与原发病的严重程度,延误诊断,多器官功能衰竭和引流不彻底有关。发生于年轻人的右下腹腔脓肿和盆腔脓肿通常是由穿透性溃疡和阑尾炎所引起的,如能及时诊断和治疗,死亡率小于 5%。而对于老年患者,由于常常延误诊断,使患者发生多器官功能衰竭的可能性增大,两个主要器官的功能失代偿时,死亡率超过 50%。休克是预后差的特异性征兆。膈下的、深部的和多发性脓肿通常需要手术引流。死亡率超过 40%。未经治疗的残余脓肿几乎总是致命性的。

Kim S et al: The perihepatic space: comprehensive anatomy and CT features of pathologic conditions. Radiographics 2007;27:129.

Kaplan M: Negative pressure wound therapy in the management of abdominal compartment syndrome. Ostomy Wound Manage 2004;50:20S.

Lubner M et al: Blood in the belly: CT findings of hemoperitoneum. Radiographics 2007;27:109.

Schimp VL et al: Vacuum-assisted closure in the treatment of gynecologic oncology wound failures. Gynecol Oncol 2004;92:586.

(二) 腹膜后脓肿和筋膜后脓肿

▶ 病理生理学

自膈延伸至盆腔的巨大腹膜后间隙可分为前后两部分(见图 22-1)。前部有位于后腹膜和肾周筋膜之间的器官(胰腺、部分十二指肠、升结肠和降结肠);后部有肾上腺、肾和肾周间隙。位于腹横筋膜后的间隙与筋膜后脓肿形成有关。

腹膜后脓肿较腹腔内脓肿少见,主要由邻近组织的损伤和感染引起。由阑尾炎、胰腺炎、后壁溃疡穿孔、节段性回肠炎、憩室炎和创伤引起的胃肠脓肿、肾盂肾炎所致的泌尿生殖系脓肿,骨髓炎和椎间盘间隙感染引起的脊柱脓肿均可导致腹膜后脓肿。

腰肌脓肿分为原发性和继发性两类。原发性腰肌脓肿不伴有其他器官的相关性疾病,是由潜在性病灶的金黄色葡萄球菌经血源性途径传播引起。主要见于儿童和年轻人,在不发达国家更为常见。继发性腰肌脓肿是由邻近器官的感染扩散所致,主要是肠病变,致病菌为多种微生物,最常见的病因是 Crohn 病。

化脓性细菌(如大肠杆菌、类杆菌属、克雷伯杆菌属等)已经取代分枝结核杆菌属,成为主要的致病菌。令人惊奇的是,半数以上的脓肿是由一种致病菌引起的。血培养、尤其是类杆菌属培养阳性,是预后不良的表现。

▶ 临床表现

尽管本病可能是无症状的,但是,伴有明显急性炎症性疾病的患者更容易发生腹膜后脓肿。发热、腹部疼痛或腰部疼痛是其显著特征,有时伴有厌食、体重下降、恶心和呕吐。发生腰肌脓肿时,患者出现髂腰肌阳性体征。此外,也可出现腹部、股部和背部疼痛。当患者主诉行走时髋部疼痛加重时,往往容易忽视对腰肌脓肿的诊断。鉴别诊断包括腹膜后肿瘤和血肿。放射性核素扫描、肠道对比检查和尿路造影是常见的初步检查项目。CT 扫描能更准确的显示这些病变。腹膜后出现气体是诊断腹膜后脓肿的依据。脓肿通常局限于特定的间隙,而恶性肿瘤则常破坏腹膜和筋膜屏障,并且累及骨骼。

▶ 治疗

仅仅全身性应用抗生素而不进行及时的充分引流会产生致命性的后果。除了多腔隙的胰腺脓肿外,很多腹膜后脓肿都能通过 CT 引导下的经皮穿刺抽脓和置管引流而解决。然而置管引流腹膜后脓肿的成功率低于腹腔内脓肿,其原因如下:①腹膜后脓肿通常分布于不同平面,呈卫星状而不是球形;②其腔内常含有坏死组织块,不易通过导管引流;③脓肿经常侵及邻近肌肉(如腰肌脓肿)。手术指征是经皮穿刺引流 2 天后临床表现无改善者。对于腹膜后上部和肾周脓肿,首选经侧腹膜外路径;盆腔的腹膜后脓肿,首选经肛门和尾骨之间的会阴骶骨前路径。对于腹膜后前部的脓肿,则必须剖腹探查,切除坏死或病变组织,清理脓腔,并进行彻底的引流。一般情况下,对腹膜后脓肿进行彻底引流比较困难,残余脓肿或脓肿复发极其常见(尤其是伴有节段性肠炎)。腰肌脓肿可侵及脊柱或髋骨,引起骨髓炎,也能蔓延过中线引起对侧的腰肌脓肿。

手术死亡率约为 25%。如果术后 3 日内体温仍高,则表明引流不通畅或脓毒血症持续存在,若不及时正确处理,将会危及患者的生命。

原发性腹膜炎

原发性(自发性)腹膜炎不伴有胃肠穿孔,主要是由细菌的血源性播散引起,偶尔是细菌直接穿透肠壁侵入腹膜腔所致。肝网状内皮系统的损伤和细菌通过中性粒细胞产生的外周损害会导致菌血症,从而使杀菌能力已经下降的腹水很容易受到污染。原发性腹膜炎大多数继发于肝硬化和低蛋白血症的进展期肝脏疾病。也可见于肾病综合征、系统性红斑狼疮或儿童期行脾切除的患者。源于肝硬化的原发性腹膜炎很容易复发,且常危及生命。

▶ 临床表现

与继发性腹腔炎相似,患者突然发热、腹痛、腹胀、出现反跳痛。约 1/4 的患者仅有轻微的或无腹膜炎症状。晚期肝硬化或肾病患者多出现临床和生化表现。白细胞增多，低蛋白血症，凝血酶原时间延长是特征性的检查结果。腹水检查有助于确诊：白细胞计数 >500，其中多形核白细胞 >25%，血性腹水白蛋白浓度 >1.1g/dl，血清乳酸浓度升高(>33mg/dl)，或腹水 PH 值下降(<7.31)均支持诊断。仅有 25% 的病例在革兰氏染色的图片上可见细菌。抽取腹水立即加入血培养基中。培养结果多为一种肠道细菌。其中最常见的是大肠杆菌，克雷伯杆菌属和链球菌。但是有报道称在免疫功能受损的患者中曾见到刺激单核细胞生产的李斯特杆菌。

▶ 治疗

预防性应用抗生素的作用还没有得到证实，诊断明确后，立即全身应用三代头孢菌素(如头孢噻肟)或β-内酰胺类的克拉维酸盐，同时进行支持治疗。在平均 50% 的死亡率中仅有 1/3 是由腹膜炎所致。出现胃肠道出血，肝性脑病和肾衰竭表示有多器官衰竭，是预后不良的征兆。

Troidle L et al: Differing outcomes of gram-positive and gram-negative peritonitis. Am J Kidney Dis 1998;32:623.

结核性腹膜炎

▶ 病理生理学

结核性腹膜炎占新患结核病例的 0.5%，是一种不伴有肺、肠、肾或输尿管活动性病变的原发性感染。病菌因为血源性途径播散或肠系膜淋巴结破溃后形成的腹腔内休眠期病灶复苏，一些病例表现为腹部以外的全身性感染。多发、细小、质硬、隆起、苍白色的结核结节散布于腹膜。是其特征性表现。盲肠结核瘤形成，淋巴结融合或网膜受累时，可触及腹腔包块。

本病好发于年轻人。尤其是女性，在结核病流行的国家更为常见。AIDS 患者特别容易发生肺外结核病。

▶ 临床表现

慢性症状(持续 1 周以上)包括腹痛、腹胀、发热、盗汗、体重下降和大便习惯改变。大约半数患者有腹水，尤其是患病时间较长者，腹水也可能是首发症状。1/3 患者可触及包块。鉴别诊断包括 Crohn 病、癌、肝硬化和小肠淋巴瘤等。1/4 的患者有急性症状，提示急性肠梗阻或腹膜炎，这些症状与阑尾炎，胆囊炎或溃疡穿孔的症状极为相似。

一半的患者有明显的腹部结核病灶。这是唯一有用的诊断线索。50% 的患者可能出现胸腔积液，腹腔穿刺术、腹腔镜检查和腹腔活检只适用于有腹水的患者。腹水的特点为蛋白质脓液 >3g/dl、血清与腹水的

蛋白差值 <1.1g/dl、白细胞计数中淋巴细胞显著升高。腹水培养(常用要数周)和直接涂片检查可以使 80% 的患者明确诊断。只有 PPD 实验出阳性(约 80% 的患者)时才有意义。血液和生化检验几乎毫无帮助，白细胞增多不常见，多数患者血沉加快。超声波检查或 CT 扫描发现高密度腹水或软组织块支持结核性腹膜炎的诊断。从流行地区的年轻患者，若有典型症状或有可疑影像学发现时应该进行诊断性腹腔镜检。这样可以避免腹腔探查术。

▶ 治疗

对于慢性患者，如诊断明确，首先非手术治疗。多数有急性症状的患者，只能通过剖腹探查术才能明确诊断。术中探查无小肠梗阻或穿孔时，只能腹膜或网膜结节活检术。尽管沿小肠存在着多处激惹区域，但结核病变粘连所致的梗阻通常发生于回肠远端和盲肠。对于小肠的局部病变。最好是切除病变段肠管并行一起吻合；而有多发的狭窄性病变时，则行侧旁路术或部分狭窄肠管成形术，以接触小肠梗阻。

一旦明确诊断或考虑可能是结核性腹膜炎时，应该开始联合应用抗结核药物。虽然治疗效果较好，但是术后必须使用异烟肼和利福平连续治疗 18 个月。

肉芽肿性腹膜炎

▶ 病理生理学

滑石粉(硅酸镁)、做手套润滑剂的玉米淀粉、纱布绒毛和手术用织物上的纤维均可使一部分行剖腹探查的患者术后 2~6 周发生明显的肉芽肿性反应(可能是一种迟发性变态反应)。由于现在外科医生常规在接触内脏前洗净手套，这种病已极少见。更少见的是，由于一些异物(如来自溃疡破口的食物或肠道蛔虫)的超敏反应而引起肉芽肿性腹膜炎。本病应与先天性的腹膜包裹或腹茧症进行鉴别。

▶ 临床表现

除了与低热不相称的腹痛外。还有恶心、呕吐、肠梗阻和其他全身性不适。腹部压痛通常是弥散性的但较微弱。如果发现有腹水，应抽取腹水检测有诊断价值的马耳他 + 字型淀粉颗粒。

▶ 治疗

诊断明确时，再次手术的意义不大，应该避免。只有当患者因出现了与术后肠梗阻或腹腔脓毒症相似的临床表现时，才需要再次手术探查。散布于腹膜和网膜的白色质硬的肉芽肿。很容易被误认为是肿瘤或结核病。只有活检才能证实为异物性肉芽肿。

如果怀疑为肉芽肿性腹膜炎，使用皮质类固醇或其他抗炎性药物进行治疗，病情能够迅速缓解。这种治疗本身就有诊断意义。临床症状缓解后，口服强的松替代静脉途径使用的甲基强的松龙，再治疗 2~3 周，

本病具有自限性,不会引起晚期的小肠梗阻。

腹水

(一)乳糜性腹水

腹腔内游离的乳糜的蓄积是一种罕见类型的腹水。大多数患者为成年人,其中中老年女性居多,且多伴有潜在的恶性肿瘤。这种恶性病变通常为淋巴瘤或胰癌(胰腺或胃),可导致淋巴管梗阻。外部创伤和手术(门体减压术、腹主动脉瘤切除术及腹膜后淋巴结切除术)中的失误所致的乳糜性腹水预后较好。合并先天性淋巴管异常的婴儿(通常 <1 岁)患者的发病率为15%。

▶ 临床表现

典型的临床表现为腹胀和腹痛并伴有模糊不清的全身症状。除了腹水外,体检还可见胸腔积液和外周的水肿。出现发热、盗汗、淋巴结肿大时,应怀疑可能是淋巴瘤。穿刺抽取乳白色液体即可确诊。腹水的外观与甘油三酯含量(>200mg/dl,平均为 1500mg/dl)之间仅存在大致的相关性。腹水的白细胞计数(多为淋巴细胞)平均为 1000/μl。低白蛋白血症、淋巴细胞减少贫血极为常见。

▶ 治疗

对自发的乳糜性腹水,主要是进行支持治疗而不是手术治疗。间断的进行腹腔和胸腔穿刺抽液,可以使临床症状缓解。而重复的穿刺抽液几乎不能控制乳糜渗漏,也有一定的危险。进行饮食治疗时,最初用低脂饮食辅以中链甘油三酯,后者通过门静脉而不是淋巴循环被转运。经过 1 个月左右的预期治疗,侧支循环形成,2/3 的婴儿患者的临床症状自然缓解。如果治疗无效,就应停止,代以全胃肠外营养。对于成年患者而言,最有希望的方法是通过放疗或化疗使产生乳糜性腹水的潜在癌(几乎是不能根治和切除的)消退。手术创伤所致的乳糜性腹水,通常会自然消失。

除了可切除的先天性乳糜囊肿,外科手术对治疗乳糜性腹水计划无能为力。对难治的创伤性乳糜性患者,在术前注射亲脂性染料或在术中进行淋巴造影,有时可以确切的显示皱襞的漏出点。术中应对于肠系膜上血管周围的小肠系膜根部仔细检查,因为这里有很多不连续的裂隙。对某些术后患者行腹膜静脉分流术,可以使腹水完全消退。其他尝试性手术,如小肠切除术和腹膜后清除术均无效。

(二)恶性腹水

晚期肿瘤所致的腹水是一种严重的并发症。通常需要住院治疗,肿瘤种植会刺激腹膜产生腹水,同时也抑制了腹水经隔淋巴管的吸收,如果肿瘤导致静脉或淋巴管梗阻。即使腹腔内无有力的肿瘤细胞,患者也会出现恶性腹水。60%~90% 的患者细胞学检查结果为阳性,而腹水中 LDH(>500IU/L)或 CEA 含量增高支持细胞学诊断结果,对细胞学检查阴性的患者,进行流式细胞技术分析,若发现非整倍体 DNA,即可明确诊断。

由于恶性腹水是终末期并发症,因此首先保守治疗,使用利尿剂(主要安体舒通)和化疗药物,根据病情必要时进行腹腔穿刺抽出腹水。

对保守治疗无效,预计可生存 2 个月以上的有症状患者,可以考虑进行腹膜静脉分流术(Denver 分流术较好)。如果腹水比较黏稠形成包裹,呈明显的血性或细胞计数明显升高,这时进行分流术是无效的。分流术最适合于乳腺癌、胃癌、卵巢癌或腹水细胞学检查阴性的患者。手术的并发症包括分流通道梗阻,弥散性血管内凝血(DIC)、体液过量和脓毒症。令人惊奇的是肿瘤播散极为罕见。尽管分流术使大约一半的患者临床表现明显改善,但很少有患者生存时间超过 6 个月。

Arroyo V et al: Complications of cirrhosis. II. Renal and circulatory dysfunction. Lights and shadows in an important clinical problem. J Hepatol 2000;32(1 Suppl):157.

Dugernier T et al: Ascites fluid in severe acute pancreatitis: from pathophysiology to therapy. Acta Gastroenterol Belg 2000; 63:264.

Heneghan MA et al: Pathogenesis of ascites in cirrhosis and portal hypertension. Med Sci Monit 2000;6:807.

Uriz J et al: Pathophysiology, diagnosis and treatment of ascites in cirrhosis. Baillieres Best Pract Res Clin Gastroenterol 2000; 14:927.

腹膜粘连

组织缺血、机械性创伤、热损伤、感染、辐射损伤和异物反应很容易导致粘连形成,这些有害的刺激使腹膜受损,诱发血清性炎性反应,导致纤维蛋白沉积。通常 3 天内,局部纤溶酶原激活物就开始将其溶解。腹膜受损后 5 天时,中胚层细胞发生转化,再生形成一层新的间皮,由于新生的间皮纤溶酶原激活物的活性低,使纤维蛋白不能完全溶解。刺激成纤维细胞增生,导致粘连形成。目前,粘连是急性或复发性小肠梗阻最常见的原因(见第 29 章),也是腹部和盆腔手术的长期隐患。但粘连也提供了有用的血管桥梁,促进了组织愈合,比如在肠吻合的缺血部位。

剖腹探查术后有 2/3 的患者发生粘连,特别是创面较大的手术,盆腔手术和多次的腹部手术更容易发生粘连。尸检发现,1/4 的患者有自发性粘连,这可能与亚临床炎症有关。术后粘连主要发生于手术部位的附近。网膜、小肠、结肠、直肠(按发生频率由高到低的排序)是最常见的粘连部位。矮胖的女性患者术后似乎更容易发生粘连。

▶ 预防和治疗

精湛的手术技术能避免浆膜损伤,减少粘连形成,但不能完全消除粘连,应该尽可能减少挤压、烧灼和大块组织结扎所致的缺血性组织创伤。在有张力的情况下，使盆腔底部再腹膜化并不能阻止粘连形成，相反有可能起了促进作用，事实上周围血供良好的腹膜将在 2 周内使裸露区再腹膜化。广泛的盆腔清扫术后，用网膜片或人工合成的可吸收或不可吸收材料（如 Goretex）覆盖腹膜缺损区也有益的。使用腹纱要小心，因为无论是用干腹纱还是湿腹纱，均可引起擦伤性浆膜裂伤。血液和异物只能诱发轻微的腹膜反应，而合并浆膜损伤时，则引起强烈的腹膜反应。严密止血极为重要，因为腹腔内的不凝血可使纤维蛋白增加，同时血小板能刺激浆膜产生炎症反应。手套上的淀粉，纱布上的绒毛和一次性手术单上脱落的纤维素可诱发剧烈的异物反应，应当注意预防这类污染。两种相似类型的无反应性缝合材料之间的差别并不重要，关键的问题是缝合材料的使用方法：大量的粗糙缝合远比对合良好的精细缝合形成的粘连多。与剖腹探查术相比，腹腔镜术后形成的粘连很少。

对于那些需要早期再次手术的，如临时性肠外置患者，透明质酸 - 纤维素溶酶膜（Sepra 膜）特别有用，它可以减少腹腔粘连的形成。

Beck DE et al: A prospective, randomized, multicenter, controlled study of the safety of Seprafilm adhesion barrier in abdomino-pelvic surgery of the intestine. Dis Col Rectum 2003;46:1310.

腹膜和腹膜后肿瘤

侵袭腹膜的肿瘤多是腹膜原发性肿瘤在腹膜上的继发性种植，某些少见的腹膜和腹膜后病变常伴有腹部包块和腹水，很容易与多发性肿瘤或慢性炎性腹膜炎混淆。

▶ 腹膜间皮瘤

这种罕见的原发性新生物来源于腹膜的间皮内衬。恶性间皮瘤多见于男性，患者有持续接触石棉的既往史，发病的潜伏期较长（平均为 40 年）。胸膜恶性间皮瘤比腹膜恶性间皮瘤多见，两者之比为 3∶1。患者的典型表现是体重下降、痉挛性腹痛、腹部膨隆或腹水所致的腹胀，有接触石棉的既往史。胸部平片显示，少于半数的患者有石棉肺的表现。与腹膜多发性肿瘤相比，间皮瘤含腹水较少，而腹胀比较明显，腹水的细胞学检查结果极少阳性。下腹部和腹部 CT 扫描可见腹水、腹膜和肠系膜增厚、胸膜斑和累及网膜与腹膜的软组织块。在超声或 CT 的引导下行多部位的细针穿刺抽吸活检和腹腔镜检能够确定诊断。对仍不能确诊的患者，需行电子显微镜检查以明确诊断。

为了明确诊断或因发生肠梗阻，通常需要对患者实施剖腹探查术。术中应切除局限性肿块，避免以后发生肠梗阻。本病晚期发生肝、肺转移。令人鼓舞的结果已有报道，即减瘤术后腹腔内以顺铂为主的联合化疗可延长生存期。据报道经过减瘤术、腹腔内顺铂和阿霉素化疗及全腹部放疗后，患者的生存期延长（超过 1 年）。发生于女性的恶性间皮瘤与囊性间皮瘤和分化好的乳头状间皮瘤不同，后者虽然易出现局部复发，但是恶性程度低，预后良好。

▶ 腹膜假黏液瘤

这种罕见的疾病是由卵巢或阑尾的低度黏蛋白性囊腺癌所引起的，肿瘤上皮细胞能分泌大量的黏液。它与良性的阑尾黏液囊肿不同，后者也能发生局部的黏蛋白沉积，但预后良好。疾病发展至晚期时，患者才出现腹痛和腹胀以及常见的间断性或慢性部分性小肠梗阻的表现。体重下降和肿瘤的其他表现则很少见。肿瘤脱落细胞可向两处种植：上腹部引流腹腔液体的部位（膈下面和网膜）和低位腹腔（盆腔和腹股沟）。远处转移和内脏受累都很少见。超声检查和 CT 扫描显示肝缘处的腹膜呈特征性扇形排列、钙化斑、腹水和低密度肿块。

剖腹探查时，术者应该尽可能的切除原发病灶，同时清除胶冻样黏液、切除大网膜、松解粘连、解除梗阻，通常还需要切除右半结肠。如果未发现原发病变，应该切除阑尾及（女性）卵巢。一些外科医生提倡根治性的腹膜切除术（包括脾切除、胆囊切除、阑尾切除、乙状结肠切除和子宫切除术），这样可减少潜在的微小播散。但是否会导致更高的发病率，还有争议。

目前的治疗主张早期采用腹腔内以氟尿嘧啶为主的辅助化疗。全身化疗通常是无用的。腔内辅助放射治疗也是需要的，尤其是对那些残余肿瘤的患者。若计划进行二次手术，或出现复发性肠梗阻需切除残余的肿瘤；或为减少腹水量，均需要再次探查腹腔。2/3 的患者最终死于局部或区域性病变。本病的 5 年生存率为 50%，10 年生存率为 30%。

Bijelic L, Jonson A, Sugarbaker PH: Systematic review of cytoreductive surgery and heated intraoperative intraperitoneal chemotherapy for treatment of peritoneal carcinomatosis in primary and recurrent ovarian cancer. Ann Oncol 2007;18:1943.

Esquivel J. et al: Cytoreductive surgery and hyperthermic intra-peritoneal chemotherapy in the management of peritoneal surface malignancies of colonic origin: a consensus statement. Society of Surgical Oncology. Ann Surg Oncol 2007;14:128.

Yan TD et al: Perioperative outcomes of cytoreductive surgery and perioperative intraperitoneal chemotherapy for non-appendiceal peritoneal carcinomatosis from a prospective database. J Surg Oncol 2007;96:102.

▶ 肠系膜和腹膜后囊肿

这种极少见的生长性病变通常为淋巴组织的异位囊肿，或为更罕见的卵巢黏液囊腺瘤。患者（其中 1/3 是儿童）有无痛性腹部包块，慢性腹痛或出现急腹症的表现。一般腹部的肿块比较大，呈圆形，表面光滑，质软，横向移动性较大。CT 或超声扫描以及胃肠道、泌尿系对比造影可显示囊性病变。鉴别诊断包括胰腺假性囊肿、小儿肠套叠、炎性囊肿和腹膜后肿瘤。剖腹探查或腹腔镜检可见，位于结肠系膜的囊肿呈浆液性，位于小肠系膜的囊肿呈乳糜性或血性。本病多为良性病变，行囊肿摘除术即可。如果病灶压迫小肠或影响血供，则需切除囊肿及部分小肠。腹膜后的囊肿难以彻底切除，很容易复发，因此需行造袋术。

肠系膜脂肪代谢障碍

现已报道的肠系膜脂肪代谢障碍（肠系膜脂膜炎）不足200例。这是一种可侵及肠系膜根部的慢性脂肪变性和纤维化性疾病，可导致肠系膜的弥漫性增厚或形成肿块。虽然病因不明，但可能是Weber-Christian病的局部表现形式。

患者通常为老年男性，临床表现为反复发作的腹痛、体重下降和小肠部分梗阻的症状。半数以上的患者左上腹部可触及不规则的硬块。CT或超声检查或随后的钡剂检查能够显示病变的范围。CT扫描可显示由脂肪和软组织构成的密度不均匀的肿块，这是本病的特征性表现。MRI检查提示病变呈纤维性和血管受累。病变只有在剖腹活检时才能确诊。手术切除既不可行亦无指征，偶尔为了缓解肠梗阻需行小肠侧侧吻合术。

多数患者的病变会自行消退。缩回性肠系膜炎是本病的一种比较严重的变异型，可引起肠系膜淋巴管和静脉梗阻而导致死亡。对于这类患者和病情恶化者，需要用皮质类固醇、环磷酰胺和硫唑嘌呤进行治疗。随访发现，这类患者淋巴瘤的发生率为15%。

腹膜后纤维化

这种疾病不常见，其特征为腹膜后组织的广泛性纤维化包裹。本病2/3以上是特发性的，其余继发于药物（如羟甲丙基甲基麦角酰胺和β受体阻滞剂）、腹膜后出血、动脉周围炎、照射、尿外渗、恶性肿瘤。纤维变性是动脉（尤其是主动脉）粥样斑块中渗出的不溶性脂质（蜡样质）的一种变态反应。泌尿系可能出现具有诊断意义的三联征：肾盂和输尿管（多为双侧）积水；输尿管向内侧偏移；L4-L5平面的输尿管明显受压。结缔组织包绕肠管可引起肠梗阻症状。患者多数为50岁以上的男性，临床表现为肾衰竭或梗阻性尿路病，侧腹部及腰部疼痛和脓尿常见。CT扫描显示腹膜后纤维化和同时存在的主动脉粥样化改变，提示了对本病的诊断。MRI能鉴别腹膜后纤维化与淋巴瘤或转移瘤。

停用可疑药物后病变会逐渐消失。

如发生了严重的输尿管梗阻，需要行肾造口术或输尿管成形术。试用强的松（30~60m/d）和免疫抑制剂治疗效果不肯定。这类药物应在术后早期出现明显的纤维化之前尽早使用。必要时需行剖腹探查术，术中可见（含有慢性炎性细胞的）增厚的橡皮样或纤维性斑块，同时应多处活检排除恶性病变。试行松解输尿管，用网膜包裹游离的输尿管以避免输尿管再次受压，这样做是有好处的。腹腔镜下输尿管松解术有时是可行的。只要没有潜在的恶性病变，本病预后较好。

Marcolongo R et al: Immunosuppressive therapy for idiopathic retroperitoneal fibrosis: a retrospective analysis of 26 cases. Am J Med 2004;116:194.

Marzano A et al: Treatment of idiopathic retroperitoneal fibrosis using cyclosporin. Ann Rheum Dis 2001;60:427.

Vaglio A, Salvarani C, Buzio C: Retroperitoneal fibrosis. Lancet 2006;367:241.

累及网膜的病变

感染

网膜在防止腹膜炎扩散方面发挥着重要的作用。慢性感染如结核病变可导致网膜炎症，局部包裹形成聚集增厚的炎性肿块。网膜的非特异性炎症通常是网膜扭转的后遗症，可引起轻微的腹痛。

扭转和梗死

如果网膜的游离部分粘连固定或嵌入疝囊内，就会发生原发性（自发性）网膜扭转。网膜蒂扭转能阻断血供，导致网膜缺血性坏死。网膜梗死也可继发于腹部创伤和血管性病变如结节性动脉炎。食管旁的网膜突出酷似纵隔脂肪瘤，很可能就是食管裂孔疝。

网膜扭转的临床表现为急性腹痛伴有恶心、呕吐。腹部压痛局限于网膜受累部位，多位于右侧腹部，但是远离麦氏点（McBurney）。1/3的患者可扪及活动性的有触痛包块。这些表现提示可能发生了急性阑尾炎或胆囊炎，但这并不是这两种疾病的典型临床表现。出现这些临床症状时，通常需行剖腹探查术。术中可见腹腔内有血性腹水，阑尾正常，网膜有出血性坏死。切除坏死部分的网膜，本病即可治愈。

网膜的肿瘤和囊肿

累及网膜的肿瘤大多数继发于腹腔内的恶性肿瘤，其中最常见的是胃肠和卵巢的腺癌。在行剖腹探查术时，有时可发现原发性腹膜囊肿或血管异常，这种病变很容易切除。

（卜王军　王志亮　译，李宗芳　校）

第23章　胃与十二指肠

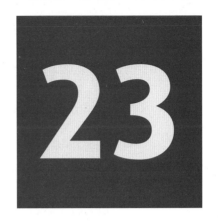

I. 胃

胃从食管接受食物,有4个功能:①作为一个容器可以在间隔数小时后进食一定量的食物;②食物在胃里混合、磨碎,然后根据胃的化学环境和纹理将食物成团输送至十二指肠;③蛋白和碳水化合物的初步消化在胃里;④胃黏膜吸收少量营养物质。

解剖

胃的解剖结构见图23-1、图23-2、图23-3。

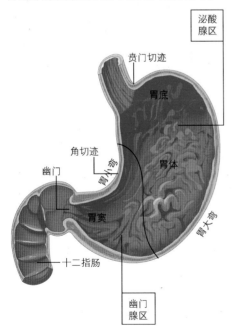

▲图23-1　胃各部分名称

从胃小弯到胃大弯的划线是泌酸腺区与幽门腺区的大致分界,胃窦与胃体之间没有明显的界限,胃底是贲门与食管的结合部

胃-食管交界区叫做贲门。胃底在胃-食管交界区的头侧。胃体是胃的中心部分,以胃角切迹为界和幽门窦分开,胃角切迹是胃小弯侧靠近副交感神经"鸦爪"神经末梢的部分。幽门是胃和十二指肠之间的分界。

胃体腺区在胃-食管交界区的小段内。从组织学来说,它包括黏膜分泌细胞,也可以看见很少的壁细胞。泌酸腺包括壁细胞(泌酸细胞)和主细胞(图23-2)。因为存在一个1~1.5cm的过度跨越区,泌酸区和幽门腺区的界线很分明。幽门腺区组成了胃远部30%的区域,幽门腺包括产生胃素的G细胞。黏膜细胞在泌酸腺和幽门腺区常见。

与胃肠道的其余部分一样,胃壁肌由外纵形肌和内环形肌组成。另外有不完全的斜形纤维内层,主要位于小弯侧,但不如其他两层肌丰富。

血液供应

胃和十二指肠的血供见图23-3,胃左动脉供应胃小弯并与肝动脉的分支胃右动脉的分支相连。在60%的人中,胃后动脉从脾动脉中1/3发出且终末支分布于胃体和底部的表面。胃大弯侧由胃网膜右动脉(胃十二指肠动脉的分支)和胃网膜左动脉(脾动脉的分支)供血。胃大弯侧中部是相当此血管弓的胃支改变方向的部位。胃底沿着大弯侧是由脾动脉和胃网膜左动脉的分支胃短动脉供血的。

十二指肠由胰十二指肠上下动脉供血,它们分别是胃十二指肠动脉和肠系膜上动脉的分支。胃含有丰富的黏膜下血管。胃的静脉血分别回流至冠状静脉、胃网膜静脉和脾静脉,然后进入门静脉。胃的淋巴回流,主要伴随于动脉,一定程度上决定了新生物的转移方向。

神经分布

胃的迷走神经分布见图23-3,通常两条迷走神经主干紧贴于食管肌穿过食管裂孔。在胚胎发育时期,

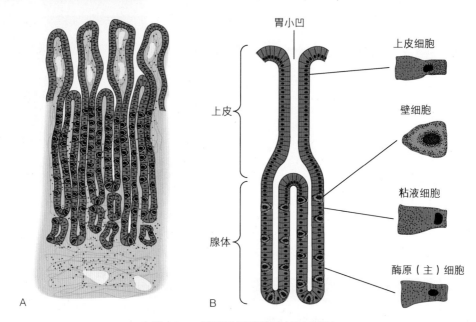

▲图 23-2　泌酸腺区黏膜的组织学特征

每一个胃小凹有 3~7 个胃腺区的开口。A. 腺体的颈部有许多黏液细胞,泌酸细胞(壁细胞)大多位于腺体的中部,胃蛋白酶细胞(主细胞)主要位于底部,B. 根据胃黏膜的显微摄影绘图

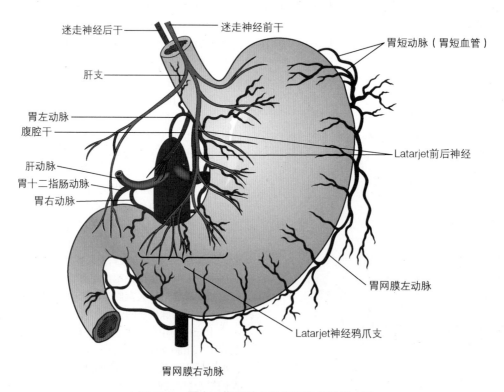

▲图 23-3　胃十二指肠的血供和副交感神经支配

此神经一般位于食管和胃的左右两侧。当前肠旋转时,胃小弯转向右,胃大弯转向左,迷走神经相应的随着转变了位置,因此,右迷走神经支配胃的后壁而左迷走神经支配胃前壁。大约90%的迷走神经是感觉传入纤维,剩下的 10% 是传出纤维。

在胃和食管连接的区域,两根神经均开始分支,前干分出一小支经小网膜到肝,后干的分支供给腹腔丛的纤维,支配其余胃肠直至横结肠中部。两根神经在发出胃外支后,均发出纤维直到胃的表面,另一些沿胃小弯后神经支配胃的远端。如图23-3所示,有些迷走神经纤维通过腹膜丛伴随胃左动脉上行。

迷走神经干的节前运动纤维与位于纵行及环形肌肉之间的 Auerbach 丛(肌肠丛)的节细胞相连接,节后胆碱能纤维分布到平滑肌细胞和黏膜细胞上。

胃的肾上腺素能神经纤维由来自腹腔丛伴随动脉血管行进的节后纤维组成。

生理学

▶ 胃运动

贮存、混合、磨碎和有节制的排空是通过胃肌完成的。蠕动波起自胃体并传向幽门,胃的平滑肌在胃窦部增厚,其相应的收缩力增强可被远端胃感知。虽然幽门有括约肌作用,但正常情况下它能允许往复运动的食糜少量地通过连接处。

把电起搏器放置于胃底近大弯侧肌层中,给予常规(3 次 / 分)电脉冲(定步电位,基础电节律),它可通过幽门外纵肌层。并不是每次脉冲都能产生蠕动性的收缩波,但脉冲可决定最大蠕动速率。蠕动的速率由下面提到的一系列刺激来控制,每次收缩伴随着环肌的相继去极化,是定步电位到达的结果。

蠕动性收缩在窦部比体部强,且越向前端蠕动收缩速度越快。通过蠕动,胃内的食糜被挤入漏斗形的胃窦,前进波的强度和幽门关闭的程度决定每次蠕动波推入十二指肠的容量。推入胃窦的大部分胃内容物在幽门关闭和胃窦腔内压力升高时被倒推回去,每一次胃蠕动波可使 5~15ml 食糜进入十二指肠。

排空状态下胃的容积仅有 50ml,通过一种叫做容受性舒张的作用,胃可容纳约 1000ml,而腔内压不升高。容受性舒张是一种由迷走神经反射传递的主动过程,在迷走神经切断术后会消失。餐后,由于扩张刺激而产生蠕动。其他许多因素对收缩的速度和强度及胃排空的速度有正负两方面的作用。来源于胃的迷走神经反射对蠕动有促进作用,食物的性质和容量对胃的排空起调节作用,小颗粒比大颗粒食物排空快,以为胃将大颗粒的食物研磨。食物的渗透压和化学结构由十二指肠感受器监控,若渗透压大于 200mosm/L,会产生一个长迷走神经反射(肠胃反射),延时排空。胃泌素可使胃排空延迟,是唯一具有排空生理作用的循环胃肠激素。

▶ 胃液

在禁食情况下,胃液的分泌量介于 500~1500ml/d 之间,每餐后,胃可分泌约 1000ml 胃液。

胃液的组成如下:

A. 黏液

黏液是泌酸腺区和幽门腺区的黏液细胞产生的由多种糖蛋白组成的不均匀混合物。黏液是氢离子弥散的一个微弱屏障,且可能会保护胃黏膜;它也是一种润滑剂,并阻碍胃蛋白的弥散。

B. 胃蛋白酶原

胃蛋白酶原是由泌酸腺区(和幽门腺区的一小部分)的主细胞合成,并以可见的颗粒储存。虽然胃泌素和促胰液素也有作用,但是迷走的或是壁内的胆碱能类刺激是最强的促胃蛋白酶分泌的因素。当 pH 降至 5.0 以下时,酶原前体被激活,这一过程是由大分子上断裂出一个多肽片段引起的,胃蛋白酶可裂解肽键,特别是那些含有苯丙氨酸、酪氨酸或者亮氨酸者,最佳 pH 为 2.0。pH 大于 5.0 时,胃蛋白酶活性消失;pH 大于 8.0 时,分子发生不可逆的变性。

C. 内因子

内因子是一种由壁细胞分泌的黏蛋白,与食物源性的维生素 B_{12} 结合,可大大增加该维生素的吸收。吸收是一个主动的过程,在回肠末端进行。壁细胞排出氢离子的刺激可使内因子分泌增加。恶性贫血的特征是壁细胞黏膜萎缩,内因子缺乏和贫血。亚临床维生素 B_{12} 缺乏,可在减少胃酸分泌的手术后发生,这些患者 Schilling 试验的异常结果可经过应用内因子治疗而改变。全胃切除术后要依赖肠外供给维生素 B_{12}。

D. 血型物质

75% 的人分泌血型抗原于胃液中,其特征由遗传因素所决定。与无分泌者相比,他们的十二指肠溃疡发生率较低。

E. 电解质

胃酸分泌的独特之处是含有高浓度的盐酸,是壁细胞的一种分泌物。分泌时,随着氢离子浓度升高,Na^+ 相应的降低,K^+ 保持相对稳定(5~10meq/L),Cl^- 浓度保持在近于 150meq/L,在不同的分泌速度下,胃液保持等渗。

▶ 壁细胞和胃酸分泌

胃内壁细胞泌酸的几个关键问题在图 23-4 中说明。泌酸开始时,壁细胞顶部的细胞膜形态明显变化。静止期壁细胞顶部的细胞膜有内折,称为分泌小管,其上排列着微绒毛。在细胞浆中有多个膜性结构的囊管和线粒体。在刺激作用下,分泌小管膨胀,微绒毛变细变长,充满微丝,细胞浆中的囊管结构消失。泌酸的质子泵结构在细胞静止期位于囊管中,而受刺激时位于泌酸小管中。

基底部外侧的细胞膜上有泌酸激活物的受体,并将 HCO_3^- 转运至膜外以平衡顶部细胞膜分泌出来的 H^+。基底外侧的细胞膜还有主动摄取 Cl^- 和 K^+ 的作用,膜结构的受体可分为组胺类(H2 受体)、胃泌素和乙酰

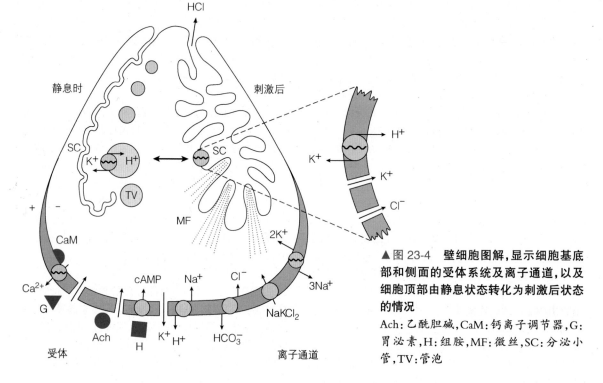

▲图 23-4　壁细胞图解,显示细胞基底部和侧面的受体系统及离子通道,以及细胞顶部由静息状态转化为刺激后状态的情况

Ach:乙酰胆碱,CaM:钙离子调节器,G:胃泌素,H:组胺,MF:微丝,SC:分泌小管,TV:管泡

胆碱受体。一般认为细胞内的第二信使 cAMP(环磷酸腺苷)是组胺的第二信使,而 Ca^{2+} 是胃泌素和乙酰胆碱的第二信使。

细胞顶部膜的泌酸功能是由膜结构的 H^+/K^+-ATP酶(质子泵)来完成的,H^+ 被泌至胃腔与 K^+ 进行交换。

▶ 胃和十二指肠的黏膜屏障

健康的胃和十二指肠黏膜有承受腔内高浓度胃酸防止潜在损伤的机制。这些机制被破坏可导致急、慢性溃疡。

胃黏膜表面被覆着黏液,并分泌 HCO_3^- 以中和 H^+。在黏液层的保护下,黏液表面的 pH 远远高于胃腔内。HCO_3^- 分泌可被 cAMP、前列腺素、拟胆碱药、胰高血糖素、CCK 和尚未确定的反泌功能激素所激活。抑制 HCO_3^- 分泌的有非类固醇抗炎因子、a 肾上腺素能激动剂、胆汁酸、乙醇和醋氮酰胺。胃腔内 H^+ 的升高可增加 HCO_3^- 的分泌,可能由组织内的前列腺素介导。

胃黏液是一种由高分子糖蛋白和 95% 的水组成的凝胶。由于它形成了一个非流动层,使其下的黏膜能保持一个比胃液高的 pH,而且是阻止胃蛋白弥散的屏障。在胃黏液层表面,胃消化液持续消耗黏液,在其底层的黏液细胞又持续地补充着黏液。现在认为,胃酸是经胃腺体表面黏液稀薄的小点进入胃腔的。黏液的分泌是被胃腔内的酸及胆碱能激活剂所激发的,非甾体类抗炎药可破坏黏液层,局部的前列腺素 E2 可增加黏液层。

机械或者化学因素而导致黏膜损伤,可以迅速的由邻近的正常黏膜匍行覆盖而修复。实验提示增加黏膜滋养面的 HCO_3^- 可以加快这个过程,这个重要现象还没有被彻底的研究。

十二指肠黏膜的防御过程与胃的相类似:能够增加分泌碳酸和黏膜,加快黏膜损伤后的快速修复能力。

▶ 胃酸分泌的调节

胃酸分泌的调节可以通过刺激和抑制胃酸分泌的因素进行。这些因素之间相互作用,在空腹和餐后决定着胃酸的分泌水平。

A. 刺激胃酸分泌的因素

胃酸分泌的过程常常被描述为进餐刺激产生的三个时相。下边,将这三个时相分别讨论来更方便进行叙述。

1. 头相　对大脑的刺激可以引起迷走神经的输出活动,增加胃酸的分泌。看到、闻到、尝到甚至想到引起食欲的食物,都会引起这种反应。这种反应完全由迷走神经传递,迷走神经切断后就会消失。对迷走神经的刺激可以直接作用于壁细胞而增加胃酸的分泌。

2. 胃相　到达胃的食物(主要是蛋白质水解物和疏水性氨基酸)可以刺激胃窦部分泌胃泌素。胃扩张后有相类似的效果,但较弱。在胃中的食物可以起迷走神经的长期兴奋,通过迷走神经冲动传递到中枢神经系统,并返回刺激壁细胞。胃相的第三部分涉及壁细胞区的扩张对胃泌素的敏感性,这种敏感性可能是因为局部区域内胆碱能神经反射导致的。

3. 肠相 刺激胃酸分泌的肠相作用的研究还不多,各种实验已有证据显示存在于小肠中的食物能分泌一种体内因子,称为肠泌素,从而促进胃酸的分泌。

B. 抑制胃酸分泌的因素

如果没有抑制胃酸分泌因素系统的调节,无控制的产酸将会是一个严重的临床问题。在一些干扰抑制胃酸分泌因素的手术(如毕Ⅱ式胃切除仍保留胃窦)后可能会引起胃酸分泌的增加。

1. 抑制胃窦 无论什么样的刺激,当胃窦部 pH 低于 2.50 时都会抑制胃泌素的释放。当 pH 低于 1.20 时,胃泌素的释放几乎完全被阻断。如果壁细胞黏膜与胃窦黏膜的正常关系发生变化,胃酸将不经过产生胃泌素的部位,从而增加血清中胃泌素的水平,伴有明显的酸刺激作用。胃窦细胞内的生长抑素具有抑制胃泌素释放的生理作用(旁分泌功能)。

2. 抑制肠道 肠道参与胃泌素分泌的调节时通过产生抑制胃酸分泌及抑制壁细胞作用的激素来完成。在实验而非生理情况下,肠促胰液素可阻断胃酸的分泌。肠道内的脂肪是影响胃泌素释放和胃酸分泌重要的抑制剂。生长抑素和 GIP 不是由肠道内食物引起释放的,但可能作为抑制剂。肠抑胃素这个名字是为了表示那些作用尚不明确但可能引起作用的激素。

▶ 胃生理功能的综合作用

摄入的食物和唾液淀粉酶混合后到达胃,刺激胃酸分泌机制被激活,血清中胃泌素水平增加,平均浓度从禁食时的 50pg/ml 升到 200pg/ml,进食后 30 分钟达到高峰。胃腔内的食物暴露于胃黏膜表面的高浓度的胃酸和胃蛋白酶中,食物按照到达的顺序呈层状排列,但脂肪往往浮到最上边。胃窦是混合作用最强的部分,因此,胃窦内的食物比胃体内的食物具有更均匀的酸性,胃体中央部分的食物维持较长时间的酸性,使淀粉酶保持更长时间的活性。

蛋白质仅有 5%~10% 在胃内完全消化,碳水化合物的消化可达到 30%~40%。由舌产生的一种脂肪酶仅在胃内对脂肪进行初期的分解。

食物的容量和成分,渗透压和酸度,以及脂肪的含量可以决定胃内容物送入十二指肠的速度。胃内瘦肉、土豆和蔬菜等食物在 3 小时后排空,含有大量脂肪的食物可能会在胃内停留 6~12 小时。

Calam J, Baron JH: ABC of the upper gastrointestinal tract: pathophysiology of duodenal and gastric ulcer and gastric cancer. BMJ 2001;323:980.

消化性溃疡

消化性溃疡是酸性食物对易受损的上皮侵蚀的结果。根据不同情况,可能发生在食管、胃、十二指肠、胃空肠吻合术后的空肠或回肠 Meckel 憩室的异位胃黏膜等处。第一次使用消化性溃疡这个名词时,认为最重要的致病因素是胃液的消化作用。此后的资料证实酸是一个主要的致损伤因子。事实上,如果胃液中不含有酸,(良性)消化性溃疡是不可能存在的。对胃酸作用的认识,已经使内科治疗溃疡的主要方法改为应用 H₂ 受体阻滞剂,减少胃酸分泌的手术作为外科治疗溃疡病的主要手段。在十二指肠和胃溃疡的情况下,幽门螺杆菌已经寄生并削弱了此处的黏膜。直接针对幽门螺杆菌的治疗可明显提高十二指肠溃疡的治疗效果。

据估计,约有 2% 的美国成年人或有活动性消化溃疡病,约有 10% 的人在一生中将患此病。男性发病率是女性的三倍。在年轻患者中,十二指肠溃疡发病率是胃溃疡的十倍,但在老年患者中,男女发病率大致相等。可能是因为幽门螺杆菌感染率下降的结果,消化性溃疡发病率至少比二十年前降低了一半。

一般来说,消化性溃疡可能会引起下列四种症状:①疼痛:最为常见;②出血:可能是黏膜下层或者溃疡加深侵蚀肠外血管的结果;③穿孔:当溃疡穿透肠壁全层,没有其他脏器封闭溃疡,就会形成穿孔;④梗阻:可能由于炎性水肿和瘢痕所致,最易发生在幽门或胃食管交界处,因为此处管道狭窄。

十二指肠溃疡和胃溃疡的临床表现及预后有很大的不同,故分别论述。

十二指肠溃疡

 诊断要点

▶ 上腹部疼痛,可在进食或服用抗酸剂后缓解
▶ 上腹部压痛
▶ 胃酸分泌正常或增加
▶ 上消化道 X 线造影或者内窥镜检出溃疡病征象
▶ 有幽门螺杆菌感染的证据

▶ 概述

十二指肠溃疡可发生在任何年龄,但以青年和中年(20~45 岁)最为常见。男性多于女性。约 95% 的十二指肠溃疡位于距离幽门 2cm 范围内的十二指肠球部。

大量研究表明,幽门螺杆菌是十二指肠溃疡病的主要病因。这种微需氧的革兰氏阴性弯曲杆菌,可在

90% 的该病患者的十二指肠胃上皮化生斑上发现。此杆菌停留在黏膜表面而不侵入，它可以通过释放脲酶或者其他毒素使十二指肠更易受到胃酸和蛋白酶的损害。

消化性溃疡病的流行病学反映了幽门螺旋杆菌感染在不同人群中的流行。世界上消化性溃疡不流行的地区（如偏僻的非洲），人类幽门螺杆菌的感染是少见的。从 19 世纪后半叶开始，十二指肠溃疡才作为一种主要的临床病种在西方社会出现。此病的发病率在 30 年前达到高峰，然后在几年前已经降低到一个较低的水平。这种改变可以用公共健康因素中幽门螺旋杆菌感染的改变来解释。在像美国这样的国家，幽门螺杆菌主要靠粪 - 口途径传播，在经济地位较低的人群中感染率较高。有趣的是，仅少数感染者会发展成溃疡。在病因学上，幽门螺杆菌也是胃溃疡、胃炎和胃癌的重要病因。10% 与幽门螺杆菌无关的十二指肠溃疡是由于应用非类固醇激素的抗炎药物和其他药物引起的。

十二指肠溃疡患者与正常人相比，胃酸分泌明显高于正常，但仅有 1/6 的十二指肠溃疡患者胃酸分泌水平超过正常范围（即正常人的胃酸分泌和那些有十二指肠溃疡的患者相重叠），所以此类患者不能简单地用酸性产物增加现象来解释。酸分泌的增加是否与幽门螺杆菌感染有关尚存在疑问。有一种可能性，即在酸的作用下，幽门螺杆菌定居在十二指肠内的胃上皮化生斑上，然后这些被占领的化生斑发展成溃疡。

慢性肝病、慢性肺病和慢性胰腺炎都可能增加发生十二指肠溃疡的可能性。

▶ 临床表现

A. 症状和体征

大多数患者的主要症状是上腹部疼痛，可表现为隐痛、烧灼疼和绞痛。然而，一些放射学检查提示有活动性溃疡的那个人没有胃肠症状。疼痛常有典型的规律性。早晨直到早餐后一个多小时常无疼痛，午饭后可缓解疼痛，下午复发，约有一半的患者夜间会被疼醒。食物、牛奶或抗酸剂等可以暂时缓解症状。当溃疡穿孔延及后方的胰头时，可出现背部疼痛。同时，周期性疼痛会转变为持续性不适，食物和抗酸剂很少能缓解。不同程度的恶心和呕吐常见。即使没有梗阻，呕吐也是一个主要的特点。腹部查体可见上腹中线右侧的压痛，但在许多情况下并不会出现。

B. 内窥镜

胃和十二指肠镜常用于确诊上消化道出血和胃十二指肠梗阻以及评估治疗效果。

C. 有诊断意义的试验

1. 胃液分析　胃液分析适用于某些病例。标准的胃液分析包括以下内容：①在禁食和不刺激胃的基础状况下测定胃酸的产量，用 H^+ mmol/h 表示，称为基础胃酸分泌量（BAO）；②在用最大效用剂量的组织胺或五肽胃泌素刺激后，测定胃酸产量，结果用 H^+ mmol/h 表示，成为最大酸排出量（MAO）。

在表 23-1 中说明结果。

表 23-1　正常人和十二指肠溃疡患者的胃液分析的酸排泌平均值正常的上限是：基础值 5meg/h；最大值 30meg/h

	性别	平均酸分泌量（meg/h）	
		正常人	十二指肠溃疡
基础	男	2.5	5.5
	女	1.5	3
最大（五肽胃泌素）	男	30	40
	女	20	30

2. 血清胃泌素　根据实验室测定，正常基础胃泌素水平在 50~100pg/ml，超过 200pg/ml 常认为升高。

在低排泌和高排泌情况下，胃泌素浓度可升高。在前一种情况下（如萎缩性胃炎、恶性贫血、酸抑制剂药物），原因是胃窦部较高的 pH 失去了对胃窦部胃泌素分泌的抑制。临床上认为较重要的是伴有高分泌状态的胃泌素水平升高，高胃泌素水平使得胃酸分泌增加而且产生消化性溃疡。Zollinger-Ellison 综合征（胃泌素瘤）是解释这种现象的最好的临床实例。胃窦附着与十二指肠，在胃癌中对于保留消化道的胃切除术（保留胃窦），是胃泌素升高导致胃酸分泌增加的另一个原因。对于少见的严重的或难治性的消化性溃疡患者，应该迅速做血清胃泌素的测定。

D. X 线检查

在上消化道造影片上，十二指肠变形和龛影可以提示十二指肠溃疡。炎性肿胀和瘢痕可致十二指肠球部扭曲变形，幽门管偏离，假憩室形成。溃疡背身可在侧位片或正位片发现。

▶ 鉴别诊断

与消化性溃疡相似的最常见的疾病是：①慢性胆囊炎，胆道造影可显示无功能或有功能，胆囊内含有结石；②急性胰腺炎，其血清淀粉酶升高；③慢性胰腺炎，其 ERCP 可显示胰腺结构异常；④功能性消化不良，其 X 线检查是正常的；⑤反流性食管炎。

▶ 并发症

十二指肠溃疡的常见并发症是出血、穿孔和十二指肠梗阻。每一种并发症都将在相应章节讨论。胰腺炎和胆道梗阻是较少见的并发症。

▶ 预防

溃疡病的预防是彻底避免幽门螺杆菌的感染。

治疗

大多数十二指肠溃疡患者可以通过抑制胃酸分泌来控制,但病程长的患者(如频繁复发和有并发症者)对抗酸剂不敏感,要根治幽门螺杆菌感染。外科治疗原则上主要用于治疗其并发症:出血、穿孔或梗阻。

A. 内科治疗

内科治疗的目的是:①愈合溃疡;②治愈疾病。第一类治疗目的是降低胃酸分泌或中和胃酸。基本药物有 H_2 受体拮抗剂(如西咪替丁、雷尼替丁)和质子泵抑制剂(如奥美拉唑)。H_2 受体拮抗剂常常是首选药物,当给予治疗量时,约 80% 的患者可在 6 周内治愈。奥美拉唑主要用于对 H_2 受体拮抗剂耐受的患者或者 Zollinger-Ellison 综合征的患者。抗酸剂可选择性地用于初步治疗或作为治疗溃疡疼痛的基本药物。抗酸剂和 H_2 受体拮抗剂同样有效,但是口感稍差。

溃疡愈合后,如果不继续治疗,可有 80% 的患者在 1 年内复发,长期夜间服用单一剂量的 H_2 受体拮抗剂可避免复发。较好的一种方法是,在治疗溃疡的同时治疗幽门螺杆菌的感染。消灭了幽门螺杆菌可以消除溃疡的复发,除非感染复发(一种少见的情况)。目前,最佳的每日治疗方法主要由以下药物组成:兰索拉唑,每日两次,每次 30mg,连用 14 天;阿莫西林,每日两次,每次 1g,连用 14 天;克拉霉素,每日两次,每次 500mg,连用 14 天。

B. 外科治疗

如果已经进行了内科最佳治疗,持续性顽固性溃疡可认为是难治性溃疡,适宜于手术治疗,目前,这种状况并不常见。

外科方法治疗消化性溃疡的目的在于降低胃酸的分泌,无论是对于胃溃疡还是十二指肠溃疡仅切除溃疡本身是不够的,术后复发几乎是不可避免的。

治疗十二指肠溃疡的外科方法有:迷走神经切断术(包括几种)和幽门窦切除加迷走神经切除。在腹腔镜下可进行所有的这些操作,任何一种迷走神经切断术都是有效的(图 23-5)。

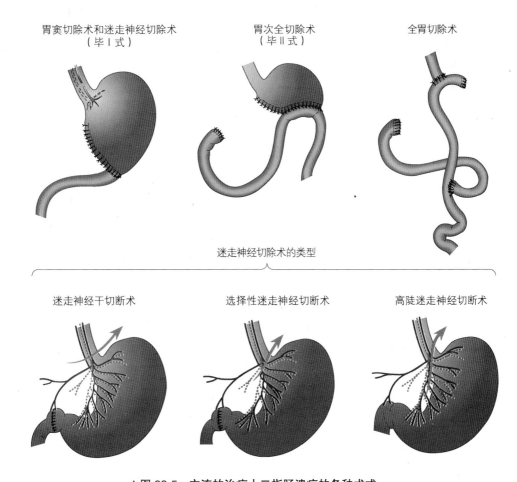

▲图 23-5　主流的治疗十二指肠溃疡的各种术式

全胃切除专用于 Zollinger-Ellison 综合征,其他术式的选择应具体依照文中详述的原则

1. 迷走神经切断术　迷走神经干切断术,包括切除随食管远端进入腹腔的迷走神经干的 1~2cm。许多患者由于去除了迷走神经对胃肌系统的支配而使胃排空延迟,需要再行引流手术。最常选择的引流方法是幽门成形术(Heineke-Mikulicz 法,图 23-6);胃空肠吻合术不常用。两种方法都不能保留良好的幽门功能,而幽门成形术费时较少。

幽门成形术。沿纵轴通过幽门做一切口,暴露出一个活动性十二指肠溃疡。右上方插图示横向关闭切口,胃出口变宽。未显示相伴的迷走神经切断术。仅切除支配胃的壁细胞区域的迷走神经成为壁细胞性迷走神经切断术或近端胃迷走神经切断术。技术上要求不损伤 Latarjet 主要神经(见图 23-3 和图 23-5),但要分离切断到近端 2/3 胃壁的所有迷走神经中末支,胃排空则相对正常,不需要引流。然而,壁细胞性迷走神经切断术加幽门成形术比单纯壁细胞性迷走神经切断术效果好(如溃疡复发较少)。壁细胞性迷走神经切断术治疗溃疡病的效果与迷走神经干或选择性迷走神经切断术相同,但倾倒综合征和腹泻极少发生。Take 被选择应用于治疗顽固性和穿透性十二指肠溃疡,但对溃疡的出血和梗阻相对无效。

迷走神经切断术的优点是技术操作简单,而且彻底去除了胃分泌功能的神经支配。主要的缺点是大约有 10% 的患者溃疡复发。幽门前溃疡在壁细胞性迷走神经切断术后的复发率高 2 倍,所以许多外科医生对这一位置的溃疡采用其他的手术方法。

2. 幽门窦切除术加迷走神经切断术　此手术切除远端 50% 的胃,胃横断线的高度在小弯侧与可产生胃泌素黏膜的界限一样。幽门窦切除术和半胃切除术几乎是同义词。近端剩余部分可与十二指肠(毕罗 I 式吻合)或与近端空肠侧壁吻合(毕罗 II 式吻合)。毕罗 I 式使用最为普遍,但没有结论性的证据来说明其预后良好。在行毕罗 II 式吻合重建消化道时(胃空肠吻合术),外科医生可在横结肠前或经横结肠系膜上打孔,在横结肠后拉空肠向上与胃残端吻合。由于两种术式都是满意的,所以多数病例都因为结肠前吻合技术操作简单而采用它。迷走神经切断术前已述及。胃窦部切除并不能避免高的复发率。多数情况下,外科医生在手术过程中能够切除十二指肠易发溃疡的部分。

迷走神经切断术加幽门窦切除术与低位的吻合口(边缘)溃疡(2%)发生有关,一般来讲,总体效果较好。但合并症发生率高于单独的迷走神经切断术。

3. 胃次全切除　这一手术是切除 2/3 到 3/4 的远端胃。十二指肠溃疡的胃次全切除术后,应行毕罗 II 式吻合。胃次全切除是长期以来人们感兴趣的术式。

▶ 消化性溃疡手术治疗并发症

A. 早期并发症

在术后短期内可能会发生十二指肠残端漏、胃潴留、出血。

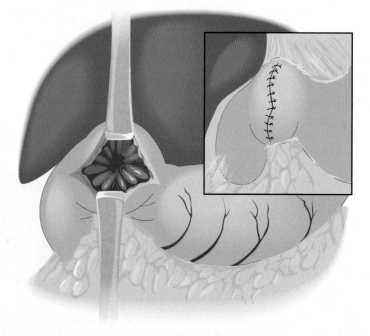

▲图 23-6　Heineke-Mikulicz 幽门成形术
沿纵轴通过幽门作一切口,暴露出一个活动性十二指肠溃疡。右上方插图示横向关闭切口,胃出口变宽,未显示相伴的迷走神经切断术

B. 晚期并发症

1. 复发性溃疡（边际溃疡，吻合口溃疡，吻合口溃疡） 十二指肠球部溃疡经过迷走神经干切除加幽门成形术，或壁细胞迷走神经切除术治疗的患者有10%会发生复发性溃疡。而迷走神经干切除加幽门窦切除或胃大部切除术后，约有2%~3%的患者会发生复发溃疡。这些是在对抗幽门螺杆菌的有效治疗出现之前的累积数据，不过，也可能与现行的低下管理有关。几乎所有的复发性溃疡都发生在吻合口边缘的空肠侧。

一般的症状是上腹部疼痛，经常是进食后加重而服用抗酸剂可改善症状。一些患者常感到左侧上腹部疼痛，右侧腋下或肩部疼痛偶见报道。大概会有1/3的吻合口溃疡患者会有胃肠道出血现象，急性穿孔较少见（5%）。

诊断和治疗与原发性溃疡基本相同。

2. 胃空肠和胃结肠瘘 深的侵蚀性溃疡偶尔会在胃和结肠之间形成瘘，很多病例都是由包括胃空肠吻合术之内的术后复发性溃疡引起的。

90%以上的病例中会出现严重腹泻和体重减轻，复发型消化性溃疡的典型腹痛常发生在腹泻之前，腹泻每天达到8~12次甚至更多，通常为水样便并含有未消化的食物残渣。

营养不良的程度可从轻微程度到非常严重程度。实验室研究显示血清低蛋白和明显的水和电解质丢失。相关试验表明水溶性和脂溶性维生素的缺乏。

上消化道造影仅在50%的患者可以看到边缘性溃疡，仅有15%的患者可以看到瘘。钡剂灌肠可证实瘘管的存在。

初始治疗是补充体液和电解质的不足。牵扯到的结肠或者有溃疡的胃空肠段应切除并重新建立倡导的连续性。迷走神经切除术，胃大部切除术，或者两者同时进行可治疗溃疡并防止复发性溃疡的再次复发。一般情况下，良性溃疡的预后是很好的，而恶性瘘的患者预后较差。

3. 倾倒综合征 在许多做了调节胃排空速度手术的患者中广泛存在着倾倒综合征的症状。然而，仅有1%~2%的患者在前几个月内出现临床症状。症状分为两类：心血管性和胃肠性。饭后不久患者可能会出现心悸、盗汗、乏力、呼吸困难、潮红、恶心、腹部痉挛、嗳气、呕吐、腹泻、少有晕厥。各种症状的严重程度各不相同，而且并不是每个症状都会在患者身上出现。在严重的情况下，患者必须躺30~40分钟，直到症状消失。

除少数病例，通过降低胃肠道渗透压的饮食治疗均能取得满意疗效。食物中应该富有脂肪和蛋白质少含碳水化合物，在可耐受的情况下，糖和碳水化合物应该尽可能的较少；一些患者对牛奶特别敏感，食物应该干吃，饮用液体应该限制在两餐之间。这种饮食疗法一般已足够。抗胆碱药物可能对某些患者有帮助，有人报道在食物中添加果胶可以改善患者症状，用生长抑素类似物也可以提供一定的帮助。

4. 碱性反流性胃炎 手术后，如果幽门功能受到影响，十二指肠液会不可避免发生反流，通常是无害的。但对于一部分患者来说，可导致明显的胃炎。主要症状是餐后疼痛，主要依赖于内窥镜和病理活检进行诊断，通常表现为胃黏膜水肿性炎症。由于毕氏Ⅱ式吻合术后，大多数患者的胃炎程度较轻，内窥镜只能看到一定程度的非特异性损害。持续性剧烈疼痛是外科手术的适应证。可选择Roux-en-Y胃空肠吻合术，其输出襻的长度应该有40cm。

5. 贫血 在胃部分切除术后患者中，大约30%的患者会在5年内发生缺铁性贫血，主要是因为不能吸收食物中有机分子的铁。在确诊之前，患者应该检查是否存在失血、边缘性溃疡或者尚未发现的肿瘤。治疗上常选用无机铁（硫酸亚铁或葡萄糖酸亚铁），因为它能够被胃切除术后患者正常吸收。

在少数胃切除术后患者中，有少部分会出现维生素B12缺乏和巨幼细胞性贫血。

6. 迷走神经切断术后腹泻 大约有5%~10%的迷走神经切断术后的患者需要进行抗腹泻治疗，其中1%的患者腹泻症状较为严重。腹泻为间歇性，在缓解期内可以数周或数月内不定期发作。发作时，可能仅仅只是1~2次的水样便，再严重情况下，水样便可持续数天。另外一些患者可以每天发生3~5次稀便。

许多迷走神经切断术后腹泻可以通过使用便秘药物获得满意的疗效。

7. 慢性胃轻瘫 胃手术后很少会出现胃排空障碍，胃动力药物（如胃复安）常有帮助，但一些患者对于各种治疗均不敏感，此时需行全胃切除术或Roux-en-Y食管空肠吻合术（即全胃切除术）。

Donahue PE: Parietal cell vagotomy versus vagotomy-antrectomy: ulcer surgery in the modern era. World J Surg 2000;24:264.

Jamieson GG: Current status of indications for surgery in peptic ulcer disease. World J Surg 2000;24:256.

Logan RP, Walker MM: ABC of the upper gastrointestinal tract: epidemiology and diagnosis of Helicobacter pylori infection. BMJ 2001;323:920.

Leontiadis GI et al: Systematic reviews of the clinical effectiveness and cost-effectiveness of proton pump inhibitors in acute upper gastrointestinal bleeding. Health Technol Assess 2007;11:iii, 1.

Schubert ML. Peura DA. Control of gastric acid secretion in health and disease. Gastroenterology 2008;134:1842.

Zittel TT, Jehle EC, Becker HD: Surgical management of peptic ulcer disease today—indication, technique and outcome. Langenbecks Arch Surg 2000;385:84.

Zollinger-Ellison 综合征(胃泌素瘤)

 诊断要点

▶ 95%患者有消化性溃疡病(常为严重型)
▶ 胃酸分泌过多
▶ 血清胃泌素升高
▶ 胰腺或胃十二指肠非B胰岛细胞瘤

▶ 概要

Zollinger-Ellison 综合征是由产生胃泌素的肿瘤(胃泌素瘤)引起的胃酸高分泌状态。虽然正常胰腺内不含有可测量出的胃泌素,但大多数胃泌素瘤会发生在胰腺,其他的可发生在十二指肠黏膜下,很少会出现在胃窦部和卵巢。在胰腺产生胃泌素的病变(根据组织发生学理论,称为瘤)是非胰岛B细胞癌(60%)、单个腺瘤(25%)、增生和微腺瘤(10%),其他病例(5%)是十二指肠第一段或第二段的黏膜下单个胃泌素瘤。大概有1/3的患者会发生多发内分泌瘤Ⅰ型综合征(MENⅠ),其典型特征是有内分泌瘤家族史或其他腺体的肿瘤表现,尤其是甲状旁腺和垂体。MENⅠ型综合征的患者常有多个良性内分泌素瘤,那些没有MENⅠ的常是单个恶性胃泌素瘤,肿瘤仅有2~3mm且常难发现,大概有1/3的人在剖腹探查术中不能定位肿瘤。

因为良恶性肿瘤在组织学表现很相似,所以只能在发现转移癌或者血管侵蚀后才能走出相应的癌症诊断。大多数恶性胃泌素瘤患者,高胃泌素血症引起的疾病(如严重的消化性溃疡病)比恶性肿瘤生长和扩散引起的疾病对患者健康影响要大。

▶ 临床表现

A. 症状和体征

与胃泌素相关的症状主要是胃酸分泌过多的结果通常有消化性溃疡疾病引起。一些胃泌素瘤的患者,由于大量胃酸进入十二指肠而导致严重腹泻,并破坏小肠黏膜。胃酸和胰液分泌过多,会增加肠道负荷,约有5%的患者只表现为腹泻。

溃疡症状对于大剂量抗酸剂或普通剂量H2受体阻断剂是耐药的,出血,穿孔和梗阻是常见的并发症。在能治愈普通溃疡的外科手术后可出现边缘性溃疡。

B. 实验室检查

胃泌素瘤的定量特征是表现为高胃酸分泌的高胃泌素血症,正常情况下,胃泌素水平和胃酸排泄量成反比。因此,胃液的pH增加而导致的疾病可能引起胃泌素浓度的升高(如巨幼细胞贫血、萎缩性胃炎、胃溃疡、迷走神经干切断术后状态)。对于怀疑有胃泌素瘤或严重程度达到需要考虑外科手术治疗的溃疡病患者都应该检验血清胃泌素浓度。H2受体阻断剂,奥美拉唑或抗酸剂可以增加血清胃泌素浓度,因此,在测定胃泌素的浓度的前几日里应禁服此类药物。测定胃酸分泌往往有助于来判断H+低分泌素血症原因。

正常的胃泌素水平低于200pg/ml,胃泌素瘤患者常常超过500pg/ml,有时候可大于10 000pg/ml甚至更高。胃泌素水平非常高(如大于500pg/ml)或者血清中HCG出现α链往往提示癌症,有临界性胃泌素值(如200~500pg/ml)或者胃酸分泌在普通十二指肠溃疡病范围的患者应做胃泌素激发试验。静脉注射促胰液后(2U/kg作为一个剂量)在15分钟内胃泌素水平升高≥150pg/ml有诊断意义。

基础胃泌素升高(>15mmol H+/h)多发生在有完整胃的 Zollinger-Ellision 患者。胃切除术后的患者,5mmol H+/h 或者更多的胃酸排泄具有高度提示性。由于壁细胞在高胃泌素血症的作用下常接近于最大刺激,因此注射五肽胃泌素后胃酸分泌增加很少,且基础和最大胃酸分泌的比率(BAO/MAO)典型的超过0.6。

高胃泌素血症和胃酸分泌过多在胃排出道梗阻,保留胃窦的毕罗Ⅱ式胃空肠吻合术后胃窦的胃泌素细胞活性升高(过度增生)时见到,这些情况可运用胃泌素分泌试验来与胃泌素瘤区别。由于相关的甲状旁腺功能亢进症很常见,所以对于所有胃泌素瘤的患者都应该测定血清钙的浓度。

胃泌素瘤患者的血清中神经元特异性烯醇酶、β-HCG和色粒-A水平常升高。虽然它们没有生理上的重要作用,但这些肽的高水平对于胃泌素瘤的诊断和疗效评估有很好的作用。

C. 影像学检查

CT或MR扫描常常会发现胰腺肿瘤。生长抑素受体闪烁扫描术对于判断胃泌素瘤的原发灶和转移灶极为敏感。动脉内促胰泌素试验已经逐步取代了经门静脉采血检测胃泌素瘤产物梯度的方法。向供应功能性胃泌素瘤的动脉血管内注射促胰泌素可以导致肝静脉内胃泌素水平的升高。一般在诊断有困难时才会采用这种有创的实验。

尽管现在内窥镜的可用性已经降低,上消化道造影可以显示十二指肠球部溃疡,但是溃疡有时会出现在十二指肠远端和空肠近端。这些部位(异位)溃疡的出现常常被诊断为胃泌素瘤。胃腔内胃黏膜皱襞显著,虽然经过一夜禁食,但仍有分泌物。十二指肠可以扩张并且蠕动速度加快,小肠黏膜也可以发现水肿,钡剂在肠道内呈絮状,并且通过时间加快。

▶ 治疗

A. 药物治疗

最初的治疗方案包括H2阻断剂(如西咪替丁,

300~600mg,每天 4 次,雷尼替丁,300~450mg,每天 4 次)或质子泵抑制剂(如奥美拉唑 20~40mg,每天 1 次或 2 次)。剂量应该控制在使胃酸分泌在下一次服药前一小时低于 5mmol。虽然起初对于 H_2 受体阻滞剂反映良好,但随着时间的推移,为了维持对胃酸的控制,剂量需求会越来越大。

几乎所有的患者最终都会使用质子泵抑制剂。

B. 外科治疗

手术切除是胃泌素瘤的理想治疗方法,适用于所有病变局限和对生存没有明显限制的患者。当胰腺淋巴结核或肝转移灶可以切除时,也可以行外科治疗。总体而言,大概有 70% 的患者立即进行生物化学治疗,约 30% 的患者保持 5 年无瘤生存。

每一位有胃泌素瘤症状的患者都应该把手术切除作为首选。术前检查应该包括胰腺 CT、MR 以及生长抑素受体闪烁扫描术。在缺乏不能切除转移灶证据前,都应该进行剖腹探查术。如果在胰腺上发现肿瘤,应尽可能切除。术中超声对于胰腺检查有帮助。大多数病灶会发生在胰头或十二指肠。所有患者都应该纵行切开十二指肠,仔细触诊黏膜面,以发现这一部位常有的原发肿瘤。

▶ 预后

由于 H_2 受体阻滞剂随着时间的推移会变得无效,在最终的药物治疗中奥美拉唑成为了必需药物。因为 MEN1 患者的病灶是多发的,所以患者极少能通过外科获得治愈。一些恶性胃泌素瘤患者也可能因为转移灶的生长而导致死亡。

Gibril F, Jensen RT: Advances in evaluation and management of gastrinoma in patients with Zollinger-Ellison syndrome. Curr Gastroenterol Rep 2005;7:114.

Norton JA: Surgical treatment and prognosis of gastrinoma. Best Pract Res Clin Gastroenterol 2005;19:799.

Pisegna JR: The effect of Zollinger-Ellison syndrome and neuropeptide-secreting tumors on the stomach. Curr Gastroenterol Rep 1999;1:511.

胃溃疡

诊断要点

▶ 上腹部疼痛

▶ X 线证实有溃疡

▶ 胃液分析呈酸性

▶ 概论

胃溃疡患者的高发年龄为 40~60 岁,比十二指肠溃疡的患者年龄要大 10 岁。95% 的患者的溃疡位于小弯侧,其中 60% 的在距离幽门 6cm 以内。胃溃疡的症状和并发症与十二指肠球部溃疡极为相似。

胃溃疡根据不同的病因与不同的治疗方法可分为三种类型。Ⅰ 型溃疡,是最常见的类型,可见于比十二指肠溃疡患者年龄大 10 岁的患者。临床或影像学检查,没有患十二指肠溃疡的证据,胃酸分泌正常或降低。溃疡常位于壁细胞和幽门黏膜分界线的 2cm 以内。如上所述,95% 的溃疡位于小弯侧,接近于角切迹。

胃溃疡的患者常合并胃窦炎,靠近幽门侧最为严重,之后逐渐减轻,在许多病例中,还与上皮表面黏膜下出现幽门螺杆菌感染有关,胃溃疡可能是这种感染所致的结果。

Ⅱ 型溃疡靠近幽门(幽门前溃疡),并与十二指肠球部溃疡相伴发生(许多是随后发展的)。此型溃疡患癌症的几率非常低。胃液分析胃酸排泄的变化范围与十二指肠球部溃疡很相似。

Ⅲ 型溃疡发生在胃窦部,是长期应用非甾体类抗炎药物的结果。

应该考虑在 X 线或者胃窥镜下看到的溃疡是否为恶性肿瘤,而不是一个良性溃疡。在最初的检查阶段,应该建立这种区分。尽管外科手术治疗胃腺癌的效果普遍较差,但这些与良性溃疡难以区分的肿瘤在胃切除术后有 50%~70% 的治愈机会。

▶ 临床表现

A. 症状和体征

主要症状是可被食物或抗酸剂缓解的上腹部疼痛,与十二指肠溃疡相似。上腹部触痛不恒定,与十二指肠溃疡相比,胃溃疡疼痛饭后出现比较早,往往在 30min 以内。呕吐、食欲减退和餐后疼痛加剧在胃溃疡中比较常见。

在五肽胃泌素刺激后胃酸缺乏被定义为无酸(PH>6.00)。胃酸缺乏提示恶心胃溃疡,在诊断良恶性溃疡方面是不一致的。约 5% 的恶性胃溃疡伴有无酸。

B. 胃镜和活检

对于一部分怀疑为恶性肿瘤的患者,最初检查都应该行胃镜检查。恶性溃疡边缘隆起在 X 线上表现为半月征,可与良性溃疡边缘平坦的特征进行鉴别。取多处(一般为 6 处)标本活检和刷检,应该在溃疡边缘进行。假阳性率的报告较少,恶性溃疡有 5%~10% 的假阴性。

C. 影像学检查

上消化道造影可显示溃疡,通常位于小弯侧幽门区。在没有肿块时,以下可提示溃疡是恶性溃疡:①溃疡的最深穿透不超过设定的胃壁边缘;②表现为半月征,即在溃疡周围有一明显的圈状放射透光区,有肿块隆起的边缘形成;③溃疡直径大于 2cm 在胃癌中较常见(10%)。十二指肠变形和溃疡并存对良性溃疡的诊断有积极的意义。

▶ 鉴别诊断

胃溃疡的许多非特异性症状往往掩盖了它的特征性症状。不完全性食管裂孔疝、萎缩性胃炎、慢性胃酸缺乏、肠激惹综合征和难以鉴别的功能性疾病只能通过相应的放射学检查才能与消化性溃疡鉴别,有时候也很难区分。

对于溃疡要及时进行胃镜检查和活检,以排除恶性胃溃疡。

▶ 并发症

出血,穿孔是胃溃疡的主要并发症。将在本章其他部分论述。

▶ 治疗

A. 内科治疗

和十二指肠溃疡内科治疗一样,应及时询问胃溃疡患者是否服用过致溃疡的药物,如有应尽快停用。

尽可能多次行内窥镜检查来观察溃疡愈合情况。4~16周以后(根据初始损害大小和其他因素)愈合达到稳定状态。为了完全治愈溃疡病防止复发,应该消灭幽门螺杆菌。通过检测血清中幽门螺杆菌抗体来验证疗效。

B. 外科治疗

在没有认识到幽门螺杆菌在胃溃疡病因中的重要性之前,最有效的胃溃疡治疗方法是远端半胃切除术(包括溃疡);另外一些方法的疗效较差,但在高危患者中会采用迷走神经切断术加幽门成形术,幽门前溃疡的壁细胞迷走神经切断术虽然有较高的复发率(约30%),但壁细胞迷走神经切断术加幽门成形术效果尚好。

对于内科治疗无效的胃溃疡病现在很少作为外科治疗的适应证,由于 H_2 受体拮抗剂和奥美拉唑能使病情得到控制,且治疗幽门螺杆菌感染几乎能彻底解决复发问题。因此,手术主要用于胃溃疡的并发症:出血、穿孔或阻塞。

Atherton JC. The pathogenesis of *Helicobacter pylori*-induced gastro-duodenal diseases. Annu Rev Pathol 2006;1:63.

Calam J, Baron JH: ABC of the upper gastrointestinal tract: pathophysiology of duodenal and gastric ulcer and gastric cancer. BMJ 2001;323:980.

Lai LH, Sung JJ: Helicobacter pylori and benign upper digestive disease. Best Pract Res Clin Gastroenterol 2007;21:261.

Pai R, Tarnawski A: Signal transduction cascades triggered by EGF receptor activation: relevance to gastric injury repair and ulcer healing. Dig Dis Sci 1998;43(9 Suppl):14S.

Peskar BM, Maricic N: Role of prostaglandins in gastroprotection. Dig Dis Sci 1998;43(9 Suppl):23S.

上消化道出血

上消化道出血可以是轻微的或严重的,但均应重视。出血是消化性溃疡、门脉高压、胃炎最常见的并发症,这些疾病也是上消化道出血最常见的病因。

影响诊断和治疗方法的主要因素是出血的量和出血速度。应尽快评估出血量和出血速度,并密切观察两者的变化。75%的上消化道出血可以自愈,其余是需要手术治疗的、容易出现并发症甚至死亡的病例。

呕血或黑便是上消化道出血常出现的症状,除非出血量和速度很小。呕血不论是鲜红色还是暗红色,均提示出血点位于 Treitz 韧带的近端。呕血表明出血快,量大,呕咖啡色血是因为胃酸的作用,胃和食管的出血最常见。黑便(黑色或柏油样大便)患者的出血大多是源于上消化道,从口腔至盲肠的消化道出血均可产生黑便。黑便的产生是由于血红蛋白被肠道和肠道中的细菌分解氧化为正铁血红素,因此血液在肠道中变为黑色主要依赖于它在肠道中停留的时间而非出血的位置。50~100ml 的出血即可出现黑便。当 1L 的血液注入实验者上消化道中,黑便可持续 3~5 天,这表明大便性状的变化不是判断出血停止发作时间的可靠指标。

便血是指鲜红的血液从直肠排出。便血可由结肠、直肠或肛门出血所致。若上消化道出血的量大、速度快,可使肠蠕动加快,使一部分血不经转变而直接以红色的形态便出。

▶ 隐血试验

正常人每天通过粪便约损失 2.5ml 的血液,可能是来自肠道上皮的机械磨损,每天出血 50~100ml 将产生黑便。隐血试验能够发现每天 10~50ml 的出血,出现假阳性结果可能是由于饮食中含有血红蛋白、肌红蛋白、植物源性的过氧化物酶。铁的摄入并不影响隐血试验的结果。运用愈创木脂、联苯胺、酚酞啉或邻甲苯胺的隐血实验均可产生同样的结果,愈创木脂涂片实验的敏感性较高,是目前最常用的方法。

▶ 初期处理

一个看起来健康的患者,如果黑便已达一周以上,常提示出血速度缓慢,这类患者需住院行全面的检查而非急诊处理,患者在 12 小时内再次出现呕血或黑便,则提示大出血,需尽快通过一些诊疗措施以实现以下早期目标:①评估循环系统情况,必要时补充血容量;②判断失血量和出血速度;③通过冰盐水灌洗减缓或阻止出血;④寻找出血部位和原因。最后一条可以指导更有效的解除病因的方法。

患者应住院行病史收集和体格检查。经验丰富的医生从临床表现上也仅能够对 60% 的患者的出血原因做出正确的诊断。消化性溃疡、急性胃炎、食管静脉曲张、食管炎、Mallory-Weiss 黏膜撕裂占消化道出血原因的 90% 以上(表 23-2)。

表 23-2 上消化道大出血的原因,注意癌症是少见的原因

	相对发生率	
常见原因		
消化性溃疡		45%
十二指肠溃疡	25%	
胃溃疡	20%	
食管静脉曲张		20%
胃炎		20%
Mallory-Weiss 综合征		10%
不常见的原因		5%
胃癌		
食管炎		
胰腺炎		
胆道出血		
十二指肠憩室		

有关的症状和问题的诱发因素应该询问。应询问患者的有关症状和诱因、水杨酸盐摄入和任何一次出血倾向的病史。

在引起急性上消化道出血的常见疾病中,只有门脉高压综合征的查体能作为诊断依据之一。然而合并有黄疸、腹水、肝大、蜘蛛痣、脾肿大的胃肠道出血不能主观的归因于肝硬化引起的食管静脉曲张,肝硬化患者发生胃肠道出血一半以上都是由于胃炎和十二指肠溃疡。

应抽血做交叉配型,以及测血红蛋白浓度、肌酐和肝功能,并静脉补液,对出血量大的患者,还应插入大口径的鼻胃管。如果有黑便,还应抽取胃内容物化验以验证胃十二指肠的出血,然而约有 25% 的十二指肠溃疡出血的患者胃内容物中血检阴性。此时所用胃管应比 16F 标准胃管粗,以便于灌洗出胃内液体和血凝块。当胃内容物被灌洗出后,还应再用冰水或冰盐水灌洗胃,直至回抽液不再有血,如果插入胃管时仍在出血,冰水或冰盐水灌洗常能使出血停止。这时就可以把大胃管换成标准胃管继续抽吸并记录失血量。常规给予 H_2 受体或奥美拉唑止血,尽管对照试验并未表明患者能因此获益。如果继续出血或患者出现心动过度或低血压,应按失血性休克进行监护和处理。

急性出血时,红细胞比容可以正常或仅略低于正常值,如果一个患者没有休克征象,则表明患者长期慢性失血并且失血量很大。

以上检查和处理应在入院 1~2 小时 内完成,此时大多数患者的出血已被控制,血容量已恢复正常,并正

在接受监护以便于及时发现再出血。此时,就可以做更详细的检查寻找病因和给出准确的诊断。

▷ 出血原因的诊断

患者病情稳定后,内窥镜检查是首选的检查,内窥镜检查一般应在入院 24h 内完成,80% 的患者能据此证实出血原因。耽搁时间越长,诊断率越低。有 15% 的患者出血点不止一处。如果内镜检查不能明确诊断或由于患者原因不能行此检查,则应行上消化道造影以明确诊断。尽管内窥镜提供的诊断信息好像不能对减少出血和改善预后提供帮助,但内镜下对曲张静脉硬化或对溃疡出血部位注射药物可以做到这点。明确诊断有助于制定进一步治疗方案,包括必要时行手术治疗。

有些时候,选择性动脉造影具有重要的诊疗价值,对于诊断而言,当其他检查不能明确诊断时,它是最有价值的。通过血管造影导管给出血的血管注入血管收缩剂或用明胶海绵栓塞可以使某些特殊的出血停止。

▷ 后期处理

尽管出血原因的明确对于后续治疗很有意义,但是在寻找病因时不能让患者脱离临床监控和治疗。是否需要急诊手术主要取决于持续出血的速度而不是特殊的原因,应不断的根据血压、脉搏、中心静脉压、红细胞比容、尿量以及从胃管或直肠取得的血判断是否需要输血。许多研究表明对需要输血的大出血患者有输血不足的现象。持续性失血最好通过红细胞比容监测。以下情况表明患者发生严重出血的可能性小:年龄小于 75 岁,稳定的 Comorbid 病,查体未查及腹水,凝血酶原时间正常,入院后 1 小时内收缩压血压高于 100mmHg,鼻胃管无新鲜血液抽出。同时有以上 6 条表现的患者发生严重出血的可能性小,不必做急诊内镜检查,并可早日出院行门诊治疗。

以下几个因素内科治疗出血预后不良有一定的关系,它们虽然不是剖腹探查的绝对指征,但它们有可能需要急诊手术治疗,需要临床医生重视。

出血速度快或出血量大预示着药物治疗失败率高。跟黑便相比,呕血更提示出血量大、出血速度快。入院时既有低血压表现或需要输注 4 个单位以上的血液来维持循环稳定患者往往预后不良,对持续出血和以后每 8 小时需输血 1 个单位以上者,继续只予内科治疗是不明智的。血清纤维蛋白降解产物的水平与体内纤维蛋白溶解相关联,与严重出血和病死率有关,它可作为纤溶酶抑制剂使用的指标,但目前尚无这方面的循证依据。

全血的需要量也与病死率有关,当输血不足 7 个单位时,患者死亡并不常见,但病死率会随着需血量的

增多而升高。一般的,胃溃疡的出血比胃炎或十二指肠溃疡的出血更加危险,应早期考虑手术治疗。若一次出血停止后再次出血,则出血很难单用药物治疗止住,大多需手术治疗。

年龄超过60岁的患者对持续出血的耐受性比年轻人差,应在心血管、肺、肾等脏器的并发症出现前尽快止血。

约85%的患者在入院数小时内出血就会停止,约25%的患者出血停止后会再次出血。再出血的发生集中在住院前2天,如果患者5天内没有再出血,那么再出血的几率就很小了,不足2%。再出血在食管静脉曲张、消化性溃疡、贫血和休克的患者中最为多见,约有10%的患者需要手术治疗以控制出血,以溃疡出血和食管静脉曲张为主。再出血的患者病死率高达30%,其中有3%的患者是由于其他原因死亡的,高龄患者病死率也较高。对大宗病例的分析提示早期积极手术治疗可以避免一部分患者的死亡。

Dallal HJ, Palmer KR: ABC of the upper gastrointestinal tract: upper gastrointestinal haemorrhage. BMJ 2001;323:1115.

Leontiadis GI et al: Systematic reviews of the clinical effectiveness and cost-effectiveness of proton pump inhibitors in acute upper gastrointestinal bleeding. Health Technol Assess 2007;11:iii, 1.

Spiegel BM, Vakil NB, Ofman JJ: Endoscopy for acute nonvariceal upper gastrointestinal tract hemorrhage: is sooner better? A systematic review. Arch Intern Med 2001;161:1393.

Van Dam J, Brugge KR: Endoscopy of the upper gastrointestinal tract. N Engl J Med 1999;341:1738.

消化性溃疡的出血

近20%的消化性溃疡患者有过一次出血史,因消化性溃疡病死的人中有40%是死于该并发症。消化性溃疡是上消化道出血最常见的病因,占全部病例的半数以上。慢性胃和十二指肠溃疡有近似的出血比例,但前者由于胃酸的作用出血更难止住,更加严重和危险。O型血的人出血性溃疡的发病率较普通人高,两者的相关性尚不清楚。

十二指肠溃疡出血的部位常位于十二指肠球部的后壁,前壁溃疡出血较少见,球后溃疡不常见,但易发生出血。当溃疡穿透时,胃和十二指肠的动脉暴露,易于被侵蚀而发生出血,十二指肠球部前壁没有大血管,故此处溃疡不易出血。同时有溃疡出血和穿孔的患者常有两个溃疡,一个出血的后壁溃疡,一个穿孔的前壁溃疡。

一些患者出血快、量大,可以表现为呕血和休克;另一些患者则可能只表现出长期慢性失血引起的贫血和虚弱。因此依靠临床表现的诊断是不可靠的,应尽快行内窥镜检查。

在前面的章节里已经讨论了急性上消化道出血的处理、检查的选择以及手术指征。大多数患者可用内

科方法治愈,西咪替丁等 H_2 受体阻滞剂和奥美拉唑能通过抑酸降低再出血的风险,但这对活动性出血无效。

如果12~24小时后出血明显停止,患者可以进食。每日需查红细胞比容以监测是否有慢性持续性失血,同时还应每天查粪便中是否有血,出血停止数天后粪便愈创木脂隐血试验仍可呈现阳性。

住院期间再次发生出血的患者病死率高达30%,早期手术可以降低这些患者的病死率。内窥镜检查见活动性出血或入院时血红蛋白浓度低于8g/dl的60岁以上的患者再出血的概率大。胃溃疡患者再出血的比例约为30%,比十二指肠溃疡再出血的风险高3倍。再出血大多发生在第一次出血后2天内,一项研究表明若2天内未再发生出血,那么以后再出血的可能性不到3%。

内窥镜治疗

通过内窥镜在溃疡部位注入肾上腺素、肾上腺素加1%Polidocannol、乙醇等,或热探针烧烙、单电极电烙、YAG激光,可以达到阻止出血或预防出血的目的。特定病例如果一种治疗方法不适合或不能操作时,内镜医生至少有两种方法可以选择,而且除激光外这些方法费用均不贵。内镜下治疗的适应证是:①内镜检查时可见活动性出血;②溃疡基底部可见暴露的血管。内镜下治疗与对照组相比可降低一半输血量和3/4的再出血率,第一次内镜下治疗失败后,常可重复一次,这样往往会有较高的成功率。在出血停止后的非手术期间,不让病情恶化是非常重要的。

急诊手术

约10%的消化性溃疡出血患者需要手术治疗。为了更大的提高存活率,外科治疗主要选择出血速度快等预后不良的患者。

迷走神经切断术加幽门成形术与胃切除术相比,再出血率相同,但死亡率明显较后者低。

若内窥镜诊断为十二指肠溃疡出血,在剖腹探查术中,首先作幽门成形术切口,如发现十二指肠溃疡出血,则结扎出血血管,并检查有无其他溃疡。然后关闭幽门成形术切口,并切断迷走神经。如果十二指肠球部后壁巨大溃疡,亦采取胃切除加毕罗式胃空肠吻合术,如果保留十二指肠连续性,那么极易再出血。胃溃疡采取这两种手术均可以。常规全面检查以发现其他的出血点。

预后

急性大出血的死亡率约15%。准确的补充失血量和尽早对重危患者手术可以降低急性大出血的死亡率。出血停止后的治疗同十二指肠溃疡。

Cappell MS, Friedel D: Initial management of acute upper gastrointestinal bleeding: from initial evaluation up to gastrointestinal endoscopy. Med Clin North Am 2008;92:491.

Mallory-Weiss 综合征

约 10% 的急性上消化道大出血是由 Mallory-Weiss 综合征引起的,Mallory-Weiss 综合征是指胃食管连接处胃黏膜发生 1~4cm 长的纵向裂伤,常在一阵剧烈干呕之后发生。这种损伤深及黏膜层和黏膜下层,一般不会深达黏膜肌层。其中约 75% 的病变位于胃内,20% 横跨胃食管连接线,5% 全部在食管下段,2/3 的患者合并有食管裂孔疝。

绝大多数患者有酗酒史,但胃食管连接处胃黏膜的损伤可以在任何诱因导致的干呕之后发生,曾有数例在胸外心脏按压后发生 Mallory-Weiss 综合征的报道。

▶ 临床表现

典型表现是患者先呕吐出胃内容物,随后强烈干呕,继之出现血性呕吐物。胃内压迅速升高,有时还有食管裂孔疝的作用,导致黏膜撕裂伤。呕吐也可以引起急性下段食管黏膜裂伤,不同的是食管裂伤主要是呕吐胃内容物引起,胃黏膜裂伤主要是干呕引起。胃镜检查是最实用的诊断方法。

▶ 治疗和预后

患者可先按照上消化道出血的一般方法处理,约 90% 的患者在冰盐水灌洗胃后出血可停止,行胃镜检查时仍在出血的患者可行内镜治疗,若继续出血则需外科手术,也可不经内镜治疗直接以手术方法治疗。

如果在剖腹探查前已明确诊断,开腹后应在胃上作一长且高的切口,充分暴露黏膜撕裂伤,并仔细检查,约有 25% 的患者有两处撕裂伤。常用聚羟基乙酸线连续缝合裂伤处,术后极少复发。

Kortas DY: Mallory-Weiss tear: predisposing factors and predictors of a complicated course. Am J Gastroenterol 2001;96:2863.

Younes Z, Johnson DA: The spectrum of spontaneous and iatrogenic esophageal injury: perforations, Mallory-Weiss tears, and hematomas. J Clin Gastroenterol 1999;29:306.

消化性溃疡引起的幽门梗阻

消化性溃疡处反复的炎症和瘢痕修复可引起水肿性、痉挛性和瘢痕性胃十二指肠连接处梗阻。前两种梗阻可通过内科治疗解除。十二指肠溃疡引起梗阻较出血和穿孔少见,少数靠近幽门的胃溃疡也可以引起梗阻。本病应与胃窦部和胰腺的恶性肿瘤引起的梗阻相鉴别,恶性肿瘤正将成为引起梗阻的常见原因。

▶ 临床表现

A. 症状和体征

大多数梗阻的患者有长期的消化性溃疡的病史,有 30% 以上曾因穿孔和梗阻做过治疗。患者常感数周至数月以来溃疡引起的疼痛加剧伴厌食、呕吐,疼痛不能被抗酸剂缓解,呕吐物常为数小时前吃的食物,且不含胆汁,提示梗阻部位靠上。如患者延迟治疗,还会出现明显的消瘦。

查体有时可发现患者有明显的脱水和营养不良。常能查出胃内容物潴留引起的振水音,有时还能看到胃的蠕动波。患者多有上腹部压痛。发生严重碱中毒时可出现手足抽搐。

B. 实验室检查

约 25% 的患者可有贫血,持续呕吐可导致代谢性碱中毒伴脱水,血清电解质测定显示低钾、低钠、低氯和碳酸盐升高。Cl^- 的丢失超过了 K^+ 和 Na^+,胃内 HCl 丢失导致细胞外碳酸氢根离子升高,肾脏排泌碳酸氢根离子增加以维持血液 pH,碳酸氢根离子排泄伴随着 Na^+ 的丢失,而血 Na^+ 的降低又会促进醛固酮的分泌,使肾脏以排泄 K^+ 和 H^+ 的代价增加 Na^+ 的重吸收。肾小球滤过率会降低并产生肾前性氮质血症。这一过程总的结果是导致 Na^+、K^+、Cl^- 和水的缺乏,所以应补充水和氯化钠直到尿量正常,然后再开始补 K^+,详细的治疗见第 9 章。

C. 盐负荷试验

盐负荷试验是一种评估幽门梗阻程度的简单方法,对在初期利用胃管抽吸胃内容物的患者而言,是监测病情进展的有效方法。

盐负荷试验是通过胃管,在 3~4 分钟内向胃中注入 700ml 盐水,然后关闭胃管,30 分钟后抽吸胃管并记录抽出盐水的量,如果抽出盐水超过 350ml 说明存在梗阻。盐负荷试验只能预测胃处理液体的能力,并不能预测胃处理固体食物的能力。

D. 影像检查

腹部 X 线平片可看到胃液的气液平面。由于胃未排空,胃内潴留的内容物能将造影剂稀释,故不宜行上消化道造影检查。

E. 内窥镜

胃镜常被用于排除肿块引起的梗阻。

▶ 治疗

A. 内科治疗

内科治疗首先是插入一根大胃管并灌洗出胃内容物,然后换成一根较小的胃管留置抽吸几天,这样可以缓解幽门水肿和痉挛情况,也可使胃张力恢复。这时就可以行盐水负荷试验为后期对照提供依据,如果患者存在营养不良,还应行肠外营养。

胃肠减压 48~72 小时后,应重复做盐水负荷试验,如果该试验表明梗阻情况好转,则可拔除胃管并进流食,如无不适,可逐渐进固体食物。

B. 外科治疗

如果 5~7 天的持续胃液抽吸仍不能缓解梗阻,那么能通过非手术方法解除梗阻的可能性将很小,需要行手术治疗,不能通过内科方法彻底解除梗阻和复发性梗阻都是外科治疗的适应证。

外科治疗包括迷走神经干切断术加胃引流术和迷走神经干切断术加胃空肠吻合术,后者是最易在腹腔镜下做的手术。

▶ 预后

约 2/3 的需要用外科手术治疗才能取得满意的效果。对内科治疗有效的患者应按照十二指肠溃疡治疗。

Jamieson GG: Current status of indications for surgery in peptic ulcer disease. World J Surg 2000;24:256.

消化性溃疡穿孔

消化性溃疡并发穿孔约占出血的一半。溃疡穿孔大多在前壁,但胃溃疡偶尔也可穿孔如网膜囊。15% 的死亡与高龄、女性和胃穿孔有关。约 5% 的患者被误诊,他们大多难以救活。

前壁缺少内脏的保护和大血管,更易穿孔而非出血。不到 10% 的病例同时有后壁的溃疡急性出血和前壁的穿孔,这类患者病死率高。溃疡穿孔后,胃十二指肠的分泌液可立即流入腹腔引起化学性腹膜炎,并逐渐发展成细菌性腹膜炎,其严重性和病死率与穿孔和手术修补的时间间隔密切相关。

部分患者穿孔后,穿孔被肝下面的粘连封闭,这些患者的病情可呈自限性,但其中许多患者会发展成膈下脓肿。

▶ 临床表现

　A. 症状和体征

穿孔常可引起突发的、剧烈的上腹部疼痛,很少以恶心或呕吐为首发症状。患者可有或无慢性消化性溃疡的病史。典型的穿孔发生在末次进餐后几小时,若出现肩痛,则表明膈肌受到了刺激,穿孔引起后背痛很少见。

最初的症状主要是由胃酸、胆汁和胰酶所致的化学性腹膜炎引起,腹膜反应产生稀薄的渗出液稀释这些刺激因子,使得患者的主观症状有所缓解,直至发生细菌性腹膜炎,在此期间首诊的医生不可误以为患者病情在改善。

患者一般呈痛苦表情、屈膝位、呼吸动度小,以减少腹部的运动,减轻疼痛。刚发病时患者一般不发热,炎症刺激引起的非自主性痉挛会导致腹直肌强直,上腹部压痛并不明显是因为腹直肌强直可以保护内脏不致触及。从消化道逸出的气体可进入肝与腹膜之间的间隙,使肝区叩诊正常浊音变为鼓音,听诊肠鸣音减弱或消失。若延迟治疗使大量气体进入腹腔可出现腹膨隆和叩诊弥漫性鼓音。

以上描述的是穿孔的典型表现,还有 1/3 的患者临床表现不明显,诊断也不易清楚,会由于未考虑到此病并且未做腹平片检查而延误治疗。很多不典型的穿孔患者都是在因其他疾病住院治疗的患者,未重视新出现的腹痛的意义。应对最近发生腹痛的患者常规行腹平片检查以避免此类现象。

如果穿孔小或很快自行封闭,则症状轻微,仅表现为轻微的休克征和腹部体征。小的十二指肠穿孔时,消化液可流至腹股沟区引起右下腹疼痛和肌紧张,此时应与阑尾炎相鉴别。

穿孔还可被网膜或肝封闭发展成肝下脓肿或膈下脓肿。

　B. 实验室检查

病变早期血液中白细胞轻度升高,约 12 000/μl,如未给予适当治疗,12~24 小时后,血液中白细胞可升至 20 000/μl。许多患者还有血清淀粉酶的升高,可能是由流到腹腔的消化液被吸收引起,腹腔穿刺液检查可显示很高的淀粉酶水平。

　C. 影像学检查

85% 的患者腹平片可见膈下游离气体,拍腹平片时患者的直立位和仰卧位都要拍。对于不配合的患者,左侧卧位拍腹平片是更加实际的证实有无膈下游离气体的方法。如果诊断可疑,可以从胃管向胃内注入 400ml 气体后重复拍腹平片。突发上腹痛的有膈下游离气体患者可确诊为穿孔。

临床表现提示溃疡穿孔而未证实有膈下游离气体的患者,应急诊行上消化道造影检查,若穿孔尚未闭合,则可看到造影剂从穿孔处漏出而确诊。做上消化道造影检查时,钡剂比水溶性造影剂更可靠,而且并不会增加穿孔患者的感染机会或难以排出。

▶ 鉴别诊断

鉴别诊断包括急性胰腺炎、急性胆囊炎、肠梗阻等。急性胰腺炎患者没有溃疡病穿孔发病突然,且血清淀粉酶较高。急性胆囊炎伴胆囊穿孔时临床表现与溃疡穿孔很相似,但后者不会出现膈下游离气体。肠梗阻发病呈渐进性,并有特征性的痉挛性腹痛。

腹痛发作伴有腹腔游离气体而又无外伤史的患者常常意味着消化性溃疡穿孔,结肠憩室炎和急性阑尾炎并发穿孔是少见的。

▶ 治疗

在患者做 X 线检查前往往已有臆断,如考虑溃疡穿孔,应首先置一胃管行胃肠减压以减轻腹腔的进一步污染,然后抽血化验,并开始输注广谱抗生素。如果患者延误治疗导致病情不允许急诊行 X 线检查,应先输液治疗,并在病情允许时尽早行 X 线检查。

最简单的外科治疗是在开腹或腹腔镜下缝合关闭穿孔,修补穿孔时常将大网膜缝合在穿孔部位,这样更安全。应将腹腔中的渗出液吸净,但不必放引流管。短期内再穿孔发生的概率很低。

约有 3/4 的患者的穿孔是由慢性消化性溃疡发展而来的,手术方法修补穿孔后,消化性溃疡仍然存在,因此在应对急性消化性溃疡患者实施包括溃疡本身在内的彻底的治疗,例如,壁细胞迷走神经切断术加穿孔修补术,或迷走神经干切除术加幽门成形术。目前通过清除幽门螺杆菌也可以治愈溃疡病,迷走神经切断术的价值将被重新评价。

同时存在出血和穿孔的患者往往是由两个溃疡形成的,一个前壁的溃疡穿孔和一个后壁的溃疡出血。伴有明显梗阻的溃疡穿孔不能单纯作穿孔修补术,应作迷走神经切断术加胃空肠吻合术或幽门成形术。吻合口处发生的溃疡穿孔还需作迷走神经切断术或者作胃切除术,因为从长远疗效看,单纯穿孔修补术几乎都是不足以解决问题的。

溃疡穿孔的非手术治疗主要包括持续胃肠减压和大剂量抗生素治疗。尽管这已被证实是一个有效的方法,死亡率低,但有时并发腹膜上或膈下脓肿,其副作用也比腹腔镜下关闭穿孔大。

▶ 预后

溃疡穿孔的死亡率约为 15%,其中 1/3 的患者术前尚未明确诊断。延误治疗、高龄、伴随全身性疾病是溃疡穿孔患者死亡的主要原因,及早就诊的患者死亡率低。

Donovan AJ, Berne TV, Donovan JA: Perforated duodenal ulcer: an alternative therapeutic plan. Arch Surg 1998;133:1166.

Hernandez-Diaz S, Rodriguez LA: Association between nonsteroidal anti-inflammatory drugs and upper gastrointestinal tract bleeding/perforation: an overview of epidemiologic studies published in the 1990s. Arch Intern Med 2000;160:2093.

Memon MA, Fitzgibbons RJ Jr: The role of minimal access surgery in the acute abdomen. Surg Clin North Am 1997;77:1333.

Millat B, Fingerhut A, Borie F: Surgical treatment of complicated duodenal ulcers: controlled trials. World J Surg 2000;24:299.

Svanes C: Trends in perforated peptic ulcer: incidence, etiology, treatment, and prognosis. World J Surg 2000;24:277.

应激性胃十二指肠炎、应激性溃疡和急性出血性胃炎

应激性溃疡是指一组由生理性应激性疾病引起的胃十二指肠溃疡。主要有四种病原学因素与这些损害有关:①休克;②脓毒血症;③烧伤;④中枢神经系统肿瘤或创伤。

▶ 病因学

A. 应激性溃疡

大手术、机械通气、休克、脓毒血症和烧伤后的急性应激性溃疡有相似的发病机制。出血是主要的临床表现,约 10% 的病例会发生穿孔。应激性溃疡好发于胃黏膜,约 30% 的患者溃疡发生于十二指肠,少数病例胃和十二指肠同时受累。应激性溃疡的病变常表浅,病变散在,有充血、水肿,但周边炎症反应很轻微。

对创伤或烧伤者早期行胃镜检查可见大多数患者在受伤后 72 小时内有急性胃黏膜糜烂(图 23-7 和图 23-8)。这些研究表明应激性溃疡患者的病变过程常常是亚临床的,只有 20% 左右的易感患者会发展为有临床表现的溃疡。应激性溃疡患者的出血常发生于受伤后 3~5 天,大出血一般在受伤后 4~5 天出现。

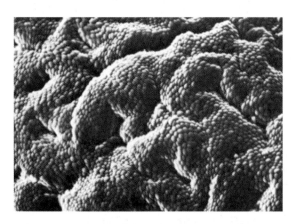

▲ 图 23-7　正常胃黏膜上皮表面扫描电镜照片。显示单个细胞和许多胃小凹(×350)(由 Jeanne M. Riddle 提供)

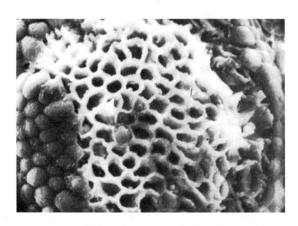

▲ 图 23-8　急性胃黏膜糜烂患者的黏膜上皮表面扫描电镜照片。可见细胞落叶样坏死的斑块,此类病损多由于 H^+ 反向渗透造成(×1145)(由 Jeanne M. Riddle 提供)

黏膜抵抗力下降是病变的第一步,这可能与局部缺血(伴有过氧化物和羟基产生)和循环毒素导致的黏膜修复能力下降、前列腺素类物质合成减少、黏膜表面黏液层变薄有关,胃黏膜血流量减少也通过减少能中和弥散到黏膜的 H^+ 的血液缓冲物质而起一定的作用。实验结果表明,在脓毒血症时,伴随内毒素释放血小板活化因子可能作为一种内脏溃疡介质,使黏膜更易受胃酸、胃蛋白酶和水解酶的侵蚀破坏。胃酸

分泌过多可能也起一定的作用,因为有严重出血的烧伤患者比病程较平稳的患者有更高的胃酸分泌。胃黏膜屏障破坏以致反向酸弥散在约不足半数的患者中被发现,现在认为这是该病的一个表现而非病因。

B. Cushing 溃疡

与中枢神经系统肿瘤或损伤有关的急性溃疡与应激性溃疡的不同之处在于,它们与血清胃泌素升高和胃酸分泌增加有关。从形态上看,它们与普通的胃十二指肠溃疡相似。Cushing 溃疡比其他应激性溃疡有更高的穿孔风险。

C. 急性出血性溃疡

本病与上述几种疾病可能有一些共同的诱因,但自然转归不同,本病治疗效果非常好。酒精性胃炎患者需要手术时,通过幽门成形术和迷走神经切断术的治愈率很高。

▶ 临床表现

出血几乎总是首发表现,很少有疼痛。查体对该病的诊断没有帮助,除非有便血或休克征象。

▶ 预防

对患者预防性的应用 H$_2$ 受体阻滞剂可降低应激性黏膜糜烂和严重出血的发生率。药物可口服(如雷尼替丁 150mg,每 12 小时一次通过胃管给药)或静脉注射(如西米替丁 50~100mg/h)。硫糖铝也有一定的疗效。接受全胃肠外营养对患者有益,但此时 H$_2$ 受体阻滞剂的作用不明显。应用 H$_2$ 受体阻滞剂降低胃液酸度增加院内肺部感染的发生率和严重程度的观点还未被临床证实。

▶ 治疗

初始治疗包括冷溶液灌洗胃和对可能存在的感染的对症治疗。H$_2$ 受体阻滞剂对活动性出血无效,但可降低出血停止后再出血的概率。

通过经皮胃左动脉置管选择性注射血管收缩药治疗已有成功病例的报道,对重患者,如果设备和技术允许,可以在外科手术前考虑治疗方法。

如果内科治疗不能止血,可行剖腹探查术。外科治疗包括迷走神经切断术加幽门成形术,同时缝合出血点,以及迷走神经切断术加胃次全切术。前者是首选的手术方式。再次出血几乎都是由于前次手术留下的溃疡。少数情况下,由于溃疡广泛、出血严重或手术后再次出血,则需做全胃切除术。

Felig DM, Carafa CJ: Stress ulcers of the stomach. Gastrointest Endosc 2000;51:596.

Phillips JO et al: A randomized, pharmacokinetic and pharmacodynamic, cross-over study of duodenal or jejunal administration compared to nasogastric administration of omeprazole suspension in patients at risk for stress ulcers. Am J Gastroenterol 2001;96:367.

胃癌

美国每年有 2 万例新发胃癌患者。胃癌发病率已降到了 30 年前的 1/3,这反映了幽门螺杆菌感染率的变化。幽门螺杆菌在胃癌的发生中起主要作用,它是慢性萎缩性胃炎的病因,而慢性萎缩性胃炎又是胃腺癌的一个癌前病变。流行病学研究表明胃幽门螺杆菌感染者发展为胃体部和窦部癌的危险性增加了 3.6~18 倍,危险性与血清幽门螺杆菌抗体水平相关。

目前美国男性胃癌的发病率是 10/100 000。发病率最高的州是哥斯达黎加,发病率为 63/100 000。在东欧和中欧,男性胃癌的发病率约为 35/100 000。流行病学研究表明胃癌的发生率与摄入水果少和摄入淀粉多有关。胃癌在小于 40 岁的人群中发病率很低,在 40 岁以上的人群中发病风险逐渐升高,平均发病年龄是 63 岁,男性胃癌的发病率是女性的 2 倍。

胃上皮癌几乎全是腺癌,贲门部的鳞癌起源于食管上皮。胃癌有五种形态学分类,它们的自然病程和转归没有明显的差异。

1. 溃疡型癌 (25%)

溃疡型癌是一种深及胃壁全层的溃疡型肿瘤,可侵及邻近器官,与良性溃疡相比它的边缘较浅。

2. 息肉状癌 (25%)

息肉状癌是一种向腔内生长的体积较大的肿块,癌转移发生的较晚。

3. 表浅扩散性癌 (15%)

表浅扩散性癌被认为是早期癌症,病变局限于黏膜和黏膜下层,仅 30% 的病例已发生转移。即使存在癌转移,表浅扩散性癌胃切除术后的预后浸润较深的进展期胃癌好得多。日本的普查计划成功的筛查除了大量的胃癌早期患者,使得早期胃癌占普外科手术的 30%,并因此提高了胃癌患者的生存率。

4. 皮革状胃癌 (10%)

这是一种累及胃壁全层的扩散性癌,伴有明显的结缔组织增生反应,难以识别恶性细胞。皮革状胃癌患者的胃失去了胃正常的柔韧性。这种癌容易早期发生扩散和转移,难以治疗。

5. 进展期胃癌 (35%)

这是最多见的胃癌类型,包括一部分在胃内、一部分在胃外的大肿瘤,在初期它可以包含在以上几种类型中,但易过度生长超出胃癌早期的范畴。

胃腺癌也可根据肿瘤细胞的分化程度分类。一般情况下胃癌的恶性程度与分化不良成正比。能够引起边缘组织炎性细胞浸润的胃腺癌预后较好。分化出腺体(肠型)的比未分化出腺体的胃腺癌预后好。弥漫型胃腺癌常与某种重要的基质成分有关。在胃癌特别常见的国家,如日本和芬兰,以肠型胃腺癌为主,这些地区胃癌发病率的降低主要归因于肠型肿瘤发生率的降低。印戒细胞癌是含有超过50%的印戒细胞的胃癌，已逐渐成为普遍的胃癌类型，占总病例的1/3。它的生物学特性与弥漫型癌相似，且好发于女性、年轻人、胃的远端。幽门螺杆菌感染与胃癌的组织学类型无明显关联。

胃癌发生壁内扩散、腔外直接生长、淋巴转移。与生存率关系密切的病理分期详见图23-9。3/4的患者初次就诊时已有转移。胃癌在胃内向近端扩散比向远端扩散更快。幽门对胃癌向远端扩散有一定的屏障作用，但有25%的病例在十二指肠球部近端的数厘米内也可找到转移的肿瘤。

早期胃癌是指原发肿瘤局限于黏膜或黏膜下层，不管有无淋巴结转移。早期胃癌预后较好，手术切除后的5年生存率高达90%。日本大规模普查发现的早期胃癌占胃癌患者的30%，美国仅为10%。

40%的胃癌位于胃窦部，主要在小弯侧；30%以上的胃癌位于胃底和胃体；25%的胃癌在贲门；5%的胃癌累及全胃。生长在胃大弯侧和贲门部的良性溃疡远少于恶性溃疡，故此部位的溃疡应特别警惕。

▶ 临床表现

A. 症状和体征

患者早期常表现为餐后腹部坠胀不适感，并没有明显的疼痛。有时这种不适感与数年来周期性出现的消化不良症状相似，但两者的发生频率和持续时间不同。

早期还可出现食欲缺乏，厌肉食最为明显。常伴有体重减轻，平均约为6kg。引起真性餐后痛的良性溃疡并不常见，存在真性餐后痛且X线查出溃疡的早期胃癌患者容易被误诊。存在幽门梗阻是呕吐时主要的症状，肿瘤出血时呕吐物可为咖啡渣样。病变在贲门时，吞咽困难可成为唯一明显的症状。

约有1/4的患者可触及上腹部肿块，约10%的患者有肝肿大。半数患者粪便隐血试验阳性，仅少数患者会有黑便。肿瘤远处转移还可导致一些其他的体征。癌细胞沿胸导管转移至颈部时可形成Virchow结节。直肠指诊可发现直肠前壁的腹腔种植病灶。腹腔内种植还可引起卵巢Krukenberg瘤，进一步发展可向肝、肺、脑和骨骼等的转移。

B. 实验室检查

40%的患者查血常规可发现贫血。65%的患者有血清CEA的升高，这常提示肿瘤发生了广泛转移。

C. 影像学检查

上消化道造影对多数胃肿瘤有诊断意义，但存在20%的假阴性率。主要的诊断难题是溃疡型肿瘤，因为其中有少数不能通过上消化道造影与良性溃疡相鉴别。两者的不同特征在胃溃疡章节已有描述，因上消化道造影不能区别良性溃疡，所有新发胃溃疡患者都应作胃镜检查并取活组织镜检。

D. 胃镜检查和活检

大的胃癌往往在内镜下根据肉眼观察就可以确诊。所有病变均应在胃镜检查时取多点活检。为了减

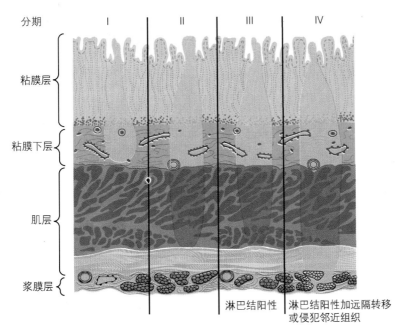

▲图 23-9　**胃癌分期**
阴影区域表示癌浸润黏膜的不同黏膜渗透深度

弱抽样误差对结果的影响,活检时至少应取 6 块标本。

▶ 治疗

外科手术切除是唯一的可能根治胃癌的治疗方法。约 85% 的患者可行手术治疗,其中有 50% 的肿瘤能顺利完整切除。如果切除边缘没有癌转移,那么患者有一半的可能性治愈。

外科手术的切除范围包括肿瘤、胃与十二指肠邻近的未受侵犯部分及区域淋巴结,还应包括邻近器官被侵犯的部分。胃近端切除边界应距肿瘤至少 6cm,如肿瘤位于胃窦部,根治性切除包括整个远端胃、网膜、3~4cm 的十二指肠和幽门下淋巴结,有时还需要切除胃左动脉和其周围的淋巴结。胃切除术后消化道的重建可用毕罗 I 式或 II 式,后者更常用,因为术后近幽门处的残余肿瘤细胞生长可能在短期内引起胃十二指肠吻合口处的梗阻。

胃近端肿瘤和广泛性肿瘤(如皮革状胃癌)常采取的手术方式是全胃切除术加脾切除术,但对于这些患者切除脾脏的价值存在争议。常通过 Roux-en-Y 食管空肠吻合术重建消化道的连续性,用肠道作袋以替代胃储存食物的功能的方法是没有价值的,而且还会增加术后短期内出现并发症的危险。

食管胃切除术加脾切除术并胸腔内食管胃吻合术是贲门癌的常用手术方式。该手术一般需在胸部和腹部各开一个切口,经腹部切口行胃切除术,经后外侧胸部行食管切除术和食管胃吻合术。

日本的外科医生提出了比其他多数国家更为详细的胃癌分期标准,并且他们推荐更大范围清扫的淋巴结的胃癌根治术。日本报道的胃癌切除术后的疗效比标准胃癌切除术更加好,目前人们正在研究这是否是由手术方式不同引起的。多数西方外科医生对日本胃癌切除术式表示质疑,目前彻底的淋巴结清扫术(如清除包括腹主动脉周围淋巴结在内的所有淋巴结)并不被推荐。

在胃癌手术中要注意肿瘤有向近端黏膜下扩散的倾向。因此在吻合消化道切口前,建议常规将近端切缘冰冻切片检查,若发现有肿瘤浸润,应扩大胃切除范围。

行胃切除术的目的是切除胃窦部肿瘤和避免梗阻。对于胃外转移病灶数量少同时又能耐受手术的患者而言,全胃切除术也是可行的姑息性治疗方法。操作可行时,姑息性胃切除术比胃空肠切除术更合适。

大量研究表明,胃癌根治术后的辅助化疗对预后没有明显影响。对于进展期胃癌患者,单用阿霉素或氟尿嘧啶的有效率与联合化疗相同,均为 20%。

▶ 预后

在美国胃癌总的 5 年生存率约为 12%,早期胃癌患者的 5 年生存率为 90%。不同分期的胃癌患者的 5 年生存率分别为:I 期,70%;II 期,30%;III 期,10%;IV 期,0%。

患者死亡原因可能与肿瘤转移至其他脏器或胃的进行性梗阻和营养不良有关。

Gastric cancer and *Helicobacter pylori*: a combined analysis of 12 case control studies nested within prospective cohorts. Gut 2001;49:347.

Hulscher JB et al: Prospective analysis of the diagnostic yield of extended en bloc resection for adenocarcinoma of the oesophagus or gastric cardia. Br J Surg 2001;88:715.

Huntsman DG et al: Early gastric cancer in young, asymptomatic carriers of germ-line E-cadherin mutations. N Engl J Med 2001;344:1904.

Kalmar K et al: Comparison of quality of life and nutritional parameters after total gastrectomy and a new type of pouch construction with simple Roux-en-Y reconstruction: preliminary results of a prospective, randomized, controlled study. Dig Dis Sci 2001;46:1791.

Kelly S et al: A systematic review of the staging performance of endoscopic ultrasound in gastro-oesophageal carcinoma. Gut 2001;49:534.

Lee HK et al: Influence of the number of lymph nodes examined on staging of gastric cancer. Br J Surg 2001;88:1408.

Macdonald JS et al: Chemoradiotherapy after surgery compared with surgery alone for adenocarcinoma of the stomach or gastroesophageal junction. N Engl J Med 2001;345:725.

Wu AW et al: Neoadjuvant chemotherapy versus none for resectable gastric cancer. Cochrane Database Syst Rev 2007;2:CD005047.

Yasuda K et al: Risk factors for complications following resection of large gastric cancer. Br J Surg 2001;88:873.

胃息肉

胃息肉好发于中老年人,是单发或多发的良性肿瘤。胃远端的息肉比近端更易出现症状。发现胃息肉后,一定要排除胃癌。

胃息肉按组织学可分为增生性、腺瘤性和炎症性息肉。其他息肉,如平滑肌瘤和类癌,将另行讨论。增生性息肉是由正常上皮细胞过度增生形成的,约占胃息肉患者的 80%,它不是真正的新生物,与胃癌的发生也没有关联。约 30% 的腺瘤性息肉含有腺癌病灶,良性腺瘤样息肉的患者中,约有 20% 可在胃的其他地方发现腺癌。腺瘤样息肉的恶变率随息肉增大而增加,在长期随访中,约有 10% 良性腺瘤性息肉会发生恶变。带蒂的和直径不超过 2cm 的胃息肉常是良性的。

患者可因慢性失血或铁吸收障碍出现贫血。超过 90% 的患者在最大刺激后缺乏胃酸。巨幼红细胞性贫血仅发生在少数病例,但 25% 的患者存在 B_{12} 吸收障碍。

所有胃息肉患者均应做内镜下活检或经刷洗脱落细胞学检查。大多数胃息肉可经内窥镜安全的切除,直径超过 1cm 的息肉可行剖腹术。单个胃息肉可通过胃切开术切开并行冰冻切片检查,若息肉为恶性,则应行相应的胃切除术。远端胃多发息肉可行部分胃切除术,如胃散在 10~20 个息肉,应切除胃窦和胃底的息肉。伴有恶性贫血的弥散性多发息肉应行全胃切除术。

这些患者发展为恶性贫血和胃癌的危险性高,应终身随访。息肉切除术后很少复发。

Abraham SC et al: Hyperplastic polyps of the stomach: associations with histologic patterns of gastritis and gastric atrophy. Am J Surg Pathol 2001;25:500.

Ohkusa T et al: Disappearance of hyperplastic polyps in the stomach after eradication of Helicobacter pylori. A randomized, clinical trial. Ann Intern Med 1998;129:712.

胃淋巴瘤和假性淋巴瘤

胃淋巴瘤是除胃癌外最常发生的胃原发性恶性肿瘤,占恶性肿瘤的 2%,腺癌占胃恶性肿瘤的 95%。胃淋巴瘤几乎全是非霍奇金淋巴瘤,组织学分类通常归于黏膜相关淋巴细胞的 B 细胞淋巴瘤。根据细胞分化程度可分为低分化型和高分化型。20% 左右的患者有其他器官的癌转移。

患者的症状是上腹痛和消瘦。发现胃淋巴瘤时肿瘤往往已长到较大,跟同样大小的胃腺癌相比,胃淋巴瘤的症状较轻。半数患者可在上腹部触及包块,上消化道造影可证实病变的存在,但常被误认为腺癌或良性溃疡。胃镜下刷片细胞病检可为 75% 的患者确诊。如果术前病理诊断不明确,外科医生容易将之误认为不宜手术治疗的胃癌,术前应行 CT 扫描和骨髓活检以了解病变局部侵犯情况及有无骨髓造血系统的侵犯。

低分化胃淋巴瘤的治疗主要是包括环磷酰胺在内的化疗。高分化胃淋巴瘤可先行手术治疗,术后辅以全腹放疗,但这一观点尚有争议。手术时需行两个肝叶的细针穿刺活检和腹主动脉周围淋巴结活检,当肿瘤侵及脾脏、十二指肠、食管时则需切除受累器官。本病的存活率与肿瘤分期、穿透胃壁的情况及肿瘤细胞分化程度有关,总的 5 年无病生存率为 50%。多数患者术后 2 年复发,且 2/3 的复发发生在腹腔以外,故高危患者应术后行全身化疗。

胃假性淋巴瘤是由胃壁的淋巴组织肿大形成的,它是一种与其上黏膜溃疡有关的慢性炎症反应。它常表现为腹部疼痛和体重减轻,上消化道钡透也难以与恶性病变相鉴别,但它不是恶性病变。

胃假性淋巴瘤需手术切除治疗,术后不需辅助治疗,术后病理学检查可与淋巴瘤鉴别。

Crump M, Gospodarowicz M, Shepherd FA: Lymphoma of the gastrointestinal tract. Semin Oncol 1999;26:324.

Kolve ME, Fischbach W, Wilhelm M: Primary gastric non-Hodgkin's lymphoma: requirements for diagnosis and staging. Recent Results Cancer Res 2000;156:63.

Steinbach G et al: Antibiotic treatment of gastric lymphoma of mucosa-associated lymphoid tissue. An uncontrolled trial. Ann Intern Med 1999;131:88.

Yamashita H et al: When can complete regression of low-grade gastric lymphoma of mucosa-associated lymphoid tissue be predicted after Helicobacter pylori eradication? Histopathology 2000;37:131.

胃平滑肌瘤和平滑肌肉瘤

平滑肌瘤通常在黏膜下生长,一般无症状,但易导致消化道出血。影像学检查常可见到肿瘤有一中心性溃疡,这是由于肿瘤生长过快,中心血供相对不足导致局部肿瘤组织缺血坏死引起的。多数病变位于近端胃,肿瘤可长入胃腔或位于浆膜表面,甚至形成腹腔带蒂肿块。其转移方式有直接浸润、血行转移、淋巴转移等。CT 检查可早期发现全身转移灶。平滑肌瘤应手术剜除或楔形切除。对于平滑肌肉瘤则要彻底的切除,其 5 年生存率仅为 20%,除切除原发肿瘤外,还应尽量完全切除转移灶。影响预后的因素有肿瘤大小、DNA 倍增模式、肿瘤细胞分化程度等。本病对放疗不敏感。

Menetrier 病

Menetrier 病是肥大性胃炎的一种类型,表现为胃皱襞巨大肥厚,胃酸分泌可正常、降低或升高,从增厚的黏膜可丢失过多的蛋白导致低蛋白血症。该病可能与 TGFa 的异常表达有关。该病的临床表现有水肿、腹泻、食欲缺乏、体重下降和皮疹。该病存在失血和消化不良,抑酸剂的使用不能改变病变的进展或继发的低蛋白血症。行上消化道造影时,肥大的皱襞可表现为充盈缺损而易被误诊为胃癌。阿托品、H_2 受体阻滞剂、奥美拉唑等可降低病变黏膜的蛋白漏出。对继发严重低蛋白血症、贫血或无法排除肿瘤的患者,可行全胃切除术。一些患者可逐渐进展为萎缩性胃炎。该病在儿童中有自限性和良性的特点。成人有 Menetrier 病时,患胃癌的危险性高于正常人。

Badov D et al: Helicobacter pylori as a pathogenic factor in Ménétrier's disease. Am J Gastroenterol 1998;93:1976.

Burdick JS et al: Treatment of Ménétrier's disease with a monoclonal antibody against the epidermal growth factor receptor. N Engl J Med 2000;343:1697.

Madsen LG et al: Ménétrier's disease and Helicobacter pylori: normalization of gastrointestinal protein loss after eradication therapy. Dig Dis Sci 1999;44:2307.

胃黏膜脱垂

胃黏膜脱垂是一种少见的疾病,偶可伴发于幽门前溃疡。患者会有类似于消化性溃疡患者的呕吐和腹痛。上消化道造影可见胃窦部黏膜皱襞脱垂入十二指肠。胃或十二指肠溃疡是该病的危险因素。该病一般采取内科保守治疗,偶尔需行胃窦切除术加毕罗 I 式吻合术。

胃扭转

胃可绕其纵轴旋转,或沿着胃小弯侧中点到大弯侧中点的连线旋转。前者较常见于伴有食管裂孔疝的患者,另一些患者,左膈膨出使结肠上升,牵拉胃结肠韧带使胃旋转。

急性胃扭转患者有剧烈的腹痛并伴有 Brochardt 三联征：①呕吐之后干呕；②上腹部膨胀；③胃管不能插入。这时需急诊行剖腹探查以防止患者死于急性胃坏死和休克，此病病死率高。

慢性胃扭转比急性胃扭转更常见，患者可以无自觉症状，或仅有阵发性痉挛性疼痛。合并食管旁裂孔疝的患者需做疝修补术和胃固定术。膈膨出引起的胃扭转需将胃结肠韧带离断，然后行胃固定术。

胃憩室

胃憩室很少见，一般无症状，多因上消化道造影偶然发现。胃憩室多为由黏膜和黏膜下层构成的突出性憩室，位于小弯侧胃食管连接处附近。位于幽门前区的憩室累及胃壁全层而易出现症状，少数患者因憩室内炎性出血产生症状。

胃结石

胃结石是胃内容物形成的凝结物。胃切除术后的状态易于形成结石，因为胃蛋白酶和胃酸分泌减少导致消化食物能力下降，以及胃窦部研磨功能丧失。进食含有大量纤维素的食物是多数患者的治病因素，食物咀嚼不充分是重要的诱因。

胃切除术后的患者有时也可发生白色念珠菌形成的巨大半固体结石，在胃镜下可打碎，此类患者需口服抗真菌药物。

胃结石患者可有腹痛，引起溃疡出血时病死率高达 20%。胃结石几乎都可以在内镜下打碎和分散，有出血和穿孔等并发症时需行手术治疗。

▼ II. 十二指肠

十二指肠憩室

十二指肠憩室一般无症状，可在 5%~10% 的上消化道造影中见到，其中仅 1% 需手术治疗。十二指肠憩室是后天形成的黏膜和黏膜下层袋状脱出，90% 位于十二指肠的内侧面。40 岁以前少见，多为单发，且距 Vater 壶腹 2.5cm 以内。十二指肠第一部的憩室往往由消化性溃疡或胆囊炎造成。少数患者有慢性餐后腹痛或消化不良，可用抑酸剂和抗胆碱药物治疗。

严重的并发症有炎症引起的出血、穿孔、胰腺炎和胆道梗阻，憩室内的胆汁淤积可形成肠结石，肠结石可以加剧憩室炎症和胆道梗阻，进入肠腔后可引起肠梗阻。出现并发症时可行外科手术治疗。

Lobo DN et al: Periampullary diverticula and pancreaticobiliary disease. Br J Surg 1999;86:588.

十二指肠肿瘤

1. 十二指肠恶性肿瘤

十二指肠恶性肿瘤多为腺癌、淋巴肉瘤或淋巴瘤，最常发生于十二指肠降部。其主要临床表现是疼痛、梗阻、出血、梗阻性黄疸和腹部肿块。内镜和活检常能明确诊断。应尽可能区分出腺癌和平滑肌肉瘤。肿瘤局限时，行十二指肠切除术，不能切除者予以放疗。活检加放疗是淋巴瘤的推荐疗法。

根治性术后，5 年生存率为 30%，总的 5 年生存率为 18%。

2. 十二指肠良性肿瘤

Brunner 腺的腺瘤是十二指肠黏膜下的小结节，好发于十二指肠第一段与第二段交界处的后壁，有蒂或无蒂，表现为出血和梗阻。平滑肌瘤也可发生于十二指肠，常无自觉症状。

十二指肠类癌常具内分泌功能，可分泌胃泌素、生长抑素或 5- 羟色胺，可单纯切除治疗。

异位胃黏膜表现为多个小黏膜结节，常于内镜检查时偶然发现，无临床意义。

十二指肠绒毛腺瘤可引起出血或使 Vater 乳头梗阻引起黄疸，恶变危险约 50%。小而有蒂的绒毛腺瘤可在在内镜下切除，无蒂绒毛腺瘤必须剖腹原位切除，有恶变者应行 Whipple 手术。

Alarcon FJ et al: Familial adenomatous polyposis: efficacy of endoscopic and surgical treatment for advanced duodenal adenomas. Dis Colon Rectum 1999;42:1533.

Bakaeen FG et al: What prognostic factors are important in duodenal adenocarcinoma? Arch Surg 2000;135:635.

Bouvet M et al: Factors influencing survival after resection for periampullary neoplasms. Am J Surg 2000;180:13.

Kaklamanos IG et al: Extent of resection in the management of duodenal adenocarcinoma. Am J Surg 2000;179:37.

Ryder NM et al: Primary duodenal adenocarcinoma: a 40-year experience. Arch Surg 2000;135:1070.

Wallace MH et al: Randomized, placebo-controlled trial of gastric acid-lowering therapy on duodenal polyposis and relative adduct labeling in familial adenomatous polyposis. Dis Colon Rectum 2001;44:1585.

肠系膜上动脉引起的十二指肠梗阻

偶然可见的十二指肠第三段的梗阻是由于肠系膜上动脉和腹主动脉压迫所致。最常见于烧伤等损伤所导致的体重下降之后，石膏固定的患者最易发生。

肠系膜上动脉一般从腹主动脉以 50°~60° 的角度分出，十二指肠通过这两条血管之间的距离为 10~20mm。肠系膜上动脉综合征患者的测量值平均为 18° 和 2.5mm。急性肠系膜脂肪丧失使动脉向后靠拢，压迫肠管。

该病多见于消瘦的妇女，她们多因食欲缺乏和偶尔呕吐就诊，常解释为功能性疾病。

患者症状可在呕吐或俯卧撑后缓解,厌食和餐后痛可进一步增加营养不良和体重减轻。

上消化道造影可发现十二指肠近端扩张,在动脉通过十二指肠第三段处出现明显的梗阻,膝 - 胸位时钡剂可突然通过。血管造影可显示肠系膜上动脉和腹主动脉夹角小于或等于 25°。

许多患者可以无症状,对于能走动的患者,不宜将所有的慢性症状都归因于本病。

硬皮病侵犯到十二指肠时,也会导致其近端扩张和运动减弱,X 线及临床表现很像肠系膜上动脉综合征。后者在阻塞近端显示十二指肠蠕动增加,而蠕动减慢是硬皮病的表现。

体位治疗可解决问题,当有症状时,患者应取俯卧位,还应教会能走动的患者膝胸位,这样可以使内脏和动脉向前方移动,减轻对十二指肠的压迫。

慢性梗阻患者需切断韧带并游离十二指肠或行十二指肠空肠吻合术来解除梗阻。

Diwakaran HH, Stolar CG, Prather CM: Superior mesenteric artery syndrome. Gastroenterology 2001;121:516, 746.

Richardson WS, Surowiec WJ: Laparoscopic repair of superior mesenteric artery syndrome. Am J Surg 2001;181:377.

胃和十二指肠的局限性肠炎

这种病可发生在从口唇至肛门的任何一处消化道,但近端空肠和胃很少发生。许多患者的疼痛症状可以被抗酸药缓解。常因十二指肠狭窄或幽门梗阻发生间歇性呕吐。X 线发现的鹅卵石样黏膜或狭窄具有诊断意义,经口抽吸式活检常能取到标本证实诊断。

内科治疗主要是对症治疗,常用皮质激素缓解症状。发生顽固性疼痛和梗阻时可考虑外科手术。如果病变局限于胃,行部分胃切除术,十二指肠受累引起梗阻时,常行胃空肠吻合术。为防止切缘溃疡可同时行迷走神经切断术。有时并发克隆病复发侵及吻合口,常需再次手术。

Mansari OE et al: Adenocarcinoma complicating Crohn's disease of the duodenum. Eur J Gastroenterol Hepatol 2001;13:1259.

Reynolds HL Jr, Stellato TA: Crohn's disease of the foregut. Surg Clin North Am 2001;81:117.

Worsey MJ et al: Strictureplasty is an effective option in the operative management of duodenal Crohn's disease. Dis Colon Rectum 1999;42:596.

（王宝峰　张健　译,赵军　校）

第 24 章　肝脏与门静脉系统

肝脏的外科解剖

▶ 分叶

肝脏起源于胚胎时期十二指肠上的胚胎突起,其详细过程在第 25 章中叙述。肝脏是人体内最大的器官之一,占体重的 2%。在传统的描述中,肝脏分为四叶:左叶、右叶、尾叶和方叶,然而这种过于简单的分叶方法并不能确切地代表肝脏的解剖学分叶(见图24-1)。

根据肝内 Glisson 系统(肝动脉、门静脉和胆管)和肝静脉的分支,在解剖上可将肝脏分为八个段。肝门部的 Glisson 系统在肝外独立走行,入肝门后三者被包裹在增厚的 Glisson 鞘内。尾状叶的血液回流独立于肝静脉,直接流入腔静脉。除尾状叶外,其余肝脏组织根据肝静脉的三条主干的血液收集范围分为四个区,每区分别由一个门静脉蒂(portal pedicle)供血,称为门静脉扇区(portal sector),向每个扇区内肝实质供血的门静脉蒂分别发自左或右主干。扇区间的分界线称为门静脉裂或肝裂(portal scissurae),期间有肝静脉走行。根据门静脉蒂的分支即可将肝脏进一步分为 8 个段。尾状叶为 I 段,I ~ IV 段构成左半肝,V ~ VIII 段为右半肝。每一段分别由独立的门静脉蒂分支供血是实施肝段切除术的解剖学基础。

以胆囊窝向后下到下腔静脉与肝圆韧带平行的假想平面,可将肝脏分为解剖学上的左、右两叶,这一斜行平面即肝正中裂(Contlie 线),平面内有肝中静脉通过。肝右静脉走行于右叶间裂内,将肝右叶分为右前叶(V 段和 VIII 段)和右后叶(VI 段和 VII 段),起自脐静脉窝的左叶间裂将左叶分为左内叶(IV 段)和左外叶(II 段和 III 段)。肝脏与其他腹腔器官的毗邻关系见图24-2。

▶ 门静脉循环

脾静脉和肠系膜上静脉在胰头后方第二腰椎水平汇合成门静脉(图 24-3)。向肝门方向延伸 6~9cm 到达

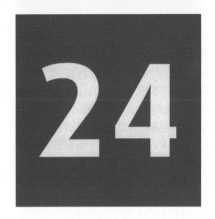

▲图 24-1　图中所示为按数字标明的肝脏解剖学分段,I段(尾状叶)在肝脏的背面,肝中静脉的后方
线条标注为常用的肝大部切除术名称及其移除的肝脏组织范围

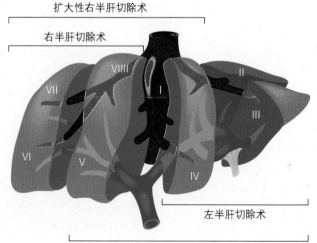

扩大性右半肝切除术

右半肝切除术

左半肝切除术

扩大性左半肝切除术

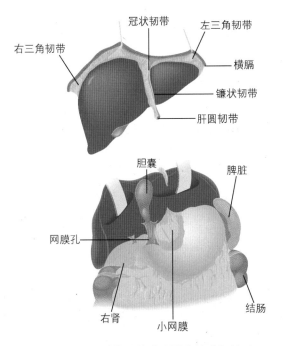

▲图 24-2　肝脏与其他腹腔器官的毗邻关系

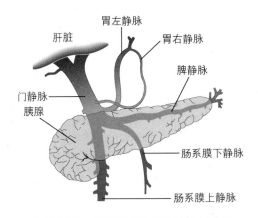

▲图 24-3　门静脉及其分支的解剖关系

▷ **静脉血供**

静脉血供的解剖见图 24-4。肝脏的门静脉与肝静脉系统均缺乏静脉瓣。门静脉在肝门外分为左、右两支入肝。门静脉右支在肝外可显露的部分短，在右切迹或肝内分支供应右前或右后区。左支肝外部分较长，走行于Ⅳ段基底部，在进入脐静脉窝处分支供应Ⅱ、Ⅲ、Ⅳ段，供应尾状叶的大分支通常起始于门静脉左支进入脐切迹之前。与肝动脉和胆管相比，门静脉的解剖变异相对较少，最常见的变异是右前后叶的起源。

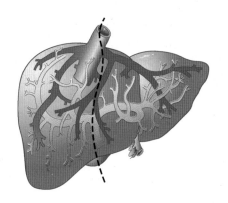

▲图 24-4　肝脏的静脉解剖

虚线所示为肝正中裂，深红色管道代表肝静脉和腔静脉，灰色管道代表门静脉系统，肝动脉和胆管与门静脉伴行

肝静脉是肝小叶内的中央静脉逐级汇总后的最后通道，共有三个主要的分支：肝左静脉、肝右静脉和肝中静脉。肝右静脉独立汇入下腔静脉，而肝中静脉则在出肝后立即与肝左静脉汇合，再汇入下腔静脉。肝中静脉位于肝正中裂（Cantlie 线）内并收集来自Ⅳ段和右前叶（Ⅴ段和Ⅷ段）的血液回流，肝左静脉回流Ⅱ段和Ⅲ段的血流，肝右静脉回流右后叶（Ⅵ段和Ⅶ段）和部分右前叶的血流。脐静脉走行于脐静脉窝内，回流部分Ⅲ段和Ⅳ段的血液并汇入肝左静脉。另外肝右后叶的一些附属的小静脉直接引流入下腔静脉，在行右半肝切除术时，此处的小静脉需仔细结扎。

▷ **动脉血供**

肝总动脉起自腹腔干，向上进入肝十二指肠韧带，分出胃右、胃十二指肠及肝固有动脉，肝固有动脉行至肝门处分为肝左动脉和肝右动脉。在其向上走行过程中分出胃右动脉和胃十二指肠动脉。在每分钟入肝的1500ml 血液中，约 25% 来自肝动脉，剩余的 75% 来自门静脉。

肝动脉的解剖变异较为常见，发生率可达 40%。肝左或肝右动脉的起源变异是最常见的类型，肝右动脉可完全起源于肠系膜上动脉，在肝门部走行于胆总管的右侧，而非通常情况下的左侧，肝外胆道手术时要

肝门，然后分成叶支。胃左静脉经常在门静脉主干胰头旁前内侧部注入门静脉，在门腔静脉分流术时必须将其结扎。在 25% 的个体中，胃左静脉注入脾静脉，其他源于胰腺、十二指肠的小静脉比较少见，但在游离门静脉时必须考虑到。

肠系膜下静脉经常在肠系膜上静脉与脾静脉汇合处左侧几厘米注入脾静脉，偶尔也可直接注入肠系膜上静脉。

在肝十二指肠韧带中，门静脉位于胆总管的后内侧。门静脉右侧可见门腔静脉淋巴结，起自十二指肠水平向上至肝脏，并向后延伸。这些淋巴结在特定肿瘤切除手术时需常规清除，在行分流术前必须将这些淋巴结摘除。

注意这一解剖变异。此外肝右动脉在正常解剖位置时还可见其变异支起源于肠系膜上动脉,走行于胆总管的右侧,供应肝右叶的部分组织。肝左动脉变异支或完全变异的肝左动脉可起源于胃左动脉,经肝胃韧带入肝。肝右动脉变异或其变异支的发生率可达 25%,肝左动脉的发生率相对较少。肝动脉入肝后随各肝叶的胆管和门静脉走行而分支。

▶ 胆汁排泄

胆管系统起自肝细胞特定部位形成的胆小管。胆小管逐渐汇合增宽,形成各肝叶内的胆管,分别引流其所在区域。肝右前及右后叶的胆管汇合为右肝管,而引流 Ⅱ、Ⅲ、Ⅳ 段的胆管汇合成左肝管。左肝管的总长及肝外部分均较右肝管长,引流段 Ⅰ (尾状叶)的胆管主要汇入左肝管,也可有小的分支汇入右肝管或左右肝管汇合而成的肝总管。肝总管在肝十二指肠韧带内下降到胆囊管汇入点而形成胆总管,下降距离存在个体差异。

大约 30% 的患者可见胆管系统解剖变异,尤以右肝管常见,约 25% 以上的个体中肝右后叶的胆管可直接汇入肝总管或左肝管。左侧胆管变异较为少见。

▶ 淋巴管

浅组淋巴管由肝表面的小叶淋巴管汇成,经肝包膜下走行,至膈、肝悬韧带或进入后纵隔,其余部分淋巴回流至肝门。起于肝叶深部的淋巴管可经肝静脉沿下腔静脉上行或经门静脉进入肝门。大部分肝脏淋巴引流均进入肝十二指肠韧带。

神经

肝脏和胆管系统受发自胸 7 至胸 10 的交感神经纤维和发自左和右侧迷走神经的副交感神经纤维支配,其中节后交感纤维发自腹腔神经节。发自腹腔神经节和迷走神经的纤维形成丛状走行于肝动脉的前部和后部。

肝脏的生理

肝脏总血流量(约 1500ml/min;30ml/(min·kg))占心输出量的 25%,而肝重量仅占体重的 2.5%。大约 30% 的肝体积由血液充填(占血液总量的 12%)。门静脉供血占三分之二,肝动脉供血量占三分之一。正常门静脉压力为 10~15cm H_2O(7~11mmHg)。肝脏的供氧肝动脉和门静脉各占一半。

经肝动脉或门静脉注射的微球体入肝后呈均匀分布,表明血流入肝后的分布非常均匀。入肝血流受到多种因素的调节,其中肝窦入口和出口处的括约肌能够感受自主神经系统、激素、胆汁酸盐和代谢物等多种因素,是入肝血流的主要调节点。肝血窦内面的细胞

(内皮细胞、肝巨噬细胞和星状细胞)也能起到一定的调节作用。

门静脉和肝动脉进入肝窦外周部后共同汇合成肝血池(图 24-5)。肝动脉血流会因门静脉血流变化而发生反向改变,但肝动脉血流减少时门静脉血流并不会增加。肝动脉血流的补偿机制涉及腺苷清除现象:肝组织自生的腺苷释放到肝动脉阻力血管周围,高浓度的腺苷会扩张肝动脉血管,进而增大血流量,清除高浓度的腺苷。

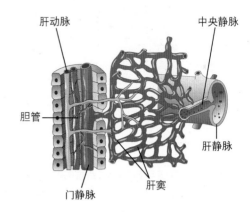

▲ 图 24-5　肝小叶的血管解剖

急性门静脉闭塞可引起肝动脉血流量即刻增加60%,随后肝总血流量逐渐恢复正常。但是,急性肝动脉血流量减少并不能即刻引起门静脉血流量大幅度增加。在正常和硬化的肝脏中,肝总血流量和门静脉压力随肝动脉闭塞而降低,随着动脉侧支循环逐渐形成,动脉灌注最终恢复正常。

由于以上原因,左或右肝动脉入肝血流的中断一般对肝功能的影响很小,但也有特殊情况,如合并胆道梗阻时。若局部肝组织胆汁引流不畅合并动脉血供减少,导致肝坏死的风险会很高。因肝肿瘤需行肝动脉栓塞或壶腹部肿瘤需行切除手术的患者通常均有黄疸,并且手术过程中解剖肝门部时易损伤血管,因此临床上对于此类患者需特别注意。但门静脉入肝血流的通畅对维持肝脏正常结构和功能非常重要,如门静脉左支或右支血流受阻会引起同侧肝萎缩和对侧增生就可说明这一点。门静脉阻塞与多种疾病相关,尤其是左右肝管汇合部的肿瘤(肝门部胆管癌),门静脉侵犯在此部位的肿瘤很常见,并且具有重要的治疗指征。此外,在行肝大部切除术时,由于保留体积过小或存在肝实质病变(脂肪肝,肝硬化)会影响残肝(肝切除术后保留的肝脏组织)再生能力时,可以有意阻断门静脉主要分支(通常是右侧)的入肝血流,引起拟切除侧肝萎缩而保留侧的肝脏增生,可能会降低术后发生肝衰的危险性。

肝切除术

肝切除术的主要指征包括肝脏的原发性与继发性恶性肿瘤、有症状的良性肿瘤,也可用于创伤性损伤、感染和脓肿、活体肝移植。切除正常肝脏的 80%~85% 后,患者仍可存活。但这种大范围的肝切除术只能适用肝功能正常的患者,而肝硬化或明显纤维化及脂肪肝(肝内脂肪浸润)的患者则无法耐受。较大范围的肝切除术后几周内肝功能可能会下降,但肝脏的再生功能很强大,很快会再生出新的功能性肝细胞。肝部分切除后 24 小时内,肝细胞便活跃地开始再生,直至肝脏完全恢复到原来的体积,肝脏的明显的再生发生在 10 天以内,而完成整个再生过程需 4~5 周,但被切除的肝叶无法重塑成原来的样子,再生包括原有的肝小叶扩大及新的肝小叶形成。刺激肝小叶和肝细胞再生的物质包括肝细胞生长因子、转化生长因子(TGF)-α、肝素结合生长因子、肝细胞素 B,以及 TGFβ1 的去抑制作用(即此种肝细胞生长抑制因子水平的降低)。

术前评估

在决定实施肝切除术前,必须对疾病相关和患者自身的多种因素进行评估,其中最重要的是术前的肝功能状况。肝硬化患者行部分肝切除术后,剩余的肝组织贮备功能有限,常不能满足基本的代谢需要,而且硬化肝组织的再生能力较差。肝细胞癌通常在慢性肝实质疾病的基础上发展而来,行肝切除术时一定要考虑肝硬化对手术的影响。结直肠癌肝转移患者因化疗引起的肝损伤也逐渐受到重视,这种损伤同样会损伤肝切除术后残肝再生能力。

目前可供使用的多种术前肝功能评估方法均不够准确,其中 Child-Pugh 分级是使用时间最长、范围最广且相对最准确的方法。Child-Pugh 分级是基于多项检查结果的评分系统(表 24-1),最初被用于评估门体分流术后患者死亡率,也可用于预测肝硬化患者实施肝切除术后的死亡率。通常情况下只有 Child-Pugh A 级或经过严格选择的 B 级肝硬化患者能够实施肝切除

术。引哚菁绿清除实验(IGC,肝储备功能实验)在北美之外的多个医疗机构使用,但并未有临床数据显示其结果优于 Child-Pugh 分级。

肝脏切除的范围

肝切除术可分为解剖性(根据肝脏的分叶解剖)和非解剖性,肝楔形切除、良性肿瘤剥离术和肝脏坏死组织的清创通常属于后者。解剖性肝切除较为常用,术中失血量少,且在恶性肿瘤肝切除术时切缘阳性率更低。

肝大部切除术(左半或右半肝切除或扩大性肝切除)应用较多,其实施必须按照分段解剖进行。但在必要和适当情况下还可根据分段解剖实施小范围或双侧切除,如在特定情况下,可仅切除右前叶(Ⅴ和Ⅷ段)或右后叶(Ⅵ和Ⅶ段),而不是整个肝右叶。必要时,在一侧肝叶行这种实质保留性切除的同时,还可切除对侧肝叶的部分组织。

手术名称与切除范围如图 24-1 所示。手术要保证被切除的肝叶或肝段及其所属输入与输出血管被彻底移除,并避免损伤剩余肝组织的胆管与血管。

绝大多数选择性的肝切除术可通过腹部切口来完成,但特殊情况下(肝右叶巨大肿瘤)通过胸腹联合切口效果可能更好。尽管开腹手术仍然是公认的标准术式,但腹腔镜下肝切除术目前已有很高的使用率。手术成功的关键是止血,其要点是:①处理肝实质前输入和输出血管的控制;②严格保持肝内血管结构并仔细分离;③使用低中心静脉压的麻醉方法,可以减少肝静脉的失血量。阻断入肝血流(Pringle 法)10~15 分钟经常被用于减少肝动脉和门静脉分支的出血,但对肝静脉出血没有作用。

术前门静脉栓塞

如前所述,术前门静脉栓塞有可能增加大范围肝切除术的手术安全性。由于正常肝脏患者术后残肝体积小于 25%,病变肝脏患者残肝体积小于 40% 时,肝切除术后肝衰竭的发生率明显增加,通过术前诱导术后残留肝组织的增生,能够降低术后发生肝衰竭的风险。

术后处理

肝大部切除术后患者在术后初期需严密监护,但大多数病例无需持续在重症监护室。术后初期最重要的出血问题,但在临床上需要二次手术止血的患者比较少见。若患者无肝硬化,术后会出现轻度的肝功异常及相应的代谢功能紊乱,但很快会恢复正常,术后第 7 或第 8 天即可出院。但患者若合并肝实质病变(肝硬化、肝纤维化、脂肪肝)或感染性并发症,则术后的肝功能会明显受到损害。

根据肝脏的正常生理功能可预测大部分的肝切除术后异常。肝大部切除术后血清胆红素会升高,但随

表 24-1　肝脏疾病时肝功能 Child-Pugh 分级

	分级:A 风险:低	B 中	C 高
腹水	无	轻到中度	重度
肝性脑病	无	Ⅰ~Ⅱ级	Ⅲ~Ⅳ级
血清白蛋白(g/dl)	>3.5	3.0~3.5	<3.0
血清胆红素(mg/dl)	<2.0	2.0~3.0	>3.0
凝血酶原时间(延长秒数)	<4.0	4.0~6.0	>6.0

着肝脏的再生会恢复正常。胆红素持续上升就考虑肝周积液(胆汁瘤)或肝衰竭(尤其伴有其他肝功能检查异常时),血清白蛋白水平可能下降,凝血酶原时间可能升高。当患者凝血酶原时间国际标准比率(INR)明显升高(>2)时,通常可输注新鲜冰冻血浆。部分患者可能会产生腹水,可给予利尿剂。肝大部切除术后肝糖原贮备必然会降低,低血糖并不是术后的主要问题,可通过输注 5% 的葡萄糖即可纠正,但若发生重度低血糖则应考虑肝衰竭的可能。血清磷酸盐、镁和钾在术前初期通常会减低,需给予输液纠正。谷草转氨酶和谷丙转氨酶术前后几天升高,随后恢复正常。但碱性磷酸酶水平术后前几天通常无改变,随后会升高持续到术后几周。

▶ 并发症

肝大部切除术(≥3 段)术后大约 40% 的患者会发生并发症,但大多症状较轻,可轻易处理并无后遗症。肝脏相关的并发症最为常见,发生肝周积液的患者有 10%~15% 需进行引流。肝功异常(高胆红素血症、腹水、凝血异常)较为常见,多数患者会随着肝脏再生而恢复。肝衰竭在大型医疗机构较少见。肺部并发症也较为常见,因此术后应注意吸痰。最常见的肺部并发症是有症状的胸腔积液和或肺不张,肺炎较少见。尽管肝大部切除术后可能的并发症较多,但死亡率并不高,在大型医疗机构一般为 1%~3%。小范围的肝切除术(<3 段)的并发症发生率和死亡率更低。

Ardito F et al: Laparoscopic liver resection for benign disease. Arch Surg 2007;142:1188.

Belghiti et al: Seven hundred forty-seven hepatectomies in the 1990s: an update to evaluate the actual risk of liver resection. J Am Coll Surg 2000;191:38.

Ettorre GM et al: Postoperative liver function after elective right hepatectomy in elderly patients. Br J Surg 2001;88:73.

Giraudo G et al: Preoperative contralateral protal vein embolization before major hepatic resection is a safe and efficient procedure: a large single institution experience. Surgery 2009;143:476.

Jackson PG et al: Predictors of outcome in 100 consecutive laparoscopic antireflux procedures. Am J Surg 2001;181:231.

Jarnagin et al: Improvement in perioperative outcome after hepatic resection: analysis of 1803 cases over the past decade. Ann Surg 2002;236:397.

Kinoshita H et al: Preoperative portal vein embolization for hepatocellular carcinoma. World J Surg 1986;10:803

Nagino M et al: Liver regeneration after major hepatectomy for biliary cancer. Br J Surg 2001;88:1084.

Nuzzo G et al: Liver resections with or without pedicle clamping. Am J Surg 2001;181:238.

Papadimitriou JD et al: The impact of new technology on hepatic resection for malignancy. Arch Surg 2001;136:1307.

Strasberg SM: Terminology of liver anatomy and liver resections: coming to grips with hepatic Babel. J Am Coll Surg 1997; 184:413.

Takayama T et al: Randomized comparison of ultrasonic vs clamp transection of the liver. Arch Surg 2001;136:922.

Yamashita Y et al: Bile leakage after hepatic resection. Ann Surg 2001;233:45.

▼ 肝脏疾病与障碍

肝脏创伤

根据肝脏实质损伤的机制,肝脏外伤可分为穿通伤与钝性伤。穿通伤占肝损伤的一半以上,多由枪(子弹、霰弹)、刺刀等引起。在日常的肝外伤报告中,这些肝外伤多为清洁伤口,由于出血而病情严重,但对肝实质的损伤较轻;然而,高速飞行的枪弹即使没有直接进入肝实质,其携带的巨大能量也可转移至腹腔脏器,造成肝实质的毁坏。

钝性伤可由于直接打击上腹部或右侧肋弓下部,或由于突然减速运动而致,例如由较高处落下。多数交通事故所引起直接的钝性伤易产生肝表面的爆裂伤或线性撕裂,通常伴有明显的实质损伤。由于肝右前叶和右后叶(Ⅵ、Ⅶ、Ⅷ段)位于肝脏凸面,位置固定,肝实质集中,容易发生星芒状的破裂伤。肝左叶的损伤通常较右叶少。剪切性外力所致肝损伤易将肝静脉在其进入肝实质处将其撕裂,导致肝后区域大量出血,其所在位置外科手术暴露和修补都较为困难。表 24-2 所描述的分类方法用于肝损伤的分类,为各单位之间比较治疗效果提供了一个共同标准。

表 24-2　肝损伤分级[1]

分级	类型	特征
Ⅰ	血肿	被膜下,局限,表面积 <10%
	裂伤	被膜撕裂,无出血,深度 <1cm
Ⅱ	血肿	被膜下,局限,表面积在 10%~50%;肝实质内,局限,直径 <2cm
	裂伤	被膜下撕裂,有活动性出血,深度 1~3cm,长度 <10cm
Ⅲ	血肿	被膜下,血肿范围 >50% 或广泛性;被膜下血肿破裂伴活动性出血;间质内血肿 >2cm 或广泛性
	裂伤	深度 >3cm
Ⅳ	血肿	实质内血肿破裂伴活动性出血
	裂伤	实质破裂累及 50% 以上的肝叶
Ⅴ	裂伤	实质破裂累及 50% 以上的肝叶
	血管性	近肝的静脉损伤,如肝后的下腔静脉或肝静脉主干
Ⅵ	血管性	肝血管撕裂

[1] 当肝脏外伤累及 2 处以上,则分级应增加 1 级。分级应依据所能获得的最可靠证据,无论是影像学检查,手术中所见或尸检结果均可

肝外伤外科治疗的原则为止血与清除失活组织。因手术后常可发生一定程度的肝功能衰竭，因此在治疗的每一步中，都应保持适宜的血氧浓度和肝灌注以避免发生低血氧和低血容量。在清除失活组织的同时，注意避免损伤邻近正常组织的血供。

▶ 临床表现

　A. 症状与体征

肝外伤的临床表现主要是低血容量性休克，即血压下降，尿量减少，中心静脉压下降，在有些病例中可有腹胀发生。

　B. 实验室检查

肝脏重度损伤，尤其伴有肝静脉破裂时，因失血速度快，贫血表现并不明显，在钝器伤所致的肝破裂中，白细胞常高于 15 000/μl。

　C. 影像学检查

对疑有肝外伤的患者，如病情稳定，应尽可能行CT 扫描。CT 扫描能显示损伤范围，对失血量进行粗略估计。扫描结果有助于选择治疗方案。较轻的外伤多不需手术，情况严重的大面积外伤需手术处理。然而值得注意的是用 CT 来评估损伤分级时，常与手术中所发现的不相符（表现为分级过轻或过重）。在钝性损伤时，CT 扫描还有助于发现较少见的邻近脏器损伤。

超声波检查除能快速确定腹腔积液外，对损伤鉴定帮助不大，而血管造影对急性损伤帮助不大，但有助于诊治胆道出血等特殊的损伤后问题。

▶ 治疗

除非有出血的表现，较小而稳定的肝外伤患者均可采用保守治疗。对考虑非手术的肝外伤，CT 多表现为肝被膜下或肝内的包裹性血肿，单个肝叶的破裂，没有失活的肝组织，少量的腹腔出血，没有腹腔内其他器官的损伤，并且要做连续的 CT 扫描以证实损伤稳定而没有再扩展。

对于有 CT 或临床上的表现的较重的或有活动性出血的肝外伤，大多需立即进行剖腹探查。当手术进行时，多数裂口已停止出血，若无活动性出血，创口无需缝合。对于活动性出血，应对可辨认的血管予以钳夹或直接缝合，而不能进行大块组织的结扎。被膜下血肿常覆盖于活动性出血的部位或需清创的实质表面，尽管创伤处看似已被填塞、且情况不严重，但仍需仔细探查，钝性伤常合并大量的实质破坏而难以处理。较严重的肝破裂需行规则性肝叶切除，但很少见。

用血管钳钳夹肝十二指肠韧带可临时阻断肝动脉和门静脉血流（Pringle 法），此法可持续 15~20 分钟，以减轻出血保证创伤内出血的血管准确结扎。当肝静脉重度损伤，Pringle 法效果欠佳，无法对损伤进行精确修补时，可用吸收纱布（如多羟基乙酸）包裹创伤处并缝合以维持一定的压力和压迫止血。这种方式难以避免地会引起肝缺血，但很少情况会用到。在部分患者中，为控制动脉出血需要在肝门部对肝动脉或其分支进行结扎。

位于肝脏后部肝静脉的撕裂是最棘手的问题，入肝血流短时间的阻断不一定能减少出血以利于探查或出血处缝合。对于持续性出血，腹部切口应向上延伸至剑突以利暴露。通过右心耳放置导管至下腔静脉并通过肝静脉起始处，是一种较少用的辅助方法。在腔静脉周围，放置适当的结扎线可完全隔离肝脏的血液循环而不影响低位的静脉回流至心脏。切除肝右叶能够更好地暴露肝后下腔静脉，但大量出血的情况下很难实施。

当出血难以控制并需要处理其他损伤时，对大多数患者的最佳选择是将肝脏包裹填塞，以达到止血的目的。填塞物要保持 48~72 小时，在此期间患者应重症监护室内保持镇静及插管，并随时准备心肺复苏。返回手术室去除填塞物时，如果仍有持续出血，则应行彻底创伤修补。

绝大多数的肝外伤患者进行手术时，很少需要外科干预止血，由于有漏胆的可能，需要在肝实质裂伤或其他损伤部位放置引流。有 30% 和 10% 的患者分别需要对出血的肝血管进行缝扎和失活组织的清创，需进行其他复杂处理方法的非常少见。

穿通性外伤损伤小肠或结肠时会污染肝周积液或失活的肝组织，引起肝周脓肿。放置引流可减少脓肿发生率，但应对这一情况保持警惕。

▶ 术后并发症

除肝后部静脉的损伤外，以目前的技术对于剖腹探查时发现的出血多可以控制。对于原来缝线结扎处若发生再出血，则需再次剖腹探查或填塞，少数情况可行肝叶切除。对此类患者术前血管造影与 CT 检查能提供有用的诊断信息。约 20% 的病例可发生肝周脓肿，行肝叶切除者更为多见。

术后胃肠道出血多为胆道出血所致，可通过选择性血管造影来诊断，并可通过动脉造影的导管进行栓塞治疗。

▶ 预后

肝脏外伤的死亡率为 10%~15%，在很大程度上与外伤的类型及其他器官的损伤范围有关。约 1/3 送到急诊时已合并休克的患者救治无效。平常的穿通性外伤中，仅 1% 为致死性，而钝性外伤死亡率则高达 20%。如果仅有肝脏的钝性外伤，死亡率为 10%，若有 3 个主要的器官受损伤，死亡率接近 70%，在死亡病例中约一半原因为出血。

Carrillo EH et al: Non-operative management of blunt hepatic trauma. Br J Surg 1998;85:461.

Chen RJ et al: Factors determining operative mortality of grade V blunt hepatic trauma. J Trauma 2000;49:886.

David Richardson J et al: Evolution in the management of hepatic trauma: a 25-year perspective. Ann Surg 2000;232:324.

Leone RJ Jr, Hammond JS: Nonoperative management of pediatric blunt hepatic trauma. Am Surg 2001;67:138.

Oniscu GC, Parks RW, Garden OJ: Classification of liver and pancreatic trauma. HPB 2006;8:4.

Pryor JP, Stafford PW, Nance ML: Severe blunt hepatic trauma in children. J Pediatr Surg 2001;36:974.

Yanar H et al: Nonoperative treatment of multiple intra-abdominal solid organ injury after blunt abdominal trauma. J Trauma 2008;64:943.

自发性肝破裂

自发性肝破裂相对少见。正常肝脏的自发性破裂多见于孕期及产后,与先兆子痫-子痫和(或)HELLP综合征(溶血、肝酶升高、血小板减少)有关。病变肝脏的破裂多见于肝脏肿瘤(肝细胞癌或肝腺瘤)。对于突然发生上腹部不适的孕妇或产后妇女,特别是高血压者,均应怀疑有肝破裂的可能,也有报道称自发性肝破裂与肝血管瘤、伤寒、疟疾、结核、梅毒、结节性动脉炎以及糖尿病等有关,诊断可通过 CT 检查确定。新生儿肝破裂常与分娩时因患儿较大而造成的难产有关,典型的发展过程由肝内出血发展至包膜下血肿,最终至肝被膜破裂和腹腔内活动性出血。

血管造影和肝动脉栓塞能够有效控制自发性肝破裂的出血,若患者栓塞止血失败或无法进行栓塞时,需行急诊手术(与肝外伤性破裂的处理原则相同)。原发性肝癌患者自发性肝破裂引起腹腔积血时,会增加肿瘤腹腔播散的危险。

Lai EC, Lau WY: Spontaneous rupture of hepatocellular carcinoma: a systematic review. Arch Surg 2006;141:191.

Risseeuw JJ et al: Liver rupture postpartum associated with pre-eclampsia and HELLP syndrome. J Matern Fetal Med 1999;8:32.

Stoot JH et al: Life-saving therapy for haemorrhaging liver adenomas using selective arterial embolization. Br J Surg 2007;94:1249.

Sutton BC et al: Fatal postpartum spontaneous liver rupture: case report and literature review. J Forensic Sci 2008;53:472.

原发性肝癌

肝恶性肿瘤可起源于肝细胞(肝细胞癌,最常见)或胆管上皮细胞(肝内胆管细胞癌),起源于两种细胞的肿瘤亦有报道(混合型)。肝母细胞瘤是发生在新生儿的一种变异的肝细胞癌,它在形态上与胎肝相似,并且偶有造血功能。起源于肝脏其他细胞类型(内皮细胞,星状细胞,神经内分泌细胞或淋巴细胞)的恶性肿瘤非常少见。

原发性肝癌在美国并不常见,但其发病率目前呈上升趋势。在亚洲或非洲的某些地区,肝癌是最常见的腹部肿瘤,并且是癌症相关死亡的最主要原因。在

这些高发地区,发病因素与环境及生活习惯有关,因为与上述地区相同种族的人在美国的发病率仅比白人略高。在美国每年约有 9000 人发生肝癌,男女发病几率均等,多数在 50 岁以后发病,儿童发病相对较少,主要集中在 2 岁以下。

从全球范围来看,乙型肝炎病毒与丙型肝炎病毒是肝癌的主要致病因素。长期血清 HbsAg 阳性的患者是可能罹患肝癌的高危人群,通过检测 AFP 水平有可能筛选出早期病例。乙型肝炎病毒的 DNA 已被证实可与宿主的肝细胞或肝肿瘤细胞基因组进行整合,具有直接的致癌作用。因此慢性乙肝病毒感染的患者可不经肝硬化而直接发展成为肝癌,但慢性丙肝病毒感染发展而成的肝癌通常均伴有硬化改变。任何原因引起的肝硬化(酒精性、色素沉着性、α-抗胰蛋白酶缺乏或原发胆汁性肝硬化)都是肝癌发生的高危因素,绝大多数肝癌都起源于肝脏的慢性基础病变。有些真菌的代谢产物如黄曲霉素已经被实验证实可以导致肝癌发生,在非洲的一些肝癌较常见的地区,黄曲霉素存在于他们的主要食品(根茎类植物、谷物)中。

与肝细胞癌不同,肝内胆管细胞癌很少与肝硬化相关。少数患者可由原发性硬化性胆管炎引起。在亚洲的部分地区,肝吸虫(华支睾吸虫)的高感染率在一定程度上与胆管细胞癌的高发病率相关。已有证据显示,慢性丙肝病毒感染、肥胖、糖尿病、慢性肝病和吸烟是肝内胆管细胞癌发病的高危因素。在西方的医疗机构,绝大多数的肝内胆管细胞癌都是偶发的。肝内胆管细胞癌通常表现为肝内的巨大肿块,因此临床上与来源于肝外胆道系统的肝外胆管癌有明显区别。

原发性肝癌中肝细胞癌约占 85%~95%,最初根据肿瘤的大体形态,肝癌又可分为以下三型:巨块型为单发的突出的巨大肿块,与周围组织分界较清楚,周围偶尔有小的卫星结节;结节型:为多发的结节,常遍布全肝;弥漫型:肿瘤浸润所有的肝实质。目前使用的多种肝癌分级系统,包括美国癌症联合会的 TNM 分组、Okuda 和意大利肝癌项目(CLIP),均不能很好地说明肿瘤的程度和肝脏功能,其中肝脏功能对判定预后非常重要。

约 50% 的可切除肿瘤周围有一层纤维被膜,由邻近受压的基质增生而成,形成包膜的肿瘤其周围微卫星灶及静脉侵袭的发生率要比无被膜者低,常为预后良好的征象。纤维板层状肝细胞癌为一种少见的变异类型,其内包含无数的纤维间隔,与局部的结节状增生相近,它多发于年轻人(平均 25 岁),与肝硬化或乙肝病毒感染无关。

大多数肝癌患者就诊时已有肝内或肝外转移,门静脉浸润可造成肿瘤细胞播散,引起肝内多发性肿瘤。血管侵犯常见于较大肿瘤(>5cm)。肝外转移常见于肝

门、腹腔淋巴结和肺,骨和脑转移相对少见,腹腔转移(如癌扩散)则更为少见。门静脉和肝静脉也常被侵犯,可因此导致静脉内癌栓。

显微镜下,癌细胞间间质较少,肿瘤质软,血管并不丰富,在自发性肝破裂时不会发生大量腹腔出血。

胆管细胞癌在原发性肝癌中所占比例很小,近年来发病率有所上升。组织学上大多为高侵袭性的腺癌,但也有罕见变异类型的报道。发现肿瘤时,均有肝内外播散。肿瘤早期很少有症状,通常是形成较大病变引起疼痛后被发现。包含肝细胞和胆管细胞来源的混合型肿瘤很少见,与肝内胆管细胞癌类似,与慢性肝病无明显相关性。

肝血管肉瘤为少见的致死性肿瘤,常发生在长期接触氯乙烯的化工厂工人。

▶ 临床表现

A. 症状与体征

由于缺乏症状,在早期和可治疗阶段确诊肝癌的通常很困难。筛查和监控高危人群(肝硬化、慢性肝炎等)对早期诊断有一定帮助。进展期患者可出现上腹或右上腹疼痛,并可伴有右肩的牵涉痛,体重下降较常见,当肿瘤体积较小和肝功能较好时,黄疸比较少见。当出现黄疸表明肿瘤进展或肝功能受损,或两者均有。

许多患者可触及肿大的肝脏或肿块,肝表面可闻及血管杂音或摩擦音,周期性发热可能是唯一明显的体征。腹水或胃肠道曲张静脉出血常提示疾病已经是进展期。血性腹水多提示肝细胞癌。完全代偿期的肝硬化患者病情突然恶化应考虑肝细胞癌的可能。

发病方式有多种表现,常见方式为:①疼痛,可伴或不伴有肝肿大;②肝硬化患者因肝功能不全,曲张静脉出血或腹水而突然病情恶化;③突然、大量的腹腔内出血;④急性发作的腹痛和发热;⑤远隔转移症状;⑥无临床表现或症状。

B. 实验室检查

根据病变程度和实际的肝脏功能,实验室检查结果变异很大,有可能完全正常,也有可能预示即将发生肝衰竭。血清转氨酶(AST 和 ALT)和碱性磷酸酶水平有可能上升,但无特异性,也可见于无肝细胞癌的慢性肝病患者。血清胆红素升高是不好的征象,表明肝脏慢性基础病变或肿瘤已经造成一定程度的肝功能不全。肿瘤侵犯静脉系统很常见,侵犯门静脉左、右支或主干时,由于门静脉入肝血流受阻可造成黄疸。由于胆管受压或管内肿瘤扩散,也可能引起黄疸。其他肝功能受损的表现包括白蛋白减少、凝血异常和血小板减少。大多数患者会有 HBsAg 或 HCV 抗体,但病毒检测阳性的患者比例会因地理位置的差异而有所不同。

C. 影像学检查

CT、B 超、MRI 检查几乎可显示所有的主要病变。

MRI 结合 MR 或 CT 血管造影能够为判定血管浸润提供更多细节。三相对照 - 增强螺旋 CT 扫描能够为判定肝内或肝外播散提供最佳的图像。

D. 血管造影

诊断性血管造影早期经常用于评估肝脏肿瘤,但目前很少单独用于评估,而主要用于治疗(如化疗栓塞)。肝细胞癌主要由肝动脉供血,且绝大多数的肝癌组织血供比邻近的肝实质丰富,在有些病例,癌组织中心部位发生坏死,仅癌组织外周血供丰富。供应肿瘤的动脉分支与正常肝动脉有明显差异,可见动静脉短路。与肝细胞癌不同,胆管细胞癌组织血管则明显少于邻近组织。肝血管瘤的影像学特征表现为絮状的血管池。其他肝脏良性肿瘤,特别是肝腺瘤和局灶样结节性增生很难单独通过血管造影确诊。

通过肠系膜上动脉注射造影剂观察其静脉期,可判断门静脉是否受浸润或阻塞。

对较小的肿瘤,动脉造影的作用尚不确定,若选择性地注射碘油化油,1~2 周后行 CT 扫描则有诊断价值,正常肝组织通常已完全清除造影剂,但癌组织则不能清除而仍有聚集,显示为不透明。

E. 肝脏活检

经影像学扫描监测定位下,多数患者可由经皮针穿刺或抽吸肝脏活检而确诊。细针抽吸活检大概有30% 的假阴性率,因此阴性结果并不能排除恶性病变。如果高度怀疑,应加做穿刺活检。经皮活检有引起出血的危险,但操作经验丰富者很少见。活检可能造成肿瘤的播散,但并不常见。如果肝硬化患者,经两种不同影像学方法(超声、CT、MRI 或血管造影)发现大于2cm 且血供丰富的肿块,或一种影像学方法发现大于2cm 的肿块并伴有血清 AFP 大于 400ng/ml,即可确诊肝细胞癌,通常无需再行肝活检。

F. 监控

对于高危患者,通过定期影像学检查可发现早期肝癌,治疗效果相对较好。尽管检查的最佳方法和时间目前还在分歧,但监控在亚洲等慢性肝病高发地区已被证明非常有效,目前确诊的肝癌患者中大部分直径在 2cm 以下。除影像学检查外,对高危患者的其他检查同样很有价值。

G. 肿瘤标记物

甲胎蛋白(AFP)是一种通常仅见于胎儿的血循环中的糖蛋白。在原发性肝癌及睾丸肿瘤患者可见 AFP升高,其含量升高偶见于体内其他部位的肿瘤如肺癌、胃癌、胰腺癌和胆管癌中。

AFP 的正常值上限为 20ng/ml,高于 200ng/ml则提示肝癌,若肝硬化患者 AFP 高于 400ng/ml,且有大于 2cm 的血供丰富肝脏肿块,即可确诊。介于

20ng/ml~200ng/ml 之间则无特异性,通常示有肝细胞增生的其他肝脏疾病,如肝硬化和慢性肝炎。随着影像学方法的进步,许多肝癌已可在早期获得诊断,此时 AFP 可正常或仅轻度升高,但部分进展期患者 AFP 水平也可正常。AFP 通常与肿瘤大小和血管侵犯有关,不少研究已证实 AFP 升高与手术切除后复发相关。AFP 也可用于评估肿瘤对非手术治疗的反应。

▶ 鉴别诊断

临床表现通常不典型,出现的症状并不能为确诊提供线索。原发性肝癌常与来源于其他腹部脏器的肿瘤肝转移相混淆。若患者有肝硬化或慢性肝病,则首先考虑原发性肝癌,进一步检查通常也会证实这一推断。若患者有血管丰富的肝脏肿块,但无肝硬化,AFP 正常或两者均正常,则应考虑肝腺瘤等其他诊断,仅凭影像学检查,很难确诊。此外某些转移癌也可出现肝内血管丰富的肿块,如黑色素瘤、神经内分泌癌和肾细胞癌。

当肝硬化患者突然出现合并症时应考虑有肝细胞癌的可能。在很少情况下,原发性肝癌会导致代谢或内分泌异常,如红细胞增多症、高血钙、低血糖、库欣综合征或女性患者男性化表现。

▶ 并发症

突然的腹腔内出血常由于肝自发性破裂出血所致,门静脉阻塞后可导致门静脉高压症,肝静脉受阻可导致布加综合征,肝功能衰竭是这些并发症常见的致死原因。

▶ 治疗

A. 肝部分切除术

肿瘤切除是最有效的治疗方法,是无肝硬化患者或虽有肝硬化但肝功能正常患者的最佳选择。在择期手术前,应行腹腔镜探查,是否有术前未发现的肿瘤肝内和腹腔内扩散等手术禁忌,但随着影像检查技术的发展,腹腔镜探查已逐渐减少。可行手术切除的指征为:①肿瘤局限于肝内;②可完整切除。肝内多发肿瘤或肿瘤侵犯门静脉或肝静脉主干是预后差的表现,此类患者即使切除技术上可行,也不适合实施切除手术。对于病灶较小或位于外周部,尤其在肝硬化患者中,如果技术可行,应尽量行亚叶或段切除。手术要尽量选择解剖性肝切除,而不是非解剖性。对于较大或位于中心部的病灶需行扩大性切除。由于广泛的监测项目,在日本超过 60% 的肝癌患者可接受肝切除术,而在西方医疗机构中可切除患者比例仅为 25%~30%。

若术后有可见的癌组织残留,或手术切除范围距肿瘤边缘小于 0.5cm,则复发不可避免。对于肿瘤单发、体积小、无症状及肝功能良好的患者,完整切除后预后较好。虽然不同研究结果稍有差异,但已鉴定出部分与预后差有相关性的因素。现有报道均证实血管侵犯(即使仅在显微镜下发现)预示肿瘤复发及预后差。肿瘤超过 5cm、出现卫星灶及 AFP 水平明显上升(>200ng/ml)均与预后差相关,这在一定程度上可能是因为这些均与血管侵犯有关。此外患者若存在基础肝脏疾病(如肝硬化)预后也差,尤其在患者出现明显肝功能受损或伴有门静脉高压症时更是如此。

一般而言,肝硬化是患者接受肝切除术的最大障碍。为避免急性肝衰竭的发生,选择合适的患者(Child-Pugh A 级,无门静脉高压症)非常重要。此外,术后出现的基础肝脏疾病的进展(食管曲张静脉出血、肝功能衰竭)引起的死亡率很高,并且残肝再生肿瘤的几率(>75%)也很高,这也是此类患者应试行肝移植的原因。

总的来说,肿瘤的 5 年复发率约 70%(在肝硬化患者中更高一些)。部分患者可考虑再次行肝切除术或行消融治疗。患者的 5 年生存率约为 40%,合并肝硬化者则更低。

手术后,应定期进行体检及抽血查肝功,影像学检查和 AFP 测定(如果术前升高)随访,能帮助发现可再次手术切除或其他方法可治愈的早期局部复发。

B. 肝移植

肝细胞癌是唯一的器官移植疗效较好的实体瘤。肝移植的优势在于既能治疗肿瘤,又能同时治疗并存的肝脏基础疾病。初期肝移植治疗肝癌的手术指征很广,还包括了进展期患者,导致术后 5 年存活率低于40%,并且供体紧缺。早期积累的经验表明肿瘤单发,直径小于 5cm,多发但病变不超过 3 处且均小于 3cm的患者接受肝移植后效果更好。按照这一标准(米兰标准),移植术后 5 年的存活率可达 70%。还需要说明的是只有在等待供肝时间不超过 6 个月时才考虑手术。多家医疗机构的数据表明,等待供体超过 12 个月,近 50% 的患者会发生肿瘤进展或已无手术适应证。这一问题促使多家医疗机构开展活体肝移植来增加供体数量,但随之而来的供体相关的发病率与死亡率,使其应用仍存在争论。

肿瘤患者接受移植术最大的顾虑是术后患者接受的免疫抑制治疗,会消除机体对残存的微小病灶的防御机制。现在已证实与无免疫抵制治疗的患者相比,移植术后服用免疫抑制剂患者的肿瘤倍增时间明显加快。尽管如此,并且还有花销巨大等问题,对于无法耐受切除术的肝硬化患者,若其病灶较小,符合前述标准,肝移植仍是其最佳选择。

目前对于肝内胆管细胞癌,多项临床对照研究均表明肝移植的治疗效果很差。

C. 酒精注射

对于肿瘤较小但无法切除的肝细胞癌患者,经皮消融技术是很好的选择,其中酒精注射是最经济、方便、并发症少的方法。在超声或 CT 引导下通过 22 号针用 95% 酒精(5~20ml)进行瘤内注射。对小于 2cm 的肿瘤可达到 90%~100% 的完全坏死,但肿瘤越大,其效能也会随之下降。术后随访患者对残余或新生肿瘤可进行再注射。意大利多家单位的回顾性研究表明,对单发肿瘤进行此种疗法后,1、2、3 年存活率分别为 90%、80% 和 63%。

D. 射频消融

射频消融(radiofrequency ablation,RFA)是治疗肿瘤较小但无法切除的肝细胞癌患者另一种经皮消融技术,目前已经取代酒精注射作为经皮治疗的首选。在超声或 CT 引导下,将 RFA 探针经皮刺入病变部位,射频发生器通过电能产热来破坏病变组织。RFA 可经皮、开腹或腹腔镜进行。

RFA 与酒精注射的目的一样,均要达到肿瘤的完全坏死。消融效率也受到肿瘤大小的影响,但效果比酒精注射更好。对邻近血管的肿瘤组织射频效果较差。一项随机研究结果表明,射频与酒精注射的在术后生存率方面并无差异,但射频对局部肿瘤的控制率更好。若适应证选择合适,术后 5 年生存率可达 30%~40%。

E. 动脉栓塞化疗

动脉栓塞化疗是比酒精注射和射频消融更为广泛接受的另一种消融技术。这种方法主要利用原发性肝癌几乎全部由肝动脉供血而肝内其他组织主要由门静脉供血的特点。这种方法主要是进行选择性的肝动脉内肿瘤化疗药物注射与栓塞,后者主要造成肿瘤的缺血并减缓药物的洗脱。动脉栓塞化疗常用于经皮消融无适应证的较大肿瘤,并可用于治疗涉及两侧肝叶的病变。患者的肝功能必须要好,合并肝硬化、Child 分类 C 级以及门静脉栓塞者不适于此种方法。

许多技术可用于此种疗法。栓塞常用明胶海绵,几周后全部溶解,但也可使用其他惰性材料。阿霉素、丝裂霉素和顺铂的不同配伍是常用的化疗药物,碘化油注射后停留在肿瘤内部,有时也用来作为药物的载体。但对于化疗物能否增加栓塞引起的肿瘤坏死还存在争议。大多患者都需要多次治疗,最佳时间由病程决定。近 50% 的患者接受栓塞化疗有效,最好的 3 年生存率约 50%。组织学研究发现,经化疗栓塞后不久行手术切除的标本,被膜下存活的癌细胞同时由肝动脉和门静脉供血。

最近一项随机前瞻性研究结果表明,射频消融与栓塞化疗联用效果明显优于两种技术单独使用。

Bergsland EK, Venook AP: Hepatocellular carcinoma. Curr Opin Oncol 2000;12:357.

Cheng BQ et al: Chemoembolization combined with radiofrequency ablation for patients with hepatocellular carcinoma larger than 3 cm: a randomized controlled trial. JAMA 2008;299:1669.

Endo I et al: Intrahepatic cholangiocarcinoma: rising frequency, improved survival, and determinants of survival after resection. Ann Surg 2008;247:994

Fong Y et al: Hepatocellular Carcinoma: An analysis of 412 HCC at a Western center. Ann Surg 1999;229:790.

Grasso A et al: Radiofrequency ablation in the treatment of hepatocellular carcinoma—a clinical viewpoint. J Hepatol 2000;33:667.

Krinsky GA, Lee VS, Theise ND: Focal lesions in the cirrhotic liver: high resolution ex vivo MRI with pathologic correlation. J Comput Assist Tomogr 2000;24:189.

Llovet JM et al: Hepatocellular carcinoma. Lancet 2003;362:1907.

Mazzaferro V et al: Liver transplantation for the treatment of small hepatocellular carcinomas in patients with cirrhosis. N Engl J Med 1996;334:693.

Mor E et al: Treatment of hepatocellular carcinoma associated with cirrhosis in the era of liver transplantation. Ann Intern Med 1998;129:643.

Patel T: Increasing incidence and mortality of primary intrahepatic cholangiocarcinoma in the United States. Hepatology. 2001;33:1353.

Trevisani F et al: Randomized control trials on chemoembolization for hepatocellular carcinoma: is there room for new studies? J Clin Gastroenterol 2001;32:383.

Tung-Ping Poon R, Fan ST, Wong J: Risk factors, prevention, and management of postoperative recurrence after resection of hepatocellular carcinoma. Ann Surg 2000;232:10.

Weber SM et al: Intrahepatic cholangiocarcinoma: resectability, recurrence pattern and outcome. J Am Coll Surg 2001:193;384.

Welzel TM et al: Risk factors for intrahepatic and extrahepatic cholangiocarcinoma in the United States: a population-based case-control study. Clin Gastroenterol Hepatol 2007;5:1221.

肝脏的转移性肿瘤

在西方国家,肝脏转移性肿瘤远比原发性要多见。几乎所有的实体瘤都可发生肝转移,其中绝大多数来源于消化系统(结肠、胰腺、食道、胃、神经内分泌瘤)、乳腺、肺、泌尿生殖系统(肾、肾上腺)、卵巢和子宫、黑色素瘤和肉瘤。肿瘤转移至肝的途径可经周身循环系统、门静脉系统。肝硬化虽易合并原发性肝癌,但较正常肝脏相比,却很少发生转移性肿瘤。

不同肿瘤有其独特的转移特征,如大多数结直肠癌患者都会首先发生肝转移,其次是肺转移,而骨、脑和肾上腺转移则非常少见。与之不同的是肺癌患者的肝转移通常会与其他脏器转移同时发生,以脑、骨和肾上腺最为多见。总之,绝大多数肝转移癌的患者同时也会有其他脏器的转移,但结直肠癌是明显的例外,患者可以很长时间内仅有肝脏转移。过去大约 20% 的肝转移患者会在手术时发现术前影像检查未发现的转移病灶。随着影像检查技术的发展,这一比例已明显减少。

▶ 临床表现

A. 症状与体征

患者因临床分期、肝内播散程度不同以及有无其他脏器转移,会表现出不同的症状。无肿瘤病史的肝转移癌患者,多数因体重下降、疲劳、疼痛、厌食等肿瘤转移引起的症状前来就诊。腹水和黄疸等肝衰竭的症状很少见,但若出现则表示病情已属晚期。15%的患者会出现无明确感染的发热。与之相反,既往有癌症病史并进行随访的转移癌患者则通常无明显症状,一小部分患者甚至是因与肿瘤无关的检查时发现转移癌的。

查体通常无明显异常,可触及肿大的肝脏或上腹部的转移性肿瘤,两者均可伴触痛,门静脉高压可表现为腹部的静脉侧支循环开放和脾大,肝表面有时可听到血管摩擦音。

B. 实验室检查

实验室检查可完全正常或仅有轻微的非特异性改变。进展期患者可有贫血和低蛋白血症。大多数患者会有碱性磷酸酶升高。转移瘤体积较大时会出现明显的肝功能异常,但在早期阶段并不明显。因原发肿瘤的不同,肿瘤标记物(癌胚抗原 CEA、癌抗原 CA19-9、CA-125)水平通常会有不同程度升高,可帮助监测治疗。

多数病例可通过 CT 或 B 超引导下经皮肝穿刺活检或细针抽吸细胞来确诊。

C. 影像学检查

肝转移性肿瘤的发现通常需要依赖 CT 和(或)MRI 扫描。B 超虽能发现肝脏内肿块,并能区分实体瘤与囊性病变,但无法提供与 CT 和 MRI 相似的解剖细节。MRI 可提供有益的附加信息,帮助区分良性与恶性病变。但目前评估转移瘤在肝内或腹腔内播散程度的最佳方法是用高分辨率三相 CT 结合静脉或口服造影剂。CT 门静脉造影术优于普通的增强 CT,曾常规用于拟接受肝切除术的患者,现在已很少使用。使用 14-氟代脱氧葡萄糖的正电子发射计算机断层显像(FDG-PET)常用于疾病的分级,并有助于发现肝外病变,及时更改治疗方案。术中超声可帮助发现术前检查遗漏的病变。

▶ 治疗

对大多数肝转移瘤患者,尤其是合并其他脏器转移的患者,化疗通常是唯一的选择,化疗对多数患者并无效果。结直肠癌肝转移则是例外,切除术或其他针对肝脏病变的治疗方法是有效的,最近新面市的活性化疗药物进一步提高了治疗效果。但对于其他原发性肿瘤(肉瘤、乳腺、卵巢、肺和神经内分泌瘤)的肝转移癌,只有少数严格选择的患者可受益于肝切除术。

A. 肝切除

肝切除术主要用于结直肠癌肝转移的患者。在美国每年有 130 000 人被确诊为结直肠癌,其中 50% 的患者在确诊时已有或在确诊之后的某个时间发现肝转移。在确诊后不同时期发现转移的患者中,40% 的患

者仅有肝脏转移。因此结直肠癌肝转移每年会影响大约 20 000 例患者,与胰腺癌和胆管癌的年发病率相当。

肿瘤完整切除后的 5 年生存率过去为 25%~40%。切除术后全身及局部化疗,或两者结合能够增加手术的治疗效果,最近的报道 5 年生存率已升至大约 50%。存在肝外转移及无法保证完全切除是行肿瘤切除的禁忌证,但随着化疗效果的提高,肝切除的适应证已经放宽,包括左右两叶多发肿瘤,甚至部分有肝外转移的患者。术前大量使用化疗药物有可能对肝脏造成损伤,引起脂肪变性或脂肪肝,影响肝脏的正常再生能力。因此这类患者行肝大部切除术时手术并发症的发生率和死亡率会上升,需要引起注意。术前门静脉栓塞可减少术后严重并发症的发生率。

下列情况提示切除后预后不佳:①原发肿瘤已有淋巴结转移(Ⅲ期或 Dukes C 期);②肝脏内多发病变;③原发的结肠癌切除后不足 1 年(无疾病间隔期);④ CEA 水平高于 20ng/ml;⑤切除范围距肿瘤边缘小于 1cm。而下列情况的差异不影响预后:①肿瘤的组织学分级;②肿瘤的多发或单发;③原发大肠癌的位置;④患者性别。在经常进行此类手术的医院中,手术死亡率为 1%~2%。

肝脏是完整切除后肿瘤复发的常见部位。仅有少部分肝转移癌复发的患者可接受二次切除手术。肝动脉辅助化疗似乎可以降低肝内复发的危险性。

结直肠癌肝转移通常可实施肝切除术,因其疗效已被证实。但其他肿瘤,尤其是来源于结直肠以外部分消化道的肿瘤肝转移,肝切除则无明显效果。肾癌、卵巢癌和肾上腺皮质癌或肉瘤肝转移患者,切除后效果较好。但食管、胃或胰腺癌肝转移则效果不佳。对于原发灶非结直肠的肝转移癌患者选择肝切除术时主要考虑的因素包括:①无病间隔期长;②可切除的肝内单发病变;③无肝外转移灶。

神经内分泌癌(胰岛细胞瘤、类癌)是特殊类型的肿瘤,通常会发生肝转移。与其他原发灶的肝转移癌患者不同,神经内分泌肿瘤的患者存活时间长。患者肝内转移通常是多发病变,无法完全切除。但尽可切除病变肝组织能够缓解疼痛和类癌综合征。肝部分切除对于邻近器官直接侵犯的肿瘤有时可达到根治的目的。

B. RFA

RFA 已被用于多种癌症的肝转移瘤,但手术适应证仍无很好的界定。肝转移瘤射频消融的最佳适应证应是肝内转移灶数量少、体积小,并且无肝外病变存在。

C. 化疗

在绝大多数的转移性结直肠癌患者中,肝脏是唯一的明确转移部位。若不能将病变切除,可通过连接

有可植入式注射泵的插管经胃十二指肠动脉(在其肝总动脉的起始部)进行肝内局部化疗,同全身化疗相比,其可在肿瘤内产生较高的药物浓度。这种方法并不适用于其他类型肿瘤的肝转移。通过泵可连续注射5-FU[0.1~0.2mg/(kg·d)],每14天为一个疗程,两疗程间隔期14天,通常同时给予全身化疗。剖腹探查放置化疗泵时若发现肝外其他器官的转移灶是此种疗法的相对禁忌证。治疗可一直持续到出现毒性反应或肿瘤复发,或很少情况下治疗完成。毒性反应主要包括胃十二指肠的糜烂(由于药物渗入该区域)、药物性肝炎、化学性硬化性胆管炎。存活率主要取决于肝脏受侵袭的范围、个体对治疗的反应(可见于大约60%的患者)及早前的化疗程度。肝脏受侵犯不超过30%者平均生存时间约为24个月,若超过30%则仅为10个月。从总体看,肝动脉灌注疗法可延长生存时间,但尚缺乏有说服力的客观依据,治愈是一个不现实的目标。

在肿瘤完全切除或射频消融后,动脉灌注化疗可能是一种有效的辅助疗法。相关研究正在进行。

全身化疗(如使用5-FU、伊立替康、奥沙利铂)尽管经常采用,但并无证据显示能改善生存率。

D. 其他

肝动脉结扎或血管造影栓塞只对少数特定类型的肝转移性肿瘤的患者有效,特别是神经内分泌肿瘤。

▶ 预后

存活时间因原发灶部分和转移程度而有所不同。多发或广泛浸润患者生存时间仅为几个月,但单发小病灶可达2~3年。结直肠癌肝转移癌患者由于治疗选择和有效的化疗药物多,其存活时间明显优于其他部位来源的肝转移癌。

Adam et al: Two-stage hepatectomy: a planned strategy to treat irresectable liver tumors. Ann surg 2000;232:777.

Andres A et al: Improved long-term outcome of surgery for advanced colorectal liver metastases: reasons and implications for management on the basis of a severity score. Ann Surg Onc 2007;15:134.

Cho CS et al: Histologic grade is correlated with outcome after resection of hepatic neuroendocrine neoplasms. Cancer 2008; 113:126.

DeMatteo RP et al: Results of hepatic resection for sarcoma metastatic to liver. Ann Surg 2001;234:540.

Fong et al: Clinical score for predicting recurrence after hepatic resection for metastatic colorectal cancer: analysis of 1001 consecutive cases. Ann Surg 1999;230:309.

Heslin MJ et al: Colorectal hepatic metastases: resection, local ablation, and hepatic artery infusion pump are associated with prolonged survival. Arch Surg 2001;136:318.

Kokudo N et al: Anatomical major resection versus nonanatomical limited resection for liver metastases from colorectal carcinoma. Am J Surg 2001;181:153.

Lambert LA, Colaccio TA, Barth RJ Jr: Interval hepatic resection of colorectal metastases improves patient selection. Arch Surg 2000;135:473.

Nagakura S, Shirai Y, Hatakeyama K: Computed tomographic features of colorectal carcinoma liver metastases predict posthepatectomy patient survival. Dis Colon Rectum 2001; 44:1148.

Nordlinger B et al: Perioperative chemotherapy with FOLFOX4 and surgery versus surgery alone for resectable liver metastases from colon cancer (EORTC Intergroup trial 40983): a randomized controlled trial. Lancet 2008;371:1007.

Primrose JN: Treatment of colorectal metastases: surgery, cryotherapy, or radiofrequency ablation. Gut 2002;50:1.

Strasberg SM et al: Survival of patients evaluated by FDG-PET before hepatic resection for metastatic colorectal carcinoma: a prospective database study. Ann Surg 2001;233:293.

Tomlinson JS et al: Actual 10-year survival after resection of colorectal liver metastases defines cure. J Clin Oncol 2007; 25:4575.

Vauthey JN et al: Chemotherapy regimen predicts steatohepatitis and an increase in 90-day mortality after surgery for hepatic colorectal metastases. J Clin Oncol 2006;24:2065.

Weitz J et al: Partial hepatectomy for metastases from noncolorectal, non-neuroendocrine carcinoma. Ann of Surg 2005;241:269.

肝脏的良性肿瘤和肝囊肿*

▶ 血管瘤

血管瘤是最常见的肝脏良性肿瘤,除皮肤和黏膜外,肝脏是血管瘤的最常见的好发部位,女性较男性易于发病,在部分系列研究中,女性可占全部病例的75%。组织学上,肝血管瘤为海绵样而非毛细血管样,多为被膜下小的单发病变,偶于剖腹、尸检或影像检查时发现。肝血管瘤很少会长至很大(巨大血管瘤)而引起疼痛或可触及肿块,大部分是小至中等大小的病变,当肿瘤小于8~10cm时很少产生腹痛。

肝血管瘤罕见的并发症包括由自发性破裂和Kasabach-Merritt综合征引起的出血性休克。Kasabach-Merritt综合征引起的出血常见于儿童,并伴有血小板减少症和消耗性凝血障碍,但这些并发症都非常少见。巨大的先天性肝血管瘤可能伴发皮肤上的血管瘤。有时较大的肝血管瘤可导致大量的动静脉瘘而引起心脏肥大和充血性心力衰竭。

粗针穿刺活检会引起出血非常危险,细针抽吸活检则较为安全,但对诊断帮助不大。因绝大多数病例可通过增强CT或MRI扫描确诊,故活检很少采用。血管瘤增强CT的典型表现是结节周围增强,中心增强延迟。MRI是诊断血管瘤非常好的工具,表现为T2加权高信号影像。血管造影没有必要,核素扫描则敏感性和特异性不够。

只有出现疼痛等症状或诊断不清时才考虑行切除术。有症状的血管瘤应行摘除术或肝叶切除术,即使病变较大也可成功切除。对于无法实施手术的患者可试用放疗或肝动脉置管栓塞,但效果有限。无症状的血管瘤,无论大小从本质上讲均为良性。经随访发现,绝大多数偶然发现的血管瘤患者长期处于稳定状态,并未发展产生症状,因此不需要实施切除手术。若患者血管瘤短时间内逐渐增长,尤其在年轻患者,是血管

---

* 肝棘球囊肿在第8章讨论

瘤切除的相对适应证。

Bykov S et al: The role of hepatobiliary scintigraphy in the follow-up of benign liver tumors secondary to oral contraceptive use. Clin Nucl Med 2001;26:946.

Charny CK et al: The management of 155 patients with benign liver tumours. Br J Surg 2001;88:1.

Cherqui D et al: Laparoscopic liver resections: a feasibility study in 30 patients. Ann Surg 2000;232:753.

Clarke D et al: Hepatic resection for benign non-cystic liver lesions. HPB 2004;6:115.

Popescu I et al: Liver hemangioma revisited: current surgical indications, technical aspects, results. Hepatogastroenterology 2001;48:770.

Terkivatan T et al: Indications and long-term outcome of treatment for benign hepatic tumors: a critical appraisal. Arch Surg 2001;136:1033.

Van den Bos IC et al: Magnetic resonance imaging of liver lesions: exceptions and atypical lesions. Curr Probl Diagn Radiol 2008;37:95.

囊肿

肝囊肿可表现为多种类型，单纯性囊肿最为多见，单房，无症状，偶有较大囊肿可表现为上腹部肿块或不适。较小的单发囊肿通过 CT 很难确诊，易与肝转移瘤混淆，B 超和 MRI 则能较好地区分囊性病变。多数患者的单纯性囊肿均为多发，因与多囊肝相鉴别。多囊肝表现为整个肝脏逐渐被囊肿替代，其中一半患者会伴有多囊肾。尽管肝包虫病的影像学表现比较特殊，对于有明确疫原接触史的肝脏囊性病变的患者应考虑患肝包虫病的可能（见第 8 章）。

多数单发肝囊肿有一层浆膜，壁薄且光滑。有时可出现囊内出血，对影像学表现造成影响。单发囊肿内衬柱状立方上皮，因而在分类上为囊腺瘤，因为有潜在恶变的可能而需切除。囊腺瘤的影像学表现为复杂性，内有分隔，内衬不规则，有乳头状突起。复杂性、内有隔膜的多房性囊肿（如果不是肝包虫）常为恶性囊肿，应手术切除。囊腺瘤与囊腺癌非常少见，但常见的单纯性囊肿囊内出血与其影像学表现相似，应注意鉴别。应警惕肝囊肿复杂性囊肿，避免给予不恰当的治疗。囊肿通常不用抽吸的办法，因囊液可很快再生成。肿瘤性囊肿必须予以切除，寄生虫性的囊肿可能会破裂而发生扩散。小的囊肿可通过内容物抽吸后再往腔内注入无水乙醇 20~100ml 而得到根治。但小囊肿不会引起症状，一般无需治疗。

大而有症状的肝囊肿很难通过酒精注射而得到根治，且可发生严重的腔内二重感染，最简单的治疗方法是经腹腔镜囊肿开窗术（切除部分囊肿壁表面），并将网膜边缘固定于残留囊腔内作为辅助办法防止边缘粘连，这种方法几乎适用于所有患者。

较小的多发性囊肿通常不需治疗，但大的多囊肝引起不适或阻塞性黄疸时可切开表浅部分的囊肿，并在深部和浅部囊肿之间实施开窗引流，使开放的囊肿引流至腹腔。多囊肝患者手术效果不佳，大多数患者

很快会复发。

Cowles RA, Mulholland MW: Solitary hepatic cysts. J Am Coll Surg 2000;191:311.

Del Poggio P, Buonacore M: Cystic tumors of the liver: a practical approach. World J Gastroenterol 2008;14:3616.

Hansen P, Ludemann R, Swanstrom LL: Minimally invasive approaches to hepatic surgery. Hepatogastroenterology 2001;48:37.

Inaba Y et al: Focal attenuation differences in pericystic liver tissue as seen on CT hepatic arteriography and CT arterial portography: observation using a unified helical CT and angiography system. Abdom Imaging 1999;24:360.

肝腺瘤

肝腺瘤几乎全部发生于妇女，与口服避孕药的广泛应用有关。避孕药中所含的乙炔雌二醚甲酯与肝腺瘤发病增多有关，但其应用由来已久。

肝腺瘤为质软，黄褐色，包膜完整的肿块，中等大小（直径在 2~15cm），有症状者其直径多在 8~15cm。三分之二的肝腺瘤单发，部分病例可伴有其他良性肿瘤（如局灶性结节性增生，详见下一节）。肝腺瘤可恶变为肝细胞癌，恶变前先出现不典型增生，组织学上可见肝腺瘤为一团包囊的形态正常的肝细胞，其间无胆管或中央静脉。肝腺瘤可并发出血或中心性坏死。

约半数患者无自觉病状，有症状者主要表现为右上腹痛。瘤体内自发性出血并破裂引起是腺瘤最重要的并发症，有可能危及生命。出现这一情况的患者通常表现急性腹痛，甚至出血性休克。腹腔内出血、休克，这些并发症是由于肿瘤的自发性出血破裂入腹腔所致。急性的出血发作与妊娠关系密切。

肝功能和 AFP 检查通常正常或轻度异常。增强 CT、MRI 扫描或血管造影通常表现为较周围肝实质血管丰富。腺瘤通常与年轻女性多发的另一种良性肿瘤局灶性结节性增生很难鉴别。通过血管造影可区分两者的血管密度，MRI 被认为可能是最佳鉴别方法。通过影像学检查甚至活检，也很难将肝腺瘤与分化良好的肝细胞癌区分。抽吸活检较安全，但通常对确诊无帮助，并且有导致出血的危险。

由于认为肝腺瘤有恶变和自发性出血的危险，一般情况下发现后均应行切除术。但得出这种观点的系列研究都是来源于接受治疗的患者，因此无法客观准确地评估恶变和出血的风险。出现症状或无症状的较大腺瘤则肯定应该切除。对于出血的患者应急诊行切除术或肝动脉栓塞。对于外周型的小腺瘤可考虑边缘切除，而较大瘤体则需行肝大部切除术。当停用口服避孕药后，较小的肝腺瘤有可能退化，但对此类患者必须定期随访，一旦出现病态或有影像学改变（增大、出血）应立即切除。即使诊断为腺瘤也应注意有可能是高度分化的肝细胞癌或瘤体内发生局部恶变，只有对

切除的标本进行病理检查才能最终确定。

有症状者应行手术切除。对于急性出血的患者，手术可挽救其生命。有些肝腺瘤可行楔形切除，但位置深在和较大者应行部分肝脏切除术。因此，对直径小于 6cm 者若无症状或症状较轻，可予以观察，定期行超声或 CT 检查，或有瘤体继续增大，则行手术切除。目前仍无确切可信的方法鉴别肝细胞癌与肝腺瘤，因此应注意有肝细胞癌的可能。实际上，在开腹手术时，通过大体观察和冰冻切片有时也很难区分肝腺瘤与肝细胞癌。大的肝腺瘤容易出血和恶变，一旦发现应立即手术切除不需进行观察。

多数患者手术后恢复顺利没有后遗症，很少复发。口服避孕药在所有病例中都应禁用，放疗和化疗通常无效。对于无法切除的患者可考虑选择性肝动脉栓塞。对于极少数多发性肝腺瘤（肝腺瘤样变）的患者，由于不可能完全切除病变，肝动脉栓塞是很好的选择。

▶ 局灶性结节性增生

局灶性结节性增生是良性病变，无恶变潜能。与肝腺瘤相似，此病多发于年轻女性。平均发病年龄为 40 岁，但可发生于任何年龄。与肝腺瘤不同，口服避孕药似乎并不是局灶性结节性增生的易感因素，但有报道称口服避孕药可刺激其生长。

肉眼观，病变为包膜完整、质硬、褐色、直径 2~3cm 的被膜下肿块。大于 10cm 会出现症状。80% 为单发，偶为多发。病理切片的特征表现为中心部位的星状瘢痕（实际为血管的聚集）伴有放射状的纤维分隔将病变分为若干小叶结构。组织学上可见类似正常肝细胞的结节状聚集，没有中央静脉或门静脉分支，但可见胆管的增生。

多数患者无自觉症状，少数有症状者可表现为右上腹不适。与肝腺瘤不同，此类病变很少出血，且自然病程为良性。少数弥散性病变者可发展为门静脉高压症。

肝功能和 AFP 检查通常正常，肝脏的核素扫描通常不表现为充盈缺损而是轻度实影，CT 可确诊并显示其中心部位的星状瘢痕，血管造影检查通常为一种富血管表现。多数患者可通过无创性检查确诊，但即使是高年资的影像科医师也很难明确区分局灶性结节性增生和肝腺瘤。MRI 虽为最佳选择，但两种病变也可有相同表现，并且患者也有可能同时患有这两种疾病。细针抽吸活检通常对诊断没有帮助。

有症状者应行手术切除，无症状者若能明确诊断可不予处理，但应长期随访。部分患者若无法与肝腺或肝癌区分，可考虑行切除术。停用口服避孕药者可能并无作用。冰冻切片可确诊。

Bioulac-Sage P, Balabaud C, Wanless IR: Diagnosis of focal nodular hyperplasia: not so easy. Am J Surg Pathol 2001;25:1322.

Bonney GK et al: Indication for treatment and long-term outcome of focal nodular hyperplasia. HPB 2007;9:368.

Cho SW et al: Surgical management of hepatocellular adenoma: take it or leave it. Ann Surg Oncol 2008; in press.

Kim YI, Chung JW, Park JH: Feasibility of transcatheter arterial chemoembolization for hepatic adenoma. J Vasc Interv Radiol 2007;18:862.

Leconte I et al: Focal nodular hyperplasia: natural course observed with CT and MRI. J Comput Assist Tomogr 2000;24:61.

Terkivatan T et al: Indications and long-term outcome of treatment for benign hepatic tumors: a critical appraisal. Arch Surg 2001;136:1033.

Terkivatan T et al: Treatment of ruptured hepatocellular adenoma. Br J Surg 2001;88:207.

门静脉高压

▶ 病因学

表 24-3 列出的是引起门静脉高压的原因。在大部分病例中，最基本病变是门静脉血流阻力增加。这些与阻力增加相关的因素，可根据阻塞的部位为：肝前性、肝性和肝后性。肝前性门静脉高压症又可进一步分为窦前性、窦性和窦后性。美国 85% 的门静脉高压患者是由肝硬化引起的，多数来源于过量饮酒导致的酒精性肝硬化，坏死后性肝硬化次之，再次是胆源性肝硬化。其他肝内因素引起的门静脉高压在西方国家较为少见。在世界其他一些地区，血吸虫性肝硬化是最大的原因。在南亚地区，特发性门静脉高压症发病率相当高。

肝外门静脉阻塞是美国第二大常见门静脉高压的病因。这些患者一般都较肝硬化患者年轻，而且大部分是儿童。Budd-Chiari 综合征或缩窄性心包炎引起的肝后梗阻较少见。

表 24-3　门静脉高压的病因

I. 血流阻力增加

　A. 肝前性（门静脉阻塞）

　　1. 先天性闭锁和狭窄

　　2. 门静脉血栓形成

　　3. 脾静脉血栓形成

　　4. 门静脉受压迫（肿瘤）

　B. 肝性

　　1. 肝硬化

　　　a. 门静脉性肝硬化（营养性、酒精性、Laennec 病）

　　　b. 坏死后性肝硬化

　　　c. 胆源性肝硬化

　　　d. 其他（Wilson 病、血色素沉着症）

　　2. 急性酒精性肝病

续表

> 3. 慢性活动性肝炎
> 4. 先天性肝纤维化
> 5. 特发性门静脉高压症(肝门静脉硬化)
> 6. 血吸虫病
> 7. 类肉瘤病
> C. 肝后性
>   1. Budd-Chiari 综合征(肝静脉血栓)
>   2. 静脉闭塞性疾病
>   3. 心脏疾病
>   a. 缩窄性心包炎
>   b. 心脏瓣膜病
>   c. 右心衰
> Ⅱ. 门静脉血流增加
>   A. 动脉 - 门静脉瘘
>   B. 脾静脉血流增加
>   1. Banti 综合征
>   2. 脾肿大(如热带病性脾肿大、骨髓样化生)

除最常见的肝硬化外,肝外门静脉血栓或闭塞是美国第二常见的门静脉高压症的发病原因,但此类患者通常比肝硬化患者年轻,且大多是儿童。由于 Budd-Chiari 综合征引起的肝后梗阻或缩窄性心包炎通常很少见。

▶ 病理生理学

门静脉压力升高超过 5mmHg 即可定为门静脉高压。门静脉压力由 P=F×R 这个公式决定,所以血流量、血流阻力中任何一个因素增加都可以引起门静脉高压症。实际上由于肝脏有强大的储备能力应对入肝血流的增加,由于血流量增加引起的门脉高压通常很少见。几乎所有的临床相关病例都是由血流阻力增加引起,只是在不同疾病中梗阻部位可能有所不同。表 24-3 列出了门静脉高压的病理生理学分类。

正常的门静脉压力波动于 7~10mmHg 之间,门脉高症时,压力超过 10mmHg,平均 20mmHg,偶尔可升至 50~60mmHg。

经肝静脉楔压测定*结果证实,在酒精性肝病中窦后压力相对较高。

引起肝窦内压力升高有以下几个因素:①再生结节压迫引起肝静脉扭曲;②肝静脉和窦周围血管组织

纤维化。

即使在无肝硬化时,急性酒精中毒也可以使中央小叶膨胀和纤维化,近而使门静脉压力升高。肝窦性阻力升高的原因有邻近的肝细胞脂肪变性肿胀,导致血管扭曲及狭窄。有病例报道随着病理性变化的消退,升高的门静脉压力可恢复正常或降低。

单纯血吸虫感染时,血吸虫卵在门静脉小分支中沉积引起窦前阻塞,慢性炎症反应会引起肝纤维化和肝硬化血吸虫。血吸虫病患者也可能发生慢性肝炎,加重肝实质的损害。

血容量变化有可能引起门静脉压力的波动。应用胶体溶液对于肝脏正常的患者通常不受影响,但有基础肝脏疾病的患者,正常或增加的血容量在理论上加重门静脉高压的症状。

Budd-Chiari 综合征(肝静脉血栓)是由于肝静脉血流受阻造成相应的窦性高压,产生持续腹水和肝肿大。引起肝静脉血流减少的疾病(静脉闭塞性疾病、肿瘤或先天性蹼膜引起的下腔静脉阻塞、右心衰)也会有相似的临床表现。

Banti 综合征是一类继发于脾疾病的综合征,又称为脾性贫血。过去曾被错误地用来解释一些由硬化或肝脏其他病变引起的门静脉高压。该病是因脾肿大和脾静脉血流增加而导致的门静脉高压,患者通常伴有血液系统疾病或热带性脾肿大。虽然肝功能基本正常,由于正常肝脏血流调节能力很强,不会受门静脉血流增加的影响,因此该病患者应有一定程度的肝脏疾病。肝硬化患者脾血流量增加,形成"充血性"脾肿大,少数患者可通过脾动脉结扎或脾切除术来降低门静脉压力,改善症状。

动脉 - 门静脉瘘(创伤性、先天性)的患者中,血流量增加可引起门静脉高压症。因肝血窦容量相当大,血流量的突然增大并不能立即引起的门静脉压力大幅升高,所以动静脉瘘的患者要几个月后才会出现门静脉高压及其临床表现。随着病情进展,逐渐形成肝窦硬化、血流阻力增加、门静脉压力升高,导致静脉曲张形成。

伴有门静脉高压的肝硬化患者的平均门静脉血流仅为正常的 30%,在 0~700ml/min 之间变化,肝动脉血流常成比例地减少,不同患者门静脉血流变化率差别较大。在一些病例中,仅表现为门静脉血流减慢。在少数病例中,可有血流方向逆转(离肝性),以至于门静脉成为肝脏血液流出道,这种低血供状态易形成自发性门静脉血栓。这种肝硬化的并发症常使门静脉不适合做能够降压的分流术。发生这些改变的同时,内脏血管床的血流会增多来减轻血流阻力,并且局部扩血管物质(一氧化氮)增多,肠系膜血管重构。

血流通过肝脏受阻刺激门体之间的侧支静脉扩

---

* 通过肝静脉属支插管,测定肝窦输入静脉压力,肝静脉和嵌入压的差数反映嵌入处和肝窦间的阻力。目前认为,正常人阻力主要来源于较大的肝静脉,而肝硬化患者可能来自肝窦和肝静脉。

张。随着病理过程进展，门静脉压力上升至 40cmH_2O（30mmHg）。这时，甚至在门静脉闭塞的情况下，由于升高的肝阻力可通过侧支循环转流大部分血液，门静脉压力并无明显升高。

侧支循环形成的类型一定程度上与门静脉高压症的病因有关。在肝外门静脉血栓时（无肝脏疾病），膈肌、肝结肠韧带和肝胃韧带内的侧支循环绕过闭塞静脉向肝内输入血液（向肝性）。在肝硬化或门静脉栓塞时，侧支循环建立，会将血液绕过肝脏直接注入体循环（离肝性），这样就会出现食道和胃的静脉曲张。其他自发开放的侧支循环还有通过重新开放的脐静脉到达腹壁，从痔上静脉至痔中和痔下静脉和许多连接腹膜后脏器和后腹壁的小静脉（Retzius 静脉）。

孤立的脾静脉血栓会引起局部脾静脉压力升高，使脾到胃底的大侧支静脉压力随之升高，血液经过冠状静脉回流至门静脉主干。在这种情况下，会发生胃静脉曲张，而食管静脉正常。

在门静脉高压所形成的许多侧支循环中，除食管胃底静脉外很少发生自发性出血，胃部曲张静脉有时可发生。和邻近区域的食管和胃组织相比，食管胃底部的黏膜下静脉特别丰富，而且在门静脉高压症时不成比例地曲张。由于流体静压突然增加，这些曲张的静脉可能破裂而引起出血，但没有或仅有轻度的食管炎。

Debernardi-Venon W et al: CO_2 wedged hepatic venography in the evaluation of portal hypertension. Gut 2000;46:856.
Krige JE, Beckingham IJ: ABC of diseases of liver, pancreas, and biliary system. Portal hypertension—1: varices. BMJ 2001; 322:348.
Krige JE, Beckingham IJ: ABC of diseases of liver, pancreas, and biliary system: portal hypertension—2. Ascites, encephalopathy, and other conditions. BMJ 2001;322:416.
Sanyal AJ et al: Portal hypertension and its complications. Gastroenterology 2008;134:1715

肝硬化

肝硬化始终是全球的主要公共卫生问题之一，仅在美国，每年因肝硬化死亡超过 2.3 万例，而且由于丙肝的高患病率，肝硬化发病率正在上升，目前肝硬化已成为美国 50 岁男性中第三大死因。

在大多数西方国家，酗酒是肝硬化的主要原因。酒精对肝脏有直接的毒性作用，并且会因患者常有的蛋白质或其他膳食缺乏而更加严重，但仅有少数酗酒者发展成肝硬化。乙醇诱导肝脏产生一种特异性的细胞色素酶 P450（例如 P450 2E1），参与乙醇代谢为乙醛。乙醛对宿主产生有害的作用，抑制抗体生成，影响 DNA 修复，使酶失活，使微管、线粒体和浆膜变性。乙醛也可促进排除谷胱甘肽、增加氧自由基的毒性、产生脂质过氧化物、增强肝脏胶原合成。脂肪肝和酒精性肝炎是酒精性肝脏损害的两种状态，可进一步发展为

肝硬化。酒精性肝炎时酒精性透明蛋白（一种糖蛋白）堆积在小叶中央细胞内，酒精性透明蛋白的免疫反应可能在肝硬化的病理过程中起重要作用。

成纤维细胞活性增加，肝细胞损伤和坏死后继发的纤维组织修复，都可导致肝硬化时的胶原沉积。最终肝脏内形成再生结节，周围的纤维中隔把汇管区和中央静脉连接起来。

肝硬化的自然病程很难预测，但一旦诊断确立，近 30% 的患者会在一年内因肝衰竭或门静脉高压的并发症死亡，其中食管曲张静脉出血是最危险的因素。在新诊断的肝硬化患者中，随后 2~3 年的死亡率受肝功能状态（由 Child-Pugh 分级来反映）、有无大静脉曲张和门静脉压力绝对高度的影响。波士顿的肝病研究小组追踪观察了一组有曲张静脉的肝硬化患者，发现他们的死亡率为 66%。戒酒对无静脉曲张的肝硬化患者有一定好处。40% 的肝硬化患者会发生出血，其中超过 50% 的患者初次出血发作是致命的，而存活的患者至少三分之二会发生再出血，死亡率和初次出血相同，对此类患者应考虑选择降低门静脉压力的治疗方法。

Reuben A: Alcohol and the liver. Curr Opin Gastroenterol 2008; 24:328.
Schuppan D, Afdhal NH: Liver cirrhosis. Lancet 2008;371:838.

曲张静脉急性出血

每年约有 5%~15% 的肝硬化患者会发生曲张静脉出血。大多数肝硬化患者都会有曲张静脉，但仅有三分之一的患者会发生曲张静脉出血。每次出血后的死亡率近 25%，若不接受治疗 70% 的患者会在首次出血后 1 年内死亡。高死亡率主要由于大量出血、重度肝功能损害，及其他一些与酗酒有关或无关的系统性疾病。营养不良、呼吸功能差、感染及冠状动脉疾病是常见的伴发疾病。而且酗酒的患者在治疗中经常不合作并且会出现戒断症状，一旦出现震颤性谵妄，死亡率会更高。

临床表现

A. 症状和体征

胃肠道大出血的初步处理在第 23 章已讨论过。早期处理的重要步骤包括通畅气道，输液和血液制品进行液体复苏，尤其对于出现精神症状或血流动力学不稳定的患者。凝血异常和血小板减少也应尽早纠正。曲张静脉出血的患者入院时常因为并存的感染（自发性细菌性腹膜炎、泌尿系感染或肺炎）而存在菌血症。临床研究显示入院早期经常给予抗感染治疗能够改善患者预后，通常使用头孢曲松等三代头孢菌素。

在这里必须强调的是：即使病史和临床表现强烈支持肝硬化和门静脉高压症，曲张静脉出血的确诊率也不高。许多曲张静脉出血的患者有酒精性肝硬化，

对于有脾大、黄疸、蜘蛛痣而且承认最近有酗酒史者容易诊断。脾大是一个最常见的体征，不管何种病因引起的门静脉高压症，可在 80% 患者中出现。腹水出现率也较高，在非酗酒者中大量腹水和脾肿大提示较少见的布 - 加综合征。如果据以上发现确诊肝硬化和静脉曲张，提示其吐血是静脉曲张所致。

B. 实验室检查

许多急性上消化道出血的酒精性肝病患者多有肝功能损害，胆红素常常升高，血清白蛋白低于 3g/dl，白细胞计数可升高。贫血提示可能为慢性酒精性肝脏损害，脾功能亢进或急性出血。有时，由肝硬化发展的肝细胞癌的首发症状可能是曲张静脉出血，测定血清甲胎蛋白和 CT 扫描可确诊。患者通常存在血小板减少和凝血障碍。

C. 特殊检查

1. 内窥镜

急诊内窥镜是诊断曲张静脉出血的最佳手段，应在输血和其他支持性措施使患者一般状况稳定后尽快施行。曲张静脉表现为黏膜下 3~4 个大而扭曲的蓝色血管，在食管末端纵行延伸，可辨认出血点，但有时食管腔内出血太快，可能使食管被血填充而难以发现病变部位。

2. 上消化道钡透

在 90% 的患者中，吞钡可显示出曲张静脉的轮廓，但其敏感性和特异性均不如内镜。患者出血时行上消化道钡透非常困难并且危险。

▶ 急性出血的治疗

治疗原则是采用副作用小的方法，尽可能快而可靠地控制出血，表 24-4 列出目前常用的控制急性曲张静脉出血的方法。

表 24-4　食管曲张静脉急性出血的治疗措施

药物治疗
1. 血管加压素、特利加压素
2. 生长抑素类似物
力学治疗
3. 气囊压迫
非手术性介入性治疗
4. 内镜下硬化剂注射治疗
5. 经肝的栓塞和硬化治疗
手术治疗
6. 急诊门腔分流术
7. 食管横断和再吻合术
8. 食管胃底去血管治疗（断流术）
9. 曲张静脉缝扎

采用第 23 章介绍的治疗急性上消化道出血的方法，尽可能使患者一般状况稳定，同时应包括其他一些措施：预防、治疗肝性脑病，经胃肠外途径给予维生素 K，纠正凝血酶原时间，静脉输注抗生素，维持水电解质平衡（特别是 K^+ 离子）。

早期治疗还可以通过使用血管活性药物（血管加压素、特利加压素、生长抑素及其类似物）降低门静脉压力。由于血管活性药物对出血的控制率可达 80%~85%，对于所有出血患者应尽早使用。内镜下介入治疗对于非常紧急的出血与血管活性药物作用相当，但需要非常有经验的内镜医师操作。曲张静脉套扎效果较好，是治疗的选择之一，但在大量出血时比较困难，可考虑使用硬化治疗。一项 Meta 分析结果显示同时使用药物治疗和内镜治疗的效果要明显优于内镜治疗再给予药物的治疗效果。气囊压迫已不作为常规使用，但可作为其他方法失效时的保留方案。

在约 90% 的患者中这些方法可成功止血，但早期再出血率达 30%。如持续出血，有很好的手术适应证时，急诊分流术是很好的治疗措施。

输血量超过 10 单位，已经输血 6 单位仍继续出血，入院后 24 小时仍未查明出血部位者均应考虑门静脉减压治疗。即使出血能够得到控制，由于肝功衰竭和其他并发症的存在，急性静脉破裂出血患者死亡率依然较高（大约 35%）。

特殊治疗

1. 急诊内镜下硬化剂注射疗法或套扎疗法　在纤维内镜直视下，给每个曲张静脉腔内注入 1~3ml 硬化剂栓塞血管。不同种类的内镜，不同的硬化剂，曲张血管是否受到机械性压迫，对治疗效果影响不大。内窥镜检查 48 小时内可重复一次，然后一周作一次或两次，这时可注射硬化剂栓塞剩余的静脉。

硬化剂注射疗法可控制 80%~95% 的急性出血，在相同的治疗条件下，再出血率是应用血管加压素和气囊止血的一半（25% 比 50%）。尽管临床研究已经证实该方法在控制出血方面有进步，但对生存率并无明显改善。

内窥镜直视下橡皮圈套扎在某种程度上和硬化剂注射疗法有相似的效果。使用内镜吸引头吸起曲张静脉，橡皮条缠绕基部，曲张静脉坏死后留下一条表浅溃疡。许多对照试验报告橡皮条在控制长期出血方面优于硬化剂注射疗法，但有关控制急性出血方面的比较数据还很少。橡皮条套扎并发症少、操作简单，目前已被作为初始内镜治疗的首选。

2. 血管加压素和特利加压素（三氨基乙赖氨酸血管加压素）　血管加压素和特利加压素直接收缩内脏的动脉而降低门静脉血流和压力。单独使用血管加压素或特利加压素对约 80%~85% 患者有效，与内镜或气囊止血管合用可进一步提高有效率。但在止血的同时，心输出量、组织中携氧量、肝肾血流减少，偶尔导致相应的并发症：心肌梗死、心律失常、肠坏死。同时应用硝酸甘油或异丙肾上腺素可能阻止这些并发症的发生，并且不会影响门静脉的降低。特利加压素是血管加压素的长效类似物，诱发心脏并发症的危险性低于血管加压素。

虽然存有争议，但对照性研究仍提示，血管加压素加硝酸甘油优于单用血管加压素，单用血管加压素优于安慰剂，这仅对于控制活动性曲张静脉出血而言，而生存率并无改善。但实际上多种血管活性药物都能够控制急性出血，其中只有特利加压素被证实在急性出血后能够提高生存率。血管加压素通过外周静脉缓慢注射（约 0.4u/min），较大剂量快速注射安全。硝酸甘油可静脉或舌下应用。特利加压素在体内逐步转变成血管加压素，静脉内大剂量注射也比较安全（2mg 静脉注射，每 6 小时一次）。

3. 生长抑素　注射生长抑素能够降低门静脉压力，并且不影响体循环的血流动力学。然而奥曲肽（生长抑素长效类似物）似乎对门静脉压力的影响小于生长抑素。尽管对于生长抑素效果的研究结果还有争论，但一项前瞻性的随机研究已经证实生长抑素能够有效控制急性出血。综合所有相关研究的 Meta 分析结果显示，应用生长抑素或其类似物确实能够控制出血。奥曲肽的效果还不肯定，但与内镜治疗联用时可以降低再出血率。目前还没有研究证实生长抑素或其类似物能够提高生存率。应用生长抑素时，首次快速注射 250μg，随后每小时 250μg 持续 24 小时，而奥曲肽则是首次给予 50~100μg，随后每小时 25~50μg 持续 24 小时。

4. 气囊止血管（图 24-6）　这种设计用于压迫的管子有两个气囊，可在消化道腔内充气膨胀，压迫出血的曲张静脉。根据不同样式，管内可有三个或四个腔：两个用于充气位于胃和食管内，第三个抽吸胃内容物。Minnesota 式管中的第四个腔用于抽吸食管气囊向口端的分泌物。通过施加压力，使胃内气囊压迫在胃贲门部压迫侧支静脉。充气膨胀的食管气囊可能作用较小，因为钡透提示它实际上未压迫曲张静脉。

气囊止血最常见的严重并发症是咽部分泌物吸入和肺炎。另外还有偶发的食管气囊充气膨胀引起的食管破裂。因此食管气囊很少使用。

大约 75% 的活动性出血可通过气囊止血管控制。当出血停止后，充气的气囊继续压迫 24 小时，然后排空气体，继续放置。如无继续出血，可退出气囊管。通过与其他治疗方法联用能够明显降低单用气囊管的并发症发生率，目前气囊止血已作为其他初始治疗无效时的保留方法。

5. 经颈内静脉肝内门腔分流（TIPS）　TIPS 是一

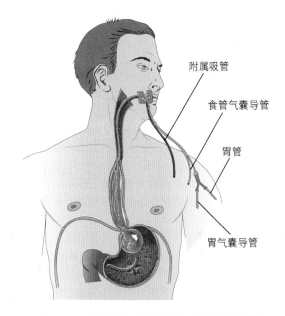

▲图 24-6　胃食管气囊充气状态的三腔两囊管

附属吸管

食管气囊导管

胃管

胃气囊导管

种侵入性较小的方法，是在肝内建立门静脉和肝静脉之间的分流。通过颈内静脉插管，在 X 线机监测下定位于肝静脉，从肝静脉刺入门静脉，扩张这个通道，然后放置可扩张金属支架，以维持通道开放。这个技术在控制门静脉高压症和曲张静脉出血中有很重要的价值，可用于控制急性出血以及阻止急性出血复苏后的再出血。这种分流在许多患者中可维持 1 年，随后内膜增生和血栓形成可闭塞大部分通道。使用聚四氟乙烯包被的支架可提高其有效率。

TIPS 通常作为患者持续出血，药物及内镜下套扎硬化无效时的保留方法。在肝移植前过渡时期，TIPS 有很重要的应用价值。尽管分流常维持开放数月，但 TIPS 不应被看作是决定性的疗法。所以，晚期肝病患者是 TIPS 的主要适应证，其他较轻的疾病应考虑心得安或手术治疗（分流或断流手术）。

6. 手术　手术途径控制活动性出血主要有：急诊门腔分流，曲张静脉结扎或者食管横断。

a. 急诊门腔分流：急诊门腔分流可成功地控制 95% 的曲张静脉出血。与 TIPS 相同，手术治疗仅用于其他方法无效的持续性出血。手术死亡通常与患者的肝功能状况（如 Child-Pugh 分级，见表 24-1）有关，同时与出血速度、量和出血对心、肾和肺功能的影响有关（表 24-4）。晚期肝病患者持续出血，特别是有严重的肝性脑病和腹水，无论何种方法死亡率均较高，即使手术也不能保证效果，因此一般不建议做手术。相反，肝功能较好的患者通常可在急诊分流术后恢复。一项对照实验表明：Child-Pugh C 级患者内镜下硬化剂注射治疗死亡率（44%）较急诊分流术（50%）低，但两者无显著性差异。

对于活动性出血,端侧门腔分流或 H 型肠腔分流是最常采用的术式。

远端脾肾分流(Warren 术式)在急诊手术中通常花费时间较多,中央型脾肾分流比端侧门腔分流复杂并且无特别的优点。对急性出血合并严重腹水的患者可采用门腔侧分流,而部分 Budd-Chiari 综合征患者可能需行门腔侧分流(或其变型术式,如 H 型肠腔分流)。

急诊门腔分流术后死亡患者中三分之二死于肝功能衰竭,肾衰竭并伴有大量腹水,是另一个潜在的致死性原因,代谢性碱中毒和震颤性谵妄常见于酗酒者术后。

b. 食管横断:将食管远端全层荷包缝合固定至端端吻合器的抵钉座,使用吻合器订合组织以阻断曲张静脉。过去几十年这种方法较为盛行,在许多外科机构中它是非手术疗法失败后的首选方法。现在人们认为,一旦意识到再次应用硬化剂和结扎疗法失败,应马上行食管横断。由于患者大量输血,肝衰竭导致的死亡几乎不可避免,因此食管横断可作为最后的努力,在非酒精性肝硬化患者中效果(如存活率)较好。吻合器横断法已代替古老的直接缝合结扎曲张静脉。因为门静脉高压并没有纠正,许多患者在数月后曲张静脉再次出血,所以食管横断只能作为是一种急诊控制持续出血的手段,而不是决定性的治疗。

Bambha K et al: Predictors of early re-bleeding and mortality after acute variceal hemorrhage in patients with cirrhosis. Gut 2008; 57:814.

Bendtsen F, Krag A, Moller S: Treatment of acute variceal bleeding. Dig Liver Dis 2008;40:328.

Cales P et al: Early administration of vapreotide for variceal bleeding in patients with cirrhosis. French Club for the Study of Portal Hypertension. N Engl J Med 2001;344:23.

Gerbes AL et al: Transjugular intrahepatic portosystemic shunt (TIPS) for variceal bleeding in portal hypertension: comparison of emergency and elective interventions. Dig Dis Sci 1998; 43:2463.

Mercado MA et al: Comparative study of 2 variants of a modified esophageal transection in the Sugiura-Futagawa operation. Arch Surg 1998;133:1046.

Orozco H et al: A comparative study of the elective treatment of variceal hemorrhage with beta-blockers, transendoscopic sclerotherapy, and surgery: a prospective, controlled, and randomized trial during 10 years. Ann Surg 2000;232:216.

Shibata D et al: Transjugular intrahepatic portosystemic shunt for treatment of bleeding ectopic varices with portal hypertension. Dis Colon Rectum 1999;42:1581.

Toubia N, Sanyal AJ: Portal hypertension and variceal hemorrhage. Med Clin N Am 2008;92:551.

Woods JE, Kiely JM: Short-term international medical service. Mayo Clin Proc 2000;75:311.

非出血性静脉曲张

从未出血的静脉曲张患者有 30% 的出血率,一旦发生出血,死亡率为 50%。一旦诊断为静脉曲张,患者若第一年内不出血,则出血危险性下降一半,以后继续

下降。有出血史的食管静脉曲张患者 60%~70% 的可能发生再出血,并且其中三分之二患者的再出血是致命的。

▶ 评估

A. 门静脉血流和压力测定

内脏血管中的压力和血流测定可作为门静脉高压症诊断、治疗和预后的指标。门静脉压力可在术中直接测量或术前采用以下任何一种技术:①肝静脉楔压(WHVP),当门静脉高压症是由窦后性(窦性)因素,如肝硬化引起时,WHVP 可准确反映门静脉压力,其值为导管在楔入位置测定的压力减去肝静脉压力(FHVP),同时还可以测量肝静脉压力梯度(HVPG 门静脉至肝静脉的压力变化程度)。这是最常用的一种方法。②经皮穿刺脾实质直接测压。③经皮经肝穿刺置管肝内门静脉分支测压,这种方法用于怀疑有窦前阻塞或布-加综合征者。④脐静脉插管,导管引入门静脉测压。应用任何一种方法时,还可通过血管造影来了解解剖情况。

HVPG 可预示患者发生肝功能失代偿及死亡的风险。部分患者自发性或治疗后 HVPG 降低表明有再出血的危险性。因此有学者建议 HVPG 可用于指导治疗,但目前仅在酒精性肝病中显示出其价值。并且 HVPG 作为一种非侵入性的检查手段,能够掌握其测量方法的专家很难随时待命。二维超声显像能够准确评估门静脉血液量和方向的无创性检查方法。术前二维超声显像能够帮助确定门静脉的通畅程度和血液方向。约有 10% 的肝硬化患者因为自发血栓形成,不适合于做门腔分流。如果门静脉血流反转(逆肝血流),不推荐做选择性分流,因为它减弱门静脉分支作为肝血流流出道的能力。二维超声显像也可用于追踪观察分流术后门静脉灌注的变化。

B. 门静脉造影

术前可通过血管造影技术确定门静脉解剖,目的是要了解其通畅程度、位置、吻合部位,确定是否有静脉曲张,估计门静脉血流。其中一些资料可通过无创性的二维超声显像获得。如果拟行脾肾静脉分流,须在肾动脉或静脉中注入造影剂以确认左肾静脉是否通畅。

▶ 治疗

以下几种方法可供选择:继续观察、内镜下硬化剂注射疗法,非选择性 β 受体阻滞剂(心得安、康格尔),门体静脉分流,食管胃底去血管术及其他较少采用的手术。习惯上,针对有静脉曲张而从未出过血患者的治疗称为预防性疗法(如“预防性”硬化剂注射疗法,“预防性”心得安疗法),把对原来出过血的患者治疗称为“治疗性”疗法(如治疗性分流)。

A. 预防性疗法

静脉曲张患者的出血率相对较高(30%),患者出

血后的死亡率也较高(25%),但在出血前静脉曲张常能确诊,因此预防性治疗有一定的价值。在从未出过血的患者中,下列危险因素与出血有关:Child-Pugh 分级,曲张静脉的大小,是否有红色征(沿长轴扩张的静脉聚集成条状的红色标志)。如有以上症状和体征者为高危患者(1 年内出血率达 65%),能够从预防性治疗中受益。

B. 有出血病史患者的治疗

如前所述,出血后康复的患者中 60%~70% 会发生再出血。多年来人们努力探索该病最好的治疗措施,目前有明显疗效的方法包括:β- 受体阻滞剂、内镜下套扎和各种门体静脉分流术。

1. 非选择性 β 受体阻滞剂　预防性应用非选择性 β 受体阻滞剂(心得安、康格尔)能够有效降低患者再出血的发生率。这些药物可以降低心输出量和内脏血流,也相应地降低门静脉压力。长期心得安疗法,20~160mg,每日两次(该剂量可降低 25% 基础心率),可减少 40% 的食管或胃曲张静脉再出血率、再出血死亡率和总体死亡率。肝功能 Child-Pugh 分 A 级和 B 级患者治疗效果较 C 级要明显。与内镜下硬化治疗相比,β 受体阻滞剂治疗的再出血率和死亡率无明显差异,但并发症更少。β 受体阻滞剂与单硝酸异山梨醇合用,比单用更能降低门静脉压力。需要强调的是患者必须戒酒,有助于降低再出血率,但并不像前期认为的,能降低静脉曲张出血相关的死亡率。

2. 内镜下套扎疗法　如前所述,内镜下套扎疗法是预防再出血的有效方法,并且在此方面优于硬化疗法。套扎与 β 受体阻滞剂在控制再出血方面的疗效相似。但若两者合用,不但可以明显降低再出血的风险,还能防止曲张静脉的复发。因此,首次出血后应给予患者更为有效的联合治疗措施。

3. 内镜下硬化剂注射疗法　内镜下硬化剂注射治疗技术在本章前面已介绍过,早期曾作为降低再出血风险的常规疗法,但目前已被套扎取代。

4. 经颈内静脉肝内门体分流术(TIPS)　TIPS 技术在前面章节已经介绍过,它是能够有效降低再出血的优选法,优于单用内镜或药物疗法。但由于其较高的并发症发生率和肝性脑病及肝衰竭造成的死亡率,并不能提升患者存活率,性价比较低,所以 TIPS 通常仅用于内镜、药物或两者联合治疗失败的出血患者。

在多数一线治疗失败的患者中,TIPS 已经取代了传统分流手术。最近一项大的多中心随机临床试验结果表明在 Child-Pugh A 和 B 级患者中,TIPS 与外科分流手术的再出血率、肝性脑病发生率和死亡率相似。但可能由于使用的支架原因,TIPS 患者的分流失败率高于手术。由于与 TIPS 预后相似,并且分流效果更持久,外科分流手术在此类患者的治疗中仍具有一定的作用。

C. 手术

外科治疗门静脉高压症的目的是闭塞曲张静脉或降低曲张静脉内血流和压力(表 24-5)。对于晚期肝硬化的患者,肝移植则是一种新的选择。

表 24-5　食管静脉曲张的手术治疗

A. 曲张静脉直接阻断
  1. 缝扎曲张静脉
    a. 经胸
    b. 经腹
  2. 食管横断再吻合
    a. 缝合技术
    b. 吻合器
  3. 曲张静脉硬化
    a. 食管内窥镜
    b. 经肝
  4. 曲张静脉切除
    a. 胃食管切除
    b. 食管次全切除
B. 降低食管静脉血流量和压力
  1. 门体分流术
    a. 端侧
    b. 侧侧
    (1) 门腔
    (2) 肠腔
    (3) 中心性脾肾
    (4) 肾脾
  2. 选择性分流术
    a. 远端脾肾(Warren)
    b. 胃左静脉—腔静脉(Inokuchi)
  3. 减少门静脉血流量
    a. 脾切除
    b. 脾动脉结扎
  4. 减少近端胃的血流量
    a. 食管胃的去血管化
    b. 胃横断和再吻合(Tanner)
  5. 刺激新的门静脉侧支形成
    a. 大网膜固定术
    b. 脾移位
C. 门腔分流术后保证向肝血流的措施
  1. 门静脉残端的动脉硬化

1. 肝移植　任何年轻的、曲张静脉破裂出血后存活的肝硬化患者都可行肝移植,因为任何其他疗法都有较高的死亡率(大约80%),在以后的2~3年内都将发生再出血,或出现肝功能衰竭的相应症状。很明显,继续酗酒是肝移植的绝对禁忌证。如果在近期内行肝移植,不应该做门腔分流或其他外科手术。一般来说,Child-Pugh A 级的患者适于行门静脉减压;Child-Pugh C 期患者适于行肝移植。当患者准备行肝移植时,经颈内静脉肝内门体分流是一个很好的控制出血的方法。

2. 门体分流　由于 TIPS 手术的发展,患者实施门体分流手术的例数已经明显下降。但与 TIPS 相比,外科手术的效果更加持久,对于高危的患者疗效似乎更好。

门体分流可分两大类:全部门静脉系统分流(全分流)、选择性分流胃脾区血流而保留左门静脉血管床中压力/流量关系(选择性分流)。所有目前应用的分流手术,都能把再出血率降低到10%以下,而未接受分流手术的患者则高达75%,但由于肝功能的进一步损害,肝性脑病发生率升高(全分流术更明显),出血率降低的代价是死亡率的升高,手术死亡率是5%~20%(主要与 Child-Pugh 分级有关,表24-1)。因此分流在控制出血的同时有很多缺点,需做大量临床实验来评价分流术在整个治疗策略中的准确地位。

在一个精心设计的实验中,有出血史的患者,被随机分作慢性硬化剂注射疗法和远端脾肾分流(Warren 分流)两组,硬化剂组在治疗过程中出血(如治疗失败,大约占硬化剂组的30%)。结果显示初始纳入硬化剂组患者的2年生存率为90%,而初始纳入分流组患者为60%,前者明显高于后者。实验结果支持常用的治疗方案,即先作硬化剂治疗,如果失败再可作分流来控制出血。

分流方式的选择是许多辩论和随机试验的主题,近年来最主要的问题是:选择性分流术(如远端脾肾分流)是否能比全分流(如肠腔分流或端端门腔分流)更好地解决肝性脑病和生存率问题。不同实验结果是矛盾的,但总得来讲,选择性分流至少可以降低一半重度肝性脑病的发生率。所有试验都不能显示各种分流能够延长存活期。

3. 肝病程度和手术风险　根据 Child-Pugh 分级(表24-1)评价患者肝功能,可以预计择期分流手术的术后早期死亡率。除手术死亡率以外,肝功能评分还与分流术后第一年的死亡率有关。因此术后生存曲线与术前危险因素有很好的对应性。

肝脏活检的组织病理学变化与术后早期死亡相关,肝细胞坏死、多形核白细胞浸润和出现 Mallory 小体是最坏的表现。组织学改变与更容易获得的 Child-Pugh 分级也存在明显的相关性,因此活检结果并无独立的判断预后价值。

a. 门腔分流的类型:图24-7描绘了目前应用的各种分流。尽管在技术上不同,从生理功能上看,它们只有3种不同类型:端侧、侧侧和选择性。

(1)全分流:端侧分流彻底把肝和门静脉系统断开,在肝门靠近门静脉分叉处横断门静脉,吻合到下腔静脉侧壁,缝合肝脏的门静脉残端。术后肝静脉楔压(肝窦压)稍稍下降,是肝动脉无法完全代偿门静脉血流的反映。门腔、肠腔、肠肾侧侧吻合与中央脾肾分流在生理上都是相似的,因为各种分流术中门静脉肝端、门静脉系统和吻合口之间是相通的。标准侧侧吻合术后门静脉肝端的血液方向通常都是由肝窦流向吻合口的。但其他侧侧分流导致的逆肝血流的程度还不清楚。

端侧门腔分流产生即刻和永久的止血效果,与门腔侧侧吻合或中央脾肾分流术相比,其手术操作相对简便。侧侧分流术后肝性脑病发病率较端侧分流稍高。门腔侧侧分流常用于布-加综合征和难治性腹水(后者使用门体分流术治疗时)。

肠腔分流是在胰腺钩突前方使用一段人工血管或颈内静脉将肠系膜上静脉与下腔静脉进行连接。如果右上腹有严重粘连、瘢痕或者门静脉血栓形成时,肠腔分流实用性很强。在某些病例中,如需作侧侧吻合,肠腔分流在技术操作上比传统的门腔分流更容易。在大部分病例中,门静脉入肝血流在肠腔分流后减少。有资料表明移植血管直径小于8mm(和12~20mm 人工移植物相比),可保留门静脉血流,又可降低术后肝性

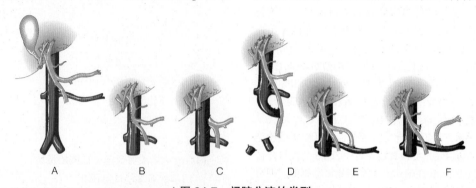

▲图24-7　门腔分流的类型

A. 正常解剖。B. 侧侧分流。C. 端侧分流。D. 肠腔分流。E. 中心脾肾分流。F. 远端脾肾分流(Warren 术式)。H 型肠腔分流未列出

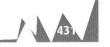

脑病的发病率,同时预防曲张静脉出血。

（2）选择性分流:选择性分流既可降低胃食管静脉丛的压力,又可保留门静脉入肝血流。

远端脾肾分流(Warren)包括:把横断的脾静脉远端和左肾静脉侧侧吻合,结扎遗留的门静脉和孤立的胃脾静脉系统之间主要侧支。后一步包括游离胃脾静脉、胃网膜右静脉和脾结肠韧带中血管。手术比传统的分流术难度大而且费时,术者必须有丰富的临床经验,所以用于急诊门静脉减压太复杂。如果游离脾静脉危险,可将肾静脉横断,将其下腔静脉端与未游离的脾静脉进行端侧吻合,然后在吻合口与门静脉之间结扎脾静脉。值得注意的是,如果保留肾静脉分支周围小属支,远期肾功能受影响较小。

和全分流相比,Warren手术不能改善腹水,所以对于难治性腹水的病例不应采用该术式。术前必须作血管造影,明确脾静脉和左肾静脉直径和二者之间距离,判断是否合适做这种分流术。近期胰腺炎发作可对结扎胰腺包膜下的脾静脉造成困难。

另一种分流术式(Inokuchi手术)是用自体的大隐静脉把胃左静脉与下腔静脉进行连接。也许由于该技术操作较复杂,这种技术并未普及。

由于门静脉系统高压区和低压区之间会形成新的侧支循环,术后几年选择性分流的选择作用会逐渐减弱。伴随着门静脉压力(WHVP测量)逐渐下降,选择性分流实际上成为侧侧全分流。从胰腺进入远端脾静脉的小属支扩张提示这是一条发展成非选择性分流的途径,在行脾肾静脉吻合之前,将脾静脉游离到肝门(分离这些小属支),有可能避免选择性发展成为全分流。

b. 分流选择:目前选择分流术要遵照以下原则:选择性门静脉减压首选远端脾肾分流;如有腹水或解剖困难,可行端侧门腔分流;Budd-Chiari综合征和严重腹水患者采用侧侧分流;如有特殊解剖原因使上述术式不合适时可行肠腔H型分流或中央脾肾分流。急诊手术一般选择端侧分流式或H型肠腔分流。

在继发性脾功能亢进的患者中,门腔分流和远端脾肾分流后常有血小板计数升高,尽管这个反应较难预测,但脾功能亢进很少产生临床表现,所以在选择分流术式时可不予考虑。中央脾肾分流包括切除脾脏,术后患者血小板计数不高,但并不能因此认为该术式优于其他术式。

c. 门腔分流的结果:门腔分流后通畅率超过90%,曲张静脉再出血低于10%。酒精性肝病门腔分流术后5年生存率平均45%,不同程度肝性脑病的发生率为15%~25%。酗酒者全分流术后严重肝性脑病发生率为20%,它的发生和术前肝性脑病的严重程度无关。

D. 断流术

断流术的目的是破坏高压门静脉系统与食管黏膜下静脉之间存在逆行血流的侧支静脉。

三浦手术分两步做,首先开胸,游离食管和周围组织结构之间的扩张的静脉侧支。在横膈水平横断食管,再吻合。第二步开腹手术,如果患者有活动性出血,立即实施,如果是择期患者4~6周后再开腹。近端三分之二胃血管离断,选择性迷走神经切断术、幽门成形术,同时作脾脏切除术。有些病例可经左胸完成全部手术,还有一个类似的手术:包括脾切除、胃食管血管离断,切除5cm胃食管连接部,食管胃端侧吻合重建消化道,加做幽门成形术。

据这种手术的创立者在日本的研究,手术死亡率为5%,再出血率为2%~4%,5年生存率为80%。在北美酒精性肝病患者中实施这种手术效果较差,原因是晚期再出血率高达40%。

E. 其他手术

这些手术是尝试通过脾切除或脾动脉结扎减少内脏血流而降低门静脉压力。显著的脾肿大为特征的疾病,脾动脉血流增加,有时可高达1000ml/min,但很少引起门静脉高压症。在肝硬化的患者中,脾血流偶尔可增加到足够大,促进门静脉高压症的发生。然而脾切除或脾动脉结扎对肝硬化患者经常只能暂时性降低压力,术后超过一半患者发生再出血。许多学者认为脾动脉直径的绝对大小(反映脾动脉血流的粗略指标)和脾动脉结扎的临床效果相关,如果动脉直径超过1cm,手术效果可能较好。

Berzigotti A, Garcia-Pagan JC: Prevention of recurrent variceal bleeding. Dig Liv Dis 2008;40:337.

de Franchis R: Updating consensus in portal hypertension: report of the Baveno III Consensus Workshop on definitions, methodology and therapeutic strategies in portal hypertension. J Hepatol 2000;33:846.

Garcia-Tsao G, Bosch J, Groszmann RJ: Portal hypertension and variceal bleeding: unresolved issues. Summary of an AASLD and EASLD single topic conference. Hepatology 2008;47:1764.

Gentilini P et al: Ascites and hepatorenal syndrome during cirrhosis: two entities or the continuation of the same complication? J Hepatol 1999;31:1088.

Gonzalez R et al: Combination endoscopic and drug therapy to prevent variceal rebleeding in cirrhosis. Ann Intern Med 2008;149:109.

Henderson JM et al: Distal splenorenal shunt versus TIPS for refractory variceal bleeding: a prospective randomized controlled trial. Gastroenterology 2006;130:1643.

Krige JE, Beckingham IJ: ABC of diseases of liver, pancreas, and biliary system. Portal hypertension—1: varices. BMJ 2001;322:348.

Lebrec D: Drug therapy for portal hypertension. Gut 2001;49:441.

Masson S et al: Hepatic encephalopathy after transjugular intrahepatic portosystemic shunt insertion: a decade of experience. QJM 2008;101:493.

Sarin SK et al: Comparison of endoscopic ligation and propranolol for the primary prevention of variceal bleeding. N Engl J Med 1999;340:988.

Suzuki H, Stanley AJ: Current management and novel therapeutic strategies for refractory ascites and hepatorenal syndrome. QJM 2001;94:293.

Vlachogiannakos J et al: Angiotensin converting enzyme inhibitors and angiotensin II antagonists as therapy in chronic liver disease. Gut 2001;49:303.

肝外门静脉闭塞

肝外门静脉阻塞是引起非硬化性门静脉高压的常见原因之一,其他最常见的原因是非硬化性门静脉纤维化。这些疾病各不相同,但有共同的病因和发病机制,最显著的特点是都有门静脉高压症的临床表现,但没有明显的肝实质功能异常。

特发性门静脉血栓(无肝脏疾病)是发展中国家门静脉高压症相对常见的原因,但不如西方国家普遍。本病引起的门静脉高压症在儿童中较常见(80%~90%),成人相对较少。新生儿败血症、脐炎、脐静脉置管血液置换和脱水都可引起门静脉闭塞,但这些原因引起的病例总数不到全部病例的一半。成人门静脉栓塞诱因包括:肝肿瘤、肝硬化、创伤、胰腺炎、胰腺假性囊肿、骨髓纤维化、血液高凝(如 C 蛋白缺乏)和败血症,成年门静脉栓塞患者尤其应注意肝硬化和(或)肝细胞癌的可能。

虽然肝外门静脉闭塞的临床表现可能直到成年才出现,但 80% 的患者在 1~6 岁之间就发生曲张静脉出血,其中 70% 出血前有上呼吸道感染,一些儿童的首发症状是脾大和三系细胞减少。偶尔会因未考虑到肝外门静脉闭塞的可能而行脾切除,导致失去了用脾静脉做门静脉减压的可能。出血后偶有一过性腹水,肝功能可正常或仅有轻微损害,这可能是肝性脑病发病率低的原因,但神经性精神症状有所增加,这可能是轻微肝性脑病的表现形式。

门静脉性胆道病变指肝外胆道的病变,主要由于胆道在肝门部受到扩张的静脉压迫引起。受压的胆道壁变形可能引起胆道狭窄,部分患者甚至发生梗阻性黄疸和胆管炎,亦可有继发性胆汁性肝硬化发生。胆道病变的影像学表现很明显,但大多数患者均无相关症状。

因为患者的一般状况和肝功能较好,突发大量出血的死亡率远低于其他类型的门静脉高压症,横断面影像学检查或经皮肠系膜血管造影可确诊,肝动脉楔压正常。肝活检正常或仅有轻到中度的门静脉周围纤维化。

8 岁以下小孩的出血是自限性的,常不需内镜下硬化剂注射治疗、血管加压素或用气囊止血管治疗,而且即使需要上述治疗,由于出血很少是致命的,所以通常不需要做急诊手术。

栓塞的门静脉不适合做分流。小儿血管较细,最好做肠腔分流。在成人,应首先做硬化剂注射治疗,如止血失败,可做远端脾肾分流,单纯的脾功除无长期效果,而且切断了脾静脉,失去了后期做分流术的机会。因为小儿分流术后自发血栓形成率较高,故直到 8~10 岁后血管较粗时曲张静脉出血才行分流术。尽管如此,一些外科医生通过精细操作,在小儿手术也获得较高

的吻合口通畅率。改做选择性分流可降低全分流术后多年后的肝性脑病和肝功能障碍发生率。

由于再出血率达 90%,且致死性脾切除后败血症常常发生,在本病的治疗中,无论是为脾功能亢进,还是降低门静脉压力,单纯行脾切除都是不可取的。如不可能建立足够的分流,择期处理是最好的选择。严重的反复出血应采用内镜下硬化剂注射治疗,食管胃切除结肠代胃术是最后的方法。

Janssen HL et al: Extrahepatic portal vein thrombosis: aetiology and determinants of survival. Gut 2001;49:720.

Sarin SK, Kumar A: Noncirrhotic portal hypertension. Clin Liver Dis 2006;10:627.

Sheen CL et al: Clinical features, diagnosis and outcome of acute portal vein thrombosis. QJM 2000;93:531.

Valla DC, Condat B: Portal vein thrombosis in adults: pathophysiology, pathogenesis and management. J Hepatol 2000;32:865.

van't Riet M et al: Diagnosis and treatment of portal vein thrombosis following splenectomy. Br J Surg 2000;87:1229.

脾静脉栓塞

孤立的脾静脉栓塞是引发静脉曲张出血的一个较少见原因,可通过脾切除治愈。因正常通路受阻,脾静脉血流通过胃短静脉到达胃底部后入胃左静脉,最后到达肝脏。当血流通过胃时,产生明显静脉曲张,进一步会破裂出血,其特征是建立的侧支循环不累及食管,食管静脉一般无曲张。

脾静脉栓塞的主要原因有胰腺炎、胰腺假性囊肿、肿瘤和创伤。三分之二的患者有脾肿大,选择性脾动脉造影时脾静脉期不显影,可确诊,脾切除可治愈。许多脾静脉栓塞不伴曲张静脉出血,这种情况下无需治疗。胃曲张静脉急性出血通常使用内镜治疗,使用组织胶闭塞血管的效果似乎优于套扎和硬化。

de Franchis R: Updating consensus in portal hypertension: report of the Baveno III Consensus Workshop on definitions, methodology and therapeutic strategies in portal hypertension. J Hepatol 2000;33:846.

Gentilini P et al: Ascites and hepatorenal syndrome during cirrhosis: two entities or the continuation of the same complication? J Hepatol 1999;31:1088.

Krige JE, Beckingham IJ: ABC of diseases of liver, pancreas, and biliary system. Portal hypertension—1: varices. BMJ 2001; 322:348.

Lebrec D: Drug therapy for portal hypertension. Gut 2001;49:441.

Mercado MA et al: Results of surgical treatment (modified Sugiura-Futagawa operation) of portal hypertension associated to complete splenomesoportal thrombosis and cirrhosis. HPB Surg 1999;11:157.

Sarin SK et al: Comparison of endoscopic ligation and propranolol for the primary prevention of variceal bleeding. N Engl J Med 1999;340:988.

Sakorafas GH, Tsiotou AG: Splenic-vein thrombosis complicating chronic pancreatitis. Scand J Gastroenterol 1999;34:1171.

Sakorafas GH et al: The significance of sinistral portal hypertension complicating chronic pancreatitis. Am J Surg 2000;179:129.

Stein M, Link DP: Symptomatic spleno-mesenteric-portal venous thrombosis: recanalization and reconstruction with endovascular stents. J Vasc Interv Radiol 1999;10:363.

Suzuki H, Stanley AJ: Current management and novel therapeutic strategies for refractory ascites and hepatorenal syndrome. QJM 2001;94:293.

Vlachogiannakos J et al: Angiotensin converting enzyme inhibitors and angiotensin II antagonists as therapy in chronic liver disease. Gut 2001;49:303.

Budd-Chiari 综合征

Budd-Chiari 综合征是由于肝静脉流出道梗阻引起的一种少见的疾病,从肝内小静脉分支到肝静脉主干汇入下腔静脉处,最高至右心房水平发生的梗阻均可引起本病。许多病例是由于自发性肝静脉血栓引起,常与髓系增生性疾病(真性红细胞增多症,实质性血小板增多症)和使用避孕药有关。其他相关因素包括 V 因子和 II 因子基因突变。其他诱发因素包括 C 蛋白和 S 蛋白缺乏、抗磷脂抗体综合征、抗凝血酶 III 缺乏、阵发性睡眠性血红蛋白尿、Bechet 综合征和创伤。一些病例有肝静脉和右心房之间下腔静脉特发性膜性狭窄,经常会有继发性肝静脉血栓,此类患者在亚洲较西方国家多见。大部分本病患者 HBsAg 阳性,许多有恶性病变(肝细胞癌)。腔静脉网最初认为是先天性的,而现有结果显示可能由血栓形成引起。原发性 Budd-Chiari 综合征的梗阻起自肝静脉或其分支的腔内,主要由血栓、静脉网或静脉内膜炎引起。而继发性 Budd-Chiari 综合征主要因静脉流出道受压迫,主要由肿瘤或脓肿引起。

静脉阻塞性疾病和充血性肝病同样也可引起肝静脉流出受阻,其临床表现与 Budd-Chiari 综合征很难区分,但病变的梗阻部位和致病诱因均不相同。静脉阻塞性疾病主要影响肝窦和静脉终末支,而充血性肝病的梗阻水平在心脏。

肝后性(窦后性)梗阻升高窦压,可传递引起门静脉高压症,肝实质相对无纤维化,滤过肝窦产生肝淋巴大幅度增加,产生明显的腹水。

首发轻微的前驱症状包括:右上腹隐疼,进食后胃胀和厌食。几周或几月之后,出现明显体征:大量腹水,脾肿大,肝功能衰竭。实验室检查:转氨酶(AST)常常明显增高,血清胆红素轻度升高,碱性磷酸酶持续异常。

除了腔静脉膜性梗阻的患者,肝脏扫描常表明大部分肝脏灌注异常,仅有中央小部分代表尾状叶的区域例外,尾状叶的静脉流出道是通畅的(通过许多小属支直接进入腔静脉)。CT 扫描静脉注射造影剂后可见肝周造影剂聚集,超声检查看不到明显的肝静脉。腔静脉梗阻患者胸部 X 线片可见增大的奇静脉,肝活检可见中央静脉和肝窦明显增粗,中央周围型坏死,肝细胞被红细胞代替,小叶中央纤维化发生较晚。静脉显像可确定临床诊断,表现为:肝静脉梗阻,在管口处呈

鸟嘴样畸形,若要门腔分流取得成功,应行下腔静脉造影证实它的通畅性。以前需行血管造影检查来获取诊断信息,但现在可用创伤更小的 CT 或 MR 血管显像替代。X 线片表现为肝上下腔静脉被充血的肝脏压迫。

如患者没有肿瘤且梗阻仅限于肝静脉,可做门腔侧向或肠腔分流,由于肝静脉不通畅,所以在这种情况下不考虑 TIPS。若肝上下腔静脉局限性膜性梗阻,可切除病变同时做或不做血管成形术。一些病例可用非手术疗法,如经皮腔静脉气囊扩张。

血栓形成或肝脏压迫引起的下腔静脉闭塞可用人工血管移植进行肠系膜动脉分流。因移植的血管形成血栓的几率相对较高,由充血的肝脏压迫阻塞下腔静脉引起肝静脉血栓患者中,可建议在前方正中分流减压后几月行二期侧侧门腔分流。腔静脉膜性梗阻患者发展为肝细胞癌较常见。在无恶性肿瘤的患者中术后效果最好。

对于肝硬化或急性综合征的引起的肝脏失代偿患者应行肝移植,效果很好,而且无晚期发生肝癌的危险。

Bayraktar UD, Seren S, Bayraktar Y: Hepatic venous outflow obstruction: three similar syndromes. World J Gastroenterol 2007;13:1912.

Garcia-Pagan JC et al: TIPS for Budd-Chiari syndrome: long-term results and prognostic factors in 124 patients. Gastroenterology 2008;135:808.

Horton JD, San Miguel FL, Ortiz JA: Budd-Chiari syndrome: illustrated review of current management. Liver Int 2008; 28:455.

Olzinski AT, Sanyal AJ: Treating Budd-Chiari syndrome: making rational choices from a myriad of options. J Clin Gastroenterol 2000;30:155.

Orloff MJ et al: A 27-year experience with surgical treatment of Budd-Chiari syndrome. Ann Surg 2000;232:340.

腹水

腹水是慢性肝病的常见临床表现,主要由窦内压的升高引起。肝性腹水的产生有以下原因:①肝淋巴生成增多(窦高压引起);②内脏淋巴生成增多;③低蛋白血症;④肾脏水钠潴溜。在治疗开始前,先作穿刺取腹水做下列检查:①细菌培养和白细胞计数,自发性细菌性腹膜炎较常见而且无明显临床表现,白细胞计数大于 $250/\mu l$ 时高度怀疑有感染;② LDH 水平:腹水和血清比值超过 0.6 提示有癌症或感染;③血清淀粉酶:数值较高提示胰腺疾病;④白蛋白:血清和腹水比值超过 1.1 提示肝病,低于 1.1 可能是恶性腹水。⑤细胞学:仅对于癌症或怀疑癌症的患者。

▶ 内科治疗

治疗前 24 小时尿钠排出量可指导控制腹水的治疗强度可由预测:Na⁺ 排出量小于 5meq/24h 需强利尿;5~25meq/24h 可轻度利尿;大于 25meq/24h 无需利尿。初步治疗常用安体舒通 200mg/d,目的是使机体体重每

天下降 0.5~0.75kg/d，除过有外周性水肿的患者，他们可很快排出体液。如单用安体舒通不理想，可加用另一种药，如速尿。祥利尿剂（速尿、利尿酸）只能和远端利尿剂（如安体舒通、氨苯蝶啶）合用。大量腹水也可作一次或多次大量（5L）穿刺抽吸，并静脉内注射白蛋白，尽管白蛋白的益处还存在争议。需要严密监测血清电解质的变化，对于难治性腹水患者应限制水钠摄入。大量放腹水可能引起肾衰，对于出现肾衰征兆的患者一定要注意。

▶ 外科治疗

A. 门腔分流

易控制的腹水并不影响治疗曲张静脉出血的分流手术方式的选择。而对于严重腹水，多考虑行侧侧吻合，如门腔侧侧，H 型肠腔分流，中央脾肾分流，这些手术可降低窦压，还可降低内脏静脉压。门腔侧侧分流很少用于治疗单纯性腹水，如 LeVeen 分流术后血栓形成的患者，严重的肝性脑病的发生率高。TIPS 也是治疗难治性腹水的有效方法，虽然它有增加肝性脑病的风险，但其效果优于反复穿刺放液。

B. 腹腔颈内静脉分流（LeVeen 分流，DENVER 分流）

LeVeen 分流是用皮下导管从腹腔把腹水引入颈内静脉，可用于治疗难治性腹水。使用对 3~5cmH$_2$O 梯度压力敏感的单向阀门可阻止血液反流。Denver 分流是对 LeVeen 术式的改进，使用一个具有泵功能的小密闭盒，可产生内部压力清除管内液体。临床应用发现 Denver 分流要比 LeVeen 分流更易发生导管堵塞。

对于肝硬化腹水患者，当应用大剂量利尿剂（如安体舒通 400mg/d，速尿 400mg/d）失败，或在利尿剂治疗过程反复出现肝性脑病、氮质血症者，才考虑行 LeVeen 分流。

腹腔颈内静脉分流也可用于治疗与肿瘤有关的腹水，对于腹水中无肿瘤细胞的患者中效果最好。LeVeen 分流对 Budd-Chiari 综合征有效，但对乳糜性腹水无效。由于 LeVeen 分流并发症发生率和早期血栓形成率较高，其相对的禁忌证为血性、含有大量恶性细胞或蛋白浓度高（>4.5g/dl）的腹水。但是 LeVeen 分流中肿瘤细胞的栓塞率较低（5%）。

在行分流前应做腹水培养，术前术后均需应用抗生素，手术可在局部麻醉下进行。

术后患者应使用腹带，并作对抗轻度压力的呼吸锻炼，增加腹压促进分流处的血流，食盐摄入量不应限制。单独的功能性 LeVeen 分流本身并不能完全消除腹水，但它能改善与压力增高相关的症状，增加机体对利尿剂的反应性，因此术后常规给予速尿。

在术后第一个 10 天内体重平均下降 10kg，腹部外形逐渐恢复正常，营养状况和白蛋白水平得到改善，

尿钠排出量迅速上升，有肝肾综合征的患者肾功能得到改善，晚期肝肾综合征和血清胆红素大于 4mg/dl 者易产生严重并发症和死亡。虽然有些患者术后逐渐产生曲张静脉出血，但分流本身并不增加其危险性，相反，腹腔颈内静脉分流降低门静脉压力，因此曾经有出血史并非是这个手术的禁忌证。弥漫性血管内凝血（DIC），可根据纤维蛋白降解产物增多，血小板计数减少等诊断，它发生于一半多的病例，但仅在少数患者中出现临床表现。术中排空大部分腹水，其中部分用乳酸盐林格液替换，这样可降低 DIC 的发生率和严重程度。而分流术时，若腹水被细菌感染，将产生致命的败血症。大约 10% 的病例会形成瓣膜血栓，必须及时置换。

胸水常发生于肝硬化腹水的患者，以右侧常见，腹水通过膈肌膜性部分的一个小孔到达胸腔，穿刺抽吸胸腔积液，然后腹水中注入 Tc99m 胶可看到放射性标记物快速聚集到胸腔，由此可知有通道存在。治疗方法包括腹膜静脉分流，并抽干胸水而将硬化剂注入胸腔，若漏口持续存在，可开胸手术闭合。

Helton WS et al: Transjugular intrahepatic portasystemic shunt vs surgical shunt in good-risk cirrhotic patients: a case-control comparison. Arch Surg 2001;136:17.

Krige JE, Beckingham IJ: ABC of diseases of liver, pancreas, and biliary system: portal hypertension-2. Ascites, encephalopathy, and other conditions. BMJ 2001;322:416.

Kuiper JJ, van Buuren HR, de Man RA: Ascites in cirrhosis: a review of management and complications. Neth J Med 2007;65:283.

Laffi G et al: Is the use of albumin of value in the treatment of ascites in cirrhosis? The case in favour. Dig Liv Dis 2003;35:660.

Rossle M et al: A comparison of paracentesis and transjugular intrahepatic portosystemic shunting in patients with ascites. N Engl J Med 2000;342:1701.

Suzuki H, Stanley AJ: Current management and novel therapeutic strategies for refractory ascites and hepatorenal syndrome. QJM 2001;94:293.

Zervos EE, Rosemurgy AS: Management of medically refractory ascites. Am J Surg 2001;181:256.

肝性脑病

慢性肝病患者可表现中枢神经系统症状，特别是门腔分流术后，氨中毒、肝昏迷这些名词都是描述门体性肝性脑病这种情况。临床表现从嗜睡到昏迷，从轻度性格改变到精神病，从局部行走困难到截瘫，程度不一，而在昏迷前多有过度换气和体温降低。

▶ 发病机制

肝性脑病是一种由肠道吸收的毒性物质作用于大脑产生的可逆性代谢性神经病。由于肝硬化造成的肝功能减退，自发性或手术所致的门静脉分流引起绕肝回流，血 - 脑屏障通透性升高，增加了大脑组织对毒性物质的暴露。毒素来自大肠内细菌对蛋白质降解。肝性脑病潜在诱因包括消化道出血、便秘、氮质血症、低钾性碱中毒、感染、过多摄入蛋白和使用镇静剂（表 24-6）。四种化学性递质的作用目前最受关注。轻度的脑

水肿似乎是本病病理生理过程中的主要组成部分。

表 24-6　肝性脑病致病因素

A. 体循环内毒素水平的增加
1. 门体分流的范围
2. 肝功能损害
3. 小肠蛋白质负荷
4. 肠内菌群
5. 氮质血症
6. 便秘

B. 中枢神经系统敏感性增加
1. 患者年龄
2. 低钾
3. 碱中毒
4. 利尿剂
5. 镇静剂、麻醉剂、安定剂
6. 感染
7. 缺氧、低血糖、黏液性水肿

A. 氨基酸递质学说

氨基丁酸（GABA）是大脑中主要的抑制性神经递质，动物实验中可产生类似肝性脑病的表现。正常生理条件下，脑组织及肠道中的细菌均可合成 GABA，而胃肠道中的 GABA 均由肝脏降解。肝性脑病患者血清中 GABA 浓度明显升高。在肝性脑病时 GABA 通过血 - 脑屏障增加。动物实验还发现 GABA 受体数量增加，GABA 能神经张力增高，后者可能由于弱安定类药（benzodiazepine）受体激动剂结合到 GABA/BZ 受体复合物的缘故，这为弱安定类药物拮抗剂治疗肝性脑病提供可能，并且氟马西尼在初步实验中显示出很好的效果。

B. 氨中毒学说

氨在结肠内由细菌产生，肠道吸收后经过门静脉到达肝脏，被肝细胞摄取转化为谷氨酰胺。肝性脑病患者动脉血、脑脊液中氨浓度上升，实验室也发现氨可引起中枢神经症状。

C. 假性神经递质学说

根据这个理论，脑神经失去正常神经递质（去甲肾上腺素和多巴胺），其中部分被假性神经递质（真蛸胺和苯乙醇胺）代替，导致神经功能受到抑制。血清支链氨基酸水平降低（亮氨酸、异亮氨酸、缬氨酸），芳香氨基酸水平升高（色氨酸、苯基丙酸、酪氨酸），这两类氨基酸能够竞争性通过血 - 脑屏障，芳香族氨基酸到达中枢神经系统过多，会成为合成假性神经递质的前体。目前有关支链氨基酸治疗肝性脑病的实验结果还存在分歧。

D. 神经毒性物质的协同作用

这一理论认为氨、硫醇和脂肪酸，单一在脑内聚集并足以引起肝性脑病，但它们之间存在协同作用，若同时在肝病患者脑内聚集则可引起症状。

▶ **预防**

肝性脑病是门腔分流的一个主要并发症，在某种程度上甚至是可预见的。老年患者更易发生，但在某种程度上是可以预防的。酒精性肝硬化患者的症状轻于坏死后性和隐源性肝硬化患者，原因是后两者是持续进行性肝功能减退，而肝功能较好能够部分抑制肝性脑病的发生。如果术前肝脏已经适应失去全部或近乎全部门静脉血供，外科分流手术并不容易引起肝功能的进一步损害，例如门静脉血栓患者（门静脉血供全部转流而肝功能正常）在门体分流后很少发生肝性脑病。远端脾肾分流（Warren）术后脑病发病率远较其他术式低。

无论是食物还是出血引起的肠道蛋白增加都为肠道细菌提供更多的底物，从而加重肝性脑病。便秘则为细菌作用结肠内容物提供更多的时间，氮质血症患者血液中尿素浓度高，尿素弥漫到小肠，转化为氨，然后再吸收。低钾血症和代谢性碱中毒将使氨从细胞外进入细胞内发挥毒性作用，从而加重肝性脑病。

▶ **实验室检查**

动脉血氨浓度通常会升高，但肝性脑病时血氨水平也可能正常。脑脊液中谷氨酰胺浓度升高可把肝性脑病和其他昏迷区分开来，脑电图检查较临床表现能更精确地反映病情的微小变化，表现为非特异性和持续性的慢中幅频率，对比不同时间的脑电图结果对比可评估治疗效果。

▶ **治疗**

急性发作的治疗通常包括控制诱发因素，停止蛋白摄入，用泻药或灌肠清理肠道，应用抗生素（新霉素或氨苄青霉素）或乳果糖。新霉素可通过口服，胃管注入（2~4 次／日），也可直接灌肠给药（1% 新霉素溶液，1~2 次／日）。每天必须提供 1600kcal 的碳水化合物，同时给予治疗量的维生素。必须维持血容量避免肾前性氮质血症。在初始治疗显效后，膳食蛋白可以从 20g/d 开始应用，每 2~5 天增加 10~20g 作为耐受量。

慢性脑病治疗包括限制饮食，避免便秘，不用镇静剂、利尿药和止疼药。为避免发生低蛋白血症，蛋白摄入不能缓慢降至 50g/d 以下，饮食中植物蛋白比动物蛋白易耐受。乳果糖是一种不受肠道酶影响的双糖，可长期应用控制肝性脑病，口服（20~30g，3~4 次／日）到达肠道后刺激细菌合成代谢（增加氨利用），抑制细菌酶解（减少氨源性毒物产生）。它的作用不受肠道 pH 值影响。美国境外的另一种物质 β 乳山梨醇也有效，并且似乎作用快，而作为一种粉剂，比液态的乳果糖应用方便。若β乳山梨醇疗法和其他预防措施不够,可间歇性口服新霉素或甲硝唑作为辅助疗法。

Butterworth RF: Hepatic encephalopathy: a neuropsychiatric disorder involving multiple neurotransmitter systems. Curr Opin Neurol 2000;13:727.

Haussinger D, Schliess F: Pathogenetic mechanisms of hepatic encephalopathy. Gut 2008;57:1156.

Lockwood AH: Early detection and treatment of hepatic encephalopathy. Curr Opin Neurol 1998;11:663.

肝脓肿

肝脓肿可由细菌、寄生虫或真菌引起。在美国,细菌性肝脓肿占第一位,阿米巴性肝脓肿(见第8章)占第二位。除非特殊说明,本书所讨论的均指细菌性肝脓肿。

单发和多发肝脓肿的发病率相近,约90%的右叶肝脓肿为单发,而仅10%的左叶肝脓肿为单发。

多数肝脓肿的发病继发于身体其他部位的化脓性感染,最常见于胆囊积脓或迁延性胆管炎的直接扩散。腹部感染如阑尾炎或憩室炎时,细菌可通过门静脉进入肝内而引起脓肿。约40%的病例有潜在的恶性病变,其他可能继发于细菌性心内膜炎、肾脓肿或肺炎的脓毒性感染。在25%的病例中,没有明确的先驱感染(隐源性脓肿)。而阿米巴脓肿,包虫囊肿或先天性肝囊肿的继发细菌感染较少见。

在大多数情况下,感染源来自肠道,大肠埃希菌、肺炎克雷伯杆菌、类杆菌、肠球菌(如粪链球菌)、厌氧性链球菌(如乙型链球菌)和微需氧链球菌较为常见。葡萄球菌、溶血性链球菌或其他革兰氏阴性菌在原发灶为细菌性心内膜炎和肺炎的感染中多见。

▶ 临床表现

A. 症状和体征

当肝脓肿继发于腹腔内其他感染如憩室炎时,可出现不断加重的感染中毒症状,高热、黄疸及全身情况恶化的临床征象,并可出现右上腹疼痛和寒战。

肝脓肿可在既往健康的人体中隐匿发病,这些病例并不容易确诊。首发症状通常是身体不适和疲劳,随后是持续数周的发热。约半数的病例可有上腹部或右上腹部疼痛,疼痛可因运动而加重,也可放射至右肩部。

发热常表现为驰张性,高达40~41℃较常见,约25%的病例有寒战。通常会有肝脏肿大并可有明显的触痛,压痛明显时难与胆囊炎相鉴别。

除非病情恶化,黄疸一般在单发的肝脓肿中较少见,在多发肝脓肿及继发于胆道感染者,黄疸较长出现,它是预后不良的一个信号。

B. 实验室检查

多数患者的白细胞高于15 000/μl,少数患者,通常是病情严重者,白细胞可不升高,多数患者有贫血,平均红细胞容积为33%。

除了多发肝脓肿,或并发胆道梗阻或肝功能衰竭外,血清胆红素通常正常。即使血清胆红素正常,碱性磷酸酶通常会升高。

C. 影像学检查

在约1/3的病例中,X线可见右肺下叶的肺不张或胸腔积液,与左侧相比,右侧隔肌可升高,活动度减弱。

腹平片通常正常或仅见肝脏增大,少数患者可于肝区见到气液平面,提示有肝脓肿的存在及其部位。累及左叶的较大肝脓肿,于上消化道连续摄片时可见到胃的扭曲变形。

CT和超声检查最有诊断价值,可提供脓肿的存在、大小、数目、位置等准确信息。CT的优势在于能够发现腹腔内其他部位的脓肿或肿瘤。放射性核素扫描能够发现多发肝脓肿,但缺乏特异性,所能提供的有效信息不多,对确诊帮助不大。

▶ 鉴别诊断

多数病例的早期临床表现不典型,且引起身体不适,体重下降及贫血的因素很多,因而肝脓肿难以诊断,极易做出各种不同的诊断。而在发热的高峰期,必须考虑到不明原因发热的所有可能。多数诊断错误的原因是忽略了本病,未能进行必要的影像学检查。

一旦影像学检查已明确了肝脓肿的诊断,需进一步确定感染的来源。在每例单发肝脓肿患者,均应考虑有阿米巴肝脓肿的可能。与阿米巴肝脓肿相比,细菌性肝脓肿多见于50岁以上患者,伴有黄疸、瘙痒、脓血症,有可扪及的肿块,血胆红素与碱性磷酸酶水平升高。阿米巴肝脓肿的患者有疫区生活史,多有腹部疼痛并伴有触痛、腹泻、肝肿大、阿米巴血清学检查阳性等特点。

▶ 并发症

感染肝内扩散可导致额外的肝内多发脓肿,对于一些似乎为单发肝脓肿者,若治疗无效,感染扩散可引起多发性脓肿。脓肿不经治疗持续增长,可破溃入胸膜腔和腹膜腔而导致严重的结果。弥漫性肝内感染常见的致死性并发症为败血症与脓毒性休克。除不可控制的感染外还有可能发生肝功能衰竭,其有可能掩盖感染的征象。

胆道出血可继发于肝脓肿穿破血管壁,引起大量出血。在这种情况下,为控制出血需行肝动脉栓塞或结扎。

▶ 治疗

肝脓肿一旦确诊,应立即应用抗生素进行治疗,在细菌培养结果明确前应用对大肠埃希菌、肺炎克雷伯杆菌、拟杆菌、肠球菌和厌氧菌均有效的广谱抗生素,通常包括氨基糖苷类、氯霉素或甲硝唑以及氨卞青霉素,待细菌培养结果明确后再行调整。

约80%甚至更多的肝脓肿患者可在B超或CT引导下行经皮穿刺并放置抽吸导管而得到满意效果。无论是单发还是多发,此种方法应作为初始治疗。1~2周后,当引流物减少并且为非脓性时,可予以拔除。

约40%的患者,因首次放置引流管位置不当,引流不满意而需重新放置。经皮穿刺引流最主要的优点在于并发症较少,并非死亡率降低。通过外科手术可进行彻底的引流。因此凡经皮穿刺引流有困难,应行剖腹探查。对于多发性肝脓肿、脓腔内有分隔或有大量坏死性碎片时应采用外科手术。同样对于病情严重的患者(APACHE Ⅱ评分≥15)应尽早进行手术治疗。极少数情况下,多发性肝脓肿局限于一侧肝叶内,可行肝叶切除术。胆道梗阻或其他原因引发的败血症亦应予以纠正。

▶ 预后

肝脓肿总体死亡率为15%,主要与基础性疾病有关,而非其他原因。对合并恶性肿瘤者,死亡率高达40%,胸腔积液、白细胞高于20 000/μl、低白蛋白血症及多种细菌的混合感染通常预后较差。在美国,脓肿的单发或多发对生存的影响不大,但对于良性胆道疾病为主要的病因者,多发肝脓肿的预后则较差。发病原因不明的肝脓肿,死亡率很低。

Chen SC et al: Predictors of mortality in patients with pyogenic liver abscess. Neth J Med 2008;66:183.

Hsieh HF et al: Aggressive hepatic resection for patients with pyogenic liver abscess and APACHE II score ≥ 15. Am J Surg 2008;196:346.

Johannsen EC, Sifri CD, Madoff LC: Pyogenic liver abscesses. Infect Dis Clin North Am 2000;14:547.

Molle I et al: Increased risk and case fatality rate of pyogenic liver abscess in patients with liver cirrhosis: a nationwide study in Denmark. Gut 2001;48:260.

(张澍　蒋安　译,李宗芳　校)

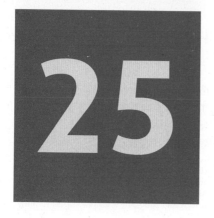

第 25 章　胆道

胚胎学和解剖学

　　胆道和肝的始基在胚胎 3cm 长时由前肠腹侧的支囊构成。其头侧演变为肝,尾芽形成腹侧胰腺,中间部分发育成胆囊。原为中空的肝支囊先变成一个实质性的细胞团块,随后再通形成管道。最细的管道(毛细胆管)起初看来是原始肝细胞间的基本网状结构,而后扩展到整个肝(图 25-1)。众多的微绒毛增加了小胆管面积。毛细胆管分泌的胆汁通过小叶间胆管(Hering 管)和肝叶胆管流向肝门部胆管。大多数人的肝总管是由单独的左右肝管汇合而成,但有 25% 的人,右前叶和

右后叶胆管各自分别与左肝管相汇。肝总管的起始部贴近肝,但一般在肝实质之外。其下行约 4cm 后与胆囊管汇合形成胆总管。胆总管起始于肝十二指肠韧带内,经过十二指肠第一部后方及胰腺背面的背沟进入十二指肠。其末端 1cm 紧贴十二指肠壁。胆总管全长约 9cm。

　　约 80%~90% 的人,主胰管与胆总管汇合后形成约 1cm 的共同通道。胆总管的十二指肠段称为肝胰壶腹或 Vater 壶腹。

　　胆囊是一个梨形器官,紧贴在肝的脏面分隔左右叶的胆囊窝内。其底部突出于肝缘下 1~2cm,当胆囊

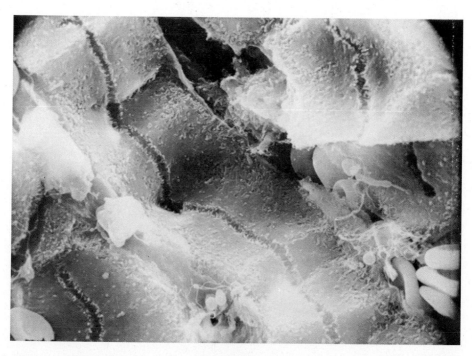

▲图 25-1　扫描电镜显示肝板及与之相邻的窦状隙、窦状隙绒毛、位于肝细胞中央的小胆管,其边界不清,但照片中央能看到 4 个肝细胞构成的肝板断面。窦状隙中偶见红细胞(×2000)

管或胆总管阻塞时,常可被触及。胆囊很少被腹膜完全覆盖,如发生这种变异,则易扭转而发生梗死。胆囊充分扩张时,可容纳 50ml 胆汁。胆囊颈部逐渐变细形成胆囊管,并于胆总管相连。胆囊管腔内有一薄的黏膜隔,即 Heister 螺旋瓣,该瓣对胆流有轻度的阻挡作用。约 75% 的人,其胆囊管以锐角进入胆总管。其余人的胆囊管在汇入胆总管之前可能与肝总管并行或环绕肝总管(图 25-2)。

在肝十二指肠韧带内,肝动脉位于胆总管左侧,门静脉位于后正中部。肝右动脉常走行于胆管后方,在进入右后叶前发出胆囊动脉,但常见变异。

胆管黏膜上皮细胞形状不一,在小胆管内呈立方形,在大胆管内则变为柱状。胆囊腔空虚时,其黏膜形成突起的嵴,扩张时则变平坦。胆囊黏膜的高柱状细胞向腔内面上覆盖有微绒毛,细胞之间有宽的间隙,对水和电解质的吸收有重要意义。

胆囊壁仅含少量平滑肌,但胆总管末端有一组复杂的括约肌包绕。胆囊肌层由纵行和螺旋形纤维形成的交叉状肌束组成。

胆管树由副交感神经和交感神经支配。前者含有胆囊的运动纤维和上皮的分泌纤维。交感神经的传入纤维介导胆绞痛。

生理学

▶ 胆流

胆汁由肝细胞和胆管细胞产生,每日量约 500~1500ml。主动分泌的胆盐进入胆小管后,对胆汁的主要容量和其变化起着重要作用。Na^+ 和水被动转移以建立等渗和中性的电离状态。卵磷脂和胆固醇进入毛细血管的速度与胆盐分泌量的变化有关。胆红素和其他有机阴离子,如雌激素、磺溴肽等通过肝细胞上调胆盐的不同运输系统而主动分泌。

胆管的柱状上皮细胞将富含 HCO_3^- 的水分加入胆小管内液体。这是由促胰液素、胃泌素和胆囊收缩素刺激细胞泵主动分泌 Na^+ 和 HCO_3^- 的过程,而 K^+ 和水以被动转运的方式通过小管(图 25-3)。

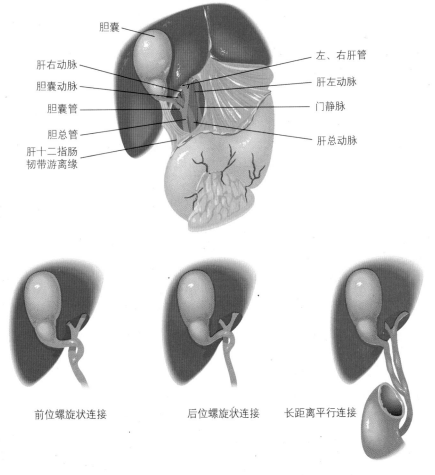

图中标注:
胆囊
肝右动脉
胆囊动脉
胆囊管
胆总管
肝十二指肠韧带游离缘
左、右肝管
肝左动脉
门静脉
肝总动脉

前位螺旋状连接   后位螺旋状连接   长距离平行连接

▲ 图 25-2 胆囊解剖及胆囊管解剖变异

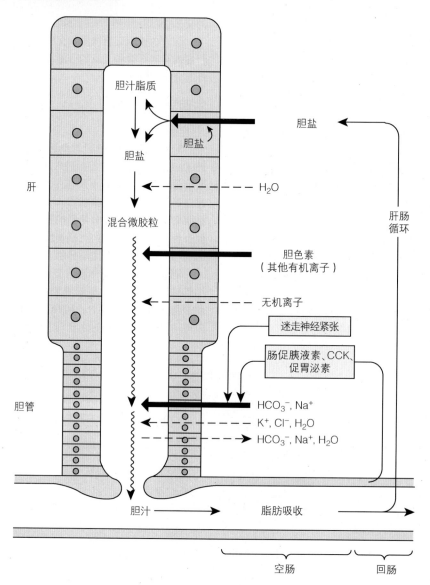

▲图 25-3　胆汁形成

指向小管内实线表示主动转运,虚线表示被动弥散

　　两餐之间,胆汁贮存于胆囊管内,并以每小时吸收20%的速度浓缩。在此期间,Na^+ 和 HCO_3^- 或 Cl^- 被主动吸收。浓缩过程中各种成分的变化见图25-4。

　　调节胆流的因素有三项:肝脏分泌、胆囊收缩和胆总管下端括约肌的阻力。在禁食状态下,胆总管内压力为 $5 \sim 10 cmH_2O$,肝脏产生的胆汁被转运至胆囊,进食后胆囊收缩而胆管下端括约肌松弛,随着胆道内压间歇性的超过括约肌阻力,胆汁以喷射状进入十二指肠。在胆囊收缩期,胆囊内压力达到 $25 cmH_2O$,而胆总管内压力为 $15 \sim 20 cmH_2O$。

　　胆囊收缩素(CCK)是餐后胆囊收缩和括约肌松弛的主要生理刺激因素,而迷走神经的冲动能增强其作用。肠腔内的脂肪或其分解产物刺激小肠黏膜释放CCK入血。氨基酸和小分子多肽有微弱刺激作用,而碳水化合物则无此效应。进食后胆汁量增加是肝肠循环中胆盐转换加快和促胰液素、胃泌素及胆囊收缩素对胆管分泌的刺激作用造成的。能动素在消化过程中可刺激胆囊的阵发性、部分性排空。

▶　**胆盐和肝肠循环**

　　胆盐、卵磷脂和胆固醇约占胆汁固体成分的90%,其余成分由胆红素、脂肪酸和无机盐组成。胆囊内胆汁含大约10%的固体成分,其中胆盐浓度为 $200 \sim 300 mmol/L$(图25-4)。

　　胆盐是肝细胞利用胆固醇形成的类固醇分子。其

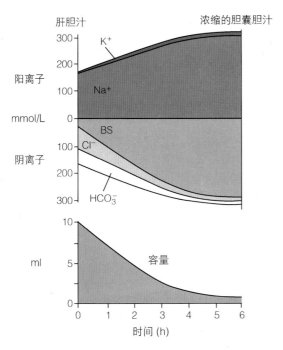

▲图 25-4　胆囊胆汁成分随时间变化趋势

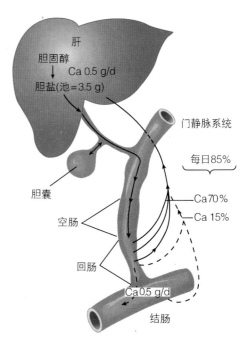

▲图 25-5　胆盐的肝肠循环

合成是通过负反馈调节的,速度最快时能增加 20 倍。胆酸盐和鹅去氧胆酸盐这两种初级胆盐由肝产生。在加入胆汁前,他们与甘氨酸或牛磺酸相结合,增加了水溶性。肠道细菌可以将这些产物转化成次级胆盐,即去氧胆酸盐和石胆酸盐。前者再次被肠道吸收通过肝肠循环进入胆汁,而后者不溶于水,随粪便排出。胆汁中的胆酸盐占 40%,鹅去氧胆酸约占 40%,去氧胆酸占 20%。它们各以 3∶1 的比例分别与甘氨酸或者牛磺酸结合。

胆盐的功能有:①诱导胆流;②转运脂质;③结合胆汁中的钙离子。其中最后一项的重要意义尚不清楚。胆酸分子是两性分子,有亲水极和疏水极。在胆汁中,胆酸形成了多分子聚合体,即微胶粒。其亲水极在微胶粒的表面向水排列。非水溶性的脂质,如胆固醇,则被溶解于胆盐胶粒的疏水中心部。卵磷脂分子是一种不溶性的极性分子,在胆汁中聚合成双层水合物,形成囊状,或与胆酸胶粒混合成复合胶粒。复合胶粒的载脂能力较单纯胆汁胶粒大大增强。胆固醇是由胆汁中的磷脂囊和胆盐胶粒转运的。

胆汁在整个空肠腔内参与脂肪的消化和吸收(图25-5)。在到达远端小肠后,由回肠末段 200cm 肠壁上的主动转运系统再吸收。从空肠来的 95% 以上的胆盐通过这一过程进入门静脉血流,其余的进入结肠,在那里转换成次级胆盐。每餐中间,整个胆池的 2.5~4g 胆盐完成 2 次肝肠循环,即每日 6~8 次循环。正常情况下,每日从粪便排出的胆盐占胆池的 10%~20%,它们由肝合成补充。

Arias IM et al: The biology of the bile canaliculus. Hepatology 1993;17:318.
Gustafsson U, Sahlin S, Einarsson C: Biliary lipid composition in patients with cholesterol and pigment gallstones and gallstone-free subjects: deoxycholic acid does not contribute to formation of cholesterol gallstones. Eur J Clin Invest 2000;30:1099.
Hofmann AF: The continuing importance of bile acids in liver and intestinal disease. Arch Intern Med 1999;159:2647.
Kullak-Ublick GA: Regulation of organic anion and drug transporters of the sinusoidal membrane. J Hepatol 1999;31:563.
Sahin M et al: Effect of octreotide (Sandostatin 201-995) on bile flow and bile components. Dig Dis Sci 1999;44:181.

▶ 胆红素

每日大约有 250~300ml 胆红素进入胆汁中,这中间有 75% 来自网状内皮系统中破坏的红细胞,25% 由肝的血红素和血红蛋白转化而来。首先,胆红素从血红蛋白中释放出来,铁和珠蛋白被机体再利用。胆绿素是血红素形成的初级色素,它被还原成非结合胆红素,即凡登白试验间接反应胆红素。非结合胆红素不溶于水,被输送到血浆中与白蛋白结合。

非结合胆红素是肝细胞从血中摄取的,在胞浆内它与葡萄糖醛酸结合成为胆红素双葡萄糖醛酸,即水溶性的直接胆红素。这种结合由内质网上的葡萄糖醛酸转移酶催化。胆红素通过肝细胞内的胞浆连接蛋白转运,并且迅速被传递至胆小管的细胞膜上,以主动分泌方式进入胆汁。

进入小肠后,胆红素被肠道细菌还原成几种成分,如尿胆素原等。这些产物随后被氧化和色素化,成为尿胆素。通常尿胆素一词是尿胆素和尿胆素原的总称。

胆道的诊断性检查

▶ 腹部平片

在拍前后位腹部平片时,10%~15%的结石由于不透射线可显影。有时,胆汁本身因含足够的钙(乳酸钙胆汁)亦可显影。偶尔,当增大的胆囊压迫充满气体的结肠肝曲时,右上腹可呈现出软组织阴影。

腹平片上如发现胆道积气时,应考虑到某些胆道疾病。这通常意味着胆道-肠内瘘的存在(因疾病或手术),但少数情况下也见于严重的胆管炎,气肿性胆囊炎及胆道蛔虫症。

▶ 口服胆囊造影

检查前晚口服丁碘苄丁酸或碘苯酸,并进清淡饮食。药物吸收后,与门静脉血中的白蛋白结合,被肝细胞摄取,最后排入胆汁。显影仅出现在胆囊浓缩胆汁后,口服丁碘苄丁酸平均10小时后最理想。可选后前位及仰卧斜位透视或站立位及侧卧位拍片。

如果造影剂在肠内不能充分吸收或肝细胞分泌障碍,口服胆囊造影就不满意。伴有肠梗阻、呕吐或腹泻等腹部急症时,经常影响吸收。如果胆红素水平超过3mg/dl,肝细胞的分泌就会不足。此项检查的假阳性结果约5%。正常胆囊在严重创伤或重病后数周内也可能不显影。

用常规的单剂量造影剂,约20%的患者不显影。二次给药后于次日拍片,其中约有25%的患者可能不显影。持续不显影则高度提示胆囊病(其阳性率>95%)。与其在首次失败后做第二次双剂量口服胆囊造影,不如采用B超检查更便捷。

▶ 经皮穿刺胆道造影

经皮穿刺胆道造影(PTC或THC)采用细针经右肋下及肝实质进入胆管腔内,注入水溶性造影剂并拍摄X线片。

此项检查的成功与否取决于肝内胆管扩张程度。在胆道良性狭窄、胆道近端恶性肿瘤或经内镜逆行胰胆管造影(ERCP)检查失败时,PTC对显示胆道树的解剖具有特殊价值。造影剂未进入胆管并不能说明没有梗阻存在。在抗生素有效控制感染之前,胆管炎患者不宜行PTC检查。实际上,无论是否存在胆管炎,所有患者行穿刺造影前均需使用抗生素,因为胆汁内的细菌可能会进入血液循环而引起脓毒性休克。其他禁忌证同经皮穿刺肝组织活检。

▶ 经内镜逆行胰胆管造影(ERCP)

ERCP技术包括通过侧视十二指肠镜直视下向十二指肠乳头插管。它要求在熟悉纤维内镜操作基础上要进行专门训练,通常可以显示胰管及胆管。这种胆道造影方法尤其适用于因凝血机制障碍而不能行经肝胆管内穿刺的病例。在怀疑胆总管结石和壶腹周围

梗阻性病变的诊断中,该方法是一种常用的理想手段。

▶ 超声波

超声波检查在确定胆囊结石和胆道扩张方面具有敏感性、特异性。在实时超声诊断胆囊疾病时,结石的假阳性结果很少见,在结石或胆囊收缩情况下的假阴性结果仅5%。超声波在诊断胆总管结石时常有遗漏。

黄疸患者有胆管扩张提示胆道梗阻,但有相当一部分梗阻性病变的胆管并不扩张。对超声波诊断胆管扩张的病例,经皮肝穿胆道造影几乎总能成功。

超声波检查有时报告胆囊中含有"胆泥",这种物质不传导超声波,没有声影,在胆囊内形成一附着层。临床分析表明他是胆红素钙的细小沉积物。胆泥可能与胆石并存或单独存在。它常见于胆囊内胆汁淤积的各种临床状态下(如长期禁食)。就胆泥而言,其并非胆囊切除的指征。

▶ 放射性核素扫描(HIDA Scan)

标记^{99m}锝的诱导剂亚氨基二己酸(IDA)分泌到胆汁中的浓度很高,因而能产生极好的γ射线影像。正常情况下静脉注入放射性核素后,胆道和胆囊于15~20分钟显影,而小肠60分钟显影。出现右上腹疼痛及压痛的患者,如果胆道显影良好而胆囊不显影,提示胆囊管阻塞,从而有力支持急性胆囊炎的诊断。这种方法简便易行,是确诊该疾病的一项有效手段。

黄疸

根据病变部位,黄疸可分为肝前性、肝实质性及肝后性。溶血是肝前性黄疸最常见的原因,由胆红素产生过多引起。肝前性黄疸较少见的原因是Gilbert病和Crigler-Najiar综合征。

肝实质性黄疸又可分为肝细胞性和胆汁淤积性两类。前者包括急性病毒性肝炎及慢性酒精性肝硬化。有些肝内胆汁淤积性病例在临床和生化检查上无法同胆道阻塞引起的淤胆相鉴别。原发性胆汁性肝硬化、药物中毒性黄疸、妊娠引起的胆汁淤积性黄疸及术后的胆汁淤积性黄疸是最常见的类型。

肝外性黄疸最常见的原因有恶性肿瘤所致的胆道梗阻、胆总管结石及胆道狭窄。较少见的原因有胰腺假性囊肿、慢性胰腺炎、硬化性胆管炎、转移癌及十二指肠憩室炎等。

对大多数人,仅通过临床实验室检查就可确定黄疸原因。少数病例需采用PTC或ERCP及超声波或CT检查。有关这些检查的适应证在以后的相应章节论述。

▶ 病史

患者的年龄、性别、经产状况及有可能的不良嗜好

应加以记录。多数感染性肝炎发生在 30 岁以前。药物成瘾者可能通过共用的皮下注射器传播血源性肝炎。肝硬化患者常有慢性酒精中毒的病史，而急性酒精中毒性黄疸往往发生在最近的过量饮酒之后。结石或肿瘤引起的梗阻常见于老年患者。

胆总管结石引起的黄疸常伴有胆绞痛、发热和寒战，以及以往类似的发作史。恶性梗阻的疼痛表现为深在的钝痛，且受体位变化的影响。肝区疼痛常见于病毒性肝炎的早期和急性酒精性肝损害的病例。肝外胆管梗阻的患者可出现粪便颜色变浅而尿色变深。

胆汁淤积常伴有一种难以忍受的瘙痒。瘙痒可能先于黄疸出现，但通常是同步的，肢端最严重，温暖和潮湿的气候能使其加重。瘙痒的原因尚不清楚，皮肤内胆盐的水平与其程度之间不存在相关性。消胆胺是一种阴离子树脂交换剂，在小肠内能结合胆盐并阻止再吸收，因而能减轻症状。

▶ 体格检查

肝肿大常见于肝性和肝后性黄疸。有些病例，仅通过肝触诊就能诊断肝硬化或肝癌，但此种印象不可靠。肝硬化的第二特征常伴有急性酒精性黄疸。肝掌、蜘蛛痣、腹水、腹壁静脉侧支及脾肿大提示肝硬化的存在。黄疸患者伴有无疼痛的肿大胆囊应考虑胆总管的恶性梗阻（Courvoisier 征），但未及肿大的胆囊并不能排除恶性病变。

▶ 实验室检查

在溶血性疾病，胆红素的增高以非结合性胆红素为主。由于非结合胆红素不溶于水，所以溶血性黄疸的尿为无胆色素尿。溶血患者的总胆红素水平很少超过 4~5mg/dl，因为在胆红素升高的同时排出速度也加快了，而且很快达平衡。胆红素水平过高提示同时有肝实质病变。

肝实质病变引起黄疸的特点是血清中结合性和非结合性胆红素均升高。结合胆红素的升高表示病变在肝胆管系统。肝实质性疾病中约有一半以直接胆红素升高为主。

肝内胆汁淤积和肝外胆道梗阻均使直接胆红素升高，而间接胆红素或多或少也会增高。由于直接胆红素溶于水，可出现胆红素尿。肝外胆管完全阻塞时，总胆红素水平可达 25~30mg/dl，此时尿中排出的胆红素相当于每日产生补充的量。过高水平提示伴有溶血或肾功能减退。单侧肝胆管阻塞通常不引起黄疸。

由肿瘤引起的肝外胆道梗阻，血清胆红素水平常超过 10mg/dl，平均浓度约 18mg/dl。胆总管结石导致的梗阻性黄疸常产生 2~4mg/dl 的一过性黄疸，很少超过 15mg/dl。酒精性肝硬化及急性病毒性肝炎患者的血清胆红素值随肝实质损害的不同而有很大变化。

在肝外胆道梗阻的患者中 AST 中度升高很常见，但高于 1000U/L 者只偶尔见于胆总管结石和胆管炎的患者。胆管炎时，AST 升高仅持续数天，同时伴有血清 LDH 值升高。一般情况下，AST 高于 1000U 提示为病毒性肝炎。

血清碱性磷酸酶来自三个方面：肝、骨骼和小肠。正常情况下，肝和骨骼提供的量相等，而小肠产生的量很少。肝碱性磷酸酶由胆小管上皮细胞产生。其值在肝疾病时升高与酶产量增加有关。碱性磷酸酶在肝内胆汁淤积、胆管炎或肝外胆道梗阻时均升高。因为此种值升高源于产生过量，所以亦可见于无黄疸的局灶性肝损害。例如，孤立的肝转移灶，局限于一侧叶的肝胀肿或肝胆管的小侧支因肿瘤阻塞等。它们可能没有阻塞足够的肝实质，故而不足以引起黄疸，但碱性磷酸酶往往升高。不全性肝外胆道梗阻引起的胆管炎，其血清碱性磷酸酶可显著增高，但胆红素水平则可能正常或仅轻度升高。

骨的疾病可能会使对碱性磷酸酶水平异常的解释复杂化（图 25-6）。假如怀疑血清碱性磷酸酶的升高来源于骨，则应测定血清钙、无机磷和 5- 核苷酸酶或亮氨酸氨基肽酶。后两种酶也产生于细小胆管，胆汁淤积时升高。但骨骼病变时，他们的正常血清浓度稳定不变。

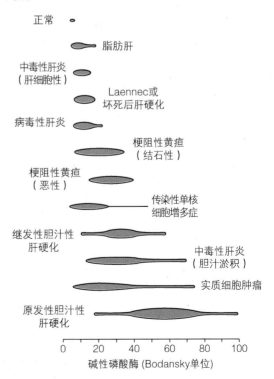

▲ 图 25-6　各种肝胆疾病中碱性磷酸酶变化的范围

血清蛋白水平变化可反映肝实质的功能情况。肝硬化时血清白蛋白减低而球蛋白升高。在部分原发性胆汁性肝硬化的病例中,血清球蛋白达到了相当高的水平。除非存在继发性胆汁性肝硬化,否则仅有胆道梗阻一般不会引起血清蛋白水平的变化。

▶ 诊断

诊断的主要目的是区分外科性黄疸(梗阻性)和非外科性黄疸。对绝大多数患者无须采用损伤性检查(肝活检、胆道造影),依靠病史、物理检查和基本的实验室检查就能做出正确诊断。

黄疸初期,大多数患者的病情并不严重。诊断和治疗可分阶段进行,根据各期所获得的信息选择适当的检查。只有严重的或逐渐恶化的胆管炎要求急诊手术。若近期发生的轻度黄疸在 24~48 小时内消失,口服胆道造影和超声波检查可确诊胆石症。

对持续黄疸的患者,首选的检查方法是超声波,它能显示扩张的肝内胆管(提示梗阻)和胆囊结石。还可以用 ERCP 或 PTC 进一步了解病变情况。ERCP 对怀疑胆总管末端的病变(如怀疑胰腺癌或其他壶腹周围癌)更适宜。PTC 常用于近端胆管病变的诊断(如胆道狭窄、肝胆管分叉部位的肿瘤),因为其能很好地显示胆道近端梗阻,为制定外科治疗计划提供更多信息。如果临床上考虑肿瘤性梗阻,那么 CT 要优于超声波检查,因为 CT 能明确的定位肿块样病灶,进而证实胆道梗阻的存在并确定位置。

如果超声波和检查已提示胆道梗阻,还应进一步明确是否需要行胆道造影。通常胆石症无需术前造影,相反,对肿瘤性梗阻、良性胆道狭窄或罕见原因不明的梗阻性黄疸,应常规进行此检查。

胆结石的发病机制

美国约有 2000 万以上胆石症患者。每年约 30 万人因为该病接受手术治疗,至少 6000 例死于其各种并发症或治疗过程中。胆结石的发病率随着年龄上升,在 50~65 岁期间约 20% 的妇女和约 5% 的男性罹患此病(图 25-7)。

75% 的结石成分以胆固醇为主(70%~90%),称胆固醇结石。其余 25% 为胆色素结石。无论成分如何,所有胆石都有类似的临床后果。

▶ 胆固醇结石

胆固醇结石是肝分泌的胆汁中胆固醇过饱和所致的。由于胆汁中各种因素的影响,液态的胆固醇沉淀下来,形成的结晶体增大成为肉眼可见的结石。除了胆总管扩张形成部分梗阻外,结石几乎都是在胆囊内形成的。胆管内的胆固醇结石通常源于胆囊。

胆固醇结石的发生率在美国的印第安人中最高,在高加索人中较低,黑人中最低,各组间相差 2 倍。

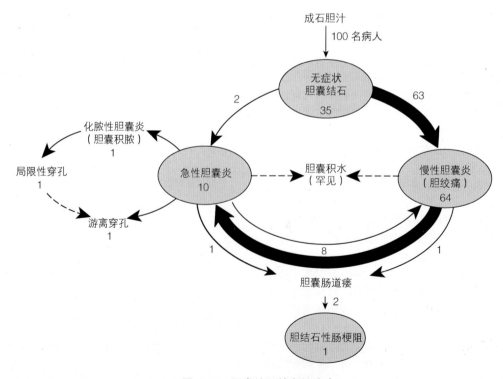

▲图 25-7　胆囊结石的自然病史

图中数字是每类病因的大致百分比。需要注意的是大多数急性胆囊炎患者都曾有胆绞痛病史

75% 以上的美国印第安妇女在 40 岁以后发病。青春期前此病少见，且男女发病率相等。此后，女性的发病率逐渐高于男性，至绝经后两者的差异又趋于减小。胆石症发病率增加也与激素作用有关。例如，多产妇胆结石发生率高，其胆汁中胆固醇饱和度增加；使用口服避孕药后胆结石的发生率明显增高。肥胖是另一重要的危险因素。相对危险度超重的程度而增大，因为胆汁中胆固醇的排出量随之逐渐增加。

如前所述，胆固醇不溶于水，在胆汁中必须结合在胆盐微胶粒或卵磷脂囊内运送。当胆汁中的含量超过了结合能力，胆固醇结晶就开始从卵磷脂囊中沉淀出来。

胆盐的分泌与胆固醇排入胆汁相互关联，在通过胆小管时，胆盐将胆固醇从肝细胞膜上洗脱出来。在胆盐大量排出的情况下，相应进入胆汁中的胆固醇含量就会减少。这意味着低胆流时(如禁食等)胆汁中含有较高胆固醇的胆流更易饱和。实际上，大约一半的西方人在禁食一夜后早晨胆汁中的胆固醇都过饱和。胆固醇结石的患者，其胆盐池的容量只相当于正常人的一半左右。但这是胆石症(例如：胆石代替了胆囊内的胆汁)的结果而非其原因。

胆固醇结石形成要求胆汁中的胆固醇呈过饱和状态，但仅此一点还不够。在无胆结石的人群中，过饱和的胆固醇在胆汁中自发沉淀的速度比胆石症患者慢得多。另外，在胆汁过饱和的人群中，只是胆石症患者体内才存在胆固醇结晶。这是由于胆汁中有一些特殊蛋白质，其可发挥使胆固醇稳定或失稳定的作用。对胆石的形成而言，成核因子(如免疫球蛋白、黏液糖蛋白、纤维结合素、血清类黏蛋白)的作用比抗成核因子(如糖蛋白、多聚脂蛋白、细胞角蛋白)更重要。这些蛋白的变化可能是决定饱和胆汁中结石形成的危险因素。

虽然胆石形成过程中存在肝胆汁成分的异常改变，但胆石形成于胆囊的事实说明了胆囊本身才是胆石病因学最主要的角色。胆囊使胆汁浓缩，为胆固醇结晶提供"核心"(例如，小的色素粒)，供给将结石聚积在一起的黏蛋白并为结石的形成和增大提供场所。

▶ 色素性结石

在美国色素性结石约占 25%，而在日本则占 60%。色素性结石从黑色到深黑色，直径 2~5mm，不成形。它们是色素钙结合的胆红素多聚体，还有胆酸和其他未知物质的混合物。约 50% 的色素结石不透 X 射线。在美国色素结石占所有不透放射线结石的 2/3。男性和女性，黑人和白人发生率相似。色素性结石在美洲印第安人中罕见。

色素性结石的易感因素是肝硬化，胆汁淤积(如胆总管狭窄和明显扩张)和慢性溶血。部分色素性结石的患者，其胆汁中非结合胆红素的浓度是升高的。电镜扫描发现 90% 的色素结石是细菌、细菌胞衣以及色素的致密混合物。这说明细菌在色素性结石的形成过程中发挥重要作用，这也有助于说明为什么色素性结石患者中脓毒症的发生率常高于胆固醇结石患者。细菌的 β 葡萄糖醛酸酶很可能使可溶性的胆红素双葡萄糖苷酸解离成为不溶性的非结合胆红素，随之被多糖蛋白复合物凝集形成微小结石。

Beckingham IJ: ABC of diseases of liver, pancreas, and biliary system. Gallstone disease. BMJ 2001;322:91.

Caroli-Bosc FX et al: Cholelithiasis and dietary risk factors: an epidemiologic investigation in Vidauban, Southeast France. General Practitioner's Group of Vidauban. Dig Dis Sci 1998;43:2131.

Cicala M et al: Increased sphincter of Oddi basal pressure in patients affected by gall stone disease: a role for biliary stasis and colicky pain? Gut 2001;48:414.

Glasgow RE et al: The spectrum and cost of complicated gallstone disease in California. Arch Surg 2000;135:1021.

Han T et al: Apolipoprotein B-100 gene Xba I polymorphism and cholesterol gallstone disease. Clin Genet 2000;57:304.

Ko CW, Sekijima JH, Lee SP: Biliary sludge. Ann Intern Med 1999;130(4 Part 1):301.

Wells JE et al: Isolation and characterization of cholic acid 7alpha-dehydroxylating fecal bacteria from cholesterol gallstone patients. J Hepatol 2000;32:4.

Zapata R et al: Gallbladder motility and lithogenesis in obese patients during diet-induced weight loss. Dig Dis Sci 2000; 45:421.

胆囊和胆管疾病

无症状胆结石

流行病学资料表明，美国的胆结石患者中仅有 30% 左右需外科治疗。多数情况下胆石症的症状不会加重。每年约 2% 的无症状胆石症患者可能出现症状，常表现为胆绞痛而并非其他症状。慢性胆绞痛的患者，其症状严重程度与发作频率相吻合。目前，手术治疗仅限于有症状的患者，此类患者手术指征明确，但却除外了许多无症状患者。对那些偶然发现胆结石的无症状患者提出怎样的忠告尤为重要。如存在下列任何一种情况，均预示着胆结石可能出现严重过程，应成为预防性胆囊切除术的依据：①直径大于 2cm 的大结石，此类结石比小结石更易发生急性胆囊炎；②钙化胆囊，易发生癌变。但是绝大多数无症状患者没有此类特殊情况。如果同时存在心、肺或其他问题，手术的风险性就会增加，此时不考虑手术。对大多数无症状患者，强求他们接受胆囊切除并不合适。而对年轻人更倾向于手术治疗，老年人则多采用姑息手段。

Beckingham IJ: ABC of diseases of liver, pancreas, and biliary system. Gallstone disease. BMJ 2001;322:91.

胆结石和慢性胆囊炎

诊断要点

▶ 发作性绞痛
▶ 消化不良
▶ 胆囊造影或超声波扫描提示胆结石

▶ **概述**

慢性胆囊炎是有症状胆囊疾病中最常见的形式，并且几乎所有病例都有胆囊结石。通常无论胆囊的组织学变化如何，只要有结石存在均视为胆囊炎。反复轻微的胆囊管阻塞会导致间歇性胆绞痛并引起炎症及随后的瘢痕形成。有结石症状但从未出现急性胆囊炎发作的患者，其胆囊呈现两种类型：①有些胆囊黏膜可能轻度变平，壁薄且无瘢痕，除结石外表现正常；②另一些胆囊，有明显的慢性炎症改变，如壁增厚，细胞浸润，弹性丧失和纤维化。这两种类型在临床上有时无法区分。无症状的患者，其胆囊亦可存在炎性改变。

▶ **临床表现**

A. 症状和体征

胆绞痛是最具特征的症状，常由胆囊管被结石暂时性阻塞引起。疼痛多表现为突然发作，之后逐渐减轻，持续数分钟到数小时。如同肠绞痛一样，胆绞痛往往是连续性的，没有间歇。在一部分人中常于餐后发作，而另一部分则与饮食无关。发作频率是多变的，可以经常性发作，也可以间隔数年发作一次。疼痛常伴有恶心、呕吐。

胆绞痛常见于右上腹，但中上腹和左上腹亦有，有些患者则表现为心前区痛。疼痛可沿肋缘放射到背部或牵涉到肩胛区。肩部疼痛常见，且提示膈肌直接受到刺激。严重发作的患者，常蜷曲于床上，变换体位以寻求较舒适的位置。

发作期间，在上腹部可有压痛，偶尔可以触到胆囊。

与胆石症有关的其他症状还有不能耐受脂肪类食物、营养障碍、消化不良、胃部灼热感、胀气、恶心和嗳气等。因为此类症状在正常人也能见到，所以其存在与胆结石可能仅仅是巧合。

B. 实验室检查

胆囊的超声波扫描应列为首选检查。约 95% 的胆石症患者可以由该项检查确诊，结石的阳性结果几乎不会有误。如果超声波检查结果不确定，或患者准备行碎石或溶石治疗，或症状高度提示该病但超声波检查无异常发现，对以上情况应考虑口服胆囊造影检查。

约 2% 的胆结石患者，其超声波及胆囊造影检查

正常。因此，如果临床高度怀疑胆囊疾病而两项检查均为阴性时，应行 ERCP 检查（胆囊显影以寻找结石）或十二指肠插管胆汁分析寻找胆固醇结晶和胆红素颗粒（微结石）。

▶ **鉴别诊断**

胆绞痛可以通过病史得到有力证实，但临床诊断应由超声波检查来确定。胆绞痛可能与十二指肠球部溃疡、食管裂孔疝、胰腺炎和心肌梗死引起的疼痛相似。

通过心电图和胸部 X 线检查可以了解心、肺疾病。胆绞痛有时可以加重心脏病，但心绞痛或异常的心电图不应是胆囊切除的指征。

胸 6 到胸 10 右侧神经根分布区的疼痛可能与胆绞痛混淆。但骨关节炎性骨刺，脊柱病变和肿瘤可能在脊柱的 X 线片上显示或通过腹壁皮肤的感觉过敏而加以鉴别。

上消化道钡透用于食管痉挛、裂孔疝、消化性溃疡或胃肿瘤的诊断。在一些患者中，结肠过敏综合征可能被误认为胆囊疾病。盲肠或升结肠癌可能被忽视，因这类患者的餐后疼痛可能被视为由胆结石引起。

▶ **并发症**

慢性胆囊炎有发展成急性胆囊炎、胆总管结石和胆囊癌的倾向。结石存在的时间愈长，各种并发症发生的几率愈高。但并发症不多见，对无症状或仅有轻微症状的患者来说，胆石的存在不是行预防性胆囊切除的充分理由。

▶ **治疗**

A. 内科治疗

避免有害的食物可能会有帮助。

1. 溶石　在一些患者中，胆囊内的胆固醇结石通过熊去氧胆酸长期治疗可以被溶解，其原理是抑制胆固醇分泌从而降低其在胆汁中的饱和度。结果导致了不饱和的胆汁逐渐溶解胆结石中的固体胆固醇。

遗憾的是，溶石疗法的效果不肯定。胆石必须较小（<5mm），不含钙（CT 扫描不显影），且口服胆囊造影胆囊显影（提示胆流在胆囊和胆管间未受阻），约 15% 患者适宜于此疗法。在严格挑选的病例中，约 50% 的患者 2 年内可完成溶石。但其中约 50% 的患者 5 年内有复发。一般情况下，很少采用溶石治疗，无论单独或与碎石联合。

2. 碎石术加溶石　体外震波碎石（ESWL）是能量波穿过组织和液体聚焦于结石上，通过固体物质内部间隙中空气泡的爆破使结石粉碎。

碎石术本身的治疗价值并不大，因为粉碎的结石仍留在胆囊中，除非被溶解掉。因此采用碎石术的患者必须接受熊去氧胆酸治疗。通过筛选的患者中，约 25% 在 9 个月内达到完全排除胆囊内结石。鉴于该疗

法的种种弊端,美国 FDA 尚未批准应用。

B. 外科治疗

胆囊切除术适合于大多数有症状的患者,手术可以安排在确诊后数周或数月以内患者方便的时候进行。对于有可能增加手术危险性的合并症,术前应得到纠正。一些慢性病患者的手术应无限期延长。

常见的外科治疗方法是腹腔镜胆囊切除术。当腹腔镜手术有禁忌(严重的粘连)或失败时,应该采用开腹手术。腹腔镜手术的优点在于术后只需住院 4 天,而且脱离工作仅数周。无论采用何种术式,术中均应进行胆道造影检查。如果发现结石,应探查胆总管(见胆管炎一节)。

▶ 预后

手术引起的严重并发症和死亡少见,手术死亡率在 50 岁以下患者中约 0.1%,50 岁以上者为 0.5%。手术死亡率常见于术前被认为是危险较大的患者。约 95% 的病例手术后症状可得到缓解。

Beyer AJ 3rd, Delcore R, Cheung LY: Nonoperative treatment of biliary tract disease. Arch Surg 1998;133:1172.

Binmoeller KF, Schafer TW: Endoscopic management of bile duct stones. J Clin Gastroenterol 2001;32:106.

Calland JF et al: Outpatient laparoscopic cholecystectomy: patient outcomes after implementation of a clinical pathway. Ann Surg 2001;233:704.

Fletcher DR et al: Complications of cholecystectomy: risks of the laparoscopic approach and protective effects of operative cholangiography: a population-based study. Ann Surg 1999;229:449.

Gadacz TR: Update on laparoscopic cholecystectomy, including a clinical pathway. Surg Clin North Am 2000;80:1127.

Maxwell JG et al: Cholecystectomy in patients aged 80 and older. Am J Surg 1998;176:627.

Montori A et al: Endoscopic and surgical integration in the approach to biliary tract disease. J Clin Gastroenterol 1999;28:198.

Moonka R et al: The presentation of gallstones and results of biliary surgery in a spinal cord injured population. Am J Surg 1999;178:246.

Sakuramoto S et al: Preoperative evaluation to predict technical difficulties of laparoscopic cholecystectomy on the basis of histological inflammation findings on resected gallbladder. Am J Surg 2000;179:114.

Stuart SA et al: Routine intraoperative laparoscopic cholangiography. Am J Surg 1998;176:632.

Tocchi A et al: The need for antibiotic prophylaxis in elective laparoscopic cholecystectomy: a prospective randomized study. Arch Surg 2000;135:67.

Traverso LW: Risk factors for intraoperative injury during cholecystectomy: an ounce of prevention is worth a pound of cure. Ann Surg 1999;229:458.

Yerdel MA et al: Direct trocar insertion versus Veress needle insertion in laparoscopic cholecystectomy. Am J Surg 1999;177:247.

急性胆囊炎

诊断要点

▶ 急性右上腹疼痛和触痛

▶ 发热和白细胞升高

▶ 1/3 病例可触及胆囊

▶ 放射性核素扫描胆囊不显影

▶ 超声检查显示 Murphy 征

▶ 概述

80% 的急性胆囊炎是结石嵌顿于 Hart-mann 袋造成胆囊管阻塞的结果。胆囊发炎并且肿大,引起腹痛和触痛。急性胆囊炎自然病程的变化取决于梗阻是否解除、继发性细菌侵犯的程度、患者的年龄以及糖尿病等恶化因素的存在。急性发作多数不经过手术或其他特殊治疗可以缓解,但另一些会发展成脓肿或穿孔引起弥漫性腹膜炎。

胆囊的病理学改变经历了一个典型的过程。起初是浆膜水肿和出血及黏膜的斑片样坏死。随后多形核白细胞出现,最后导致纤维化形成。坏疽和穿孔可能在起病后 3 天时发生,但大多数穿孔出现在第 2 周。在自然消退的病例中,急性炎症在 4 周内已大部分消失,但炎症的一些残留痕迹还可能持续数月。急性发作性切除的胆囊,约 90% 显示的慢性瘢痕性改变,但许多这样的患者以往却没有任何症状。

关于急性胆囊炎的病因,一部分仍是推测性的。胆囊管的阻塞存在于绝大多数人中,但动物实验表明胆囊管的阻塞并不导致急性胆囊炎,除非胆囊内充满了浓缩或胆固醇过饱和的胆汁。另有事实表明,胆结石的损伤使胆囊黏膜细胞释放了卵磷脂。随之而来的是胆汁中的卵磷脂转变为溶血性卵磷脂,后者是一种毒性复合物且有可能引起进一步的感染。虽然急性胆囊炎的大多数并发症都牵涉到了化脓,但在起病早期细菌所发挥的作用很小,约 20% 的急性胆囊炎患者无胆石存在(非结石性胆囊炎)。其中有的是由于恶性肿瘤等其他疾病堵塞了胆囊管。在极少数情况下,急性非结石性胆囊炎起因于胆囊动脉栓塞或系由大肠杆菌、梭状芽孢杆菌,偶尔是由伤寒杆菌引起的原发性细菌感染。大多数发生在因其他疾病住院的患者中。在创伤患者(平时或战时)和接受全胃肠外营养的患者中非结石性急性胆囊炎常见。小血管堵塞发生较早,除非治疗及时,否则疾病迅速进展成坏疽性胆囊炎及败血症,到这种程度死亡率很高。

▶ 临床表现

A. 症状和体征

首先出现的症状是右上腹痛,有时还伴有右肩胛区的疼痛。75% 的患者有胆绞痛发作史,但开始的情况并不能与原有的疾病鉴别。然而,急性胆囊炎的疼痛呈持续性,同时伴压痛。约半数患者有恶心、呕吐,但严重呕吐者不多。10% 的病例出现轻度黄疸。体温波动在38~38.5℃之间。高热、寒战少见,若出现,应考虑到有并发症或诊断不准确。

右上腹有压痛,约1/3的患者可触及胆囊(常在正常位置的外侧)。检查过程中,肌紧张常使肿大的胆囊不易被发现。另一些患者,由于胆囊壁的瘢痕化而限制了扩张。如果嘱患者深呼吸并触诊右季肋部,患者可能主诉疼痛加剧且突然屏气(Murphy征)。

B. 实验室检查

白细胞计数通常升高到12 000~15 000/μl,但在正常范围内也很常见。如果白细胞计数大大高于15 000/μl,应考虑存在并发症。血清胆红素常轻度升高(2~4mg/dl),这可能是邻近的胆囊炎波及胆总管所造成的。胆红素值超过这个范围提示很可能同时合并有胆总管结石。胆囊炎急性发作时碱性磷酸酶亦可轻度升高。偶尔,血清淀粉酶浓度短时间内上升到1000U/dl或更高。

C. 影像学检查

腹部平片偶尔可显示肿大的胆囊阴影。15%的病例,胆石含有足够的钙可以在平片显影。

超声波扫描可显示结石、胆泥及增厚的胆囊壁;并且超声检查在确定压痛最明显处是否在胆囊区(超声检查的Murphy征)较临床医生更准确。但是当胆囊坏疽后,该体征消失。通常超声波是诊断急性胆囊炎唯一需要的检查。

假如对诊断有价值(如超声检查结果是含糊的或阴性的),放射性核素扫描(如HIDA扫描)应被采用。虽然这项检查不能证实结石是否存在,但除了少数非结石性胆囊炎外,如果胆囊显影则可以排除急性胆囊炎,该检查在绝大多数急性非结石性胆囊炎病例中呈现阳性结果。胆管显影而胆囊不显影支持急性胆囊炎的诊断。少数假阳性常见于没有急性炎症或急性胆源性胰腺炎。

▶ 鉴别诊断

鉴别诊断包括有急性上腹部痛和触痛的其他疾病。食物和抗酸药可缓解上腹部疼痛的病史往往提示有或没有穿孔的急性消化性溃疡,多数溃疡病穿孔在X线检查时膈下有游离气体。急诊时消化道钡透对诊断会有帮助。

急性胰腺炎与急性胆囊炎容易混淆,特别是在胆囊炎伴有淀粉酶水平升高时,而且在大多数急性胆源性胰腺炎中,HIDA扫描不能显示胆囊。有时两种疾病并存,但急性胰腺炎如被列为第二诊断,一定要有特异性依据。

高位盲肠发生急性阑尾炎时,症状与急性胆囊炎极其相似。

伴有高热和局部压痛的严重右上腹疼痛可能是急性淋球菌性肝周炎(Fitz-Hugh-Curtis综合征)。附件区

的触痛,阴道分泌物涂片显示淋球菌,以及高热与全身缺乏中毒表现的不一致性,均为正确诊断提供了线索。

▶ 并发症

急性胆囊炎的主要并发症是胆囊积脓、坏疽和穿孔。

A. 胆囊积脓

在胆囊积脓时(化脓性胆囊炎),由于囊腔内含有大量脓液,患者处于中毒状态,伴有高热(39~40℃),寒战,白细胞超过15 000/μl。应静脉给予抗生素,并行经皮胆囊造口术或胆囊切除术。

B. 胆囊穿孔

穿孔有三种类型:①穿孔局限化伴有胆囊周围脓肿;②伴有弥漫性腹膜炎的穿孔;③穿入邻近的空腔器官,形成内瘘。穿孔发生的时间可早到起病后3天或延迟到病后的第2周。穿孔总的发生率约10%。

1. 胆囊周围脓肿 胆囊周围脓肿是穿孔最常见的形式。当体征和症状进展,特别是发现可触及肿块时,应怀疑到该并发症。患者常呈中毒状态,体温达39℃,白细胞计数达15 000/μl以上,但有时临床征象与局部脓肿发展不相符。在多数患者中,采用胆囊切除和局部引流很安全,如果患者的情况不稳定,经皮胆囊造口更适宜。

2. 游离性穿孔 游离性穿孔的发生率仅1%~2%,常发生在疾病的早期,胆囊坏疽出现在周围粘连形成之前,术前能做出诊断的患者不及一半。伴有局部性疼痛的患者,疼痛和触痛突然扩散到腹部其他部位,提示发生该并发症。无论何时,只要怀疑到游离性穿孔,就应急诊手术探查。腹穿可能误导诊断,并且事实证明其诊断价值不大。如患者情况允许,应作胆囊切除术,否则行胆囊造口术。死亡率部分取决于穿孔后胆囊管是否仍然阻塞或穿孔后结石是否被去除。前者导致化脓性腹膜炎,其死亡率为20%。后者产生真正的胆汁性腹膜炎,占死亡病例的50%。手术愈早,预后愈好。

3. 胆囊肠道瘘 假如急性炎症的胆囊与邻近的胃、十二指肠或结肠粘连,在某些器官的粘连侧发生坏死、穿孔,并与肠腔相通,其产生的减压作用常使炎症消退,如果胆囊结石通过瘘口排出,而结石又相当大,则可能阻塞小肠(胆石性肠梗阻,见下节)。偶尔,胆结石通过胆囊胃瘘进入胃腔后可被呕吐排出。大多数患者,急性发作缓解后并不会怀疑到胆囊肠道瘘的存在。

胆囊肠道瘘通常不引起症状,除非胆囊仍部分被结石或瘢痕阻塞。口服或静脉胆道造影均不能使胆囊或瘘显影,但后者可能在胃肠钡透中显影。遇到这种情况应与消化性溃疡形成的瘘鉴别。个别胆囊肠道瘘患者可出现吸收障碍和脂肪泻,此时的脂肪泻是由于胆汁转流入结肠而近端小肠缺乏胆汁所致,或者更少

见的是由于小肠的细菌数量增多引起。

对有症状的胆囊肠道瘘患者应做胆囊切除和瘘修补术。大多数的瘘是在因有症状的胆囊疾病行胆囊切除时偶然发现的。

▶ 治疗

通过静脉输液纠正水、电解质紊乱，并放置鼻胃管。对中等严重程度的急性胆囊炎，应肌内注射或静脉注射头孢唑啉(2~4g/d)。严重患者需给予青霉素(2000万 U/d)、氯洁霉素和一种氨基糖苷类药物，单用亚胺培南也是一个好的替换疗法。

关于急性胆囊炎的治疗有两种观点。由于抗生素和支持治疗的缓解率为 60%，因而一种观点期望在恢复期后择期行胆囊切除术。对非常严重的急性发作或逐渐加剧的患者可进行保守的手术治疗(对急性非结石性胆囊炎，这一观点不可行)。

另一更积极的观点是对所有患者采用胆囊切除术，除非有手术禁忌证(如严重的并发症)。通过四项对照研究资料支持如下观点：①早期手术中，操作技术方面的并发症并不高；②早期手术可缩短病程 30 天左右，减少住院时间 5~7 天，并可节省数千美元的直接医疗费用；③早期手术治疗的死亡率明显降低，因为部分在预处理过程中病情有可能恶化的患者得以早期治疗。由于这些研究的完成，似乎一般病例变得更严重了，而反对保守处理的观点现在更让人感兴趣了。

下列是决定手术的主要因素(图 25-8)：①诊断是否已经确立；②在患胆囊炎，或同时还存在其他疾病的情况下患者的一般情况如何；③是否存在急性胆囊炎

的局部并发症。诊断必须明确，做好充分的术前准备；如果怀疑有胆囊穿孔或胆囊积脓，应急诊手术。

约 30% 诊断明确的急性胆囊炎患者，其一般状况欠佳。如果可能，这类患者的手术应推迟到其他伴随疾病得以控制后进行，若胆囊炎症状加重，则不应机械坚持原定治疗方案。

约 10% 的患者需要急诊手术。通常，这类患者是处于已有并发症或将要出现并发症的状态。高热(39℃)、白细胞明显升高(>15 000/μl)或寒战提示有发展为化脓性可能。急性非结石性胆囊炎自然被归为这一类型。如果患者的一般状态差，经皮胆囊造瘘是合适的治疗方法。对全身状况良好的患者应采用胆囊切除术。

突发性的全腹弥漫性疼痛，提示有穿孔可能，在观察过程中出现肿块，可能是局限性穿孔或脓肿形成的征象。这些征象均是急诊手术指征。

胆囊切除术是治疗急性胆囊炎较为适宜的手术方式，其中约 50% 病例可通过腹腔镜来完成。大多数患者应行术中胆道造影，如果有明显指征(见胆总管结石一节)应行胆总管探查。严重的急性胆囊炎患者，其一般状态不能耐受胆囊切除术时应行经皮胆囊造瘘术。在超声波或 CT 引导下，置管引流胆囊内的胆汁或脓液。通过减压使胆囊炎包括局部感染得以控制，但不能去除结石。当患者恢复后应考虑胆囊切除术，以防再次发作。胆囊切除术同样是非结石性胆囊炎肯定的治疗方法。以前，经皮胆囊造瘘术由熟练的外科医生实施，但现在大多数医院由掌握了简单经皮手术技术的放射学专家来完成。

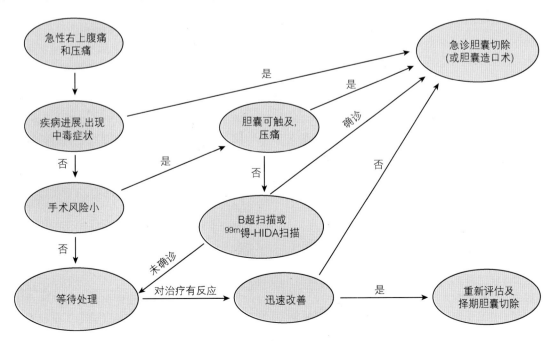

▲ 图 25-8　急性胆囊炎处理原则

预后

急性胆囊炎总死亡率约 5%，死亡者几乎都是 60 岁以上或伴有糖尿病的患者。在老年组，继发的心血管或肺部并发症是死亡率较高的主要原因。难以控制的伴有腹膜炎的脓毒症形成及肝内脓肿是致死的最主要原因。

急性胆囊炎约 15% 合并胆总管结石，其中一些严重的病例同时由于胆道梗阻引起胆管炎。急性胰腺炎可能与急性胆囊炎并存，并且有很大危险性。

胆囊的化脓性病变，如胆囊积脓或穿孔很少能自行恢复，尽早住院和早期手术能减少并发症的发生。

Berber E et al: Selective use of tube cholecystostomy with interval laparoscopic cholecystectomy in acute cholecystitis. Arch Surg 2000;135:341.

Borzellino G et al: Emergency cholecystostomy and subsequent cholecystectomy for acute gallstone cholecystitis in the elderly. Br J Surg 1999;86:1521.

Davis CA et al: Effective use of percutaneous cholecystostomy in high-risk surgical patients: techniques, tube management, and results. Arch Surg 1999;134:727.

Eldar S et al: The impact of patient delay and physician delay on the outcome of laparoscopic cholecystectomy for acute cholecystitis. Am J Surg 1999;178:303.

Geoghegan JG, Keane FB: Laparoscopic management of complicated gallstone disease. Br J Surg 1999;86:145.

Greenwald JA et al: Standardization of surgeon-controlled variables: impact on outcome in patients with acute cholecystitis. Ann Surg 2000;231:339.

Kim KH et al: Percutaneous gallbladder drainage for delayed laparoscopic cholecystectomy in patients with acute cholecystitis. Am J Surg 2000;179:111.

Laycock WS et al: Variation in the use of laparoscopic cholecystectomy for elderly patients with acute cholecystitis. Arch Surg 2000;135:457.

Lillemoe KD: Surgical treatment of biliary tract infections. Am Surg 2000;66:138.

Lobe TE: Cholelithiasis and cholecystitis in children. Semin Pediatr Surg 2000;9:170.

Svanvik J: Laparoscopic cholecystectomy for acute cholecystitis. Eur J Surg 2000;(Suppl 585):16.

气肿型胆囊炎

气肿型胆囊炎是一种少见的病变。在这类病例中，由厌氧菌感染而产生的气泡出现于胆囊囊腔、囊壁以及周围间隙中，偶尔也见于胆管内。梭状芽孢杆菌是最常见的致病菌。但亦有其他的产气厌氧菌，如大肠杆菌、厌氧链球菌。男性患者是女性的 3 倍，约 20% 患者有糖尿病。与常见急性胆囊炎不同的是，该病可能源于早期细菌感染，在很多病例中胆囊内无结石。

本病开始表现为突然发生及迅速进展的右上腹疼痛、高热以及白细胞迅速升高并且达到相当水平。患者的中毒症状比通常所见的急性胆囊炎要重。体检时，右上腹常能发现肿块。

腹部平片显示组织间积气，常能勾勒出胆囊的轮廓，有些患者的胆囊腔内可见气液平面。临床和 X 线征象有显著特点，因而诊断较易。如果 X 线改变模棱两可，则 CT 扫描可能将他们显示出来。

此类患者应采用大剂量有效抗梭状芽孢杆菌及其他上述细菌的抗生素治疗。急诊手术应紧随初期的抢救措施之后进行。在大多数患者中，胆囊切除可以安全进行。但对极危险的患者选择胆囊造瘘术可能更为稳妥。并发症的类型与其他急性胆囊炎相同，但病情更重，死亡率更高。

Danse EM, Laterre PF: Images in clinical medicine. Emphysematous cholecystitis. N Engl J Med 1999;341:1126.

Garcia-Sancho Tellez L et al: Acute emphysematous cholecystitis. Report of twenty cases. Hepatogastroenterology 1999;46:2144.

Zeebregts CJ et al: Percutaneous drainage of emphysematous cholecystitis associated with pneumoperitoneum. Hepatogastroenterology 1999;46:771.

胆石性肠梗阻

胆石性肠梗阻是由肠腔中的大胆石所引起的机械性肠梗阻。在妇女中较常见，患者平均年龄在 70 岁左右。

临床表现

A. 症状

患者常常表现为明显的部分性或完全性小肠梗阻症状。引起阻塞的胆石通常来源于胆囊肠道瘘，其瘘口可能位于十二指肠、结肠，偶尔在胃或空肠。胆囊内可能有一枚或数枚结石，但引起胆石性肠梗阻的结石直径几乎都在 2.5cm 以上。近端肠腔可通过绝大多数结石，直至回肠末端。大肠梗阻可发生在结石通过结肠肝曲的瘘之后或结石通过整个小肠进入结肠之后。

B. 体征

在大多数患者中，体检发现典型的低位小肠梗阻表现。十二指肠或空肠梗阻常因没有肠腔扩张，临床征象不明确。在一些病例中，右上腹触痛并出现肿块，但腹胀有可能影响体检的准确性。

C. 影像学检查

除了扩张的小肠外，腹平片还能显示不透光的胆石。除非考虑到结石梗阻的可能性小，否则发现异位结石令人费解。约 40% 病例，仔细阅片可见胆道内积气，这是胆道肠道瘘的征象。当临床征象不明确时，上消化道造影可发现胆道十二指肠瘘，并证实肠梗阻。

治疗

急诊手术是合理的治疗。通过一个小的肠道切口取出阻塞的胆石，近端肠管必须仔细检查，确定是否还有其他结石，以防术后复发。胆囊在第一次术中应保留，不去动它。

待患者恢复后，仍有慢性胆囊炎的症状，则应择期行胆囊切除术。约 30% 的患者需行二期胆囊切除。瘘本身并不是疼痛的原因，在大多病例中都能自然闭合。

▶ **预后**

胆石性肠梗阻死亡率约 20% 左右，大多数由于老年人在剖腹探查时全身状况不良所致。部分患者因术前诊断不明确，延误诊治时间而引发心、肺并发症。

Lobo DN, Jobling JC, Balfour TW: Gallstone ileus: diagnostic pitfalls and therapeutic successes. J Clin Gastroenterol 2000;30;72.

Scarpa F et al: Gallstone ileus: diagnostic pitfalls and therapeutic successes. J Clin Gastroenterol 2000;30;72.

胆管炎（细菌性胆管炎）

胆管的细菌感染总是意味着胆道梗阻，因为在无胆道梗阻的病例中，虽有严重的细菌感染，但并不产生症状或病理学改变。胆道阻塞可以是部分性或完全性，但后者较少见。主要的原因包括胆总管结石、胆管狭窄和肿瘤。少见的原因有慢性胰腺炎、壶腹部狭窄、胰腺假性囊肿、十二指肠憩室、先天性胆总管囊肿和寄生虫感染。经肝穿刺或经 T 管造影可引发医源性胆道感染。并非所有阻塞性病变都伴随胆管炎。例如，肿瘤阻塞的患者仅 15% 发生胆道感染。当阻塞发生在已存在一定数量细菌的胆管时，胆管炎发病的可能性很大。

发生梗阻时，胆管内压升高，细菌繁殖并通过肝窦进入体循环。实验中发现，胆道感染时血培养阳性率与胆道内压力增高呈明显的比例关系。

胆管炎的症状（Charcot 三联征）表现为胆绞痛、寒战、高热、黄疸。然而完整的三联征仅在 70% 的患者中出现，实验室检查结果包括白细胞升高和血清胆红素及碱性磷酸酶水平升高。胆汁中主要的细菌（按出现的频率排序）是大肠杆菌、克雷伯杆菌、假单胞菌、肠球菌和变形杆菌。在 25% 的病例中，可检出脆弱类杆菌和其他厌氧菌（如产气荚膜杆菌）。他们的存在与以往多次手术（包括胆肠内引流术）、严重的症状以及术后化脓性并发症的高发率有关。厌氧菌几乎总是与需氧菌同时存在，约 50% 的病例中可培养出这两种细菌。多数患者有菌血症，在合适的时间所做的血培养可见胆汁内相同的细菌。在发病早期超声检查对诊断会有帮助，急性期症状控制后，再做进一步检查，包括 THC 和 ERCP，因为在胆管炎发作期胆道造影很危险。

化脓性胆管炎是该病最严重的类型，此时，败血症的症状掩盖了肝胆管疾病的表现。化脓性胆管炎的五联症包括腹痛、黄疸、发热及寒战、神情恍惚或者嗜睡和休克。由于胆道疾病的体征被忽略，故化脓性胆管炎的诊断常被遗漏。

绝大多数胆管炎可通过静脉输入抗生素得以控制。对轻、中度患者选择应用头孢类抗生素（如头孢唑啉、头孢西丁）。如病情严重或进行性加剧，在原治疗方案中还应加上氨基糖苷类或林可霉素。

尽管应用了抗生素，但严重的胆管炎或持续不缓解的胆管炎必须迅速减压。绝大多数急性重症胆管炎，与胆总管结石有关。此种情况下，急诊内窥镜括约肌切开术是最好方法。对少数失败的病例，应采用剖腹手术，降低胆道压力。对伴有肿瘤性梗阻的胆管炎可以经肝向胆道置入引流管。此时，不允许进行胆道造影，因为有可能加剧败血症。

约 10% 的急性胆管炎患者需作急诊手术（如内括约肌切开术，经皮经肝胆道引流术，或胆管减压术）。其余 90% 患者在抗生素治疗和全面检查和评估后，再做择期手术或内窥镜括约肌切开术。

Elsakr R et al: Antimicrobial treatment of intra-abdominal infections. Dig Dis 1998;16:47.

Hanau LH, Steigbigel NH: Acute (ascending) cholangitis. Infect Dis Clin North Am 2000;14:521.

Poon RT et al: Management of gallstone cholangitis in the era of laparoscopic cholecystectomy. Arch Surg 2001;136:11.

Raraty MG, Finch M, Neoptolemos JP: Acute cholangitis and pancreatitis secondary to common duct stones: management update. World J Surg 1998;22:1155.

胆总管结石

 诊断要点

▶ 胆绞痛

▶ 黄疸

▶ 发作性胆管炎

▶ 胆囊结石或胆囊切除术史

▶ **概述**

一般约 15% 的胆囊结石患者同时伴有胆管结石。胆总管结石通常合并胆囊结石。但在 5% 的病例中，胆囊内无结石存在。胆管结石的数目可以从一枚到百枚以上。

胆总管结石来源有两个。大多数是胆囊内结石通过胆囊管进入胆总管，称为继发性结石。色素性结石可能有类似的形成过程，或者常常从一开始就在胆总管内形成，这类结石称之为原发性胆总管结石。约 60% 的胆总管结石系胆固醇结石，而另外 40% 为色素性结石。通常后者引起的临床症状更重。

患者可能有一个或更多的临床表现，所有这些均由胆流或胰液受阻引起，即胆绞痛、胆管炎、黄疸和胰腺炎（图 25-9）。但约 50% 的胆总管结石患者无症状。

阻塞性病变的近端胆总管直径可达 2~3cm，但真正高度扩张的胆总管却见于胆道肿瘤病例。在胆总管结石或胆道狭窄中，炎症反应限制了胆道扩张。因此，胆管直径可能稍微缩小。肝内胆道系统的扩张还可以受到肝硬化的限制。

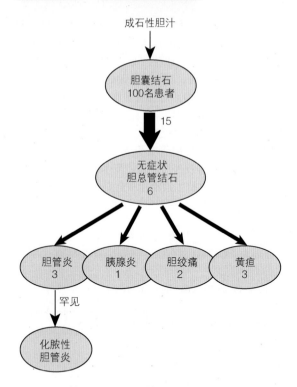

成石性胆汁

胆囊结石
100 名患者

15

无症状
胆总管结石
6

胆管炎
3

胰腺炎
1

胆绞痛
2

黄疸
3

罕见

化脓性
胆管炎

▲图 25-9　胆总管结石的自然病史

每 100 个胆囊结石患者中将有 15 个患有胆总管结石，并将发生图中所列的各种并发症。各种并发症可相互重叠，可以不同的组合出现

胆绞痛是胆总管或胆囊颈部堵塞引起胆管压力急剧上升的结果。恶性肿瘤所引起胆管的逐渐闭塞很少产生类似胆石症那样的疼痛。

▶ 临床表现

A. 症状

胆总管结石可以无症状，但也可以发生感染中毒性胆管炎引起死亡。该病的严重程度与阻塞程度、梗阻持续时间，以及继发性感染的程度相平行（见胆管炎）。胆绞痛、黄疸和胰腺炎可以单独出现，亦可以任意组合，伴随着感染的体征（胆管炎）而出现。

胆总管梗阻引起的胆绞痛与胆囊结石引起的难以区分，疼痛位于右肋下、上腹部或胸骨下，其牵涉痛常见的部位是右肩胛区。

对间歇性寒战、发热或黄疸同时伴有胆绞痛者，应高度怀疑胆总管结石，有些患者发作时黄疸并不明显，但却有短暂的尿色变深。

B. 体征

患者可表现为黄疸、中毒症状，并伴有黄疸、寒战，或完全正常。在胆总管结石所致的梗阻性黄疸患者中，一般触不到肿大的胆囊，因为这种阻塞是间歇性和部分性的。同时，瘢痕的形成使胆囊失去弹性而不能扩张。右上腹可以有触痛，但常不如急性胆囊炎、消化性

溃疡穿孔和急性胰腺炎那样明显。肝可以肿大，并伴有触痛。

C. 实验室检查

胆管炎时，白细胞常升至 15 000/μl，而 20 000/μl 以上也很常见。血清胆红素在症状出现后 24 小时内开始上升。其绝对平均水平常保持在 10mg/dl 以下，最常见的是 2~4mg/dl 范围内。直接胆红素超过了间接胆红素，但后者在大多数病例中也是升高的，但胆红素上升达不到恶性肿瘤那样的高水平，因为，结石性阻塞是不完全的和暂时的。事实上，间歇性黄疸具有胆总管结石特点，在良性及恶性梗阻之间具有相当可靠的鉴别意义。

血清碱性磷酸酶水平通常升高。在没有黄疸的病例中，其可能是唯一的异常生化指标。梗阻解除后，碱性磷酸酶和增高的胆红素将在 1~2 周内恢复到正常水平。如果梗阻时间较长，则前者可能在长时间内维持较高水平。

AST 和 ALT 的轻度升高常见于肝外胆道梗阻。偶尔，AST 升到 1000U，但这是短暂的。

D. 影像检查

腹部平片和 CT 扫描可显示不透光的结石。根据梗阻的程度，超声可显示胆囊结石及扩张的胆管。超声和 CT 检查在寻找胆总管结石方面不敏感。如果患者既往有胆囊切除术病史，可行 ERCP 检查。未行胆囊切除术者，胆道造影是手术步骤的一部分。对准备做胆囊切除术的患者来说，术前的 ERCP 检查通常不需要。

胆总管结石胆红素水平达到 10mg/dl 很罕见。但如果胆红素超过这一水平，应通过胆道造影来排除肿瘤性梗阻存在的可能。

▶ 鉴别诊断

各项检查与胆囊炎的鉴别诊断相同。

血清淀粉酶水平高于 500U/dl 可能见于急性胰腺炎、急性胆囊炎或胆总管结石。但在否定胰腺炎诊断之前，一定要核实该病其他的表现是否存在。

酒精性肝硬化或急性酒精性肝炎可出现黄疸、右上腹触痛和白细胞升高。临床上与胆管炎鉴别有困难，但近期的过度饮酒史可提示急性肝疾患。肝穿刺活检具有特异性的诊断意义。

由药物、妊娠、慢性活动性肝炎或原发性胆汁性肝硬化造成的肝内胆汁淤积症与肝外梗阻很难鉴别。ERCP 检查有助于鉴别诊断，尤其是针对那些其他检查（如超声扫描）未能证实结石存在的病例。如果黄疸持续 4~6 周，应考虑为机械性梗阻。因为大多数肝实质性黄疸在此期间都会有所改善。所以持续性黄疸不应考虑为上述疾病，除非常规胆道造影排除了大胆管阻塞的可能性。

胆囊切除术后的间歇性黄疸和胆管炎与胆管狭窄的表现相似,往往需通过 ERCP 检查诊断。

胆道肿瘤造成的持续性黄疸为无痛性,并不伴有发热,黄疸一旦出现,则很少消退。

▷ 并发症

长时间的胆道感染可引起肝脓肿。若梗阻长期不能解除,就可能导致肝功能衰竭和继发性胆汁性肝硬化。但由于梗阻往往是不完全和间歇性的,所以只是在未经治疗的情况下,若干年后才可能形成肝硬化。急性胰腺炎是胆道结石性疾病常见的并发症,将在第26 章讨论。偶尔,胆总管内的结石可腐蚀壶腹部,形成胆石性肠梗阻。胆道出血也是一个少见的并发症。

▷ 治疗

急性胆管炎的患者采用全身性抗生素和其他治疗措施,这一点与前面章节所述相同。通常在 24~48 小时以内可控制发作。假如病情恶化或者在 2~4 天内无明显改善,就应采取内窥镜括约肌切开术或胆总管探查术。

典型病例表现为轻度的胆管炎,超声扫描提示胆囊结石。这是腹腔镜胆囊切除术的适应证,但应根据外科医师的经验选择术式。假如术中胆道造影证实胆总管有结石,应行腹腔镜胆总管探查。腹腔镜胆总管探查常通过胆囊管完成(胆囊管需经扩张)。但同开腹手术一样,当胆总管扩张时(>1.5cm),则应通过切开胆总管完成手术。最终,理论上说几乎所有的胆总管结石患者都能通过腹腔镜得到治疗,但多数医院的腹腔镜技术达不到上述标准。如果外科医生认为胆总管结石不能通过腹腔镜取出,最好的方案是用腹腔镜切除胆囊,同时采用内窥镜括约肌切开术取出胆总管结石。若括约肌切开取石失败,则只能再次开腹手术。

对胆管内无结石存在的证据,胆囊切除的过程中是否需要做术中胆道造影或超声尚缺乏一致看法。由于在这类病例中发现结石的几率仅 3%~5%,故部分人认为这是无谓的努力。但从另一方面,术中胆道造影提供胆道解剖,对避免胆管损伤有帮助,加之少数被忽视的结石处理时非常棘手,因此,我们赞成对这类患者进行术中胆道造影。

当通过胆囊管行胆总管探查并取出结石后,胆囊管必须结扎,而胆总管内不一定需要放置引流管。而通过胆总管切开术进行探查(或腹腔镜或开腹手术),胆总管内则常需要放置 T 管。并且术后一周左右需做胆道造影。由术后 X 线检查发现的残留结石在 4~6 周后可以通过 T 管窦道清除。

对曾行过胆囊切除术的胆总管结石患者最佳的治疗方案是内窥镜括约肌切开术。用侧视十二指肠镜向乳头插入套管,用电刀将括约肌切开 1cm。通过这一开口可使胆总管结石掉入十二指肠。对大的结石(>2cm),内窥镜括约肌切开取石不一定会成功,而且胆总管末端至括约肌处有狭窄时,属禁忌证。剖腹探查及胆总管探查术仅适用于少数病例。

胆总管探查术时,常能较容易取出肝内胆管分支内结石。可是,在一些病例中,肝内胆管的一支或几支充满结石,随之而来的慢性感染使其与肝总管交汇附近出现狭窄。对这部分患者要想完全清除结石通常是不可能的,如病变仅累及一个叶(通常为左叶),可以行肝右叶切除术。

Binmoeller KF, Schafer TW: Endoscopic management of bile duct stones. J Clin Gastroenterol 2001;32:106.

Lauter DM, Froines EJ: Laparoscopic common duct exploration in the management of choledocholithiasis. Am J Surg 2000; 179:372.

Prat F et al: Prediction of common bile duct stones by noninvasive tests. Ann Surg 1999;229:362.

Rosenthal RJ, Rossi RL, Martin RF: Options and strategies for the management of choledocholithiasis. World J Surg 1998;22:1125.

Soetikno RM, Montes H, Carr-Locke DL: Endoscopic management of choledocholithiasis. J Clin Gastroenterol 1998;27:296.

Soper NJ: Intraoperative detection: intraoperative cholangiography vs. intraoperative ultrasonography. J Gastrointest Surg 2000; 4:334.

Suc B et al: Surgery vs endoscopy as primary treatment in symptomatic patients with suspected common bile duct stones: a multicenter randomized trial. French Associations for Surgical Research. Arch Surg 1998;133:702.

Tranter SE, Thompson MH: Potential of laparoscopic ultrasonography as an alternative to operative cholangiography in the detection of bile duct stones. Br J Surg 2001;88:65.

Wu JS, Dunnegan DL, Soper NJ: The utility of intracorporeal ultrasonography for screening of the bile duct during laparoscopic cholecystectomy. J Gastrointest Surg 1998;2:50.

胆囊切除术后综合征

该术语指患者在胆囊切除术后仍继续主诉的各种各样的紊乱情况。它并不是一个真正意义的综合征,且含义是模糊不清的。

胆囊切除后原有症状未能完全解除,其常见的原因是术前慢性胆囊炎的诊断有误。慢性胆囊炎唯一特征性的症状是胆绞痛,通过切除有结石的胆囊,患者希望使原有的消化不良、对脂肪性食物不能耐受、嗳气等症状得到缓解。但实际上,术后症状可能仍无改变。

出现的症状可以是消化不良或疼痛。而严重发作性疼痛的患者比其他主诉的患者更容易发现器质性原因。肝功能不正常、黄疸及胆管炎表明存在残留的胆道疾病。对有可疑发现的患者应进行 ERCP 和 THC 检查。胆总管结石,胆道狭窄,以及慢性胰腺炎是这些症状最常见的原因。事实表明 Oddi 括约肌运动障碍是部分患者出现疼痛的原因,通过胆道测压有可能做出诊断。但确切的诊断依据十分匮乏。采用内窥镜括约肌切开术有可能减轻疼痛。乳头狭窄,胆囊管残留过长和神经痛是症状持续存在的其他原因,但能真正得到证实的却不多。

胆囊癌

胆囊癌是发生在老年患者中的一种少见肿瘤。70%的病例中伴有胆囊结石。恶变率与结石存在时间的长短有关,女性的发生率是男性的2倍,这符合了肿瘤发生与结石存在有关的观点。

绝大多数的胆囊原发肿瘤是腺癌,从组织学方面分为硬癌(60%)、乳头状癌(25%)或黏液癌(15%)。肿瘤往往在早期发生播散,可直接侵犯肝和肝门结构或转移至胆总管淋巴结、肝、肺等。偶尔,因胆石症行胆囊切除术时发现了胆囊癌。此时,肿瘤往往是局限在胆囊内的原位癌和早期浸润癌。但大多数浸润癌在手术时已经发生了播散。实际上当肿瘤发展到引起症状时,播散已肯定存在了。

▶ 临床表现

A. 症状和体征

最常见的主诉是右上腹疼痛,类似于从前发作性的胆绞痛,但持续时间更长。由于肿瘤所致胆囊管阻塞,有时引起急性胆囊炎发作。另外一些患者的主要症状为梗阻性黄疸。偶尔由于胆总管继发受累可能引起胆管炎。

体检可发现胆囊区肿块。如患者有急性胆囊炎,则往往不会怀疑到肿瘤存在。假如胆管炎是主要症状,可触及的胆囊应提示胆囊癌,因为通常在胆总管结石的病例中,触到胆囊不多见。

B. 影像学检查

口服胆囊造影几乎均不显影,除非偶尔发现的小肿瘤外。CT和超声扫描可确定病变范围,但他们更多的仅显示出结石。

当前的诊断水平仅能使10%的病例在术前确诊。

▶ 并发症

胆总管梗阻可引起多发性肝脓肿,在发生肿瘤的胆囊腔内或其周围形成脓肿很常见。

▶ 预防

近10年来,随着胆囊切除术数量的增加,胆囊癌的发生率有所下降。据估计胆石症患者每行100例胆囊切除术就可防止1例胆囊癌发生。

▶ 治疗

在腹腔镜手术或常规胆囊切除术中,如发现尚局限的胆囊癌,那么在胆囊切除的同时,要做邻近3~5cm正常肝组织的整块楔形切除,还要清扫肝十二指肠韧带的淋巴结。如因胆石症而行胆囊切除时,忽略了小的浸润癌,术后由病理检查发现,那么应考虑再次手术,行肝楔形切除和区域淋巴结清扫。部分外科医师推荐对病变累及胆囊壁全层者,做淋巴结清扫时应常规包括胆总管切除(即使肉眼看不到明显的浸润)。对少数肿瘤尚未突破黏膜肌层的病例,胆囊切除已足够

了。更广泛的肝叶切除(如右半肝切除)似乎不值得了。如有可能,对累及胆管并引起黄疸的病灶尽量切除。若不能切除,则应通过内窥镜或经皮穿刺置入金属支架。对肝转移或远处扩散的病例,手术无效。

▶ 预后

放疗和化疗并非有效的姑息治疗措施。约85%的患者在诊断后一年内死亡。

约10%的患者生存期在5年以上,其中包括因胆石症做胆囊切除而偶然发现肿瘤的病例及对癌做了扩大切除的患者。

Baillie J: Tumors of the gallbladder and bile ducts. J Clin Gastroenterol 1999;29:14.

Bismuth H, Majno PE: Hepatobiliary surgery. J Hepatol 2000;32(1 Suppl):208.

Kondo S et al: Regional and para-aortic lymphadenectomy in radical surgery for advanced gallbladder carcinoma. Br J Surg 2000;87:418.

Mainprize KS, Gould SW, Gilbert JM: Surgical management of polypoid lesions of the gallbladder. Br J Surg 2000;87:414.

Scott TE et al: A case-control assessment of risk factors for gallbladder carcinoma. Dig Dis Sci 1999;44:1619.

Sugiyama M, Atomi Y, Yamato T: Endoscopic ultrasonography for differential diagnosis of polypoid gall bladder lesions: analysis in surgical and follow up series. Gut 2000;46:250.

胆管恶性肿瘤

 诊断要点

- ▶ 重度胆汁淤积性黄疸和瘙痒
- ▶ 食欲减退(厌食)和右上腹疼痛
- ▶ 超声或CT检查提示肝内胆管扩张
- ▶ 经肝穿刺或内窥镜逆行显示局限性狭窄

▶ 概述

原发性胆道肿瘤在胆石症患者中并不常见,男性与女性有相同的发病率。肿瘤发生的平均年龄为60岁,但在20岁至80岁之间的任何年龄均可发病。近年来,该病的发生有年轻化趋势。溃疡性结肠炎是个相关因素,而在个别情况下,胆管癌发生于已知患硬化性胆管炎数年的溃疡性结肠炎患者身上。在东方,胆管内的慢性寄生虫感染可能是这一区域胆道肿瘤发生率较高的原因。

多数胆管肿瘤是局限在肝管或胆总管的腺癌。组织学类型的变化可从典型腺癌到以纤维基质为主,辅以少量肿瘤细胞。如活检时未取到合适的组织,则无细胞的肿瘤可能被误认为良性狭窄或硬化性胆管炎。约有10%属于大的十二指肠乳头癌,它们的侵袭性很小且很少发生转移。

总之,转移不常见,但肿瘤往往累及门静脉或肝动脉。

▶ 临床表现

A. 症状和体征

该病以黄疸和瘙痒的出现为标志。通常无寒战、发热和胆绞痛。除了右上腹深在的不适感外,患者感觉良好。从疾病起病就出现胆红素尿,而灰白色粪便很常见。食欲减退和体重下降随时间加重。

黄疸是最明显的体征。若肿瘤位于胆总管,胆囊可以胀大并在右上腹被触及。至于肿瘤本身,则是无法触及的。如果肿瘤位于肝管,则触不到胆囊。肝肿大很常见。如果梗阻长期不能解除,最终可能发展为肝硬化,出现脾肿大、腹水、曲张静脉出血等并发症。

B. 实验室检查

由于胆管通常为完全阻塞,胆红素超过 15mg/dl。血清碱性磷酸酶增高。发热和白细胞升高不常见,因为在多数病例中,胆汁是无菌的。粪便隐血可以呈阳性,但在胰腺癌和壶腹部癌较胆管其他部位的肿瘤更常见。

C. 影像学检查

超声波或 CT 扫描常能发现扩张的胆管。THC 或 ERCP 能清楚地显示病变。这两者可用于绝大多数病例的诊断。THC 的价值更高,因为它能确定病变肝侧内胆管的解剖关系。对肿瘤累及总胆管分叉的病例(Klatskin 肿瘤),重要的是确定病变近端的范围(是否累及肝管的一级分支)。对近端肿瘤 ERCP 是有一定价值的,因为假如显示伴发胆囊管阻塞,则最常见于胆囊癌侵及胆总管(非原发性胆总管肿瘤)。典型的胆管下端癌,表现为胆管狭窄而胰管正常。两管邻接处的狭窄(双管征)提示胰腺的原发肿瘤。MR 胰胆管成像是另一种可采用的高质量检查方法。

偶尔,在细胞学检查时,从 THC 检查收集到的胆汁中可找到癌细胞,但这不是一个很有意义的实验,因为癌的诊断要根据胆道造影资料来推断;而阴性的细胞学检查结果不可靠。血管造影可显示门静脉受累或肝动脉被包绕的情况,但可能出现假阳性结果。

▶ 鉴别诊断

鉴别诊断必须考虑到肝外和肝内胆汁淤积性黄疸的其他原因。胆总管结石的特点是发作性部分性梗阻、疼痛和胆管炎。与此相对,恶性梗阻性黄疸是持续性的。在胆石引起的梗阻中,胆红素水平很少超过 15mg/dl,而通常在 10mg/dl 以下;相反,由肿瘤所致的黄疸,胆红素水平几乎均在 10mg/dl 以上,且常常高于 15mg/dl。对于硬化性胆管炎的患者来讲,如果胆红素水平迅速上升而超过 15mg/dl,应考虑同时患有肿瘤的可能性。胆囊扩张常见于胆管远端的肿瘤,而结石性梗阻则很少见。

梗阻性黄疸同时伴有胆囊扩大,一般被视为肿瘤的征象。如果胆囊不增大则应排除原发性胆管硬化,药物性黄疸,慢性活动性肝炎和胆总管结石。持续时间超过 2 周以上的胆汁淤积性黄疸患者,其诊断未能

明确者,应接受 THC 或 ERCP 检查。以往没有胆道手术史的局限性狭窄几乎是肿瘤特定的征象。

▶ 治疗

对没有转移迹象或其他肿瘤晚期表现(如腹水)的患者应采取手术治疗。对 30% 不适宜手术的患者可以通过 X 线监控下经肝穿刺或经由十二指肠内窥镜向胆管内放置金属支架管。该支架管放置后,使肿瘤上下之间形成一个通道,胆汁得以通过,流入十二指肠。如果左右叶肝管被位于肝总管分叉处的肿瘤阻塞,通常只需向一侧的胆管内放入经肝的支架管。假如病变阻塞了肝段的开口处,则金属内支架就没有多大作用了。

手术适于大多数以切除肿瘤为目的的病例。术前采用经皮导管减轻黄疸并减低胆道压力的方法并不能减少术后并发症。手术时,先进行诊断性腹腔镜检查,肿瘤的范围可通过对胆管及邻近的门静脉及肝动脉的探查来确定。

对有可能完全切除的胆总管下端肿瘤可采用胰十二指肠切除术(Whipple 手术)进行治疗。门静脉的继发性侵犯是转移部位肿瘤不能切除的常见原因。胆总管中段或低位的胆道肿瘤如有可能亦应切除。如肿瘤不能被切除,可通过胆囊 - 空肠吻合或 Roux-en-Y 胆管空肠吻合,使胆汁流入小肠。应根据技术条件来选择手术方式。

如有可能,肝门部的肿瘤应切除并作肝管空肠Roux-en-Y 吻合术。最好是在肝门部肝管与小肠之间做吻合,较之各个肝叶肝管与小肠吻合效果好。所有根治性手术,几乎都要求切除肝左叶或右叶,以及尾状叶。肿瘤累及肝叶和肝段胆管或门静脉和肝动脉浸润是肿瘤不能切除的常见原因。次全切除仅能减轻症状。术后通常做放疗。

▶ 预后

胆管腺癌的患者平均生存期不到 1 年。总 5 年生存率为 15%。随着彻底的根治性手术的开展,5 年生存率达到 40% 以上。胆汁性肝硬化,肝内胆道感染以及伴有终末期肺炎的全身衰竭是死亡的常见原因。虽然根治术常不可能进行,但姑息性切除及金属内支架常能改善这些患者生存时间和生活质量。有限的经验说明,对这类患者采取肝移植,其结果令人失望,因为大多数病例术后肿瘤复发。

Ahrendt SA, Nakeeb A, Pitt HA: Cholangiocarcinoma. Clin Liver Dis 2001;5:191.

Burke EC et al: Hilar cholangiocarcinoma: patterns of spread, the importance of hepatic resection for curative operation, and a presurgical clinical staging system. Ann Surg 1998;228:385.

Chamberlain RS, Blumgart LH: Hilar cholangiocarcinoma: a review and commentary. Ann Surg Oncol 2000;7:55.

Jarnagin WR: Cholangiocarcinoma of the extrahepatic bile ducts. Semin Surg Oncol 2000;19:156.

Kosuge T et al: Improved surgical results for hilar cholangiocarcinoma with procedures including major hepatic resection. Ann

Surg 1999;230:663.

Lillemoe KD, Cameron JL: Surgery for hilar cholangiocarcinoma: the Johns Hopkins approach. J Hepatobiliary Pancreat Surg 2000;7:115.

Molmenti EP et al: Hepatobiliary malignancies. Primary hepatic malignant neoplasms. Surg Clin North Am 1999;79:43.

胆囊的良性肿瘤和假肿瘤

在胆囊造影片上表现为胆囊壁突起的各种病变，与胆结石的区别在于病变的位置是否随着患者的体位改变而变化。这是因为结石是不固定的。对直径超过1cm的息肉样病变考虑恶性肿瘤的可能性。

▶ 息肉

大多数不是真正的新生物，而是胆固醇性息肉，即胆固醇沉着性病变的一种局部形式。从组织学角度出发，它们是由黏膜下层充满脂质的巨噬细胞组成的。在手术中触摸胆囊时，很容易从胆囊壁上分离下来。胆固醇息肉在胆石症的起源方面是否起到重要作用还不清楚。一些患者感到胆囊区疼痛，这是否与息肉生长有关，还是属于功能性胆囊疾病的症状尚未明确。炎性息肉也有报告，但甚少见。

▶ 腺肌瘤病

在胆囊造影上，它常表现为中央凹陷的一个轻微的腔内突起物，通常位于胆囊底部，但亦可出现在其他部位。腺肌瘤病是否是一种获得性的退行性病变，还是一种发育上的异常（如错构瘤）尚不清楚。该病变在文献上有以下的同义词：腺瘤增生症，腺体增殖性胆囊炎和胆囊憩室病。虽然，大多数患者没有症状，但也可以引起绞痛，对有症状者，应施行胆囊切除术。

▶ 腺瘤

此为有蒂的腺瘤性息肉，在组织学方面是真性新生物，分为乳头状或非乳头状型。在少数病例中，与胆囊原位癌并存。

胆管的良性肿瘤

良性的乳头状瘤和腺瘤来源于胆管上皮。至今报道了仅90例。胆管上皮的这种新生物的特性是弥漫性发展。因此，肿瘤常呈多灶性，切除后易复发。只有完全切除病变的胆管，才能获得根治。

胆道损伤与狭窄

诊断要点

▶ 发作性胆管炎
▶ 以前的胆道手术史
▶ 经肝穿刺胆道造影有诊断意义

▶ 概述

约95%的良性胆道损伤和狭窄产生于手术损伤。其他是由于腹部外伤所致，而极少数则是结石腐蚀胆管造成的后果。预防胆管损伤取决于以下各个方面的结合：熟练的技巧、经验以及对肝门正常和异常解剖的全面了解。在以往的几年中，伴随着由开腹胆囊切除向腹腔镜胆囊切除的转变，胆管损伤的例数明显增加了。

最常见的损伤是错误的将胆总管当作胆囊管，而切除了胆总管的一部分。其他还有部分横断，金属夹夹闭，右肝管损伤和胆囊管的胆瘘。关于损伤怎样发生及如何预防的详细内容超出了本章的范围。

如果不合并其他损伤，整齐的胆管破口在开腹手术中常能很好处理。缝合破口应选用可吸收线。

▶ 临床表现

A. 症状

胆道损伤的表现在术后可明显亦可不明显。胆汁性腹膜炎常发生在腹腔镜手术后，由于胆管往往向腹腔开口，故其临床征象为腹胀、腹膨隆、腹痛及轻度黄疸等。症状可能相对较轻，以至于一度认为仅仅是肠梗阻，直到病情恶化。必须做进一步检查才引起重视。

开腹胆囊切除的损伤往往导致胆道狭窄，因而通常表现为间歇性发作的胆管炎及黄疸。明确的首发症状可能出现在术后的数周或数月后。

B. 体征

体征不典型，胆汁性腹膜炎可导致腹胀、肠梗阻。但伴有中毒症状的真正胆汁性腹膜炎很少见。右上腹可有触痛，但常不明显。黄疸在胆管炎发作期间出现。

C. 实验室检查

胆道狭窄的患者，其血清碱性磷酸酶水平往往升高，血清胆红素随症状波动，但通常保持在10mg/dl以下。

急性胆管炎发作时，血培养常呈阳性结果。

D. 影像学检查

超声波和CT检查可用于推测胆汁性腹膜炎，应穿刺抽吸腹腔液体，如有胆汁存在就可确诊。THC和ERCP检查对明确解剖关系是必不可少的。在腹腔镜胆囊切除术后最常见的损伤类型是低位胆道的阻断（金属夹所致）和近端胆管内的胆汁直接排入腹腔。关于狭窄，其表现包括肝总管分叉以下2cm的局灶样缩窄及肝内胆管轻、中度扩张。

▶ 鉴别诊断

胆总管结石首先必须与胆道狭窄鉴别。因为临床和实验室的发现可以相同，胆管损伤的病史提示最有可能的诊断是胆道狭窄。最终的鉴别必须由X线检查或手术来确定。THC和ERCP检查应该是确诊的手段。

对有些患者还应该排除胆汁淤积性黄疸的其他原因。

并发症

假如胆瘘未能控制,并发症很快就会出现,可形成胆汁淤积性腹膜炎和脓肿。由狭窄所致的持续胆管炎,可发展为多发性肝内脓肿和败血症。

治疗

所有胆道损伤都应手术修复,但少数病例可采用非手术疗法。绝大多数急性和慢性损伤的患者均可采用损伤胆管的切除及肝总管空肠的 Roux-en-Y 吻合术。术前通过造影了解整个胆道系统情况,手术成功的关键是彻底的解剖并且尽可能将健康的胆管与健康的肠管缝合在一起。事实上,这些要依靠手术者的经验,特别是该类手术。

当技术上不可能完全修复时,可采用经肝带气囊的导管扩张狭窄。这种方法尤其适宜于合并门脉高压的患者,因为此时肝门部可能存在大量的侧支静脉,手术的危险相当大。

预后

胆道损伤的死亡率约 5%,而病残者很常见。如果损伤不能修复,则发作性胆管炎和继发性肝疾病不可避免。手术矫正狭窄的成功率约 90%。在一些治疗狭窄的医疗中心,他们的经验提示以前经多次手术尚未解除梗阻的患者,也能取得较好的结果。因此,这类疾病无需考虑肝移植治疗。

Nealon WH, Urrutia F: Long-term follow-up after bilioenteric anastomosis for benign bile duct stricture. Ann Surg 1996;223:639.
Savader SJ et al: Laparoscopic cholecystectomy-related bile duct injuries: a health and financial disaster. Ann Surg 1997;225:268.
Strasberg SM, Eagon CJ, Drebin JA: The "hidden cystic duct" syndrome and the infundibular technique of laparoscopic cholecystectomy: the danger of the false infundibulum. J Am Coll Surg 2000;191:661.
Strasberg SM, Hertl M, Soper NJ: An analysis of the problem of biliary injury during laparoscopic cholecystectomy. J Am Coll Surg 1995;180:101.
Strasberg SM, Picus DD, Drebin JA: Results of a new strategy for reconstruction of biliary injuries having an isolated right-sided component. J Gastrointest Surg 2001;5:266.
Yeh TS et al: Value of magnetic resonance cholangiopancreatography in demonstrating major bile duct injuries following laparoscopic cholecystectomy. Br J Surg 1999;86:181.

胆道梗阻的少见原因

先天性胆总管囊肿

约 30% 的先天性胆总管囊肿在成年期才出现症状,通常表现为黄疸、胆管炎及右上腹包块。可通过 THC 和 ERCP 检查诊断。最佳的手术方案是切除囊肿,建立肝管和空肠的 Rou-en-Y 吻合。假如在技术上不可能或患者的情况不允许长时间的手术,则在清除了胆囊内淤积的胆泥后行囊肿空肠吻合术。胆道系统的囊肿具有很高的恶变率,这是主张作囊肿切除而不作引流的另一个依据。

Vercruysse R, Van den Bossche MR: Choledochal cyst in adults. Acta Chir Belg 1998;98:220.
Watanatittan S, Niramis R: Choledochal cyst: review of 74 pediatric cases. J Med Assoc Thai 1998;81:586.

Caroli 病

Caroli 病是先天性囊样疾病的另一种类型,为肝内胆管的囊状扩张。在一些病例中,胆道异常是单独发现的,而常见的是与先天性肝纤维化和髓样海绵状肾同时存在。后者常出现在儿童或合并门脉高压的青年人中。另外一些患者以胆管炎和梗阻性黄疸为最初症状。除了少数孤立在肝一侧叶的局限性病变外,没有肯定的手术治疗方法。局限病灶通过肝叶切除可治愈,间歇性应用抗生素治疗胆管炎是常用措施。

Hara H et al: Surgical treatment for congenital biliary dilatation, with or without intrahepatic bile duct dilatation. Hepatogastroenterology 2001;48:638.
Parada LA et al: Clonal chromosomal abnormalities in congenital bile duct dilatation (Caroli's disease). Gut 1999;45:780.
Waechter FL et al: The role of liver transplantation in patients with Caroli's disease. Hepatogastroenterology 2001;48:672.

胆道出血

胆道出血三联征包括胆绞痛、梗阻性黄疸和隐匿性或大量的肠道出血。在西方,大多数病例是肝动脉的肝内分支出血进入胆管内所致。常发生在肝损伤后几周内,现在已很少见,因为肝损伤的常规处理原则已为大家所熟知。在东方,胆道出血常由胆道寄生虫感染(胆道蛔虫症)或东方的毛细胆管炎引起,其他原因还有肝的新生物,肝动脉破裂,肝脓肿和胆管结石。^{99m} 锝标记的红细胞扫描可提示诊断,但常用的诊断和指导治疗的方法是动脉造影。有时通过导管行选择性动脉造影定位,注入不锈钢圈、明胶海绵或自身凝血块可达到止血目的。如果上述方法无效,则应行肝内出血点的直接结扎或在肝门处结扎肝动脉的一个分支。

Green MH et al: Haemobilia. Br J Surg 2001;88:773.

胰腺炎

胰腺炎时,由于炎性水肿,瘢痕包裹及假性囊肿压迫可引起胰内段胆管阻塞,患者可有无痛性黄疸或胆管炎。偶尔,在腹部体检时可扪及肿大的胆囊。如黄疸持续存在,则胆总管结石与继发性急性胰腺炎的鉴别诊断需依靠胆道 X 线检查及手术探查。单独由炎症引起的黄疸很少持续 2 周以上。急性胰腺炎后的持续性黄疸提示假性囊肿或潜在的慢性胰腺炎所致的纤维化梗阻,甚至是肿瘤性梗阻。

慢性胰腺炎引起的胆道梗阻很少有或没有临床表

现,但通常有黄疸,不过其最高平均水平仅 4~5mg/dl。一些明显功能性狭窄的患者唯一异常的表现为碱性磷酸酶的持续升高。如果不进行外科减压,这些患者在一年或更长时间内可发展为继发性胆管硬化。狭窄可通过 ERCP 检查来确诊。他能显示胰内段胆总管的狭窄,近端胆管的扩大,以及胰腺上缘胆管腔逐渐或突然变细。偶尔可伴有胆管的成角畸形。若胆道造影显示狭窄或碱性磷酸酶及胆红素水平超过正常 2 倍并持续两个月以上,则这个狭窄不可能消退,并且必须通过手术矫正。大多数患者可采用胆总管十二指肠吻合术。胆囊十二指肠吻合术是不可靠的,因为胆囊管常常很细,无法完成胆道的持续减压。

有梗阻性黄疸和假性囊肿的患者常需行囊肿手术引流。但偶尔该方法不可靠,这是因为梗阻的原因是慢性瘢痕形成,而非囊肿。胆管及假性囊肿双重引流的方法适宜于那些术中胆道造影证实在囊肿减压后仍有持续性胆道梗阻可能的病例。

▶ 壶腹部的功能障碍和狭窄

肝胰壶腹部狭窄被认为是壶腹部梗阻性疼痛及其他症状的原因之一,并且常考虑为胆囊切除术后仍不适的原因。一些病例是原发性的,而另外一些则属胆石损伤性的。如果患者有胆道梗阻的继发表现(如黄疸、碱性磷酸酶升高和胆管炎)而缺乏胆道结石或阻塞性病因,胆道造影显示胆总管扩张,则壶腹部狭窄可能是解释之一。然而这一诊断通常被认为是一些没有客观表现的上腹痛的原因,壶腹部功能障碍指的就是这类患者。

Oddi 括约肌功能障碍可能是胆管源性疼痛的原因,常出现在胆囊切除术后仍存在不适的患者中。这一症状的产生机制被认为类似于食管的功能性障碍和肠道激惹综合征的形成机制。典型的患者表现为严重的、间歇性上腹痛,常持续 1~3 小时,有时发生在餐后。

应首先排除残留结石和胰腺疾病。而后,壶腹部功能障碍可通过 Oddi 括约肌的测压法来诊断。根据胆道梗阻存在的三项客观表现可将患者分为三种类型,这三项表现为:肝功能异常;ERCP 检查后造影剂排空延迟(>45min);胆总管直径大于 12mm。第一类患者三项均有;第二类具备其中一或两项;而第三类患者三项均无。第一类患者被认为诊断依据充分,无需测压,应行括约肌切开术。第三类患者很少有胆道能动性异常,故不应考虑括约肌切开术。因此,能动性实验在确定第二类患者在括约肌切开术后症状能够改善方面具有重要意义。

能动性实验的异常包括括约肌基础压的升高(>40mmHg)和 CCK 依赖的括约肌压力的反常升高,前者最可靠。约 50% 的第二类患者括约肌张力是增高的,这类病例采用括约肌切开术疗效显著。

闪烁法检测可能更准确而,给患者注射 99m 锝 - 亚胺基二乙酸(99m 锝 -DISIDA)后,再给一个剂量的 CCK,60 分钟时进行肝和胆道 γ 照像。评分标准(评分:0~12)根据相应各点上 γ 射线的通过率(如肝、胆道和小肠的显像率和清除率)来确定。正常范围为 0~5,6~12 为异常。

Oddi 括约肌功能障碍是引起腹痛的一个罕见原因,除非胆道梗阻的客观症状明确,否则它只是作为一种推测。但是对严格挑选的患者采用内窥镜括约肌切开术效果则非常显著。

Chen JW, Saccone GT, Toouli J: Sphincter of Oddi dysfunction and acute pancreatitis. Gut 1998;43:305.
Rosenblatt ML et al: Comparison of sphincter of Oddi manometry, fatty meal sonography, and hepatobiliary scintigraphy in the diagnosis of sphincter of Oddi dysfunction. Gastrointest Endosc 2001;54:697.
Silverman WB et al: Hybrid classification of sphincter of Oddi dysfunction based on simplified Milwaukee criteria: effect of marginal serum liver and pancreas test elevations. Dig Dis Sci 2001;46:278.
Thomas PD et al: Use of (99m)Tc-DISIDA biliary scanning with morphine provocation for the detection of elevated sphincter of Oddi basal pressure. Gut 2000;46:838.
Toouli J et al: Manometry based randomized trial of endoscopic sphincterotomy for sphincter of Oddi dysfunction. Gut 2000;46:98.

▶ 十二指肠憩室

十二指肠憩室常见于胆管开口 2cm 范围内的十二指肠内侧壁。在有些病例中胆管则直接开口于憩室。即使是后一种情况,十二指肠憩室通常是无症状的。偶尔,胆道开口处的变形或憩室内肠结石的阻塞可引起症状,无论胆总管十二指肠吻合口或胆管空肠 Roux-en-Y 吻合术均较切除憩室后再植入胆管重建胆道引流术安全。

▶ 蛔虫症

蛔虫的虫体从十二指肠侵入胆管时,能引起胆道梗阻的症状,有时腹平片上可看到胆囊积气。用抗生素控制感染后,可给予抗蛔虫治疗(甲苯达唑、丙硫咪唑、抗虫灵等)。应用抗生素后炎症常能够消除。若不能控制症状,应采用内窥镜括约肌切开术并尽量取出蛔虫。如果该措施未成功而病情紧急,则应手术取虫。

▶ 复发性化脓性胆管炎(东方胆管性肝炎)

东方胆管性肝炎是常发生于日本至东南亚沿海地区的慢性复发性胆管炎。在香港,它是急诊剖腹探查的第三位常见原因,并且是胆道疾病最常见的类型。近来认为其病因为门静脉的慢性菌血症,即先于胆道疾病的门静脉炎。大肠杆菌引起胆道的继发感染,并且形成色素结石。

由结石阻塞胆管引起复发性胆管炎,与西方国家的胆石症不同,它常不伴有胆囊结石。在急性发作时,胆囊通常是扩张的,并且积脓。

慢性反复感染常导致胆道狭窄和肝脓肿形成。狭窄多见于肝内胆管,原因不明,肝左叶受累更严重。肝内胆管结石常见,但手术去除结石非常困难,甚至不可能。急性腹痛、寒战及高热常见,并且半数以上的患者可出现黄疸。右上腹触痛常见,并且半数以上的患者可触及胆囊。ERCP 和 THC 是检查胆道最佳的方法,有助决定是否需要手术治疗以及采取手术的类型。

急性胆管炎时应全身应用抗生素。手术处理包括胆囊切除、胆总管探查及取石。对胆道残余结石或复发结石可采用括约肌成形术以排出结石。对胆道有狭窄,胆管高度扩张(>3cm)或括约肌成形术后复发的患者应行胆管空肠 Roux-en-Y 吻合术。80% 的患者经外科治疗能取得较好疗效。若慢性肝内结石和感染仅局限于肝的一叶,则可行肝叶切除术。

虽然部分病例能治愈,但一旦狭窄形成或肝胆管内充满结石,则不可避免的会出现长期反复感染。

Cosenza CA et al: Current management of recurrent pyogenic cholangitis. Am Surg 1999;65:939.

Harris HW et al: Recurrent pyogenic cholangitis. Am J Surg 1998;176:34.

Kim M et al: MR imaging findings in recurrent pyogenic cholangitis. AJR Am J Roentgenol 1999;173:1545.

Park MS et al: Recurrent pyogenic cholangitis: comparison between MR cholangiography and direct cholangiography. Radiology 2001;220:677.

▶ 硬化性胆管炎

硬化性胆管炎是一种原因不明的少见疾病,其特点是胆管的非细菌性狭窄,约 60% 的患者合并有溃疡性结肠炎;而溃疡性结肠炎的患者中,约 5% 患硬化性胆管炎。其他少见的伴随症状还有甲状腺炎、腹膜后纤维化和纵隔纤维化。该病主要发生于 20~50 岁的男性。在大多数病例中,整个胆道均受到了炎症过程的影响,致使胆管腔呈不规则的、部分的消失。虽然,狭窄段不像损伤或局限性的恶性狭窄那样短,但该病的狭窄仍局限在肝内或肝外胆道。胆管壁僵硬,含有增生的胶原和淋巴组织。因管壁厚,管腔十分狭窄。

临床症状表现为逐渐出现的轻度黄疸和瘙痒。在没有胆道手术史的患者中,细菌性胆管炎的症状(如发热和寒战)不常见。实验室检查结果呈典型的胆汁淤积改变。血清总胆红素平均 4mg/dl,很少超过 10mg/dl。ERCP 检查常具有诊断意义,可显示胆管腔的不规则狭窄,呈串珠改变。肝活检可表现为胆管周围炎和胆汁淤积,但这些改变并无特异性。

硬化性胆管炎的并发症包括结石和胆管腺癌,后者最多见于合并溃疡性结肠炎的患者。此外,患有溃疡性结肠炎和硬化性胆管炎的患者患肠黏膜不良增生及结肠癌的危险性比单纯溃疡性结肠炎患者要大得多。

熊去氧胆酸[10mg/(kg·d)]可改善肝功能和症状。消胆胺能减轻瘙痒。经皮经肝穿刺气囊扩张可用于治疗有明显狭窄的病例。对于病变主要位于肝外胆管远端而肝内胆管扩张应行胆总管空肠 Roux-en-Y 吻合术。肝内胆管严重受累的患者可考虑肝移植。

硬化性胆管炎的自然病史是一个慢性过程,其严重性不可预测。有些患者治疗后几乎完全好转,但不常见。细菌性胆管炎常发生于手术后,尤其在未充分引流的情况下更易出现。对这类患者需间歇性应用抗生素。大多数患者经过数年轻度、中度黄疸和皮肤瘙痒后,逐渐出现继发性胆汁性肝硬化。晚期病例是肝移植的适应证,其疗效满意。

Ghosh S, Shand A, Ferguson A: Ulcerative colitis. BMJ 2000;320:1119.

Kim WR et al: A revised natural history model for primary sclerosing cholangitis. Mayo Clin Proc 2000;75:688.

Kubicka S et al: K-ras mutations in the bile of patients with primary sclerosing cholangitis. Gut 2001;48:403.

Ryder SD, Beckingham IJ: ABC of diseases of liver, pancreas, and biliary system. Other causes of parenchymal liver disease. BMJ 2001;322:290.

van Hoogstraten HJ et al: Ursodeoxycholic acid therapy for primary sclerosing cholangitis: results of a 2-year randomized controlled trial to evaluate single versus multiple daily doses. J Hepatol 1998;29:417.

（王志东　蒋安　译,韩庆　校）

第 26 章　胰腺

26

胚胎学

　　胰腺于胚胎的第四周开始发育,腹、背侧胰芽来源于前肠的尾部。起初,两个胚芽位于肠道的右侧并与胰胚组织腹部的起始端相融合。后来,当十二指肠发生旋转,胰腺组织改为左侧。在成人,只有胰头下部及钩突部来源于腹侧胚芽,胰头的起始部、胰体及胰尾均来源于背侧胚芽。大部分胰腺背部胰管与腹侧的胰管相连形成主胰管(Wirsung 管),主胰管上方的胰管构成副胰管(Santorini 管)。有 5%~10% 的人,其胰腺腹部与背部的管道并未融合,大部分胰腺组织通过副胰管和小乳头开口进行引流,只有胰腺腹部的一部分组织与胆总管一同通过十二指肠乳头进行引流。

解剖学

　　胰腺近似椭圆形,位于上腹,为腹膜后位器官(见图 26-1 及图 26-2)。在成人,胰腺长 12~15cm,重 70~100g。胰腺可分为三部分:胰头、胰体、胰尾。胰头与十二指肠中段相邻,位于下腔静脉与肠系膜上动静脉的前方,胰腺钩突形似舌头,位于肠系膜上动静脉出后腹膜处的后侧,胃及十二指肠的第一段位于胰腺的前

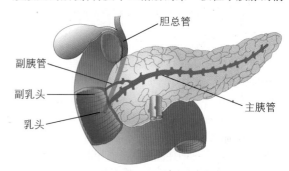

▲图 26-1　胰腺导管系统的解剖示意图

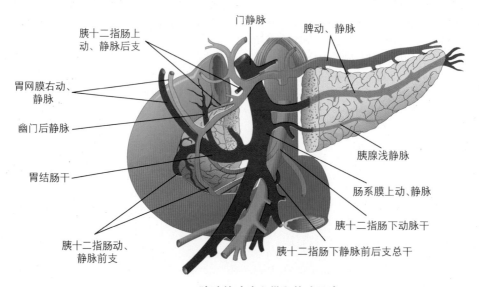

▲图 26-2　胰腺的动脉血供和静脉回流

方。胆总管经胰头后侧的沟槽进入十二指肠。胰体的后方与腹主动脉、左膈脚、左肾及左肾上腺相邻。胰尾位于脾门部。主胰管（Wirsung 管）沿胰腺长轴由胰尾至胰体，继而与胆总管汇合，而后一同进入十二指肠壶腹部，副胰管（Santorini 管）于壶腹部近端 2~2.5cm 处进入十二指肠。

胰腺的血供来源于腹腔动脉及肠系膜上动脉（图 26-2）。胰十二指肠上动脉来源于胃十二指肠动脉，与十二指肠并行，后与来自于肠系膜上动脉的胰十二指肠下动脉相汇合，形成弓形。胰腺体、尾部血供主要来自于脾动脉分支，主要分支有胰背动脉、胰大动脉、胰尾动脉。静脉与动脉并行，淋巴液经与静脉伴行的胰周淋巴结回流。

胰腺神经主要为迷走神经及内脏神经。传出神经纤维由右侧迷走神经腹腔支的腹腔丛发出，止于胰腺小叶间的神经节，节后纤维控制胰腺腺泡、胰岛及胰管。

传入神经纤维也是迷走或内脏神经，后者调控痛觉。交感神经经过内脏神经的腹腔丛，调节胰腺血管。

生理学

▶ 外分泌功能

胰腺的外分泌物为含有多种消化酶的碱性液体（pH 7.0~8.3），1~2L/d。外分泌物在激素类胰泌素、胆囊收缩素（CCK）及副交感神经的迷走神经的作用下被激活。胰泌素、胆囊收缩素在十二指肠黏膜细胞中合成、储存，当感受到来自肠腔的刺激信号后被释放。胰泌素的释放与十二指肠内的酸性物质有关，胆囊收缩素的释放受肠腔内脂肪及蛋白代谢产物的调节。

在胰泌素的作用下，水和电解质由腺细胞及导管细胞分泌。分泌受到交换信号及导管集合系统中活化的分泌物的调节。分泌的钠、钾阳离子浓度与血浆内的浓度相同，碳酸氢根与氯离子的浓度则随分泌率发生改变，且随着分泌率的增高，碳酸氢根浓度逐渐增高，而氯离子的浓度逐渐下降，但其总和永远相等。胰液可以中和十二指肠内的胃酸、纠正 pH，从而使胰酶保持活性。

胰酶在胰腺腺泡细胞中合成、储存（以酶原颗粒形式），当受到胆囊收缩素或迷走神经的刺激后释放。胰酶可以分解蛋白、脂类及淀粉。脂肪酶和淀粉酶以有活性形式储存及分泌，蛋白酶以无活性的前体分泌，由十二指肠酶肠激酶激活，其他胰酶还包括核糖核酸酶、磷脂酶 A。磷脂酶 A 由无活性的前体形式释放，在胰蛋白酶的作用下活化，其催化胆汁卵磷脂向溶血卵磷脂转化。

胰腺转化蛋白的速度超过其他器官。从静脉注射氨基酸到整合成酶蛋白，再到出现在胰液内只需要不到 1 小时。3 种途径可以防止胰腺被其蛋白酶自消化。①蛋白酶以酶原颗粒的形式储存在腺泡细胞中；②蛋白酶以无活性的形态被分泌；③蛋白酶抑制物存在于胰液及胰腺组织中。

▶ 内分泌功能

在进食后，胰岛素可以促进食物的储存，而在禁食时，胰高血糖素可以促进食物转化功能。胰岛素、胰高血糖素、胰多肽、生长抑素均由胰岛细胞产生。

胰岛素，由 51 个氨基酸残基组成的多肽（MW5734），在 B 细胞内由前体胰岛素原转化而来，胰岛素的分泌受血浆中代谢底物浓度的调节，主要包括：葡萄糖、氨基酸、短链脂肪酸。葡萄糖是常见的促进胰岛素分泌的物质。葡萄糖与 B 细胞表面的葡萄糖受体结合后，启动了胰岛素的合成及释放。胰岛素的释放受到钙离子、胰高血糖素、胰泌素、胆囊收缩素、血管活性肠肽、胃泌素的调节，其机制为提高葡萄糖受体的敏感性。肾上腺素、甲苯磺丁脲、氯磺丙脲则通过腺苷酸环化酶系统途径调节胰岛素的分泌。

胰高血糖素，由 29 个氨基酸残基（MW3485）组成，存在于 A 胰岛细胞。胰高血糖素的分泌受低血糖、氨基酸、儿茶酚胺类、交感神经冲动、胆囊收缩素等的调节，高血糖症及胰岛素则抑制其释放。

胰岛素促进碳水化合物、脂肪、蛋白、核苷酸的合成代谢，降低糖、脂、蛋白的分解代谢，抑制糖异生、尿素合成及生酮作用。胰高血糖素促进肝脏内的糖异生，脂肪组织及肝组织中的蛋白质、脂肪的分解代谢。脂肪分解代谢增强的同时，生酮作用及糖异生也随之增加。胰高血糖素增加肝脏、心脏、骨骼肌、脂肪组织中 cAMP 的生成。短期的糖异生受到胰岛素和胰高血糖素的共同调控。研究发现，胰岛素、胰高血糖素通过与存在于细胞表面的受体相结合发挥作用。在胰岛素及胰高血糖素进入体循环前，含有高浓度胰岛素及胰高血糖素的血液流经胰腺腺泡，继而与腺泡细胞上的受体相结合。

环状胰腺

环状胰腺是一种罕见的先天性疾病，其特点为从胰头部起始的胰腺组织呈环状包绕十二指肠降部，这种疾病常以婴儿十二指肠梗阻出现，主要临床表现为餐后呕吐。如果梗阻平面位于胆总管的远端，呕吐物中可见到胆汁。X 线可见膨大的胃、近端十二指肠（双球征），梗阻平面以下的小肠没有或仅有少量气体存在。

在纠正水、电解质紊乱后，应给予十二指肠空肠吻合术或其他相似的术式解除梗阻，禁止性梗阻胰腺切除术，因为术后常发生胰瘘或者急性胰腺炎。

偶然情况下，成人也可出现环状胰腺，其症状与婴儿相似。

胰腺炎

胰腺炎是一种常见的非感染性炎症,主要由激活、间质裂解及胰酶自身消化引起。其病理过程可能伴有持续的胰腺形态及功能上的改变。我们对胰腺炎的发病原因知道的很多,我们有许多试验数据,但是我们对其发病机制仍然不清楚。

急性胰腺炎常见的临床表现为,突发性上腹部疼痛、恶心、呕吐,血清淀粉酶升高。慢性胰腺炎常见的临床表现为慢性腹痛、X 线提示钙化,外分泌或内分泌不足而引起的脂肪泻及糖尿病。慢性胰腺炎常引发急性胰腺炎。急性复发性胰腺炎,反复发作但无持久性胰腺损伤的胰腺炎,常见于胆源性胰腺炎。慢性复发性胰腺炎,慢性胰腺炎反复急性发作,本章暂不介绍,酒精性胰腺炎属于此类。亚急性胰腺炎,通常指那些酒精性胰腺炎发作后的急性胰腺损伤。

▶ 病因学

胰腺炎的病因有胆石症、酒精、高钙血症、外伤、高脂血症、先天性基因遗传,以及自身免疫性,病因不同,疾病的临床表现及病理也不尽相同。

A. 胆源性胰腺炎

40% 的胰腺炎与胆石症有关,如果不治疗,将可能引发急性胰腺炎,但是不论胆源性胰腺炎发病多少次,很少会转变为慢性胰腺炎。解除胆道疾病常可阻止胰腺炎的复发。其发病机制可能为胆结石引起的 vater 壶腹或胰管的一过性梗阻。胰腺炎中 25% 的患者有胆总管结石,其中 90% 的患者在发病后 10 天内会有胆结石随胆汁排泄,因此认为是胆石或胆泥通过总胆管和 vater 壶腹引发胰腺炎。其他与胆石症有关的发病机制将在后面讨论。

B. 酒精性胰腺炎

在美国,酒精性胰腺炎占胰腺炎总发病率的 40%,患者常有酗酒或大量饮用酒精性饮料的病史。在啤酒流行的国家酒精性胰腺炎的发病率不高。在发生酒精性胰腺炎以前,患者多有 6 年或以上的酗酒病史,即使是第一次发病,只要胰腺有病理变化,就会出现慢性胰腺炎的临床表现。因此,无论临床表现如何,酒精性胰腺炎等同于慢性胰腺炎。

乙醛是乙醇的代谢产物,在黄嘌呤氧化酶的作用下产生毒性氧。实验室发现,酒精可降低磷酸合成磷脂,降低酶原合成,引起胰泡细胞发生微结构变化。剧烈饮酒可刺激胰腺分泌,引起 Oddi 括约肌痉挛,其表现与实验结果相似。如果患者可以禁酒,急性损伤可以停止,但是由于持续性 Oddi 括约肌痉挛及纤维化,实质性损伤继续进行。

C. 高钙血症

甲状旁腺亢进及其他并发高钙血症的疾病,偶尔并发急性胰腺炎。一段时间后,可出现慢性胰腺炎和胰管结石。胰液中高浓度的钙可诱导蛋白酶提前激活,其也可促进胰管内结石形成。

D. 高脂血症

有些患者,特别是酗酒者,当胰腺炎急性发作时可出现一过性高脂血症,在其他原发性高脂血症(例如高乳糜颗粒或低密度脂蛋白),急性胰腺炎似乎是代谢异常的直接结果。高脂血症性胰腺炎发生时血清淀粉酶常正常,可能与血脂影响检测有关,但尿蛋白酶常升高。医生应该检查每个出现急性腹痛的患者,因为如果血浆呈乳状,那么胰腺炎常可确诊。如果为原发性脂代谢紊乱,控制饮食可减少胰腺炎及其他并发症的发生。

E. 家族性胰腺炎

这类疾病,腹痛常出现在儿童期。基因缺陷常出现在外显子不一的非 X 染色体连锁显性遗传。一些患病家族会出现氨基酸尿,但此发生率不高。糖尿病脂肪泻不常见。大多数患者会出现慢性钙化性胰腺炎,常需要通过手术解除慢性疼痛。家族性胰腺炎常进展为胰腺癌。

F. 蛋白缺乏症

一些蛋白质摄入量明显缺乏的人,其发生慢性胰腺炎的几率会增高,其原因还不明;通常认为酗酒者给予高蛋白及高热量摄入较摄入低量蛋白及脂肪更容易引起胰腺炎。

G. 手术后胰腺炎

胆道探查术后可能出现胰腺炎,特别是括约肌切开术。两个现在已改正的手术习惯可能与之有关:①T 管过长延伸至 Oddi 括约肌;②胆总管探查术中将括约肌扩张达 5~7mm。胰腺手术包括胰腺活检是术后胰腺炎的另一原因。胃部手术或其他远离胰腺的手术也可能诱发胰腺炎。心肺转流术后常出现胰腺炎,危险因素包括术前肾衰、瓣膜手术、术后低血压、围术期服用氯化钙($>800mg/m^2$)、ERCP 及经内镜括约肌切开术也可引起胰腺炎。

个别术后胰腺炎病例由 BII 式胃大部切除术引起,可能与输入袢梗阻、十二指肠分泌物在高压下反流入胰管有关。此结论已在狗的实验中验证(Pfeffer 袢模型)。

H. 药物诱导性胰腺炎

药物引起的胰腺炎病例较人们认为的要高。常见的药物有皮质醇、含雌激素的避孕药、硫唑嘌呤、噻嗪类、利尿药、四环素类。雌激素引起的胰腺炎的发病机制为药物引发高甘油三酯。其他药物引发胰腺炎的机制还不清楚。

I. 梗阻性胰腺炎

胰管慢性不全梗阻可能是先天性的,又或是损伤或是炎症恢复后所形成的。

一段时间后，纤维组织形成阻碍胰液分泌，慢性胰腺炎出现，有时也会形成急性胰腺炎。

胰腺分裂也可发生梗阻性胰腺炎。其原因为胰腺分裂合并炎症反应可缩小小乳头开口，使胰液不能充分引流。ERCP 是诊断胰腺分裂的常用方法，如果患者发生急性胰腺炎，并且检查发现胰腺分裂，此时若无其他原因解释，那么胰腺分裂则是最可能的病因。

小乳头括约肌成形术以及梗阻处放置支架是常用的治疗方法，但效果不太理想，这可能与不可逆的胰腺实质改变及持续存在的慢性炎症反应有关。出现明显慢性胰腺炎改变的患者，外科治疗应给予胰腺切除或引流(见治疗)。

J. 特发性胰腺炎和其他原因

大约 15% 的患者无明确原因发生胰腺炎，其人数仅低于胆源性及酒精性胰腺炎，位列第三位。如果对这些人进行更细致的检查(如检查其十二指肠引流物的胆固醇结晶)，很多患者存在不易被超声诊断出的胆结石或是胆泥，其可能与胆囊纤维基因突变有关。

其他还有病毒感染、蝎蜇伤等引起的胰腺炎。

▶ 发病机制

急性胰腺炎患者可见胰腺组织磷脂酶 A 和溶血卵磷脂升高，腹水中出现胰蛋白酶，因此人们普遍认为胰腺炎发病与胰酶自身消化有关。实验研究发现，给予胰管注射活化的消化酶可诱发胰腺炎。胰腺炎患者胰腺内的胰蛋白酶并未明显升高，可能与胰蛋白酶抑制物的抑制作用有关。虽然并没有十分充分的证据证明，但是胰腺自身消化学说得到了广泛的认可。其他可能的原因还包括微循环障碍、淋巴细胞聚集、激肽释放酶 - 激肽系统的激活。

多年来人们一直认为胰蛋白酶及其他蛋白酶是造成胰腺损伤的主要因子，但是最近的研究表明，磷脂酶 A、脂肪酶以及弹性蛋白酶在胰腺损伤中的作用的明显。胰蛋白酶通常不分解正常细胞，即使是进入组织间隙的胰蛋白酶，其也不会引起组织凝固性坏死，而凝固性坏死是胰腺损伤的主要表现。

胆盐中含有少量的磷脂酶 A，其可分解游离磷脂(如卵磷脂)或是存在于细胞膜表面的磷脂，产生具有明显活性的溶血复合物。磷脂酶 A 通过分解胆汁中或是胆盐中的卵磷脂、又或是其他磷脂酶 A 产生溶血卵磷脂，后者可引发重症坏死性胰腺炎，胰蛋白酶具有促进作用，因为其可促进磷脂酶 A 活化。

胰弹性蛋白酶具有分解弹性组织和蛋白组织的作用，正常情况下其在胰腺内以无活性的形式存在，因其具有分解血管壁的作用而被认为是引起胰腺出血的主要原因。

如果自消化是胰腺炎共同的途径，那么就需要解释胰管内出现的活化的酶类以及它们的反应产物还有它们如何进入细胞间隙，这将引起人们对病原学因素与自消化关系的探索，这也是现在最关注的理论。

A. 梗阻分泌学说

对于动物，结扎胰管会引起胰腺水肿，炎症会在 1 周内消失，随后胰腺外分泌部分将萎缩。如果给予实验动物部分或是间断性胰管结扎，并同时给予胰液分泌刺激则会产生胰腺炎。但是这种方法不能制造重症胰腺炎。人胰腺分泌的磷脂酶 A 是狗或者大鼠胰腺分泌量的 10 倍，这可能是人更容易发生重症胰腺炎的原因。

B. 共同通道学说

Opie 发现一个胰腺炎患者的 vater 壶腹内嵌顿一结石，因此怀疑胆汁反流入胰管可能是胰腺炎发生的起始阶段。胆汁反流需要胰管和胆总管间有一共同通道，虽然 90% 的人都有胰胆管的共同通道，但是只有 10% 的人其共同通道足够长，以使得当有结石阻塞壶腹时出现胆汁反流入胰管。实验证实，单纯阻塞胰管与阻塞共同通道所产生的胰腺炎严重程度相似，因此胆汁反流被认为是胰腺炎发生的又一病因。

C. 十二指肠液反流

胰酶大都是在十二指肠内由肠激酶激活的，以上的学说无法解释胰酶如何在胰管内激活，动物实验中，将胰管入十二指肠的远端经外科手术结扎形成一闭合袢，回流的十二指肠液则会引发重症胰腺炎(Pfeffer 袢)。BⅡ式胃切除后输入袢梗阻所引发的胰腺炎就属于这种类型，除此以外，没有明确的例子与十二指肠反流性胰腺炎有关。

D. 胰管逆向弥散

如同胃黏膜建立起一个屏障以抵抗高浓度胃酸，胰管上皮也拥有阻止胰酶扩散入胰腺实质的屏障。在用猫做的实验中，发现胰管屏障很容易受到酒精、胆汁酸的损伤，并且即使是口服含酒精饮品也会损伤胰管上皮，因为酒精可分泌入胰液。胰管表面屏障损伤后，胰管允许分子量小于 20 000 的分子通过，因此胰酶可以进入胰腺实质引发胰腺炎。

Steer 等的研究结果表明，多种胰腺炎模型的早期，例如胰管梗阻性胰腺炎，酶原在腺泡细胞内被溶酶体水解酶(如组织蛋白酶 B)激活。这似乎对胰腺炎的发生给了一个统一的解释。但是要解释这种改变必须以假设其他因素为前提。对于胆源性胰腺炎，Vater 壶腹部的结石一过性梗阻似乎是先决因素，酒精性胰腺炎则有多种因素，包括部分性胰管梗阻，分泌刺激，胰管屏障急性刺激，酒精对胰腺实质细胞的毒性作用。

E. 全身表现

重症急性胰腺炎可并发多器官功能衰竭，主要包括呼吸功能不全(急性呼吸窘迫综合征)、心功能不全、肾功能不全、应激性胃溃疡。这些器官损伤的发病机制与脓毒症引起的多器官损伤相似,事实上,胰腺脓肿所引发的脓毒症是急性胰腺炎发病中非常危险的因素。急性胰腺炎时,胰蛋白酶、细菌内毒素以及其他因子均释放入血。血清因子与肵酶类(α_2巨球蛋白)的复合物浓度下降,其下降程度与胰腺炎的严重程度成比例。巨噬细胞清除 α_2 巨球蛋白能力下降,导致巨球蛋白聚集。这些具有蛋白酶活性的复合物很可能与全身毒性反应有关。内毒素可能由肠道移位的菌群产生。通过体循环,肵酶类和内毒素激活补体系统(特别是C5)和激肽酶补体活化可导致粒细胞在肺毛细血管中聚集。由粒细胞产生的中性粒细胞弹性蛋白酶、超氧阴离子、过氧化氢、氢氧根与缓激肽可形成局部毒性作用,增加肺组织的通透性。花生四烯酸代谢产物(PGE_2,PGI_2,白三烯 B_4)也参与局部毒性的形成。类似病理改变也在其他器官发生。

Chen JW, Saccone GT, Toouli J: Sphincter of Oddi dysfunction and acute pancreatitis. Gut 1998;43:305.

Cohn JA et al: Relation between mutations of the cystic fibrosis gene and idiopathic pancreatitis. N Engl J Med 1998;339:653.

Eckerwall G, Andersson R: Early enteral nutrition in severe acute pancreatitis: a way of providing nutrients, gut barrier protection, immunomodulation, or all of them? Scand J Gastroenterol 2001;36:449.

Etemad B, Whitcomb DC: Chronic pancreatitis: diagnosis, classification, and new genetic developments. Gastroenterology 2001;120:682.

Granger J, Remick D: Acute pancreatitis: models, markers, and mediators. Shock 2005;24(Suppl 1):45.

Halangk W et al: Role of cathepsin B in intracellular trypsinogen activation and the onset of acute pancreatitis. J Clin Invest 2000;106:773.

Layer P, Keller J: Pancreatic enzymes: secretion and luminal nutrient digestion in health and disease. J Clin Gastroenterol 1999;28:3.

Miskovitz P: Role of selectins in acute pancreatitis. Crit Care Med 2001;29:686.

Opie EL: The theory of retrojection of bile into the pancreas. Rev Surg 1970;27:1.

Sharer N et al: Mutations of the cystic fibrosis gene in patients with chronic pancreatitis. N Engl J Med 1998;339:645.

Spanier BW, Dijkgraaf MG, Bruno MJ: Epidemiology, aetiology and outcome of acute and chronic pancreatitis: An update. Best Pract Res Clin Gastroenterol 2008;22:45.

Steer ML: How and where does acute pancreatitis begin? Arch Surg 1992;127:1350.

(一) 急性胰腺炎

诊断要点

▶ 急性剑突下剧痛,常伴有背部疼痛
▶ 恶心、呕吐
▶ 血尿淀粉酶升高
▶ 多数患者伴有胆石症或酒精中毒

▶ 概述

水肿性胰腺炎与出血性胰腺炎的病理过程相同,其治疗原则也一致,出血性胰腺炎伴有并发症及高死亡率。当水肿性胰腺炎发生时,胰腺及胰周组织出现充血及间隙渗液,小的实质坏死病灶周围可见炎症细胞浸润。出血性胰腺炎发生时,可见胰腺实质出血,胰周及大片胰腺组织坏死。两种胰腺炎均可见腹膜表面脂肪坏死的钙化斑。

▶ 临床表现

A. 症状和体征

急性发病常出现在饱餐后,腹痛并向腰背部放射,疼痛剧烈常伴呕吐,甚至有些严重患者可发生休克。

胰腺炎还可引起脱水、心动过速、体位性低血压。心功能受抑制可能与血液中的致病因子有关。腹部检查可见肠鸣音减弱或消失。上腹痛,偶见全腹痛无并发症时体温常正常或轻度升高。可见胸腔积液,且左侧多见。如果腹部触及肿块,可能是肿大的胰腺(蜂窝织炎),如果是在病程后期出现,则可能是胰腺假性囊肿或脓肿。1%~2%的患者可出现侧腹部皮肤蓝染(Grey Turner 征),或是脐周皮肤蓝染(Cullen 征),提示胰腺出血经腹膜后腔进入皮下。

B. 实验室检查

血细胞比容可能因为脱水而升高,或是因为出血而下降。白细胞轻度增高,但在无并发症时,白细胞一般不超过 12 000/μl。肝功基本正常,血胆红素轻度升高(<2mg/dl)。

血清淀粉酶在发病后 6 小时升高达正常上限的2.5 倍,并持续数日。95% 的胆源性胰腺炎和85% 酒精性胰腺炎患者早期血淀粉酶超过 1000IU/dl。一些严重患者其血淀粉酶可低于 1000IU/dl。

胰腺炎早期血脂肪酶升高且持续数天,酒精性胰腺炎时脂肪酶升高明显,胆源性胰腺炎时淀粉酶升高明显,脂肪酶 / 淀粉酶可作为胰腺炎病因的鉴别依据。

其他急腹症也可引起淀粉酶升高,例如坏疽性胆囊炎、小肠梗阻、肠系膜梗死、穿孔性溃疡,但是其淀粉酶一般升高不超过 500IU/dl。高脂血症性胰腺炎发作时血淀粉酶无明显升高。有时,在抽血前淀粉酶含量会恢复到正常。

检查血淀粉酶、胰淀粉酶、唾液淀粉酶、巨淀粉酶的方法相同。因此,当发生高淀粉酶血症时,可出现唾液淀粉酶、巨淀粉酶升高,腹痛,但胰腺无炎症反应。

尿淀粉酶升高且具有诊断价值。尿淀粉酶超过5000 U/24h 有临床意义。胰腺炎引起肾小管重吸收淀粉酶下降(正常为 75% 经肾小球滤过的淀粉酶)。淀粉酶肌酸清除率以前被用来诊断急性胰腺炎。因为由于肾小管重吸收淀粉酶超负荷而引起的淀粉酶及尿蛋白升高对诊断胰腺炎特异性低,其升高也可见于急性疾病或是外伤引起的组织损伤。

急性重症胰腺炎发生时,由于钙与脂肪酸(来源于腹膜后脂肪的分解)的结合以及降钙素(由胰高血糖素刺激)引起的骨骼溶解重吸收,使得血钙浓度下降,同时还发生甲状旁腺功能减退,低蛋白血症。

C. 影像学检查

2/3 的病例可见腹部平片异常,常见靠近胰腺的空肠、横结肠、十二指肠膨大(哨兵祥),靠近胰腺的结肠痉挛引起右侧结肠充气,而左半横结肠正常(结肠阻断征)。以上改变无明显特异性。慢性胰腺炎可见胰腺钙化。上消化道可见扩张的十二指肠袢,Vater 壶腹肿大,胃激惹征。胸部平片可见左侧胸腔积液。

胰腺炎发病48~72 小时后如无好转,需行增强 CT 检测。CT 检测可见以下表现:基本正常的胰腺,胰腺蜂窝织炎,蜂窝织炎伴胰周炎症反应,胰腺坏死,胰腺脓肿或假性囊肿。

X 线平片可见胆囊结石。胰腺炎发病早期行 B 超检查胆囊结石是诊断胰腺炎的常用诊断方法。

胰腺炎恢复数周后,可行 ERCP 诊断性检查自发性胰腺炎(无酗酒史、B 超及胆囊造影未见胆囊结石)。40% 的患者可见胆囊结石或慢性胰腺炎表现。

▶ 鉴别诊断

有时,急性胰腺炎需要和其他上腹部疾病相区别(如急性胆囊炎、十二指肠溃疡穿孔、高位小肠梗阻、急性阑尾炎、肠系膜梗阻)。一般的诊断方法有临床表现、实验室检查、CT 检查。急性胰腺炎如与其他疾病相混,未给予及时治疗后果严重,此时可考虑行剖腹探查。

慢性高淀粉酶血症常与胰腺疾病相关。有些可见肾衰、慢性涎腺炎、唾液腺肿瘤、卵巢肿瘤、肝病,具体原因不明。血清淀粉酶同工酶检查是鉴别唾液淀粉酶和胰淀粉酶的常用检查方法。乳糜血症是慢性高淀粉酶血症的一种,其淀粉酶(通常是唾液淀粉酶)与血清中较大的糖蛋白或是免疫球蛋白分子结合,不易随尿排出。检测发现高淀粉酶血症及低尿淀粉酶常作为诊断依据。巨淀粉酶可见于其他疾病(吸收不良、酒精中毒、肿瘤),许多患者可有腹痛,但腹痛与巨淀粉酶血症关系不明。

▶ 并发症

急性胰腺炎主要的并发症为脓肿或假性囊肿,它们将在以后的章节介绍。胃及十二指肠炎症、破裂的假性囊肿、消化性溃疡可引起上消化道出血,腹腔内出血可来自于腹腔厚实脾动脉,或是急性脾静脉栓塞。十二指肠及横结肠炎症可能导致不全梗阻、出血、坏死、纤维化。

尽快地诊断出危险性并发症的存在,可以更有效地治疗,从而降低死亡率。可靠地危险性诊断标准来自于疾病的全身表现,包括临床及实验室检查,以及CT 检查发现的胰腺局部变化。Ranson 根据以前的方法建立了分期标准,见表 26-1。根据是否出现超过 2 天水潴留(输液量减去尿量)超过 2L/d 将胰腺炎分为重型或轻型。CT 检测胰腺局部变化更清楚。出现以下变化提示胰腺感染:胰周出现炎症,胰腺坏死(静脉造影胰腺增强不明显),胰腺脓肿(气泡征)。

表 26-1　Ranson 急性重症胰腺炎标准 *

基本情况
年龄 >55 岁
白细胞计数 >16 000/L
血糖 >200mg/dl
血清 LDH>350IU/L
AST(SGOT)>250IU/dl
入院 24 小时内病情进展情况
红细胞压积下降 >10%
尿素氮 BUN>8mg/dl
血钙 <8mg/dl
动脉氧分压 <60mmHg
碱剩余 >4meq/L
基本液体损失量 >600ml

* 并发症发生率及死亡率与出现上述标准的数目有关。死亡率的关系如下:0~2 标准 =2%;3 或 4=15%;5 或 6=40%;7 或 8=100%

▶ 治疗

A. 保守治疗

治疗目的是减少胰腺分泌、纠正水电解质紊乱。

1. 胃肠减压　禁食,经鼻胃管抽出胃分泌物,虽然后者无明显治疗作用。患者全身情况好转、恢复食欲、血清淀粉酶恢复正常后可进食。过早进食将加重疾病。

2. 输液　急性胰腺炎可引起腹膜后积液,充足血容量是维持血液循环和肾功能正常的基础。补充白蛋白以维持血浆胶体渗透压。重症出血性胰腺炎时,可以补充血液。液体补充是治疗的关键。补液不足导致胰腺炎发展。根据尿量及尿比重补液。

3. 抗生素　急性水肿性胰腺炎可不用抗生素。但是,胰腺渗透力强的抗生素可用于重症胰腺炎。亚胺培南是常用的抗生素。抗生素可用于治疗需手术治疗的并发症。

4. 钙和镁　急性重症胰腺炎发生低血钙时需经静脉补钙,补钙量根据检测结果。低血钙可引起心律失常。低血镁也很常见,且多见于酒精性胰腺炎,可根据检测结果补充镁离子。

5. 吸氧　30% 的急性胰腺炎患者需要给予低氧治疗。低氧常不被发觉,没有临床或 X 线表现,与胰腺炎的严重程度不成比例。重症胰腺炎常出现低氧,其常伴有低钙血症,常出现 ARDS,但机制不明,肺损伤主要表现为氧容量不足和弥散障碍。

应警惕患者出现低氧血症,发病初期每 12h 检测一次动脉血气。PaO_2 低于 70mmHg 患者给予氧疗。有的患者需给予机械通气及器官内插管。利尿剂可减轻肺水肿和改善动脉血氧饱和度。

6. 腹腔灌洗 对于病情严重者,可给予腹腔灌洗,以减少内毒素等物质入血引起全身反应,虽然还没有相关实验支持这种做法,但一部分患者给予腹腔灌洗后病情好转。重症患者接受 24~48h 正规治疗后如无好转,可给予腹腔灌洗。腹腔灌洗的方法为经腹腔引流管每小时注入并引流 1~2L 林格液,持续 1~3 天。现有资料进行 Meta 分析提示对治疗无作用,在临床试验以外这种治疗方法不被推荐。

7. 营养 超过 1 周不能进食的重症胰腺炎患者给予肠外营养可维持患者营养需要的同时抑制胰腺分泌。经口摄入营养成分或是经导管小肠营养不能避免刺激胰腺分泌。任何形式的直接营养都不利于胰腺的恢复。

8. 其他药物 对照试验认为奥曲肽、H2 受体阻滞剂,抗胆碱能药物、胰高血糖素、抑肽酶等药物对胰腺炎无明显作用。

B. 内窥镜乳头切开术

胆源性胰腺炎常由胆结石堵塞 Vater 壶腹引起。多数情况下,它可以进入小肠,但有时会持续阻塞壶腹部。不超过 10% 的胆源性胰腺炎病情严重(3 个或以上 Ranson 标准),重症胆源性胰腺炎发病 72h 内给予内镜下括约肌切开术可降低胆道脓血症发病率,降低胰腺炎死亡率。

C. 外科治疗

急性胰腺炎无并发症禁止手术。但是,严重腹痛诊断不明的患者,行诊断性剖腹探查不会加重胰腺炎。

应用剖腹术进行诊断,可见轻到中度胰腺炎,行胆囊切除术,术中胆管造影可见胆结石,但是不能动胰腺。对于重症水肿性胰腺炎,需行胃结肠网膜分离和胰腺探查。除给予胰腺灌洗、引流,最好给予坏死组织清除。

发病早期 B 超检查胆囊常用来诊断胆源性胰腺炎。临床症状减轻后可行胆囊切除术,否则数周后常出现复发性胰腺炎,发生率高达 80%。发病早期禁止行胆总管探查、括约肌成形术或是内镜下括约肌切开术。如病情严重,需等胰腺炎恢复后数月行胆囊切除术。

坏死胰周组织常发生细菌感染,发生率达 40%,行坏死组织清除术可降低重症胰腺炎病死率。病例对照表明 50%~80% 的死亡率与未行及时的手术治疗有关,10%~40% 与未行坏死切除有关。通过临床检查诊断

胰腺坏死。当 Ranson 标准达 3 个或以上,平均 4 个时,应给予患者手术治疗。胰腺炎发病早期,用增强 CT 检查如发现增强不明显区域,表明此区域血液低灌注,提示存在胰腺实质或是胰周坏死,行经皮细针穿刺证实是否存在感染,胰腺炎发病后期,可出现胰腺坏死感染和胰腺脓肿,需对此二者进行区别。对于坏死感染性胰腺炎和临床症状严重的胰腺炎,其适宜行外科治疗,而对于仅有胰腺坏死而无胰腺感染的患者,只有当病情恶化才可行手术治疗,术中应充分暴露胰周,将坏死组织仔细地钝性剥离。如有胆管梗阻需放置 T 管,胆结石需行胆囊切除。于清创处放置 2 根大号引流管,引流腹腔残留物及术后无菌灌洗,术后每天 8L 液体灌洗,平均持续 2 周。

现在,CT 是唯一可以诊断坏死组织是否感染,以及是否需要手术治疗的检测手段。

手术治疗急性胰腺炎并发症,如脓肿、假性囊肿、胰腺积液将在以后章节中讨论。

▶ **预后**

急性胰腺炎的死亡率为 10%,几乎所有的死亡均发生在胰腺炎早期,且 Ranson 评分在 3 分或 3 分以上。呼吸功能不全及低血钙提示预后不良。重症坏死性胰腺炎的死亡率在 50% 或以上,外科治疗可降低到 20%,胰腺炎发病后持续 3 周或以上的发热或高淀粉酶血症提示胰腺脓肿或假性囊肿的存在。

Abu-Zidan FM, Bonham MJ, Windsor JA: Severity of acute pancreatitis: a multivariate analysis of oxidative stress markers and modified Glasgow criteria. Br J Surg 2000;87:1019.

Beckingham IJ, Bornman PC: ABC of diseases of liver, pancreas, and biliary system. Acute pancreatitis. BMJ 2001;322:595.

Bornman PC, Beckingham IJ: ABC of diseases of liver, pancreas, and biliary system. Chronic pancreatitis. BMJ 2001;322:660.

Brivet FG, Emilie D, Galanaud P: Pro- and anti-inflammatory cytokines during acute severe pancreatitis: an early and sustained response, although unpredictable of death. Parisian Study Group on Acute Pancreatitis. Crit Care Med 1999;27:749.

Chang L et al: Preoperative versus postoperative endoscopic retrograde cholangiopancreatography in mild to moderate gallstone pancreatitis: a prospective randomized trial. Ann Surg 2000; 231:82.

Dervenis C, Bassi C: Evidence-based assessment of severity and management of acute pancreatitis. Br J Surg 2000;87:257.

Frakes JT: Biliary pancreatitis: a review. Emphasizing appropriate endoscopic intervention. J Clin Gastroenterol 1999;28:97.

Gumaste V: Prophylactic antibiotic therapy in the management of acute pancreatitis. J Clin Gastroenterol 2000;31:6.

Hamano H et al: High serum IgG4 concentrations in patients with sclerosing pancreatitis. N Engl J Med 2001;344:732.

Nealon WH, Matin S: Analysis of surgical success in preventing recurrent acute exacerbations in chronic pancreatitis. Ann Surg 2001;233:793.

Platell C, Cooper D, Hall JC: A meta-analysis of peritoneal lavage for acute pancreatitis. J Gastroenterol Hepatol 2001;16:689.

Schmid SW et al: The role of infection in acute pancreatitis. Gut 1999;45:311.

Toh SK, Phillips S, Johnson CD: A prospective audit against national standards of the presentation and management of acute pancreatitis in the South of England. Gut 2000;46:239.

Uhl W et al: Acute gallstone pancreatitis: timing of laparoscopic cholecystectomy in mild and severe disease. Surg Endosc 1999;13:1070.

Williams M, Simms HH: Prognostic usefulness of scoring systems in critically ill patients with severe acute pancreatitis. Crit Care Med 1999;27:901.

Windsor JA, Hammodat H: Metabolic management of severe acute pancreatitis. World J Surg 2000;24:664.

（二）胰腺假性囊肿

诊断要点

▶ 剑突下包块或疼痛

▶ 中度发热及白细胞升高

▶ 持续性血淀粉酶增多

▶ CT 或 B 超提示胰腺囊肿

▶ 概述

胰腺假性囊肿起自胰腺，其内液体酶含量很高。假性囊肿常位于胰腺实质内或邻近的小网膜囊内，还可以位于颈部、纵隔或是盆腔。炎症刺激腹膜、肠系膜、浆膜产生的纤维组织构成了假性囊肿的囊壁，其抑制了胰腺分泌物的扩散。因为囊壁无上皮组织，因此称其为假性囊肿。

假性囊肿的形成有两条途径。多数假性囊肿来源于重症胰腺炎并发症，当胰腺炎炎症消退后，渗出胰液及胰腺坏死组织形成无菌囊肿无法被吸收，便形成了假性囊肿。如果聚集的渗出物及坏死组织受到感染则形成脓肿而非假性囊肿。有些酗酒者或是外伤患者虽未发生急性胰腺炎但也会形成假性囊肿，其机制可能为导管梗阻囊中形成，囊肿生长超过腺体的边界并失去表面上皮组织。创伤性假性囊肿一般在创伤发生后数周出现症状。一些为医源性的，如脾切除，还有一些来自于外力对腹部的打击。

急性胰腺炎中 2% 的患者发生假性囊肿。这其中 85% 为单发。

▶ 临床表现

A. 症状与体征

如果一个患者经正规治疗数周后无明显好转，或是好转后再次恶化，则应怀疑假性囊肿的存在。在出现临床症状前，影像学检查即能确定是否存在胰腺假性囊肿，CT 是常用的检查手段。常见的临床表现为柔软的肿块，通常由重大的胰腺和与其相连的组织（蜂窝织炎）构成。一段时间后，其可消失，如果持续存在提示为胰腺假性囊肿。

在一些病例中，假性囊肿发生的很隐蔽，未见明显的急性胰腺炎表现。

尽管前期疾病的类型不同，疼痛常常是主要症状，半数的患者会出现发热、体重下降、柔软且可触及的肿块。有时可出现黄疸，提示胆管胰腺内部分梗阻。

B. 实验室检查

半数患者可出现血清淀粉酶升高及白细胞增高。胆道梗阻时可出现胆红素增高，血清淀粉酶升高持续超过 3 周的患者，半数会出现假性囊肿。

C. 影像学检查

CT 是常用的检查方法，其可明确囊肿的大小、形状以及与周围组织的关系。急性假性囊肿常不规则，慢性假性囊肿常为圆形或类圆形。胰管扩张提示为慢性胰腺炎。胆总管扩张提示胆管梗阻，其可能来自囊肿或是潜在的慢性胰腺炎。

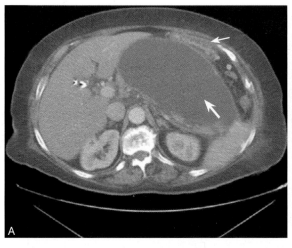
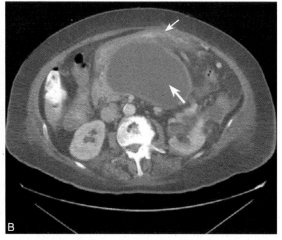

▲图 26-3　CT 检查发现仅靠胃的后方有一胰腺假性囊肿。大箭头所指为假性囊肿，小箭头所指为胃

A. 囊肿的头侧主要在腹腔，囊肿与胃和肝比邻。B. 囊肿的尾侧主要在腹腔。囊肿位于胃窦后方，胃紧贴于腹膜前壁，十二指肠被囊肿拉伸，引起饱腹感，这样的囊肿最好行经胃内引流

行 B 超检查胆囊内是否有结石,尤其是胰腺炎患者。虽然 B 超也能检测假性囊肿,但其所能提供的有用信息不如 CT。B 超多用于 CT 确诊后对假性囊肿变化的复查,X 线在此很少应用。

如果 CT 检查或肝功化验提示胆管或胰管明显异常则需行 ERCP 检查。管道扩张则需行外科引流合并假性囊肿引流。ERCP 常引起假性囊肿辨认不清,而这不是行 ERCP 的目的,因此 ERCP 不作为常规治疗方法。胃和十二指肠的扭曲不一定提示有囊肿。对呕吐患者,如发现胃或十二指肠的梗阻部位常为诊断囊肿的要点。

通过敏感性高的影像学的广泛应用,小的无症状假性囊肿常可检测出来。假性囊肿危害较小,通常不给于预防性手术治疗。

▶ 鉴别诊断

胰腺假性囊肿需与胰腺脓肿及急性胰腺蜂窝织炎相鉴别。脓肿提示感染。

偶尔,假性囊肿可见体重下降,黄疸,质硬但可触及的胆囊,常被认为是胰腺癌。CT 检查可见其内充满液体,有助于诊断。

囊性瘤体,包括囊腺瘤或囊腺癌,占囊性胰腺肿块的 5%,手术前不易于假性囊肿相区别。其诊断主要来自手术中肉眼观察及组织活检。

▶ 并发症

A. 感染

感染是一罕见并发症,常引起高热、寒战、白细胞增多,一旦确诊应给与引流。一些感染灶可行 B 超引导下经皮穿刺外引流,与胃相邻的感染性假性囊肿可给予囊肿胃吻合引流术,Roux-en-Y 囊肿胃吻合引流术的缝线不易愈合,应行外引流。

B. 破裂

囊肿突然破裂,囊液进入游离腹膜腔可引起化学性腹膜炎,出现板状腹及剧烈疼痛。对于迅速增大的假性囊肿应予以注意。囊肿破裂的处理方法为腹腔灌洗及引流。破裂囊肿的囊壁通常较薄,不易缝合,应给予外引流。囊肿破裂的几率不超过 5%,但是即使给予规范的处理,其危险性仍然很高。

C. 出血

出血可进入囊肿腔内或是囊肿侵犯的邻近脏器,囊内出血可引起腹腔包块增大、贫血。如果囊肿侵犯到胃,可引起呕血、黑便、鼻胃管引出血性物质。快速的出血可引起出血性休克,无法实行血管造影。如果时间允许,应行血管造影以明确出血点,其常为囊壁上的假性动脉瘤,如果可以应实行栓塞。如果栓塞成功,应等待数周以防止其复发,而后经相同位置按一般假性囊肿给予手术穿刺引流。如果栓塞失败,及时性手术治疗。可打开囊肿,结扎出血点,并给予内引流或外

引流。有时需行囊肿手术切除以防止出血复发。

▶ 治疗

胰腺假性囊肿的治疗原则为改善症状,预防并发症。囊肿的危害性比预期要小,对于没有症状或影像学证明体积不明显者,可先予以观察,即使有些囊肿持续存在数周也可自行消失,对于急性胰腺炎所并发的囊肿,在前 6~12 周应暂给与观察。40% 的囊肿可自行消失,因此在此阶段无需行导管穿刺引流,而内引流通常很困难。囊肿超过 5cm 需行手术治疗(如无手术禁忌证,例如严重的夹杂症),经导管外引流或经胃及小肠内引流可消除巨大囊肿。这样可以免除长时间的随访及反复的 B 超 CT 检查,也可避免危险并发症的发生,虽然几率很小。患者出现假性囊肿症状而无近期急性胰腺炎发病史,可不用等 6~12 周再行手术治疗,因为其囊肿壁成熟,可以耐受手术缝合到肠道上。由于假性囊肿压迫胆管可引起黄疸,可给予囊肿引流,并应行术中胆道造影确认胆管通常。

A. 切除术

胰腺切除是有确定疗效的治疗方法,但其只应用于胰尾部的慢性假性囊肿。此方法适用于外伤引起的囊肿,且胰体和胰头正常。但大部分囊肿的治疗方法还是外引流或内引流到肠道。

B. 外引流术

外引流适用于临床症状严重或囊壁尚未成熟不能与相邻肠道吻合的患者。将一根大管径的导管的一头与囊腔相同,另一头经腹壁置于体外。外引流中,有 1/3 的患者并发胰瘘,需行手术引流治疗,但是一半的患者经过数月胰瘘可自行愈合。外引流后假性囊肿的复发率是内引流的 4 倍。

C. 内引流术

内引流更适于假性囊肿的治疗,囊肿可在 Roux-en-Y 术后与空肠相连(空肠囊肿吻合术),或与胃后壁相连(胃后壁囊肿吻合术),或是与十二指肠相连(十二指肠囊肿吻合术),囊肿需与肿瘤相鉴别,应行组织活检。胃囊肿吻合术适用于紧贴胃后壁的囊肿,日后可应用腹腔镜完成此手术。Roux-en-Y 空肠囊肿吻合术适用于其他多个位置的引流,能够取得良好的引流效果。十二指肠囊肿吻合术适用于胰头内囊肿,紧邻十二指肠内侧壁,其他方法不易引流的囊肿。其手术步骤包括打开十二指肠侧壁,将囊肿经侧壁与十二指肠相通,缝合侧壁。内引流数周后,囊腔将闭塞。即便是胃囊肿吻合术,术后一周便可自由饮食。X 线检查常见一小的残余囊腔。

D. 介入引流术

在 X 线或 B 超的引导下,可经皮穿刺行外引流。这种方法更适合感染性囊肿。在许多中心,外引流是治疗非并发症行假性囊肿的首选方法。有 2/3 的患者

可通过此方法将囊肿永久性根除。对于巨型假性囊肿（占据腹腔的一半），内引流不易实施，可行经皮外引流将囊肿缩小。偶尔，外引流可引起囊肿感染。这种情况常出现于囊腔内存在碎片状物质以致引流不畅。慢性外部胰瘘此方法的潜在并发症。

另有两种方法正在尝试：①将一导管先后经过皮肤、腹膜、胃的前后壁穿入囊腔内，数周后当囊腔与胃形成慢性窦道再将导管取出；②用胃镜在胃后壁开一个小洞将胃与囊肿相通。因为安全性与实效性等问题，这两种方法还未广泛应用。

▶ 预后

胰腺假性囊肿的复发率为 10%，其中外引流的并发症发生率较高。术后囊肿严重性出血发生率低，主要见于胃囊肿吻合术。但是，对大多数患者而言，外科治疗疗效肯定且并发症少。多数患者一段时间后出现慢性疼痛多提示存在慢性胰腺炎。

Cooperman AM: Surgical treatment of pancreatic pseudocysts. Surg Clin North Am 2001;81:411.
Heider R et al: Percutaneous drainage of pancreatic pseudocysts is associated with a higher failure rate than surgical treatment in unselected patients. Ann Surg 1999;229:781.
Heider R, Behrns KE: Pancreatic pseudocysts complicated by splenic parenchymal involvement: results of operative and percutaneous management. Pancreas 2001;23:20.
Mori T et al: Laparoscopic pancreatic cystgastrostomy. J Hepatobiliary Pancreat Surg 2000;7:28.
Neff R: Pancreatic pseudocysts and fluid collections: percutaneous approaches. Surg Clin North Am 2001;81:399.
Vidyarthi G, Steinberg SE: Endoscopic management of pancreatic pseudocysts. Surg Clin North Am 2001;81:405.

（三）胰腺脓肿

急性胰腺炎的患者中 5% 可发生胰腺脓肿，如不给予外科治疗后果严重。胰腺脓肿常见于低血容量性休克、胰腺感染，是胰腺炎术后常见并发症。脓肿的形成来源于胰腺坏死组织及血液渗出物的二次细菌污染。细菌经横结肠壁移位蔓延至胰腺出血处。迄今为止在重症急性胰腺炎发病早期预防性应用抗生素是否有用尚无定论。

▶ 临床表现

当急性重症胰腺炎患者病情加重出现高热或是症状好转后再次恶化时，应怀疑是否出现脓肿。通常，胰腺炎发病 2~4 周后，在出现感染前会出现一段时间的好转。上腹部痛及压痛以及可触及的疼痛性包块有助于诊断。大多数患者表现不明显（体温中度升高，无明显毒血症表现），可出现呕吐、黄疸，但一些患者只有发热及白细胞增多。血清淀粉酶可升高，但多数正常。特征性表现是血清白蛋白低于 2.5g/dl，以及碱性磷酸酶升高。胸部 X 线可见胸水及膈神经麻痹；偶尔可见胃及十二指肠受到肿物压迫，且此改变无特异性。CT 可见胰腺区存在液性包块，平片或 CT 见到包块内气体征可明确诊断。CT 引导下经皮穿刺，组织行 Gram 染色及培养有助于诊断。

一般而言，本病诊断困难，治疗滞后，危险性大、死亡率高。

▶ 治疗

脓液必须引流。可先给予经皮穿刺引流以减少毒素并行标本培养。对于一些患者经皮穿刺引流效果肯定，但有些患者胰周感染灶呈蜂窝状，含有坏死组织碎片，常引起引流不畅，此时需行坏死组织清创术。最好将置管引流作为外科手术治疗前的准备工作，而不是治疗方法。否则，可能因为多次无效的调节导管试图将其置于合适位置而耽误外科治疗。事实上，置管引流与外科手术是相互互补的。

因为多为混合感染（大肠埃希菌、类杆菌属、葡萄球菌、克雷伯菌属、变形杆菌、白色念珠菌等），术前应应用广谱抗生素。坏死组织予以清除并给予外引流。

术后（立即或延迟）可见脓腔出血。

▶ 预后

死亡率为 20%，原因主要有疾病本身的危险性，外科引流不充分以及部分患者未明确诊断。

Baril NB et al: Does an infected peripancreatic fluid collection or abscess mandate operation? Ann Surg 2000;231:361.
Beger HG, Rau B, Isenmann R: Prevention of severe change in acute pancreatitis: prediction and prevention. J Hepatobiliary Pancreat Surg 2001;8:140.
Kang CY et al: Development of HIV/AIDS vaccine using chimeric gag-env virus-like particles. Biol Chem 1999;380:353.
Tsiotos GG, Sarr MG: Management of fluid collections and necrosis in acute pancreatitis. Curr Gastroenterol Rep 1999;1:139.
Venu RP et al: Endoscopic transpapillary drainage of pancreatic abscess: technique and results. Gastrointest Endosc 2000;51(4 Part 1):391.

（四）胰性腹水和胰性胸腔积液

胰性腹水由胰腺渗液组成，不伴有腹膜炎及剧烈疼痛。因为患者多有酗酒史，常常被认为是肝硬化腹水。症状多由慢性假性囊肿渗漏引起，还有一些与胰管破裂有关。主要原因是成人的酒精性胰腺炎和儿童的外伤性胰腺炎。近期明显的体重下降及利尿药无效的腹水是其主要诊断依据。腹水呈黄色或是淡红色，含有大量蛋白（>2.9g/dl）及淀粉酶。胰腺腹水的确定主要通过腹水的化验及 ERCP 检查，ERCP 有助于确定胰液渗漏部位及给予必要的手术。

开始的治疗包括高营养支持及生长抑素的应用。如果 2~3 周后无明显好转，应行手术治疗。如果 ERCP 显像不清，可于造影剂还存留于胰管时行 CT 检查。CT 可检查出微小的胰管破损部位。手术包括空肠与胰腺漏出部位的 Roux-en-Y 手术吻合，或是与胰腺假性囊肿相吻合。经过恰当的处理结果将十分理想。病情恶化前治疗，患者死亡率低。

胰源性慢性胸腔积液源于各种原因的胰液漏入

胸腔所致。可检查胸水中的淀粉酶含量,通常将大于3000IU/dl。应行 CT 及 ERCP 检查。治疗包括胸导管引流、生长抑素、全营养支持。如果持续引流数周后胰瘘仍然存在或是导管拔出后复发,应将胰瘘部位与空肠行 Roux-en-Y 手术吻合,或是行远端胰腺切除术。

Dugernier T, Laterre PF, Reynaert MS: Ascites fluid in severe acute pancreatitis: from pathophysiology to therapy. Acta Gastroenterol Belg 2000;63:264.

Kaman L et al: Internal pancreatic fistulas with pancreatic ascites and pancreatic pleural effusions: recognition and management. Aust N Z J Surg 2001;71:221.

Takeo C, Myojo S: Marked effect of octreotide acetate in a case of pancreatic pleural effusion. Curr Med Res Opin 2000;16:171.

(五) 慢性胰腺炎

诊断要点

► 持续或反复发作的腹痛

► 50% 的患者 X 线可见胰腺结石

► 30% 患者可出现胰腺功能不全;吸收不良和糖尿病

► 多发生于酒精性胰腺炎

► 概述

大多数慢性胰腺炎来源于慢性酒精中毒,其他原因还有胆石症、高血钙、高血脂、各种原因引起的胰管梗阻、遗传因素(家族性胰腺炎)。直接胰腺损伤,不论是外力还是手术造成损伤,只要愈合过程中发生胰管狭窄就可能引发慢性胰腺炎。慢性胰腺炎常发生于梗阻胰管所从属的胰腺组织。虽然胆石症常反复发生急性胰腺炎,但是其很少引起慢性胰腺炎。

胰液中含有一种蛋白可使碳酸钙溶解。慢性胰腺炎时这种蛋白含量的下降导致碳酸钙沉淀并形成结石。慢性胰腺炎患者胰管内压力可升高至 40cmH$_2$O(正常时为 15cmH$_2$O)。这可能与胰液黏稠度增高、结石部分梗阻、纤维化引起的胰腺组织损伤性膨胀(间隔室综合征)有关。括约肌压力通常正常。胰腺还未被瘢痕所修复的患者,其胰管受高压出现扩张。此外,血液渗出可引起功能障碍。胰腺组织病理改变包括胰腺实质被破坏、纤维化、腺泡去分化、结石、胰管扩张。

► 临床表现

A. 症状与体征

慢性胰腺炎可以无症状,也可出现腹痛、吸收不良、糖尿病,或是三者都有。常出现上腹深部疼痛,腰背疼痛,并且时轻时重。慢性胰腺炎早期疼痛并不连续,常疼痛几天或是几周继而消失数月,而后再次出现疼痛。可并发急性胰腺炎,疼痛常相互叠加。患者常因为止痛而使用麻醉品上瘾。

B. 实验室检查

引起实验室检查异常的原因有:①胰腺炎症;②胰腺外分泌不足;③糖尿病;④胰管梗阻;⑤胰腺假性囊肿或脾静脉血栓。

1. 淀粉酶　病情急剧恶化时,血、尿淀粉酶可升高,但是通常无明显变化,可能与胰腺纤维化破坏大量胰腺实质造成胰酶合成下降有关。

2. 胰腺外分泌功能试验　胰泌素及胆囊收缩素刺激试验可用来检测胰腺外分泌功能,但是不易实施。

3. 糖尿病　75% 发生钙化的胰腺炎患者与 30% 未发生钙化的胰腺炎患者可出现胰岛素依赖性糖尿病。其余大多数患者行餐后检测可见糖耐量异常或是血浆胰岛素偏低。胰腺功能储备上限指的是部分胰腺切除术前不需使用胰岛素的患者转变为术后需要使用胰岛素的患者。

4. 胆道梗阻　胆管末端纤维化包裹可引起胆红素及碱性磷酸酶水平上升。胆管梗阻需与急性胰腺炎症反应、假性囊肿、胰腺肿瘤。

5. 其他　脾静脉血栓可致继发性脾功能亢进及胃静脉曲张。

C. 影像学检查

ERCP 可用于慢性胰腺炎的诊断,其可排除胰腺假性囊肿、胰腺肿瘤,并可为术前做准备。有诊断价值的表现为胰管结石、扭曲、扩张或是狭窄以及可能出现胰管闭塞。可能存在胰腺假性囊肿。应同时进行逆行胰胆管造影以明确胰腺炎是否造成胆总管狭窄,明确是否存在胆管结石,以及避免术中胆道损伤。

► 并发症

慢性胰腺炎的主要并发症包括胰腺假性囊肿、胆管梗阻、十二指肠梗阻、营养不良、糖尿病。胰腺腺癌多发生于有慢性胰腺炎家族史的患者。

► 治疗

A. 内科治疗

吸收不良及脂肪泻可给予营养支持治疗。对照试验提示胰酶应用对治疗疼痛效果不明显。

慢性胰腺炎患者应督促其戒酒。戒酒可使超过半数的患者减少慢性或是断续性疼痛,即使是患者已发生不可逆转的胰腺损害。应给予精神治疗。糖尿病患者应给予胰岛素。

B. 外科治疗

外科治疗可减轻慢性顽固性疼痛。通过各种途径严禁饮酒,手术适用于戒酒后仍有持续性疼痛的患者。

外科治疗有助于胰管引流通畅或是切除坏死胰腺组织,或是两者都有。术前逆行胰管造影及 CT 检查结果是确定是否手术的依据。慢性胰腺炎常合并胆管梗阻,应给与胆管十二指肠吻合术。

1. 引流术　扩张的管道系统提示梗阻,可给予管道引流以减轻疼痛。钙化性慢性胰腺炎常属于此类。

通常可见伴有点状狭窄部位(串珠样改变)的畸形、扩张的胰管(直径 1~2cm),并可见胰管内结石。这种患者适宜选用纵向的胰空肠吻合术(Puestow 手术)(图 26-4)。从胰管的前壁,由胰尾至胰头将胰管打开,将其与远端空肠行 Roux-en-Y 侧侧吻合术。80% 的患者于术后疼痛明显减轻,但是胰腺功能不全常不能回复。但是,当胰管狭窄(<8mm)时,手术成功率很低。

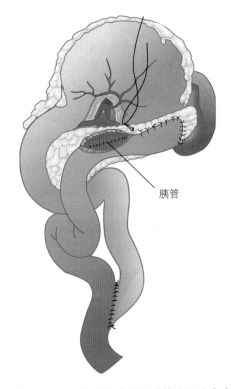

胰管

▲图 26-4 慢性胰腺炎纵行胰管空肠吻合术

过去常用括约肌成形术或远端胰空肠吻合术(Du Val 手术)进行引流,后者已不再用了,但是括约肌成形术并抽取胰管结石尚在使用。一种新的方法正在被尝试,即先给予体外碎石,而后行内镜下括约肌切开术并取石。另一种正在尝试的方法为内镜下胰管内放置支架减压。但是这些新方法的安全性及实用性尚在讨论中。

2. 胰腺切除术 如果没有扩张的胰管,胰腺切除将是最好的选择,CT 或是胰腺造影可确定切除范围。对于有小胰管的患者,胰头常出现严重疾病,胰十二指肠切除术(Whipple 手术)是个很好的选择。有一种改变的手术方式是切除胰头并保留十二指肠。空肠 Roux-en-Y 的远端与胰腺残端行吻合术。如果胰体、胰尾的胰管也出现扩张,可先行胰头切除,接着在胰腺剩下的部分沿纵向行胰空肠吻合术。80% 的患者术后疼痛减轻。如果胰十二指肠切除术或是远端胰腺切除术

后,疼痛无明显缓解,可行胰腺全切除术,报道的术后结果相矛盾,英国报道术后疼痛缓解明显而美国确认为效果不理想。全胰腺切除术后可引起 30%~40% 的患者出现糖尿病,或是发生突发性死亡。因为这个原因,酗酒者禁止行全胰切除术。对于慢性酒精性胰腺炎患者,通常选择切除胰头而不是胰腺左侧切除(远端胰腺次全切除术)。远端胰腺次全切除术适用于慢性局灶型创伤后胰腺炎,因为其胰头部多数正常。

3. 腹腔神经节阻滞术 对于小管道胰腺炎,在行胰腺切除前可给予内脏神经阻滞以减轻疼痛。此种方法新的更有效的改变是胸腔镜下内脏神经切除术在大小内脏神经由腹腔进入胸腔时予以切除。胸腔镜的应用使得手术创伤小,止痛效果明显。

▶预后

对于伴有胰管扩张的患者,纵向胰空肠吻合术可以缓解 80% 患者的疼痛。常出现体重增长,但不易预测结果。80% 的患者经胰十二指肠切除术疼痛可明显好转,但是胰腺远端切除术的预后不佳。在其他方法治疗失败后可行全胰腺切除术,由于患者情况的不同,其术后患者症状的改善率在 30%~90%,出现如此巨大差距的原因尚不明确。内脏神经阻滞的治愈率不超过 30%,效果最差。在一些患者,疼痛可引起胰腺分泌不足。

除了病情加重出现持续疼痛,酒精性胰腺炎患者戒酒后,疼痛减轻、胰腺炎复发率下降。对于家族性胰腺炎,疾病很难好转,多数患者需要手术治疗。纵向胰空肠吻合术对家族性胰腺炎治疗效果明显。许多患者可出现麻醉药物依赖、糖尿病、营养不良的严重疾病。

Adamek HE et al: Long term follow up of patients with chronic pancreatitis and pancreatic stones treated with extracorporeal shock wave lithotripsy. Gut 1999;45:402.

Apte MV, Keogh GW, Wilson JS: Chronic pancreatitis: complications and management. J Clin Gastroenterol 1999;29:225.

Berney T et al: Long-term metabolic results after pancreatic resection for severe chronic pancreatitis. Arch Surg 2000;135:1106.

Bornman PC, Beckingham IJ: ABC of diseases of liver, pancreas, and biliary system. Chronic pancreatitis. BMJ 2001;322:660.

Izbicki JR et al: Extended drainage versus resection in surgery for chronic pancreatitis: a prospective randomized trial comparing the longitudinal pancreaticojejunostomy combined with local pancreatic head excision with the pylorus-preserving pancreatoduodenectomy. Ann Surg 1998;228:771.

Jimenez RE et al: Outcome of pancreaticoduodenectomy with pylorus preservation or with antrectomy in the treatment of chronic pancreatitis. Ann Surg 2000;231:293.

McCutcheon AD: Neurological damage and duodenopancreatic reflux in the pathogenesis of alcoholic pancreatitis. Arch Surg 2000;135:278.

Pitchumoni CS: Chronic pancreatitis: pathogenesis and management of pain. J Clin Gastroenterol 1998;27:101.

Sakorafas GH et al: Pancreatoduodenectomy for chronic pancreatitis: long-term results in 105 patients. Arch Surg 2000;135:517.

Whitcomb DC: Hereditary pancreatitis: new insights into acute and chronic pancreatitis. Gut 1999;45:317.

胰腺功能不全(脂肪泻、吸收不良)

胰腺外分泌功能不全常有胰腺切除术或是胰腺疾病，如慢性胰腺炎所引起。许多不同程度的胰腺功能不全的患者无症状、不需要治疗，另一些患者可以通过合理的医学疗法治疗。

只有当外分泌功能衰减超过 90% 时，才会出现吸收不良及脂肪泻。当剩余 2%~10% 的外分泌功能时，会出现轻到中度的脂肪泻;当剩余 2% 的外分泌功能时，会出现严重的脂肪泻。每天只要进食 100g 脂肪，便可生成 5~7g 的胰液，且在一个相当大的脂肪摄入范围内，每天所产生的胰液量相同。全胰切除导致 70% 的脂肪吸收障碍。如果胰腺尚有正常组织，那么次全切除对吸收不会有太大影响。

胰腺功能不全主要影响脂肪的吸收而不是蛋白质或是碳水化合物的吸收，其原因是蛋白质的吸收主要依靠胃蛋白酶的作用，碳水化合物的吸收主要与唾液淀粉酶及肠淀粉酶有关，脂溶性维生素吸收不良并不常见，但却十分严重。水溶性维生素 B 组由小肠吸收，脂溶性维生素的吸收不需要胰酶的参与，其在胆盐的作用下，形成微团状并被吸收。一些胰腺功能不全的患者可出现维生素 B_{12} 吸收障碍，但极少出现临床疾病，不需要行维生素 B_{12} 替代疗法。

这样，无并发症的胰腺功能不全的主要并发症为脂肪吸收不良及能量营养不良。

▶ 胰腺外分泌功能试验

A. 胰泌素或 CCK 试验

静脉注射胰泌素或是 CCK，用经口十二指肠导管获取胰液。结果随剂量及激素的种类而改变。两种实验(应用纯化的激素或是合成的 CCK 八肽)。胰液通常含有碳酸氢盐 80meq/L，且碳酸氢盐的流出速度在 15meq/30min 以上。

B. 胰十二烷基酯试验

荧光素标记的双月桂酸经口与早餐一同服下，检测尿中的荧光素含量。荧光素的释放及吸收受到胰腺酯酶的作用。此项检查相对特异，但只有阳性结果才考虑外分泌不足。由于此种检查便宜且操作简单，所以被广泛应用。

C. PABA(苯酪肽)试验

患者经口服用 1gBz-Ty-PABA，检查尿中含有的 PABA。PABA 的转化与管腔内糜蛋白酶的活性有关。慢性胰腺炎患者 PABA 的分泌量只有正常的一半。

D. 粪便脂肪平衡试验

患者每天进食 75~100g 脂肪，持续 5 天，测量每天脂肪摄入量并且保证每天相同。粪便中脂肪含量低于摄入量的 7% 属于正常。当脂肪吸收不良超过 25%，可出现明显的脂肪泻。全胰切除术后导致 70% 的脂肪吸收不良。

行粪便标本脂肪球检测(较脂肪平衡检测简单)对确定脂肪吸收不良具有特异性和相对的灵敏性。

▶ 治疗

饮食标准为 3000~6000kcal/d，强调碳水化合物(400g 或更多)及蛋白(100~150g)的摄入。脂肪泻的患者可有也可能没有腹泻，食物中脂肪的控制对腹泻作用很大。腹泻的患者应控制脂肪摄入在 50g，增加摄入量直至出现腹泻。可摄入脂肪 100g/d，但是需平均分为 4 次进食。

应用胰腺分泌物作为胰脂酶替代疗法，其中含有 30 000~50 000 单位脂肪酶，每日均匀分布于 4 餐。减低剂量疗效也会下降，按小时给药对治疗无明显好处。

单用酶类对改善吸收不良作用不明显，这可能与胃酸破坏脂肪酶有关，可给予 H2 受体抑制剂。给脂肪酶包裹肠溶衣(肠溶胰酶胶囊)可增强胰酶的抗酸作用，可能对顽固性病例作用明显。

中链甘油三酯(MCT)可以粉状或是油状被摄取，用于提供能量。相对于长链甘油三酯，其水解速度快、脂肪酸吸收快，其每日摄入量应占总体脂肪摄入量的 98%。但是 MCT 口感不好、常引起恶心呕吐、虚胖、腹泻，患者多不愿服用。

DiMagno EP: Gastric acid suppression and treatment of severe exocrine pancreatic insufficiency. Best Pract Res Clin Gastroenterol 2001;15:477.

Durie PR: Pancreatic aspects of cystic fibrosis and other inherited causes of pancreatic dysfunction. Med Clin North Am 2000; 84:609.

Layer P, Keller J: Pancreatic enzymes: secretion and luminal nutrient digestion in health and disease. J Clin Gastroenterol 1999; 28:3.

Tsiotos GG et al: Long-term outcome of necrotizing pancreatitis treated by necrosectomy. Br J Surg 1998;85:1650.

胰腺癌

2008 年美国有 37 680 个胰腺癌患者，其中 34 290 人因此病去世。两组数字如此接近，提示胰腺癌的预后十分不乐观。20 世纪 60 年代中期，男性的发病率是 13/100 000，女性的发病率是 10/100 000，这么多年以来这个比率基本没变。每年因胰腺癌死亡的患者占所有因癌症死亡患者总数的 6%，位居第四位，仅次于肺癌、结肠癌、女性的乳腺癌及男性的前列腺癌。增加胰腺癌危险性的因素有吸烟、肥胖、慢性胰腺炎、糖尿病、肝硬化以及无烟烟叶。

发病的危险年龄为 50~60 岁之间。2/3 的患者肿瘤位于胰头，其余的患者肿瘤位于胰体或是胰尾。导管腺癌是一种常见的低分化肿瘤，占胰腺癌症的 80%;其余的为胰岛细胞肿瘤及囊腺癌，肿瘤将在后面的章节中讨论。胰腺腺癌早期先向周围组织、邻近淋巴结及肝、肺、腹腔侵犯,后期向远处转移。

▶ 临床表现

A. 症状与体征

1. **胰头癌** 75% 癌肿位于胰头的患者会出现体重下降、梗阻性黄疸、腹痛。25% 的患者会出现腰背部疼痛,提示预后不良。一般而言,小的肿瘤局限于胰腺,疼痛较轻。平均体重下降 44kg。50% 的患者可出现肝肿大,但这并不意味着癌肿转移到肝。20% 的患者可见可触及的肿块提示无法行手术治疗。大多数患者会出现黄疸,其波动在 10%。胆管梗阻时,有 10% 的患者会出现胆管炎。当黄疸患者出现可触及的胆囊且无压痛时,提示胆总管被肿瘤阻塞(Courvoisier 征),并且此肿瘤常为胰腺癌。有一半患者可出现此临床表现。黄疸常引起手、足瘙痒。

2. **胰体尾部癌** 因为胰体或是胰头部的癌肿远离胆道,因此只有不到 10% 的患者出现黄疸。其主诉通常是体重下降及疼痛,并且常是剧痛。当此类患者出现黄疸及肝肿大时,通常癌肿已经转移。10% 的患者可发生迁移性血栓性静脉炎。曾经这一现象是胰腺癌的特异表现,现在已证实其他恶性疾病也有此临床特征。

诊断胰腺癌通常很困难。出现腹痛、体重下降、梗阻性黄疸的典型患者很少,大多数患者只有体重下降、不确定的腹痛,而 X 线检查未见明显异常,因而常被认为是精神因素导致,知道癌肿十分明显为止。如果主要是后背疼痛,那么首先想到的是矫形或是神经问题,患者背部屈曲的坐姿以减轻疼痛。卧位常加重疼痛,有时甚至不能在床上睡觉。25% 的患者可突发糖尿病,此可作为早期的诊断。

B. 实验室检查

碱性磷酸酶及胆红素升高提示胆总管梗阻或是肝转移。癌肿引起的胆红素升高平均为 18mg/dl,良性的胆道疾病胆红素通常要远高于此。偶见血清转氨酶明显升高。粪常规潜血试验常为阳性。

大多数胰腺癌患者的肿瘤标记物 CA 19-9 升高,但是对于可切除的癌肿(<4cm),其灵敏性非常低(50%),因此其不适宜作为普查的指标。其他消化系统癌症也会引起 CA 19-9 升高。CA 19-9 常用于治疗后的检查。癌肿完整切除后,CA 19-9 会恢复到正常值,但是当癌肿复发时,其又会上升。

C. 影像学检查

基本上所有的患者都需行 CT 检查。

1. **CT 扫描** 95% 的患者可在 CT 片上看到胰腺肿块,通常含有一弱化的中央区,90% 的患者可见癌肿生长超过胰腺边缘。70% 的患者可见因逆流而引起的胰管扩张,60% 的患者可见胆管扩张(主要见于黄疸的患者)。即使未发现肿物,如果有胰胆管扩张就提示很

可能存在胰腺癌。提示无法切除的指征包括:局部肿块扩张(侵犯胰腺后方;肝门),侵犯邻近器官(十二指肠、胃),远处转移,包括肠系膜上静脉、门静脉,腹水。通常来说,可行切除治疗的肿块大小并未严格规定。运用现代动态扫描技术的 CT 检测在精确性上可与检测血管的血管造影术相媲美。

2. **ERCP** 当患者有典型的临床病史,且 CT 检查发现胰腺肿块时,可不行 ERCP 检查。如未发现肿块,则需行 ERCP 检查。虽然 ERCP 检查不易区别胰腺炎和胰腺癌,但是它是检测胰腺癌最灵敏(95%)的方法。因此当有胰腺损害但尚未定性时,早期应行胰腺造影检查。可发现胰管梗阻或是狭窄。胰胆管邻近的损害(双管征)常提示肿瘤疾病,特别是胆管为局灶性损害。虽然 ERCP 可用来鉴别壶腹周围的多种肿瘤,但是它对治疗计划无明显影响。

3. **上消化道造影** 上消化道造影对检测胰腺癌的灵敏性不高,但是它可以用来判断十二指肠是否通畅,这决定了是否需要行胃空肠吻合术。特征性表现为十二指环变宽,肠腔狭窄,十二指肠呈"反 -3 字征"。

4. **其他检查** 未证实血管造影可用来检测胰腺肿瘤,B 超成像不及 CT。

D. 穿刺细胞学检查

癌症患者行经皮细针穿或组织检测,85% 为阳性。操作步骤相对安全,但是可能引起局部癌肿蔓延,因此对于可行手术治疗的患者是否应用此方法尚在争论之中。如果患者同意,可在手术当中行细针穿刺活组织检查。对于影像学诊断不可切除的胰腺腺瘤,经皮细针穿刺活组织检查是验证此结论的首选方法。不能单凭 CT 或是其他影像学检查等间接诊断来决定治疗方案,细胞学证据在确定治疗方案中非常重要。单纯影像学检查可能导致罕见病的诊断错误,如腹膜后淋巴瘤或是肉瘤,而给予错误治疗。

▶ 鉴别诊断

其他壶腹周围肿瘤,例如 Vater 壶腹癌、胆总管远端癌、十二指肠癌等也可出现腹痛、体重减轻、梗阻性黄疸及可触及的胆囊的表现。术前胆管造影、胃肠道 X 线检查有助于明确诊断,但是有时还是需要剖腹检查。

▶ 并发症

肿瘤梗阻脾静脉可致脾肿大、节段性门脉高压并发胃出血、食管静脉曲张。

▶ 治疗

如果肿瘤可被完整的切除,那么可以行胰腺癌肿瘤切除治疗。如果以下区域未见肿瘤侵犯,那么肿瘤是可以切除的:①靠近肝动脉的胃十二指肠动脉起点;②胰腺下方的肠系膜上动脉;③肝门部区域淋巴结。因为胰腺邻近门静脉和肠系膜上静脉,所以它们更早

被侵犯。20% 的胰头部癌肿可被切除,但是由于局部及远处侵犯,胰体及胰尾部癌肿常不能切除。

术中可以行活组织检查。如果胰头部癌组织较小,因为肿块常含有大量的炎性胰腺组织以致组织活检失败。有时,无法实行组织学检查,而主要通过间接诊断做出临床诊断。

对于可治疗的胰头部癌肿,应行胰十二指肠切除术(Whipple 术)(图 26-5)。切除范围包括胆总管、胆囊、十二指肠、一半胰腺。人们偏向于保留胃窦及幽门。小节段(<1.5cm)的门静脉受侵不是根治性切除的禁忌证。可行部分或周围切除术。

如果术者手术熟练,手术死亡率低于 5%,而对于手术不熟练者死亡率为 20%~30%。术后死亡主要与并发症有关,如胆瘘、胰瘘、出血、感染等。

为了提高治愈率,以胰腺癌为多中心发病为理论依据,人们正在尝试全胰切除术。但是,全胰切除术因导致糖尿病而影响生命质量,并且治愈率并未提高。

对于无法切除的病灶,可行胆囊空肠吻合术或是胆总管空肠吻合术以减轻黄疸及瘙痒。除非十分明显,否则应行胆道造影以证实癌肿还未侵犯胆总管。如果癌肿无法切除,可选择经皮或内镜下放置胆道支架减压。如果肿瘤压迫十二指肠,可行胃空肠吻合术。如果已行剖腹手术,则不论十二指肠是否受压均应行胃空肠吻合术,因为随着时间推移,十二指肠梗阻很可能发生。

对于准备行 Whipple 术的患者,腹腔镜检查十分必要。如果肿瘤转移程度已不适合切除治疗,那么应行腹腔镜胃空肠吻合术或是胆囊空肠吻合术。如果没有,则可行剖腹手术。15% 的患者术前检查为局部肿瘤,但行腹腔镜检查证实肿块无法切除。

以吉西他滨为主的化疗方法对以发生转移的患者疗效肯定。还可以联合放疗作为辅助手段。

▶ 预后

姑息治疗的平均生存时间为 7 个月。Whipple 术的平均生存期为 18 个月。影响肿瘤复发和缩短生存期的因素主要有淋巴结转移、肿瘤直径大于 2.5cm、血管侵犯、大量的输血。如果在手术切除的标本的边缘发现肿瘤细胞,生存期大多很短。如果手术切除标本的边缘未发现肿瘤细胞,20% 的患者生存期超过 5 年。患者的整体 5 年生存率大约 10%,这其中 60% 的患者获得完全治愈。

Balci NC, Semelka RC: Radiologic diagnosis and staging of pancreatic ductal adenocarcinoma. Eur J Radiol 2001;38:105.

Bodner WR, Hilaris BS, Mastoras DA: Radiation therapy in pancreatic cancer: current practice and future trends. J Clin Gastroenterol 2000;30:230.

Bornman PC, Beckingham IJ: ABC of diseases of liver, pancreas, and biliary system. Pancreatic tumours. BMJ 2001;322:721.

Crane CH et al: Combining gemcitabine with radiation in pancreatic cancer: understanding important variables influencing the therapeutic index. Semin Oncol 2001;28(3 Suppl 10):25.

Farnell MB, Nagorney DM, Sarr MG: The Mayo clinic approach to the surgical treatment of adenocarcinoma of the pancreas. Surg Clin North Am 2001;81:611.

Kozuch P et al: Treatment of metastatic pancreatic adenocarcinoma: a comprehensive review. Surg Clin North Am 2001;81:683.

Madura JA et al: Adenosquamous carcinoma of the pancreas. Arch Surg 1999;134:599.

Mangray S, King TC: Molecular pathobiology of pancreatic adenocarcinoma. Front Biosci 1998;3:D1148.

Molinari M, Helton WS, Espat NJ: Palliative strategies for locally advanced unresectable and metastatic pancreatic cancer. Surg

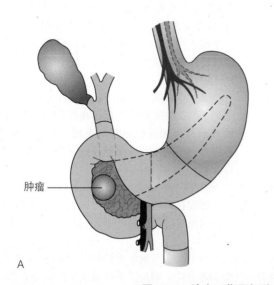
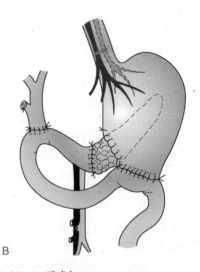

肿瘤

A

B

▲图 26-5 胰十二指肠切除术(whipple 手术)

A. 手术前解剖关系,肿瘤位于胰头部。B. 手术后的重建,胰腺、胆道和胃的吻合术。胆囊切除术和双侧迷走神经干切断也包括在该手术内。许多病例保留远端胃和胃窦,不必行双侧迷走神经干切断术

Clin North Am 2001;81:651.

Rose DM et al: ^{18}Fluorodeoxyglucose-positron emission tomography in the management of patients with suspected pancreatic cancer. Ann Surg 1999;229:729.

Sohn TA, Yeo CJ: The molecular genetics of pancreatic ductal carcinoma: a review. Surg Oncol 2000;9:95.

胰腺囊性肿瘤

胰腺囊性肿瘤常出现腹痛、肿块、黄疸,CT 检查可明确诊断。

囊性肿瘤可分为浆液性和黏液性。胰腺浆液性囊性腺瘤通常为微囊腺瘤,其边界清楚,由多个大小不等的小囊组成,小囊直径一般不超过 2cm。切面呈海绵状。浆液性腺瘤的多囊性特征有时可以在 CT 片上看到,有时还可见一些钙化。囊肿上皮为扁平上皮或柱状上皮,无恶化倾向。通常给予切除治疗,但是有些病例行切除治疗风险很大,要保证切除后无并发症发生。有些浆液性囊性肿瘤有一个甚至多个大的囊肿(例如,巨大囊肿)。

胰腺黏液性囊腺瘤(巨囊腺瘤)多发于女性,常为多腔性病变,边缘光滑伴有乳头状突起。CT 可显示其分隔特征。囊腔直径为 2~20cm,含有黏液。上皮由柱状细胞及杯状细胞组成,常排列呈乳头状。大多数黏液性囊性腺瘤可转化为囊腺癌,因此必须完整切除。

黏液性囊腺瘤常转化为囊腺癌。当检查时通常已经很大(10~20cm)。25% 的患者发生转移。肿瘤全切除 5 年生存率为 70%。

胰腺实质 - 乳头状或是乳头 - 囊性状的肿瘤很少见,主要发生于年轻女性(小于 25 周岁)。肿瘤通常较大,多为局部侵犯,转移很少发生,可通过手术切除治疗。

Balci NC, Semelka RC: Radiologic features of cystic, endocrine and other pancreatic neoplasms. Eur J Radiol 2001;38:113.

Balcom JH 4th et al: Cystic lesions in the pancreas: when to watch, when to resect. Curr Gastroenterol Rep 2000;2:152.

Le Borgne J, de Calan L, Partensky C: Cystadenomas and cystadenocarcinomas of the pancreas: a multiinstitutional retrospective study of 398 cases. French Surgical Association. Ann Surg 1999;230:152.

Sarr MG et al: Cystic neoplasms of the pancreas: benign to malignant epithelial neoplasms. Surg Clin North Am 2001;81:497.

Sarr MG et al: Clinical and pathologic correlation of 84 mucinous cystic neoplasms of the pancreas: can one reliably differentiate benign from malignant (or premalignant) neoplasms? Ann Surg 2000;231:205.

Shima Y et al: Diagnosis and management of cystic pancreatic tumours with mucin production. Br J Surg 2000;87:1041.

Verdolini K et al: Laryngeal adduction in resonant voice. J Voice 1998;12:315.

Vihtelic TS, Doro CJ, Hyde DR: Cloning and characterization of six zebrafish photoreceptor opsin cDNAs and immunolocalization of their corresponding proteins. Vis Neurosci 1999;16:571.

Wilentz RE et al: Pathologic examination accurately predicts prognosis in mucinous cystic neoplasms of the pancreas. Am J Surg Pathol 1999;23:1320.

Vater 壶腹部腺瘤或腺癌

梗阻胆道远端的肿瘤 10% 来自于 Vater 壶腹腺瘤或腺癌。1/3 为腺瘤,2/3 为腺癌。因为大多数腺癌中含有良性腺瘤组织,因此人们认为腺癌可来自于腺瘤恶变。临床表现主要为黄疸或突发性消化道出血。体重下降及疼痛常发生于腺癌而非腺瘤,但并不能以此作为二者的鉴别依据。

CT 及 B 超检测可明确胆道或胰管扩张。20% 的患者可出现胆结石,当胆总管内出现结石,人们常错认为是结石引起胆道梗阻。ERCP 是主要诊断方法,75% 的患者通过十二指肠镜发现外生的乳头状突起、溃疡性肿瘤或是浸润性肿瘤。可对肿物行活组织检查。25% 的肿瘤非十二指肠内生长,行内镜下括约肌切开术可暴露肿瘤。由于括约肌切开术的影响,最好等 10~14 天后行肿瘤组织活检。ERCP 也可证实胆管或胰管扩张。应行括约肌切开术,其不仅能方便活组织检查,还可以使胆管减压、黄疸程度下降,以方便以后的手术治疗。但是这步操作的价值还未被公认。

虽然一些腺瘤可以通过套扎器或是 YAG 激光器给予成功治疗,但是局部切除或是胰十二指肠切除术可能是一更好的选择,应为它能避免本可以治愈的侵袭性癌肿逃脱。非手术方法应该用于不适宜手术切除的患者。

腺癌可行胰十二指肠切除术治疗。手术死亡率低于 5%,5 年生存率为 50%。出现可切除的胰周淋巴结转移不是胰十二指肠切除术的禁忌证,其 5 年存活率为 25%。局部切除可用于无法承受胰十二指肠切除术的非侵润性乳头状腺癌的患者,但其手术效果不及胰十二指肠切除术。当已证实肿瘤无法切除时(肝转移),可行内镜下括约肌切开术或是逆行放置支架(两者常合并使用)。但是其平均生存期不超过 1 年。

Bakaeen FG et al: What prognostic factors are important in duodenal adenocarcinoma? Arch Surg 2000;135:635.

Crucitti A et al: Ampullary carcinoma: prognostic significance of ploidy, cell-cycle analysis and proliferating cell nuclear antigen (PCNA). Hepatogastroenterology 1999;46:1187.

Howe JR et al: Factors predictive of survival in ampullary carcinoma. Ann Surg 1998;228:87.

Lee JH et al: Outcome of pancreaticoduodenectomy and impact of adjuvant therapy for ampullary carcinomas. Int J Radiat Oncol Biol Phys 2000;47:945.

Roberts RH et al: Pancreaticoduodenectomy of ampullary carcinoma. Am Surg 1999;65:1043.

胰岛细胞瘤

胰岛细胞肿瘤可以分为功能性(可产生激素)和非功能性,恶性和良性。超过一半的肿瘤是有功能的,少数的是恶性的。胰岛瘤是常见的功能性胰岛细胞肿瘤,来源于 B 细胞,可产生胰岛素和低血糖。B 或者

α1 细胞肿瘤可产生胃泌素和 Zollinger-Ellison 综合征。α2 细胞肿瘤可产生过量胰高血糖素及高血糖症。非 B 细胞肿瘤可分泌血清、促肾上腺皮质激素（ACTH）、MSH、激肽类（诱发类癌综合征）。一些可导致胰源性霍乱，一种腹泻疾病。

（一）非功能性胰岛细胞瘤

无功能性胰岛细胞瘤通常是位于胰头的恶性肿瘤，可见腹部及背部疼痛、体重下降、可触及腹部包块。偶见黄疸。CT 检查可见包块，血管造影提示血流丰富。可行活组织检查，但是其是否为恶性肿瘤取决于是否存在侵袭性或是转移，而非细胞学检查。免疫组化染色见染色颗粒素和神经元特异性烯醇化酶者（ADPU 肿瘤标志）为阳性。80% 的患者检查时已经出现转移。由于局部侵润及远处转移，只有不到一半的人可以行全肿瘤切除术（Whipple 术）。链脲菌素和多柔比星联合应用效果明显。5 年无病存活率为 15%。

Bartsch DK et al: Management of nonfunctioning islet cell carcinomas. World J Surg 2000;24:1418.

Jensen RT: Carcinoid and pancreatic endocrine tumors: recent advances in molecular pathogenesis, localization, and treatment. Curr Opin Oncol 2000;12:368.

Somogyi L, Mishra G: Diagnosis and staging of islet cell tumors of the pancreas. Curr Gastroenterol Rep 2000;2:159.

（二）胰岛素瘤

各年龄段都可发生胰岛素瘤。75% 为单发且为良性。10% 为恶性，通常在检查时已发生转移。剩下的 15% 为多中心胰腺疾病，如腺瘤病、胰岛细胞增生症、胰岛细胞肥大。

主要症状（与大脑葡萄糖缺乏有关）为动作不协调、记忆力下降、意识丧失。患者常被误认为是精神疾病。可因交感神经兴奋出现心悸、出汗、发抖。禁食常引起低血糖，进食后症状可消失，因此常体重增加。主要诊断标准（Whipple 三联征）为：①禁食引起低血糖；②出现症状时血糖低于 50mg/dl；③静脉输葡萄糖可缓解症状。

最有价值的诊断指标是胰岛素异常升高、禁食性低血糖。患者禁食，每 6 小时检测血葡萄糖基胰岛素。禁食持续到出现低血糖症或是超过 72 小时。如果持续禁食 70 小时还未见低血糖症，最后 2 小时需让患者做运动。虽然不是所有的患者胰岛素都会升高，但是其与血糖浓度高度相关。血浆胰岛素与葡萄糖比值超过 0.3 为一诊断指标。需检测禁食前与禁食时的比值。胰岛素原占胰岛素总量（正常值上限）的 25%，85% 的胰岛素瘤患者检查结果为阳性。胰岛素原升高超过 40% 提示为恶性胰岛细胞肿瘤。

过去用可促进胰岛素分泌的药物（甲苯磺丁脲、胰高血糖素、亮氨酸、精氨酸、钙）做激发试验，现在已不做激发试验了。

肿瘤的定位十分重要但是也相当困难。10% 的患者肿瘤十分小或是位置很深以至于剖腹手术也很难发现。高分辨率 CT 和 MR 的成功率为 40%。内镜下超声检查的成功率或许会高一些。最有效的检查方法是术中超声检查，成功率几乎 100%。其灵敏度超过所有术前检查。

如果患者先前做过切除术或是上腹部手术术中超声检查就可能很困难。这时术前的有创检查就十分必要。血管造影的检出率为 50%。经肝门静脉取样的方法已证实十分有效，其定位的成功率为 95%。但是，这种检查方法费时且有创伤，需用一导管经皮经肝进入门静脉，在多个部位（包括门静脉、上腔静脉、脾静脉）采血检测胰岛素水平。胰岛素浓度升高明显的部位为肿瘤所在位置。另一种有创定位检查方法为对供应胰腺的动脉血管行选择性钙灌注动脉造影。当钙进入供应肿瘤的动脉血管后肝静脉的血样检查提示胰岛素升高。

▶ **鉴别诊断**

禁食性低血糖可以作为一些非胰腺、非胰岛细胞肿瘤的鉴别证明。低血糖症可能与肿瘤有关，但是胰岛素水平不一定会升高。大多数出现低血糖的非胰岛细胞肿瘤体积较大，体格检查可触及。它们大部分来自于间质（如血管外皮细胞瘤、纤维肉瘤、平滑肌肉瘤）定位于腹腔或是胸腔，但是肝细胞瘤、肾上腺皮质癌及一些其他肿瘤也可产生低血糖。这些肿瘤引起低血糖的方法有：①分泌胰岛素样生长因子 II（IGF II），调节生长激素作用的胰岛素样肽类；②抑制糖原分解及糖异生。其他可能机制还有快速利用糖原、转移灶替代肝组织，分泌胰岛素等。

偶尔，有些人因为工作关系可以得到胰岛素，而自行注射。如果胰岛素注射达到 2 个月，患者血清中可检测到胰岛素抗体。这些患者循环 C 肽水平一般正常，但是大多数胰岛素瘤的患者会升高。可以通过检测血浆中药物来检测磺酰脲的摄入。

▶ **治疗**

由于反复发作的低血糖、持续的脑损害及患者体重日渐增加，应首选手术治疗。而且，这种肿瘤常是恶性的。药物治疗主要用于无法手术的患者。

A. 内科治疗

二氮嗪可用来抑制胰岛素分泌。链脲菌素可作为难治愈的胰岛细胞癌的首选药物。60% 可有 2 年的生存期。由于毒性作用的原因，链脲菌素不作为常规手术治疗的辅助用药。

B. 外科治疗

手术时，由于肿瘤通常很小不易发现，因而需要对整个胰腺小心的触摸。也可以在手术中行超声检查，其可定位不易被发现的肿瘤或是发现其侵润（边缘不规则)的表现,这是触摸无法检测到的。如果其位于胰腺表面可将其剔出,如果其位置较深或是发生侵润可作为部分胰腺切除的一部分将其切除。位于胰头的肿瘤多可剔除。

如果肿瘤可于术前定位,或是所处的解剖位置合适,则可通过腹腔镜将其切除,腹腔镜切除依然要遵循局部、完整的切除原则。腹腔镜超声检查有助于定位。

在过去,有 5% 的患者无法用上述的方法定位肿瘤。传统的方法是切除位于远侧的半部分胰腺组织,请病理科医生将切下来的标本切成薄片寻找肿瘤组织。如果切片中发现肿瘤组织则可明确诊断,如果未发现,则继续切除远端胰腺组织,直至切除体积达到胰腺全部体积的 80%。这是因为这种肿瘤平均分布,80% 的切除范围可将肿瘤切除。术中可行血糖检测,以判断肿瘤是否已经切除,但是这并不十分可靠。运用术中超声检查,胰腺瘤的漏诊率不超过 1%~2%,盲目的远端胰腺切除术已很少使用。

胰岛素瘤合并多内分泌肿瘤(MEN)-1 的患者常拥有多个肿瘤(平均为 3 个)。由于标准的手术方法无法彻底根除肿瘤,因此推荐的手术方法为远端胰腺切除术并胰头部肿瘤剔出。

对于胰岛细胞增生、胰岛细胞增生症、多发性良性腺瘤,远端胰腺次全切除术常可使胰岛素水平明显下降。

对于胰岛细胞癌,如果技术允许可行肿瘤原发灶及转移灶的切除。单发的胰岛素瘤的患者术后可恢复正常生活。对于 MEN-1 患者,其预后很难说,因为其可能有多个产生胰岛素的肿瘤。

Dolan JP, Norton JA: Occult insulinoma. Br J Surg 2000;87:385.
Grant CS: Surgical aspects of hyperinsulinemic hypoglycemia. Endocrinol Metab Clin North Am 1999;28:533.
Grant CS: Insulinoma. Surg Oncol Clin N Am 1998;7:819.
Service FJ: Classification of hypoglycemic disorders. Endocrinol Metab Clin North Am 1999;28:501.

(三) 胰源性霍乱(WDHA 综合征、水样腹泻、低钾、胃酸缺乏)

大多数胰源性霍乱来自于分泌 VIP(血管活性肠肽)和组异肽的非 B 胰岛细胞肿瘤。特征性表现为明显水泻、钾的大量流失、低血钾、极度虚弱。胃酸分泌下降或消失,即使给予倍它唑或是五肽胃泌素也无明显好转。急性期平均粪便的排出量为 5L/d,其中含有超过 300meq 的钾(正常值的 20 倍)。由于大量碳酸氢盐从粪便中排除而引起严重的代谢性酸中毒。患者出现严重水泻时,应在排除其他可能引起的原因后在诊断为 WDHA 综合征。慢性缓泻药物的滥用常是引起水泻的原因。

CT 是首选的检测方法,生长抑素受体现象法对肿瘤定位也有帮助。接近 80% 的患者肿瘤是单发的,位于胰体或是胰尾部,容易切除。50% 的肿瘤为恶性,3/4 的肿瘤在发现时已经转移。即使不能将肿瘤全部切除,只要尽可能的切除,40% 的患者的临床症状就会明显缓解,即使其平均生存期只有 1 年。链脲菌素对大多数患者有效,但是其对肾脏的毒性作用使其应用受限。给予长效的生长抑素类似剂可以降低 VIP、控制腹泻、甚至可以缩小肿瘤体积。对大多数患者来说,此药长期疗效还不肯定,但是一些患者的短期疗效尚可。

Jensen RT: Overview of chronic diarrhea caused by functional neuroendocrine neoplasms. Semin Gastrointest Dis 1999;10:156.
Soga J, Yakuwa Y: Vipoma/diarrheogenic syndrome: a statistical evaluation of 241 reported cases. J Exp Clin Cancer Res 1998;17:389.

(四) 胰高血糖素瘤

胰高血糖素瘤可出现转移性坏死皮炎(常位于下肢和会阴)、体重下降、口炎、低氨基酸血症、贫血、轻到中度的糖尿病。一些患者可出现视力下降及盲点。发病年龄 20~70 周岁,且女性多见。患者常因皮炎而诊断为此病。其实,当出现明显的皮疹及伴有糖尿病时就应考虑此病。对于年龄超过 60 岁刚出现糖尿病的患者应该考虑胰高血糖素瘤的可能。CT 可明确肿瘤及其侵犯的部位。血管造影不是重要检查手段,但其可以明确多血管损伤。

胰高血糖素瘤来源于胰岛 α2 细胞。当检查时大多数肿瘤体积已经很大。25% 的肿瘤为良性且局限于胰腺。剩下的在诊断时已发生转移,可转移到肝、淋巴结、肾上腺、椎骨。部分病例来自于胰岛细胞增生。

对于出现重度营养不良的患者,术前应给予一定时间的全营养支持及生长抑素类似物治疗。如果技术允许,应切除肿瘤原发灶及已探明的继发病灶。如果肿瘤局限于胰腺,那么多可治愈。即使不能完全切除肿瘤,部分切除也可明显减轻临床症状,因此手术是主要治疗方法。围手术前可给予低剂量肝素以防止发生深静脉血栓及肺栓塞。链脲菌素和达卡巴嗪对于无法切除的肿瘤效果明显。生长抑素治疗可降低胰高血糖素、氨基酸水平,治疗皮疹,增加体重,临床症状严重程度与血浆胰高血糖素水平呈正比。

Bernstein M et al: Amino acid, glucose, and lipid kinetics after palliative resection in a patient with glucagonoma syndrome. Metabolism 2001;50:720.
Chastain MA: The glucagonoma syndrome: a review of its features and discussion of new perspectives. Am J Med Sci 2001;321:306.
El Rassi Z et al: Necrolytic migratory erythema, first symptom of a malignant glucagonoma: treatment by long-acting somatostatin and surgical resection. Report of three cases. Eur J Surg Oncol 1998;24:562.
Metz DC: Diagnosis of non-Zollinger-Ellison syndrome, non-carcinoid syndrome, enteropancreatic neuroendocrine tumours. Ital J Gastroenterol Hepatol 1999;31(Suppl 2):S153.

(五) 生长抑素瘤

生长抑素瘤的常见表现为糖尿病（常为轻度）、腹泻、吸收不良、胆囊肿大（常伴胆石症）。血钙及 IgM 水平升高。上述症状由胰岛细胞瘤分泌生长抑素引起，50% 的肿瘤为恶性且伴有肝转移。CT 检查常见体积明显的肿块。本病主要通过临床表现及血清生长抑素水平升高做出诊断。但是，临床症状常较隐匿，往往出现转移才被发现。对于肿瘤局限的病例，手术可以治疗 50% 的病例。对于此类肿瘤，不适合行肿瘤单纯摘除术。对于无法切除的肿瘤，可应用链脲菌素、达卡巴嗪、多柔比星等进行化疗，效果明显。位于十二指肠或是 Vater 壶腹部的小的生长抑素瘤已有报道，但这些肿瘤无临床症状，血清生长抑素也基本正常。

Metz DC: Diagnosis of non-Zollinger-Ellison syndrome, non-carcinoid syndrome, enteropancreatic neuroendocrine tumours. Ital J Gastroenterol Hepatol 1999;31(Suppl 2):S153.

Soga J, Yakuwa Y: Somatostatinoma/inhibitory syndrome: a statistical evaluation of 173 reported cases as compared to other pancreatic endocrinomas. J Exp Clin Cancer Res 1999;18:13.

Tanaka S et al: Duodenal somatostatinoma: a case report and review of 31 cases with special reference to the relationship between tumor size and metastasis. Pathol Int 2000;50:146.

（张玮　张健　译，张太平　校）

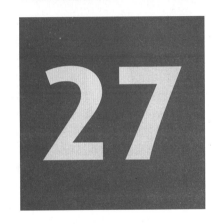

第 27 章　脾脏

解剖学

脾脏是深紫色、富含血管的咖啡豆状器官,它起源于中胚层,位于左上腹第 8~11 肋间水平,在胃底、膈、结肠脾曲和左肾之间(图 27-1)。成人脾重 100~150g,体积大约为 12cm×7cm×4cm,通常不能被触及。脾通过腹膜返折或韧带与邻近的脏器、膈以及腹壁相连,脾胃韧带中有胃短血管,除门静脉高压症患者或骨髓纤维化患者外,其他的韧带中都不含血管。

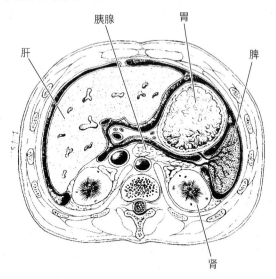

▲图 27-1　正常脾脏的解剖关系图

脾脏的被膜由腹膜形成,它覆在一层 1~2mm 厚的含少量平滑肌细胞的弹性纤维组织上。这层弹性纤维组织发出大量纤维带(小梁)延伸入脾髓质,形成了脾的支架。血管铸型研究结果显示,脾脏因动脉血供分支数量的不同可分为 2~6 个段,段与段之间由无血管的平面分开。

脾动脉进入脾门后,分支形成小梁动脉,然后再

次分支形成中央动脉,中央动脉穿过环绕其周围的白髓并呈辐射状地发出终末支进入外周的边缘区以及更远的红髓。白髓由淋巴组织构成,它包括中央动脉周围包绕的富含 T 细胞的区域,即动脉周围淋巴鞘(periarteriolar lymphoid sheets,PALS),以及环绕其周围的淋巴滤泡,淋巴滤泡中富含 B 细胞以及对抗原呈递有重要作用的树突状细胞和网状细胞。在红髓和白髓之间富含血管的区域是边缘区,血液通过边缘区流入脾索并到达邻近的脾窦。红髓的血管结构包括一层不连续的基底膜,它可以滤过衰老的红细胞等细胞成分,将其阻留在富含巨噬细胞的脾窦之中。

副脾在正常人群中有 10%~15% 的发生率,它主要位于脾胃韧带、胃结肠韧带和脾肾韧带中,也可以在腹膜、肠系膜、大网膜及盆腔见到。副脾有可能来源于胚胎期脾组织的异常增生。它通常没有临床意义,但在某些已经做过脾切除手术的溶血性疾病的复发中有重要的作用,切除这些患者的副脾可以使疾病缓解。副脾很难通过腹腔镜鉴别出来,但是手助器械的应用可以用微创方式实现对副脾的鉴别和切除。对于最初的脾切除术治疗失败的患者应进行 ^{99m}锝标记的热变性红细胞或 ^{111}铟标记的血小板扫描以确定遗漏的副脾的位置,还可以在手术中利用手提式 γ 探测器鉴别副脾的位置。

异位脾(游走脾)是一种少见的情况,较长的脾蒂使其可以在腹腔内游走。它常位于下腹部或盆腔。所以即使正常大小的脾也可能被认为是肿块。女性发病率为男性的 13 倍,通过放射性核素扫描可以证实肿块为脾。游走脾偶尔会发生急性的蒂扭转,需要急诊行脾切除术。位于盆腔的游走脾应该择期切除。

生理学

脾脏作为周围淋巴器官在宿主免疫方面发挥着重要作用;同时,作为一个巨大的滤血器官,脾在清除体

内的衰老红细胞并回收利用铁方面发挥着同样重要的作用。脾的解剖学特点为这两个功能的发挥提供了理想的环境,白髓发挥免疫学活性,红髓发挥血液学功能。

脾脏接受占心输出量 5% 的血液,或大约每分钟 150~300ml 的血液,这样每天每个红细胞平均经过脾 1000 次。正常的血细胞可迅速地通过脾,但是异常的和衰老的细胞被阻止和捕获。当细胞通过红髓区的脾索和脾窦时,由于缺氧、酸性环境、葡萄糖缺乏,衰老的红细胞穿过血管间隙时被巨噬细胞吞噬,被称作剔除。一部分红细胞在通过血管内皮细胞基底膜的通道时,其部分细胞膜可被去除,称摘除。在脾肿大和其他脾疾病时,脾的血流状态因红髓容积的增大而变得更加曲折,即使正常细胞也可以被捕获。

脾脏是人体内最大的二级淋巴器官。脾的白髓结构和功能与淋巴结相似,包含了多种能够引起免疫反应的细胞成分。淋巴细胞和循环中的抗原呈递细胞通过边缘区毛细血管进入白髓,并穿过富含 T 细胞的 PALS 区桥状通道进入红髓。白髓周边的初级滤泡和带有生发中心的次级滤泡,是 B 细胞增生和免疫球蛋白产生的区域。血液流经脾时,暴露于所有与细胞免疫和体液免疫有关的细胞成分。脾等具有完整组织结构的淋巴器官中,巨噬细胞是产生免疫应答的关键细胞成分。而且,红髓血管区密集的巨噬细胞可协助 IgG 包裹颗粒的调理作用,在滤过和破坏衰老红细胞方面也发挥重要作用。这在自身免疫性血液疾病中具有重要意义,而且可以解释为什么 2 岁以下的儿童在脾切除术后对感染的易感性增强。即使是成人,脾切除也会导致轻度但肯定的免疫功能下降。

正常情况下,血小板池总量的 30% 被贮藏在脾中。脾肿大主要是红髓膨胀,脾肿大患者的脾可贮藏血小板总数的 80%~95%。在人类,脾储存的红细胞和粒细胞很有限,但是,由骨髓释放的新生成的网织红细胞必须在脾才能成熟。

Brendolan et al: Development and function of the mammalian spleen. Bioessays 2007;29:166.
Hilmes MA et al: The pediatric spleen. Semin Ultrasound CT MR 2007;28:3.
Mebius RE, Kraal C: Structure and function of the spleen. Nat Rev Immunol 2005;5:606.
Scandella JT et al: Form follows function: lymphoid tissue microarchitecture in antimicrobial immune defence. Nature Reviews. Immunology 2008;8:764.

▼ 脾切除术的适应证

为了更好地描述和理解脾外科手术的适应证,我们分别从 8 个方面介绍脾切除术的适应证和操作过程:

(1)脾功能亢进的特征是弥漫性脾肿大,常见于肿瘤性疾病,骨髓造血系统疾病,以及代谢疾病。不同病因均可导致弥漫性脾肿大,使脾破坏循环血细胞的正常功能增强,导致全血细胞减少。红细胞和血小板最易受到影响。脾功能亢进的症状也可表现为脾肿大引起的早期饱胀感。

(2)自身免疫 / 红细胞疾病。特异性的血细胞减少症与血小板、红细胞或中性粒细胞的特异性抗体有关。另一类疾病与红细胞的内部结构变化有关,导致脾廓清的加速以及红细胞的半衰期缩短,脾本身并无疾病,且脾体积正常。

(3)脾的外伤。

(4)血管性疾病。脾静脉血栓形成和脾动脉瘤常需要行脾切除术。

(5)囊肿、脓肿和原发性脾肿瘤是脾的占位性病变,此部分包括单纯性囊肿、包虫性囊肿、脾脓肿和各类脾良性肿瘤,如错构瘤、血管瘤、淋巴管瘤,以及罕见恶性疾病的治疗。

(6)诊断性脾切除。此类脾切除术的主要目的是进行临床诊断,除此之外没有其他方法可以确诊。其中一种情况是剖腹探查进行霍奇金病的肿瘤分期诊断,这种情况随着影像技术和常用治疗方案的发展,已经非常少见。

(7)医源性脾切除术。在腹腔手术尤其是左上腹手术时出现的脾的意外损伤而施行的脾切除术,被称作医源性脾切除术。此类脾切除术常常很少被报道,可归为外伤的范畴。

(8)偶然性脾切除术。在胰尾切除术时,脾常作为标准手术操作的一部分被切除,在胃癌、左侧肾癌和肾上腺癌,以及左上腹的腹膜后肿瘤手术时也会出现类似情况。在这些情况下切除脾,常因为肿瘤直接侵犯脾,或血管受累,或需要清除脾门淋巴结。

随着外伤性保脾手术的增加,许多医疗机构确立了常见的脾切除术指征。最近的系列报道显示,40%~50% 的脾切除是因为血液病,35%~40% 是因为外伤,20%~30% 是因为肿瘤性疾病,特发性血小板减少性紫癜在施行脾切除的各种疾病中占比率最高。每一类疾病,包括疾病的病因和病理生理,脾切除的特异性指征,可选的治疗方案,以及脾切除的后果,都将在本章中讨论。

Harbrecht BG et al: Is splenectomy after trauma an endangered species? Am Surg 2008;74:410.
Katz SC et al: Indications for splenectomy. Am Surg 2006;72:565.
Morgenstern L et al: Love in the time of spleen: a personal memoir. J Am Coll Surg 2006;202:335.
Wood L et al: Splenectomy in haematology—a 5-year single centre experience 2005;10:505.

脾功能亢进症

过去，脾功能亢进或者脾功能增强是用来描述脾肿大，一种或多种血细胞缺乏，而骨髓中相应的细胞正常或增生，受累的细胞更新加快这一综合征。随着对特定疾病的病理生理学变化研究的深入，人们认识到脾功能亢进与脾肿大并不完全相同。一些脾所致的血液成分破坏性疾病并不出现脾亢的所有特征。例如，脾肿大很少是免疫性血小板减少性紫癜的特征性表现，脾切除术的治疗作用也不总是那么确切。另一方面，一些引起脾肿大的情况却不一定造成血细胞的破坏和潴留而引发血细胞减少。在已知发病机制的疾病中，最近倾向于将它们归类于不同的病种而不是统称为脾功能亢进状态。

脾功能亢进主要表现为与红髓相关的脾功能过分增强。脾功能亢进症中血细胞减少的主要原因是过度增大的脾阻留和破坏血细胞增多。致病因素包括：①肿瘤的侵犯；②某些骨髓疾病导致脾成为髓外造血器官；③类似 Gaucher 病的代谢性 / 遗传性疾病。引起脾功能亢进的疾病大多伴有脾肿大。脾肿大可以导致红细胞和血小板更新的加快，但对白细胞影响较少。例如，肝硬化患者大约 60% 伴有脾肿大，15% 发展为脾功能亢进。肝硬化性脾功能亢进很少有临床意义；贫血和血小板减少症通常是轻度的，很少是脾切除术的指征。

▶ 临床表现

A. 症状和体征

临床表现主要取决于原发病，其次取决于脾亢所造成的循环血中相关血液成分的耗竭的表现（表 27-1）。脾功能亢进的临床表现常常进展缓慢，通过常规的体格和实验室检查即可作出诊断。一些患者自觉左上腹饱胀或不适（可以很严重）。有些患者可因胃食管静脉曲张破裂而发生呕血。

表 27-1　继发性脾亢的症状

充血性脾肿大（肝硬化、门静脉或脾静脉阻塞）
肿瘤（白血病、转移癌）
炎性疾病（肉样瘤、红斑狼疮、Felty 综合征）
急性感染合并脾肿大
慢性感染（结核、布鲁菌病、疟疾）
代谢性疾病（Gaucher 病、Letterer-siwe 病、淀粉样变性）
慢性溶血性疾病（球形红细胞症、地中海贫血、葡萄糖 -6- 磷酸脱氢酶缺乏、椭圆形红细胞增多症）
骨髓增生紊乱（骨髓纤维化症伴骨髓化生）

尽管存在血小板减少症，紫癜、青紫和弥漫性黏膜出血并不是常见的症状。贫血可以导致明显的乏力，

而这往往是此类患者的主要症状。复发性感染可见于严重的白细胞减少症患者。

B. 实验室检查

原发性脾功能亢进患者常有各类血细胞中度降低和骨髓普遍增生。贫血是最突出的表现，反映出过度增生的脾红髓破坏红细胞过多。血小板减少症的发生是因为脾阻留过多或是血小板更新过快。在许多病例中，外周血中存在更多的未成熟细胞类型，如网状细胞等，反映出骨髓增生活跃以补偿各种血细胞的缺乏。骨髓纤维化病是一个例外，它的主要病因是骨髓功能障碍。

C. 脾体积测量

肿大的脾在能被触及之前，就有左侧肋缘上的叩浊。仰卧位腹部 X 线片可发现肿大的脾使胃向中线移位，横结肠和结肠脾曲向下移位。CT 扫描对于区分脾和其他腹腔内肿块以及发现脾肿大或脾内损害非常有用。在巨脾（脾重量 >1500g）情况下，脾下缘常超过髂嵴并超过腹部中线。

▶ 鉴别诊断

白血病和淋巴瘤可通过骨髓穿刺术、淋巴结活检术和外周血检查（白细胞总数和分类）来诊断。遗传性球形红细胞增多症患者有渗透脆性增加的球形红细胞，而血小板和白细胞正常。伴随有脾肿大的血红蛋白病，可通过血红蛋白电泳分析或者血红蛋白水平不稳定的现象来鉴别。重症地中海贫血在幼儿多见，血涂片有形态学特征性变化。骨髓纤维化症患者骨髓中成纤维细胞增生，正常细胞成分被其替代。特发性血小板减少性紫癜患者脾正常或轻度增大。再生障碍性贫血患者脾不增大，存在骨髓脂肪化。

▶ 治疗和预后

脾功能亢进综合征的病程、对治疗的反应以及预后因原发病及其对治疗反应的不同而有很大区别，下面将分别讨论每一个特殊的疾病。

脾切除术的适应证见表 27-2。

表 27-2　脾切除术的适应证

脾切除术绝对适应证
　原发性脾肿瘤（少见）
　遗传性球形红细胞增多症（先天性溶血性贫血）
脾切除术常见适应证
　原发性脾功能亢进
　慢性免疫性血小板减少性紫癜
　脾静脉血栓形成所致食管静脉曲张
　脾脓肿（少见）
脾切除术相对适应证
　脾破裂
　自发免疫性溶血性疾病
　并发溶血的椭圆形红细胞增多症

续表

非球形红细胞性先天性溶血性贫血
霍奇金病(便于分期)
血栓性血小板减少性紫癜
特发性骨髓纤维化症
脾动脉瘤
Wiscott-Aldrich 综合征
Gaucher 病
侵袭性肥大细胞增生病
脾切除术少见适应证
慢性白血病
脾淋巴瘤
巨球蛋白血症
重症地中海贫血
镰状细胞性贫血
门静脉高压症所致的充血性脾肿大和脾功能亢进
Felty 综合征
毛细胞性白血病
Chediak-Higashi 综合征
良性淋巴肉芽肿病
不适宜行脾切除术的疾病
无症状性脾功能亢进
伴发感染的脾肿大
伴随有 IgM 升高的脾肿大
中度遗传性溶血性贫血
急性白血病
粒细胞缺乏症

　　脾切除术可能能减少输血的需求,减少感染的数量及发生率,防止出血,减轻疼痛。门静脉高压性淤血性脾肿大的病程取决于静脉阻塞和肝脏损害的程度。脾功能亢进很少是主要问题,几乎总是被曲张静脉破裂出血或肝损害所掩盖。

肿瘤性疾病

　　施行脾切除术能够治疗部分肿瘤性疾病所致的脾功能亢进,包括慢性淋巴细胞性白血病(CLL)、毛细胞性白血病以及非霍奇金淋巴瘤。淋巴瘤将在第 44 章详细论述。与肿瘤性疾病相关的特发性骨髓纤维化和肥大细胞增生症,也作为癌前病变或特殊类型肿瘤,偶尔施行脾切除术。

(一) 慢性淋巴细胞性白血病

　　慢性淋巴细胞性白血病(chronic lymphocytic leukemia,CLL)是来源于 B 细胞系的血液系统肿瘤,其特征是形态成熟但无功能的淋巴细胞大量聚积。在美国,CLL 占白血病发病率的 20%~30%,平均确诊年龄为 72 岁。临床表现和自然病程各不相同,疾病的发病初期比较缓和。在疾病的进展期,脾肿大且往往是巨脾,是

CLL 的特征性表现。大多数(80%~90%)与脾有关的临床症状来源于由继发性脾亢造成的血小板减少症和贫血。10%~20% 的患者的首发症状是由于巨大的脾所造成的压迫引起。

　　在 CLL 中造成血细胞减少的另一个原因是骨髓造血细胞的功能减退,骨髓功能丧失可能是因为白血病细胞浸润,或者此前治疗肿瘤时的化疗药物毒性所致。

　　对 CLL 患者施行脾切除术,可以纠正 70%~85% 病例的血小板减少症,60%~70% 病例的中性粒细胞减少症,以及 50%~60% 病例的贫血。血小板和红细胞维持正常数量的平均时间超过一年。对于那些术前脾较小,血小板计数较低,或进行过广泛化疗的患者,脾切除的疗效不佳。在 CLL 中,骨髓穿刺检测白血病细胞阳性并不是脾切除术的禁忌证。晚期患者手术耐受性差,不应行脾切除术。

Hill J et al: Laparoscopic splenectomy for autoimmune hemolytic anemia in patients with chronic lymphocytic leukemia: a case series and review of the literature. Am J Hematol 2004;75:134.
Petroianu A et al: Subtotal splenectomy for the treatment of chronic lymphocytic leukemia. Ann Hematol 2003;82:708.
Ruchlemer R et al: Splenectomy in mantle cell lymphoma with leukemia: a comparison with chronic lymphocytic leukemia. Br J Haematol 2002;118:952.
Subbiah V et al: Outcomes of splenectomy in T-cell large granular lymphocyte leukemia with splenomegaly and cytopenia. Exp Hematol 2008;36:1078.

(二) 毛细胞性白血病

　　毛细胞性白血病是一种淋巴细胞增生性疾病,其特征是具有毛细胞(即细胞质不规则突出的 B 淋巴细胞,酸性磷酸酶酒石酸反应阳性),它可以浸润骨髓和脾。患者主要是男性,而且主要在 50~70 岁之间发病。症状与全血细胞减少有关,贫血的患者需要输血,而对嗜中性粒细胞减少症来说,其特征是对感染的敏感性提高以及出血倾向增高。大约有 80% 的患者在其诊断为毛细胞性白血病时已经出现了脾肿大引起的症状。血细胞减少症是由于骨髓浸润和继发的脾功能亢进的共同作用造成的。

　　1960—1995 年,对于毛细胞性白血病治疗的标准方法是脾切除术,但是,最近药物治疗的发展取代了这一外科方法。目前一线治疗用药是嘌呤核苷类药物,首选克拉屈滨,有 80%~90% 的完全反应率。没有证据显示脾切除术可提高这种发展缓慢的疾病的生存率,只有在克拉屈滨和二线药物利妥昔单抗以及 α 干扰素治疗无效的情况下,才使用脾切除术缓解患者的脾肿大症状。

Gidron A et al: Hairy cell leukemia: towards a curative strategy. Hematol Oncol Clin North Am 2006;20:1152.
Haberman TM, et al: Splenectomy, interferon, and treatments of historical interest in hairy cell leukemia. Hematol Oncol Clin North Am 2006;20:1075.
Riccioni R et al: Hairy cell leukemia. Curr Treat Options Oncol 2007;8:129.

(三) 骨髓增生异常综合征

骨髓增生异常综合征是一种造血干细胞紊乱综合征,表现为全血细胞减少和骨髓发育不良。

病理变化包括广泛的骨髓纤维化,脾和肝脏的髓外造血,以及白细胞增多性血液反应,随着时间的进展可能发展为急性髓性白血病。

尽管在一些病例中骨髓增生和纤维化是轻度的,但是大多数病例骨髓几乎完全被纤维组织替代。骨髓外造血主要在脾、肝和长骨中进行。症状主要有贫血(乏力、疲劳、呼吸困难)和脾肿大(腹胀、腹痛,可以是严重的),脾梗死引起的脾区疼痛常见。自发性出血、疲乏、继发感染、骨疼痛和代谢亢进状态发生率也很高。一些病例可因肝纤维化、脾血流增大或两者的共同作用而引起门静脉高压。

肝肿大见于 75% 的患者;脾肿大且脾坚硬、不规则,见于所有患者。外周血有显著变化,这是由髓外造血和脾功能亢进共同作用的结果。所有患者都有贫血,且红细胞的大小和形态有很大的差别,许多细胞扭曲破碎。白细胞计数常常升高(2 万—5 万 /μl)。血小板计数可以升高,但是 30% 的病例由于继发性脾功能亢进而血小板数少于 10 万 /μl。骨髓穿刺常出现干抽,是因为骨髓已经完全纤维化。人们曾经错误地认为在这种疾病中脾在骨髓外造血中起着重要作用,脾切除术可以是致死性的。实际上许多骨髓化生的患者当增大的脾被去除后会感到舒适,脾功能亢进往往也会被纠正。

大约 30% 的患者在最初诊断时没有症状,也不需要治疗。当贫血和脾肿大产生症状时,首先应行输血支持治疗、雄性激素、抗代谢药物以及造血生长因子。新近的疗法包括免疫调节药物,如沙立度胺或者血管内皮生长因子抗体以及肿瘤坏死因子。一部分髓样化生的患者存在自身免疫性溶血性贫血,对这一组患者,免疫抑制疗法是有效的。在下列情况下需行脾切除术:①药物治疗无效的重症溶血;②巨脾引起明显症状;②威胁生命的血小板减少症;④门静脉高压引起曲张静脉出血。这是脾切除术可能治疗门静脉高压症的极少数情况之一。

骨髓化生的患者行脾切除术可有 7%~10% 的死亡率,术后常见并发症通常与肝功能不全有关。脾切除术对缓解脾肿大和门脉高压所引起的症状效果最好,但只有 75% 的患者贫血和血小板减少症能得到缓解。骨髓化生患者,血小板计数正常且症状较轻的年轻患者是施行脾切除术的最佳候选者。

Mesa R et al: Myeloproliferative disorder-associated massive sple-nomegaly. Clin Adv Hematol Oncol 2008;6:278.
Mesa RA et al: Palliative goals, patient selection, and perioperative platelet management: outcomes and lessons from 3 decades of splenectomy for myelofibrosis with myeloid metaplasia at the Mayo Clinic. Cancer 2006;107:361.
Reilly JT et al: Idiopathic myelofibrosis: pathogenesis to treatment. Hematol Oncol 2006;24:56.

(四) 系统性肥大细胞病

系统性肥大细胞病,又称肥大细胞增生,是一种罕见的疾病,特征是肥大细胞大量浸润包括脾在内的多种组织。该病分两型:静止型和侵袭型,对静止型系统性肥大细胞病,不需要行脾切除术。而侵袭型是一种与淋巴瘤特征相似的血液相关性疾病。有可能出现脾肿大,伴随由脾亢引起的血小板减少的典型症状。虽然包含干扰素的全身性治疗被认为是有效的,但在侵袭型的患者中,施行脾切除术可以增加血小板数,而且可以获得比不能耐受脾切除术的患者更长的中期生存时间。

Hennessy B et al: Management of patients with systemic mastocy-tosis: review of the M.D. Anderson Cancer Center experience. Am J Hematol 2004;77:209.
Maalouf M et al: Portal vein thrombosis after laparoscopic sple-nectomy for systemic mastocytosis: a case report and review of the literature. Surgical Laparosc Endosc Percutan Tech 2008; 18:219.

代谢性疾病

适合于脾切除的代谢性疾病是罕见的遗传性疾病,包括脾的病理沉积物造成的部分脾肿大。Gaucher病时,过多的鞘脂存留在脾中。肉瘤样病时,脾被非干酪样肉芽肿所包绕,淋巴结也可见非干酪样肉芽肿。遗传性疾病也包括特殊的免疫学靶点造成对脾的联合损害。

(一) Gaucher 病

Gaucher 病是一种常染色体隐性遗传病,其特征是 β- 葡萄糖苷酶缺乏,这种酶是一种降解葡萄糖脑苷脂的溶酶体酶。这种病在北欧犹太教徒中发病率较高。该病表现为三种类型,其中脾切除术适于 I 型,又称成人型。病理学显示,Gaucher 病导致脂质在脾白髓、肝脏以及骨髓中沉积,其主要症状均与脾肿大有关,包括由脾肿大直接引起或由脾亢相关的血细胞减少间接引起。

▶ 治疗和预后

全脾切除术可以有效缓解症状,但是会加速肝和骨髓的病变,而且增加脾切除术后感染的危险。对成人和儿童患者施行脾部分切除或次全切除术已研究了十余年。切除大部分脾可以缓解脾肿大的症状,而且剩余的脾可以使更多的脂质沉积以保护肝和骨髓,部分脾切除术的主要问题是最终病情的复发和残留脾肿大伴随症状的复发。随着遗传性球形红细胞增多,超过三分之二的女性患者和三分之一的男性患者胆色素结石的发病率会增高。在 Gaucher 病的治疗中，脾次全切除术的目的是留下一小块与患者拳头大小差不多的脾组织。最近，重组葡萄糖脑苷脂酶替代治疗被认为是有效的，但是其长期治疗的费用使其难以推广。

Cox TM et al: Management of non-neuronopathic Gaucher disease with special reference to pregnancy, splenectomy, bisphosphonate therapy, use of biomarkers and bone disease monitoring. J Inherit Metab Dis 2008;31:319.
Jmoudiak M et al: Gaucher disease: pathological mechanisms and modern management. Br J Haematol 2005;129:178.

(二) Wiskott-Aldrich 综合征

Wiskott-Aldrich 综合征是一种 X 基因连锁的疾病，其特征性表现是血小板减少症、T 细胞和 B 细胞联合性免疫缺陷、湿疹及发生恶性肿瘤的倾向。血小板减少症是这种罕见疾病的主要表现，大多数患者在很年轻的时候就表现为出血性腹泻、鼻出血及瘀点。血小板计数在 2 万~4 万 /μl 之间，血小板体积只有正常血小板体积的 1/4~1/2。在该病中，脾捕获并破坏血小板，并把"小血小板"释放回血液循环。该病的基因缺陷可能与一种能够影响免疫以及血小板之间相互作用的黏附分子有关。

▶ 治疗和预后

由于脾切除术后该病原发的免疫缺陷和脾免疫功能的消失会导致严重甚至致命的感染，脾切除术曾被禁止用于 Wiskott-Aldrich 综合征的治疗。然而，脾切除术可以维持正常的血小板形状、体积和计数，而且术后预防性应用抗生素可以显著提高生存率。对 Wiskott-Aldrich 综合征最佳的治疗方法是进行人类白细胞抗原（HLA）配型相适应的骨髓移植，但是，脾切除术加术后抗生素的治疗比配型不相适应的骨髓移植的生存率更高。不进行骨髓移植或脾切除术的患者，一般不会活过 5 岁。

Conley ME et al: An international study examining therapeutic options used in the treatment of Wiskott-Aldrich syndrome. Clin Immunol 2003;109:272.
Verni W et al: The spleen in the Wiskott-Aldrich syndrome: histopathologic abnormalities of the white pulp correlate with the clinical phenotype of the disease. Am J Surg Pathol 1999;23:192.

(三) Chediak-Higashi 综合征

Chediak-Higashi 综合征是一种罕见的常染色体隐性遗传病，其特征是免疫缺陷导致的对细菌和病毒感染的敏感性增加，患者表现为反复发作的发热、眼震及畏光。大多数患者有类似淋巴瘤的全身广泛的组织细胞的浸润。在 Chediak-Higashi 综合征的进展期，伴有淋巴结肿大的继发性肝脾肿大，白细胞减少和出血等并发症。标准的治疗方法包括化学治疗、类固醇激素、维生素 C 等，但是这些患者的预后很差。脾切除术对进展期的治疗有较好效果。

Dinauer MC et al: Disorders of neutrophil function. Methods Mol Biol 2007;412:489.
Harfi HA et al: Chédiak-Higashi syndrome: clinical, hematologic, and immunologic improvement after splenectomy. Ann Allergy 1992;69:147.

(四) 结节病

结节病是一种不明原因的肉芽肿性疾病，它可以发生在全身各个位置和器官。肺是最常见的病变器官，但通过尸检研究发现脾是第二个容易发病的器官，50%~60% 的患者因非干酪性肉芽肿引起脾肿大。大多数患者脾肿大并不是非常严重，但如果出现巨脾，患者会出现脾亢引起的血细胞减少症以及结节病的体质性高钙血症，对于此类患者，脾切除术可以作为解除这些症状的治疗方法。

Rodriguez-Garcia JL: Systemic sarcoidosis with spleen involvement. Postgrad Med J 2001;77:265.
Xiao GQ et al: Asymptomatic sarcoidosis presenting as massive splenomegaly. Am J Med 2002:113:698.

红细胞疾病

在这一类疾病中，通常脾本身没有真正的病变，而不同于脾功能亢进，是因为脾被瘤样新生物或沉积产物侵润，脾髓体积增大导致血细胞减少。在自身免疫性疾病中，机体对循环血细胞表面的蛋白产生体液性抗体反应，主要在脾脏造成血细胞的减少。血小板、红细胞和中性粒细胞减少的发生率依次递减。红细胞疾病是红细胞构成结构或者血红蛋白遗传缺陷引起，增大了红细胞在脾的清除率，使红细胞的半衰期显著缩短。

(一) 遗传性球形细胞增多症

 诊断要点

▶ 全身及腹部不适

▶ 黄疸，贫血，脾肿大

▶ 球形红细胞，红细胞渗透脆性增加，Coombs 试验阴性

▶ 概述

遗传性球形细胞增多症（先天性溶血性黄疸，家族性溶血性贫血）是最常见的先天性溶血性贫血（发病率 1：5000），呈常染色体显性遗传，它的发病与各种异常细胞结构蛋白相关联的基因缺陷有关，这一类蛋白主要是锚蛋白 -3、α 和 β 射线谱蛋白 4-2，它们可以改变细胞膜的骨架结构，使细胞的塑形性降低，膜

面积丢失。红细胞的形状由双面凹盘形变成了球形,使细胞膜面积和细胞容积比降低,造成细胞变形性变差,使其通过脾红髓的正常管道的时间延长。大量的细胞破坏仅仅在脾中发生,所以脾切除可以使溶血大大减轻。

这种病可见于所有人种,但白人比黑人更多见。在婴幼儿患者,可能和新生儿 ABO 血型不合引起的溶血性贫血相混淆。个别病例直到成人才确诊,但常常能在 30 岁以前发现。

▶ 临床表现

A. 症状和体征

典型的临床表现是脾肿大、轻度至中度贫血和黄疸。患者自诉易疲劳,几乎均有脾肿大以及因此而导致的左上腹部饱胀和不适感。然而大多数患者是在家庭体检时发现的,此时患者可没有症状。

可以出现周期性加重的溶血。罕见的发育不全危象常常在急性病毒性疾病后发生,可以合并重度贫血、头痛、恶心、腹痛、各类血细胞减少和骨髓活力低下。

B. 实验室检查

红细胞计数和血红蛋白可中度减少。一些在家庭体检中首次被检查出的无症状患者红细胞计数可以正常,红细胞形态一般是正常的,但也可出现小红细胞,在网织红细胞显著增生期也可出现大红细胞。在 Wright 染色的血涂片上可见不同数量,大小和形态的球形红细胞。网织红细胞计数可增加到 5%~20%。

血清间接胆红素和粪、尿胆原常常升高,血清结合球蛋白常减少甚至缺乏。Coombs 实验阴性。渗透脆性增加。在浓度为 0.6% 的盐水中可观察到 5%~10% 的细胞发生溶血。一种更准确的反映细胞脆性的实验方法是冰冻溶血实验,它检测球形红细胞的敏感性和特异性可达到 95%。偶尔有渗透脆性正常者,但是孵育脆性实验(去纤维蛋白的血液,在 37℃ 条件下孵育 24 小时)可见溶血增加。去纤维蛋白的血液在无菌环境下孵育 48 小时,自发性溶血会大大增加(与 <5% 的正常值相比为 10%~20%)。在孵育前加入 10% 葡萄糖可使异常的渗透脆性和自发性溶血缓解。患者输入用 51 铬标记的自身血液可显示红细胞寿命大大缩短,且在脾中被潴留。标记有 51 铬的正常红细胞输入到球形细胞增多症患者体内后,寿命仍正常,表明脾功能是正常的。

▶ 鉴别诊断

目前,虽然冰冻溶血实验很受推崇,但还没有确诊遗传性球形红细胞增多症的特异性试验。自身免疫性溶血性贫血患者可出现多量的球形红细胞,其渗透脆性和自发性溶血也可增加,但是,用葡萄糖孵育时常不会增加。Coombs 实验阳性,没有家族史,正常供血者的红细胞存活显著减少有助于自身免疫性溶血的诊断。球形红细胞还可见于血红蛋白 C 病的患者、酗酒者及一些严重烧伤的患者。

▶ 并发症

胆色素结石可见于 85% 的有球形红细胞增多症的成人,但在 10 岁以下者很少见。所以从另一方面讲,小儿胆结石提示考虑先天性球形红细胞增多症。

与静脉曲张无关的慢性腿部溃疡是少见的并发症,但一旦出现,只有脾切除后才能治愈。

▶ 治疗

脾切除术是遗传性球形红细胞增多症唯一的治疗方法,即使贫血可被完全代偿,患者没有症状也是适应证。溶血持续时间越长、发生诸如发育不良危象和胆石症这种具有潜在危险性的并发症就越多。手术时应检查胆囊是否有结石,也应该寻找副脾。如果合并有胆石症,胆囊切除术应和脾切除术同时进行。除非临床表现非常严重,脾切除术应推迟到 6 岁以后,以免网状内皮系统功能丧失而致感染的危险性增加。对于 5 岁以下且病情严重需要大量输血的患儿,做部分脾切除术(80%)不仅可以缓解症状,而且可以保留正常的脾免疫功能。

▶ 预后

脾切除术可治愈所有患者的贫血和黄疸。细胞膜的异常、球形细胞增多和渗透脆性增加继续存在,但红细胞寿命几乎正常。忽视副脾是致使脾切除术失败的少见原因。红细胞中 Howell-Jolly 小体的出现标志不存在副脾。

Diesen DL et al: Partial splenectomy for children with congenital hemolytic anemia and massive splenomegaly. J Pediatr Surg 2008;43:466.
Perrotta S: Hereditary spherocytosis. Lancet 2008;372:1411.
Tracy ET et al: Partial splenectomy for hereditary spherocytosis. Pediatr Clin North Am 2008;55:503.

(二) 遗传性椭圆形红细胞增多症

这是一种常染色体显性遗传病,也称卵形红细胞症,通常临床意义不大。正常情况下外周血涂片中可见到多至 15% 的卵形或椭圆形红细胞。椭圆形红细胞增多症的患者,25%~90% 的循环红细胞是椭圆形的。如同遗传性球形红细胞增多症一样,红细胞膜的各种类似定型素的结构蛋白的基因缺陷导致了该疾病。其结构的异常主要表现在结构蛋白以二聚体而不是以四聚体的形式存在,造成红细胞形状的变化,塑形性的降低以及寿命的缩短。

多数患者没有症状;大约 10% 有临床表现,包括中度贫血、轻度黄疸、可触及脾。

有症状的患者应行脾切除术,如果合并有胆石症应行胆囊切除术。脾切除术后仍有红细胞缺陷存在,但溶血和贫血可被治愈。

Gallagher PG: Update on the clinical spectrum and genetics of red
  blood cell membrane disorders. Curr Hematol Rep 2004;3:85.
Silveira P et al: Red blood cell abnormalities in hereditary ellipto-
  cytosis and their relevance to variable clinical expression. Am J
  Clin Pathol 1997;108:391.

(三) 遗传性非球形红细胞性溶血性贫血

这是一组异质的遗传性红细胞内部缺陷引起的少见的溶血性贫血。这种类型疾病包括丙酮酸激酶缺乏症和葡萄糖 -6- 磷酸脱氢酶(G6PD)缺乏症。在幼儿通常表现为贫血、黄疸、网状细胞增多、骨髓红细胞系增生和细胞正常的渗透脆性。同其他溶血性贫血一样，可伴随有胆石症。

患者常需输全血。脾切除术虽不能治愈该病，但可以改善症状，尤其是丙酮酸激酶缺乏症。对于 G6PD 缺乏症，脾切除术没有益处，治疗主要是避免氧化性饮食。

Baronciani L et al: Hematologically important mutations: red cell
  pyruvate kinase. Blood Cells Mol Dis 1998;24:273.

(四) 重度地中海贫血(地中海贫血、Cooley 贫血)

这是一种常染色体显性遗传病，血红蛋白分子的 β 珠蛋白链结构缺陷，导致过量的 α 链沉积在红细胞膜的内表面从而产生不正常的红细胞(如靶形红细胞)。杂合体往往为中度贫血(中度地中海贫血)，但是在婴儿早期发病；纯合体可有严重的慢性贫血，伴黄疸、肝脾肿大(通常是明显的)、身体生长迟缓、头大。外周血涂片可发现靶形红细胞、有核红细胞以及染色淡的小细胞性贫血。大约 25% 的患者有胆石症。该病典型的特征是胎儿血红蛋白(HbF)持续存在。

既然地中海贫血是因为红细胞破坏的增加和血红蛋白生成的减少两项原因造成的，所以脾切除并不能像球形红细胞增多症那样治疗贫血。但是切除增大的、令人不适的脾可以减少输血的量。该病的治疗主要是使用螯合铁和输血。

Aessopos A et al: Cardiovascular effects of splenomegaly and
  splenectomy in beta-thalassemia. Ann Hematol 2005;84:353.
Konstadoulakis MM et al: Laparoscopic versus open splenectomy
  in patients with beta thalassemia major. J Laparoendosc Adv
  Surg Tech A 2006;16:5.

自身免疫性疾病

红细胞膜蛋白的特异性 IgG 型自身抗体的产生是造成自身免疫性溶血性贫血的原因。自身抗体对血小板来说，可以造成原发性血小板减少性紫癜(ITP)以及 Felty 综合征的中性粒细胞减少症。巨噬细胞表达的 Fc 受体可识别 IgG，那些被抗体包裹的细胞通过脾红髓的血窦时，与这些巨噬细胞相接触，而且，红髓的微环境使血流速度变慢，使大量细胞通过曲折迂回的空间从而促进脾对细胞的调理。白髓生发中心自身抗体的产生可能加重了细胞的破坏，尤其在 ITP 中。明白这个病理机制很重要，这说明了 IgM 型自身抗体引起的自身免疫性溶血性贫血(即冷凝集素溶血性贫血)施行脾切除没有效果，是因为巨噬细胞没有针对 IgM 的 Fc 受体。这个机制也可以解释为什么静脉注射高效价的免疫球蛋白对这类疾病很有效，是因为它们封闭了巨噬细胞的 Fc 受体。

(一) 获得性溶血性贫血

 诊断要点

▶ 疲乏、苍白、黄疸
▶ 脾肿大
▶ 持续性贫血和网状细胞增多

▶ **概述**

自身免疫性溶血性贫血可依据自身抗体和红细胞表面(温或冷抗体)发生自身抗体反应的最佳温度而分类。这种分类尤其有用，因为有冷抗体的患者脾切除无效，但有温抗体的患者则有效。

尽管不显示抗体存在(Coombs 试验阴性)的溶血可见于尿毒症、肝硬化、恶性肿瘤和特殊感染，但大多数病例红细胞膜上覆有免疫球蛋白或补体(Coombs 试验阳性)。IgG 型自身免疫性溶血性贫血的抗体特别针对的是红细胞表面的 Rh 抗原。这种疾病可能是原发性(40%~50%)或继发于药物、相关组织病及淋巴细胞增生性疾病。冷抗体型溶血性贫血并不常见，而且常是二次免疫应答。冷凝集素型溶血性贫血是典型的 IgM 型抗体与一型红细胞抗原反应造成的，溶血因补体固定而发生在血管内，而不是在脾，因此脾切除对冷抗体型溶血性贫血没有益处。

继发性免疫性溶血性贫血大约 20% 是由药物引起，溶血常由温抗体介导。青霉素、奎尼丁、肼苯哒嗪和甲基多巴是最常见的与这种综合征有关的药物。(表 27-3)

表 27-3　与免疫性溶血有关的疾病

药物免疫性反应(青霉素、奎尼丁、肼苯哒嗪、甲基多巴、西咪替丁)
胶原血管病(红斑狼疮、类风湿性关节炎)
肿瘤(淋巴瘤、骨髓瘤、白血病、皮样囊肿、卵巢畸胎瘤)
感染(支原体、疟疾、梅毒、病毒血症)

▶ **临床表现**

A. 症状和体征

自身免疫性溶血性贫血可发生于任何年龄，但最常见于 50 岁以后；女性发病为男性的 2 倍。通常起病急,包括贫血,中度黄疸,有时发热。50%以上的患者可触及肿大的脾。25%的患者有胆色素结石。突然的严重发作引起血红蛋白尿、肾小管坏死者罕见,但其死亡率达40%~50%。

B. 实验室检查

血细胞正常,血色素正常,慢性贫血,网织红细胞增生(10%以上),骨髓红细胞系统增生和血清间接胆红素升高为诊断溶血性贫血的依据。粪、尿胆原可显著增加,但尿中没有胆汁,血清结合珠蛋白常降低或缺乏。因为红细胞表面覆有免疫球蛋白或补体(或两者都有),所以直接 Coombs 试验阳性。

▶ 治疗

必须仔细寻找有关的病因,正确处理。对于药物引起的继发性溶血性贫血,要终止使用该药物。皮质类固醇激素可使大约75%患者缓解,但只有25%的缓解是持久性的。如果有可能,应尽量避免输血,因为交叉配血非常困难,需要洗涤红细胞和盐活性抗血清。目前利妥昔单抗是一种有效的二线治疗药物,对40%皮质类固醇耐药的病例可产生持久的反应。

脾切除术适用于以下情况:温抗体型溶血性贫血经4~6周大剂量皮质类固醇激素治疗失败的患者;对激素治疗开始有反应而激素撤掉后复发的患者;禁忌激素治疗的患者(如活动性肺结核的患者)。需要长期大剂量激素治疗的患者也应考虑做脾切除术,因为长期应用激素有一定危险性。

脾切除术可去除破坏红细胞的主要场所,因此是有效的。偶尔情况下脾切除术可鉴别潜在的疾病如淋巴瘤的表现。脾切除术治疗失败的患者中大约有一半对硫唑嘌呤(依米兰)或环磷酰胺(Cytoxan)有效。血浆滤过最近被用于顽固性溶血性贫血患者的抢救治疗。

▶ 预后

脾切除术后仍可复发,但如果开始反应较好,复发率会小一些。复发病例的最终预后取决于原发病。

Packman CH et al: Hemolytic anemia due to warm autoantibodies. Blood Rev 2008;22:17.
Valent P et al: Diagnosis and treatment of autoimmune haemolytic aneaemias in adults: a clinical review. Wien Klin Wochenschr 2008;120:136.

(二) 免疫性血小板减少性紫癜(原发性血小板减少性紫癜(ITP)

 诊断要点

▶ 瘀点,瘀斑,鼻出血. 易青肿

▶ 无脾肿大

▶ 血小板计数减少,出血时间延长,血凝块退缩差,凝血时间正常

▶ 概述

免疫性血小板减少性紫癜是由不同原因引起的出血综合征,可以急性也可以是慢性发作,典型表现是循环血小板数量的显著减少,骨髓中有大量的巨核细胞,血小板寿命缩短。这种疾病可以是原发性的,也可以继发于淋巴组织的增生性疾病、药物或毒物、细菌或病毒感染(尤其在儿童)、系统性红斑狼疮或其他情况。这些患者对皮质类固醇激素和脾切除的反应与其他免疫性血小板减少性紫癜患者的反应相类似。对有失血症状的患者不应施行脾切除术,因为手术并发症发生率高,可能缩短生存期。然而,因为ITP的发病率,它成为许多医疗机构施行脾切除术最常见的疾病。

原发性和继发性疾病的发病机制,包括循环中自发性 IgG 型抗血小板抗体结合纤维蛋白原受体的膜蛋白(糖蛋白Ⅱb/Ⅲa)使血小板更易于损伤。脾可能既是抗血小板抗体产生的部位,又是血小板破坏增加的主要场所。仅有2%的患者发生脾肿大,也通常是另外的原发病如淋巴瘤或系统性红斑狼疮的常见临床表现。有5%~15%的 HIV 阳性的患者,在他们的疾病中血小板减少独立于免疫学过程之外,这在临床中与典型的慢性 ITP 很难鉴别。其与 HIV 感染相关的确切的病理机制,目前还不清楚。

▶ 临床表现

A. 症状和体征

发病可以是急性的,有瘀斑或瘀点的表现。还可伴随牙龈出血、阴道出血、消化道出血和血尿。3%的患者可发生中枢神经系统出血。急性病例在儿童中更常见,常在8岁以前发病,而且常发生于上呼吸道病毒感染性疾病之后1~3周。

慢性发病可开始于任何年龄。更多见于女性,呈典型的隐性起病。常有易发生青肿和月经过多的漫长病史。表现为瘀点突然出现,尤其是在容易受压的部位。疾病的周期性缓解和加重可持续数年。

B. 实验室检查

血小板计数为中至重度减少(常少于 10 万 /μl),外周血涂片中常见不到血小板。尽管患者白细胞和红细胞计数一般正常,但可因出血而致缺铁性贫血。而且骨髓中可见无血小板产生的大的巨核细胞数目增加。

出血时间延长,毛细血管脆性大大增加(Rumpel-Leede 试验),凝血块退缩差,部分凝血活酶时间、凝血酶原时间和凝血时间正常。特异性抗血小板抗体的效价测定可以协助诊断。红细胞和血小板生存期的缩短可以利用 ^{51} 铬标记的患者细胞或 ^{111} 铟标记的血小板的放射性元素在血液中的消失率来测量。脾在引起贫血和血小板减少中所发挥的作用,可以通过测量放射性元素在肝和脾中的蓄积比率来判断,这些放射性元

素是破坏被标记的血细胞而产生的。当脾-肝摄取比值大于2：1时，提示显著的脾放射性蓄积，此时脾切除是有益的。

鉴别诊断

应当排除其他原因引起的非免疫性血小板减少症，如白血病、再生障碍性贫血和巨球蛋白血症。血小板减少症和紫癜可由血小板生成不足引起（如恶性贫血、白血病前期）或由于非免疫性血小板破坏（如败血症、DIC或其他致脾功能亢进的原因）引起。

治疗

对免疫性血小板减少性紫癜的治疗取决于患者的年龄、疾病的严重程度、血小板减少症持续的时间和临床分类。对于继发性免疫性血小板减少症最好治疗潜在的原发病（如果为药物所致，应该停药）。

轻度的或没有症状的患者不需要特殊治疗，但应避免身体接触项目、择期手术和所有不必要的药物治疗。皮质类固醇激素可短期地用于中度至重度紫癜患者。通常需要强的松（或类似物）60mg/d。这种治疗需持续到血小板计数恢复正常4~6周后缓慢减量。皮质类固醇激素对70%~80%的患者有效，但仅可使20%的成年患者长期缓解。使用利妥昔单抗的二线治疗在30%~40%的患者中可提高血小板计数，并在10%~20%的患者中获得彻底的缓解。新的刺激血小板生成的因子如对抗AMG531的血小板生成素（TPO）和伊屈泼帕正在作为三线治疗药物被研究。

对皮质类固醇激素无反应的患者，最初用类固醇缓解后复发的患者以及对类固醇依赖的患者，脾切除术是最有效的治疗方法。在进行紧急手术前，除非出血严重或患者在术前接受类固醇治疗，皮质类固醇激素治疗是不必要的。如果术中需要输血小板，那也只能在结扎脾动脉或切除脾后进行，因为在这之前输血小板会使其在脾被迅速破坏。静脉注射免疫球蛋白对暂时治疗血小板减少症很有效。

脾切除术可使68%患者长期缓解。皮质类固醇激素治疗急性免疫性血小板减少性紫癜较慢性者成功率为高。病程短和年轻患者通常疗效较好。脾切除术后，血小板计数迅速升高（在24小时内可成倍增加），1~2周后达到高峰。如果患者两个月后血小板计数仍持续上升，可认为治愈。当皮质类固醇激素和脾切除术治疗都失败后，免疫抑制剂（硫唑嘌呤、长春新碱）可使25%患者缓解。

脾切除术对HIV相关的ITP的疗效尚不清楚。感染的危险和较短的生存时间使这部分人群反对做脾切除术。然而，在感染HIV病毒但没有患AIDS的患者中，脾切除术后可使70%的患者血小板减少症的临床表现完全消失，使20%的患者的血小板数部分提高，脾切除术没有改变HIV感染者的自然病程。

预后

16岁以下儿童患急性免疫性血小板减少性紫癜的预后很好；大约80%的患者有完全的持久性的自发缓解。这种情况在成人很少发生。脾切除术对80%的患者是成功的。但这种情况更常见于原发性病例，而非继发于其他疾病的病例。因ITP行脾切除术的患者的比例在减少，是因为除甾体类药物以外，内科治疗有效，虽然慢性ITP的发病率有所提高。对于脾切除术后血小板计数没有提升的患者，刺激血小板生成的因子有更显著的效果。

Arnold DM et al: Current options for the treatment of idiopathic thrombocytopenic purpura. Semin Hematol 2007;44:512.

Cooper N et al: Should rituximab be used before or after splenectomy in patients with immune thrombocytopenic purpura? Curr Opin Hematol 2007;14:642.

Dolan JP et al: Splenectomy for immune thrombocytopenic purpura. Am J Hematol 2008;83:93.

Godeau B et al: Rituximab efficacy and safety in adult splenectomy candidates with chronic immune thrombocytopenic purpura: results of a prospective multicenter phase 2 study. Blood 2008; 112:999.

Kuter DJ et al: Efficacy of romiplostim in patients with chronic immune thrombocytopenic purpura: a double-blind randomized controlled trial. Lancet 2008;371:395.

Neunert CE et al: Severe chronic refractory immune thrombocytopenic purpura during childhood: a survey of physician management. Pediatr Blood Cancer 2008;51:513.

Newland W et al: Emerging strategies to treat chronic immune thrombocytopenic purpura. Eur J Haematol 2008;69:27.

Rodeghiero F et al: First-line therapies for immune thrombocytopenic purpura: re-evaluating the need to treat. Eur J Haematol 2008;69:19.

Shojaiefard A et al: Prediction of response to splenectomy in patients with idiopathic thrombocytopenic purpura. World J Surg 2008;32:488.

Stasi R et al: Idiopathic thrombocytopenic purpura: current concepts in pathophysiology and management. Thromb Haemost 2008;99:4.

Tarantino MD et al: Update on the management of immune thrombocytopenic purpura in children. Curr Opin Hematol 2007;14:526.

（三）Felty综合征

大约1%的患者同时患有类风湿性关节炎、脾肿大和中性粒细胞减少症—这称为Felty综合征的三联征。中性粒细胞表面可以检测出高水平的IgG，骨髓中有明显的粒细胞系增生。Felty综合征患者脾的病理分析表明，白髓增大的比例在很多情况下与脾的增大比例是相对的。有明显证据表明，在白髓的T细胞密集区和红髓的脾索和脾窦中都有过量的粒细胞聚集。

Felty综合征中有严重中性粒细胞减少症的患者临床表现为反复的感染。有症状的患者如果有证据表明其粒细胞表面有IgG，则可以考虑施行脾切除术。这些患者中有60%~70%人的中性粒细胞减少症得到缓解，但是中性粒细胞减少症的复发和中性粒细胞计数正常时的反复感染仍可能发生，降低了人们治疗该病时实施脾切除术的热情。

Balint GP, Balint PV: Felty's syndrome. Best Pract Res Clin Rheumatol 2004;18:631.

Burks EJ, Loughran TP: Pathogenesis of neutropenia in large granular cells leukemia and Felty's syndrome. Blood Rev 2006;20:265.

(四)血栓性血小板减少性紫癜

血栓性血小板减少性紫癜(TTP)是一种罕见病。具有以下 5 种临床特征:①发热;②血小板减少性紫癜;③溶血性贫血;④神经系统表现;⑤肾衰竭。病因尚不清楚,但和内皮细胞的自发性免疫或原发血小板的缺乏有关,且有艾滋病患者发生此病的报道。最常发生于 10~40 岁之间。

血小板减少症可能是因为血小板寿命缩短所致。微血管病性溶血性贫血是因红细胞通过了受损的含有纤维蛋白网的小血管所引起。变形能力差的红细胞在脾被捕获和破坏,而那些逃脱的红细胞,在病变的微血管中更易破坏。所以贫血通常较为严重,可因继发于血小板减少症的出血而恶化。有 35% 的患者发生肝脾肿大。

▶ 治疗和预后

直到目前,对此病尚无有效的疗法,据报道死亡率高达 95%。大多数患者死于肾衰竭或脑出血。最近提出的血浆置换是一种有效的治疗方法,较单纯的血浆输入效果好,完全有效率达 55%~65%。对于血浆置换失败的患者,可行补救性脾切除术,60% 的患者有确切的效果,复发率大约 20%~30%。

Kappers-Klunne MC et al: Splenectomy for the treatment of thrombotic thrombocytopenic purpura. Br J Haematol 2005; 130:768.

Outschoorn UM et al: Outcomes in the treatment of thrombotic thrombocytopenic purpura with splenectomy: a retrospective cohort study. Am J Hematol 2006;81:895.

脾血管疾病

需要行脾切除术治疗的脾血管疾病可发生在脾动脉和脾静脉,最常见的疾病是脾静脉血栓形成,这种疾病可以直接用脾切除术来治疗。脾动脉瘤是最常见的内脏动脉瘤之一,也可以通过脾切除术治疗。

(一)脾静脉血栓形成

▶ 病因

脾静脉血栓形成有时是在脾本身并没有病理改变时发生的一种独立疾病,常发生于病变侵犯脾静脉穿过胰腺上缘的位置。最常见的病因是急慢性胰腺炎或者胰腺体尾部的假性囊肿,常见的胰腺炎症反应导致 20% 的患者出现脾静脉血栓形成。胃后壁溃疡引起的炎症是脾静脉血栓的另一个原因。胰腺或者胃肿瘤对小网膜囊的直接侵犯也会导致脾静脉血栓形成,但往往因为这些恶性肿瘤的其他临床表现而掩盖脾静脉血栓形成的诊断。特发性腹膜后纤维化可能是脾静脉血栓形成的另一个原因。

脾静脉血栓形成出现上消化道出血是因为独立的胃静脉曲张。脾静脉阻塞时,本应从脾静脉流出的血液转向仅存的侧支循环血管胃短静脉,首先导致胃底的经脉增粗并曲张,最终有 15%~20% 患者消化道出血。

▶ 诊断

对于孤立的胃静脉曲张,尤其是胃大弯近端的静脉曲张而没有食管静脉曲张的患者,同时没有门静脉高压症和肝硬化的相关症状和体征时,要怀疑脾静脉血栓形成。只要证实脾静脉主干没有血流即可明确诊断。不再需要侵入性静脉造影术,因为 CT 或者 MRI 的增强扫描以及高分辨率的超声检查均可明确诊断。检查首选 CT 或者 MRI,因为超声检查时脾静脉可能被肠道气体所掩盖。而且 CT 和 MRI 可以鉴别周围组织结构(胰腺、胃),有助于评估疾病的原因。

▶ 治疗和预后

脾切除术可以治愈脾静脉血栓形成患者,所有的与脾侧支循环血流量增加相关的症状会消失,异常血流也会消失。如果确诊为脾静脉血栓形成,即使患者并未出现上消化道出血,只要患者能耐受手术,选择性或预防性脾切除术是可行的。如果患者为门静脉血栓形成,则疾病的严重程度和相关问题就大大增加,此时脾切除术是不可行的,因为该手术并不能治愈疾病。

Agarwal AK et al: Significance of splenic vein thrombosis in chronic pancreatitis. Am J Surg 2008;196:149.

(二)脾的囊肿和肿瘤

寄生虫性囊肿几乎全由包虫病引起。可以没有症状,但患者往往发现脾肿大。X 线可发现囊壁钙化。可有嗜曙红细胞增多。血清学试验可以确诊。治疗可选择脾切除术。

其他囊肿包括皮样囊肿、表皮样囊肿、内皮囊肿及假性囊肿,现认为后者是梗死或外伤后的晚期结果。可以行脾切除术以排除肿瘤,但是也提倡观察或行部分脾切除术。

罕见的脾原发肿瘤包括淋巴瘤、肉瘤、血管瘤和错构瘤。剖腹探查术时,错构瘤肉眼下的情况易和脾淋巴瘤相混淆。这些病变通常没有症状,直到脾肿大而引起腹部不适或触到肿物才被发现。脾良性血管肿瘤(血管瘤)可引起脾功能亢进,可以发生自发性破裂而致大量出血。如果肿瘤局限于脾时可行脾切除术。炎性假瘤是一种良性病变,它是由炎症细胞和反应性肉芽肿混合形成的,可以发生在各种组织,包括脾。主要症状是嗜睡、消瘦、乏力,这些症状可在脾切除术后缓解。

脾是进展期肿瘤的常见转移部位,尤其是肺脏和乳腺的肿瘤以及黑色素瘤,常在尸检中发现脾转移,罕有临床症状。

Atmatzidis K et al: Splenectomy versus spleen-preserving surgery for splenic echinococcosis. Dig Surg 2003;20:527.

Kraus MD, Fleming MD, Vonderheide RH: The spleen as a diagnostic specimen: a review of 10 years' experience at two tertiary care institutions. Cancer 2001;91:2001.

Mackenzie RK, Youngson GG, Mahomed AA: Laparoscopic decapsulation of congenital splenic cysts: a step forward in splenic preservation. J Ped Surg 2004;39:88.

Wu HM et al: Management of splenic pseudocysts following trauma: a retrospective case series. Am J Surg 2006;191:631.

Yu RS, Zhang SZ, Hua JM: Imaging findings of splenic hamartoma. World J Gastroent 2004;10:13.

脾的感染(脾脓肿)

脾脓肿少见,但是因死亡率在 40%~100% 之间,所以很重要。它可因远处脓毒血症的细菌血源性播散到脾而发病,例如心内膜炎,或者是邻近组织器官感染的直接播散,或者是脾外伤所致脾血肿的继发性感染。脾脓肿可以是静脉内药物滥用的并发症。在 80% 的病例中,脾外器官存在一处或多处脓肿。脾脓肿的发生是其他器官脓毒血症未能控制所出现的晚期表现。超过 2/3 的脾脓肿中可以发现肠道葡萄球菌以及非肠道来源的链球菌的残余体。一些患者可表现为难以解释的脓毒血症,进行性脾肿大,同时存在腹疼,因左上腹肌紧张及肌强直,脾有时可能无法触及。左侧胸膜渗出合并无法解释的白细胞增高的败血症患者,可考虑脾脓肿。腹部 X 线平片发现脾内有气体是诊断脾脓肿的特异指标。但是,CT 扫描是诊断脾脓肿的最佳方法。

大多数脾脓肿是局限性的,细菌定期播散入血流,但可能发生自发性破裂和腹膜炎。如果脓肿局限于脾,脾切除术可以治愈。巨大的、单个的且接近被膜的脓肿经皮引流偶尔也是可行的,但是死亡率很高,只能在那些不能耐受手术的患者中施行。

Tung CC et al: Splenic abscess: an easily overlooked disease? Am Surg 2006;72:322.

诊断性脾切除术

对于无症状的患者,明确诊断是脾切除术的手术指征之一。当 CT 扫描、超声检查或 MRI 扫描发现无症状的脾占位性病变,却无法明确诊断时,脾切除术可以用来诊断疾病。另一种情况是,当患者通过体检可触及脾或扫描查到脾肿大,但却无法明确诊断时,可以行脾切除术。

▶ 脾占位病变

如果患者出现孤立的脾占位性病变,有 60% 是恶性病变,40% 是良性病变。最常见的恶性病变是淋巴瘤,其次是转移癌,包括一些之前并没有发现原发肿瘤

的转移癌。良性病变患者,超过一半是囊肿,另外常见的是脾错构瘤和血管瘤。

为了明确诊断孤立性的脾占位病变,很多情况下可以采用细针穿刺组织活检的方法。某些病变,如囊性病变和血管瘤在 MRI 钆增强扫描时具有典型的表现,这些特殊的显像模式可以用来鉴别脾占位的性质而避免组织活检。PET 扫描可以准确地鉴别高级别的淋巴瘤和转移瘤,但有可能误诊低级别或外套层淋巴瘤。脾血管瘤的患者出血风险大,这些内皮细胞来源的良性肿瘤可通过 MRI 钆增强扫描鉴别诊断,这种成像方法最适于脾孤立性占位的诊断。

▶ 不明原因的脾肿大

诊断性脾切除术的第二种手术适应证是不明原因的脾肿大。这种脾肿大最常见于淋巴瘤,少数良性疾病,包括良性淋巴组织增生、良性的血管性病变、肉芽肿病以及脾梗死和脾出血。由于没有明确的占位病变以供活检,细针穿刺组织活检和其他的经皮的组织活检对于诊断不明原因的脾肿大的诊断效果非常有限,因此采用这些方法确诊率很低。

▶ 霍奇金病的剖腹诊断肿瘤分期手术

另一种诊断性手术是霍奇金病的剖腹诊断肿瘤分期手术。关于这种手术方式的讨论更多的是在历史记录中,因为现在此种方法在淋巴瘤中的应用非常有限。

1960—1990 年霍奇金病标准的病理学分期方法,是通过剖腹探查手术对许多患者进行病理分期。采用这种侵袭性方法的原因是基于剖腹探查手术改变了大约 35% 的患者的临床分期的报道。有几个原因导致了最近 10~15 年施行剖腹探查病理分期手术的减少。首要原因是,通过近年的临床研究结果,霍奇金病的治疗方案不再因肿瘤分期的不同而改变,自从对所有患者实施系统的全身化疗方案后,精确的病理分期对治疗结果和治疗方案不再有影响。

Kraus MD, Fleming MD, Vonderheide RH: The spleen as a diagnostic specimen: a review of 10 years' experience at two tertiary care institutions. Cancer 2001;91:2001.

Rose AT et al: The incidence of splenectomy is decreasing: lessons learned from trauma experience. Am Surg 2000;66:481.

Rutherford SC et al: FDG-PET in prediction of splenectomy findings in patients with known or suspected lymphoma. Leuk Lymphoma 2008;49:719.

(一)医源性脾切除术

左上腹的游离操作(比如脾和胰腺中部的翻转以显露腹膜后组织,左侧肾上腺切除术,左侧肾切除术)会导致脾在解剖分离过程中受到损害的风险。单纯的结肠脾曲的分离可能导致脾下极难以控制的出血。大网膜连接脾包膜的韧带可能是最常见的医源性脾损伤的原因,因为分离网膜是手术中需要显露时常见的操作。如果从网膜到脾包膜有较大的直接的血管分支,

可能导致脾包膜的撕裂和麻烦的出血。一个全国性的数据报道，在 86 411 名病例的抗反流手术中，发生医源性脾切除术的比率为 2.3%，提示有 1987 名患者在 6 年期间仅仅因为医源性损伤而行脾切除术。一个关于42 000 例结肠癌研究的结果报道，在所有病例中，医源性脾切除术所占比率不到 1%，但在结肠脾曲的结肠癌的患者中，比率达到了 6%。脾切除术显著延长了住院时间，而且有 40% 患者康复欠佳。

最近有报道近 10 年内的 73 例医源性脾切除术，平均每年 7 例，占此期间所做的所有脾切除术的 8.1%。可能有几倍于上面的数字，在与脾无关的手术中造成了脾轻微或中度地损伤，医生没有做脾切除术而是对脾进行了修补。就像脾外伤时做的一样，脾修补的技术可以保留脾脏。最近的报道显示，网套应用于脾修补术，甚至在肠道手术中使用，并不增加感染的发生率。对于微小的包膜损伤，应用氩气刀灼烧凝固损伤表面是有效的。

关于医源性损伤的主要教训是，保护脾的最好方法首先是不要损伤它，这就要求分离脾周围组织时要小心，在钝性分离脾周围韧带之前要仔细观察。只要有可能，就尽量保护脾，以减少脾切除术后败血症发生的风险。

Berry MF, Rosato EF, Williams NN: Dexon mesh splenorrhaphy for intraoperative splenic injuries. Am Surg 2003;69:176.
Cassar K, Munro A: Iatrogenic splenic injury. J Roy Coll Surg Edinburgh 2002;47:731.
Flum DR et al: The nationwide frequency of major adverse outcomes in antireflux surgery and the role of surgeon experience. J Am Coll Surg 2002;195:611.
McGory ML et al: The significance of inadvertent splenectomy during colorectal cancer resection. Arch Surgery 2007;142:668.

(二) 偶然性脾切除术

最近报道的一个关于评估脾切除原因的大型的系列研究显示，最常见的脾切除原因是邻近器官手术时的偶然性脾切除。在这种情况下，施行脾切除是为了保证相关脏器手术切除的完整性，或者因为手术需要分离脾的血管所致。关于邻近器官的各类疾病的基本治疗原则将在本书的其他相关章节内描述，但是一些关于脾切除原因以及是否可以保留脾脏的内容需要在此章节陈述。

一个常见的进行偶然性脾切除术的原因是切除胰腺尾部的肿瘤。因为脾静脉和胰尾关系密切，所以数十年来，脾切除是胰体尾切除手术时标准的操作步骤。因为保脾可减少脾切除术后的感染发生率，所以保留脾的胰尾切除术也逐步发展起来。更有挑战性的手术技术是保留脾动静脉的胰尾切除术。另一种保留脾的胰尾切除术包括结扎脾动静脉但保留胃短血管，利用这个侧支循环以保留脾的血供。最近报道有腹腔镜下的保留脾的胰尾切除术。肿瘤患者需要切除脾门处的淋巴结，或者肿瘤直接侵犯脾实质，当然根据肿瘤切除的原则，行胰尾部和脾联合切除术是更恰当的。在另一种情况下，如果解剖关系合适，而且肿瘤切除的完整性不受影响，保脾是有可能做到的。

对于近端胃癌手术的患者，偶然性脾切除术也很常见。彻底的淋巴结清扫对胃大部切除手术后长期效果的重要性已经讨论了几十年。第 10 组淋巴结位于脾门，有 20%~25% 的近端胃癌患者发现此组淋巴结有癌转移而必须切除。一项临床随机对照试验显示，脾切除术的增加改善了患者的生存时间。后腹膜和左上腹的其他肿瘤也可能要求行脾切除术，包括巨大的肾恶性肿瘤、左侧肾上腺肿瘤、腹膜后肉瘤均可能向上侵犯脾。虽然无脾的状态会导致患者对感染的易感性增加（见脾功能减退章节），如果为了恶性肿瘤完整切除的需要，脾应该被看作是可以牺牲的器官，为了达到彻底切除肿瘤的目的，应毫不犹豫行脾切除术。

Carrere N et al: Spleen-preserving distal pancreatectomy with excision of splenic artery and vein: a case matched comparison with conventional distal pancreatectomy with splenectomy. World J Surg 2007;31:375.
Hartgrink HH et al: Extended lymph node dissection for gastric cancer: who may benefit? Final results of the randomized Dutch gastric cancer group trial. J Clin Oncol 2004;22:2069.
Pryor A et al: Laparoscopic distal pancreatectomy with splenic preservation. Surg Endosc 2007;21:2326.
Yu W et al: Randomized clinical trial of splenectomy versus splenic preservation in patients with proximal gastric cancer. Br J Surg 2006;93:559.

脾组织植入 (脾移植)

脾组织植入是指多个小块的脾组织移植片在整个腹腔的腹膜表面分散生长，起源于外伤性脾破裂后播散的和自体移植的脾碎片。脾种植片或有目的的自体脾移植片有细胞的清除功能，仅有部分自体脾移植的病例有一定的免疫功能。所以，外科手术过多地切除脾是不可取的。脾组织植入通常是在很久以后因其他不相关疾病行剖腹探查术时偶然发现。然而这种种植可引起粘连，从而成为肠梗阻的原因。它与腹膜的转移性癌结节及副脾有区别。组织学上，因包膜上没有弹性纤维或平滑肌纤维而有别于副脾。

Cothren CC et al: Radiographic characteristics of postinjury splenic autotransplantation: avoiding a diagnostic dilemma. J Trauma-Injury Infection & Crit Care 2004;57:537.
Young JT et al: Splenosis: a remote consequence of traumatic splenectomy. J Am Coll Surg 2004;199:500.

▼ 脾切除术

选择性脾切除术患者的术前准备包括：纠正凝血

异常及红细胞数量减少,治疗感染和控制免疫反应。因为脾从血循环中清除血小板非常快,所以脾动脉结扎前通常不输注血小板。患者血清中的抗体使交叉配血变得复杂。许多有自身免疫疾病的患者术前需要皮质类固醇激素治疗。急诊脾切除术的患者,输入全血可以纠正低血容量。对于择期手术的病例,建议术前预防性注射多效价的肺炎球菌疫苗,以防止术后常见的机体感染。目前,腹腔镜技术更多的应用于择期的脾切除术,它可以缩短患者的恢复时间,为大多数患者所接受。

详细的手术操作不在本文叙述范围之内,应注意的是有两种脾切除的方法(见图 27-2)。第一种方法,主要用于外伤性脾破裂患者,脾很快被游离,从脾动脉进入脾门处的后面结扎脾动脉;另外一种方法,主要用在切除巨脾时,打开胃结肠韧带,结扎沿胰腺上缘走行的脾动脉。这样允许血流通过脾静脉而离开脾。因为在脾祛除前脾与其他器官的所有附着联系(如脾胃、脾结肠韧带)均被分离,所以这样可以切除巨脾而不丢失血液。

脾修补术是脾破裂后修补脾的一种手术,脾修补术的原则是以清创术清除坏死组织,并且尽量用包膜或其他材料制成的外膜维持脾的形态。部分脾切除术可用于外伤或某些疾病的脾肿大期,但可能因为术后近期并发症高而失败。有报道使用自动缝合器和微波凝结器做部分脾切除术以治疗 Gaucher 病、巨大囊肿、良性肿瘤等脾疾病。另一方面,对于自体免疫性疾病,行完整的脾切除术是治疗的绝对适应证,包括副脾切除术。术前的核素扫描或者术中使用手提 γ 探测器进行确认是有益的。

巨脾的定义是脾重量超过 1500g 或体积是正常脾体积的 8~10 倍。导致巨脾的疾病包括淋巴瘤、白血病,以及一些代谢性疾病。巨脾切除术较高的并发症发生率和死亡率主要是术中大量和快速的失血风险造成的。做这一类手术时,首先要沿着胰腺上缘结扎脾动脉,其次,沿着胃大弯至胃食管交界处结扎胃短血管,使胃和肝左叶远离脾。只有通过以上方法减少脾血供后,才能分离血管侧枝和上部的韧带,完成巨脾切除。

目前,在一些脾手术较多的医学中心,腹腔镜脾切除术已经是标准手术。事实上,任何适合择期脾切除术的指征均可通过腹腔镜入路来完成,包括严重的血小板减少症的患者,巨脾患者,需要施行部分脾切除术的患者,以及副脾和游走脾的患者。腹腔镜脾切除术的禁忌证包括门静脉高压症和严重的伴发疾病。随着技术的发展,最近报道了腹腔镜脾部分切除术治疗局部占位病变和遗传性血液病。

经典的腹腔镜脾切除术需要开 4 个孔,中线的孔插入套管以推开胃而显露脾门,左肋下的孔用来解剖脾门,需要一个成角的腹腔镜来显露脾上缘和后侧的韧带,血管用夹子、缝线或缝合器结扎切断。将脾适度地向上牵引,充分地显露脾门,拉长并显露血管,适于缝合器缝合脾门。临床中如特发性血小板减少性紫癜、遗传性球形红细胞增多症等脾体积正常的疾病特别适合做腹腔镜脾切除术。手术中通过腹腔镜寻找副脾,是这些手术成功的一个很重要的因素,手助切口的使用使手术更容易完成。

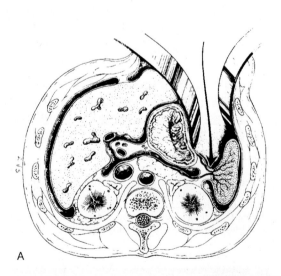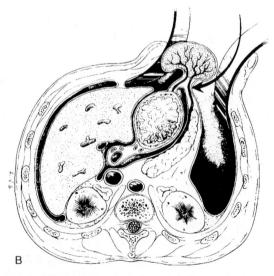

▲图 27-2 术中脾动脉显露方式
A.前路显露脾动脉。B.游离脾脏后后路显露脾动脉

Bergeron E et al: The use of a handheld gamma probe for identifying two accessory spleens in difficult locations in the same patient. Ann Nucl Med 2007;22:331.

Becmeur HG et al: Laparoscopic partial splenectomy: indications and results of a multicenter retrospective study. Surg Endosc 2008;22:45.

Feldman LS et al: Refining the selection criteria for laparoscopic versus open splenectomy for splenomegaly. J Lapraroendosc Adv Surg Tech A 2008;18:13.

Grahn SW et al: Trends in laparoscopic splenectomy for massive splenomegaly. Arch Surg 2006;141:755.

Habermalz B et al: Laparoscopic splenectomy: the clinical practice e guidelines of the European Association for Endoscopic Surgery. Surg Endosc 2008;22:821.

Kasaje N et al: Short-term outcomes of splenectomy avoidance in trauma patients. Am J Surg 2008;196:213.

Rescoria FJ et al: Laparoscopic splenic procedures in children: experience in 231 children. Ann Surg 2007;246:683.

Stamou KM et al: Prospective study of the incidence and risk factors of postsplenectomy thrombosis of the portal, mesenteric, and splenic veins. Arch Surg 2006;141:663.

脾切除术对血液学的影响

正常成人脾的缺失通常很少有临床上的后果,红细胞计数和指数没有变化,但可出现胞浆有内含体的红细胞(如 Heinz 小体、Howell-Jolly 小体和高铁红细胞)。脾切除后可很快发生粒细胞增多,但是几周后便被淋巴细胞增多和单核细胞增多所取代。血小板数通常都增加,偶尔增加非常显著,可在 40 万 ~50 万 /μl 水平上持续 1 年多。溶血性贫血脾切除术后可以发生更显著的血小板增多(如 200 万 ~300 万 /μl)。血小板计数超过 100 万并不是抗凝治疗的指征,但是抗血小板药物如阿司匹林可有助于预防血栓形成。

William BM et al: Hyposplenism: a comprehensive review. Part I: basic concepts and causes. Hematology 2007;12:1.

William BM et al: Hyposplenism: a comprehensive review. Part II: clinical manifestations, diagnosis, and management. Hematology 2007;12:89.

脾切除术后脓毒血症和其他的脾切除术后问题

与脾切除术有关的并发症相对少见。但在各类并发症中以肺不张、胰腺炎和术后出血最多。如果因血小板减少症而行脾切除术,即使血小板计数逐步增加也会发生继发性出血。如果有原发性的凝血机制异常(如发生渗血)或血小板计数持续处于低水平,就应输入血小板。脾切除术后更常见的是血管栓塞性并发症,但这种并发症与血小板增多的程度无关。门静脉血栓形成的风险为 3%,最常见于溶血性贫血的巨脾切除术后,很少发生于外伤或血小板减少症脾切除术后。其主要症状是发热、腹痛、腹泻,以及肝功能检查异常,治疗包括溶栓和抗生素治疗。

脾切除后,患者易发生细菌感染,发生时间可见于术后 1 周至 20 年。这种情况是脾切除术后发生以下改变的结果:①血液中细菌的清除减少;②IgM 水平降低;③调理素活性降低。儿童的危险性最大,尤其在术后最初的两年以内(80% 的病例)以及因网状内皮系统疾病而要求行脾切除术者。一般来说,行脾切除术的患者越年轻,原来的病情越重,脾切除术后发展成为危险性感染的危险性越大。即使其他正常的成年人,脾切除术后感染的危险性虽然低,却也是明确的。这些感染大多发生在一年以后,几乎一半在脾切除术后 5 年后才发生。致死性的脓毒血症在成人很罕见,有独特的临床表现:轻度的非特异性的症状伴随着脓毒血症引起的高热和休克,后者可能很快致死亡。肺炎链球菌、流感嗜血杆菌和脑膜炎双球菌是最常见的病原菌。DIC 是常见的并发症。对这种致死性并发症的认识使我们感到应尽量避免脾切除术,或行部分脾切除术,或者行破裂脾的修补术(同肝外伤的手术处理一样)而保留足够的脾功能,自体脾组织移植可以在脾切除术后保留部分脾功能。

外伤性脾切除术后发生致死性脓毒血症的危险性较因血液疾病而切除者为小,可能是因为脾的自体移植。针对肺炎球菌脓毒症的预防性疫苗可用于所有脾切除的或脾脏无功能的患者。因为在对病菌发生免疫反应方面脾的功能很重要,早期多价肺炎球菌疫苗(Pneumovax)的应用是有益的。疫苗可保护成人和稍大儿童 4~5 年,之后要再次接种疫苗。因为疫苗只对大约 80% 的病菌有效,所以一些学者建议每两年 1 个疗程,一直治疗到 16 岁,或者推荐脾切除术后长期预防性应用青霉素。其他的学者还建议应用氨苄西林来提高机体对流感嗜血杆菌以及肺炎球菌的抵抗力。2 岁以下儿童预防性抗生素应用非常重要,而且应该持续使用到至少 6 岁。一般来说除非血液疾病特别严重,否则可将脾切除术推迟到 6 岁以后。

Cadili A et al: Complications of splenectomy. Am J Med 2008; 121:371.

Krauth MT et al: The postoperative splenic/portal vein thrombosis after splenectomy and its prevention—an unresolved issue. Haematologica 2008;93:1227.

Okabayashi T et al: Overwhelming postsplenectomy infection syndrome in adults: a clinically preventable disease. World J Gastroenterol 2008;14:176.

Price VE et al: The prevention and management of infections in children with asplenia or hyposplenia. Infect Dis Clin North Am 2007;21:697.

Shatz DV et al: Vaccination practices among North American trauma surgeons in splenectomy for trauma. J Trauma-Injury Inf & Crit Care 2002;53:950.

Shatz DV et al: Antibody responses in postsplenectomy trauma patients receiving the 23-valent pneumococcal polysaccharide vaccine at 14 versus 28 days postoperatively. J Trauma-Injury Inf & Crit Care 2002;53:1037.

Spelman D et al: Guidelines for the prevention of sepsis in asplenic and hyposplenic patients. Intern Med J 2008;38:349.

(张煜　张澍　译,李宗芳　校)

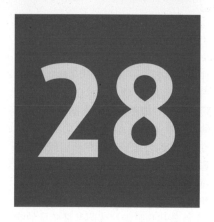

第28章 阑尾

解剖学与生理学

在婴儿时期,阑尾是位于盲肠末端的一圆锥形憩室。随着生长分化以及盲肠扩张,阑尾最终位于盲肠的左后侧回盲瓣下方约 2.5cm 处。结肠带与阑尾根部汇合,可以据此在术中确定阑尾的位置。大约 16% 的成年人,阑尾固定于盲肠后部,其余人的阑尾则可以自由活动。

在年轻人,阑尾的特点是有大量的淋巴滤泡,此结构在出生后 2 周出现,到 15 岁时可达到 200 个或更多。以后,淋巴组织进行性萎缩并且伴有阑尾壁的纤维化,管腔部分或者全部消失。

如果阑尾具有生理功能,则可能与淋巴滤泡的存在有关。关于阑尾切除术后发生结肠癌或者其他肿瘤的统计学资料报告,未能得到对照研究资料的支持。

Schumpelick V et al: Appendix and cecum. Embryology, anatomy, and surgical applications. Surg Clin North Am 2000;80:295.

急性阑尾炎

 诊断要点

- ▶ 腹痛
- ▶ 厌食,恶心及呕吐
- ▶ 右下腹局限性压痛
- ▶ 低热
- ▶ 白细胞升高

▶ 概述

在西方国家,大约 7% 的人在一生中曾经患过阑尾炎。在美国,每年有 20 000 人因急性阑尾炎行阑尾切除术。过去 25 年来,其发病率在缓慢下降。但是,在发展中国家,过去发病率相当低,现在,其发病率与经济收益及生活习惯的改变呈同比例增长。

长期以来,阑尾近端腔由于纤维条索、增生的淋巴细胞、粪石、结石及寄生虫等阻塞引起梗阻,被认为是引起急性阑尾炎的主要原因,虽然这一理论被很多专家质疑。一系列短期、地区性的病例研究证明原发性感染是其一个致病因子。仅有 10% 的急性炎症期阑尾的管腔中可以发现粪石或结石。

随着炎症的进展,细菌感染和因脓液积聚导致的管腔扩张使阑尾壁的血运遭到破坏。进展的快慢存在着很大的差异,但一般大约于 24 小时发生坏疽和穿孔,坏疽意味着显微镜下的穿孔和细菌性腹膜炎(可能因与周边的器官粘连而局限)。

▶ 临床表现

急性阑尾炎临床表现多种多样,酷似其他急腹症,而其他疾病也酷似阑尾炎。与其他进程多变的疾病相比,症状和体征的进展是诊断的要点。

A. 症状和体征

典型的病例是以中腹部隐隐不适起病,继之出现恶心、厌食、消化不良。疼痛为持续性但不剧烈,偶尔伴有轻微的痉挛性疼痛。亦可伴有呕吐。疼痛数小时内转移并局限于右下腹,行走、活动及咳嗽时感到不适。患者亦可出现便秘。

此时查体可发现局限性压痛点和轻度肌紧张。在同一部位可以出现反跳痛或叩击痛(后者可提供同样的诊断依据,而且更有价值)。肠鸣音正常或略减弱。直肠及盆腔检查很可能是阴性。在没有穿孔的情况下体温只是轻度升高(例如 37.8℃)。

与传统观点相反,直肠指诊触痛不是急性阑尾炎的体征。如果出现,常常提示为其他原因。另一长期错误的观点认为,盲肠后位阑尾的炎症不出现典型的综合征,事实上其临床表现和一般的阑尾炎(盲肠前)是相同的。

极少数情况下,盲肠位于左侧腹部,此时阑尾炎可被误诊为乙状结肠憩室炎。位于右上腹的阑尾发生炎症时类似于急性胆囊炎或者溃疡穿孔。即使盲肠位于正常位置,一个长的阑尾可以伸到腹腔其他部位,此种情况下,急性阑尾炎极易被误诊。

应该记住两条总的原则:①早期(未穿孔)阑尾炎患者常无疾病的表现,患者甚至会为占用你的时间而表示歉意。此时发现麦氏点压痛是诊断的关键。②在临床表现不典型的病例,有一条原则是有帮助的。那就是对既往健康急腹症患者,做鉴别诊断时,不应将急性阑尾炎放在第二位以后。

B. 实验室检查

白细胞平均计数为 15 000/μl,90% 的患者计数大于 10 000/μl。在 3/4 的患者中,白细胞分类显示中性粒细胞大于 75%。需要强调的是 10% 的急性阑尾炎患者白细胞计数及分类均正常。感染 HIV 的患者患急性阑尾炎时,其临床表现与其他人相同,但是白细胞计数一般均正常。

尿化验一般正常,但有少量白细胞、红细胞甚至偶尔出现肉眼血尿,特别是盲肠后位及盆腔阑尾炎时。

C. 影像学检查

在 50% 的早期阑尾炎患者中可见局限性气液平面、肠梗阻或右下腹部软组织密度影增高。其他较少见的征象包括:结石、右侧腰肌阴影改变及异常右肋部条状影,若腹部平片发现右下腹结石且该部位疼痛则更支持阑尾炎的诊断。腹腔游离气体最常见于消化性溃疡穿孔,但也是阑尾炎穿孔的一个少见表现。但一般而言,腹部平片没有特异性,对诊断帮助不大。钡剂灌肠可能有助于阑尾炎的诊断,但此观点尚未得到临床实践的支持。

阑尾部位的螺旋 CT 检查可能有助于诊断。急性阑尾患者 CT 检查可以发现增粗的阑尾或其周围脂肪垂。其他发现包括盲肠增厚,阑尾结石,外漏气体,内部气体和盲肠旁蜂窝织炎均缺乏可靠性。对临床表现及实验室检查不典型的患者,CT 检查更有价值,阳性结果是阑尾切除的适应证。对于有典型右下腹疼痛及触痛并伴有感染征象(如发热、白细胞升高),CT 检查则是多余的。如果检查结果阴性甚至可能导致误诊。超声诊断的可靠性低于 CT。当阑尾炎合并右下腹肿块时,应行 CT 或者超声检查以鉴别阑尾周围蜂窝织炎和脓肿。

D. 妊娠阑尾炎

阑尾炎是妊娠期间最常见的非产科的腹部外科疾病。妊娠妇女阑尾炎的发病率和同龄非妊娠妇女的相同,并且均匀分布在妊娠的三个阶段中。与阑尾炎的典型表现右下腹疼痛及触痛不同,增大的子宫将阑尾推向右上腹部,因此表现为这一部位的疼痛。发热表现少于非妊娠阑尾炎。白细胞增高具有代表性,但也可能不出现。主要的问题在于意识到阑尾炎的可能性并及时行阑尾切除术。因为此时大网膜很少能包裹炎症,故延迟手术而导致穿孔和弥漫性腹膜炎的风险较平常增高。孕妇处于严重腹腔感染的危险之中,而胎儿则易于早产并且有其他并发症。腹腔镜阑尾切除术(特别是气腹),孕妇及胎儿均能够耐受。但是其操作并发症要高于开腹手术。妊娠期阑尾切除术常可出现早产表现,但实际上早产极少发生。早期阑尾切除术可以将孕妇的死亡率降至 0.5% 以下,胎儿的死亡率降至 10% 以下。

▶ 诊断和鉴别诊断

阑尾炎的临床诊断建立在以下一系列基础上:局部疼痛和触痛并伴有感染征象,例如发热、白细胞增高、C- 反应蛋白升高。从脐周至右下腹的转移性腹痛具有重要诊断意义。如果没有感染征象,诊断则缺乏可靠性(即假阳性),这种情况下,CT 检查则具有一定的诊断价值。对于诊断不明的病例,最好的策略是观察 6 小时甚至更长时间。在此期间,阑尾炎患者腹痛加重并且出现感染征象,而不是阑尾炎者则情况得到改善。如果医生过于关注疼痛而忽视了感染征象是否存在,常常会导致假阳性诊断。厌食、恶心和直肠触痛并不提示阑尾炎。在过去 15 年期间,阑尾炎的假阳性诊断率从 15% 下降到 10%,并且没有伴随穿孔数量的增加。

因此,诊断准确性呈上升趋势。

对于年幼和年老的患者,急性阑尾炎的诊断非常困难,往往因为诊断延误而发生穿孔。婴儿早期仅表现为嗜睡、烦躁及厌食。随着病情的进展而出现呕吐、发热和疼痛。在老年患者中,难以问出典型的症状,查体医师诊断时往往未考虑到阑尾炎。老年阑尾炎患者的病程进展较快,且化脓性并发症出现较早。

在 20~40 岁女性患者中,假阳性诊断的可能性最高(20%)。往往是因为盆腔炎和其他妇科疾病。与阑尾炎相比,盆腔炎常表现为两侧下腹部疼痛,左侧附件区压痛。并且常在最后一次月经 5 日内发病。病史中无恶心、呕吐。宫颈举痛在两种疾病中都较常见。

▶ 并发症

急性阑尾炎的并发症包括穿孔、腹膜炎、脓肿和门静脉炎。

A. 穿孔

未能及时就诊是穿孔的根本原因,与其自然病史的进展相一致。阑尾穿孔时表现为较阑尾炎更加剧烈的疼痛及更高的体温(平均 38.3℃)。急性炎症期的阑尾穿孔在发病初的 12 小时内并不常见。在行阑尾切除术之前就发生阑尾穿孔的急性阑尾炎患者中,约 50% 是小于 10 岁或者大于 50 岁的患者。死亡病例几乎均发生于后一组。

穿孔的急性结局从弥漫性腹膜炎到小脓肿的形成而不同,但这并未明显地改变阑尾炎的症状和体征。在年轻女性中,穿孔导致输卵管性不孕的发生率约增高4倍。

B. 腹膜炎

发生坏疽的阑尾可因显微镜下可见的穿孔导致局限性腹膜炎。而弥漫性的腹膜炎则意味着进入游离腹腔的大穿孔。其表现为加重的触痛和肌紧张,明显的腹胀和麻痹性肠梗阻。在未得到治疗的患者中,高热和严重的中毒症状标志着此疾病危重并进展。

C. 阑尾脓肿(阑尾肿块)

当局限性穿孔引起的阑尾周围炎症被大网膜及邻近的器官包裹后即形成。临床表现除阑尾炎的一般表现外,还有右下腹肿块。此时应做超声或CT检查。如果发现肿块最好行超声下经皮抽吸治疗。对于非常小的脓肿和蜂窝织炎治疗的观点存在着不同。一些外科医生喜欢先进行包括抗生素在内的药物治疗,6周后择期行阑尾切除术。其目的是避免已经局限的感染扩散,且经抗生素治疗后常可消失。而另外一些外科医生则主张立即手术,因其可明显缩短病程。然而,立即手术的患者中有较高比例的并发症,目前还没有一个共识。

当外科医生在阑尾切除术中发现脓肿且毫无疑问时,一般最好是继续切除阑尾。如果脓肿巨大且进一步分离会发生危险时,单纯引流则是非常恰当地。

在以抗生素或抗生素加脓肿引流为初次治疗的阑尾炎患者中,复发率仅为10%。因此当存在增加手术危险的情况时,除非症状再次出现,阑尾切除术可以延迟。

D. 门静脉炎

门静脉炎是指门静脉系统的化脓性血栓性静脉炎。寒战,高热,轻度黄疸和稍晚出现的肝脓肿是这种严重并发症的标志。当急性阑尾炎患者出现寒战时,需要以高效抗生素治疗,以防发生门静脉炎。

CT扫描是检查门静脉中血栓和气体最有效的手段。除抗生素治疗外,应及时手术治疗阑尾炎或其他感染源(如憩室炎)。

▶ 预防

过去,对于50岁以下的患者因为其他疾病行剖腹手术时,如果切口长度足够、显露充分且没有其他特殊禁忌证,常常附带行阑尾切除术。现在,因患者以后患阑尾炎风险下降从而对这一方式提出疑问。另一有关问题则涉及在对可疑阑尾炎患者行腹腔镜手术时,发现阑尾外观正常,应如何恰当处理,此时倾向于完整保留阑尾,而不行预防性切除;也不以视觉判断未必准确为根据而行切除。

▶ 治疗

除少数情况下,阑尾炎的治疗方法是外科手术,即阑尾切除术。可行开腹(见图28-1)或腹腔镜手术。对比两种方式的实验结果表明二者之间没有明确优劣,尽管腹腔镜治疗患者恢复工作要早几天。对于术前诊

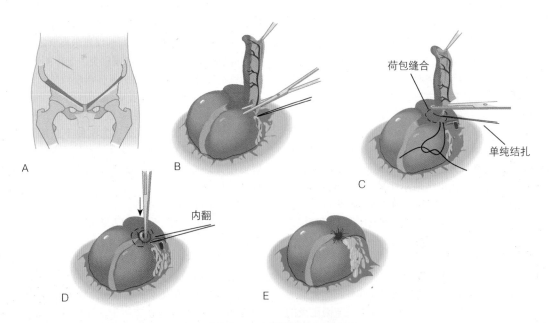

▲图28-1　阑尾切除手术步骤

A. 切口。B. 在结肠末端分离阑尾系膜。C. 钳夹和结扎阑尾,缝合。随后包裹阑尾残端。D. 拉紧荷包缝合线严密包裹阑尾。E. 收紧残端的内结扎线,避免死腔,防止发生残端脓肿

断不确定的患者,由于其发病率较低,选择腹腔镜手术是比较合适的,因为如果发现阑尾没有炎症则可放弃切除。

术前应预防性应用抗生素。单一用药,通常是头孢菌素类,与联合用药的效果基本相当。对腹腔渗液行常规培养是没有实际价值的,甚至阑尾穿孔时也是一样的。其获得的有机物通常是粪便中的植物。

对已经形成脓肿的应放置腹腔引流,而弥漫性感染或腹腔渗液则不需引流。

如果阑尾炎患者不能送到一个现代外科机构治疗,则应行单一的抗生素治疗。这种方法有很高的无并发症率。

▶ 预后

尽管从理论上讲急性阑尾炎的死亡率可以达到零,但死亡仍有发生;其中有些是可以避免的。急性单纯性阑尾炎的死亡率约为 0.1%,且自 1930 年至今无变化。随着术前及术后治疗的进展,特别是强调术前补液,穿孔的死亡率已降至 5%。然而,在坏疽或穿孔的患者中,术前感染率约为 30%,尽管这些患者大部分可存活,但许多危重者需延长住院时间。在年轻妇女中,因阑尾穿孔所造成的输卵管不孕明显升高,这可以通过早期进行阑尾切除术来避免。

Andersen BR, Kallehave FL, Andersen HK: Antibiotics versus placebo for prevention of postoperative infection after appendicectomy. Cochrane Database Syst Rev 2005;3:CD001439.

Andersson RE et al: Repeated clinical and laboratory examinations in patients with an equivocal diagnosis of appendicitis. World J Surg 2000;24:479.

Andersson RE et al: Why does the clinical diagnosis fail in suspected appendicitis? Eur J Surg 2000;166:796.

Asfar S et al: Would measurement of C-reactive protein reduce the rate of negative exploration for acute appendicitis? J R Coll Edinb 2000;45:21.

Blomqvist PG et al: Mortality after appendectomy in Sweden, 1987–1996. Ann Surg 2001;233:455.

Brown CV et al: Appendiceal abscess: immediate operation or percutaneous drainage? Am Surg 2003;69:829.

Carr NJ: The pathology of acute appendicitis. Ann Diagn Pathol 2000;4:46.

Choi D et al: The most useful findings for diagnosing acute appendicitis on contrast-enhanced helical CT. Acta Radiologica 2003;44:574.

Lee SL et al: Computed tomography and ultrasonography do not improve and may delay the diagnosis and treatment of acute appendicitis. Arch Surg 2001;136:556.

Long KH et al: A prospective randomized comparison of laparoscopic appendectomy with open appendectomy: clinical and economic analyses. Surgery 2001;129:390.

Mourad J et al: Appendicitis in pregnancy: new information that contradicts long-held clinical beliefs. Am J Obstet Gynecol 2000;182:1027.

Pinto Leite N et al: CT evaluation of appendicitis and its complications: imaging techniques and key diagnostic findings. Am J Roentgenol 2005;185:406.

Rucinski J et al: Gangrenous and perforated appendicitis: a meta-analytic study of 2532 patients indicates that the incision should be closed primarily. Surgery 2000;127:136.

Sauerland S, Lefering R, Neugebauer EA: Laparoscopic versus open surgery for suspected appendicitis. Cochrane Database Syst Rev 2004;4:CD001546.

Weyant MJ et al: Interpretation of computed tomography does not correlate with laboratory or pathologic findings in surgically confirmed acute appendicitis. Surgery 2000;128:145.

慢性阑尾炎

慢性腹痛是一种常见症状,而当腹痛局限于右下腹时,常常考虑到慢性阑尾炎。真正的慢性阑尾炎患者感到的痛苦持续 3 周或更长时间。病史通常包括过去某时的与急性阑尾炎一致的急性病史,并且经非手术治疗。病检可见阑尾呈慢性炎性或纤维化改变。阑尾切除术后症状可解除。

慢性间断性右下腹痛通常是其他疾病而不是阑尾炎,如 Crohn 病或肾疾病。钡剂灌肠有时有所帮助,尤其对于儿童。切除阑尾有时可解除症状。但是如果没有客观证据(局限性腹痛、可触及的肿块、白细胞升高),剖腹探查对于慢性腹痛是没有意义的。

Roumen RM et al: Randomized clinical trial evaluating elective laparoscopic appendicectomy for chronic right lower-quadrant pain. Br J Surg 2008;95:169.

阑尾肿瘤

显微镜下观察 71 000 例人类阑尾标本,发现良性肿瘤包括类癌占 4.6%。良性肿瘤,可来源于任何细胞成分,且往往都是偶然发现的。有时,肿瘤可阻塞阑尾管腔导致急性阑尾炎。

除阑尾切除外没有其他更合适的治疗方法。

▶ 恶性肿瘤

在同一组研究对象中,原发的阑尾恶性肿瘤约占 1.4%,类癌、嗜银肿瘤占大多数,且阑尾是消化道类癌最常见的发病部位。源于阑尾的类癌通常是良性的,但是少数肿瘤直径大于 2cm 的肿瘤,其生物学行为则多为恶性。多数阑尾类癌位于其尖端,少数位于根部。大约 50% 的肿瘤是因急性阑尾炎而行阑尾切除术时发现的,其余是偶然发现的。肿瘤直径小于 2cm 的病例中,约 25% 有阑尾壁的局部浸润,但仅 3% 有淋巴结的转移,而肝转移和类癌综合征则鲜有报道。除非淋巴结明显受累,肿瘤直径大于 2cm,肿瘤中出现黏液成分(腺瘤样类癌),或阑尾系膜、盲肠根部受侵,阑尾切除术是最充分的治疗。而对于这些晚期病例,右半结肠切除是可供选择的治疗。

结肠类型的腺癌可源于阑尾并迅速转移到局部淋巴结或种植于卵巢或腹膜表面。10% 的患者首次就诊时就已有广泛转移。实际上,阑尾腺癌从来没有在术前就明确诊断的。约一半的患者表现为急性阑尾炎,约 15% 形成阑尾脓肿。若病变局限于阑尾和局部淋巴结,应行右半结肠切除术。右半结肠切除术后 5 年生存率约 60%，而行阑尾切除术的则仅有 20%，但后一组中包括诊断时已有远处转移者。

▶ **黏液囊肿**

阑尾黏液囊肿是指囊性扩张的阑尾内充满黏液。单纯的黏液囊肿不是新生物，而是由管腔近端慢性梗阻引起，梗阻物多为纤维组织。若远端内容物是无菌的，黏液细胞就持续分泌直至管腔扩张导致管壁变薄，进而影响内皮细胞的营养。组织学上，单纯黏液囊肿内衬以扁平立方上皮，或根本没有上皮。单纯囊肿可通过阑尾切除治愈。

少数情况下，黏液囊肿由新生物——囊腺瘤或腺癌 I 级（较早的命名）引起。此种病变可以是原发的，也可以由单纯黏液囊肿发展而来。在囊腺瘤中，腔内充满黏液而内壁则衬以柱状上皮，并有乳头样突起。尽管阑尾切除术后肿瘤可复发，但肿瘤并不浸润阑尾壁或发生转移。在一些病例中，囊腺瘤可发生癌变。在治疗上，阑尾切除已足够了。

Chiou YY et al: Rare benign and malignant appendiceal lesions: spectrum of computed tomography findings with pathologic correlation. J Comput Assist Tomogr 2003;27:297.

Murphy EM, Farquharson SM, Moran BJ: Management of an unexpected appendiceal neoplasm. Br J Surg 2006;93:783.

Sippel RS, Chen H: Carçinoid tumors. Surg Oncol Clin North Am 2006;15:463.

Sugarbaker PH: Peritoneal surface oncology: review of a personal experience with colorectal and appendiceal malignancy. Tech Coloproctol 2005;9:95.

Tchana-Sato V et al: Carcinoid tumor of the appendix: a consecutive series from 1237 appendectomies. World J Gastroentero 2006; 12:6699.

（王佩俊　李君　译，王志亮　校）

第 29 章　小肠

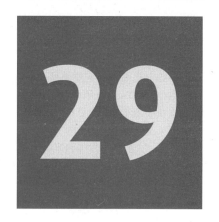

小肠是消化道从幽门至盲肠的部分。其中十二指肠的结构、功能和疾病已在 23 章论述了，本章讨论空肠和回肠。

解剖学

▶ 大体解剖

小肠在成人从屈氏（Treitz）韧带到回盲瓣长约 5~6m。小肠自十二指肠以下的上 2/5 称为空肠，下 3/5 为回肠。空回肠之间没有明显的界限，然而随着小肠向远端延伸，肠腔逐渐变细，肠系膜动脉弓更加复杂，黏膜环形皱襞变短变少（图 29-1）。一般情况下，空肠位于腹腔状况左侧，回肠位于盆腔和右下腹。

小肠由肠系膜固定于腹后壁，小肠系膜由后壁腹膜反折而成，从腹中线左侧斜向下至右下腹。虽然肠系膜只在一侧与小肠相连，但其腹膜层覆盖了全部的小肠，称为腹膜脏层或浆膜层。

肠系膜含有脂肪、血管、淋巴管、淋巴结和神经等。供应空肠和回肠的动脉血管起自肠系膜上动脉，它们在肠系膜内的分支互相吻合形成动脉弓（见图 29-1），从动脉弓发出的直小血管进入小肠的系膜缘。小肠壁的对系膜缘血供不如系膜缘丰富，因此当血供不足时，对系膜缘首先缺血，小肠的静脉回流至肠系膜上静脉然后经门静脉入肝。

回肠的集合淋巴小结（Peyer 结）数目远多于空肠。肠系膜淋巴管收集局部回流的淋巴液，止于乳糜池。

从右迷走神经来的副交感神经和从大小内脏神经来的交感神经经肠系膜进入小肠。两类自主神经均含有传入和传出两种纤维，但小肠的痛觉可能只由交感传入纤维传导。

▶ 显微解剖

显微解剖学小肠肠壁共分为四层：黏膜层、黏膜下层、肌层和浆膜层。

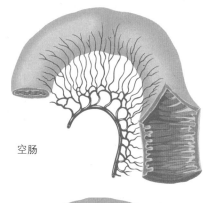

空肠

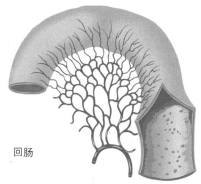

回肠

▲图 29-1　小肠的血供和肠腔表面

小肠动脉弓从近端空肠的 1~2 个增加到远端回肠的 4~5 个，可在术中协助判断小肠的远近端空肠的皱襞更多一些

A. 黏膜层

黏膜层的吸收面积通过突入肠腔的黏膜环形皱襞而增大了数倍。近端空肠的黏膜皱襞较远端回肠的要高且数目更多（见图 29-1）。在黏膜皱襞的表面是细小的绒毛，其高度超过 1mm，每个绒毛都包括一个中央乳糜管，一个小的动脉和静脉及黏膜肌纤维，黏膜肌纤维可使绒毛收缩。绒毛由柱状上皮细胞覆盖，其微绒毛形成刷状缘，微绒毛仅有 1μm 长。绒毛将黏

膜的吸收面积扩大了大约 8 倍,微绒毛在此基础上又将吸收面积扩大 14~24 倍;小肠总共的吸收面积可达 200~500m²。

小肠上皮细胞的主要类型有吸收上皮细胞、黏液腺细胞、潘氏(Paneth)细胞、内分泌细胞、M 细胞。吸收上皮负责吸收,由利贝昆(Lieberkühn)隐窝内不断增生的未分化细胞产生(图 29-2),经 3~7 天可移行至绒毛顶部。人的肠上皮细胞寿命为 5~6 天。

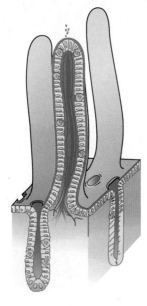

▲图 29-2　Lieberkühn 隐窝和绒毛示意图

黏液腺细胞亦是起源自隐窝逐渐移行至绒毛顶端;成熟黏膜细胞称杯状细胞。潘氏细胞只存在于隐窝,其功能尚不清楚,可能与分泌有关,内分泌细胞胞浆中富含分泌颗粒,内有 5-羟色胺和多种肽类。嗜铬细胞数量最多,也存在 N 细胞(含神经紧张素)、L 细胞(分泌胰高血糖素),以及其他含有分泌胃动素和胆囊收缩素的细胞。M 细胞是覆盖于 Peyer 集合淋巴小结上的一层薄膜细胞,具有收集管腔内蛋白质抗原和微生物的功能。腔内几种表现型的 T 淋巴细胞在黏膜细胞介导免疫中起重要作用。固有层的柱状细胞紧密附于神经纤维,这样就给这两种结构提供了如在炎症等疾病过程中交流的解剖学基础。

B. 其他层

黏膜下层是弹性纤维层,含有血管、神经。黏膜下层是肠壁中最坚韧的一层,在肠缝合术时必须将其缝合。肌层包括内层的环形肌和外层的纵行肌,皆为平滑肌。浆膜层是小肠的最外一层。

Jones MP. Bratten JR: Small intestinal motility. Curr Opin Gastroenterol 2008;24:164.
Walters JR: Recent findings in the cell and molecular biology of the small intestine. Curr Opin Gastroenterol 2005;21:135.

生理学

小肠的主要功能是吸收。

▶ 动力

小肠平滑肌细胞具有自发性舒缩的能力。这些周期性的舒缩活动称为自律性或电控活动。小肠的各个部分有不同频率的自律性,在近端最高,从十二指肠到回肠频率逐渐下降。在完整小肠,具有较高频率的潜在起搏点能驱动邻近的远端小肠使整个肠段具同样频率(称为时相锁定)。人类十二指肠决定整个小肠的自律性。

随着电节律向远端传播,触发平滑肌入收缩相。一种形式的收缩(非传送或静止)引起节段运动,它可以使食糜与消化液充分混合,并使之与吸收面充分接触。此外,该运动还可使食糜缓慢向远端移动。另一种形式的运动(传送)是蠕动,蠕动是一种短促,较弱的前进运动,运动速度约 1cm/s,持续 10~15cm 之后停止。固体食物从口至大肠的平均运行时间约 4 小时。

肠神经丛控制着小肠运动的各个方面。肠内的两种主要神经丛是肌间神经丛和黏膜下神经丛,前者司肠蠕动,后者司分泌和吸收。肠神经系统包括 4 种纤维:运动纤维、感觉纤维、分泌纤维和神经间纤维(在肠壁神经间起联系作用)。肠神经丛的递质有胆碱、肾上腺素、肽类。长神经丛的神经元所分泌的诸多肽中包括胆囊收缩素、血管活性肽(VIP)、生长抑素、神经紧张素、内啡肽、促生长激素神经肽、P 物质。一般讲,P 物质和促生长激素神经肽刺激小肠的运动和肌收缩。VIP、生长抑素、神经紧张素、内啡肽则起抑制作用。在人类,一氧化氮介导小肠环形肌的神经阻滞。

食团扩张肠壁引起蠕动,蠕动的远端肠壁肌松弛。环形平滑肌推动食团向前蠕动;这种舒张由以乙酰胆碱和 P 物质为递质的神经介导。小肠环形肌的同时舒张由以 VIP 为递质的神经介导。肠括约肌的舒张,包括回盲瓣,由 VIP 介导,其收缩则受胆碱能或肾上腺素能神经纤维的影响。

消化间期运动肌电复合现象(MMC),每隔 1.5~2 小时一次,起源于胃和十二指肠。它是动作电位在前,随肌肉收缩的向远端的推进,包括三个阶段:①平静期只有慢波;②动作电位活动增加;③每一次慢波都伴随着动作电位。MMC 一直向远端推进直至到达结肠,而且大约在同时触发下一次动作电位与肌肉收缩。MMC 被称为"小肠清道夫",因为它清除了食物残渣以及所有没被胃酸杀死的微生物。MMC 受肠内神经丛控制;胃动素和 5-羟色胺可能起调节作用。食物消化可以抑制 MMC,一些大的腹部手术或腹膜炎能够改变 MMC 的某些特性。

已经发现许多肽类在脑内起作用来改变胃肠道动

力,下丘脑激素(如促肾上腺皮质激素释放激素、促甲状腺素释放激素)、降钙素,还有几乎所有的有中枢神经系统作用的肠神经丛的递质都具有影响肠动力的作用,至少在动物"实验中"如此。外源的阿片类物质,包括可待因和洛哌丁胺通过抑制或阻断环形肌收缩而具有止泻作用;这些作用中有些是通过中枢神经系统中介的。迷走神经在这些现象中起着重要的作用。

肠麻痹(动力缺失)在腹部手术后十分常见,也常见于腹部感染、肠缺血、肾绞痛、骨盆骨折、背部创伤等。腹部手术后肠麻痹时间的长短依手术类型而不同,胆囊切除术后3小时内MMC即可恢复,而结肠切除术则需6天,小肠可在12~24小时恢复动力,但结肠要到术后第6天才能恢复。术后回肠动力的临床表现并不与其肌电图一致。其病理生理机制目前尚不清楚,新近研究表明,促肾上腺皮质激素释放激素是一个重要介质。

从口到盲肠的运行时间可反映小肠的功能。腹泻的患者食物运行时间缩短,而便秘的患者则时间延长,许多疾病状态均可以导致。从口到盲肠运行时间可用乳果糖呼吸氢试验测出,喝下的乳果糖溶液在90分钟内可到达盲肠,经发酵作用可产生氢,随呼吸排出,而被检测到。几种同位素显像技术,包括应用同位素标记小体技术,是另一种测量小肠转运时间的方法。

▶ 消化、分泌和吸收

除了少数例外(如铁、钙等),一般而言,小肠的吸收是无选择性的,脂类、碳水化合物、蛋白质的吸收在肥胖患者和瘦人是同样完全的,肠神经系统调节小肠的分泌和吸收,一种介质是VIP,另一种介质可能是神经肽Y。

A. 水和电介质

每日摄入的液体加上唾液、胃液、胆汁、胰液、小肠液总共约有5~9L,但自回肠送入结肠的只有1~2L,整个小肠都可吸收水分,但进食后主要的吸收部位在小肠上部。

通过小肠黏膜的水和电解质的净流量等于分泌量和吸收量之间的差值。吸收主要由绒毛完成,水和电解质由腺管分泌。水和小分子的大部分转运是通过细胞周围的"转轨"旁路进行的。细胞间的紧密连接实际上是相当松散的,水就是通过这些"毛孔"在肠腔和小肠液的渗透压和静水压的作用下而被动转运的。这些孔在空肠较大(0.7~0.9nm),在回肠较小(0.3~0.4nm)。十二指肠和空肠上部的高张溶液很快会和血液渗透压相等,随着大分子的分解成较小的分子。肠内容的渗透压进一步升高,会有更多的水分在渗透压作用下进入肠腔。水的纯吸收总伴随着铁的主动转运以及一些小分子如葡萄糖、氨基酸的主动转运。如果肠腔中存在不可吸收的物质,水分就在肠腔中停留以维持渗透

压的平衡。

小肠中钠离子和氯化物的吸收有三种机制:①钠的主动电运输,其结果建立了一个电位差,氯离子在其作用下主要通过细胞间隙被动转运;②钠的直接吸收并伴随水溶性有机小分子的吸收,如己糖、氨基酸、甘油三酯,氯离子随之被动吸收;③中性氯化钠共同运输,通过黏膜的膜载体为中介以一对一方式将两种离子一起转运入细胞。回肠对氯离子的通透性较小,氯离子需主动运输才行。

钾随电位差和浓度差被动扩散而吸收。钙既被动扩散,也可主动运输,维生素D可促进这一过程。钙在十二指肠的吸收效率很高,但由于空回肠长度较长,大部分钙在空回肠吸收。小肠全段都可吸收镁,但吸收量相当少,铁在十二指肠和空肠以亚铁离子形式被吸收。

碳酸氢根的吸收伴随着与钠离子交换时氢离子的分泌,每分子的HCO_3^-被吸收入肠间液就有一分子H^+分泌入肠腔,与钠离子交换,并生成一分子CO_2。磷在全段小肠都可吸收。

水和电解质的转运部分地受肠神经丛控制。进食可通过神经内分泌机制促进空肠水电解质的吸收,但详细机制尚不清楚。肠内容物的刺激引起壁内神经反射可增加肠液分泌。该反射的传出机制尚不十分清楚,但知道乙酰胆碱,可能还有P物质及VIP是传出端的神经递质。吸收和分泌活动还受其他多肽物质如生长抑素、皮质类固醇、前列腺素、神经肽YY、cAMP、各种药物及细菌毒素的影响。

B. 碳水化合物

多糖淀粉和糖原以及双糖蔗糖和乳糖提供了人体摄入的约一半的热量。淀粉的消化始于唾液淀粉酶在十二指肠和上部空肠由胰淀粉酶完成。水解产物在小肠刷状缘上皮细胞内进一步被酶催化降解。葡萄糖、半乳糖和果糖通过载体中介的机制逆浓度梯度而被主动转运,转运过程总与钠的重吸收耦联进行,单糖直接从小肠黏膜送入门静脉。

虽然整个小肠均有消化和吸收碳水化合物的能力,在正常情况下,大部分单糖的吸收发生在十二指肠和近端空肠。约10%的淀粉未被消化而进入结肠。

纤维是不溶的植物细胞基质,几乎不能被人体酶类降解,它由纤维素和半纤维素以及木质素组成。纤维增加了远端回肠和结肠的渗透负荷从而增加了粪便的量。

C. 蛋白质

蛋白质在胃中变性并部分消化,但这一过程并非必需。胰酶可将蛋白质消化成为游离氨基酸和寡肽。寡肽在刷状缘内被羟基肽酶和氨基肽酶分解为游离氨基酸、二肽、三肽。氨基酸通过载体介导的转运机制被

主动吸收,二肽和三肽被主动吸收入柱状上皮,并完全水解为氨基酸。80%以上的蛋白质在空肠近侧100cm内被吸收,蛋白质的吸收是十分完全的,经粪便排出的蛋白质来自细菌、脱落的上皮细胞和黏液蛋白。

在严重疾病时如继发性创伤,腹部手术后小肠会发生大的变化。小肠上皮针对细菌、内毒素的屏障会受到破坏,细菌可被吸收入血,败血症患者的小肠从血循环中摄取谷氨酰胺的量会减少。谷氨酰胺是肠上皮氧化代谢的燃料,这一黏膜营养素摄取的减少会产生不良后果,严重时,伴随有黏膜的萎缩。

D. 脂肪

摄入的脂肪大部分是甘油三酯,在胰酶未作用时以非水溶性微小油滴形式存在。复合酶是胰酶中的一种蛋白质,它有助于脂肪酶黏附于微小油滴的表面,使甘油三酯部分地水解为脂肪酸和甘油二酯。这些产物是非水溶性的,它们的有效吸收有赖于胆酸的存在。当胆酸的浓度超过某一水平时(临界胶体浓度),它们会自发聚集成为胶体形式。在胶体微粒中,胆酸分子的疏水端指向中心,亲水端则位于周边,疏水分子如脂肪酸、甘油酯、胆固醇、脂溶性维生素被包裹在胶粒中。

胶粒进入黏膜细胞释放出甘油一酯和脂肪酸,又重新合成为甘油二酯再与磷脂,胆固醇聚合成为乳糜微粒,进入淋巴管,中链甘油三酯水解为水溶性脂肪酸后其吸收不需要胆酸的帮助,同时这些脂肪酸进入黏膜细胞后并不重新合成为甘油三酯,而是直接进入门静脉血中。

一般情况下,大多数脂肪在十二指肠和近端空肠被消耗吸收。结合型的胆酸在远端回肠被主动重吸收,经门静脉重新回到肝,再重新分泌入胆道。远端回肠疾病或切除后就会破坏这一肝肠循环,导致进入结肠的胆酸的量增加,从而引起水和电解质的净分泌增加和腹泻(霍乱样腹泻)。未被吸收的脂肪酸亦可引起腹泻,其机制类似于蓖麻油所引起的腹泻。

E. 维生素

维生素 B_{12}(氰钴铵)是一种水溶性的含钴的化合物,因其分子量大,其吸收需要一种特殊的机制。摄入的维生素 B_{12} 与壁细胞分泌的一种粘蛋白内因子结合,结合后在远端回肠细胞表面黏附。从而进入细胞。可能通过受体介导的胞饮机制,叶酸、硫胺素、抗坏血酸也是通过主动转运的方式而被吸收。其他水溶性维生素通过被动扩散吸收。

脂溶性维生素(维生素 A、D、E、K)溶解于微胶粒中与其他脂类一样被吸收。因为它们均为非极性脂类,胆汁缺乏将严重影响脂溶性维生素的吸收。

Crenn P, Messing B, Cynober L: Citrulline as a biomarker of intestinal failure due to enterocyte mass reduction. Clin Nutr 2008;27:328.

De Block CE et al: Current concepts in gastric motility in diabetes mellitus. Curr Diabetes Rev 2006;2:113.
Jones MP, Bratten JR: Small intestinal motility. Curr Opin Gastroenterol 2008;24:164.

盲袢综合征

小肠中的正常细菌浓度为 10^5/ml 左右。限制小肠内细菌增长的机制有:肠腔内容物的不断流动;肠壁的蠕动,消化间运动肌电复合现象,它可以清除剩余的食物残渣;胃酸的存在;免疫球蛋白的局部作用;回盲瓣的作用,它阻止了结肠内容物反流。以上机制的破坏就会导致细菌的过度增长和盲袢综合征(污染小肠、小肠细菌过度增生)。狭窄、憩室、瘘管、或小肠盲端部分(低容量)是引起淤滞的解剖学原因,有利于细菌增殖。有不少患者肠内容物引流不畅的原因是功能性的动力异常(如硬皮病)。还有些患者是由于免疫缺陷造成肠内细菌过度增殖。

脂肪痢、腹泻、巨幼细胞性贫血、营养不良均是盲袢综合征的表现。脂肪痢是细菌将近段小肠内的胆盐去聚合和去羟基的结果。去聚合胆盐的临界胶体浓度较高,胶体形式无法保证溶解所摄取的脂肪而影响吸收。不完全消化的甘油三酯出现在远端回肠,会抑制空肠的动力("回肠闸门"反射),而不吸收的脂肪酸进入肠就会增加水和电解质的净分泌,从而引起腹泻。低钙血症的发生是由于肠腔内钙与不吸收的脂肪酸结合所致。巨幼红细胞贫血是维生素 B_{12} 吸收不良的结果,是因为维生素 B_{12} 与厌氧菌结合了。碳水化合物和蛋白质的吸收不良是由于细菌分解的作用以及小肠黏膜直接破坏的结果,以上这些机制均可成为营养不良的原因。

适当对上部小肠吸出物定量培养是有价值的,细菌计数超过 10^5/ml 一般是不正常的。怀疑小肠吸收障碍的患者,可以考虑十二指肠镜活检。实验室检查可发现口服维生素 B_{12}(Schilling 检查)、D-木糖、^{14}C 三油酸甘油酯,其吸收均会减少。粪便脂肪计数是已经废弃的方法。不少种呼吸试验也已证明不太可靠,其中 ^{14}C 木糖呼吸试验是目前这类方法中最好者,其原理是小肠中的厌氧菌代谢木糖释放出 $^{14}CO_2$,从肺呼出而被检测。

潜在的肿瘤、瘘管、盲袢、憩室和其他损伤应尽量及时手术治疗。大多数患者并不存在需要手术解决的异常,治疗也就包括使用广谱抗生素和药物以控制腹泻。根据培养结果和治疗反应按顺序使用不同的抗生素是必要的。经过治疗小肠细胞的损伤是可恢复的。最近的报道硬皮病患者使用善得定(生长激素类药物)可抑制肠道细菌增殖并能改善腹部症状。

Goulet O, Ruemmele F: Causes and management of intestinal failure in children. Gastroenterology 2006;130(2 suppl 1):S16.
Rana SV, Bhardwaj SB: Small intestinal bacterial overgrowth. Scand J Gastroenterol 2008;43:1030.

短肠综合征

诊断要点

► 广泛小肠切除
► 腹泻
► 脂肪痢
► 营养不良

► **概述**

一般而言,小肠的吸收能力远远超过人体的实际需要。短肠综合征发生于广泛小肠切除术后,其原发疾病有创伤、肠系膜血栓、局限性肠炎、放射性肠病、绞窄性肠梗阻、肠肿瘤等。坏死性小肠炎和先天性肠闭锁是儿科最常见的病因。

大范围的小肠切除术后患者维持营养的能力取决于切除的范围和部位、结肠与回盲瓣的保留、适应能力、残余小肠的吸收功能、原发疾病的性质和进展状况、并发症等。保留 3m 以下的小肠,就会发生营养不良,保留 2m 以下的小肠,在大多数患者吸收功能便不足,保留 1m 以下小肠的大部分患者则需在家终生地接受胃肠外营养。有一些患者残余小肠处于净吸收态,另一些患者残余小肠则为净分泌态,即其分泌的肠液量超过其摄取的液量。

如果空肠切除,则回肠能够替代它的大部分吸收功能。由于回肠具有转移胆盐、维生素 B_{12} 和胆固醇的功能,切除回肠是不能很好适应的(图 29-3)。胆盐吸收不良会引起腹泻,如果切除 100cm 以上的远侧回肠会引起脂肪痢。口服 ^{75}SeHCAT(23-硒基-25-同型牛黄胆酸)然后进行腹部 γ 计数可检测胆酸在远端回肠的吸收。由此导致细菌过度增殖而引起盲袢综合征,会使问题更加复杂(详见前面的章节)。接受结肠切除术并广泛小肠切除术的患者情况最难处理。

7%~10% 接受广泛回肠切除术(或疾病)的患者(结肠完整)会发生尿道草酸钙结石,这种现象称为肠性高草酸尿,其原因是结肠吸收草酸盐过多。机制是:①未吸收的脂肪酸同钙结合减少了不溶性的草酸钙的形成,从而使肠道内可溶性草酸盐增多且吸收增加;②不吸收的脂肪酸和胆酸增加了结肠对草酸盐的通透性。

D-乳酸酸中毒是结肠内未吸收的碳水化合物发酵的结果。症状有意识不清、记忆丧失、语言不清、步态不稳、行为异常,与酒精中毒的症状相似。治疗措施包括:输注碳酸氢盐纠正酸中毒,维生素 B_1 替代疗法,使用抗生素抑制结肠菌群。

部分患者在小肠广泛切除术后出现胃液高分泌的现象。这在近端小肠切除时尤为显著,随时间延长这

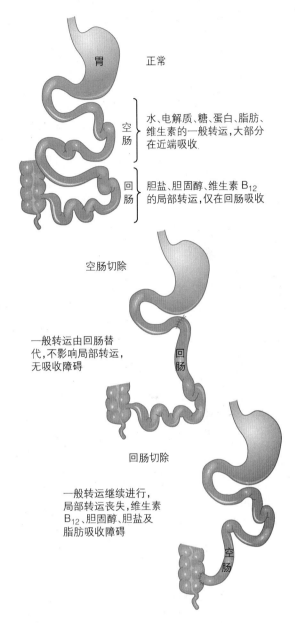

▲ **图 29-3 从局部局限化的转运过程丧失,预测完全性空肠或回肠切除的后果**

种状况能自行改善。胃液的过多分泌可以损害上段小肠的黏膜,还会降低肠腔 pH 从而降低脂肪酶和胰蛋白酶活性,导致肠内容大量增加。正常小肠分泌的抑制激素减少是造成胃液高分泌的主要原因。部分患者还有基础和饭后血清胃泌素水平增高现象。

► **临床过程**

术后患者每日因水泻而丢失 2L 以上液体和电解质是一种特征性的表现。数星期后会改善,最终大部分患者都能相当程度的恢复。患者从完全依赖静脉营养发展成为靠口服提供营养是完全可能的,这是因为

小肠的适应,即残余肠管吸收能力代偿性增强的结果。残余小肠黏膜增生,绒毛变长,隐窝加深,肠壁增厚,肠管延长并且增粗。以上反应的强度取决于切除小肠的长度,残余小肠(近侧小肠切除较远侧小肠切除更显著)和肠内容物的刺激。营养支持是十分重要的,虽然最初营养供应必须经静脉进行。但肠腔内食物的刺激是残余小肠代偿适应的必须条件。短链脂肪酸和甘油三酯是重要的营养物质,糖和蛋白质也是重要的营养物质,谷氨酰胺是小肠利用的主要燃料,在动物实验中广泛小肠切除术后的第一周,肠谷氨酰胺渗出增加,但尚不清楚是否需要额外提供谷氨酰胺以辅助适应。血液循环中的肽因子无疑是非常重要的因素,肠胰高血糖素,表皮生长因子(尿抑胃素),神经加压素,胰岛素样生长因子均有重要作用。生长抑素、TGFβ 可能对术后代偿反应起抑制作用。

▶ 治疗

A. 一般疗法

严重的短肠综合征治疗分为 3 个阶段:

1. **静脉营养阶段**　这一阶段持续 1~3 个月,此期间腹泻量大而且患者禁忌进食任何饮食。必须经静脉给予水、电解质和肠道外营养物质。导管致脓毒血症是常见并发症。其他重要的措施包括静脉输注 H2 受体拮抗剂或质子泵抑制剂以减少胃酸分泌,控制腹泻(如洛哌丁胺、地芬诺酯、除臭鸦片酊),防止插管周围皮肤感染。生长抑素对减少粪便产生没有帮助。

2. **静脉营养和口服营养并用阶段**　每日水泻量减少到 2.5L 以下时可开始口服营养物。此时静脉营养仍应继续。口服水合溶液这一方法,常在发展中国家用来治疗腹泻,也可应用于短肠综合征患者。口服含钠钾和葡萄糖(或淀粉)的溶液是有利的。因为钠离子可与己糖分子通过肠上皮协同转运而被吸收。其他等渗的液体饮食亦可使用。以后可使用聚合液体饮食,再往后食物选择可以更加自由。普通脂肪饮食与低脂饮食同样有效,且口味更好。

牛奶可加重腹泻,因为广泛肠切除后,肠道总的乳酸酶活性已经剧减。奶酪则可耐受。因为乳糖在处理过程中已被消化。早餐多吃奶酪是有益的。因为经过一夜的积累,清晨胆囊排入近侧空肠内的胆盐最多。

3. **完全口服营养阶段**　大约几个月后。残余小肠长度 1~2m 的患者有望完全依赖口服营养,但完全的代偿约需 2 年时间。在许多患者保持体重下降 20% 或更多都是正常的,如果口服营养不能耐受仍需长期使用胃肠外营养。

广泛回肠切除的患者需终生接受胃肠外提供维生素 B_{12}(1000μg 每隔 2~3 个月肌注一次)。低脂低草酸饮食可阻止高草酸尿症的发生。口服钙或柠檬酸盐亦可能有帮助。目前正在研究一种有机的水合胶体,它含有钙,可与草酸结合,能降低尿中草酸盐水平。口服消胆胺来减轻腹泻难以为患者接受,但对洛哌丁胺(盐酸氯苯哌酰胺)则可耐受,给予胰酶制剂也可以缓解腹泻症状。另外,还应防止 Mg^{2+}、维生素 D、A、K 以及水溶性维生素缺乏的发生。骨软化症的发生较为普遍,且在许多患者 X 线检查呈假阴性。确诊只能依靠活检。盲袢综合征必须治疗。H2 受体阻断剂或奥美拉唑在疾病早期可减少胃酸分泌,改善吸收功能。但不必长期使用。短肠综合征患者胆石症发生率增高,这种症状很有趣,值得研究,且以胆色素结石居多。

B. 手术辅助治疗

手术的目的是延缓肠道运行时间,减少胃酸分泌或增加吸收面积,但手术疗法不能作为常规应用。逆蠕动肠段间置,建立回路,建立瓣膜机制等均不确切,具有严重并发症。如:肠道细菌增加,植入肠段受损,肠梗阻等发生。目前正研究一种可移植的节律发生体以减缓肠道运行。胃酸过多可使用 H2 受体阻断剂治疗,故很少使用手术解决这一问题。纵行分离小肠及其系膜以延长小肠的方法可用于某些儿科病例。

C. 小肠移植

小肠移植可用于治疗存在危及生命并发症的小肠功能衰竭。至少 15%~20% 的长期依赖全肠外的短肠综合征或小肠功能衰竭的患者最终需要接受小肠移植。长期的胃肠外营养往往会导致肝功能衰竭,因此肝肠联合移植往往是必要。早期小肠移植的失败主要归咎于技术上的不成熟以及免疫排斥。随着诸如他克莫司等新型免疫抑制剂等应用及外科技术的提升,小肠移植对于那些依赖全胃肠外营养的患者是一个不错的选择。

Buchman AL, Scolapio J, Fryer J: AGA technical review on short bowel syndrome and intestinal transplantation. Gastroenterology 2003;124:1111.

Jeppesen PB: Glucagon-like peptide 2 improves nutrient absorption and nutritional status in short-bowel patients with no colon. Gastroenterology 2001;120:806.

Langnas AN: Advances in small-intestine transplantation. Transplantation 2004;77:S75.

小肠梗阻

诊断要点

完全性近端梗阻:

▶ 呕吐

▶ 腹部不适

▶ 口服造影 X 线或 CT 检查异常

完全性中部或远端梗阻:

▶ 腹部绞痛

▶ 呕吐

▶ 腹胀

▶ 停止排便排气

▶ 肠蠕动亢进

▶ X 线检查有肠胀气表现

▶ CT 显示梗阻部位

▶ 概述

肠梗阻是小肠最常见的外科疾病。

机械性梗阻,是由于物理的障碍阻碍了肠内容物的运行,可以是完全梗阻,也可以是不完全梗阻。单纯性肠梗阻,仅有肠腔梗阻。绞窄性肠梗阻,肠血供亦受损可导致肠壁坏死。大多数单纯性肠梗阻仅发生于一处,闭袢梗阻至少梗阻了两处肠管(如在肠扭转时),常伴随有肠绞窄发生。肠梗阻(Ileus)一词的定义包括机械性肠梗阻,但在美国它通常指麻痹性肠梗阻,这是由于神经肌肉性麻痹引起肠蠕动迟缓以致停滞,但无机械性梗阻。

A. 病因学

1. 粘连 粘连是机械性小肠梗阻最常见的原因(表 29-1),先天性粘连见于小儿,手术和炎症造成的后天性粘连多见于成人,手术时手套上的滑石粉落入腹腔可激发炎症反应从而形成粘连。

表 29-1 成人小肠梗阻病因

病因	相对发病率(%)
粘连	60
外疝	10
肿瘤	20
肠腔内	3
肠腔外	17
其他	10

2. 肿瘤 肠腔内的肿瘤可进行性地阻塞管腔,并成为肠套叠的导入点。症状可能是间歇性的,病程进展亦较慢,久之出现慢性贫血症状。小肠肠道外肿瘤可形成闭环,可造成结肠损害,尤其位于回盲瓣附近者,可能表现为小肠梗阻。

3. 疝 由于预防性疝修补术的推广应用,嵌顿疝已不是常见的引起小肠梗阻的原因。腹股沟疝、股疝、脐疝可以存在许多年,但患者可能在出现梗阻症状之前并未发现。有些嵌顿疝可能在外科医生检查时被忽略,尤其在肥胖患者及股疝患者。所以,对急腹症患者诊断病因时必须仔细检查有无腹外疝。由于肠管疝入网膜填塞处,网膜孔以及其他解剖缺陷造成的内疝较少见,但它也是造成后天性粘连行肠梗阻的原因之一。

手术造成的缺陷如回肠端侧吻合术亦可形成造成内疝的疝环。

4. 肠套叠 是由于一段肠管套入另一段肠管所致,在成人不常见,通常是由于肠息肉或其他肠内损害引起。肠套叠更常见于儿童,且不存在解剖缺陷时亦可发生,腹部绞痛、血便、腹内肿块(肠套叠的部分)是特征性的表现。

5. 肠扭转 肠扭转是肠段绕一固定点旋转的结果,常有先天畸形或后天性粘连等原发病因。肠扭转发病突然,肠绞窄发生迅速。肠旋转不良引起的肠扭转见于婴儿少见于成人。

6. 异物 粪石或吞下的异物进入肠管时可阻塞肠腔。

7. 胆石性肠梗阻 从胆囊小肠瘘中排入肠腔的较大结石亦可造成肠梗阻。这已在第 26 章讨论过了。

8. 肠炎症性疾病 肠炎症性疾病引起的肠管狭窄,肠壁纤维增生常可导致肠梗阻发生。

9. 狭窄 局部缺血或放射性损伤或手术损伤造成的狭窄可引起机械性肠梗阻。

10. 囊性纤维变性 可引起慢性不完全性远侧回肠梗阻和右结肠梗阻。多见于青少年和成人,与新生儿的胎粪梗阻相似。

11. 血肿 使用抗凝剂的患者可并发肠壁自发性血肿。

B. 病理生理学

小肠梗阻部位以上的一段肠管因积液、积气而膨胀,咽下的空气是肠胀气的主要来源,至少在早期如此,因为氮气不能为肠黏膜吸收。后来细菌发酵产气增多,其他才出现,肠腔内的氮分压随之降低,血液中的氮就顺浓度梯度进入肠腔。

大量液体从细胞外液间隙丢失到肠腔和通过浆膜到腹膜腔。梗阻近端充满液体是因为水和电解质的双向交换平衡被打破,净分泌量增加之故,肠腔内增殖的细菌释放出的介质(如内毒素、前列腺素)也起一定的作用。在动物肠梗阻模型中生长抑素可有效地抑制分泌,但在人体并无确切作用。反射性呕吐更加重了水和电解质的丢失。低血容量可导致多器官功能衰竭,这是非绞窄性肠梗阻患者的主要死因。

肠鸣音亢进表明小肠欲将内容物推过梗阻部位。随着病程的进展呕吐物的污秽程度加深,远端梗阻时尤为如此。即使在单纯性肠梗阻肠腔内,细菌也会经肠腔到肠系膜淋巴结进入血液循环。腹胀致膈抬高,从而减弱了呼吸运动,所以肺部并发症较为常见。

肠绞窄在闭袢梗阻早期即可发生,在完全性机械梗阻亦可发生。在嵌顿性腹股沟斜疝和肠扭转肠的血运和肠腔同时受阻。进行性的肠管扩张导致肠绞窄发生不多见。当肠系膜受压时静脉较动脉更易于发生血流障碍。坏死的小肠不断向管腔及腹膜腔渗血,最终发生穿孔。肠内容物包括细菌毒素、细菌产物、坏死组织、血液等。部分物质经淋巴道或由腹膜吸收而进入血液循环,中毒性休克会随着毒物吸收而发生。

▶ **临床表现**

　　A. **单纯性肠梗阻**

　　1. **症状和体征**(图29-4)　高位(近端)肠梗阻呕吐剧烈,梗阻时间较长呕吐物亦不会更加污秽,腹痛多变,更多时候表现为上腹部不适而不是痉挛性疼痛。

　　中位或低位小肠梗阻可引起阵发性绞痛或难以定位的腹痛,每次绞痛发作初时较好,逐渐加重,持续数秒至数分钟,间歇数分钟又重新发作。间歇期患者可毫无痛感。呕吐在腹痛后发生,二者间隔时间随梗阻水平而变化。可能间隔数小时才发生,梗阻部位越低,呕吐物污秽程度越大。早期结肠内存留的粪便、气体可由肛门排出,但在完全性小肠梗阻最终无粪便和气体排出。

　　早期生命征象尚可正常,但不断丢失水和电解质引起的脱水值得注意。体温正常或可呈中度发热,腹胀在高位梗阻不甚明显,但在中位,低位梗阻较为显著。在较瘦的患者可见到腹壁下小肠袢的蠕动波。腹部有轻度的触痛,可能会被忽略,在远端梗阻绞痛发生时可伴有肠鸣音亢进,气过水声和金属音。嵌顿疝应仔细检查。直肠指诊较常应用。

　　2. **实验室检查**　早期实验室检查可能正常,随着病程进展会出现红细胞比容,血细胞计数和电解质等的异常,其程度决定于梗阻的水平和脱水的严重程度。血清淀粉酶多升高。

　　3. **影像学检查**　仰卧和直立的腹部平片可见扩张的小肠袢,以及梯状液气平面(图29-5)。但这些表现在某些患者可不显著或缺如,如肠梗阻早期、高位梗阻、闭袢性肠梗阻或肠袢内充满液体而几乎没有气体时。结肠内通常没有气体,除非患者接受了灌肠,乙状结肠镜或是不完全梗阻。胆道内不透明的胆石和空气应能看到。口服造影剂检查可进一步证实机械性肠梗阻及其梗阻程度。灌肠检查可提供更多关于梗阻平面和原因的细节,可能诊断闭袢性肠梗阻。CT检查对有腹部恶性病史患者及其他一些情况很有价值。

　　B. **绞窄性肠梗阻**

　　虽然某些临床特征可使外科医生想到肠绞窄,但病史、体检、实验室检查的阴性表现会排除完全性肠梗阻肠绞窄的可能性。至少1/3的绞窄性肠梗阻在手术前未能发现,因此强调完全性肠梗阻需要早期手术。将来更新的仪器对这一问题也许会有帮助。计算机辅助预测肠绞窄是一种有希望的方法,灌肠检查可在绞窄之前发现闭袢性肠梗阻。

　　1. **症状和体征**　肠梗阻早期即发生休克提示绞窄性闭袢梗阻,当单纯性肠梗阻出现肠绞窄后,会出现

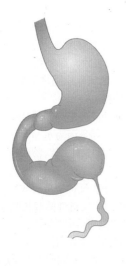
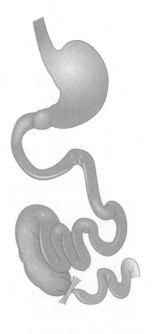
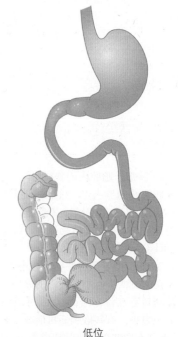

高位
频繁呕吐,无腹胀。间断性疼痛,
但不典型的逐渐增强

中位
中度呕吐,中度腹胀,间断
疼痛(逐渐加重,较痛)

低位
呕吐较晚,有毒样物,明显腹胀。各种
疼痛多样性可能没有典型的逐渐加重

▲**图29-4　小肠梗阻的各种表现取决于梗阻的水平**

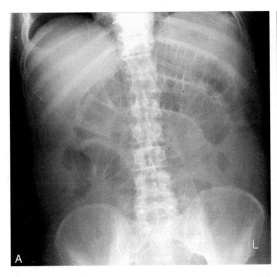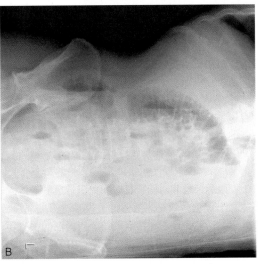

▲图 29-5 小肠梗阻

A. 腹平片显示小肠膨胀和结肠没有气体。B. 卧位腹平片显示气液平面符合梗阻征象

高热,先前的阵发性痛转变为持续性剧痛,呕吐物带血,可能大量或隐血,出现腹部压痛和肌紧张。

2. 实验室检查 白细胞计数显著增高不能单用血液浓缩解释时则提示小肠绞窄。血浆丙二烯双醛的升高有诊断意义。

3. 影像学检查 单纯性肠梗阻和绞窄性肠梗阻,在扩张的相邻小肠袢间可见扩大的袢间隙中腹腔积液。指压征、肠黏膜脱落、肠壁内气体、肝内门脉分支内气体可见于肠绞窄者,肠外液气平面提示穿孔。一项研究指出 90% 的绞窄性肠梗阻可通过腹部 B 超获得诊断。

▶ **鉴别诊断**

麻痹性肠梗阻疼痛较轻且呈持续性,范围较广,腹胀明显并有中度压痛。如果肠梗阻是由急性腹腔内炎症引起的(如急性阑尾炎),除肠梗阻表现外还应有原发病的症状和体征,腹部平片显示气体主要在结肠内,多是术后的肠麻痹所致。气体位于小肠则提示为腹膜炎所致,术后患者有时需进行肠 X 线检查以鉴别肠麻痹和机械性肠梗阻。

大肠梗阻的特点是便秘和腹胀,疼痛多不呈绞痛,呕吐亦不频繁。X 线检查通过发现结肠梗阻部位近端胀气以确诊诊断。如果回盲瓣功能不全,远端小肠亦会膨胀,此时则需做钡灌肠检查以确定梗阻部位。详细情况将在第 30 章讨论。

急性胃肠炎、急性阑尾炎、急性胰腺炎可被误诊为单纯性肠梗阻。绞窄性肠梗阻则可能被误诊为出血坏死性胰腺炎或肠系膜血管栓塞。

小肠假性梗阻表现为有肠梗阻的症状和体征,却无梗阻的证据,急性结肠假性梗阻有盲肠穿孔的危险,详细情况在第 30 章讨论。慢性或复发性假性小肠梗阻可累及,亦可不累及结肠,其病因往往是特发性的。在其他患者假性梗阻则同硬皮病、黏液性水肿、红斑狼疮、淀粉样变性、滥用药物(如吩噻嗪)、放射性损伤或进行性系统硬化症等有关。几种家族性内脏肌病与假性肠梗阻不难鉴别。家族性内脏神经病患者胃肠肌间神经因缺乏神经纤维和轴突从而导致假性肠梗阻。

慢性假性肠梗阻患者表现为反复发作的呕吐、腹部绞痛、腹胀等症状。在部分患者,尚有食管、胃、小肠、结肠、膀胱等器官同时的动力异常,但在另一些患者则仅表现为一个或几个器官的动力异常。治疗应针对原发病进行。针对特发性假性肠梗阻的处理很大程度上是支持性的,但西沙必利可能对神经性的特发性假性肠梗阻有效。

▶ **治疗**

只要不断地排气排便,不完全小肠梗阻仍可进行预期的治疗。腹部平片显示结肠内仍有气体,小肠 X 线造影检查可以确诊。胃肠减压对 90% 的患者均有效。如果梗阻仍持续存在达数天之久,则需手术治疗。

完全性肠梗阻经过术前准备即行手术治疗。必须手术的原因就是不能完全排除是否存在肠绞窄,而肠绞窄的并发症和死亡率均极高。外科医生必须避免对复苏后几乎必然出现症状和体征的改善产生错误的安全感。

有些情况对必须尽快手术这一一般原则是个例外,如:不完全梗阻,手术后梗阻,既往有多次肠梗阻手术史,放射治疗,炎症性肠病,腹部肿瘤需慎重决定。慎重的非手术处理对患者是有益的,可通过长的肠引流管(如 Miller-Abbott 管)以进行小肠减压。

A. 术前准备

不同的患者需要不同的恰当的准备时间。肠绞窄的危险针对水电解质的失调必须再次强调以及相关系统疾病的治疗也必须综合考虑。

1. 胃管减压 尽快下胃管减压引流以减轻呕吐,避免误吸减少空气下咽,减轻腹胀。少数外科医生常规下长的小肠引流管。内镜检查对指导管子通过幽门有帮助。

2. 补充水和电解质 水电解质丢失的严重程度取决于梗阻的部位和时间。长时间梗阻造成的血液浓缩不能被右旋糖酐纠正。液体的丢失是等渗的,故补充液体应先从输注等渗盐溶液开始。胃肠液的丢失还会引起酸碱平衡的失调,因为没有神经内分泌机制来调节酸碱失衡,外科医生必须来纠正它。血清电解质浓度检查和动脉血气分析对治疗有指导意义,补钾应注意尿量。高钾时患者不能手术直至高钾被纠正。每个患者所需的液体量及电解质成分必须加以计算,对临床表现及相关疾病亦应进行监测。有些患者,尤其是绞窄性肠梗阻患者,需要输血或血浆。对怀疑有肠绞窄的患者应预防性使用抗生素。

B. 手术

当脱水得到纠正,并且重要器官功能良好时即可进行手术治疗,有时会因肠绞窄产生的毒性作用使手术被迫提前。

嵌顿性腹股沟斜疝或股疝患者标准的腹股沟切口,有经验的医生可在选择的病例施行经腹腔镜粘连松解术,既往手术切口的瘢痕可提示手术切口的定位。

具体手术因梗阻原因不同而异。粘连性肠梗阻行松解术,肿瘤引起的肠梗阻行切除术,异物导致的肠梗阻应将肠切开取出异物。坏死的小肠必须切除,但判断梗阻肠段的生机是个难点。用温盐水纱布热敷肠袢几分钟后观察其颜色变化,观察肠系膜搏动以及蠕动情况以做出判断。术中多普勒超生检查是判断梗阻肠袢有无生机的一种方法。定量荧光素试验可以应用,将 1000mg 荧光素注射到外周静脉,30~60 秒后在紫外灯下观察,如果肠袢不可见,切除该肠段并行肠端端吻合术是最安全的。

在某些恶性肿瘤患者及放射病患者,根据梗阻不太可能。此时将近侧小肠吻合于远端小肠或结肠以形成旁路是最好的方法。在很少见的一些情况下,小肠粘连紧密,既不能行松解术又不能行旁路术,经胃造瘘管或 Baker 管持续减压,给予胃肠外营养支持,数周后粘连带可能自行溶解。行肠减压引流有利于关腹,并能缩短术后肠功能恢复的时间。肠减压可经口下管抽吸,也可穿刺肠管抽吸。

为防止难治的粘连形成,缝合肠袢于恰当位置(诺贝尔折叠术式)已被证明是不成功的,用长管经胃造瘘口或空肠造瘘口插入以提供一种排列模式,10 天后拔管的方法却有些作用。在腹腔内放置各种防粘连物质基本上不起作用;5% 的聚乙烯二醇 4000 溶液可能有效。

▶ **预后**

非绞窄性肠梗阻的死亡率是 2%,多数发生在老年病例。绞窄性肠梗阻若能在出现症状后 36 小时内手术,死亡率约为 8%。超过 36 小时才手术,则死亡率上升为 25%。粘连松解术后复发梗阻不多见。

Beck DE et al: A prospective, randomized, multicenter, controlled study of the safety of Seprafilm adhesion barrier in abdomino-pelvic surgery of the intestine. Dis Colon Rectum 2003;46:1310.

Fevang BT et al: Long-term prognosis after operation for adhesive small bowel obstruction. Ann Surg 2004;240:193.

Jenkins JT: Secondary causes of intestinal obstruction: rigorous preoperative evaluation is required. Am Surg 2000;66:662.

Lazarus DE et al: Frequency and relevance of the "small-bowel feces" sign on CT in patients with small-bowel obstruction. Am J Roentgenol 2004;183:1361.

Miller G et al: Natural history of patients with adhesive small bowel obstruction. Br J Surg 2000;87:1240.

Ryan MD et al: Adhesional small bowel obstruction after colorectal surgery. ANZ J Surg 2004;74:1010.

Scaglione M et al: Helical CT diagnosis of small bowel obstruction in the acute clinical setting. Eur J Radiol 2004;50:15.

Zalcman M et al: Helical CT signs in the diagnosis of intestinal ischemia in small-bowel obstruction. Am J Roentgenol 2000;175:1601.

后天性小肠憩室

先天性空肠憩室少见,但放射影像或尸体解剖可发现空肠或回肠后天性憩室的发生率为 1.3%。空肠憩室呈广口囊状,直径约 1~25cm。大多数含有小肠壁的全层结构(真性憩室),部分是黏膜和黏膜下层从增厚的肌层疝出形成(假憩室)。小肠憩室长呈多发病。从 Treitz 韧带到回盲瓣发生率逐渐减少,30% 的患者合并有十二指肠憩室或结肠憩室。大多数有症状的患者年龄都在 60 岁以上。

空肠憩室是由于与肠壁平滑肌或肌间神经丛相关基因异常造成的。常伴随发生小肠假性梗阻,这也反映了原发的动力性异常的存在,如:家族性内脏肌病,进行性系统性硬化症等疾病。

症状是由于肠假性梗阻或憩室炎症引起的。急性肠出血和憩室炎可导致穿孔。假性梗阻的静止肠道里或较大的憩室里细菌过度增殖可引起盲端综合征。

钡餐 X 线检查可看到憩室轮廓并能显示动力异常。应进一步确定原发病因。

出现和穿孔时需要手术治疗,切除有憩室的肠段并不能消除原发的动力异常的症状。

Woods K et al: Acquired jejunoileal diverticulosis and its complications: a review of the literature. Am Surg 2008;74:849.

节段性肠炎

诊断要点

▶ 腹泻
▶ 腹痛、腹部肿块
▶ 低热、乏力、消瘦
▶ 贫血
▶ 放射显像发现肠壁增厚，肠管狭窄，并有溃疡和肠瘘

▶ **概述**

节段性肠炎（克罗恩病）是胃肠的慢性进行性肉芽肿性炎性疾病。在欧洲和美国每年每 100 000 人口发病约 2~9 人。发病率约为 20~90/10 万。该病有一定的地理分布（城市居民和美国北部更多见），而且在阿肯瑟州的犹太人中有相对较高的发病率。20~40 岁年龄组好发，吸烟和食糖过多是其发病的危险因素。

A. 病因学

克罗恩病的病因尚不十分清楚。认为克罗恩病是由于牛奶或精神异常引起的这种理论已被抛弃。广为接受的假说认为，克罗恩病的发生是基因和环境因素共同作用的结果。15%~20% 的患者有炎症性肠病的家族史，这提示了遗传因素在该病中的作用。双方均患炎症性肠病的夫妇，其子女发生克罗恩病的几率高达 36%。传染性因素包括小病毒、假单胞菌类细菌、分枝杆菌、衣原体、耶尔森杆菌，这些都可从患者组织中分离出来。但数据尚远不具备支持某种特异性，但这种环境因素的影响可能在克罗恩病的病因中起重要作用，许多患者有免疫系统的改变，但免疫因素的作用尚只限于推测。

B. 病理学

克罗恩病可发生于从口至肛门整个消化道的任何部位，甚至可发生于喉乃至于皮肤。皮肤"转移"损伤已经讨论过了。远侧回肠是最常发生病变的部位，约有 3/4 患者发生于此。小肠病变占 15%~30%，远侧回肠和结肠病变占 40%~60%，大肠病变占 25%~30%，十二指肠克罗恩病占 0.5%~7%。15% 的患者病变呈阶段性（跳跃病变），中间夹有正常小肠。细微的组织变化可见于"正常"部位，而肉眼未见小肠明显的损害，提示该病时整个肠黏膜可能均有异常。

早期克罗恩病的病变表现为炎症细胞在腺管附近的灶状聚集，炎症介质可能为血浆活动因子、白三烯、补体、激肽、肠毒素、白介素、肿瘤坏死因子、磷脂酶 A2、肠神经系统的神经递质等。此外尚有活性分子如氧自由基产生，其过程类似于局部缺血的反应。这些物质都可促进炎症反应并造成组织损伤。糜烂、隐窝脓肿、肉芽肿随之发生。

50%~70% 的患者肠壁可有肉芽肿，25% 的患者肠系膜淋巴结会有肉芽肿。肉芽肿的数量取决于病史长短和病变部位。可以推测肉芽肿形成反映了机体欲局限和消除病原的努力。黏膜损伤表现为小出血点和浅表溃疡。该溃疡底部呈白色，边缘隆起（aphthous 溃疡）。溃疡穿孔表明疾病在进展。下一阶段可发展为裂隙、小刀样裂口可在黏膜上形成，并向肠壁深处延伸。这些裂隙和匐行性线性溃疡在肠腔表面环绕覆盖于水肿的黏膜下层的岛状正常黏膜形成铺路卵石样外观。克罗恩病炎症进展最终形成肠壁增厚，并形成管腔狭窄。在晚期患者，肠及其系膜缩短。粗略地看上去肠系膜脂肪似乎优先覆盖于对系膜缘。

▶ **临床表现**

A. 症状和体征

克罗恩病有多种临床表现：

1. **腹泻** 90% 的患者可有持续性或间歇性腹泻。大便呈液状或糊状，其特点是不含血，这仅是小肠发生病变。有结肠病变的患者，1/3 的人会有大便带血，少数患者有类似于溃疡性结肠炎的血便。

2. **间歇性腹痛** 餐后可有中度绞痛，集中于下腹部，便后缓解。这些症状是由小肠或结肠（或两者均有）的慢性不完全梗阻引起的。少数人进展成为完全性肠梗阻可出现剧烈绞痛、呕吐、腹胀。

3. **腹部症状及其继发改变** 发作性的腹痛、腹泻伴随乏力、不适、消瘦、发热、贫血等是常见的综合征。这些患者右下腹往往可触及肿块。少数患者不明原因的发热是唯一表现。

4. **肛门直肠损伤** 15%~25% 的小肠克隆病患者以及 50%~75% 的伴结肠慢性病变者均可有慢性肛裂、大的溃疡，复杂性肛瘘或直肠周围脓肿等发生，这些病变可在小肠病变之前许多年即已发生。克罗恩病的组织特征包括肉芽肿，都可在直肠肛门病变活检中发现，即使克罗恩病仅局限于消化道近端时。

5. **贫血** 缺铁性贫血或由于维生素 B12 或叶酸缺乏造成的巨幼红细胞性贫血在没有腹部综合征时亦可发生。

6. **营养不良** 失蛋白性肠病、脂肪泻、慢性肠梗阻、纳差等导致了营养不良和消瘦。微量元素和维生素缺乏（尤其是维生素 D）亦甚普遍。水溶性维生素和脂溶性维生素缺乏在小肠克隆病患者很常见，但出现维生素缺乏症状者甚少见，锌亦会缺乏。患克罗恩病的儿童生长受阻并可能严重妨碍性成熟发育。给予胃肠外营养可改变生长迟缓更说明了营养不良是克隆病患者生长迟缓的根本原因。促生长因子 C 的水平可作为衡量营养状况的可靠指标。

7. 急性发作 急性腹痛和酷似阑尾炎的右下腹压痛可在术中发现由远侧回肠急性炎症引起。仅15%的患者发展成为慢性克罗恩病,提示大多数回肠炎患者因感染而发病与克罗恩病无关。这些已在有关急性肠炎和肠系膜淋巴结炎的章节中深入讨论过了。

8. 全身并发症 下述的任何并发症均可成为促使患者就医的原因。

B. 实验室检查

实验室检查的结果无特异性且随病变部位、严重程度、并发症如脓肿,瘘等不同而异,小肠克罗恩病血沉可不快。低蛋白血症、贫血、脂肪痢十分常见。D-木糖的异常吸收提示病变广泛或瘘管形成,因为在空肠碳水化合物的吸收是正常的。呼吸试验(如同在盲祥综合征时的试验)异常提示回肠有病变,或发生了细菌增殖,但是临床上使用比较少。

C. 影像学检查

放射检查可为诊断克罗恩病提供实质依据。小肠钡餐造影的表现是由增生和损伤病变造成的,主要表现为肠壁增厚,肠腔狭窄(线样征),丛行溃疡,早期表浅逐渐加深,刺状裂隙铺路卵石样改变(图29-6)。盲肠畸形、脓肿、节段性损伤等次要表现亦可见到。灌肠检查可提供更详细的情况。CT 清晰地显示长壁增厚,异常小肠环形成情况以及穿孔、脓肿的情况。

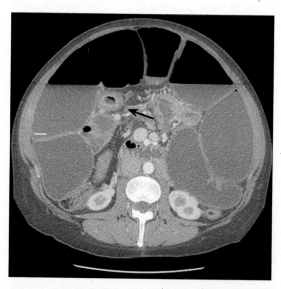

▲图29-6 CT 扫描显示一个局限性肠炎的病例中明显增厚环回肠末端(箭头)导致近端小肠梗阻

D. 内镜检查

上消化道的内镜检查可诊断食管、胃、十二指肠病变。结肠镜检查可发现结肠的典型病变,也可能发现回肠的病变,结肠切除的患者可经回肠镜确诊回肠内的克罗恩病病变。

E. 胶囊内镜

胶囊内镜外形上看是一质量为 3.7g,宽 11mm,长 26mm 的一次性塑料胶囊,它的内容物包括一个硅芯片相机、一组短焦镜头、四个白光 LED 冷光源、两枚氧化银电池、一个 UHF 波段发射器、胶囊内镜依靠胃肠的蠕动驱动前进,每秒可传输 2 帧图像。虽然针对局部肠管诊断野的分辨率较高,但其应用还很局限。此外胶囊内镜不可用于梗阻及需要外科治疗的穿孔。

▶ **鉴别诊断**

A. 溃疡性结肠炎

结肠克罗恩病与溃疡性结肠炎很难鉴别,详见第30 章。

B. 阑尾炎

急性回肠炎不经手术很难与阑尾炎区别。

C. 肠结核

结核可发生在消化道的各个部位,但不常见于回盲部下端。小肠结核将在本章其他节专门讨论。

D. 淋巴瘤

放射诊断有助于鉴别淋巴瘤和克罗恩病,但偶尔也需要组织活检来明确诊断,结肠或直肠活检发现肉芽肿或结肠炎支持克罗恩病的诊断。

E. 其他疾病

肿瘤、阿米巴感染、局部缺血、嗜酸细胞性胃肠炎以及其他的炎症均可诱发克罗恩病。最近发现非甾体抗炎药物所致肠病亦可诱发克罗恩病。

▶ **并发症**

A. 肠并发症

一些肠并发症,如肠梗阻、脓肿、肠瘘、肛门直肠损伤十分常见,常被看做克罗恩病临床特征的一部分。游离穿孔和大出血较少见。胆石症发病率上升。进食可诱发腹痛。病变节段可发生恶变,尤其行旁路术后无内容物通过的肠段。

B. 全身并发症

系统并发症如肝胆疾病、葡萄膜炎、关节炎、强直性脊柱炎、口腔溃疡、结节性红斑、淀粉样变性、血栓栓塞、脉管疾病等不仅见于克罗恩病亦可见于溃疡性结肠炎。这在第31 章将有详细描述。"转移性"(远处皮肤)克罗恩病指远离消化道的正常皮肤出现溃疡并有肉芽肿反应。泌尿系统并发症有膀胱炎、尿石症、尿路梗阻。

▶ **治疗**

A. 非手术治疗

非手术治疗是基本的办法。休息、精神放松、良好的医患关系,可产生良好的作用。少渣、非乳性、高蛋白饮食,以提供足够营养。营养不良患者若不能接受标准饮食可给予胃肠外营养。营养改善后,感染更易控制,并发症如瘘等可能好转。在儿童病例,长期要素饮食可改善生长迟缓。大多数临床工作者倾向于情况允许时即可恢复胃肠道营养,但对照研究对此并无定论。手术前的全胃肠外营养延长了住院时间,而且并没有减少术后并发症的发生率和严重度,长期在家应用胃肠外营养对病变广泛的患者可延迟手术时间,但终须手术治疗。

单纯的营养支持疗法对活动性克罗恩病患者是不够的,还必须进行药物治疗。标准的药物是氨基水杨酸、免疫抑制剂、免疫调节剂、抗生素、甾体类药物、α-肿瘤坏死因子。强的松、强的松龙、甲基强的松龙是最常用的糖皮质激素类药物。研究发现甾体类药对小肠克罗恩病效果最好,但也用于结肠克罗恩病患者。强的松(0.25~0.75mg/d)可在短期内控制急性期症状,效果优于安慰剂,但不适用于长期治疗。70%患者经4周治疗症状缓解后,甾体类药物在起效后应逐渐减量。强的松的使用还受其副作用的限制。柳氮磺胺吡啶,一种对氨基水杨酸盐,作为治疗克罗恩病的基本药物,已应用许多年了,控制急性发作优于安慰剂,但其应用因副作用而受影响。柳氮磺胺吡啶的活性成分是5-氨基水杨酸(5-ASA)。其他氨基水杨酸药物包括mesalamine、olsalazine、balsalazide,如今已广泛应用,而且被认为与柳氮磺胺吡啶一样有效。不仅仅对活动性结肠炎克罗恩病、回肠结肠炎有作用,而且口服的对氨基水杨酸盐也能成功使克罗恩病获得持续缓解,这是其他药物所不能到达的。

硫唑嘌呤和6-巯基嘌呤是使用时间最长的免疫抑制剂,它们对克罗恩病的结肠病变有好的疗效,对回肠病变效果稍差。它们可减少类固醇的用量,有助于瘘管闭合,维持缓解,并能治愈肛周疾病,此二药生效甚慢。这些药物可产生骨髓抑制,因此在治疗中监测血常规是必要的。6-MP可导致急性胰腺炎,6-MP一般用于局限性肠病外科治疗后控制复发。多种广谱抗生素都有人试过,甲硝唑及环丙沙星较常用。甲硝唑对克罗恩病的结肠炎有效。尤其对肛周病效果明显。Inflixmab(TNF-α单克隆嵌合体抗体)是FDA推荐用于活动性克罗恩病的药物。Inflixmab可通过静脉输注给予患者。研究显示通过保留灌肠,Inflixmab对肠及肛周病变均有疗效。尽管治疗已取得明显的进步,但目前局限性肠病仍无法完全根治。

B. 手术治疗

需要手术的患者约一半是由于肠梗阻所致。其他需手术的原因是穿孔、肠瘘、外瘘、脓肿、肛周疾病、儿童发育迟缓等并发症。约70%的慢性患者均需手术治疗。保守切除病变肠段,然后行端端吻合术是常用的手术方法。广泛的小肠病变,无论弥漫的或节段性的,都是无法经手术治愈的。肠切除术限于有并发症的肠段,如存在多处症状性狭窄,可行狭窄成形术治疗,方法是从狭窄处切开肠管以扩大管腔的方式缝合肠壁。

▶ **预后**

克罗恩病是一个慢性过程,它可以进展延及更多的肠壁,亦可局限而无扩展。外科处理是姑息性的,并不能治愈本病,但手术可以极大地改善患者难治性的并发症。回肠或回盲部切除的患者随时间延长,其复发率亦增高,术后5年症状复发率为25%~50%,10年为35%~80%,15年为45%~80%。复发率的波动是由于患者、手术方式以及判断标准不同所致。回盲部切除吻合术后1年内,在内镜下见到广泛的融合性溃疡可以推测为症状性复发。狭窄成形术对肠梗阻症状十分有效,术后并发症较少,约10%的患者术后1年内需再次手术,1/3的患者10年内需再次手术。有趣的是,症状并非原有狭窄部位病变所致。

外科治疗应同药物治疗一起用于控制并发症,这样可使得80%~85%的患者术后获得正常生活,群体调查显示,不考虑诊断时的年龄,克隆患者的长期生存率与一般人群相仿。没有证据表明妊娠可影响克罗恩病的病程,亦没有证据表明非活动的克罗恩病会危及妊娠。

Behm BW, Bickston SJ: Tumor necrosis factor-alpha antibody for maintenance of remission in Crohn's disease. Cochrane Database Syst Rev 2008;1:CD006893.

Benchimol EI et al: Traditional corticosteroids for induction of remission in Crohn's disease. Cochrane Database Syst Rev 2008; 2:CD006792.

Dietz DW et al: Safety and long-term efficacy of strictureplasty in 314 consecutive patients with obstructing small bowel Crohn's Disease. J Am Coll Surg 2001;192:330.

McDonald JW et al: Cyclosporine for induction of remission in Crohn's disease. Cochrane Database Syst Rev 2005;2:CD000297.

Milsom JW et al: Prospective, randomized trial comparing laparoscopic vs. conventional surgery for refractory ileocolic Crohn's Disease. Dis Colon Rectum 2001;44:1.

Podolsky DK: Inflammatory bowel disease. N Engl J Med 2002;347:417.

Rastogi A, Schoen RE, Slivka A: Diagnostic yield and clinical outcomes of capsule endoscopy. Gastrointest Endosc 2004; 60:959.

Ricart E et al: Infliximab for Crohn's disease in clinical practice at the Mayo Clinic: the first 100 patients. Am J Gastroenterol 2001;96:722.

Sutherland LR et al: Prevention of relapse of Crohn's disease. Inflamm Bowel Dis 2000;6:321.

小肠的其他炎症性或溃疡性疾病

▶ **急性小肠炎和肠系膜淋巴结炎**

急性小肠炎往往影响到胃(胃肠炎)或结肠(小肠结肠炎)。累及区域淋巴结时称为肠系膜淋巴结炎。这些疾病往往有自限性,多为病毒、细菌、寄生虫、毒素所致,或原因不明。这些症状在与急性阑尾炎或其他需手术治疗的问题相似时的鉴别对外科医生是很重要的。

HIV 相关性肠病

胃肠道感染在 AIDS 患者非常多见。从这些患者分离出的病原体有:隐孢子虫属、巨细胞病毒、溶组织内阿米巴、兰伯贾第虫、鸟胞内分枝杆菌、鼠伤寒沙门菌、志贺菌以及空肠弯曲杆菌等。

许多有症状的患者并没有确定的肠道病原体,但有证据支持有由 HIV 病毒本身引起的肠疾病的存在。小肠穿孔极少见,但却是这类疾病的严重并发症。

Giovanni B et al: HIV enteropathy: undescribed ultrastructural changes of duodenal mucosa and their regression after triple antiviral therapy. A case report. Dig Dis Sci 2005;50:617.
Kotler DP: HIV infection and the gastrointestinal tract. AIDS 2005;19:107.

耶尔森尼肠炎

小肠结肠炎耶尔森尼菌广受关注,耶尔森尼菌可引起急性胃肠炎、末端回肠炎、小肠结肠炎、结肠炎、肠系膜淋巴结炎、肝脾脓肿和自身免疫性疾病,如结节性红斑、多发性关节炎等疾病。小肠结肠炎耶尔森尼菌还与其他一些疾病有关(尤其在女性患者),如心脏炎、肾小球肾炎、Graves 病、桥本甲状腺炎等。

急性胃肠炎常表现为发热、腹泻、呕吐等症状,在儿童患者尤为明显。急性肠系膜淋巴结炎和急性末端回肠炎多见于青少年和成人。这些感染可以引起腹痛和压痛,症状类似于阑尾炎,如果手术治疗,术中可见肿大的肠系膜淋巴结,肠壁炎症反应显著。在这些情况下通常会行阑尾切除术。从患者大便中可培养出致病菌,患者抗体滴度可升高,而某些患者抗体滴度又会下降。小肠结肠炎耶尔森尼菌对复方磺胺甲基异噁唑(TMP-SMZ)及脱氧土霉素有效,复杂的小肠结肠炎耶尔森尼菌感染应当治疗。并发致命性败血症的病例亦有报道。尚未发现耶尔森尼肠炎患者发展为典型的克罗恩病。

弯曲菌性肠炎

空肠弯曲菌是一种革兰氏阴性染色的杆状菌,现在认识到它分布于世界各地,是引起人类疾病的重要病原菌。空肠弯曲菌感染较沙门菌及志贺菌感染更为普遍。生牛奶、生水、未熟的禽肉均可成为传染源,临床上可表现为中度腹痛、发热、呕吐腹泻与病毒性肠炎不易区别,亦可表现为严重的慢性复发性血便性腹泻,颇类似于溃疡性结肠炎或肉芽肿性结肠炎。空肠弯曲菌产生的一种肠毒素可能与腹泻发生有关。

用暗视野显微镜或相差显微镜检查粪便标本可以发现空肠弯曲菌特征性的摆动,可依此作出假设诊断。粪便培养呈阳性,有时血培养亦可呈阳性。结肠镜检可发现结肠病变,X 线检查可显示小肠或结肠的炎症。

虽然在大多数患者空肠弯曲菌感染为自限性疾病,症状可在一周内缓解,但不治疗的患者其复发率达20%。可选的抗生素有红霉素、环丙沙星、强力霉素等,可根据药敏试验结果选用。有症状的患者可成为传染源,一旦腹泻缓解就不大可能具传染性。

肠结核

原发性肠结核是由吞下牛型结核杆菌所致,在美国已甚少见了。继发感染是由于咽下人型结核杆菌引起的。约 1% 的肺结核患者累及肠道。近来疫区人口流入增加,发病率提高。HIV 感染者结核病发病率甚高。

回肠末端是最常见的发病部位。结核杆菌定位于肠黏膜腺体,继而播散到集合淋巴小结,并发生炎症反应,组织坏死以及机体试图局限病变的反应,这些作用导致症状产生。病理反应是增生和溃疡形成。增生性结核性肠炎可导致狭窄,从而出现肠梗阻的症状和体征。溃疡形成可引起腹痛、便秘、腹泻,少数患者还可出现营养不良。在严重的未处理病变,可出现游离穿孔、瘘管形成和出血。

结核病诊断较为困难,药物治疗不能仅基于怀疑本病,因为肿瘤、克罗恩病与之表现相似。最近的研究表明,不到一半的人胸部 X 线检查会有异常,痰检查则全部为阴性结果。需要进行结肠镜检查、腹腔镜检查、甚至剖腹探查取得活检以明确诊断。

抗结核化疗是主要的治疗方法。如果诊断不明确或对化疗药物耐受或出现并发症时需要进行手术。一些外科医生推荐早期手术,因为药物治疗所致纤维增生性痉愈会引起肠梗阻。病灶切除术是较好的方法,如有肠瘘或肠脓肿则只能行旁路手术。早期手术患者可获好的预后。

Engin G, Balk E: Imaging findings of intestinal tuberculosis. J Comput Assist Tomogr 2005;29:37.
Misra SP et al: Endoscopic biopsies from normal-appearing terminal ileum and cecum in patients with suspected colonic tuberculosis. Endoscopy 2004;36:612.

肠伤寒

肠伤寒沙门菌可在回肠末端或盲肠引起溃疡,其出血和穿孔成为外科的一个难题。早期手术可提高存活率。

非甾体类抗炎药引起的肠病

非甾体类抗炎药可增加肠的通透性,在口服这类药物后数小时内即可发生,从而使肠黏膜暴露于肠腔内的大分子物质和毒素,细菌便可入侵而促使炎症发生。约 70% 的患者(任何年龄段的男性或女性)在这些因素作用下 6 周后或更长时间后即会发展为肠病,伴随有肠的亚临床性炎症和隐性出血。不到 1% 的患者发展成黏膜溃疡或肠壁的炎症，伴随有黏膜下层增生和环形横膈样狭窄。这些患者可有肠梗阻、穿孔或贫血，本病须与克罗恩病、局部缺血、肠结核、淋巴瘤等进行鉴别。

治疗主要是停药。一旦出现狭窄则需切除。

Graham DY et al: Visible small-intestinal mucosal injury in chronic NSAID users. Clin Gastroenterol Hepatol 2005;3:55.

▶ 放射性肠病

对腹部或盆部恶性肿瘤积极地放射治疗几乎总会造成胃肠损伤，因为增生期的肠上皮细胞对放射线高度敏感。细胞变性和肠壁水肿会引起腹痛、恶心、呕吐、甚至血性腹泻，这些症状可在放射治疗期间发生，亦可在其后数月发生。但现在放疗技术对大多数患者，症状较轻而短暂。

肠壁血管的损伤较黏膜损伤后果要严重得多。数月或数年之后增生的内皮细胞和中层的纤维化会使血管管腔阻塞，导致肠的慢性缺血。放射照射小肠所产生的肿瘤是罕见的晚期并发症。

严重肠损伤的发生率呈剂量依赖性，4500cGy 照射后发生率约 5%，6000cGy 照射后发生率约为 30%。由于以前的手术造成的粘连可使小肠袢固定于照射野内，这大大增加了小肠并发症的危险。可吸收的聚乙二醇筛可以用来保持小肠在盆腔之外，这使盆腔手术后接受放疗的患者免于小肠受照射。初步的动物试验表明口服谷氨酰胺对受放射照射的小肠黏膜起保护作用。

需要手术治疗的症状可早在放疗后 1 个月，亦可晚在 30 年以后出现。由于狭窄或盆腔纤维增生所致陷夹造成的肠梗阻，穿孔伴脓肿或瘘管形成，黏膜溃疡出血等情况须手术治疗。除非残留癌变确实存在，否则不能将症状轻易归因于癌变。

手术的目的是缓解症状，如果不能进行节段切除术，可采用分流术。必须用正常的肠段作吻合，因为在放射性肠病的肠段缝合线很容易崩裂，由于肠管质脆而且增厚，松解粘连时必须仔细。若行远端结肠和直肠的手术，结肠造口术是最安全的方式。放射性盲肠炎在第 32 章讨论。

手术的死亡率是 10%~15%，而且手术的预后在一定程度上取决于手术范围，包括存在难以治疗的瘘管，短肠综合征和癌，只有 30%~45% 的患者经过有效的综合放射治疗可以在术后生存 5 年。

Jain G et al: Chronic radiation enteritis: a ten-year follow-up. J Clin Gastroenterol 2002;35:214.
Zimmerer T et al: Medical prevention and treatment of acute and chronic radiation induced enteritis—is there any proven therapy? A short review. Z Gastroenterol 2008;46:441.

小肠瘘

 诊断要点

▶ 发热和脓毒症
▶ 腹痛
▶ 局限的腹部压痛
▶ 小肠内容物外溢
▶ 脱水和营养不良

▶ 概述

肠外瘘可以是疾病自然病程的结果，但大约 95% 是外科手术过程的并发症（吻合口裂开或解剖过程中损伤肠管），外科医生遇到广泛的粘连、红肿发炎的肠管或放射性肠病时特别容易发生肠瘘。

瘘可以按解剖部位，走行特征（简单或复杂）和排出量（高或低）分类，高排量瘘管排出量超过 500ml/24h，也可用其他术语进行描述，如完全包括肠管直径的末端瘘管和仅从一侧蔓延的单侧瘘管。

▶ 临床表现

A. 症状和体征

术后发热、腹痛，直至肠内容物自腹部的切口流出预示着瘘管形成。由肿瘤、炎性疾病形成特发的瘘管通常是无痛的。大多数瘘管与一个或多个脓肿相联系，而且脓肿引流不完善，所以持续的脓毒症是一个普遍的特征。瘘管流出的肠液会严重腐蚀皮肤与腹壁组织。液体与电解质的丢失也是很严重的，尤其是在瘘管比较大或瘘管局限于上消化道，或小肠远端存在完全或不完全梗阻时。持续的脓毒症与营养吸收困难使患者迅速消瘦。

B. 实验室检查

常规的实验室检查反映出红细胞数量、血浆容积和电解质的严重缺乏。由于脓毒症，血浓缩和白细胞增多是普遍现象，其他器官如肝和肾疾病也可检测出来。

C. 影像学检查

腹平片清楚地表明脓肿和小肠梗阻。口服、经直肠或通过瘘管（瘘管图像）对比造影的方法，可描述异常解剖结构，包括固有的肠疾病和表明瘘管的数量、部位、长度、走行和脓腔的联系及远端梗阻存在的情况。放射学家能熟练地运用导管进入管道，而且可以提供诊断资料的细节，这种方法也可用于治疗（见下文）。胸片、CT、超生、内窥镜检查和其他的特殊方法也可描述一定的特性。

▶ 并发症

如果不能迅速采取有效的治疗方案，体液和电解质丢失、营养不良和脓毒症将造成多器官衰竭和死亡。

▶ 治疗

结合诊断系统的探讨,支持和手术是治疗瘘管所必需的(表 29-2)。其他条件和手术时机的选择也是很关键的。

表 29-2　瘘管的治疗

第一:
恢复血容量和纠正水电解质平衡的紊乱
脓肿引流
控制瘘管并测量丢失量
良好的营养支持

第二:
通过影像学方法描述瘘管的解剖

第三:
依据身体营养与热量消耗情况,保持每天摄入热量 2000~3000kcal 或更多脓肿出现时及时引流

第四:
瘘管不能关闭时进行手术

A. 体液和电解质平衡恢复

大多数瘘管患者血液和细胞间液容量都大幅减少,所以用等渗盐水补液是优先考虑的。中心静脉压、尿量和皮肤弹性是液体恢复的指标。抽血测定血清电解质浓度和进行动脉血气分析。这些实验结果有助于纠正电解质缺乏和酸碱平衡紊乱。收集瘘管排出的液体、鼻胃管抽吸液体、测定尿量与电解质成分,每日记录体重。体液与电解质紊乱通常在 1~2 天内得到恢复,维持体内环境稳定依赖于精确的测定丢失量和补充量。

B. 控制肠瘘

为避免损伤皮肤和腹壁组织及记录丢失量必需收集瘘管引流液,造口术可能适于瘘管口周围或者在 X 线引导下进行插管可能是最有效的,操作技术和护理经验是必不可少的。

C. 控制脓毒症

脓肿一经确认就应当进行引流,脓毒症的根源常常是隐匿的,不清楚的,通过反复认真的物理检查和影像学检查对脓肿做持续调查,直至感染局限化和治愈。盲目使用广谱抗生素不能代替脓肿的引流。许多病例,不完善的脓肿引流可以通过放射学家来解决,通过瘘管置入引流管进入相应脓肿。彻底引流后,经过数周后逐渐拔出引流管,瘘管可以自行关闭。

D. 肠瘘的描述

应尽可能快地得到放射对比资料(见上文)。

E. 营养支持

充足的营养支持和对脓毒症的控制对患者的生存和死亡有差异。一般原则应避免一开始口服补充营养,鼻胃管临时抽吸是必需的,一旦血管内液体与电解质恢复,胃肠外营养应通过中心静脉插管给予。

对大多数患者,在瘘管愈合与外科封闭之前,全胃肠外营养是热量和氮的主要外部来源。对于低排和远端瘘管的患者,胃肠道营养是可行的,对近端瘘管患者应向远端肠道给予要素饮食或聚合饮食。

F. 其他方法

对近端瘘管患者,H_2 受体拮抗剂是一种有用的辅助药物。通过减少胃酸分泌,减少瘘管排出量而且很容易维持液体电解质,生长抑素可减少瘘管排出量而且加速瘘管愈合。这种药物的半衰期短,对胰岛的分泌有抑制作用,在瘘管愈合后残余的未被清除的生长抑素作用会反弹,新的生长抑制类似物在未来将被证明更加有用。

G. 手术

大约 30% 的瘘管可以自行闭合,克罗恩病、放射性肠病、癌、异物、远端则梗阻、大范围的肠道连续性中断和短的(<2cm)瘘管常伴有无法治愈瘘管。一实验研究用纤维蛋白胶直接注入肠腔或通过内窥镜注入瘘管;尽管这方面报道增多,这种方法仍未被证明是安全有效的,这种方法应不能应用于大多数需要手术的瘘管。如果它们可以自行愈合,瘘管通常在一个月内经过根治感染和充足的营养支持治疗可以愈合,大多数超过一个月以上不愈合的瘘管需要外科封闭。血清中的短周期蛋白水平,特别是转铁蛋白,有助于估计瘘管能否愈合。然而手术应延期进行,直到腹内的感染被解决,一般在最近一次手术后 3 个月进行。切除有瘘管的肠段,同时解除相关梗阻,而且通过端端吻合术重建肠道的连续性。

▶ 预后

这个治疗方案对于肠外瘘的患者,生存率在 80%~95%。未被控制的脓毒症是主要的死因。

Becker HP, Willms A, Schwab R: Small bowel fistulas and the open abdomen. Scand J Surg 2007;96:263.

Evenson AR, Fischer JE: Current management of enterocutaneous fistula. J Gastrointest Surg 2006;10:455.

Hollington P et al: An 11-year experience of enterocutaneous fistula. Br J Surg 2004;91:1646.

Lynch AC et al: Clinical outcome and factors predictive of recurrence after enterocutaneous fistula surgery. Ann Surg 2004; 240:825.

小肠和肠系膜急性血管损伤

产生急慢性出血或缺血的损伤产生于固有的血管疾病,全身疾病、药物和外科过程。血管的重建对慢性闭塞有影响,并在第 34 章进行讨论,本章讨论急性肠

系膜缺血。

(一) 急性肠系膜血管闭塞

诊断要点

▶ 剧烈弥漫性腹痛
▶ 肉眼或隐性肠出血
▶ 无明显体征
▶ 放射学表现
▶ 手术所见

▶ **概述**

小肠较大的动脉或静脉突然闭塞往往是灾难性的病变。主要发生在年龄较大患者,死亡率高,其中肠系膜动脉栓塞约占50%,左室心肌梗死附壁血栓或二尖瓣狭窄伴左心房纤颤形成的血凝块往往是动脉栓塞的病因。肠系膜动脉血栓形成是动脉粥样硬化狭窄的终末病变(约占25%)。在急性栓塞前这些患者经常出现肠绞痛,其他引起动脉栓塞的疾病,例如夹层主动脉瘤、梭型主动脉瘤很少见。肠系膜小动脉栓塞常伴有结缔组织或其他系统疾病。吸食可卡因是另一个原因,非阻塞性疾病(见下)原因占肠系膜急性缺血病因的20%。

肠系膜静脉血栓(占5%)伴有门脉高压、腹腔化脓、高凝状态或创伤。有时也可能没有明显的诱因,妇女服用口服避孕药也可引起肠系膜动静脉血栓的形成。一些静脉闭塞发生在周围静脉,病程进展隐匿,可出现节段性肠梗死,症状类似绞窄性肠梗阻,其他静脉闭塞可表现急性严重迅速的进行性肠缺血。

主要血管闭塞的后果决定于受累的血管、阻塞的水平、其他器官血管的血供状态、侧支循环的方式或再灌注的建立和其他因素。缺血本身灌注可引起组织损伤,这些损伤可以是自发的也可以是治疗造成的(再灌注损伤)。肠管完全缺氧后,首先会出现绒毛顶端的坏死,缺血发生3个小时后开始出现肠黏膜脱落,黏膜溃疡出血的范围很快扩大。全层肠壁梗死可发生在完全缺血后6小时内,如部分缺血,需要数天才能达到这种状态。肠腔内出血、腹腔内血性积液、肠穿孔及因败血症而死亡是肠梗死的晚期结果。在没有发生肠壁全层坏死或穿孔的情况下也可出现脓毒症和多器官系统功能衰竭。坏死肠段内细菌大量繁殖,黏膜屏障受破坏,细菌及其毒性产物进入血液循环。各种血浆物质,包括肿瘤坏死因子、血小板激活因子,在损伤的肠管部位大量产生,进入血液循环并进一步损伤诸如肺这样的靶器官。

对于肠缺血后再灌注损伤的重要性,人们有了进一步的认识。再灌注可以是自发的,也可因抗凝药物的应用造成的血凝块溶解或动脉血管重建,把黄嘌呤脱氢酶转化为黄嘌呤过氧化物酶,导致过氧化物和过氧化氢释放。这些氧自由基破坏细胞膜的稳定性以及黏膜屏障,并大量进入血液循环,成为损伤其他器官的介质。这些资料绝大多数来自于动物实验,但毫无疑问,再灌注损伤,对于患者相当严重且具有致命性。应用药物预防缺血或再灌注损伤目前还没有达到应用于临床阶段。

▶ **临床表现**

A. 症状和体征

最显著的症状是持续性严重腹痛,无明确定位,止痛效果不明显,还可出现恶心、呕吐、腹泻或便秘。

早期腹部体征很少,事实上临床上腹痛的严重程度与腹部体征不相吻合,是肠系膜缺血的重要标志。肠缺血绞痛可以较轻,直到出现继发毒性反应时才会认识到疾病的严重性。病程晚期可以出现腹胀和腹部压痛,最终可出现休克和弥漫性腹膜炎。一旦出现上述表现就已丧失抢救的机会。一些病例,特别是高位的静脉闭塞,早期常出现休克。在病程晚期,75%~95%患者的粪便、胃内容物含有血液。在疾病的可逆阶段穿刺术不能帮助诊断。

B. 实验室检查

实验室检查可见白细胞显著增多,一半的患者会出现血清淀粉酶升高,肌酸激酶(BB isoenzyme)与肠梗死有明显的相关性。可见明显的碱缺失,血清和腹腔积液内无机磷酸盐升高是肠缺血不可逆的一个指标。晚期实验室检查可以反映出血浓缩和肠腔或肠系膜出血,也会发现抗凝血酶原Ⅲ的缺乏和其他凝血异常。

C. 影像学检查

腹部平片可以使20%的血管堵塞的患者得到预期诊断。肠道内无气体,弥漫性腹胀、气液平面以及扩张至脾曲的小肠和结肠可以提供非特异性诊断。有时可见肠黏膜皱襞缘变钝,肠壁增厚而小肠肠袢数小时无变化。晚期可发生肠坏死,其特异性的表现为肠壁内积气和门静脉系统内有气体出现。钡灌肠检查可见"指压征"和不规则运动(或慢或快)。50%的患者CT检查可提供有用的临床资料,但特异性诊断只能达到25%。MRI也有临床意义。肠系膜动脉造影可能有帮助,但对于急腹症患者可能会造成延误,对于排除诊断无太大敏感性。因此,要充分意识到肠系膜血管造影的缺陷,平片、CT及钡剂造影等影像学检查不能获得急性肠系膜缺血的确定诊断。

▶ **鉴别诊断**

急性胰腺炎和绞窄性肠梗阻与肠系膜血管栓塞很难鉴别。疾病早期,血清淀粉酶显著升高或CT扫描胰腺肿胀都提示急性胰腺炎。与绞窄性肠梗阻的鉴别相对不很重要,因为两者都需要开腹。血管造影可以明确诊断。尽管外科医生对这种疾病有特殊的兴趣,但在早期很难作出诊断,而且诊断率不足一半。

▶ 治疗

患者能否生存决定于正确的诊断,以及能否在症状出现 12 小时内及时手术治疗。尽管急性大动脉或静脉闭塞需要手术治疗,但是如果血管造影显示肠系膜上动脉有栓塞,在术前或术后都应进行动脉内滴注罂粟碱(30~60mg/h)。

肠系膜水肿以及系膜静脉切开时有血凝块突出可诊断急性静脉血栓,治疗可选择切除所受累的肠管及其系膜,直接的肠系膜静脉手术(血栓摘除术)很少成功。术后应给予肝素治疗。抗凝血酶原Ⅲ缺乏或其他原因的高凝状态都应给予治疗。

动脉栓塞的患者常因血管阻塞而出现节段性或弥漫性小肠和结肠缺血或栓塞,动脉搏动可能消失或减弱,肠系膜水肿也不像静脉阻塞那样严重。许多方法可以帮助外科医生判断肠管的生机,但绝大多数证明价值并不大。多普勒超声血流检查亦无多大帮助,但是激光多普勒系统有临床应用前景。荧光定性分析不像以前那么有意义,定量的荧光分析通过荧光测定仪检测这种方法正在研究中。

坏死的小肠应当被切除,除非损伤太大以致不能达到满意的生活质量。由于有效的家庭胃肠外营养,现在有更多的患者得到救治。对于可复性肠缺血患者的处理,如何运用再灌注损伤的知识尚不明了。尽管通过栓子切除术、血栓动脉内膜切除术、动脉搭桥术行血管重建。从技术上是可行的,但最好是切除病变肠段,尤其是老龄患者。在再灌注损伤被认识以前,约在10% 或更少的患者曾尽力行血管重建,将来行这种手术的患者会越来越少。

大量的液体支持与抗生素的应用是必需的,有些外科医生主张应用抗凝剂或抗血小板聚集的药物,如怀疑腹腔内存在生机可疑的肠管,应在 12~24 小时内行二次探查术。

经皮经肠腔血管成形术曾用来治疗急性肠系膜缺血,但其作用尚不肯定,腹部手术仍是标准治疗方式。

▶ 预后

急性肠系膜血管闭塞,常是致命性的,原因是诊断和治疗延误,梗死范围广,动脉重建困难。动脉闭塞的总死亡率约 45%,但近来有报道此死亡率仅 24%,令人鼓舞。如果梗死的范围很广,需要切除一半或一半以上的小肠,那么死亡率可达到 45%~85%。发生急性血栓的内脏动脉重建常常失败,开放率也很低。有些患者急性肠缺血病程发展隐匿,但最后可形成狭窄,病程自然停止,这种情况预后相当好。急性静脉血栓的死亡率约 30%,如果不长期应用抗凝剂,约 25% 患者会再发生血栓。有人建议,至少服用 3 个月的抗凝剂香豆素来降低复发的可能。

(二)非闭塞性肠缺血

约 1/4 肠缺血的患者,血管闭塞并不累及大的动脉或静脉(尽管总是出现动脉狭窄),如存在其他一些急性疾病如心律不齐或败血症,可发生内脏血管收缩,肠管会因为低灌注压而使血流减少以造成缺血,这些情况下,小肠绒毛的动脉血供显著减少,如持续时间长,缺血的绒毛会被破坏。

如果有可能发生这类疾病的患者出现急性腹痛,应考虑这个诊断。临床表现类似于动脉血栓,但常不突然发作。动脉造影显示无大血管血栓闭塞存在,但绝大多数情况下不能明确诊断。

一些选择的病例,直接向肠系膜上动脉内滴入扩张剂可使内脏血管狭窄逆转。可选择应用罂粟碱,其他药物尚在实验中。手术通常需要排除其他类似肠缺血的疾病,并切除梗死的肠管。

片状或弥漫性缺血,在范围和严重程度上有差异,对系膜缘缺血最为显著。在浆膜表面未见异常前,黏膜已广泛受累,其他器官如肝也经常出现缺血区域。血管重建无效,手术只能切除梗死的肠管。何时行Ⅰ期吻合或二次探查存在个体差异。目前死亡率约90%,主要因为一些潜在的疾病常不能被纠正,动脉内应用血管扩张剂可降低死亡率。

Angelelli G et al: Acute bowel ischemia: CT findings. Eur J Radiol 2004;50:37.

Cleveland TJ, Nawaz S, Gaines PA: Mesenteric arterial ischaemia: diagnosis and therapeutic options. Vasc Med 2002;7:311.

Sarkar R: Evolution of the management of mesenteric occlusive disease. Cardiovasc Surg 2002;10:395.

Schoots IG et al: Systematic review of survival after acute mesenteric ischaemia according to disease aetiology. Br J Surg 2004;91:17.

(三)其他血管疾病

▶ 血管炎

与全身疾病有关的血管病变,如结节性多动脉炎、系统性红斑狼疮,可引起小肠片状的梗死。滥用苯丙胺的患者也会出现类似的病变,临床表现通常是肠穿孔伴腹膜炎或肠腔内出血,但也会发生狭窄,预后取决于原发病的病程和腹腔内污染的严重程度,这些主要依赖于皮质醇治疗的患者易感染,存活率很低。

▶ 肠系膜血管卒中

肠系膜动脉自发病破裂可引起肠系膜血管卒中,这种病变很罕见。较常见的一类腹部卒中包括肿瘤(特别是肝细胞瘤)、脾或其他器官自发性出血进腹腔。老年人动脉粥样硬化常是动脉破裂的主要原因,肠系膜上动脉、右结肠动脉和腹腔动脉的分支是常见的出血部位。年轻患者多见于先天性动脉瘤突出血,脾动脉最常受累,妊娠期最易发生破裂。典型的临床特征为低血压后突发弥漫性腹痛、急需手术治疗。

▶ 出血病变

小肠动静脉畸形或其他出血病，将在 31 章急性下消化道出血部分讨论。

气囊肿（肠道囊性积气症）

小肠囊性积气症是一类罕见的疾病，其特征为肠壁内，有时为肠系膜内出现充气囊肿。如果病变局限在大肠时，称为结肠积气症。囊肿的大小不一，小至显微镜下才见，大至直径数厘米。

积气症可以是原发也可以是继发。15% 的病例为原发特发性，囊肿位于黏膜下，通常局限于左半结肠，85% 的病例为继发，囊肿位于浆膜下，可位于胃肠或其他系膜的任何部位。以下各种情况可以诱发继发性肠道积气症和结肠积气症，包括炎性肠病、感染性胃肠炎或结肠炎、甾体药物治疗、结缔组织病、肠梗阻、憩室炎、慢性阻塞性肺病、急性白血病、淋巴瘤、AIDS 和器官移植。

对于所有患者，囊肿形成机制可以不同，有些患者因为厌氧菌发酵作用使碳水化合物酵解，生成过多的氢气，气体扩散进入肠壁。有些患者体内正常具有产甲烷或有减少及代谢氢功能的细菌活力已明显减低，肺功能障碍患者不能将过多的氢气排出体外，易于发生积气症。由于每餐均可产生过多的氢气，取代那些可以扩散至血流的气体，所以囊肿会持续存在。有报道积气症患者在禁食期间，呼气中氢气含量呈高水平。

患者可无症状或可无特异性症状，继发性积气症症状往往由原发病引起，原发性的积气症可出现腹部不适、腹胀、粪便带有黏液，排气增多。囊肿穿孔、出血、梗阻或吸收不良，常使患者就诊，但这些情况少见。爆发性积气症与细菌感染和肠坏死有关。这些患者均有中毒症状，并有可能发生潜在的免疫防御功能障碍。肠梗阻后期，可见肠壁内气体，有时会出现气腹。

继发性肠积气症治疗应着重于原发病，对于原发性或继发性积气症的患者可通过面罩吸氧数天（只在进食时中断）。可消除囊肿。高压氧治疗效果更迅速，氧疗后囊肿复发表明有氢气持续产生，这些患者必需减少气体的产生。通过饮食调整控制产氢物质摄入，应用抗菌药物如氨苄青霉素或甲硝唑来抑制粪便中的菌群生长。良性原发性积气症极少需要切除病变肠管，但继发性病变常需手术治疗原发病，爆发性积气症要外科治疗，但死亡率相当高。

Deniz K et al: Intestinal involvement in Wegener's granulomatosis. J Gastrointestin Liver Dis 2007;16:329.

Ebert EC: Gastric and enteric involvement in progressive systemic sclerosis. J Clin Gastroenterol 2008;42:5.

小肠肿瘤

空回肠的肿瘤约占全消化道肿瘤的 1%~5%，末端回肠最为常见，其次为近端空肠。近 85% 患者年龄在 40 岁以上，小肠肿瘤和其他部位原发性肿瘤有很高的相关性。

仅 10% 的小肠肿瘤有临床症状，良性病变发病率约为恶性病变的 10 倍。淋巴瘤是小肠最常见的恶性肿瘤，有症状的肿瘤中至少有 75% 为恶性病变。出血、梗阻（有时为肠套叠引起）是最常见的症状。

（一）良性肿瘤

▶ 息肉

小肠内很少见结肠的腺瘤样或绒毛状息肉，小肠息肉常为单发，引起的临床症状常为肠套叠或出血。

息肉状错构瘤在无其他异常的患者可单发，50% 的病例为多发，其中 10% 有黑斑息肉综合征，其家族性的异常特征为胃肠道弥漫性息肉以及皮肤黏膜色素沉着。这类息肉的恶性倾向非常小，出现临床症状时（便血或出血）才需手术治疗，手术时应切除所有大于 1cm 的息肉，最好的措施为手术和内窥镜联合治疗。

家族性腺瘤样息肉病（家族性结肠息肉症，Gardner 综合征；见 30 章）表现为小肠和结肠多发性息肉、骨瘤、皮下囊肿或纤维瘤。这些息肉是真正的恶性肿瘤，且肠息肉恶变很常见。这类疾病也易伴发十二指肠壶腹周围癌。

青少年（retention）息肉可能出血或发生梗阻。结肠较小肠更常见，通常在青春期就会发生自截，一些病理学家认为这些病变属于错构瘤。

▶ 其他肿瘤

平滑肌瘤、脂肪瘤、神经纤维瘤和纤维瘤可以有临床表现，并需要手术切除。子宫内膜异位可发生在小肠部位，血管瘤在第 31 章急性下消化道出血中讨论。

Gore RM et al: Diagnosis and staging of small bowel tumours. Cancer Imaging 2006;6:209.

Hyland R, Chalmers A: CT features of jejunal pathology. Clin Radiol 2007;62:1154.

Miettinen M, Lasota J: Gastrointestinal stromal tumors: review on morphology, molecular pathology, prognosis, and differential diagnosis. Arch Pathol Lab Med 2006;130:1466.

Rondonotti E et al: Small bowel capsule endoscopy in 2007: indications, risks and limitations. World J Gastroenterol 2007;13:6140.

Schwartz GD, Barkin JS: Small bowel tumors. Gastrointest Endosc Clin N Am 2006;16:267.

（二）恶性肿瘤

▶ 原发肿瘤

原发性腺瘤很长一段时间可无临床症状或症状轻微。通常发生在近段空肠，克隆病患者如行远端回肠捷径手术，则易癌变。手术时 80% 的病例已发生转移，如可能手术,应切除病变肠段及邻近肠系膜。如转移灶位于肠系膜上动脉附近,会增加手术难度,肠切除的患者5年存活率约25%。

原发性小肠淋巴瘤(Western型)呈灶状发病。腹腔疾病的患者多由近端空肠发生,另一类型的却由远端回肠发生。大多数原发性淋巴瘤涉及B细胞增生,但偶尔也有报道T细胞淋巴瘤,中东地区原发性小肠淋巴瘤是最常见的淋巴结以外淋巴瘤性疾病。免疫增生性小肠疾病在世界范围内存在区域性差异,其特征为小肠内可见异常的淋巴样细胞弥散浸润。α-链疾病的初期,这种浸润可能是良性的,而其他类型的疾病中表现为恶性,源于B细胞的AIDS相关的非霍奇金淋巴瘤也可累及小肠;这些患者预后极差。

Western型淋巴瘤呈结节状、息肉状或溃疡性肿块,20%的患者为多发性。肠梗阻、出血和肠穿孔常引起患者注意。常需要通过腹部手术保守的切除小肠病变,从而明确组织学诊断。术后应行全腹放疗,有些患者可以不行化疗。5年总体生存率约为40%。

小肠的平滑肌肉瘤易形成中央溃疡并出血,其他类型的原发性恶性肿瘤很少见。

转移瘤

死于恶性黑色素瘤的患者约50%可发现小肠转移。宫颈、肾、乳腺、肺等部位癌变也可以扩散到肠道。发生梗阻或出血的患者。如预期寿命理想,可行手术治疗。手术后病情可显著缓解,特别是有单发转移灶的患者。

Delaunoit T et al: Pathogenesis and risk factors of small bowel adenocarcinoma: a colorectal cancer sibling? Am J Gastroenterol 2005;100:703.
Kummar S, Ciesielski TE, Fogarasi MC: Management of small bowel adenocarcinoma. Oncology (Huntington) 2002;16:1364.
Schwartz GD, Barkin JS: Small bowel tumors. Gastrointest Endosc Clin N Am 2006;16:267.

(三)类癌和类癌综合征

类癌是源于整个肠道的嗜铬细胞。类癌伴有多发性Ⅰ和Ⅱ型内分泌肿瘤(MEN)与MEN无关的家族性簇发罕见。约15%患者可发现其他器官的肿瘤,最多见与结肠、肺、胃或乳腺。类癌患者年龄在25~45岁之间。

胃肠道类癌5%起源于前肠,88%来自中肠,6%来自后肠。绝大多数与MEN有关的类癌起源于前肠,中肠的类癌可产生5-羟色胺和P物质,神经紧张素、胃泌素、生长抑素、能动素(motilin),促胰液素和胰多肽也很常见。前肠和后肠不产生血清素,但经常含有胃泌素、生长抑素、胰多肽和胰高血糖素。

阑尾是类癌最易发部位,小肠其次。回肠发病是空肠发病的10倍,40%的病例为多发。大体形态,类癌表现为质硬、黄色的黏膜下结节。特殊染色在显微镜下切片可见有嗜银反应。

小肠的类癌一般认为是"病程缓慢的恶性肿瘤",作外科诊断时,有40%的肿瘤浸润到肌层,45%转移到淋巴结和肝,直径小于1cm的原发肿瘤不到2%有转移。直径大于2cm的肿瘤在手术时已有转移,有时也可以见到原发瘤很小,但转移灶很大。

临床表现

A. 症状和体征

小的肿瘤通常没有症状,但30%的小肠类癌可以出现梗阻疼痛、出血和类癌综合征,由于硬化或肠管麻痹造成的梗阻可能与肠系膜转移灶释放的血管活性物质有关,有人报道可引起肠缺血。

约10%的小肠类癌患者可出现类癌综合征,其他患者在晚期也可出现。综合征包括皮肤潮红、腹泻、支气管狭窄,由于胶原沉积造成右心瓣膜疾病。类癌释放的生物活性物质通常在肝灭活,但是肝转移灶或原发在卵巢和支气管类癌可直接将这些物质释放于体循环,引起症状。几乎所有的类癌综合征都有大量的5-羟色胺生成,这种物质可引起腹泻。其他活性物质也可参与综合征的各种临床表现,包括胺类(组织胺、多巴胺、5-羟色胺以及5-羟基吲哚乙酸),激肽类(激肽释放酶、P物质、神经肽K),肽类(胰多肽、嗜铬粒蛋白、神经降压素、胃动素),以及前列腺素类。

B. 实验室检查

一些类癌可以通过放射学方法查出。尿液中升高的5-羟基吲哚乙酸是诊断该疾病重要标志。注射5-肽胃泌素进行刺激试验可出现症状,血清中5-羟色胺与P物质的含量升高。

治疗

小肠、肠系膜和腹膜的所有可以切除的肿瘤均应切除,如果发生肠系膜转移而所有大的病变都已切除,最好6个月后作二次探查。

如果肠梗阻表现严重,难以治愈,治疗措施应积极,因为肿瘤生长很缓慢。在某些病例中,经过长期胃肠外营养后可以进行广泛肠切除术。

肝局部转移处可行切除,难以切除的肝转移灶有时可行肝动脉栓塞或肝动脉灌注化疗等姑息治疗。用阿霉素治疗,20%的患者有效。链脲霉素、5-氟尿嘧啶、柔红霉素、环磷酰胺联合应用,30%患者有效。动物实验表明干扰素、奥曲肽和双氟甲基鸟氨酸,可抑制肿瘤生长。

类癌综合征可应用阻断这些活性物质的药物进行治疗,这些药物包括吩噻嗪、皮质醇与H_1和H_2受体阻断剂。赛庚啶是一类抗组胺药,能阻断血清素Ⅰ和血清素Ⅱ,并阻断H_1受体,可以用来控制腹泻。奥曲肽可抑制胃肠激素释放,在类癌综合征中可缓解皮肤潮红、哮喘和严重的其他方法难以治疗的腹泻。干扰素既可抑制肿瘤生长,也可缓解类癌综合征症状。

▶ 预后

类癌生长缓慢,病程数月到数年,小肠类癌切除后总体 5 年生存率为 70%。40% 已有转移未能切除者,20% 肝转移患者生存在 5 年或 5 年以上。从组织学诊断中位生存时间为 14 年,出现类癌综合征后中位生存时间 8 年。

Horton KM, Fishman EK: Multidetector-row computed tomography and 3-dimensional computed tomography imaging of small bowel neoplasms: current concept in diagnosis. J Comput Assist Tomogr 2004;28:106.

Horton KM et al: Carcinoid tumors of the small bowel: a multi-technique imaging approach. AJR 2004;182:559.

Karatzas G et al: Gastrointestinal carcinoid tumors: 10-year experience of a general surgical department. Int Surg 2004;89:21.

（闫堃 李军辉 译,陈熹 校）

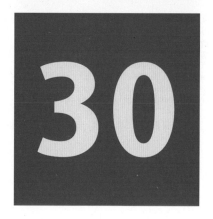

第30章 大肠

解剖学

大肠结肠起自回肠末端,止于直肠。右半结肠由盲肠,升结肠,肝曲和近端横结肠构成。而远端横结肠,脾曲,降结肠,乙状结肠和直肠则组成左半结肠(图30-1)。升结肠和降结肠固定于腹膜后间隙,横结肠和乙状结肠则借其相应的结肠系膜悬吊于腹腔内。盲肠管腔最为粗大,其远端肠管内径逐渐减小。结肠壁有四个层次:黏膜、黏膜下层、肌层和浆膜层(图30-2)。固有肌层由一个内环层和外纵层组成,结肠外纵肌层完全被一层薄膜包围,并在三个圆周点聚集成较厚的纤维,称之为结肠带。结肠袋的形成是结肠带和环层肌收缩致结肠缩短的结果。结肠袋在解剖学上位置并不固定,甚至可观察到其纵向移动。结肠浆膜层表面有脂肪附属物(即肠脂垂)。由于结肠壁较为薄弱,因此结肠梗阻时常常发生明显扩张。

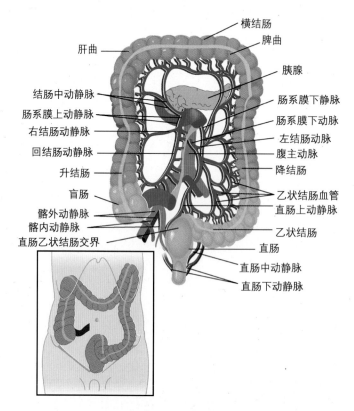

横结肠

脾曲

肝曲

胰腺

结肠中动静脉

肠系膜下静脉

肠系膜上动静脉

肠系膜下动脉

右结肠动静脉

左结肠动脉

回结肠动静脉

腹主动脉

升结肠

降结肠

盲肠

乙状结肠血管

髂外动静脉

直肠上动静脉

髂内动静脉

乙状结肠

直肠乙状结肠交界

直肠

直肠中动静脉

直肠下动静脉

▲ 图30-1　大肠的解剖和血液供应,静脉显示为黑色

左下插图显示结肠正常位置

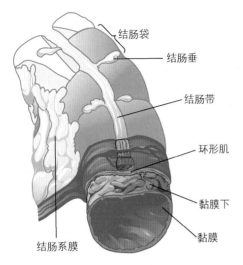

结肠袋

结肠垂

结肠带

环形肌

黏膜下

黏膜

结肠系膜

▲图 30-2　**结肠切面观**
纵行肌肉包绕结肠,并在结肠带处增厚

直肠长度基于一个人的体型而定,由 12~16cm 不等。结肠带于直肠乙状结肠连接部展开,因此在该区域远端结肠带并不明显。直肠上段前、侧面被腹膜覆盖,但其以后向上至直肠与乙状结肠交界处则转至腹膜后。前腹膜反折骤降到骨盆,可能会低至距肛门边缘 5~8cm。前腹膜返折的位置,男性是膀胱而女性则是子宫(即直肠子宫陷凹,亦称道格拉斯腔)。位于此处的肿块或脓肿很容易通过直肠指诊或盆腔检查来触及。通常直肠通过扩张起到容量储存功能,当直肠经手术或疾病后扩张能力丧失或减弱,会导致排便的紧迫感和频率增加。

Houston 直肠瓣是突出直肠内壁呈螺旋排列的黏膜襞。不到 50% 的人具有所谓的正常三个阀门,两个在左边,一个在右边。这些阀门在不同个体距离肛门边缘的数值亦不同。通常情况下,阀门表现为纤薄、边缘锋利,但炎症时会增厚、边缘变钝。

在男性,前列腺、精囊及精囊管位于直肠前方。前列腺通常很容易通过触诊检查到,但精囊由于处于较为坚韧的直肠膀胱筋膜保护下,因此在非扩张情况下一般不能触及。神经血管束,包括勃起神经沿前列腺后外侧面与 Denonvilliers 筋膜并行,因此在直肠切除术中容易受到损伤。而女性直肠的前壁则为直肠阴道隔、子宫以及附件。其结构很容易通过经阴道或直肠的指诊触及。

▶ 血供及淋巴回流

右半结肠(从回盲部至横结肠右半部分)的动脉供应来自肠系膜上动脉的回结肠动脉、右结肠动脉以及横结肠动脉等分支。右结肠动脉的解剖常有变异,但通常来自于回结肠动脉或由肠系膜上动脉直接发出。静脉解剖变异更为常见,右结肠静脉仅 50% 的人群存在。

肠系膜下动脉来自腹主动脉,并发出左结肠动脉,其终末支称为直肠上动脉。直肠小血管是结肠动脉终末分支,直达结肠系膜缘或穿过肠壁达对系膜缘。

结肠动脉分支于结肠系膜缘处形成直径约 2.5cm 动脉弓,形成了连通器通路称为德拉蒙德边缘动脉,这些边缘动脉即为肠系膜上动脉和肠系膜下动脉吻合处。结肠的血管解剖变异很大,其中较为典型的模式仅存在于 15% 的个体。Riolan 弧即为肠系膜上动脉和肠系膜下动脉吻合的侧支通路。

直肠中动脉由双侧髂内动脉前分支或是由阴部内动脉发出,走行于骨盆底内面。直肠下动脉来自阴部内动脉并穿过阿尔科克管。直肠上血管和髂内动脉分支的吻合支提供的侧支循环是因手术切断结肠血管或由于动脉粥样硬化致血管闭塞后,左结肠血供重要的保证。

大肠的静脉与相应动脉伴行,进入门静脉或收纳至髂静脉直接进入体循环。位于肠壁黏膜下和浆膜下连续分布的淋巴丛引流淋巴液进入淋巴管和淋巴结并与血管伴行。

▶ 神经分布

交感神经自 T10~12 神经节发出,走行于胸内脏神经,腹腔神经丛,然后到腹主动脉前和肠系膜上神经丛,交感神经节后纤维沿肠系膜上动脉及其分支分布至右半结肠。支配左半结肠的交感神经纤维源于 L1~3,经椎旁神经节突触后,交感神经纤维伴随肠系膜下动脉分布于左半结肠。右结肠的副交感神经来自右侧迷走神经并与交感神经伴行。支配左半结肠的副交感神经来自于 S2~4,这些神经纤维在脊髓及勃起神经均有出现,最终形成骨盆神经丛并发出属支支配直肠。

Al-Fallouji MA, Tagart RE: The surgical anatomy of the colonic intramural blood supply and its influence on colorectal anastomosis. J R Coll Surg Edinb 1985;30:380.

Irving MH, Catchpole B: ABC of colorectal diseases: Anatomy and physiology of the colon, rectum, and anus. Br Med J 1992;304:1106.

Pace JL: The anatomy of the haustra of the human colon. Proc R Soc Med 1968;61:934.

Ward SM: Interstitial cells of Cajal in enteric neurotransmission. Gut 2000;47(Suppl 4):40.

生理学

结肠的主要功能包括吸收、分泌、蠕动,以及部分腔内消化功能。结肠的这一系列功能从回肠流出物进入大肠后开始作用,使回肠较稀的内容物逐渐转变成半固态粪便,并贮存于肠腔内直至排出体外。结肠的不同区域在功能上差异显著,例如与降结肠和直肠相比,近端结肠能更有效地吸收电解质和水。大肠的不同区域在运动和腔内消化功能上也有所不同。由于结肠疾病或手术造成的结肠功能丧失会导致排泄物持续排出,并使肠内水和电解质持续丢失,主要是钠和氯的损失。

小肠消化、吸收食物中的大多数营养成分，结肠的营养吸收作用尚不明确，但结肠对于碳水化合物的吸收和挥发性脂肪酸代谢方面可能较为重要。结肠对于尿素分解（循环尿素氨，被重吸收和再利用）也可能是重要的。结肠也可吸收少量的氨基酸、胆汁酸和维生素 K，但对于这些机制在维持机体内环境稳定方面并没有被证实。

▶ 肠道气体

肠道气体的数量和成分在正常个体差异很大。小肠肠腔内贮存有大约 100ml 气体，而结肠则更多。一些气体通过黏膜吸收和通过肺排出，其余 400~1200ml/d 则从肛门排出。

肠道气体中 30%~90% 为氮气（N_2），吞咽空气是肠道氮气的主要来源。有时当肠腔内其他气体的体积增大而氮气分压下降时，肠腔内与血循环间形成扩散梯度，氮气便可从血液经黏膜扩散至肠腔。肠道内其他气体还包括氧气（O_2）、二氧化碳（CO_2）、氢气（H_2）、甲烷（CH_4）和具有臭味的微量物质如甲基硫化物、硫化氢、吲哚和粪臭素等。H_2 和 CO_2 是由摄入食物中难以吸收的碳水化合物，特别是多糖（如纤维）和一些淀粉，发酵后产生的。牛奶中的乳糖可以为乳糖酶缺乏者提供酶作用底物。黏液是结肠内碳水化合物主要的内源性来源；肠糖蛋白有 80% 的碳水化合物。大约只有三分之一的人群肠内可产生甲烷，甲烷是结肠细菌利用氢气减少二氧化碳含量的产品。粪便中甲烷由于挥发的原因几乎不能检测到，甚至在脂肪便中完全缺失，但如同氢气一样，甲烷可以在呼出气体中检测到。H_2 和 CH_4 同样为爆炸性气体，因此在使用电刀切开肠腔时必须谨慎。

肠内气体过多患者可能会诉腹部疼痛、腹胀、肛门排气增多和水样便。有些患者会发生肠易激综合征。肛门排气增多可能反映了直肠对少量气体的极端敏感性，并导致气体频繁通过而造成。另外，有些患者的症状也可能是肠腔内产生了过量气体所致，几乎无一例外，氢是造成这些症状的主要原因。呼气中氢含量的测量是检查肠道吸收不良的有效方法。对于过剩气体的治疗目前的方法是直接从饮食中去除乳糖、豆类和小麦。

▶ 运动

结肠的运动有三种模式，并且左、右结肠间的运动模式有着明显差别。据推测横结肠有一个运动启动点，也许能使近端结肠逆行，方便储存和吸收而起搏在顺行方向远端结肠有利于排空。逆行蠕动（逆蠕动），即结肠环形收缩并向近端移动，这种运动在右半结肠占主导地位，这种运动能搅拌肠内容物并使之停留在盲肠和升结肠。由于回肠流出物不断进入盲肠，液体的粪便在达到一定体积时就会进入横结肠。分节运动是横结肠和降结肠最常见的运动类型，肠管环形收缩使自身划分成均匀的区段，并向两个方向短距离挤压粪便。这种在不同区域节段性收缩、再放松的形式，似乎是随机的。整体运动是横结肠和降结肠强烈多环收缩并向远端长距离挤压粪便的运动模式，这种运动模式每天也许只有几次，最常见于进食之后。

肠神经系统对肠管运动的调控（见第 29 章）。进食会产生一组肌电活动的变化和运动，这称为胃结肠反射。结果使更多的回肠内容物进入结肠，整体运动增加，产生便意。胃结肠反射大小程度取决于食物中的热量，饮食中的脂肪是主要的刺激物。

身体活动，如改变姿势、行走和负重是结肠运动的重要生理刺激。结肠运动也受情感状态的影响。饮食中若含有大量的蔬菜或麦麸纤维时，通过结肠速度便会加快。不溶性纤维是指植物细胞基质组成，包括纤维素、半纤维素和木质素。相反的，膳食纤维使通过空肠速度减缓。

正常结肠运动缓慢、复杂，变化极大，因此很难界定患病时结肠运动能力有无改变。粪便本身在肠腔内移动时并没有形成有序的层流。部分粪便可以在肠腔内黏膜皱襞间停留 24 小时或更长时间。在大多数排便功能正常人群中，食物残留到达盲肠需要 4 小时，24 小时内到达直肠乙状结肠交界处。横结肠是粪便存储主要部位。一次进食后肠中的残留物通过结肠混合直至排出需长达 3~4 天。

少量的粪便进入直肠后，刺激直肠壁扩张感受器或肛提肌从而产生便意。直肠扩张引起直肠肛门抑制反射，肛门括约肌松弛，使处于肛管直肠交界区域的特殊分化黏膜"采样"直肠内容物，随即内括约肌松弛，外括约肌收缩，迫使粪便由近端进入直肠。通过这一复杂的反射机制，大脑便允许远端直肠内容物继续下降，这其中也包括外科肛管感觉纤维的传导，如果大脑认为处于一个社会可接受的时间并且存在排气，即可排便。如果排便必须推迟，直肠和肛门容纳胀满感会消退。但排便不能被无限期地推迟，随直肠持续胀满，最终排便无法避免。

坐姿利于排便，执行 Valsalva 动作，并松弛肛门括约肌，盆底肌肉放松，直肠弯曲消失，粪便从肛门排出。随后，括约肌恢复张力。

▶ 吸收

结肠通过吸收水和电解质并维持其机体内的平衡，但结肠的这些吸收功能对于生命并非必需。虽然大肠可以吸收少量氨基酸、不饱和脂肪酸和维生素，但正常情况下只有少量营养物能够到达结肠。约有 10%~20% 淀粉未被吸收而到达结肠，其中淀粉细菌发酵转化为短链挥发性脂肪酸（如乙酸）。脂肪酸的摄入有助于热量的吸收。膳食中的纤维素和半纤维素常被结肠细菌降解。

表 30-1　正常情况下结肠内水电解质的平均值

	回肠流出物		粪便内液体		结肠净吸收(24h)	
	浓度(meq/L)	总量(24h)	浓度(meq/L)	总量(24h)	正常	最大能力
Na^+	120	180meq	30	2meq	+178meq	+400meq
K^+	6	10meq	67	2meq	+5meq	−45meq
Cl^-	67	100meq	20	1.5meq	+98meq	+500meq
HCO_3^-	40	60meq	50	4meq	+56meq	+56meq
H_2O		1500ml		100ml	+1400ml	+5000ml

(+)表示经结肠吸收;(−)表示经结肠排泌

每天约有 1000~2000ml 回肠流出物进入盲肠,其中 90% 为水。这些流出物通过结肠过程中水分被逐渐吸收,因此只有 100~200ml 的水分随粪便排出体外。表 30-1 给出了回肠流出物和粪便中水和电解质含量的平均值,其差异提供了结肠吸收和分泌的大致情况。表中数据也可估计结肠的最大吸收能力,这种能力右半结肠明显大于左半结肠。这种能力还依赖于回肠内容物进入盲肠的速度。通常,粪便由 70% 的水和 30% 的固体物质组成。几乎所有这些固体一半是细菌,其余是食物渣滓和脱落上皮。

钠的吸收是一种主动转运机制,并可以被盐皮质激素、糖皮质激素以及由细菌产生的挥发性脂肪酸而加强。挥发性脂肪酸对于维持正常结肠黏膜营养并吸收水和电解质较为重要。结肠在对钠和水的吸收上存在节段性差异,正常情况下,结肠对钠吸收效率较高,以致每天饮食中含 5meq 的钠即可维持机体钠的平衡,但结肠切除术后,为抵消从回肠造口处钠的丢失,每日钠最低需要量可达 80~100meq。粪便中钾来自于进入被动扩散和黏膜分泌。发生肠炎或某些肿瘤(如绒毛状腺瘤)时,肠道可能产生过多黏液,并可能导致大便中钾的丢失。氯离子的吸收与碳酸氢根离子的排除是同时进行的。

▶ 排便习惯

排便的频率是受社会和饮食习惯影响的。西方国家人群中大便平均间隔是 24 小时稍多,但人群间可能会有所不同,正常大便间隔约为 8~12 小时至 2~3 天不等。摄入膳食纤维含量和身体活动在很大的程度会影响大便次数。许多卧床患者常发生便秘。来自美国的报道发现约有 10% 的男性和 20% 的女性患有便秘。结肠功能的性别差异(女性在受控条件下,粪便通过肠道速度较慢,粪块较小)可能是不同程度便秘的原因。据报道 5% 的男性和女性患有腹泻,随年龄增大,腹泻会更频繁。

当发现排便习惯改变时,需要检查有无器质性病变存在。腹泻常伴有水和电解质大量丢失,可能会使机体变得虚弱消瘦,甚至是致命的。通常,如果每天粪便中含有较多的超过 300ml 的液体即可导致腹泻。当过多的水溶性分子潴留在肠腔,导致渗透性水潴留,可导致

渗透性腹泻,这就是盐类泻药的作用机制。结肠疾病通常会因过度的液体分泌远大于受损的肠道吸收功能,从而导致腹泻。胆盐、羟基脂肪酸和蓖麻油(蓖麻酸)等许多物质能够增加黏膜环磷酸腺苷(cAMP)从而刺激结肠分泌。小肠分泌的增加也可能引起腹泻。肠黏膜吸收表面(如肠切除)减少和渗性疾病的减损是粪便含有过多的液体另一原因。肠道蠕动紊乱不是腹泻的主要原因。当患者主诉腹泻时,医生应注意询问患者是否滥用泻药。

便秘是指大便次数很少(少于每周 2 次),排便费力或排便不尽。若成人主诉便秘时,应注意检查有无肠道梗阻性疾病发生。在西方国家便秘影响高达 25% 或更多人群,而女性比男性更容易受到影响。

一般药物治疗对于难治性特发性便秘的效果较差,这种病例较常见于女性,通常青春期出现,20 岁或 30 岁时加重,也可以因分娩或子宫切除加剧。便秘的发病机制有多种,其中之一为结肠运动缓慢(结肠无力),而 Cajal 间质细胞数量减少被证明与此疾病关系密切;排便时盆底失弛缓(阻碍排便)是另一个单独的类别。此类疾病的分类见表 30-2,其中包含有便秘,排便受阻症状。其中引起阻塞性排便障碍是一个大部分,称为异常的盆底疾病。

表 30-2　便秘和排便梗阻的分类

便秘
　正常结肠
　　正常运输
　　慢传输
　巨结肠 / 巨直肠
　　先天性
　　后天性
排便梗阻
　孤立性直肠溃疡综合征
　会阴下降综合征
　直肠肠套叠
　完全性直肠脱垂
　肛门痉挛(不适当的括约肌收缩)

详尽的病史和体格检查可以解释排便困难的原因,比如精神抑郁、服用其他药物或解剖异常等。对于慢性特发性便秘,需要进一步调查结肠运输和盆底功能的检查评估。结肠运动功能的评估是通过获得摄入微小的 X 线不能穿透的标志物或放射性固体颗粒后,进行腹部 X-射线摄取显像。盆底功能检查包括排粪造影,肛门直肠测压,肌电图,神经传导的检测和动态磁共振成像。

·重症慢转运性便秘对于膳食纤维无反应,可能需要果糖或刺激性泻药(如番泻叶、双醋苯啶)或逆行灌肠可能有效。最近对于一些新药物的疗效进行了评估,选择性氯离子通道(CIC-2)激活剂(lubiprostone)可作用于肠上皮细胞顶膜增加肠道的分泌,从而促进大便排出;替加色罗,部分 5 羟色胺受体激动剂,2004 年被批准用于治疗男性和女性慢性特发性便秘,但是,后来 meta 分析表明这些治疗药物会增加被治疗患者心血管事件的发生率,因此在 2007 年又被撤销。

外科手术方式的选择(结肠切除术和回肠-直肠吻合术)应该有严格的纳入标准。虽然手术会使生活质量明显改善,但术后持续性的腹痛、腹泻及逐渐发展成大便失禁是手术的并发症。直肠脱垂引起的排便梗阻应手术修复脱出的肠管。肠套叠的治疗主要是通过增加饮食中的纤维和水或使用轻度至中度刺激直肠排便的栓剂。常嘱咐患者清晨即使用刺激排便的栓剂,以减轻全天的排便负荷。直肠膨胀感是的近端脱垂肠管进入远端直肠的结果。通过功能锻炼,症状通常可以消失。生物反馈疗法可能是一个有用的辅助治疗。直肠肠套叠较为严重的病例需要行手术修补。

Agarwal R, Afzalpurkar R, Fordtran JS: Pathophysiology of potassium absorption and secretion by the human intestine. Gastroenterology 1994;107:548.

Bassotti G et al: Colonic motility in man: features in normal subjects and in patients with chronic idiopathic constipation. Am J Gastroenterol 1999;94:1760.

Brown SR et al: Biofeedback avoids surgery in patients with slow-transit constipation: report of four cases. Dis Colon Rectum 2001;44:737.

FitzHarris GP et al: Quality of life after subtotal colectomy for slow-transit constipation: both quality and quantity count. Dis Colon Rectum 2003;46:433.

He CL et al: Decreased interstitial cell of Cajal volume in patients with slow-transit constipation. Gastroenterology 2000;118:14.

Johanson JF et al: Multicenter, 4-week, double-blind, randomized, placebo-controlled trial of lubiprostone, a locally-acting type-2 chloride channel activator, in patients with chronic constipation. Am J Gastroenterol 2008;103:170.

Knowles CH, Scott SM, Lunniss PJ: Slow transit constipation: a disorder of pelvic autonomic nerves? Dig Dis Sci 2001;46:389.

Locke GR 3rd, Pemberton JH, Phillips SF: AGA technical review on constipation. American Gastroenterological Association. Gastroenterology 2000;119:1766.

Mollen RM, Kuijpers HC, Claassen AT: Colectomy for slow-transit constipation: preoperative functional evaluation is important but not a guarantee for a successful outcome. Dis Colon Rectum 2001;44:577.

Monahan DW, Peluso FE, Goldner F: Combustible colonic gas

levels during flexible sigmoidoscopy and colonoscopy. Gastrointest Endosc 1992;38:40.

Moran BJ, Jackson AA: Function of the human colon. Br J Surg 1992;79:1132.

Pikarsky AJ et al: Long-term follow-up of patients undergoing colectomy for colonic inertia. Dis Colon Rectum 2001;44:179.

Robertson G et al: Effects of exercise on total and segmental colon transit. J Clin Gastroenterol 1993;16:300.

Scheppach W, Luehrs H, Menzel T: Beneficial health effects of low-digestible carbohydrate consumption. Br J Nutr 2001; 85(Suppl 1):S23.

Tack J, Vanden Berghe P: Neuropeptides and colonic motility: it's all in the little brain. Gastroenterology 2000;119:257.

Thakur A et al: Surgical treatment of severe colonic inertia with restorative proctocolectomy. Am Surg 2001;67:36.

微生物

胚胎期的结肠是无菌的,肠道菌群在胎儿出生后不久建立。结肠内细菌类型取决于饮食和环境因素的影响。据估计,大便包含多达 400 个自身(原生)不同种类的肠道细菌。

正常粪便菌群超过 99% 为厌氧菌,脆弱类杆菌最为常见,湿粪中的平均数量可达 10^{10}/g。其他常见的厌氧菌还有双歧乳杆菌、梭状芽胞杆菌和球菌。粪便中所含需氧菌主要是大肠杆菌和肠球菌,其中大肠埃希杆菌是最主要的大肠杆菌,粪便中约占 10^7/g。其他大肠需氧菌群包括克雷伯菌、变形杆菌以及肠杆菌。粪链球菌是主要的肠球菌。甲烷短杆菌是体内产生甲烷的主要细菌。

粪便中的菌群参与机体众多生理过程。细菌可降解胆汁色素使粪便呈褐色,粪便的气味特点是由于细菌作用产生的胺吲哚和粪臭素而产生的。粪便内的某些微生物可以降解胆盐(粪胆盐仅在粪便中能找到)并改变类固醇的核心。结肠细菌可以影响结肠的运动和吸收功能,消耗和产生肠气体,为宿主供给维生素 K,并可能在抗感染方面起到重要作用。结肠黏膜细胞的营养可能部分来自于由细菌分解产物(例如不饱和脂肪酸)。肠道细菌参与了多种疾病的病理生理过程,小肠和大肠内菌群移位是造成危重或创伤患者多脏器功能衰竭的重要原因。有证据表明,大肠癌的发病过程中肠道菌群也起了一定的作用。

Bourquin LD et al: Fermentation of dietary fibre by human colonic bacteria: disappearance of, short-chain fatty acid production from, and potential water-holding capacity of, various substrates. Scand J Gastroenterol 1993;28:249.

Chapman MA: The role of the colonic flora in maintaining a healthy large bowel mucosa. Ann R Coll Surg Engl 2001;83:75.

Gibson GR, MacFarlane GT, Cummings JH: Sulphate reducing bacteria and hydrogen metabolism in the human large intestine. Gut 1993;34:437.

Strocchi A et al: Methanogens outcompete sulphate reducing bacteria for H_2 in the human colon. Gut 1994;35:1098.

X线检查

腹部平片能够描绘肠道内气体分布、钙化灶、肿瘤以及肝、脾、肾脏的位置和大小。急腹症时，腹部正位、侧位斜位以及侧卧位片会有助于诊断。

虽然腹部X线平片的表现一般都是非特异性的，但常常能够为诊断提供线索。立位平片能够很好地发现腹腔内游离气体。结肠癌引起的肠道阻塞可显示为近端结肠扩张和远端肠道内气体消失。X线平片出现多个气液平面常提示为完全性肠道梗阻。在乙状结肠或盲肠扭转均有其特征性的X线表现。

钡剂灌肠可以很好的显示结肠的管腔（图30-3）。钡剂灌肠检查前必须进行充足的肠道准备，即使结肠尽可能的排尽结肠内的粪便和气体。虽然许多直肠病变可通过钡灌肠显示，但与结肠相比较X线检查对于直肠乙状结肠的肠道病变结果仍不足够精确，直肠乙状结肠镜检查是发现直肠病变的最佳方法。排空后摄片能够显示肠壁黏膜纹路和较小的肠黏膜病变。

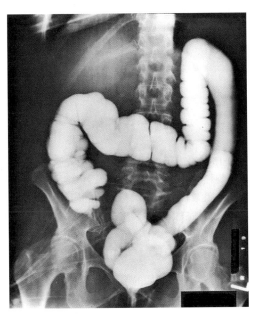

▲图30-3　正常大肠X线表现
单比层钡剂灌肠

钡灌肠可有单比层和双比层造影两种方式。气钡双重造影（空气为对照）使用一种更高的密度，黏度更大钡剂。结肠黏膜被钡剂覆盖后，向肠腔内充入二氧化碳或空气到扩张的结肠为检查提供"第二造影剂"。这种检查方法对小病变的检出比较敏感，但刺激性较大，因此对于年老体弱者应谨慎评估其耐受性后再做决定。

水溶性造影剂如泛影葡胺（gastrografin）或胺钠（hHypaque）可作为钡剂的替代物。使用这些药物的精细分辨率不如钡好，但是当钡剂禁忌使用情况下，它们即可派上用场，例如肠穿孔。

CT扫描对于肠道肿块（如肿瘤和脓肿）的诊断非常有价值，也是检测肠腔内游离气体以及急性炎症如急性阑尾炎或憩室炎症的敏感检测手段。CT断层扫描或虚拟结肠镜检查是一种利用空气扩张结肠的三维重建术的技术。在对1223例接受传统（光）结肠镜检查的成年人的平均风险的评估结果显示，虚拟结肠镜检查的检出率与传统方法相当或更出色。随后的研究证实为CT结肠检查与传统结肠镜相比对于肿瘤检出率的相当，并且前者能够降低息肉切除术并发症发生率。因此，研究正在进行评估虚拟结肠镜筛查和监视效能。到目前为止，虚拟结肠镜检查开展的限制因素包括肠道进行全面的准备和组织异常影像学诊断的后续结肠镜检查的必要性。因为虚拟结肠镜检查对于患者及医生均需在放射密集场所暴露相当的时间，因此开发评估过程的自动化方法正积极进行。

MRI能够为肿瘤分期提供可靠证据。超声（外部，直肠和阴道内）对于肠道肿块的诊断以及解剖学的评价非常有用，如直肠癌浸润程度或盆腔淋巴结转移情况。正电子发射计算机断层显像（PET/CT）技术日益成为从事结肠癌和直肠癌诊治工作者的宝贵工具。PET被证明在癌症复发检测可达95的%敏感性、98%的特异性、96%的准确性，并且是检出可疑病变的重要方法。该技术利用在代谢活跃的组织中累积的葡萄糖类似物——氟脱氧葡萄糖，使用标准摄取值半定量分析，以帮助鉴别良恶性疾病。若使用得当，当其他影像检查不能准确定位时，PET可以准确显示复发肿瘤的范围，为外科切除提供重要影像学资料，这将使以前不可切除肿瘤的患者大大受益。

动脉造影是用来检测出血部位，并将在急性下消化道出血一节中详细讨论。

Extramural depth of tumor invasion at thin-section MR in patients with rectal cancer: results of the MERCURY study. Radiology 2007;243:132.

Fenlon HM et al: A comparison of virtual and conventional colonoscopy for the detection of colorectal polyps. N Engl J Med 1999;341:1496.

Freeman AH: CT and bowel disease. Br J Radiol 2001;74:4.

Garcia-Aguilar J et al: Accuracy of endorectal ultrasonography in preoperative staging of rectal tumors. Dis Colon Rectum 2002;45:10.

Hageman MJHH, Goei R: Cleansing enema prior to double-contrast barium enema examination: is it necessary? Radiology 1993;187:109.

Jensen DM: What to choose for diagnosis of bleeding colonic angiomas: colonoscopy, angiography, or helical computed tomography angiography? Gastroenterology 2000;119:581.

Kim DH et al: CT colonography versus colonoscopy for the detection of advanced neoplasia. N Engl J Med 2007;357:1403.

Libutti SK et al: A prospective study of 2-[18F]fluoro-2-deoxy-D-glucose/positron emission tomography scan, 99m Tc-labeled arcitumomab (CEA-scan), and blind second-look laparotomy for detecting colon cancer recurrence in patients with increasing carcinoembryonic antigen levels. Ann Surg Oncol 2001; 8:779.

Pickhart PJ et al: Computed tomographic virtual colonoscopy to screen for colorectal neoplasia in asymptomatic adults. N Engl J Med 2003;349:2191.

Suri S et al: Comparative evaluation of plain films, ultrasound and CT in the diagnosis of intestinal obstruction. Acta Radiol 1999;40:422.

Veit-Haibach P et al: Diagnostic accuracy of colorectal cancer staging with whole-body PET/CT colonography. JAMA 2006; 296:2590.

Vernava AM 3rd et al: Lower gastrointestinal bleeding. Dis Colon Rectum 1997;40:846.

纤维结肠镜检查及乙状结肠镜检查

可弯曲性结肠镜适用于进行全结肠检查,并可以进行结肠镜直视下的诊断和治疗。

诊断性结肠镜检查适用于 50 岁及以上患者,若无异常每 5~10 年检查一次(表 30-3)。诊断性结肠镜检查的适应证包括大肠癌、息肉、家族性癌症综合征或特定个人或家族病史的患者、X 光检查异常或不确定者、原因不明的直肠出血、乙状结肠镜检异常(如息肉)以及诊断为炎症性肠病的患者。治疗性结肠镜检查用途包括切除息肉、控制出血、取出异物肠扭转复位、对假性肠梗阻减压、狭窄肠管扩张、腔内放置支架以及肿瘤切除。暴发性结肠炎和疑似结肠穿孔为结肠镜检查相对禁忌证。结肠镜检查主要并发症包括穿孔(0.1%~0.2%),出血(0.2%)。成功可能是有限的,由于结肠憩室病、狭窄、成角、冗长或由于前盆腔手术等,会影响结肠镜检查成功率。

表 30-3 结肠镜检查指征

诊断用指征
年龄 ≥ 50 岁
有大肠癌,息肉,或特定的家族癌症病史
原因不明的直肠出血或排便习惯改变
不明原因的贫血
钡灌肠异常或不清楚
乙状结肠镜检查异常(如息肉)
炎症性肠病
治疗适应证
切除息肉
控制出血
去除异物
肠扭转复位
假性梗阻减压
扩张狭窄
清除肿瘤

乙状结肠镜长约 70cm。虽然有穿孔(0.8%)较高的报告,但乙状结肠镜检查的并发症与结肠镜检查类

似。柔性乙状结肠镜在大多数情况下已经取代了刚性乙状结肠镜,但并不是所有疾病均需要柔性乙状结肠镜。

Botoman VA, Pietro M, Thirlby RC: Localization of colonic lesions with endoscopic tattoo. Dis Colon Rectum 1994;37:775.

Lieberman DA et al: Use of colonoscopy to screen asymptomatic adults for colorectal cancer. Veterans Affairs Cooperative Study Group 380. N Engl J Med 2000;343:162.

Sieg A, et al: Prospective evaluation of complications in outpatient GI endoscopy: a survey among German gastroenterologists. Gastrointest Endosc 2001;53:620.

Winawer SJ et al: A comparison of colonoscopy and double-contrast barium enema for surveillance after polypectomy. National Polyp Study Work Group. N Engl J Med 2000; 342:1766.

结肠和直肠疾病

大肠梗阻

诊断要点

▶ 便秘或顽固性便秘

▶ 腹胀,有时伴压痛

▶ 腹痛

▶ 恶心和呕吐(后期出现)

▶ 特征 X 线表现

▶ 概述

约 15% 的成年人肠梗阻发生在大肠。梗阻可出现在结肠任何部分,但最常见于乙状结肠梗阻。完全性结肠梗阻最常见的原因是结肠肿瘤,其他原因还包括肠扭转、憩室病、炎性肠疾病、良性肿瘤、粪块阻塞,以及其他较为罕见疾病等(表 30-4)。肠粘连很少造成结肠梗阻,而肠套叠在成人甚为少见。

表 30-4 成人结肠梗阻的原因

原因	相对发病率(%)*
结肠癌	65
憩室炎	20
肠扭转	5
其他	10

* 憩室炎引起的梗阻通常是不完全性的;在完全性肠梗阻的原因中肠扭转仅次于结肠肿瘤位列第二

回盲瓣病变会产生小肠梗阻症状和体征。远端结肠梗阻的病理生理变化取决于回盲瓣(图 30-4)的功能情况。约有 10%~20% 的患者,因回盲瓣功能不全,

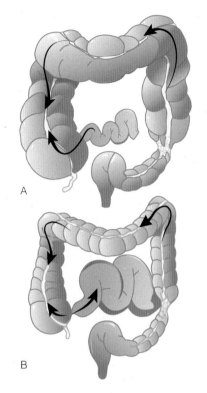

▲图 30-4 回盲瓣在结肠梗阻的作用。梗阻位于乙状结肠近端

A. 回盲瓣功能正常,梗阻处和回盲瓣之间形成闭袢。回肠气体和液体进入结肠,后者压力进一步增加。B. 回盲瓣功能不全。允许回肠反流。结肠压力减小,小肠扩张

结肠内容物回流至回肠来缓解压力。如果结肠没有通过回盲瓣回流减压,则在回盲瓣和梗阻部位之间形成闭袢。回肠内的液体和气体持续流入结肠,结肠管腔压力进行性升高,会导致肠管血液循环障碍、坏疽和穿孔。右结肠比左半结肠壁薄,管腔口径大,所以梗阻时最容易发生穿孔(Laplace 法则)。通常当盲肠急性扩张直径达 10~12cm,穿孔的风险极大。

▶ 临床表现

A. 症状和体征

单纯的机械性结肠梗阻可能发病隐匿。肠梗阻所引起的深部内脏痉挛性疼痛常位于下腹部。结肠的固定部分(盲肠,肝曲,脾曲)梗阻病变时可导致相应区域前方腹痛。乙状结肠梗阻所致腹痛常位于左下腹。严重、持续性腹痛提示肠缺血或腹膜炎。肠鸣音在肠管痉挛时变得高亢。便秘或顽固性便秘是完全阻塞的常见症状,但远端结肠梗阻发生初期仍可有肠内容物排出。呕吐是结肠梗阻后期症状,若回盲瓣防止回流,也可能不发生呕吐。如果为降低压力结肠内容物回流进入小肠,小肠会出现结肠梗阻症状,后期呕吐物常呈粪臭样。

查体可发现腹胀和鼓音,如果腹壁薄可以见到蠕动波。腹部听诊可闻及高调、金属声样气过水声。闭袢肠管发生绞窄时,局部有压痛和反跳痛,可扪及包块。局部或全腹腹膜炎的征象提示肠壁破裂或坏疽发生。直肠癌、结肠癌以及肠套叠时,直肠指诊可发现新鲜的血液。乙状结肠镜检查可能发现肿瘤。对于一些肠管狭窄或肿瘤患者来说,结肠镜检查既可以诊断也可以同时进行镜下治疗。

B. 影像学检查

腹腔内扩张的结肠常形成"相框"样轮廓。结肠扩张时结肠袋的边缘常表现为不连续,这可区别于扩张的小肠。气钡对比灌肠或 CT 扫描可以确诊结肠梗阻,并明确梗阻部位。水溶性造影剂应用于疑有肠管坏死或穿孔的患者。对于疑有结肠梗阻存在的患者不应给予口服钡剂。CT 扫描与直肠对比是最有用的大肠梗阻的检查手段,因为它可以同时明确肠梗阻病因和部位。

▶ 鉴别诊断

A. 小肠梗阻

大肠梗阻发病常进展缓慢,腹痛轻,尽管肠管扩张严重但也可不出现呕吐。老年患者若无腹部手术史或大肠梗阻史,常提示有大肠癌。腹部 X 线片和气钡对比检查,有助于鉴别诊断。

B. 麻痹性肠梗阻

麻痹性肠梗阻可能是腹膜炎或骨盆外伤后的结果。不能闻及肠鸣音,无明显腹部绞痛。有时可能有压痛。平片显示结肠扩张。造影剂灌肠可用来排除结肠梗阻。

C. 假性梗阻

结肠急性假性肠梗阻(Ogilvie 综合征)是指在无机械性梗阻病变存在情况下出现急性结肠显著扩张(图 30-5)。这种严重的肠梗阻形式常与严重的肠外(肾,心脏,呼吸)疾病、外伤(如脊椎骨折)或长期卧床有关。吞气症和结肠运动障碍及药物是促成因素。腹部出现无明显疼痛或压痛的腹胀是最早的表现,但后期症状与机械性梗阻相似。腹部 X 线平片显示结肠明显扩张,虽然整个结肠均可能充满气体,但以右半结肠扩张为主,而在肝、脾曲肠管扩张可能消失。对比钡剂灌肠可证实是否存在机械性梗阻,一旦钡剂到达扩张结肠应立即停止灌注。

鼻胃管抽吸和灌肠等保守治疗可成功地解决结肠假性梗阻。新斯的明对于治疗结肠假性梗阻高度有效,但在患者存在有机械性结肠梗阻、心动过缓、支气管痉挛或肾功能不全时应禁忌使用。如果盲肠明显扩张,穿孔的风险很高,必须迅速减压。如果有专业人员操作,大肠镜减压术是首选的方法,首次成功率为 90%,但复发率较高(25% 或以上)。目前,结肠镜检查过程

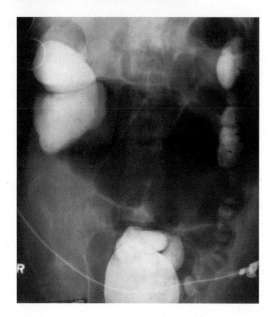

▲图30-5 平片显示假性梗阻致结肠扩张（Ogilvie
综合征）

中将减压管放入结肠近端以持续减压已普遍开展。
另一种选择是盲肠造口术,可选择标准开腹方法或
经皮内窥镜方法施行,与胃造瘘类似,也可采用腹腔
镜协助完成。

▶ 并发症

如前所述盲肠穿孔是大肠梗阻的一种潜在的致命
并发症。导致结肠部分梗阻的病可并发近端肠道急性
炎症,这是一种继发于扩张肠段血循环障碍的缺血性
结肠炎。

▶ 治疗

对于大肠梗阻的治疗手术几乎不可避免。治疗的
主要目的是切除所有坏死肠管和梗阻段减压。手术的
次要目的是清除病灶,但如果一次操作可以完成这两
大目标,应尽可能争取。

在结肠镜检查时进行球囊扩张或置入支架可用于
腔内良性狭窄或肿瘤引起的梗阻。支架置入术可用于
可切除肿瘤的术前减压,也可用于不能切除且预期寿
命不超过6个月患者,这可以保持在一定程度肠道通
畅从而改善患者生存质量。对于肿瘤所致肠道梗阻,
特别是直肠癌,激光光凝法可扩大管腔,改善患者一般
状况,有利于择期手术,有时对于一个晚期癌症患者可
以完全避免手术。身体虚弱且切除直肠癌患者唯一可
选择的治疗方法是永久性转流术:结肠造口。

对于右半结肠梗阻,如患者一般情况良好,可行一
期切除并行回肠横结肠吻合术。若患者一般情况较差
或有结肠穿孔,手术切除病变肠管后应行回肠造口术,
二期吻合。病变肠管不能手术切除时可行短路手术。

对于左半结肠梗阻,如患者可耐受,最好行一期切
除(常为恶性肿瘤)。切除后应行近端结肠造口,二期
吻合(分两阶段进行,图30-6)。另外,术中结肠灌洗后
一期吻合也是安全的。据统计,结肠次全切除术后行
结肠灌洗一期吻合正常肠管与传统方法具有相同的发
病率和死亡率。因此,如果近端肠道正常,可进行一期
吻合代替转流、回肠造口术。此外,以下两种方法也可
采用。一是当患者一般情况良好时,可进行结肠支架
置入术,为梗阻肠道减压,以利于病变的择期切除。二
是,当患者一般情况较差时,可采用横结肠造口术,当
然采用这种手术的最大缺点是需要对患者进行以下三
期手术:①横结肠造口术;②切除梗阻病变与吻合术;
③结肠造口关闭。

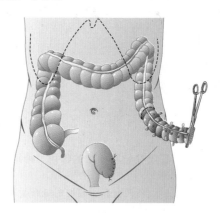

▲图30-6   结肠憩室炎的基本切除方式。受累肠管(阴
影部分)已于其远端切断

如果可以一期吻合,于受累肠管近端(虚线)横断,并端
端吻合肠道。如果需行二期吻合,应先在近端行结肠
造口术,远端关闭(Hartmann,如图所示)或作为瘘管外
置,待二期行结肠造口回纳和肠道吻合

▶ 预后

预后根据患者的年龄和一般状况而有所不同,肠
管血运障碍是否发生、梗阻的原因,以及是否及时进行
手术治疗,均影响预后。大肠梗阻总死亡率约为20%,
盲肠穿孔占死亡率的40%。已发生梗阻的结肠癌预后
要比未发生梗阻结肠癌差,这是因为前者可能已有局
部或远处淋巴结的转移存在。

Baron TH: Expandable metal stents for the treatment of cancerous
obstruction of the gastrointestinal tract. N Engl J Med 2001;
344:1681.

Bharucha AE et al: Acute, toxic, and chronic. Curr Treat Options
Gastroenterol 1999;2:517.

Boorman P et al: Endoluminal stenting of obstructed colorectal
tumours. Ann R Coll Surg Engl 1999;81:251.

Breitenstein S et al: Systematic evaluation of surgical strategies for
acute malignant left-sided colonic obstruction. Br J Surg
2007;94:1451.

Chapman AH, McNamara M, Porter G: The acute contrast enema

in suspected large bowel obstruction: value and technique. Clin Radiol 1992;46:273.

Gooszen AW et al: Operative treatment of acute complications of diverticular disease: primary or secondary anastomosis after sigmoid resection. Eur J Surg 2001;167:35.

Gooszen AW et al: Prospective study of primary anastomosis following sigmoid resection for suspected acute complicated diverticular disease. Br J Surg 2001;88:693.

Ponec RJ, Saunders MD, Kimmey MB: Neostigmine for the treatment of acute colonic pseudo-obstruction. N Engl J Med 1999;341:137.

SCOTIA Study Group. Single-stage treatment for malignant left-sided colonic obstruction: a prospective randomized clinical trial comparing subtotal colectomy with segmental resection following intraoperative irrigation. Br J Surg 1995; 82(12):1622.

Stewart J, Diament RH, Brennan TG: Management of obstructing lesions of the left colon by resection, on-table lavage, and primary anastomosis. Surgery 1993;114:502.

Suri S et al: Comparative evaluation of plain films, ultrasound and CT in the diagnosis of intestinal obstruction. Acta Radiol 1999;40:422.

Tilney HS et al: Comparison of colonic stenting and open surgery for malignant large bowel obstruction. Surg Endosc 2007; 21:225.

大肠癌

诊断要点

右半结肠:
► 不明原因的虚弱或贫血
► 粪便隐血阳性
► 消化不良症状
► 持续性右腹部不适
► 扪及腹部肿块
► 特征性 X 射线表现
► 特征性结肠镜表现

左半结肠:
► 排便习惯改变
► 大便带血
► 梗阻症状
► 特征性 X 射线表现
► 特征性结肠镜或乙状结肠镜表现

直肠:
► 直肠出血
► 排便习惯改变
► 排便不尽感
► 直肠扪及肿瘤
► 乙状结肠镜表现

► 概述

　　在西方国家,结肠癌和直肠癌的发病率和死亡率位居第二位,仅次于肺癌。据估计,美国每年被诊断为大肠癌新发病例为 15 万,而每年有超过 50 000 人死

于此病,但从 20 世纪 80 年代中期以来,随着早期检测水平的不断提高,大肠癌在美国癌症总死亡率一直在下降。结肠癌的发病率随着年龄的增加而升高,50 岁以下约为 3.9/(100·年),至 80 岁升高为 4.5/(100·年)。结肠癌,特别是右侧结肠癌,多见于女性,而直肠癌多见于男性。结肠癌和直肠癌的部位分布如图 30-7 所示。最近数十年来出现的一个明显现象——肿瘤"近端移动"(即右半结肠发病率升高而直肠癌发病率下降),而全结肠镜检查诊断的准确性逐步提高至少可以部分解释上述现象。多中心结肠癌(即两个或两个以上癌同时发生)的发病率占到 5%。异时性癌(metachronous cancer)是指原有癌切除后再次发生原发性癌。在一项持续 18 年的研究中发现,异时性结、直肠癌的风险是 6.3%,同样在另一项平均随访 39 个月的研究中发现异时性结、直肠癌的风险高达 10%。结肠和直肠恶性肿瘤中 95% 为腺癌。

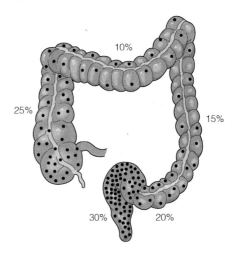

▲图 30-7　结直肠癌的分布

　　目前家族性腺瘤性息肉病已得到公认具有大肠癌遗传易感性(FAP,将在结肠及直肠息肉章节治疗部分详细讨论)。遗传性结肠直肠癌最常见的形式是遗传性非息肉性大肠癌(hereditary nonpolyposis colorectal cancer,HNPCC),又称 Lynch 综合征。有四项基本原则的 HNPCC 具有以下四项基本特点:①癌症的平均发病年龄比一般人群提前(45 岁);② HNPCC 谱系内的存在相关癌症;③生存期较散发病例提高;④在受影响的家庭成员存在胚系突变。此综合征的基因反应点定位于染色体 2p 轨道,遗传缺陷主要表现为 DNA 错配修复基因(MLH1,MSH2,MSH6,PMS1,PMS2),该缺陷的发生与微卫星不稳定相关。可能还有其他基因在发病中起作用,但尚不明确。Amsterdam I 和 II 标准及修订的 Bethesda 标准(表 30-5A 和表 30-5B)的确立可以明确诊断 HNPCC 患者。Amsterdam 标准通过追踪家族史来诊

断 HNPCC，而修订的 Bethesda 标准可作为诊断 HNPCC 的进一步调查。然而，早发的大肠癌患者，均应进行家族性大肠癌综合征筛查。散发性大肠癌患者一级亲属较正常人群罹患大肠癌风险升高 2~3 倍，据估计，约 10% 大肠肿瘤主要是由于遗传基因缺陷所导致的（息肉病相关的家族性大肠癌综合征在本章稍后讨论）。

表 30-5A　Amsterdam I和II标准

Amsterdam I标准 至少有三名亲属必须有病理证实的大肠癌	（1）一名必须是其他两名的一级亲属 （2）至少有两个连续几代必须受到影响 （3）至少有一名结直肠癌的亲属 50 岁之前确诊
Amsterdam II标准 至少有三名亲属必须有遗传性非息肉大肠直肠癌相关的癌症（HNPCC 家）（大肠直肠癌，子宫内膜癌，胃癌，卵巢癌，输尿管或肾脏，骨盆，脑，小肠，肝胆道，皮肤（皮脂腺瘤）	（1）一名必须是其他两名的一级亲属 （2）至少有两个连续几代必须受到影响 （3）至少有一名 HNPCC 相关癌症的亲属在 50 岁之前确诊

表 30-5B　修订的 Bethesda 标准

1. 结肠直肠癌（CRC）个体病例在 50 岁之前确诊。
2. 同时存在异时性结直肠癌或其他的 HNPCC 相关肿瘤，不论年龄。
3. 60 岁患者，微卫星不稳定性高（MSI-H）的组织学（肿瘤浸润淋巴细胞的存在，克罗恩样淋巴细胞反应，黏液 / 印戒分化，或髓质增长模式）表现的 CRC。
4. 在一个或多个一级亲属 HNPCC 相关肿瘤与 CRC 共存，且其中之一在 50 岁之前被确诊。
5. 两个或两个以上的一级或二级亲属 HNPCC 相关肿瘤与 CRC 共存，不论年龄。

溃疡性结肠炎、克罗恩结肠炎、血吸虫性结肠炎、放射线暴露以及输尿管结肠吻合术均容易导致大肠癌变得发生。以前一度认为，胆囊切除术也会导致大肠癌的发生，但后来这种观点被证明是错误。

进展期大肠癌发展的行为高危因素主要包括吸烟、过量饮酒、肥胖缺乏膳食纤维以及过多的红肉摄入。减轻的影响因素包括：非甾体抗炎药（NSAID）的使用、维生素 D 用量和体力活动。

大肠癌在经济发达地区人群中高发。次发现使人们注意到环境因素，特别是饮食，在大肠癌发病中的作用。饮食中饱和脂肪、热量摄入量增加，钙和纤维的摄入量降低均可能影响大肠癌的发生。提高饮食中的脂肪使肝脏内胆固醇和胆汁酸的合成增加，进而增加结肠内这些固醇类物质的含量，厌氧菌将这些化合物转换次级胆汁酸，而后者正是致癌的启动因子。其他促进大肠癌可能机制包括饱和脂肪通过改变免疫力、对脂质过氧化作用以及通过花生四烯酸代谢调节前列腺素的合成。实验研究表明，膳食中的鱼油、富含 ω- 3 型不饱和脂肪酸是抑制大肠癌发生的保护因子，其机制可能是抑制花生四烯酸合成前列腺素。

膳食纤维对于大肠癌的发生具有保护作用机制仍然不确定。膳食纤维对粪便体积、含水量、运输时间以及 pH 影响并没有原来认为的那么重要。植物纤维木脂素可被结肠中细菌发酵成为人木脂素，而这些物质可能会在某种程度具有重要作用。膳食纤维还可改变肠道菌群代谢活性，如胆汁酸的变化，这也许具有抑制肿瘤作用，另一个可能的机制是膳食中的铁与高纤维食物中植物酸螯合，铁催化脂质氧化产生具有遗传毒性的物质。实验研究已证实，铁与癌变的发生、发展有关。摄入的钙吸收到血液中会影响局部结肠上皮细胞增殖。如果这些概念是正确的，降低膳食饱和脂肪和热量，增加钙和发酵纤维的摄入量可以减少结肠癌的发病风险。结肠癌发病率很高的群体往往血清胆固醇水平较低，而结肠癌发病率较低的人群平均血清胆固醇水平较高。

大肠癌的发生、发展是一个长期的、多步骤的过程。大肠癌涉及多个基因变异，癌基因激活 k-ras 基因点突变和 c- myc 基因扩增和过表达，而 c- Src 激酶的激活；抑癌基因的失活也很重要，可能包括 APC 基因点突变（结肠腺瘤性息肉病定位于染色体 5q21）、DCC 基因（大肠癌时被删除，定位于 18q 染色体上）和 P53（第 17 对染色体）。各种致癌因素导致了基因损伤。此外，DNA 微卫星不稳定性已被证实为导致大肠癌发生的另一个途径。胆汁酸仅会刺激肿瘤的良性增长，而恶性变化的发生可能是因为还有其他致癌因素存在。有证据表明，雌激素可能对于结肠癌的发展具有保护作用。阿司匹林和其他 NSAIDs，特别是环氧合酶 -2 抑制剂，也可通过抑制前列腺素相关的免疫抑制从而降低大肠癌的发病率和死亡率。这种药物的使用成为化学预防结肠癌的临床试验课题。

结肠和直肠癌通过以下几条途径转移：

A. 直接蔓延

肿瘤沿肠管环形生长，有时在被确诊前已绕肠管一周，由于左半结肠较右侧肠管口径小，所以这种情况在左半结肠更容易发生。肿瘤包绕肠管周长的 3/4 大约需要 1 年左右的时间。当肿瘤侵入肠壁内淋巴网，可纵向沿黏膜下扩展，但很少超过肿瘤边缘 2cm，除非伴有淋巴结转移。随着肿瘤向肠壁深层浸润，它可穿透肠壁外浆膜层，进而侵及邻近组织和脏器：肝，胃，十二指肠,小肠,胰腺,脾,膀胱,阴道,肾脏和输尿管,以及腹壁。直肠癌可能侵入阴道壁,膀胱,前列腺或骶骨,并可沿肛提肌扩散。初诊时,亚急性肠道炎症与相邻的脏器穿孔粘连,与真正的肿瘤浸润难以鉴别。

B. 血源性转移

肿瘤细胞通过淋巴管浸润可进入门静脉系统,发生肝转移。肿瘤还可在腰静脉和椎静脉形成癌栓,癌栓脱落后沿血循环可进入肺脏或其他脏器。直肠癌可通过髂内静脉及其属支扩散。大肠癌的卵巢转移主要是通过血行转移,可在 1%~10.3% 的女性大肠癌患者中发生。静脉浸润发生率约为 15%~50%,尽管它并不总是导致远处转移。因此手术中在结扎肿瘤血管之前应优先采取措施以避免肿瘤细胞的血行转移或使之最小化。

C. 区域淋巴结转移

这是肿瘤扩散的最常见形式(图 30-8)。沿肠壁外淋巴管纵向扩散是一个重要转移途径。直肠癌可转移至直肠系膜远端、髂骨、肠系膜下淋巴结,并可呈放射状转移至骨盆侧壁,累及闭孔淋巴结。肿瘤根治术后切除标本超过一半以上的淋巴结会发现受累,因此淋巴引流组织需一并彻底切除。在过去的几年中,在一项关于大肠癌前哨淋巴结清除是否能够提高接受辅助化疗受试者生存率的研究一直在进行着,然而,由于手术方式的不一致,几个大的单位和多中心机构显示的结果并不一致,并且具有较高的假阴性率。切除的淋巴结数量作为反映淋巴引流组织是否被完整切除评价指标被证明与患者的生存率具有一定的相关性。肿瘤累及淋巴结的程度与病灶的大小关系不大。肿瘤恶性程度越高,越有可能会发生淋巴结转移。高达

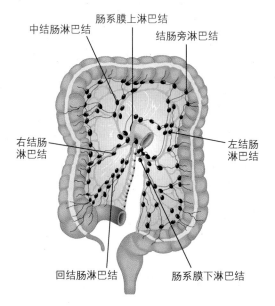

中结肠淋巴结　肠系膜上淋巴结

结肠旁淋巴结

右结肠淋巴结　　　　　左结肠淋巴结

回结肠淋巴结　　　　肠系膜下淋巴结

▲图 30-8　结肠的淋巴引流
淋巴结(黑)沿血管分布

10%~25% 的 T1 直肠癌可能存在隐匿性淋巴结转移。

D. 腹膜种植

肿瘤可浸润穿透肠壁浆膜层,肿瘤细胞进入腹腔,产生局部或全腹部肿瘤种植转移。盆腔陷凹处大的种植转移肿瘤常可触及突起的包块(Blumer 包块)。

E. 腔内转移

恶性细胞从肿瘤表面脱落,可沿肠内容物前行。若远端黏膜完整,则种植转移的发生几率就很小,但如果发生的话,大概是因脱落肿瘤细胞在吻合口缝合处操作过程中停留而发生。

▶ 临床表现

A. 症状和体征

结肠和直肠腺癌倍增时间平均为 130 天(肿瘤体积增加一倍所需的时间),这表明肿瘤隐匿生长至产生临床症状需要至少 5 年(一般认为需要 10~15 年)。在此无症状阶段,诊断有赖于常规检查。

对缺乏大肠癌高危因素的无症状人群进行常规筛查的价值已经得到公认。筛查的起始年龄 50 岁,筛查的目标是查找早期肿瘤患者,发现并切除腺瘤以预防癌症的发生。表 30-6 为美国结肠与直肠外科推荐的筛查建议。在美国,一项潜血试验阳性者随后进行结肠镜检查的前瞻性研究表明潜血试验筛查能够早期发现大肠癌并提高生存率。提高了生存率的筛查组涉及的是进展期癌症(进展期癌症通常是致命的)。目前在本研究中还不清楚生存率的提高是否与潜血试验或结肠镜检有关,因为仅进行结肠镜检也能够取得同样的结果。四项病例对照研究表明乙状结肠镜检查是与大肠癌的死亡率下降有关。然而,乙状结肠镜可视化有效距离仅为 70cm,因此它作为大肠肿瘤筛检工具的作用是有限的。要想降低癌症死亡率,不仅要检查乙状结肠镜可及范围,更要检查其不可及之范围。因此,应使用软式乙状结肠镜结合近端结肠 X 线表现或每年 1 次粪便潜血试验来综合评估。由于零陵香滑试验特异性差,导致替代方法的出现,包括免疫化学粪便潜血试验及粪便 DNA 突变检测的发展。如果粪便潜血试验为阳性,应进行全结肠镜检查。作为筛选试验,当乙状结肠镜结果正常,应该是每 5 年重复一次。另外,全结肠镜检查可以作为初步筛查,因为几乎所有的大肠肿瘤的诊断或治疗都是依赖结肠镜检查完成的(在钡灌肠异常情况下)。

大肠镜筛检可阻止大肠癌发展并提高生存率已被广泛认可。但是,作为一个筛选试验,它取决于检测者的经验和技术。息肉漏诊的发生率可能会高达 10%,这取决于检测者进行内镜检查所花费的时间。此外,通过一些新技术手段的应用对于小病灶的检出率正在增加,如高清晰度视频和色素内镜检查等新技术。然而,与其他方式相比例行结肠镜检查的成本效益仍然有争论。

最近,免疫组织化学检测和粪便 DNA 测试已经引

表 30-6 美国结肠与直肠外科推荐的筛查建议

风险度	筛查方法	起始年龄（岁）	频率
I. 低风险			
A. 无症状—无风险因子	大便潜血实验和柔性乙状结肠镜检	50	大便潜血实验：1 次 / 年。柔性乙状结肠镜检：1 次 /5 年 1 次 /5~10 年
B. 一级亲属无结肠直肠癌患者	全结肠检查（结肠镜检或气钡对比灌肠与直肠乙状结肠检查）	50	
II. 中等风险（20%~30% 人群）			
A. 一级亲属有 1 名结肠直肠癌患者，年龄为 55 岁或更小；或一级亲属有 2 名或以上结肠直肠癌患者	结肠镜检	40，或家族中最年轻患者的年龄往前推 10 年	1 次 /5 年
B. 一级亲属有 1 名结肠直肠癌患者	结肠镜检	50，或家族中最年轻患者的年龄往前推 10 年	1 次 /5-10 年
C. 单个息肉（直径 >1 cm）或多发性息肉	结肠镜检	息肉切除术后 1 年	若有复发 1 次 / 年若无复发 1 次 /5 年
D. 结肠直肠癌根治术后	结肠镜检	切除术后 1 年	若正常 1 次 /3 年 若仍正常 1 次 /5 年若发现异常，按以上处理
III. 高风险（6%~8% 人群）			
A. 遗传性腺瘤息肉病家族史	柔性乙状结肠镜检；遗传咨询和检查	12~14（青春期）	1 次 /1~2 年
B. 遗传性非息肉结肠肿瘤家族史	结肠镜检；遗传咨询和检查	21~40 40	1 次 /2 年 1 次 / 年
C. 炎性肠病			
1. 左侧结肠炎	结肠镜检	15	1 次 /1~2 年
2. 全结肠炎	结肠镜检	8	1 次 /1~2 年

起了研究者极大的兴趣，因为它们与粪便潜血试验相比敏感性和特异性均得到改善。这些测试优势是与那些侵入式检查手段相比可以提高人群的参与度，如气钡对比灌肠与结肠镜检查。

对于在高危人群结肠镜筛查是必要的，但初步的评估时间必须个体化。可能出现 FAP 的儿童应从青春期开始每年或每两年进行一次乙状结肠镜检查（结肠镜亦可）。对于 HNPCC 家系成员的建议是 21 岁开始每半年一次结肠镜检查。每年进行一次结肠镜检查是对于有 10 年以上溃疡性结肠炎病史患者的最好建议。若受试者为大肠癌的一级亲属，则应从 50 岁或比那些已确诊亲属年龄小 10 岁时开始接受结肠镜检查。

在大肠癌患者的症状取决于病变的解剖位置、病理类型、分期和有无并发症，如穿孔、梗阻和出血等。恶病质等全身表现是肿瘤已进展至晚期的表现。从出现临床症状到接受确切治疗平均延迟时间为 7~9 个月，对此患者和医生均有责任。

由于右侧结肠具有口径大、壁薄、易扩张以及内容物的流动性等解剖特点，因此右结肠癌在诊断之前可能已经生长到较大尺寸。患者常表现为疲劳和虚弱或因严重贫血而就诊。出现原因不明的小细胞低色素性贫血，应警惕结肠癌存在。血便很少出现，但潜血试验可能呈阳性。患者可诉餐后右侧腹部不适，这常常被误诊为胆囊或胃十二指肠疾病。排便习惯改变不是右侧结肠癌的特征性表现，且很少发生梗阻。大约 10% 病例首发症状是腹部包块。

左半结肠管腔较右侧窄小，且内容物为半固态。左结肠肿瘤可以逐渐堵塞管腔，引起便秘和排便次数增多（而不是真正的水样腹泻）等排便习惯的改变。部分或完全阻塞可能是首发症状。便血常见，但量较少，粪便常混有或黏附鲜红或暗红色血液,可排出黏液和小血块。

直肠癌最常见的症状与粪便一起排出鲜红血液,通常是持续性出血,便血量可多可少。血液可能也可能不会与粪便或黏液混合。根据便血的颜色和性状来判断肛门出血源是不可靠的。每当发生持续性直肠出血,即使是有痔疮病史,也首先必须排除癌症。直肠癌可能有里急后重感。

体格检查对于检查肿瘤局部范围,是否存在远处转移是重要的,还可同时查出可能影响治疗的其他器官系统的疾病。应仔细触诊锁骨上区是否存在转移淋巴结。腹部查体可初步判断的肝脏肿大与否,有无腹水,腹壁有无膨隆,如果有门静脉阻塞还可见腹壁静脉怒张。如果能触及腹部肿块,其位置和固定的程度也很重要。

远端直肠癌在指诊时可以触到一平坦、坚硬、椭圆形或边缘隆起的肿瘤及中央凹陷。同时应注意肿瘤部位管腔的大小以及固色度,常可见指套染血。经阴道和直肠的触诊可以得到肿瘤范围的其他信息。直肠后淋巴结常可触及。直肠镜检查是必要的,它可以精确地确定直肠内肿瘤位置,并利于对后续治疗做出判断。

B. 实验室检查

尿液分析、白细胞计数和血红蛋白测定等常规检查外,若临床需要,还应进行血清蛋白、钙、胆红素、碱性磷酸酶和肌酐的检测。

与大肠癌关系密切的化学标记癌胚抗原(CEA)是一种糖蛋白,存在于许多组织的细胞膜表面,包括大肠癌的细胞。部分抗原进入血液,可由放射免疫法检测血清。CEA 也可在各种其他体液、尿液和粪便中检测到。血清 CEA 升高不是与大肠癌特异性相关,异常升高的 CEA 水平也可在其他消化道肿瘤、非消化道肿瘤及各种良性疾病患者血清中发现。CEA 的水平升高在 70% 以上大肠癌患者中可见,但病变局限的患者仅有一半呈 CEA 的阳性。因此,CEA 不能作为一个有

效的筛查手段,也不能在治疗阶段作为确诊的方法。CEA 对于检测手术切除后是否复发有帮助,如果术后较高水平的 CEA 恢复正常,然后在随访期间逐渐上升,则提示有肿瘤复发的可能。

C. 影像学检查

胸部 X 线片应列为常规。钡剂灌肠诊断结肠肿瘤是一种具有历史意义的主要影像学检查手段,但对于已进行了全结肠镜检查的患者并不必要。左结肠癌常显示为一个固定的充盈缺损,呈环形("苹果核")。右半结肠病变的常显示为肠腔狭窄或腔内肿块。这些均为进展期期的 X 线表现,而早期阶段很少有这些典型特征发现,这时应进行结肠镜检查。假象(如粪块、痉挛等)的 X 线表现也可以像肿瘤。如果患者有结肠肿瘤的证据,就不应行钡剂口服造影,尤其是在左侧,因为这可能促成急性大肠梗阻。

对于直肠癌患者,给予口服或静脉注射造影剂后,进行胸部、腹部和骨盆的 CT 扫描是必要的。这可以确定原发肿瘤的位置,评估结肠癌或直肠癌患者肠壁外浸润深度,以及检测远处器官或区域淋巴结是否存在转移(图 30-9)。在许多情况下,可以执行原发灶与转移性病变(如肝脏)联合切除。MRI 可能会为此作出贡献。PET/CT 扫描检测疾病复发和转移可能有用,但不作为常规和初步评估手段。肝转移 CT 扫描和检测等方法在第 24 章进一步讨论。

D. 特殊检查

1. 乙状结肠镜　50%~65% 的大肠癌可以通过乙状结肠镜检查出。只有 20% 的大肠癌需要使用硬性乙状结肠镜。

2. 结肠镜检查　每个疑似或已知的结肠或直肠肿瘤并准备行根治性切除的患者均应当进行全结肠内镜检查。结肠镜检查可以进行组织诊断、原位病变的评估,以及进行墨点标记定位结肠肿瘤。结肠镜检查

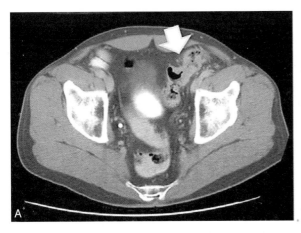
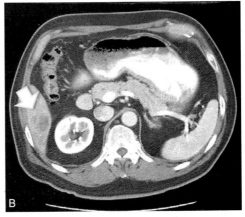

▲图 30-9　结肠 CT 扫描图像,A. 乙状结肠原发性圆形肿瘤(箭头所示)。B. 肝脏转移瘤(箭头所示)

患者无法耐受时,对于结肠的评价可由 CT 结肠成像或气钡对比灌肠来完成。

3. **直肠内超声** 是一种新的诊断直肠癌的方法,它使用一个刚性或柔性探头。在美国,直肠内超声已成为直肠癌的临床诊断试验评价原则之一。另外,最近高分辨率盆腔磁共振成像可以评估手术切除边缘和转移淋巴结受到越来越多的关注。

▶ **鉴别诊断**

结肠癌和直肠癌的患者出现胃肠道症状后,初诊时的误诊率可高达 25%。上消化道疾病的症状,尤其是胆结石或消化性溃疡,容易导致误诊。若粪便潜血试验呈阴性,慢性贫血可能是由于血液疾病。由癌肿引起的急性腹痛右侧疼痛有时与阑尾炎症状类似。

大多数误诊是将临床结果归因于良性疾病,甚至可能在患者未被发现癌症存在时进行良性肛肠疾病的手术。若患者有明显的直肠出血症状,即使近期有明显的痔疮发作史,肿瘤也必须首先排除。

憩室病与肿瘤很难区分,但在这些情况下结肠镜检查可以鉴别。其他结肠疾病,包括溃疡性结肠炎、克罗恩结肠炎、缺血性结肠炎和阿米巴病等,通常可以通过结肠镜、乙状结肠镜或钡灌肠诊断。肿瘤被排除情况下,不可解释的肠道症状才可用肠易激综合征来解释。

▶ **治疗**

A. 结肠癌

结肠癌根治性手术包括广泛的病变切除及其区域淋巴引流组织切除。即使已经发生远处转移,也应切除原发肿瘤,这样可以防止梗阻或出血,使全身治疗的疗效最大化。

开腹后首先应进行腹部探查,以确定肿瘤能否切除,并探查是否存在远处转移以及相关的腹部疾病,但必须避免导致肿瘤细胞扩散的不必要的操作。癌肿所在肠管的游离和切除应按照其供应血管的分布来进行。对于生长于不同肠管节段的癌肿,结肠及其系膜的切除范围见图 30-10。

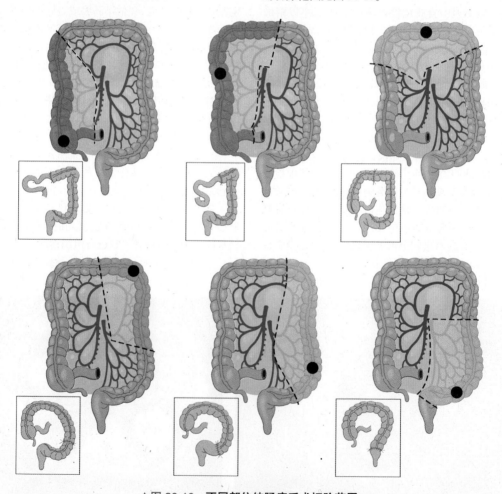

▲图 30-10 **不同部位结肠癌手术切除范围**
同种黑色斑块表示肿瘤所在部位,小插图所示为肠切除后肠吻合术。切除范围是由沿区域淋巴结的血供分布。淋巴结可能含有转移的癌细胞

B. 直肠癌

对于直肠癌，手术方式的选择取决于直肠的病变位置、直肠前壁长度、肿瘤浸润程度、组织学特征，如分化程度或淋巴或静脉浸润的程度，以及患者的年龄、体质、及一般状况等。术前评估和直肠指检、直肠镜检、直肠内超声、CT 或 MRI 对于制定治疗策略是必要的。如果可能应尽量保护肛门括约肌功能，避免行结肠造口术。

直肠癌的主要手术方式如下：

1. 直肠低位前切除术　手术通过腹部切口进行，是切除病变下方 1~2cm 正常肠管后下切缘仍位于齿状线以上的癌肿的首选治疗方法。此种术式近端切除范围应包括乙状结肠，因为它口径较大，若与远端肠管吻合会造成憩室。直肠肿瘤包括至少 5cm 远端直肠系膜的整体切除较为重要，这会减少肿瘤局部淋巴结复发的机会。1982 年 Heald 首次描述了全直肠系膜切除术（TME），即应将肿瘤所在肠管包括其相应的淋巴血管以及固有筋膜整块切除（图 30-11）。在 Waldeyer 筋膜水平以下的直肠系膜逐渐变得细小。TME 允许保留径向切缘。外科医生现在建议的"肿瘤特异性"尖部直肠系膜切除术能够完整切除肿瘤远端直肠系膜至少 5cm，这项技术被广泛接受，直肠癌复发率能够从 20%~30% 下降至 5%~10%。降结肠或乙状结肠与直肠吻合以恢复肠道连续性。对于位置较低的吻合，甚至可低至肛管（肛管结肠吻合术），应用吻合器较为方便。但不幸的是，如此低的重建可造成包括渗流、尿急、频繁排便等并发症。这些并发症可随时间延长而得到改善（1~2 年），但是也可对患者采取针对性的治疗措施，比如在技术可行情况下，术中建立结肠 J-袋，这可以减少术后第一年这些症状的严重程度。不过，J-袋重建可能造成排便困难，因此这种重建的相对利益应该加以考虑。

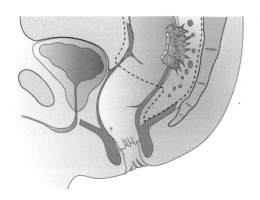

▲ **图 30-11**　Heald 描述的全直肠系膜切除术

2. 腹会阴联合直肠切除术　当远端不能保留足够的正常肠管，或病变已侵及肛门括约肌，则不能采取低位前切除术，此时应采取经腹会阴直肠切除术。手术通过腹部和会阴部两个入路切除远端乙状结肠、直肠和肛门，并进行永久性结肠造口。

3. 腹腔镜辅助切除结肠或直肠　结肠或直肠癌根治性切除术可通过腹腔镜辅助技术来完成。腹腔镜切除有利于患者术后恢复，包括疼痛少、肠功能的恢复快、住院时间短等。早期报道的关于腹腔镜入口处种植性转移的担忧目前已经消除。大量的 III 期随机对照临床试验表明，腹腔镜手术效果与开放性结肠癌手术相当。腹腔镜手术方法不同只在于手术入路的不同，但同样可以做到与开放手术相同的肿瘤学切除。

4. 局部切除术　适用于体积小、高分化、浅表性、活动度良好息肉样病变，行全层切除，切除范围应超过肿瘤边缘 1cm，也可用于局限于直肠壁内的肿瘤切除。这种手术方法的选择应严格限制于 T1 期的病变，因为对于 T2 期或浸润更深的病变局部切除后再施行补救性根治性手术的患者与一期即施行根治性手术患者相比较生存率更差。若严格按照纳入标准选择病例，即使局部切除术治疗未进行淋巴结抽样检测，淋巴结扩散的可能性也极低，虽然有报道显示 T1 期肿瘤有 7%~14% 淋巴结转移几率。一些小型的病例对照研究称放化疗 + 局部切除对于超过 T1 期的病变仍然显示出较好的疗效，然而，这种做法缺乏长期临床资料支持，但目前关于这方面的大宗临床研究正受到美国外科医师学会（ACoSOG）的资助。经肛门内镜显微手术（TEM）是一种用于直肠近端肿瘤局部切除最好的微创技术，病例选择标准与传统的局部切除术相同。

5. 姑息手术　不能手术切除的直肠癌可以通过电凝或激光进行姑息治疗。经姑息治疗虽然出血、里急后重和黏液便等症状得到缓解，但随着病变的进展，上述症状很快就会再次出现。造成梗阻的不能切除的直肠癌可以进行结肠造口术。然而，有一些病例可在结肠镜下置入腔内支架也可以解除梗阻，当管腔过于狭窄，可选择小儿结肠镜。腔内支架置入后肿瘤继续生长 6~9 个月便会造成支架阻塞，这时可以用激光凝固法延长支架寿命。

6. 放射治疗　辅助性外放射治疗与作为放射增敏剂的化疗联合应用已被证明能够显著降低手术切除失败的风险。术前治疗（新辅助治疗）比术后治疗更能有效控制肿瘤局部发展、保存括约肌功能并减少治疗相关的毒性。已完成的临床研究报道新辅助治疗有高达 30% 的改善率，不过，这些患者仍然需要进一步的病理检测，因此手术切除仍然是必要的。若干临床研究结果显示外照射降低肿瘤局部复发率，但其中只有一项随机试验显示新辅助治疗可提高生存率。

应当指出的是,对于肿瘤根治性切除的范围应当建立在术前肿瘤预处理和评估的基础之上,而不是手术中再做决定。放疗不用于结肠癌的治疗。术中放疗应用于根治性手术进行当中,是减少直肠癌局部复发危险的有效方法。

C. 辅助治疗

作为大肠癌根治术的辅助疗法——化疗和放疗已被广泛研究。结肠癌和直肠癌的辅助治疗策略不尽相同。辅助治疗对于Ⅰ期病变没有帮助。Ⅱ期和Ⅲ期直肠癌患者应用新辅助放化疗结合术后辅助性化疗可以更好的局部控制和提高生存率。Ⅲ期结肠癌患者应采用辅助化疗。目前的方案是将静脉注射5-氟尿嘧啶或口服卡培他滨和奥沙利铂(表30-7)作为一线用药。其他对于肿瘤转移具有抑制作用的制剂正在临床试验阶段。Ⅱ期结肠癌患者可从辅助治疗中受益,这些患者被纳入临床试验中,其中许多目前使用的分子标记可以筛选病例参加辅助治疗。

表30-7　目前临床应用的结肠癌化疗药物及其作用

药物	给药途径	药物作用途径	适应证
5-氟尿嘧啶	静脉	抗代谢药物	预防转移
卡培他滨	口服	抗代谢药物	预防转移
尿嘧啶和替加氟	口服	抗代谢药物	预防转移
奥沙利铂	静脉	DNA烷基化和交联	预防转移
依立替康	静脉	通过拓扑异构酶I阻止DNA修复	已转移
贝伐单抗	静脉	VEGF单抗	已转移
西妥昔单抗	静脉	VEGF单抗	已转移(k-ras野生型)
Panitumumab	静脉	VEGF单抗	已转移

并发症的治疗

A. 梗阻

对于左或右侧结肠中肿瘤性梗阻的治疗较好的方法是立即手术,但患者应无手术的禁忌证(参见前面对大肠梗阻章节)。

B. 穿孔

手术应积极主动,但往往根据肠道污染程度及肠道健康状况延迟行肠吻合。如果污染严重,或肠道健康受到损害,应作近端结肠造口(或回肠造口)和远端外置或关闭。二期肠吻合待炎症消退后施行。另外,可以施行一期肠吻合+回肠袢造口术,而且回肠袢

造口术的二期关闭较为简单,仅需小的腹壁切口即可完成。

C. 直接扩展

当结肠肿瘤已蔓延到邻近脏器,如小肠、脾、肾、子宫、前列腺或膀胱,所涉及的内脏或它的一部分,应与结肠肿瘤一并切除。

预后

疾病的临床病理分期是决定患者生存率的最重要因素。通常直肠癌的外科治疗预后较结肠癌为差,低位直肠癌较高位直肠癌预后差。已经应用几十年的Dukes分期目前已被由美国癌症联合委员会制定的TNM分期所取代。表30-8列出了TNM定义和分期标准,并与相应的Dukes分期相对应显示出来。临床数据决定M,临床和病理资料共同用来评估T和N。不同的系列研究中,相同TNM分期的生存率变化很大,总的来说精确的生存率高于粗略的生存率。辅助治疗,特别是一些新开发药物的应用,对于外科手术治疗起到了有益的补充作用,甚至可以使Ⅲ期患者的5年生存率提高40%~80%。

表30-8　结肠癌和直肠癌TNM分期

	原发肿瘤(T)
TX	原发肿瘤不能确认
T0	无原发肿瘤表现
Tis	原位癌
T1	肿瘤侵犯黏膜下层
T2	肿瘤侵犯黏膜肌层
T3	肿瘤穿透黏膜肌层达浆膜层,或已侵犯结肠旁或直肠旁非腹膜组织
T4	肿瘤穿透脏层腹膜,或直接琴房全身其他器官组织
	区域淋巴结(N)
NX	不能确认是否有淋巴结受累
N0	无局部淋巴结转移
N1	结肠旁或直肠旁有1~3个淋巴结转移
N2	结肠旁或直肠旁有4个或以上淋巴结转移
N3	相应血管周围淋巴结全部转移
	远处转移(M)
MX	不能确认是否有远处转移
M0	无远处转移
M1	有远处转移

续表

				Dukes 分类	Astler-Coller 改编
Stage 0	Tis	N0	M0		
Stage I	T1	N0	M0	A	A
	T2	N0	M0	A	B1
Stage IIA	T3	N0	M0	B	B2
Stage IIB	T4	N0	M0	B	B3
IIIA	T1~2	N1	M0	C	C1
IIIB	T3~4	N1	M0	C2/C3	
IIIC	Any T	N2	M0	C1/C2/C3	
Stage IV	Any T	Any N	M1		

　　高达20%的大肠癌患者有肝或其他远处脏器的转移。当患者的所有转移灶可以被完整切除的情况下,仍应当选择手术治疗,据统计此类手术死亡率为1%~4%。

　　梗阻或穿孔等并发症是影响预后的不利因素。另外肿瘤的组织学特征,包括肿瘤的分化程度、是否侵及血管,以及神经周围是否被恶性细胞侵犯等,也对预后有一定的影响,以及判断是否对淋巴结阴性的患者实行辅助化疗。

　　AJCC/TNM分期局限性是,虽然患者已被确定为相应TNM分期,但仍有潜在可能局部复发、远处转移并出现不同的生存率。超分期技术包括免疫组织化学标记,如细胞角蛋白和CEA进行反转录聚合酶链反应(RT-PCR)寻找区域淋巴结或基因型亚组的微转移证据。染色体18q杂合性缺失(影响DCC、Smad4和Smad2的表达)表示预后较差。预后不良的其他标志物包括杂合性缺失的染色体17P(影响p53基因)与8q,BAX的基因突变。有利的预后因素包括错配修复基因家族的微卫星不稳定性增加和细胞周期蛋白依赖性激酶抑制剂p21WAF1/CIP1蛋白的表达增加。当然若要这些技术能够应用于临床,并使医生能够根据这些或其他分子标记的检测结果决定治疗方案,还需要进一步的研究。

　　来自几个国家的研究表明,低收入人群在疾病确诊时,往往已属于进展期,因此生存率较低,当然这种现象目前并没有得到令人满意的解释。还有研究发现大肠癌围术期输血与预后不良相关,但不是全部如此,若事实果真如此,则此种联系是其他因素的反映结果,如较大的肿瘤,需要更广泛的手术和输血,而不是输血的直接后果。

　　大肠癌根治切除术随访结果仍有争议。有良好的数据支持以下观点:定期结肠镜检查发现肿瘤和结肠镜下切除腺瘤息肉可以预防继发的癌变,完全切除腺瘤三年以后行结肠镜检和在1~3年即行结肠镜检有同样的效果。目前还不清楚这些观察是否可以作为肿瘤切除术的随访手段,但目前在缺乏相关数据的情况下,许多临床医师仍将借助定期的结肠镜检查来达到发现腺瘤和异时癌的目的。此外,结肠镜检查过程容易漏诊分散存在的病变。随访的其他目的还包括监测癌症复发或转移癌的出现。医生应根据患者接受随访的依从性选择更加积极的方式进行随访,以利于复发性疾病的发现。随访方案除结肠镜检查还包括完整的血细胞计数、肝功能检测、血清CEA水平检测、胸部X线片和CT扫描。

　　如果发现癌症复发或转移癌,首先应评估病灶是否能够手术切除。手术切除能提高已发生肝和肺转移的患者的生存率,这已被证明是确实有效的。局部复发可手术切除,有时可与术中放射治疗相结合。有报道称复发性直肠癌经多学科综合治疗后的五年生存率可达25%~35%,包括术前放疗和手术切除术中放射治疗,但局部复发的患者预后普遍较差。如果血清CEA值上升并怀疑肿瘤复发,随着成像质量的提高,通常经CT、MRI检查或PET扫描即可发现,因此现在很少需要通过二次开腹来确诊是否存在复发肿瘤。

Allen E, Nicolaidis C, Helfand M: The evaluation of rectal bleeding in adults. A cost-effectiveness analysis comparing four diagnostic strategies. J Gen Intern Med 2005;20:81.

Allison JE et al: A comparison of fecal occult-blood tests for colorectal-cancer screening. N Engl J Med 1996;334:155.

Barclay RL et al: Colonoscopic withdrawal times and adenoma detection during screening colonoscopy. N Engl J Med 2006;355:2533.

Bruinvels DJ et al: Follow-up of patients with colorectal cancer. A meta-analysis. Ann Surg 1994;219:174.

Busch ORC et al: Blood transfusions and prognosis in colorectal cancer. N Engl J Med 1993;328:1372.

Chang GJ et al: Lymph node evaluation and survival after curative resection of colon cancer: systematic review. J Natl Cancer Inst 2007;99:433.

Clinical Outcomes of Surgical Therapy Study Group (COST): A comparison of laparoscopically assisted and open colectomy for colon cancer. N Engl J Med 2004;350:2050.

Chu KC et al: Temporal patterns in colorectal cancer incidence, survival, and mortality from 1950 through 1990. J Natl Cancer Inst 1994;86:997.

Gann PH et al: Low-dose aspirin and incidence of colorectal tumors in a randomized trial. J Natl Cancer Inst 1993;85:1220.

Giardiello FM et al: The use and interpretation of commercial APC gene testing for familial adenomatous polyposis. N Engl J Med 1997;336:823.

Gryfe R et al: Tumor microsatellite instability and clinical outcome in young patients with colorectal cancer. N Engl J Med 2000; 342:69.

Howe GR et al: Dietary intake of fiber and decreased risk of cancers of the colon and rectum: evidence from the combined analysis of 13 case-control studies. J Natl Cancer Inst 1992; 84:1887.

Jessup JM et al: The National Cancer Data Base. Report on colon cancer. Cancer 1996;78:918.

Kapiteijn E et al: Preoperative radiotherapy combined with total mesorectal excision for resectable rectal cancer. Dutch ColoRectal Cancer Group. N Engl J Med 2001;345:638.

Lichtenstein P et al: Environmental and heritable factors in the causation of cancer: analyses of cohorts of twins from Sweden, Denmark, and Finland. N Engl J Med 2000;343:78.

Lieberman DA et al: Use of colonoscopy to screen asymptomatic adults for colorectal cancer. Veterans Affairs Cooperative Study Group 380. N Engl J Med 2000;343:162.

Lieberman DA et al for the VA Cooperative Study Group: Risk factors for advanced colonic neoplasia and hyperplastic polyps in asymptomatic individuals. JAMA 2003;290:2959.

Lim SJ et al: Sentinel lymph node evaluation does not improve staging accuracy in colon cancer. Ann Surg Oncol 2008;15:46.

Lin KM et al: Colorectal and extracolonic cancer variations in MLH1/MSH2 hereditary nonpolyposis colorectal cancer kindreds and the general population. Dis Colon Rectum 1998; 41:428.

Lynch HT, de la Chapelle A: Hereditary colorectal cancer. N Engl J Med 2003;348:919.

Macdonald JS, Astrow AB: Adjuvant therapy of colon cancer. Semin Oncol 2001;28:30.

Pignone M et al: Cost-effectiveness analyses of colorectal cancer screening: a systematic review for the U.S. Preventive Services Task Force. Ann Intern Med 2002;137:96.

Steinbach G et al: The effect of celecoxib, a cyclooxygenase-2 inhibitor, in familial adenomatous polyposis. N Engl J Med 2000;342:1946.

Rex DK et al: Quality in the technical performance of colonoscopy and the continuous quality improvement process for colonoscopy: recommendations of the U.S. Multi-Society Task Force on Colorectal Cancer. Am J Gastroenterol 2002;97:1296.

Ribic CM et al: Tumor microsatellite-instability status as a predictor of benefit from fluorouracil-based adjuvant chemotherapy for colon cancer. N Engl J Med 2003;349:247.

Saha S et al: Sentinel lymph node mapping in colorectal cancer—a review. Surg Clinics North Am 2000;80:1811.

Sanchez W, Harewood GC, Petersen BT: Evaluation of polyp detection in relation to procedure time of screening or surveillance colonoscopy. Am J Gastroenterol 2004;99:1941.

Sauer R et al: Preoperative versus postoperative chemoradiotherapy for rectal cancer. N Engl J Med 2004;351:1731.

Scholefield JH: ABC of colorectal cancer: screening. BMJ 2000;321:1004.

Swedish Rectal Cancer Trial: Improved survival with preoperative radiotherapy in resectable rectal cancer. N Engl J Med 1997;336:980.

Watanabe T et al: Molecular predictors of survival after adjuvant chemotherapy for colon cancer. N Engl J Med 2001;344:1196.

Weeks JC et al: Short-term quality-of-life outcomes following laparoscopic-assisted colectomy vs open colectomy for colon cancer. A randomized trial. JAMA 2002;287:321.

Winawer SJ, Zauber AG: Colonoscopic polypectomy and the incidence of colorectal cancer. Gut 2001;48:753.

结肠和直肠息肉

诊断要点

▶ 家庭史

▶ 乙状结肠镜,结肠镜或 X 线检查发现息肉

▶ 概述

结直肠息肉是凸向肠腔的组织肿块,可以来源于黏膜,黏膜下或肌层,可以有蒂也可无蒂,可以是良性也可是恶性的。"息肉"是形态学名词,并没有指出病

理诊断。结肠和直肠最常见的上皮息肉列于表 30-9。大多数腺瘤呈管状,绒毛管状或绒毛状。增生性息肉是最常见于左半结肠的小型病变。错构瘤较为罕见。息肉病是指大肠内出现多发性息肉的疾病,将在本节后面讨论。

表 30-9　大肠息肉

类型	组织学诊断
新生型	腺瘤
	管状腺瘤(腺瘤性息肉)
	管状绒毛状腺瘤(绒毛腺性腺瘤)
	绒毛状腺瘤(绒毛状乳头瘤)
	癌
错构瘤型	幼年息肉
	Peutz-Jeghers 息肉病
炎症型	炎性息肉(假性息肉)
	良性淋巴样息肉
未定型	增生性息肉
其他	脂肪瘤、平滑肌瘤、类癌瘤

据估计一般人群中结肠和直肠息肉的发病率从9%~60% 不等,尸检可能发现更多的小息肉。大约有25% 成年人在接受大肠镜筛检时发现腺瘤息肉,且并无临床症状。腺瘤的患病率,在 50 岁时为 30%,40 岁时为 60%,70 岁时为 50%,80 岁时为 55%。平均发病年龄为 55 岁,约比大肠癌患者的平均年龄年轻 5~10岁。大约 50% 的息肉发生在乙状结肠或直肠。大约有 50% 的腺瘤患者有一个以上的病灶,15% 有两个以上的病灶。

炎性息肉没有恶性倾向。错构瘤发生恶变甚为罕见,但仍有个案报道。但是黑斑息肉错构瘤性息肉综合征患者确实有很强的恶变倾向。增生性息肉不是肿瘤,因此不会恶变,然而,增生性息肉与锯齿状腺瘤很难区分,而后者具有恶性潜能。

腺瘤是一种癌前病变。绝大多数大肠腺癌的发生均从正常黏膜至腺瘤至癌循序渐进发展而来。1990 年,Fearon 和 Vogelstein 描述了大肠癌模型,并阐明肿瘤的发生是一个遗传基因调控元件突变导致细胞生长失控的过程。进一步的研究已经阐述了该多步骤途径,俗称杂合性缺失(LOH),遗传性和散发性大肠癌均可发现 LOH。在西方人群,无论腺瘤和癌症的发病率均随着年龄增加,腺瘤和癌症的分布是相似的,因此患者腺瘤息肉病变越多发生结肠癌的可能性越大。约有三分

之一的结肠和直肠癌切除标本可检出腺瘤。外科切除标本若检出两个或多个原位癌,则腺瘤的发生率可高达 75%。所有恶性肿瘤的渐变顺序在结肠息肉中也同样存在,即从完全没有异常增生到良性肿瘤到浸润癌;另一方面,直径小于 0.5cm 的恶性肿瘤中不含良性腺瘤也极为罕见。

腺瘤恶性潜力取决于其大小、生长方式和上皮异型性程度。癌症被发现在直径 1cm 的腺瘤恶变率为 1%,腺瘤 1~2 cm 大小的为 10%,而大于 2cm 的腺瘤其恶变率高达 45%。扁平腺瘤在亚洲人群更普遍出现,其体积小,呈扁平状或扁管状,往往发生在右半结肠,并可能通过不同的途径发生癌变。扁平腺瘤直径仅有几个毫米时也有恶变可能。腺瘤组织学的三个模式是肿瘤发展变化的不同阶段,约 5% 的管状腺瘤、22% 的绒毛腺瘤和 40% 的绒毛状腺瘤变成恶性。癌变潜能随上皮异常增生程度的增加而增加。无蒂息肉比有蒂息肉更容易恶变。腺瘤恶变所需时间可能至少 5 年,大多数为 10 年或更长。

临床表现

A. 症状和体征

多数息肉无明显临床症状,但息肉体积较大时,就可能引起症状。直肠出血是最常见的症状。根据息肉位置不同,出血的颜色可以是鲜红色或暗红色。出血通常是间歇性的,息肉造成较大的出血甚为罕见。

症状明显的大肠癌多表现为排便习惯的改变,特别左侧结肠癌或直肠癌,但较大的良性肿瘤,也可能会引起里急后重、便秘或排便次数增加等排便习惯的改变。一些体积较大的绒毛状腺瘤,可以分泌黏液并经直肠排出。息肉样肿瘤可能引起肠蠕动痉挛或不同程度肠套叠,而憩室病、肠易激综合征或息肉切除术后最常见的症状是梗阻。幼年性息肉常可以见到较长带蒂息肉通过肛门脱出。

一般查体并不能发现结肠息肉,但有些息肉疾病如黑斑息肉综合征等疾病可在查体时被发现。直肠指检有时可触及息肉,而直肠乙状结肠镜检可能发现乙状结肠或直肠息肉。大便中带有淡红色黏液提示有高位结肠肿瘤的存在。由于息肉往往多发且伴有癌变,因此当乙状结肠镜检查发现息肉情况下,就必须进一步行全结肠镜检。

B. 影像学检查(钡灌肠)

钡灌肠已不再作为大肠癌诊断的主要方法。气钡对比灌肠造影,息肉常表现为边界清楚、圆形的充盈缺损。彻底的清洁肠道和仔细检查,有时可发现较小的息肉。

C. 结肠镜检查

这是诊断结肠息肉最可靠的方法,而且可在同时完成息肉切除。然而,小息肉仍有 5%~10% 的漏诊率。

结肠镜检查的敏感性一定程度上依赖于内窥镜检查医师的技术和经验。在已发现息肉或症状提示息肉存在的情况下,必须仔细进行全结肠镜检查。

D. CT 结肠成像

随着 CT 结肠成像的不断发展,目前已成为结肠息肉诊断和筛查的重要手段。其主要优点是能够对肠腔内表面黏膜进行更完整的评估,主要缺点是需要良好肠道准备的,以及发现异常后仍需后续的结肠镜检查。

鉴别诊断

钡灌肠和 CT 结肠成像结果出现异常,应进一步通过结肠镜检查取病理组织学确诊。

治疗

当结肠和直肠息肉首次发现时往往已有症状,并且有恶变可能,所以需要及时治疗。未经治疗的息肉最终发生恶变的累积的风险分别为 5 年 2.5%,10 年 8%,20 年 24%。

在行内窥镜检查时息肉应完全切除。位于直肠内息肉可经肛门行黏膜切除术去除。完整的切除标本应进行组织学检查。应尽可能将息肉给予完整切除,以便进行病理检查和正确分级。若息肉内病理检查发现浸润性癌,即使很少也需要进行正规的外科治疗,但在某些病例,内窥镜下进行完整切除已足够。

完整的息肉切除术首选内镜下黏膜切除术(EMR),切除前于黏膜下层注射生理盐水抬高息肉以利于切除,为了正确评估息肉生长深度,切除范围还包括黏膜下层。如果息肉疑有早期浸润癌,内镜下不能完整彻底清除,就不应行息肉切除,而应转行正规的外科手术切除。HNPCC 和其他多发性息肉患者往往需要全结肠切除 + 回肠直肠吻合术或回肠的 J - 袋肛门吻合术(IPAA)。

结肠镜下息肉切除术约有 2%~4% 的病例可发现浸润性腺癌,因此必须正确选择是要行结肠部分切除或仅随访患者。1985 年,Haggitt 及其团队提出了一个带蒂恶性息肉形态分类(表 30-10)。Haggitt 1~3 级淋巴结转移风险小于 1%。Haggitt 4 级和无蒂息肉的淋巴结转移风险为 10% 或更大。恶性息肉病例如果满足下列条件的情况下,无需行结肠切除术:①内窥镜下肿瘤边缘无浸润;②显微镜下切缘无浸润;③癌细胞高分化;④无淋巴或静脉侵犯;⑤癌细胞未侵犯息肉蒂部(Haggitt 0~2 级)。其他恶性息肉(例如无蒂),均应切除累及肠段。已行内镜下黏膜切除术(EMR)的无蒂息肉癌变,通常已浸润到黏膜下层,病理分级为 sm1~sm3,并且有较强的转移潜能。sm1 和一些 sm2 由于其淋巴转移率很低,可以施行内视镜息肉切除术。然而,要进行确切的 sm 分类既需要优秀的 EMR 也需要可靠的病理组织学检查。将来分子标记可能对外科切除方式的

表 30-10　Haggitt 分级

级别	浸润深度
0	原位癌或黏膜内癌
1	肿瘤穿透黏膜肌层进入黏膜下层但局限于息肉头部
2	肿瘤侵犯达息肉颈部
3	肿瘤已侵犯全息肉蒂
4	肿瘤侵犯息肉蒂肠管黏膜下层但未及固有肌层（T1）
无	蒂息肉等同于上述第 4 级

续表

良性	恶性
视网膜色素沉积	硬纤维瘤
胃底腺息肉	胃癌
十二指肠腺瘤	肾上腺癌
小肠腺瘤	成神经管细胞瘤
	恶性胶质瘤
	甲状腺癌
	小肠癌
	回肠类癌
	骨肉瘤
	肝母细胞瘤

选择有所帮助。由于早期直肠癌能够经局部切除治愈，所以远端直肠出现的恶性息肉可能没有必要做根治性切除。

家族性腺瘤性息肉病（亦称腺瘤性息肉病）是一种罕见但非常重要的疾病，若未经治疗，患者 40 岁以前几乎全部发展为大肠癌。其特性是常染色体显性遗传。目前在遗传方面的进展很多：1991 年发现 APC 基因（FAP 已被用于基因文库）定位在染色体 5q21 上，从那时起已识别 100 多个相关突变。目前高危个体的基因识别已开始临床应用。常表现为结肠和直肠成百上千的大小不一的息肉。部分病患 FAP 弱表达（以前称为遗传性扁平腺瘤综合征），而且息肉数量较少（通常 <100 个），结肠癌发病时间晚，具有不同的 APC 基因突变特征。FAP 伴有一系列的良性和恶性肠外表现（表30-11）。加德纳综合征（息肉病，硬纤维瘤，下颌骨或颅骨骨瘤，皮脂腺囊肿）和 Turcot 综合征（息肉病和儿童小脑髓母细胞瘤）均属 FAP，各自有不同的肠外表现，同时这些综合征都存在 APC 基因突变，Turcot 综合征也可能是与 HNPCC 相关，并且错配修复基因缺失（儿童结肠癌或成人神经胶质瘤）。有 2/3 的患者早在出生后 3 个月就可出现，这种异常（常累及双侧，每侧病变均在 4 处以上）预测 FAP 有 97% 的敏感性。息肉在青春期开始出现，此时应该进行大肠镜检查。一旦检测到 APC 基因突变或息肉病诊断明确，就应该行结肠切除术，并行上消化道内镜检查进一步寻找胃十二指肠病变。

表 30-11　家族性腺瘤性息肉病肠外表现

良性	恶性
内分泌腺瘤	十二直肠癌
骨瘤	胆管癌
表皮囊肿	胰腺癌

虽然全直肠结肠切除术消除了发生大肠癌症的风险，但手术也留下了一个永久性的回肠造口。若直肠息肉的数量少，可行结肠次全切除＋回肠直肠吻合术，术后定期随访；另一改良术式是全结肠切除术＋回肠 J - 袋肛管吻合术。回肠直肠吻合术后，应定期每 6~12 个月行乙状结肠镜检查去除残余直肠息肉以阻止癌变。严格随访下残余直肠癌变的发病率较低。有报道舒林酸和塞来昔布可促使息肉退行性变，可化学预防残余直肠癌变。如果完全切除直肠黏膜，直肠癌的后续发生风险基本上为零。有病例报告称手术后肛管癌发生率增加，这种情况的出现可能是因为回肠肛管吻合时易感黏膜切除不完整所致。预防性结肠切除术不能改变肠外表现。

受 FAP 影响，约有 30%~70% 的病例能发现十二指肠和壶腹周围腺瘤性息肉，而终生风险接近 100%。从大肠腺瘤被发现，十二指肠和壶腹周围腺瘤性息肉发病的滞后时间约 10~20 年，发病的中位年龄为 38 岁。FAP 的患者出现十二指肠癌的风险较正常人群可高达 100~330 倍，至 60 岁预计有高达 10% 的累积风险度。十二指肠癌是 FAP 患者常见的第二大死亡原因，仅次于进展期和转移性结直肠癌。

MYH（mutY 同源）相关性息肉综合征最近被证实在 APC 基因突变检测阴性的 FAP 患者亚群中存在。此病为常染色体隐性遗传，表型为多发的大肠息肉（>10 个），息肉数量通常比经典 FAP 为少。MYH 基因突变大肠癌患者发病年龄据报道小于 50 岁。MYH 息肉症发生的结直肠癌与碱基切除修复缺陷，G:C 到 T:A 颠换有关联。这种息肉综合征相关性大肠癌仍将继续加以界定。

四种少年性息肉综合征已经确定：①少年性息肉综合征（1/100 000 人）；②Cronkhite-Canada 综合征（少年性息肉和外胚层病变）；③Bannayan-Riley-Ruvalcaba

综合征(少年性息肉、巨头畸形和生殖器色素沉着);
④ Cowden 病(幼年性息肉和面部毛膜瘤,甲状腺肿和癌症,乳腺癌)。幼年性息肉是恶性程度低的错构瘤,而家族性息肉病青少年和他们的亲属胃肠道癌症的风险增加。幼年性息肉综合征的结肠直肠癌罹患率为30%~60%。此外,错构瘤和腺瘤可以共存,而且在没有确切证据之前不能假定这种息肉没有错构瘤发生。结肠镜切除用于较大或症状(如出血、肠套叠)明显的病变。有些幼年性息肉可自行脱落。结肠切除术适用于家族性少年息肉病。

黑斑息肉综合征(Peutz-Jeghers syndrome)是一种罕见的常染色体显性遗传病(1/200 000 人),表现为胃、小肠和结肠错构瘤性息肉。患者皮肤和黏膜有黑色素沉着,尤其是嘴唇和牙龈。直到最近,黑斑息肉错构瘤才被认为是没有恶性潜力,但是腺瘤性变化和恶变也有报道。有报道此病患者大肠癌发生率为39%。预防性结肠切除术对于黑斑息肉综合征患者的作用有待于进一步研究,仅在症状出现时,可行息肉切除,但患者应进行持续性随访。黑斑息肉综合征患者其他组织(如胃、十二指肠、胰腺、小肠和乳腺)癌症的发生比率增加。

▶ 预后

绒毛状腺瘤局部切除后复发率大约为15% 的。管状腺瘤很少复发,但可以新生另外的腺瘤,无论什么类型的腺瘤患者其腺癌的发生率比一般人群高出许多。大肠腺瘤切除后异时性肿瘤(如多发息肉、无蒂息肉、绒毛状息肉或直径超过2cm)的癌变发生率最高。癌变的风险男性高于女性。在一项长达15 年的研究中,大肠腺瘤切除后腺瘤复发的累积风险可达50%,在同一样本中癌变发生率累计上涨了7%。如果以通过全结肠镜将结肠内息肉悉数切除后,对于早期发现肠道恶性新生物,3 年一次与1 年和3 年各一次结肠镜检同样有效。

Al-Tassan N et al: Inherited variants of MYH associated with somatic G:C->T:A mutations in colorectal tumors. Nat Genet 2002;30:227.

Boardman LA: Heritable colorectal cancer syndromes: recognition and preventive management. Gastroenterol Clin North Am 2002;31:1107.

Church J et al: Staging intra-abdominal desmoid tumors in familial adenomatous polyposis: a search for a uniform approach to a troubling disease. Dis Colon Rectum 2005;48:1528.

Frazier ML et al: Current applications of genetic technology in predisposition testing and microsatellite instability assays. J Clin Oncol 2000;18(21 Suppl):70S.

Gelfand DW: Decreased risk of subsequent colonic cancer in patients undergoing polypectomy after barium enema: analysis based on data from the preendoscopic era. AJR Am J Roentgenol 1997;169:1243.

Levin B et al: Screening and surveillance for the early detection of colorectal cancer and adenomatous polyps, 2008: a joint guideline from the American Cancer Society, the US Multi-Society Task Force on Colorectal Cancer, and the American College of Radiology. Gastroenterology 2008;134:1570.

Lynch HT, Lynch JF, Lynch PM: Toward a consensus in molecular diagnosis of hereditary nonpolyposis colorectal cancer (Lynch syndrome). J Natl Cancer Inst 2007;99:261.

Lynch PM: Prevention of colorectal cancer in high-risk populations: the increasing role for endoscopy and chemoprevention in FAP and HNPCC. Digestion 2007;76:68.

Marshall JR: Prevention of colorectal cancer: diet, chemoprevention, and lifestyle. Gastroenterol Clin North Am 2008;37:73.

Soravia C et al: Desmoid disease in patients with familial adenomatous polyposis. Dis Colon Rectum 2000;43:363.

Winawer SJ, Zauber AG: Colonoscopic polypectomy and the incidence of colorectal cancer. Gut 2001;48:753.

结肠和直肠其他肿瘤

大肠类癌少见,且大多发生在直肠。直径小于2cm,通常是无症状的良性病变,并可以通过局部切除而治愈。结肠(主要是右侧)或直肠肿瘤较大可引起局部症状、转移,并需要标准的肿瘤根治术。与小肠类癌相比,在不到5% 的大肠癌转移性类癌患者中可出现类癌综合征。

淋巴瘤是最常见的非癌性大肠恶性肿瘤。弥漫性淋巴瘤息肉是一种罕见的胃肠道表现。非霍奇金B 细胞淋巴瘤和Kaposi 肉瘤是艾滋病相关癌症,影响结肠和直肠。淋巴瘤通常有侵袭性,但Kaposi 肉瘤很少引起结肠或全身症状。

脂肪瘤很难通过钡灌肠与黏膜肿瘤相鉴别,但CT 检查可显示与脂肪密度肿块,结肠镜检查显示为软"枕头"样病变,往往为确诊提供证据。脂肪瘤通常无症状,但可能会导致梗阻。如果有症状即应该切除。

平滑肌瘤在结肠比在胃或小肠更少见。结肠肿瘤较近端肠道不太容易造成较明显的出血。有些平滑肌瘤会恶变。15% 的结肠或直肠平滑肌瘤可发展为胃肠道间质瘤(GIST)。

子宫内膜腺肌瘤是子宫内膜组织种植到直肠、乙状结肠、阑尾、盲肠或远端回肠表面,并可侵犯黏膜下层和黏膜肌层。子宫内膜腺肌瘤内窥镜下表现与原发性结肠癌类似。异位组织受血循环中雌激素的刺激发生炎症和纤维化。肠道子宫内膜异位症主要表现为月经期间大便习惯改变、直肠疼痛以及直肠出血等症状。90% 的患者盆腔检查是可触及痛性结节。通过乙状结肠镜检查,纤维结肠镜及钡灌肠可做出初步诊断,但确诊需要行诊断性腹腔镜检查。在内分泌治疗不能控制症状或者恶性肿瘤不能排除这两种情况下,需行治疗性腹腔镜手术。盆腔腹膜表面的子宫内膜腺肌瘤可通过激光或电凝法予以清除;而结肠或直肠表面的子宫内膜腺肌瘤可能需要肠段部分或全层切除。据报道90%~100% 的患者在接受手术治疗后肠道症状缓解。

其他良性大肠肿瘤包括Recklinghausen 病、畸胎瘤、肠囊瘤(直肠重复)、淋巴管瘤、神经纤维瘤和海绵状血管瘤。腺鳞癌、原发性鳞状细胞癌和原发性黑色素瘤是结肠或直肠极为罕见的恶性肿瘤。

Henkel A, Christensen B, Schindler AE: Endometriosis: a clinically malignant disease. Eur J Obstet Gynecol Reprod Biol 1999;82:209.

Jerby BL et al: Laparoscopic management of colorectal endometriosis. Surg Endosc 1999;13:1125.

Kawamoto K et al: Colonic submucosal tumors: a new classification based on radiologic characteristics. AJR Am J Roentgenol 1993;160:315.

Londono-Schimmer EE, Ritchie JK, Hawley PR: Coloanal sleeve anastomosis in the treatment of diffuse cavernous haemangioma of the rectum: long-term results. Br J Surg 1994;81:1235.

Saclarides TJ, Szeluga D, Staren ED: Neuroendocrine cancers of the colon and rectum: results of a ten-year experience. Dis Colon Rectum 1994;37:635.

Soga J: Carcinoids of the colon and ileocecal region: a statistical evaluation of 363 cases collected from the literature. J Exp Clin Cancer Res 1998;17:139.

Spread C et al: Colon carcinoid tumors. A population-based study. Dis Colon Rectum 1994;37:482.

结肠憩室病

结肠是胃肠道憩室最常见的发生部位。结肠憩室分为真性憩室和假性憩室。真性憩室包含肠壁各层,在结肠十分罕见,属于先天性的。结肠憩室多为假性憩室,由黏膜、黏膜下层穿过肌层向外突出而形成,属于后天形成的。结肠憩室是由结肠内压力增高导致肠黏膜向外突出而形成,其大小各异,从数毫米到数厘米不等,有些憩室内含有浓缩的粪便。乙状结肠是结肠憩室最常见的发生部位(约占95%),其余依次为降结肠、横结肠和升结肠。单发的盲肠憩室和右半结肠多发性憩室多见于亚洲人,而在其他人群中则很少见。巨大结肠憩室也是罕见的,通常发生在乙状结肠。

结肠憩室在西方国家多见,而在亚洲和赤道附近发展中国家少见。在西方国家,结肠憩室的发生率约为50%,40岁时发生率为10%,而80岁时的发生率则为65%。在新加坡,结肠憩室的发病率为20%,其中70%发生在右半结肠。文化因素,特别是饮食因素在结肠憩室的发病中起到重要作用,而纤维性饮食起主要作用。

在结肠憩室的发病中需要结肠壁局部缺陷和结肠内压力增高两大因素的存在。结肠营养血管穿过结肠环肌的孔隙是结肠憩室的好发部位(图30-12)。结肠憩室病可分为:①肠运动过强相关性憩室病;②单纯性集群性憩室病。前者表现为结肠肌层缩短、增厚,受到食物、药物刺激后结肠压力反应性增高,患者可出现腹痛、大便习惯改变,此类憩室发生在乙状结肠,至少是初始发生在乙状结肠。推测结肠肌层增厚是由于食物中长期缺乏纤维,导致大便秘结,结肠肌层运动过强所致。增厚的肠壁使肠腔阻塞,结肠形成封闭的腔室,从而使肠腔内压力升高,导致憩室形成。根据Laplace定律,肠腔压力与肠壁张力成正比,与肠腔半径成反比。有人认为肠易激综合征是憩室前状态。然而,憩室和肠易激综合征的结肠运动形式是不同的。肠易激综合征可累及食管、小肠和结肠,似乎与憩室形成的病因无明显关系。憩室和肠易激综合征可同时存在,而临床表现往往由肠易激综合征所引起。

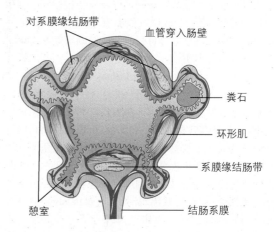

对系膜缘结肠带

血管穿入肠壁

粪石

环形肌

系膜缘结肠带

结肠系膜

憩室

▲图30-12　横结肠断面,显示憩室形成部位,注意对系膜缘无憩室形成,纵行肌完全包绕结肠,不受结肠带限制

单纯性集群性憩室可遍布结肠,但一般并不引起症状,结肠肌层及肠腔内压力也基本正常。推测,原发的结肠壁薄弱,伴随患者年龄的增大或者其他疾病促进了憩室的发生。Ehlers-Danlos综合征和Marfan综合征均有结缔组织异常,也与结肠憩室的发生有一定的关系。

(一)憩室病

将多发性假性憩室称为憩室病。

▶ 临床表现

A. 症状和体征

结肠憩室多在结肠钡剂造影,CT或结肠镜检时偶然发现的,约有80%的憩室病患者可不出现症状。憩室病的症状是由并发症所引起的,如出血和憩室炎,这将在后续相关章节中分别予以介绍。无并发症的憩室病有时可出现腹痛、便秘、腹泻等症状,这并不是憩室病本身的症状,而是由肠运动功能紊乱所致,憩室病仅仅是同时发生的。可有左下腹轻压痛,有时在左半结肠可触及质硬的管状结构。有腹痛而无炎症的患者不表现出发热和白细胞升高。

B. 影像学检查

结肠钡剂造影除可发现憩室外,还可发现呈锯齿状表现的节段性肠痉挛、肌层增厚所导致的肠腔狭窄。

C. 结肠镜检查

在憩室病时行结肠镜检并无多大的临床意义,其意义将在憩室炎章节中予以讨论。

▶ 鉴别诊断

非炎症性结肠肌层病变所引起的腹痛很难与憩室炎鉴别,前者无炎症的临床表现是其主要区别,典型的腹痛病史是做出鉴别诊断的唯一方法。憩室病应与其他直肠出血性疾病如直肠癌相鉴别,因此,有出血者行结肠镜检是很有必要的。

▶ 并发症

主要有憩室炎和大出血,这将在憩室炎章节中予以讨论。

▶ 治疗

A. 非手术治疗

无症状的憩室病可给富含纤维的饮食,憩室形成后能否通过改变饮食结构来避免并发症目前尚无定论。对有症状的憩室病患者给予高纤维饮食可使便秘得到改善,但不能消除腹痛。麦麸是最廉价的纤维来源,患者每日应进食 10~25g,并加上谷类、汤类、色拉或其他食物。美味的麸、糠产品、全粉面包、谷类早餐食品现有供应,其他如亚麻籽、半纤维产品市面也有销售。处方药含有不同类型的纤维物质,对结肠的作用不同。抗胆碱能药物、镇静剂、抗抑郁药和抗生素对憩室病均无治疗作用。镇静剂应避免应用,但如果因疼痛必须用时,非阿片类止痛药可以考虑应用。教育、耐心劝导使患者放心,良好、温暖的医患关系对治疗的成功是至关重要的。

B. 手术治疗

大出血或需要排除肿瘤的患者则应手术治疗,但结肠镜检对排除肿瘤有一定帮助。无症状的憩室病和肠易激综合征则无需手术治疗。

▶ 预后

憩室病的自然病程尚不明确。多年随访发现,约有 10%~20% 的患者可并发憩室炎或出血。由于随访患者是经过选择的,因此认为,在人群中并发症的发生率可能更低。既往无结肠症状的憩室病患者约有 75% 会发生并发症。有证据表明,肠运动过强,相关性憩室病更容易并发憩室炎,而单纯性集群性憩室病则易并发出血。肠易激综合征是一类慢性肠功能紊乱,影响患者生活,应明确其发病机制,为合理治疗提供依据。

(二) 憩室炎

诊断要点

▶ 急性腹痛
▶ 左下腹疼痛和包块
▶ 发热、白细胞升高
▶ 影像学表现

▶ 概述

急性结肠憩室炎常由肠内压力升高,憩室穿孔引起,每次发作仅累及一个憩室,且常发生于乙状结肠。憩室炎可仅局限于一段肠壁,也可发生腹膜炎。憩室穿孔可导致局限性结肠壁炎症和结肠周围炎,甚至发生严重的并发症,如蜂窝织炎、脓肿、瘘管形成。

憩室穿孔可导致结肠壁或结肠周围组织的炎症,进一步发展可导致严重的并发症,如蜂窝织炎、脓肿和瘘管形成。如穿孔很快愈合,则感染将局限在结肠。脓肿可被邻近组织所局限,也可能进一步扩大和扩散。应用抗生素可使小脓肿吸收,其他可能自然破溃流入肠腔或周围空腔脏器形成瘘管,有些则需要经皮穿刺引流或剖腹引流。穿孔后脓液或污物可导致腹膜炎。微小穿孔反复发作可引起肠壁和周围组织纤维化而出现慢性结肠梗阻,小肠也可与炎症区域粘连而引起小肠梗阻。盲肠憩室炎的临床表现类似于阑尾炎。

▶ 临床表现

A. 症状和体征

结肠憩室炎急性发作时出现局部腹痛,疼痛可轻可重,可呈持续性或痉挛性疼痛。除病变位于左下腹外,其他急性憩室炎的表现类似于急性阑尾炎。疼痛可位于耻骨上、右下腹或遍及整个下腹部。便秘或大便次数增多是很常见的,有时两者可以在同一患者身上并存。肛门排气后疼痛减轻。炎症波及膀胱可引起排尿困难。恶心、呕吐与炎症的严重程度和部位有关。体格检查可发现低热、轻度腹胀、左下腹压痛、左下腹或盆腔包块。少见有大便隐血或大便带血,如果出现,往往提示有恶变的可能。患者可出现程度不同的白细胞升高。

上述为典型的临床表现,急性憩室炎也可表现为其他形式。憩室穿孔可导致弥漫性腹膜炎。急性憩室炎也可能不被注意,直至发生并发症后才引起重视,并发症常是患者就诊的原因。憩室炎的病情可以十分隐匿,这一现象常发生在老年患者,含糊不清的腹痛伴腹股沟脓肿或结肠膀胱瘘可以是初发症状。有些患者腹痛和炎症表现不明显,但可触及腹部包块或出现大肠梗阻的表现,常被误诊为左侧结肠癌。在一组被证实为憩室炎的女性患者中,由于没有或仅有轻微的胃肠道症状,38% 初诊时被误诊为盆腔包块。

B. 影像学检查

如憩室穿孔到腹膜腔,腹部平片可见腹腔内游离气体。如炎症局限,则可出现肠梗阻、不全性结肠梗阻、小肠梗阻或者左下腹包块等。

腹盆部 CT 检查可作为首选的早期检查手段,可用静脉、口服或结肠造影剂以增强影像检查效果。CT 检查可发现结肠周围脂肪组织不连续,并发症如脓肿、瘘管也很明显 (图 30-13)。CT 检查发现可为手术治疗

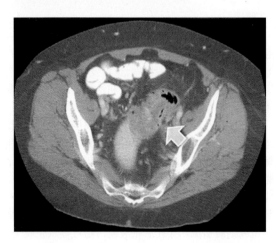

▲图 30-13　CT 检查可见乙状结肠憩室炎
结肠周围脂肪组织不连续，肠壁增厚，脓肿形成

和非手术治疗提供依据。为病变标准化，Hinchey 及其同事将憩室炎穿孔描述为以下四期：①结肠周围脓肿局限在结肠系膜；②结肠周围脓肿扩散为盆腔脓肿；③化脓性腹膜炎；④污染性腹膜炎。非手术治疗临床表现不改善而需手术治疗或非手术治疗 48 小时后则需重复 CT 检查。

CT 检查可以显示患有憩室的乙状结肠。观察结肠周围是否中断、有无结肠壁增厚及其内有无脓肿。憩室炎急性发作期禁用钡剂灌肠，以免钡剂进入腹腔，而在低压条件下使用水溶性造影剂则是安全的。在急性发作后一周或更长时间可行钡剂灌肠检查，但此时很少需要行 CT 检查。

C. 特殊检查

硬质乙状结肠镜常不能通过直肠与乙状结肠交界处，因为此处成角且肠腔变窄。可发现红斑、水肿、阵发性痉挛。有时可见到由上段肠流下的脓性肠内容物。可弯曲的乙状结肠镜和结肠镜检查有助于排除癌肿和估计结肠狭窄及其他持续存在的疾病，但在急性发作期应避免使用。狭窄肠管可用小口径仪器检查。膀胱镜检查可见到膀胱壁大泡状水肿。

▶ 鉴别诊断

伴有弥漫性腹膜炎的憩室穿孔常难与其他原因引起的穿孔相鉴别，包括异物或含粪便的穿孔。急性憩室炎合并局限性穿孔与阑尾炎、结肠癌穿孔、绞窄性肠梗阻、肠系膜血管供血不足、Crohn 病等的临床表现极其相似。乙状结肠冗长症患者，冗长的乙状结肠可延伸至右下腹，此时急性憩室炎则很难与阑尾炎相鉴别。初发症状、腹部包块、超声检查、CT 检查及水溶性造影剂灌肠造影有助于鉴别诊断。结肠镜检查可发现肿瘤、血管供血不足和结肠炎症性疾病。憩室炎与结肠癌的鉴别有时非常困难，特别在出现包块、瘘管而无症状

时。尽管钡剂灌肠和结肠镜检查可以解决这些问题，但往往在手术标本病理学检查后才能明确诊断。

▶ 并发症

憩室炎的并发症有穿孔、脓肿、瘘管和不全性肠梗阻。结肠梗阻往往缓慢且为不全性梗阻。如果急性发作，可用胃肠减压、静脉应用抗生素，有时需要行手术切除。小肠梗阻可能由小肠与发炎的乙状结肠粘连所致。

男性患者的瘘管可累及膀胱(见结肠膀胱瘘)。瘘管可累及输尿管、尿道、阴道、子宫、盲肠、小肠、卵巢、输卵管、会阴及腹壁。

▶ 治疗

A. 非手术治疗

急性憩室炎患者往往需要住院治疗，按照病情的严重程度采用不同的治疗方法。可采用禁饮食、胃肠减压、静脉补液、全身应用广谱抗生素。口服胃肠道不吸收的抗生素意义不大。阿片类止痛剂应当慎用，以便连续进行腹部检查。急性期症状消失后，可逐渐恢复饮食。如无肠道狭窄，可给予大便成形剂。这些治疗对 70% 的患者有效。首次发作的患者约有 30% 有复发可能。

结肠镜检查应于症状消失后 6~8 周进行。直肠出血或 X 线检查发现有肿瘤可能(狭窄、包块、可疑发现)，则必须行结肠镜检查。选择行憩室切除时，应对整个结肠进行评估，检查息肉和恶变。若患者有腹痛或大便习惯改变，即使 X 线仅发现憩室，也应行结肠镜检查。这类患者行结肠镜检查约有 30% 可发现肿瘤。

B. 手术治疗

憩室穿孔合并弥漫性腹膜炎或憩室炎经非手术治疗不见好转者应行结肠切除术。择期结肠切除用于憩室炎反复发作，有并发症病史(如蜂窝织炎或脓肿经非手术治疗或经皮穿刺引流治愈或好转，肠狭窄、瘘管形成)，或不能除外癌变者。患者年龄小于 50 岁也应手术切除。然而，这些传统的结肠切除指征现在应重新考虑，许多专家提倡保守治疗，对其复发、转为慢性与并发症进行密切观察。急性憩室炎时肠梗阻和瘘管一般不需急诊手术，这两种情况将在本节另行讨论。

局限性结肠旁脓肿可由介入放射医生行经皮穿刺置管引流治疗。该方法是非常有用的，因为它可使一些急诊手术变成在急性炎症消退后行择期手术治疗。有并发症史的憩室炎应行结肠切除术。

严重急性憩室炎行剖腹探查术，可见腹水呈浑浊、脓性或粪便性。乙状结肠被包裹在炎性包块中，该包块中可含有大肠、结肠系膜、大网膜，有时可含有小肠。除可见由穿孔引起的弥漫性粪便性腹膜炎外，可能找不到病变的憩室。脓肿可隐藏在结肠或大网膜下，只有移动肠管才能发现。脓肿常位于结肠旁、结肠内侧、

肠系膜或盆腔内。微小穿孔不发生明显的脓肿。结肠炎症和腹膜炎程度、患者一般情况以及外科医生的经验等决定手术方式。

1. 一次手术（一期切除吻合）　完成病变肠管切除、结肠吻合，达到在同一手术中解决所有问题，是一期切除吻合的优点。如果切除病变肠管后，手术野有明显的感染，则不应该行一期切除吻合，这是由于在这种情况下一期切除吻合后肠瘘的发生率很高的缘故。如果其他情况允许，术中灌洗肠道可使一期吻合变成可能。

2. 二期手术（一期切除后不吻合）　病变肠管切除后，近端结肠拉出造口，远端结肠封闭（Hartmann法，见图30-6）或外置造口。待炎症消退后，再二期手术恢复肠道连续性。经皮穿刺脓肿引流的使用越来越多，此方法可使炎症消退，从而避免分期手术。

3. 三期手术　包括首次手术行横结肠造口，结肠旁脓肿引流；二期手术切除左半结肠；三期手术行结肠造口关闭术。由于三期手术的死亡率高于二期手术的死亡率，该术式目前在美国已不常用。

乙状结肠憩室炎的手术应切除至直肠乙状结肠交界处，以使吻合位于无憩室的直肠。近端切除点应位于柔软的健康结肠，通常包括整个乙状结肠。附加邻近肠管切除并无必要，因为即使这些肠管有憩室存在，但在无乙状结肠高压的情况下，往往不引起症状。腹腔镜手术较开腹手术有更大的优点，但可能较困难或在持续炎症时无法操作。

▶ **预后**

急性憩室炎住院患者中约有25%需要手术治疗。手术死亡率由过去的20%降到现在的5%，这与经皮穿刺脓肿引流后行肠切除的广泛应用有关。

憩室炎经非手术治疗后约有三分之一复发，且多发生在5年内。尽管推荐高纤维饮食，但能否降低憩室炎的复发率尚不清楚。如果远端切至直肠，则憩室炎切除后的复发率是很低的（约为3%~7%）。

Abbas S: Resection and primary anastomosis in acute complicated diverticulitis, a systematic review of the literature. Int J Colorectal Dis 2007;22:351.

Aldoori WH et al: A prospective study of dietary fiber types and symptomatic diverticular disease in men. J Nutr 1998;128:714.

Ambrosetti P: Acute diverticulitis of the left colon: value of the initial CT and timing of elective colectomy. J Gastrointest Surg 2008;12:1318.

Baker ME: Imaging and interventional techniques in acute left-sided diverticulitis. J Gastrointest Surg 2008;12:1314.

Chapman JR et al: Diverticulitis: a progressive disease? Do multiple recurrences predict less favorable outcomes? Ann Surg 2006;243:876.

Desai DC et al: The utility of the Hartmann procedure. Am J Surg 1998;175:152.

Jacobs DO: Clinical practice. Diverticulitis. N Engl J Med 2007;357:2057.

Lee EC et al: Intraoperative colonic lavage in nonelective surgery for diverticular disease. Dis Colon Rectum 1997;40:669.

Miura S et al: Recent trends in diverticulosis of the right colon in Japan: retrospective review in a regional hospital. Dis Colon Rectum 2000;43:1383.

Nagorney DM, Adson MA, Pemberton JH: Sigmoid diverticulitis with perforation and generalized peritonitis. Dis Colon Rectum 1985;28:71.

Rafferty et al: Practice parameters for sigmoid diverticulitis. The Standards Committee of The American Society of Colon and Rectal Surgeons. Dis Colon Rectum 2006;49:939.

Salem L, Flum DR: Primary anastomosis or Hartmann's procedure for patients with diverticular peritonitis? A systematic review. Dis Colon Rectum 2004;47:1953.

Schwandener O et al: Laparoscopic colectomy for recurrent and complicated diverticulitis: a prospective study of 396 patients. Langenbecks Arch Surg 2004;389:97.

结肠膀胱瘘

胃肠道与膀胱之间的瘘以结肠膀胱瘘最为多见。由于在女性结肠与膀胱之间有子宫及其附件，因此结肠膀胱瘘的发生率男女之比为3:1。

憩室炎是结肠膀胱瘘最常见的发病原因，约有2%~4%的憩室炎患者发生结肠膀胱瘘，一些治疗中心报道的发生率更高。结肠膀胱瘘也可由结肠癌、其他脏器的肿瘤（膀胱癌）、Crohn病、放射性损伤、外伤、异物和医源性损伤等引起。

结肠膀胱瘘患者可以症状轻微或无症状。由憩室炎和结肠癌所导致的结肠膀胱瘘很少出现突然或剧烈的腹部症状，典型的表现往往是顽固性尿道感染。患者可出现明显的粪尿和气尿，也可能经直接询问后患者才回忆起有粪尿和气尿病史。憩室炎发作病史可能完全未引起患者注意。

体格检查可检出盆腔包块或未见异常。多数患者无白细胞增高，常规血生化检查也在正常范围。尿液分析可见粪尿和感染性尿液。硬质乙状结肠镜通常无异常发现，可弯曲的乙状结肠镜或结肠镜检可发现结肠癌或瘘管部位的炎症表现。膀胱镜检查可发现大泡状水肿，但常常见不到瘘管。90%的患者CT检查可见膀胱少量气体。钡剂灌肠造影、超声检查、膀胱造影可显示瘘管，但细小瘘管则易漏诊，有些患者瘘管闭合或暂时闭合，此时瘘管也不显示。

结肠膀胱瘘需要手术治疗，但不需要急诊手术。结肠旁脓肿可经过结肠膀胱瘘引流至膀胱，患者可能恢复良好，手术应推迟至确实需要手术治疗时进行，那时患者的情况可能更适宜于手术治疗。无法排除癌时应早期手术。结肠膀胱瘘自愈可出现在50%结肠憩室炎合并结肠膀胱瘘患者，自愈后是否需要手术切除则取决于结肠病变的性质。有些患者对结肠膀胱瘘耐受良好，手术则可无限推迟。

除伴有脓肿或腹膜炎的急性憩室炎外，憩室炎或结肠癌患者手术时可见乙状结肠周围有轻度至中度炎症反应并坠入盆腔与膀胱粘连。如果结肠膀胱瘘由结肠癌引起,则结肠与膀胱之间的粘连不应分开,以免肿瘤细胞播散至盆腔,应盘状切除膀胱壁并与结肠作整块切除,一期缝合膀胱壁,留置膀胱引流7~10天。幸运的是多数瘘管进入膀胱的部位离膀胱三角较远。憩室炎时可将结肠钝性从膀胱壁上分离,再切除结肠,然后行一期肠吻合。缝合瘘管的膀胱端,Foley 导尿管膀胱减压。延期肠吻合则很少需要。

Lavery IC: Colonic fistulas. Surg Clin North Am 1996;76:1183.
Vasilevsky CA et al: Fistulas complicating diverticulitis. Int J Colorectal Dis 1998;13:57.

急性下消化道出血

胃十二指肠、小肠、结肠、直肠肛管功能障碍均可导致急性出血。下消化道出血大便呈暗红色或鲜红色,这与血液在肠道内停留的时间长短有关。鲜红色血便可能来自十二指肠溃疡或痔出血,也可来自这两者之间的任何部位。如果为鲜红色血便而患者无休克表现,则出血部位可能在远端小肠或结肠。

成人结肠出血的原因有憩室病、血管发育不良、孤立溃疡、溃疡性结肠炎、缺血性结肠炎,以及不常见的情况如凝血机制障碍、放射性损伤、化疗药物的毒性作用等。右半结肠与左半结肠的出血机会均等,这可能与血管发育不良在右半结肠更为常见有关,当然右半结肠的憩室也可出血。小肠出血性疾病较为少见,

其中包括遗传性出血性毛细血管扩张症(Rendu-Osler-Weber 综合征)。

慢性直肠出血是直肠癌、直肠息肉、痔、肛裂等疾病的典型表现,一般无需急诊评估,可选择直肠指诊、结肠镜检查和 X 线检查。严重急性出血危及生命,应尽快明确诊断和处理。有些患者出血过程很快,少量出血后自行停止,这些患者无生命危险,但却很难判断是否会再出血,应引起高度重视,积极予以评估。

图 30-14 为急性下消化道出血的处理方案。许多决策的做出取决于出血的速度,不能一概而论。在达到输血2个单位之前,90%的患者出血可自行停止。

严重直肠出血应边诊断边进行液体复苏和输血,检测凝血参数并纠正其异常,对其相关性疾病应尽快处理。直肠指诊、肛镜、乙状结肠镜检查应及时进行,不要试图进行肠道准备。发现为肛门直肠部出血,如痔、息肉样新生物和非特异性溃疡性直肠炎,应予以处理。

放置鼻胃管观察胆汁、肉眼血和隐血。胃内有血液提示 Treitz 韧带以上消化道出血(即上消化道出血),应行胃镜检查。有时来自十二指肠的出血没有反流到胃内,应观察抽吸物中的胆汁以排除此种情况,但如鼻胃管抽吸物中无胆汁或血液,也应行胃镜检查。

如果胃镜检查无阳性发现,推测出血已停止或缓慢出血,可行肠道准备,在数小时内行结肠镜检查。25%~94%的患者可找到出血部位,这取决于操作者的技术和经验,也和诊断出血的标准有关。有些出血可

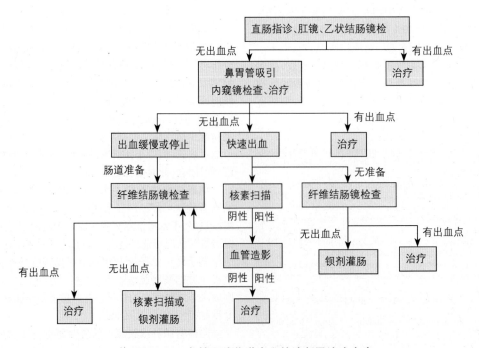

▲图 30-14 急性下消化道出血的诊断及治疗方案

在结肠镜下用双极电凝、热极止血和激光止血。结肠镜检查阴性时，可能意味着出血已经停止。钡剂灌肠造影可发现原发病灶（如憩室），但不能确定哪个病灶出过血。假若胃镜和结肠镜检查均为阴性，可用胶囊内窥镜检查小肠。

用何种手段对迅猛出血患者进行检查尚有争议，应看何种方法可以得到。注射放射性 ^{99m} 锝标记的红细胞进行核素扫描，可以判断是否为活动性出血，并可以检出每分钟 0.1ml 的出血，但对出血部位的判断并不可靠。如果核素扫描为阴性，则血管造影的检出率也很低，此时应行结肠镜检查。如果核素扫描为阳性，则应进一步行血管造影。

当出血速度在每分钟 0.5ml 以上时，14%~70% 的患者可用选择性肠系膜血管造影检出出血部位，放射专家的经验是非常重要的。如果发现了出血部位，动脉内注射加压素可使 35%~90% 的出血得以控制，至少是暂时控制。75% 的患者应用高选择性动脉栓塞可成功止血。

其他检查出血的方法还有急诊结肠镜检查，无需结肠准备。血液可引起腹泻，此时结肠内可能没有粪便，即便如此，结肠镜检查也是困难的。50% 的患者可见到出血点，70% 的出血可局限在某个部位，40% 的出血可经内窥镜止血，半数可获成功。

手术治疗适用于经血管介入治疗和内窥镜治疗后仍持续性出血或再出血患者。对耐受良好、出血已停止、出血部位明确或其他方法（如经结肠镜止血）无效的患者，采用手术治疗也是明智之举。出血部位明确者，应行局部结肠切除术。扩大手术适用于右半结肠出血和左半结肠多发憩室。如果外科医师术前不能确定出血部位，术中也找不到出血部位，术中应用内窥镜检查胃、小肠、结肠寻找出血部位。如果所有检查均未找到出血部位，而又怀疑结肠为出血部位时，全结肠切除术（通常行一期吻合）则成为最后的选择。所幸的是，当今已很少需要这种扩大的盲目的结肠切除术。

下消化道出血的病死率约为 10%~15%。

American Society for Gastrointestinal Endoscopy: The role of endoscopy in the patient with lower gastrointestinal bleeding. Gastrointest Endosc 1998;48:685.
Eisen GM et al: An annotated algorithmic approach to acute lower gastrointestinal bleeding. Gastrointest Endosc 2001;53:859.
Farrell JJ, Friedman LS: Gastrointestinal bleeding in the elderly. Gastroenterol Clin North Am 2001;30:377.
Gordon RL et al: Selective arterial embolization for the control of lower gastrointestinal bleeding. Am J Surg 1997;174:24.
Jensen DM: What to choose for diagnosis of bleeding colonic angiomas: colonoscopy, angiography, or helical computed tomography angiography? Gastroenterology 2000;119:581.
Luchtefeld MA et al: Evaluation of transarterial embolization for lower gastrointestinal bleeding. Dis Colon Rectum 2000;43:532.
Suzman MS et al: Accurate localization and surgical management of active lower gastrointestinal hemorrhage with technetium-labeled erythrocyte scintigraphy. Ann Surg 1996;224:29.

血管发育不良

肠血管发育不良是一种后天获得性疾病，好发于 60 岁以上人群，为局限于黏膜下的血管扩张，有自发性出血倾向，好发部位是盲肠和近端升结肠，但在年轻患者可发生于小肠，尤其是空肠，25% 的患者为多发。血管发育不良常伴有主动脉狭窄，但两者是否有联系尚有争议。一些患者伴有 Von Willebrand 病，两者均为广泛性结缔组织异常。肠血管发育不良的典型表现为间歇性出血，很少发生大出血。典型发作需输血 2~4 单位，无低血压表现，也可表现为黑便、缺铁性贫血、大便隐血试验阳性。

一些患者可经结肠镜检查确诊和成功治疗，伴随的血管瘤可不予处理。血管造影的典型表现为：①注射造影剂 4~5 秒内静脉早期显影；②血管簇状聚集；③静脉造影剂排空延迟。具备上述表现两项即可诊断本病。血管造影很少发现活动性出血（如渗血）。由于 60 岁以上无出血病史的人群中，有 25% 在盲肠有血管发育不良，因此，即使发现其存在，也不能确定本病就是引起出血的原因。

血管发育不良的自然病程尚不清楚。如患者高龄、风险性高、仅有一次出血史、结肠镜治疗失败，保守治疗优于手术治疗。手术应针对病变结肠段。有报道指出，一组结肠血管发育不良导致出血的患者中，术中有 23% 的患者在小肠中也发现病变。

Foutch PG: Colonic angiodysplasia. Gastroenterologist 1997; 5:148.
Orsi P, Guatti-Zuliani C, Okolicsanyi L: Long-acting octreotide is effective in controlling rebleeding angiodysplasia of the gastrointestinal tract. Dig Liver Dis 2001;33:330.
Rockey DC: Occult gastrointestinal bleeding. N Engl J Med 1999;341:38.
Sharma R, Gorbien MJ: Angiodysplasia and lower gastrointestinal tract bleeding in elderly patients. Arch Intern Med 1995; 155:807.
Veyradier A et al: Abnormal von Willebrand factor in bleeding angiodysplasias of the digestive tract. Gastroenterology 2001; 120:346.

肠扭转

 诊断要点

► 持续性腹痛阵发性加剧
► 腹胀
► 有时伴呕吐
► 患者年龄大
► 典型 X 线表现

▶ 概述

　　一段肠管以肠系膜为轴扭转可导致不全性或完全性肠梗阻,出现肠血运障碍(图 30-15)。结肠扭转可发生于盲肠(30%)、乙状结肠(65%)、横结肠(3%)和结肠脾曲(2%)。在美国结肠梗阻 5%~10% 是由结肠扭转引起的,结肠扭转是完全性结肠梗阻的第二位病因。在饮食为富渣食品的一些国家,结肠扭转成为结肠梗阻的首要原因。妊娠期肠梗阻中 25% 是由肠扭转引起,且乙状结肠扭转的发生率大于盲肠扭转的发生率,以妊娠后 3 个月最多见,这可能是由于增大的子宫导致结肠位置变化的缘故。

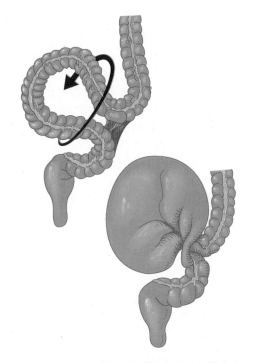

▲图 30-15　乙状结肠扭转,多为逆时针方向

　　乙状结肠以及直肠乙状结肠过长是肠扭转的高危因素。50% 的肠扭转患者年龄超过 70 岁,许多患者有精神疾病、长期卧床、大便不规律。在南美,Chagas 病是引起乙状结肠扭转的重要原因。盲肠扭转的原因是胚胎发育过程中升结肠固定不全导致盲肠活动度过大。肠管围绕肠系膜发生扭转,一段肠管的近段和远端缠绕在一起,形成闭袢性肠梗阻,扭转 180° 就会发生肠梗阻,扭转 360° 就会发生静脉回流受阻、血运障碍,如不及时处理就会发生肠管坏死、穿孔。有一种情况称为盲肠翼,包括可折叠的升结肠,使盲肠移位于升结肠前方导致折叠处肠梗阻,此时由于没有扭转,早期不会发生主要血管血运受阻。

▶ 临床表现

　　A. 盲肠扭转

　　盲肠扭转时回肠远端也会发生扭转,出现小肠梗阻的表现。右下腹出现严重的阵发性绞痛,继而逐渐成为持续性疼痛,出现呕吐,肛门排气排便减少,出现顽固性便秘。腹胀程度不同,有时发现腹部鼓起包块,叩诊呈鼓音。有轻微的类似上述表现病史,可能为慢性间歇性盲肠梗阻,确诊后可择期手术。

　　缺乏 X 线检查很难诊断本病。腹部平片显示巨大、扩张、卵圆形盲肠,有时可位于上腹部或左上腹。扩张的肠袢可呈咖啡豆状,盲肠扭转时,咖啡豆弯向右下腹,乙状结肠扭转时,咖啡豆弯向左下腹。扭转早期,可仅有单个气液平面,常被误诊为胃扩张,胃肠减压无大量气体抽出,X 线表现也不随胃肠减压而变化,后期可出现阶梯状小肠梗阻表现。腹部平片诊断成功率差异极大,从 5%~90%。灌肠造影可明确诊断。

　　B. 乙状结肠扭转

　　乙状结肠扭转时,腹痛呈阵发性绞痛,完全停止排便后腹痛逐渐加重,腹胀明显。可有一过性发作而又自行缓解的病史。

　　腹部平片显示起自盆腔的孤立、胀大的肠袢,腔内看不到皱璧,常可高达膈肌。钡剂灌肠显示鸟嘴样、黑桃样及低位肠管螺旋状狭窄即可确诊(图 30-16)。发作间隙,钡剂灌肠可见巨乙状结肠,有些患者可波及整个结肠称之为巨结肠。

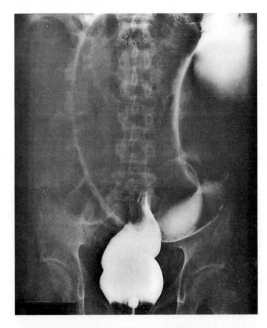

▲图 30-16　乙状结肠扭转

仰卧位钡剂灌肠。乙状结肠明显扩张,尖端指向扭转部位。纵行皱折代表邻近并列的肠管壁,由于肠腔近端扭转,钡剂灌肠显示鸟嘴样、黑桃样改变

▶ **鉴别诊断**

盲肠扭转应与假性结肠梗阻、其他原因引起的小肠和结肠梗阻相鉴别。乙状结肠扭转与其他类型的大肠梗阻表现相似。提高对本病的警惕性和正确解释 X 线表现是诊断本病的重要条件。

▶ **并发症**

发生扭转的肠管发生血运障碍时可并发穿孔,本病应早期诊断与治疗。错误诊断和无效的胃肠减压常延误病情。

▶ **治疗**

盲肠扭转应在纠正水、电解质紊乱后尽早手术。可用结肠镜复位和减压,特别在患者有严重的伴随疾病,手术风险高时。肠切除肠吻合是首选的术式,因为可以获得良好的远期效果,所以即使肠管有活力也应如此。可采用腹腔镜和开腹手术。盲肠固定术(将盲肠缝合固定于腹壁)取得良好的近期效果,但远期效果尚有争议,盲肠固定术后盲肠扭转的复发率为 29%。盲肠管状造口可同时固定盲肠和减压,但其高复发率使这一术式的应用受到限制。20% 的患者有小肠或结肠坏死。

乙状结肠扭转,通过仔细插入纤维结肠镜或乙状结肠镜,可使许多扩张的肠管得以减压。当无纤维内窥镜时,通过硬质乙状结肠镜也可达到减压目的。肠坏死或穿孔是内镜减压的禁忌证。经皮穿刺乙状结肠减压也有报道,但不推荐广泛应用。如果肠减压成功,对耐受良好的年轻患者可在肠道准备后择期行病变肠管切除术,这是因为进行减压术后肠扭转的复发率高达 50%。如患者年龄大,伴随其他器官的严重疾病,则应按个体化原则进行治疗。如果经直肠减压失败或怀疑有肠坏死、穿孔,则应急诊手术。在手术切除者中,约有三分之一发生肠坏死。如果乙状结肠有活力,但未行肠道准备,大多数医生认为应先行肠切除,后期再行肠吻合术。如果整个结肠呈巨结肠改变,则应行全结肠切除术。除伴有其他严重疾病者外,经保守治疗后肠扭转复发者,应在经直肠减压后行手术治疗。

▶ **预后**

盲肠扭转急诊手术死亡率为 12%。如果肠坏死,肠切除死亡率为 35%。盲肠固定或切除后复发很不常见。

乙状结肠扭转并发穿孔的病死率约为 50%,单纯坏死的病死率大为降低,肠管有活力者的病死率仅为 5%。内窥镜减压后择期手术切除病变肠管,可降低病死率,也很少再发扭转。保守治疗对预防复发无效。

Feldman D: The coffee bean sign. Radiology 2000;216:178.
Grossmann EM et al: Sigmoid volvulus in Department of Veterans Affairs Medical Centers. Dis Colon Rectum 2000;43:414.
Madiba TE, Thomson SR: The management of sigmoid volvulus. J R Coll Surg Edinb 2000;45:74.

结肠炎

结肠炎是一个非特指术语。患者可出现腹泻、腹痛、全身症状,内窥镜、放射学检查和实验室检查可出现异常。临床医生的目标是鉴别各种原因引起的结肠炎。下面将予以讨论。

(一) 特发性黏膜溃疡性结肠炎

 诊断要点

▶ 腹泻,常有血便
▶ 腹部绞痛
▶ 发热、体重减轻、贫血
▶ 粪便中无特异性病原体
▶ 内窥镜和放射学检查异常

▶ **概述**

溃疡性结肠炎的初发年龄呈双峰状分布,第一个高峰为 15~30 岁,第二个高峰(低于第一个高峰)为 60~80 岁,女性略高于男性,年发病率为 5~12/10 万,总发病率为 51~150/10 万。世界各地均有发病,但以西方国家为多,亚洲少见。在美国,犹太人发病率高于非犹太人。在以色列,新近移民的发病率较低。

溃疡性结肠炎的病因尚不清楚,遗传因素、环境因素、宿主免疫反应的共同作用可能是炎症性肠病的重要发病机制,也可能溃疡性结肠炎和 Crohn 病是同一病理过程的不同表现。遗传因素增加了炎症性肠病的易感性,但不能简单地用孟德尔遗传规律来解释。15%~40% 的患者有溃疡性结肠炎家族史。基于基因组研究,16q 的 IBD1 位点存在的 NOD2、5q 的 IB5 似乎与 Crohn 病有关,但与溃疡性结肠炎关系不大。出现 2 个 NOD2 突变的患者 Crohn 病发生的危险性增加了 20~40 倍。3、5、7 和 12 号染色体与溃疡性结肠炎相关联,而与 Crohn 病无关。

环境因素也是很重要的,仅有 45% 的同卵孪生者同时患有 Crohn 病。肠道菌群在导致炎症性肠病中是必不可少的因素,或许是中心因素。这可以解释为什么应用广谱抗生素或预防性应用抗生素和应用益生菌可使一些特殊患者受益。或许 Crohn 病和应用非甾体类抗炎药是与溃疡性结肠炎有关的环境因素的最好例子,两者可使溃疡性结肠炎病情恶化。阑尾切除术可降低后期溃疡性结肠炎的发生。吸烟可降低溃疡性结肠炎的发病率,但可增加 Crohn 病的发病率。

宿主对黏膜抗原和对环境因素的反应性也是非常重要的。区别在于基础免疫活性和免疫反馈调节异常。Crohn 病时,黏膜免疫细胞中以 $CD4^+$ T 细胞的 Th1 为主,其分泌 INF-γ 和 IL-2。相反,溃疡性结肠炎时则以 Th2 占优势,其分泌 TGF-β 和 IL-5 而不是 IL-4。最终免疫细胞的活性取决于其分泌的非特异性炎症介质包括细胞因子、趋化因子、生长因子以及花生四烯酸的代谢产物(如前列腺素和白三烯)。这些炎症介质在炎症性肠病的发病中起到重要作用。

溃疡性结肠炎发病初期表现为黏膜层的弥漫性炎症。在 Lieberkühn 窝形成脓肿,穿入黏膜下层的表面,呈水平状扩散,导致黏膜脱落,血管充血和出血明显。溃疡边缘形成的黏膜隆起突入肠腔(假性息肉或炎性息肉)。除严重的溃疡性结肠炎外,病变不累及肌层,浆膜通常只有血管扩张充血。爆发型溃疡性结肠炎时,肠壁全层受累,可导致结肠扩张或穿孔。与 Crohn 病相比,结肠短缩,但肠系膜并不增厚。

溃疡性结肠炎可表现为溃疡性直肠炎(仅累及直肠)、溃疡性直肠乙状结肠炎(病变限于直肠和乙状结肠)和全结肠炎(病变延伸至结肠脾区或整个结肠)。10% 的全结肠炎患者可累及回肠末端数厘米(倒流性回肠炎)。病变一般由直肠延伸而来。病变呈节段性或跳跃性时也应及时诊断。

▶ 临床表现

A. 症状和体征

主要症状为腹泻和便血,常为水样便混有血液、脓液和黏液,伴有里急后重、大便急迫、大便失禁。近三分之二的患者有痉挛性腹痛和不同程度的发热、呕吐、体重减轻和脱水。起病可隐匿、紧急或暴发,出现相应的临床表现。轻者仅表现为排便次数增多,少数患者表现为便秘,个别患者仅有全身表现(如关节炎、脓皮病),乳制品可加重腹泻。

轻型患者查体可为正常,重型者腹部有压痛,以左下腹为重,可出现结肠扩张。与 Crohn 病不同,溃疡性结肠炎不累及肛门。严重直肠炎症者,肛门指诊可有触痛和痉挛,指套可带黏液、脓、血。

Truelove 和 Witts 设计了一种溃疡性结肠炎严重程度的评估方法,包括 6 个简单的临床指标。见表 30-12。

表 30-12　溃疡性结肠炎严重程度分级

临床表现	轻型	重型	爆发型
每日大便次数	<4	>6	>10
便血	间歇性	经常	持续性
体温	正常	>37.5℃	
脉搏(次/min)	正常	>90	
血色素	正常	<正常值的75%	需要输血
血沉	<30mm/h	>30mm/h	

直肠、乙状结肠镜检是必要的。特征性黏膜改变为:血管形状改变、黏膜呈颗粒状、充血,可见溃疡,病变从直肠开始向上延伸。病变表浅时,直肠看不到明显的溃疡,病变进一步发展,黏膜呈紫红色、天鹅绒样,质地极脆,肠腔内可见血液混有黏液。在受累部位,病变遍及整个部位,看不到正常肠黏膜。如果黏膜没有肉眼可见的病变,组织活检可以帮助诊断。在恢复期,黏膜充血、水肿消退,但可见到炎性息肉。预后黏膜色暗、呈颗粒状、有典型的新生毛细血管,不同于粉红色正常黏膜。

B. 实验室检查

通常可见贫血、白细胞增高、血沉增快。严重者可出现低蛋白血症,水电解质丢失和维生素缺乏,可见脂肪痢的实验室证据。血清抗凝血酶Ⅲ水平降低,可导致血栓性并发症。应查粪便寄生虫、细菌、白细胞,行细菌培养。

C. 影像学检查

溃疡性结肠炎急性期钡剂灌肠检查无需导泻,病情严重者禁忌钡剂灌肠,因其可导致急性结肠扩张。在暴发性病例,腹部平片可见急性结肠扩张(巨结肠)。

急性溃疡性结肠炎钡剂灌肠可见黏膜不规则,由锯齿状改变到粗糙、不规则、溃疡龛影。随着病情的发展,结肠袋逐渐消失,肌层强直僵硬,结肠变细、短缩(图30-17)。出现假性息肉,意味着溃疡严重。直肠周围炎和直肠短缩可导致骶前间隙增宽。狭窄时应警惕肿瘤的存在。应行上消化道和小肠造影检查以排除 Crohn 病。

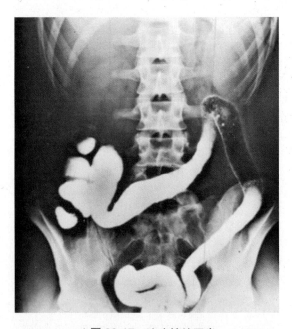

▲图 30-17　溃疡性结肠炎

钡剂灌肠 X 线片。结肠短缩,呈现铅管征,多发小溃疡,肠壁边缘呈锯齿状

在严重病例,口服、灌肠和静脉应用造影剂 CT 检查在很大程度上代替了结肠钡剂灌肠。CT 小肠造影可对小肠予以评估。

D. 结肠镜检查

多数情况下应行直肠、乙状结肠和结肠镜检查。通常只需将内窥镜插到乙状结肠就可以做出初步诊断。在病变活动期,结肠镜检查必须十分谨慎,如有结肠扩张,则不宜行结肠镜检查。在慢性病例,应用结肠镜或组织检查对检测肿瘤很有价值。肠狭窄或其他 X 线异常也可通过结肠镜进一步检查。

▶ 鉴别诊断

溃疡性结肠炎应与结肠恶性肿瘤(包括淋巴瘤)和憩室病相鉴别,沙门氏菌和其他细菌性痢疾可通过反复细菌培养确诊。粪便白细胞亚甲蓝染色阳性应怀疑细菌性痢疾。空肠弯曲菌可导致血性腹泻,大便培养可找到致病菌,发病时血清抗体滴定度升高。出血性结肠炎表现为血性腹泻,但体温不高,与大肠杆菌 O157:H7 感染有关。军团菌感染与溃疡性结肠炎表现相似。淋菌性直肠炎可通过直肠拭子培养予以诊断。单纯疱疹病毒常是男性同性恋者非淋菌性直肠炎的病原体。沙眼衣原体感染时肠黏膜炎症明显,与溃疡性结肠炎相似,培养可找到病原体。对每一例患者均应行粪便镜检、直肠拭子、直肠活检以排除阿米巴病(见第八章),血清学检查可证明曾有过感染。如怀疑为特发性溃疡性结肠炎,必须在排除阿米巴病后才可以应用皮质类固醇激素。

组织包浆菌病、结核、巨细胞病毒病、血吸虫病、淀粉样变性病和 Behcet 病并不常见,诊断也很困难。与艾滋病相关的消化道感染也越来越多。抗生素引起的结肠炎将另有章节讨论,病史在诊断中有重要意义。非甾体类抗炎药可导致结肠黏膜炎症和结肠狭窄。胶原性结肠炎可能与非甾体类抗炎药的应用有关,但一些胶原性结肠炎患者并未应用非甾体类抗炎药。水样泻是胶原性结肠炎的主要症状,内窥镜检查肉眼所见正常,但组织活检可见增厚的胶原带紧贴在表层之下。胶原性结肠炎治疗困难,但多数患者症状轻微。缺血性结肠炎的病变呈节段性,而溃疡性结肠炎的病变呈连续性。功能性腹泻与结肠炎表现相似,必须排除器质性病变后才可诊断为功能性腹泻。软化斑是一种罕见的慢性肉芽肿性疾病,可导致结肠狭窄,表现与结肠炎相似。

改道性结肠炎是一种发生在暂时性结肠造口术后(如用二期手术治疗憩室炎时),原先正常的结肠和直肠节段发生炎症。改道性结肠炎与黏膜营养缺乏有关,局部应用短链脂肪酸可使炎症消退,恢复肠道连续性也可使本病康复。

溃疡性结肠炎与 Crohn 病的鉴别极其困难(表 10-13)。任何一种表现均不为某一疾病所特有,只有综合

表 30-13　溃疡性结肠炎与 Crohn 病的比较

	溃疡性结肠炎	Crohn 病
症状和体征		
腹泻	明显	有,但较轻
肉眼血便	特征性存在	少见
肛周病变	少见,轻	常见、复杂,可在肠道疾病诊断之前存在
中毒性扩张	3%~10%	2%~5%
穿孔	游离	局限性
全身表现(关节炎、葡萄膜炎、脓皮病、肝炎)	常见	常见
X 线表现	病变融合,连续,细小锯齿征,黏膜粗糙,炎性息肉,同心分布,内瘘少见,病变只出现在结肠(倒流性回肠炎除外),病变也可能局限在左半结肠	病变跳跃,纵行溃疡、横向隆起,出现鹅卵石征,分布不确定,内瘘多见,病变可出现在肠道任何部位,也可能局限在回肠或右半结肠
形态学		
大体	病变融合,常侵及直肠,不侵及肠系膜,淋巴结肿大,分布广泛,面膜粗糙,溃疡表浅,常见炎性息肉(假性息肉),肠壁不增厚	节段性分布,有或无跳跃现象,常不侵及直肠,肠系膜增厚,淋巴结肿大,大的纵行溃疡和横的裂隙,无明显炎性息肉,肠壁增厚
显微镜下	炎症反应常局限在黏膜或黏膜下层,病变严重者可侵及肌层,无纤维化,肉芽肿少见	肠壁各层均可见慢性炎症反应,常累及肌层,黏膜下层纤维化,肉芽肿多见

续表

	溃疡性结肠炎	Crohn 病
自然病程	时轻时重,可暴发或危及生命	起病缓慢,反复发作
治疗		
保守治疗	85% 疗效满意	难以评估,少见长期病情控制良好者
外科治疗方法及效果	结肠切除回肠肛管吻合术,结直肠切除回肠造口术,无复发	部分结肠切除术、全结肠切除回肠直肠吻合术,如果直肠病变明显则行结直肠切除术,常有复发

分析所有资料才能鉴别。60%~70% 的溃疡性结肠炎患者血清抗中性粒细胞胞浆抗体阳性,40% 的 Crohn 病患者血清外周型抗中性粒细胞胞浆抗体也呈阳性。75% 的溃疡性结肠炎患者外周型抗中性粒细胞胞浆抗体阳性而抗酿酒酵母菌抗体阴性,86% 的 Crohn 病患者两种抗体均为阴性。临床表现结合血清学检查对炎症性肠病的鉴别有重要意义,最终约有 10% 的炎症性肠病患者仍无法分类(不确定性结肠炎)。

▶ 并发症

溃疡性结肠炎的严重程度与结肠外并发症的关系尚不明确,结肠外并发症有:①皮肤黏膜病变,如结节性红斑、多形性红斑、坏疽性脓皮病、脓疱性皮炎、口疮等;②葡萄膜炎;③骨关节病变,如关节痛、关节炎、强直性脊柱炎;④肝胆胰病变,如脂肪肝、胆管周围炎、肝硬化、硬化性胆管炎、胆管癌、胆结石和胰腺功能不全;⑤贫血,且多为缺铁性贫血;⑥营养不良、发育迟缓;⑦心包炎。硬化性胆管炎需要肝移植治疗。

溃疡性结肠炎时肛周病变的发生情况与正常人群相同。溃疡性结肠炎患者发现肛周病变应排除 Crohn 病。

结肠穿孔的发生率占溃疡性结肠炎住院患者的 3%,是溃疡性结肠炎并发症中引起死亡的最主要因素。穿孔多发生于初次发作时,与病变范围和严重程度密切相关。穿孔多发生于乙状结肠和结肠脾曲,导致局部脓肿或弥漫性粪性腹膜炎。任何病变严重的肠管均可发生穿孔,而中毒性巨结肠更易发生穿孔。全身治疗(应用皮质类固醇和抗生素)可能掩盖了穿孔的存在。

急性结肠扩张(中毒性巨结肠)可发生在 3%~10% 的患者中,其中 9% 的患者需要急诊手术治疗。患者病情严重(中毒症状),通常与下列影响因素有关:病变侵及肌层、低钾血症、应用阿片类药物和抗胆碱能药物或钡剂灌肠检查。中毒性巨结肠可经腹部平片或钡剂灌肠确诊,可见肠壁增厚、肠腔扩大(横结肠直径大于 6cm),不规则的肠道气体可显示结节状假性息肉的轮廓(图 30-18)。患者膝胸位放置肛管是一种结肠减压

的治疗措施。中毒性巨结肠也可发生于 Crohn 病或其他结肠炎,如肠阿米巴病和沙门氏菌病。

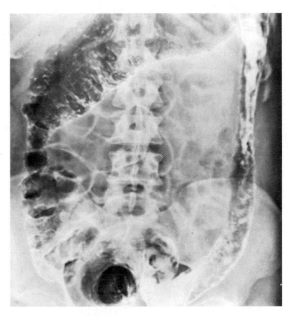

▲图 30-18　钡剂灌肠显示溃疡性结肠炎急性结肠扩张
横结肠扩张,假性息肉在肠腔内形成多发不规则影,结肠袋消失

大出血少见但威胁患者生命。

结直肠癌可在患溃疡性结肠炎发病 8~10 年后发生,患病 10 年后每年增加 1%。溃疡性结肠炎患者发生结直肠癌的危险因素有:结肠炎的病变范围和严重程度,活动性病变持续时间,原发性硬化性胆管炎。溃疡性结肠炎并发结直肠癌趋于多中心性,由于病变扁平而小,常在内窥镜检查或 X 线检查时难以发现。推荐定期应用结肠镜随机多点取活检以观察黏膜异常结构。发现高度结构异常、病变或包块相关性结构异常,多点低度结构异常,低度结构异常合并包块,上述情况均是手术指征。前瞻性研究发现,病变或包块相关性结构异常患者行结肠切除术有 43% 同时有癌存在。中度结构异常时,30%~50% 的患者可发现结肠癌,有些已为进展期癌。寻找敏感的标志物,希望有一到两

个标志物能够满足需要。对病史长，反复行结肠镜检查的溃疡性结肠炎患者，应权衡结肠切除术的风险和收益。由于可以施行回肠肛管吻合术，所以结肠切除术更易被医生和患者所接受。

▶ 治疗

A. 保守治疗

保守治疗的目的是尽快控制急性发作和消除症状。治疗方法取决于病情的严重程度（轻型、中型、重型或爆发型）和患者年龄。儿童和老年患者有其特殊性。

1. 轻型和中型发作　轻型或隐匿性患者可在门诊治疗。牛奶制品等可加重病情的食品应避免食用。口服柳氮磺胺吡啶，每日 2~6g，可控制轻型和中型发作的溃疡性结肠炎。对磺胺类过敏的患者，口服 5- 氨基水杨酸，每日 2~5g，也可收到同样的效果。其他药物有：奥沙拉嗪（每日 1~3g）、巴柳氮（每日 6.75g）。应用这些方法治疗，30% 患者出现毒性作用。溃疡性直肠炎和一些直肠乙状结肠炎患者可局部应用 5- 氨基水杨酸或类固醇激素，如果病变局限在末端肠管 15~20cm，可用栓剂或泡沫制剂，病变延伸到 60cm 以内可以灌肠治疗。局部应用 5- 氨基水杨酸优于口服类固醇激素和口服氨基水杨酸类药物。口服结合局部应用氨基水杨酸类可增加疗效。

对照试验显示，大剂量口服类固醇激素（可的松 100mg/d 或强的松 40~60mg/d）可缓解轻型和重型溃疡性结肠炎，然而，小剂量类固醇激素则无缓解作用。对远端肠管病变应用类固醇激素灌肠也取得同样疗效。

2. 重型发作　重型或爆发型溃疡性结肠炎患者需要住院治疗。对已发生或可能发生结肠扩张的患者应行胃肠减压。"胃肠休息"无特殊效果，当结肠扩张的危险解除后，全胃肠内营养与全胃肠外营养的安全性和疗效是相同的。经 7~10 天的药物治疗无效者，应行结肠切除术或应用环孢素治疗。40% 的重型或爆发型急性溃疡性结肠炎患者药物治疗无效。

早期静脉注射类固醇激素，如氢化可的松 100~300mg/d，或甲基强的松龙 20~80mg/d。对重型患者通常应用广谱抗生素，目的是预防由肠道细菌移位所引起的脓毒症。环孢霉素对应用类固醇激素治疗无效的重型结肠炎患者有一定疗效。应用环孢霉素的毒副作用很明显，其长期疗效并不清楚。低钾血症很常见，应予以纠正。应慎用抗胆碱类药物和鸦片类药物，因其可诱发急性结肠扩张。

从 1998 年起，英夫利昔单抗（一种对 Crohn 病有良好疗效的药物）应用于临床，对溃疡性结肠炎起到缓解（5mg/kg，第 0、2、6 周）和维持缓解（8 周灌注）的作用。

3. 维持治疗　急性发作缓解后，可维持治疗，药物有：柳氮磺胺吡啶、奥沙拉嗪、5- 氨基水杨酸和巴柳氮。对远端肠管病变患者，可每晚应用 5- 氨基水杨酸栓剂或口服 5- 氨基水杨酸。口服 5- 氨基水杨酸可降低结肠炎的复发率。由于全身并发症的缘故，应尽量避免应用类固醇激素（即使是局部应用）。硫唑嘌呤 1.5~2.5mg/(d·kg)，对类固醇依赖性溃疡性结肠炎有效。6- 硫基嘌呤可增加长期缓解率。有报道指出，尼古丁透皮给药对溃疡性结肠炎有治疗作用，但临床医生在获得更多长期疗效和安全性之前仍不愿应用尼古丁治疗。抗生素并不作为溃疡性结肠炎的基本治疗方法。

B. 外科治疗

1. 适应证

a. 急性期：急诊手术适用于有结肠穿孔或怀疑结肠穿孔的病例，紧急情况（如中毒性巨结肠、出血、爆发型结肠炎）保守治疗无效者，在这些情况下，何时手术尚无明确指南。如果中毒性巨结肠保守治疗无效，应及时手术以避免结肠穿孔。无巨结肠的爆发型一般在治疗后 7~10 天病情改善，如不能改善，果断采取手术治疗也是明智之举。对早期手术可一期完成的患者，延长保守治疗时间可带来需要分期手术的后果。

b. 慢性期：病情反复、症状呈持续性、营养不良、乏力、不能工作、不能进行正常社会活动和性生活，这些都是顽固性疾病的表现，一旦类固醇激素减量，病情则出现反复，以至于数月或数年无法停药，这些都是结肠切除的指征。儿童患者可出现发育不良和癌变，手术另一指征是预防和治疗癌变。严重的结肠外症状（关节炎、坏疽性脓皮病）结肠切除后可得到改善，而强直性脊柱炎、硬化性胆管炎患者行结肠切除后病情并不能得到改善。

c. 癌变：对怀疑有癌变的患者应行结肠切除术。

2. 手术方法　多数患者可采用全结肠切除、回肠肛管吻合术（结直肠切除、回肠储袋肛管吻合术），肥胖和高龄是手术的不利因素。这一手术要求结肠、直肠全切，回肠做成储袋后拉至盆腔，在齿状线上方与肛管吻合（图 30-19）。过去常规切除直肠黏膜，现已很少采用，代之以直肠全层切除，可彻底切除病变又保留了良好的直肠功能。临时性回肠造口 2~3 月不要求常规施行，但可用在怀疑吻合质量和患者愈合能力差时。手术成功率可达 95%。梅奥诊所观察了 1994 年以前施行回肠储袋肛管吻合术的 1310 例患者，手术死亡率为 0.2%，术后 4 年盆腔脓毒症发生率为 3%，储袋存活率 1 年为 98%，10 年为 91%，储袋炎发生在 40% 的患者，并随时间的推移而增加，常对甲硝唑和环丙沙星等抗生素有效。

对不适宜行回肠肛管吻合术的患者，可采用永久性回肠造口术。急诊手术时，可保留直肠，目的是为减少手术并发症，且便于后期行回肠肛管吻合术。这种

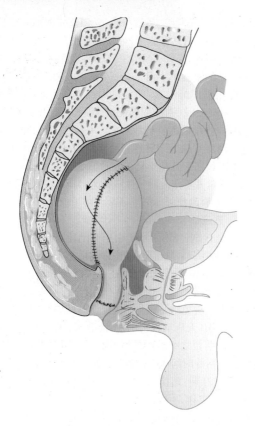

▲ 图 30-19　男性结肠切除、回肠肛管吻合术后盆腔侧面观

本图显示的 J 形袋,是几种最常用的储袋之一。储袋与肛管在齿状线上方吻合

分期手术包括经腹全结肠切除术(或结肠次全切除术),回肠远端造口,直肠近段关闭。目前已很少用回肠直肠吻合术和回肠造口术治疗溃疡性结肠炎。

腹腔镜手术治疗溃疡性结肠炎日益增多,功能与开腹手术相同,取得了良好的近期效果。

▶ 预后

近二十年来,溃疡性结肠炎的病死率已大为下降。初次发作时,如能得到专家的治疗,则很少危及生命。大宗病例显示,初次发作病情严重的患者,25% 需要行急诊结肠切除术,60% 保守治疗后病情很快好转,15% 仅行保守治疗病情好转缓慢。总体而言,患病后 1 年病死率为 1%,急诊结肠切除术死亡率为 6%,多数患者死于穿孔,40% 的患者发生致命的并发症。

溃疡性直肠炎长期预后良好,10% 的患者 10 年内并发其他结肠疾病,病死率是很低的。如果结肠炎累及左半结肠和全结肠,则预后差,1 年手术率为 25%,10 年病死率为 5%。溃疡性结肠炎癌变往往确诊时已不是早期癌,不同于偶发癌。但与同期肿瘤的预后相同。应用结肠镜活检筛查似乎可以降低癌死亡率,然

而仍有许多患者延误诊断,以致达到无法治疗的程度,原因是没有一种敏感指标能够早期发现癌变。

择期结肠切除术的手术死亡率小于 1%。行结直肠切除、回肠储袋肛管吻合术后,患者生活质量良好,术后症状得到改善。结肠切除、回肠造口术后,90% 的生存患者可正常生活,少数患者可出现小肠梗阻、造口功能不良。直肠切除术后,12% 的男性患者出现性功能异常,且多为 50 岁以上的患者,3% 的男性患者出现真性阳痿,术后头几个月女性常出现性功能障碍。

American Gastroenterological Association Institute Medical position statement on corticosteroids, immunomodulators, and infliximab in inflammatory bowel disease. Gastroenterology 2006;130:935.

Andersson RE et al: Appendectomy and protection against ulcerative colitis. N Engl J Med 2001;344:808.

Bernstein CN et al: Cancer risk in patients with inflammatory bowel disease: a population-based study. Cancer 2001;91:854.

Bernstein CN et al: The prevalence of extraintestinal diseases in inflammatory bowel disease: a population-based study. Am J Gastroenterol 2001;96:1116.

Cohen JL et al: Practice parameters for the surgical treatment of ulcerative colitis. Standards Committee of the American Society of Colon and Rectal Surgeons. Dis Colon Rectum 2005;48:1997

D'Haens G et al: Intravenous cyclosporine versus intravenous corticosteroids as single therapy for severe attacks of ulcerative colitis. Gastroenterology 2001;120:1323.

Eaden JA, Abrams KR, Mayberry JF: The risk of colorectal cancer in ulcerative colitis: a meta-analysis. Gut 2001;48:526.

Farmer M et al: Association of susceptibility locus for inflammatory bowel disease on chromosome 16 with both ulcerative colitis and Crohn's disease. Dig Dis Sci 2001;46:632.

Goudet P et al: Characteristics and evolution of extraintestinal manifestations associated with ulcerative colitis after proctocolectomy. Dig Surg 2001;18:51.

Hahnloser D et al: Results at up to 20 years after ileal pouch-anal anastomosis for chronic ulcerative colitis. Br J Surg 2007;94:333.

Kornbluth A, Sachar DB: Ulcerative colitis practice guidelines in adults (update). American College of Gastroenterology, Practice Parameters Committee. Am J Gastroenterol 2004;99:1371

Lawrance IC, Fiocchi C, Chakravarti S: Ulcerative colitis and Crohn's disease: distinctive gene expression profiles and novel susceptibility candidate genes. Hum Mol Genet 2001;10:445.

Sandborn WJ et al: Evaluation of serologic disease markers in a population-based cohort of patients with inflammatory bowel disease. Inflamm Bowel Dis 2001;7:192.

Shelton AA et al: Retrospective review of colorectal cancer in ulcerative colitis at a tertiary center. Arch Surg 1996;131:806.

Thoeni RF, Cello JP. CT imaging of colitis. Radiology 2006;240:623.

Thomas GA et al: Transdermal nicotine as maintenance therapy for ulcerative colitis. N Engl J Med 1995;332:988.

The Wellcome Trust Case Control Consortium. Genome-wide association study of 14,000 cases of seven common diseases and 3,000 shared controls. Nature 2007;447:661.

Winawer S et al: Colorectal cancer screening and surveillance: clinical guidelines and rational: update based on new evidence. Gastroenterology 2003;124:544.

(二) Crohn 病(肉芽肿性结肠炎)

Crohn 病(局限性肠炎、肉芽肿性结肠炎、透壁性结肠炎)的一般表现已在第 29 章描述,40% 的患者小肠和大肠同时受累,30% 的患者仅累及小肠,25% 的患者仅累及结肠,8% 的患者仅累及肛门和直肠。腹泻、

痉挛性腹痛、个体差异、肠外表现和与结肠和小肠疾病相同。内瘘、脓肿、肠梗阻是小肠病变的常见并发症。大肠受累时，肛门直肠并发症（肛瘘、肛裂、脓肿、直肠狭窄）和出血也是常见的，但很少出现中毒性扩张。

典型的肛门病变为大而无痛的溃疡，肛周皮肤呈紫罗蓝色，如果瘘管存在，往往多发、复杂。直肠乙状结肠镜检 50% 患者直肠可无异常。病变黏膜呈片状，不规则溃疡被水肿黏膜或正常黏膜隔开。组织活检可确定诊断。X 线表现为直肠病变不明显，病变常累及右半结肠和回肠，呈跳跃性分布，可见纵行溃疡、横行裂沟、肠腔狭窄和瘘管。Crohn 病和溃疡性结肠炎的鉴别见表 10-13。缺血性结肠炎易与 Crohn 病混淆，其鉴别诊断将在以后讨论。沙眼衣原体感染可通过病原体培养诊断。软化斑是罕见的肉芽肿性疾病，可导致结肠狭窄。Behcet 病也不常见，表现与炎症性肠病相似。结核病和阿米巴病也应予以鉴别。

约有三分之一的肉芽肿性结肠炎患者可大便带血，但很少有大出血。5% 的患者出现急性结肠扩张（中毒性巨结肠），保守治疗的效果优于溃疡性结肠炎。

肉芽肿性结肠炎患者罹患肠癌的比率是正常人群的 4~20 倍，尤其易发生在无粪便经过的肠管（如直肠旷置、回肠旁路术后）。肛管直肠瘘和直肠阴道瘘也可发生肿瘤。伴或不伴有结肠炎的局限性肠炎，是小肠癌发生的危险因素。Crohn 病和溃疡性结肠炎一样，肠上皮细胞异型增生与癌变有一定相关性，但对高危肠管的预测并无意义（如旁路术后的结肠和小肠），因为内窥镜无法在该部位观察和取材。对病史长的患者应常规行结肠镜检查，对重度异型增生或异型增生相关性包块患者应考虑手术治疗。结肠狭窄必须排除肿瘤的存在。

小肠 Crohn 病的保守治疗已在第 29 章叙述。类固醇激素对急性发作有效，但由于其有限的效果和时常发生的不良反应，使其很少用于维持治疗。口服 5-氨基水杨酸（水杨酸偶氮磺胺吡啶 4g/d，或 5-氨基水杨酸 2~5g/d）对 Crohn 病有效。局部应用 5-氨基水杨酸对病变位于直肠和乙状结肠者有效。这些均为非甾体类药物（可减少甾体类药物的用量）。甲硝唑 10~20mg/(kg·d)，分 3~5 次口服，可用于治疗 Crohn 病的肛门并发症。用药后脓肿和瘘管病情减轻，疼痛缓解，引流减少，但很少痊愈，停药后往往加重。免疫抑制剂（咪唑硫嘌呤、硫嘌呤）为非甾体类药物，治疗 Crohn 病效果良好，甚至可延迟或避免手术。难治性 Crohn 病应用环孢霉素疗效报道不一。英夫利昔单抗（5~10mg/d）用于治疗炎症性肠病和瘘有效，对治疗有效者应维持治疗。

手术治疗适用于药物治疗无效、穿孔、肠梗阻、炎症严重可能穿孔、难以控制的出血、肿瘤、生长迟缓者。

部分结肠切除、一期吻合适用于局限性 Crohn 病患者。全结肠切除、回肠直肠吻合术适用于病变波及整个结肠而直肠正常者。结直肠切除、回肠造口术适用于直肠病变严重，且结肠需要切除者。临时性回肠造口或结肠造口也有其适用范围。对良好选择的患者，肛周病变可直接处理（如瘘管切除术）。

肠吻合术后复发率很高（15 年复发率为 50%~75%），结直肠切除术后复发率相对较低（15 年复发率约为 15%，但各家报道不一（3%~46%））。吸烟是引起 Crohn 病复发的独立危险因素。

Crohn 病的外科治疗和保守治疗一样，均不能达到根治目的。尽管复发率很高，慢性经过常见，但通过内外科综合治疗仍可改善患者的生活质量。病后 30 年病死率达 15%，泌尿系结石是 Crohn 病切除后的常见继发疾病。

Hanauer SB, Sandborn W: Management of Crohn's disease in adults. Am J Gastroenterol 2001;96:635.
Lichtenstein GR et al: American Gastroenterological Association Institute medical position statement on corticosteroids, immunomodulators, and infliximab in inflammatory bowel disease. Gastroenterology 2006;130:935.
Nwokolo CU et al: Surgical resections in parous patients with distal ileal and colonic Crohn's disease. Gut 1994;35:220.
Sandborn WJ et al: AGA technical review on perianal Crohn's disease. Gastroenterology 2003;125:1508.
Strong SA et al: Practice parameters for the surgical management of Crohn's disease. Dis Colon Rectum 2007;50:1735.
Thirlby RC, Sobrino MA, Randall JB: The long-term benefit of surgery on health-related quality of life in patients with inflammatory bowel disease. Arch Surg 2001;136:521.

（三）抗生素相关性肠炎

住院患者在应用抗生素过程中和应用抗生素后有可能出现异常的结肠反应，表现为腹泻但黏膜外观正常（抗生素相关性腹泻），肉眼可见黏膜炎症反应，或黏膜表面附有白绿色或黄色假膜（假膜性肠炎），病情可轻可重，根据临床表现和内窥镜所见可作出鉴别诊断。

3% 的正常人群肠道中有难辨梭状芽胞杆菌，25% 的住院患者肠道中有难辨梭状芽胞杆菌。难辨梭状芽胞杆菌是引起院内抗生素相关性腹泻和抗生素相关性肠炎的主要原因。某些抗生素允许该细菌快速生长，并在住院患者和医务人员中传播。难辨梭状芽胞杆菌在外科病房的传播已引起重视，耐药菌株已被分离出来。难辨梭状芽胞杆菌可经陪护人员传播，戴手套和洗手是预防传播的主要方法。艾滋病患者感染难辨梭状芽孢菌后，其病情将十分严重。

难辨梭状芽胞杆菌可存在于上消化道和结肠，但感染后往往只出现结肠症状。难辨梭状芽胞杆菌至少产生四种毒素，其中包括毒素 A（肠毒素）和毒素 B（细胞毒素）。这些毒素一起，或许还有其他因素参与，共同产生相应症状和体征。克林霉素可导致 15%~30%

的患者出现水样泻,1%~10% 的患者出现假膜性肠炎。其他抗生素,包括甲硝唑,也可导致肠道菌群紊乱,产生类似表现。约有 15%~25% 的抗生素相关腹泻由难辨梭状芽胞杆菌引起。结肠炎可发生在应用抗生素两天时,也可发生在停用抗生素数周后。

表现为水样泻,偶有血性腹泻,带有特殊的恶臭,痉挛性腹痛、呕吐、发热、白细胞升高。乙状结肠镜检可见隆起的斑块、融合成片的假膜、黏膜充血水肿。活检可显示急性炎症表现,假膜由白细胞、坏死肠黏膜细胞和纤维素构成。四分之一的患者病变不累及直肠。结肠镜检查对诊断假膜性肠炎很有必要。粪便难辨梭状芽胞杆菌毒素检测特异性和敏感性均很高,细胞毒素检测是最可靠的,其敏感性和特异性分别为 98% 和 99%,但需要一定的技术条件,24~48 小时才能出结果。酶联免疫测定因其方法简便而被广泛应用,但敏感性较低,仅为 40%~75%。大便培养意义不大,因为有些难辨梭状芽胞杆菌并没有致病性,但出于流行病学考虑,特别在暴发流行时,大便培养有助于分离特殊菌株。临床上,大便白细胞是对难辨梭状芽胞杆菌进行基础治疗的有效证据。由于肠黏膜下水肿的缘故,影像学检查可见结肠壁增厚。

难辨梭状芽胞杆菌也可导致麻痹性肠梗阻而无腹泻表现。近期应用抗生素者,出现其他相关症状,如腹痛、白细胞升高,应警惕难辨梭状芽胞杆菌感染的可能。

治疗上,首先应停止使用抗生素,1~2 周后多数患者症状消失,但症状严重和持续腹泻者应进一步治疗。万古霉素(125~500mg,每天 4 次,口服 7~10 天)虽然昂贵,但很有效,停药后复发率为 15%~20%。应用万古霉素保留灌肠效果良好。甲硝唑 1.5~2g,口服 7~14天,治疗本病有效且价格便宜。其他药物,如杆菌肽、利福昔明、夫西地酸,也有同样的疗效。替考拉宁治疗,对消除症状和清除细菌最为有效。矛盾的是,抗生素在治疗本病的同时也可引起本病。止泻剂可延长症状持续时间,应避免使用。布拉酵母菌是一种非致病菌,研究证明可成功治疗复发性梭状芽胞杆菌性结肠炎。在难治性病例,消胆胺是一种有效的辅助治疗药物,可结合难辨梭状芽胞杆菌产生的毒素。

假膜性肠炎和其他抗生素相关性肠炎一样,如能及时治疗,可获满意效果。如未治疗,可导致严重脱水、电解质紊乱、中毒性巨结肠、结肠穿孔,病死率极高。结肠穿孔和中毒性巨结肠时应手术治疗。

Bartlett JG, Gerding DN: Clinical recognition and diagnosis of *Clostridium difficile* infection. Clin Infect Dis 2008;46(Suppl 1):S12.

Dallal RM et al: Fulminant *Clostridium difficile*: an underappreciated and increasing cause of death and complications. Ann Surg 2002;235:363.

Hall JF, Berger D: Outcome of colectomy for *Clostridium difficile* colitis: a plea for early surgical management. Am J Surg 2008; 196:384.

Kelly CP, Pothoulakis C, LaMont JT: *Clostridium difficile* colitis. N Engl J Med 1994;330:257.

Medich DS et al: Laparotomy for fulminant pseudomembranous colitis. Arch Surg 1992;127:847.

Nelson R: Antibiotic treatment for *Clostridium difficile*–associated diarrhea in adults. Cochrane Database Syst Rev 2007;3:CD004610.

Synnott K et al: Timing of surgery for fulminating pseudomembranous colitis. Br J Surg 1998;85:229.

Zerey M et al: The burden of *Clostridium difficile* in surgical patients in the United States. Surg Infect (Larchmt) 2007;8:557.

(四) 缺血性结肠炎

缺血性肠炎可由肠系膜血管闭塞或非闭塞性引起。一个常见的原因是腹主动脉重建时血供中断,如肠系膜下动脉血供中断。结肠癌梗阻时可导致类似缺血性结肠炎的表现。右半结肠缺血可在慢性心脏病时出现,特别是主动脉瓣狭窄时。缺血性结肠炎好发于老年人(平均年龄 60 岁),也可发生在患有糖尿病、系统性红斑狼疮、镰状细胞危象的年轻人。胰腺炎也可导致肠系膜血管阻塞。

缺血性结肠炎最常见的好发部位为乙状结肠(40%),其次依次为横结肠(17%)、升结肠(12%)、结肠脾曲(11%)和直肠(6%)。缺血性结肠炎可分为可逆性和不可逆性,半数患者为可逆性损害,可逆性者通过保守治疗即可痊愈,有时伴有肠狭窄。严重者呈爆发性,也可持续数周而不缓解,两者都需要手术治疗。

缺血性结肠炎表现为突发腹痛、腹泻(常为血性腹泻)和全身症状。腹部触痛可呈弥漫性、局限性(如左下腹)或无触痛。轻柔使用内窥镜检查,可见血液从肠道上段流下,病变肠段黏膜水肿、出血、质脆,有时可见溃疡。可见灰白色膜状物,酷似假膜性肠炎,活检可见透明、出血的膜状物是本病与难辨梭状芽胞杆菌性肠炎鉴别之处。部分患者血清淀粉酶和碱性磷酸酶升高,可有酸中毒。腹部平片无特异性表现。钡剂灌肠可见指压征或假瘤征,但最重要的应是病史。CT 扫描可见结肠壁增厚积气,有助于排除其他疾病。肠系膜血管造影可见大动脉闭塞,但多无异常发现。

缺血性结肠炎与结肠癌、溃疡性结肠炎、憩室炎的鉴别常无困难,但与 Crohn 病却难以鉴别。Crohn 病常无便血,尤其无大出血,突然急性起病也是缺血性结肠炎有别于 Crohn 病之处,放射学检查、结肠镜检查均有助于鉴别诊断,但突然急性起病往往是鉴别的唯一途径。急性肠系膜缺血可能难以排除(见第 29 章),但可逆性缺血性结肠损伤在小肠缺血时很难见到。在假膜性肠炎时可在粪便中检出难辨梭状芽胞杆菌毒素。

可逆性缺血性结肠炎的治疗有静脉输液、应用抗生素、密切观察病情变化。本病主要病因是脓毒症或心源性低血压。剧烈体力活动,如跑步和骑自行车,也与本病有关。不可逆性缺血性结肠炎,无论是暴发,还是经数天后病情加重、或者保守治疗无效,均应手术治疗。切除病变肠管,延迟吻合以免发生肠瘘,通常于12~24小时后再次剖腹探查。由于严重缺血性结肠炎常伴有多种其他疾病,总体病死率为50%。

Balthazar EJ, Yen BC, Gordon RB: Ischemic colitis: CT evaluation of 54 cases. Radiology 1999;211:381.

Houe T et al: Can colonoscopy diagnose transmural ischaemic colitis after abdominal aortic surgery? An evidence-based approach. Eur J Vasc Endovasc Surg 2000;19:304.

Hwang RF, Schwartz RW: Ischemic colitis: a brief review. Curr Surg 2001;58:192.

Hyun H, Pai E, Blend MJ: Ischemic colitis: Tc-99m HMPAO leukocyte scintigraphy and correlative imaging. Clin Nucl Med 1998;23:165.

Valentine RJ et al: Gastrointestinal complications after aortic surgery. J Vasc Surg 1998;28:404.

(五) 中性粒细胞减少性结肠炎

中性粒细胞减少性结肠炎(中性粒细胞减少性小肠结肠炎、中性细胞减少性盲肠炎、回盲肠综合征、坏死性肠病、粒细胞缺乏性结肠炎)是发生于中性粒细胞减少症患者的一种结肠坏死性疾病。尽管好发于盲肠和右半结肠,但小肠和其他各段结肠均可发病。急性白血病、再生障碍性贫血、周期性中性粒细胞减少症是最常见的基础疾病。本病也可发生于其他原因引起的中性粒细胞减少患者,如恶性肿瘤化疗导致的中性粒细胞减少。结肠穿孔可能与应用 IL-2 治疗有关。本病的发病机制并不清楚,可能的发病机制有黏膜缺血、肠壁大量白细胞浸润造成坏死、休克、肠壁出血、化疗和类固醇激素治疗,败血梭状芽胞杆菌也与本病有关,黏膜溃疡、细菌侵入肠壁、肠壁内血管栓塞,肠坏死、穿孔。

伴有中性粒细胞减少的癌症患者,如发生需要手术诊治的腹痛,约有 25% 患有中性粒细胞减少性结肠炎。发热、水样血性便、腹部不适、腹胀和恶心为首发症状,然后出现右下腹痛和压痛,全身中毒症状加重。仔细检查和 X 线检查是必须的。应行胃肠减压、胃肠外营养和抗生素治疗。手术治疗(病变肠管切除术)病死率很高,适用于治疗无效的脓毒症、穿孔、梗阻、严重出血和脓肿形成。中性粒细胞减少性结肠炎内科治疗后可以复发。

Badgwell BD et al: Challenges in surgical management of abdominal pain in the neutropenic cancer patient. Ann Surg 2008;248:104.

Gorbach SL: Neutropenic enterocolitis. Clin Infect Dis 1998;27:700.

Sayfan J et al: Acute abdomen caused by neutropenic enterocolitis: surgeon's dilemma. Eur J Surg 1999;165:502.

Song HK et al: Changing presentation and management of neutropenic enterocolitis. Arch Surg 1998;133:979.

▼ 肠造口(回肠造口术和结肠造口术)

肠造口是将肠管开口于腹壁表面,可分为暂时性和永久性造口。食管造口、胃造口、空肠造口和盲肠造口通常是暂时性的,而回肠造口、结肠造口和一些尿路造口则通常是永久性的。尽管造口是一个被广泛采用的术语,但是致力于患者康复的组织却常用造口术。

肠造口所导致的解剖学变化常被误解为肠腹壁口,因此,当外科医生告诉患者需要性肠造口时,常引起患者的恐惧。出于这样或那样的原因,肠造口治疗学便应运而生。肠造口治疗专家常是受过专门训练,有资格的注册护士,他们可以提供以下服务:①进行术前教育并指导患者及其家属;②术后及时造口护理;③训练有关设备的使用、监管和自我护理;④安装合适的永久性装置;⑤对造口患者提供日常建议;⑥处理造口引起的皮肤病变和控制气味;⑦发现造口出现的问题;⑧提供长期精神、道德和生理上的帮助;⑨提供造口协会的信息。

回肠造口术

永久性回肠造口术适用于溃疡性结肠炎时行结直肠切除术后,Crohn 病、家族性息肉病等有时也需要行回肠造口术。暂时性回肠造口术(袢式造口)是将粪便改道 3 个月,以利于回肠肛管吻合口和结肠肛管吻合口的愈合。回肠造口经常排出少量液体,无需灌洗,造口部位始终需要应用造口袋。

回肠造口的理想位置是右下腹(图 30-20),经腹直肌将回肠拉出,黏膜外翻与皮肤缝合,术后造口部位立即安置造口袋,是将塑料袋粘贴在中央有圆形开口的正方形保护性底座上,将其安置在造口部位。造口数周后可改用可重复利用的粪袋。然而现代可随意应用的粪袋对多数患者来说无需更换其他类型。将造口袋平放在腹壁,紧紧粘贴在皮肤上,不易被人察觉并可防止气味外泄,通常 3~5 天只需更换一次,粪便可从袋子底部的开口放出。

可控性回肠造口术(储袋式回肠造口术、Kock 储袋)是为防止小肠液持续性外溢而设计的,有一个突出的开口,要求全天佩戴造口袋。在回肠末端做储袋,开口处做一活瓣可防止肠液溢出到腹壁。每日可数次将导管插入储袋,以排空储袋内粪便。然而事实上所有患者均经历过粪便排出失败,该术式多被回肠储袋肛管吻合术所取代。

回肠造口术后引起的生理变化主要是由于结肠水电解质吸收下降所致。如果小肠无病变,也未行广泛小肠切除术,回肠造口初期每日排出 1~2L 肠液(表

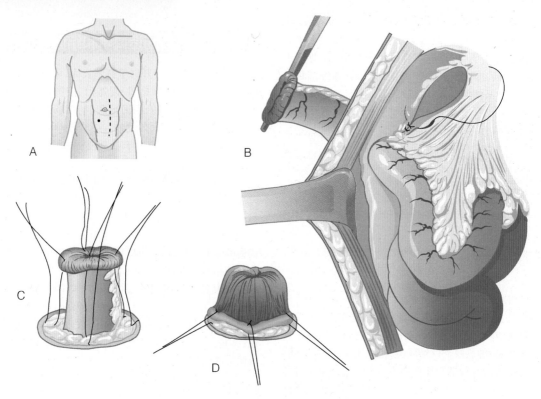

▲图 30-20　结肠切除术后回肠造口术

A. 虚线表示结肠切除切口,黑点显示回肠造口部位。B. 经腹壁拉出回肠。C、D. 回肠造口外翻,边缘与皮肤缝合

30-1),1~2 个月后降至 500~800ml,这种排出是不可避免的,也不能通过调节饮食控制。钠丢失量较结肠完整者多,每日约为 50meq,钾丢失量也同时增加。健康回肠造口患者可交换钠、钾减少,但血清钠、钾浓度正常,主要是细胞内钠、钾丢失。回肠造口患者易发生急性或亚急性水电解质缺乏,表现为疲倦、食欲缺乏、易激动、头痛、困倦、肌肉痉挛和口渴。胃肠炎、腹泻和剧烈运动等均应引起重视,应增加水电解质的补充。回肠造口患者应避免到水、盐缺乏的地方,如长途沙漠步行。低盐饮食和应用利尿剂均可导致水电解质缺乏。应鼓励患者增加盐的摄入量,但一般情况下无需服用含盐片剂。高位回肠造口应增加钾的补充,如食用香蕉和橘子汁。口渴时才喝水不足以维持水平衡,饮水量应达到使尿液清亮,尿量至少每日 1L。

患者应了解这些生理变化和应对措施,经简单指导,患者即可正常生活。建议患者早期食用可使大便成形的食物,如面包、稻米、牛奶、花生油和香蕉。一些食物,如鱼、鸡蛋、花椰菜,可产生过多气味。口服纤维、减少肠蠕动药物如洛派丁胺、苯乙哌啶,以减少肠回肠造口的排出量和预防脱水。应鼓励患者参加正常体力活动、工作和社会活动。洗澡、游泳、性生活和生育均不

受限制。

回肠造口术的并发症达 40%,一般轻微,有 15% 需要手术治疗,见表 30-14。对回肠造口术后患者进行长期随访,多数患者可继续先前的工作,身体状况良好。

手术前、后均应考虑性功能障碍这一结直肠切除后的后遗症。炎症性肠病行直肠切除术后 10%~20% 的男性患者出现不同程度的性功能障碍。行直肠切除、回肠造口术后头几个月,四分之三的女性患者出现性感不快和高潮感下降。仅有 12% 的患者出现长期性功能障碍。直肠切除术后女性不育、剖宫产较为常见,两者均与盆腔纤维化有关,而与回肠造口无关。

结肠造口术

结肠造口术的适应证为:①结肠梗阻减压;②粪便改道作为准备性手术,如炎症、梗阻、穿孔和外伤;③远端结肠或直肠切除后的粪便出口;④肠切除后保护远端吻合口。结肠造口可以是暂时性的(日后需手术关闭还纳),也可以是永久性的,可以是袢式造口,也可以是末端造口。

直肠癌腹会阴联合切除术后乙状结肠造口术是

表 30-14　回肠造口术的并发症

并发症	原因和解释
肠梗阻	粘连、扭转、造口旁疝
造口狭窄	皮肤、皮下组织形成环形瘢痕,大量水样物排出,可用瘢痕松解治疗
造口回缩	造口肠管应高出皮肤 2~3cm,以防止造口袋下液体渗漏。如与皮肤平齐或回缩,造口功能差,已予以修正
脱垂	如将肠系膜与腹壁缝合则极少发生
造口旁脓肿和瘘管	缝合不当导致回肠穿孔,造口袋放置不当导致压迫坏死,疾病复发均可导致造口旁脓肿和瘘管
皮肤刺激症状	常见,肠液流到造口旁皮肤所致。通常症状轻微,但若被忽视可变严重。治疗主要针对肠液漏出,多因造口袋放置不当所致。可用皮肤保护剂(梧桐树胶)和合成产品。造口专家在处理方面有丰富的经验
异味	防漏造口袋和除味剂可去除异味,饮食调整可控制异味
腹泻	造口排出过量液体应及时向医生汇报,及时补充水、盐和钾,可待因、苯乙哌啶、阿托品或洛派丁胺和减少排出量。应进一步检查是否有疾病复发、肠梗阻或造口狭窄
泌尿系结石	尿酸和钙盐结石的发生率为 5%~10%,其原因可能是因水不足导致的慢性脱水。与肠道正常者相比,回肠造口术后尿液 pH 值低,尿中钙盐、草酸盐和尿酸浓度高
胆囊结石	胆囊结石是正常人群的 3 倍,可能与术前胆汁酸吸收改变有关
回肠炎	造口附近的回肠炎,多与肠道炎症复发有关,造口狭窄也是原因之一
静脉曲张	门静脉高压症患者可在造口周围出现静脉曲张,出血时处理困难

最常见的永久性结肠造口术(图 30-21)。乙状结肠造口术后,除粪便改道外,患者其余生活基本正常,每日基本排便一次,排便次数同正常人群一样存在着个体差异,可以不用造口袋,但有人感觉佩戴一个轻巧的造口袋更为放心,有些患者形成自己的排便习惯,另一些患者则需要每日或隔日灌肠排便。灌肠时在与肩同高水平放置以储水器,用导管经造口向肠腔内灌水,每次500ml,导管前端的橄榄状塑料头紧贴造口插入肠管,可大大减少穿孔的危险。饮食应个体化,一般患者可维持术前的饮食习惯。新鲜水果、果汁等可导致腹泻。功能正常的造口无需扩张。

横结肠造口应尽量不作为永久性造口。与乙状结肠造口不同,横结肠造口是"湿"的,因其经常排出半流体粪便,需要经常佩戴造口袋。横结肠造口体积大、有异味、护理困难。造口袋下常有泄漏,脱垂常见。如需永久性造口,多数患者可行回肠造口术而不是横结肠造口术。

结肠造口术的并发症高于 20%,其中 15% 需要手术纠正。慢性结肠造口旁疝是常见的并发症,发生的原因是腹壁孔隙随时间推移而增大,导致结肠、网膜、

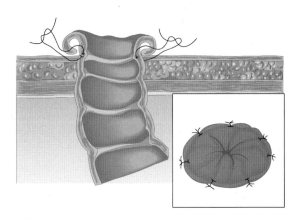

▲ 图 30-21　结肠单腔造口术
造口边缘与皮肤缝合

小肠等疝入造口旁。疝和脱垂更易发生于肥胖患者。狭窄应予以纠正。坏死和回缩是由于手术操作不当而引起。尽管手术仔细小心,但偶然仍可发生造口旁脓肿。灌肠时使用带塑料头的导管,储水器放置水平不高于肩部,可防止穿孔。较轻的并发症包括腹泻、粪便嵌塞和皮肤刺激等。

Leong APK, Londono-Schimmer EE, Phillips RKS: Life-table analysis of stomal complications following ileostomy. Br J Surg 1994;81:727.

Lyons AS: Ileostomy and colostomy support groups. Mt Sinai J Med 2001;68:110.

Oliveira L et al: Laparoscopic creation of stomas. Surg Endosc 1997;11:19.

Rubin MS, Schoetz DJ Jr, Matthews JB: Parastomal hernia: is stoma relocation superior to fascial repair? Arch Surg 1994; 129:413.

Rullier E et al: Loop ileostomy versus loop colostomy for defunctioning low anastomoses during rectal cancer Surgery. World J Surg 2001;25:274.

Sakai Y et al: Temporary transverse colostomy vs loop ileostomy in diversion: a case- matched study. Arch Surg 2001;136:338.

▼ 结肠手术的术前准备

结肠手术的并发症,如切口感染和吻合口裂开,原因之一是结肠内细菌含量过高。因此,广泛采用术前肠道准备,即术前排除结肠内粪便,减少结肠内细菌。如患者一般状况良好,可于手术前一天在门诊行术前准备,入院后当日进行手术。然而,近来有证据表明,结肠手术前行肠道准备会增加感染和吻合口瘘,对结肠手术前常规肠道准备提出了质疑。

机械性肠道清洁通常用全肠道灌洗,即口服或经胃管注入大量不吸收性液体,如聚乙二醇溶液,尽量减少水过多和脱水的可能。口服磷酸钠优于聚乙二醇,仅需口服少量便可引起渗透性腹泻,考虑脱水和电解质紊乱的可能,在准备时应劝导患者饮水。

虽然经过多年研究,口服抗生素(新霉素和红霉素)清除肠道细菌仍有争议,且在很大程度上不再受到青睐。口服抗生素可引起患者不适,患者依从性差,且无显著降低感染性并发症的效果。

现已公认,胃肠外预防性应用抗生素可减少切口感染率。在进行多中心研究之前,对机械性肠道准备的争论是不会结束的。

Bleday R et al: Quantitative cultures of the mucosal-associated bacteria in the mechanically prepared colon and rectum. Dis Colon Rectum 1993;36:844.

Burke P et al: Requirement for bowel preparation in colorectal surgery. Br J Surg 1994;81:907.

Cohen SM et al: Prospective, randomized, endoscopic-blinded trial comparing precolonoscopy bowel cleansing methods. Dis Colon Rectum 1994;37:689.

Guenaga KF, Matos D, Castro AA, et al: Mechanical bowel preparation for elective colorectal surgery. Cochrane Database Syst Rev 2005;1:CD001544.

Henderson JM et al: Single-day, divided-dose oral sodium phosphate laxative versus intestinal lavage as preparation for colonoscopy: efficacy and patient tolerance. Gastrointest Endosc 1995;42:238.

Miettinen RP et al: Bowel preparation with oral polyethylene glycol electrolyte solution vs. no preparation in elective open colorectal surgery: prospective, randomized study. Dis Colon Rectum 2000;43:669.

Platell C, Hall J: What is the role of mechanical bowel preparation in patients undergoing colorectal surgery? Dis Colon Rectum 1998;41:875.

Santos JC Jr et al: Prospective randomized trial of mechanical bowel preparation in patients undergoing elective colorectal surgery. Br J Surg 1994;81:1673.

Wolters U et al: Prospective randomized study of preoperative bowel cleansing for patients undergoing colorectal surgery. Br J Surg 1994;81:598.

Zamora O, Pikarsky AJ, Wexner SD: Bowel preparation for colorectal surgery. Dis Colon Rectum 2001;44:1537.

(王志亮 谭婷 译,杨正安 校)

第31章 直肠肛管

解剖概要

直肠起源于内胚层,组成泄殖腔的后部,由肛门直肠隔分隔。肛管起源于外胚层的一个凹陷。而直肠肛管由直肠和肛管融合而成,发生于胚胎第8周肛门膜破裂时,齿状线是内胚层和外胚层融合和移行的分界线。

直肠长12~15cm。它上起于直肠乙状结肠交界处,以结肠带的融合处为标志,下至肛管,以进入骨盆盆底的肌性组织为标志(图31-1)。直肠位于骶骨的前方,并形成三个明显的曲线形皱襞,称之为Houston瓣。最上面和最下面的瓣凸向左侧,中间一个凸向右侧。中间的皱襞大约位于前腹膜反折处,位于肛门上方6~8cm处。直肠从距肛门12~15cm处开始从腹膜内移行为腹膜外,至距肛门6~8cm处完全移行为腹膜外器官。直肠

被位于其后方、侧方和前方的骶前筋膜(瓦尔代尔筋膜)、侧方韧带以及直肠膀胱隔分别牢牢地固定。

解剖上的肛管起于齿状线——直肠黏膜和肛管黏膜的分界处,止于肛门边缘——肛门黏膜和肛周皮肤的分界处。然而,为方便实际应用,外科上把肛管界定为从盆底延伸至肛门边缘的肌性隔膜。肛管为一个长约3~4cm的闭合性裂隙。肛管由其周围的肛门括约肌支持,包括内括约肌和外括约肌。内括约肌是直肠环形肌的一个特殊延续,它属于不随意肌,通常处于收缩状态。外括约肌的结构和功能是众人争论的焦点,外括约肌形成了一个连续的环状功能肌群,相当于一个漏斗的喷口,包括有外括约肌尾侧直至圆锥形耻骨直肠肌的头侧,以及肛提肌。外括约肌由随意的横纹肌组成。联合的纵行肌将内外括约肌分开。括约肌的

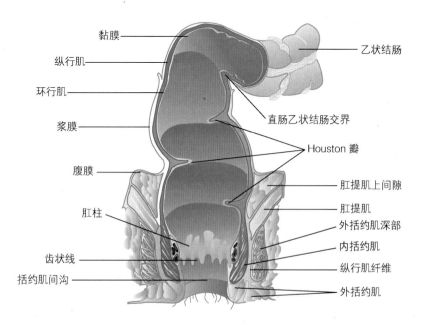

▲图31-1　直肠肛管解剖

内部是由直肠纵行肌的延续。部分与肛提肌和耻骨直肠肌的肌纤维联合而成的,从而形成联合肌。一些来自于这些肌肉的纤维成为位于皮下的皱皮肌,并形成了肛缘皮肤的皱折和皱缩的外观。其他的纤维穿越内括约肌作为黏膜悬状韧带支持内痔。

熟悉直肠肛管的组织学对于理解这一区域的疾病的发生发展过程是很重要的。直肠由最内侧的黏膜层、其下的黏膜下层和两层连续覆盖的肌肉——环形肌和纵行肌组成,上段直肠的最外层是浆膜。直肠黏膜层由以下三层结构组成:①上皮细胞;②基底;③黏膜肌。黏膜肌层是一层包含淋巴网的薄层肌组织。在层次之上完全没有淋巴组织,所以黏膜肌层决定着恶性肿瘤的转移性。

由于直肠通过狭窄的盆底肌肉系统而移行为肛管,所以其组织被挤压形成皱折成为莫尔尼肛柱。肛柱的末端存在着隐窝,其中一些与位于内括约肌的肛腺相通。肛管的上皮分为三种:结直肠黏膜位于上端2~3cm;移行上皮位于齿状线及其上缘;肛管的被膜位于齿状线以下,为富含神经纤维的鳞状上皮。肛缘是皮肤和黏膜真正的分界。

盆底由肛提肌和耻骨直肠肌组成。肛提肌为两块来源于骨盆侧壁和骶棘韧带宽而薄的对称性肌肉,形成了对盆腔器官牢固的支持。耻骨直肠肌来源于耻骨的后面,环绕直肠一周并形成一个吊带后又回到起点。其肌纤维紧贴于肛提肌深面下方紧邻外括约肌深部的后外侧纤维。正常情况下,耻骨直肠肌处于收缩状态,其主要功能是保持肛提肌与外括约肌之间的直肠肛管锐角。同时它也起到了隔板的作用,指检时,当手指通过肛门一指宽的腔隙进入上部直肠较为宽大的间隙时,可以触知它的存在。

直肠的神经支配可分为交感神经系统和副交感神经系统。交感神经纤维来自于腰髓节段L1~3,形成肠系膜下丛,穿过上腹下丛,组成腹下神经到达盆丛。

副交感神经来自第2、3、4骶神经根并加入腹下神经前支和外侧支到达直肠形成盆丛。来自这里的神经纤维继续形成前列腺周围的神经丛。盆腔和前列腺周围神经丛组成直肠和内括约肌的交感和副交感神经纤维,同样也分布到前列腺、膀胱和阴茎等处。这些神经损伤会导致阳痿、膀胱功能紊乱和正常排便功能丧失。

内括约肌受到交感和副交感神经纤维的支配。两种神经都起抑制作用,使括约肌处于持续的收缩状态。外括约肌是横纹肌,受到来自S2~4的阴部内神经纤维支配。在齿状线上,有害刺激引起的钝性不适感可通过副交感传入纤维传递。在齿状线下,上皮非常敏感,皮肤关于热、冷、疼痛的感觉和触觉通过阴部神经的直肠下支和会阴支传递。

直肠肛管的动脉供应分为直肠上动脉、直肠中动脉和直肠下动脉。直肠上动脉是肠系膜下动脉的分支,由肠系膜内发出,供应上段和中段直肠。直肠中动脉起自髂内动脉,在盆底肌肉系统水平进入直肠前外侧,供应较低的直肠2/3区域。伴行静脉位于直肠中动脉和直肠上动脉之间。直肠下动脉——阴部内动脉的分支进入直肠的后外侧,不与直肠中部的血供吻合,供应肛门内括约肌和上皮。

直肠肛管的静脉分为上、中和下直肠静脉,回流到门静脉和腔静脉系统。直肠上静脉引流直肠中上2/3的血液,通过肠系膜下静脉汇入门静脉系统。直肠中静脉引流下1/3直肠和肛管上部的血流,通过髂内静脉汇入腔静脉系统。直肠下静脉引流肛管下部的血流,通过阴部内静脉到达髂内静脉。静脉内的一些交通支使得低位的直肠癌通过门静脉和腔静脉系统得以扩散。

直肠中上部的淋巴回流至肠系膜下淋巴结,直肠下部的淋巴结也可回流至肠系膜下淋巴结或引流至直肠中下动脉周围、骶正中动脉后方、膀胱后和直肠阴道隔的淋巴管。这些都引流至骶淋巴结,并最终到达腹主动脉周围淋巴结。来自肛管齿状线以上的淋巴通过直肠上淋巴结到达肠系膜上淋巴结,外侧部分到达髂内淋巴结。齿状线以下,主要到达腹股沟淋巴结,但也可到达直肠上或下淋巴结。

直肠肛管的正常功能

直肠肛管的正常功能是贮存和排泄肠道物。直肠的功能如同一个贮存室,通常其容量为650~1200ml。直肠静息时压力为10mmHg。直肠内部压力的变化主要是腹腔压力变化的适应,因为直肠自身几乎没有蠕动功能。

盆底结构的功能很复杂,目前仍不很清楚。盆底结构与通过的直肠组织之间的作用复杂,所以不能像上消化道一样,借助于腔内监视器研究直肠功能。

肛提肌呈漏斗状,将直肠悬吊在一个肌肉带上,漏斗的尖端位于耻骨直肠肌处,使直肠于直肠肛管交界处向前成角。肛提肌也许含有感觉纤维,能感知盆部充盈,因此可能在促进排便方面有重要作用。直肠肛管的锐角角度(由耻骨直肠肌形成)在抑制排便方面非常重要。在瓦尔萨瓦运动时,耻骨直肠肌收缩,角度增大,确保抑制排便(如咳嗽、用力时)。当耻骨直肠肌松弛时,相同的情况却可引起正常的排便。

内括约肌由平滑肌组成。据统计,内括约肌在85%的时间处于静息状态。它受交感神经和副交感神经支配。两者都是抑制性纤维,使其处于持续地收缩状态。外括约肌是骨骼肌,受含有来自S2~4的阴部神经支配。该肌肉可产生15%的静息时张力和100%的随意时张力。外括约肌、盆底肌和环咽肌是独特的能保持紧张性收缩的骨骼肌。前两者收缩产生的张力在腹压增加时会随着增加,如不正确的体位、咳嗽或瓦尔萨瓦运动时。外括约肌的随意收缩可使压力增加到静息时的两倍,但仅能维持三分钟。

正常的痔垫是在节制排便和排便过程中减少损伤的重要结构。它们在排便时充满血液,起到保护性软垫的作用,避免肛膜受到排便时的直接损伤。他们也能封闭肛管,阻止气体和粪便漏出。内外括约肌不能独自关闭肛管,但当括约肌的收缩与内部交错的痔垫结合起来时就可以成功地抑制排便。痔组织在腹内压增高时会充血(如肥胖、怀孕、举重物、排便)。

通过不完全清楚的复杂机制,肛门括约肌作为一个整体的单元与肛提肌、耻骨直肠肌和直肠共同起作用,使得排便得以控制。当直肠内压力低于由内外括约肌静息时产生的压力时,排便被抑制。在静息状态下,直肠并非完全空虚,但内容物并不排出。肛提肌上的感觉纤维首先感知到盆腔内达到饱和状态时产生的压力,接着直肠进行适应性调节(肌肉紧张度下降),使内容物继续保留。内括约肌周期性扩张,使直肠内容物下降到肛管,并被肛膜感知。外括约肌反射性收缩,内容物又被挤回直肠。这种简单反射,或者说直肠肛管抑制性反射,也可来自于直肠的扩张,使直肠内容物达到饱和。这种简单的反射 1 天内可发生多达 7 次。直肠逐渐扩张,导致内括约肌的不断抑制和外括约肌的松弛,直至引起便意。如果感到随意想要排便,应该采取坐位或蹲位(使直肠肛管间的角度拉直)。腹内压以瓦尔萨瓦运动的方式增加,而耻骨直肠肌松弛,直肠肛管间的角度变直,肛管的长度缩短,使由肌肉系统形成的漏斗延伸。瓦尔萨瓦运动是排便的驱动力。因此,排便是一个涉及多个结构的复杂运动。

直肠肛管功能障碍

失禁

排便抑制有赖于直肠的顺应性、直肠肛管内的感知机构、直肠肛管反射和括约肌的功能,同样有赖于粪便的自然特性和质量以及结肠运动的参与。因为就诊率很低和缺乏统一的诊断标准,大便失禁发生率很难判定。产伤是造成外括约肌和神经机械性损伤的主要原因,大便失禁发生几率增加可见于以下情况:三度会阴撕裂,多次阴道分娩,外阴切开术后感染。产程延长可能会对括约肌和阴部神经造成机械性损伤。虽然大便失禁在经产妇中发生普遍,但在男性发生率也很高。

神经性大便失禁包括由于产程延长或多次分娩造成的阴部神经损伤和长期排便费力。80% 的经阴道分娩初产妇可发生阴部神经的可复性损伤,此种损伤可以是单侧的或多侧的。如果是永久性损伤或多次反复损伤,就会导致外括约肌和盆底肌失去神经支配和松弛。神经病变和括约肌功能紊乱随时间推移不断加重。松弛的盆底变得不能承受增加的腹压,导致会阴下沉和拉伸性损伤。

长期的排便费力和便意不尽是盆底下沉的常见症状。用力排便导致盆底下移并使直肠肛管角度变直。这会导致直肠前壁的折叠和脱垂,甚至排便受阻。由于阴部神经经过坐骨棘因而逐渐加重的排便费力和盆底下移会导致阴部神经的损伤,最终导致自发性大便失禁。有时自发性大便失禁也与直肠脱垂有关(肠套叠)。

大便失禁也可由一些疾病的不当治疗引起,如隐性脓肿、瘘管疾病或肛周克罗恩病。因为在瘘管切开时,外括约肌可能被切开。在女性,外括约肌是靠前的薄的肌肉带,因而在这个部位尤其易受影响而被完全切断,从而导致大便失禁。

大便失禁的一些其他原因包括既影响肌肉系统又影响神经系统的全身性疾病(如:硬皮病、多发性硬化症、皮肌炎、糖尿病)和括约肌自身功能无关的一些疾病(严重腹泻、粪便充盈过量性大便失禁、伴随纤维化的放射性直肠炎、远端结肠和直肠肿瘤)。

▶ 临床表现

A. 症状和体征

完全性大便失禁是指对气体、液体、固体粪便缺乏控制力。不能控制液体和气体或单独气体称为不完全性大便失禁。排便急迫致大便溢出污染衣物可能会经常性或间断性发生,这取决于直肠内粪便的性质。这些症状在评估损伤特点时是很重要的。这些排便失禁的症状得分在评估患者的感知功能和随后的治疗是有用的。有大便急促污染衣物的患者也许仅为直肠扩张性差而括约肌是正常的。然而当患者主诉为便意出现在大便排除后,就可能存在神经性损伤。体格检查的体征包括:肛门松弛,肛缘褶皱处有粪迹,会阴变平和浸渍,用力时会阴过度下移,括约肌张力下降,括约肌张力下降,有意用力时压力消失,肛管感觉消失。

B. 实验室和影像学检查

直肠肛管测压法、直肠内超声、阴部神经潜伏期检查、肌肉电生理、排便生理检查都可以作为大便失禁患者的评估手段。

直肠肛管测压法通过测量直肠肛管内静息压力最大值、用力排便时的最大压力、括约肌的长度和对称性、最小的感知容量、存在或缺乏直肠肛管抑制性反射以及耻骨直肠肌的松弛能力来判定是否受损时的压力界限。最大静息压力的正常范围通常在 40~80mmHg,然而在最大用力排便时压力通常在 80~160mmHg。内括约肌产生 85% 的最大静息压力,外括约肌产生约 15% 的静息压力和 100% 最大用力排便压力。括约肌一般长约 3cm 且不对称(背面较长),女性的括约肌较短。最小可感知容量为10ml。通过将一个充气的乳胶球填入直肠使直肠肛管的静息压力下降来检测肛管直肠抑制性反射。而后通过乳胶球逼出试验来测定盆底功能和排便能力。这一试验要求患者可以排出一个完全膨胀的60ml的乳胶球。

直肠内超声可提供有用的解剖学影像来评估内外括约肌的异常情况。肌肉电生理的变化与超声检查中括约肌损伤的证据有着紧密地联系，因此直肠内超声在很大程度上可以代替给患者带来痛苦的电生理检查。

阴部神经潜伏期检查更能够发现损伤的本质。如果患者有一侧或双侧神经损伤，那么所有治疗大便失禁的手术或非手术疗法都将难以奏效。这一检查的实施过程是：将戴有手套的手指深入直肠，手指的尖端有一个电极，通过电极刺激横越过坐骨棘的阴部神经。在手指的基底部有另一个电极，记录从记录到括约肌收缩的时间延迟。通常这一延迟是2±0.2秒，这一延迟会在以下情况下发生延长：年龄增长，分娩后，某些个体用力排便以及会阴下沉史以及全身性疾病如糖尿病、多发性硬化病。

排便造影检查在既有便秘又有大便失禁的患者中很有用，因为一些大便失禁的患者在用力排便时会发生肠套叠，直肠套叠会导致粪便嵌塞和便秘。如继续发展，就会出现无法控制的液体性粪便的溢出。

▶ 鉴别诊断

大便失禁也许是由肿瘤或肠套叠引起的排便受阻而导致的。不同程度的大便失禁也可由产伤引起，或者是过度用力排便和阴部神经损伤，以及括约肌功能的破坏所引起。大便失禁可以立即发生也可数年后发生。随着患者年龄的增长，括约肌张力减低，潜伏期的损伤才能被检测到。长期的用力排便会使阴部神经拉伸而越过坐骨棘，导致患者在老年时可出现自发性大便失禁。而与此有关的一个例子就是直肠脱垂。经手术修复后30%的患者可出现大便失禁，这是由于长期脱垂的拉伸性损伤所致。某些全身性疾病如多发性硬化、皮肌炎、糖尿病等也可引起大便失禁。大便失禁也可来源于那些括约肌功能正常的疾病，如严重腹泻、过量粪便嵌塞、直肠的炎性疾病、放射性直肠炎，以及纤维化等。

▶ 治疗

大便失禁的诊断和治疗如图示（图31-2）。如果括

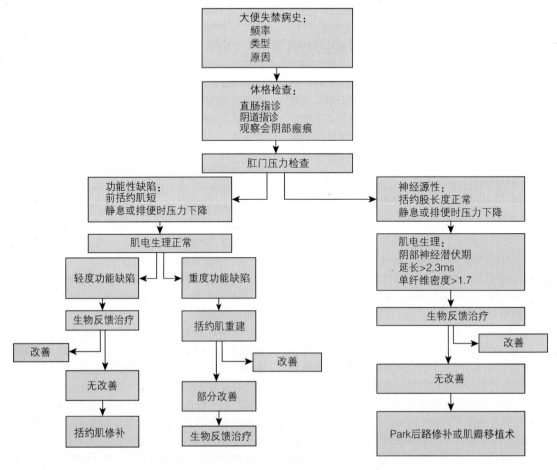

▲图31-2　大便失禁的诊疗原则

约肌损伤较轻可早期通过增加纤维饮食治疗,避免因食物而加剧病情,也可谨慎地用一些止泻药物。然而这些措施只是辅助性的治疗。生物反馈是首要治疗,并有 2/3 以上的患者被报道是高效的。如果括约肌损伤较轻且没有神经损伤,那么手术矫正可以通过括约肌重叠重建一个完整的肌环来恢复排便抑制。这个手术对 75% 的患者是很有效的,但是到第十年时会下降至 50%。如果括约肌存在严重的缺失或存在严重的神经损伤,简单的重叠修复就不起作用了,必须考虑行肌瓣移植或包绕术。骶骨神经刺激剂可以用作尿失禁和随后的大便失禁。理想型的患者应有完整的括约肌和短暂刺激后有一个好的结果。电极刺激骶 2、3、4 神经根,电源脉冲置于远处。只要选择好合适的患者就会取得较好的效果,尽管长期的结果数据尚未出炉。主要的并发症是变异和需要处理的棘手的疼痛。

对于有完全性神经损伤或严重肌肉缺损而拒绝结肠造口的患者可以采用兴奋股薄肌 - 股薄肌 - 臀肌肌瓣移植术。可兴奋股薄肌术和股薄肌术之间的唯一区别是前者置入了起搏器可进行再锻炼,成功率在 35%~85%,主要因为较高的感染并发症发生率而受到限制。一个人工括约肌试验已经在多个国际中心和小型的研究机构完成,多中心根据治疗目的报告成功率为 53%。然而因由很高的人工括约肌需要手术干预的副作用而受到限制。

使用人工材料的肛管包绕术已经应用于病情严重或预期寿命较短的患者,此方法用合成筛网或银线包绕肛管。且患者必须每日灌肠排空直肠,从而提供一种阻塞且可刺激排便的排便抑制方式。阻塞用的假体有感染和陷入直肠的可能,因此需经常取出。

肛管塞是一种对浸透排泄物的自行扩张工具。这种办法的优点是能够减少排泄物污衣和皮肤并发症,可被用于神经紊乱的患者。

如果上述办法不能奏效,可以考虑行末端结肠造瘘术,这个选择是很根本的,能够给患者较好的生活质量。

► 预后

合并直肠脱垂的大便失禁,如果没有严重的神经损伤,通常症状可以在脱垂修复后消失。在修复前,脱垂的部分刺激直肠肛管的抑制性反射,降低内括约肌压力,是外括约肌疲劳,最终导致失禁。手术修复大便失禁的治愈率可达 70%。

Baeten CG et al: Anal dynamic graciloplasty in the treatment of intractable fecal incontinence. N Engl J Med 1995;332:1600.

Belyaev O et al: Neosphincter surgery for fecal incontinence: a critical and unbiased review of the relevant literature. Surg Today 2006;36:295

Cheong DM et al: Electrodiagnostic evaluation of fecal incontinence. Muscle Nerve 1995;18:612.

Falk PM et al: Transanal ultrasound and manometry in the evaluation of fecal incontinence. Dis Colon Rectum 1994;37:468.

Farouk R et al: Sustained internal sphincter hypertonia in patients with chronic anal fissure. Dis Colon Rectum 1994;37:424.

Hill JA et al: Pudendal neuropathy in patients with idiopathic fecal incontinence progresses with time. Br J Surg 1994;81:1492.

Johanson JF et al: Epidemiology of fecal incontinence: the silent affliction. Am J Gastroenterol 1996;91:33.

Ko CY et al: Biofeedback is effective therapy for fecal incontinence and constipation. Arch Surg 1997;132:829.

Lehur PA et al: Artificial anal sphincter: prospective clinical and manometric evaluation. Dis Colon Rectum 2000;43:1100.

Lestar B et al: The internal anal sphincter cannot close the anal canal completely. Int J Colorectal Dis 1992;7:159.

Madoff RD et al: Fecal incontinence. N Engl J Med 1992; 326:1002.

Nelson R et al: Community-based prevalence of anal incontinence. JAMA 1995;274:559.

Osterberg A et al: Results of neurophysiologic evaluation in fecal incontinence. Dis Colon Rectum 2000;43:1256.

Ryhammer AM et al: Long-term effect of vaginal deliveries on anorectal function in normal perimenopausal women. Dis Colon Rectum 1996;39:852.

Sangwan YP et al: Fecal incontinence. Surg Clin North Am J 1994;74:1377.

Sultan AH et al: Endosonography of the anal sphincters: normal anatomy and comparison with manometry. Clin Radiol 1994;49:368.

Tan JJ et al: Evolving therapies for fecal incontinence. Dis Colon Rectum 2007;50:1950

Wong WD et al: The safety and efficacy of the artificial bowel sphincter for fecal incontinence. Dis Colon Rectum 2002;45:1139.

盆底功能失调

 诊断要点

► 不能随意的排出直肠内容物

► 结肠通过时间正常

► 概述

盆底功能失调也可称为指耻骨直肠肌失弛缓综合征,肛门痉挛,异常盆底收缩,是一种功能性紊乱,患者肌肉功能正常,但对其控制功能失常。健康人的耻骨直肠肌静息时是收缩的,维持着直肠肛管角,排便时该肌舒张。耻骨直肠肌失迟缓综合征患者,该肌不能舒张,因而始终保持着直肠肛管角甚至使其异常收缩角度增加。患者只能用力屏气以对抗阻力,但却不能正常排便。

慢性排便无力,不论是由于结肠无力或盆底功能不全,可能会引起直肠和骶骨间的附着组织拉长或造成盆底下坠综合征。由此导致的直肠活动增加就可能引起内脱垂(肠套叠)、单发性直肠溃疡和直肠脱垂。

► 临床表现

A. 症状和体征

盆底功能失调的患者主诉可为排便费力、肛管和盆底疼痛,也可由便秘、排便不尽甚至需要用手指协助排便。

耻骨直肠肌失弛缓综合征患者指诊时会触及一个柔软的肌性盆膈。在指诊的过程中，如果指导患者模拟用力收缩肛门，就可能出现异常异常的舒张和 Valsalva 现象。同样的，如果要求患者蹲下做排便动作就会出现外括约肌和耻骨直肠肌的反常收缩。

B. 实验室和影像学检查

患有耻骨直肠肌失弛缓综合征和肠内套叠的患者须进行排便造影、结肠通过实验、通过气球排出试验进行直肠肛管测压以及钡剂灌肠和结肠镜检。

患有单纯的耻骨直肠肌失弛缓综合征的患者进行钡剂灌肠和结肠镜检查时，结肠应是正常的，结肠通过时间到达直乙交界的时间亦是正常的。动态排便生理检查侧面观时可见直肠的持续前移。进行直肠肛管测压检查时患者不能排出气球。

▶ 鉴别诊断

主诉中提示排便受阻的患者可有功能性和解剖性异常。耻骨直肠肌失弛缓综合征就是前者的一个例子。

后者包括脱肛、内套叠、大便嵌塞和直肠或肛管癌。有这些复合症的患者被概述在图 31-3。

▶ 治疗

A. 内科治疗

耻骨直肠肌失弛缓综合征患者最好予以生物反馈治疗。耻骨直肠肌重新锻炼使其在排便过程中舒张，使排便无阻碍进行。

B. 手术治疗

对内科治疗效果差的患者可进行结肠造口术。

▶ 预后

耻骨直肠肌失弛缓综合征患者经生物反馈治疗效果很好但也许患者需要定期反复训练。

Glia A et al: Constipation assessed on the basis of colorectal physiology. Scand J Gastroenterol 1998;33:1273.

Mertz H et al: Symptoms and physiology in severe chronic constipation. Am J Gastroenterol 1999;94:131.

Nyam DC et al: Long-term results of surgery for chronic constipation. Dis Colon Rectum 1997;40:273. (Published erratum appears in Dis Colon Rectum 1997;40:529.)

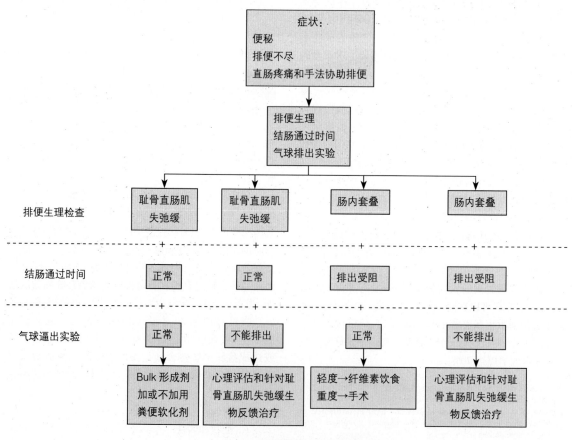

▲图 31-3　排便受阻的诊断治疗流程

直肠固定异常

诊断要点

▶ 直肠活动性增加
▶ 排便异常（便秘、大便失禁或两者都有）

▶ **概述**

直肠固定异常是一组疾病，其特点是直肠与骶骨之间的连接延长，直肠向阴道膨出或自肛门脱出使直肠阻碍排便。直肠活动性增加可能与长期费力排便有关。可能继发于结肠麻痹或耻骨直肠肌失弛缓综合征。

▶ **临床表现**

A. 症状和体征

肠内套叠引起直肠胀满感、排便急迫、排便不尽、大便失禁，如果合并直肠单发溃疡、直肠出血、分泌黏液和里急后重。直肠脱垂的患者会出现分泌黏液，不断加重的大便失禁、疼痛出血等。如果直接询问患者的话，患者会报告直肠自肛门内脱出。

肠内套叠的患者指诊时会触及肿块，肿块是套叠肠管的头端。有时肿块可能会被误认为恶性肿瘤。肿块可能位于并呈溃疡样（直肠单发溃疡）或呈环形。溃疡距肛缘 4~12cm，是肠套叠缺血受损的头端。乙状结肠镜检可能发现环形的肠套叠或一呈恶性外观的溃疡肿块。病理检查如发现特征性纤维化弥漫性的黏膜下囊性变和固有层的横行平滑肌细胞，可将其与结直肠恶性肿瘤区别开来。对急性直肠脱垂的患者进行体格检查并不困难。检查时常可见带有同心黏膜环的巨大脱垂组织脱出肛门外。但是对有脱垂病史却非急性脱垂的患者做出诊断则比较困难。有时为了做出诊断，可能必须采取灌肠的办法使患者排便，然后检查会阴区。因为这样做通常可以诱发脱垂，但这个办法一般在医院进行。另一个办法就是通过排便生理检查来证明脱垂。指诊可以发现括约肌张力降低或缺乏。肛门镜检可发现正常肛门直肠组织的缺失。远端直肠的肛门坐垫由紫黑色变成粉红色，像正常的，更接近直肠齿状线的颜色。

B. 实验室和影像学检查

肠内套叠和直肠脱垂的患者需行直肠肛管生理检查、排便造影或动态 MRI、结肠通过试验、钡剂灌肠和结肠镜检。肛门直肠生理检查能证实排便受阻和排出大便失禁的原因。排便造影或动态 MRI 将会显示出肠套叠并作出诊断。结肠通过时间中到达直肠乙状结肠时间是正常的，钡剂灌肠和结肠镜检也可以是正常的。直肠脱垂通常靠生理检查来诊断，无需更多检查。

▶ **鉴别诊断**

肠内套叠必须与腺癌鉴别。其症状、体格检查结果、溃疡病史的特点可能与恶性肿瘤混淆。

直肠脱垂须与痔鉴别。直肠脱垂看起来像是连续的黏膜环，而痔脱垂就像直肠脱垂时的脱垂组织上带有一条沟。

▶ **并发症**

肠套叠和肠脱垂的并发症包括：肠套叠逐渐加重直至脱垂、脱垂引起神经损伤或长期排便费力、会阴下沉综合征、出血、大便失禁。严重的直肠脱垂，肠管水肿会很严重，甚至不能恢复，进一步会发展为缺血以至于坏死。

▶ **治疗**

A. 内科治疗

轻至中度肠套叠可通过使用膨胀剂、改变排便习惯、解除患者顾虑来治疗。建议患者晨起时诱导排便，避免在 1 天中的其他时间出现排便急迫，因为此时患者感到的腹胀是由近端直肠套入远端引起的。如坚持进行，就能解决便意急迫，当然也就能解决肠套叠。

B. 外科治疗

直肠脱垂有两种手术方案：经腹手术和经会阴手术。经腹手术复发率较低，它保留了直肠的储存功能但术后便秘风险较大。经会阴手术避免了腹内吻合术，然而切除了直肠，因而削弱了直肠的储存功能，并且复发率较高。经腹手术主要适用于 50 岁以下的可积极耐受手术的患者和那些需要同时进行其他腹部手术的患者。

对于严重肠套叠或直肠脱垂但括约肌功能正常的患者施行的经腹手术是乙状结肠切除术或不加直肠固定术，或单行直肠固定书。这两种手术——固定术和切除术需游离全部直肠以避免远端肠套叠。

直肠固定术旨在将直肠固定于盆腔。固定可通过缝合或应用修补材料完成。这些材料有聚丙烯网（Marlex），Gore-Tex，或聚乙醇酸或 polyglactin 网（Dexon 或 Vicryl）。研究表明应用这些修补材料并发症的发生率高，抑制排便效果差，而在复发率方面和单纯缝合无差别，因此单纯缝合固定应为首选。缝合较粗的不可吸收缝线将直肠固定于盆腔，缝线应穿过直肠外侧的韧带或直肠的肌层。

附加乙状结肠切除术可减少复发率和术后便秘的发生和术后便秘的发生。固定术可纠正直肠活动性的异常，但并未纠正盆底功能不全或慢性便秘的内在原因。乙状结肠切除术可纠正肠套叠并去除结肠的活动部分。因此，对于便秘的患者或乙状结肠冗长的患者，加行乙状结肠切除术优于仅行单纯固定术。

腹腔镜直肠脱垂修补术也可进行直肠固定，行或不行切除术。患者经历较少的疼痛并能获得肠管功能的快速恢复,并能使住院时间较开腹手术缩短。

经会阴的直肠脱垂修补术包括肛门环缩术、经肛门 Delorme 法,以及 Altemeier 法。肛门环缩术应用有限,对于手术风险非常高或预期寿命较短的患者是可以采用的。最早的 Thiersch 法是用一根银线环绕坐骨直肠窝脂肪内的外括约肌。如今合成网和硅酮管已经取代了银线。由于假体阻碍了脱出,直肠的排空就需要使用泻药和灌肠。潜在的并发症包括假体侵入直肠和感染,因而限制了此技术的应用。

Delorme 法是一种重要的直肠黏膜切除加脱垂肠壁折叠术。游离并切除自齿状线上 1~2cm 至肠管顶点的全部黏膜,肌层用 4~8 号可吸收线折叠缝合,断端黏膜再用缝线或环形钉缝合。

Altemeier 法是完全的直肠,通常还包括部分乙状结肠切除术。脱垂部分的顶点通过牵引拖出肛门,同时在齿状线上约 1cm 将肠管全层切开。然后将直肠翻转,自前方深入盲管。如果需要的话,可用电凝或钉子阻断直肠侧面和后面的血供。继续向上解剖至直肠系膜和乙状结肠系膜的中线使肠管的冗长部分完全游离。如果拟行肛提肌成形术,用粗的可吸收缝线就可以完成。该成形术通过将盆底肌肉折叠,增加直肠肛管角从而提高对排便的抑制。肠管在近端横断,检查冗长部分,进行手法缝合(粗可吸收线)或吻合器吻合。

65% 的术前大便失禁患者,其括约肌功能恢复和大便缓解,但哪些患者能获得收益却无法预知。那些括约肌功能未恢复的患者将不能耐受乙状结肠切除术。因此,对于这类患者可建议行会阴直肠切除术和括约肌加强术。后者可改变直肠的角度或有效的阻挡脱垂而达到抑制排便。对患有脱垂患者施行经腹或会阴手术效果较好。

▶ 预后

使用膨胀剂进行肠套叠柔和和复位法的患者预后很好。严重肠套叠和无括约肌功能不全的直肠脱垂患者预后也很好。有些括约肌功能不全的患者有 60%~70% 的机会恢复其功能。经腹法复发率约 10%。经会阴复发率是 20%~30%。复发时再次手术,在经腹手术切除未行的情况下,经会阴会更容易些。

Athanasiadis S et al: The risk of infection of three synthetic materials used in rectopexy with or without colonic resection for rectal prolapse. Int J Colorectal Dis 1996;11:42.

Darzi A et al: Stapled laparoscopic rectopexy for rectal prolapse. Surg Endosc 1995;9:301.

Graf W et al: Laparoscopic suture rectopexy. Dis Colon Rectum 1995;38:211.

Huber FT et al: Functional results after treatment of rectal prolapse with rectopexy and sigmoid resection. World J Surg 1995;19:138;discussion 143.

Jacobs LK et al: The best operation for rectal prolapse. Surg Clin North Am 1997;77:49.

Mollen RM et al: Effects of rectal mobilization and lateral liga-
ments division on colonic and anorectal function. Dis Colon Rectum 2000;43;1283.

Novell JR et al: Prospective randomized trial of Ivalon sponge versus sutured rectopexy for full-thickness rectal prolapse. Br J Surg 1994;81:904.

Senagore AJ: Management of rectal prolapse: the role of laparoscopic approaches. Semin Laparosc Surg 2003;10:197.

Wexner SD et al: Laparoscopic colorectal surgery: analysis of 140 cases. Surg Endosc 1996;10:133.

痔

诊断要点

内痔:

▶ 无痛的便后鲜血

▶ 黏膜脱出

▶ 直肠胀满和不适感

外痔:

▶ 突然的会阴部剧烈疼痛

▶ 会阴肿块

▶ 概述

痔组织是远端直肠和肛管正常解剖的结构的一部分(见图 31-1)。内痔是血管和结缔组织垫,位于齿状线以上,被覆直肠或移行黏膜。外痔是血管复合体,位于有丰富的神经支配的黏膜下面。痔在排便时充满血液,起到保护性软垫的作用,以免肛管受到粪便通过时的直接损伤。当腹内压升高时,例如肥胖、妊娠、举重物时和排便时,痔组织会膨大。

成年妇女和年轻男性内痔的病因不同。在成年妇女,常见的原因是慢性劳损,导致血管丛充血和膨大,从而使血管周围的支持结缔组织拉伸和破裂。最常见的劳损原因是排便动作。与通常的看法不同,粪便可以是液体或固体,痔和便秘以及痔和门脉高压之间无相互联系。病理性的痔不是扩张的血管、静脉曲张或血管增生。年轻男性痔发生的机制是肛管内静脉压增高、静脉回流减少、静脉充血、支持组织破裂。外痔的促发原因目前还没有证实,但是与便秘或腹泻时的用力有关。

内痔按病史分期如下:一期,痔出血;二期,痔出血和脱垂,但可自行复位;三期,痔出血,脱垂,需手法复位;四期,痔出血,嵌顿不能复位,并可绞窄。

▶ 临床表现

A. 症状和体征

内痔的典型症状是直肠出血呈鲜红色,直肠排出黏液,当增大时可出现直肠胀满感或是不适。偶尔内痔会脱入肛管,可能会造成嵌顿,形成血栓和坏死,这种情况下出现疼痛是必然的。视诊时,会阴常正常,可见痔周有水肿、脱垂的痔块或水肿坏死的痔块。会阴因长期排出黏液的浸渍而潮湿,并有局部的刺激症状。肛镜会发现长期血管扩张、组织变脆、活动以及鳞状上皮化生。

当急性血栓形成时外痔常伴有突发剧烈的会阴疼痛。疼痛通常在48~72小时内达到高峰。急性血栓外痔可只是一个紫黑色、水肿的、拉紧的会阴部皮下触痛肿块。血栓常会引起被覆皮肤缺血和坏死而导致出血。

B. 实验室和影像学检查

内痔慢性出血会引起贫血。当然,只有所有的失血原因被排除后,才能将痔归为贫血的原因。另外,还必须考虑患者的年龄。钡剂和结肠镜检查是必需的,以排除肠道的恶性或炎性疾病。对于排便受阻和直肠脱垂的患者,排便生理检查有一定的帮助。

▶ 鉴别诊断

患有会阴部疾病的患者经常去看外科医生,而被不确切地诊断为痔。完整的病史询问有助于得出正确的诊断。痔的无痛性出血必须与结肠恶性肿瘤、炎性疾病、憩室、多发性腺瘤鉴别。肠蠕动时的疼痛性出血可由直肠溃疡和肛裂引起。而排便费力由排便受阻引起。同样地,直肠脱垂必须与痔相鉴别。因为套扎痔是安全的,但对于直肠脱垂则不然。会阴部潮湿和刺激症状可继发于痔或尖锐湿疣。

▶ 并发症

内外痔的并发症是药物或手术治疗的指征,包括出血、疼痛、坏死、排出黏液、潮湿及罕见的脓毒症。

▶ 治疗

A. 内科治疗

除了一些病情非常严重的患者。早期的内科治疗多可以应用。改变饮食习惯,包括禁食会引起便秘的食物(例如干酪),加入膨胀剂、粪便软化剂,增加饮水。通过锻炼和缩短排便时间以改变每日的排便习惯通常是有益的。

B. 外科治疗

一期和二期痔通常行内科治疗。内科治疗失败的病例可以进行胶圈套扎术、硬化剂注射、光照凝固、冷冻破坏、痔切除术以及许多能减少瘢痕形成和使痔与其下方组织分离的方法。在此主要讨论三种最好的方法:胶圈套扎术、硬化剂注射和痔切除术。

胶圈套扎术对于一、二、三期痔和一些经过选择的四期痔是安全且有效的治疗方法。将位于齿状线上1~2cm的痔组织挤入一个橡胶圈同时将两个橡胶套圈套在痔的基底部。7~10天后,痔就会脱落,同时去除了多余的组织,留下的瘢痕可以避免剩余组

织脱垂和出血。如果胶圈套在了移行区或其下方,疼痛会很剧烈,因为此区的黏膜和皮肤富含神经。如发生上述情况,必须立即去除胶圈。免疫力低下和误诊的直肠脱垂患者在结扎后有时会发展为严重的脓毒症。当有以下表现时可预示脓毒症的发生:不规则疼痛、发热、尿潴留。治疗须应用抗生素,取出胶圈、清创和严密观察。患者在环扎术后10天内禁用非甾体类消炎药和阿司匹林,否则当痔脱落时可能发生大出血。

硬化剂注射法常用于一期和二期痔中经内科治疗仍继续出血的病例。将1~2ml硬化剂注入痔血管和黏膜之间的结缔组织,造成炎性反应和瘢痕形成。此法可以阻止剩余痔组织的脱垂和出血。注射的深度要求很严格,因为有报道注射后可引起黏膜脱落、感染和直肠肠管全层损伤。

痔切除术治疗应用于大的三期痔和四期痔,内外混合痔中内痔部分无法环扎的以及急需手术的嵌顿性内痔。通过肛镜检查痔的基底部。血管丛的周边用可吸收线缝扎,然后痔组织被切除。当游离血管垫和其被覆黏膜时,必须小心勿损伤下方的内括约肌。黏膜和皮肤的缺损可以敞开,也可部分缝合或连续缝合以加固血管丛的周边。

常见的术后并发症有剧烈疼痛、尿潴留、出血及粪便嵌塞。通过加强术后镇痛、限制术中静脉输液、注意手术技巧以及使用膨胀剂和粪便软化剂等可以最大限度地减少这些并发症的发生。肛门狭窄是一个远期并发症,在切除痔组织时保留足够的肛膜可以避免其发生。

吻合器痔固定术是一种用环形吻合器使痔组织去血管化,减少黏膜脱垂。这项技术安全,可以改善过去的术后疼痛,但是较高的费用限制了它的应用。是一种治疗严重圆周痔或轻度直肠黏膜脱垂患者的有效方法。

急性血栓性外痔可行痔切除术,如果患者在发病48小时内就诊可行去栓术。切除血栓和痔组织可减少复发。然而,很多外科医生仅取出血栓以减压缓慢疼痛。如果患者在发病48~72小时后就诊,血栓已经开始固定而无法取出。可采用热水坐浴、食用高纤维素饮食、应用粪便软化剂,以及解除患者顾虑。在怀孕期间痔也是经常发生的,如果症状在产后持续存在可以立即切除。

▶ 预后

痔是否复发与能否改变排便习惯关系密切。增加纤维素的摄入、少吃引起便秘的食物、积极进行锻炼、缩短大便的时间都可以减少排便费力。上述措施对于避免复发都是很重要的。

Arbman G et al: Closed vs. open hemorrhoidectomy: is there any difference? Dis Colon Rectum 2000;43:31.

Corman ML et al: Stapled haemorrhoidopexy: a consensus position paper by an international working party: indications, contra-indications and technique. Colorectal Dis 2003;5:304.

Galizia G et al: Lateral internal sphincterotomy together with haemorrhoidectomy for treatment of haemorrhoids: a randomised prospective study. Eur J Surg 2000;166:223.

Hayssen TK et al: Limited hemorrhoidectomy: results and long-term follow-up. Dis Colon Rectum 1999;42:909; discussion 914.

Ho YH et al: Randomized controlled trial of open and closed haemorrhoidectomy. Br J Surg 1997;84:1729.

Hoff SD et al: Ambulatory surgical hemorrhoidectomy: a solution to postoperative urinary retention? Dis Colon Rectum 1994; 37:1242.

Komborozos VA et al: Rubber band ligation of symptomatic internal hemorrhoids: results of 500 cases. Dig Surg 2000;17:71.

Konsten J et al: Hemorrhoidectomy vs. Lord's method: 17-year follow-up of a prospective, randomized trial. Dis Colon Rectum 2000;43:503.

Lee HH et al: Multiple hemorrhoidal bandings in a single session. Dis Colon Rectum 1994;37:37.

Loder PB et al: Haemorrhoids: pathology, pathophysiology and aetiology. Br J Surg 1994;81:946.

MacRae HM et al: Comparison of hemorrhoidal treatment modalities. A meta-analysis. Dis Colon Rectum 1995;38:687.

O'Donovan S et al: Intraoperative use of Toradol facilitates outpatient hemorrhoidectomy. Dis Colon Rectum 1994;37:793.

Pescatori M: Urinary retention after anorectal operations. Dis Colon Rectum 1999;42:964.

Shalaby R, Desoky A: Randomized clinical trial of stapled versus Milligan-Morgan haemorrhoidectomy. Br J Surg 2001;88:1049.

肛管狭窄

▶ 诊断要点

► 排便受阻
► 查体时直肠狭窄

▶ 概述

　　肛管狭窄是肛管外科手术后典型的医源性并发症。尤其是痔切除术,单象限或全圆周,当手术非专业地进行,可能会导致狭窄。其他的原因包括肛管肿瘤、克罗恩病、放射性损伤、复发性肛管溃疡、感染和损伤。

▶ 临床表现

　　A. 症状和体征

　　肛管狭窄会增加排便费力,大便变细,有时会引起肠管活动痛和肠管膨胀。对患者检查可发现术后变化和肛管狭窄。因指诊较痛难以进行。

　　B. 实验室和影像学检查

　　对肛管狭窄患者没有较多的报道。通过灌肠剂对照可以了解狭窄的长度。

▶ 鉴别诊断

　　肛管狭窄的患者会诉肛管疼痛或排便受阻,体格检查会支持诊断。其他的肛管疼痛包括伴或不伴有狭窄的肛裂、血栓性外痔、肛周脓肿、恶心肿瘤和痉挛性肛门痛。痉挛性肛门痛,一个排除性诊断,患者在睡觉时疼醒时可以考虑。疼痛大体上是左侧、短时间,能够在加热、肛管舒张或肌肉松弛时缓解。患者常有偏头痛病史,在精神紧张时会出现。

▶ 治疗

　　轻度的肛管狭窄可通过轻柔的舒张和膨胀剂成功治疗。严重的肛管狭窄在没有进展性疾病(如克罗恩病)可行周围正常组织的肛门成形术。需要做一个皮肤岛或 V-Y 翼片。这个手术过程包括狭窄肛门切除,周围皮肤的移动,正常组织进行封闭,缓解狭窄。如没有肛门进展性疾病肛管狭窄预后会很好。

肛裂和溃疡

▶ 诊断要点

► 排便时撕裂样疼痛
► 肛门或粪便带血
► 持续性会阴部疼痛或排便后肛门痉挛
► 括约肌痉挛
► 肛膜破裂

▶ 概述

　　肛裂是指肛膜出现裂口,而肛裂溃疡是慢性肛裂。当肛裂成熟时,伴有皮赘(前哨痔)(图 31-4)肛裂发生于齿状线远端的中线处。两项近期的研究已对 Goligher 法则提出了疑问。Goligher 法指肛裂 90% 发生于后方,10% 发生于前方,不到 1% 同时发生于前方和后方。而这两项研究都发现前方的肛裂远比预想的发生率高。但是肛裂还是发生在中线。

　　肛裂由肛管暴力性扩张引起,通常发生于排便时。肛膜破裂,其下方的内括约肌暴露。括约肌因暴

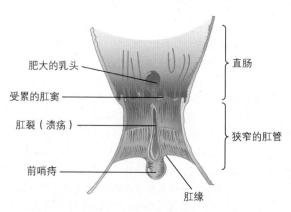

▲ 图 31-4　肛裂或溃疡表现

露而痉挛并且当下次肛管排便时（排便时），仍不能松弛。因而导致更严重的撕裂，肛裂加深，肌肉受刺激而进一步痉挛。持续性肌肉痉挛导致其表面的肛膜缺血而影响愈合。肛裂患者出现超慢波 - 低频率高幅度高压力变化的蠕动波，而括约肌切除和肛裂治愈的患者此波消失，提示了括约肌痉挛和持续性疾病之间存在联系。

患者感到排便困难是典型的早期表现。排便开始时伴有的疼痛非常剧烈，患者因此而惧怕排便即使便意很急迫。因而粪便变得干硬，加之括约肌痉挛，排便时使肛膜进一步撕裂。因而形成疼痛，括约肌痉挛和再损伤的不断循环。

存在肛裂倾向的情况还包括前面提到的直肠肛管手术（痔切除术、瘘管切除术、湿疣切除术），这些手术导致肛膜瘢痕形成失去弹性，增加了肛膜撕裂的可能性。

临床表现

A. 症状和体征

肛裂可引起排便时的疼痛和出血，疼痛呈撕裂样或烧灼样，排便时最严重，便后数小时稍有缓解。血迹可见肛门和粪便上或滴入马桶但不与粪便结合。因为惧怕排便时的疼痛，肛裂可以发展为便秘。肛裂也可表现为无痛的无法愈合的损伤并有间歇性出血，但是并不常见。

尽管对于肛裂患者肛镜和乙状结肠镜不能用于早期诊断，但为了排出可能的直肠肛管恶性肿瘤，也应在稍后时进行检查。任何无法愈合的肛裂都应进行活检以排除克罗恩病或恶性肿瘤。

通过柔和的牵开臀部进行体格检查，使肛门尽量外翻，以发现位于黏膜分界处中线上的肛膜破裂。而在急性肛裂这可能是唯一的体征。慢性肛裂时，在溃疡下方的肛缘可以见到前哨痔。轻柔地稍微扩张肛门进行检查可见到暴露的括约肌。肛镜检查和乙状结肠镜检查要推迟到溃疡愈合时进行，或可选择在麻醉下进行。如在肛缘处见到典型的三联征——肥大的肛乳头、肛裂、前哨痔，可以确诊。

B. 实验室和影像学检查

肛门测压检查对此没有帮助。因为研究表明肛门溃疡的患者肛门压力升高，但在压力升高的患者中并未发现肛裂溃疡的发病风险升高。

鉴别诊断

肛裂性溃疡发生于肛门前方或后方的中线处，累及齿状线远端的上皮。溃疡位于中线以外或远离齿状线应引起注意。因为克罗恩病、肛门结核、肛门肿瘤、脓肿或瘘管、巨细胞病毒、疱疹、衣原体病、梅毒、艾滋病以及一些血液性恶液质患者都可能具有类似的肛裂和溃疡病变。

克罗恩病早期，病变仅局限于肛管的占 10%。肛门结核继发于或并发于肺结核。肛门癌可表现为无痛溃疡。无法愈合的溃疡应进行活检以排除恶性肿瘤。

并发症

并发症与疾病的长期存在有关，也与其伴随的疼痛、出血以及排便习惯的改变有关。但溃疡一般不会恶变。

治疗

A. 内科治疗

粪便软化剂、膨胀剂、坐浴可使 90% 的肛裂患者得到治愈。这些方法可使 70% 二次发作的患者得到治愈。在伴有疼痛的排便后进行坐浴可使痉挛的肌肉放松。在指导患者进行热肥皂水坐浴时，让患者同时收缩括约肌找到痉挛的肌肉，然后全神贯注使该肌肉尽量放松。这样做有两个作用：一是减轻由肌肉痉挛引起的疼痛；二是增加肛裂处的血供以利于病变愈合。粪便软化剂和膨胀剂使粪便更具有延展性，从而减少每次排便引起的损伤。慢性患者（病史大于一个月）或慢性复发性溃疡应考虑手术治疗。

肉毒杆菌毒素浸润内括约肌有助于肛裂愈合。肉毒杆菌毒素可以阻止突触前神经纤维释放乙酰胆碱，从而形成可逆性的可持续数月的肌肉麻痹。这样可以增加破裂肛膜的血液灌注而提高治愈率。其治愈率高于标准的内科疗法和硝酸甘油软膏治疗。

0.2% 的硝酸甘油也是有效的治疗药物。硝酸甘油软膏能释放氮氧化物，后者是神经递质的抑制剂，可以松弛括约肌，增加肛膜血供。它的主要副作用是头痛，在较低的浓度（0.2% 或 0.3%）就会发生，从而影响了其临床应用。一个可行的办法是硝酸甘油吸收后用钙通道抑制剂 0.3% 硝苯地平油膏使括约肌放松而没有明显的副作用。

B. 外科治疗

当保守治疗失败后，可以考虑外侧内括约肌切除术。切开皮肤，在直视下分离内括约肌的肥大部分。手术也可在盲视下进行，将手术刀插入内括约肌平面，从中间分离内括约肌。这两种手术的效果相似。手术有可能破坏内括约肌，但这是无法控制的并可导致高复发率和大便失禁。

预后

外侧括约肌切除术可使慢性肛裂溃疡患者治愈率高达 90%。不到 10% 的病例可出现不能控制的黏液及气体自肛门排出。经手术治疗后肛裂的复发率低于 10%。

Altomare DF et al: Glyceryl trinitrate for chronic anal fissure: healing or headache? Results of a multicenter, randomized, placebo-controlled, double-blind trial. Dis Colon Rectum 2000;43:174.

Argov S et al: Open lateral sphincterotomy is still the best treatment for chronic anal fissure. Am J Surg 2000;179:201.

Brisinda G et al: A comparison of injections of botulinum toxin and topical nitroglycerin ointment for the treatment of chronic anal fissure. N Engl J Med 1999;341:65.

Cook TA et al: Oral nifedipine reduces resting anal pressure and heals chronic anal fissure. Br J Surg 1999;86:1269.

Fernández López F et al: Botulinum toxin for the treatment of anal fissure. Dig Surg 1999;16:515.

Garcia-Aguilar J et al: Open vs. closed sphincterotomy for chronic anal fissure: long-term results. Dis Colon Rectum 1996;39:440.

Jost WH: One hundred cases of anal fissure treated with botulin toxin: early and long-term results. Dis Colon Rectum 1997;40:1029.

Keck JO et al: Computer-generated profiles of the anal canal in patients with anal fissure. Dis Colon Rectum 1995;38:72.

Lund JN et al: A randomised, prospective, double-blind, placebo-controlled trial of glyceryl trinitrate ointment in treatment of anal fissure. Lancet 1997;349:11.

Maria G et al: A comparison of botulinum toxin and saline for the treatment of chronic anal fissure. N Engl J Med 1998;338:217.

Maria G et al: Influence of botulinum toxin site of injections on healing rate in patients with chronic anal fissure. Am J Surg 2000;179:46.

Nelson RL: Meta-analysis of operative techniques for fissure-in-ano. Dis Colon Rectum 1999;42:1424; discussion 1428.

Nelson RL: Nonsurgical therapy for anal fissure. Cochrane Database Syst Rev 2003;4:CD003431.

Nyam DC et al: Long-term results of lateral internal sphincterotomy for chronic anal fissure with particular reference to incidence of fecal incontinence. Dis Colon Rectum 1999;42:1306.

Oettle GJ: Glyceryl trinitrate vs. sphincterotomy for treatment of chronic fissure-in-ano: a randomized, controlled trial. Dis Colon Rectum 1997;40:1318.

Richard CS et al: Internal sphincterotomy is superior to topical nitroglycerin in the treatment of chronic anal fissure: results of a randomized, controlled trial by the Canadian Colorectal Surgical Trials Group. Dis Colon Rectum 2000;43:1048.

Schouten WR et al: Ischaemic nature of anal fissure. Br J Surg 1996;83:63.

▼ 直肠肛管感染

肛周脓肿和瘘管

诊断要点

- ► 剧烈的肛门疼痛
- ► 会阴检查或远端直肠检查可触及肿块
- ► 全身性脓毒症

► 概述

与特定的全身性疾病无关的直肠周围脓肿和瘘管早期多是隐匿性的。在内外括约肌平面之间的肛管有6~14个肛腺。其腺管穿过内括约肌开口于齿状线上的肛窦。当肛窦被粪便和细菌堵塞时，肛腺可能会被感染。堵塞可由植物性残渣嵌塞或外伤性水肿（坚硬粪便或异物）引起，或者是邻近的感染蔓延而来。如果肛窦不通畅，在内括约肌平面就会形成脓肿。脓肿可

局限于或越过括约肌平面。脓肿由其侵入的间隙而命名。（图 31-5）。当脓肿沿着内括约肌平面的近端或围绕其蔓延时就会导致治疗上的困难。即使不考虑脓肿的位置，在没有麻醉的状态下想要检查其范围也是很困难的。

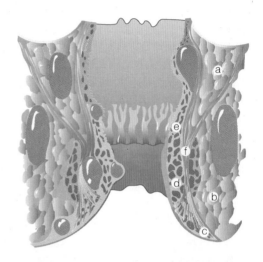

▲ 图 31-5　直肠肛管周围间隙及急性脓肿

a. 直肠骨盆（肛提肌上）间隙；b. 坐骨直肠间隙；c. 肛周皮下间隙；d. 边缘（黏膜皮下）间隙；e. 黏膜下间隙；f. 肌肉间隙

当脓肿已成熟时，抗生素治疗是没有作用的。早期手术引流对于避免潜在的严重并发症——会阴脓毒症是最好的方法。当脓肿破裂后，无论是手术引流或者是自行破溃，50% 的情形是其肛窦之间仍留有通道，形成了从肛门到会阴部皮肤的瘘管（肛门内瘘管），这种情况下不属于外科急症。

► 临床表现

A. 症状和体征

肛周脓肿会引起典型的搏动性疼痛，疼痛剧烈并且为持续性，行走和用力屏气时加重。肿胀和排脓少见。偶有患者出现发热、尿潴留和危及生命的脓毒症。伴有糖尿病或免疫力低下的患者最容易发生此病。肛门内瘘管的患者其病史特点是剧烈的疼痛，排出脓血后疼痛缓解，接着就是长期排出脓性黏液。

体格检查可发现会阴部紧张或直肠肿块。除非患者麻醉，否则肿块大小很难明确。表面上很小的脓肿有可能蔓延至坐骨直肠间隙或骨盆直肠间隙。一旦发现内、外括约肌上的开口，就可以确定存在瘘管。这种情况下，通常可以触及一个较硬的连接管道。

B. 实验室和影像学检查

非复杂性脓肿瘘管不需要影像学检查。窦腔 X 线成像、直肠内超声、CT、MRI 对于诊断复杂的和复发性病例很有用。直肠内超声可探明瘘管的分支，未引

流的脓肿,受累及括约肌的范围。氧化氢能提高超声检查的灵敏度。CT 扫描对于发现未确诊的骨盆直肠窝脓肿很有帮助。MRI 和带有直肠内螺旋探头的 MRI 在确诊和对瘘管进行分类时经常用到。

▶ 鉴别诊断

来源于肛窦腺的脓肿和瘘管必须与克罗恩、藏毛窦疾病、化脓性汗腺炎、结核、放线菌病、外伤、肛裂、放射性损伤、衣原体病、局部皮肤疾病、直肠肛管肿瘤、憩室炎以及尿道损伤的并发症相鉴别。

约 10% 的克罗恩患者存在直肠肛管脓肿瘘管而无早期的肠道感染病史。结核可引起无痛、苍白、肉芽肿性肛周病变,但这种患者通常有已知的结核病史。化脓性汗腺炎引起的多发慢性引流性瘘管,可能被看做是脓肿瘘管型疾病。藏毛窦疾病可向会阴部发展,可通过浓密的毛发、窦道的方向以及存在于骶尾区其他开口与肛窦腺源性疾病鉴别。对于已知患有肠道感染性疾病和憩室性疾病的患者,其慢性排脓史值得考虑。其他原因包括肿瘤、放射性损伤、感染以及泌尿损伤。

▶ 并发症

肛周脓肿引起的并发症可能会比较严重。除非引流,否则感染发展很迅速,并导致严重的组织缺损、括约肌损伤,甚至死亡。相反,由脓肿破溃而来的肛门内瘘管却并非外科急症。慢性瘘管可能是由于反复发作的会阴部脓肿引起,罕有瘘管癌发生。

▶ 治疗

脓肿应行手术切开引流。最好是在手术室进行,因为麻醉后可以充分了解脓肿的范围。在诊室中被认为是很表浅的脓肿也许会深达肛提肌以上。括约肌内脓肿可通过内部的括约肌切开术治疗,但手术引流脓肿的同时可破坏肛窦。直肠周围和坐骨直肠窝脓肿通过导管引流或进行皮肤充分扩创以阻止瘘口闭合和积脓。如果瘘管的内口已确定,受累外括约肌很少,在脓肿引流后可行瘘管切除术。然而,由于感染内口通常很难找到,所以经常仅能做到引流。在这种情况下,使用导管引流优于皮肤扩创,因为导管:①建立了引流而对会阴部正常皮肤破坏最小;②在随后的治疗中找到内扣更为容易;③因为不需堵塞和敞开伤口而减少了患者的痛苦。

患有慢性和复发性脓肿的患者在经过看似充分的手术引流后,经常在肛门后间隙仍留有未引流的深部脓肿,其与坐骨直肠窝想通形成了马蹄形瘘管。治疗需要打开深部的肛门后间隙,并且通过坐骨直肠间隙外口反向引流瘘管。一旦肛门后间隙脓肿治愈,反向引流即可停止。

对免疫力低下患者进行的治疗需特别注意。由于免疫功能调节不足(如糖尿病),这类患者又发生坏死性直肠肛管感染的可能,所以必须急诊在手术室内行

切开引流术。当患有严重的免疫低下时(如接受化疗的患者),由于中性粒细胞减少,感染发生时通常没有脓肿形成。治疗这类患者以下措施是很重要的:努力限制感染、建立引流、确定内口、组织活检和细菌培养(排除白血病和选择抗生素)。

瘘管的治疗方式取决于瘘管的走行。Salmon-Goodsall 法则对于判断瘘管方向有帮助(图 31-6)。如果瘘管表浅且未累及括约肌,那么简单的瘘管切开加肛腺部分切除术和外口处皮肤的蝶形切开术就足够了。累及少部分括约肌的瘘管的处理同上。瘘管深在或累及括约肌多少不能确定时,开始时可用胶原瘘管塞,可使简单和复杂瘘管手术成功率分别为 70.8% 和 35%。在克罗恩病和非克罗恩病患者中手术成功率分别为 26.6% 和 66.7%。如不成功,最好应用黏膜前移皮瓣(将在直肠阴道瘘一节中叙述),因为术中或延迟的肌肉断裂都可使大便失禁的发生率升高。

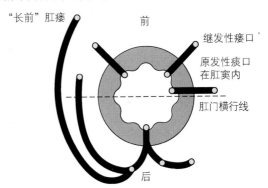

▲ 图 31-6 Salmon-Coodsall 法则

瘘管原发性和继发性开口的常见位置,当一个瘘管既有前面又有后面的开口时,后面的开口符合这一规律,长前瘘管除外

▶ 预后

只要明确感染源,肛窦、肛腺源性脓肿和瘘管疾病的预后很好。如果出现感染源不明确、引流不充分诊断不明确或术后处理不充分等情况时,瘘管就会持续存在。

Brook I et al: The aerobic and anaerobic bacteriology of perirectal abscesses. J Clin Microbiol 1997;35:2974.

Chapple KS et al: Prognostic value of magnetic resonance imaging in the management of fistula-in-ano. Dis Colon Rectum 2000;43:511.

Cho DY: Endosonographic criteria for an internal opening of fistula-in-ano. Dis Colon Rectum 1999;42:515.

Cintron JR et al: Repair of fistulas-in-ano using fibrin adhesive: long-term follow-up. Dis Colon Rectum 2000;43:944.

Garcia-Aguilar J et al: Anal fistula surgery. Factors associated with recurrence and incontinence. Dis Colon Rectum 1996;39:723.

Ho YH et al: Marsupialization of fistulotomy wounds improves healing: a randomized controlled trial. Br J Surg 1998;85:105.

Jun SH et al: Anocutaneous advancement flap closure of high anal fistulas. Br J Surg 1999;86:490.

Knoefel WT et al: The initial approach to anorectal abscesses:

fistulotomy is safe and reduces the chance of recurrences. Dig Surg 2000;17:274.

Ky AJ et al: Collagen fistula plug for the treatment of anal fistulas. Dis Colon Rectum 2008;51:838.

Miller GV et al: Flap advancement and core fistulectomy for complex rectal fistula. Br J Surg 1998;85:108.

Nelson RL et al: Dermal island-flap anoplasty for transsphincteric fistula-in-ano: assessment of treatment failures. Dis Colon Rectum 2000;43:681.

Park JJ et al: Repair of chronic anorectal fistulae using commercial fibrin sealant. Arch Surg 2000;135:166.

Practice parameters for treatment of fistula-in-ano—supporting documentation. The Standards Practice Task Force. The American Society of Colon and Rectal Surgeons. Dis Colon Rectum 1996;39:1363.

直肠阴道瘘

 诊断要点

▶ 由阴道排出粪便和气体
▶ 排便抑制功能改变
▶ 可见的或可触及瘘管

▶ **概述**

直肠阴道瘘的发生的原因有产伤、克罗恩病、憩室炎、放射性损伤、隐腺窝疾病引流不畅、异物损伤、直肠前壁肿瘤根治术后、直肠恶性肿瘤、宫颈或阴道肿瘤。瘘管分为高、中、低位瘘管。其位置和原因决定了手术路径。

▶ **临床表现**

A. 症状和体征

自阴道排便和排气是直肠阴道瘘的特征。可有不同程度的大便失禁，而直肠或阴道的瘘口常可在体格检查时看见或触及。

B. 实验室和影像学检查

经阴道造影或钡剂灌肠可明确瘘管。如果瘘管在X线下不显影或体格检查时没有发现，可以进行希亚甲蓝灌肠，同时用棉塞塞住阴道。如果有瘘管存在棉塞会沾染亚甲蓝。

▶ **鉴别诊断**

直肠阴道瘘的症状和体征是很明确的。重要的是鉴别瘘形成的原因，因为这些会影响到治疗方式的选择。

▶ **并发症**

主要的并发症是影响卫生和大便失禁。

▶ **治疗**

瘘管发生的原因和位置决定着治疗的方式。导致瘘管形成的原发疾病累及周围组织时，手术方式的选择就会受到影响。例如周围组织受到急性克罗恩病或放射性损伤的影响，那么瘘管就不可能通过局部手术进行修补。在进行修补之前，必须先控制克罗恩病。放射性损伤的修补需要来自未放射区域的健康组织。

低位直肠阴道瘘（直肠瘘口接近齿状线，阴道瘘口紧靠阴唇系带的上面）常由产伤、异物损伤、肛窦腺性疾病或克罗恩病引起。产伤常在3个月内愈合。等待3个月，让炎症消退，可以起到促进修复和促使那些可自行愈合的瘘管愈合的作用。与此同时，外伤性瘘管在炎症消退后也容易修补，继发于肛窦腺疾病的瘘管只要经过前述的引流术也可以自行愈合。

继发于克罗恩病的瘘管几乎不能愈合。积极的药物治疗和手术控制会阴部脓毒症，对于保留括约肌功能是必需的。一旦原发疾病得到缓解和控制，就可实行局部前移皮瓣手术。手术的原则是新鲜未受累的组织覆盖瘘管的瘘道，并且切除直肠内瘘口。这种手术可以延缓直肠切除术的应用，并可保留肛门括约肌和直肠。病情严重局部治疗无效的患者，可能需要暂时做结肠造口术。改道后，通常就会发展为单一的病灶，并且也可以施行局部前移皮瓣手术。如果直肠和括约肌破坏严重，那么就须立即行直肠切除术，而无需尝试局部的保留性手术了。早期行外科手术和保守引流术或改道术可以推迟上述情况的发生。

中位瘘，由肛腺窦疾病、克罗恩病或产伤引起，也可用上述的方法治疗。由放射性损伤引起的中位瘘，不适合局部前移皮瓣手术，因为周围组织也同样受累。经腹切除术和结肠肛管吻合术是较恰当的选择。这对患者是个挑战。其他的手术方式超出了本章讨论的范围。

高位瘘可由克罗恩病、憩室性疾病、手术损伤、恶性肿瘤、放射性损伤引起。最好的方法是经腹手术，可以切除引起瘘的病变肠管。

▶ **预后**

预后决定于引起瘘的原因。

Fry RD et al: Rectovaginal fistula. Surg Ann 1995;27:113.

Hull TL et al: Surgical approaches to low anovaginal fistula in Crohn's disease. Am J Surg 1997;173:95.

Hyman N: Endoanal advancement flap repair for complex anorectal fistula. Am J Surg 1999;178:337.

Khanduja KS et al: Reconstruction of rectovaginal fistula with sphincter disruption by combining rectal mucosal advancement flap and anal sphincteroplasty. Dis Colon Rectum 1999;42:1432.

Marchesa P et al: Advancement sleeve flaps for treatment of severe perianal Crohn's disease. Br J Surg 1998;85:1695.

Ozuner G et al: Long-term analysis of the use of transanal rectal advancement flaps for complicated anorectal/vaginal fistulas. Dis Colon Rectum 1996;39:10.

Simmang CL et al: Rectal sleeve advancement: repair of rectovaginal fistula associated with anorectal stricture in Crohn's disease. Dis Colon Rectum 1998;41:787.

Tsang CB et al: Anal sphincter integrity and function influences outcome in rectovaginal fistula repair. Dis Colon Rectum 1998;41:1141.

Tsang CB et al: Rectovaginal fistulas. Therapeutic options. Surg Clin North Am 1997;77:95.

Venkatesh KS et al: Fibrin glue application in the treatment of recurrent anorectal fistulas. Dis Colon Rectum 1999;42:1136.

Yee LF et al: Use of endoanal ultrasound in patients with rectovaginal fistulas. Dis Colon Rectum 1999;42:1057.

藏毛窦疾病

诊断要点

▶ 急慢性反复发作的脓肿和骶尾区、会阴部慢性排脓窦道

▶ 疼痛、触痛、排脓、浓密的毛发、硬结

概述

藏毛窦疾病在白种男性中发病率最高(男：女为3：1)。15~40岁,16~20岁为发病高峰。50岁以上很少发生。过去认为藏毛窦疾病是先天性疾病,沿着臀裂的上皮部位发展而来。现在认为该疾病为臀裂处毛囊的获得性感染,感染的毛囊被阻塞、扩张并破入皮下组织形成藏毛脓肿。行走时,脓肿周围皮肤的毛发由于臀肌收缩引起的摩擦而陷入脓肿腔。

临床表现

患有藏毛窦疾病的患者会在尾骨、骶骨的中线或其附近皮肤出现小陷凹或脓肿。患者多为毛发较多分泌汗液较多的男性。除非怀疑为克罗恩病,否则体格检查就可以诊断。对于疑似克罗恩病的患者,需进行进一步检查。体格检查时可以发现一系列病变:急性化脓,未引流脓肿或含有多个化脓性管道的慢性排脓窦道,可见毛发自陷凹样窦口伸出。

鉴别诊断

包括起源于肛窦腺的肛周脓肿和瘘管、化脓性汗腺炎、疖和放线菌病。

并发症

未经治疗的藏毛窦疾病可引起多发的排脓窦道合并慢性复发脓肿,同时患者不断排出分泌物,污染衣物,罕见坏疽性感染和恶变。

治疗

藏毛窦脓肿可在局麻下切开引流。探针可深入其主要的开口并去除脓肿的顶部,将浓集的毛发和肉芽组织去除,在治疗的第一阶段并不需要进行得非常彻底。已有报道去除了脓肿的大部分顶部和毛发后,治愈率可达60%~80%。对于3个月后仍未治愈或发展为慢性排脓窦道的患者,就可以考行行彻底的治疗。

非手术治疗包括细致的皮肤护理(刮去臀缝的毛发,保持会阴部卫生)和脓肿引流术明显的减少了外科手术。

对中线处的皮肤凹陷行保守性切除并同时清除窦道远端的毛发,加上术后每周刮除局部的毛发可使治愈率达90%。伤口的处理方法有仅填塞开放的伤口,袋形缝合还有一期缝合,可使用或不使用皮瓣。开放填塞和袋形缝合都会留下疼痛的伤口而愈合缓慢,并且袋形缝合报道有10%的复发率。单纯缝合会引起伤口不愈合,因为中线部位的皮肤血供较差,且伤口缝合处有张力,常在缺损基底部留有死腔,容易引起感染。关闭伤口前排空引流液或横向切除会减少伤口裂开几率。近来Cochrane报道在一期缝合或开放伤口二期缝合之间并没有明显的优势,然而当选择了一期缝合,远离中线会比在中线手术效果更好。

预后

手术治疗的预后很好。复发或持续性疾病率被报道为0~15%,通常是由于没有充分切除外口或漏掉了隐藏的窦道。术后局部卫生状况维护的不好,使毛发长入伤口导致复发。

Abu Galala KH et al: Treatment of pilonidal sinus by primary closure with a transposed rhomboid flap compared with deep suturing: a prospective randomised clinical trial. Eur J Surg 1999;165:468.

Akinci OF et al: Simple and effective surgical treatment of pilonidal sinus: asymmetric excision and primary closure using suction drain and subcuticular skin closure. Dis Colon Rectum 2000;43:701.

Armstrong JH et al: Pilonidal sinus disease. The conservative approach. Arch Surg 1994;129:914.

Bozkurt MK et al: Management of pilonidal sinus with the Limberg flap. Dis Colon Rectum 1998;41:775.

McCallum I et al: Healing by primary versus secondary intention after surgical treatment for pilonidal sinus. Cochrane Database Syst Rev 2007;4:CD006213

Peterson S et al: Primary closure techniques in chronic pilonidal sinus: a survey of the results of different surgical approaches. Dis Colon Rectum 2002;45:1458.

Senapati A et al: Bascom's operation in the day-surgical management of symptomatic pilonidal sinus. Br J Surg 2000;87:1067.

Spivak H et al: Treatment of chronic pilonidal disease. Dis Colon Rectum 1996;39:1136.

肛周瘙痒

诊断要点

▶ 严重的会阴部瘙痒,常发生于夜间

▶ 当瘙痒长期存在时,皮肤会变白,呈皮革样,皮肤增厚

概述

肛周瘙痒通常是自发的。多数患者都尝试过许多方法也不能缓解。这些方法使得会阴部潮湿而使问题更严重,引起更严重的刺激,造成接触性皮炎(特别是局麻药)。会阴部不清洁会对非常敏感的肛膜造成刺激而引起瘙痒。相反的,经常用肥皂和去污剂清洗会使皮肤变干,也会引起瘙痒。蛲虫是儿童肛周瘙痒的最常见原因。

临床表现

A. 症状和体征

当患者有严重的会阴部瘙痒,经常在夜间加重。

当处于慢性状态时,皮肤增厚、变白、呈皮革样。急性期时常有渗出。患有蛲虫病的儿童,会阴瘙痒在夜间最严重,因为此时蛲虫在肛周皮肤上产卵。

B. 实验室和影像学检查

蛲虫病的诊断是通过将玻璃纸敷于肛周皮肤收集蛲虫卵,然后在显微镜下观察而确定的。肛周皮肤刮除物通过显微镜观察可以发现真菌和寄生虫。组织活检和组织学检查对于顽固性疾病是必需的,因为可以排除恶性肿瘤。

▶ 鉴别诊断

瘙痒可并发于其他的扰乱了肛门正常解剖结构的肛周病变,例如痔、瘘管、肛裂、直肠肛管肿瘤、肛门部手术史和放射治疗。如前所述,会阴区过分的清洁或涂抹软膏也会继发瘙痒。早期的皮肤病如扁平苔藓、特异性湿疹、牛皮癣、脂溢性皮炎都可累及会阴区。真菌(皮肤真菌病、念珠菌病)、寄生虫(蛲虫、疥螨、虱)、细菌的重复感染应加以鉴别。其他的原因还有如局麻药膏或肥皂引起的接触性皮炎、近期使用过抗生素、全身性疾病(糖尿病、肝脏疾病)、饮食因素,以及肛周新生物(Bowen瘤,乳房以外的Paget病)。内衣过紧、肥胖、生活在炎热的气候环境中都可引起瘙痒。如果不能明确原因可认为是自发的。

▶ 并发症

包括严重的表皮剥脱、溃疡、会阴部继发感染。

▶ 治疗

有明确原因的肛周瘙痒如痔、酵母菌感染或寄生虫应对因治疗。教育患者进行正确的会阴部保健和正确使用肥皂,特别是尽量不要使用局麻药软膏,使会阴部保持干燥。洗澡后用吹风机吹干会阴部会有所帮助。改变饮食习惯可能是必要的。咖啡、茶、可乐、饮料、啤酒、巧克力和西红柿会引起会阴瘙痒,应至少禁食2周。改变某些饮食习惯和正确的卫生保健可以缓解症状。当症状缓解后,应逐步添加上述食物,已明确引起瘙痒的原因。将上述措施处理后仍瘙痒难耐可皮内注射亚甲蓝溶剂。

▶ 预后

复发常见,再治疗也尝试有效的。对于顽固性疾病进行皮肤科治疗和心理咨询是必要的。

直肠炎和肛管炎

直肠炎和肛管炎并非特指,它包括由感染性和炎性疾病引起的不同程度的炎症。其原发因素和疾病决定了症状、体征和治疗方式。在这些疾病诊断和治疗过程中应特别注意性行为和性传播疾病。

(一) 疱疹性直肠炎

损害表现为小囊泡,肛裂后形成溃疡可继发感染。患者的早期症状是肛门疼痛和小囊泡,后期出现溃疡、分泌物、直肠出血、里急后重甚至因剧烈疼痛而惧怕排便。发热和全身不适也很常见。无肛交史是需要证实的,因本病也可因阴道传播。对小囊泡行病毒培养和溃疡活检常被用于鉴别诊断。单纯疱疹病毒II型最为常见。

口服阿昔洛韦是一种可选择的治疗方法,但不能治愈。它可以缩短发作和排出病毒的时间,并能增加两次发作之间的时间间隔。初次发作时常伴有剧烈疼痛和经久不愈的溃疡。在此发作时持续时间会缩短,疼痛也会减轻。

(二) 直肠肛管梅毒

下疳是出现在病原体侵入位置的非持续性、无痛性肛周溃疡。也可出现直肠炎、假瘤和湿疣。湿疣为二期梅毒发生时出现的肥大丘疹。暗视野显微镜检查分泌物和血清学检查是常用的诊断方法。血清学检查开始时可为阴性,应在数月后重新检查。

可选择青霉素进行治疗。本病预后良好,但应行进一步寻找并治疗与患者接触的人。

(三) 淋病性直肠炎

症状可以没有疼痛,也可由排便时的疼痛。随病情发展可以出现直肠出血和排出分泌物,肛周表皮脱落和瘘管。黏膜质脆、水肿。应采集肛门、阴道、尿道以及咽部分泌物并置于Thayer-Martin培养基中进行培养。病原体是革兰氏阴性双球菌——奈瑟淋球菌。

肌注普鲁卡因青霉素G和口服丙磺舒是供选择的治疗方法。耐药菌的治疗应选择大观霉素。还应进行后继的检查和培养以明确治疗是否充分。预后很好。

(四) 衣原体性直肠炎和性病性肉芽肿

和淋菌性直肠炎一样,衣原体性直肠炎可以没有症状,也可以直肠疼痛、直肠出血和分泌物。性病性肉芽肿(LGV)所导致的小而浅的溃疡容易被忽视,但是腹股沟淋巴结肿大可以很明显。后期表现包括痔性直肠炎和直肠狭窄。病原体是沙眼衣原体,一种细胞内寄生物,通过肛交和直肠阴道隔的淋巴系统直接蔓延。诊断的方法是LGV补体结合试验,组织培养也可应用。

治疗方法推荐21天的四环素治疗,但也可选择红霉素。早期患者出现的狭窄仍可被扩张。尽管很少见,狭窄还是可以引起肠道阻塞而需行结肠切除术。

(五) 尖锐湿疣

人类乳头瘤病毒(HPV)是尖锐湿疣的致病原因。现已发现多种类型。HPV-6和HPV-1与常见的良性的生殖器疣有关。HPV-16和HPV-18与重度肛门发育不良和肛门癌有关。在美国,尖锐湿疣是最常见的性传播病毒性疾病,每年有100万新病例报道。最常见的是男性直肠肛管感染,特别流行于HIV阳性的患者。然而,此病并不局限于进行肛交的男性和女性,女性可在阴道内发现病毒,男性的病毒可聚集并发现于阴囊的基底部,无论是由于器官移植术后用药或HIV引起的免疫缺陷,都可增加尖锐湿疣的易感性,其发病率分别为5%和85%。

▶ 临床表现

A. 症状和体征

最常见的主诉是肛周的新生物,瘙痒、分泌物、出血、臭味和肛门疼痛的发生率则较低。体格检查可见典型的菜花样损害,可以单发、成群和融合。湿疣倾向于在肛门周围呈放射状排列,损害可以很大。

B. 实验室和影像学检查

肛镜和乙状结肠镜很重要,因为在3/4以上的患者中可向内蔓延,并且在男同性恋患者中95%存在肛门内病变。行细菌培养和血清学检查以区别其他性病,取材部位有阴茎、肛门、口腔和阴道。

▶ 鉴别诊断

尖锐湿疣的损害必须与二期梅毒的湿疣样损害和肛门鳞癌鉴别。梅毒性湿疣更平坦、苍白和光滑。肛门鳞癌通常疼痛,并且较软,更易形成溃疡,然而湿疣不柔软部溃疡。

▶ 并发症

主要的并发症是肛门鳞癌。

▶ 治疗和预后

病变的程度和恶变的发生率决定治疗方式。微小的病变可在诊室内应用一些经典的药物,如二氯乙酸或加入25%安息香酊的鬼臼脂。由于后者必须在4~6小时内洗掉以减少疼痛,所以建议使用前者而且前者的并发症(瘢痕)也较少。湿疣治疗后见效很快,必须定期在治疗间歇阶段检查患者,直至治疗完成。许多严重病变需首先在麻醉条件下进行诊断性治疗,随机选取病损部位进行病理检查以排除发育不良,剩余的病损予以电凝,但此时使用首选药物在诊室内就可以很容易地治疗。

激光是另一个破坏湿疣的方法。复发率低,但设备昂贵。

对复发病变可进行切除和破坏。咪喹莫特做为一种诱导干扰素和机体细胞因子释放的免疫调节剂被局部应用,它能通过先天的和细胞介导途径来激活人体免疫系统以清除体内感染的HPV。在一些患者中,外疣清除率可达72%~84%。咪喹莫特也是手术切除后的一种辅助治疗。

在1944年第一个自体疫苗被报道,但直到最近,疫苗显示出更有前景。当前疫苗以病毒衣壳蛋白(E6、E7)为靶标产生细胞毒性T淋巴细胞来介导免疫反应。近来,一个四价的疫苗以HPV-6、HPV-11、HPV-16和HPV-18为靶标预防宫颈发育不良和起到一个预防肛门湿疣和肛门发育不全的作用。它的影响特别是预防肛门发育不全仍然需要一个前瞻性的试验来评估。

HPV-16和HPV-18可能和肛管鳞癌有关。这种关系已被应用于对患有隐伏性疾病的高风险患者进行筛查的过程中,将在后面的肛门和肛周新生物一节中叙述。临床上有典型表现的应行活检和病理检查,以排除轻度或重度发育不良或肛门鳞癌。

Buschke-Lowenstein瘤是巨大的尖锐湿疣,且具有局部浸润性,呈现恶性行为但组织学表现良性。根治性切除术通常是唯一的治疗方法。广泛局部切除术以及手术辅助放疗和化疗已成功应用。

(六) 软下疳

由杜克雷嗜血杆菌引起的柔软的肛周溃疡并伴有疼痛,常多发,易出血,可自身接种。腹股沟淋巴结呈波动性,可破裂,排出分泌物,诊断可采用细菌培养。

治疗药物和方法有阿奇霉素,1g口服,1次/日;或头孢曲松钠,250mg肌内注射,1次/日;或环丙沙星,500mg口服,2次/日,连服3日;红霉素,口服500mg,4次/日,连服7日,上述方法都是有效的。

(七) 炎性直肠炎

炎性直肠炎是一种轻度溃疡性结肠炎,局限于直肠。直肠出血、分泌物、腹泻和里急后重等症状常见。直肠黏膜呈炎性改变,质脆,但在检查时结肠表现是正常的。发病原因常是自限性的,仅有10%的患者出现溃疡性结肠炎的结肠改变。内窥镜下活检以排除感染性疾病和克罗恩病。

在激素治疗之前,必须排除感染性疾病。要区分克罗恩病和炎性直肠炎可能很困难。经过治疗后无效的患者须进行重新诊断。

治疗可先给于类固醇激素保留灌肠2周。如果无效,应行短期的口服激素治疗。另外也可采用mesalamine(5-氨基水杨酸)口服、灌肠或栓剂治疗。患者应禁食牛奶和牛奶制品、水果、食用纤维。通常以上治疗都有效且显效迅速。

(八) 放射性直肠炎

发生于直肠放射史的患者。早期症状有腹泻、直肠出血、分泌物、里急后重、疼痛和大便失禁。晚期疾病可在损伤后迁延数月至数年。晚期可由继发性直肠狭窄、瘘管形成和毛细血管扩张,也可表现为反复发作的尿路感染、阴道分泌物、大便失禁、直肠出血、大便变细和便秘。表现为出血、大便习惯改变、尿路感染、引导分泌物等。内镜检查可见黏膜水肿质脆、毛细血管扩张、狭窄,以及存在瘘管内口。

初期治疗包括膨胀剂、止泻药、解痉药。局部激素、氨基水杨酸制剂、米索前列醇栓剂、短链脂肪酸在急慢性病例中都有应用。扩张狭窄肠管和激光凝固毛细血管对晚期患者有用。对于通向膀胱和阴道的瘘管手术治疗的关键是要将未受损的健康组织移入病变区。只有在很少情况下,直肠损伤严重时需要切除,因此预后很好。

Babb RR: Radiation proctitis: a review. Am J Gastroenterol 1996;91:1309.

Berry JM, Palefsky JM: A review of human papillomavirus vaccines: from basic science to clinical trials. Frontiers Biosci 2003;8:s333.

Bjork M et al: Giant condyloma acuminatum (Buschke-Löwenstein tumor) of the anorectum with malignant transformation. Eur J Surg 1995;161:691.

Breese PL et al: Anal human papillomavirus infection among homosexual and bisexual men: prevalence of type-specific infection and association with human immunodeficiency virus. Sex Transm Dis 1995;22:7.

Chang GJ, Welton ML: Human papillomavirus, condylomata acuminata, and anal neoplasia. Clin Colon Rectal Surg 2004; 17:55.

Centers for Disease Control and Prevention: Sexually transmitted diseases treatment guidelines 2002. MMWR 2002;51.

Counter SF et al: Prospective evaluation of formalin therapy for radiation proctitis. Am J Surg 1999;177:396.

El-Attar SM et al: Anal warts, sexually transmitted diseases, and anorectal conditions associated with human immunodeficiency virus. Prim Care 1999;26:81.

Fantin AC et al: Argon beam coagulation for treatment of symptomatic radiation-induced proctitis. Gastrointest Endosc 1999; 49(4 Part 1):515.

Farouk R, Lee PW: Intradermal methylene blue injection for the treatment of intractable idiopathic pruritus ani. Br J Surg 1997;84:670.

Hakim AA et al: Indications and efficacy of the human papillomavirus vaccine. Curr Treat Options Oncol 2007;6:393.

Hemminki K et al: Cancer in husbands of cervical cancer patients. Epidemiology 2000;11:347.

Khan AM et al: A prospective randomized placebo-controlled double-blinded pilot study of misoprostol rectal suppositories in the prevention of acute and chronic radiation proctitis symptoms in prostate cancer patients. Am J Gastroenterol 2000;95:1961.

Kobal B: Herpes simplex genitalis type 2: our experiences. Clin Exp Obstet Gynec 1999;26:123.

Palefsky JM: Anal squamous intraepithelial lesions in human immunodeficiency virus-positive men and women. Semin Oncol 2000;27:471.

Palefsky JM: Anal squamous intraepithelial lesions: relation to HIV and human papillomavirus infection. J Acquir Immune Defic Syndr 1999;21(Suppl 1):S42.

Pinto A et al: Short-chain fatty acids are effective in short-term treatment of chronic radiation proctitis: randomized, double-blind, controlled trial. Dis Colon Rectum 1999;42:788.

Rompalo AM: Diagnosis and treatment of sexually acquired proctitis and proctocolitis: an update. Clin Infect Dis 1999;28(Suppl 1):S84.

Saclarides TJ et al: Formalin instillation for refractory radiation-induced hemorrhagic proctitis. Report of 16 patients. Dis Colon Rectum 1996;39:196.

Tabet SR et al: Incidence of HIV and sexually transmitted diseases (STD) in a cohort of HIV-negative men who have sex with men (MSM). AIDS 1998;12:2041.

Talley NA et al: Short-chain fatty acids in the treatment of radiation proctitis: a randomized, double-blind, placebo-controlled, cross-over pilot trial. Dis Colon Rectum 1997;40:1046.

Taylor JG et al: KTP laser therapy for bleeding from chronic radiation proctopathy. Gastrointest Endosc 2000;52:353.

粪便嵌塞

粪便嵌塞可以发生于痔切除术后或长期衰弱的患者,以及服用了可能导致便秘的镇痛药却没有同时使用粪便软化剂和纤维素的患者。在进行痔切除术的患者中,保留了足够肛膜的患者此病发生率很低。术后镇痛非常重要,否则患者惧怕排便而会引起粪便嵌塞。限制使用致便秘的阿片类药物、加用非甾体类镇痛药、膨胀剂(纤维素),粪便软化剂会使粪便嵌塞的发生率降至最低。

所有的住院患者和术后患者都有发生粪便嵌塞的风险,这是因为活动受限,饮食习惯和大便习惯被扰乱,以及导致便秘的药物的作用(阿片类、钙通道阻滞剂等)。因此,对于这些风险人群只要不合并腹泻就应该使用粪便软化剂和纤维素以避免本病的发生。必要时可以使用灌肠和缓泻药。

粪便嵌塞的患者常可存在腹泻样表现因为只有液体粪便才可能通过密集粪块形成的堵塞。某些患者会出现盆部疼痛并伴有粪块压迫盆底引起的突发疼挛。直肠指诊可触及坚硬、干燥的粪便阻塞于直肠。腹部检查可能触及盆部或腹部肿块,触之似妊娠子宫。

一旦确诊,可在床头将粪便抠出,但是如果在手术室内给予局部或区域阻滞麻醉后进行治疗,可以使盆底松弛并且起到镇痛的作用。当阻塞解除后,须进行乙状结肠镜检查以排除阻塞性肠炎或恶性肿瘤以及治疗中引起的直肠损伤。

Prather CM et al: Evaluation and treatment of constipation and fecal impaction in adults. Mayo Clin Proc 1998;73:881.
Tiongco FP et al: Use of oral GoLytely solution in relief of refractory fecal impaction. Dig Dis Sci 1997;42:1454.

肛门和肛周肿瘤

据统计,在美国,肛管肿瘤可占胃肠道肿瘤的1.5%,并且每年有 4650 个新病例出现。在过去的 30 年里发病率有所升高。在组织学上,慢性肛门刺激与肛门癌的发生有关,但是肛门癌的发生和慢性人类乳头瘤病毒感染之间也有病因学关联。女性肛管癌的发病风险有升高趋势,因为据统计病毒可在阴道内聚集并迁移至肛门。女性异性恋者也可进行肛交。即使是普通女性肛门癌发病风险也在升高(男女发病率分别为 7/10^6 和 9/10^6)。HIV 阴性和 HIV 阳性的男性同性恋发病率分别为 360/10^6 和 700/10^6。肛门癌发病风险升高的其他因素还有肛门阴道的湿疣、性病史、性伙伴多于 10 个(其中有一个,也仅需一个携带 HPV)、宫颈癌、阴道癌和子宫癌病史、免疫缺陷(HIV 阳性或器官移植)、长期应用皮质类固醇以及吸烟。

重度鳞状上皮内变病变被认为是肛管鳞状细胞癌的前兆。越来越多的此类患者被证实和 HPV 感染有关。治疗措施包括微创下的病变组织切除和用乙酸鉴别病变组织的重度发育不良。这样的方法在有免疫活性和免疫功能不全的患者中是有效的。复发性疾病可以在诊室内用红外凝结消融或三氯乙酰酸处理。这种恶变前的损害可以不用根治性手术和较小的创伤。

尽管女性肛管癌发病风险较高,但是其肛门边缘部肿瘤发病率却没有男性高(男:女为4:1)。这种差异说明了肿瘤位置的重要性,其定位基于解剖分界如齿状线、肛缘、肛门括约肌。这些分界可以区分肛门边缘的肿瘤和肛门癌。但目前的文献却没有注意到这些分界。WHO和美国联合会(AJCC)已经开始着手明确这些解剖分界以区分上述两种肿瘤。其规定如下:肛管上起内括约肌上缘下至内括约肌下缘(从盆底至肛缘)肛门边缘肿瘤发生于肛门以外,距肛门5~6cm为半径的范围内。如肛管肿瘤有浸润倾向,无角化表现,其生物学行为与其他的皮肤鳞状细胞癌相似,治疗上也相同。作者提出了通过对多种肛门肿瘤的精确描述来划分为三个区域:肛内、肛周和皮肤。肛内病变不能看见或能在轻柔牵开臀部的情况下看到一部分。肛周病变完全可看到并在牵开臀部的情况下半径5cm的病变也可看见。最后,皮肤病变是距肛门半径5cm以外的区域。

对肛门和肛周恶性肿瘤进行分期具有临床应用意义。直肠指诊时应注意直肠旁淋巴结。必要时可以进行肛镜检查、双侧腹股沟触诊、活检(如果必要的话可在麻醉下进行)。直肠内超声、CT和MRI检查,用于判断肿瘤的大小以及有无淋巴结和远处转移。肛管和肛门边缘肿瘤的AJCC分期见表31-1。

表31-1 肛门癌分期

肛门原位癌(T期)

TX	未发现原发肿瘤
T0	无原发肿瘤证据
Tis	原位癌
T1	≤2cm
T2	>2~5cm
T3	>5cm
T4	侵及邻近器官

相关淋巴结分期(N期)

NX	未发现区域淋巴结
N0	未发现区域淋巴结转移
N1	直肠周围淋巴结转移
N2	单侧髂内或腹股沟淋巴结转移
N3	直肠周围或双侧髂内或腹股沟淋巴结转移

远处转移(M期)

MX	未见远处转移
M1	无远处转移
M2	有远处转移

续表

分期			
0期	Tis	N0	M0
I期	T1	N0	M0
II期	T2	N0	M0
	T3	N0	M0
III A期	T1	N1	M0
	T2	N1	M0
	T3	N1	M0
	T4	N0	M0
III B期	T4	N1	M0
	任何T	N2、N3	M0
IV期	任何T	任何N	M1

肛门边缘肿瘤

(一)鳞状细胞癌

症状为肛门边缘肿块,肿块可以有出血、疼痛、分泌物和瘙痒。还有疼痛或里急后重(此处多处病变都有的症状),典型表现为肿块较大且中心有溃疡,溃疡边缘呈卷状外翻,且这些症状已存在两年以上。因此,所有慢性不愈性溃疡都应活检以排除鳞癌。本病多发于男性。

较小的分化良好的病变(≤4cm)行局部广泛切除术。深部浸润的病变累及括约肌时,需行经腹切除术。放化疗用于恶性程度高的病变。病变可转移至腹股沟淋巴结,这同时也是放疗的区域。可明显触及并有症状的患者腹股沟淋巴结切除术,复发可行再次切除或腹会阴联合切除。原发瘤的分级决定了存活率,据报道T1期患者的5年生存率和10年生存率为100%;相比之下,T2患者的5年生存率为60%。10年生存率为40%。

(二)基底细胞癌

出血、疼痛、瘙痒是基底细胞癌的突出症状。皮肤出现表浅的易变的病变,且边缘不整,中心部溃疡。多发于男性。

和鳞癌一样,在可能的情况下,可以行局部广泛切除术。深部浸润的病变也许需行腹会阴联合切除术。转移罕见,但局部复发率达30%。局部复发时可再次切除。

(三)Bowen病

Bowen病(表皮内鳞癌)通常与年轻人的湿疣有关并会累及肛缘和肛管。患者常有肛周烧灼感、瘙痒或疼痛。病变常在对其他无关的疾病进行常规组织学检查时发现的。当病变逐渐明显时,呈现出鳞屑化、分散的红斑,有时有色素沉着。对于免疫力低下的患者(HIV

阳性、器官移植),巴氏涂片是一种有效的筛查技术。如果巴氏涂片阳性,高分辨肛镜检查同时喷涂醋酸,也许可以发现分化不良的隐匿性湿疣。

局部大范围切除,同时行四象限活检,以明确残余病变已成为一种可供选择的治疗方法。在损害较大时需行皮肤移植。然而,Bowen 病与高分化鳞状上皮内损害之间无组织学差异。皮肤根治术常忽略肛门内的分化不良性损害,其侵袭性可能比肛周疾病更大。这些肛门内分化不良性损害通过局部切除和破坏术可成功控制,即使是在免疫低下的患者,只有不到 10% 的 Bowen 病会发展为浸润性肛门鳞癌。因此,是否有必要施行根治术和皮肤移植术需进一步研究。

(四) Paget 病

Paget 病(皮内腺癌)多发于女性,患者年龄多为 70~80 岁。严重的顽固性肛门瘙痒是本病的特征。体格检查时可见红斑样、湿疹样皮疹。任何不愈性损害都应活检以排除该病。因为 50% 的患者同时存在胃肠道肿瘤,所以一旦确诊,就应行全身检查,以发现隐匿的恶性肿瘤。

可行局部大范围切除同时行多处肛周活检。腹会阴联合切除对于进展期患者适用,淋巴结切除只对那些可触及淋巴结肿大的患者才采用。放化疗的效果尚不清楚。除了有转移性病灶或潜在肿瘤之外,预后良好。

Beck DE: Paget's disease and Bowen's disease of the anus. Semin Colon Rectal Surg 1995;6:143.

Chang GJ et al: Surgical treatment of high-grade anal squamous intraepithelial lesions: a prospective study. Dis Colon Rectum 2002;45:453.

Frisch M et al: Sexually transmitted infection as a cause of anal cancer. N Engl J Med 1997;337:1350.

Fuchshuber PR et al: Anal canal and perianal epidermoid cancers. J Am Coll Surg 1997;185:494.

Marchesa P et al: Perianal Bowen's disease: a clinicopathologic study of 47 patients. Dis Colon Rectum 1997;40:1286.

Marchesa P et al: Long-term outcome of patients with perianal Paget's disease. Ann Surg Oncol 1997;4:475.

Peiffert D et al: Conservative treatment by irradiation of epidermoid carcinomas of the anal margin. Int J Radiat Oncol Biol Phys 1997;39:57.

Pineda CE et al: High-resolution anoscopy targeted surgical destruction of anal high-grade squamous intraepithelial lesions: a ten-year experience. Dis Colon Rectum 2008;51:829.

Sarmiento JM et al: Paget's disease of the perianal region: an aggressive disease? Dis Colon Rectum 1997;40:1187.

Touboul E et al: Epidermoid carcinoma of the anal margin: 17 cases treated with curative-intent radiation therapy. Radiother Oncol 1995;34:195.

Welton ML et al: The etiology and epidemiology of anal cancer. Surg Oncol Clin North Am 2004;13:263.

肛管肿瘤

(一) 表皮样(鳞状细胞、基底细胞、黏液上皮样)肿瘤

▶ 临床表现

大多数病例都有长期会阴部轻微的不适症状,如出血、瘙痒和不适。可以存在硬化的肛门肿块,损害蔓延广泛,几乎占据一半的肠壁或肛周皮肤。腹股沟淋巴结转移的发生率有 20%,另有 15% 一发现即为晚期。化验检查在肛周癌切除一节中讨论。

腹部 CT 和胸部 X 线检查可发现肝或肺转移。直肠内超声可明确主要病变的浸润深度及发现直肠旁淋巴结。

▶ 治疗

早期肿块小、活动好、位于黏膜下、分化好的病例可行局部切除术。所有报道的单纯局部切除的复发率都较高,平均 5 年生存率 70%。高分化肿瘤局部切除术后复发率低于 10%,5 年生存率 100%。范围大的肛门癌需放疗或化疗。

放化疗目前已代替了手术治疗的一线位置,建议手术治疗仅在持续性和复发性病例中作为一种补救措施。Nigro 疗法包括 30Gy 放射线照射原发癌以及盆部和腹股沟淋巴结。给予丝裂霉素(需达到 $15mg/m^2$ 静脉注射剂量)。放化疗过程的第 1 天和第 28 天分别给予 4 天一个疗程的 5-FU 灌注(每天 $1000mg/m^2$)。目前已有某些患者去除肿瘤且存活率可达 80% 的报道。因为具有与放化疗有关的副作用,已对 Nigro 疗法的用药类型和剂量作了调整。在某些实验性治疗中,可完全不用化疗,但局部复发率高。许多化疗的副作用与丝裂霉素有关,顺铂可作为一种副作用少的有效替代品。放疗的外照射范围从 30G~50Gy,一些放疗中心也应用近距离放疗导管进行内照射。

由于 15% 的患者存在盆腔外转移灶,因此针对原发灶或局部淋巴结的治疗常常失败。造成失败最常见的盆腔外转移部位是肝。针对复发和顽固病变而局部治疗失败的病例,施行补救性腹会阴联合切除切除术,5 年生存率可达 50%。生存率和病灶的范围有关,也与放化疗之前淋巴结状态有关。

不推荐使用预防性腹股沟淋巴结清扫术。但某些专家认为,腹股沟区应包括在放疗范围内,否则,腹股沟区淋巴结转移率可达 20%。

▶ 预后

唯一最重要影响的预后因素是肿瘤的大小。直径 ≤2cm 的活动病灶的治愈率为 80%,但 5cm 或更大的肿瘤死亡率达到 50%。有报道 T1~3 期淋巴结无转移的病例,5 年和 19 年生存率很高(88%),T1~3 期有淋巴结转移的病例,生存率为 50%。转移性病灶的发生率随着浸润的深度、大小、组织学分型的恶性程度增加而增加。远处转移在初诊时并不多见,40% 的患者可死于远处转移。淋巴结转移是预后不良的表现。

(二) 肛管黑色素瘤

▶ 临床表现

黑色素瘤占肛管肿瘤不到 1%。然而它是一种在

常见部位出现的原发性肿瘤。和其他肛管肿瘤相比，延迟的诊断会导致此病的进展。1/3 以上的患者在诊断的过程中出现了转移。病变部位可位于肛管、直肠、或两者都有。总的来说，预后较差，在一些较严重的患者中 5 年生存率不到 25%。大多数患者死于病灶的扩散。

▶ 治疗

　　伴或不伴有双侧淋巴结切除术的腹会阴切除术（APR）的根治性手术是治疗肛管黑色素瘤的传统方法，尤其是对小范围的肿瘤。然而，一致的较差的预后使外科医生质疑这种治疗方法。目前支持局部广泛切除，APR 方法适用于肿瘤较大不能局部广泛切除的患者。很少有患者出现原发部位复发，大多数患者都是转移病灶的复发。

▶ 预后

　　肛管直肠黑色素瘤预后较差。它是一种进展性疾病，当确诊时，常常已经全身扩散。对放疗或化疗效果较差。然而，在包括局部括约肌的切除手术后的放化疗辅助治疗使人们看到了一些希望，5 年生存率可达 31%，原位治愈率 74%。除了放化疗，其他措施包括使用干扰素 -α，可以改善生存率。治疗恶性黑色素瘤的新方法的进展将有助于改善肛管黑色素瘤的治疗效果。

Ajani JA et al: Fluorouracil, mitomycin, and radiotherapy vs fluorouracil, cisplatin and radiotherapy for carcinoma of the anal canal: a randomized controlled trial. JAMA 2008;299:1914.

Allal AS et al: Effectiveness of surgical salvage therapy for patients with locally uncontrolled anal carcinoma after sphincter-conserving treatment. Cancer 1999;86:405.

Ballo MT et al: Sphincter-sparing local excision and adjuvant radiation for anal-rectal melanoma. J Clin Oncol 2002;20:4555.

Brady MS et al: Anorectal melanoma. A 64-year experience at Memorial Sloan-Kettering Cancer Center. Dis Col Rectum 1995;38:146.

Doci R et al: Primary chemoradiation therapy with fluorouracil and cisplatin for cancer of the anus: results in 35 consecutive patients. J Clin Oncol 1996;14:3121.

Eng C et al: Chemotherapy and radiation of anal canal cancer: the first approach. Surg Onc Clinics N Am 2004;13:309.

Ellenhorn JD et al: Salvage abdominoperineal resection following combined chemotherapy and radiotherapy for epidermoid carcinoma of the anus. Ann Surg Oncol 1994;1:105.

Epidermoid anal cancer: results from the UKCCCR randomised trial of radiotherapy alone versus radiotherapy, 5-fluorouracil, and mitomycin. UKCCCR Anal Cancer Trial Working Party. UK Co-ordinating Committee on Cancer Research. Lancet 1996;348:1049.

Flam M et al: Role of mitomycin in combination with fluorouracil and radiotherapy, and of salvage chemoradiation in the definitive nonsurgical treatment of epidermoid carcinoma of the anal canal: results of a phase III randomized intergroup study. J Clin Oncol 1996;14:2527.

Homsi J et al: Melanoma of the anal canal: a case series. Dis Colon Rectum 2007;50:1004.

Klas JV et al: Malignant tumors of the anal canal: the spectrum of disease, treatment, and outcomes. Cancer 1999;85:1686.

Myerson RJ et al: Carcinoma of the anal canal. Am J Clin Oncol 1995;18:32.

Peiffert D et al: Preliminary results of a phase II study of high-dose radiation therapy and neoadjuvant plus concomitant 5-fluorouracil with CDDP chemotherapy for patients with anal canal cancer: a French cooperative study. Ann Oncol 1997;8:575.

Nilsson PJ et al: Salvage abdominoperineal resection in anal epidermoid cancer. Br J Surg 2002;89:1425.

Pocard M et al: Results of salvage abdominoperineal resection for anal cancer after radiotherapy. Dis Colon Rectum 1998;41:1488.

Ryan DP et al: Carcinoma of the anal canal. N Engl J Med 2000;342:792.

Smith DE et al: Cancer of the anal canal: treatment with chemotherapy and low-dose radiation therapy. Radiology 1994;191:569.

Thibault C et al: Anorectal melanoma: an incurable disease? Dis Col Rectum 1997;40:661.

（王志亮 李军辉 译，黎一鸣 校）

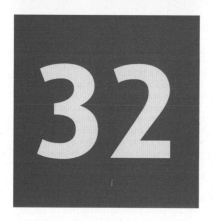

第 32 章　疝及其他腹壁损伤

疝

腹外疝是腹腔内组织通过腹壁筋膜缺损而形成的异常突出物。尽管绝大多数疝(75%)都发生在腹股沟区，但是，切口疝发生的比例在逐渐增加(15%~20%)，其余还包括脐疝和其他腹疝。疝块通常是由疝外被盖(皮肤、皮下组织等)，疝囊及其任何包含的内脏所组成。如果通过腹壁的疝囊颈部发生狭窄时，疝入的肠管可能发生梗阻或绞窄。如果疝不及早修补，缺损就可能扩大，手术修补将变得更为复杂。疝的彻底性治疗是有效的手术修补。

可复性疝是指当患者处于休息状态时疝内容自动或手法复位能回纳到腹腔内。

不可复性疝(嵌顿性疝)是指其内容物不能回纳到腹腔内，通常是由于被狭窄的颈部卡住。尽管嵌顿是梗阻或绞窄发生所必需的，但嵌顿并不意味着疝入器官的梗阻、感染或缺血。

尽管疝囊内的肠管可能出现梗阻，但开始时可能并不影响肠壁血液供应，当疝内容物(如网膜或肠管)的血供发生障碍时可导致绞窄性疝，此时疝囊及其内容物已发生坏疽。绞窄在股疝的发生率高于腹股沟疝，同样也可发生于其他疝。

当肠管壁的一部分在筋膜缺损处嵌顿或绞窄时，称为 Richter 疝，是一种不常见但很危险的类型。绞窄性 Richter 疝可能自发地缩小退回腹腔，并且肠管的坏疽部分术中常被忽视，因此，肠管可继发穿孔而导致腹膜炎。

腹股沟疝

▶ 解剖

腹壁的所有疝都由突出于腹壁肌层的薄弱或缺损区的疝囊组成，这种缺陷可能是先天性的或后天性的。

腹横筋膜向内紧邻于腹膜之外，它的薄弱或缺损是腹股沟疝的主要原因。向外紧邻于腹横肌，腹内斜肌以及外侧为肌肉、内侧为腱膜的腹外斜肌。三层肌肉的腱膜在半月线以上构成坚强的腹直肌鞘。在半月线以下，全部腱膜完全位于肌肉之前，在两侧腹直肌之间，前后腱膜再汇合形成白线，白线在脐上较为明显。皮下脂肪含有 Scarpa 筋膜，但其仅富含结缔组织，而不能增加强度。

在腹股沟区，当腹膜扩展伴随睾丸降入阴囊时、睾丸鞘状突及腹膜鞘状突消失不能正常发生时会导致腹股沟斜疝。其疝囊从腹内环穿过，腹内环是髂前上棘和耻骨结节之间中点上方腹横筋膜的缺损。疝囊位于精索的内前方并沿着腹股沟管部分扩展或伴随精索穿出腹股沟皮下环(外环)，这个缺损(外环)刚好位于耻骨结节上方腹外斜肌的内侧部。完全进入阴囊的疝称为完全性疝，其疝囊和精索完全被睾提肌包裹，睾提肌则是腹内斜肌纤维的扩展和延续。

腹股沟其他的解剖结构在理解疝的形成和疝修补的种类方面是很重要的，其中包括联合腱，或称腹股沟镰，由腹横肌和腹内斜肌内侧腱膜融合而成，并且沿腹直肌下侧缘附着于耻骨结节。在耻骨结节和髂前上棘之间有腹股沟韧带，它是由腹外斜肌腱膜最下缘翻卷，增厚形成的韧带索构成。

腹股沟韧带内侧较低端从耻骨结节背侧沿耻骨的髂耻线向背部和一侧反折形成陷窝韧带，陷窝韧带长约 1.25cm，而且形状呈三角形。此韧带尖锐的、新月型的内侧界对绞窄性股疝来说是一坚硬的索套。

Cooper 韧带是一束坚强的纤维带，沿耻骨支上方的髂耻线向侧方扩展约 2.5cm，起始于陷窝韧带的侧方基底。

Hesselbach 三角(直疝三角)由腹股沟韧带、腹壁下血管及腹直肌外侧界构成边界。构成该三角底部的腹横筋膜的薄弱或缺陷，导致腹股沟直疝。大多数腹股沟直疝,是由于腹横筋膜薄弱引起,腹横筋膜缺损偶然也会导致直疝。由于筋膜的缺损有明确的边界,此类型的疝更容易演变为嵌顿型直疝。

股疝经过髂耻束和腹股沟韧带的下方进入大腿上方。造成股疝的解剖特征是在内侧的陷窝韧带和外侧的股静脉之间有一狭小的空隙—股管。由于股管的边界明显而坚韧,股疝是腹股沟疝中最容易嵌顿和绞窄的一种。

当修补腹股沟疝时,外科医生必须十分熟悉腹股沟区的神经和血管的走行以避免误伤。髂腹下神经(T12、L1)从腰大肌外侧缘出现并走行于腹外斜肌内部,向内侧走行到腹股沟皮下环以支配耻骨弓上皮肤。髂腹股沟神经(L1)平行于髂腹下神经,走行于精索表面以支配阴茎(或阴阜)、阴囊(或阴唇),以及内侧股部。在开放性腹股沟疝修补时,髂腹下神经是最常见损伤的神经,生殖股神经(L1,L2)和外侧的股皮神经(L2,L3)向外上走行于腰大肌,分别负责精索和前内侧大腿、外侧大腿的感觉。在腹腔镜疝修补术中这些神经很易误伤。股神经(L2~4)从腰大肌外缘出发向下伸展走行于股血管的外侧。在腹腔镜疝修补或股疝修补时可能被损伤。

髂外动脉沿腰大肌内侧面走行,并于腹股沟韧带下穿过,在此发出腹壁下动脉,该动脉构成了腹内环的内边界。相应的静脉与同名动脉伴行。在各种疝修补术中,这些血管都有可能被误伤。

▶ 病因

婴儿、儿童及年轻成人几乎所有的腹股沟疝均为斜疝。尽管这些"先天性"疝大多数经常在生命中的头一年就存在,然而其临床表现可能要到中、老年以后才出现,当腹内压增高及腹内环扩大时,腹内容物会进入原先是空虚的腹膜憩室中。未经处理的斜疝不可避免地会引起内环扩大以及腹股沟底移位或薄弱。腹膜可能突出于腹壁下血管的两侧构成复合性直疝和斜疝,称为马鞍形疝。

与之相反,腹股沟直疝是后天性腹横筋膜在Hesselbach 三角发育薄弱的结果。一些证据表明腹股沟直疝可能与遗传或胶原合成或分解的后天性缺陷有关。股疝涉及腹膜囊经股环后天性突出。女性妊娠期,该环可能由于物理及生化改变而扩大。

腹内压慢性增高的任何情形都可能导致疝的发生和进展。显著性肥胖、重体力劳动或举重、咳嗽、因便秘而排便时用力,以及前列腺疾患所致的排尿困难所造成的腹壁劳损都是常见的原因。肝硬化腹水、妊娠、慢性非卧床腹膜透析,以及盆腔器官的慢性扩张或盆腔肿瘤也可能有关。Hesselbach 三角组织充填缺乏与腹横筋膜的薄弱以及随年龄的增加和慢性衰竭性疾病的发生也有关。

Skandalakis JE et al: Embryologic and anatomic basis of inguinal herniorrhaphy. Surg Clin North Am 1993;73:799.

腹股沟斜疝和直疝

▶ 临床表现

A. 症状

尽管某些患者可能描述在举起重物或用力时腹股沟区突然疼痛和隆起物,但是绝大多数疝患者注意到腹股沟区有一肿物或肿胀之前并没有任何症状。疝通常是在就业前体检等常规检查过程中发现的。一些患者主诉有牵拉感,尤其是斜疝,有向阴囊的放射痛。当疝增大时,更易产生不舒服或令人痛苦的疼痛感觉,患者必须躺下以使疝缩小。

一般来讲,直疝较斜疝症状少而且更不易嵌顿或绞窄。

B. 体征

腹股沟检查可发现一可复性或不可复性包块。患者既要在仰卧位也要在站立位检查,也可使用咳嗽和用力的方法,因为小的疝可能很难被发现。外环可以通过在耻骨结节侧上方插入食指来鉴别(图 32-1)。如果外环很小,检查者的手指不可能进入腹股沟管,此时就很难确定咳嗽时感觉到的搏动就是真正的疝的搏动,另一方面,巨大而宽广的外环其本身并不能说明有疝。为了诊断疝,其突入腹股沟管的疝组织必须在咳嗽时被感觉到。

要区分腹股沟斜疝和直疝有时会很困难,但由于大多数腹股沟疝不管何种类型均需修补,所以区分斜疝和直疝并不十分重要。斜疝和直疝都有其常见的特征。降入阴囊的疝几乎一定是斜疝,在患者直立和用力时检查,直疝在外环处常出现一对称、球形隆起物;当患者躺下后,该隆起物消失,斜疝表现为一椭圆形肿物且不易消失。

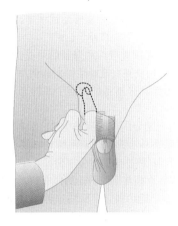

▲ 图 32-1 在耻骨结节侧上方插入示指触诊外环

触诊时，斜疝其腹股沟管的后壁坚固且有抵抗感，但在直疝则感觉松弛或缺乏抵抗。当检查者的手指直接向侧上方进入腹股沟管时，嘱患者咳嗽或用力，直疝突出于手指侧方，而斜疝感觉到在指尖部。

复位后压住内环嘱患者用力也有助于鉴别直疝和斜疝。直疝向前通过 Hesselbach 三角隆起，但在斜疝，压住内环，疝即不能突出。

当疝囊很大以及腹股沟管和内外环的解剖关系扭曲时这些区分点会显得模糊不清，因此，大多数患者腹股沟疝的类型术前并不能精确确定。

▶ 鉴别诊断

肌肉骨骼肌系统导致的腹股沟疼痛或不明原因腹股沟疼痛可能很难与疝相鉴别。疝造影术，是在腹膜内注入造影剂后摄 X 线片，对使用了多种人工腹内增压的措施之后仍然没有疝膨出的腹股沟疼痛的病例，可能有助于诊断。

腹膜前脂肪经过腹股沟环突入精索（精索脂肪瘤）的疝出常常误诊为疝囊，其真实情形可能只有在术中才能被证实。偶尔，经股骨卵圆窝突出而扩展至腹股沟韧带之上的股疝可能与腹股沟疝相混淆。如果检查者的手指置于耻骨结节上，则股疝的疝囊颈位于侧下方，而腹股沟疝则位于上方。

腹股沟疝必须与精索水囊肿、淋巴瘤病或腹股沟脓肿，精索静脉曲张，以及创伤后或服用抗凝剂自发性出血患者所形成的残余血肿相鉴别。未能下降的睾丸位于腹股沟管内，在该侧阴囊中摸不到睾丸时也应当考虑。

伴随咳嗽肿块有搏动，包块中有肠鸣音，以及不能透光这些特征都说明腹股沟区的不可复性包块是疝。

▶ 治疗

传统上，尽管腹股沟疝都要选择修补以避免发生嵌顿、梗阻以及绞窄的风险，但是，对年老、久坐的患者或对手术有高度风险的患者，无症状或轻微症状的疝可以安全的随访观察。尽管疝嵌顿的年风险并不能精确的知道，但是，据估计每年每 1000 名疝患者有 2~3 人可能发生嵌顿。假若患者能够耐受手术，所有有症状的腹股沟疝都应当手术修补。

老年患者对择期腹股沟疝修补的耐受性很好，尤其是当其他并存疾病被有选择地控制和使用局麻的情况下，急诊手术比积极准备的择期手术对老年患者来说具有更大的危险性。

如果患者有明显的前列腺增生，那么应先谨慎地解决这一问题，因为在患明显前列腺性梗阻的患者疝修补后尿潴留和尿路感染的发生率很高。

尽管大多数直疝并不像斜疝那样有较高的嵌顿风险，但将其与斜疝确切区分开来的这种困难使得所有有症状的腹股沟疝均应实施修补是可取的。索带状的直疝尤其容易嵌顿，必须修补。

由于有绞窄的可能性，所以，嵌顿性、疼痛的或有触痛的疝常常需要急诊手术。在患有严重伴发病的患者，非手术疗法使嵌顿疝消失可能被首先尝试。患者采取臀部抬高位，并给予止痛，镇静以促进肌肉充分松弛。如果疝能用轻柔的手法使其复位，并且没有肠绞窄的临床证据，则疝修补术可以被推迟。尽管绞窄通常都有临床表现，但是坏疽组织偶尔仍可被人工送进腹腔或自发性回缩到腹腔。所以，最安全的方法是尽早修补已复位的疝。

外科医生必须决定是否剖腹以明确复位的肠管是否有生机。如果患者有白细胞增多或有腹膜炎的临床表现或疝囊内含有暗红色血性液体，则需要剖腹探查。

A. 腹股沟疝手术治疗的原则

（1）成功的修补要求对任何可能纠正的，使疝加重的因素进行鉴别和治疗（慢性咳嗽、前列腺梗阻、结肠肿瘤、腹水等），并对缺损区用最适当的组织重建，使重建后的组织接近无张力。

（2）斜疝疝囊应当被解剖游离出来，并从腹膜起源处切除并结扎（图 32-2）。婴儿及年轻人腹股沟管解剖正常者，修补通常仅限于高位结扎疝囊颈，切除疝囊、缩小内环到适当大小。大多数成人疝，腹股沟管应当重建，内环应当缩小到恰好能允许精索结构有一出口。女性患者，其内环应完全关闭以防复发。

（3）腹股沟直疝（图 32-3），腹股沟管底部非常薄弱，所以修补通常是在有张力下进行。此种情况，用腹直肌鞘前鞘作垂直松弛切口，可使修复无张力。但是，现在

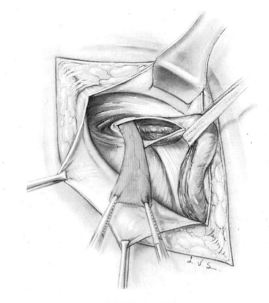

▲图 32-2   斜疝
腹股沟管已打开，显示精索被缩回到内侧及斜疝疝囊被游离至腹股沟内环水平以上

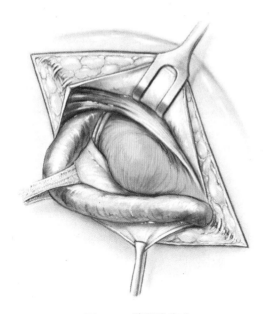

▲图 32-3　腹股沟直疝
腹股沟管已打开，精索被牵向前下侧，显示经海氏三角底部突出之疝突起

大多数疝修补都使用网片以使修复在无张力下完成。

（4）即使已发现直疝，也应仔细探查精索以寻找可能的斜疝。

（5）巨大疝患者，一次手术通常不做双侧同时修补，因为修补中较大的张力增加了疝的复发率及手术并发症。如果使用网片修补或腹腔镜网片则双侧可同时修补且复发的风险很低。小的儿童和成人疝，常同时进行双侧疝修补，因为这样省去了患者第二次麻醉。

（6）术后数月或一年内的复发性疝，常常说明修补不恰当，如忽视了斜疝疝囊，遗漏的股疝，或者没有可靠地修补筋膜缺损。任何在有张力状态下完成的修补都易于早期复发。修复后两年或两年以上的复发疝更可能是由于患者筋膜的薄弱进一步加重所引起。如果是由有经验的外科医生仔细修复后又再复发，则提示有胶原合成缺陷。由于筋膜缺损通常很小，坚固且结实，所以，比起未手术的腹股沟疝，复发性疝更易于发展为嵌顿或绞窄性疝，而且几乎总是要再次修复。

如果复发疝是因为忽视了的斜疝疝囊，后壁通常很坚固，通常需要切除疝囊，少数情况下复发疝被由以前疝修补术中留下的很小的、锐利的局限性缺损构成，仅需关闭该缺损。

B. 腹股沟疝手术的类型

所有疝修复的目的是消灭疝囊及内容物，以及关闭腹股沟底的筋膜缺损。传统的疝修复是用永久性缝线将相近似的组织缝合在一起。最近，永久性补片已取代了组织修复，在多预期、随机性研究中，表明无张

力网片修复具有更低的复发率。

在过去的十年里，微创技术用于疝修补获得了越来越多的经验。尽管腹腔镜途径具有更少的疼痛和能更迅速恢复工作或正常的活动，但是，随机试验结果显示在并发症和复发率方面，与传统开放式修补相比，腹腔镜式疝修补并未显示出优势。腹腔镜疝修补的成功依靠外科医生的经验，这也与开放式疝修补一样。

尽管当今的修补几乎全部使用假体材料，但是，感染的存在或需要切除坏疽的肠管可能使得采用非生物网片材料显得不明智。在这些情况下，用原本的组织来修补可能还是一个更好选择。由于这些原因，外科医生需要知道经典的修补技术，尽管这些技术今天已很少使用了。

在传统的用自身组织修补中，Bassini 法是最广泛使用的方法。此种修补方法，大致是在腹外斜肌腱膜下将联合腱缝到腹股沟韧带上而精索则留在正常的解剖位置上。Halsted 法是将腹外斜肌腱膜置于精索下，而其他方面类似于 Bassini 修补法。Cooper 韧带（Lotheissen-McVay）修补术是将联合腱缝至更下更后的 Cooper 韧带上。与 Bassini 和 Halsted 法不同，Mcvay 法对股疝非常有效，但需要另做松弛切口来缓解张力。由于外科医生的经验和技巧不同，这种非网片修补术后的复发率变动较大，在 10% 左右。尽管 Shouldice 法据报道复发率很低，但并没有广泛使用，也许是由于该法需要更广泛分离切开以及人们坚信外科医生的熟练技巧与方法本身一样重要的缘故。在 Shouldice 法中，腹横筋膜首先被分离并迭盖缝至腹股沟韧带上；最后，联合腱和腹内斜肌也同样缝合至腹股沟韧带层。

开放式腹膜前途径是在腹横筋膜和腹膜之间暴露腹股沟，并通过较低的腹部切口有效地关闭筋膜缺损，所以需要更精确的解剖而且在经验少的医生手中有较高的发病率和复发率，故并不被广泛赞同。对于复发疝或巨大的双侧疝，经腹膜前入路用一大片网眼状材料覆盖所有潜在疝复发区域的术式已由 Stoppa 描述过。腹腔镜腹膜前入路已表明获得了极大的成功，在经验丰富的医生手中，并发症和复发率很低。

降低疝复发率的要求促进了在修补复发疝和初发疝时人工修补材料使用的增加。方法包括用网状填塞物"嵌入"内环以及用网织片创造一个无张力修补。最广泛使用的技术是 Lichtenstein 法，该法用一张开的伞状网状物修补并能允许患者早期回复到正常的活动，而且并发症和复发率都很低。

实质上所有腹腔镜方法都在使用网片修补。数种方法已被探索：从经腹壁腹膜内表面网状补片到经腹壁腹膜前网状补片，再到全腹膜外（腹膜前）网状补片置放。在早期研究中发生的高并发症发生率促使人们重新审视手术技术以避免损伤附近的神经。随后进行的多个前瞻性随机试验均集中于比较开放与微创技

术以及一种微创技术与另一种微创技术的优劣。这些研究一般都证实微创技术能使患者减少了痛苦并能更快地返回工作,但增加了治疗过程的费用和时间。腹腔镜疝修补的实施还需要全麻,因此并不适合所有的患者。因为腹腔镜疝修补高度依赖于外科医生的经验和技巧,腹股沟疝通常不用腹腔镜修补。特殊情况下,包括前入路开放式修补后多发性复发疝的修补、同时发生的双侧疝以及修补后必须特别快地回去工作的患者,实施微创手术可能对其特别有益。

C. 非手术疗法(疝带的使用)

当患者拒绝手术或对手术有绝对禁忌证时,外科医生偶尔亦会让患者使用疝带。疝带被固定在腹壁缺损区以提供适当的外部压力。疝带应在晚上就寝后取下而在早晨起床前戴上。使用疝带并不能避免以后的疝修补术,而且使用疝带可引起解剖结构的纤维化,以致随后的修补可能很困难。

▶ 围术期

尽管腹股沟疝修补术通常是一个门诊手术,但是,彻底的术前评估应在手术日之前完成。麻醉可以是全麻,脊椎麻醉或局部麻醉。局麻对大多数患者是有效的,而且其尿潴留和肺部并发症发生率最低,复发性疝在脊椎麻醉或全麻下更易修补,因为局麻药不容易通过瘢痕组织弥散。对于坐着工作的人可在术后数天即返回工作;重体力劳动者传统上要到术后 4~6 周方可工作。最近有研究报告认为使用开放或腹腔镜补片修补时,术后 2 周即可完全恢复活动并不增加复发率。

▶ 预后

除慢性咳嗽、前列腺病以及便秘之外,组织薄弱以及手术技术不熟练都可能导致腹股沟疝的复发,由于直疝中组织常常更薄弱,其复发率比斜疝的更高。有张力性情况下的修补,易导致复发。术中未能找到斜疝,疝囊解剖的位置不够高,内环关闭的不适当都可能导致斜疝的复发。术后伤口感染也与复发率增加有关。接受慢性腹膜透析的患者被认为复发率增高,有一组报道其复发率高达 27%。

成人斜疝修补后的复发率据报道最低可达 0.6%~3%,而其复发率更有可能在 5%~10%,不恰当的疝囊缩小或内环封闭以及不能辨别出股疝或直疝都能导致复发。直疝修补后的复发率被引证的数据范围广阔,从少于 1% 到高达 28%。复发部位最常见于耻骨结节侧方,这提示修补时有额外的张力,并且为直疝修补中使用网片修补或传统使用自身组织修补中常规使用腹直肌鞘松弛切口提供了佐证。疝修补中网片的使用可以将复发的风险降低 50%~75%。

腹股沟疝修补的另一个不被接受的后遗症是慢性腹股沟疼痛,这可能有高达 10% 的患者,原因主要是神经陷入性压榨或神经瘤。

Arvidsson D et al: Randomized clinical trial comparing 5-year recurrence rate after laparoscopic versus Shouldice repair of primary inguinal hernia. Br J Surg 2005;92:1085.

Cheek CM et al: Trusses in the management of hernia today. Br J Surg 1995;82:1611.

Eklund A et al: Recurrent inguinal hernia: randomized multicenter trial comparing laparoscopic and Lichtenstein repair. Surg Endosc 2007;21:634.

The EU Hernia Trialists Collaboration: Repair of groin hernia with synthetic mesh: Meta-analysis of randomized controlled trials. Ann Surg 2002;235:322.

Fitzgibbons R et al: Watchful waiting versus repair of inguinal hernia in minimally symptomatic men. JAMA 2006;295:285.

Grunwaldt L et al: Is laparoscopic inguinal hernia repair an operation of the past? JACS 2005;200:616.

Kark AE et al: 3175 primary inguinal hernia repairs: advantages of ambulatory open mesh repair using local anesthesia. J Am Coll Surg 1998;186:447.

Matthews R: Factors associated with postoperative complications and hernia recurrence for patients undergoing inguinal hernia repair: a report from the VA Cooperative Hernia Study Group. Am J Surg 2007;194:611.

McCormack K et al: Laparoscopic techniques versus open techniques for inguinal hernia repair. Cochrane Database Syst Rev 2004;4:CD001785.

Mellinger J et al: Primary inguinal hernia repair: open or laparoscopic, that is the question. Surg Endosc 2004;18:144.

Neumayer L et al: Open mesh versus laparoscopic mesh repair of inguinal hernia. New Engl J Med 2004;350:1819.

Scott NW et al: Open mesh versus non-mesh for groin hernia repair. Cochrane Database Syst Rev 2004;4:CD002197.

滑动性腹股沟疝

滑动性腹股沟疝(图 32-4 和图 32-5)是内脏构成了疝囊壁的一部分的一种腹股沟斜疝,最常涉及的内脏是右侧的盲肠以及左侧的乙状结肠。滑动性疝的进

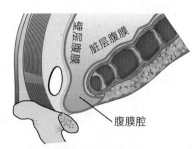

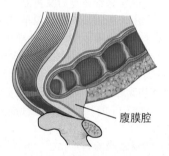

▲图 32-4 右侧滑动性疝,矢状位图

上图:注意盲肠及降结肠在后腹壁筋膜上滑动(壁层腹膜—脏层腹膜—腹膜腔)。下图:疝已进入腹股沟内环。注意 1/4 的疝囊壁与腹膜囊无关(腹膜腔)

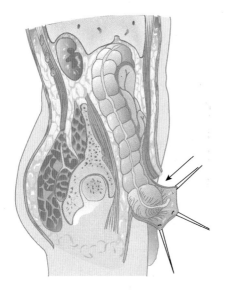

▲图 32-5　右侧滑疝的矢状面观

箭头所指盲肠壁构成了疝囊的一部分

展与大肠在后腹膜固定的变异程度或其他滑动成分（如膀胱、卵巢）以及它们接近腹股沟内环的程度有关。

▶ 临床表现

尽管滑动性疝并没有区别于其他腹股沟疝的特殊体征，但是对任何不能完全回纳的巨大疝都应怀疑有无滑动性疝。在钡灌肠时发现阴囊内有一段结肠则高度提示有滑动性疝。术中这种变异的鉴别是非常重要的，因为如果未能鉴别出这种变异将可能导致粗心大意地将突入的肠管或膀胱切开。

▶ 治疗

手术的早期阶段有必要辨清疝的本质，像所有的腹股沟疝一样，疝囊位于前方，但疝后壁部分由结肠或膀胱构成。

将精索从疝囊上解剖游离后，大多数滑动性疝都通过一系列内翻缝合（Bevan 法）被回纳而消失，而且使用任何一种标准的腹股沟疝修补都能奏效，非常大的滑动性疝可通过另外的切口（La Rogue 技术）进入腹腔且将突出的肠管拉回至腹部，并固定于腹后壁，然后这种疝按通常方式修补。

然而，由于在常规腹腔镜修补下很容易认清滑疝的解剖关系，所以对这种类型的疝，腹腔镜入路可能是最好的方法之一。其修补也不需要涉及腹腔镜以外的额外步骤。

▶ 预后

滑动疝比非复杂性斜疝有更高的复发率。

滑疝修补术中最常遇见的并发症是肠管或膀胱的损伤。这种损伤可通过仅行缩小疝和疝囊，以避免进入腹膜前间隙及修补疝缺损来预防。

Bendavid R: Sliding hernias. Hernia 2002;6:137.

股疝

股疝经股管降到腹股沟韧带之下。由于股疝颈部狭窄，容易易于嵌顿和绞窄。股疝在女性较男性更多见，股疝没有腹股沟疝常见。女性中股疝约占腹股沟疝的 1/3，但男性仅占腹股沟疝的 2%。

▶ 临床表现

A. 症状

股疝在嵌顿或绞窄发生之前无显著的症状，即使伴有梗阻或绞窄，患者可能感到腹部不适更甚于股区。因此，腹部绞痛和肠梗阻的体征常常是绞窄性股疝的表现，而在股管区反而没有不适感，疼痛或触痛。

B. 体征

股疝可能以各种各样的形式出现。如果股疝很小且无并发症，则表现为在腹股沟韧带水平之下大腿内上方的一小肿物。由于股疝可能经股部卵圆窝向前偏转在腹股沟韧带之处或之上呈现出可见的或可扪及的包块，因而极易与腹股沟疝相混淆。

▶ 鉴别诊断

股疝必须与腹股沟疝，大隐静脉曲张，股区淋巴结肿大相鉴别。如为大隐静脉曲张，当患者咳嗽时可有独特的传导性震颤，而且当患者站立或躺下时该肿物迅速出现和消失；股疝则与之相反，在加压情况下或者不能消失或者能逐渐消失。

▶ 治疗

A. 原则

股疝的修补原则如下：①完全切除疝囊；②使用不吸收缝线；③与疝有关的腹横筋膜缺损的修补；④用 Cooper 韧带或髂耻管进行修补，因为它能给缝合形成牢固的支持并且形成关闭缺损的自然防线。

B. 股疝修补的类型

股疝可经腹股沟、股部、腹膜前或腹部途径进行修补，而腹股沟途径是最常用的。无论何种途径，疝常常很难回纳。仔细切开髂耻束，Gimbernat 韧带，或者甚至是腹股沟韧带可能使疝更易回纳。偶尔有必要在大腿部对口切开以便游离腹股沟韧带之下的粘连。

如果不考虑修补的途径，股疝的成功修补必须关闭股管。亦可用于腹股沟修补的 Lotheissen-Mcvay 法最常用于股疝修补。

当患者被给予阿片制剂或麻醉剂后如果疝囊及疝内容物还纳，此时切开暴露疝囊时如有血液出现，则高度怀疑腹腔中有不能存活肠管的可能。在这种情况下，有必要切开探查腹腔，通常经另外的中线切口。腔镜途径也非常适合于股疝修补。

▶ 预后

复发率通常接近腹股沟直疝复发的中等程度约为 5%~10%。

Glassow F: Femoral hernia: review of 2,105 repairs in a 17 year period. Am J Surg 1985;150:353.

Hernandez-Richter T: The femoral hernia: an ideal approach for the transabdominal preperitoneal technique (TAPP). Surg Endos 2000;14:736.

其他类型的疝

成人脐疝

成人脐疝发生于脐环闭锁后很久,而且是由于关闭脐环的瘢痕组织逐渐软化所致。女性比男性更多见。

易感因素包括:①多次妊娠以及妊娠晚期仍劳动;②腹水;③肥胖;④巨大腹腔内肿瘤。

▶ 临床表现

成人脐疝并不像儿童脐疝那样经常自发消失,相反,其疝体积却持续增大,疝囊可能有多个小腔。脐疝中通常包含的是网膜,但也可是小肠和大肠。急诊修补常常是必要的,因为疝囊颈与疝块的体积相比常常很狭窄,因而经常发生嵌顿和绞窄。

疝环较紧的脐疝咳嗽或用力时经常伴有尖锐的疼痛,非常巨大的脐疝经常产生牵拉或疼痛感觉。

▶ 治疗

成人脐疝应迅速修补以避免发生嵌顿和绞窄。使用网片修补复发率最低。腹腔镜入路比开放式途径术后疼痛更少,而且能更快的痊愈。网片应当用于所有的脐疝,即使是最小的脐疝也不例外。

肝硬化和腹水并不是脐疝修补的禁忌证,因为患上述病症的患者,一旦嵌顿、绞窄和破裂是特别危险的。然而,如果有明显的腹水存在,首先应该适度控制腹水或如有必要作 TIPS(经颈内静脉肝内门体分流术),因为腹水患者其疝修补后的死亡率、发病率和复发率都较高。术前液体和电解质失衡的纠正和营养支持治疗都将改善这类患者的预后。

▶ 预后

导致高并发症发生率和高死亡率的因素包括巨大体积疝、高龄或患者衰弱、肥胖以及相关腹内疾病的存在。健康个体,脐缺损的手术修补结果很好,复发率很低。

Arroyo A et al: Randomized clinical trial comparing suture and mesh repair of umbilical hernia in adults. Br J Surg 2001;88:1321.

Hansen J et al: Danish nationwide cohort study of postoperative death in patients with liver cirrhosis undergoing hernia repair. Br J Surg 2002;89:805.

Lau H et al: Umbilical hernia in adults. Surg Endos 2003;17:2016.

上腹部疝

上腹部疝(图 32-6)是经脐水平以上的腹白线处突出,疝可能经小的正中旁神经和血管的出口发展而来或经白线处的先天性薄弱区突出。

约 3%~5% 的人有上腹部疝,男性较女性多见,最常见于 20~50 岁。约 20% 的上腹部疝是多发性的,约 80% 正好发生在腹壁中线处。

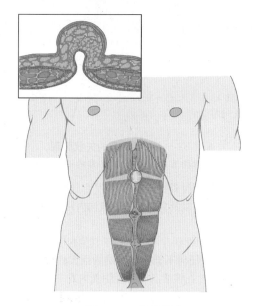

▲图 32-6　上腹部疝
注意与中线的紧密关系以及发生于上腹部,疝经白线处突出

▶ 临床表现

A. 症状

大多数上腹部疝是无痛的,常是在腹部常规体检时发现。如果有症状,可表现为轻度上腹部疼痛到深部触痛,烧灼样痛伴有放射至背部或下腹部 1/4 的疼痛。疼痛可能伴有腹部膨隆,恶心或呕吐。症状常发生在大量进食后,而且偶尔可能通过侧卧得到缓解,这可能是由于仰卧位引起了疝块从前腹壁掉下的缘故。较小的疝块通常仅是腹膜前脂肪而且特别容易嵌顿和绞窄。这种较小的疝通常有触痛。巨大疝很少绞窄,除了含有腹膜前脂肪外,还有一部分附近的网膜,偶尔有小肠襻或大肠襻。

B. 体征

如果包块可触及,诊断常能通过使腹内压增高而引起包块向前膨出的任何一种手法来确定。如患者肥胖时,诊断则难以作出,因为包块很难触摸到;可能需要做超声、CT 或切线位 X 线片。

▶ 鉴别诊断

鉴别诊断包括消化性溃疡,胆囊疾患,裂孔疝,胰腺炎及小肠上段梗阻。少数情况下,可能与皮下淋巴结,纤维瘤,或神经纤维瘤难以区分。

必须与上腹疝鉴别的另一种情况是腹直肌分离,即腹白线弥散性变宽和变弱而没有筋膜缺损。体检时,这种情形表现为在两侧腹直肌之间出现一融合形成的肿物而没有弥散的筋膜缺损。尽管这种情况腹部并不美观,由于其没有嵌顿的危险,筋膜层很脆弱,修补复发率很高,应尽量避免行修补手术。

▶ 治疗

大多数上腹部疝都应修补,因为小的疝容易嵌顿,而大的疝则常有症状且影响外观,缺损常能够一期缝合关闭。疝的脂肪内容物常常经解剖分离后切除,缩减腹膜腔疝入的结构,但不能试图彻底关闭腹膜囊。

▶ 预后

复发率为 10%~20%,较常规腹股沟疝或股疝修补复发率要高,部分原因是由于不能辨认和修补多发性小缺损。

Muschaweck U: Umbilical and epigastric hernia repair. Surg Clin North Am 2003;83:1321.

切口疝(腹侧疝)

大约 10% 的腹部手术能导致切口疝,尽管许多诱发因素已引起人们警惕,但这种医疗性疝的发生率并没有减少。

▶ 病因学

造成切口疝的最常见因素如下所列。当同一个患者有超过一个以上的因素共存时,则术后伤口失败的可能性会极大地增加。

(1) 拙劣的外科技能。不恰当的筋膜撕裂,筋膜边缘有张力,或关闭太紧是切口失败最常见的原因。

(2) 术后伤口感染。

(3) 年龄。老年患者的伤口愈合常较慢且不够稳固。

(4) 全身衰竭。肝硬化、癌症、慢性消耗性疾病是影响伤口愈合的不利因素。任何危及患者营养的情况都会增加切口裂开的可能性。

(5) 肥胖。肥胖患者常常腹内压增高,腹部伤口部位脂肪的存在掩盖了组织的层次,增加了伤口内血清渗出性积聚和血肿的发生率。

(6) 术后肺部并发症导致的剧烈性咳嗽使修补后的应力增加。抽烟者和慢性肺部疾病的患者由此增加了筋膜断裂的风险。

(7) 原发手术伤口中放置了引流物或有伤孔。

(8) 术中失血超过 1000ml。

(9) 难以关闭腹腔镜套针部位的超过 10mm 尺寸的筋膜。

▶ 治疗

小的切口疝应及早修补治疗,因为它还可以引起肠梗阻。如果患者不愿手术或手术危险很大,可以用弹性紧身衣来控制症状。

缺损太大而不易关闭者,如果又没有症状,则不需要进行手术修补,因为这种疝不易嵌顿。

A. 小疝

小的切口疝(直径小于 2cm)通常只需直接筋膜对筋膜修补即可获得满意的封闭。间断或连续缝合关闭都可使用,但缝线必须是非吸收性的。修补中缝合结扎过紧或有张力都将易于复发。

B. 大疝

尽管没有特定的直径大小来区分小疝和大疝,但当筋膜边缘不能在无张力情况下对合则被认为是大疝。在做大疝的修补时,脊椎麻醉或硬膜外麻醉即可有较好的松弛,尽管全麻附加肌松剂效果也极度优越。

在实施修补时,疝囊上的过多的组织,皮肤瘢痕和皮下组织都要切除,然后应仔细将疝囊从其下的肌肉,筋膜组织上解剖游离出来。如果没有腹膜内组织粘连,疝囊可能要内翻缝合并且在内翻疝囊以外再做修补。假若有嵌顿或有腹膜内容物粘连,腹内容物应从疝囊上解剖游离下来并还纳入腹腔。缺损的筋膜缘应当解剖清楚以便关闭后形成稳固的组织而不是瘢痕。

巨大缺损的一期关闭并不可取,因为关闭时的张力增加了疝复发的危险。尽管现在有多种方法可进行网片置入,如嵌入法或三明治技术较边缘缝合或高嵌入体置入有更低的复发率,然而,用非吸收性网状物修补巨大的及复发性的疝缺损却逐年增加。如果有较大的死腔存在,应使用闭合性引流系统。如果筋膜能在无张力状态下闭合,则只使用患者自己的组织一期修补。

目前,腹腔镜技术也被普通应用于修补切口疝和有选择性地用于腹腔内粘连的切口疝。合成材料的补片,可以很安全地作为嵌入移植物用于腹壁;腹膜内移植片的放置增强了修补的耐用性,尽管它也增加了肠粘连或瘘管形成的危险。

关闭筋膜缺损的另一种方法是用患者自己的组织,例如组织成分分离技术,即推移的肌筋膜瓣,或腹直肌前鞘做侧方切口以便一期关闭中线处的缺损。这种技术可以避免使用网片,尤其在感染或污染切口,使用合成的网片就不是明智的选择。人源性的或动物源性的更新的生物网片也可以使用,尽管用这种材料复发率较高。

▶ 预后

随机临床试验表明网片修补优于一期缝合修补,即使对于小的切口疝来说也是如此。在一项随访缝合后中位数为 75 个月和网片修补后中位数为 81 个月的研究中,结果表明缝合修补复发率为 63%,而网片修补仅为 32%。尽管开放式和腔镜式网片修补都在增加,然而,基于大宗人群的研究表明切口疝修补后的复发率仍居于高位,而且每复发一次手术后其 5 年再手术率会进一步增加,第三次复发后手术的再复发率几乎为 40%。目前还没有数据显示腹腔镜网片修补的长期效果更好。疝复发危险增加的因素包括伤口感染、腹部动脉瘤的存在、吸烟,以及营养不良。在使用网片的所有技术中,至少填衬 3~4cm 的填塞技术复发率最低。除了术后较高的复发率以外,一小部分病例也会发生如网片感染、出血、积液,以及网片侵蚀肠血管引起瘘等的并发症。继往感染的伤口疝修补后网塞感染更容易发生。

Burger JWA et al: Long-term follow-up of a randomized controlled trial of suture versus mesh repair of incisional hernia. Ann Surg 2004;240:578.

Cobb WS et al: Laparoscopic repair of incisional hernias. Surg Clin N Am 2005;85:91.

Flum DR et al: Have outcomes of incisional hernia repair improved with time? Ann Surg 2003;237:129.

Heniford BT et al: Laparoscopic repair of ventral hernias. Nine years' experience with 850 consecutive hernias. Ann Surg 2003;238:391.

Jezupors A et al: The analysis of infection after polypropylene mesh repair of abdominal wall hernia. World J Surg 2006;30:2270.

Klinge U et al: Incisional hernia: open techniques. World J Surg 2005;29:1066.

Leber GE et al: Long-term complications associated with prosthetic repair of incisional hernias. Arch Surg 1998;133:378.

McLanahan D et al: Retrorectus prosthetic mesh repair of midline abdominal hernia. Am J Surg 1997;173:445.

Sorensen LT et al: Smoking is a risk factor for incisional hernia. Arch Surg 2005;140:119.

经腹壁膨出的各种罕见疝

▶ Litter 疝

Litter 疝是一种疝囊中含有 Meckel 憩室的疝。Litter 首先描述了在股疝中 Litter 疝的情况,Litter 疝的相对分布如下:腹股沟部 50%;股部 20%;脐部 20%;混合性部位 10%。腹股沟部的 Litter 疝更多见于男性和右侧。其临床表现与 Richter 疝相似,当有绞窄存在时,往往是疼痛,发热,而小肠梗阻的表现发生较晚。

治疗包括疝修补,如果可能,应附加憩室切除,如出现急性 Meckel 憩室炎,可能不得不通过一个另外腹部切口治疗这种急性炎症包块。

▶ 半月线疝

半月线疝是一种经半月线突出的后天性腹疝,侧腹肌鞘在此线处融合形成侧直鞘。半月线疝几乎总是出现于腹壁下血管水平以上,常发生在半环线(Douglas 反折线)与半月线交叉处。

表现出的症状是定位于疝区的疼痛而且任何增加腹内压的手法均可使之加重。随着时间的推移,疼痛变得更迟钝、持续以及弥散,使诊断变得更为困难。

如果能发现包块,即可诊断,患者站立或用力时诊断最容易作出;膨隆性包块出现在下腹部,按压时随着一声咕噜声而消失。在疝块回纳以后,通常能触摸到疝孔。

由于疝缺损可能位于尚完整的腹外斜肌层肌层之下,而且不能触摸到,因而诊断经常变得更加困难。通常在腹壁层内解剖疝,而且疝可能不表现为一个境界清楚的包块,或者包块距半月线有一定距离。半月线疝的患者在疝孔处有一压痛点,尽管单纯的压痛并不足以作出诊断,但 B 超和 CT 扫描可能有助于证实诊断。

半月线疝有较高的嵌顿发生率,应给予修补。这些疝很容易通过一期腱膜关闭而治愈。腹腔镜修补可能减少复发和住院时间。

Moreno-Egea A et al: Open vs laparoscopic repair of spigelian hernia: a prospective randomized trial. Arch Surg 2002;137:1266.

Skandalakis P et al: Spigelian hernia: Surgical anatomy, embryology, and technique of repair. Am Surg 2006;72:42.

▶ 腰脊部疝

腰或脊部疝(图 32-7)是在腰部某些水平上经后腹壁突出的疝。最好发的部位(95%)是在上腰三角(Grynfeltt 三角)和下腰三角(Petit 三角)。"胁侧面包块"是常见的主诉,伴有迟钝的、沉重的、牵拉的感觉。随着患者直立,胁侧出现一可复性的气鼓性包块通常可以作出诊断。大约有 10% 的患者发生嵌顿和绞窄。下腰三角的疝通常大多数很小且经常发生于年轻人,女运动员。它们表现为产生背痛的压痛性包块而且经常包含有脂肪、腰疝,必须与脓肿、血肿、软组织肿瘤、肾肿瘤和肌紧张相区别。

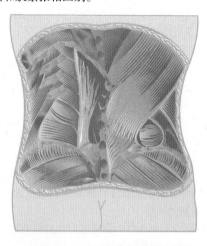

▲图 32-7　**腰脊部疝的解剖关系**
在左侧,腰脊部疝突入 Grynfeltt 间隙。在右侧,疝突入 Petit 三角(下腰三角)

后天性腰疝可能是创伤或非创伤性的。严重的直接创伤，穿透性伤口，脓肿以及侧胁部伤口愈合不良是最常见的病因。发生于婴儿的先天性腰疝常常是孤立的单侧先天性缺损。

腰疝体积会增加，一旦发现即应该修补。修补必须通过附近筋膜的移动及精确的筋膜对筋膜缝合消除疝缺损。术后复发率很低。

Heniford BT et al: Laparoscopic inferior and superior lumbar hernia repair. Arch Surg 1997;132:1141.
Killeen KL et al: Using CT to diagnose traumatic lumbar hernia. AJR Am J Roentgenol 2000;174:1413.

闭孔肌疝

闭孔肌疝是通过闭孔肌管形成的疝，更多见于老年妇女，而且术前难以诊断。这种疝的死亡率为13%~40%，因而成为所有腹部疝中最具致死性危险的疝。这些疝最常表现为小肠梗阻伴腹部铁箍样痉挛性疼痛和呕吐。尽管在做骨盆或直肠检查时可能感觉到包块，但疝在腹股沟区则极少触及。最特征性的表现是 Howship-Romberg 征阳性，即随着下肢外展，伸展，或膝部内旋，其疼痛向下扩展至大腿中部。因为这种体征仅出现在不足一半的病例中，故在衰弱的老年女性中以前未作过腹部手术而出现小肠梗阻者，应考虑到此病，CT 检查可诊断此病，如果有完全性肠梗阻存在时，应尽早手术。

经腹途径最好显露，不应从大腿途径来修补这些疝。Cheatle-Henry 途径（耻骨后）也可采用。尽管当缺损不能被一期修补时，膀胱壁、耻骨肌、腹膜以及网片可被采用，但单纯修补也是经常使用的。

Losanoff J et al: Obturator hernia. JACS 2002;194:657.

会阴疝

会阴疝经会阴底部的肌肉和筋膜间隙突出，该疝可以是原发的，但常常是后天性的继发于经会阴前列腺切除术后，直肠腹会阴切除术后或盆腔脏器清扫术后。

这些疝通常表现为易回复的会阴部包块，常常无症状，但是可能以疼痛，排尿困难，肠梗阻或会阴部皮肤破裂损害出现。

通常经腹部途径进行修补，用合适的筋膜和肌肉完成会阴修补。当所能得到的组织对适当的一期修补太过薄弱时，偶尔亦有必要用聚乙烯（Merlex）网片或用股薄肌或臀肌做成的皮瓣。

So JB et al: Post operative perineal hernia. Dis Colon Rectum 1997;40:954.

壁间疝

壁间疝，其疝囊本身常慢慢突入腹壁层之间，通常是斜疝，但极少数也可能是直疝或腹壁疝。尽管壁内疝很罕见，但有必要辨认清楚，因为这种疝绞窄很常见。而且包块极易误诊为肿瘤或脓肿。如果有壁间疝的概念，这种病变通常在做体格检查时，根据患者所提供基本资料，就应考虑本病。大多数病例，在确诊之前，可能做了广泛的有关腹内肿瘤的检查。腹部侧位片通常能显示肠管位于腹壁各层之间而且伴有肠嵌顿或绞窄，而且超声或 CT 扫描可以明确诊断。

只要诊断能确定，就应施行手术，通常经标准的腹股沟途径修补。

坐骨疝

坐骨疝是腹部疝中最少见的，并且由经坐骨大孔突出的腹部内容物组成，在肠管发生嵌顿或绞窄之后往往才能做出诊断。修补通常经由腹部途径，疝囊及疝内容物可以减少，而且薄弱区可以通过梨状肌上的表浅筋膜处做一筋膜瓣关闭。

创伤性疝

腹壁疝很少是腹部钝性伤的直接结果。患者往往表现为腹痛，检查时腹壁的瘀斑和肿胀经常会出现。而疝的存在可能不是很明显，因而，该患者可能须 CT 扫描才能证实。由于伴有腹内损伤的高发生率，通常需要剖腹探查，如果可能缺损应该一期修补。

Gill IS et al: Traumatic ventral abdominal hernia associated with small bowel gangrene: case report. J Trauma 1993;35:145.
Otero C et al: Injury to the abdominal wall musculature: the full spectrum of traumatic hernia. South Med J 1988;81:517.
Wood RJ et al: Traumatic abdominal hernia: a case report and review of the literature. Am Surg 1988;54:648.

其他腹壁病损

先天性缺损

除过脐尿管及脐的疝或损伤以外，腹壁的先天性缺损是很罕见的。涉及脐尿管和脐的重要性的一种损害将在第 43 章讨论。

腹壁创伤

腹直肌鞘血肿

这是一种很罕见的但极为重要的病种，它可以在轻度的腹壁创伤之后发生或者可能继发于凝血机制的失调，血液恶病质或退行性血管疾病。

腹壁疼痛通常位于腹直肌，是其症状。可能是突然而严重的发作或缓慢地加重，诊断的关键是体格检查。仔细地触诊将会提示腹壁内的有剧烈触痛的包块，如果患者抬头或抬高身体使腹直肌紧张时则触压肿胀区变得更为疼痛，包块境界更清楚；相反，如果是腹腔内包块，则当腹直肌收缩（Fothergill 征）时，触痛及包块则消失。另外，也可能检测到变色或瘀斑。假若经体格检查不能诊断，超声或 CT 扫描能够证实腹壁内血肿。

通常，此种情况不用手术，尽管残余的包块可持续数周，但急性腹痛和不适会在 2 天或 3 天内消失，如果疼痛严重，则疏散血凝块或控制出血是可能选择的方法。

Edlow JA et al: Rectus sheath hematoma. Ann Emerg Med 1999;34:671.

腹壁疼痛

多数情况下有腹壁疼痛但没有可证实的器官损伤是该类疾病的特征，来自膈、膈上或脊髓病损的疼痛可能累及腹部。疱疹（带状疱疹）可能表现为腹痛，此种情况，疾病按感觉神经的皮区来分布。

瘢痕亦可使皮肤特别过敏或疼痛，尤其是术后的前 6 个月。

神经被非吸收缝线包裹可能引起顽固性切口疼，有时很严重。受累皮区的皮肤感觉过敏可为病因提供线索。

在所有腹壁痛的病例中，应仔细检查有无小的上腹部疝存在：MRI 或 CT 扫描可能有助于排除疝的存在。

腹壁肿瘤

腹壁肿瘤很常见，但大多数是良性的，如淋巴瘤、血管瘤以及纤维瘤，肌腱膜纤维瘤（硬纤维性瘤肿瘤），经常发生在腹壁瘢痕处或女性分娩以后，后者在本书第 44 章有更详细的讨论。

子宫内膜异位症也可能发生在腹壁，尤其是来源于妇科手术和子宫手术后的瘢痕。腹壁的大多数恶性肿瘤是转移性的，转移可以从腹内病变处直接侵犯或经血管播散。腹壁任何地方突然出现敏感的小结节，且很明显不是疝，都应引起是否有潜在癌症的怀疑，而肺和胰腺是原发灶部位的可能性较大。

（周　蕊　王志亮　译，张　澍　校）

第33章　肾上腺

肾上腺手术主要用于治疗原发性醛固酮增多症、嗜铬细胞瘤、皮质醇症（Cushing 病或 Cushing 综合征）和肾上腺皮质癌。这些疾病常以一种或多种肾上腺激素分泌过多为特征。较少见的无功能肿瘤或转移瘤也可通过外科手术治疗。

▶ 解剖和外科治疗原则

正常每对肾上腺的总重量是 7~12g。右肾上腺位于下腔静脉的外后方，右肾上方（图 33-1）。左肾上腺位于左肾上极内侧、主动脉外侧、与胰腺上缘的后方紧邻。肾上腺静脉走行恒定是其重要的外科特征。右肾上腺静脉出自肾上腺前面，汇入下腔静脉侧后方，长 2~5mm，宽数毫米。左肾上腺静脉长数厘米，越过肾上腺下极下方，与膈下静脉合并后汇入左肾静脉。肾上腺动脉细小、分支多、变异大，通常来自膈下动脉、主动脉及肾动脉。

除了少数非分泌性肾上腺癌外，肾上腺的高分泌状态是手术适应证。腺体的高分泌状态是诊断和治疗的依据（如血或尿中查出过多的质皮醇、醛固酮或儿茶酚胺）。为了确定疾病是否起源于肾上腺，必须检测促激素水平[如促肾上腺皮质激素（ACTH）或肾素]。如果促激素水平低，而激素分泌过多，则证实肾上腺为自主分泌。除嗜铬细胞瘤外，下一步就是要确定自主分泌的程度，这一过程可对增生（对大多数但非全部调控机制有反应）与腺瘤及腺瘤与癌进行鉴别。肾上腺癌一般极少存在反馈性调控。如原发性病灶不在肾上腺内如像 Cushings 病，应尽可能的直接治疗原发病灶。

通常 CT 扫描或 MRI 检查可发现肾上腺包块并进行定位。肾上腺核素扫描可对肾上腺功能性肿瘤进行定位。^{131} 碘 -6β- 碘甲基 -19 去甲胆固醇（NP-59）用于肾上腺皮质肿瘤定位，^{131} I - 间位碘苄胍（MIBG）用于肾上腺髓质肿瘤（嗜铬细胞瘤）定位。通过腔静脉及外周静脉血激素水平的梯度测定，也可定位功能性肾上腺肿瘤或垂体肿瘤。

肾上腺外科的主要治疗原则如下：

（1）外科医生在手术前必须尽可能明确诊断及病灶的定位。

（2）为使患者能耐受由于疾病或手术引起的代谢问题，须进行充分的术前准备。

（3）外科医生必须能够发现并处理术中及术后所发生的任何代谢危象。

▶ 外科手术入路

借助 CT 和 MRI 的定位检查，几乎目前所有的肾上腺肿瘤均可在术前得以识别，极少需要剖腹探查，这也使得微创手术治疗便于应用。几乎所有肾上腺肿瘤可通过腹腔镜切除。当瘤体特别大（如直径 >12cm，需根据外科医生的经验决定）或局部浸润性肾上腺皮质癌需切除淋巴结或邻近受累的器官时，才需行传统的开放肾上腺切除术。

腹腔镜肾上腺切除术可经腹腔或经腹膜后入路，

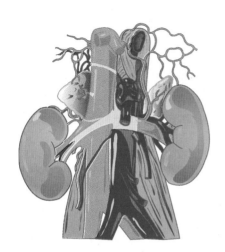

▲ 图 33-1　**肾上腺的解剖，显示静脉回流**

但前者更为适宜,特别是对于较大的肿瘤。利用重力可使脾脏和胰腺(左侧)或肝脏(右侧)内旋而远离肾上腺。

由于腹腔镜手术所具备的极大优越性,强烈推荐腹腔镜手术,仅仅当没有腹腔镜专门技能或由于肿瘤的大小和性质所要求时,才采用传统的开放手术方法。

前路(经腹膜)开放手术,经腹中线长直切口或双侧肋缘下切口可广泛探查腹腔器官及腹膜后腔,缺点是该切口可导致较为剧烈的疼痛、肠梗阻、肺不张,并且恢复期较长,术后伤口不易愈合的风险较大(表33-1),特别是在Cushings综合征的患者更明显。

表33-1　皮质醇增多症临床表现发生概率

	百分率
肥胖	95%
高血压	70%
糖耐量异常	80%
向心性肥胖	80%
虚弱	20%
四肢肌肉萎缩	70%
多毛	80%
月经紊乱或阳痿	75%
紫纹	50%
多血质面容	85%
易出现青肿	35%
痤疮	40%
心理学症状	40%
水肿	20%
头痛	15%
背痛	60%

后路开放手术,患者俯卧位,切口在脊柱旁。该切口暴露差,但术后恢复好。此术式还可经胸膜、经11或12肋床切口。后路开放手术最适合小于4~5cm的肿瘤病灶,但因后路手术局限性,目前已被腹腔镜技术取代。对瘤体大或浸润性肿瘤,可考虑外侧经11肋床切口,暴露出腹膜后肾上腺。

肾上腺疾病

原发性醛固酮增多症

诊断要点

▶ 高血压伴或不伴低血钾
▶ 醛固酮分泌增多和血浆肾素活性降低
▶ 代谢性碱中毒和相对高钠血症
▶ 虚弱、多尿、感觉异常、手足搐搦和低血钾引起的痛性痉挛

▶ 概述

醛固酮是肾上腺皮质分泌的最强有力的盐皮质激素,能够调节人体内电解质水平、体液总量和血压。醛固酮增多使人体出现高钠、低钾、细胞外液量增多(不伴水肿)和血压升高。正常情况下,醛固酮分泌受肾素—血管紧张素系统的反馈调节,ACTH也可短暂刺激其分泌。

在原发醛固酮增多症中,醛固酮水平升高伴肾素水平降低。继发醛固酮增多症中,醛固酮增多是由肾素分泌过多引起。继发醛固酮增多症包括肾血管疾病、肾素分泌性肿瘤、伴低血容量的硬化和使用利尿剂。在原发醛固酮增多症的亚型中,以醛固酮腺瘤和伴有肾上腺皮质增生的特发性醛固酮增多症最常见。单侧原发肾上腺皮质增生、肾上腺皮质癌和家族性醛固酮增多症(如糖皮质激素可治疗性醛固酮增多症)罕见。手术仅对醛固酮腺瘤及单侧原发肾上腺皮质增生患者效果好。

典型的原发醛固酮增多症的特征是高血压、低血钾、高醛固酮和低血浆肾素,但低血钾不是诊断的必备条件,近期就有研究显示很多患者血钾正常。曾经认为有1%的高血压患者存在原发醛固酮增多症,但随着将血浆醛固酮浓度与肾素活性用于无低血钾的高血压患者中的高醛固酮病例筛查,该比例上升至5%~13%。血压正常的原发醛固酮增多症患者很少见,但也有记载。

醛固酮腺瘤常为单发且体积小(直径0.5~2cm),瘤体切面呈特征性金黄色。肿瘤细胞有典型异形性,与正常肾上腺皮质的三层细胞相似,包括具有球状和束状带细胞特征的杂合细胞。发生腺瘤的肾上腺组织常呈腺瘤状增生。

▶ 临床表现

醛固酮促进钠在远曲肾小管与钾和氢离子交换。因此,醛固酮分泌缓慢增加时会发生低钾、氢离子浓度

下降,体内总钠量升高导致高血压。

A. 症状和体征

低血钾症状取决于缺钾的严重程度。患者可主诉不适、肌无力、多尿、烦渴、痛性痉挛和感觉异常。手足搐搦和低钾性麻痹少见。头痛常见,有中到重度高血压,且药物治疗无效,但高血压导致的严重的视网膜病少见。尽管细胞外液量增加,但无水肿表现,除非有肾衰竭。

B. 实验室检查

1. 筛选试验 对于高血压和低血钾(无论自发、还是利尿剂造成的)患者,以及难治性高血压患者都应怀疑有原发醛固酮增多症,诊断应从筛选试验开始。简单体位变动试验可计算出血浆醛固酮浓度(PAC,ng/dl)与血浆肾素活性[PRA,ng/(ml·h)]比。当比值大于20,且血浆醛固酮水平大于15ng/dl时,要怀疑原发醛固酮增多症,并需进一步生化检查确诊。没有原发醛固酮增多症的高血压患者上述比值常小于20。患者在服用醛固酮受体拮抗剂安体舒通期间,则所测得的数据无说明意义。另外,服用雌激素也可通过增加血管紧张素原提高血浆醛固酮水平,上述两种情况下的检测工作应在停药6周后进行。

血管紧张素转化酶抑制剂、血管紧张素受体阻断剂、利尿剂、钙通道阻断剂可升高PRA,因此,当服用以上药物的患者PAC/PRA低比值时并不能排除原发性醛固酮增多症。β-受体阻滞剂降低PRA并升高PAC/PRA比值,这些药物如有必要可能需要停药2周。

α肾上腺素能受体阻滞剂是人们在筛选诊断中常采用的降压药,要求患者停用降压药是不明智的,医生必须接受并不完美的数据。

2. 确诊试验 如果筛选试验阳性,钠负荷试验不能抑制醛固酮分泌则可确诊大多数原发性醛固酮增多症患者。正常人口服钠盐或静脉注射氯化钠可抑制醛固酮分泌。确诊试验中,患者应高钠饮食(3天摄入5000mg钠),或者必要时口服氯化钠片(每餐2~3g)。第3天收集24小时尿液,测定醛固酮和钠浓度。因为高钠饮食可增加尿钾排出,低钾会减少醛固酮分泌,干扰试验结果的准确性,并可能引发心律失常。所以应检测血钾变化,补充氯化钾以防止低血钾。在高钠饮食下若尿液醛固酮排泄量>14μg/24h,即可将多数原发醛固酮增多症与一般高血压患者区分开,同时尿钠排出会超过200meq/24h也可进一步证实该病。另一种情况下,即4小时内注射2L生理盐水,若血浆醛固酮浓度>10ng/ml,也符合原发醛固酮增多症诊断。鉴于醛固酮腺瘤患者全天醛固酮分泌量多变,口服盐负荷法较注射法更多采用。

▶ **鉴别诊断**

一旦诊断确立,应注意将醛固酮腺瘤、罕见原发性单侧肾上腺增生与双侧肾上腺增生引起的特发性醛固酮增多症的鉴别,前者宜手术治疗,后者药物治疗效果最佳。醛固酮腺瘤与特发性醛固酮增多症是最常见的两种亚型。与特发性醛固酮增多症患者相比,醛固酮腺瘤患者有更严重的高血压、低血钾、高醛固酮分泌(>20ng/dl)和高浓度18-羟皮质酮,而且年龄更年轻。

体位刺激试验有助于鉴别诊断,该实验基于所发现的醛固酮瘤对肾素-血管紧张素系统无反应,但对于ACTH刺激保持敏感。所以血清醛固酮浓度随着ACTH和皮质醇昼夜变化而改变。相反,特发性醛固酮增多的特征是对于肾素-血管紧张素微小变化敏感性升高,但对ACTH无反应。因此,如果保持直立位4小时,醛固酮瘤患者表现血清醛固酮水平降低和肾素受抑制。特发性醛固酮增多症患者则由于小幅血清肾素升高而引起血醛固酮升高。

但不幸的是这些特点不能完全鉴别两种类型,结合生化检查和影像学检查是有必要的。

一旦醛固酮增多症诊断确立,即可进行高分辨率的薄层CT检查,该检查可鉴别大多数醛固酮腺瘤。当CT检查结果不明确或是阴性时则有指征检测肾上腺静脉血样。肾上腺静脉采样在鉴别醛固酮瘤和特发性醛固酮增生是最为可靠的方法,同时也能诊断和定位醛固酮瘤。一些中心支持常规进行选择性肾上腺静脉采样。然而,该检查有一定的技术难度,特别是右肾上腺静脉插管失败是常见的。

假如肿瘤直径大于4cm,要考虑可能是分泌醛固酮的肾上腺皮质癌。糖皮质激素可治性醛固酮增多症(家族性醛固酮增多症1型)是一种常染色体显性遗传疾病,遗传缺陷导致一种嵌合基因,该突变基因携带表达对ACTH敏感的11-羟化酶基因的启动子,同时也编码醛固酮合酶,这导致束状带在ACTH刺激下产生醛固酮。皮质激素治疗可阻止该型醛固酮增多症。这类患者有家族史,发病年龄轻,24小时尿18-羟皮质醇和18-氧代皮质醇水平升高或经基因检测可确立诊断。

▶ **肿瘤定位**

高分辨CT或MRI通常可显示分泌醛固酮的腺瘤,但仍有部分微小病灶被漏诊。CT检查未发现有腺瘤的患者可能被误诊为肾上腺皮质增生。与无功能偶发瘤并存的醛固酮腺瘤也会因CT片上的多发小结节或双侧包块被误认为肾上腺皮质增生。CT片上的微小异常多为增生病灶而非醛固酮腺瘤。只有CT片上明确显示的单侧肿瘤,直径最好>1cm,且对侧腺体正常,诊断和定位醛固酮腺瘤才有把握。体位刺激试验结果和临床特征可能会提供一些线索,但并不总具有预见性。当诊断有疑问时,应采集肾上腺静脉血样,它对鉴别醛固酮腺瘤的准确性达95%。从肾上腺静脉和下腔静脉采血测定基础水平及 ACTH 注射后的醛固酮与皮质醇水平,若发现肾上腺静脉血皮质醇浓度高于下腔静脉浓度,证明插管位置恰当。从每位患者肾上腺静脉血中醛固酮与皮质醇的比值可计算出醛固酮水平的校正值。当单侧醛固酮水平校正值超过 4 倍,提示有单侧醛固酮分泌,对多数患者可作出醛固酮腺瘤诊断。肾上腺静脉采血为侵入性操作,要求具备相当的技术及经验。单纯左肾上腺静脉插管不能提供有用信息,双侧肾上腺静脉插管的成功率约为 90%。

▶ 并发症

难以控制的高血压可导致肾衰、中风和心肌梗死。严重的低血钾可引起虚弱、麻痹和心律失常,这对于服用洋地黄的患者尤为突出。

▶ 治疗

治疗目的是预防与高血压和低血钾相关之疾病,治疗方法因亚型而异。对醛固酮腺瘤患者,建议单侧肾上腺切除。对特发醛固酮增多症患者及不能耐受手术的醛固酮腺瘤患者,建议药物治疗。

A. 外科治疗

1. 术前准备　术前应纠正高血压和低血钾,药物可选择竞争性醛固酮拮抗剂安体舒通,能阻断盐皮质激素受体,促进保钾恢复正常钾浓度、减少细胞外液,从而控制高血压,而且它能重新激活对侧被抑制的肾素—血管紧张素—醛固酮系统,降低术后醛固酮过少症的风险。控制低钾和高血压时,安体舒通的初始剂量为 200~400mg/d。血压正常、低钾纠正后,逐渐减量并维持到 100~150mg/d。安体舒通有抗雄激素的副作用,能引起阳痿、男性乳房发育、月经不规则和胃肠道功能紊乱。

氨氯吡咪是一种保钾利尿剂,可作为安体舒通的替代或补充药物,推荐剂量 20~40ng/d。钙通道阻滞剂或利尿剂等可被用来控制高血压,这些药物可持续服用至手术当天。术前应纠正低血钾和高血压,多数患者需用安体舒通治疗至少 1~2 周。因醛固酮腺瘤行单侧肾上腺切除的患者,术前不需糖皮质激素治疗。与安体舒通同时阻断醛固酮和黄体酮受体不同,依普利酮是选择性盐皮质激素受体拮抗剂,内分泌副作用较少,被推荐用于治疗高血压和心梗后心衰。尽管费用升高,但由于可降低副作用,依普利酮也许可选择用于原发性醛固酮增多症。

2. 外科手术　多数醛固酮腺瘤体积小、且为良性,腹腔镜肾上腺切除已成为常规选择。腹腔镜肾上腺切除术操作安全,几种入路效果相似。前方经腹入路借助重力使内脏(右侧的肝脏和左侧的脾脏、胰腺)转向中线而暴露出肾上腺,是最常用办法,为多数外科医生所采用。有时也采用侧方或后方的腹膜后入路,它最适合上腹部手术的患者,但操作空间有限。因腺

瘤周围肾上腺组织也有增生,多数医生行包括肿瘤在内的肾上腺全切,但也有行肾上腺次全切的。小的醛固酮腺瘤术中可能看不到,所以术前准确定位很重要。因为特发性醛固酮增多症可用药物治疗,所以不必行双侧肾上腺切除,而且双侧醛固酮腺瘤患者也极为罕见。

3. 术后护理　由于高功能腺瘤抑制对侧肾上腺功能抑制,所以术后部分患者会出现短暂的醛固酮缺乏,但用安体舒通进行术前准备的患者很少出现。醛固酮缺乏症状主要包括体位性低血压和高血钾,摄入足量钠盐就能达到治疗目的。个别情况下,需要短期口服氟氢可的松替代(0.1mg/d)治疗。

B. 药物治疗

目的是控制高血压、低血钾。虽然氨氯吡咪的耐受性可能更好,但安体舒通仍是首选制剂。血管紧张素转化酶抑制剂和钙通道阻滞剂的应用也取得成功,但抗高血压仍有必要联合用药。

▶ 预后

醛固酮增多症有一个缓慢而微妙的发展过程。高血压不治疗,可导致中风、心肌梗死或肾衰。

醛固酮腺瘤切除后,血钾能恢复正常,但高血压不是都能治愈的。约 1/3 患者术后仍有轻度高血压,但比术前更易控制,原发性高血压和动脉粥样硬化是与之相关的因素。多数特发性醛固酮增多症患者可采用药物治疗,但醛固酮腺瘤患者,因药物不良反应及依从性问题,不愿意进行长期药物治疗,可考虑肾上腺切除术。腹腔镜肾上腺切除具有成功率高、合并症少、住院时间短特点,相比长期药物治疗更乐于被采用。

Al Fehaily M, Duh QY: Clinical manifestation of aldosteronoma. Surg Clin North Am 2004;84:887.

Magill SB et al: Comparison of adrenal vein sampling and computed tomography in the differentiation of primary aldosteronism. J Clin Endocrinol Metab 2001;86;1066.

Mulatero P et al: Increased diagnosis of primary aldosteronism, including surgically correctable forms, in centers from five continents. J Clin Endocrin Metab 2004;89:1045.

Shen WT et al: Laparoscopic vs open adrenalectomy for the treatment of primary hyperaldosteronism. Arch Surg 1999; 134:628.

Walz MK et al: Retroperitoneoscopic adrenalectomy in Conn's syndrome caused by adrenal adenomas or nodular hyperplasia. World J Surg 2008;32:847.

Weinberger MH, Fineberg NS: The diagnosis of primary aldosteronism and separation of two major subtypes. Arch Intern Med 1993;153:2125.

Young WF: Minirevłew: primary aldosteronism-changing concepts in diagnosis and treatment. Endocrinology 2003; 114:2208.

Young WF Jr et al: Role for adrenal venous sampling in primary aldosteronism. Surgery 2004;136:1227.

Zarnegar R et al: The aldosteronoma resolution score: predicting complete resolution of hypertension after adrenalectomy for aldosteronoma. Ann Surg 2008;247:511.

嗜铬细胞瘤

诊断要点

▶ 高血压，经常为持续性的，可有或无爆发加重

▶ 不定期的头痛、多汗、心悸和视力模糊

▶ 体位性低血压和心动过速

▶ 尿儿茶酚胺及其代谢产物含量升高、代谢亢进、高血糖

▶ **概述**

嗜铬细胞瘤是发生于肾上腺髓质和体内其他部位嗜铬组织的肿瘤（副神经节瘤），能分泌肾上腺素和去甲肾上腺素，导致持续或阵发性高血压及儿茶酚胺增多症状群。

高血压患者中有不到 0.1% 被发现有嗜铬细胞瘤，占随机 CT 扫描发现肾上腺肿瘤的 5%。多数嗜铬细胞瘤散发，但可能伴发于各种家族性综合征，如 MEN 2A（甲状腺髓样癌、嗜铬细胞瘤和甲状旁腺功能亢进）、MEN 2B（甲状腺髓样癌、嗜铬细胞瘤、黏膜神经瘤、马凡综合征和节细胞性神经节瘤病）、von Recklinghausen 病（咖啡牛乳色斑、神经纤维瘤病、嗜铬细胞瘤）、von-Hipple-Lindau 病（视网膜血管瘤、中枢神经系统成血管细胞瘤、肾囊肿及癌、嗜铬细胞瘤、胰腺囊肿和附睾囊腺瘤），以及琥珀酸脱氢酶基因 SDHB、SDHC 和 SDHD 突变所致的家族性副神经节瘤综合征。对年轻人及有多灶性肿瘤的患者应特别关注筛选上述综合征。对家族成员中有上述症状的人，需进一步筛选，确定他们是否是基因的携带者，有发展为各种肿瘤包括嗜铬细胞瘤的危险。

病理检查嗜铬细胞瘤呈灰红色，常有坏死、出血及囊性变。肿瘤一般重约 100g，直径 5cm，但也有小至 2~3cm、大到 12~16cm 的。肿瘤细胞具有多形性，核仁显著，常见有丝分裂。细胞学发现不能用来判断嗜铬细胞瘤的良恶性。临床过程良性的肿瘤也能浸润静脉及包膜，只有在出现远处转移或周围组织受侵犯时方可诊断恶性嗜铬细胞瘤。

▶ **临床表现**

A. 症状和体征

嗜铬细胞瘤的临床表现复杂多样。半数病例是因其他疾病作 CT 或 MRI 检查时偶然发现的（肾上腺偶发瘤）。典型表现为阵发性高血压伴心悸、头痛、多汗三联症。患者也可诉焦虑、震颤、体重减轻、头昏、恶心或呕吐、腹部不适、便秘和视力模糊。有些患者有腹泻，与血管活性肠肽的分泌有关。查体可无明显体征，瘤体被挤压后可出现面色苍白、多汗、

其他症状还有心动过速、体位性低血压和高血压性视网膜病。

高血压是嗜铬细胞瘤最突出的特点，发生率 90%。半数患者表现为轻到中度的持续性高血压，可不伴有儿茶酚胺增多症的其他表现，易被漏诊。有些患者基础血压不高，只有在应激状态下如麻醉或外伤时才出现血压骤升。舒张压高或未经降压药物治疗的体位性低血压患者，应考虑有嗜铬细胞瘤可能。因肾上腺素能刺激血糖升高，去甲肾上腺素能减少胰岛素分泌，所以嗜铬细胞瘤患者可出现高血糖。

一般情况下，嗜铬细胞瘤约有 10% 为恶性，10% 有家族性，双侧瘤占 10%，肾上腺外者占 10%。儿童嗜铬细胞瘤高血压不明显，有约 50% 为多发性或肾上腺外肿瘤。恶性嗜铬细胞瘤更常见于肾上腺外嗜铬细胞瘤和有 SDHB 突变的患者。MNE2 患者的嗜铬细胞瘤发生率为 40%，常为双侧和多发瘤，但罕见肾上腺外或恶性者。通过检测尿儿茶酚胺或变肾上腺素和血浆游离变肾上腺素水平，筛查 MEN2 患者和突变型 ret 原癌基因携带者的家族成员，可在临床症状出现前诊断出嗜铬细胞瘤。检测血浆游离甲基肾上腺素（甲基肾上腺素和去甲基肾上腺素）是诊断嗜铬细胞瘤最敏感的方法。

B. 实验室检查

诊断嗜铬细胞瘤最好的确诊方法是检测 24 尿儿茶酚胺和甲基肾上腺素水平或血浆游离甲基肾上腺素。这两种检查都有很高的诊断敏感性和特异性。血浆游离变肾上腺素测定较尿中检测更为敏感，但假阳性率也更高，特别是在老年患者。哪一种生化方法最好仍然有争论（图 33-2）。大约 95% 嗜铬细胞瘤患者尿排出的甲基肾上腺素和（或）游离儿茶酚胺量增高，80% 患者该结果超出正常值两倍。尿香草扁桃酸（VMA）检测不敏感，该检查不应再被使用。高压液相色谱仪（HPLC）检测可减少药品和食物的干扰，但不是所有的 HPLC 都是一样的，很多药物或饮食可能干扰检测或影响儿茶酚胺分泌与代谢，例如：乙酰氨基酚、拉贝洛尔，血管扩张剂（如硝酸甘油和硝普钠），硝苯地平，茶碱，兴奋剂（苯丙胺、咖啡因、尼古丁、哌醋甲酯），很多抗精神病药物，抗抑郁药（特别是三环类抗抑郁药），丁螺环酮，丙氯拉嗪，甲基多巴。咖啡、乙醇、香蕉、放射照片用染料、含儿茶酚胺的药物及停服可乐宁也可影响化验结果。检测尿儿茶酚胺及变肾上腺素前，应停服上述药物两周。影响因素随检测方法而异，应从专业实验室获取一份患者术前准备的药物清单和原始实验报告。液相色谱串联质谱分析是一种新的分析方法，能够减小药物对血浆和尿液变肾上腺素的影响，提高诊断准确性。

通过收集整晚尿液和一次发作后的尿液，来计算

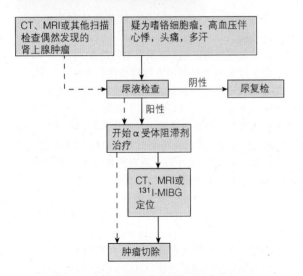

▲图 33-2　疑似嗜铬细胞瘤患者治疗方案

出尿肌酐指数也已经被应用。血浆游离甲基肾上腺素检测的敏感性为 96%~100%、特异性为 85%~89%，依据不同的检测方法，咖啡中的咖啡酸、扑热息痛、酚苄明和三环类抗抑郁药可能产生假阳性结果。胰高血糖素激发试验、组织胺、酪胺不但不精确而且有潜在危险，已经不再使用。可乐定抑制试验很少使用，可乐定在嗜铬细胞瘤患者不能像在正常人、焦虑患者以及原发性高血压患者那样降低血浆儿茶酚胺水平。

C. 肿瘤定位

定位检查应在生化检查确诊有儿茶酚胺分泌功能肿瘤后进行。90% 嗜铬细胞瘤发生于肾上腺，直径大多超过 3cm。肾上腺外的嗜铬细胞瘤（也称副神经节瘤），腹部占 75%，膀胱占 10%，胸部占 10%，盆腔占 2%，头颈部占 3%。多数嗜铬细胞瘤可经 CT 和 MRI 检查定位。CT 价格低，MRI 可避免放射暴露。在 MRI 的 T_2 加权像上，嗜铬细胞瘤常呈特征性高信号。间位碘苄胍（MIBG）对肾上腺外嗜铬细胞瘤的定位诊断可能有帮助，尤其是在寻找肾上腺外、多发和恶性嗜铬细胞瘤时应考虑采用。与 CT 或 MRI 定位检查相比，MIBG 特异性高，但敏感性差。动脉造影和细针抽吸活检无助于诊断且能诱发高血压危象，无需采用。静脉儿茶酚胺检测也无必要。

▶ 鉴别诊断

嗜铬细胞瘤应与所有可引起高血压的疾病作鉴别。甲状腺功能亢进与嗜铬细胞瘤有许多共同点（如体重减轻、震颤和心动过速）。出现阵发性高血压，应考虑嗜铬细胞瘤。急性焦虑发作与嗜铬细胞瘤症状相似，也可引起高血压发作，但焦虑本身很少引起血压严重升高。类癌综合征可引起阵发性面色潮红，易被误诊为嗜铬细胞瘤，但类癌综合征患者尿中 5-HIAA（羟

基吲哚乙酸）常显著升高。CT 扫描可见肝脏转移癌，不稳定的原发性高血压与高儿茶酚胺水平无相关性。

妊娠期嗜铬细胞瘤如未被及时发现，将导致近半数的胎儿和孕妇死亡。妊娠期高血压归因于先兆子痫-惊厥。孕妇嗜铬细胞瘤诊断主要靠生化检查，通常不采用放射性（CT）和放射性核素（MIBG）检查。生化诊断确立后可通过 MRI 进行肿瘤定位。患嗜铬细胞瘤的孕妇对 α 及 β 肾上腺素能受体阻滞剂有良好的耐受性。对手术时机的选择要具体分析，如早期发现，肿瘤最好能在中期妊娠切除。否则继续应用 α- 肾上腺素能受体阻滞剂，足月时剖宫产。如果同一切口能够顾及，剖宫产同时切除嗜铬细胞瘤，或产后数周内择期行腹腔镜肿瘤切除术。

嗜铬细胞瘤危象常因外伤、某些药物、手术或其他操作诱发。危象常在应用 α- 肾上腺素能受体阻滞剂前出现，患者可出现多脏器功能衰竭，类似严重感染。如果未能及时发现，常导致患者死亡。嗜铬细胞瘤一经诊断，患者应保持安静，并开始应用 α- 肾上腺素能受体阻滞剂。很少需要急诊手术，而更倾向于住院期间患者病情稳定后行肿瘤切除术。

▶ 并发症

嗜铬细胞瘤患者因高血压、心律失常和血容量减少，会导致诸多并发症。高血压后遗症有中风、肾衰、心肌梗死和充血性心力衰竭，室性心动过速或纤颤可致猝死。儿茶酚胺引起的 α- 肾上腺素能激动可引起血管收缩、总血容量减少。因此患者不能对突然发生的血容量丧失（如出血）或儿茶酚胺丧失（如肿瘤摘除后）进行有效代偿，易出现心血管系统衰竭。术前应用 α- 肾上腺素能受体阻滞剂并扩充血容量，能预防这些并发症的发生。

▶ 治疗

A. 药物治疗

生化诊断一经确立，即可开始用 α- 肾上腺素能受体阻滞剂治疗。术前治疗的目的：①扩充血容量，纠正因儿茶酚胺过量所致的血容量不足；②预防严重的危象及其潜在并发症；③有利于患者心肌病变的恢复。为保持正常血容量，应严格控制高血压。

首选长效、非选择性 α- 肾上腺素能受体拮抗剂——酚苄明。首剂量从每 12 小时 10mg 开始，如无明显体位性低血压，剂量可每 2~3 天增加 10~20mg，通常药量可达 100~160mg/d，必要时剂量可高达 300mg/d。多数患者需 10~14 天的治疗，以血压稳定、症状减少判断疗效。α- 受体阻滞剂疗效确切时有鼻塞表现。

甲基酪氨酸可阻断酪氨酸羟化酶作用，减少儿茶酚胺合成，作为术前治疗药物还可与酚苄明合用。钙通道阻滞剂及竞争性长效 α- 肾上腺素能受体阻滞剂如多沙唑嗪、哌唑嗪也有效。

甲基酪氨酸可阻断酪氨酸羟化酶作用,减少儿茶酚胺合成,作为术前治疗药物还可与酚苄明合用。钙通道阻滞剂及竞争性长效 α- 肾上腺素能受体阻滞剂如多沙唑嗪、哌唑嗪也有效。

B. 外科治疗

嗜铬细胞瘤最确切的治疗是手术切除。曾有人提议手术时应注意检查双侧肾上腺及可能发生肾上腺外肿瘤的区域,特别是对于临床上有双侧或多发肿瘤危险的患者。但目前这种作法已过时,因为 CT、MRI 和 MIBG 扫描足以在术前发现所有病灶。

腹腔镜肾上腺切除术可安全切除较小的(<5~6cm)肾上腺嗜铬细胞瘤。过大的(>8~10cm)及肾上腺外肿瘤行腹腔镜切除,技术上有难度,可能要作经腹开放手术。

手术中有必要建立动脉通道持续监测血压。对 α 受体阻滞剂反应良好的患者,无需作肺动脉压监测。

处理肿瘤时,可能引发突发性高血压及心律失常,应立即使用硝普钠和 β 受体阻滞剂治疗。和开放手术相比,腹腔镜肾上腺切除术对腺体干扰小,能把血儿茶酚胺波动降至最小范围。

巨大恶性肿瘤须作胸腹联合切口,恶性嗜铬细胞瘤可侵犯肾上腺静脉或下腔静脉。肾上腺外嗜铬细胞瘤常位于腹主动脉旁及主动脉分叉附近的主动脉旁体上。但有时肿瘤可广泛分布于其他区域,如膀胱、阴道、纵隔、颈部,甚至颅骨和心包。总之,肾上腺外肿瘤应在术前进行 MIBG、CT 或 MRI 定位,以免术中盲目探查。

对 MEN2 和双侧嗜铬细胞瘤患者,较小肿瘤侧行保留皮质的肾上腺次全切除,虽增加了肿瘤复发风险,但可避免术后肾上腺功能不全。对Ⅱ型多发性内分泌肿瘤(MEN2)患者和单侧嗜铬细胞瘤患者,禁忌作预防性对侧肾上腺切除,以免产生需用皮质醇替代治疗的终生性肾上腺功能减退。这些患者应定期作生化检查,对侧肾上腺只有在发生嗜铬细胞瘤时才作切除。

许多术前准备不足的嗜铬细胞瘤切除术患者,出现高血压危象、心律失常、心肌梗死或肺水肿。另外,这些患者肿瘤切除术后可能出现顽固性低血压并死于休克。如患者术前接受过适当地 α- 受体阻滞剂治疗,术后血压波动就不会太剧烈。否则肿瘤切除后,须静脉注射大量盐水和血管升压药来维持血压。

▶ 预后

未经治疗的嗜铬细胞瘤患者预后糟糕,采用 α- 肾上腺素能受体阻滞治疗后,患者手术死亡率由 30% 降至 3% 以下。术后轻到中度的原发性高血压可能继续存在。原发性嗜铬细胞瘤切除数年后,会在残留肾上腺上出现继发肿瘤或远处转移肿瘤,因而长期随访是必要的。对转移或复发的恶性嗜铬细胞瘤应尽可能予

以切除,以减轻儿茶酚胺负荷。大剂量 ^{131}I-MIBG 有助于这些患者的治疗。

Bravo EL, Tagle R: Pheochromocytoma: state-of-the-art and future prospects. Endocr Rev 2003;24:539.

Duh Q-Y: Editorial: Evolving surgical management for patients with pheochromocytoma. J Clin Endocrinol Metab 2001;86:1477.

Jimenez C et al: Should patients with apparently sporadic pheochromocytomas or paragangliomas be screened for hereditary syndromes? J Clin Endocrinol Metab 2006;91:2851.

Kudva YC et al: The laboratory diagnosis of adrenal pheochromocytoma: the Mayo clinic experience. J Clin Endocrinol Metab 2003;88:4533.

Lenders JW et al: Biochemical diagnosis of pheochromocytoma. Which test is best? JAMA 2002;287:1427.

Mannelli M, Bemporad D: Diagnosis and management of pheochromocytoma during pregnancy. J Endocrinol Invest 2002;25:567.

Rosas AL et al: Pheochromocytoma crisis induced by glucocorticoids: a report of four cases and review of the literature. Eur J Endocrinol. 2008;158:423.

Rose B et al: High dose ^{131}I-metaiodobenzylguanidine therapy for 12 patients with malignant pheochromocytoma. Cancer 2003; 98:239.

Scholz T et al: Clinical review: Current treatment of malignant pheochromocytoma. J Clin Endocrinol Metab 2007;92:1217.

Taylor RL, Singh RJ: Validation of liquid chromatography-tandem mass spectrometry method for analysis of urinary conjugated metanephrines and normetanephrines for screening of pheochromocytoma. Clin Chem. 2002;48:533.

Young WF Jr: Adrenal causes of hypertension: pheochromocytoma and primary aldosteronism. Rev Endocr Metab Disord 2007;8:309.

皮质醇症(Cushing 病与 Cushing 综合征)

 诊断要点

▶ 多血质面容,颈背部脂肪垫,锁骨上窝脂肪垫,向心性肥胖,易出现青肿、紫纹、痤疮、多毛症、阳痿或闭经、肌无力和精神病

▶ 高血压和高血糖,骨量减少或骨质疏松

▶ 概述

Cushing 综合征的病因是慢性糖皮质激素分泌过多。它可由过量 ACTH 刺激引起,也可由不依赖于 ACTH 刺激分泌糖皮质激素的肾上腺肿瘤引起。垂体瘤(Cushing 病)和垂体外分泌 ACTH 的肿瘤(异位 ACTH 综合征)均分泌过多的 ACTH。不依赖 ACTH 的 Cushing 综合征常由原发性肾上腺疾病引起,如肾上腺皮质腺瘤、巨大或小结节增生或癌。

Cushing 综合征的自然病程取决于其潜在疾病,可以从温和、无症状的疾病到进展迅速甚至引发死亡。

▶ 临床表现

A. 症状和体征

见表 33-1。Cushing 综合征的典型表现包括躯干性肥胖、多毛、满月脸、痤疮、水牛背、紫纹、高血压、糖

尿病等,其他症状体征也很常见。虚弱和衰竭是其显著特点。长期大量应用肾上腺皮质类固醇后亦有类似表现。

小儿 Cushing 综合征最常见的原因是肾上腺癌,但也有腺瘤和结节增生引起的,它可引起小儿发育迟缓或停滞。

B. 病理检查

Cushing 综合征的肾上腺病理特点取决于原发病。正常双侧肾上腺重 7~12g。Cushing 病患者双侧增生的肾上腺重量小于 25g。异位 ACTH 综合征双侧肾上腺重量 28g 到 100g。

Cushing 综合征患者的肾上腺腺瘤重量从几克到大于 100g,直径多大于 3cm,超过醛固酮腺瘤。其细胞形态类似于束状带,可见不同程度的间变,从细胞学上常很难鉴别肿瘤的良恶性。肾上腺腺瘤好发女性。肾上腺癌体积大,直径多大于 5cm,通常属未分化型,浸润周围组织,易发生血行转移。

包括大结节增生在内的 ACTH 非依赖性 Cushing 综合征少见。这类患者的肾上腺巨大,与异常表达的肾上腺受体对非 ACTH 刺激产生反应有关。而色素沉着性小结节增生与包括心脏黏液瘤和色斑在内的卡尼复合综合征(the syndrome of Carney's complex)有关。

大量分泌皮质醇的异位肾上腺组织罕见,它可异位于不同部位,但最多见于腹主动脉旁。

Cushing 病最常见的原因是垂体腺瘤。

异位 ACTH 综合征常由小细胞肺癌和类癌引起,但胰腺、胸腺、甲状腺、前列腺、食管、结肠、卵巢肿瘤及嗜铬细胞瘤、恶性黑素瘤也能分泌 ACTH。

C. 实验室检查

因为没有一项检查是特异的,所以必须作联合实验。

正常受试者 ACTH 的分泌有着与皮质醇分泌平行的生理节律性。其水平早晨最高、日间下降、深夜降至最低。对于 Cushing 病,这种昼夜节律消失,且皮质醇分泌总量增加。轻型病例的血皮质醇和 ACTH 水平日间正常,但夜间升高。

怀疑 Cushing 综合征时,首先要明确诊断,然后确定病因。图 33-3 列出了一个诊断程序。怀疑肾上腺皮质功能亢进时,诊断的第一步是进行过夜地塞米松抑制试验或 24 小时尿游离皮质醇水平测定。口服地塞米松 1mg 相当于 30mg 皮质醇将抑制 ACTH 分泌并终止皮质醇产生。但是,这种小剂量地塞米松不能抑制自主肾上腺皮质肿瘤或受到过量 ACTH 刺激的肾上腺分泌皮质醇,由于地塞米松与实验中检测的血浆皮质醇不发生交叉反应,所以以内源性循环皮质醇受到抑制时容易进行检测。试验方法如下:晚 11 时口服地塞米松 1mg,次日晨测定空腹血浆皮质醇,若血浆皮质醇

水平降至 1.8μg/dl(50nmol/l)或更低则可排除 Cushing 综合征。如选用推荐的高值(上限),因某些轻型 ACTH 依赖性 Cushing 综合征患者的血浆皮质醇水平也容易在试验中被抑制,呈假阴性,造成漏诊。反之,低限则增加了假阳性可能。假阳性结果常见于抑郁、生活紧张、显著肥胖、肾衰的患者及服用雌激素(能提高血皮质醇和皮质醇结合球蛋白浓度)或能加速地塞米松代谢药物,如苯妥英、利福平和苯巴比妥的患者,对这类患者更适合作 24 小时尿游离皮质醇测定。

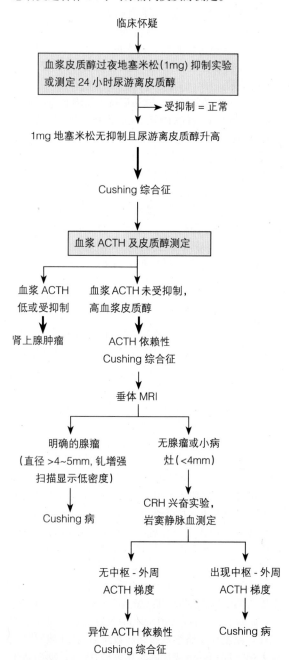

▲ 图 33-3　Cushing 综合征的诊断与鉴别诊断

地塞米松抑制试验的结果应通过24小时尿游离皮质醇测定加以证实。24小时尿游离皮质醇检测反映的是血浆中其具有生理活性的皮质醇，再结合白天皮质醇分泌量变化，对诊断Cushing综合征非常敏感并具有特异性。

夜间血皮质醇测定也能鉴别Cushing综合征与非Cushing状态，因要求患者住院而不实用。相反，深夜唾液皮质醇标本能够不必紧张的轻易在家获得，其测定只要求咀嚼一根棉管2~3分钟。唾液皮质醇浓度与血浆/血清游离皮质醇浓度密切相关。该实验未被充分使用，主要原因是未能广泛开展。

一旦Cushing综合征诊断成立，下一步是确定病因，用放射免疫法(IRMA)测定血浆ACTH是最直接的办法。血浆ACTH水平正常到偏高，可诊断为垂体腺瘤或异位ACTH分泌引起的肾上腺皮质功能亢进。ACTH水平过低，可诊断为原发性肾上腺皮质功能亢进如腺瘤、癌或结节样增生。

ACTH依赖性Cushing综合征的鉴别诊断极具挑战性。没有一个试验是完美的，需要联合检测。90%患者是Cushing病，应首选垂体MRI检查，以明确ACTH来源。在MRI照片上，有10%的正常人表现垂体局灶性(直径3~6mm)病变，而许多Cushing病患者却检测不到病灶。小于3~4mm的病灶可能是正常变异、伪影、容积效应和偶发非功能性腺瘤或囊肿。有明确垂体病灶(如直径>4~5mm，钆增强MRI上低信号)时应高度怀疑Cushing病。

如果垂体MRI检查未发现明确病灶，下一步应作促肾上腺皮质激素释放激素(CRH)兴奋试验和岩下窦静脉血测定。与大剂量地塞米松抑制实验或CRH兴奋实验相比，岩下窦静脉血测定是诊断ACTH垂体腺瘤最准确的方法，诊断准确率接近100%。岩下窦静脉连接海绵窦静脉与同侧颈内静脉，引流垂体血液，实验要求对双侧岩下窦静脉同时采样。没有CRH兴奋试验时，中枢与外周ACTH比≥2时即可诊断垂体腺瘤。静脉快速注射100μg CRH后，能将诊断敏感性提高到100%。中枢与外周ACTH峰值比≥3时可诊断垂体腺瘤，异位ACTH肿瘤无中枢、外周ACTH梯度变化。

原发肾上腺疾病引起的Cushing综合征，血浆ACTH受到抑制。腺瘤直径3~5cm，通常只分泌皮质醇。典型肾上腺癌直径大于5cm，进展迅速，并分泌其他激素如雄激素、脱氧皮质酮、醛固酮和雌激素。

D. 影像学检查

对原发肾上腺疾病引起的Cushing综合征，薄层CT或MRI检查能发现几乎所有的肾上腺肿瘤和增生。垂体腺瘤可选择蝶鞍MRI检查。对无法明确显示的腺瘤，CRH兴奋实验后的岩下窦静脉血测定可鉴别Cushing病与异位Cushing综合征。胸腹部CT或MRI检查可发现非垂体性肿瘤导致的异位Cushing综合征。支气管类癌性肿瘤体积小，难以发现，需要胸部高分辨薄层CT扫描。偶尔一些异位ACTH肿瘤无法定位诊断(隐匿性异位ACTH综合征)。

▶ 并发症

持久的皮质醇过多会导致严重致命并发症，包括高血压、心血管疾病、中风、血栓栓塞、感染、重度肌肉消耗和虚弱。并发精神疾病也常见。隐匿性肿瘤(如肾上腺癌、小细胞肺癌和其他导致异位ACTH综合征的肿瘤)还会引起患者死亡。Cushing综合征患者有躯干性肥胖及肌萎缩，倾向于术后发生肺部并发症。萎缩的皮肤及易出现皮下瘀斑也预示伤口愈合不良。

尼尔森综合征(Nelson's syndrome)，由分泌ACTH的垂体腺瘤发展而来，这些患者为治疗Cushing病而行双侧肾上腺切除，该病在双侧肾上腺切除作为首选治疗方法的年代里有30%的发生率。但是经蝶骨切除术作为Cushing病首选方法以及MRI能够精确诊断大于5mm垂体腺瘤后，Nelson综合征发病率降至5%以下。

Nelson综合征患者的垂体肿瘤最具侵袭力，能引起蝶鞍扩大和蝶鞍外扩张，血浆ACTH显著升高。患者常出现色素沉着、垂体功能减退和压迫症状(包括头痛、视野缺失甚至视神经受压迫性失明)。此类肿瘤的侵袭性或许可用垂体缺少皮质醇的反馈控制来解释。

▶ 治疗

手术切除仍是分泌皮质醇的肾上腺肿瘤或分泌ACTH肿瘤的最好治疗方法。临时控制皮质醇增多症或不能手术治愈的患者以及无法完全切除肿瘤的患者可选择其他方法。

A. 垂体腺瘤切除术

经蝶骨微创垂体腺瘤切除术常用于治疗Cushing病。术后症状迅速缓解，同时因保留了足够的垂体—肾上腺功能，患者预后良好。老年患者如未发现散在肿瘤，可行垂体全切或次全切除术。15%~25%患者的垂体手术会因术中未见腺瘤或术后发生垂体增生、腺瘤复发而告失败。垂体手术失败的病例可进行垂体照射治疗。有些垂体腺瘤患者还需药物治疗或实行肾上腺全切术。由于垂体微创手术效果显著，所以放疗不推荐为Cushing病的首选治疗方法。

B. 肾上腺切除术

与其他肾上腺肿瘤患者相比，严重Cushing综合征患者发生术后并发症的危险性高，并发症包括伤口感染、出血、消化性溃疡和肺栓塞等。肾上腺切除术常能成功逆转皮质醇增多症的破坏作用。

腹腔镜肾上腺切除术较开放肾上腺切除术合并症少，常被用于治疗良性增生或腺瘤。腹腔镜肾上腺切除治疗肾上腺皮质癌技术难度高，对于体积大的浸润性的恶性肿瘤,特别是切除中包膜破损的患者,术后局部复发更常见。

分泌皮质醇的肾上腺腺瘤或癌要求单侧肾上腺切除术,受抑制的对侧肾上腺和下丘脑—垂体—肾上腺轴功能在术后 1~2 年内恢复。

有些 Cushing 病患者或不能发现并切除的异位 ACTH 分泌性的肿瘤的患者,需选择性的行双侧肾上腺全切术。双侧原发肾上腺疾病如色素沉着性微结节增生或巨大的大结节增生患者,也需行双侧肾上腺全切术。

双侧肾上腺切除手术几乎都能用腹腔镜方式完成。

Cushing 综合征患者不推荐作双侧肾上腺次全切除,因为被保留的肾上腺皮质最初功能不足,但随着 ACTH 的持续刺激,疾病常复发。双侧肾上腺全切加肾上腺自体移植很少成功,并不优于药物替代疗法。

C. 药物治疗

药物主要作为辅助治疗,抑制类固醇生物合成的药物如酮康唑、甲吡酮或氨鲁米特可能控制皮质醇增多症。酮康唑常作为首选。常需要联合用药以控制皮质醇增多症并降低药物副作用。米非司酮(RU486)属于黄体酮,是糖皮质激素受体拮抗剂,对该病也有治疗效果,但由于能够升高皮质醇及 ACTH 水平,使得难以监测患者治疗效果。该药用药经验还很有限。

米托坦是一种二氯二苯二氯乙烷(DDT)的衍生物,该药对肾上腺皮只有毒性,在治疗肾上腺高分泌状态特别是肾上腺癌取得初步成功,但不幸的是在治疗剂量常见严重的副作用。

D. 术后维持治疗

肾上腺全切术后,需终生皮质类固醇维持治疗。常用方案如下:肾上腺切除前不需补充皮质醇,肾上腺切除术后第 1 天,每 8 小时静脉给氢化可的松 100mg;第 2 天每 8 小时给 50mg;之后逐渐减量致能够耐受为止。单侧分泌皮质醇的腺瘤切除术后,因被保留的肾上腺功能在最初数月内不正常,也要采用逐渐减量的维持治疗。

氢化可的松剂量减至 50mg/d 后,需加服氟氢可的松(一种盐皮质激素),每天口服 0.1mg。常用维持量是每日氢化可的松 20~30mg、氟氢可的松 0.1mg,其中氢化可的松剂量的多一半应在早晨服用。

双侧肾上腺全切患者在维持治疗时,如遇全麻或感染等应激情况时会发生包括发热、高血钾、腹痛和低血压在内的肾上腺功能不全(Addison)危象,此时应立即识别并输注盐水和皮质醇治疗。

▶ 预后

良性肾上腺腺瘤、垂体腺瘤或良性分泌 ACTH 的肿瘤切除术后预后良好,皮质醇增多症的症状和体征于数月后消失。术后短期肾上腺功能不全时可作皮质醇替代治疗。Cushing 病可于垂体腺瘤切除术后复发。隐匿性 ACTH 肿瘤日后可能变得明显,必要时需手术切除。

肾上腺全切术后患者,约 10% 有残留肾上腺组织或胚胎性肾上腺残迹。如果残留腺体受到 ACTH 的持续刺激,会导致 Cushing 综合征复发。

肾上腺皮质癌及引起异位 ACTH 综合征的恶性肿瘤患者预后极差。

Biller BMK et al. Treatment of ACTH dependent Cushing's syndrome: a consensus statement. J Clin Endocrin Metab 2008; 93:2454.

Findling JW, Raff H: Newer diagnostic techniques and problems in Cushing's disease. Endocrinol Metab Clin North Am 1999; 28:191.

Hall WA et al: Pituitary magnetic resonance imaging in normal human volunteers: occult adenomas in the general population. Ann Intern Med 1994;120:817.

Hawn MT et al: Quality of life after bilateral adrenalectomy for Cushing's disease. Surgery 2002;132:1064.

Kemink L et al: Residual adrenocortical function after bilateral adrenalectomy for pituitary-dependent Cushing's syndrome. J Clin Endocrinol Metab 1992;75:1211.

Liu C et al: Cavernous and inferior petrosal sinus sampling in the evaluation of ACTH-dependent Cushing's syndrome. Clin Endocrinol (Oxf) 2004;61:478.

Nieman LK et al: The diagnosis of Cushing's syndrome: an Endocrine Society Clinical Practice Guideline. J Clin Endocrinol Metab 2008;93:1526.

Raff H et al: Late-night salivary cortisol as a screening test for Cushing's syndrome. J Clin Endocrinol Metab 1998;83:2681.

Tyrrell JB et al: Cushing's disease. Therapy of pituitary adenomas. Endocrinol Metab Clin North Am 1994;23:925.

Walz MK: Extent of adrenalectomy for adrenal neoplasm: cortical sparing (subtotal) versus total adrenalectomy. Surg Clin North Am 2004;84:743.

引起男性化的肾上腺肿瘤

在成年人中,具有激素活性的肾上腺良性腺瘤常分泌醛固酮或皮质醇。引起女性男性化的肿瘤更多见的是卵巢肿瘤,肾上腺肿瘤少见。肾上腺雄激素分泌过多是男性化的常见原因。这些激素主要是脱氢雄甾酮(DHEA)、脱氢雄甾酮的硫酸盐衍生物(DHEAS)和雄烯二酮,它们均可在外周血液中转化为睾酮和 5α-双氢睾酮。只分泌睾酮的肾上腺肿瘤罕见。

仅根据组织学特点不易鉴别出肾上腺皮质肿瘤的良恶性。有些组织学上为良性肿瘤的患者可发生转移,而组织学上为恶性肿瘤的患者却不复发,所以只有出现局部扩散或远处转移时才能明确诊断为恶性肿瘤。70% 引起男性化的肾上腺肿瘤表现出恶性生物学行为。肾上腺皮质癌常为发生局部浸润或远处转移的巨大肿瘤,它能分泌多种类固醇激素,以皮质醇和雄激素最为常见,能导致 Cushing 综合征和男性化。

儿童肾上腺皮质肿瘤罕见,有或无皮质醇增多的男性化为其最常见症状。和成人相比,引起儿童男性化的肾上腺肿瘤中恶性比例小，组织学恶性者并不都表现恶性生物学行为。巨大肿瘤（>100g）患者预后差。

男性化的体征和症状包括多毛、男性秃发、痤疮、声音低沉、肌肉男性化、月经不规则或闭经、阴蒂肥大和性欲亢进。儿童中还常见伴骨龄老化的快速线性生长。

引起男性化的肾上腺肿瘤的影像学检查包括 CT 和 MRI。手术切除是唯一有效的治疗方法。

男性化也可由先天性肾上腺增生引起，这是一种常染色体隐性遗传疾病。编码合成皮质醇和盐皮质激素必需的酶的基因发生突变，其中 90% 是 21- 羟化酶缺陷。皮质醇合成受阻，刺激 ACTH 分泌，导致皮质醇前体堆积及雄激素合成过多。服用糖皮质激素是经典先天性肾上腺增生的主要治疗手段，也需要盐皮质激素替代治疗。出生时有外生殖器发育不全的女婴需整形手术治疗。抗雄激素药物、芳香酶抑制剂和小剂量糖皮质激素替代疗法削减雄激素副作用的研究正在进行中。对于有严重影响的患者，肾上腺切除，终生类固醇替代是另一种疗法。

Cordera F et al: Androgen-secreting adrenal tumors. Surgery 2003;134:874.

Latronico AC et al: Extensive personal experience: adrenocortical tumors. J Clin Endocrinol Metab 1997;82:1317.

Liou LS et al: Adrenocortical carcinoma in children. Review and recent innovations. Urol Clin North Am 2000;27:403.

Merk DP et al: NIH conference. Future directions in the study and management of congenital adrenal hyperplasia due to 21-hydroxylase deficiency. Ann Intern Med 2002;136:320.

Michalkiewicz EL et al: Clinical characteristics of small functioning adrenocortical tumors in children. Med Pediatr Oncol 1997;28:175.

Moreno S et al: Profile and outcome of pure androgen-secreting adrenal tumors in women: experience of 21 cases. Surgery 2004;136:1192.

引起女性化的肾上腺肿瘤

肾上腺皮质正常情况下不合成雌激素。引起女性化的肾上腺肿瘤罕见，几乎全是癌。常见于男性女性化患者或青春期早熟的女孩。成年女性可表现为阴道出血。引起女性化的肾上腺癌常高分泌其他激素。诊断依据是发现血中雌激素升高，但应排除卵巢肿瘤及外源性雌激素摄入。

有效的治疗方法是手术切除肿瘤。预后需要观察。

Goto T et al: Oestrogen producing adrenocortical adenoma: clinical, biochemical and immunohistochemical studies. Clin Endocrinol 1996;45:643.

肾上腺皮质癌

肾上腺皮质癌较为罕见。50% 的患者有与激素高水平分泌相关症状，最常见的是皮质醇增多症和男性化。女性化和单纯分泌醛固酮的癌则较为罕见。某些情况下，激素高分泌常常无症状表现，只是在生化检查中发现。腹部触及肿块也较为常见。肾上腺皮质癌的平均直径是 12cm（3~30cm）。肾上腺皮质癌可侵及周围组织，约有一半的患者在诊断时已有其他部位转移（肺，肝和转移到其他地方）。对没有局部扩散或远处转移的肾上腺皮质癌，依靠细胞学特征而做诊断可能是错误的。

肾上腺皮质癌的中位生存期为 25 个月，5 年生存率为 25%。在手术时的肿瘤分期可以做预后预测。手术是唯一的治疗方法，对仅局限于肾上腺部位的患者手术可能治愈。当肿瘤能够完整切除，患者 5 年生存率可达到 50%。因此，尽管手术时肿瘤已完整切除，但由于在手术前的肿瘤微转移，复发是常见的。由于肾上腺皮质癌质脆且手术中邻近器官可能需要切除，腹腔镜肾上腺切除肾上腺皮质癌比其他肾上腺肿瘤在技术上更困难。当肾上腺肿瘤小，恶性肿瘤是不确定和外科医生的腹腔镜技术能力有保证，手术开始时应用腹腔镜是可行的。但当开放手术能更好地解决存在问题时，就应首选开放手术。再次手术可延长局部复发患者的寿命。远处转移为首发症状的患者通常在 1 年内死亡。手术切除肾上腺肿瘤并不能改善生存率。

肾上腺素抑制剂米托坦，已被用来作为晚期肾上腺皮质癌手术的辅助治疗。它能控制 50% 患者的内分泌症状，有些患者肿瘤出现消退。虽然有几例长期缓解的报道，患者的生存率是一般不会受到影响。

对完整切除肿瘤的患者来说，既往报道常规术后米托坦辅助治疗并不能给患者带来明确的益处。然而，最近的一项大型回顾性研究表明，米托坦能够改善无复发生存率。

剂量相关的副作用（如胃肠道症状，乏力，头晕，嗜睡）可能会限制它的使用。其他多种化疗药物已经尝试并获得有限的成功。放疗的作用有限，主要是骨转移，多为了缓解症状。

Abiven G et al: Clinical and biological features in the prognosis of adrenocortical cancer: poor outcome of cortisol-secreting tumors in a series of 202 consecutive patients. J Clin Endocrinol Metab 2006;91:2650.

Allolio B et al: Management of adrenocortical carcinoma. Clin Endocrinol (Oxf) 2004;60:273.

Bellantone R et al: Role of reoperation in recurrence of adrenal cortical carcinoma: results from 188 cases collected in the Italian National Registry for Adrenal Cortical Carcinoma. Surgery 1997;122:1212.

Dackiw AP et al: Adrenal cortical carcinoma. World J Surg 2001;25:914.

Icard P et al: Adrenocortical carcinomas: surgical trends and results of a 253-patient series from the French Association of Endocrine Surgeons study group. World J Surg 2001;25:891.

Kirschner LS: paradigms for adrenal cancer: think globally, act locally. J Clin Endocrinol Metab 2006;91:4250.

Schteingart ED et al: Management of patients with adrenal cancer: recommendations of an international consensus conference. Endocr Relat Cancer 2005;12:667.

Stratakis CA et al: Adrenal cancer. Endocrinol Metab Clin North Am 2000;29:15.

Terzolo et al: Adjuvant mitotane treatment for adrenocortical carcinoma. N Engl J Med 2007;356:2372.

偶发瘤

传统上是依据激素过量分泌引起的临床症状来诊断肾上腺肿瘤。但随着超声、CT和MRI在腹部各种疾病诊断中的应用,也会发现一些肾上腺肿瘤,被称为偶发瘤。偶发瘤多为小且无功能肾上腺皮质腺瘤,小部分是有功能的腺瘤或临床症状不明显的嗜铬细胞瘤,还有部分是肾上腺皮质癌或转移瘤。

1%~4%的CT扫描和6%的随机尸检发现偶发瘤,发病率随年龄增长。亚临床型Cushing综合征、嗜铬细胞瘤和肾上腺皮质癌各占总病例数的5%,转移瘤占2%,醛固酮瘤占1%(表33-2),这意味着约80%的患者是无功能性皮质腺瘤。单纯肾上腺囊肿、髓质瘤和肾上腺出血仅凭CT即可确定。肾上腺囊肿的体积可以很大,但极少为恶性,肾上腺出血发生在先前存在的肾上腺肿瘤上。处理偶发瘤患者需明确的主要问题是:肿瘤是否有激素分泌功能,是否是癌,当然两者都有手术切除指征。偶发瘤多为无功能腺瘤,对这些患者的检查应有选择,以避免不必要的浪费和操作。

表33-2　肾上腺偶发瘤

肿瘤类型	百分率
亚临床型Cushing	5%
嗜铬细胞瘤	5%
肾上腺皮质癌	5%
转移癌	2%
分泌醛固酮的腺瘤	1%
可疑的无功能腺瘤	82%
总计	100%

数据摘自 Endocrinol Metab Clin North Am 2000;29:159.

处理偶发瘤患者需明确的主要问题是:肿瘤是否有激素分泌功能,是否是癌,这两者都是手术切除指征。偶发瘤多为无功能腺瘤,对这些患者的检查应有选择,以避免不必要的浪费和操作。

偶发瘤的检查应包括完整的病史和体格检查,特别要注意以前的恶性肿瘤史和Cushing综合征的体征和症状。应进行醛固酮增多症、嗜铬细胞瘤和引起男性化或引起女性化的肾上腺皮质癌方面的检查,还可根据临床表现做进一步的实验室检查。

偶发瘤的处理取决于肿瘤的功能状态及大小与成像的特点。所有的功能性肿瘤应切除。大的无功能性肿瘤因为癌症的发生风险增加,故也应切除。小的无功能性肿瘤几乎均为良性腺瘤,只需随访CT监测肿瘤大小的改变。

偶发瘤的检查应包括完整的病史和体格检查,特别要注意以前的恶性肿瘤史和Cushing综合征的体征和症状。应进行醛固酮增多症、嗜铬细胞瘤和引起男性化或引起女性化的肾上腺皮质癌方面的检查,还可根据临床表现做进一步的实验室检查。

因患者可无高血压或表现阵发性高血压,漏诊嗜铬细胞瘤危险性大。因此,对所有患者包括无高血压者都应收集24小时尿,测定儿茶酚胺成分和变肾上腺素或者查血浆变肾上腺素,筛查有无嗜铬细胞瘤。多数嗜铬细胞瘤直径超过2cm,在MRI T2加权像上显示特征性高信号。有40%的嗜铬细胞瘤是因其他原因行CT或MRI扫描时被偶然发现。

亚临床Cushing综合征是指没有典型的Cushing综合征的症状和体征,但能自主分泌皮质醇的患者。最好用过夜1mg地塞米松抑制试验检测自主分泌皮质醇。

亚临床Cushing综合征患者,假如肿瘤切除并且糖皮质激素补充不足时,可能出现肾上腺皮质危象。

高血压患者也应进行血浆醛固酮和血浆肾素活性测定以筛查原发性醛固酮增多症。

如果以上检查显示肿瘤无功能,应根据肿瘤大小、影像学特点和患者全身情况确定合适的治疗方案。直径大于5cm的无功能肿瘤,是癌的危险性很高,通常应予以切除。直径小于3cm、密度均匀的无功能肾上腺肿瘤,几乎不可能是癌,可以放心随访。直径3~5cm的肿瘤是否予以切除,应根据患者的全身情况和CT扫描结果。高密度、造影剂延迟排出、边界不规则、密度不均匀,则嗜铬细胞瘤、肾上腺皮质癌及转移癌的可能性大。

如果患者有恶性肿瘤如肺癌或乳腺癌的治疗史,直径大于3cm的肾上腺包块极有可能是转移灶。一旦能排除嗜铬细胞瘤,如果CT定位FNA(细针穿刺)活检能改变患者的治疗方法,则可用该法来诊断肾上腺皮质转移癌。肾上腺癌的细针抽吸术也可能无法确诊,而且导致包膜破损造成局部扩散的风险。如果没有其他明显的临床转移,切除原发性肺癌的肾上腺上孤立转移瘤可提高患者长期生存率(25%的5年生存率)。与原发瘤不同时存在的肾上腺孤立转移瘤患者,其肾上腺切除术效果好于与原发瘤同时存在的肾上腺转移瘤者。对于由黑色素瘤和肾细胞癌所致的肾上腺转移癌,手术也有益处。通过腹腔镜切除肾上腺转移癌能最低限度的降低局部复发可能。

Bulow B et al: Adrenal incidentaloma: follow-up results from a Swedish prospective study. Eur J Endocrinol 2006;154:419.

Grumbach MM et al: NIH Conference. Management of the clinically inapparent adrenal mass ("incidentaloma"). Ann Intern Med 2003;138:424.

Lee JA et al: Adrenal incidentaloma, borderline elevations of urine or plasma metanephrine levels, and the "subclinical" pheochromocytoma. Arch Surg 2007;142:870.

Quayle FJ et al: Needle biopsy of incidentally discovered adrenal masses is rarely informative and potentially hazardous. Surgery 2007;142:497.

Sippel RS, Chen H: Subclinical Cushing's syndrome in adrenal incidentalomas. Surg Clin North Am 2004;84:875.

Young WF: The incidentally discovered adrenal mass. N Engl J Med 2007;356:601.

（李洪亮　张栋　译，王子明　校）

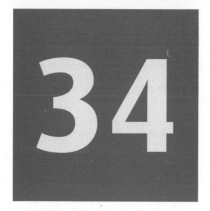

第 34 章　动脉

动脉疾病可广泛分为两大类:动脉闭塞性疾病和动脉瘤疾病。动脉阻塞的主要后遗症是组织缺血坏死,而动脉瘤疾病则是动脉处瘤体破裂出血及外周动脉血栓和栓塞形成。

动脉闭塞性疾病

尽管动脉粥样硬化是引起动脉闭塞性疾病的主要原因,其他病因诸如先天性和解剖异常、动脉解剖、远程血栓也能导致动脉阻塞。血管栓塞性疾病的初期症状为终末器官的功能障碍、运动后肌肉疼痛及组织坏死。

动脉粥样硬化

动脉粥样硬化可见于任何动脉血管,斑块常常发生在低切应力的区域,例如在动脉分支的区域。病变部位常对称分布,尽管病情进展的速度是不同的。早期病变局限于动脉内膜,进展期的病变,常侵及动脉内膜及动脉壁中层,但是动脉壁外层幸免于难。保存动脉壁外层对于动脉结构完整性是非常必要的,并且是所有心血管介入手术的基础。

血流动力学循环由病变的大动脉、并行的侧支血管和周围毛细血管床组成。侧枝血管变得更小、更迂回,总是比原来通畅的动脉有更高的阻力。对侧支血管形成的促进因素包括血流通过侧支系统的异常压力梯度形成和通过连接再通血管到肌肉间通道的流速增加。足够的侧支循环需要一定的时间才能发展起来,从而可以保证一些慢性的血管栓塞患者的组织存活。一般来说,动脉血流不足发生在中等和较大管径的动脉,从而使其管径减少50%。意味着横截面积缩窄75%,阻力增加引起血流减少和血压降低。当粥样斑块持续增长的同时,扩张血管壁从而增加血管周径,但是,随着斑块的持续增长,病变适应了这一变化,从而导致血管狭窄和血流量降低。

粥样硬化的形成需要数十年。显著的管腔狭窄使血流量减少,而当需求增加时(例如运动),就会发生组织缺血,有时可能突然形成血栓。如果有足够的侧支循环、单一的狭窄或者狭窄已被良好的耐受,严重的缺血常伴有多个层次的疾病。

Libby P: Atherosclerosis: the new view. Sci American 2002;286:4
Davì G, Patrono C: Platelet activation and atherothrombosis.
Engl J Med 2008;358:1638.

慢性下肢血管闭塞性疾病

诊断要点

一般情况:
► 脉搏减少
► 踝 - 肱指数降低
► 间歇性跛行
► 行走时小腿抽搐性疼痛

危重肢体缺血:
► 无负重时足部静息痛
► 足部或脚踝溃疡形成
► 抬高下肢足变苍白,低位时发绀
► 坏死和萎缩

► 概述

周围动脉供血不足主要累及下肢。上肢的动脉损害主要局限在锁骨下动脉。因为侧支循环丰富,上肢动脉粥样硬化极少引起症状。在下肢阻塞性病变分布很广,股动脉和髂动脉较常见(图 34-1),症状同阻塞的数量和位置相关。

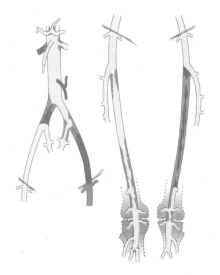

▲图 34-1　内脏和周围循环中常见的狭窄和闭塞发生部位

至少 20% 的 70 岁以上老年人会出现周围动脉病变,虽然多数患者未形成坏疽,不需截肢,但全身粥样硬化引起的不良预后,包括死亡,也是常见的,即使那些已知的高危因素得到了控制,周围动脉病变患者的死亡率也比健康人群高。踝-肱指数降低是所有死因的最危险因素。关于周围动脉病变必须谨记在心的最重要的一点是它不仅是肢体即将丧失的指征,也是早期死亡的标志。因此,发现和治疗动脉粥样硬化的相关危险因素,对治疗疾病是必须的(图 34-2)。

▶ 临床表现

A. 症状

1. 间歇性跛行　间歇性跛行是行走时引发,休息

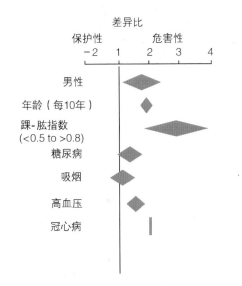

▲图 34-2　所有能造成死亡的风险因素差异比

ABI,踝-肱指数;CAD,冠状动脉疾病

后缓解的下肢远端疼痛和疲乏。因为在休息时,组织灌流是足够的,除非有进行性发展的疾病,组织的坏死和截肢的危险性是很低的。跛行来自拉丁文"跛足";严格地讲,这一术语仅适用于下肢症状。这种疼痛深在且常在小腿发生,逐渐发展到一定程度时迫使患者停止行走。患者经常描述肌肉"痉挛"或"疲乏",典型患者休息 2~5 分钟后完全缓解。这种疼痛区别于其他肢体疼痛之处是它不发生于休息时,并且是在一段时间的施力活动后才会出现,它常常发生在一段一定距离的行走后,且在休息后缓解。症状的缓解不是依靠坐下或其他体位改变。按惯例,跛行的程度常用街区这一概念模糊、变异较大的单位来表示。

无论是哪动脉段参与,跛行最常涉及小腿肌肉,因为在正常走路时他们承受着最大的负荷。股动脉起始部阻塞可使疼痛延至整条腿。髂内动脉或其邻近部位的病变可引起臀部疼痛,阳痿常为伴发症状。Leriche 综合征出现于男性的髂总动脉病变,它包括髋部、大腿、臀部肌肉、腿部肌肉萎缩,阳痿,股动脉搏动减弱或消失。有时,患者描述跛行时除疼痛和疲乏外,还可出现短暂的肢体麻木。

与间歇性跛行最相似的两种情况是:髋或膝的骨关节炎;先天性或骨赘缩窄腰椎管(椎管狭窄)导致脊髓受压。骨关节炎可从以下几方面鉴别:疼痛多发生于关节部位;引发症状的活动量不同;更具特点的是早晨和开始锻炼时症状较重;休息不能立即缓解症状;症状的严重程度每天有所不同;抗炎药物可缓解疼痛。撞击椎管或神经根可诱发脊髓压迫综合征。因此,这种疼痛在自然状态下出现,站立和行走均可引起症状,神经根的疼痛是按神经分布区域发生的。

其他罕见的情况有静脉充血(也称作静脉跛行),慢性间隙综合征和其他的非粥样硬化型动脉病变,年龄特点及相关性研究也许会增加这些情况的诊断可能。

通过运动确定疼痛的部位(小腿)、疼痛的性质(疼痛或抽筋)、停止运动后疼痛缓解所需要的时间(立即)、症状出现前的行走距离(最初跛行距离),血管原因引起跛行的确切诊断是很容易被建立的。

2. 危重肢体缺血　病变范围更广时,患者出现缺血性静息痛和(或)溃疡。缺血性静息痛系由缺血性神经炎和组织坏死引起的严重症状,它提示动脉功能不全已进展到严重的程度,如动脉血供不能恢复,将最终导致肢体坏疽和截肢。这种疼痛是局限于足跖远端前脚的烧灼样疼痛,它可位于缺血性溃疡和坏疽脚趾的附近,抬高下肢或使腿置于水平位置均可使疼痛加重,因此它在卧床休息时发生并可影响睡眠。因为重力增加了动脉血流的阻力。通常情况下,有静息痛的患者可以通过将腿悬挂在床边而获得缓解。这个简单的方法将不会减轻因周围神经病变引起的疼痛——足部静

息痛最常见的原因。如果足部时时刻刻依靠重负在减轻疼痛,足部和腿将会肿大,对诊断造成困难。缺血性静息性神经痛是非常严重的,并需要使用阿片类药物实施救助。

有静息痛的患者常常有跛行史,但是静息痛常常发生在有胫骨远端疾病的糖尿病患者、胫骨远端动脉栓塞疾病患者和那些因为其他原因而限制行走的病患。鉴别神经性和糖尿病引起的缺血性疼痛也许是困难的,并且需要进行血管检查。

3. 无法愈合的创面或溃疡 下肢动脉严重供血不足的患者即使脚上受到轻微的创伤,也常形成溃疡和创面。这些病变多位于脚下和趾的远端,但有时也可出现在脚的上部和踝。典型的创面深在,疼痛剧烈,没有组织收缩和肉芽形成等任何创面愈合的征象,明显的坏疽将最终影响这些溃疡。

4. 勃起功能障碍 不能勃起或勃起不能持续可由病变导致双侧腹壁下动脉血流受阻引起,这常和主动脉终末支或髂动脉阻塞有关。血管源性勃起功能障碍较其他病因罕见。

5. 感觉功能 虽然患者诉说肢体麻木,但检查时常未发现感觉异常。如果发现足的感觉减退,则应怀疑有周围神经病变。

B. 体征

体检对判断血管病变及其程度有着至关重要的作用。周围动脉粥样硬化的体征因不同的动脉病变和组织缺血而异。

1. 动脉触诊 动脉搏动减弱说明近端阻塞。动脉搏动的检测可以帮助确定病变部位。例如,股动脉搏动减弱常提示股动脉与髂动脉连接处的病变。在阻塞动脉远端形成动脉搏动的足够侧支血流是很罕见的。

2. 杂音和刺激 杂音是血液流经狭窄的动脉时能量分散产生的。极高血流产生较高的能量,并撞击动脉壁形成"杂音"。杂音和刺激同样会沿着动脉走行传播。因此,用听诊器在周围动脉上方听到杂音,则狭窄就位于或接近听诊部位。杂音音调随阻塞程度加重而升高,直至出现严重狭窄或血管完全阻塞,杂音消失。因此,缺少杂音并不代表病情不重。

3. 运动锻炼后的反应 正常人运动时可增加脉率,而不产生动脉杂音或引起脉搏幅度的变化。一个有间歇跛行而休息时基本无症状的患者,运动锻炼有时可使脉搏减弱、降低末梢动脉血压或者可能会听到一个明显的杂音从而显露一个有意义的狭窄。运动锻炼是非侵入性血管实验中的首选检查方法。

4. 体表变化 慢性缺血通常引起足背、趾部毛发的脱落,由于角蛋白更新缓慢引起趾甲变厚(甲癣)。严重缺血时,皮肤及皮下组织萎缩,所以足变得发亮、有鳞屑和骨感。由此,简单的一瞥就可以判断有无严重的动脉供血不足。

5. 苍白 抬高下肢足部皮肤就变得苍白,并且末梢毛细血管完全消失,常提示严重缺血。抬高后足变苍白仅出现在病情严重的患者。

6. 反应性充血 抬高肢体引起的缺血导致了皮肤血管最大限度地扩张。当肢体回到垂直位时,血液流回扩张的血管床,使呈鲜红色,称为反应性充血,常提示晚期缺血。当肢体回到垂直位时,反应性充血出现延迟程度与循环的损害程度成比例。

7. 皮肤发绀 动脉粥样硬化严重的患者,足下垂时皮肤显示一种特殊的深红色。由于血流减少,足部毛细血管网内血流相当缓慢,氧耗量很高而血红蛋白脱氧。毛细血管中血液颜色变为循环中静脉血的颜色。缺血时并发的血管扩张可引起血液弥漫于皮下血管丛,使皮肤变为紫色。静脉机能不全引起的慢性瘀血性青紫,在肢体抬高时不消退。

8. 皮肤温度 慢性缺血时足部皮肤温度降低。检查皮温下降最好由医生用手背接触患者的足背。

9. 溃疡 缺血性溃疡经常疼痛剧烈且伴随足部静息痛。溃疡发生在趾,抑或发生在卧床、穿鞋引起创伤而并发缺血或感染的部位。溃疡边界明显,底部缺少健康的肉芽组织。周围皮肤苍白、潮湿,慢性缺血的征象常常存在。

10. 萎缩 中度至重度的慢性缺血,导致软组织和肌肉逐渐萎缩,缺血带肌力丧失。足部肌肉缺血使得骨之间的空间增大,从而使前足关节间隙增大。随后的足结构和步态的变化增加了足部溃疡发生的可能性。

11. 坏死 组织坏死首先出现在肢体最远端,经常在溃疡附近出现。在血供充足可保持组织活力的界线近端坏死终止,最终导致干性坏疽。如并发感染(湿性坏疽),坏死可延伸至正常存活的组织内。

C. 非介入性血管检查

非介入性血管检查可协助揭示低灌注的严重程度和具有血流动力学意义的狭窄或阻塞的位置。

踝-肱指数(ABI)是一个快速筛查实验,并且是诊断周围血管疾病的基石。它是足踝处测的动脉压与肱动脉压之比。正常时,踝-肱指数为1.0或稍高,小于1.0提示检测部位的近端有阻塞性疾病。踝-肱指数基本上与缺血程度相关(例如,当比值小于0.7是出现跛行和当比值为0.3或更低时静息痛出现)。因为糖尿病患者血管壁钙化、不可压缩的动脉的原因,经常人为地造成踝-肱指数升高,需要用足趾和手臂血管压力的比值代替。

血压可以在休息或运动后在足踝部测量,运动的影响就可被监控。运动实验可以确定和评估跛行的诊断。通过进行运动实验,患者在跑步机上以一定的标准速度和等级行走,直到一定时间或感觉到跛行疼痛。

大动脉阻塞的患者，停止行走 1 分钟后测得的 ABI 值较休息时低。如果疼痛不适于动脉阻塞引起，血压将不会降低。这个实验对于区别行走时的神经痛和跛行疼痛是非常有用的。

D. 影像学检查

1. 彩色多普勒超声　成像是重要的血管成像法，它具有无创、价格便宜、能准确描述血管解剖结构和功能的特点（例如流速、狭窄程度等）。虽然 B 超的准确度依赖于操作者的技术，但它仍然对选定病例可以提供充分的信息，而允许这种操作差异。）

2. CT 血管成像（CTA）　用于动脉干成像并且能清楚的显示血管腔的横断面。同普通血管造影比较，大量实例证明 CTA 可以更加精确地测量血管腔直径和狭窄程度。CTA 的显影剂具有肾毒性，它的图像卡可能被钙化灶和金属植入物湮没。

3. MR 血管成像（MRA）　磁共振血管成像同大多数血管成像一样，也可获得相同品质的血管影像。MRA 不显示钙化灶并且比 CTA 更能清晰的显示胫骨血管影。MRA 可详细显示动脉粥样硬化斑块的组成。钆元素可导致肾纤维化改变，限制了它在肾功能不全患者中的使用。CT 和 MR 可通过计算机合成 3D 图像，更好的显示检查部位的解剖结构和制定介入治疗操作方案。传统的动脉造影提供关于周围动脉疾病详细的解剖学信息，可为需进行经皮穿刺血管成形术（PTA）或血管外科治疗的患者提供依据。血管造影术的合并症和技术及显影剂有关。

技术方面的并发症有穿刺点血肿，动静脉瘘，假性动脉瘤（发生率为 1%）。造影剂沉积引起变态反应（0.1%）。肾衰、蛋白尿、糖尿病、脱水的患者，造影剂引起肾衰竭的风险大大增加。造影前后足量补液（乙酰半胱氨酸、碳酸氢钠）可减少这一并发症的发生。

▶ 治疗和预后

下肢血管闭塞性疾病的治疗目的是减轻症状、保存肢体、维持两足的步态。

A. 非手术疗法

一般来说，周围血管疾病患者的预期寿命会因严重的动脉粥样硬化而缩短。非糖尿病性下肢缺血患者 5 年存活率为 70%，缺血性心脏病或脑血管供血不足者生存率为 60%，周围血管疾病或肾衰患者 2 年生存率不到 50%。大多数死因是心肌梗塞和中风。仅 20% 的死因不是动脉粥样硬化。

非手术治疗包括：①减少心血管危险因素；②恢复性锻炼；③足部护理；④药物治疗。

1. 减少危险因素　见表 34-1。吸烟是周围血管疾病最重要的危险因素，所有患者应一律戒烟。每天吸烟 2~3 包者戒烟后跛行症状会立即得到改善，表现在行走距离的延长。

在过去，高脂质不经常和周围血管疾病联系在一起。然而高脂血症却是最先出现的，尤其是那些有早期症状的疾病。甘油三酯增高和高密度脂蛋白减低较低密度脂蛋白增高更流行。降低血脂水平可稳定或使动脉斑块消退。他汀类药物是最有效降低 LDL 的药物，治疗目标是将周围血管疾病患者的 LDL 降至 100mg/dl（2.6 mmol/L）。他汀类药物还有减轻炎症反应、稳定斑块、增加跛行患者独立行走的距离等作用。其他降血脂药包括烟酸、氯贝特，这些药可降低甘油三酯水平、增加高密度脂蛋白。

1 型和 2 型糖尿病都可增加心血管疾病的患病率和严重度。强化血糖控制可降低肾病发病率、神经病变、糖尿病视网膜病变，而与周围血管疾病的严重度和病变进展无关。为了减少总死亡率，我们建议应将空腹血糖控制在 80~120mg/dl，餐后血糖 <180kg/dl，血红素 A1c 小于 7%。

表 34-1　周围血管性疾病危险因素改善摘要

危险因子	治疗方法	临床效应
烟草使用	咨询服务 药物疗法 尼古丁替代疗法 丁氨苯丙酮， varenicline（抗抑郁药）	减少总死亡率 减少心血管事件
抗血小板聚集药	阿司匹林	抗血小板治疗可降低至少 20% 心肌梗死、中风、脉管疾病的死亡率
高脂血症抑制剂	氯吡格雷 周围动脉疾病患者的脂质控制 目标：DL<100mg/dl	可将心血管事件减少 20%~30% 和冠状动脉病患者的总死亡率
高血压	血压控制目标 <140/90mmHg β 受体 - 阻滞剂 ACEI	β- 阻滞剂和 ACEI 可将心血管疾病的死亡率减少至少 20%
糖尿病	糖化血红蛋白控制 目标 A1c<7%	血管疾病获益尚未证实
生活方式	每日的有氧训练 减肥 健康、低脂饮食	降低脂肪水平 减少心血管事件

2. 恢复性锻炼　锻炼,不管是随意行走还是有人指导的踏板锻炼,都可明显提高行走能力。一个 21 天计划的变化分析表明,锻炼可将最初跛行距离平均增加 180%,将最大跛行距离增加 120%。其具体调节机制尚未阐明。由于踝部血压和肢体血流动力学特点供血量实际上并未增加,所以侧肢循环的建立和改善这种解释不太可能。可能的解释是:锻炼改善了肌内代谢。

有跛行的患者死于全身动脉粥样硬化并发症的风险是无跛行者的 2~4 倍,锻炼的附加好处有行走距离的改善,调整饮食结构可降低心血管事件的总发生率。

3. 足部护理　有神经病变或者肢体局部缺血的患者应该每日检查和清洗足部,并保持足部干燥。应避免足的机械和热损伤。趾甲要仔细修剪,鸡眼和胼胝要特别注意。由于即使足部微小感染导致的并发症也可引起截肢这样严重的后果(尤其是对糖尿病患者),因此足部感染或损伤应马上治疗。教育患者了解周围血管供血不足和足部护理的重要性是治疗的一个重要方面。

4. 药物治疗　抗血小板试验协作组发现心血管疾病患者用抗血小板药物治疗后,致命和非致命性的心肌梗塞,中风和血管病的死亡率下降了 25%。

阿司匹林被推荐为一线抗血小板聚集药,每日用量 75~350mg/d。而氯吡格雷通过 ADP 途径抑制血小板激活,用于阿司匹林耐受患者,同时也是减少局部动脉内膜血栓重要的辅助疗法。所有心血管疾病患者,无论有无症状都应进行抗血小板治疗以减少心血管疾病的发病率和死亡率。

已经有两种药物被 FDA 证实可用于治疗间歇性跛行。己酮可可碱(pentoxifylline)可轻度增加最初的跛行距离(20%)和绝对跛行距离(10%)。西洛他唑(cilostazol)磷酸二酯酶Ⅲ抑制剂,具有扩张血管、抗血小板和抗脂质等功能。随机试验、空白对照、盲法试验显示用该药治疗的患者,绝对跛行距离增加了 50%,生活质量也明显改善。心血管疾病的基因治疗正在研究阶段,尚无法确定其安全性和有效性。

Baigent C et al: Efficacy and safety of cholesterol-lowering treatment: prospective meta-analysis of data from 90,056 participants in 14 randomised trials of statins. Lancet 2005;366:1267.

Clagett P et al: Antithrombotic therapy in peripheral arterial disease: the seventh ACCP conference on antithrombotic and thrombolytic therapy. Chest 2004;126:S609.

Critchley JA, Capewell S: Mortality risk reduction associated with smoking cessation in patients with coronary heart disease: a systematic review. JAMA 2003;290:86.

Dormandy JA, Murray GD: The fate of the claudicant--a prospective study of 1969 claudicants. Eur J Vasc Surg 1991;5:131.

Fowkes F, Lee A, Murray G: Ankle-brachial index as an independent indicator of mortality in fifteen international population cohort studies. ABI Collaboration. Circulation 2005;112:3704.

McCullough PA: Contrast-induced acute kidney injury. J Am Coll Cardiol 2008;51:1419.

Rehring TF, Stolcpart RS, Hollis HW Jr: Pharmacologic risk factor management in peripheral arterial disease: a vade mecum for vascular surgeons. Society for Vascular Surgery. J Vasc Surg 2008;47:1108.

Stewart K et al: Exercise training for claudication. N Engl J Med 2002;347:1941.

Yusuf S et al: Effects of an angiotensin-converting-enzyme inhibitor, ramipril, on cardiovascular events in high-risk patients. Heart Outcomes Prevention Evaluation Study Investigators. N Engl J Med 2000;342:145.

B. 手术治疗

介入治疗,开放或血管内治疗已用于挽救肢体和致残跛行。手术的选择取决于血管损害的位置和分布,以及患者的其他并存疾病。识别共存的心肺疾病很重要,因为很多周围血管疾病患者同时合并有缺血性心脏病和(或)慢性肺心病(与吸烟有关)。术前心功能评价有时候是必要的,但是术前心肌血管重建并不利于心脏储备功能正常的患者。所有接受血管外科治疗的患者都应进行术前危险度评估。随机试验显示术前使用 β 受体 - 阻滞剂、血管紧张素转换酶抑制剂(ACEI)和他汀类药物有可能减少接受血管外科治疗患者心脏病的发病率。证据证明手术期间维持他汀类药物使用的重要性。

1. 血管内治疗　包括图像引导技术处理血管腔内病变的动脉段。通过动脉系统的方法通常是经皮将有阀的鞘管插入股动脉腔内。易操纵的金属导丝和导管在透视下通过脉管系统到达目标病变受损处(图 34-3)。一旦到达病变处即可实施治疗如血管成形术或置入术(如支架)。对于大多数动脉床疾病,血管内治疗由于其微创、低短期发病率和死亡率而较开放行血管外科治疗多用。然而,血管内修复仍存在许多关于其长期耐久性的问题,血管外科治疗在动脉疾病患者的治疗中仍旧起着非常重要的作用。

经皮经管腔血管成形术,置入或者不置入血管内支架,对于比较局限的狭窄或是管腔的闭塞都是很好的选择治疗方式。当造影球囊扩张,可以将血管外膜拉直,把斑块弄破裂或是加压,扩张血管以达到拓宽管腔的目的。狭窄造成的能量损失与管腔半径的四次方成反比。因此,即使很小的提高半径就能比较显著的增加血流,当然,这个操作的稳定性或随着重建一个正常的管腔而增加。相伴随的支架通常被选择来提升管腔的扩张和血管造影时动脉狭窄部位的外形。支架移植物(有纤维外壳的支架)在某些情况下会被选择应用到某些病例中或是被用来修复血管成形术中出现的血管破裂(图 34-4)。

支架及支架移植物都常规的用于从主动脉到远端腘动脉的分支。支架技术几乎不被选择用于低于膝盖的动脉,但是细小的导管及导丝已经应用到治疗胫骨

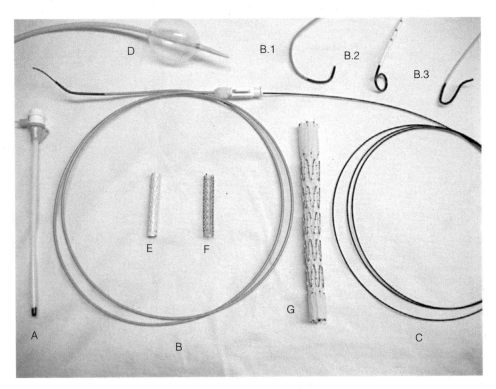

▲图 34-3　血管内工具

A. 鞘。插入管腔使显影剂通过。金属线、导管、装置通过鞘管。鞘使导丝安全稳定地通过并保护动脉。B. 导管。长度可变,坚硬,涂层,形状(例如:B.1,眼镜蛇;B.2,猪尾;B.3,肠系膜选择)。导管帮助导丝通过脉管系统并且可以保护管腔。C. 导丝。直径可调,长度,硬度,形状。用来通过血管腔,穿通伤,释放装置。D. 气囊式导管。E. 外周支架移植物。F. 外周镍金属支架。G. 主动脉髂动脉不锈钢 / 达克龙支架

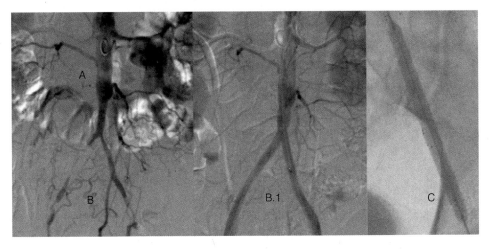

▲图 34-4　主 - 髂动脉闭塞病

A. 主动脉。B. 严重闭塞 / 狭窄的髂动脉。B.1. 在气囊血管成形术及支架植入后充分扩张的髂血管(C)

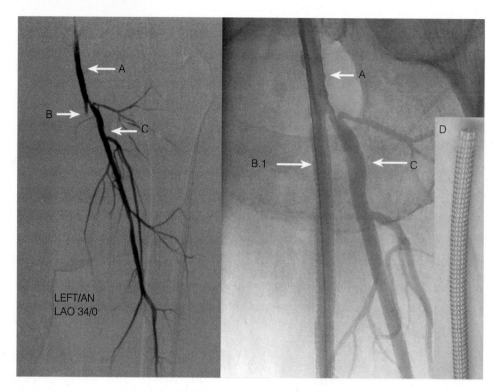

▲图 34-5　股浅动脉闭塞, 管腔成型时速及支架置入
A. 股总动脉。B. 比赛的股前动脉。B.1. 支架置入后再通的股浅动脉。C. 股深动脉。D. 支架

的疾病。经皮机械和激光腔内斑块旋切术是可以用来移除远端的动脉粥样硬化阻塞性疾病的选项。机械性的经皮腔内斑块旋切术通过导管的切割或是旋动的切除法来去除小的斑块。

对于出现在大血管及更近心脏的血管的短小狭窄段, 血管内的治疗方案在髂总血管疾病的 1 年成功率为 85% 及在髂外动脉性疾病为 70%。对于比较表浅的股动脉及腘动脉来说这个结果会低一些(图 34-5)。血管内治疗方案对于下肢的闭塞性疾病的效果与病变的复杂性成反比, 同狭窄的长度及数量相关。

相比较通过外科手术分流术而言, 血管成形术后疾病更容易复发, 患者需要用非损伤性检查方法密切的跟踪治疗。重复的血管内造影或是支架植入在有复发的时候可以应用, 但是血管内介入术的发病率和死亡率的优势会被多次的重复治疗而抵消。大体而言, 最低损伤的侵袭性经皮治疗下肢阻塞性疾病用于那些有高度手术风险并且有严重肢体缺血的患者是非常好的(图 34-6)。

2. 外科治疗

a. 主髂动脉重建: 外科手术适用于低手术风险的主髂动脉闭塞的年轻患者或是病情严重不能配合血管内治疗的患者。为了完全绕过主髂动脉闭塞段, 一种

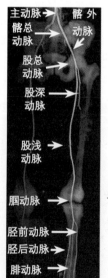

主动脉 / 髂外动脉	
腹主动脉与髂动脉 (5 年通畅率)	
旁路手术	>90%
血管成形术/支架植入术	80%
股动脉与腘动脉 (跛行-5 年通畅率)	
旁路手术	
自体静脉	80%
人工血管	
膝上	75%
膝下	65%
血管成形术/支架植入术	40-50%
颈动脉 (严重下肢缺血-2 年保肢)	
旁路手术	>80%
血管成形术/支架植入术	70%

▲图 34-6　外科和血管内介入治疗下肢血管闭塞性疾病的结果对比

倒置的 Y 型体被放置在肾下腹主动脉与股动脉之间, 形成一个主股动脉旁路。手术目的是恢复正常股动脉的血流, 或当股浅动脉存在闭塞性疾病时, 使股深动脉

的血流再通。尽管发病率和死亡率较之血管内治疗较高，但是主动脉-股动脉血流再通的临床结果还是极为理想的。手术死亡率是 5%，早期的通畅率（95%），后期的通畅率（术后 5~10 年）约为 80%；而晚期的并发症可能高达 10%，包括肠瘘、吻合口炎、肾衰竭及勃起功能障碍。

虽然动脉重建危险性较小，多数患者可接受，但更简单的手术对高危患者更合适。如果重要的临床病变局限于一侧，即可行一侧的股-股或髂-股旁路移植术，对于两侧均有的病变，可行从腋动脉到股动脉的移植（如腋-股移植）。然而这种动脉重建的"额外解剖"方法，对晚期闭塞来说比直接重建更适用。

b. 股腘动脉重建：当病变局限在股腘动脉段时，股腘动脉旁路重建。原则上手术指征是保肢。对仅有跛行的患者股-腘搭桥的指征较难确定，但跛行症状引起严重的行走困难的患者应包括在内。对于单侧浅表血管病变，首先尝试血管治疗，有并发症或血管成形术失败时才行外科手术。

股-腘旁路移植可给腘动脉提供足够的血流。为此，最好的移植物是自体大隐静脉。大隐静脉可被保留在原位，或切除后逆转作为动脉血管。在前者，静脉被保留在正常的解剖位置，使用特殊器械来弥补瓣膜功能不全。扩张的 PTFE 也可被用做血管，特别是建立膝上腘动脉的旁路时。膝下采用 PTEE 管比大隐静脉的效果差，手术死亡率较低（2%）。5 年通畅率为 60%~80%。肢体存活率比移植血管通畅率高。

当股浅动脉病变时，股深动脉充当重要的侧支循环供应股部血流。当深部血管病变时，只有交通支能挽救肢体，当腘动脉通畅或病变狭窄为 40%~50%，成功率只有 80%，单独的交通支很少治疗跛行。

c. 胫腓动脉血管重建：远端动脉重建（胫、腓、足动脉旁路）只在挽救肢体时才使用。先进的技术允许更好的血管内治疗胫骨血管，减少并发症和降低病死率，短期和类似的收益相比在肢冠状动脉搭桥手术较好。然而，血管内技术并不是广泛应用于胫骨血管，旁路建立仍然是治疗这些患者的主要方式。自体大隐静脉导管是首选，因为假肢管道的高失败率。由于小容器大小、累及的疾病，可能旁路管道的长度，这些移植不像股腘旁路经久耐用，保肢率大大高于嫁接恢复通畅。这些程序的手术死亡率约 5%。

d. 截肢术：如果间歇性跛行是唯一症状，则患者在 5 年内截肢的占 5%，在 10 年内截肘的占 10%。然而，如果患者存在动脉粥样硬化的多个危险因素，跛行距离短，则导致肢体丧失的风险增加。如果患者继续吸烟，则很可能截肢。缺血性静息痛的患者中，约有 5% 在最初治疗时被截肢，大多数则在 5 年内截肢或行血管再造术。成功的血管重建比起最初的截肢花费更少，

生活质量更高。偶尔，比起旁路重建可能性低时，可能更倾向于截肢，当腿有感染，或者患者要求。截肢的水平的选择，并被截肢体特殊需要都包括在下肢截肢的部分。

Hirsch AT et al: ACC/AHA 2005 guidelines for the management of patients with peripheral arterial disease (lower extremity, renal, mesenteric, and abdominal aortic): a collaborative report from the American Association for Vascular Surgery/Society for Vascular Surgery, Society for Cardiovascular Angiography and Interventions, Society for Vascular Medicine and Biology, Society of Interventional Radiology, and the ACC/AHA Task Force on Practice Guidelines (Writing Committee to Develop Guidelines for the Management of Patients with Peripheral Arterial Disease) endorsed by the American Association of Cardiovascular and Pulmonary Rehabilitation; National Heart, Lung, and Blood Institute; Society for Vascular Nursing; TransAtlantic Inter-Society Consensus; and Vascular Disease Foundation. J Am Coll Cardiol 2006;47:1239.
Norgren L et al: Inter-Society consensus for the management of peripheral arterial disease (TASC II). TASC II Working Group. J Vasc Surg. 2007;45(Suppl S):S5.

急性下肢闭塞性疾病

 诊断要点

▶ 突发弥漫性患肢疼痛与脉搏消失

▶ 一般情况

原来通畅的肢体供血动脉突然阻塞是一个严重的情况，其特点是远端缺血严重，伴有疼痛，冰冷、麻木、无力，以及脉搏消失。组织活力根据侧支循环和外科手术后血流的供给范围而定。临床表现为神经、肌肉、皮肤缺血。当缺血持续存在时，发生感觉和运动障碍、肌肉坏死，干性坏疽可在数小时内发展成不可逆病变。存活和失活组织间出现明显的界线。远端动脉血流随着血管腔内血栓的形成而不断减少，通过外科手术恢复缺血肢体的血流已变得不可能。

主要动脉急性阻塞是由栓子、血栓创伤或分层引起。栓子阻塞一般由血凝块脱落，进入血流引起。80%~90% 的血栓来源于心脏。血凝块常来自心房纤颤患者的左心房或近期心肌梗死患者的心室壁。修复的瓣膜也可能是血栓来源之一，虽然长期全身性抗凝治疗或使用组织瓣膜使这种情况不常见。细菌栓子可来自感染性心内膜炎。栓子可起源于主动脉与股动脉系统中任何部位的动脉瘤内血凝块；腘动脉瘤产生的栓子预后极差。动脉粥样斑块内的溃疡形成，会导致血小板、栓子或碎片脱落。各种不常见的栓子包括心脏肿瘤（包括心肌瘤）和逆行血栓（开放骨折处的静

脉血栓转移而来）。有 5%~10% 以上的自发性血栓虽经全面诊断，仍无法确定其来源。这被称作隐性栓子。有时无法鉴别原位栓塞和周围栓塞。这可能和高凝状态有关，尤其是无动脉粥样硬化的年轻人和恶性肿瘤患者。

粥样硬化的周围动脉内突然形成血栓在临床上很难与栓塞鉴别。常见机制是动脉粥样斑块下出现出血性断裂。这些患者既往有动脉粥样硬化狭窄和血流减少，容易形成血流静滞和血栓。栓子和血栓阻塞的鉴别基于临床背景和病史长的症状。

▶ 临床表现

急性动脉阻塞有以下 5 个特点：疼痛、苍白、瘫痪、感觉异常和脉搏消失。80% 的患者中出现严重的突发疼痛，它的出现一般表示血管阻塞的时间。有些患者因感觉缺失和瘫痪的存在，可能无疼痛。

苍白首先出现，但数小时后因脱氧血红蛋白弥散使肢体变青紫。皮肤感觉减退很快会发展为感觉丧失。区别轻触引起的知觉与压力觉、疼痛觉、温度觉是很重要的，因为具有这后几项功能的大纤维对缺氧不敏感。运动觉减退预示坏疽的来临。如果变化持续 12h 以上，肢体存活不太可能。柔软肌肉的急性肿胀，在股浅动脉阻塞后的腓肠肌常发生，预示着不可逆的肌肉梗死。皮肤和皮下组织的抗缺氧能力较神经、肌肉强，缺血 3~4 小时后可有不可逆的组织学改变。

▶ 治疗和预后

A. 栓塞和血栓

立即静脉内注射肝素抗凝治疗可减慢血栓的聚集，为侧支血流的重建和手术准备（如果需要的话）赢得了时间。当栓子不能与血栓鉴别的时候，在不延迟治疗的前提下，应行动脉造影。急性栓子阻塞的诊断基于动脉血流突然阻断，而极少伴有动脉疾病。相反，急性原位血栓与广泛的动脉粥样和代偿性侧支循环有关。一般栓塞的手术治疗和动脉粥样硬化的治疗不同。虽然一些外科医生推荐用抗凝剂的非手术方法作为急性动脉缺血的唯一治疗，但这种方法未被广泛采用。当上肢大动脉栓塞而侧支血流丰富，或下肢阻塞后皮肤颜色改善，神经功能迅速恢复时可选用非手术治疗。当早期缺血改善时，是否切除血栓取决于动脉慢性阻塞引起的肢体致残程度的估计。腋动脉和肱动脉的慢性阻塞可被耐受，而下肢血管的慢性阻塞最终将导致跛行。

如果严重缺血持续存在，应切除栓子。治疗方法有导管引导溶栓术，经皮机械性栓子切除术，超声加速的溶栓术和手术切除栓子。急性严重缺血的患者应选择手术治疗，因为它可保证再灌注的最短延迟。外科栓子切除术是在栓塞的部位切开动脉，或者更常见的是切开近端动脉，插入球管（Fogarty）吸出栓子。成功的栓子切除术要求切除栓子和同两侧延伸的"栓尾"，如果在最初的几小时内不能进行手术，则进入侧支动脉的栓子不易取出，血管不易再通。当血栓发展时，采用手术结合术中输入溶栓剂的方法。

能耐受延误的血管内治疗的患者要考虑血管内溶栓治疗，通常的疗法包括选择性动脉内升压剂输注低剂量的预防静脉血栓形成药如抗凝剂（如组织纤维蛋白溶酶原激活剂）直接进入血块。静脉溶栓治疗无效且并发症发生率高。这种活性抗栓血清更有效，避免药物作为抗体和抑制剂循环全身，并发症少。在既存的情况下血栓形成，溶栓揭示粥样硬化病变的潜在病变，将需要用来治疗及预防复发性血栓的形成。

筋膜切除术通常治疗长期急性缺血引起的分隔综合征。肾功能不全——所谓的肌性肾病综合征，应在缺血肌肉再灌注后考虑到。治疗包括大量补液和碱化尿液。自由基清除剂的使用对这类紊乱有帮助。

有栓塞性疾病的濒死患者不能外科治疗。有不可逆性肢体缺血的患者应截肢，而不应试图重建循环。这是由于循环重建可引起患者再循环的静脉血中钾离子浓度升高，使患者面临再灌注综合征的危险。

B. 创伤性动脉阻塞

创伤性动脉阻塞需数小时内纠正以防坏疽的发生。动脉损伤的修复与其他损伤的修复同时进行。偶尔，临时分流器也用来恢复病变部位的血流同时其他的分支也被修复。

Berridge DC, Kessel D, Robertsson I: Surgery versus thrombolysis for initial management of acute limb ischemia. Cochrane Database Syst Rev 2002;1:CD000985.

Blaisdell FW, Steele M, Allen RE: Management of acute lower extremity arterial ischemia due to embolism and thrombosis. Surgery 1978;84:822.

Eliason J et al: A national and single institutional experience in the contemporary treatment of acute lower extremity ischemia. Ann Surg 2003;238:382.

Kasirajan K et al: Rheolytic thrombectomy in the management of acute and subacute limb-threatening ischemia, J Vasc Interv Radiol 2001;12:413.

Results of a prospective randomized trial evaluating surgery versus thrombolysis for ischemia of the lower extremity. The STILE trial. Ann Surg 1994;220:251.

Two randomised and placebo-controlled studies of an oral prostacyclin analogue (Iloprost) in severe leg ischemia. The Oral Iloprost in Severe Leg Ischemia Study Group. Eur J Vasc Endovasc Surg 2000:358.

肢体末梢微栓子

当微小血栓阻塞一个趾（指）动脉时，患者突然感到趾（指）疼痛、发绀、发冷、麻木感。这种特征性变化几天后好转，可在手或足的不同位置再次重复发生。这种临床表现被称为蓝趾综合征，或项圈足。突然出现的疼痛，趾在脉搏触及的部位变成紫色，都被认为是危及肢体的动脉疾病的表现。每一次后继发作后的康复缓慢而不完全。

微栓子最常见的来源是心脏瓣膜疾病,然而,如果没有发现心脏瓣膜疾病,就必须对近端动脉树进行仔细检查来确定动脉病变来源。

与周围动脉血栓不同的引起蓝趾的其他原因有脉管炎、血栓脉管炎阻塞、创伤及慢性缺血。如果一个脚趾感染,可能是由于血栓,当多个脚趾等更有可能是血管炎或慢性缺血改变。清除栓子一个通畅近端动脉导管是需要的。此外,一个正常的血液供应的是存在于邻近组织的部分。通常发绀脚的表现是有特点的。然而随后逐渐减弱的反复的栓塞症状使诊断更为困难。除非综合征是公认的、可选择的诊断,病灶起源是正确的,残存的脚或者手能处于危险之中。

Farooq MM et al: Penetrating ulceration of the infrarenal aorta: case reports of an embolic and an asymptomatic lesion. Ann Vasc Surg 2001;15:255.
Matchett WJ et al: Blue toe syndrome: treatment with intra-arterial stents and review of therapies. J Vasc Interv Radiol 2000;11:585.
Sharma PV et al: Changing patterns of atheroembolism. Cardiovasc Surg 1996;4:573.

糖尿病血管病变

糖尿病患者的动脉粥样硬化疾病比非糖尿病患者更为弥散而严重。在糖尿病患者,经常含有胫胫血管粥样硬化的变化,并且管道经常严重钙化。缺血程度也许是严重的和广泛的,无损伤的测试(ABIs)正常来说意义不大。幸运的是,许多糖尿病患者,脚的小动脉可相对存活,通过远端动脉旁路来进行一些可能的补救,避免截肢。

糖尿病患者伴发神经病变的高危险性,可能使其进一步导致损伤。神经病变还会造成足内肌张力减退,跖趾关节半脱位引起"岩底足",最终导致"Charcot足"。这些结构变化也令皮肤更容易发生故障,这时需要去脚和脚踝诊所。

Akbari CM et al: Diabetes and peripheral vascular disease. J Vasc Surg 1999;30:373.
LoGerfo FW, Coffman JD: Current concepts. Vascular and microvascular disease of the foot in diabetes. Implications for foot care. N Engl J Med 1984;311:1615.
Nehler MR et al: Intermediate-term outcome of primary digit amputations in patients with diabetes mellitus who have fore-foot sepsis requiring hospitalization and presumed adequate circulatory status. J Vasc Surg 1999;30:509.
Prompers L et al: Predictors of outcome in individuals with diabetic foot ulcers. Diabetologia 2008;51:747.

引起下肢缺血的非动脉粥样硬化疾病

▶ 血栓闭塞性脉管炎

血栓闭塞性脉管炎(Buerger病)是以胫动脉和胫

动脉远端的小动脉多发性节段性阻塞为特点。与动脉粥样硬化病变累及内膜和中膜不同,血栓性脉管炎伴有动脉壁全层圆形细胞浸润。动脉壁损伤的愈合与纤维节段性的消除有关。经常出现游走性静脉炎。疾病多见于年轻的吸烟患者。患者停止吸烟对阻止疾病的发展是必需的,许多Buerger病患者针对动脉抗原产生特异性免疫物,特异性抗人动脉抗体,循环中免疫复合物水平升高。交感神经切除术可缓解动脉痉挛的危险,对部分患者有效。截肢指征是持续性疼痛或坏疽,在分界线邻近处手术可保证满意的I期愈合。

如果患者戒烟,病变可暂时停止发展。但不幸的是,这对许多最终多趾坏疽的患者来说是非常困难的。许多最终需要多个截肢。

▶ 腘动脉挤压综合征

腘动脉狭窄或闭塞的罕见原因是其异常的解剖变异。腘动脉通常是经过腓肠肌两头之间进入小腿。在挤压综合征,动脉通过腓肠肌内侧头,当膝关节延长,引起腘动脉的挤压。腘动脉有5种解剖变异,但都产生相似的临床效果。内膜纤维增厚是在压缩和逐渐进展的至完全阻塞。症状变化从小腿跛行,那些更严重的症状取决于缺血病变和栓塞程度。一个年轻、健康的患者出现小腿跛行时,应该考虑治疗腘动脉。直到动脉闭塞,可能唯一的发现是脉冲强度的下降,当使用高强度的检查如足背屈和跖屈,可能会获得更多证据。MRI和CT研究最有效的诊断确认。动脉粥样硬化的变化有明显不全。治疗方法包括腘动脉回归其正常解剖结构或大隐静脉旁路。

▶ 腘动脉囊性变

动脉狭窄通常是由位于动脉的中1/3处的外膜黏液样囊性变引起。腓肠肌跛行是最常见的症状,唯一一体征是外周血管脉搏减弱。很少触及包块。动脉造影显示腘动脉明显狭窄部位,有似玻璃样的光滑中心区出现。B超或CT可用于检测血管壁内囊肿。狭窄在常规的前后位片不易发现,只能在侧位片见到。囊肿摘除术可能缓解狭窄,但有再发的可能,有时需要进行局部动脉切除、移植。

▶ 腹主动脉缩窄

胸主动脉或腹主动脉缩窄很少见,可以是先天形成的,也可由Kawasaki病或Takayasu病等炎症性主动脉病引起。根据缩窄部位不同,这些罕见的疾病可以引起下肢、肠系膜和肾缺血的症状。先天性疾病一旦确诊,最好手术治疗,应用自体移植物进行自身修复。若存在持续的发炎,手术修复并不可取,这样对患者不好。然而,如果疾病是处于静止期,沉降速率正常、标准的外科手术有令人满意的结果。

下肢截肢

▶ 总论

每年在美国进行的 110 000 例截肢手术中有超过90% 为缺血性疾病或感染性坏疽。超过一半的下肢截肢手术适应证为糖尿病的合并症，约 15%~50% 的糖尿病截肢患者将 5 年内失去另一侧下肢。这种风险在男性中发生的几率大约为女性的两倍。其他截肢的适应证包括：非糖尿病性的感染伴缺血(15%~25%)、单纯缺血不伴感染(5%~10%)、骨髓炎(3%~5%)、外伤(2%~5%)、冻疮、肿瘤、神经瘤及其他(5%~10%)。许多面临截肢的患者都是因为全身的心血管疾病从而接近生命的终点。大约 20%~30% 经历过大截肢(膝以下或膝以上)的患者都将会在两年内死亡。很多合并症的发生率同时也反映在大截肢手术围术期的死亡率上，膝以下截肢手术大约为 5%~10%，膝以上大约为 10% 或更高。截肢手术水平的高低决定于患肢治愈的可能并需结合患者功能恢复的情况。与正常的步行相比，安装膝关节以下假体的患者能量消耗会增加10%~40%，而膝以上则为 50%~60%，使用拐杖辅助行走的患者则会增加 60%。临床上关于患肢局部缺血的难题是双重的：①判定哪一侧肢体在膝以下水平有着充足的可达痊愈的血供；②判定存在血管疾病的患者是否有康复的可能。最准确的预测是基于经验丰富的外科医生的临床评估，辅之以多种截肢手术水平判定方法中的一项。

▶ 截肢手术水平判定

关于截肢的技术水平判定基于是否有足够的血流量和组织坏死的程度。

A. 临床检查

在温暖环境中出现可触及的脉搏搏动，肢体呈粉红色均是表明动脉血流量充足的可靠指标，对于膝以下截肢，这足以支持治愈。一般来说，在截肢断面以上可立即触及搏动的大动脉(如膝以上可触及股动脉搏动，膝以下可触及腘动脉)，这些均表明：截肢的一期愈合的可能性很大，而在缺乏动脉的位置一期愈合的可能性则大大降低。

B. 血压测量

部分的血压值是不可靠的，当胫侧血管出现钙化或者不能被袖带压缩时使用多普勒测量踝关节的血压值对于评价患侧的治愈效果也是不可靠的，至少在20%~25% 的糖尿病患者中有相关报道。

C. 氧分压测量

经皮肤氧分压测量(使用改良的 Clark 型氧电极)是另一个表明治愈的导向。经皮肤氧分压测量值为零表明治愈的可能性很高，而氧分压在 40mmHg 以上则表明良好治愈的可能性。中间值与治愈程度则无紧密

的联系。经皮肤测量氧分压没有任何副作用并且被广泛应用但当存在水肿时，测量值则可能不准确。

D. 下肢截肢水平

下肢截肢常见于以下水平：脚趾(脚趾截肢，可能被延伸至跖骨切除术，亦被称作放射状截肢)，经跖骨截肢术，膝以下及膝以上截肢。其他水平的截肢术(Syme 截肢术、Chopart 截肢术、膝关节离断术及髋关节离断术)很少进行，治疗条件通常不同于血管性疾病。

1. 脚趾及放射性截肢术　脚趾截肢术是最常见的截肢术(图 34-7)。超过三分之二的糖尿病截肢都涉及脚趾及前脚的截肢。指导原则是中趾骨或跖骨的切除术必须确保所有关节面软骨均被切除，因为这段没有血供。适应证包括：坏疽、感染、神经性溃疡、冻疮以及局限于中间、远端趾骨的骨髓炎。良好的血液流动是必要的。足趾截肢术的禁忌证包括：病变与正常组织间界限模糊、跖骨水平的感染、皮肤苍白隆起或发红表明前脚的局部缺血。

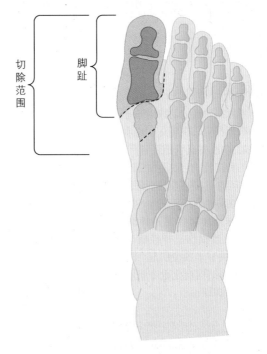

▲图 34-7　足趾及肢芽切除术

对于干燥、未感染的一个或者多个脚趾的坏疽，自我切除是可能发生的。在这个过程中，首先发生焦痂下的上皮化，接着是脚趾的自发分离，在最远端留下一个洁净的残肢。尽管对于许多患者(尤其是冻伤患者)，自我切除有时可能需要几个月才能完成。

放射状、楔形切除术包括去除脚趾头和跖骨；两个相邻的脚趾截肢也偶尔可能用这种方法。就脚趾截肢来说，存在适度的美容残缺，修复术是并不需要的。大

踇趾的放射状截肢术常导致负重不稳定,由于第一跖骨头的丧失也会导致一定程度的行走困难。

高位截肢的并发症包括:感染、余留骨的骨髓炎、切口的不愈合。多达三分之一的糖尿病患者被报道发生过此类并发症。

2. 经跖骨截肢术　经跖骨截肢术保留了正常的承重轴。主要适应证为多个脚趾或大踇趾的坏疽,伴或不伴软组织感染或骨髓炎。由于切口造成了一个较大的脚底游离皮瓣,所以良好的血供是必要的。没有背侧皮瓣。在脚底面,切口从内侧延续至外侧以接近于跖趾的边缘皱褶。跖骨切除内侧及外侧轴要比中间部分的较短以保持脚部正常的结构并协助术后的修复矫治。向下牵拉肌腱,横断层面尽量高。

经跖骨截肢术极好地保障了下肢的功能,步行不需要消耗额外的能量,步态也通常很平稳,假体安装并不是必须的,但为了获得最优步态,还应对鞋加以矫正。

3. 腿部截肢　几乎对于任何有可能康复的患者,膝以下截肢的尝试都是值得的。这或许可以解释为什么有三分之一膝下截肢患者有再截肢的要求。

a. 膝以下截肢:最常见膝以下截肢术是 Burgess法,即利用长的后部的皮瓣(图 34-8)。因为腓肠肌动脉(供应于腓肠肌及比目鱼肌)在腘动脉以上,并且极少发生病变,故而后部皮瓣的血供通常要优于前部的皮瓣接矢状的皮瓣。石膏及术后假体及时的应用被证实是有利的。坚硬的铸型绷带的应用有以下3点潜在优势:①控制了术后水肿的发生,减少疼痛;②保护残肢不受到创伤,尤其是在患者尝试运动摔倒时;③在临时假体的辅助下使患者更快的开始行走。

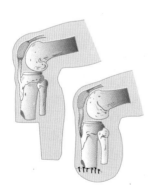

▲图 34-8　膝以下截肢

b. 膝以上截肢:绝对适应证主要包括在膝关节挛缩(见于长期劳累的患者,由于存在长时间的疼痛而始终保持屈膝姿势)以及腓肠肌或膝以下皮瓣的坏死。膝以下截肢术频繁的愈合失败使围术期发病率及总死亡率越高(再次操作的风险越大),对于不能步行的患者,关于膝以上截肢主要支持的论点是适度的功能保障得益于膝关节的保留。

膝以上截肢术可在任何平面进行,包括膝关节切断术,虽然尽可能地保留更长杠杆臂是有益的。膝关节切断术在技术上比高平面的大腿截肢术要求更为严格,其技术方法也是明确的,可能涉及前部及后部的短皮瓣、矢状皮瓣或圆形切口的应用。为了避免伤口闭合及随后大腿肌肉的萎缩时产生的过高的张力,骨质比皮肤及软组织会被更加分离开来。然后给予简单的包扎即可。

截肢患者的特殊问题

▶ 血栓栓塞

被截肢患者存在巨大的深静脉血栓形成(15%)及发生肺栓塞(2%)的风险。原因有:①在基础疾病的治疗期间,通常经过长期制动后才进行截肢;②手术包括大静脉的结扎,从而导致血流停滞,致使血栓形成。若合适的假体应用不及时,则会延长术后制动的时间,更增加了血栓形成的风险。

▶ 截肢后的康复训练

截肢后康复训练的目标因人而异。年轻的患者大多希望能够行走并且能重新工作。年龄较大的且存在显著合并症的患者则需继续使用轮椅,他们康复训练则主要集中于如何在生活及工作中独立使用轮椅。更重要的是,我们知道对于年龄较大的患者,截肢通常意味着接近生命的结束。对于这一人群,在有限的生命期里减轻痛苦并提供适当的功能也许是最合适的结果。

残余肢体的长度与恢复行走具有很大的关系。心肺疾病和身体虚弱让行走对于一些人成为极大地困难;这强调了尽可能的采取膝下截肢术的重要性,以便于行走只需要最少的能量。

▶ 疼痛和屈曲性挛缩

膝关节和髋关节的屈曲性挛缩在疼痛的患肢发展迅速,是由于采取了屈曲姿势的自然趋势。避免挛缩的措施是在手术前被指明的,并且应用硬的包扎减少了术后合并症的发生率。

▶ 幻痛

持久的感知觉在残肢是很常见的。不幸的是假性肢痛也是很常见的。治疗困难;应用三环类抗抑郁药、经皮电刺激神经法、和降钙素被报道可以改善症状。截肢术前持续长时间的局部缺血,假性肢痛的发病率和严重程度会增加,术后康复迅速则会减少。

▶ 残肢的局部缺血

进展的血管性疾病致局部缺血发生于 8% 的膝上截肢术患者和 1% 的膝下截肢术患者。手术总是要求改善动脉血流,当患肢坏疽进行性发展时,这种情况的死亡率很高。

Adunsky A et al: Non-traumatic lower limb older amputees: a database survey from a geriatric center. Disabil Rehabil 2001; 20:80.

Fletcher DD et al: Rehabilitation of the geriatric vascular amputee patient: a population-based study. Arch Phys Med Rehabil 2001;82:776.

Huang ME, Levy CE, Webster JB: Acquired limb deficiencies. 3. Prosthetic components, prescriptions, and indications. Arch Phys Med Rehabil 2001;82:S17.

Kent R, Fyfe N: Effectiveness of rehabilitation following amputation. Clin Rehabil 1999;13(Suppl I):43.

Levy CE et al: Acquired limb deficiencies. 4. Troubleshooting. Arch Phys Med Rehabil 2001;82:S25.

Manord JD et al: Management of severe proximal vascular and neural injury of the upper extremity. J Vasc Surg 1998;27:43.

Mayfield JA et al: Trends in lower limb amputations in the Veterans Health Administration, 1989–1998. J Rehabil Res Dev 2000;37:22.

Nehler MR et al: Intermediate term outcome of primary digit amputations in diabetic patients with forefoot sepsis and adequate circulatory status. J Vasc Surg 1999;30:509.

Sewell P et al: Developments in the trans-tibial prosthetic socket fitting process: a review of past and present research. Prosthet Orthot Int 2000;24:97.

Trautner C et al: Incidence of lower limb amputations and diabetes. Diabetes Care 1996;19:1006.

脑血管疾病

诊断要点

▶ 突发的单侧大脑皮层感觉和运动功能障碍

▶ 突发视力丧失(一过性的单眼黑矇),失语,构音障碍

▶ 颈部动脉杂音

▶ 二维超声可证实颈部动脉狭窄

▶ 概述

同其他部位的血管床不一样,颅外颈动脉疾病症状多数由栓子堵塞引起,而非血流灌注不足。欧洲和北美大约1/4的中风患者系动脉栓子堵塞脑血管引起,其中80%的栓子来自外科学上易进入颈部动脉的粥样硬化病变。最常损伤的部位在颈动脉分叉处。经颅多普勒检查在约20%颈动脉分叉处中度狭窄(狭窄度>50%)的患者中发现了栓子,而在狭窄程度更严重的患者中此比率更高。脑梗塞的发病率和频率在近期出现临床症状的患者中有所增高。这表明由栓子脱落引起的短暂性脑缺血发作和中风不是单一栓子脱落引起的而是大量小栓子暂时或永久性阻塞大脑皮层血供导致的。

短暂性脑缺血发作(TIA)与微栓子有关,神经系统症状包括:一侧肢体运动和感觉功能障碍,失语症,构音障碍等。其发作迅速,大多数TIA持续时间很短(几分钟)。TIA 一般在 24 小时内完全恢复,如果症状持续存在,即为中风或脑卒中。栓子栓到颈内动脉的第一支 - 眼动脉将出现单眼一过性黑矇或永久性失明。动脉粥样硬化栓子在视网膜上看到的是附着在动脉分叉处的一个透亮的斑点(Hollenhorst 斑)。

颈内动脉粥样硬化损害多发生于颈内动脉开口膨大部,即颈内外动脉开口分叉处(图 34-9)。这个膨大部远端恰好为颈总动脉主干分叉点,形成了一个低切应力壁,层流区,不能形成直流。可能是这种低流速状态导致动脉粥样化的颗粒与管壁相互作用,黏附于此。同时也可能是斑块集中在动脉分叉处的原因所在。

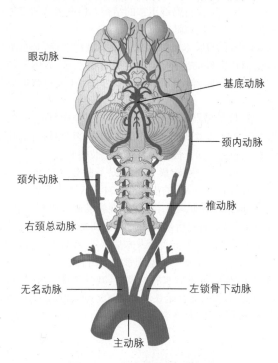

▲ 图 34-9　大脑血液循环解剖图

如果一种手术可以将这些聚集的粥样斑块清除,这将是减少中风发生的突破性的进展。如果不进行治疗,26% 的短暂性脑缺血(TIAs),和大于 70% 的颈动脉狭窄者最终将由于持续的栓塞形成而发展为永久性的神经损害。首发症状出现一时性黑矇的患者发生脑血管意外的风险较低。

▶ 临床表现

A. 症状

脑血管疾病的患者根据目前已知的症状可分为五类。

1. 无症状　脑血管疾病唯一的阳性体征是颈部可闻及血管杂音。严重颈动脉狭窄可致血流急剧减少,杂音消失。超声筛查可鉴定这类患者。

2. 短暂性神经功能缺损　由大脑前和大脑中动

脉供血区出现的突发神经功能障碍需检查颈动脉。症状同大脑缺血区、栓子大小、受累区域血管脉络有关。低灌注较少引起短暂性神经症状和视力障碍。在有症状的患者中，短暂脑缺血发作后出现中风的危险与颈内动脉的狭窄程度有关。

3. 急性不稳定性神经功能缺损 本类患者短暂性脑缺血发作表现为多重复杂性，发作呈进展性，神经功能缺损呈消长变化，伴有严重的狭窄。这类患者必须紧急治疗，因为单是抗凝作用也会使这种神经功能缺损在数小时内形成永久性缺失。

4. 脑卒中（CVA） 研究表明中风患者行介入治疗可完全恢复或者一定程度上改善神经缺损症状，因为超过一半的中风患者会再次发生中风，造成远端神经功能障碍。进行介入治疗的时限尚有争议。如果梗死面积大、狭窄严重，在治愈期首要的是血管再通，以阻止由于系统压力出血进入坏死再生区域。伴有神经缺损的中风患者在手术期间的风险高于短暂性脑缺血发作后的患者。

5. 椎基底动脉疾病 在大脑后循环，栓子较少见，血流灌注不足是其显著病理学特征。椎基底动脉血流灌注减少可导致猝倒症，手足笨拙，多种感觉异常。

这种临床症状通常是双侧的。眩晕，复视，或者共济失调单独发生在椎基底动脉疾病是很罕见的，但当上述症状联合出现则诊断的可靠性更大。椎动脉疾患仅引起眩晕者少见。

B. 体征

颈动脉与锁骨下动脉的听诊通常对大血管狭窄的诊断有帮助，可通过血流动力学改变来描述病变的部位。然而杂音非中风的特异性体征，它与全部发生脑血管疾病的因素有关。

C. 成像

1. 多普勒超声 多普勒超声是诊断颅外颈动脉疾病最有效方法。当狭窄侵犯血管腔，血流速度将会增加，以维持远端血供。多普勒超声通过精密的血流速度分析从而判断狭窄程度。超声可以显示噬菌斑现象，但是重复性不如狭窄。

2. CTA 和 MRA CTA 和 MRA 经常用来进一步确认 B 超所见，并且制定介入程序（图 34-10）。这两种血管造影可评估颈动脉叉血管狭窄的程度，计算机配置有主动脉弓的信息，并能同升主动脉及大脑动脉的疾病相鉴别。这些研究也可描述大脑的缺血性损害。弥散加权 MRI 对于梗死区域和损伤区域的限定具有特异性和高度敏感性。

3. 动脉造影术（arteriography） 脑血管造影有时候也用于有症状和无症状的脑血管疾病患者。对非侵袭性检查不能确诊的病例或可以行颈动脉血管成形术和支架植入术的病例行动脉造影术是十分有用的。动脉血管造影术诊断大脑疾病是有创检查，对于中风患者这种检查风险发生率虽低（0.5%～1.0%），但一旦发生即是致命性的。

▶ **治疗**

TIA 后即发生中风的风险是很大的，恢复到原始状态大约需 6 个月。对有症状的颈动脉狭窄的患者进行早期干预是必要的。用阿司匹林或者氯吡格雷进行抗血小板聚集治疗，对于脑血管疾病患者是尤为重要的，尽管氯吡格雷用于准备行颈动脉内膜切除术的患者有增加出血的危险性。降低心血管病的危险系数

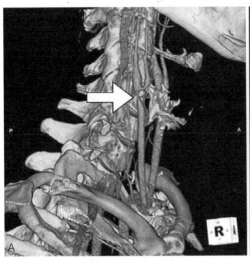
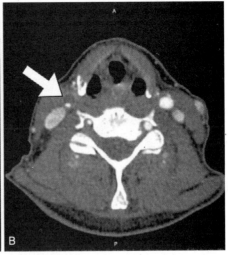

▲**图 34-10　颈动脉杈闭塞性疾病**
A. 3-D CT 颈动脉杈狭窄示范血管造影片。B. 轴向 CT 成像损伤示范片

对于减少中风发病率是十分重要的。

在完全性脑卒中之后,当计划行介入治疗时,必须谨慎锻炼。

A. 颈动脉内膜剥离术

颈动脉内膜剥离术,手术第一步是去除颈动脉叉处的粥样硬化病变(图 34-11)。2 年内,北美症状性颈动脉内膜切除试验证实颈动脉狭窄大于等于 70% 的志愿者(既未发生 TIA 也无中风)通过颈动脉内膜切除术,可以将同侧中风的发生率从 26% 降到 9%。实验结果还支持对颈动脉中度狭窄(50%~69%)的患者进行手术治疗,但是没有引起关注。5 年同侧中风发生危险率在外科手术治疗者中为 15.7%(n=1108),在药物治疗者中为 22.2%(n=1118;P=0.045)。而狭窄≤50% 的患者手术效果不明显。大量临床试验证实手术对无症状的颈动脉狭窄者同样有益。通过对有颈动脉狭窄者进行 5 年的随访,北美的无症状颈动脉粥样硬化研究、欧洲的无症状者颈部外科手术试验都表明同药物治疗(包括抗血小板药物治疗)相比颈动脉内膜剥离术可将中风的发生率减半(从 12% 减到 6%)。大量欧洲人群的研究证实动脉内膜切除术对于女性颈动脉狭窄者有益。当颈内动脉完全堵塞时不能行颈动脉内膜剥离术,因为切除术不能将血栓完全切除,残留的凝块将导致栓塞。

B. 颈动脉血管成形术和支架植入术(CAS)

最早的关于血管成形和支架术(CAS;图 34-12)的发病率和死亡率同颈动脉内膜剥离术相似。由于支架术高血栓形成率,大脑保护机制,滤器在颈内动脉的安放位置,都需要配置一个可以冲洗动脉粥样硬化的碎片的装置。支架术后,建议服用氯吡格雷 6 周预防支架引起的晚期血栓形成。CAS 已经成为血管弓行开口处、术后再狭窄等闭塞性损伤的首选治疗。CAS 也用于那些由于射线或远端损害导致颈部解剖结构变化,不能经颈部切口行动脉内膜切除术者。大量随机试验(CREST)对 CAS 的疗效和颈动脉内膜剥除术进行比较,将从目前判断可行动脉内膜切除术者中挑选受试者行 CAS 术。

C. 治疗效果

脑血管介入最主要的并发症是中风,发生率为 2%~7%,与手术适应证和脑血管解剖结构相关。有症状的动脉狭窄或对侧动脉闭塞是发生中风的高危因素。无症状狭窄者发生中风的危险性较低。颅外脑血管介入术的死亡率不到 1%。动脉内膜切除术后的病例发生短暂颅神经损伤的概率大约 10%,将引起舌瘫、声嘶、口角歪斜、耳垂麻木、吞咽困难。不到 2% 的人发生永久性周围神经功能障碍,虽然这个数字由于复发性疾病多次手术而有所增加,脑血管疾病仍然是支架置入术最优势的适应证。颈动脉内膜剥离术和动脉支架术后再狭窄或闭塞均很少见 5 年内发生率为(5%~10%)。对于动脉内膜切开术,用一个可修复的小碎片闭合可减少动脉切开术后再狭窄。

▶ 锁骨下动脉盗血综合征

锁骨下动脉盗血综合征的特点是锁骨下动脉近端

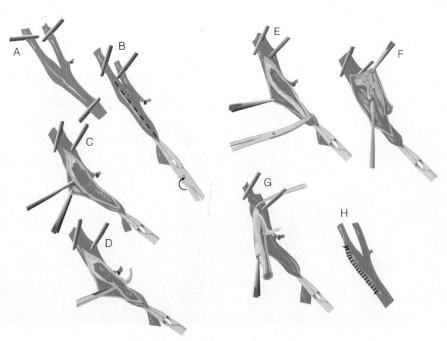

▲图 34-11　颈动脉剥除术的方法图

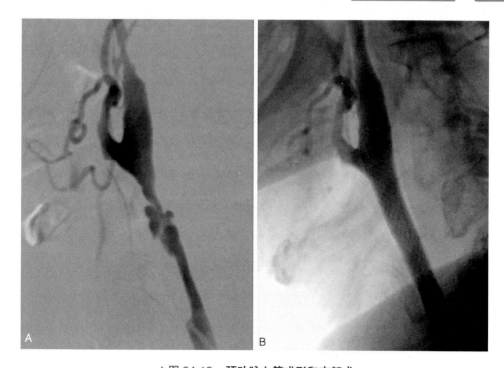

▲图 34-12　颈动脉血管成形和支架术
A. 颈总和颈内动脉广泛闭塞性疾病的动脉造影示范片。B. 血管成形术和支架术后的动脉造影片

闭塞或狭窄所导致的椎动脉血液逆流(例如:椎动脉作为侧枝血管供应上肢)。这种解剖上的改变常被动脉造影证实,而临床症状少见。相应上肢劳累后疲乏的症状比神经症状更常见。其处理包括颈总动脉与锁骨下动脉远端旁路移植,或用移植物跨过病变连接锁骨下动脉和颈总动脉。

▶ 并发冠脉和脑血管疾病

当患者同时存在严重的冠脉和颈动脉粥样硬化时要求治疗,对于首先应解决哪个损伤尚有争议。大多数由心脏引起的中风栓子多来自主动脉弓,而不是来自低流速的颈动脉狭窄处。我们的处理原则是对颈动脉狭窄伴有症状和冠心病症状同时存在或危及双侧的无症状狭窄或重度单侧狭窄者行联合手术。我们引进一个操作是颈动脉狭窄支架置入术,在冠状动脉旁路移植术的前一天实行。发现这样做的结果是令人非常满意的。

▶ 其他脑血管症状的原因

除动脉粥样硬化外,颅外动脉的原发病较少见。

A. Takayasu(巨细胞性)动脉炎

Takayasu 动脉炎是一种主要累及主动脉弓的闭塞性血管病变,女性多见。肾旁腹主动脉,肺动脉亦可累及。大剂量的皮质激素和环磷酰胺可以阻止甚至逆转病程。非特异性动脉炎在活动期应避免手术治疗,而在静止期行手术治疗有可能成功。

B. 主动脉夹层动脉瘤

主动脉夹层动脉瘤可延伸至主动脉分叉处,产生梗阻和脑部症状。见第 20 章第一部分。

C. 颈内动脉分层

颈动脉分层发生于爱锻炼的青壮年。颈动脉内分层局限于颅外动脉段,常因颈内动脉官腔狭窄或闭塞发生急症。主要病变是颈动脉球远端内膜的撕裂。它可由各种颈部创伤,或严重的高血压引起。

脑部症状由同侧大脑半球缺血引起。急性颈部疼痛伴邻近下颌角的颈部触痛亦是常见症状。

动脉造影显示狭窄位于或超过颈动脉球远端。超过该处的血管腔可闭塞,或仅留一条几乎看不见的狭缝,像是正常管径之外如骨孔的缝。

受损血管腔内易形成血栓,选用抗凝剂治疗此病。大多数患者血管壁内血块将被吸收,恢复为正常管腔。介入治疗用于 TIA 反复发作者。支架术可用来使颈动脉恢复正常外形。如果支架术没有成功,症状持续存在,颈动脉反流压超过 65mmHg 可采取近端结扎,这种情况也可采用颅-内外旁路。

D. 肌纤维发育不良

肌纤维发育不良是一种原因不明的非动脉粥样硬化性血管疾病,作用于特殊动脉,主要见于年轻女性。当颈动脉被累及时,出现脑血管病症状。它通常累及双侧颈内动脉颅外段的中 1/3 部分。各种病理变化已被描述,但最主要的病变是过度生长的血管中层呈节段性分布,导致不规则的动脉狭窄区。关于此病有若干种病变学说,被多数人接受的观点是:过度生长的血管中层呈节段性分布,导致不规则的动脉狭窄区。常见的结果是一连串环状狭窄,放射检查显示颈内动脉的"串珠状"征象。约三分之一的患者由于肾动脉被而患有肾性高血压。

肌纤维发育不良的患病率和好发人群尚不明确。一旦病情发展,短暂性神经系统症状是最常见的表现。而超过 20% 的患者会紧接着出现中风症状。由于此病的高神经残疾发生率,一旦患者出现症状就应用远端保护下的血管成形术逆转神经损伤。术中应用逐级扩张或球囊扩张的效果较好。

Baker WH et al: Effect of contralateral occlusion on long-term efficacy of endarterectomy in the asymptomatic carotid atherosclerosis study (ACAS). ACAS Investigators. Stroke 2000;31:2330.

Barnett HJJM et al: Benefit of carotid endarterectomy in patients with symptomatic moderate or severe stenosis. N Engl J Med 1998;339:1415.

Beneficial effect of carotid endarterectomy in symptomatic patients with high-grade stenosis. North American Symptomatic Carotid Endarterectomy Trial Collaborators. N Engl J Med 1991;325:445.

Darling RC 3rd et al: Analysis of the effect of asymptomatic carotid atherosclerosis study on the outcome and volume of carotid endarterectomy. Cardiovasc Surg 2000;8:436.

Endarterectomy for asymptomatic carotid artery stenosis. Executive Committee for the Asymptomatic Carotid Atherosclerosis Study (ACAS). JAMA 1995;273:1421.

Ferguson GG et al: The North American Symptomatic Carotid Endarterectomy Trial: surgical results in 1415 patients. Stroke 1999;30:1751.

Halliday A et al: Prevention of disabling and fatal strokes by successful carotid endarterectomy in patients without recent neurological symptoms: randomized controlled trial. Lancet 2004;363:1491.

Hobson RW: Carotid angioplasty-stent: clinical experience and role for clinical trials. J Vasc Surg 2001;33:5117.

Kresowik TF et al: Improving the outcomes of carotid endarterectomy: results of a statewide quality improvement project. J Vasc Surg 2000;31:918.

Moore WS et al: Indications, surgical technique, and results for repair of extracranial occlusive lesions. In: *Vascular Surgery*, 5th ed. Rutherford RB (editor). Saunders, 2000.

A randomised, blinded, trial of clopidogrel versus aspirin in patients at risk of ischemic events (CAPRIE). CAPRIE Steering Committee. Lancet 1996;348:1329.

Rothwell PM et al: Interrelation between plaque surface morphology and degree of stenosis on carotid angiograms and the risk of ischemic stroke in patients with symptomatic carotid stenosis. On behalf of the European Carotid Surgery Trialists' Collaborative Group. Stroke 2000;342:1693.

Rothwell PM et al: Prediction and prevention of stroke in patients with carotid stenosis. Eur J Vasc Endovasc Surg 2008;35:255.

Roubin GS et al: Immediate and late clinical outcomes of carotid artery stenting in patients with symptomatic and asymptomatic carotid artery stenosis: a 5-year prospective analysis. Circulation 2001;103:532.

Schievink WI: Spontaneous dissection of the carotid and vertebral arteries. N Engl J Med 2001;344:898.

Theiss W et al: Predictors of death and stroke after CAS. Stroke 2008;39:2325.

Yadav JS et al: Stenting and angioplasty with protection in patients at high risk for endarterectomy investigators. Protected carotid-artery stenting versus endarterectomy in high-risk patients. N Engl J Med 2004;351:1493.

肾血管性高血压

诊断要点

▶ 严重的高血压
▶ 肾功能减退
▶ 使用 ACEI 效果不佳
▶ 胁部的血管杂音

▶ **概述**

美国有 2300 万人患高血压,肾脏血管因素性占其中的 2%~7%。主动脉和肾动脉的粥样硬化(2/3 的案例)和纤维肌性发育不良是两个造成肾血管性高血压的主要原因。肾性高血压的较罕见病因是肾动脉栓塞、肾动脉瘤、肾动脉分层、肾动脉发育不良和肾上主动脉狭窄。

动脉粥样硬化的特征是形成肾动脉出口处的狭窄。这时通常病变常起自主动脉并延至肾动脉。较少情况下,粥样硬化只发生于肾动脉本身。45 岁以上的男性肾动脉狭窄更为常见,95% 的病例是双侧性。

纤维肌性发育不良常常累及肾动脉主干的中段和远段 1/3,并可延伸至分支(图 35-20)。中层纤维增生是最常见的类型,占病变的 85%,50% 病例为双侧。动脉狭窄是由突入腔内的增生缩窄环引起,肾动脉瘤可同时存在。纤维肌性发育不良主要见于女性,并且多在 45 岁前发病。10% 的儿童高血压源于该病。进行性肾动脉发育不良、主动脉缩窄和大动脉炎是其他引起儿童血管源性高血压的原因。

肾动脉狭窄性高血压是对肾脏低灌流的反应。肾小球旁细胞分泌肾素,作用于循环中的血管紧张素原,使其转化成血管紧张素I,后者可通过血管紧张素转化酶(ACE)的作用,迅速地转化为血管紧张素Ⅱ。这种辛肽化合物使小动脉收缩,引起醛固酮分泌增加,导致钠潴溜。由于醛固酮量的增加,这种高血压是容量依赖性的。随着时间的增加,病变同时累及到另一侧未受累的肾脏,且这种高血压对血管紧张素转换酶抑制剂(ACEI)不敏感。通过控制钠的摄入及减少体内容量(利尿剂),这种高血压可能会再一次对血管紧张素转换酶抑制剂(ACEI)敏感。如果双侧的肾动脉都有狭窄,或是这种肾动脉的病变发生于孤立肾,当使用血管紧张素转换酶抑制剂(ACEI)后可能会出现肾功能不全,原因是 ACEI 使血管紧张素Ⅱ减少,从而其对出球小动脉的收缩减少,引起肾小球灌注的不足。

▶ **临床表现**

A. 症状和体征

大多数患者无症状,但一些患者有易怒,头痛和抑郁。舒张压持续升高通常是唯一的异常发现。在上腹部的一侧或两侧可闻及血管杂音。当粥样硬化是肾动脉病变的病因时，还会出现一些动脉粥样硬化体征。

其他发现肾血管性高血压的线索有缺乏高血压家族史、高血压发生早（多见于儿童期或成年早期）、高血压进展快、对高血压药物治疗抵抗和肾功能的迅速恶化等。如果患者初始的舒张压高于 115mmHg，或是用 ACE 抑制剂治疗后肾功恶化，则应高度怀疑是肾血管性高血压。

B. 诊断性检查

在过去，有一些检查可用于诊断肾血管性高血压，分开尿排泄分析法、选择性肾静脉抽血检查肾素法、卡托普利肾闪烁法现在已经几乎不用了。

非侵袭性的或者是最低限度的侵袭性肾动脉成像是有双面效果的，当患者有血压的急剧下降，用 ACEI 后肾功能下降，难控制的高血压，或是不能预期的肾功能恶化。

C. 影像学检查

在有经验的人员操作下，使用二维超声诊断肾动脉狭窄与血管造影术的吻合率达 90%。肾动脉狭窄特征性的在收缩期峰值变化在 180~200cm/s，但是这种峰速变换与能提供主动脉开口处肾动脉病变高分辨图像的

3.5CTA 和 MRA 的比率用在肾功能不全的患者身上时要慎重，当需要使用 CTA 做对照时，是有肾毒性的，当肾脏的清除率下降时，能造成肾源性的全身纤维变性。

肾动脉造影是显示梗阻性病变最准确的方法。因为动脉粥样硬化多累及肾动脉起始端，故除选择性肾动脉插管，还应行中段主动脉造影。肾动脉狭窄周围侧支血管的出现，提示在血流动力学上肾动脉的重要病变。

应该应用非离子性的造影剂，且患者在前一夜应该接受水合作用。在血管造影时给予 N- 乙酰半胱氨酸及程序性输注碳酸氢钠能减少急性肾小管坏死，这些应该常规应用。

▷ 治疗

A. 药物治疗

有肾血管性高血压的患者由于可变的不同危险因素从而需要一个渐进性的治疗。如果高血压对于药物治疗反应较好，并且肾功能比较稳定，就不需要介入性治疗狭窄了。

B. 经皮腔内血管成形术和支架置入术

经皮腔内血管成形术和支架置入术对于大多数患者（图 34-13）来说应该优先考虑。虽然说对于某些患者

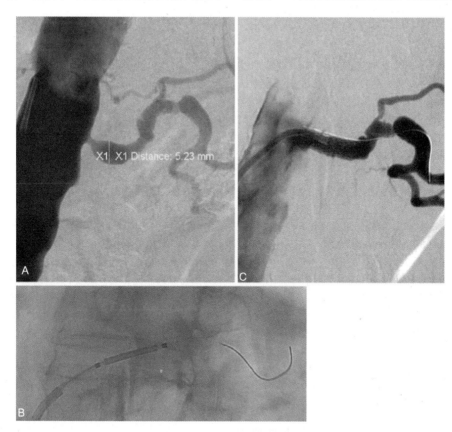

▲图 34-13　肾动脉闭塞性疾病

A. 主动脉造影显示左肾动脉开口处的损害。B. 肾脏动脉的支架导管通过导丝送达病损部位。C. 动脉造影显示在气囊血管成形术及支架植入后肾动脉血流量很大程度的增多

来说有明显的益处,但是对于全部肾动脉狭窄的经皮介入手术被混合了,且大型的随机临床实验尚在进行中,以便能更好地说明在这种疾病中它的确切作用。患有纤维肌性发育异常的患者只对血管成形术有效果。

C. 外科治疗

对于非常年轻的患者来说,手术治疗仍是最主要考虑的治疗方式。是因为考虑到血管成形术及支架置入术的长久耐用性。在血管成形术及支架置入术失败后仍可考虑用外科手术法,通过程序性的主动脉上肾脏血管重建来治疗肾动脉及其分支的病变。同任何手术一样,肾脏动脉重建的适应证受到病变的范围、患者的预期生存值及相关的预期手术死亡率的影响。当病变的范围局限于单侧时,若病变侧肾动脉修复非常困难或是有极大地手术风险时,可以考虑单侧的肾脏切除术。

可以选择用动脉内膜切除术,通过在邻近的主动脉上做切口,这种手术方式比较容易完成,或者可以选择应用人工建立的或是自体存在的通路完成。"非解剖性"的旁路可以在肝肾旁路或是脾肾旁路中二选一。需要注意的是,腹主动脉及脾动脉可能也同时存在有阻塞性病变,需要在手术前通过动脉造影的方式来了解这些血管的情况。

对于远端分支的动脉瘤或是比较广泛的纤维肌性发育不良来说,一些体外的技术得到了发展。这个技术要求把肾脏从腹腔内取出(在体外进行动脉重建),进行持续性肾脏血管树的冷灌注,以及动脉重建的微血管技术。然后肾脏可以被重新放置在原来位置的附近,或是放在同侧髂窝内。

▶ 预后

对超过90%的纤维肌性发育不良的患者来说,在降低血压的状况下进行肾脏动脉血管重建的操作过程是非常成功的。对60%的动脉粥样硬化导致的狭窄患者来说,手术可以明显改善或是治愈高血压。血管成形术及支架置入术的效果没有这么理想,可能是由于在血管成形的过程中粥样硬化的栓子进去到了肾脏。

介入性的挽救肾脏功能的效果要比治疗高血压的效果好。在肾脏血管重建的操作过程中儿童的死亡率几乎接近于零,但对于成人弥漫性的动脉粥样硬化来说,死亡率升高至2%~8%。支架植入术也能很好的被耐受。

Airoldi S et al: Angioplasty of atherosclerotic and fibromuscular renal artery stenosis time course and predicting factors of the effects on renal function. Am J Hypertens 2000;13:1210.

Cherr GS et al: Surgical management of atherosclerotic renovascular disease. J Vasc Surg 2002;35:236.

Chobanian AV et al: The seventh report of the Joint National Committee on Prevention, Detection, Evaluation, and Treatment of High Blood Pressure (JNC 7 report). JAMA 2003;289:2560.

Clair DG et al: Safety and efficacy of transaortic renal endarterectomy as an adjunct to aortic surgery. J Vasc Surg 1995;21:926.

Hansen KJ et al: Prevalence of renovascular disease in the elderly a population-based study. J Vasc Surg 2002;36:443.

Hollenberg NK: Medical therapy of renovascular hypertension efficacy and safety of captopril in 269 patients. Cardiovasc Rev Rep 1983;4:852.

Piercy KT et al: Renovascular disease in children and adolescents. J Vasc Surg 2005;41:973.

Plouin PF: Stable patients with atherosclerotic renal artery stenosis should be treated first with medical management. Am J Kidney Dis 2003;42:851.

Scolari F et al: Cholesterol crystal embolism a recognizable cause of renal disease. Am J Kidney Dis 2000;36:1089.

Sos TA et al: Percutaneous transluminal renal angioplasty in renovascular hypertension due to atheroma or fibromuscular dysplasia. N Engl J Med 1983;309:274.

肠系膜缺血综合征

 诊断要点

慢性肠系膜缺血:
- ▶ 餐后痛
- ▶ 厌食
- ▶ 体重减轻
- ▶ 上腹部的杂音

急性肠系膜缺血:
- ▶ 无物理特征性的腹部疼痛
- ▶ 代谢性酸中毒

▶ 概述

腹腔干、肠系膜上、下动脉是胃和小肠的主要供血动脉。肠系膜下动脉及髂内动脉供应远端结肠的血供(图34-14)。这些动脉之间,解剖上的并行和交通支众多,形成巨大的网络。由于侧支循环能迅速的建立,单独或多处阻塞常能被耐受(图34-15)。

动脉粥样硬化性疾病是引起内脏动脉阻塞性病变的主要原因。血管炎性病变(如红斑狼疮、大动脉炎性综合征)比较少见。当动脉粥样硬化是病因时,通常为主动脉上分支出口部位的环状增厚内膜,从而造成出口近端的狭窄。这时通常合并有主动脉及其分支的粥样硬化。

慢性肠系膜缺血

▶ 临床表现

主诉常为进食后腹痛,特征为腹部疼痛或是内脏疼痛。典型的疼痛于餐后15~30分钟出现,持续一个小时或更长。偶尔,疼痛剧烈,持续时间较长,需要阿片类止痛剂来缓解。疼痛位于腹上部,深在而固定,有

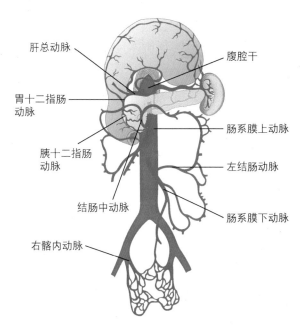

▲图 34-14　内脏动脉循环和交通支

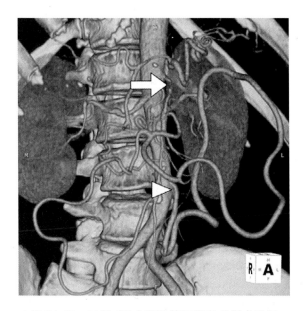

▲图 34-15　三维 CT 电子计算机断层成像术显示一个显著的肠系膜上动脉的狭窄（箭头处）且并行的肠系膜下动脉血管被动的扩张（三角箭头）

时亦放射至左上或右上腹部。患者常因厌食而体重减轻。虽然有中度的消化吸收障碍，但消化道吸收检查是无意义的。腹泻、呕吐常出现，在患者上腹部可闻及杂音。

前、后位特别是侧位动脉造影可同时显示动脉的狭窄和交通支血流情况。在动脉造影前，患者应充分水化，因为造影剂可致过高的血液凝固状态、渗透性

利尿导致的脱水、血管闭塞及肠梗阻。多普勒扫描、CTA、MRA 作为非介入性检查已广泛应用。

▶ 治疗

PTA（经皮腔内血管成形术）和支架置入已经成为被认可的治疗肠系膜缺血性疾病的一线治疗方案。对于病变局灶性、且非开口处的狭窄来说效果非常好。在用仪器治疗这些病变的时候可能会引起肠腔的梗阻，这个并发症虽然很少发生，但却可能是致命的。

肠系膜上动脉和腹腔动脉的血管外科治疗包括内膜切除术或移植物置换术。在内膜切除术时，切除腹腔动脉或肠系膜上动脉起始部和主动脉内膜的袖状物。手术通过左侧胸腹切口，进入腹膜后路到达主动脉。另外一个方法是用涤纶移植片通过胸主动脉下端顺行放置或是逆行的从髂动脉放置入腹腔动脉或肠系膜上动脉，该手术需在腹腔内进行。急性脉管炎由于是系膜缺血的潜在病因，故应避免手术治疗，可以用大剂量类固醇和免疫抑制剂治疗。

▶ 预后

肠系膜血管床的重新血流灌注通常能使症状缓解。由于血管内治疗方式耐用性的限制使密切的随访及再次出现症状时的再次介入治疗成为必须。

急性肠系膜缺血

急性肠系膜缺血是一种高度危险的病变。患者通常有非常剧烈的弥散性腹痛，但却没有物理的阳性体征如腹部的压痛或是腹部膨隆——除非肠穿孔能产生一个外科急腹症的症状。在这种剧烈腹痛之前可能有慢性肠系膜缺血的症状，或是当肠系膜上动脉突然被阻塞时这种症状能突然发生。诊断通常来说比较困难，且对它的认识通常是延迟的，从而导致了不可逆的肠缺血。

肠系膜急性缺血的死亡率仍然很高。需要进行大部分肠管切除的患者几乎很难存活，或者如果说存活下来，会发生难以治疗的短肠综合征。如果在发生肠梗阻前能够实行血管成形术那么预后就会显著的改善。这明显需要早期诊断，这也需要医生有高度的鉴别诊断的思维。

腹腔动脉压迫

腹腔动脉外部的压迫，或是称膈肌中脚压迫综合征，是一种罕见的能引起内脏缺血的原因。这种情况通常发生在年轻的成人，相比男性来说，女性更常见，并且通常有急剧的体重下降。显著的体征是在呼气时由于膈肌中脚的下降压迫动脉而造成的上腹部响亮的杂音。动脉被压迫出了痕迹所以在修复的同时需要将压紧的韧带松解。诊断通常很难明确，因为膈肌中脚压迫腹腔动脉有时很常见。外科手术必须在排除了其

他原因引起的餐后痛后才能被考虑。

大部分中度的膈肌中脚压迫的患者在手术后能有改善。但是有一些患者即使在适当的专业的手术治疗后仍不能改善。

Fisher DF Jr, Fry WJ: Collateral mesenteric circulation. Surg Gynecol Obstet 1987;164:487.

Foley MI et al: Revascularization of the superior mesenteric artery alone for treatment of intestinal ischemia. J Vasc Surg 2000;32:37.

Herbert GS, Steele SR: Acute and chronic mesenteric ischemia. Surg Clin North Am 2007;87:1115.

Jimenez JG et al: Durability of antegrade synthetic aortomesenteric bypass for chronic mesenteric ischemia. J Vasc Surg 2002;35:1078.

Johnston KW et al: Mesenteric arterial bypass grafts early and late results and suggested surgical approach for chronic and acute mesenteric ischemia. Surgery 1995;118:1.

Moneta GL et al: Duplex ultrasound criteria for diagnosis of splanchnic artery stenosis or occlusion, J Vasc Surg 1991;14:511.

Sarac TP et al: Endovascular treatment of stenotic and occluded visceral arteries for chronic mesenteric ischemia. J Vasc Surg 2008;47:485.

Schoenbaum SW et al: Superior mesenteric artery embolism treatment with intra-arterial urokinase. J Vasc Interv Radiol 1992;3:485.

动脉瘤

 诊断要点

腹主动脉动脉瘤：
► 搏动性的中腹部包块
► 严重的腹部疼痛，向下背部放射，伴有低血压
周围动脉动脉瘤：
► 腹股沟区或是腘窝搏动性的包块

► **概述**

动脉瘤的定义是一个动脉局限性的扩张超过正常管腔直径的 1.5 倍。管腔在膨胀的同时也变长。真性动脉瘤为最原始的动脉扩张，包括全层的血管（内膜、中层及外膜）。假性动脉瘤，以存在动脉壁的破裂为特征，并不包含所有的动脉壁层，并且更准确地说是一个并有纤维莱膜的不包含有动脉的搏动性血肿。由感染性原因引起的假性动脉瘤成为霉菌性动脉瘤。

由于导管穿入术而继发的股动脉假性血管瘤的数目是所有血管瘤里最多的。肾动脉下腹主动脉的真性血管瘤是最常见的真性血管瘤类型。接下来比较容易受累的动脉为髂总动脉，腘动脉，胸主动脉弓及下降部位（包括主动脉夹层），股总动脉、颈总动脉及外周的其他动脉。其他少见的引起真性动脉瘤的原因包括 Marfan 综合征、Ehlers-Danlos 综合征、白塞斯病及动脉中层囊性坏死。

腹主动脉瘤

腹主动脉瘤（AAA）在中年以上男性的发病率为 2%，且发病率可能还会升高。在经过选择的小组内，发病率更高——冠状动脉疾病患者中的 5% 和 50% 有股动脉或是腘动脉动脉瘤的患者有主动脉瘤。男性患者发病的可能约为女性患者的 4 倍。在美国主动脉瘤破裂占引起死亡因素的第 13 位，每年导致 15 000 人死亡。

目前有很多能引起 AAA 的原因被提出。结构的异常是一个原因：弹性薄层数量的下降，且实际上与胸主动脉相比远端腹主动脉缺少中层滋养血管，这能导致主动脉的退化。过度的蛋白酶活性或局部缺少蛋白酶抑制剂的聚集与动脉瘤的形成有关，在局部允许酶破坏主动脉的两个基本元件，即弹性蛋白和胶原蛋白。同时也有血流动力学的因素，由于管腔逐渐变得狭窄、动脉硬化和肾动脉下主动脉接受的周围血管发射性压力波，使其接受的搏动性压迫力增加。遗传因素能影响到结缔组织的代谢和构造，所以和 AAA 的发展有关。可以肯定的是，如有一个阳性主动脉动脉瘤的阳性家族史，第一级亲属发生动脉瘤的发病率为 20%。

从危险因素的方面说，吸烟是一个能影响主动脉动脉瘤发展的有力的因素，在吸烟和非吸烟人群中 AAA 的发病比为 8∶1。在 ADAM 退伍军人调查中，直径 4cm 或是更大的动脉瘤的发病率吸烟者比不吸烟高 78%。在 ADAM 研究中患 AAA 的患者中有 40% 有高血压但和动脉瘤的扩大无关。令人惊讶的是，糖尿病和动脉瘤的形成只有很小的相关性。

约 90% 的腹主动脉动脉瘤发生在肾动脉起始部位和主动脉分叉处，并且包含髂总动脉的可变因素。动脉瘤破裂出血是 AAA 最主要的并发症。不幸的是，不论动脉瘤的膨胀还是动脉瘤的破裂都是难以预计的。动脉壁的张力符合拉普拉斯定律。因此，破裂的风险和直径相关。然而建立与个人危险因素相关性似乎不太可能，总人群危险相关性已建立。因为在动脉瘤破裂前没有任何症状，在过去的 20 年由于主动脉瘤破裂出血而造成的死亡人数并没有明显改变。这就需要在年龄超过 65 岁的吸烟男性人群中立刻使用超声探测。

临床表现

A. 症状和体征

绝大多数尚未破裂的动脉瘤是没有症状的。罕见

的是,完整的动脉瘤压迫神经或是侵及椎体而引起后背疼痛。没有动脉瘤破裂的非常严重的疼痛通常为腹膜后有 2~4cm 周围炎症反应的动脉瘤特征。直径超过 5cm 的 AAA 通常在中腹部的脐上或是脐旁偏左可以触及搏动性的包块。对于肥胖的患者,物理查体并不是很可信。动脉瘤触诊时要能感到轻微的张力。张力非常大的话意味着"有症状的动脉瘤"或是在炎症动脉瘤时可见或是动脉瘤在最近的时间有过扩大。一个非炎症性的、有症状的动脉瘤需要急诊手术治疗。

B. 影像学研究

腹部普通的平片只能显示约 20% 的动脉壁外层有钙化的动脉瘤。

超声是能测量肾血管分支下主动脉血管瘤大小的最经济方法。重复性的超声检查对于监测较小的 AAA 和在血管内栓塞术后监测疗效来说是划算的。但是,超声检查并不能像 CT 或是 MR 那样能显示动脉瘤周围的结构。

有三维重建功能的 CT 扫描或是 MRI 都是能精确的测量动脉瘤直径的方法,虽然 ADAM 后续研究显示在这些检查中对于动脉瘤大小的测量上与实际的大小有一定的偏差(图 34-16)。一个重要的错误来源于当切面显像的主动脉瘤是倾斜的。

这种情况下显示的是一个椭圆形的 AAA,并且能使测量出来的主动脉直径错误的偏大。CT 平扫能提供关于主动脉的位置和大小的重要信息,同时还能显示对于 AAA 修复密切相关的其周围结构,如:马蹄形肾或是其他的肾脏异常,异常的血管,包括主动脉后肾静脉,环主动脉肾静脉,以及左侧重复性的肾静脉。如果患者能有一个多维的 CT 平扫的话,主动脉造影片,曾经对于计划实行手术治疗 AAA 必要的检查措施现在并不需要了。

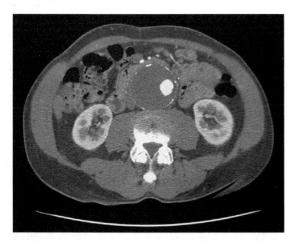

▲ **图 34-16　CT 显示典型位置的直径 5.5cm 的腹主动脉动脉瘤并且其非常接近于腹壁**

C. 自然病程

绝大多数没有经过治疗的动脉瘤会持续性增大直到最后发生破裂。AAA 每年的平均增长大小为 0.4cm。膨大的可能性与继续吸烟、初始的动脉瘤直径、阻塞性肺病的程度等相关。半年扩张超过 0.5cm 或是在 12 个月内扩张超过 1cm 被定义为迅速膨胀,并且预示着这个动脉瘤并不稳定,需要进行修复。

动脉瘤的直径是最好的预测破裂风险的指标。未经治疗的话,约 40% 的直径在 5.5~6cm 或是更大的血管瘤在五年内会破裂,未经治疗的患者的平均生存时间为 17 个月。与之不同的是,ADAM 研究显示每年约有 0.5% 直径在 4~4.5cm 的 AAA 发生破裂,上述的数据同英国类似的跟踪研究非常近似。因此,对于直径大于 5.5cm 的动脉瘤外科手术是推荐的,但是对于小的动脉瘤继续跟踪监测是安全的。不论动脉瘤的大小,如果动脉瘤出现了症状或是近期有了迅速的扩张,外科手术就是必须的。

D. 治疗

1. **血管内修复**　在 1991 年被引进,通过合成的移植物及人工血管支架的应用来完成(图 34-17)。血管内修复要求接近动脉瘤的主动脉有直径最少为 1.5cm 的圆柱状构型以便允许足够的加固并且髂总动脉有足够的直径和较少的弯曲以便从股动脉进入的装置能够顺利地进入。血管内修复 AAA 的装置包括系统的导丝、能够传递药物的管壁有侧孔的鞘。许多装置有其独特的设计特征。Zenith 内移植物的作者具有非常丰富的经验,能通过空的固定支架使移植物强力的固定,从而使移植物不会扩张到肾动脉之上。根据一系列对照患者的情况,实行了血管内修复的患者和实行了一般治疗的患者在术中出血更少,住院时间更短,且能减少手术几率。

术后过渡期或是长期的最不好的后果是持续的动脉瘤内灌流(内漏)。根据临床的重要性分成不同的类型。第 1 种类型的内漏是指动脉瘤无效的近端或是远端的封闭,从而使血液在压力的作用下流进动脉瘤的囊内,这需要进行立即的修复。第 2 种类型的内漏是指能造成永久性的通过小的主动脉分支流向动脉瘤的血流,通常是由肠系膜下动脉通向一个开放的腰动脉。相比较而言,这种情况下压力较小,除非动脉瘤继续扩张,否则可以不用治疗。第 3 种类型的内漏是指由于压力的作用通过血管内支架本身而发生的渗漏。如果动脉瘤持续的扩大的话,那么血管内支架就需要修复或是重新置换了。

在血管内主动脉动脉瘤修复术后也存在动脉瘤破裂的风险。虽然说破裂的发生率很低,但也需要患者进行长期的随访来保证血管内动脉瘤修复术的稳定性。同开放性手术治疗比较,血管内支架置入术价格

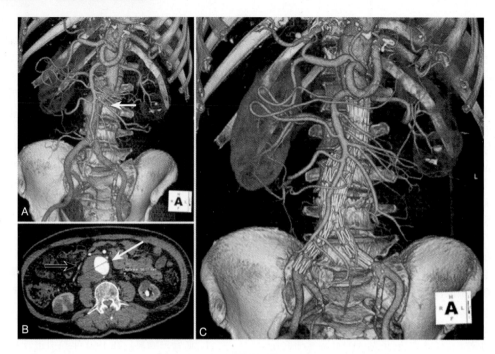

▲图 34-17

A. 腹主动脉动脉瘤三维 CT 血管重建。白色箭头所指的为 B 图所显示的主动脉血流腔的层面。B. 轴式 CT 面。白色箭头指的是血流腔,黑色的箭头显示的是动脉瘤内的血栓。要注意的是同普通的造影片一样,只有主动脉血流腔能在 CT 血管造影片上可见。主动脉的直径,包含有血栓的范围,被用来评价动脉瘤破裂的风险和决定是否需要介入治疗。C. 主动脉内支架植入术后的三维 CT 血管重建图

更加昂贵,虽然它治疗过程比较安全且住院时间较少。手术装置很昂贵(10 000~15 000 美元),并且需要后续的花费来进行长期的影响学研究以判别是否有移植物的移位或是发生内漏。

2. 开放式治疗　常规的开放式手术方式治疗 AAA 包括动脉瘤切除和人造血管原位移植术(图 34-18)。常选择管型的或是有分叉的 Dacron 或者 PTFE 移植物。在动脉瘤之上的主动脉上做吻合。远端的吻合根据动脉瘤扩张到髂动脉的范围而制定。通常的 AAA 修复是通过正中腹部切口经腹腔进路,但是经胁部的腹膜后入路能减少围术期的肺部和胃肠道的并发症。

选择性肾脏下主动脉切除术在术中有 2%~4% 的死亡率和 5%~10% 的发生并发症的几率,例如出血、肾衰、心肌梗死、移植物感染、截肢、肠缺血以及勃起功能障碍。由于损伤了一个脊髓前动脉的重要的分支,异常低位的 Adamkiewicz 动脉而造成的截瘫是一个非常罕见的并发症。在约 4% 的案例中能意外地发现恶性肿瘤,但是目前这种概率随着多维 CT 的应用而降低了。如果在动脉瘤切除术中遇到了胃肠道的恶性肿瘤,除非是有一个需要迫切处理的肠梗阻外,动脉瘤修复就应该被首先完成。

开放性动脉切除术的长期预后是非常好的:移植失败的发生率非常低,吻合口附近的假性动脉瘤发生的概率非常少见。这些患者的长期生存时间主要是由其冠状动脉病变范围决定的。

髂动脉血管瘤

髂动脉的血管瘤通常和 AAA 合并存在。孤立的髂动脉血管瘤非常罕见,但是在某些病例中髂动脉血管段的动脉瘤扩张的速度快于主动脉段,并且成为需要修复治疗的主要原因。同主动脉血管瘤类似,许多髂动脉血管瘤是没有症状的。但是,由于动脉瘤对周围邻近结构的压迫和侵及会出现临床症状,如输尿管梗阻造成的尿路梗阻性疾病,对周围神经的侵及造成的神经病变。或是由于对邻近的髂静脉的压迫造成的同侧下肢的肿胀。

肾上主动脉瘤

膈和肾之间的动脉瘤只占腹主动脉瘤的 10%,6% 发生于肾上腺,4% 发生于内脏血管。肾上主动脉的切除术和移植置换术操作难度和危险率高于肾下主动脉。累及肾动脉时同时增加了累及内脏血管的风险,成倍增加了手术的死亡率。肾上主动脉修补术后肾衰和肠缺血的发生率远高于肾下主动脉瘤。如果

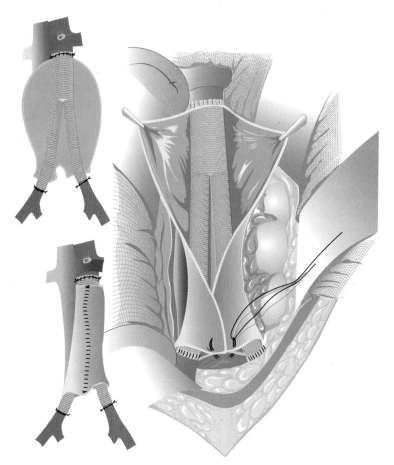

▲图 34-18　主动脉动脉瘤切除、用带分叉的人工血管移植术。动脉瘤内的层状血块已经被移除了，瘤闭包裹于移植物的外层

Adamkiewicz 动脉的血流被中断有发生截瘫的危险。一个扩大范围的切口是必要的，而且必须制造用于腹腔干、肠系膜上动脉、肾动脉血管再植术的材料。用于内脏血管和肾动脉的灌流导管的作用已得到改善，左心分流术已用于真性胸腹动脉瘤。由于肾上动脉瘤修复术的高发病率和死亡率，利用侧支循环系统进行血管内修复的研究引起重视。根据选定中心的初期经验，包括我们自己，证实了这种技术难度高的血管内膜修复术能显著降低发病率和死亡率。

主动脉瘤破裂

▶ 概述

　　一般认为随着瘤体增大，动脉内压力增加最终可使动脉瘤自然破裂。虽然可立即发生大出血，但一般刚开始的出血是外膜下和腹主动脉旁的局限性渗血，与随后的腹膜后破裂还有数小时的间歇时间。这种现象被称为"自制破裂"，当主动脉周围组织不再能限制出血扩张时，"自由破裂"就会出现在腹腔。

▶ 临床表现

　　患者可突发的严重腹痛，通常向背部放射，偶尔放射至腹股沟区，因失血可出现头晕或晕厥。第一次出血后疼痛可减轻，虚弱可消失，如果继续出血，症状可再出现并发展为休克。当出血限制在主动脉周围组织时，可触及一个孤立、搏动的腹部包块。与未破裂的动脉瘤相反，破裂的动脉瘤在此期触诊时有剧痛。此时将会出现急腹症的征象。如果出血继续，通常在腹膜后腔，孤立包块将被腹部隐痛下坠感所取代，经常延伸至左胁。

　　休克严重时出现周围循环血管收缩、低血压和少尿。不幸的是，腹痛、搏动的腹部包块和低血压不常出现，在确定诊断的过程中将会丢失宝贵的时间。急诊 B 超可显示腹主动脉瘤，但是不能显示出血。CT 平扫可确诊来自动脉瘤的出血，但是耽搁去手术的时间这是它的局限性。诊断腹主动脉瘤可依据：急腹症征象，手术过程中的低血压。

▶ 治疗和预后

　　当静脉输液开始，交叉配血进行时应立即行剖腹探查术。外科手术时应尝试从腹部迅速控制动脉瘤近端的大动脉和动脉瘤远端。尝试从胸部入路控制大动脉近端，不易成功。手术的良好结果与患者抵达医院的条件、迅速确定诊断、手术控制出血的速度、输血相关。手术的死亡率在 30%~80% 之间，平均约为 50%。由于很多主动脉瘤破裂的患者在送到医院前已死亡，所以总死亡率接近 80%。不进行手术抢救，这类患者将会一律死亡。很多研究中心现在用血管内支架移植物来处理腹主动脉瘤破裂的患者，然而，发病率和死亡率仍很高。

炎性动脉瘤

炎性动脉瘤是变性的动脉瘤引出的针对动脉瘤壁的外部钙化层所产生的独特炎症应答。与腹膜后纤维化变性相比，炎症一般局限于前主动脉和髂动脉前面。动脉瘤会引起慢性腹痛和触痛。1/4 的患者有一定程度的尿路梗阻。CT 扫描发现特异性的血管壁增厚可确定诊断。特异的病理学变化包括淋巴细胞、浆细胞、多核巨细胞，淋巴滤泡（具有生发中心）浸润动脉壁。大多数病例在成功的手术修复动脉瘤后炎症也随之消退。手术时炎性动脉瘤很容易辨认，白色、密度增高的纤维反应物包裹邻近脏器，尤其是十二指肠、左肾静脉、下腔静脉，使得这些结构在手术时易被损伤。血管内修复是炎性动脉瘤手术操作的上好选择。

感染性动脉瘤

"霉菌性动脉瘤"通称用来描述感染性动脉瘤，而不仅仅是真菌感染。此类动脉瘤和微生物性主动脉炎有区别，后者是细菌（多为沙门杆菌）侵及主动脉，导致假性动脉瘤形成或破裂。流行病学调查，静脉药物应用时引起的葡萄球菌感染是最常见的感染。这些有机体可以影响到每一条大动脉，感染的微生物可出现于每支动脉，但主动脉最常受累。典型的病例可出现迅速增大、压痛、搏动的包块，触之有发热感。发热是先兆症状，半数患者血培养为阳性。动脉瘤常在抗感染成功后才发现。这类患者的血管造影可显示囊状的假动脉瘤。

治疗包括切除和血管外旁路移植术。肌肉皮瓣覆盖技术的应用可促进愈合。抗感染治疗后再手术治疗行直接手术修复已经很成熟，应延长抗生素的使用时间以防再发。

周围动脉瘤

▶ 概述

腘动脉瘤占周围动脉瘤的 70%，同主动脉瘤一样，腘动脉瘤一直处于静息状态直到发现临床症状。同主动脉瘤不一样的是它很少破裂。临床表现取决于周围性栓塞和血栓形成。腘动脉瘤易复发栓塞和远端动脉闭塞。由于足部丰富的血供很少发生缺血，只有终末

栓子堵塞胫 / 腓动脉时才会导致局部缺血。血栓可阻塞动脉瘤腔或随血流向下阻塞足和腿的小血管。由腘动脉瘤导致的急性局部缺血预后差，因为这是一个慢性的形成过程。由于血凝块长期机化黏附在血管壁上导致各种化学和机械血栓溶解法的治疗效果都不好。急性局部缺血发作后大约 1/3 的患者需要进行截肢。如果栓子直径超过 2cm，或有血块卡夹时即应当选择性的修复腘动脉瘤以避免栓子堵塞或血栓形成。原发于股动脉的动脉瘤较原发于腘动脉的动脉瘤少见。然而，在动脉血管造影和心导管检查时动脉穿刺导致股动脉假性动脉瘤的发生率为 0.05%~6%。血栓和栓塞形成是股动脉真假性动脉瘤的主要危险因素，同腘动脉瘤一样，应当在狭窄直径超过 2cm 时进行手术修复。

▶ 临床表现

A. 症状和体征

直到狭窄严重或血栓形成前，周围动脉瘤症状一般很轻或无症状。动脉瘤处于腹股沟时出现跳动性包块，但腘动脉瘤一般不易察觉。压紧局部静脉或神经可使周围动脉瘤出现症状，但很少见。多数患者的首发症状是动脉急性阻塞引起的缺血。病理表现包括迅速发展的坏疽，侧支循环建立时逐渐减轻的轻度缺血。腿的再发栓塞引起的症状很短暂，脚趾或足部可突然缺血，随之缓解，使得确诊困难。再发的足部疼痛伴局部发绀提示栓塞形成，需要检查心脏及其邻近动脉叉。腘动脉搏动即使在正常个体都很难触到，因此局部凸起或极易触到的搏动提示动脉瘤扩张，需进行超声检查。60% 的病例有动脉瘤扩张，在对侧腘窝触到动脉瘤搏动可辅助诊断腘动脉瘤栓塞形成。

B. 影像学检查

多普勒彩色 B 超是周围动脉瘤确诊的最佳方法，可测量大小和构型，明确腔内是否存在栓子。动脉造影不能清楚显示动脉瘤的全貌，因为腔内栓子减小了腔的内径。考虑手术时 CTA 或 MRA 三维成像可确定动脉瘤的解剖并可辅助介入治疗。

C. 治疗

当急性血栓引起坏疽前缺血时，应选择急诊手术而不是动脉内溶栓治疗。栓塞直径超过 2cm 或伴有附壁血栓的动脉瘤都应早期手术治疗。如果检查提示急诊手术已不能阻止组织损伤的引起的急性血栓应行动脉内血栓溶解。隐静脉旁路移植术包括切除或清除，这取决于动脉瘤栓的位置。如果只是行手术清除而非切除，那么动脉瘤内的膝状供给动脉就必须结扎掉，否则仍会不断扩大形成血栓。血管内放置支架也可用来治疗动脉瘤，但是没有开放手术持久，并且不能用于高危患者。由动脉穿刺形成的假性股动脉瘤如果直径不

大,可通过超声引导下注射溶解酶成功治疗。早期股动脉瘤首选插入移植修补术,腘动脉瘤首选静脉移植术。血管内置入支架术已经很成熟,但是对于有开放手术禁忌证的患者应慎重选择。

　　D. 预后

　　股动脉瘤和腘动脉的旁路分流术长期开放效果很好,但是有赖于足够宽敞的流出道。晚期移植术后闭塞较同类手术少见。

上肢动脉瘤

▶ **锁骨下动脉瘤**

　　锁骨下动脉瘤较下肢动脉瘤少见,许多锁骨下搏动性团块为迂曲血管而非动脉瘤。据报道,由于注射毒品引起的假性动脉瘤日渐多见。右锁骨下动脉异位(发生率 0.5%),出现在主动脉远端与左锁骨下动脉连接处和食管经行处。同其他迷走动脉一样,扩张的动脉瘤压迫气管和食管引起吞咽困难(称食管受压性吞咽困难)。这种变异畸形也常常是引起喉返神经受压的原因。

　　真性锁骨下动脉动脉瘤多是由于颈肋综合征或胸廓出口综合征患者过度狭窄后扩张的结果。最常见的临床表现是栓塞形成引起的指尖局部缺血和雷诺现象,经常会漏诊。骤发的雷诺现象,其特征是消长变化的指尖局部缺血史,应行动脉近端成像检查。治疗措施包括更换动脉的同时手术切除限制结构。

▶ **桡动脉假性动脉瘤**

　　桡动脉插管增多是桡动脉假性动脉瘤发生率增高的原因。偶尔感染也会导致假性动脉瘤。若 Allen 试验正常,血管成像证实有足够的侧支循环,治疗包括切除和结扎。但若尺动脉分支不足以维持手功能时,应行切除、血管松动术和动脉重建术。

　　发生在帕默尔弓的小动脉瘤反复的损伤导致这些动脉瘤可引发指动脉形成栓子。因此,为确保查明手部缺血的潜在因素,包括这些不常见的动脉瘤,造影查明缺血原因的观点应被用于临床。

Anderson PL et al: A statewide experience with endovascular abdominal aortic aneurysm repair rapid diffusion with excellent early results. J Vasc Surg 2004;39:10.

Baxter BT, Terrin MC, Dalman RL: Medical management of small abdominal aortic aneurysms. Circulation 2008;117:1883. Review.

Chuter TA et al: Endovascular treatment of thoracoabdominal aortic aneurysms. J Vasc Surg 2008;47:6.

Cinà CS et al: Kommerell's diverticulum and right-sided aortic arch: a cohort study and review of the literature. J Vasc Surg 2004;39:131. Review.

Curi MA et al: Mid-term outcomes of endovascular popliteal artery aneurysm repair. J Vasc Surg 2007;45:505.

Ganchi PA et al: Ruptured pseudoaneurysm complicating an infected radial artery catheter: case report and review of the literature. Ann Plast Surg 2001;46:647. Review.

Katz DJ, Stanley JC, Zelenock GB: Operative mortality rates for intact and ruptured abdominal aortic aneurysms in Michigan

an eleven-year statewide experience. J Vasc Surg 1994;19:804.

Kazmers A et al: Nonoperative therapy for postcatheterization femoral artery pseudoaneurysms. Am Surg 1997;63:199.

Lederle FA, Simel DL: The rational clinical examination. Does this patient have abdominal aortic aneurysm? JAMA 1999;281:77.

Lederle FA et al: Immediate repair compared with surveillance of small abdominal aortic aneurysms. N Engl J Med 2002; 346:1437.

Lederle FA et al: Rupture rate of large abdominal aortic aneurysms in patients refusing or unfit for elective repair. JAMA 2002;287:2968.

Lindholt JS, Norman P: Screening for abdominal aortic aneurysm reduces overall mortality in men. A meta-analysis of the mid- and long-term effects of screening for abdominal aortic aneurysms. Eur J Vasc Endovasc Surg 2008;36:167.

Parodi JC, Palmaz JC, Barone HD: Transfemoral intraluminal graft implantation for abdominal aortic aneurysms. Ann Vasc Surg 1991;5:491.

Thompson RW, Geraghty PJ, Lee JK: Abdominal aortic aneurysms: basic mechanisms and clinical implications. Curr Probl Surg 2002;39:110.

UK Small Aneurysm Trial Participants, Mortality results for randomised controlled trial of early elective surgery or ultrasonographic surveillance for small abdominal aortic aneurysms. Lancet 1998;352:1649.

Wain RA, Hines G: A contemporary review of popliteal artery aneurysms. Cardiol Rev 2007;15:102. Review.

内脏动脉瘤

▶ **概述**

　　这组有趣的动脉瘤的病因一般是未知的。除那些患主动脉瘤的高危人群,它们大多以单发的形式发生在较为年轻的人群中。破裂是其主要并发症,同时也是"腹部中风"的主要原因。

▶ **脾动脉瘤**

　　脾动脉瘤占腹内主髂系统动脉瘤的第二位。脾动脉瘤占内脏动脉瘤的 60%。女性是男性的 4 倍,而且在少儿时形成。动脉纤维发育不良和门脉高压症是脾动脉瘤形成的诱因。破裂是其主要的并发症,已报道的不到为 2%,但直径小于 2~3cm 的动脉瘤很少破裂。妊娠 9 个月时破裂导致 75% 的母亲死亡,90% 的婴儿死亡。诊断大多数由腹部 X 线平片做出,显示左上腹中心的钙化。

　　脾动脉瘤手术指征包括妊娠妇女、手术风险小及动脉瘤直径在 3cm 以上的患者。随着颅内血管微导管的应用,覆膜支架移植物腔内修复成为了一种理想选择,它可以提高处理曲折的脾动脉的能力。另外也可考虑腹腔镜下脾动脉结扎术。

▶ **肝动脉瘤**

　　肝动脉瘤约为内脏动脉瘤的 20%,男女之比为 2∶1,破裂率为 20%。肝动脉瘤破裂的死亡率为 35%。患者经常出现破裂入腹腔、胆道或邻近组织。向胆道破裂可引起血性胆汁,同时腹内的破裂也常见。当间歇性腹痛、胃肠出血、黄疸这三联症出现时强烈提示诊断。约 1/3 的患者出现上述症状。手术常用来控制出血。

如果肝总动脉受累,则可安全结扎。其他部位的肝动脉瘤常需要行血管重建术。如果解剖位置合适则优先考虑放置血管内支架。

▶ 肠系膜上动脉动脉瘤

近端肠系膜上动脉瘤占内脏动脉瘤的5%。60%以上的肠系膜上动脉瘤是霉菌性的,其余的多为动脉粥样硬化性血管瘤。动脉瘤可发生于动脉起始部分和分支部。临床表现包括非特异性腹痛,诊断主要依靠CT扫描。

霉菌性动脉瘤的手术治疗,在有充足代偿的情况下可采取结扎血管,也可选择自体血管移植。一般不建议使用血管内支架,但在确保不损伤分支的情况下可以使用。对远端分支动脉瘤,最好的选择是肠切除。

肾动脉瘤

这种不常见的动脉瘤在人群中的发生率不足0.1%,与高血压关系密切。动脉瘤一般呈囊形,位于肾动脉一级或二级分叉处。女性发生率稍高于男性。肾动脉瘤有三种基本类型:①原发性肾动脉瘤;②分离肾动脉瘤;③中层纤维发育不良的动脉瘤;④炎性微动脉瘤。

动脉瘤附近的血管发生畸变可导致肾血管性高血压。除了妊娠期,肾动脉瘤的自发性破裂是很少见的。

多数肾动脉瘤无症状,由腹部平片检查或在高血压病的调查中被发现。应用CT扫描或数字减影造影(DSA)监测其扩大。

育龄妇女、伴随相应肾动脉疾病的患者、肾性高血压患者以及大动脉瘤的患者应被建议手术治疗。手术多采用原位修复,但偶尔也可以做离体修复。由于涉及的肾血管空间有限且动脉瘤常靠近分支处,因此血管内修复受到限制。

Carr SC et al: Current management of visceral artery aneurysms. Surgery 1996;120:627.
Martin RS et al: Renal artery aneurysm: selective treatment for hypertension and prevention of rupture. J Vasc Surg 1989;9:26.
Pasha SF et al: Splanchnic artery aneurysms. Mayo Clin Proc 2007;82:472. Review.

血管收缩障碍

▶ 概述

血管收缩障碍是交感神经异常影响了周围血供,导致组织缺血。

▶ 雷诺综合征

雷诺综合征是由于暴露于寒冷或情绪压抑所致。当暴露于寒冷时可依次出现苍白、发绀和发红。血管收缩、血流缓慢和反射性血管舒张引起肉眼可见的白—紫—红的颜色变化。在雷诺综合征中,出现痉挛的动脉往往没有基础或潜在病变,这是十分常见的,且是良性的。

突然发作或症状恶化,表明动脉有潜在病变,造成正常血管收缩血液流量减少更加明显。这就是所谓的雷诺现象,主要与免疫和结缔组织疾病(如血硬皮病、系统性红斑狼疮、多肌炎、药物诱发性结节性脉管炎)有关。然而,非免疫性阻塞性动脉疾病(如糖尿病周围神经病变、栓塞性脉管炎梗阻)、职业损伤(如震荡伤、冻伤)和其他疾病(如冷凝集素、慢性肾衰、肿瘤等)也有报道。

对冷刺激的高反应性可能是动脉病理学的基础。对于新发或重症病雷诺综合征患者有必要找寻潜在疾病。所有雷诺综合征患者都应避免冷刺激、烟草、口服避孕药、β肾上腺素能阻断剂和麦角胺制剂。钙通道阻滞剂和皮下注射前列腺素也许有作用。但是钙通道阻滞剂可导致低血压。透皮前列腺素、酮色林、西洛他唑也可被用于缓解部分患者的症状。在极少数情况下,疾病进一步发展可导致组织缺失。一旦形成坏疽,必须截肢。

▶ 手足发绀(肢端发绀症)

手足发绀是一种常见的,与雷诺综合征相关的慢性、良性血管收缩紊乱性疾病。主要见于年轻女性。特征为长期手足发绀,麻木和疼痛是严重时的伴随症状。当处于温暖环境时,症状可消失。在寒冷房间检查时出现弥散的对称性发绀、寒冷和手足出汗。小腿、大腿和前臂的皮肤发绀常呈网状分布,被称为青斑网和皮肤大理纹改变。周围动脉搏动受冷时减弱,但温暖时又恢复正常。

胸廓出口综合征

▶ 概述

胸廓出口综合征指的是由于颈部动脉、静脉或神经组织受压迫而造成的一系列异常。很多机制形成这种压迫,包括颈肋、异常韧带、斜方肌的肥大以及第一肋位置改变时,通过其下方的组织结构与第一肋的关系变化。患者多有一个颈部外伤史。

症状多在成年后出现。因此,认为正常结构关系随年龄而改变可能为首要原因。甚至儿童和青少年期已耐受的异常颈肋也可引起疾病。

瞬态循环的变化可能会导致症状的出现,但大多数患者主要原因是臂丛神经的一个或多个干受到压迫。因此,该疾病神经压迫症状比缺血或静脉受压的症状更明显。目前,锁骨下动脉和静脉在胸廓出口处受压也可以产生严重的后果。锁骨下动脉压迫所致狭窄和狭窄后动脉反射性扩张，会引起动脉阻塞或栓塞，压迫静脉会引起血栓，引起上肢严重的疼痛和肿胀。这个过程被称作 Paget-Schroetter 综合征。

▶ 临床表现

A. 症状和体征

神经症状包括臂丛的一个或多个分支节段的疼痛，感觉异常和麻木（常位于尺侧）。大多数患者的症状与其肩胛骨的位置有关。这些症状可出现于上肢过度外展时，如粉刷工、理发师和卡车司机等；其他可能与扛重物时过度牵拉肩胛带有关。手麻常使患者不能入睡。体检时，运动力减退极少见，仅发生于长时间压迫时。手肌肉的萎缩也许会出现。手臂外展而头转向患肢对侧可引起桡动脉搏动减弱（Adson 试验），这种现象亦可出现在完全无症状的患者身上。在锁骨上窝轻扣臂神经丛，患者的外周产生感觉（Tinel 试验），再次出现和慢性神经压迫患者一样的症状。

动脉受压症状相对要少一些，但常导致血栓形成，当上肢外展时，颈中部的锁骨下动脉可闻及血管杂音，但并非特异的。锁骨下静脉阻塞伴上肢水肿为该综合征常见的并发症。由于上肢带骨有很好的侧支血供，因此年轻健康的患者往往不表现出任何症状。

B. 诊断

胸廓出口综合征必须与其他有类似症状的疾病相鉴别，如（腕管综合征和颈椎间盘疾患）。虽然颈椎 X 线片和外周神经传导试验不能确诊胸廓出口综合征，但对排除其他疾病有一定帮助。目前尚未有公认的客观检查来确诊胸廓出口综合征。上肢外展时动脉造影可显示锁骨下动脉或腋动脉的狭窄，这种情况也可以出现于正常人，主动脉狭窄后扩张却是明显异常，常提示病变。

▶ 治疗

大多数患者可通过矫正姿势和通过物理方法治疗，恢复肩胛部的正常关系和结构的力量。外科减压治疗适用于保守治疗 3~6 个月而无效者。有些外科医生选择经腋下第一肋骨切除术，而有的医师则喜欢锁骨下手术。不论哪种手术，都要前段斜角肌和相连的纤维韧带。

当这一综合征引起动脉和静脉发生病理变化时，则几乎都需手术治疗。有症状的动脉狭窄和动脉瘤需行胸廓出口减压术和动脉再造术，后者是将静脉逆行移植入锁骨下动脉。对于锁骨下静脉的肌紧张后血栓形成，最好是在导管引导下在阻塞的静脉处行溶栓治疗，然后减压胸廓出口，而手术重建静脉或腔内放置支架可作可不作。仅放置腔内支架而不切除肋骨是无效的，因为支架本身也可被压迫和缩窄。

Sanders RJ, Hammond SL, Rao NM: Diagnosis of thoracic outlet syndrome. J Vasc Surg 2007;46:601. Review.
Schneider DB et al: Combination treatment of venous thoracic outlet syndrome: open surgical decompression and intraoperative angioplasty. J Vasc Surg 2004;40:599.

动静脉瘘

动静脉瘘也常被称作"动静脉畸形"，可能是先天性，亦可以为后天获得的。异常的动静脉交通支可发生于任何疾病，可以在很多部位影响任何大小的血管。先天性动静脉瘘交通支虽然弥散，但较小，故对全身影响不大。当肢体受累时，会形成血流丰富的广泛动静脉交通，从而使得肌肉增长、骨骼变长。

后天性瘘是因为创伤或疾病造成的相邻动静脉相通的结果。较大的获得性瘘增大迅速，当分流过大，时间过长或未加治疗时，往往导致心脏扩大或心衰。第三类是瘘是由手术创建血液透析通路所形成。

在胃肠道的动静脉畸形可能会导致出血。Osler-Weber-Rendu 综合征（也称为遗传性出血性毛细血管扩张症）是一种常染色体显性遗传性疾病，特点是在胃肠道和肺部形成大动静脉畸形，表现为肠道出血和鼻出血。

肺部病变形成再循环导致氧分压过低、红细胞增多症、杵状指和发绀。

穿透性损伤是最常见的原因，但有时也可见钝性损伤造成的瘘。动脉造影引起的医源性动静脉瘘也越来越常见。结缔组织病（如 Ehlers Danlos 综合征）、动脉粥样硬化溃疡，或霉菌性动脉瘤侵及静脉、修复动脉的移植物、肿瘤浸润等也是常见原因。当涉及大血管，产生的后果是很严重的。例如，如果一个主动脉瘤破裂进入下腔静脉瘘并迅速扩大，很可能导致心脏扩张和心衰。

血液透析动静脉瘘

▶ 概述

一个成功的动静脉瘘血液透析通路的要求选择直径大于 5mm、靠近皮肤，至少 20cm 的大静脉。头静脉是较为理想的选择，桡动脉头静脉动静脉瘘（Cimino 瘘）是经典的血液透析通路瘘。如果没有合适的自体瘘管，常使用聚四氟乙烯假体。最常见的是设置成一个环形结构。这些假体通畅性较差，40% 只能保持 2 年，而且有感染的潜在风险，因此学界更倾向于采用自体瘘管。为了最大限度地采用自体静脉，目前采取的措施包括自体深静脉静脉移调，如将上臂贵要静脉皮下组织调至皮下。所有被用作通道的静脉，在插入透析套管之前血管壁需动脉化，这个过程至少需要 6 周，甚至可能需要更长的时间来成熟。

高效透析需要 300ml /min 或更高的流速。一个新创建的静脉通道应仔细观察动脉侧支和末梢血运。糖尿病最易出现并发症，因为其近端动脉的钙化或原有手臂动脉病变。高输出的心脏衰竭不会发生。

▶ 临床表现

A. 症状和体征

应了解发病的时间，确定有无相关疾病存在。大多数患者可在动、静脉瘘的部位听到典型的连续性机械性杂音，同时常可以触及震颤和局部皮温升高。病变近端动静脉膨大而远端的脉搏减弱。在受累肢体交通支的远端，可有静脉充盈不足和皮肤温度降低的表现。心动过速仅发生于一些心输出量增加的患者。当压迫动、静脉瘘处时，脉率降低（Branham 征）。

与此相反，静脉畸形很少产生血流动力学效果，在这种情况下，伴或不伴触痛的包块是主要表现。由于血流速低，杂音和颤抖不存在。

B. 影像学检查

MRI 可用于外周动静脉瘘的检查和随访。动脉造影术可准确显示动、静脉瘘，选择性动脉插管可提供准确的放射学诊断。

C. 治疗

并不是所有的动静脉瘘均需治疗。如果可能的话，多数静脉瘘可用加压绷带保守治疗。小的末梢瘘可以长期存在而无症状。有一些患者则无需外科治疗。

手术指征包括出血、迅速扩大的假性动脉瘤、严重动静脉供血不足、外表畸形和心衰。目前，多数瘘可在放射造影下栓塞治疗。栓塞的材料包括血块、玻璃球和明胶海绵。这种方法适合全身各处的动静脉畸形，而且尤其适合头部、颈部和盆腔等的动静脉瘘治疗。在透视下直接将组织硬化剂注入畸形静脉治疗也很成功。

外科治疗主要针对较大的动静脉瘘，包括结扎所有的营养血管、截肢及动静脉瘘切除和动静脉瘘重建修复。当瘘累及的肢体范围较大时，可行局部动脉结扎，但手术后易复发，且症状仅能暂时缓解。目前当瘘管连接涉及实质性部分肢体，当地结扎往往是其次复发，只是暂时的可以预期姑息。目前覆膜支架移植也被逐步用于各种创伤性瘘管的治疗中。

▶ 预后

治疗的结果与动静脉瘘的程度、范围和类型有关。通常，创伤性动静脉瘘预后最好。先天性动静脉瘘因为交通繁多，故很难根治。

Hisamatsu K et al: Peripheral arterial coil embolization for hepatic arteriovenous malformation in Osler-Weber-Rendu disease. Intern Med 1999;38:962.

Jacobowitz GR et al: Transcatheter embolization of complex pelvic vascular malformations: results and long-term follow-up. J Vasc Surg 2001;33:51.

Mattle HP et al: Dilemmas in the management of patients with arteriovenous malformations. J Neurol 2000;247:917.

Maya ID et al: Vascular access core curriculum 2008. Am J Kidney Dis 2008;51:702.

Mulliken JB et al: Vascular anomalies. Curr Probl Surg 2000;37:517.

White RI Jr et al: Long-term outcome of embolotherapy and surgery for high-flow extremity arteriovenous malformations. J Vasc Interv Radiol 2000;11:1285.

（张淑群　王志东　译，杨文彬　校）

第 35 章　静脉和淋巴

35

▼ 静脉

静脉的解剖

下肢静脉（图 35-1）由浅静脉和深静脉系统及其之间的静脉交通支组成。大隐静脉和小隐静脉都是浅静脉。隐静脉这个词在希腊语种的含义是"明显的，清晰的"或者"可见的"。它们有很多的瓣膜，并且位置和分支有很多的变异。大约 10% 以上的人有两条大隐静脉。大隐静脉起源于足浅弓，在内踝前方可以看到。其在浅筋膜下沿着小腿上升，主要有两个分支：前支静脉，其绕过胫骨；后弓状静脉，在内踝后方与胫骨后动脉并行。最终大隐静脉进入卵圆窝注入股静脉。

大隐静脉和股静脉汇合处的标志是 4~5 个明显的静脉分支。它们分别是旋髂浅静脉、阴部外静脉、腹壁浅静脉、股外侧浅静脉和股内侧浅静脉。另外一个解剖学的标志就是大隐静脉与股神经隐支之间的关系，如果在大隐静脉剥脱术或者采集大隐静脉的时候损伤到这条神经，就会造成小腿到足部的神经性疼痛或者麻木。小隐静脉起始于足背静脉弓，经外踝后方，沿小腿后正中线注入膝部的腘静脉。

腿部的深静脉通常和动脉并行。每个胫动脉有 2~3 条静脉伴行。在膝部，这些成对的高容量静脉汇集成腘静脉，一直延续到最近的股静脉。在腹股沟韧带处，股深静脉在股动脉的内侧形成股静脉。近腹股沟韧带处，股静脉变成髂外静脉。在盆腔，髂内外静脉形成髂总静脉注入下方的腔静脉。右髂总静脉垂直上升到下腔静脉，而左髂总静脉则有一段横向的走向。因此，左髂总静脉可能在右髂总动脉和腰骶椎间被挤压，形成 May-Thurner 综合征。

肌窦状隙是小腿深静脉的另一组成部分。这些壁

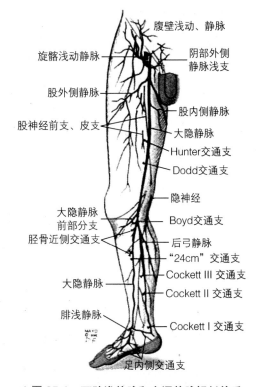

▲ 图 35-1　下肢浅静脉和交通静脉解剖关系

薄、无瓣的静脉池纵向分布于比目鱼肌肌腹内，汇入胫后静脉和动脉。血液在肌肉收缩时流入肌窦状隙；长久不活动可导致血流淤滞于肌窦状隙，从而形成深静脉血栓。

血流通过有瓣的交通支静脉（穿支）由浅静脉注入深静脉。这些交通支位于内踝下方（踝下交通支）、小腿内侧（Cockett 交通支）、内收肌管水平（Hunterian 交通支），以及膝关节上下（Dodd 交通支和 Boyd 交通支）。

二尖瓣样静脉瓣可以阻止血液倒流，使血流从足和腿流向心脏。肢体远端的静脉瓣最多，近端减少，消

失于下腔静脉。

下腔静脉在腹腔上行,位于中线左侧,主动脉旁,终于右心房。其接受多条腰静脉,后者相通于脊椎和椎旁静脉丛。在生命开始的第 6~10 周,数对胚胎静脉融合、闭塞形成下腔静脉及其属支,包括前后主静脉、下主静脉、上主静脉和骶主静脉。由于胚胎发育是一个复杂的过程,导致静脉系统有很多变异。最常见的变异是左肾静脉环绕主动脉(发生率 7%),其次为位于主动脉后的左肾静脉(发生率 2%~3%),随后是重复下腔静脉(发生率 0.2%~3%),以及左侧下腔静脉(发生率 0.2%~0.5%)。若对环绕主动脉或主动脉后肾静脉不了解,在交叉钳夹主动脉过程中就可能损伤。

上肢静脉也分为浅、深静脉,然而由浅静脉到深静脉的流向与下肢不同。手背侧的静脉注入前臂桡侧的头静脉及尺侧的贵要静脉。头静脉沿着二头肌外侧上行,进入三角肌胸大肌间沟,在此穿过锁骨胸肌筋膜注入腋静脉。由于头静脉位置表浅且位于前臂外侧,可用于做动静脉瘘,方便置入血液透析穿刺针。贵要静脉与上臂内侧上行,形成腋静脉,比头静脉深并且静脉壁薄。由于有众多的属支,其回流区域繁杂,可用来做分流术的管道或上臂透析瘘的侧方通道(贵要静脉移植)。肘正中静脉在肘窝前连接头静脉和贵要静脉。

成对的肱静脉组成深静脉系统。他们与肱动脉伴行,在贵要静脉移行为腋静脉前汇入贵要静脉。腋静脉的延续称为锁骨下静脉,后者在锁骨后方的致密区通过第一肋骨和前斜角肌前方。锁骨头的后方锁骨下静脉和头静脉的末段汇合,形成头臂静脉,然后注入上腔静脉。

Caggiati A et al: Nomenclature of the veins of the lower limbs: an international interdisciplinary consensus statement. J Vasc Surg 2002;36:416.
Giordano JM et al: Anomalies of the vena cava. J Vasc Surg 1986;3:924.
Scultetus AH et al: Facts and fiction surrounding the discovery of venous valves. J Vasc Surg 2001;33:435.

静脉的生理

下肢静脉的解剖知识是静脉生理的基础。当人的体位从平卧位变成直立位时,通过静脉壁的平滑肌收缩调节,血容量与静脉容积相应减少,下肢血容量可减少 500ml(图 35-2)。直立位时形成垂直的血液柱,相当于施加了一个从脚趾至右心房这段距离的静水压(约 100~120mmHg)。为防止血液淤积于下肢,必须克服静水压,从而提供回心血量。静脉系统要从多方面确保血流克服重力作用。循环系统是密闭的,回心血量主要受动脉血流和吸气过程中胸腔负压影响。而瓣膜保证了血液只能由浅静脉向深静脉以及由足背向心脏的单向流动。并且静脉瓣也不是同步开放的,故静水压

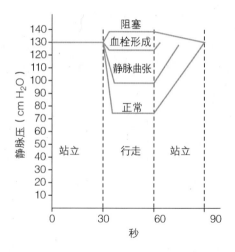

▲图 35-2　运动时足部静脉压力测量,深静脉功能不全和近端静脉阻塞的患者运动后足部静脉压力下降幅度减小

被抵消。Soleal 静脉窦是静脉系统的另一个主要构成。在运动肌肉收缩时,血液从小腿的窦状隙进入深静脉。高速的虹吸作用可以使血液由足上升至小腿,类似风将烟吸入烟囱的过程(Venturi 效应)。

静脉系统疾病

静脉曲张

 诊断要点

▶ 下肢浅静脉扩张、迂曲,常为双侧性

▶ 可能无症状或伴有出血、局部疼痛、夜间痉挛或隐痛不适及长时间站立的"胀闷感"

▶ 色素沉着、溃疡形成和静脉淤滞引起的水肿

▶ 妊娠后发病率增加

▶ 概述

静脉曲张是一种常见病,世界人口的平均发病率为 10%~20%。在人体内有几条静脉为好发部位:精索(精索静脉)、食管(食管静脉)和肛门直肠部(痔)。早在公元前 1550 年就有下肢静脉曲张的描述,到 16 世纪该病被认为与创伤、分娩和长久站立有关。现代研究认为静脉曲张的危险因素是:女性、妊娠、家族史、长久站立及静脉炎史。Framingham 研究认为发病率最高的人群是 40~49 岁女性。

静脉曲张可分为原发性和继发性两种。原发性静脉曲张是由于先天性或发育性的静脉壁缺陷——静脉壁弹性降低或瓣膜功能不全——造成的。孤立的浅静脉功能不全的病因大多数是原发性的。继发性静脉曲张多发于创伤、深部静脉血栓动静脉瘘或非创伤性近

端静脉阻塞(妊娠、骨盆肿瘤)等导致的静脉瓣结构或功能不全。当深静脉和静脉交通支的静脉瓣受损时,可导致慢性静脉淤血并伴有浅表静脉曲张。原发性或继发性静脉曲张可致慢性皮肤病变,例如感染、难治性静脉性溃疡和慢性致残。因此静脉曲张与未治疗的长期静脉功能障碍鉴别至关重要。必须明确最适的治疗方案、病原学因素和流行病学特点。

▷ 临床表现

静脉曲张患者的临床表现多样性。大多数患者无症状,多出于美容需求来求诊。症状常表现为小腿局部疼痛、弥漫性疼痛、"沉重感"或并发静脉炎,尤其在长久站立时明显。亦可伴有足踝轻度肿胀,抬高腿部可改善症状。

静脉曲张时,下肢肿部呈现膨胀蜿曲的沿大隐静脉走向的血管外观,即使大范围静脉曲张也可无皮肤病变。静脉曲张可伴发小而扁平的青蓝色网状静脉、毛细血管扩张和蜘蛛网状静脉,这些是静脉功能不全的早期证据。踝下交通支以下扩张的毛细血管丛称为足底旁静脉扩张冠。继发性静脉曲张可出现慢性静脉功能不全的特征性症状,包括水肿、色素沉着、淤滞性皮炎和静脉性溃疡。

体格检查,首先应全面检查四肢了解静脉曲张范围和严重程度。下肢双手触诊对明确诊断很有帮助。触觉震颤或血管听诊杂音提示动静脉瘘,动静脉瘘是静脉曲张可能病因之一。Brodie-Trendeenburg 试验有助于确诊静脉瓣功能不全的部位。患者取仰卧位,抬高下肢直至全部曲张静脉消失,止血带结扎大腿中部以防止隐静脉孔连接部功能不全所致的反流。结扎状态下让患者直立位,若曲张静脉未显现,提示隐静脉孔连接部静脉瓣功能不全;若曲张静脉充盈,提示穿支静脉功能不全,可将止血带向远端移动以定位功能不全的穿支静脉。目前,止血带试验已被静脉超声所取代。

▷ 鉴别诊断

溃疡、组织硬结和色素沉着提示慢性深静脉功能不全。认识到这一点很重要,因为隐静脉剥脱术不仅不能消除上述变化,反而可能由于治疗静脉淤滞失败导致术后伤口愈合受到严重影响。

如果一个年轻患者有延伸的曲张静脉,特别是单侧不典型分布(下肢外侧),应考虑 Klippel-Trenaunary 综合征。典型的三联症为静脉曲张、肢体肿胀和皮肤胎痣(葡萄酒色或静脉畸形)。由于深静脉异常或缺如,隐静脉剥脱是不可取的。Klippel-Trenaunay 综合征的标准治疗包括使用正规的支持袜套、手术矫正下肢的长短差异以及在超声指引下对有症状的曲张静脉行有限的抽出术。

▷ 治疗

A. 非手术治疗

对原发性和继发性静脉曲张的治疗是一个处理静

脉功能不全的指导方案,包括使用弹力袜、定期抬高下肢以及有规律的锻炼。应避免长时间静坐或站立。对大多数患者,可使用压力为 20~30mmHg 的平膝或平大腿的弹力袜。为消除站立时的静脉扩张,弹力袜白天应一直穿着,夜间脱去。

B. 手术治疗

手术治疗的适应证包括持续性或致残性的疼痛、反复发作的血栓性浅静脉炎、表皮出血性糜烂及慢性静脉功能不全(特别是溃疡形成)(图 35-3)。

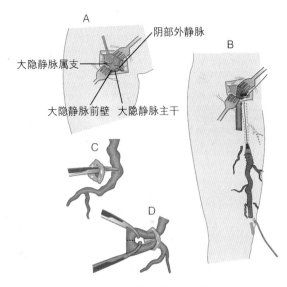

▲ 图 35-3 曲张静脉剥脱术

根据深静脉和静脉交通支的功能及静脉反流位置来决定手术方案。依据静脉曲张的类型选择术式。隐股静脉交汇处瓣膜功能不全及大隐静脉全程的静脉曲张的患者适用于隐静脉系统的高位结扎和全程剥脱术。在腹股沟处,开一个小切口结扎隐股静脉交汇处的隐静脉及其近端的属支,从内踝分离出大隐静脉,将弯曲的静脉剥脱器由远端向近端放入,再将静脉剥脱器与静脉近端固定,然后拉动静脉剥脱器抽出整个静脉。

对孤立的曲张静脉丛可用穿刺抽出术。将标记的曲张静脉做 1.5~2mm 长的切口,用特殊的静脉钩,套扣曲张静脉并从切口去除静脉;使用血管钳可切除 4~5cm 的静脉。

高位结扎和穿刺抽出术可联合使用。有观点认为应剥脱全程的隐静脉,但远期效果仍无定论。根据病例而选择正确术式,其术后复发率只达到 10%。并发症为:血肿形成、感染及隐神经激惹症。

C. 加压硬化治疗

毛细血管扩张、静脉蜘蛛痣及静脉剥脱术后残留的静脉曲张常用加压硬化治疗。患者采用仰卧位,用手指阻断静脉远近端以隔离注射区域,向曲张静脉注入小剂量硬化剂(0.2%~0.3% 十四烷硫酸钠)。随后一周穿弹力袜加压。主要目的是通过纤维化和破坏血管内皮细胞除去异常静脉。需要一次以上的治疗。该治疗方法的并发症包括过敏反应、血栓性静脉炎、血管再生及皮肤坏死或色素沉着,但少见。

Belcaro G et al: Endovascular sclerotherapy, surgery, and surgery plus sclerotherapy in superficial venous incompetence: a randomized, 10 year follow-up trial: final results. Angiology 2000;51:529.

Bradbury A et al: The relationship between lower limb symptoms and superficial and deep venous reflux on duplex ultrasonography: the Edinburgh Vein Study. J Vasc Surg 2000;32:921.

Dwerryhouse S: Stripping the long saphenous vein reduces the rate of reoperation for recurrent varicose veins: five year results of a randomized trial. J Vasc Surg 1999;29:589.

Merchant RF et al: Long-term outcomes of endovenous radiofrequency obliteration of saphenous reflux as a treatment for superficial venous insufficiency. Closure Study Group. J Vasc Surg 2005;42:502.

Puggioni A et al: Endovenous laser therapy and radiofrequency ablation of the great saphenous vein: analysis of early efficacy and complications. J Vasc Surg 2005;42:488.

深静脉血栓

 诊断要点

▶ 小腿和大腿疼痛伴有水肿,约半数患者无症状

▶ 近期的手术、创伤、恶性肿瘤、长时间的内固定和口服避孕药

▶ 50% 的病例有 Homans 征

▶ 超声检查确诊

▶ 概述

在美国每年有 50 多万人患深静脉血栓,与该病相关的老年人死亡率达 21%。每年花费的治疗费用约为 1 亿 ~2.5 亿美元,还不包括治疗该病长期后遗症的费用。

Virchow 三联症(血流淤滞、血管损伤和高凝状态)是评估深静脉血栓危险因素的基础。大多数患者的病因是多因素的。

血流淤滞常见原因为:静脉功能不全、严重心力衰竭、长期卧床、昏迷四肢不能活动、长时间机械通气、骨盆或四肢骨折、瘫痪、长距离飞行或手术时间过长。用反射标记纤维蛋白原扫描显示约半数的围术期患者在手术过程中发病。

内皮损伤多由于直接损伤(静脉破裂、静脉插管或经静脉起搏)、化疗注射或既往深静脉血栓或静脉炎所致的局部继发性刺激。内皮损伤诱导血小板聚集及血栓形成,并伴血管收缩和凝血链活化。由于在手术中可能损伤内皮,组织因子释放和纤溶酶减少导致了凝

血酶活化,纤溶酶原活化抑制因子调节而导致纤溶酶减少。

高凝状态原因可能是遗传性或获得性的。深静脉血栓新发患者有 20%~30% 患有隐匿的或已知的恶性肿瘤,其中 1/4 为肺癌,也可见于胰腺癌、前列腺癌、乳腺癌和卵巢癌。这些恶性肿瘤多数与纤维蛋白酶原及血小板增多有关。肾病综合征、弥漫性血管内凝血或肝功能衰竭则可以导致抗凝血酶Ⅲ、C 蛋白或 S 蛋白缺乏。高半胱氨酸增加、LeidenV 因子突变、凝血酶原基因变异和发作性夜间血红蛋白尿也与深静脉血栓形成有关。

深静脉血栓其他常见危险因素:高龄、A 型血、肥胖、有深静脉血栓史、多产、服用口服避孕药、肠道感染疾病和系统性红斑狼疮。

深静脉血栓最易发部位为小腿,而后为股静脉或髂静脉。栓子易形成在有涡流的腓肠窦状隙或瓣膜窦。因孤立的腓肠静脉血栓很少引起肺栓塞,对其治疗还有争论,但若不治疗,约 25% 可发展为下肢近端深静脉,引发慢性静脉功能不全的几率为 25%,而致死性肺栓塞的发生率为 10%。这些危险因素和小分子量肝素治疗安全性的提高促使更多的医生对小腿深静脉血栓采取治疗。

▶ 临床表现

A. 症状和体征

因为超过半数以上急性血栓患者所发生深静脉血栓的肢体无异常,所以深静脉血栓的诊断不能仅仅依靠症状和体征。仅一半患者存在 Homans 征(被动背屈踝关节疼痛)阳性。而一些急性肺栓塞患者也不伴有下肢水肿和疼痛症状。

主要症状为小腿的坠胀、疼痛或伴有肢体的轻度水肿,并随着深静脉血栓向近端延伸,可出现严重的水肿、发绀、浅静脉侧支的扩张。偶然可出现低热和心动过速。髂股静脉血栓可致股紫肿,为静脉血流出受阻而引起的肢体发绀。股白肿是动脉痉挛引起的下肢无脉、苍白和厥冷。这些都可能引发截肢。

B. 影像学检查

深静脉血栓仅靠体征或症状很难作出诊断,需进一步确诊,标准的诊断方法是静脉造影。向足背静脉注射造影剂然后在荧光屏上显示。由于患者站立位,行检查的远端肢体可能不负重。造影剂的突然中断提示深静脉血栓。静脉造影并发症有:造影剂过敏、造影剂引起的肾病和静脉炎。

目前超声成为首选的检查方法。超声检查无创、无射线、易重复,特异性和敏感性高于 95%。超声也用于发现其他疾病,例如 Baker 囊肿。超声检查包括 B 超影像和多普勒血流分析。对静脉是否存在血栓,可通过静脉扩张和探头轻压血管时不可压缩来确定。多

普勒血流分析在提示急性深静脉血栓时显示为:自发流动缺失、血流随呼吸变化现象消失和肢体远端运动增强时血流速度无明显加快。超声在慢性静脉血栓的诊断标准较难确立。慢性阻塞的静脉常较狭窄,并有显著的侧支静脉。在 B 超图像上,慢性血栓有强回声,而急性血栓无回声(因此不可见)。超声在确诊小腿血栓时缺乏准确性,对操作者技术要求较高。

磁共振静脉造影可能成为深静脉血栓的另一种诊断方法,敏感性和特异性分别达 100% 和 96%。注射钆可以确定血栓形成的时间。CT 成像特别是肺栓塞的 CT 成像,有可能成为一个很好的诊断方法。

D- 二聚体检测是一种非特异性的方法,在急诊情况下,用放射性标记的纤维蛋白原扫描检查过于耗时。旧的检查方法,例如电阻抗体积描记法和静脉压测定等达不到超声的精确度,已基本被放弃。

▶ 鉴别诊断

局部肌肉劳损和跟腱断裂有类似深静脉血栓的症状。蜂窝织炎也可引起水肿、局部疼痛和红斑。淋巴性水肿、Baker 囊肿阻塞腘静脉、腹膜后肿瘤或自发性纤维化阻塞髂静脉也可以引起单侧下肢肿胀。心、肝、肾衰竭、肿瘤和妊娠阻塞下腔静脉可导致双下肢水肿。

▶ 治疗

降低深静脉血栓并发症的发生率是治疗的主要目的,包括静脉曲张、慢性静脉功能不全、静脉炎后综合征以及肺血栓栓塞。深静脉血栓最主要的治疗是全身抗凝,降低肺栓塞和静脉血栓延伸的发生,并可以将深静脉血栓的复发率降低 80%。全身抗凝治疗不是直接溶栓,而是阻止血栓播散并启动正常的纤维蛋白溶解作用。方法是迅速给予肝素并使药剂量达到标准 PTT 的 1.5~2 倍为最佳。需在确诊后 24 小时内完成,肝素化才能降低深静脉血栓的复发率。

肝素化后使用华法林。两种治疗应交叉进行以减少出现高凝状态的几率。高凝状态可在华法林使用的前几天发生。华法林能抑制抗凝蛋白 C、S 的合成。在第一阶段无并发症的深静脉血栓,推荐治疗方案是服用华法林 3 至 6 个月,维持在国际标准化比率(INR)所倡导的 2.0~3.0。第二阶段后通常推荐的治疗方案是终生服用华法林。因为 Leiden V 因子突变、抗磷脂抗体、抗凝血酶Ⅲ和蛋白 C、S 缺乏等因素可以显著增加了深静脉血栓复发的危险性,所以同样提倡终生抗凝治疗。

在治疗深静脉血栓时,低分子量肝素(LMWH)被认为与华法林同样安全、有效,需要每天皮下注射两次。因为可预测的剂量 - 反应关系,所以 LMWH 的抗凝作用无需检测,这个特点适用于门诊治疗深静脉血栓的患者。因为未裂解的标准肝素分子较大,会抑制凝血酶,凝血酶、抗凝血酶及自身会形成了一个三维复合体。而低分子量肝素远小于标准肝素分子,不会抑制凝血酶,主要治疗效果为抑制 X a 因子活性。与标准肝素相比,低分子量肝素优点在于:引发出血和血小板减少症的几率小、对蛋白 C、S 的干扰少、补体活化作用少以及导致骨质疏松的危险性小。近期的随机研究显示血栓可随低分子量肝素治疗而减少。

研制口服凝血酶抑制剂是目前研究的主要方向。人们期望达到比华法林更满意的剂量 - 反应曲线和更少的副作用。

纤维蛋白溶解药物在治疗深静脉血栓中的作用也有很多研究。在临床上,重组组织纤维蛋白溶酶激活剂(rt-PA;alteplase)正逐步取代尿激酶和链激酶。与肝素相比,重组纤维蛋白溶酶激活剂可更快地溶栓、开放更多的静脉,但这不等于慢性静脉功能不全等远期后遗症减少。且使用重组纤维蛋白溶酶激活剂时发生出血的危险性较高,即使选择性置管的局部用药也不能降低出血发生率。为此,重组纤维蛋白溶酶激活剂应在血栓形成后的一周以内且在可能发生广泛的纤维蛋白交叉连接以前使用。目前还没有证据证明选择性应用重组纤维蛋白溶酶激活剂优势,但理论上可减少用药剂量。重组纤维蛋白溶酶激活剂另外一项可能的用途是在髂静脉血栓伴有远端肢体高度水肿、发绀或小腿骨筋膜室综合征时使用。在临床上,髂静脉血栓取出的成功率为 40%~90%,治疗失败常见原因为:①远端血栓残留;②近端静脉狭窄、闭锁或血栓复发。

▶ 预防

手术可使深静脉血栓发生的危险性增加 21 倍。据报道普通外科手术占 20%,择期神经外科手术中占 24%,髋和膝关节成形术为 50%~60%。这组统计数据显示外科手术患者中应常规预防深静脉血栓。常用方法是使用持续加压的弹力袜、低分子量未裂解的肝素 5000U 每天皮下注射两次或 30mg 预防性剂量的低分子量肝素每天皮下注射两次。

在降低术后深静脉血栓和肺栓塞的发生率方面,小剂量肝素和低分子量肝素作用显著。低分子量肝素在矫形外科使用更加有效,发生出血的危险性也较小(低分子量肝素 1%~5% 和未裂解的肝素 2%~12%)。近期颅脑手术史、颅内出血或严重的消化道出血为肝素制品使用的禁忌证。因为可能引发脊髓血肿,对硬膜外或脊髓麻醉的患者,也应避免采用皮下注射肝素和低分子量肝素。对于接受皮下注射肝素和低分子量肝素的患者,必须监测血小板数量以预防肝素诱导的血小板减少症,其发生高峰在治疗的 5~10 天。

应用加压弹力袜和持续加压装置可减少小腿静脉血栓危险性,但不能降低肺栓塞的发生率。主要通过增加静脉血流,减轻静脉淤滞,促进内皮纤溶因子释放而发挥作用。安全性高,适用于几乎所有的病例。

静脉血栓的预防性治疗的原则基于患者的危险程度。对低危患者,除早期不能卧床外,无需采用特殊预防措施。对高危患者,应采用小剂量未裂解肝素或低分子量肝素,可选择性使用间歇性空气加压等预防措施。活动量极少的患者,出院后仍需进行治疗。对高凝血状态或瘫痪患者,应终生服用小剂量华法林或预防性置放下腔静脉滤过装置。

Bates SM, Ginsberg JS: Clinical practice. Treatment of deep-vein thrombosis. N Eng J Med 2004;351:268.

Bauer KA, Rusendaal FR, Heit JA: Hypercoagulability: too many test, too much conflicting data. Hematology 2002;1:353.

Bergqvist D et al: Venous thromboembolism and cancer. Curr Prob Surg 2007;44:145.

Breddin HK et al: Effects of a low-molecular-weight heparin on thrombus regression and recurrent thromboembolism in patients with deep-vein thrombosis. N Engl J Med 2001;344:626.

Comerota A and Gravett MH: Iliofemoral venous thrombosis. J Vasc Surg 2007;46:1065.

Douglas MG, Sumnar DS: Duplex scanning for deep vein thrombosis: has it replaced both phlebography and non-invasive testing? Sem Vasc Surg 1996;9:3.

Ferrari E et al: Travel as a risk factor for venous thromboembolic disease: a case-control study. Chest 1999;115:440.

Forster A et al: Tissue plasminogen activator for the treatment of deep venous thrombosis of the lower extremity: a systematic review. Chest 2001;119:572.

Geerts WH et al: Prevention of venous thromboembolism. Chest 2001;119:132S.

Heit JA et al: The epidemiology of venous thromboembolism in the community. Thromb Haemost 2001;86:452.

Heit JA et al: Estimated annual number of incident and recurrent, non-fatal and fatal venous thromboembolism (VTE) events in the US. Blood 2005;106:abstract #910, 267a.

Hirsh J et al: Clinical trials that have influenced the treatment of venous thromboembolism: a historical perspective. Ann Intern Med 2001;134:409.

Hyers TM et al: Antithrombotic therapy for venous thromboembolic disease. Chest 2001;119(Suppl):176S.

The Matisse Investigators: Subcutaneous fondaparinux versus intravenous unfractionated heparin in the initial treatment of pulmonary embolism. N Engl J Med 2003;349:1695

Prandoni P et al: The long-term clinical course of acute deep venous thrombosis. Ann Intern Med 1996;125:1.

腋 - 锁骨下静脉栓塞

 诊断要点

▶ 反复难愈合的上肢活动障碍或近期静脉曲张

▶ 前胸壁、肩、腋窝、臂、手疼痛,发绀和水肿

▶ 扩张明显的静脉侧支

▶ 胸廓出口处锁骨下静脉阻塞

▶ 概述

腋 - 锁骨下静脉血栓发生率较低,占深静脉血栓的 5%。仅 12% 并发肺血栓,但上肢静脉血栓所导致的局部症状可使上肢功能严重受累。

腋 - 锁骨下静脉血栓病因有两大类。原发性腋 -

锁骨下静脉血栓,也称为 Paget-Schrotter 综合征或"运动血栓",原因为上肢反复高强度运动导致肋锁间隙处静脉暂时性间歇性阻塞(图 35-4)。19 世纪后期 Paget 和 von Schrotter 分别首次报告此病。当上肢反复高强度运动时,锁骨下静脉受压于第一肋骨和前斜角肌的

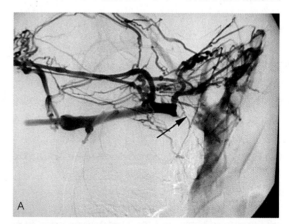

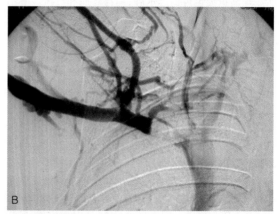

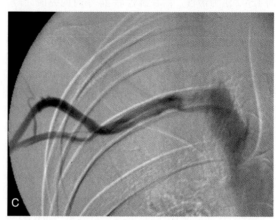

▲图 35-4

A. 13 岁摔跤手血栓形成,箭头所指为锁骨下静脉处,rt-PA 溶栓治疗无效的顽固性血栓。B. 上肢外展,注意突出的副静脉消失。C. 行斜角肌、第一肋和血栓切除术后立即行静脉显影

后侧与锁骨前方(锁骨下内附肌肉和纤维状肋锁韧带)的间隙中。原发性锁骨下静脉血栓另外一个原因就是高凝血状态,例如抗磷脂抗体综合征或 Leiden V 因子突变。继发性腋 - 锁骨下静脉血栓多由中心静脉内置导管、外部的创伤或起搏器导线所造成的静脉损伤所诱发。

▶ 临床表现

A. 症状和体征

原发性腋 - 锁骨下静脉血栓常发病于年轻健康的运动员和重体力劳动者。男女比例为 4 : 1。通常有反复上肢运动史,有时高强度的单项运动如摔跤也可发生血栓。主要症状为疼痛感,以腋部为剧,伴上肢肿胀和发绀。上肢、前臂、肩和前胸壁可见浅表静脉显著扩张,抬高上肢可缓解。

Paget-Schrotter 综合征也可能伴有神经性胸廓出口综合征的症状:麻刺感、麻木感及手和前胸壁疼痛,主要为前、中斜角肌间的臂丛受压所致。一些患者 Adson 试验阳性,即锁骨下静脉在胸廓出口处的冲击感。Adson 试验将头移向患肢的对侧,外展外旋上肢,桡动脉搏动减弱则提示阳性。动脉性胸廓出口综合征表现为上肢运动疲劳、温度低以及手指栓塞。

B. 影像学检查

上肢静脉超声是腋 - 锁骨下静脉栓塞首选检查方法。若检查结果阳性,则应考虑上肢静脉造影和溶栓。患者的造影体位非常重要,上臂外展 120° 以确认胸廓出口处锁骨下静脉外在的压迫。侧支静脉明显扩张是静脉血栓的进一步证据。

所有患者均应接受胸部 X 线检查,以排除患者存在颈肋压迫锁骨下静脉的情况。

▶ 治疗

继发性腋 - 锁骨下静脉血栓形成,如果可以,中心静脉留置管和起搏器导线都应去除。如果不能移除,可采用抬高患肢、止痛和抗凝。

治疗伴有胸廓出口综合征的腋 - 锁骨下静脉栓塞应行减压术。如果未处理,将有 35%~65% 患者发生血栓后综合征。血栓后综合征特点是反复发作的疼痛、肿胀、慢性静脉静脉功能和瓣膜损害。

栓塞的一个新标准正在形成。确诊后选择性插管注射 rt-PA。通过栓塞静脉放置的多侧孔导管持续灌注 rt-PA 12~24 小时以上。溶栓完成后,再次进行特定体位的静脉造影。若出现因静脉插管所致的小段狭窄,可通过血管成形矫正。上肢外展使静脉受压并出现大的静脉侧支提示静脉胸廓出口综合征,早期手术治疗效果最佳。未接受手术者,再发血栓和慢性静脉淤滞的危险性为 35%~65%。延期手术应用抗凝疗法以利于上皮修复并未达到改善预后的效果。

由于静脉胸廓出口综合征时静脉受压于第一肋骨

前斜角肌与锁骨,外科手术应包括前斜角肌切除术,第一肋骨摘除术,静脉松解术(从瘢痕组织中松解静脉)。此手术方案在下述情况下可做适当改良:静脉内有血栓残留(血栓切除后一期缝合或补片血管成形,嵌入式移植,颈内静脉翻转或颈 - 锁骨下静脉分流),神经性胸廓出口综合征(前、中斜角肌切除并神经松解术),动脉性胸廓出口综合征(前、中斜角肌切除并锁骨下动脉瘤切除)。对血管成形术和保留支架以防残留狭窄的患者,术后应行特定体位静脉造影。华法林应持续应用 1~3 个月,其后可适当选用阿司匹林。

本治疗中心常规监测患者的高凝状态,包括血浆抗凝血酶Ⅲ、Leiden V 因子、抗心肌磷脂抗体、蛋白 C 和 S 水平。多达 56% 的急性腋 - 锁骨下静脉血栓患者被证实存在高凝状态,最常见的是抗凝血酶Ⅲ和凝血因子 V 突变。由于有 40%~60% 的血栓复发率,这些患者多接受华法林维持治疗。

▶ 预后

腋 - 锁骨下静脉血栓的预后取决于病因。多数患者的初发症状可迅速缓解。继发性腋 - 锁骨下静脉血栓的预后取决于其原发病的情况,例如恶性肿瘤。对 Paget-Schrotter 综合征患者,解除胸廓出口压力可得到持续性静脉开放和避免出现慢性静脉功能不全的效果。相反的,慢性腋 - 锁骨下静脉血栓形成症状持续 3 个月以上者,常对溶栓、机械性溶栓、长期抗凝等治疗不敏感,常可导致严重的慢性功能障碍。

Kreinenberg P et al: Long-term results in patients treated with thrombolysis, thoracic inlet decompression, and subclavian vein stenting for Paget-Schroetter syndrome. J Vasc Surg 2001; 33:S100.

Molina JE et al: Paget-Schroetter syndrome treated with thrombolytics and immediate surgery. J Vasc Surg 2007;45:328.

Schneider DB et al: Combination treatment of venous thoracic outlet syndrome: open surgical decompression and intra-operative angioplasty. J Vasc Surg 2004;40:599.

肺血栓栓塞症

诊断要点

▶ 急性发作的呼吸困难、胸痛和咯血

▶ 呼吸急促和动脉 - 肺泡氧分压差增大

▶ 肺通气 - 灌注扫描、螺旋 CT 和磁共振血管造影异常发现

▶ 概述

美国每年超过 5 万人死于肺血栓栓塞症。是住院患者死亡的第三大原因,而当中仅有 30%~40% 疑为深静脉血栓所致。为了降低肺血栓栓塞症的死亡率,就

要求对深静脉血栓积极的预防和对肺血栓栓塞症的高危患者正确的诊断。

肺血栓栓塞症病因主要有几方面。放置和拔除中心静脉插管时发生空气栓塞。分娩过程中可能发生羊水栓塞。长骨骨折时的脂肪栓塞可引起一种特征性的综合征,即呼吸功能不全、凝血病、脑病和上半身出血点。肺血栓栓塞症的其他少见原因:败血症的脓栓、心房黏液瘤、累及下腔静脉的肾癌的瘤栓,以及寄生虫栓子。然而,深静脉血栓仍是肺血栓栓塞症最常见的病因。未经治疗的下肢近端深静脉血栓患者有 60% 将发展为肺血栓栓塞症。

有将近 10% 的肺血栓栓塞症发展为肺梗死。肺栓塞的病理生理变化取决于栓子的大小和发生次数以及受累肺组织的状况。大的肺静脉阻塞可引起肺动脉压升高和急性右心衰竭,但多数肺血栓栓塞症的临床表现是由于血管活性胺释放引起严重的肺血管痉挛导致的。血管痉挛使生理性死腔增大并引发右向左分流的全身缺氧。反射性支气管血管痉挛也很常见。

▶ 临床表现

A. 症状和体征

超过 75% 的肺血栓栓塞症患者有呼吸困难和胸痛症状。但这些症状是非特异性的,尤其在患有心肺疾病的患者。出现心动过速、呼吸急促和精神状态的改变提示高危患者。仅 15% 的肺血栓栓塞症患者会出现典型的呼吸困难、胸痛、咯血三联征,胸膜摩擦音和心电图的 STQ3T3 改变则更少发现。

B. 影像学和其他诊断方法

胸部 X 线检查多数是正常的,也可能显示胸膜增厚。心电图可显示出新近发作的房颤或缺血改变,但大多数仅表现为急性窦性心动过速和非特异性的波改变。血气分析显示缺氧、呼吸性碱中毒或动脉 - 肺泡氧梯度加大。在肺血栓栓塞症和深静脉血栓同时存在时,血浆 -D 二聚体水平升高,不过该试验在诊断时缺乏特异性。

现在肺栓塞最常用的诊断方法为通气 - 灌注(VQ)扫描和肺血管造影(图 35-5)。若与临床危险因素评估相结合,通气 - 灌注扫描的敏感性和特异性可达 90%。例如,可对一位有通气 - 灌注扫描结果和体检高度提示肺血栓栓塞症的患者开始治疗。但 2/3 的检查没有确定的结果。肺血管造影仍是最可靠的确诊方法,但该检查为侵袭性的,费时且花费很大。

有两种较新的检查方法推进了肺血栓性栓塞诊断的准确性和安全性。螺旋 CT 实际已替代了 VQ 扫描,螺旋 CT 既有 VQ 扫描的准确性,又无需结合临床。磁共振血管造影是另一种被证实具有极高敏感性和特异性的检查方法,目前已被广泛采用。

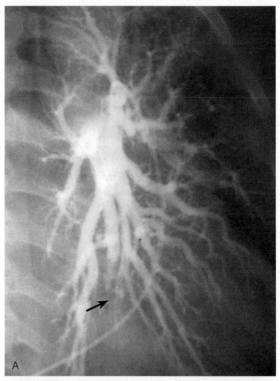

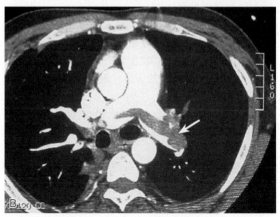

▲图 35-5　肺栓塞

A. 肺部血管造影,箭头所示为右肺下叶栓子。B. 螺旋 CT,箭头所示为左侧肺主动脉的巨大栓子

▶ 治疗

A. 抗凝治疗

首先建立通气支持和升压后,一旦确定诊断,立即用肝素或低分子量肝素行抗凝治疗。血凝块大、严重呼吸损害、血流动力学不稳定或右心衰时可用行溶栓。与单独使用肝素相比,血栓溶解疗法可在 24 小时内加速肺栓子的消散。但该方法的缺点在于费用昂贵,而且发生出血性的危险性显著增加。

B. 下腔静脉阻断

下腔静脉阻断可用于下列情况:充分肝素化后静脉血管延伸、肝素抗凝禁忌或出现抗凝治疗并发症。近来,临床的或永久的下腔静脉滤器已被预防性地用于一些高危患者,如无法切除的肿瘤或巨大的肝瘤患者。

历史上,下腔静脉阻断是通过开放式手术完成的。结扎或折叠肾下腔静脉,或放置梳状夹以"过滤"返回右心的血液。Greenfield 滤器研制于 1973 年,通过静脉缺口展开。目前复合装置可在 X 线透视下经皮 12F 套管穿刺置于股静脉,对股静脉血栓的病例经颈内静脉放置。在置入滤器时应通过静脉造影除外重复下腔静脉,因为下肢远端的血栓仍是栓子的来源。

C. 手术治疗

对溶栓治疗失败或不能进行溶栓而血流动力学不稳定的患者可采用经皮穿刺或开放手术取出血栓。对发展为顽固性低血压,可采用导管血栓切除手术。插管技术包含机械溶栓或用抽吸装置完整去除血栓。最初的报道提示抽吸导管肺血栓切除术的成功率接近75%。

▶ 预后

肺血栓是医院内最常见的死亡原因之一,但也是可预防的。防止深静脉血栓的发生、筛选高危患者以及早期诊断等预防措施可以降低该病的发病率。

Anderson FA et al: A population-based perspective of the hospital incidence and case-fatality rates of deep vein thrombosis and pulmonary embolism: the Worcester DVT Study. Arch Intern Med 1991;151:933.

Cross JJ et al: A randomized trial of spiral CT and ventilation perfusion scintigraphy for the diagnosis of pulmonary embolism. Clin Radiol 1998;53:177.

Dalen JD et al: Thrombolytic therapy for pulmonary embolism. Is it effective? Is it safe? When is it indicated? Arch Intern Med 1997;157:2550.

Greenfield LJ, Proctor MC: Vena caval filters for the prevention of pulmonary embolism. N Engl J Med 1998;339:47.

Hull RD: Low-molecular-weight heparin vs. heparin in the treatment of patients with pulmonary embolism: American-Canadian Thrombosis Study Group. Arch Intern Med 2000;160:229.

Meaney JF: Diagnosis of pulmonary embolism with magnetic resonance angiography. N Engl J Med 1997;336:1422.

Mohan CR et al: Comparative efficacy and complications of vena caval filters. J Vasc Surg 1995;21:235.

The PREPIC study group: Eight-year follow-up of patients with permanent vena cava filters in the prevention of pulmonary embolism. Circulation 2005;112:416.

Stein PD et al: Spiral computed tomography for the diagnosis of acute pulmonary embolism. Thromb Haemost 2007;98:713.

Value of the ventilation/perfusion scan in acute pulmonary embolism: results of the prospective investigation of pulmonary embolism diagnosis (PIOPED). The PIOPED Investigators. JAMA 1990;263:2753.

血栓性浅静脉炎

 诊断要点

▶ 红斑、硬结以及沿浅静脉的触痛
▶ 常为自发性,但可能在静脉穿刺后发生

▶ 概述

血栓性浅静脉炎病因主要为静脉曲张、妊娠或产后以及血栓性闭塞性脉管炎或 Behcet 病。也可能在静脉注射或局部损伤后发生。游走形式的浅静脉炎的存在,提示腹部的恶性肿瘤,如胰腺癌(Trousseau 血栓性静脉炎)。常发病的部位为大隐静脉及其属支。同时超过 20% 的患者患有深静脉血栓。除非血栓延伸至深静脉,否则很少会发生肺血栓栓塞症。

▶ 临床表现

主要症状为肢体局部疼痛和充血。局部硬结、红斑和触痛扩张且常常有血栓形成的浅静脉相伴随。并可能形成坚硬的条索。除非深静脉受累,否则不会出现广泛的水肿。发热和寒战提示可能存在败血症或化脓性静脉炎,为静脉插管常见并发症。

▶ 鉴别诊断

血栓性浅静脉炎应和淋巴管炎、蜂窝织炎、结节性红斑、硬红斑及脂膜炎相鉴别。与其他疾病不同,血栓性浅静脉炎只发生在一条静脉并有局限性。

▶ 治疗

血栓性静脉炎的治疗主要为:非甾体类抗炎药物的应用、局部热疗、抬高患肢、穿弹力袜、肾上腺皮质浸膏外敷。鼓励多走动。绝大数患者的症状可在 7~10天内消失。症状持续两周以上且治疗效果不佳或同一静脉段反复发生静脉炎者应切除受累静脉。若病变逐渐延伸至近端,累及隐 - 股静脉汇合处或头静脉 - 锁骨下静脉交汇处,则应在血管交汇处结扎并切除静脉。此外,可采用全身抗凝疗法和每月定期行静脉超声检查。

对化脓性血栓静脉炎应静脉滴注广谱抗生素。若蜂窝组织炎很快痊愈,除短期应用抗生素外无需其他治疗。如果发展为败血症,则需要尽快切除感染静脉。血培养结果细菌阳性时,应根据病原菌选用长程的特异性抗生素。

▶ 预后

多数无并发症病例对保守治疗有效。若病变延伸至深静脉系统,可能与血栓栓塞有关。

Belcaro G et al: Superficial thrombophlebitis of the legs: a randomized, controlled, follow-up study. Angiology 1999;50:523.

Di Nisio M et al: Treatment for superficial thrombophlebitis of the leg. Cochrane Database of Syst Rev 2007;2:CD004982.

Lucia MA et al: Images in clinical medicine: superficial thrombophlebitis. N Engl J Med 2001;344:1214.

Sullivan V et al: Ligation versus anticoagulation: treatment of above-knee superficial thrombophlebitis not involving the deep venous system. J Am Coll Surg 2001;193:556.

慢性静脉功能不全

慢性静脉功能不全患者生理学异常的改变是静脉压持续性升高。正常静脉容受性保证了即使在运动导致静脉血量大幅度增加时其静脉压的变动维持在极小的范围内。然而,在腓肠肌泵功能障碍和静脉瓣反流时,下肢血池的形成和静脉高压导致了 Cockett 所谓的"踝爆裂综合征"。近端阻塞时的流出不畅也可使静脉压升高,造成如深部静脉系统淤血时出现的"静脉性跛行"。下肢痛、肿胀和沉重感等类似动脉功能不全的症状已渐渐出现。

深静脉瓣功能不全可为先天性,亦可继发于静脉炎、静脉曲张或深静脉血栓。血栓形成一周后明显的下肢静脉反流发生率为 17%,而 12 个月后发生率为 66%。

慢性静脉淤血性变化常以踝周"足靴区"为中心,该区静脉交通支常受累,且疏松软组织少,抗静脉高压能力低。Brawny 肿胀是由于血浆、红细胞、血浆蛋白等外渗造成的。红细胞溶解导致含铁血黄素沉积,出现褐色改变。微循环中白细胞聚集造成毛细血管闭塞及过氧化基、蛋白水解酶和生长因子释放。巨噬细胞和 T 淋巴细胞是炎症反应的初级介质,它们激活成纤维细胞,导致瘢痕及皮下组织纤维形成。这些纤维组织最终导致皮肤灌注不足和溃疡形成。

▶ 临床表现

A. 体征和症状

单发性隐静脉功能不全和深静脉功能不全都可致静脉慢性淤血性改变。首发症状常为踝部和小腿肿胀。当足及足趾受累提示淋巴水肿。晚间肿胀加重,抬高患肢后减轻。慢性病变包括淤血性皮肤炎、色素沉着、褐色硬结和溃疡。静脉淤血性溃疡的特征为大、无痛及外形不规则。溃疡面常较表浅、潮湿而粗糙。多见于踝部中央或侧面的足靴区,且常伴有淤血性皮肤炎和色素沉着。

B. 影像学及其他诊断手段

彩色超声多普勒可识别受累交通支静脉的存在及位置,也可评估单个静脉瓣的功能,但不易发现腓肠肌泵功能障碍或近端阻塞。空气体积描记器可定量测定静脉反流(静脉充盈指数)、腓肠肌泵功能(排出分数)

和全静脉功能(残余体积功能)。上述检查有助于对病情进行分类。残余体积功能异常提示腓肠肌泵功能不全或静脉瓣反流;静脉充盈指数升高而排出分数正常是行抗反流手术的指征;静脉充盈指数正常而排出分数降低则是非手术指征。空气体积描记器用于运动时描记,方法简单、易重复,可用于鉴别浅静脉和深静脉功能不全。

诊断功能性流出性阻塞时需做静脉造影检查,可选择性测定静脉压。正常情况下,上肢-足静脉压力差在静息时小于 4mmHg,反应性充血时小于 6mmHg。下行性静脉造影术是股静脉造影以检测正常呼吸时和 Valsalva 加压试验时静脉瓣功能。约 30% 的血栓后损伤患者,可检测出病理性反流。

▶ 鉴别诊断

有双下肢肿胀症状须与充血性心力衰竭和慢性肝、肾脏疾病相鉴别。淋巴水肿常以足背、足趾及小腿非凹陷性水肿为特征,不伴有溃疡。严重的动脉功能障碍常伴有疼痛性的边界清晰的溃疡,溃疡好发部位为肢体末梢和足部等超过压力点的部位。继发于自身免疫性疾病、结节性红斑和真菌感染的溃疡可由外观和分布鉴别。

▶ 治疗

静脉功能不全虽然不能治愈,但可以控制。大多数患者对间歇性抬高患肢、常规锻炼和穿弹力袜等保守治疗效果良好。弹力袜能减轻慢性静脉功能不全症状的机制目前还不清楚,最近研究表明外部压力可能恢复扩张的静脉瓣尖功能并抑制静动脉反流。多数溃疡可通过抬高患肢、加压和局部伤口外科处理等得到改善。加压方式包括:非弹力绷带 Unna 靴、Ace 绷带或外科弹力袜。

对少数难愈性溃疡或保守治疗症状难以控制的患者应行手术治疗。术式包括抑制反流和在阻塞部位建立静脉旁路。明确病理类型是选择手术方式的关键。慢性静脉功能不全最常见于腘静脉或胫静脉功能缺陷,50%~60% 伴有穿支静脉功能不全。

对于反复顽固性静脉溃疡并伴有溃疡区交通支静脉功能不全时可行交通支静脉结扎术。该手术可改善静脉溃疡的局部损伤,但是对腿部深静脉血流动力学无任何影响。因此,即使交通支静脉结扎术取得满意疗效,仍应坚持慢性静脉功能不全的基础治疗。近端静脉阻塞术需在交通支静脉结扎术之前做。交通支静脉结扎术后溃疡再发率为 15%~20%,但继发于严重淤血性疾病切口愈合不良的伤口合并率为 12%~55%。筋膜下内窥镜交通支静脉术可使伤口合并率降至 5%,2 年溃疡复发率为 12%~28%,与开放性手术术后复发率相同。

直接静脉重建术指征:①保守治疗无效的静脉反

流;②静脉剥离术和穿支静脉结扎术后症状未减轻;③静脉回流受阻导致的顽固性静脉性跛行。反流术式包括瓣膜成形术、静脉节段性换位移植和静脉瓣移植等。膜瓣成形术结合穿支静脉结扎可取得最好的治疗效果。近期报告,对 155 例患者随访 1~13 年,该疗法成功率为 77%。膜瓣成形术是通过瓣膜外部折叠或绑扎,静脉壁翻折,毛细血管镜修补或开放性修补等方法实现。静脉节段性换位移植是自体移植正常的腋静脉替换反流静脉段,或者用功能正常的深静脉替代无功能的浅表股静脉或大隐静脉。此种疗法的初期效果较好,但疗效不持久。还有一项新技术为腘静脉水平的单个瓣膜移植,据报道 60%~70% 的病例取得良好的临床疗效,且空气体积描记器显示静脉血流动力学得到了改善。

分流和血管成形术可用于静脉阻塞。Palma 术是 1958 年首先被描述的治疗髂静脉阻塞的跨股分流术。在该术式中对侧近端隐静脉通过耻骨弓上的隧道与髂静脉栓塞侧的股静脉吻合,这样静脉血流越过骨盆,经分流道进入开放的对侧髂静脉。修复物质的应用伴随相应的临床效果。总的来说移植 5 年的通畅率为 75%~80%。历史上,曾通过建立远端股动静脉瘘促进髂骨静脉移植物的通畅,但新近的经验不支持对大多数患者继续使用该方法。对 May-Thurner 综合征的小段阻塞静脉已成功采用血管成形和金属表内支架治疗。

隐腘分流术(May-Husni 式)可用于股浅静脉阻塞的患者。该术式是小腿的静脉血流经阻塞的股浅脉周围的分流道进入开放的隐静脉。据报道约 75% 的患者术后症状得到改善。

Criado E et al: The role of air plethysmography in the diagnosis of chronic venous insufficiency. J Vasc Surg 1998;27:660.

DePalma RG et al: Target selection for surgical intervention in severe chronic venous insufficiency: comparison of duplex scanning and phlebography. J Vasc Surg 2000;32:913.

Gloviczki P et al: Mid-term results of endoscopic perforator vein interruption for chronic venous insufficiency: Lessons learned from the North American Subfacial Endoscopic Perforator Surgery registry. J Vasc Surg 1999;29:489.

Gohel MS et al: Randomized clinical trial of compression plus surgery versus compression alone in chronic venous ulceration (ESCHAR study): haemodynamic and anatomical changes. Br J Surg 2005;92:291.

Gruss JD, Heimer W: Bypass procedures for venous obstruction. In: Surgical Management of Venous Disease. Raju S, Villavicencio JL (editors). Williams & Wilkins, 1997.

Heit JA et al: Trends in the incidence of venous stasis syndrome and venous ulcer: a 25-year population based study. J Vasc Surg 2001;33:1022.

Knipp BS et al: Factors associated with outcome after interventional treatment of symptomatic iliac vein compression syndrome. J Vasc Surg 2007;46:743.

Prandoni P et al: The long-term clinical course of acute deep venous thrombosis. Ann Intern Med 1996;125:1.

淋巴系统

淋巴性水肿

诊断要点

▶ 可为先天性或后天性

▶ 单侧或双下肢无痛性水肿,通常累及足踝、足背和脚趾

▶ 初起为凹陷性水肿,由于慢性纤维化逐渐发展为硬性,紧张性和非凹陷性水肿

▶ 反复发作可诱发淋巴管炎和蜂窝织炎

▶ 概论

相对于动静脉系统而言,目前对淋巴液的流体动力学知之甚少。淋巴液的推动力主要源于淋巴管固有平滑肌节律性收缩。淋巴管腔内压通常为 30~50mmHg,在特殊情况下可超过动脉压。淋巴管携带组织间液和从毛细血管漏失的大分子蛋白,如炎性介质和外源性物质,回流入主循环。每天约 2~4L 的淋巴液回流入锁骨下静脉。

形成淋巴性水肿的基本机制是末梢淋巴液回流障碍。原发性淋巴水肿起因于淋巴系统发育异常,最常见的发育异常是淋巴结数量严重减少和淋巴管过度狭窄。根据发病年龄对淋巴结水肿进行分类。先天性淋巴水肿多在 1 岁内发病,常为双侧性,男性多于女性。家族性淋巴水肿被冠名为 Milroy 病。淋巴性水肿最常见的发病年龄为青少年期(早发性淋巴水肿),多为单侧,男女比例为 1:3.5。35 岁以后发病者为迟发性淋巴水肿。

继发性淋巴水肿可由导致淋巴管阻塞的各种疾病引发。最常见的原因是在治疗乳腺癌、宫颈癌、前列腺癌、黑色素瘤和软组织肿瘤时手术切除或放射性治疗腋窝或腹股沟淋巴结。在许多发展中国家,淋巴管阻塞常见于丝虫病,包括 3 种寄生虫——班氏吴策线虫、马来丝虫和布鲁线虫。

▶ 临床表现

A. 症状和体征

由病史可推测淋巴水肿的成因。对一位少女的无痛性水肿、伴有家族史,首先应考虑原发性淋巴水肿。有淋巴结切除史、放疗史或寄生虫感染史则支持继发性淋巴水肿的诊断。

淋巴性水肿通常进展缓慢,且为无痛性水肿。早期呈凹陷性水肿,但随着疾病的进展,慢性纤维化导致非凹陷性水肿。水肿呈特征性分布,多以足踝为中心

（图 35-6）。与足背界限分明，呈现"水牛背"外观。与静脉淤血性疾病所致的水肿不同，淋巴性水肿常累及足趾。水肿早期皮肤是正常的，但持续性水肿可致皮肤增厚和过度角化，继之发展为慢性湿疹性皮炎。

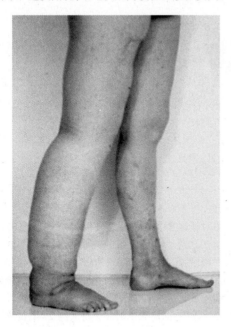

▲图 35-6　后天性淋巴水肿。水肿集中在踝部并侵及足部和足趾

淋巴管肉瘤和血管肉瘤是慢性淋巴性水肿罕见的并发症。这种血管和淋巴管的瘤性转化称为 Stewart-Treves 综合征。

B. 影像学检查

静脉多普勒扫描可用于静脉功能不全的诊断。淋巴管造影术可能导致淋巴管的进一步损伤，对诊断的确立并非必不可少，故目前已经很少使用。淋巴管造影术是用于检测有无淋巴结转移的特定试验，该检查虽有助于疑似病例的确诊，但在淋巴性水肿的诊断中并无重大意义。CT 和 MRI 有助于某些恶性肿瘤的继发性淋巴性水肿的诊断。

▶ 鉴别诊断

多种疾病可导致双下肢水肿，如先天性心功能不全、慢性肝功能衰竭或肾衰竭，低蛋白血症等。在单侧下肢水肿的鉴别诊断中，应先考虑先天性静脉畸形、慢性静脉功能不全和反应性交感神经营养不良。

▶ 治疗

淋巴性水肿是一种不可治愈的慢性疾病，但各种保守治疗措施能够大幅度降低并发症及致残的危险性。

药物治疗无效。注射香豆和激素未能持续性增加淋巴液转运，利尿剂对继发于感染的急进性恶性水肿合并静脉淤血性疾患时有效，但对淋巴性水肿不推荐长期使用利尿剂。

治疗原则主要是外部加压和细致的皮肤护理。反复经常抬高下肢、促淋巴管排空人工按摩、低位伸展缠绕技术和间断性气压疗法的治疗组合是机械性减轻淋巴性水肿的最佳治疗方案。连续性气压装置是传统的一线治疗方法，许多不同的装置适用于腿部，Reid 袖适用于乳房切除术后上肢淋巴性水肿。分级式弹力袜可用于气压降低后的维持治疗。

为预防感染，必须实施良好的皮肤护理。应常规涂擦保湿液，特别是洗浴后使用尤为重要。干燥龟裂的皮肤为细菌入侵提供了入口。由于淋巴回流异常，一旦感染将很难控制，甚至有截肢的威胁。

对慢性淋巴水肿的患者的心理损害不可低估。正确的心理教育可预防慢性感染和重度水肿，从而使之得到有效的控制。

对少数严重淋巴管功能缺陷和反复发作的淋巴管炎，可考虑手术治疗。手术的主要目的是通过部分切除术（切除多余组织）或者生理学技术（淋巴管重建）减轻肢体的极度肿胀。Charles 治疗方法是指切除从胫骨结节到腓骨头之间的皮肤和皮下组织，伤口覆以薄层皮肤移植。此法已渐渐被 Sistrunk 疗法所取代，即分期切除皮下组织。在腿部中央切除皮下组织后移植大片皮瓣，3 个月后进行腿侧边的手术。部分切除术应用于上肢的成功率较下肢低。

Thompson 疗法是一种间接性淋巴管重建术。将真皮皮瓣埋于肌肉组织间隔中以促进皮下和深部淋巴管之间连接。同理设计的网膜游离皮瓣也能够促进新生淋巴 - 淋巴管管道的形成。由于显微外科的发展，直接淋巴管重建术包括创建淋巴 - 静脉吻合或淋巴管内移植得以实现，且已经在某些治疗中心获得有限的成功，但其长期有效性尚未可知。

Pain SJ et al: Lymphoedema following surgery for breast cancer. Br J Surg 2000;87:1128.
Singh I, Burnand KG: Lymphoedema. Surgery 2002;20:42.
Tiwari A et al: Differential diagnosis, investigation, and current treatment of lower limb lymphedema. Arch Surg 2003;138:152.

淋巴管炎

　诊断要点

▶ 沿肢体纵向走行，朝向区域性淋巴结的红条纹
▶ 寒战、发热及疲倦

▶ 概论

淋巴管炎常由溶血性链球菌或葡萄球菌感染引起，继发于附近有开放性创口的局部蜂窝织炎。可见

数条伸向局部淋巴结的红线。严重时全身性症状包括心动过速、发热、寒战和乏力。若不及时治疗可发展为败血症,可致死。

▶ 临床表现

A. 症状和体征

原创伤部位的疼痛感。进展迅速的高热。起初红线可能模糊不清,特别皮肤颜色较深的患者。局部淋巴结肿大、变硬。

B. 实验室检查

白细胞计数升高伴核左移,常规做血培养和伤口分泌物培养。

▶ 鉴别诊断

需与浅表血栓性静脉炎鉴别,浅表血栓性静脉炎常位于单静脉支辖区,且可触及一个结节,并无淋巴管炎的感染性中毒症状。发生淋巴管炎还应考虑猫爪热的可能。淋巴管炎还需与蜂窝织炎及严重软组织炎的鉴别。总之,淋巴管炎的特征是特异性浅表部位和皮肤线性红斑。

▶ 治疗

抬高患肢、热敷、镇痛、静脉注射抗生素。检查伤口,清除坏死组织,排脓清创。

▶ 预后

延误治疗或治疗不当可致败血症,甚至导致死亡。积极规范的抗生素治疗和正确的清创处理可使感染在48~72 小时内控制。

(任松　李韧　译,韩庆　校)

第 36 章　神经外科

意识抑制状态的诊断与处理

定义

意识通常包含两方面的内容:即觉醒状态和意识内容。有许多术语用来描述意识从清醒到昏迷状态的连续变化。清醒患者保持觉醒状态,并能对刺激作出快速反应。嗜睡状态次于清醒,但患者仍能对刺激作出反应。昏睡患者在大多时候都处于睡眠状态,但对于强刺激仍可作出反应。昏迷患者看上去处于睡眠状态,但其对外界刺激并不能作出反应。植物状态是一种貌似觉醒但无意识内容的状态,该类患者可有睁眼、逐物、咀嚼和吞咽动作,但对于听觉或疼痛刺激并无反应。由于描述意识状态的术语常缺乏一贯性,所以清晰地描述觉醒状态和意识内容可使交流更为准确。

神经病学检查

神经病学检查包括对意识状态、脑干反射和运动功能的评估。Glasgow 昏迷评分(GCS)(表 36-1)用以评估颅脑损伤患者的意识状态。GCS 为 8 分或 8 分以下水平的患者通常处于昏迷状态。脑干反射,包括瞳孔对光反应、角膜反射、眼头反射(玩偶眼征)、前庭眼反射(冷热反射)、呼吸类型、咳嗽和呕吐反射,可进一步准确地描述意识状态,并确定脑干功能损伤水平。运动反应可分为自主的或外界刺激诱导的,有目的性或无目的性的,单侧或双侧的,以及上肢或下肢的运动反应。对外界刺激患者可表现为躲避,异常屈曲(去皮层强直),异常伸直(去脑干强直)或无运动反应。

病因学

意识障碍病因的诊断包括很多方面(表 36-2)。尽管有时其病因可能很明确,如外伤所致,但病史、体格

表 36-1　Glasgow 昏迷评分

睁眼	
自动睁眼	4
呼唤睁眼	3
疼痛睁眼	2
不睁眼	1
语言反应	
言语正确	5
言语混乱	4
回答错误	3
非意识性发音	2
不出声	1
最佳运动反应	
遵嘱运动	6
定位动作	5
躲避动作	4
反常屈曲动作	3
伸直动作	2
无动作	1

表 36-2　意识障碍的病因

生理学	神经病学	药物学
低氧,高碳酸血症	外伤	镇静药
低血压	肿瘤	麻醉药
低血糖,高血糖	感染	酒精,违禁药物
甲状腺功能减退	血管性(卒中)	毒物
低温,高温	抽搐	
电解质紊乱		
尿毒症		
高氨血症		

检查和影像学检查在其诊断中可能仍需要。应当排除代谢性因素(如电解质和血糖异常)和药源性因素(如镇静药和不正规用药)。发作性和进展性的症状特点可为其病因诊断提供重要线索,如肿瘤在病程中常表现为进展性特点,而血管闭塞则常表现为突发起病。伴发的症状,如反复发热或糖尿病史,在其鉴别诊断中也有帮助。

诊断方法

实验室检查应当至少包括血清电解质、血糖、血尿素氮、全血细胞计数、血小板计数、凝血检查和尿渗透压检查。血气分析、尿液分析和血尿毒理学检查也可能对诊断有帮助。在临床检查的基础上,应当行脑脊液(CSF)分析,该项检查可能发现脑膜炎、肿瘤细胞或蛛网膜下腔出血。

神经影像学检查应当建立在病史和查体的基础上。对外伤或怀疑有器质性损伤的患者应当急诊行CT检查。尽管磁共振成像(MRI)图像质量更高,但并非都能检测到急性颅内出血,同时该成像时间亦较CT长。对于双侧大脑半球功能障碍的患者,急诊CT检查很少有助于诊断。

脑电图可能发现与脑部病变一致的脑电模式或非抽搐性癫痫。在排除脑器质性病变后,对有意识障碍的患者在监护期间应当行脑电图检查。

处理

对有意识障碍患者最初的处理必须遵循 ABCs 方案:即气道、呼吸和循环。对于已不能确保呼吸道通畅的患者需行气管内插管,这样可降低胃内容物吸入的风险。对于颅脑损伤患者,在气管内插管时应当避免缺氧和低血压,同时应高度警惕颈椎损伤。对于 GCS 8 分或 8 分以下的患者应当行气管内插管。若需要,则应使用机械通气以保证氧供,这需要动脉血气分析作指导。低血压和休克患者必须采取有创血压监测和补液治疗,以维持足够的血压。需查找休克的原因(败血症,心源性或低血容量性),并给予恰当的治疗。

颅内压增高

颅腔内(ICP)含有三种内容物:即脑组织、脑脊液和血液。这三种内容物的容积保持恒定;一种内容物容积的增加必须以其他两种内容物容积的减少作为代偿。在正常情况下,这由脑脊液流入邻近的脊髓蛛网膜下腔来完成,也称空间代偿。然而,这种生理上的精确平衡是有限度的。一旦空间代偿达到极限,任何一种颅腔内容物容积的增加都会引起颅内压呈指数样升高,这种情况可用颅内压顺应曲线来阐述(图36-1)。

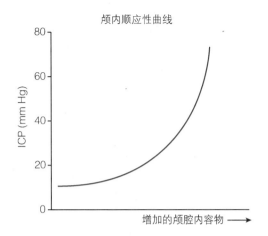

颅内顺应性曲线

▲图 36-1 颅内顺应性曲线显示颅腔内容物体积增加与颅内压的大致关系

正常成人颅内压(ICP)低于 10~15mmHg。肿瘤、出血、脑脊液回流受限(脑积水)、脑水肿或脑血流量增加(由颅脑损伤或通气不足所致高碳酸血症引起的脑充血)可增加颅内压,危及生命。颅内压升高可致脑灌注不足和脑缺血,或脑组织移位和灾难性的脑疝。

颅内压增高的症状和体征

颅内高压患者常有精神改变、头疼、呕吐(无恶心)和眼底检查所见的视盘水肿。颅内高压患者可出现库欣反应,包括血压升高、心动过缓和呼吸不规律。反应迟钝,局灶性神经体征包括动眼神经受压或受牵拉所致单侧瞳孔扩大,以及血流动力学紊乱是颅内高压的晚期征象,这些征象提示颞叶沟回疝。

脑疝

当颅内压增高,使颅腔内部分脑组织从颅内的一个分腔移位到另一分腔时则形成脑疝。这种脑组织的移位可造成部分脑组织缺血、神经纤维束传导通路中断和神经结构受压,如动眼神经。

▷ 大脑镰下疝

大脑镰下疝见于额叶占位的患者,当扣带回在大脑镰下疝出时出现。患者的症状常与额叶占位或颅内高压有关。

▷ 小脑幕切迹疝

小脑幕切迹疝见于有偏侧占位性病变的患者。症状包括对侧偏瘫、意识障碍和同侧动眼神经麻痹。动眼神经受压而致同侧瞳孔扩大,随着中脑持续的偏侧移位,可出现同侧偏瘫。在晚期,颞叶沟回和海马可经小脑幕疝出。

▷ 小脑扁桃体疝

后颅窝占位可通过压迫脑干和阻塞脑脊液循环

（脑积水）而引起相应症状。随着颅内压增高，小脑扁桃体可被推入枕骨大孔内。当延髓受压，呼吸中枢功能紊乱可致呼吸骤停。

▶ 小脑幕切迹上疝

后颅窝占位可引起梗阻性脑积水。假若对这些患者施行脑室穿刺外引流，则可能会使后颅窝内容物向上疝入间脑区。

颅内压监测方法

依据临床表现或影像学资料都不能准确地估计颅内压。有几种方法均可直接行颅内压监测，但在临床实践中最常用的为脑室内置管和脑实质内微传导系统，其他方法如蛛网膜下腔和硬膜外置管，其准确性均大为降低。与标准压力传感装置相连的脑室内置管为颅内压监测的金标准，通常经额部钻孔将测压管置入侧脑室。脑室置管的优点为其在测量大脑半球颅内压的同时，可行治疗性脑脊液外引流，并易于行外部校准。但其缺点为有感染和出血的风险，有时置管困难。

微传导器触发的颅内压监测器可通过锥颅、钻孔或术中置于脑实质内或硬膜下腔。这些方法与脑室内置管法几乎同样准确，其优点在于感染及并发症发生率更低，主要的不足在于不能引流脑脊液，不能在体校准，随时间可出现小的零漂移。

颅内高压的处理

尽管控制颅内高压有许多显而易见的益处，但很多医学中心将颅内压超过 20mmHg 作为其上限。颅内高压的处理包括以下方面：

体位：抬高床头 30°~45°，以加强静脉回流和脑脊液回流入脊髓腔。

过度换气：脑血流在一定程度上受血二氧化碳分压调控。过度换气可使血二氧化碳分压降低至 30~35mmHg，此可在急性神经功能恶化时短期应用。

甘露醇：甘露醇可利用渗透压将组织液从脑实质内脱出。

速尿：速尿可减轻脑水肿，并延缓脑脊液的生成，其与甘露醇具有协同作用。

控制体温：高温增加脑代谢。

激素：起效缓慢（在 6~8 小时后）。对于重型创伤性脑损伤不推荐使用。

脑脊液外引流：脑脊液外引流或分流对于慢性颅内压增高患者是必需的。

去骨瓣减压：去骨瓣减压可使脑组织向外扩展。

巴比妥疗法：巴比妥"昏迷"（强力抑制脑电活动）几乎可最大程度地降低脑代谢，减少脑血流。低血压常使其应用受限。

Duff D: Altered states of consciousness, theories of recovery, and assessment following a severe traumatic brain injury. Axon 2001;23:18. Review.

Giacino JT: The minimally conscious state: defining the borders of consciousness. Prog Brain Res 2005;150:381.

Goetz CG, Pappert EJ: *Textbook of Clinical Neurology*, 3rd ed. Saunders, 1999.

Heegaard W et al: Traumatic brain injury. Emerg Med Clin N Am 2007;25:655.

Smith M: Monitoring intracranial pressure in traumatic brain injury. Anesth Analg 2008;106:240.

▼ 中枢神经系统影像学

影像学在过去的 25 年里已成为医疗中心的核心部分，同时也是 21 世纪医疗中心费用支出增长最快的部分。没有任何医学领域可与影像学在神经科学方面的影响相比较。在过去的数年里随着影像学技术的发展，其可以无创性地显示中枢神经系统解剖和病理变化，并使得中枢神经系统疾患的微创治疗得到极大提高。

以前中枢神经系统成像的唯一方法就是气脑造影，即通过腰椎穿刺，以对比剂（显像剂）或空气置换脑脊液后行 X 线成像。该方法仅能粗略地勾画出正常和异常的中枢神经系统结构。直接将显像剂注入颈部大血管（脑血管造影）可精确显示脑血管形态，但其几乎不能直接显示脑和脊髓组织。然而，脑血管造影在现今仍应用于临床诊治，将导管置入股动脉内插管已取代颈部血管置入。在 20 世纪 70 年代后期，气脑造影已被弃用。

20 世纪 70 年代早期，CT 扫描的出现使得直接显示脑组织成为可能，但其在显示不同的脑结构和一些病理过程中仍有困难。在 20 世纪 80 年代早期，MRI 首次应用于临床。而在 20 世纪 80 年代中期，MRI 已成为绝大部分中枢神经系统病变的标准检查手段。

在 20 世纪 90 年代和 21 世纪，CT 和 MRI 检查均得到进一步发展。较新一代的 CT（2007 年）采用相当快速的扫描技术，可在 5 分钟内收集到反映脑灌注的有用信息。与此相似，这种最尖端的扫描技术可用来显示脑内大血管（CT 血管成像），而无需动脉内插管。MRI 的发展速度更加令人吃惊。在近 5 年里，最新的 MRI 扫描技术能敏感地检测到脑缺血数分钟后的脑生理变化，在此时间窗可行有效的药物干预，从而改善临床预后（如中风）。MRI 波谱检查可确定病变的代谢，进而有助于鉴别不同的病理过程（如肿瘤、坏死、缺血、炎症和感染）。MRI 波谱检查还可用于分析先天性代谢性疾病患者脑内代谢产物的积聚。无需使用造影剂或放射性离子，MRI 也可用于磁共振血管成像以评估脑血管。最新的高场强 MRI（3.0）已于 2005 年投放市场并应用于临床，其进一步提高成像质量并扩大成像范围。

导管（血管内）血管造影已以多种形式在临床应用80余年，其在最近10年来也得到持续发展。通过导管而非开颅手术的血管内手术治疗血管畸形现已常规开展，如动脉瘤或动静脉畸形，并已成为许多疾患可供选择的治疗手段。与此相类似，在中风（由于血栓形成）的急性期，可将导管置入血管阻塞部位，切除血栓或注入溶栓剂而使血管再通。

中枢神经系统基本成像技术

▶ X线平片

X线平片检查相对便宜，易于普及，并能显示骨性异常如骨折或明显的骨性破坏（图36-2）。其主要不足在于不能显示所有的正常软组织（如所有的颅内和椎管内组织）和病理变化（如出血、感染、肿瘤、脓肿和突出的椎间盘），甚至对许多体内骨源性病变都难以显示。事实上，直到有30%的骨组织被病理组织所替代（如肿瘤和感染），否则骨性异常在X线平片上尚不能被显示。

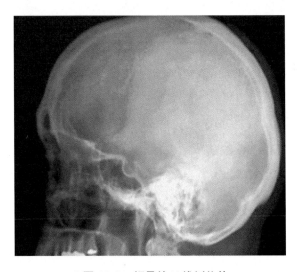

▲ 图36-2 颅骨的X线侧位片

颅骨骨性结构显示良好，而软组织显示差；特别是脑组织不能显示。同时该成像为非断层成像，因此头颅左右两侧结构的成像有重叠

因为X线可穿透整个头颅和脊柱（而不是断层显示所扫描组织），所以X线平片重叠了成像的所有组织。

在评估中枢神经系统疾患方面，X线平片几乎没有作用，因为其不能显示颅腔和椎管腔内组织。但对怀疑受虐待的儿童患者，X线平片有作用。除了其他断层成像检查之外（如CT和MRI用以评估颅内损伤），对这些患者应当行X线平片检查，因为其可显示在其他检查中不易发现的线性骨折。

X线平片尚可用于评估脊柱的稳定性（即颈椎或腰骶椎侧方屈/伸位成像），以及显示颅内或椎管内是否存有内固定金属材料或其他非透X线的异物存在。

▶ 超声检查

超声检查在中枢神经系统主要用于术中脑室形态和脑内病变的评估。术中超声有助于观察脑积水分流术中脑室导管的位置，也可用于指导颅内和椎管内肿瘤的切除。

由于超声检查的非侵袭性、便携性和无放射性，故其在术中监测中的应用逐步增加。然而"声窗"对于超声检查颅内和椎管内组织是必须的，因此在行超声检查前必须先去除遮挡所显示组织的骨性结构（即在检查脑或脊髓组织前部分颅骨或脊柱的后部必须先予切除）。

在婴儿，超声检查有多种应用（通常在囟门未闭的婴儿，这样不需额外的声窗）。对早产婴儿，超声检查已成为显示脑室内出血和（或）脑积水的标准化检查。在成人，可通过骨缝行颅内多普勒超声检查，如通过颞缝扫描显示Willis环。超声检查可在床旁进行，以评估动脉痉挛（如在亚急性蛛网膜下腔出血）。

▶ 计算机断层成像（CT）

CT平扫或静脉内注射造影剂的CT增强扫描是通过X线球产生薄的扇形X线束来完成，球管围绕患者移动一圈大约需要1秒。成像组织层可得到1mm层厚的图像。通过计算机对轴位CT扫描获得原始数据进行重建，可获得任一平面（矢状位、冠状位和离轴位等）微米级的图像，利用这种方法同样可重建三维立体图像。

对大多数骨性异常病变，CT扫描是最好的成像方法，但应除外无移位和无错位性骨折。X线平片对于该类损伤显示较好（图36-3）。CT对软组织病变的敏感性比X线平片高得多。然而在鉴别密度相近的软组织、区分正常和异常软组织界限以及显示特定区域脑组织方面，CT仍有一定局限性，扫描中的伪影尚无法避免，这也是CT在评价脑组织和椎管异常方面一直不如MRI的原因。

当讨论CT图像时，组织密度和衰减指的是同一过程：即X线束的吸收。密度增高区形成较大的X线束衰减，在CT图像上表现为白的区域（如骨组织、含碘对比剂、急性出血、钙化和一些异物，在CT扫描中表现为白色）。密度较低的区域衰减较低，因为这些组织吸收的X线束少，穿过患者的X线在图像上形成较黑的区域（如脑室内的液体和脂肪）。CT增强扫描可增大不同组织间的密度差。

▶ 脊髓造影

脊髓造影时通过腰穿至蛛网膜下腔（或C1~2水平蛛网膜下腔穿刺），缓慢注入少量造影剂，使椎管内蛛网膜下腔密度增高，有效地显示马尾神经根、脊髓及

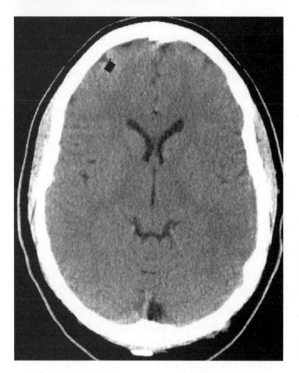

▲图 36-3　头颅 CT 扫描

此图为通过颅脑的断层图像,左右侧脑结构分别显示。尽管颅骨骨折很难显示,但其可直接显示脑组织(例如,灰质和白质结构)

任何侵及蛛网膜下腔的病变。这种病变包括肿瘤、感染、椎间盘突出、脊椎退行性变以及直接累及鞘内结构的病变(如脊髓肿瘤、血管畸形和转移瘤等)。

　　脊髓造影不再是评价椎管内病变的主要成像方法,其已被 MRI 所取代。目前脊髓造影主要用于当 MRI 扫描不清楚,或不能行 MRI 检查时(MRI 扫描禁忌,金属内固定器等限制 MRI 检查)的辅助检查方法。

　　脊髓造影后通常立即(几小时内)行 CT 扫描,以更好地显示病变和蛛网膜下腔的关系。

▶ **磁共振成像(MRI)**

　　MRI 是一种无电离辐射的成像技术,其扫描的物理过程相当复杂。简单地讲,患者被放到一个强磁场中(地球磁场的 30 000 倍)。射频脉冲瞬时施加给患者,使患者体内的水分子得到暂时激发(通过增加它们的能量级)。当射频脉冲关闭后,这些水分子释放刚吸收的能量,快速恢复到各自的基线状态。这些受到激发的水分子恢复到各自基线状态的速率可通过 MRI 扫描仪中极其敏感的接收线圈来完成。因为这些水分子恢复到各自基线状态的速率随着局部磁性环境的变化而改变(如脑室系统内与豆状核、白质、眼球、肌肉和肿瘤等的局部磁性环境不同),各组织间这些可测量的差异被定位在 3D 空间,用来产生图像。

　　MRI 图像是通过突出组织间的各种磁场差异而获得。通常,大多数 MRI 研究包括 T1 加权和 T2 加权扫描,作为整体评价患者的一部分序列。MRI 扫描较 CT 扫描时间长,在某种程度上是因为 T1 和 T2 加权扫描必须分别获得。T1 加权图像可通过脑表面和脑室内的脑脊液呈黑色而辨别。相比之下,T2 加权图像上脑脊液呈白色(图 36-4)。

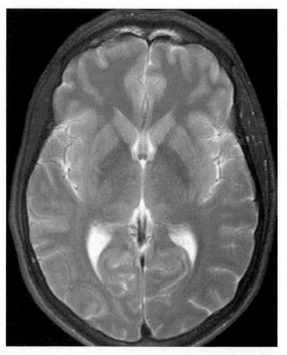

▲图 36-4　头颅 MR 扫描(无电离辐射)

与 CT 类似,此图为颅脑的断层图像。灰白质结构比 CT 更容易分辨,甚至一些灰质结构也被显示(如壳核和苍白球)

　　通常,T1 加权扫描对解剖结构和增强区域显示最好。T2 加权扫描对于水浓度的轻微变化极其敏感(在正常和病理组织中)。这些改变大多反映病理过程(如中风、肿瘤和感染)。其轻微变化在 T2 加权扫描表现为信号增高(更白)。

　　在过去的几年里,大多数 MRI 检查包括 FLAIR(液体衰减反转恢复)扫描。通常,FLAIR 扫描是在 T2 加权扫描基础上的,在 FLAIR 扫描中,正常液体(如脑室内及蛛网膜下腔)呈低信号(为黑色),因此,其轻微的病理改变(仍表现为标准 T2 加权扫描中的高信号)更容易在 FLAIR 上显示。通过静脉内注射钆对比剂的增强扫描,可使一些病变得到强化。

　　MRI 是最好地显示脑内和脑外病变的检查,可在任一平面成像(包括非正交平面),对于在临床检查中应用的场强,尚无已知的副作用。而且 MRI 对组织的显示优于CT,无CT扫描伪影所带来的局限,尤其在后颅窝和椎管区域,CT扫描明显受限。MRI对致密骨结构的显示并不理想(如多发骨折、皮质侵蚀和退行性病变等),但对于骨内(如骨髓)异常(如转移性病变和椎间盘炎/骨髓炎)的检测MRI则有很大优势。

▶ 数字减影血管造影

脑血管造影是通过将导管直接置入股动脉,向头侧逆行向上至主动脉弓水平,在操作者的控制下进入椎动脉或颈动脉,接着进一步向头侧进入颈部,甚至颅内(图36-5)。插管是在透视监控下进行,期间注入少量造影剂以明确导管位置。当到达目标位置,注射大量造影剂,当造影剂通过脑血管时行连续快速曝光,采集一系列X线影像。在造影剂注射8秒钟内可获取100多幅图像。这个检查过程发生中风的几率为0.1%~0.5%。

脑血管造影是显示血管本身病理改变最好的检查手段,如动脉硬化、血管炎、动脉瘤、动静脉畸形、硬膜静脉窦血栓、瘘、血管阻塞以及其他血管性病变。采用该技术可对特定血管供应区注射药物以达到治疗目的。导管可直接放到动脉瘤和畸形血管内,不久将引起血管闭塞而达到治疗目的。

诊断性血管内(导管)造影具有一定的危险性且花费昂贵,需要复杂的仪器设备,而且必须是由经过很好训练的人员来操作。在评价血管性病变如动脉硬化性血管狭窄和动脉瘤方面,有几种可替代导管血管造影的方法,如超声(颈部)、CT血管造影和MRA在许多情况下会有所帮助(图36-6)。

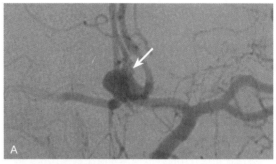
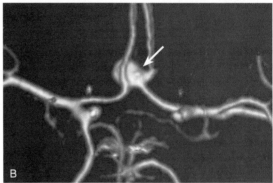
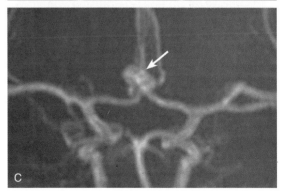

▲图36-6 多种影像技术显示动脉瘤

A.导管血管图(电离辐射)。B. CT血管造影(电离辐射)。C. MR血管造影(无电离辐射)。注意导管血管造影(A),一种有中风发生危险的检查方法,其很清楚显示前交通动脉动脉瘤(箭头)。然而,动脉瘤在CT血管图上也得到很好的显示(B),该方法无中风危险,同时在MR血管图上(C)也显示清楚,其不仅无中风危险,也无电离辐射

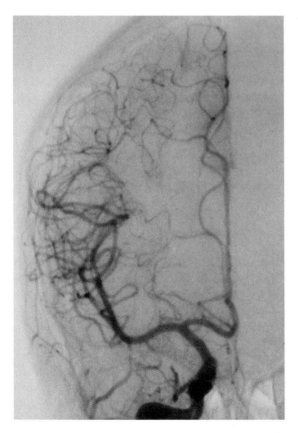

▲图36-5 头颅血管造影(电离辐射)

导管置于右侧颈动脉,注射造影剂后行前后位摄片,此图为头颅右侧血管显影。骨性结构通过数字化"减影"从图像中去除。右侧颈动脉供血区血管显示清楚,但是颅内(如脑组织)结构未显示

中枢神经系统高级成像技术

▶ 磁共振成像

A. 磁共振血管成像

利用特定软件可仅采集运动组织的 MRI 数据(如在这些图像中血管外静止的软组织不产生任何 MR 信号,而运动的血液却产生信号),这些技术可形成足够平面的血管成像。在许多病例,脑血管造影是可以避免的(如颈动脉分叉区域显著的动脉硬化性改变,或在不同间隔期间检测已知的动脉瘤)。

B. 弥散 MRI 和灌注 MRI

利用快速梯度磁场,可将水分子自由扩散运动转化为图像,即为弥散 MR 成像。快速变化的 MR 梯度也可用于评价脑血流灌注。

弥散 MRI 对于早期脑缺血很敏感,通常在缺血发生后数分钟即可发现。对于急性脑缺血,可行 MR 弥散成像(通常反映急性缺血性改变)和 MRI 灌注成像(反映脑灌注情况),并将弥散成像和灌注成像比较。因为弥散成像常反映永久性损伤(梗死),而灌注(血流)缺失是可逆的,如果灌注缺失较相关的弥散异常更广泛,那么灌注异常而无弥散异常的区域则为可挽救的脑组织,亦即该区域脑组织有发生永久性损伤的危险,但尚未发生不可逆性脑损伤("缺血半暗带"),积极治疗可能挽救这些区域的脑组织。如果弥散缺失区范围(常为不可逆性脑损伤的表现)与灌注缺失区相近,那么这种缺血性改变可能是永久性的,并无处于可逆性的半暗带脑组织,故无需积极治疗。

C. 磁共振波谱成像

应用标准的 MR 硬件可行 MR 波谱成像,以评价脑代谢。正常脑组织可有许多代谢产物,其中最重要的有 N-乙酰天门冬氨酸(其常见于功能正常的神经元,其降低见于神经元不可逆性损伤)、胆碱(细胞膜的成分,能增加细胞更新的任何过程可引起胆碱升高,例如肿瘤和感染等)和肌酐(细胞能量的指标)。乳酸作为无氧糖酵解的副产物,也可见于缺血细胞,但不存在于正常脑组织中。

▶ CT

A. 活检

CT 可用来引导病灶的(经皮)穿刺活检,而既往活检则需要采用开放性手术完成。

B. 灌注 CT

通过外周静脉快速注射可溶性造影剂,采用快速多层 CT 扫描,采集数据,可很好地反映不同区域脑组织的灌注差异。一些脑区的低灌注可能反映了临床短暂症状(如短暂性脑缺血发作);但在发展为不可逆性脑损伤前,血管再生可挽救这些低灌注区的脑组织。

C. CT 血管造影

通过外周静脉快速注射可溶性造影剂,采用快速多层 CT 扫描,采集数据,并进行重建,去除背景数据后得到的图像即为 CT 血管造影图像。其与血管造影所得图像相似,而无中风的危险。然而,CT 血管造影对血管内细节的显示不如脑血管造影。但对许多患者,CT 血管造影已足够显示其相关的临床问题。

▶ 血管造影

A. 动脉瘤栓塞

其取代了开放性动脉瘤颈夹闭术,可通过血管内导管将小金属丝直接放到动脉瘤内;动脉瘤内填满金属丝,闭塞瘤腔,排除了动脉瘤破裂的机会,避免了开颅放置动脉瘤夹的必要。

B. 支架术

其取代了开放性手术处理动脉硬化性血管狭窄或血管撕裂,受累血管可用血管内导管治疗,首先用球囊扩张狭窄血管,然后释放带网格支架,使重新扩张的血管维持开放状态。

C. 处理血管内血栓

对于急性(症状出现 6 小时内)血管内闭塞性血栓(血凝块)或血栓栓子,可通过动脉内插管在血凝块内注射溶解剂(如组织纤溶酶原催化剂),使受累区脑组织在发生永久性损伤前重新恢复血流。或者,对一些血管内血块可采用特殊的导管钳取,并从血管内去除。

▶ 放射性核素成像

PET(正电子发射断层成像术)和 SPECT(单光子发射计算机断层成像术)扫描为分子影像技术。此与其他影像技术不同,它们所提供的信息超过了正常及病理组织的结构学改变,并可提供有关组织功能状态的生理学信息。

低剂量的放射性示踪剂(正电子发射器用于 PET 扫描,单光子发射同位素用于 SPECT 扫描)用于放射性同位素标记分子或药物,通过活体内生物学过程中分子间的相互作用而成像。放射性示踪剂的纳摩尔浓度,有可能在不妨碍生物自身代谢的情况下用以评价活体生物状态。

相对于 SPECT,PET 成像的主要优势在于其能同时探测负电子与正电子相遇湮灭时发射的 2 种伽马射线。正因为如此,PET 的空间分辨率比 SPECT 高。这两种成像技术均可用于相同的生物学过程。

PET 和 SPECT 测量放射活性的生物学意义,取决于所应用的放射性同位素分子的生物学功能。例如,放射性配体可用于测量脑血流、血-脑屏障通透率、神经递质合成、酶的活性、受体密度、葡萄糖代谢率和基因表达等研究。在特定的药理学干预、运动或精神学研究前后,PET 和 SPECT 检查均可重复成像,对脑区功能的分析更具特异性,如在干细胞研究或基因治疗中。

在临床上,PET 和 SPECT 成像也可用于癫痫灶定位、痴呆综合征诊断、肿瘤复发与放射性坏死的鉴别以及提供疾病进展或缓解的信息。

最后,用于脑血流显像的 SPECT 放射性配体,如锝 -99m 标记六甲基烯胺(HMPAO),采用规则平面伽马相机也可将其用于床旁脑死亡的研究。鞘内注射放射性配体如 ^{111} 铟二乙三胺五乙酸的放射性同位素脑池造影,临床上可用于评价脑积水或疑似为脑脊液漏的患者。放射性同位素分流研究可用于评估脑脊液分流术后的情况。

Gibby WA: Basic principles of magnetic resonance imaging. Neurosurg Clin N Am 2005;16:1.
Johnson MH, Chiang VL, Ross DA: Interventional neuroradiology adjuncts and alternatives in patients with head and neck vascular lesions. Neurosurg Clin N Am 2005;16:547.
Waldron JS, Cha S: Radiographic features of intramedullary spinal cord tumors. Neurosurg Clin N Am 2006;17:13.

▼ 颅脑损伤

概述和流行病学

颅脑损伤(外伤性脑损伤)是致残和致死的主要原因,其发病率(住院患者)为 75~200 人 /10 万人。颅脑损伤发生在各个年龄段,高发人群为 15~20 岁男性。在创伤科医生或急诊科医生接诊的复合伤患者中,颅脑损伤更为常见。与此同时,细致和周到的护理对治疗也是必不可少的。

在发达国家中,颅脑损伤最常见的原因为交通事故,其约占所有重型颅脑损伤的 30%~50%。高处坠落伤和意外性伤害约占 10%~15% 左右。在成人中,暴力伤或袭击伤约占成人外伤的 10%~20%。颅脑损伤发生机制与年龄有关:暴力性外伤大多发生于婴幼儿(儿童虐待)和 18~24 岁青年人;高处坠落伤多见于80 岁以上的老年人。颅脑损伤的预后亦与年龄有关:年轻男性受颅脑损伤的机会较多,而且其病死率也较年长者要高。总之,颅脑损伤是外伤患者主要的死亡原因。

颅脑损伤临床分型包括轻型、中型及重型颅脑损伤三类。其中,包括脑震荡在内大约 80% 的患者为轻型颅脑损伤,大部分患者无需住院治疗。而中、重型颅脑损伤患者则各占颅脑损伤患者总数 10% 左右,且均须住院治疗。颅脑损伤患者死亡率约为 20~30 人 /10万人。

由于中、重型颅脑损伤患者的神经功能大多无法恢复到伤前水平,所以幸存者及其护理人员需设法应对终身残疾。

病理生理学

▶ 分类和定义

颅脑损伤文献中根据几个不同的和不相关的方法对损伤进行分类,容易使人迷惑。首先,颅脑损伤可分为原发性和继发性损伤两类。原发性颅脑损伤发生于颅脑损伤即刻或伤后短暂时间内,它包括作用于脑组织瞬间的挤压或震荡等外力。临床中常见的原发性颅脑损伤包括:颅骨骨折、脑挫裂伤、脑实质内或脑周边结构的血肿(其形成时间可能很长)。继发性颅脑损伤是相对于原发性颅脑损伤而言,是脑组织对损伤所产生的一系列病理反应,包括:脑血流调节丧失、脑细胞缺血性损伤和脑水肿。目前,大多数有关颅脑损伤的研究均致力于明确并阻断继发性颅脑损伤发生的相关通路。原发性颅脑损伤机制可由局部(一点)或广泛(多点)外力作用引起,亦可由外力作用的角度改变(由平行到成角)造成。脑组织对广泛性及成角外力作用的耐受力较差。实验证明,较小的角加速度外力作用比线性外力更容易发生脑震荡。

穿通伤造成脑组织损伤的机制为:穿透物本身形成穿透道和穿透物穿过脑组织瞬间造成脑组织受压 /减压所致损伤。穿透物作用于脑组织的能量与穿透物本身质量及其速度平方成正比。损伤的程度取决于穿透物的速度,可见区分低速还是高速损伤很重要。

顾名思义,继发性颅脑损伤的病理过程继发于原发性脑损伤之后,从亚细胞到组织学水平均可见相关病理改变,如钙离子通道机制、氧化自由基反应及细胞凋亡机制均参与其中。重型颅脑损伤后可伴有脑缺血发生,多数患者外伤早期可检测到脑血流下降(脑组织灌注指标)。颅脑损伤后细胞水平的损伤可引起组织水平的变化:脑含水量增加,即脑水肿出现。脑水肿原因有两种:一种为细胞毒性脑水肿(细胞损伤及细胞肿胀),另一种为血管源性脑水肿(血管结构功能缺失),而细胞毒性脑水肿更为重要。脑水肿后,脑组织肿胀必将引起颅内压的改变。颅骨是脑组织坚硬的保护罩,颅内任何物质的增加,如脑出血和脑水肿,均必须适应颅内固定的容积,从而增加了颅内压力(图 36-1)。硬脑膜的返折将颅腔进一步划分为不同的隔腔。小脑幕将颅腔分为幕上和幕下两部分,而大脑镰又将幕上颅腔分隔成左、右两分腔。这种分隔的优点是:颅脑损伤后可将损伤限制在一个区域,从而尽量减少对其他隔腔的影响。然而在重型脑损伤时,由于颅腔分隔的不完全性,脑组织将会从原隔腔疝出,从而在临床上产生脑疝综合征。

▶ 临床评估

对颅脑损伤患者的评估大致可分为以下步骤:复苏评估、神经功能缺失检查、判断是否有急诊手术指征、评判和治疗脑水肿与颅内高压。由于多数颅脑损伤患者伤情变化较快，故上述评估需反复进行，这样才能取得满意的效果。在对颅脑损伤患者伤情评估的过程中，伤情轻重不同其评估过程也略有差异，如与重型颅脑损伤患者相比较，脑震荡的评估过程就要简单一些，但总的评估程序大同小异。

对颅脑损伤患者的复苏评估与其他类型外伤相类似。首先要评估气道、呼吸及循环（ABCs方案）。非复合性轻型颅脑损伤患者的气道、呼吸及循环功能一般无障碍，但复合性重型颅脑损伤患者在无相关支持治疗或辅助等条件下则很难保证上述功能的平稳。例如，30%的重型颅脑损伤患者有低氧血症，这是由于在于严重损伤后气道难以保持通畅所致。低氧血症除对脑组织造成原发性损害外，还可刺激脑血管舒张，从而增加脑血流量。这一外伤后的连锁反应，最终导致颅内压增高。早期气管内插管可确保气道通畅，保证足够的通气。所以气管内插管对重型及部分中型颅脑损伤患者来说可能是必要的，这可保护呼吸道和保证足够的通气量。对气管内插管患者，建议应用短效镇静药物，避免使用长效镇静药物。同时应避免入院前及创伤急救室反复应用短效镇静药物，因其可能会干扰神经系统查体结果，导致伤情不能及时发现，贻误诊治。对于多数外伤后气管插管和复苏患者来说，恰当的止痛和镇静是必要的，在对患者情况综合评估的基础上，可重复应用小剂量镇静药物。

血压的恢复和维持对于颅脑损伤患者来说也是至关重要的。这一方面需要通过静脉输液和输血来维持正常的循环血容量；另一方面要控制脑外伤后的活动性出血。如果血容量补足后，血压仍维持较低水平，可适当应用升压药物。非脑疝性脑外伤患者，很少出现低血压。但必需注意的是，对于颅脑损伤患者来说，寻找出血来源的同时需做好复苏准备。颅脑损伤常伴随头皮损伤，这是儿童外伤性失血的重要原因。研究显示，颅脑损伤合并低血压患者的死亡率是未合并低血压患者的两倍。

▶ Glasgow 昏迷评分

颅脑损伤患者气道、呼吸及循环（ABCs）处理稳定后，则进行神经功能评价，其可对重型颅脑损伤患者进行快速而准确的分类，同时应对合并颅内大量血肿患者进行快速评估来获得临床证据。Glasgow昏迷评分是临床上常用的神经功能评估方法，其内容分为3项（表36-1）。通过询问患者姓名和发病经过等一系列简单的问题为患者评分。对于不能回答问题的患者，就要通过短暂而较强的刺激，常用的有效方法是通过压迫斜方肌来观察患者反应。其他的刺激可用来明确患者的运动反应。部分颅脑损伤患者对疼痛刺激可定位，并有推挡反应；如果脑功能障碍进一步加重，其空间立

体感丧失，对外界刺激不能定位，只能回缩肢体来躲避。若脑功能损伤进一步加重，患者表现为去皮层和去脑干状态。Glasgow昏迷评分的分值从3~15分，如果患者左、右侧得分不同，可选择得分较高一侧记录。气管插管患者的Glasgow昏迷评分比较特殊，由于患者无法言语，所以评分时应该标记T，或用其他交流方式来替代言语评估。Glasgow昏迷评分能够快速、准确预测患者的病情发展，但前提是排除镇静或其他复杂因素对患者的影响。Glasgow昏迷评分3~8分的患者为重型颅脑损伤，9~12分为中型颅脑损伤患者，13~15分为轻型颅脑损伤患者。

对颅脑损伤患者神经功能缺失的评估，除了Glasgow昏迷评分外，还应包括瞳孔和总体运动能力的评估，从而判断是否有颅内大出血。上述检查对潜在的脊髓损伤同样有效。外伤后血肿因部位和血肿量的不同，可发生钩回疝，同时可伴有同侧瞳孔扩大和对侧轻偏瘫。这种情况提示颅内存有威胁生命的出血，需急诊手术。对颅脑损伤患者，其他的脑干反射也需要评估。但实际上在大多情况下，只有头颅CT结果回报后才进行脑干反射检查。脑干的各种反射有助于确定其损伤平面（表36-3）。在颅脑损伤初期，不建议进行附加的两项脑干反射检查：即头眼反射（布娃娃眼征）和眼前庭反射，因为在检查过程中有加重颈髓损伤和颅底骨折的风险。

表36-3 外伤性颅脑损伤患者脑干反射

反射	传入神经	脑干受累水平	传出神经	如何测试
瞳孔反射	CN II	中脑	CN III	用光束照射眼睛，观察瞳孔变化
角膜反射	CN V	桥脑	CN VII	将含盐液体滴入眼睛，观察眨眼
咽反射	CN IX	延髓	CN XI	通过气管内插管或探针刺激咽部，观察吞咽/咳嗽或恶心

▶ 影像学检查

如果颅脑损伤患者的生命体征平稳，已明确损伤的严重程度，并完成神经系统查体，所有中、重型颅脑损伤患者均应行头颅CT检查。当然，一些轻型颅脑损伤患者也应行头颅CT检查，特别是合并危险因素的，如应用抗凝剂的患者。CT扫描可明显提高颅骨骨折的检出，故不推荐将颅骨平片作为头颅CT的替代检查。在某种程度上，MRI可替代头颅CT检查作为颅脑损伤患者的首检方法，但目前仍未实现。头颅CT检查快速，可应用于配合差的患者，并且对于周围环

境及磁性物体要求不严格；而 MRI 尤其适用于评估颈部及颅内血管系统，并可较准确地预测颅脑损伤患者的预后。

头颅 CT 可以清楚显示需手术治疗的颅内大血肿。通过特殊放射标记物可以提示颅内压的增高（图36-7），包括基底池和脑表面蛛网膜下腔消失（脑池消失）、占位效应（相邻结构受压和变形）以及脑组织及中线结构的移位。对于颜面骨折、颅底骨折和椎体骨折的外伤患者，由于有合并椎动脉损伤的可能，建议行脑血管成像检查。血管成像检查包括：传统脑血管造影术（DSA）、CTA 和 MRA。传统脑血管造影术是脑血管损伤诊断的金标准，同时为血管内介入治疗提供选择。但是脑血管造影亦有其局限性，手术准备和手术时间较长，这样可能会使部分患者失去治疗的最佳时间。CTA 的特点是方便、快捷，但其假阴性率较高。MRA较 CTA 敏感，其不足之处与 MRI 相似。尚无完美的检查手段，当外伤患者有如下危险因素时应考虑有脑血管损伤并行脑血管成像检查，例如：无法合理解释的神经功能缺失、颜面部大出血、鼻出血、颅底骨折（包括破裂孔骨折）以及颈椎横突孔骨折。

行头颅 CT 扫描后，综合分析临床和影像学资料制定治疗方案：开颅手术清除颅内血肿，继续应用监测技术和临床检查评估颅内高压，或单独应用临床查体方法观察神经功能缺失情况。可多次行神经影像学检查，这与临床查体十分相似，因为患者的颅内情况是动态变化的，只有及时发现颅内情况的变化才能制定准确和最佳的治疗方案。

临床损伤类型和脑疝综合征

有几种重要的临床症状预示脑疝的发生，其影像学和临床表现有相关性。快速诊断并及时治疗这些综合征，对患者的生存至关重要。脑疝是对增加的颅内压或隐匿性脑水肿的失代偿反应。当颅内压或脑局部压力增高达一定水平时，脑组织从所在颅腔移出进入邻近的颅腔。如果颅内压弥漫性增高，那么脑组织可以通过枕骨大孔疝出颅外。大脑镰下疝指脑组织受压后，通过大脑镰下方从大脑半球一侧疝入另一侧，其在头颅 CT 和 MRI 表现为中线偏移，因为大脑镰伴随脑组织的移位而偏移。在颅脑损伤中，中线移位和意识障碍程度与外伤严重程度密切相关。在个别情况时，大脑前动脉可能在大脑镰下疝时受到挤压而产生一系列症状。钩回疝指颞叶钩回因同侧的占位或肿胀而发生移位。其解剖学基础为，钩回发生移位后挤压邻近的蛛网膜下腔，而动眼神经位于其内，表现为副交感神经受抑制而交感神经活跃的症状——瞳孔扩大。当脑疝时间较长，第三对脑神经（动眼神经）所支配的眼外肌功能也会丧失，导致眼球朝向外下方（外直肌和上斜肌功能保留所致）。如果颞叶钩回疝进一步持续发展，那么颞叶钩回可以压迫大脑脚，导致对侧轻偏瘫。颞叶钩回疝早期的临床表现为患者烦躁不安，而后出现伴有同侧瞳孔扩大和对侧轻偏瘫的意识障碍。有一个令人稍有困惑的现象为克尔诺汉氏切迹现象，当颞叶钩回疝发生后，脑干整体移位导致对侧大脑脚靠近小脑幕切迹缘，引起同侧瞳孔扩大及同侧轻偏瘫，一个

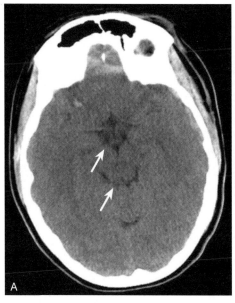
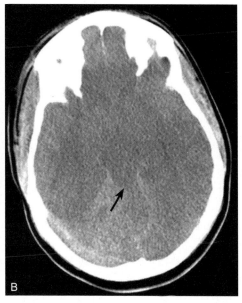

▲ 图 36-7

A. 正常头颅 CT 显示基底池正常（白箭）。B. 头颅 CT 显示脑外伤后基底池闭塞（黑箭），脑水肿

看似矛盾的临床问题，如果左侧瞳孔扩大，从理论上强烈提示颅内问题出现在左侧，但如果合并同侧肢体的偏瘫，其实则相反，颅内问题出现在右侧。颞叶钩回疝的第二个并发症就是位于动眼神经旁的大脑后动脉受压，这类患者有发生大脑后动脉梗死的风险。小脑扁桃体下疝在脑组织，特别是后颅窝脑组织被推挤向枕骨大孔时发生。小脑扁桃体被推挤向下并压迫延髓，可导致呼吸骤停和死亡。影像学表现为：小脑扁桃体疝发生时，可见脑干周围环池和枕大池消失。

Cushing 三联症表现为心动过缓、血压升高和呼吸不规律（见于脑疝时），常见原因是脑干受压。血压升高是颅内高压时机体为保证脑灌注压而作出的一种继发性反应。气管插管和机械通气患者常无法正常观察呼吸节律等指标，而心律和血压是可以正常观察的。

颅脑损伤类型和手术方法

　　颅骨骨折常由于局部暴力引起，分为开放性和非开放性、凹陷性和非凹陷性、颅底和凸面骨折几大类。凹陷性骨折可以导致硬脑膜的撕裂和脑皮层的损伤。当颅骨凹陷性骨折深度超过颅骨厚度时，特别是合并头皮裂伤时需手术治疗，而颅骨骨折无凹陷时则不需手术治疗。颅底骨折（包括颅底骨质：蝶骨、颞骨、枕骨和斜坡区骨质）可损伤脑神经、颅内血管，导致脑脊液漏和脑膜炎。临床上见到"Battle"征和"熊猫眼"征时，应考虑颅底骨折的可能，上述两种情况分别表现为耳后和眼眶周围的青紫和瘀斑。尽管颅底骨折和幕上的非凹陷性骨折可损伤脑神经和血管，但通常仍采取保守治疗。而当骨折累及额窦或骨折线延续到蝶骨嵴和其他颅底窦时，采用何种治疗方式存在争议。因为在上述情况下，感染可能通过窦向硬膜下腔播散。总之，颅骨骨折治疗强调个体化治疗，并无一定的规律可循。

　　硬脑膜外血肿（EDH）发生于颅骨骨折伴有硬脑膜动脉撕裂时（图 36-8）。典型的为颞骨骨折引起脑膜中动脉破裂。出血发生在硬脑膜外，血肿在硬脑膜和颅骨之间积聚、蔓延。由于出血来自动脉，血肿不断扩大，压迫周围脑组织引起脑功能障碍甚至死亡。并非所有的硬脑膜外血肿均由硬脑膜血管破裂所致，颅骨骨折后静脉窦出血也会引起硬脑膜外血肿。由静脉出血所致的硬脑膜外血肿很少是致命性的。这两种类型硬膜外血肿的区别在于：出血部位（颞叶或非颞叶）、出血多少（多或少）和出血速度（迅速或缓慢）。由于大多数情况下硬脑膜外血肿未伤及脑组织，如果诊治及时准确，那么患者预后良好。典型的颞叶硬脑膜外血肿表现有颞部外伤史，同时伴有短暂的意识丧失。其伴有明确的中间清醒期，这时患者的神经功能基本正常，这是因为硬脑膜外血肿的原发性脑损伤并不严重。在此期血肿进展较慢，脑组织可通过自身调节来维持意识清楚，

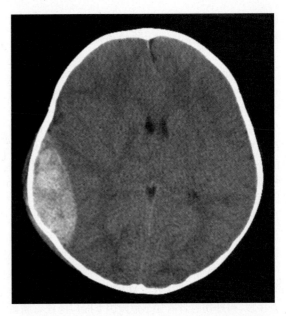

▲图 36-8　5 岁儿童颅脑损伤后急性硬膜外血肿

或是由于出血暂时停止。此后由于再出血或颅内高压失代偿，患者很快有进行性意识障碍，可伴有颞叶钩回疝，出现同侧动眼神经麻痹和对侧轻偏瘫。然而只有25% 硬脑膜外血肿患者有典型的临床表现。大多数患者外伤后无意识丧失。相反，有不到 20% 的患者无中间清醒期。头颅 CT 是诊断硬脑膜外血肿的常用方法。由于在颅缝附近，硬脑膜与颅骨紧密相贴，所以血肿在邻近骨缝处逐渐变细，表现为透镜形状。头颅 CT 也有助于判断血肿对脑组织的影响，如中线移位或周围结构受压情况。硬膜外血肿的治疗方法取决于血肿的部位、大小和伤后就诊时间。总的来说，当血肿位于颞叶时，若血肿厚度超过 1cm 时就应考虑手术治疗，这是因为中颅凹空间代偿能力有限。在一些病例中，直到伤后 2 天或更长时间，硬膜外血肿患者才被确诊。如果诊断较晚，中等量硬膜外血肿（大约 1cm 厚）可采取保守治疗，因为血肿的扩大一般发生在伤后最初的 24~36小时。上述大部分患者的颅内血肿将会自行吸收。但与其他部位血肿不同，对于伤后 30 分钟内发现的 1cm厚度的颞叶血肿，鉴于其可能会立刻危及 ABCs，必须急诊手术清除血肿。手术入路选择要考虑患者体位，以便更好地显露血肿。颞叶血肿清除手术切口基底部朝向颧弓，向上达同侧的额部皮肤，外形呈倒"问号"状。根据患者状况，在部分切开皮肤切口之后，可首先切开颞肌，颅骨钻孔，并释放一部分硬脑膜外血肿减压。然而多数颅内出血呈血凝块状，钻孔不一定可靠，快速有效地开颅才能起到确实的减压作用。首先翻起颞肌瓣，颅骨钻孔，翻起骨瓣，最后清除血肿。硬脑膜受损伤处，可依据破损大小采用双极电凝烧灼或缝合。

如果术中怀疑有硬脑膜下血肿,可采以用术中超声进行探查。在开颅术中应当悬吊硬脑膜于颅骨边缘,以防硬脑膜外血肿复发。当硬脑膜外血肿位于硬脑膜窦旁时,如乙状窦和横窦,特别是当窦本身撕裂出血时,其疗效难以预测。总的来说,如果处理得当硬膜外血肿患者预后良好。

急性硬脑膜下血肿(ASDH)是脑外伤导致脑表面的桥静脉撕裂所致。血肿常位于硬脑膜和蛛网膜之间。导致血管破裂的外力通常作用于脑局部,其作用机制复杂,通常由交通事故时的弥漫性、旋转性外力所造成。除老年患者之外,急性硬脑膜下血肿患者常合并严重的脑损伤。脑损伤常发生在硬脑膜下血肿下方。大多数患者有明显的意识障碍,以及与血肿压迫相关的症状。硬脑膜下血肿在影像学上表现为新月形,因为血肿在脑表面扩张不受限制,这与硬膜外血肿不同。在临床上,常可见急性硬脑膜下血肿合并脑内血肿和脑水肿。急性硬脑膜下血肿的治疗包括手术治疗,当血肿厚度大于 1cm 时,要考虑急诊手术清除血肿。急诊手术可行大骨瓣开颅,开颅过程中可能会遇见急性脑肿胀,此与硬脑膜外血肿不同,硬膜下血肿的出血源通常很难确定。对于术中弥漫性和邻近于静脉窦附近的骨缘出血,最好使用止血物质压迫止血,其效果要优于暴露出血点后止血。药物治疗包括脱水降颅压和原发伤的治疗,这些措施也是硬脑膜下血肿治疗的关键。急性硬脑膜下血肿患者的预后相对较差,死亡率高达 50%~90%,存活的患者常留有不同的残疾。急性硬膜下血肿患者的预后可采用 GCS 评分来评估,在一些危重病例中,采用药物治疗已经毫无意义,或仅是延缓生命。

由于老年患者多有脑萎缩,当脑表面的静脉受到牵扯,轻微外力则可引起硬脑膜下血肿。这种血肿在老年患者发病缓慢,伤后甚至几个月才出现症状,血肿厚度可达几厘米。这种慢性硬脑膜下血肿应与急性硬脑膜下血肿相区别(图 36-10)。

对于慢性硬脑膜下血肿,可以采用钻孔引流或开颅手术治疗。慢性硬脑膜下血肿的预后较急性硬脑膜下血肿为好,但有术后血肿复发和再次手术治疗的可能性。

对于有抗凝剂应用史或外伤并发凝血功能障碍的患者,可能会发生血肿突然增大而致病情加重。所以,对于此类患者快速且积极地纠正凝血功能障碍是非常必要的。

脑实质内挫伤是颅脑损伤后常见的损伤,可合并脑内血肿,其发生于外力直接作用部位或对冲部位,后者称为对冲伤。对冲伤的致伤原因为外力通过震荡波传导到对冲部位,从而引起对冲部位脑组织损伤。颞叶前部的挫伤常由额部受到外力引起,其机制为:当外

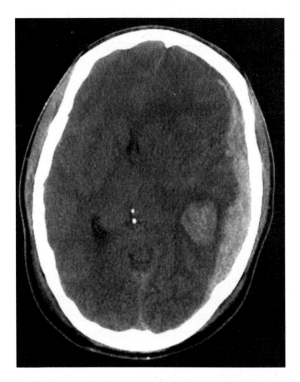

▲图 36-9　颅脑损伤患者,25 岁,急性硬膜下血肿伴颅内血肿

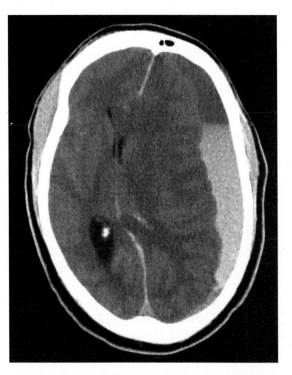

▲图 36-10　55 岁患者,慢性硬膜下血肿,出现血 - 液平面

力作用于额部,使得颞叶与蝶骨嵴发生撞击而形成。额叶和颞叶底部也是脑挫裂伤的常见部位,这是因为前颅凹和中颅凹底凹凸不平,当脑组织移位时易于造成损伤。枕叶脑挫裂伤很少发生,其原因在于脑组织与光滑的小脑幕相接触。不同部位脑挫伤的临床表现不同,但也可因占位效应而表现出相同的临床症状,作者将在颅内压增高一节中讨论。脑实质挫伤需与弥漫性轴索损伤合并的点状出血相区别,这将在下一节讨论。脑挫裂伤和血肿在大小和位置上可有一定的重叠,但典型的脑实质内血肿直径大于 0.5cm,并与骨折或受力部位相关。如果患者病情稳定,一般采取保守治疗,因为血肿与挫伤的脑组织混杂,其中一些脑组织是有功能的。当脑挫伤大于 25ml 时要考虑手术清除,但如果挫伤位于脑功能区,而且对药物治疗有效,则应考虑保守治疗。

穿通伤是发生在穿透部位的局部脑损伤。高速损伤如枪击伤,除了局部损伤外,还有来自爆炸效应引起的大面积空洞性损伤和出血。通过脑室系统的枪击伤通常是致命的。对于不很严重的脑穿通伤,治疗包括控制局部感染和修补破坏的颅骨。

弥漫性脑损伤患者无需常规手术治疗

脑震荡是颅脑损伤后立即出现短暂的意识障碍,同时可合并有记忆缺失现象。脑震荡在外伤中很常见,尤其多见于运动性损伤和年轻人群。常见的损伤机制是由于脑组织的突然旋转,由于中脑和间脑相对固定,而皮层的旋转造成了网状激活系统的损伤,从而出现意识障碍。脑震荡的临床表现可以多种多样,部分患者可无意识障碍,而更多表现为记忆缺失或思维混乱。严重的脑震荡表现为与损伤相称的记忆力缺失,尤其是顺行性遗忘(从受伤开始)。依据专家建议,提出了不同严重程度的诊断和分级标准。根据精神混乱、失忆持续时间以及有无意识丧失,按严重程度将脑震荡分成 3 个等级,其最初用于评估受伤运动员能否重返赛场。而对外科医生而言,最关心的是对脑震荡患者是否需行头颅 CT 检查。对于那些 GCS 评分少于 15 分、有呕吐史或年龄大于 60~65 岁的患者均应行头颅 CT 检查。需行 CT 检查的其他情况包括:剧烈头痛、中毒、持续顺行性遗忘史、外伤性癫痫、头颈部外伤史和严重损伤(如交通事故或弹射伤)。

脑震荡患者应在急诊室观察至少 2 小时,前提是其神经系统检查无异常。观察时间内如果不合并其他部位损伤的话,可以让患者的监护人签字办理离院手续,但必须向其交代清楚,如有不适随时就诊(如上述需复查头颅 CT 的症状)。CT 检查结果有异常表现的患者大多应住院治疗。长期随访结果表明,大多数脑震荡患者预后良好,仅有短暂的后遗症期。但有超过

25% 的脑震荡患者在伤后几个月后仍诉头痛和记忆力障碍。脑震荡后遗症包括抑郁、焦虑、情绪不稳、失眠和疲劳在内的一系列症状。对这些患者的治疗应强调心理安慰和个性化治疗。因为运动员经常受脑震荡问题困扰,所以何时使运动员重返赛场的确是个问题。

外伤性蛛网膜下腔出血在严重的颅脑损伤中相对常见。颅脑损伤后可见蛛网膜下腔有少量出血,位于大脑凸面和基底池。脑外伤(非动脉瘤破裂)是蛛网膜下腔出血的常见原因,故对外伤性蛛网膜下腔出血无需常规行动脉瘤相关检查。但对于外伤前有神经功能障碍史或大量的血聚集于基底池或颅内较大血管周围的患者,需进一步检查除外动脉瘤。

弥漫性轴索损伤发生在脑组织加速或减速运动时,脑灰白质交界处由于受到剪切力作用而导致轴索的损伤。大脑皮层由灰质和白质层交替组成(皮层灰质、皮层下白质、基底节区深部灰质核团和内囊白质)。这些灰白质层密度不同,在外力作用下其移动轨迹也不相同。灰白质两层交界处常是损伤发生之处,因为两层组织密度不同导致其加速或减速的速率有差异。弥漫性轴索损伤常见于重型脑外伤患者,发生率在 50% 以上。弥漫性轴索损伤临床表现轻重各异:轻者表现为脑震荡后记忆力的丧失或混乱;重者表现为意识障碍。弥漫性轴索损伤患者的脑干或内囊可见到特征性的出血灶,其 CT 表现为灰白质交界区多发(<1cm)、散在的小灶状出血。CT 表现的严重程度与其最终的神经功能障碍有关。若影像学上有基底池闭塞和中线移位,则提示该种弥漫性轴索损伤患者预后差。弥漫性轴索损伤主要以药物治疗为主,同时注意预防继发性脑损伤,其相关讨论见后。

脑外伤后药物治疗

颅脑损伤后药物治疗的主要目的在于监测和预防癫痫、低血压、低氧血症和颅内高压后的继发性脑损伤。

▶ 癫痫的治疗

颅脑损伤后癫痫的发病率约为 5%~15%,大多发生于伤后 7 天内。癫痫发作时增加脑组织的耗氧量,同时抑制神经元对外界刺激的反应。当头颅 CT 提示为中、重型颅脑损伤时,可以预防性应用抗癫痫药物,如苯妥英钠(大仑丁)或左乙拉西坦等。实验证实伤后 7 天内使用抗癫痫药物是有效的,而 7 天以后连续使用抗癫痫药物则无明显效果。外伤后迟发性癫痫患者服用抗癫痫药物超过 7 天,甚至达几个月或更久,这取决于癫痫是否复发。

▶ 机体内稳态

就像进行复苏一样,治疗急性脑损伤也需要针对低氧血症、低血压和高热等作预防性治疗。上述这些

情况均有增加颅内压的风险或进一步增加脑组织耗糖、耗氧。

颅内压增高的生理学

除神经系统的相应症状外,继发性脑损伤还表现出脑水肿和颅内压增高的临床症状。Monro-kellie学说认为颅内容积是一定的,其内容物包括脑组织、脑脊液和动静脉血流,任何颅内容积的增加需以其他颅内容物的减少为代偿,否则引起颅内压增高(图36-1)。当颅内有占位性病变时,可通过减少脑脊液和静脉血以维持正常的颅内压。然而,一旦机体失代偿,颅内压就会以指数方式增加。这种代偿过程在临床上非常重要,代偿机制的存在可能使病情发展缓慢或临床症状轻微而掩盖病情。Monro-kellie学说很好地解释了脑外伤患者颅内压力的变化规律,但它过于简单,不能解释长期颅内的病变,如慢性脑积水或脑肿瘤的颅内压变化规律。在上述疾病中,脑组织的可压缩性,通常用来描述脑组织的顺应性(即一定压力下脑组织容积的变化),其对于颅内压关系重大。当脑组织顺应性好,即使颅内有占位性病变,由于代偿机制立即启动,颅内压也可能正常。尽管存在一定的局限性,但这种理论对处理脑水肿和颅内压增高是有帮助的。毋庸置疑,继发性脑损伤引起脑水肿和颅内压增高,可进一步造成脑组织和颅内血管的损伤,导致脑缺血和神经损伤,最终使患者陷入脑水肿和颅内高压的恶性循环。颅内压的变化是脑水肿存在和继发性脑损伤产生的一个信号,当颅内压力增高时,就像低血压和低氧血症一样,预示颅脑损伤患者预后不良。

脑灌注压的概念强调颅内压增高时减少脑组织灌注:

$$CPP=MAP-ICP$$

CPP代表颅内灌注压,MAP代表平均动脉压,ICP代表颅内压。在成年人,当颅内灌注压低于70mmHg时提示着患者预后不良。也就是说,在颅脑损伤的处理中,维持一定的血压非常重要。颅脑损伤后低血压是患者神经功能预后不良的重要指标之一。

脑水肿和颅内高压的诊断方法包括:查体、影像学检查和颅内压直接测量。在重型颅脑损伤患者,用GCS评分可发现50%~60%的患者有颅内压增高。影像学表现包括占位效应、中线移位、脑沟消失、皮髓质界限模糊和基底池闭塞。颅内压增高也可能缺乏上述表现,因此对于重型颅脑损伤患者,仍需直接测量颅内压。目前无法证实,直接测量颅内压对于治疗的指导作用是否优于CT和临床查体。尽管如此,颅脑损伤指南中推荐使用颅内压监测的指征包括:

1. GCS评分3~8分以及头颅CT异常者;

2. GCS评分3~8分,头颅CT未见异常,合并低血压或年龄大于40岁者;

3. 怀疑有颅内高压存在,但限于镇静或全麻未醒而无法进行神经系统查体者。

创伤性颅内压监测有两种方法:一种是将传感器置于脑实质内;另一种是将导管置于脑室内测量脑脊液的压力。脑室内插管测量的并发症发生率高于脑实质传感器测量,颅内出血发生率前者为2%,后者为1%,感染发生率前者为10%,后者为2%。但只有脑室内测压可以同时引流脑脊液,起到治疗作用。脑实质内监测因监测点偏移而影响准确性,4~5天后可能会有3~4mmHg的压力误差。而脑室内监测的并发症还有引流管堵塞,或脑室受压闭塞而无法测压的可能。在脑外伤患者中,选择腰椎穿刺测压是不可取的,由于释放脑脊液引起压力差的缘故,故此类患者有形成脑疝的风险。正常颅内压在静息状态下波动于5~15mmHg左右,其受到被检者体位和活动的影响。成人颅脑损伤后颅内压高于20mmHg是需要治疗的,而儿童和婴儿则在压力较低水平就需进行干预,但目前仍未有一个精确量化指标。通过测量颅内压可计算出脑灌注压。在颅脑损伤患者的治疗中,不管是否存有颅内压增高,脑灌注压比颅内压更值得关注,因为足够高的血压可保证脑组织血流灌注。临床研究证实,成人脑灌注压低于70mmHg时预后差。然而人为地升高血压以对抗颅内压增高的做法是不可取的,因为这样会使情况更糟,而不是改善预后。脑灌注压测量的目的是为避免治疗期间低血压的出现。

对于颅内压增高和脑水肿的治疗包括四方面内容:脑组织、颅内静脉、颅内动脉和脑脊液。当患者颅内压增高时,治疗应瞄准或调节这四个方面。随着科技的不断进步,目前颅内压增高治疗可供选择的方法日新月异,但尚无一种完美的治疗方法,每一种治疗均各有利弊。治疗原则为:首选副作用小且简单的方法,最后选择多方式的联合应用。下面介绍几种常用的治疗方法,排序不分先后。

A. 增加静脉引流

如果颅内静脉回流系统压力较高,那么颅内压也会随之升高。在颅脑损伤患者中,静脉压增加的情况有:衣领口过紧、仰卧头低位和过度换气。松开衣领口、头抬高30度,降低通气压力,均可促进静脉回流,降低颅内压。上述这些方法副作用小,使用广泛。

B. 脑脊液引流

减少颅内脑脊液容积可以代偿脑水肿后脑组织肿胀,并降低颅内压。这需要在测量颅内压的同时,从脑室引流管中引流脑脊液,从而达到减压的目的。这种治疗的潜在风险在于:感染和出血。需要注意的是,上述操作需要经验丰富的医师来完成。

C. 镇静/麻醉

镇静/麻醉除应用于外伤后止痛,使患者免受痛苦外,重要的是避免因外伤造成的脑代谢增加。患者代谢增加会对受伤的脑组织产生直接的毒性作用,动脉血增加,静脉回流量也增加,以弥补因代谢增加造成的局部能量不足。镇静/麻醉也可以降低呼吸阻力,降低静脉回流受阻。然而,这种方法可能会造成神经系统查体困难,同时过量使用会导致低血压也为其副作用。在通常情况下,吗啡和劳拉西泮常用来止痛和麻醉,而肌松剂维库溴铵则可用来促进通气,同时发现异丙酚也有同样的功效,但不建议用于儿童。总的来说,短效的麻醉药物优于长效剂,这样不影响需要时所进行的神经系统查体。

D. 渗透剂和利尿药物

理论上讲,建立有效的渗透梯度,脑组织中过多的水分子即可通过弥散方式进入血循环。甘露醇、糖和高盐(3% 盐水)由于不能透过血-脑屏障,故可形成渗透梯度,但上述作用依赖于血-脑屏障的完整性。实验证实,颅脑损伤后血-脑屏障破坏较小处,其脱水效果优于血-脑屏障破坏较严重处。通过渗透梯度的建立,可以减小脑容积从而降低颅内压。实验证实,渗透剂降颅压主要是通过红细胞变形后血液黏度下降,这样将有更多的血液进入更细的血管,颅腔的血容量就随之下降。这种治疗方法的副作用有:甘露醇引起组织脱水(和低血压)及所有等渗溶液引起的肾毒性。此外,如果治疗撤退过快,渗透颗粒通过血-脑屏障,又将脱出的水分带回脑组织,引起脑组织再次肿胀。脱水剂的用法不尽相同,甘露醇常用剂量为 0.5~1.0g/kg,通常 2~3 小时重复使用一次,脑疝时可用到 1.0g/kg。3% 高盐可以持续静滴 1~3ml/(kg·h),也可同剂量静推。需注意的是,血钠和渗透压需要动态监测。甘露醇在血浆渗透压高于 320mOsm/L 时就可表现为肾毒性和作用减退,但高盐在相同情况下使用却是安全的。

E. 过度换气

自主呼吸节律的维持依赖血中 CO_2(或 pH)的浓度。高代谢导致 CO_2 生成增加和代谢性酸中毒。上述改变的生理性反应为血管扩张,通过增加局部血流来清除代谢产物,同时增加脑组织氧供。在临床上,若人为地增加呼吸频率(降低 CO_2)可引起血管收缩,从而显著降低颅内血流量。如果换气过度,则会导致脑组织缺血。当过度换气所致脑血流下降引起严重的脑损伤时要慎用。这种情况出现的几率很低。因此,呼吸机的参数设置非常重要,避免 CO_2 浓度过高(O_2 浓度降低)。这样将会避免不必要的血管舒张和颅内压增加。治疗的目标为:动脉血 CO_2 分压为 35mmHg,O_2 分压水平在 100mmHg。

F. 巴比妥类

大剂量巴比妥类药物可以减轻脑组织代谢。实验证实,巴比妥类药物可预防继发性脑损伤所致的局部

脑缺血,降低脑组织代谢,避免其对高血流的依赖,因此降低了颅内压。但目前仍无临床实验可证实:患者的预后与应用巴比妥类药物有关。巴比妥类药物的副作用是显著降低血压,故临床应用需谨慎。

G. 低体温

实验证实,低体温在细胞水平可延缓继发性脑损伤进程,从而减少因脑细胞死亡所致的脑水肿。然而,关于成人脑外伤的随机临床试验结果并不支持上述结论。儿童相关的临床试验正在进行中。在已出版的试验草案中,低温治疗被应用于早期的院内治疗。如果早期未应用低温疗法,在脑外伤后几天内体温应控制在 32~33℃。低温治疗的副作用有增加感染和严重电解质紊乱的发生,特别需注意的是高钾血症。

H. 手术减压

外科手术治疗脑水肿一般采用去除骨瓣,以达到减压的目的。手术在患侧进行去骨瓣减压(单侧颅骨切除),或行双侧额骨减压术(双侧颅骨切除)。硬脑膜通常敞开并用异体或自体骨膜进行修补。临床研究显示,手术减压对颅内压降低是有效的,但对患者预后的改善尚存在争议。

颅脑损伤患者的预后

很多轻型颅脑损伤患者经治疗恢复到伤前水平,而更多的颅脑损伤患者经治疗后仍遗留一些慢性症状:如疲乏、记忆力减退、头痛和注意力不集中。Thornill 和他的同事在研究颅脑损伤患者后发现:超过 50% 的颅脑损伤患者在伤后 1 年内有明确的残疾,包括身体和精神上的缺陷;1/4~1/3 的颅脑损伤患者生活质量受到影响。影响颅脑损伤患者预后的因素包括:年龄大于 40 岁和伤前合并残疾者。Whitnall 等人的研究表明,伤后 1 年和 5 年的致残率总体上相似,但约 25% 的患者病情可有恶化。恶化的原因有抑郁、焦虑和压力增加,而仅有 7% 的患者在第 5 年采取康复治疗。中度闭合性颅脑损伤患者预后的程度不一,大多数恢复良好,可以正常生活,甚至工作或学习。通过对患者详细的神经认知功能测定,可评价患者执行功能和记忆力障碍,而报道较多的是颅脑损伤后长期疲劳和头痛。颅脑损伤患者预后的判断对患者家庭成员在决定是否做进一步的康复治疗至关重要。总的来说,只有 15%~20% 的重型颅脑损伤患者恢复良好,而有 50% 的患者死亡或遗留有重度残疾。不幸的是,对一些患者来说,颅脑损伤的严重程度和预后不良使得部分患者失去进一步康复治疗的意义。对大于 80 岁的高龄患者来讲,重型颅脑损伤的预后均较差。另有影响预后的不良因素包括:高龄、GCS 低分、GCS 3~5 分经抢救后无改善、瞳孔光反应消失以及合并胸腹伤和低血压,合并这些因素的患者预后均非常差。所以,通

过临床和影像学检查一旦确立重型颅脑损伤的诊断,虽经过复苏和停用影响诊断的药物后,患者一般情况仍无改善,那么就需进行病例讨论商讨进一步解决方案。一般来说,年轻者、GCS 高分者和运动评分越高者,尽管颅脑损伤可能较重,但其预后却较好。临床医师应切记,患者的预后只是代表疾病转归的可能性,而不是必然性。不同患者的家庭有着不同的要求:一些家庭希望知道患者病情发展的每一个细节,而另一些家庭则宁愿保留一丝希望。

Adelson PD et al: Guidelines for the acute medical management of severe traumatic brain injury in infants, children, and adolescents. Chapter 5. Indications for intracranial pressure monitoring in pediatric patients with severe traumatic brain injury. Pediatr Crit Care Med 2003;4(3 suppl):S19.

Bullock MR et al: Surgical management of traumatic parenchymal lesions. Neurosurgery 2006;58(3 suppl):S25.

Crutchfield JS et al: Evaluation of a fiberoptic intracranial pressure monitor. J Neurosurg 1990;72:482.

Eisenberg HM et al: Initial CT findings in 753 patients with severe head injury. A report from the NIH Traumatic Coma Data Bank. J Neurosurg 1990;73:688.

Gelabert-Gonzalez M et al: Chronic subdural haematoma: surgical treatment and outcome in 1000 cases. Clin Neurol Neurosurg 2005;107:223.

Guidelines for the management of severe traumatic brain injury. J Neurotrauma 2007;24(suppl 1):S14.

Hawley CA et al: Use of the functional assessment measure (FIM+FAM) in head injury rehabilitation: a psychometric analysis. J Neurol Neurosurg Psychiatry 1999;67:749.

Haydel MJ et al: Indications for computed tomography in patients with minor head injury. N Engl J Med 2000;343:100.

Levy ML: Outcome prediction following penetrating craniocerebral injury in a civilian population: aggressive surgical management in patients with admission Glasgow Coma Scale scores of 6 to 15. Neurosurg Focus 2000;8:E2.

Miller MT et al: Initial head computed tomographic scan characteristics have a linear relationship with initial intracranial pressure after trauma. J Trauma 2004;56:967.

Nirula R, Gentilello LM: Futility of resuscitation criteria for the "young" old and the "old" old trauma patient: a national trauma data bank analysis. J Trauma 2004;57:37.

Nonfatal traumatic brain injuries from sports and recreation activities—United States, 2001–2005. Morb Mortal Wkly Rep 2007;56:733.

Ommaya AK, Goldsmith W, Thibault L: Biomechanics and neuropathology of adult and paediatric head injury. Br J Neurosurg 2002;16:220.

Park P et al: Risk of infection with prolonged ventricular catheterization. Neurosurgery 2004;55:594.

Rothman MS et al: The neuroendocrine effects of traumatic brain injury. J Neuropsychiatry Clin Neurosci 2007;19:363.

Schootman M, Fuortes LJ: Ambulatory care for traumatic brain injuries in the US, 1995–1997. Brain Inj 2000;14:373.

Schootman M, Buchman TG, Lewis LM: National estimates of hospitalization charges for the acute care of traumatic brain injuries. Brain Inj 2003;17:983.

Stiell IG et al: Comparison of the Canadian CT Head Rule and the New Orleans Criteria in patients with minor head injury. JAMA 2005;294:1511.

Stiell IG et al: The Canadian CT Head Rule for patients with minor head injury. Lancet 2001;357:1391.

Surgical management of penetrating brain injury. J Trauma 2001;51(2 suppl):S16.

Teasdale G, Jennett B: Assessment of coma and impaired consciousness. A practical scale. Lancet 1974;2:81.

Temkin NR et al: A randomized, double-blind study of phenytoin for the prevention of post-traumatic seizures. N Engl J Med 1990;323:497.

Thornhill S et al: Disability in young people and adults one year after head injury: prospective cohort study. Br Med J 2000;320:1631.

Thurman DJ et al: Traumatic brain injury in the United States: a public health perspective. J Head Trauma Rehabil 1999;14:602.

Timofeev I et al: Effect of decompressive craniectomy on intracranial pressure and cerebrospinal compensation following traumatic brain injury. J Neurosurg 2008;108:66.

Wakai A, Roberts I, Schierhout G: Mannitol for acute traumatic brain injury. Cochrane Database Syst Rev 2007;1:CD001049.

Werner C, Engelhard K: Pathophysiology of traumatic brain injury. Br J Anaesth 2007;99:4.

Whiteneck G et al: Population-based estimates of outcomes after hospitalization for traumatic brain injury in Colorado. Arch Phys Med Rehabil 2004;85(4 suppl 2):S73.

Whitnall L et al: Disability in young people and adults after head injury: 5-7 year follow up of a prospective cohort study. J Neurol Neurosurg Psychiatry 2006;77:640.

Wood RL: Long-term outcome of serious traumatic brain injury. Eur J Anaesthesiol Suppl 2008;42:115.

脊髓损伤

▶ 概述

创伤性脊髓损伤是灾难性的,主要发生在年轻人,常导致重大伤残或死亡。脊髓损伤患者平均年龄为 37.6 岁,主要由车祸、高处坠落伤、暴力和运动性损伤所致。尽管最大程度地予以药物和手术治疗,但完全性脊髓损伤功能明显恢复的可能性小,预后差。干细胞移植技术和其他新的治疗方法的有效性,在目前的临床试验中尚未得到证实。

对于卫生保健部门和社会来说,脊髓损伤耗资巨大。一位 25 岁的高位颈髓(C1-4)损伤患者,估计第一年的医疗费用是 741 425 美元,随后每年均需花费 132 807 美元。此外,脊髓损伤患者工资和劳动力的损失平均每年为 57 000 美元。美国每年遭受脊髓损伤的患者约有 12 000~14 000 人,社会和经济负担巨大。

在过去的 30 年中,脊髓损伤的年龄分布出现变化,平均年龄由 20 世纪 70 年代的 28.7 岁上升到现在的 37.6 岁,这主要是由于引起脊髓损伤的高处坠落伤在 60 岁以上人群的增加。在过去的 30 年内,尽管由运动性损伤和暴力损伤所致的脊髓损伤都在下降,但运动性损伤下降幅度更大,这样使得由其所致的脊髓损伤已低于暴力损伤。

脊髓损伤的治疗包括急性期和慢性期处理。在急性期,应保证呼吸道通畅,维持呼吸和循环稳定,固定脊柱,避免牵拉性损伤。一旦证实有压迫性损害存在,则需急诊手术处理。在脊髓损伤的初期,目前甲强龙作为一种有效的治疗方法已被广泛应用,尽管其副作用多,有时甚至超过其可能的治疗效果。在脊髓损伤的慢性期,其治疗包括物理和职业疗法,旨在最大程度地恢复神经功能。具体的治疗方案和脊髓功能的改善情况取决于脊髓损伤的程度。

▶ **临床表现**

脊髓损伤的临床表现取决于损伤平面、创伤机制和严重程度。脊髓损伤可分为完全性损伤和不完全性损伤。完全性脊髓损伤患者，其损伤平面以下感觉和运动功能丧失。不完全性脊髓损伤患者，其损伤平面以下可保留部分感觉和（或）运动功能。依据脊髓损伤部位，不完全性脊髓损伤患者可表现相应的脊髓损伤综合征。为了进一步评估脊髓损伤的严重程度，美国脊髓损伤协会公布的分类标准如下（表36-4）：

表36-4　美国脊髓损伤协会的脊髓损伤分类

A	完全性损伤：在最低位的骶段（S4~5）无感觉和运动功能存留
B	感觉不完全性损伤：神经学平面以下包括骶段（S4~5）感觉功能保存，无运动功能
C	运动不完全性损伤：神经学平面以下运动功能保存，半数以上主要肌肉的肌力小于3级，骶段（S4~5）保留部分感觉和（或）运动功能
D	运动不完全性损伤：神经学平面以下运动功能保存，半数以上主要肌肉的肌力大于3级，骶段（S4~5）保留部分感觉和（或）运动功能
E	正常：感觉运动功能正常。患者的反射检查可能出现异常

脊髓损伤最初的临床表现包括运动和感觉障碍以及反射减弱。初期，病损平面以下所有反射消失，包括阴茎反射、提睾反射和腹壁反射。随着时间的推移，这些反射可能恢复，由于反射弧下行的紧张性抑制丧失而致腱反射亢进。最初的瘫痪是迟缓性的，随后由于上单位性症状的发展而表现为痉挛性瘫痪。如果病变位于高位颈髓（C1~5），由于缺失膈神经支配，呼吸功能可能受到影响。肠或膀胱功能障碍经常出现，同时也可见直肠张力和感觉丧失，阴茎异常勃起。膀胱功能障碍表现为尿潴留，此后发展为典型的充盈性尿失禁。肛门括约肌张力和感觉丧失，导致大便失禁和无排便意识控制。

脊髓休克是脊髓损伤早期一个重要的表现。在脊髓损伤后，随着心动过缓出现收缩压下降，可下降至80mmHg。这是由于病损以下区域缺失交感神经支配，使静脉血潴留于外周循环，回心血量减少。

在慢性期，脊髓损伤患者的临床表现与长期的通气支持、制动和导尿有关。肺炎、尿路感染和褥疮溃疡是常见的并发症，这也是脊髓损伤患者常见的死因。

不完全性脊髓损伤患者可有不同程度的感觉或运动功能存留，通常可根据损伤机制和受累的脊髓节段将其分为不同的临床综合征：

A. 脊髓中央损伤综合征

脊髓中央损伤综合征是指对上肢肌力影响明显重于下肢的一种脊髓损伤。在病损平面以下感觉功能的变化不确定，而括约肌功能常受影响。脊髓中央损伤综合征通常发生在有椎管狭窄的老年患者，多由过伸性损伤所致。由于颈髓中间部是其血管的分水岭区，考虑这种损伤影响该区的血供。根据脊髓的躯体定位分布，与支配下肢的神经纤维相比，支配颈部的神经纤维更靠近中线，因此上肢肌力受影响程度更大。

B. 脊髓前部损伤综合征

脊髓前部损伤综合征是由于椎间盘或骨碎片对脊髓前部的压迫，或脊髓前动脉闭塞所致。由于皮质脊髓束和脊髓丘脑束在脊髓的解剖上更加偏于前部，故其常最先受到影响。相对而言，该损伤对脊髓后柱的影响小。该类患者常出现病损平面以下运动功能及痛温觉丧失，而本体感觉、振动觉和触压觉保留。区别该综合征为手术或非手术（脊髓前动脉闭塞）因素所致非常重要。

C. Brown-Sequard 综合征

Brown-Sequard 综合征见于脊髓半横断性损伤，通常由穿透性损伤所致，约占脊髓损伤的2%~4%。患者病损平面以下同侧运动功能和后柱功能（本体感觉和振动觉）丧失，对侧痛温觉减退。这是由于脊髓丘脑束在感觉纤维进入脊髓后上升1~2个节段后交叉。

D. 圆锥损伤综合征

圆锥损伤综合征是由于脊髓骶部损伤所致。其症状包括会阴部麻木、肠/膀胱功能丧失和下肢无力，有混合性上、下运动神经元性功能障碍。

E. 马尾损伤综合征

马尾损伤综合征是指腰骶部神经根受压所致的功能障碍。其并非真正的脊髓损伤，因为此类损伤影响神经根而非脊髓。其临床症状与圆锥损伤综合征相似，包括会阴部麻木、肠/膀胱功能丧失和下肢无力，但所有表现均为下运动神经元性功能障碍。

▶ **体格检查**

在脊髓损伤初期体格检查时应注意呼吸、心跳和血压，并固定脊柱以防进一步损伤。对高位颈髓损伤患者，应特别注意其呼吸道，在支配膈肌的神经损伤后需行气管内插管。由于脊髓休克患者可出现收缩压下降，故必须密切监测血压，如血压下降，则应立即处理，以防进一步的脊髓缺血性损伤。

对于呼吸、心跳和血压稳定的清醒患者，应询问受伤机制，并作详细的神经学检查，从而判断损伤程度和脊髓的完整性。检查所有肌群的肌力、痛觉和本体感觉。采用肛门指诊检查直肠张力和感觉。检查相关反射，包括阴茎反射、提睾反射和腹壁反射。仔细触诊所有节段脊柱,对于明确脊柱有无明显的断开或压痛非常重要。必须仔细分析检查结果,确定病损平面,并判断脊髓的完整性。

对于昏迷患者,完整的神经学检查通常很困难。在这种情况下,观察患者的自发运动或疼痛刺激后的运动很重要。应检查腱反射,触诊脊柱明确其是否有明显的断开。影像学检查通常可明确地判断损伤程度和病因。

▶ 鉴别诊断

完整的病史采集和体格检查,再加上影像学检查,脊髓损伤的诊断通常可明确。影像学检查有助于明确损伤机制,脊髓损伤通常是由于骨折或脊柱骨性结构半脱位所致。

有一些周围神经病变与脊髓损伤相类似,但通过仔细地检查,并应用脊髓和周围神经系统的解剖学知识综合分析,可将两者相鉴别。周围神经损伤通常为单侧,仅影响下运动神经元。有时诈病或精神障碍性疾患也可与脊髓损伤相类似,但在全身体格检查后,根据检查结果的自相矛盾以及无明显的影像学变化,常可作出鉴别。

▶ 影像学检查

对于无症状的患者,若无脊柱压痛、无多发性损伤(如长骨骨折)以及无意识变化,影像学检查并非必要。当患者有脊柱压痛、感觉麻木、刺痛或明显的脊髓损伤迹象(如活动无力、肠/膀胱失控制)时,则需行影像学检查。影像学检查要求三维颈椎 X 线成像和胸腰椎正侧位片。美国神经外科医师协会/神经外科医师大会(AANS/CNS)推荐,对于怀疑有脊髓损伤的患者,建议三维颈椎 X 线成像,并行颈椎 CT 检查。随着具有冠状及矢状位重建功能 CT 的出现,在许多医疗中心对于脊髓损伤的早期诊断,单独 CT 检查已取代了 X 线检查。(图 36-11)。X 线检查有可能因成像效果不好,需多次 X 线检查,并可能延误诊治,而 CT 检查可避免这种情况的发生。AANS/CNS 已将 MRI 列为脊髓损伤的诊断方法,因为 MRI 可以更好地显示韧带/软组织损伤,尽管其经常夸大并不至于引起不稳定性的损伤,从而造成长时间不必要的固定。对于在 X 线和 CT 检查中无明确证据,但有脊髓损伤表现的患者,或怀疑有椎间盘突出或软组织异常的患者,应行 MRI 检查。MRI(特别是 T2 加权序列)可清楚地显示脊髓压迫和(或)髓内信号改变(图 36-12)。

对于意识清醒的患者,清楚显示颈椎的影像学资料应包括伤后 48 小时内的常规 X 线平片(或 CT 重建图像)和屈/伸位 CT 扫描或 MRI。在检查时需去除颈椎的固定装置。

对于病情较轻的患者,目前建议为了清楚显示颈椎,有关影像学检查可在伤后 48 小时进行,包括常规

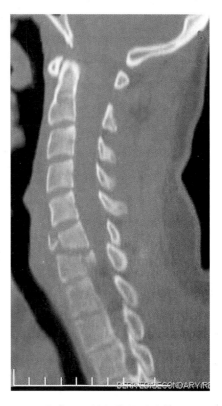

▲图 36-11 颈部 CT 的矢状位重建提示 C6~7 外伤性骨折

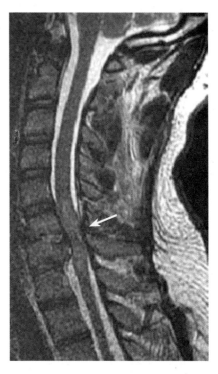

▲图 36-12 C6-7 外伤性骨折的 MRI 矢状位 T2 加权序列提示脊髓受压和髓内信号改变(箭头所指处)

X 线片、CT、透视引导下的动态屈 / 伸位片和常规 MRI 检查，或由主治医生慎重考虑后决定。然而，随着具有矢状和冠状位重建功能 CT 的出现，其在损伤检测中的灵敏性更高，鉴于 MRI 有可能会夸大病情，一些医疗中心采用常规 X 线片和 CT 来明确病情较轻患者的颈椎情况。关于上述检查能否清楚显示颈椎仍有争论，同时有关建议也在不断变化中，进一步的研究将最终阐明清楚显示颈椎的必要检查。

对于脊髓损伤的患者，联合应用 X 线片和 CT 检查的敏感性高，可以显示引起脊髓损伤的大多数病变。

▶ 治疗

脊髓损伤最初的治疗包括：保证患者呼吸、心跳和血压平稳，并固定脊柱。对于高位颈椎损伤患者，应明确是否需要气管内插管，如果短时间内不需要，应连续监测动脉血气，以评估是否存在低碳酸血症及进展性呼吸衰竭。脊髓休克及其所致的血压下降一旦出现，应积极进行治疗。同时应立即行扩容治疗，对于扩容难以治疗的收缩压下降，应予升压治疗。目前升压治疗尚无明确的方案，但考虑到脊髓休克时可能出现的心动过缓，通常在给予 β 受体激动剂后，再继续给予 α 受体激动剂。

患者应确保以坚固的颈托固定，除非行颈椎影像学检查或已行手术治疗。患者在转运时应置于木板上，保证轴样翻身直到作胸腰椎影像学检查。

其他早期治疗措施包括动脉置管连续血压监测，留置导尿使膀胱减压。

研究证实，早期应用甲强龙可改善脊髓损伤患者的运动功能，故其已用于脊髓损伤急性期的治疗。但鉴于在临床上尚缺乏其明显改善功能的证据，以及甲强龙大剂量应用的副作用，目前 AANS/CNS 的指南仅将其作为一种选择，这是基于"证据表明有害的副作用与临床获益相比，持续时间更长"。

经初步治疗及影像学检查后，应评估患者是否需手术治疗。手术有两个主要目的：减压和固定。对于不完全性脊髓损伤，采用急诊手术以期保留或改善神经功能。对于完全性脊髓损伤患者，不采用急诊手术，因为尚无证据表明急诊手术可以改善完全性脊髓损伤患者的神经功能。在这种情况下，手术的目的是防止损伤向颅侧扩展，以及预防进行性加重的畸形状态。脊髓损伤的手术入路仍无标准，根据病损部位决定。目前典型的固定方法为器械融合，可以采用前、后或联合入路。

颈椎牵引可作为一种单独的或手术治疗的辅助方法，试图重新调整脊柱结构。将一个环或其他装置（如 Gardner-Wells 钳）固定于头部，通过绳子与滑轮相连，增加重量调整到脊柱要求的水平。

在脊髓损伤的慢性期，治疗的重点是康复和使患者对永久性损害的适应。康复治疗可改善不完全性脊髓损伤患者的神经功能，帮助完全性脊髓损伤患者尽可能有功能恢复。患者可能需要通气支持、气管切开、留置导尿，频繁翻身（防止褥疮）和功能性设施，如轮椅或其他旨在改善功能的装置。对脊髓损伤患者长期的精心护理，可延长其生命和劳动力。

▶ 预后和结果

尽管相关的治疗研究令人兴奋，但脊髓损伤的后果仍然是灾难性的。在脊髓损伤的急性期，其死亡率为 20%。在伤后 72 小时仍表现为完全性脊髓损伤的患者，即使从长期来看其神经功能恢复也不大可能超过病损以上一个节段。对于有四肢瘫痪，同时伤后初期依赖呼吸机的脊髓损伤患者，其 5 年生存率约为 33%。不完全性脊髓损伤患者其预后相对较好。经临床验证的脊髓损伤综合征中，脊髓中央损伤和 Brown-Sequard 综合征预后最好，在伤后 1 年高达 90% 的上述综合征患者可以独立行走。脊髓前部损伤综合征患者预后较差，约有 10%~20% 可以恢复功能性运动控制。长期来看，脊髓损伤患者的死亡通常与其并发症有关，如心脏、呼吸或感染方面的问题。

目前多学科医疗团队，包括急诊科、内科、外科和康复科，为脊髓损伤患者提供了最好的治疗。然而，脊髓损伤仍然是残死率高的灾难性损伤。新的研究和方案有望在将来进一步改善脊髓损伤患者的预后。

American Spinal Injury Association: *Standards for Neurological Classification of Spinal Cord Injury* (rev. 2000). Chicago: ASIA, 2002.

Bracken MB et al: Administration of methylprednisolone for 24 or 48 hours or tirilazad mesylate for 48 hours in the treatment of acute spinal cord injury. Results of the Third National Acute Spinal Cord Injury Randomized Controlled Trial. National Acute Spinal Cord Injury Study. JAMA 1997;277:1597.

Garshick E et al: A prospective assessment of mortality in chronic SCI. Spinal Cord 2005;43:408.

Hadley MN et al: Guidelines for the management of acute cervical spine and spinal cord injuries. Clin Neurosurg 2002;49:407.

Ho CH et al: Spinal cord injury medicine. 1. Epidemiology and classification. Arch Phys Med Rehabil 2007;88(suppl 1):S49.

Jackson AB et al: A demographic profile of new traumatic spinal cord injuries: change and stability over 30 years. Arch Phys Med Rehabil 2004;85:1740.

Matsumoto T et al: Early complications of high-dose methylprednisolone sodium succinate treatment in the follow-up of acute cervical spinal cord injury. Spine 2001;26:426.

McKinley W et al: Incidence and outcomes of spinal cord injury clinical syndromes. J Spinal Cord Med 2007;30:215.

National Spinal Cord Injury Statistical Center: Spinal cord injury: facts and figures at a glance. J Spinal Cord Med 2005;28:379.

Priebe MM et al: Spinal cord injury medicine 6. Economic and societal issues in spinal cord injury. Arch Phys Med Rehabil 2007;88(suppl 1):S84.

Soden RJ et al: Causes of death after spinal cord injury. Spinal Cord 2000;38:604.

Wicks AB, Menter RR: Long-term outlook in quadriparetic patients with initial ventilator dependency. Chest 1986;90:406.

周围神经病变

周围神经由许多感觉和运动神经元的轴突组成。轴突是神经元胞体长的突起部分,其包被以细胞膜和细胞基膜。有些轴突周围包以施万细胞分泌的脂质——髓磷脂鞘,其具有绝缘作用,可以增加神经传导速度。在每条轴突周围包被的结缔组织膜称作神经内膜。伴随走行的几群轴突集合为神经束,在每条神经束周围包被的结缔组织膜称作神经束膜。不同数目的神经束集合成一条神经,在每条神经的周围包被的结缔组织被膜称作神经外膜。

急性周围神经损伤

▶ 概述

急性周围神经损伤常见于裂伤、挫伤、牵拉、骨折和血肿压迫。轻微的周围神经损伤见于因短暂的压迫或牵拉所造成的神经挫伤,但轴突未受损。在这种情况下,轴突的神经传导会暂时受损,但不会发生 Waller 变性或损伤远端的轴突坏死,数天至数周后,这种损伤就会自愈。稍微严重的损伤可能会使轴突及其髓磷脂鞘断裂,但神经内膜未受损。此时 Waller 变性将不可避免,但轴突可在未受损神经内膜的引导下,自发地向此前神经分布区域再生。这种类型的损伤由于其自发的功能修复,预后较好。轴突再生的速度约为 1 毫米 / 天,或 2.54 厘米 / 月。

有时周围神经的断端是清洁的,如术中医源性损伤。如果神经断端相距较近,通过断端近侧轴突的芽生可能有神经再生,在神经内膜内这种芽生可以 1 毫米 / 天的速度向远端轴突连接。严重挤压伤,而非周围神经的完全横断,可导致神经内部损伤,破坏轴突和神经内膜,打乱神经束的排列。在这种情况下,受损神经会形成纤维瘢痕,从而阻断轴突的再生。纤维瘢痕内杂乱排列的轴突萌芽称为神经瘤,神经瘤的形成将会阻碍周围神经的自发再生。

▶ 临床表现

详细的病史询问和极细致的神经学检查,对于确定哪些周围神经受损以及损伤类型非常重要。根据创伤类型,一般可推测受损神经是否连续。锐性损伤如刀器伤,神经断面整洁应立即手术修复。钝性或牵拉性损伤多提示受损神经连续。

急性周围神经损伤所致的感觉和运动障碍,临床表现变化极大,取决于具体受损的神经。疼痛也可作为一种症状,但常延迟出现。疼痛是由于神经瘤的形成,在损伤区域可触摸到肿块。神经性疼痛也可能由于受损神经对疼痛信息处理紊乱而产生。如若这种类型的疼痛与自主神经功能兴奋相关,则称之为复合性区域疼痛综合征(正式命名为灼性神经痛或反射性交感神经营养不良)。众所周知,该疼痛难以治疗。由神经根撕脱所造成的神经性疼痛称为传入神经阻滞性疼痛,该疼痛对经脊神经后根入口区切除术治疗反应良好。

在急性周围神经损伤的诊断中,肌电图和神经传导检查通常至少要到伤后 3 周才有帮助。尽管如此,获得电生理学检查基线仍很重要,这有助于监测神经功能的恢复。在臂丛神经损伤时,MRI 或 CT 脊髓成像有助于显示邻近受损神经根的假性脊膜膨出,这可提示神经根撕脱伤。

某些周围神经损伤与特定的外伤性骨折相关。例如,肱骨骨折容易造成桡神经损伤,桡神经损伤典型地发生在肱骨干桡神经沟水平的骨折。这种损伤导致腕部、手指和拇指伸展无力以及手背桡侧麻木。该损伤不影响肘关节伸展,因为肱三头肌肌支从桡神经沟近端发出。

臂丛神经损伤可引起一系列的神经系统症状和体征。其临床表现取决于臂丛神经损伤的严重程度和部位。Erb-Duchenne 瘫痪主要是因臂丛上干支(来源于 C5、C6 神经根)损伤所致,通常见于出生或摔倒时,由于外力将头与肩部牵拉分离而产生的牵拉性损伤引起。从而造成三角肌、肱二头肌、斜方肌、肱桡肌、冈上肌和冈下肌肌力不足,患者表现为上肢偏向一侧,肘部保持内旋和前展。这种姿势通常称为"小费手"位。

▶ 鉴别诊断

在急性创伤时,当单侧肢体出现周围神经损伤的表现,应注意排除急性神经根病。完整的神经病学检查对鉴别诊断至关重要,同时一些总的原则也应予以考虑。神经根病变常伴有颈背部疼痛,并向某一肢体放射。此外,由于皮神经节支配区域的重叠,神经根病变时感觉障碍较模糊,而周围神经损伤时感觉缺损区明确。神经根病变时,肌肉无力仅出现在由单根脊神经支配的肌肉,但在多根外周神经支配的肌肉则不会发生。由于几乎所有肌肉的神经支配都不止一根,故在神经根病变时仅表现为部分性无力。

在诊断急性周围神经损伤时,最为重要的是要排除持续进行的神经压迫。急性周围神经损伤在发生时即已引起最大程度地功能损伤。对于周围神经的进展性损害应高度警惕,需进一步查找原因。应考虑行急诊手术探查压迫性病损,如继续扩大的血肿或外伤性假性动脉瘤。对继续造成神经压迫的病损应当尽快解除。

▶ 治疗和预后

断端整洁的神经锐性伤(如刀割)应在 3 日内修复。修复时应采用吻合处无张力的端 - 端吻合方式。当穿通性损伤造成神经断端不整洁或有明显的组织缺失时,应当延期修复。在探查伤口时,应确认神经断端并加以标记。标记的神经断端应当被附着于筋膜,以降低其缩回的可能性。3周后应再次探察伤口,并行神经修复。此时,轴突损伤区域及神经瘤的形成更容易观察。更好地显示轴突损伤区域,可降低神经修复后该部位继发神经瘤形成的可能性。

在非穿通性损伤中,神经损伤最可能的原因为牵拉和暂时受压,在这种情况下神经功能常能自行恢复,并不需要手术治疗。对该类患者,最初应采用非手术治疗,并进行一系列神经学检查包括电生理检查。但如果3个月后受损神经仍无临床恢复迹象,应行手术探查。术中应采用神经电生理监测,以确定是否有跨越损伤部位的神经传导。如果无跨越损伤部位的诱发电位传导,则应切除神经瘤。神经断端修剪后应行无张力缝合。如果神经断端经初步吻合后有跨越损伤部位的张力,则应采用神经移植(通常取腓肠神经)。如果术中发现刺激可产生跨越损伤区域的神经传导,则应保持受损神经的完整性,顺应其自行再生。对于神经损伤修复的恰当时间,总结为3个时间点:神经断端整齐的横断性损伤为3天;断端不整齐的为3周;闭合性牵拉性损伤为3月。

一般应在显微镜下使用8-0或9-0缝线修复周围神经损伤。现在,许多外科医生使用组织胶而不是缝线来吻合神经。在神经根撕脱伤无法直接修复时,应采用神经移植,如从完整的尺神经上取出一束纤维,移植到无功能的肌皮神经以恢复屈肘功能。

除与治疗因素有关之外,周围神经损伤的预后还取决于损伤类型。轴突由近端向远端再生的速度为每个月2.45cm。因此临床恢复缓慢,最大程度地功能恢复在伤后1~2年才会出现。当神经功能恢复时,肌肉萎缩会限制神经再生,而康复和理疗对于预防肌肉萎缩很重要。如果神经功能不能完全恢复,肌腱转移可能对功能恢复有帮助。

周围神经卡压综合征

▶ 概述

周围神经可受到慢性机械外力的损伤,如压迫、牵拉和摩擦。当外力作用超过一定时间后,就会引起周围神经卡压综合征,如腕管综合征和尺神经卡压综合征。静态或动态性因素都可造成周围神经损伤。静态性因素包括肌腱异常或解剖学上不能弯曲的管腔,它们都可对周围神经造成压迫。动态性因素包括关节运动、肌肉收缩或神经移动,这些因素可使周围神经受牵拉或在运动过程中所受摩擦力增加。由于上肢活动性较大,故周围神经卡压综合征常发生在上肢。

▶ 临床表现

周围神经卡压综合征以单一周围神经分布区感觉障碍和肌肉无力为其特征。一般而言,任何特定的肌肉都由一根周围神经支配。因此,周围神经的卡压可导致其所支配的肌肉出现严重运动障碍。在周围神经卡压综合征,肌肉萎缩和肌束震颤并不少见。在临床检查中若发现明显的肌肉萎缩,则应考虑到周围神经损伤的可能性。与神经卡压综合征相关的感觉障碍,常为感觉错乱而非疼痛。叩击神经可出现电击样感觉,并沿神经放射至其分布区。在临床这种现象称为Tinel征。电生理学检查对周围神经卡压综合征的诊断有价值。有关神经传导的研究发现,在压迫性神经病变中常有受压部位神经传导延迟发生。

最常见的周围神经卡压综合征是正中神经受压,这通常是由于腕横韧带压迫正中神经,故称为腕管综合征。类风湿关节炎、肢端肥大症、甲状腺功能减退和怀孕都可导致结缔组织增厚,在这类人群中腕管综合征发生率高。腕管综合征也可能与手或手腕重复动作有关。其常表现为手腕部感觉迟钝性疼痛,夜间加重,常使患者疼醒。这种情况可能是由于许多人在睡觉时手腕弯曲,该姿势将会加剧腕部正中神经的受压,这种疼痛有时向上放射到前臂。患者经常诉手部掌侧麻木,同时包括拇指在内的前三个手指,有时延伸到环指。当环指受累时,患者感觉其像被分成两部分,但仅累及环指桡侧。正中神经支配的手部肌肉有时被称为"LOAF肌肉",包括蚓状肌(第一、第二手指)、拇对掌肌、拇短展肌和拇短屈肌。腕管综合征患者可能诉握力下降和抓小物体困难。拇指侧面的拇短展肌可有萎缩。腕部Tinel征常为阳性。Phalen试验有时用于诊断腕管综合征。患者腕部被动弯曲至少30秒,如果出现正中神经症状则为Phalen征阳性。

尺神经卡压是第二位最常见的周围神经卡压综合征,仅次于腕管综合征。尺神经卡压最常见于肘部,典型表现为上肢疼痛,定位于肘内侧。环指尺侧和无名指感觉异常和麻木也很常见。常可引出Tinel征:即叩击患者肘内侧区,可在第四、五手指有电击样感觉。尺神经支配大部分手部肌肉,包括拇内收肌、第一背侧骨间肌和小鱼际肌。患者诉手部无力,握力和捏力下降,掉东西或无法打开罐子。手部肌肉可有明显萎缩,尤其是第一背侧骨间肌和小鱼际肌。当神经功能障碍严重时,可出现"爪形手"表现。患者也可表现Froment征:当要求用拇指和食指夹住一张纸时,其远端指间关节会弯曲,因此时患者会收缩由正中神经支配的拇长屈肌,以弥补拇展肌功能的不足。

▶ 鉴别诊断

周围神经功能障碍的鉴别诊断包括:感染性神经病变(细菌和病毒)、遗传性疾病(如夏科-马里-图思病)、神经营养不良性病变(维生素B_{12}缺乏)、代谢或内分泌疾病(如糖尿病)、炎症或免疫性疾病(如结节性动脉炎)和中毒(如铅中毒)。当多根周围神经受累时,应注意全身性神经病变,其多为双侧对称性改变。在电生理学检查上,神经传导幅度降低(表明轴突受损)为遗传性或代谢性神经病变的特点。然而周围神经卡压可引起轴突周围髓鞘受损,其可减慢神经传导速度,但并不影响其幅度。

诊断时必须排除慢性颈部或腰部神经根病。有助于鉴别周围神经功能障碍和神经根病的几个特征,已在急性周围神经损伤章节列出。环指的"分裂"性感觉改变对鉴别诊断很重要,这提示为尺神经功能障碍而非 C8 神经根病变。

▶ 治疗和预后

周围神经卡压的手术治疗主要为受累神经减压。对于腕管综合征患者,应分离腕横韧带,以使正中神经通过手腕进入手部,缓解神经压迫。对尺神经病变,将神经从周围的瘢痕组织或肥大的结缔组织中松解出来(外部神经松解术)通常是有效的,大多数医生选择将神经向前推移至内上髁的方法。

当周围神经卡压综合征患者出现明显的运动无力或肌肉萎缩时,强烈推荐手术治疗。此外,当患者经内科治疗而症状无改善时,也应考虑手术治疗。非手术治疗包括避免可诱发症状的重复动作,或用固定带来制动关节,以使神经免于受压。

腕管松解可使 80% 患者的症状完全缓解,另有10% 患者的症状部分缓解。尺神经病变的手术疗效与之相类似。

周围神经肿瘤

▶ 概述

周围神经肿瘤可分为非肿瘤性肿块、良性肿瘤和恶性肿瘤。非肿瘤性肿块包括外伤性神经瘤、莫顿神经瘤和神经腱鞘囊肿。良性肿瘤包括神经纤维瘤、施万细胞瘤(神经鞘瘤)、神经黏液瘤和颗粒细胞瘤。恶性肿瘤包括恶性周围神经鞘瘤。

神经纤维瘤可分为单发、弥漫性和丛状。单发的神经纤维瘤是最常见的周围神经良性肿瘤。神经轴突与施万细胞、胶原基质、神经束膜细胞和成纤维细胞来源的肿瘤一起被纳入神经纤维瘤。轴突可与瘤体混杂,如果不切除受累神经,肿瘤将无法切除。与单发的神经纤维瘤相比,弥漫性和丛状神经纤维瘤并不常见。弥漫性神经纤维瘤通常累及皮肤和皮下组织。丛状神经纤维瘤较大,神经呈不规则扩展,从小的皮神经到大的神经干都可累及。神经纤维瘤常见于神经纤维瘤病1 型患者(NF1 或 von Recklinghausen 病)。

神经鞘瘤是由在胶原基质上缓慢生长的施万细胞构成。此与神经纤维瘤不同,神经鞘瘤的神经束膜是从瘤体旁穿过,而神经纤维瘤的神经束膜则从瘤体中穿过。在周围神经肿瘤中,神经鞘瘤是第二位常见的肿瘤。一般来说,仅有轻微的神经功能障碍。只有当患者出现神经分布区疼痛、感觉异常和肌肉无力时,才考虑手术切除。

恶性周围神经鞘瘤是最常见的周围神经恶性肿瘤。三分之二来源于在 on Recklinghausen 病基础上并发的神经鞘瘤,其他为原发恶性或患者之前曾受到外辐射。

▶ 临床表现

周围神经肿瘤的症状与其累及的神经有关,包括肌肉无力、麻木、感觉异常和疼痛。MRI 增强扫描有助于肿瘤成像。

▶ 鉴别诊断

需与周围神经肿瘤相鉴别的疾病包括卡压性神经病变、非肿瘤性肿块、神经根病和由于感染、营养不良、代谢、内分泌、炎症、免疫以及中毒引起的神经病变。总的来说,有症状的周围神经肿瘤可被触摸到。此外,周围神经肿瘤可发生在神经走行的任何部位,而卡压性神经病变则发生在特定区域,其他上述的各种神经病变则影响范围较广。最后,神经根病可在神经根分布区域出现症状,可能涉及多根周围神经。

▶ 治疗及预后

对于神经鞘瘤手术可以治愈,因为神经束在瘤体旁走行,术中可将神经束分离,切除后可不遗留神经功能缺失。神经纤维瘤切除会遗留神经功能缺失,因为轴突从瘤体中穿过。对于单发的神经纤维瘤,其手术适应证为瘤体大、肿瘤生长快、有神经功能缺失和疼痛者。丛状神经纤维瘤(不包含浅表的)很少能被全切,应随访观察。

良性周围神经鞘瘤预后良好,在单发病灶切除后疼痛、肌肉无力和感觉异常可改善。恶性周围神经鞘瘤需要积极的手术治疗。预期 5 年生存率在冯·雷克林霍曾病患者为 15%~20%,而在原发恶性周围神经肿瘤患者为 56%。

Grant GA, Goodkin R, Kliot M: Evaluation and surgical management of peripheral nerve problems. Neurosurgery 1999;44:825.
Mondelli M et al: Mononeuropathies of the radial nerve: clinical and neurographic findings in 91 consecutive cases. J Electromyogr Kinesiol 2005;15:377.
Russell SM, Kline DG: Complication avoidance in peripheral nerve surgery: preoperative evaluation of nerve injuries and brachial plexus exploration—part 1. Neurosurgery 206;59(ONS suppl 4):ONS-441.

▼ 脑肿瘤

▶ 临床表现

如有可能,对脑肿瘤患者的评估应从详细的病史询问开始,重点应放在颅内占位性病变引起的最常见症状。头痛是其最常见的症状,至少有 50% 的脑肿瘤患者在病程的某个时点出现头痛。典型表现为晨起后头痛加重，更为严重时夜间痛醒，此与睡眠中 PCO_2 生理性升高，从而使颅内压暂时性升高有关。通常情况下，睡眠中 PCO_2 的暂时性升高不会引起头痛。然而在脑肿瘤患者，由于肿瘤的占位效应与 PCO_2 升高引起的血管扩张相累加，使颅内压升高，最终导致头痛。某些升高颅内压的动作，如紧张、咳嗽和弯腰，也可引起头痛，在任何时间均可出现。

脑肿瘤患者可出现与颅内压升高无关的头痛，这种情况更为常见。这通常是由于在肿瘤进展时，包含疼痛纤维的颅内结构受累。与脑实质不同，硬脑膜富含痛觉纤维，硬脑膜受累可能是脑肿瘤患者头痛最常见的原因。硬脑膜激惹也参与其他类型的头痛。这种与脑肿瘤相关的头疼在病理生理机制上的重叠，或许可解释其头痛缺乏明显的临床特征。患者经常描述其头疼剧烈且深在，但这些特征经常发生变化，此前可误诊为鼻窦炎性头痛、紧张性头痛或偏头痛。脑肿瘤患者的头痛也可因肿瘤侵犯视觉通路和动眼神经所致的视觉障碍所引起。

与脑肿瘤相关的头痛有其特点，此可为诊断提供有用的信息。首先，有头痛症状的脑肿瘤患者，肿瘤多位于中枢神经系统的非功能区或功能性"哑区"。其次，在脑肿瘤生长迅速的患者，头痛更加频繁。由于脑肿瘤生长迅速所致的严重头疼，多与脑膜刺激、瘤内出血和(或)梗阻性脑积水有关。梗阻性脑积水是神经外科急症，当脑肿瘤患者出现严重的头痛发作，必须考虑梗阻性脑积水的可能。此外，头痛的位置通常有定位价值。脑肿瘤通常位于最严重头痛的同侧。

癫痫是脑肿瘤患者另一种常见的临床表现。有趣的是，在低级别胶质瘤中癫痫的发生较高级别胶质瘤更为常见。在低级别胶质瘤患者中，癫痫的发病率高达约 85%。在 9% 的转移性脑肿瘤和 18% 的高级别胶质瘤患者中，癫痫是其首发症状。此外，有约 25%~50% 的脑肿瘤患者，在其病程的某一时点可有癫痫发作。虽然与肿瘤相关的癫痫是有害的，但该症状也有助于肿瘤的早期诊治。

癫痫发作的类型可能有诊断价值。与脑深部肿瘤相比，位于皮层下或皮层的肿瘤更容易引起癫痫。以抽搐为首发症状的局灶性癫痫，如强直性阵挛发作，常由于脑肿瘤影响到额叶主要的运动中枢。局灶性颞叶癫痫表现多变，病变定位困难。顶叶病变引起的局灶性癫痫可表现为失语、感觉异常或前庭症状。由脑肿瘤引起的局灶性癫痫可继发为全身性发作，最终可扩散至多处脑皮层，引起多种临床症状。癫痫持续状态也可在脑肿瘤患者中发生。

晕厥是脑肿瘤的另一常见表现，必须将其与癫痫发作相区别。有多种病理生理机制参与此类晕厥。脑肿瘤可使颅内压缓慢增高和脑顺应性降低，在此基础上，突然的颅内压增高可影响脑血流量，从而引起昏厥。打喷嚏、咳嗽、呕吐或紧张均可使颅内压一过性升高，正常生理状况下患者可耐受，但在脑肿瘤患者则可能引起晕厥。颅内压一过性升高引起的晕厥可能预示即将发生的脑疝，需高度加以重视。

脑肿瘤患者还可表现一些其他症状，此多与头痛、癫痫发作和晕厥相关。在病程初期，至少有 40% 脑肿瘤患者可出现恶心和呕吐，此是由于颅内高压和(或)肿瘤直接侵犯第四脑室底板的最后区所致。

认知功能下降在脑肿瘤患者中常见，尤其在老年人中，常被误诊为阿尔茨海默病。认知能力下降易与抑郁症相混淆，这可能与患者疲劳、食欲缺乏及对日常活动缺乏兴趣有关。额叶肿瘤常与认知功能下降相关。额叶肿瘤，尤其是影响双侧额叶的，可能导致失用和尿失禁。

对于脑肿瘤患者，问诊的关键部分是既往史和家族史。由于常见实体肿瘤患者生存率的提高，中枢神经系统转移瘤的发病率在上升。脑肿瘤家族史可能提示有家族性肿瘤综合征。其中最常见的易于引起脑肿瘤的家族性综合征包括：VHL 综合征、结节性硬化症、神经纤维瘤病 1&2 型、特科特综合征(家族性腺瘤性息肉病)和林奇综合征(遗传性非息肉性大肠癌)。

▶ **体格检查**

由于肿瘤位置和范围的不同，脑肿瘤患者可有不同体征。脑肿瘤的非特异性体征均可在颅内高压时出现，如视盘水肿(视网膜静脉充血使视神经头水肿)和动眼神经麻痹(颞叶沟回疝形成)。然而，最有帮助的是那些可以协助病变定位的体征(表 36-5)。局灶性神经病学体征，如常见的肢体活动无力，如若该症状由瘤周水肿所引起，则在给予类固醇后可迅速逆转。

失语症提示位于优势半球额叶或顶叶的语言中枢受累。失语症患者可被误诊为痴呆或精神疾病。对于无精神病史，但出现精神障碍的患者应考虑脑肿瘤。

▶ **影像学检查**

影像学检查被用于确定脑肿瘤的诊断。影像学提供的信息包括肿瘤的位置、类型及其对周围组织的影响。由于常规 CT 检查已得到广泛应用，其成像速度快且价格易于接受，现已成为脑肿瘤患者常用的初步筛查手段。CT 也可评估肿瘤对邻近骨性结构的侵犯程度。CT 血管造影有助于评估脑肿瘤的血供，以及肿瘤与其周血管的关系。

如有可能，应行头颅 MRI 平扫及增强扫描。传统的形态学 MRI 检查可评估脑肿瘤的位置、大小、细胞构成、相关囊性成分、相关水肿或出血、坏死、边界、对周围组织的侵犯、血供和有无增强效应。形态学 MRI 检查资料可用于估计脑肿瘤的世界卫生组织(WHO)

表 36-5 脑肿瘤定位症状和体征

定位	体征
额叶 [a]	智能受损 语言表达受损 [b]，特别是意志力丧失 步态不稳 人格改变 偏瘫 [c]
优势侧颞叶	失语 听觉辨别受损 失忆 对侧上象限盲
非优势侧颞叶	癫痫发作 幻视，幻听，幻嗅 对侧上象限盲
颞叶钩回	第三对脑神经麻痹
顶叶	感知觉受损 对侧下象限盲 失语 病觉缺失 [d]
枕叶	视觉障碍
后颅窝	后部头痛 颈强直 角弓反张
脑干	脑神经麻痹 长传导束征
桥脑小脑角	单侧听力丧失 耳鸣 眩晕 面神经麻痹 面部麻木 小脑体征
蝶鞍区	内分泌异常 双颞侧偏盲 第三对脑神经麻痹
松果体区	Parinaud 综合征 上视麻痹 上睑下垂 瞳孔光反射消失 辐辏式回缩性眼震
脑膜脊膜浸润	脑神经麻痹 弥漫性头痛 脑膜脊膜反应

[a] 通常只发生在双侧额叶同时受累

[b] 优势半球受累时才会发生

[c] 运动皮层受累时

[d] 非优势颞叶受累时

分级，并提示病变的组织学诊断。然而，脑肿瘤诊断的金标准仍然是组织病理学检查。高质量的对比增强 MRI 对于确认肿瘤与其周皮层区的关系至关重要，这有利于随后手术方案地制定。另外，MRI 图像可以重建为 3D 模型，这可在手术过程中使用。

代谢性 MRI 检查或 MR 波谱，可作为传统形态学 MRI 检查的补充。MR 波谱用于比较肿瘤组织和其周"正常"脑组织中小分子成分的差异。MR 波谱可鉴别常规 MRI 上与脑肿瘤相似的病变如脑脓肿，从而提高了脑肿瘤诊断的精确度。此外，MR 波谱可检测到与肿瘤分级相关的小分子含量的微小变化。对已治疗的脑肿瘤，MR 波谱可鉴别放射性坏死和肿瘤残余。

有许多 MR 技术在脑肿瘤的影像学检查中可供选择。这些技术可提供肿瘤组织与邻近皮质结构的信息，从而使临床医生在术前做出更为准确的诊断。MR 弥散加权是基于水分子运动的检查，可以鉴别与肿瘤表现相类似的病变，评估细胞构成和病变对治疗的反应。MR 灌注成像用于评估肿瘤的血管发生，内皮细胞的通透性及病变对治疗的反应。功能性 MRI 检查可描绘出皮层功能区，这可用于设计手术入路，降低病变周围功能损伤的风险。与此相类似，弥散张量成像可确定肿瘤周围白质束是否完整，常用于手术入路和放疗方案的设计。

在脑肿瘤的影像学检查中，传统的经导管脑血管造影术在过去和现在都具有重要意义。通过测量由于脑肿瘤而造成的血管移位，在过去脑血管造影术曾用以推断脑肿瘤的位置和形态。目前，脑血管造影术用于富血供病变的术前栓塞，如脑膜瘤和血管瘤。肿瘤血管的栓塞可降低手术风险和难度。

▶ 肿瘤分类

A. 胶质瘤

在初诊为脑肿瘤的患者中，有 50% 为原发于胶质细胞的肿瘤（星形胶质细胞和少突胶质细胞）。根据其侵袭性，胶质瘤可分为 4 级。1 级和 2 级为低级别胶质瘤，3 级和 4 级为高级别胶质瘤。与低级别胶质瘤相比较，高级别胶质瘤生长速度更快，预后更差。

1. 低级别胶质瘤（星形胶质细胞瘤、少突胶质细胞瘤和混合性胶质瘤） 在初诊的胶质瘤中，有 26% 为星形胶质细胞瘤，2% 为少突胶质细胞瘤。在美国，每年有 1500~1800 例初诊为低级别胶质瘤。世界卫生组织将毛细胞型星形胶质瘤定为 1 级胶质瘤。毛细胞型星形胶质瘤占原发性颅内肿瘤的 6%，在 15 岁以下儿童中占全部脑肿瘤的 20%。对于具有一定侵袭性，以及超过一定时期可向高级别进展的脑胶质瘤，世界卫生组织将其定为 2 级。低级别胶质瘤最常见的亚型包括：幼稚星形胶质细胞瘤、弥漫性星形胶质细胞瘤、少突胶质细胞瘤和混合性胶质瘤。

低级别胶质瘤病因不明。遗传研究表明在低级别胶质瘤的发生中,肿瘤抑制基因 TP53 的突变和缺失发挥重要作用。少突胶质细胞瘤很少有 TP53 的突变,经常表现为1号染色体长臂和19号染色体短臂的丢失。

低级别星形胶质细胞瘤发病高峰在中青年人群(最多见于20~40岁)。该肿瘤起源于中枢神经系统的白质,生长缓慢,使其周围脑组织变形。在组织学上可见细胞构成中度增加,正常有序的神经胶质细胞结构被打乱,细胞核狭长,无内皮细胞增生或组织坏死。在组织学上,低级别星形胶质细胞瘤包括原浆型、肥胖细胞型和纤维型。

少突胶质细胞瘤主要发生在大脑半球灰质,边界清楚,可有钙化,较好发于额叶。与星形胶质细胞瘤一样,少突胶质细胞瘤主要见于年轻患者,20~30岁最常见。在组织学上,少突胶质细胞瘤的特征为细胞密度均匀,细胞核圆伴有核周晕征,典型表现为"煎鸡蛋"样。

在 CT 上,低级别胶质瘤表现为与脑组织密度相等或较低,注射对比剂后无增强。少突胶质细胞瘤钙化常见。在 MRI 上,T1 加权像上低级别胶质瘤表现为等信号到低信号,T2 加权像上通常为高信号,注射对比剂后无增强。

2. 高级别胶质瘤 恶性胶质瘤包括间变性星形胶质细胞瘤(AA)、多形性胶质母细胞瘤(GBM)、神经胶质肉瘤和恶性少突胶质细胞瘤(图36-13)。该组中不同种类肿瘤的预后、侵袭性以及其对治疗的反应差别很大。

恶性星形胶质细胞瘤是成人脑肿瘤中最常见的类型,占所有颅内肿瘤的15%,原发性脑肿瘤的50%~60%。虽然相对较少,但在与肿瘤相关的死因中恶性星形胶质细胞瘤排列第四位。间变性星形胶质细胞瘤和多形性胶质母细胞瘤的发病率随年龄增长而升高,在各国家之间发病率差别不大。但在美国,这些肿瘤较少见于非洲人和非裔美国人。

大部分恶性胶质瘤是散发。但在患有常染色体隐性遗传病 Turcot 综合征的患者,其恶性胶质瘤(常为髓母细胞瘤和星形胶质细胞瘤)发病率高,通常合并有家族性腺瘤性息肉病。同样,患有结节性硬化病和神经纤维瘤病1型和2型的患者,经常患有脑肿瘤,包括胶质瘤。

与恶性胶质瘤相关的一些肿瘤抑制基因已被确定。现已发现在常染色体显性遗传病 Li-Fraumeni 综合征中有 TP53 的突变,该基因突变可导致恶性胶质瘤及其他肿瘤如乳腺瘤、血液系统肿瘤、骨肿瘤和肾上腺皮质肿瘤。约有30%的胶质瘤中出现 TP53 功能缺失。另有33%的恶性胶质瘤有表皮生长因子受体(EGFR)基因编码的扩增。越来越多的证据表明,星形胶质细胞源干细胞具有潜在的成瘤能力,并参与肿瘤生长和复发。

恶性胶质瘤倾向于沿白质纤维束侵袭,此为其特征之一。随着肿瘤级别的增加,其侵袭能力也增强,生长因子如表皮生长因子(EGF)可增加其侵袭能力。尸检研究表明,恶性胶质瘤细胞可通过脑脊液侵袭,超出 MRI T2 序列所显示的信号异常区域。在组织学上,3级胶质瘤表现出有丝分裂活性,可见异形核,但无坏死。4级胶质瘤表现为核异型,核分裂,内皮细胞增殖

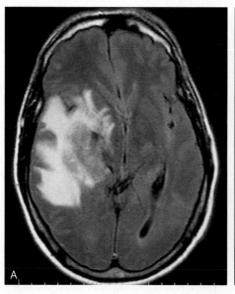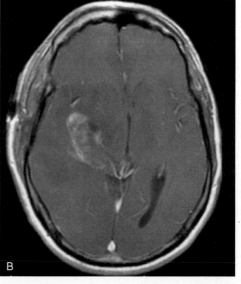

▲ 图36-13　MRI 显示的右颞深部高级别胶质瘤

A. 液体衰减反转恢复成像显示肿瘤周围白质水肿明显。B. T1 加权增强扫描显示肿瘤仅很小部分强化

和坏死区。在 CT 和 MRI 检查,环形强化及中间坏死区为多形性胶质母细胞瘤的特征表现。

3. 神经节胶质瘤 神经节胶质瘤罕见,患者常有癫痫病史,最常见于 15~20 岁。该肿瘤可发生于中枢神经系统任何部位,但以颞叶为主。在组织学上,神经节胶质瘤包含神经元和神经胶质成分,钙化常见,据此可将其与胶质瘤相区别。神经节胶质瘤在大体观察上可呈实质性或囊性,界限清楚,囊腔内可显示附壁结节。神经节胶质瘤在 MRI 强化和不同序列 MRI 的表现变化很大。病变可表现为囊性或实质性成分,或两者兼有。钙化为其常见的影像学特征。

4. 脑干胶质瘤 在儿童,脑干胶质瘤占中枢神经系统肿瘤的 10%~20%。脑干胶质瘤在临床表现、预后和生长方式方面,表现多样,可分为局灶性、弥漫性、延颈髓和背侧外生性。在 MRI 可见局灶性肿瘤小于 2cm,边界清楚,周围无水肿。局灶性脑干肿瘤最常见于中脑和延髓,但在脑干任何水平均可发生,患儿通常表现为局灶性脑神经功能缺失和对侧偏瘫。脑干胶质瘤多为弥漫性肿瘤(80%),常见于脑桥,典型表现为双侧脑神经功能缺失、共济失调和长传导束征。颈延髓脑干胶质瘤起源于上颈髓,向后延伸到颈延髓交界处,常表现为低位脑神经功能缺失和长传导束征。背侧外生性肿瘤占脑干胶质瘤的 20%,起源于第四脑室底部,与周围组织界限清楚。这些患者典型表现为脑神经功能缺失、颅内高压和全身衰竭。

MRI 可区别 4 种不同类型的脑干胶质瘤。尽管 MRI 强化对组织学分级诊断帮助不大,但 MRI 检查仍能清楚地显示病变的解剖。局灶性脑干肿瘤典型表现为体积小,界限清楚,无浸润,以及周围无明显水肿。背侧外生性肿瘤起源于第四脑室底部,T1 加权像呈低信号,T2 加权像呈高信号,注射钆对比剂后均匀强化。弥漫性脑干肿瘤 T1 加权像呈低信号,T2 序列呈高信号。由于 MRI 检查对弥漫性肿瘤特异性高,故脑干肿瘤常无必要活检。

B. 原发性神经外胚层肿瘤

原发性神经外胚层瘤起源于原始神经嵴细胞,包括髓母细胞瘤、松果体母细胞瘤、室管膜母细胞瘤、嗅母细胞瘤和神经母细胞瘤。这些肿瘤在儿童较成人多见。髓母细胞瘤见于后颅窝,占儿童脑肿瘤的 20%,成人肿瘤的 1%。在 18 岁以下儿童中,髓母细胞瘤是最常见的原发性中枢神经系统肿瘤。

在一些综合征患者,如结节性硬化症、神经纤维瘤病、Gorlin 综合征和 Turcot 综合征患者,髓母细胞瘤的发病率增加。第 17 号染色体可由于删除或错乱异位而使其表达部分丢失,这种情况可见于 50% 以上的髓母细胞瘤患者。

在大体结构上,髓母细胞瘤常发生在小脑蚓部,边界不清,呈紫色,质地软且易碎。在组织学上,这些肿瘤内细胞密集,质地均一,肿瘤细胞呈蓝色,小圆形,核深染,胞质少,偶见钙化。可见不同程度的神经元和神经胶质分化,玫瑰花环征(细胞核被细胞突起形成的透明区域环绕,提示原始神经母细胞分化)常见,有丝分裂象多见。

髓母细胞瘤是发生在后颅窝的原发性神经外胚层瘤。在松果体区,将组织学上与之相类似的肿瘤称为松果体母细胞瘤;在幕上则称为神经母细胞瘤;在眼眶内,组织学上与之相类似的肿瘤称为视网膜母细胞瘤;起源于嗅觉上皮的原发性神经外胚层瘤称为嗅母细胞瘤;脑室内的原发性神经外胚层瘤称为室管膜母细胞瘤。

在 CT 上,髓母细胞瘤通常为高密度,均匀强化,偶见囊变,可见小片钙化。出血、坏死和钙化可呈零散分布。在 MRI T1 加权像,髓母细胞瘤为等信号或低信号,T2 加权像为高信号,强化明显。如怀疑为髓母细胞瘤,应行脊椎 MRI 检查以排除转移。因大部分患儿有与肿瘤相关的梗阻性脑积水,故腰穿应慎重。

C. 松果体肿瘤

松果体腹侧为四叠体板和中脑顶盖,背侧为胼胝体压部,前部为第三脑室后部,尾部为小脑蚓部。该区肿瘤通常是在行 MRI 检查中偶然发现的,最常见于儿童,占儿童脑肿瘤的 3%~8%。松果体由不同类型的细胞组成,包括神经胶质细胞、蛛网膜细胞、松果体腺组织、室管膜、交感神经、生殖细胞和残余的外胚层组织。松果体区肿瘤可分为 4 类:生殖细胞瘤、松果体细胞瘤、胶质瘤、其他类型肿瘤和囊肿。在儿童中,生殖细胞瘤和星形细胞瘤是该区最常见的肿瘤。生殖细胞瘤和松果体细胞瘤主要发生在儿童。在成人中,常见的松果体区肿瘤是胶质瘤和脑膜瘤。

生殖细胞瘤、室管膜瘤和松果体细胞瘤可通过脑脊液转移,引起脊髓或神经根症状。松果体肿瘤典型表现为梗阻性脑积水及其所致的颅内高压、脑干和小脑直接受压症状和内分泌功能紊乱。此外,Parinaud 综合征(双眼上视麻痹、辐辏式回缩性眼震、假 Argyll-Robertson 瞳孔、眼睑缩小和向下凝视)可见于松果体肿瘤。

MRI 是松果体区肿瘤主要的影像学检查手段,但其不能准确判定肿瘤性质。与此相反,肿瘤标志物可能有助于诊断,确定肿瘤对治疗的反应,或作为肿瘤早期复发的指标。血清或脑脊液甲胎蛋白的升高,或人绒毛膜促性腺激素升高提示生殖细胞瘤。轻度甲胎蛋白升高提示胎儿卵黄囊瘤。甲胎蛋白明显升高提示内胚窦瘤,轻度升高提示胚胎细胞癌或未成熟畸胎瘤。绒毛膜癌可使人绒毛膜促性腺激素水平显著升高。

D. 室管膜瘤

室管膜瘤起源于脑室和脊髓中央管内衬的室管膜

细胞,在儿童和成人都可发生,但最常见于儿童,65%见于后颅窝。室管膜瘤相当少见,仅占胶质瘤的6%,占儿童所有原发性肿瘤的10%。在 100 000 名 15 岁以下儿童中,每年有 3 例诊断为室管膜瘤。

大多数室管膜瘤病因不明,已确诊有家族性病例。与其他原发性中枢神经系统肿瘤相比,室管膜瘤通常有 22q 染色体的缺失,该染色体含有神经纤维瘤病 2 型(NF2)基因。在神经纤维瘤病患者,脑胶质瘤发病率上升,其中包括室管膜瘤。

室管膜瘤的组织学分级参照肿瘤的侵袭性来分类。在组织学上,室管膜瘤特征性表现为上皮样细胞位于中央管周围多角形细胞围成的花环中。肿瘤也可表现血管周围的假玫瑰花结、核内包涵体、钙化和乳头样簇。

室管膜瘤的影像学特点多变,但在常规头颅 CT上其与大脑皮层呈等密度。瘤内钙化与囊变多见。在 MRI T1 加权像上,肿瘤实质部分与灰质呈等信号,T2加权像上呈等信号至高信号。

E. 脑淋巴瘤

脑淋巴瘤可累及脑、脊髓或眼部结构,可为原发性或转移性。由于中枢神经系统缺乏淋巴组织,癌变前的淋巴细胞来源尚有争议。中枢神经系统淋巴瘤占颅内肿瘤的1%,在过去的 20 年中,其发病率稳步上升。中枢神经系统淋巴瘤的增加可能与艾滋病患者生存期的延长,以及器官移植后免疫抑制剂的应用增多有关。中枢神经系统淋巴瘤尚无明确的遗传因素,常见于获得性免疫缺陷、先天性免疫缺陷、自身免疫病和 EB 病毒感染。中枢神经系统淋巴瘤常有 DKN2A 的缺失。

原发性中枢神经系统淋巴瘤可发生于脑实质、室管膜下或脑膜,可为局限性或不规则形。在显微镜下,肿瘤细胞弥漫性分布于血管周围,并浸润血管壁(血管周围袖套)。在组织学上,肿瘤细胞与系统性非霍奇金淋巴瘤细胞相似。原发性中枢神经系统淋巴瘤通常是由单克隆 B 淋巴细胞所组成,呈弥漫性巨细胞或类免疫细胞的巨细胞。CD45 染色可鉴别中枢神经系统淋巴瘤与其他类型肿瘤。

在 CT 上,中枢神经系统淋巴瘤呈高密度或等密度,强化明显。在 MRI T1 加权像上,该肿瘤呈等信号或低信号,T2 加权像呈高信号,注射钆对比剂后有不同程度的增强。对于中枢神经系统淋巴瘤患者,腰穿可表现为高蛋白、低糖和脑脊液淋巴细胞增多。脑脊液细胞学检查有助于诊断,立体定向活检常用于明确诊断。

F. 脉络丛肿瘤

脉络丛最常见的肿瘤包括脉络丛乳头状瘤。脉络丛癌罕见。脉络丛乳头状瘤常见于 2 岁以下患儿,在所有颅内肿瘤中不到1%。其主要症状是由脑积水和脑肿瘤占位效应所致的颅内高压而引起。

G. 脑膜瘤

脑膜瘤是起源于蛛网膜细胞的良性肿瘤,生长缓慢,向神经轴外生长(图 36-14)。可发生在有蛛网膜的任何部位。其临床特点取决于肿瘤位置和组织病理学,常沿大脑镰、大脑凸面和蝶骨嵴生长。

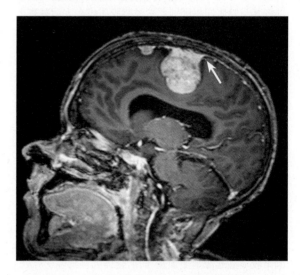

▲ 图 36-14　MRI 矢状位显示在硬膜强化基础上的病变(箭头所指),手术证实为脑膜瘤

脑膜瘤占原发性脑肿瘤的15%~19%。尸检发现,在 60 岁以上人群中有约 3% 患有脑膜瘤,其发病率随年龄增长而增加,发病高峰为 45 岁,男女比例为 1∶2。

22 号染色体长臂(22q12.3)的改变可能参与脑膜瘤的发生。超过 50% 的患者出现 22 号染色体部分片段功能的缺失。22q 染色体包含 NF2 肿瘤抑制基因,其编码 Merlin 蛋白,即神经纤维瘤病 2 型中的突变。因此,神经纤维瘤 2 型患者更易发生不同类型的颅内脑膜瘤。

脑膜瘤有多种组织学亚型,通常其特征性表现为满布稠密片状的细胞(与正常蛛网膜细胞外观相近)、砂砾体(漩涡钙和胶原)、核内假包含物和 Orphan Annie 细胞核(中央染色质向周围迁移,细胞核在中央消退)。在 CT 上,脑膜瘤较脑组织密度高,与硬脑膜有广基底相连。在 MRI T2 加权像上,多数脑膜瘤为高信号。在 CT 和 MRI 上,脑膜瘤通常都有强化。

H. 神经鞘瘤和听神经瘤

神经鞘瘤是起源于施万细胞的良性肿瘤,主要累及第 5、7、8 和 10 对脑神经。神经鞘瘤(或听神经瘤)最常起源于内听道前庭神经上部或下部的中央和周围磷脂鞘交界处。其最常见的三种症状为隐匿性听力丧失、高音调耳鸣和平衡失调。

听神经瘤占成人颅内肿瘤的 8%~10%。大多数为单侧,然而患有神经纤维瘤病 2 型的患者通常有双侧听神经瘤。听神经瘤被认为是由位于 22 号染色体长臂的肿瘤抑制基因的缺失所造成。

听神经瘤在大体观上呈小叶状,有包膜,为浅灰色实体肿瘤。其周脑神经常被肿瘤包膜牵拉。在显微镜下,这些肿瘤与周围神经鞘瘤相同。它们由 Antoni A 纤维和 Antoni B 纤维所组成。Antoni A 纤维为致密而狭长的双极细胞,多核,胞质致密。Antoni B 纤维为疏松的施万细胞,呈网格状半栅栏样排列。

CT 有助于鉴别肿瘤是否延伸至骨性内耳道。听神经瘤在未增强的 MRI T1 加权像上呈等信号。采用注射钆对比剂的增强扫描,听神经瘤常呈均匀强化。借助于脑膜尾征缺乏可将听神经瘤与桥小脑角脑膜瘤相鉴别。

I. 垂体腺瘤

垂体腺瘤是起源于腺垂体的良性肿瘤,占颅内肿瘤的 10%,最常见于 40~50 岁。可根据肿瘤的内分泌功能或组织学染色而分类。分泌型肿瘤释放高于生理水平的激素,从而引起不同的临床症状。过度分泌的催乳素在女性可引起闭经 - 溢乳综合征,在男性则表现为性无能。促肾上腺皮质激素的过度释放可导致 Cushing 病。生长激素的过度释放在成人可引起肢端肥大症,而在儿童则引起巨人症。垂体腺瘤亦可分泌过多的促甲状腺激素(出现甲亢)或促性腺激素(黄体生成素和促卵泡激素)。

垂体腺瘤可对邻近结构产生压迫症状。视交叉受压导致双颞侧偏盲。垂体本身受压则可导致不同程度的垂体功能低下。海绵窦受压可导致上睑下垂和面神经痛,第Ⅲ、Ⅳ、Ⅴ-1、Ⅴ-2 和或Ⅵ对脑神经受压则出现复视。海绵窦的闭塞可造成突眼和球结膜水肿。

J. 转移性脑肿瘤

脑转移瘤是由于中枢神经系统以外的恶性肿瘤扩散至脑或脊髓(图 36-15)。在美国,脑转移瘤是最常见

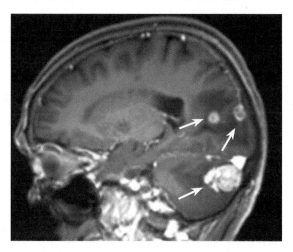

▲图 36-15　MRI 矢状位图像显示幕下和幕上多发的强化病灶(箭头所指)。活检证实为转移性腺癌

的脑肿瘤,其发病率为 100 000~200 000 例 / 年。尸检研究表明,20%~25% 的癌症患者发生脑转移。脑转移瘤常发生 40~60 岁的成人。在成人,中枢神经系统转移瘤最常见的原发性肿瘤是肺癌、乳腺癌、肾癌和结肠癌。在儿童中,白血病、淋巴瘤、骨肉瘤和横纹肌肉瘤是最常见的中枢神经系统转移的原发性肿瘤。

脑转移瘤在组织病理学上与原发性脑肿瘤一致。在脑转移瘤的诊断中,MRI 较 CT 更为敏感。脑转移通常发生在灰白质交界处,有不同程度的对比增强。

▶ 鉴别诊断

颅内肿块的鉴别诊断应通过详细的病史和体格检查。重点要考虑患者的人口特征资料、症状出现时间、既往史和特殊的神经功能缺陷。一旦获得影像学资料,应进一步明确可能的诊断,病变部位可提示其性质。如儿童最常见的后颅窝肿瘤是星形胶质细胞瘤、髓母细胞瘤和室管膜瘤。桥脑小脑角区最常见的肿瘤是脑膜瘤、听神经瘤和表皮样囊肿。另外对起源于脑实质或硬膜的肿瘤,增强扫描对于鉴别诊断很重要。

▶ 治疗

A. 术前药物治疗

除少数病例外,手术是目前治疗脑肿瘤的主要方法。手术治疗的成功取决于充分的术前药物治疗和手术计划。术前常用类固醇,以减轻占位效应和肿瘤所致脑水肿。类固醇的用药时间和剂量随医生选择的不同而有差异。成人常用的药物是地塞米松,静脉注射或口服,每 6 小时 6mg。如果占位效应明显,可考虑每 4 小时 20mg。一些外科医生认为,术前应用地塞米松(地卡特隆)可减少瘤周水肿,有利于肿瘤切除。

目前,关于抗癫痫药术前或术后在脑肿瘤患者中的应用尚有争议。毫无疑问,如若患者出现脑肿瘤所致的癫痫发作,应给予抗癫痫药物。然而除少数病例外,尚无证据显示预防性应用抗癫痫药物可降低脑肿瘤患者新发癫痫的风险。但除外下列情况:①肿瘤累及易诱发癫痫的区域,如运动皮层;②低级别胶质瘤,癫痫发作的风险高;③转移病灶广泛侵入皮层;④脑膜转移和扩散的患者。

由于毒副作用小和价格便宜,苯妥英钠是一线抗癫痫药物。苯妥英钠可引起肠胃不适,可应用 H_2 受体阻滞剂或质子泵抑制剂治疗。应检测苯妥英钠水平,以确保药物的治疗浓度。如有因苯妥英钠诱导 P450 系统的药物相互作用,可选用左乙拉西坦。与苯妥英钠不同,左乙拉西坦的药物浓度不需监测。

B. 外科手术

外科医生必须决定干预治疗的目的是仅行活检,次全切除还是试图全切除。除个别病例外,肿瘤大体全切是延长患者生存期的最佳选择,是首选的治疗方法。肿瘤切除时需慎重考虑一些关键因素:①肿瘤大

小;②位置;③肿瘤大体特征,影像学和病理学特征;④对放疗的敏感性;⑤患者的医疗和神经病学状况很重要。

掌握手术时机很重要。若患者病情快速恶化,则需急诊手术。体积大的、级别高的肿瘤生长迅速,有时即使肿瘤体积略增加,也可引起病情剧变化的颅内高压。当出现梗阻性脑积水时,必须快速干预。对于肿瘤生长引起的梗阻性脑积水,脑脊液引流(通常为脑室外引流)是可以替代肿瘤切除的紧急处理。在大多数情况下,肿瘤切除作为可选择的治疗方法,可择期安排。

当拟行肿瘤切除时,许多重要的定位原则对成功切除肿瘤至关重要。多数肿瘤切除时,需将患者头部固定于 Mayfield 头架。应选择可直接进入病灶的位置,避免伤及其他颅内结构。手术体位应促进病变的静脉引流,确保颈静脉不受压迫,头部抬高。一些术者乐于将患者置于坐位,这种方法可减少脑牵拉,更符合人体工程学。患者其余的着力点应被垫起来,特别是要充分考虑到某些肿瘤切除时间过长。

皮肤切口和骨瓣形状取决于所需手术入路,病灶大小和术者的爱好。小骨瓣就可使小的肿瘤充分暴露,通过直线或斜线切除。深部病变的切除,特别是侵犯颅底,通常需相当大的手术切口和骨窗。如有可能,切口最好在发际内。切口的位置在很大程度上取决于病变的部位。在术前影像学基础上,无框立体定向术可使肿瘤准确定位,对减小切口有帮助。颅内病变的标准入路可通过控制重要神经和血管受损的风险,从而减少暴露性脑损伤。

脑肿瘤手术的中心目标是最大程度地切除肿瘤,同时减小对周围正常脑组织和血管的损伤。由于肿瘤类型不同,实现这一目标的标准也不同。如高级别胶质瘤的切除目标是切除肿瘤所有增强的部分,低级别胶质瘤的切除目标是切除 MRI T2 加权像上不正常的组织,脑膜瘤的切除目标是切除肿瘤及其起源的硬脑膜。转移性肿瘤通常界限明显,有包膜,目标是切除全部肿瘤。

在影像学上易于分辨的肿瘤组织,在肉眼观与正常脑组织无明显差别。对肿瘤切除范围进行评估的一些研究强调,在许多情况下,特别是弥漫性浸润性脑肿瘤,即使“全”切后仍会有部分肿瘤残余。立体定向导航和术中 MRI 有利于改善肿瘤切除范围,但它们对患者总体预后的影响仍有争议。术中荧光和可视染料可作为确定肿瘤边缘的一种方法。对荧光染料的早期临床研究表明,这种方法可以提高手术切除程度。将染料装填的微粒作为划定肿瘤边界的一种可能方法,目前正在进行研究。

对于皮层功能区肿瘤术中常应用脑电监测,以确定暴露肿瘤的安全途径,并评估肿瘤切除效果。在暴露的皮层表面安置电极,可记录皮层电活动。邻近皮层区域所记录的不同的电活动,提示皮层不同的功能。运动和感觉皮层常可通过这种方式描绘。术中唤醒手术常用于累及语言和运动功能区肿瘤的切除。在术中唤醒的开颅术中,当评估神经功能时,使用电流中断皮层活动可推断出具体的皮层功能。

在肿瘤切除术后,应细心观察手术通道的闭合。应尽可能降低脑脊液漏的风险,硬脑膜行“闭水式”缝合。骨瓣复位,缝合帽状腱膜。如果在缝合头皮时忽略帽状腱膜的缝合,伤口裂开的风险将会提高。

C. 术后处理

在脑肿瘤切除术后,患者应在重症监护室中严密观察,在此可进行一系列神经学检查,常为一个晚上。根据肿瘤切除范围的不同,手术后类固醇的应用可随时间减量。有癫痫发作史的患者应继续应用抗癫痫药物,当有广泛的脑部病变切除,术后应继续药物治疗 1~4 周。许多外科医生在术后 24 小时行 MRI 检查,并与原片作对比,以评估残余肿瘤,特别是脑胶质瘤,因为在术中确定肿瘤边界很困难。如果残余肿瘤的可能性不大,在术后恢复期可推迟影像学检查。

D. 辅助治疗

手术切除是治疗脑肿瘤的基石,但很少能根除所有的肿瘤细胞。此外,当脑功能结构可能受到损害时,手术切除也许不是有益的。对于目前外科技术无法确定根除的残存脑肿瘤或不能切除的肿瘤,放疗和化疗已成为一种辅助的治疗手段。

1. 放疗　放疗通过直接破坏细胞结构而杀死肿瘤细胞,包括细胞内 DNA 致命的突变和激活细胞程序性死亡途径。放疗以剂量分割的方式分次作用于脑肿瘤,这样使得正常组织可在治疗间期自我修复,从而增加了对肿瘤组织的放疗毒性。

对于不同类型的脑肿瘤,放疗方案地制定也有所不同。对于低级别脑胶质瘤辅助放疗的最佳剂量和时间,尚有争议。欧洲肿瘤研究与治疗机构和肿瘤放疗学组最近推荐的剂量是 54Gy,分割为 30 次进行。老年患者行肿瘤次全切除后,由于肿瘤复发风险高,建议早期放疗。由于放疗对认知功能的影响,年轻患者应推迟放疗,除非怀疑有肿瘤复发。

肿瘤协作机构的一项研究表明,在高级别胶质瘤患者中,手术加术后放疗患者的生存期与单纯手术组患者相比,从 14 周增加到 31 周。对高级别胶质瘤的术后放疗,已成为目前标准的治疗方案。

两项重要的临床试验已建立了脑转移性病灶的治疗标准。目前,脑转移瘤患者接受的治疗包括:①肿瘤切除后全脑放疗;②立体定向放疗,即除全脑放疗外,对瘤床进行高剂量放疗。放疗的作用已被广泛研究。目前研究表明,放疗可作为复发性脑膜瘤或次全切肿瘤术后的辅助治疗。有时如果患者手术耐受能力差,或对位于手术高风险区的脑膜瘤,放疗可作为姑息治疗。

2. 化疗 有关低级别胶质瘤化疗的临床试验不多,化疗的使用仍然是试验性的。与此相反,最近一项关于多形性恶性胶质瘤化疗的临床试验发现,放疗辅助口服烷化剂替莫唑胺与单纯放疗相比可使患者生存期从12.1个月增加至14.6个月,这种疗效具有里程碑式的意义。目前,多形性恶性胶质瘤患者治疗的标准是放疗联合口服替莫唑胺。化疗对脑转移瘤和脑膜瘤并无帮助。对于化疗药物进一步的开发,应以针对新的仅在脑肿瘤中激活的信号通路为重点。开发传统化疗药物新的给药方法也是当今最活跃的研究领域。

▶ 并发症

除手术并发症外,原发性和转移性脑肿瘤患者在术后还需面临病情发展的风险。在1998年,Sawaya提出最常见的脑肿瘤术后并发症分类。根据神经学的、局部的和全身的并发症,其对400例开颅手术治疗的脑肿瘤患者进行分类。神经系统并发症包括正常脑组织的损伤、脑水肿、脑出血或血管损伤后造成的视野、运动、感觉或语言功能缺失。在大部分病例中,原发性脑肿瘤开颅术后新发的神经功能缺失发生率为10%~25%。引起神经功能缺失的危险因素包括:年龄大(大于60岁)、肿瘤位置深在、肿瘤靠近功能区和功能性评分低(Karnofsky评分<60%)。个体化手术入路、脑皮层定位技术、减轻过度的脑牵拉、可靠的止血和早期识别主要的静脉结构可降低神经学并发症的发生。

局部的并发症与手术伤口或脑实质有关,但无神经功能缺失。原发性脑肿瘤开颅切除术后局部并发症的发生率为1%~5%。局部并发症包括切口感染、颅内积气、脑脊液漏、脑积水、癫痫发作、脑脓肿或脑炎、脑膜炎和假性脑膜膨出,这些并发症在老年人中更易发生。后颅窝肿瘤和二次手术后假性脑膜膨出、脑脊液漏、脑积水和伤口感染的风险较高。幕上开颅术后切口感染和蜂窝组织炎的发生率为1%~2%。通常是由于皮肤细菌感染(金黄色葡萄球菌和表皮葡萄球菌)。幕上开颅术后癫痫发作的风险为0.5%~5%。术后可常规给予预防性抗癫痫治疗,然而药物的剂量和持续时间尚有争议。

全身并发症为所有的累及全身的有害事件,包括深静脉血栓、肺栓塞、肺炎、尿路感染、心梗和败血症。在原发性脑肿瘤患者开颅切除术后,这些并发症的发生率为5%~10%,更易发生于老年患者(大于60岁)和神经功能有缺失的患者(卡氏评分低于60%)。深静脉血栓是最常见的并发症,在开颅术后第1月的发生率为1%~10%。对于患有全身性肿瘤、多形性胶质母细胞瘤、脑膜瘤、下肢瘫痪、卧床和手术时间长的患者,发生深静脉血栓和肺栓塞的风险显著升高。术后早期活动,间歇性加压,术后应用低分子肝素抗凝可降低术后深静脉血栓的发生率。

通过仔细地术前计划和细致的手术操作,脑肿瘤开颅切除术可以安全地进行,术后精心护理可以预防多数并发症。

▶ 预后

肿瘤患者的预后取决于多种因素,包括确诊时的全身功能状态、肿瘤类型和位置以及患者年龄。

A. 脑胶质瘤

脑胶质瘤患者的预后取决于肿瘤分级、患者年龄、卡氏功能状态和患者对治疗的反应。肿瘤切除的范围是影响预后的关键因素。对于那些低级别病变,当影像学显示已达到完全切除,患者生存期可明显延长。对于高级别脑胶质瘤,与不完全切除组相比较,影像学上全切除组仍可获得存活期的延长。肿瘤的大体全切可通过多种方式提高患者生存期,如降低肿瘤复发风险,减轻肿瘤负荷以使残存肿瘤能被辅助治疗措施来控制。

B. 脑膜瘤

一般来说,脑膜瘤患者的预后要好于胶质瘤患者,其预后取决于病变的切除范围与肿瘤分级。根据肿瘤的切除程度,Simpson分类系统将患者分为不同的预后组。与预后有关的因素包括患者年龄、周围结构受侵犯程度、男性、遗传因素和肿瘤分级。

▶ 脑转移瘤

未治疗的脑转移瘤患者生存期很短(1~2个月),通过适当的手术或放疗可使存活期延长至4个月或更长。对脑转移瘤患者,颅外疾病的状况是影响预后的关键因素。患者年龄和Karnofsky分级状态对总体存活率具有重要意义。

Davis F et al: Survival rates in patients with primary malignant brain tumors stratified by patient age and tumor histologic type: an analysis based on surveillance, epidemiology, and end results (SEER) data, 1973–1991. J Neurosurg 1998;88:1.

Kleihues P, Burger PC, Scheithauer BW: The new WHO classification of brain tumors. Brain Pathol 1993;3:255.

Lemort M et al: Progress in magnetic resonance imaging of brain tumors. Curr Opin Oncol 2007;19:616.

Truong MT: Current role of radiation therapy in the management of malignant brain tumors. Hematol Oncol Clin North Am 2006;20:431.

脊髓肿瘤与脊柱肿瘤

脊髓肿瘤在普通人群中并不常见,但当患者出现颈部和(或)背部疼痛,不论有无神经根症状、感觉运动障碍或直肠与膀胱功能障碍时,应考虑是否有脊髓肿瘤的可能,这点很重要。椎管内肿瘤占原发性中枢神

经系统肿瘤的 15%，多为良性。自 1888 年报道第一例
椎管内肿瘤切除术至今，虽然肿瘤放疗和化疗取得一定
疗效，但手术切除仍然是椎管内肿瘤首选的治疗方法。

根据肿瘤部位，可将椎管内肿瘤分类如下：硬脊膜
外肿瘤，肿瘤位于硬膜囊外，可起源于脊椎骨、椎旁软
组织及硬脊膜外腔。髓外硬膜下肿瘤位于脊髓外硬脊
膜内，此类肿瘤多来源于神经根或软脊膜。髓内肿瘤
起源于脊髓内，多来源于软脊膜及脊髓实质。

由于一些肿瘤在脊柱有其特定的好发节段，因而
除性别和年龄外，病变的位置（颈段、胸段、腰段或骶段）
有助于肿瘤的鉴别诊断。

▶ 临床表现

椎管肿瘤的临床表现通常是由于肿瘤的压迫所
致，脊髓和（或）神经直接受侵犯或缺血并不常见。常
表现为持续性疼痛，仰卧位时加重，常在休息或卧床时
发现，多数患者在夜间可痛醒。症状常呈隐匿性进展，
出现神经压迫症状，如神经性疼痛、肌力减退和感觉异
常、感觉过敏或麻木。脊髓受压引起脊髓前角或后角
神经元功能障碍，出现长束征，包括共济失调、反射亢
进、病理反射阳性、痉挛状态、感觉及运动功能丧失和
（或）括约肌功能障碍。还可出现肌肉萎缩、反射减退、
牵涉性痛和自主神经功能障碍，如 Horner 征和脊髓半
切综合征等。骨折和畸形所引起的躯体部疼痛可成为
患者的主要症状。

硬脊膜外肿瘤常累及椎骨，故最常表现为躯体疼
痛，在运动和 Valsalva 动作时疼痛加重。其次为神经
压迫症状和体征。髓外硬膜下肿瘤通常表现为运动障
碍、神经根性痛、长束征和括约肌功能障碍。髓内肿瘤
临床表现起病隐匿，呈渐进性加重，起初表现为神经性
疼痛，逐渐进展为 Brown-Séquard 综合征，最终发展为
完全性脊髓功能障碍。

▶ 诊断

A. 影像学检查

MRI 通常作为椎管肿瘤的首选检查（图 36-16）。
钆强化和普通 MR 序列扫描有助于疑为硬膜外、髓外
硬膜下及髓内肿瘤的诊断与评估。几乎所有髓内肿瘤
均表现为一定程度的强化，MRI 可清楚地显示肿瘤的
边界和浸润，MRA 则有助于诊断血管性病变。

若无法行 MRI 检查时，则需考虑其他诊断方法，
如脊髓造影术，检查如发现脊髓梭形膨大、哑铃形改变
或完全阻断则提示肿瘤的存在。CT 平扫、增强扫描、
CT 脊髓造影与 MRI 联合应用评价骨性解剖结构，有助
于肿瘤的鉴别诊断。如出现骨转移征象时，应进行同
位素扫描。导管插管血管造影术用于血管性病变。脊
柱 X 线平片在诊断椎管肿瘤上价值不大。椎间孔和椎
间隙扩大，椎体边缘呈弧形受压、侵蚀，这些表现提示
椎管内肿瘤。

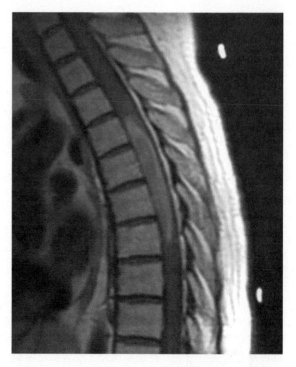

▲图 36-16　MRI 矢状位 T1 加权像增强扫描显示脊
髓上胸段髓内肿瘤，后经病理证实为高级别胶质瘤

B. 实验室检查

腰椎穿刺术可提供肿瘤诊断的依据。95% 的患者
脑脊液蛋白含量增高，而葡萄糖水平正常。脑脊液黄
变，纤维蛋白原可引起脑脊液凝固。血清免疫组织化
学法检测有助于一些特殊类型肿瘤的诊断。

C. 鉴别诊断

2000 年，WHO 针对中枢神经系统肿瘤的治疗和
预后，根据肿瘤起源的特定细胞类型对其进行分类，其
中包括脊柱肿瘤（表 36-6）。约有 0.5% 侵袭椎骨的肿
瘤为恶性。

在所有的椎管肿瘤中，硬脊膜外肿瘤发生率最高，
约为 55%~60%。大多数是沿着 Batson 静脉丛经血行
播散而来的转移瘤。脊椎转移最常见的原发肿瘤为肺
癌、乳腺癌和前列腺癌。原发性硬脊膜外肿瘤，无论良
性或恶性，其症状与转移瘤的临床症状相类似，多以早
期疼痛为主伴有神经根症状，伴或不伴脊髓损伤症状。

有约 70% 的硬脊膜下肿瘤位于髓外，包括神经鞘
肿瘤（神经鞘瘤和神经纤维瘤）和脊膜瘤。神经鞘肿瘤
起源类似，通常为良性，因肿块通过椎间孔生长而呈典
型的哑铃形。因其可凸向胸腔生长，有时会被误诊为
纵隔肿瘤。神经鞘膜瘤边界清晰，一般可全部切除；而
神经纤维瘤由施万细胞和成纤维细胞组成，难以完全
从载瘤神经上分离并切除。在神经纤维瘤病，需注意
多发神经纤维瘤、脊膜瘤和室管膜瘤多见。施万细胞

表 36-6 脊柱肿瘤特征

部位	肿瘤	好发节段	治疗措施	备注
硬脊膜外	脊椎血管瘤	胸段	术前栓塞及手术切除（+XRT）	呈蜂窝样 X 线改变
	巨细胞瘤	骶骨	手术切除（+XRT）	侵袭性、治疗前需活检证实
	浆细胞瘤	胸段	XRT、类固醇 + 手术固定	可发展为多发性骨髓瘤
	骨样骨瘤	腰段	手术切除病灶（+ 融合）	高发年龄段：青春期
	成骨细胞瘤	腰段	整块切除（+XRT）	与骨样骨瘤类似，但 >1.5cm
	骨软骨瘤	颈段	切除（+ 融合）对症治疗	常引起脊柱畸形
（非肿瘤性）	嗜酸性肉芽肿	颈段	脊柱固定	儿童典型扁平椎
（非肿瘤性）	动脉瘤性骨囊肿	胸腰段	GTR（+ 融合）	青春期高发，显著膨胀性生长
（非肿瘤性）	血管脂肪瘤	胸段	切除 + 对症治疗	怀孕期间出现症状
	转移瘤		XRT+ 类固醇	
	脊索瘤	骶骨、颈	整体切除 +XRT	最常见原发性恶性骨肿瘤
	尤文肉瘤	骶骨	切除 +XRT+ 化疗	通常来源于其他部位的转移
	多发性骨髓瘤		化疗 +XRT（+ 激素 + 手术固定）50%	出现病理性骨折
	淋巴瘤		化疗	（非）霍奇金病
	软骨肉瘤	胸椎	整体切除	第二类常见原发性恶性骨肿瘤
	骨肉瘤		化疗 + 整体切除（+XRT）	好发年龄呈双峰分布，可治愈
	椎旁肉瘤		整体切除 +XR+ 化疗	无痛性神经功能障碍
髓外硬脊膜下	神经鞘瘤	胸椎	GTR	起自背侧神经根
	神经纤维瘤	胸椎	手术切除	起自腹侧神经根
	脊膜瘤	胸椎	GTR（+XRT）	范围广
	转移瘤		XRT+ 激素	GBM，AA，室管膜瘤和 MB 沿脑脊液播散
	室管膜瘤	脊髓圆锥	切除 +XRT	通常有种植播散
	淋巴瘤		化疗	
	脂肪瘤	腰骶部	手术切除	先天性，可引起脊髓拴系
	副神经节瘤	圆锥	GTR	有分泌功能，高肾上腺素状态
	神经节细胞瘤			罕见的神经鞘瘤
	皮样和表皮样囊肿		GTR（+ 类固醇，治疗化学性脑膜炎）	儿童多见
	畸胎瘤	骶骨	GTR	多部位发病
髓内肿瘤	室管膜瘤	颈段	GTR	显著强化，边界清晰
	星形细胞瘤	颈段	活检 + 切除 +XRT	浸润性生长，儿童多见
	脂肪瘤	颈段胸段	切除	
	成血管细胞瘤	胸段、颈段	GTR	囊内有瘤结节 Von Hippel-Lindau 综合征
	转移瘤	颈段、圆锥	XRT+ 激素治疗	多数来源于小细胞肺癌转移
	神经节神经胶质瘤	胸段	GTR+ XRT	儿童多见
	少突胶质细胞瘤	胸段	GTR+ XRT	脊柱变形，瘘管形成
	神经母细胞瘤	颈段	GTR	

注：AA：间变型星形细胞瘤；GBM：多形性胶质母细胞瘤；GTR：肿瘤全切；MB：髓母细胞瘤；XRT：放疗

瘤、神经纤维瘤、脊膜瘤与2型神经纤维瘤病有关。脊膜瘤起源于蛛网膜细胞,中年女性多见,通常发生于胸段。钙化常见,且伴不规则强化。

髓内肿瘤仅占椎管内肿瘤的10%,多见于颈段脊髓,胶质细胞瘤常见。在成人,室管膜瘤发病率约为星形细胞瘤的2倍,而儿童正好相反,星形细胞瘤是室管膜瘤的2倍;黏液乳头型室管膜瘤是脊髓圆锥和终丝部最常见的肿瘤。

▶ 治疗

根据患者状况制定个体化治疗方案。一些患者表现为轴性疼痛及神经根症状,其他患者表现为轻度脊髓压迫症状,还有一些患者则表现为急性进行性神经功能障碍。总而言之,治疗要根据症状出现时的严重程度和持续时间。Enneking系统提供原发骨肿瘤的分期,其同样适用于脊柱肿瘤,指导脊柱肿瘤的治疗。脊柱原发肿瘤尽可能进行全切除。在脊柱,肿瘤的彻底全切除是手术的最终目标,然而一旦累及脊髓,大体全切除是最常见的目标。脊柱畸形或脊柱稳定性差时需手术内固定。

硬脊膜外转移瘤常见,其疗效受多种因素影响。以往多行放疗和类固醇治疗,目前肿瘤切除术、脊髓减压术和内固定术,以及后续的放射治疗使得转移瘤所造成的脊髓功能障碍得到改善。

硬脊膜下肿瘤最佳治疗方案为手术切除,预后主要取决于肿瘤切除程度。尚未见到切除程度与肿瘤控制的相关性分析,手术仍以神经功能的保留为首要目标。任何肿瘤切除手术均需明确肿瘤与脊髓的分界。如完全切除附着于硬脊膜的脊膜瘤,能使肿瘤的复发率远低于未完整切除的患者。一般来讲,脊膜瘤预后常很好,除非术前已出现截瘫。然而,浸润性生长的胶质瘤术后复发很常见,如为恶性,不可避免地会发展为瘫痪。神经功能进行性恶化的患者尤其需要适当的手术治疗。

Binning M et al: Spinal tumors in children. Neurosurg Clin N Am 2007;18:631.

Kim MS et al: Intramedullary spinal cord astrocytoma in adults: postoperative outcome. J Neurooncol 2001;52:85.

Koeller KK, Rosenblum RS, Morrison AL: Neoplasms of the spinal cord and filum terminale: radiologic-pathologic correlation. Radiographics 2000;20:1721.

Loblaw DA, Laperriere NJ: Emergency treatment of malignant extradural spinal cord compression: an evidence-based guideline. J Clin Oncol 1998;16:1613.

Lonser RR et al: Surgical management of spinal cord hemangioblastomas in patients with von Hippel-Lindau disease. J Neurosurg 2003;98:106.

Ozawa H et al: Spinal dumbbell tumors: an analysis of a series of 118 cases. J Neurosurg Spine 2007;7:587.

Patchell RA et al: Direct decompressive surgical resection in the treatment of spinal cord compression caused by metastatic cancer: a randomized trial. Lancet 2005;366:643.

Schwartz TH, McCormick PC: Intramedullary ependymomas: clinical presentation, surgical treatment strategies and prognosis. J Neurooncol 2000;47:211.

Van Goethem JW et al: Spinal tumors. Eur J Radiol 2004;50:159.

垂体腺瘤

▶ 临床概述

垂体腺位于蝶鞍内,是人体重要的内分泌器官,对人体激素轴有重要的调控作用。垂体腺由垂体前叶(腺垂体)、垂体后叶(神经垂体)和分隔前后叶无功能的中间部所构成。垂体前叶主要分泌泌乳素、促肾上皮质激素、促甲状腺激素、黄体生成素、促卵泡激素和生长激素。垂体后叶主要存储下丘脑分泌的催产素和抗利尿激素。

垂体腺瘤是起源于垂体前叶的良性肿瘤,占中枢神经系统肿瘤的10%。根据肿瘤自身的分泌活性和大小进行分类:根据分泌活性分为功能性和无功能性垂体腺瘤,直径小于1cm者称为微腺瘤,直径大于1cm者称为大腺瘤(图36-17)。功能性垂体腺瘤又可根据所分泌激素和引起相应临床症状的不同而进一步分类。

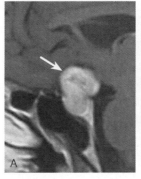
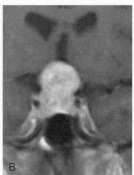

▲图36-17　MRI矢状位(A)和冠状位(B)显示垂体大腺瘤

▶ 临床表现

垂体腺瘤的临床症状通常是由于其对周围组织的压迫、垂体功能低下、垂体激素分泌过多以及垂体卒中(少见)所引起。某些无症状的垂体腺瘤是被偶然发现的。

A. 占位效应

肿瘤缓慢膨胀性生长可对周围组织产生压迫,引起相应的临床症状,包括头痛、双颞侧偏盲(侧方视野缺损)、复视和垂体机能减退(垂体激素分泌下降)。双颞侧偏盲是由于肿瘤向上生长,直接压迫垂体腺上方的视交叉鼻侧纤维造成,可在视野检查时发现。如果不治疗则会出现视力下降,最终导致失明。

垂体功能减退是因肿瘤增大,压迫正常垂体细胞,使其受损伤而发生。早期出现生长激素、黄体生成素和卵泡刺激素分泌的减少,而甲状腺素和促肾上腺皮质激素分泌的减少则出现较晚。

黄体生成素和卵泡刺激素分泌的减少表现为性欲减退和闭经。在男性，这种表现常被忽略。这两种激素的减少可能是垂体或垂体柄受压，减少了由下丘脑多巴胺抑制的泌乳素的分泌，最终导致泌乳素轻度增加（通常少于 150ng/dl）。其进而抑制促性腺激素的释放，并引起泌乳，此即闭经 - 泌乳综合征的发生机制。

促甲状腺激素分泌减少导致甲状腺功能减退，表现为易感冒、体重增加、易疲劳、毛发粗及黏液性水肿。促肾上腺皮质激素分泌减少导致肾上腺皮质功能减退，表现为乏力、小病后难以康复和体位性低血压，心血管功能衰竭少见，一般见于身体承受压力过大时。

B. 激素分泌过多

功能性垂体腺瘤可通过分泌过多的相关激素，从而引起相应的临床症状。早期，肿瘤占位效应尚不明显，激素的高水平释放是引起临床症状的最主要原因。根据不同的临床特点，将不同类型垂体腺瘤的内分泌学表现分述如下：

1. **泌乳素腺瘤** 是最常见的垂体腺瘤，占垂体肿瘤的近 30%。此类肿瘤引起泌乳素分泌过多。垂体柄受压也可引起高泌乳素血症，但其水平通常呈中度升高（≤150ng/dl）。而当泌乳素水平高于 300ng/dl 时，通常为分泌型泌乳素腺瘤。高泌乳血症表现为泌乳、闭经（通过抑制促性腺激素）、性欲减退及不孕。

2. **生长激素型垂体腺瘤** 发病率仅次于泌乳素腺瘤。在成人，可致肢端肥大症；在儿童，则为巨人症。肢端肥大症的特点如下：骨骼过度生长、下颌前突、齿距增宽、巨舌、心肌病、关节病、糖耐量降低、睡眠呼吸暂停综合征和周围神经卡压综合征等。患者通常发现自己的鞋变小了，戒指带不上了，或在与以往的照片相比较时才发现。

3. **Cushing 综合征** 分泌促肾上腺皮质激素的肿瘤引起 Cushing 病，即由功能性垂体瘤引起的皮质醇增多症。任何原因引起的皮质醇增多所表现出的症状和体征称为 Cushing 综合征。特征性表现包括：体重增加（向心性肥胖）、满月脸、水牛背、颈后脂肪堆积、腹部紫纹征、皮肤变薄、伤口愈合差、高血压、糖耐量降低、骨质疏松、情绪低落、情绪不稳和精神障碍、停经、阳痿、性欲减退，皮肤色素沉着（仅见于 ACTH 升高的患者）。

4. **促性腺激素瘤** 较少见，导致黄体生成素及卵泡刺激素分泌过多。男性患者临床症状不明显，女性患者可出现闭经和不孕。

5. **促甲状腺素瘤** 极少见，在分泌型肿瘤中所占比例不足 1%。临床主要表现为甲状腺功能亢进的症状，包括体重减低、心动过速、怕热、焦虑和震颤。

C. 急性垂体瘤卒中

急性垂体瘤卒中是垂体腺瘤出血和（或）坏死所引起的垂体功能衰竭。症状出现突然，表现为突发头痛、

视力障碍、眼肌麻痹和意识改变等。垂体激素衰减可伴发中风发生，一经确诊，应及时给予激素替代治疗，以免发生心血管病。急性或持续的神经功能障碍是急诊手术的指征，以避免神经系统损伤，尤其是失明的发生。

D. 垂体柄受压

垂体瘤引起垂体柄受压症状少见，包括尿崩症和泌乳素水平升高症状。尿崩症是由抗利尿激素释放减少所致，其引起尿液浓缩障碍，导致高钠血症。临床症状包括尿量极多，口渴明显。对于口渴机制受损的患者，这种情况是很危险的。

垂体柄受压，阻断多巴胺对泌乳素细胞的抑制作用，从而引起泌乳素轻度升高（通常低于 150ng/dl），此称为"垂体柄效应"，可致闭经和泌乳。

▶ **鉴别诊断**

详细的病史，体检，磁共振检查和激素水平测定有助于鞍内和鞍旁肿块的鉴别诊断。病史和体检的目的是了解有无垂体激素分泌过多、不足及周围结构受压的相应症状。详细的视野检查应作为鞍区占位性病变的常规检查。通过 MRI 检查，包括鞍区平扫、增强、薄层矢状及冠状扫描，确定垂体腺瘤的大小、形态及对周围结构的侵袭程度。实验室检查应包括对垂体前叶激素直接或间接的评价，以明确患者是处于分泌过多还是分泌不足状态。其中包括对泌乳素、晨 8:00 皮质醇、游离 T4、促甲状腺素、胰岛素样生长因子 - Ⅰ、生长激素、黄体生成素、卵泡刺激素及睾酮（男性）的测定。如果疑似尿崩症时，则须进行血钠浓度、血浆渗透压和尿渗透压测定以明确诊断。

如果详细的实验室检查尚未发现激素分泌过多，则可能是非功能性垂体腺瘤或其他占位性病变，常见的如颅咽管瘤、Rathke 囊肿和脑膜瘤等，脊索瘤或脑转移瘤较少见。

如果实验室检查发现激素分泌水平增高，则诊断取决于高分泌的激素类型。区分激素分泌过多是由垂体原发肿瘤还是内分泌轴其他位置病变所致，是非常重要的。

当泌乳素大于 200ng/dl 时应考虑泌乳素腺瘤，小于 150ng/dl 时应考虑垂体柄的受压、抗多巴胺能药物的使用、雌激素过量（通常是口服避孕药）、胸壁病变、原发甲状腺功能减退和下丘脑损伤等。在泌乳素的检测中，重要的是不仅要检测未稀释的血清，还要检测稀释后的血清（1:100 或 1:1000），以防止过量泌乳素引起的鱼钩效应而出现假阴性。这种结果是因为过量的泌乳素与抗体结合，引起试验中抗原抗体复合物形成缺乏所致。只有稀释后的检测结果仍显示泌乳素升高，才可真正认为泌乳素水平升高。

皮质醇增多症的评估包括在前一天晚上 11 点服

用 1mg 地塞米松后,在次日晨 8 点的血清皮质醇的测定。如果皮质醇水平并未抑制到 5mcg/dl 以下,则高度怀疑皮质醇增多症。24 小时尿游离皮质醇测定可明确诊断。倘若皮质醇检测结果呈阳性,则可确诊并需进一步明确病因。如果检测结果不明确,皮质醇增多症高度可疑时,需行小剂量和大剂量地塞米松抑制试验(Liddle 实验)加以判断。

皮质醇增多症的诊断一旦成立,则须明确其病因。垂体性皮质醇增多症的实验包括:下午 4:00 血浆促肾上腺皮质激素水平测定,若升高时为垂体腺瘤;若降低则为肾上腺病变。Liddle 实验也有助于垂体性病因诊断。在 Cushing 病中,小剂量实验即地塞米松 0.5mg 口服,每 6 小时一次,连续两天,血清皮质醇水平不受影响;但是大剂量试验即地塞米松 2.0mg 口服,每 6 小时一次,连续两天,血清皮质醇水平受到抑制。在已证实由垂体肿瘤引起的皮质醇增多症中,若 MRI 检查未显示肿瘤,需经岩下窦取血样检测以确证垂体性病因,并有助于确定肿瘤位于那一侧。

生长激素型垂体腺瘤的实验室检查通常为间接检查。因为生长激素的分泌呈脉冲式,在无高分泌肿瘤的患者,其在一天内某一定时间点的分泌水平是升高的。胰岛素样生长因子 I(IGF-I 生长调节素 C)在肝脏和其他器官合成,其产生依赖于生长激素。血清中胰岛素样生长因子 I 的水平较生长激素相对稳定,试验结果明确,因此是诊断 GH 垂体腺瘤的金标准。

LH/FSH 型垂体腺瘤可通过血清促性腺激素的测定和 MRI 检查确诊。

· TSH 型垂体腺瘤少见,须与其他影响下丘脑 - 垂体 - 甲状腺轴的肿瘤进行鉴别。通常进行 TSH 和 T4 水平的检测,倘若结果升高则认为是继发性甲亢(垂体肿瘤引起),而原发性甲亢患者的 T4 水平升高,而 TSH 因负反馈机制影响而降低。

垂体腺瘤中垂体柄功能障碍引起的临床症状较少见,应迅速寻找其他原因。如出现血浆渗透压升高而尿液渗透压降低及高钠血症,可诊断垂体柄受压尿崩症。垂体柄病变的鉴别诊断包括:生殖细胞瘤、朗格罕肉芽肿(组织细胞增多症 X)、淋巴细胞型垂体炎及结节病。

▶ 治疗

垂体腺瘤的治疗因其大小、内分泌特性和侵袭程度的不同而有所区别。无功能性微腺瘤和大腺瘤且未引起压迫症状的可行保守治疗和 MRI 随访。

有占位效应的无功能巨腺瘤应考手术治疗。经典的手术方式包括经鼻蝶入路的显微手术,有时需要内窥镜。随着立体定向技术和神经内镜技术的不断完善,在术中可对病变进行更好的定位,为垂体腺瘤的微创手术治疗提供了可能。有证据显示经鼻蝶手术能明显

降低术后并发症的发生和死亡率,有较好的耐受性,能减轻患者痛苦并缩短住院时间。

如果垂体腺瘤向鞍上和鞍旁生长,则须进行开颅手术切除。当肿瘤侵入海绵窦或向鞍旁明显延伸,手术难以切除时,则需进行放射治疗以控制肿瘤的生长。

对于术后垂体功能不能恢复正常水平的垂体功能减退患者,需行长期激素替代治疗。如果需要长期类固醇替代治疗的患者,要警惕其发生外伤和其他并发症。

功能性垂体腺瘤的治疗取决于肿瘤的分泌特点。因此,在治疗前建立肿瘤分泌激素的档案非常重要。目前,泌乳素腺瘤需用多巴胺抑制剂 - 卡麦角林和溴隐亭治疗,卡麦角林是选择性多巴胺 D2 受体拮抗剂,被临床列为一线治疗药物。与溴隐亭相比,卡麦角林特异性强,一周仅服用两次,可更好地控制肿瘤,有效降低泌乳素水平,更大程度地恢复生育能力 / 月经周期,并避免终生服药。虽然近来研究发现,在泌乳素瘤初始治疗中与卡麦角林相关的心脏瓣膜病增加,但目前其仍是首选的治疗药物。如果当药物治疗不能缩小肿瘤,或不能有效地控制泌乳素水平,则需行经蝶手术治疗。

其他的功能性肿瘤和非功能性肿瘤可通过经蝶手术治疗。术后相关激素水平的实验室检查可评判手术效果。根据肿瘤的生长范围和位置,有时非功能性肿瘤需行开颅和(或)放疗。术后激素替代治疗必不可少。

垂体卒中患者需急诊手术减压,以防止视力的进一步损害,术后应用类固醇激素防治垂体危象的发生。

▶ 总结

垂体腺瘤无论是功能性还是非功能性,大部分是良性肿瘤。通过病史、查体、MRI 扫描和激素水平测定明确诊断。对于无压迫症状的非功能性微腺瘤和大腺瘤可保守治疗,泌乳素瘤可采取药物治疗,有症状的巨腺瘤和其他功能性腺瘤经蝶手术切除。有时,开颅术和(或)放疗对于进一步控制肿瘤是有用的。根据激素状态,术后有必要行长期激素替代治疗。垂体瘤的成功治疗通常是内分泌医生和神经外科医生共同努力的结果。

Adrogue HJ, Madias NE: Hypernatremia. N Engl J Med 2000;20:1493.

Barkan AL, Chandler WF: Giant pituitary prolactinoma with falsely-low serum prolactin: the pitfall of the "high-dose hook effect": case report. Neurosurgery 1998;42:913.

Cabergoline for Hyperprolactinemia. Med Letter 1997;39:58.

Chandler WF, Barkan AL, Schteingart DE: Management options for persistent functional tumors. Neurosurg Clin N Am 2003;14:139. Review.

Dumont AS et al: Post-operative care following pituitary surgery. J Intensive Care Med 2005;20:128.

Koc K et al: The learning curve in endoscopic pituitary surgery and our experience. Neurosurg Rev 2006;29:298.

Mayernecht J et al: Comparison of low and high dose corticotro-phin stimulation tests in patients with pituitary disease. J Clin Endocrinol Metab 1998;83:2350.

Neal JG et al: Comparison of techniques for transsphenoidal pituitary surgery. Am J Rhinol 2007;21:203.

Oelkers W: Adrenal insufficiency. N Engl J Med 1999;335:1206.

Park P et al: The role of radiation therapy after surgical resection of nonfunctional pituitary macroadenomas. Neurosurgery 2004;55:100.

Sandeman D, Moufid A: Interactive image-guided pituitary sur-gery. An experience of 101 procedures. Neurochirurgie 1998;44:331.

Semple PL et al: Clinical relevance of precipitating factors in pituitary apoplexy. Neurosurgery 2007;61:956.

Webster J et al: A comparison of cabergoline and bromocriptine in the treatment of hyperprolactinemic amenorrhea. N Engl J Med 1994;331:904.

Zada G et al: Endonasal transsphenoidal approach for pituitary adenomas and other sellar lesions: an assessment of efficacy, safety, and patient impressions. J Neurosurg 2003;98:350.

小儿神经外科

先天性畸形

▶ 颅脊柱神经管闭合不全

颅脊柱神经管闭合不全是发育过程中神经管形成和闭合异常所致。这种畸形可根据神经管缺陷处的开放或闭合、病变位置或畸形的胚胎学基础而分类。开放性神经管缺陷是指神经结构外露或被覆发育不良的薄膜,而闭合性神经管缺陷被覆皮肤。

脊髓脊膜膨出是脊柱闭合不全最常见的类型,可伴随患者终生。在活产儿中,其发生率为 1 人 /1200~1400 人。这是由于在原始神经胚形成过程中,神经管局部闭合障碍。脊髓脊膜膨出时,外侧皮肤外胚层融合和分离过程失败,导致中线皮肤缺损,从而使神经基板结构暴露。因此,脊髓脊膜膨出被认为是开放性神经管缺陷。脊髓脊膜膨出最常发生于腰椎。脊髓病变的解剖学平面与患者的神经功能缺失相符。产前孕妇血清 α- 胎蛋白水平升高可怀疑神经管缺陷,确诊需通过宫内成像如母胎 MRI 或超声。在摄入叶酸不足或已有子女患有神经管缺陷的孕妇,胎儿患有脊髓脊膜膨出的风险增加。大部分脊髓脊膜膨出患者可并发 Chiari II畸形。有 80% 的脊髓脊膜膨出患者出现与之相关的脑积水。在脊髓脊膜膨出患者中,其他中枢神经系统畸形的发病率也在增加,包括脂肪瘤、脊髓空洞和脊髓纵裂。脊髓脊膜膨出患者通常出现整形手术方面的问题,包括脊柱侧弯、髋关节脱位和膝足畸形。除神经源性膀胱外,脊髓脊膜膨出患者发生泌尿生殖、肠道、心脏、食管以及肾脏畸形的风险也增加。患有脊髓脊膜膨出的新生儿,应接受颅脑脊柱超声检查及整形外科和泌尿科的查体。新生儿应取俯卧位,以解除脊髓脊膜膨出的压迫。膨出的脊髓脊膜应用微湿的敷料

覆盖。生后不久对脊髓脊膜膨出应行闭合手术。脊髓脊膜膨出研究机构(MOMS)正在进行一项尝试,评估宫内脊髓脊膜膨出修复的可行性。

闭合性神经管缺陷也称为隐形脊柱裂,是由于分离、次级神经胚形成或神经胚形成后的发育问题造成。闭合性神经管缺陷的类型包括皮肤窦道、脊柱脂肪瘤、神经管肠源性囊肿、骶骨发育不全和脊髓纵裂。脊柱后部附件缺陷是隐性脊柱裂的特征,常预示潜在的闭合性神经管缺陷。这些畸形可使脊髓栓系于异常低的位置,出现神经结构的过度牵拉。神经功能障碍会接踵而来,脊髓栓系综合征的临床症状有背部或腿部疼痛、下肢运动感觉功能障碍、膀胱和肠道功能下降、下肢畸形加重和进行性脊柱侧弯。隐形脊柱裂一经诊断,建议行早期手术修补,以防止或阻止神经系统症状的进展。

皮肤窦道起至中线皮肤,内衬上皮细胞,常见于骶 2 水平以上的腰骶部。窦道从开口于皮肤的小孔,通过分裂的棘突,进入硬脊膜与脊髓相连。皮肤窦道内层含有正常皮肤的附属物,可蜕皮并与硬脊膜下腔相通,随后可反复发生脑膜炎和蛛网膜炎。其与臀肌皱褶上的酒窝相似,必须与肛周的藏毛囊肿相鉴别。这两种实体都可从皮肤排出。皮肤窦道口周围的皮肤可能出现色素改变或丛状毛发。皮肤窦道可并发脂肪瘤、畸胎瘤和表皮样囊肿,这些病变可发生于窦道任何位置或椎管内。对疑似皮肤窦道患儿的检查,应包括括约肌功能、下肢反射及感觉和运动功能评估。一经诊断,应尽早治疗以减少中枢神经系统感染的风险,防止神经系统障碍的发展。发生在头颅区的皮肤窦道较少见,最常见于枕部或鼻区。儿童可表现为鼻尖或枕部中线上的酒窝及反复脑膜炎病史。头颅的皮肤窦道可伴发颅内皮样囊肿。

脊柱脂肪瘤是最常见的闭合性神经管缺陷,其包括三个独立的实体:硬脊膜内脂肪瘤,脂肪脊髓脊膜膨出和来自尾部细胞群的脂肪瘤,包括终丝的纤维脂肪瘤。脂肪脊髓脊膜膨出包括硬脊膜内脂肪瘤,其附着于脊髓上,通过硬脊膜、椎骨、筋膜的缺损处向外延伸,并与皮下脂肪相延续。有 70% 的脂肪脊髓脊膜膨出伴发皮下脂肪块。脂肪脊髓脊膜膨出表现为臀肌皱褶上、被皮肤覆盖的腰骶部肿块。被覆的皮肤可出现深紫色胎痣或血管瘤样色素变化,以及毛丛或皮肤窦道的开口。在脂肪脊髓脊膜膨出的病例中,脊髓尾部通常栓系于低位,脊髓圆锥低于正常的 L1~2 水平。与脂肪脊髓脊膜膨出不同,终丝纤维脂肪瘤和远端圆锥脂肪瘤是次级神经胚形成畸形。硬脊膜内脂肪瘤,脂肪脊髓脊膜膨出和终丝脂肪瘤均可引起脊髓栓系。这些儿童的神经系统检查可能正常,或表现出脊髓栓系综合征的临床症状。在生长发育快的阶段,症状可更加

明显,神经功能障碍恶化。随着儿童体重增加,椎管内脂肪瘤也会出现脂肪沉积,压迫或栓系神经结构。脂肪脊髓脊膜膨出的治疗包括脊髓松解切除和(或)椎管内脂肪瘤切除。

脊髓纵裂,也称为脊髓分裂畸形,即脊髓被分为两个半脊髓。两个半脊髓可分别位于被骨性分隔分开的硬脊膜袖中,或位于一个硬脊膜囊中,被纤维性分隔分开。两个半脊髓在病变水平以下再次联合。脊髓纵裂最常见于腰椎,女性多见。脊髓纵裂患儿在畸形病变水平常出现皮肤红斑痣或毛丛(多毛症)。病变水平的骨性异常包括隐形脊柱裂、半椎体、蝴蝶椎和骨刺,脊柱侧弯和足畸形与脊髓分裂畸形有关。临床上,脊髓纵裂表现出脊髓栓系的症状。外科治疗包括骨刺和(或)骨性分隔的切除、脊髓栓系松解和单纯硬脊膜囊的重建。

当脑组织和脑膜通过颅骨缺损处疝出时称为脑膨出。脑膨出中的组织包括发育不良和无功能的神经结构,以及数量不等的血管、脉络丛、硬脑膜和脑室组织。脑膨出患儿的预后取决于脑膨出所包含神经组织的量。根据脑组织膨出的位置,脑膨出分为前颅窝畸形或后颅窝畸形。另可根据组织疝出时经过的颅骨进一步分类。后脑膨出可伴发其他中线先天畸形,包括脊髓脊膜膨出、Dandy-Walker 畸形、Klippel-Feil 异常、背侧大脑半球间囊肿、胼胝体异常和神经元迁移障碍。对于枕顶部脑膨出,重要的是明确病变与邻近的静脉窦之间的关系。手术治疗的目标包括切除脑膨出囊,保留所有可能有功能的神经组织,用"闭水式缝合"方式关闭硬脑膜和发育良好的皮肤。高达 50% 的婴儿在脑膨出修补术后 1 月内会出现脑积水;故对此类患者,连续颅内超声监测是必要的。

▶ 蛛网膜囊肿

蛛网膜囊肿是发生于蛛网膜各层间的发育性异常。随着时间的推移,胶原沉积或出血可使蛛网膜囊肿的壁增厚。这些囊肿最常见于中颅窝和鞍上区。由于蛛网膜囊肿,脑组织可发生移位,但脑的总容量是一定的。蛛网膜囊肿可无症状而被偶然发现,也可因病变的位置而出现特定的症状,如头痛和发育迟缓。超过 50% 的蛛网膜囊肿与脑积水有关。蛛网膜囊肿的自然病史差异相当大,如囊肿可保持不变、扩大甚至随着时间缩小。通常情况下,只有在蛛网膜囊肿出现症状、囊肿增大或引起明显的占位效应时才建议治疗。有许多外科治疗方法可供选择,包括神经内镜或囊肿开窗术。如果开窗术后蛛网膜囊肿并未缩小,囊肿-腹腔分流术被认为是最有效的治疗方法。

▶ Chiari 畸形

Chiari 畸形包括 4 种先天性后脑异常。Chiari Ⅰ型畸形的特点是小脑扁桃体疝出枕骨大孔下至少 5mm

(图 36-18)。扁桃体呈尖钉外形,而不是正常的圆形。小脑扁桃体疝造成枕骨大孔区拥挤,从而限制了颅椎交界处脑脊液的流动。Chiari Ⅰ型畸形伴随的其他中枢神经系统异常包括:脊髓空洞症(脊髓内空洞形成)、颅底陷入症、颅底扁平症、Klippel-Feil 畸形。Chiari Ⅰ型患儿可能无症状,或头部受压或咳嗽时头痛(枕部)加重、乏力、麻木、进行性脊柱侧凸;长传导束征,中枢性睡眠呼吸暂停或脑积水。检查应包括脑和脊柱的影像学检查,以评估空洞的存在情况并研究脑脊液流动,以评估枕骨大孔区脑脊液流动情况。患有 Chiari Ⅰ型畸形和空洞的儿童建议手术治疗。对于影像学上扁桃体异位,头痛但无脊髓空洞的儿童在决定外科手术治疗时应慎重。手术治疗需行枕骨下颅骨切除术,C1 椎板切除术和硬脊膜成形术。与 Chiari Ⅰ型畸形相关的脊髓空洞症在后颅窝减压术后通常可得以解决,或情况明显改善。脊髓脊膜膨出患者可出现 Chiari Ⅱ型畸形,包括小脑蚓部向下疝出枕骨大孔;延髓延长、弯曲、移位于枕骨大孔以下及颈髓周围;大脑皮层的分层异常;通过低位小脑幕小脑向上移位。另外,Chiari Ⅱ型畸形MRI 的特征包括脑积水、脑干下丘融合(大的丘脑间粘合)、第三脑室高位、第四脑室狭长、不成比例的小后颅窝和不对称扁平小脑叶。可出现继发于延髓呼吸中枢受压后的呼吸暂停和其他呼吸异常。长传导束征、头痛、共济失调和步态不稳也可能明显。除脊髓脊膜膨出外,Chiari Ⅱ型畸形伴发的其他中枢神经系统异常包括颅底凹陷、胼胝体异常和皮质畸形。手术治疗包括后颅窝减压术。Chiari Ⅲ型和 Chiari Ⅳ型畸形罕见。

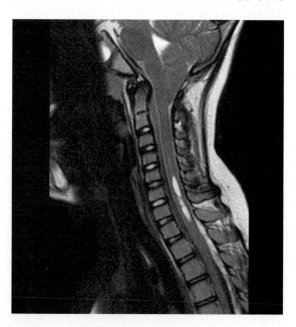

▲ 图 36-18　MRI 矢状位 T2 加权像显示 Chiari 典型的钉状小脑扁桃体和与之相关的脊髓空洞

Chiari Ⅲ型畸形包括 Chiari Ⅱ型畸形的特点加上枕部脑膨出。Chiari Ⅳ型畸形的特点是有严重的小脑发育不全，但无脑膨出。

▶ 颅缝早闭

颅缝早闭是指一个或多个颅缝过早闭合。当这种情况发生时，在闭合颅缝垂直方向上的骨生长受到限制，其他部位颅骨呈代偿性生长，其结果导致头部畸形。根据累及的颅缝可有几种形式。可发生于一个或多个颅缝。颅缝早闭在活婴中的发生率约为 5 人 /10 000 人，男性较女性多见。

矢状缝早闭症，最常见的为单一颅缝早闭，导致狭长舟状颅骨，称为舟状头畸形。在舟状头畸形中，顶骨间径减小，前后径增加。这种情况下额部隆起最常见。矢状缝早闭患者在闭合的骨缝处可触及龙骨样隆起。

冠状缝早闭症可以是单侧或双侧。单侧冠状缝早闭出现不对称头形即斜头畸形。受累的额部扁平，而未受累的额部异常膨隆。两侧冠状缝早闭导致短头畸形，表现宽大扁平前额。前后径缩短，双颞及双顶间径增大。双侧冠状缝早闭并矢状缝早闭会导致尖头畸形。尖头畸形特征是高塔样头形，前额垂直。

额缝早闭伴随三角头畸形，头形的特征是间距缩短的三角形前额。两颞间径狭窄，在闭合的额缝上前额中间常出现一骨嵴。

真正的单侧人字缝早闭罕见，活婴中的发生率为 1 人 /300 000 人，此需与越来越常见的后斜头畸形相鉴别。单侧人字缝早闭，健侧前额可能会有轻度凸起。患侧耳相对于健侧耳向后下方移位。从上面观察，头部呈梯形。

大多数情况下，颅缝早闭为散发的且累及单一骨缝，在一些遗传综合征中可出现多个骨缝早闭。Crouzon 综合征是常染色体显性遗传病，特点为两侧冠状缝、额蝶、额筛缝过早闭合。临床特征为短头畸形、上颌骨发育不良、眼眶浅、突眼、钩形鼻。Apert 综合征是常染色体显性遗传，特点是双侧冠状缝早闭。临床上患者除颅缝早闭外出现器官距离过远、面中部发育不全、眼眶浅。对称的并指和短拇指也是 Apert 综合征的特点。这种情况下脑积水常见。

颅缝早闭的手术修复可改善面容。手术方法多样，包括对受累肩缝行神经内镜下条状颅骨切除术和大范围颅骨重建术。

脑积水

脑脊液循环或吸收障碍可导致脑积水。脑积水可分为两种类型：梗阻性和交通性。梗阻性脑积水中，脑室系统内脑脊液循环受阻，梗阻部位近端脑室扩大。交通性脑积水中，蛛网膜颗粒水平脑脊液吸收受阻。由于脑脊液产生过多引起的脑积水少见，如在一些脉络丛肿瘤中可发生。

先天性脑积水的发生率为 0.9~1.8 人 /1000 人。新生儿室管膜下细胞母基质和脉络丛的出血，以及感染均可引起中脑导水管或第四脑室正中孔、外侧孔粘连，从而影响脑脊液吸收。

脑积水可使颅内压升高，不同年龄的患儿表现方式不同。新生儿和婴儿前囟未闭，未处理的脑积水患儿前囟紧张或膨隆、呼吸暂停或心动过缓发作、头皮静脉怒张、向上凝视麻痹、颅缝增宽、头围迅速增大、易激惹，头部控制差、食欲缺乏。在前囟已闭的儿童，颅腔为密闭结构，未经处理的脑积水可表现颅内高压症状，包括昏睡或嗜睡、视盘水肿、头痛、恶心、呕吐、步态不稳、易激惹，向上凝视或侧方凝视麻痹。

在脑积水的治疗中，有几种手术方式可以考虑。最常见的脑脊液分流方法是脑室 - 腹腔分流术，在脑室和腹腔之间建立一个分流旁路。其他的分流方法可将脑脊液引流至其他部位，包括：右心房（脑室心房分流术）或胸腔（脑室胸腔分流术）。特定类型的梗阻性脑积水患儿中，可考虑神经内镜下室切开术，即在第三脑室底部行开窗术，创建另外一条脑脊液循环通路。

分流失败或感染会表现出急性颅压升高的症状和体征。分流失败可出现或不出现脑室的扩大。急性脑积水和（或）分流失败的紧急处理可防止不可逆性的神经损伤，包括脑疝、失明或死亡。

小儿中枢神经系统肿瘤

脑肿瘤是儿童最常见的实体肿瘤。儿童肿瘤的发生部位和类型与成人不同。在 2~12 岁儿童中，有将近 2/3 的脑肿瘤发生在幕下。在不同年龄组的儿童，脑肿瘤的表现方式不同。在新生儿和婴儿中，脑肿瘤无特异性表现，由于颅骨的顺应性和前囟未闭，初期脑肿瘤的占位效应不会产生明显的临床症状。在年龄小的儿童中，原发性脑肿瘤可表现出颅内高压的相关症状，如头痛、恶心和呕吐。眼底检查可见明显的视盘水肿。在年龄大的儿童，可表现出局灶性神经症状和体征。儿童后颅窝最常见的脑肿瘤是髓母细胞瘤、青少年毛细胞型星形细胞瘤和室管膜瘤。后颅窝肿瘤一旦诊断，应在术前行整个神经轴的影像学检查，以评估脑肿瘤在椎管内的转移情况。

▶ 髓母细胞瘤

髓母细胞瘤约占儿童脑肿瘤的 20%，占儿童后颅窝肿瘤的 30%。CT 表现为第四脑室区高密度病变，注射造影剂后可强化（图 36-19）。手术目标为全切除或近全切除，残余肿瘤的范围与预后相关。髓母细胞瘤患者被分为标准危险组和高危组。在 3 岁以下儿童，若术后影像学显示有大于 $1.5cm^2$ 的残余肿瘤，或有影像学或脑脊液细胞学检查提示肿瘤原发部位以外的播

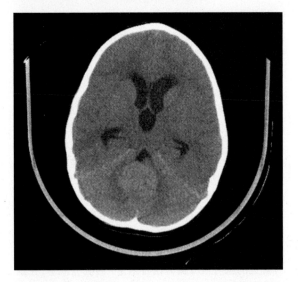

▲图 36-19　头部 CT 显示第四脑室内巨大肿块（髓母细胞瘤）引起脑室扩大

散者，预后差，归为高危组。3 岁以上儿童应在术后接受颅脊柱，尤其是后颅窝的放疗。那些高危组的患者也应接受化疗。因为 3 岁以下儿童辐射发病率升高，在这么小的患者中，应用化疗可减小辐射剂量。如果肿瘤复发，通常发生在 3 年内。标准危险组 5 年生存率为 70%，而高危组约为 40%。由于顽固的术后脑积水，有高达 25% 的后颅窝髓母细胞瘤患者需行脑脊液分流术。

▶ 小脑星形细胞瘤

小脑星形细胞瘤在儿童脑肿瘤中约占 20%。10 岁为高发年龄。在影像学上，其特征性表现为强化的瘤结节及周围的囊变。治疗的目标是手术全切除。对于全切除患者，术后在不需要任何额外的辅助治疗情况下，长期生存率为 90%。

▶ 室管膜瘤

室管膜瘤起源于沿神经轴的室管膜表面相关的任何部位。在儿童人群中，90% 室管膜瘤位于颅内，其中三分之二位于后颅窝。室管膜瘤通常起自第四脑室底部，邻近脑干。当肿瘤位于第四脑室时，室管膜瘤可以通过第四脑室正中孔、外侧孔延伸至周围的蛛网膜下池。在高达 10% 的病例中，室管膜瘤细胞可在脑脊液中播散，所以应强调全神经轴成像在肿瘤正确分级中的重要性。治疗通常包括肿瘤切除和术后局部放疗。

▶ 脑干胶质瘤

脑干胶质瘤是一种在组织学、生物行为学和预后上差异很大的肿瘤。根据影像学特征，脑干胶质瘤可分为 4 种：弥漫性脑干胶质瘤、局灶性脑干胶质瘤、背侧外生性脑干胶质瘤和颈延髓胶质瘤。脑干胶质瘤中弥漫性脑干胶质瘤占到 80%，预后最差，最常发生于

桥脑，可延伸至延髓或中脑。患儿大部分年龄在 6~10 岁，临床病史相对短，表现为单侧或双侧的脑神经病、进行性共济失调、步态异常和长传导束征。在 MRI 中，弥漫性脑干胶质瘤表现为无强化的低信号肿块，桥脑肿大（图 36-20）。T2 加权序列表现为高信号，随着疾病的进展，肿瘤可完全包裹基底动脉。在组织学上属于恶性（WHO 分级为Ⅲ或Ⅳ级）星型胶质细胞瘤。弥漫性脑干肿瘤可仅依靠影像学诊断，通常不建议活检。放射治疗和类固醇药物治疗可改善症状，但尚未证明能延长生存期。这些肿瘤一般是致命的，平均生存期为 8~10 月。

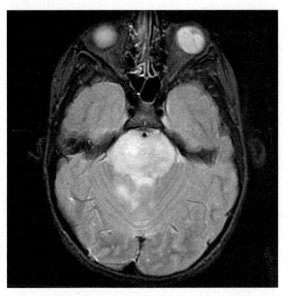

▲图 36-20　弥漫性桥脑胶质瘤的 MRI 表现

其他类型的脑干胶质瘤预后较好。背侧外生性胶质瘤从室管膜表面生长进入第四脑室，远离脑干。其特征为缓慢生长，症状逐渐出现。最终引起第四脑室脑脊液流出受阻，导致脑积水。当病情允许时应行手术切除。在组织学上，局部内生性和背侧外生性脑干胶质瘤通常属于低级别肿瘤（WHO 为Ⅰ和Ⅱ级）。颈延髓脑干胶质瘤在行为学和组织学上类似脊髓髓内胶质瘤。这些肿瘤可引起肌无力和低位脑神经等症状，应予以切除。

▶ 婴儿肿瘤

在每 10 万新生儿中，就有 1.1 人患脑肿瘤。婴儿脑肿瘤包括髓母细胞瘤、中枢神经母细胞瘤、幕上原始性神经外胚层瘤（PNET）、松果体母细胞瘤和非典型畸胎瘤 - 横纹肌瘤（AT/RT）。这些脑肿瘤在病理上都为高级别脑肿瘤，有通过脑脊液扩散的倾向。髓母细胞瘤、中枢神经母细胞瘤、幕上 PNET 和松果体母细胞瘤均被认为是原始性神经外胚层肿瘤，在组织学上具有

相似性。双侧视网膜母细胞瘤合并中线松果体母细胞瘤被称为三侧性成神经母细胞瘤，预后差。非典型畸胎瘤 - 横纹肌瘤常见于后颅窝，该肿瘤 90% 有相关的 22 号染色体缺失。非典型畸胎 / 横纹肌瘤预后极差，大多数患儿在确诊后 1 年内死亡。

▶ 松果体区肿瘤

松果体区起源的肿瘤占儿童脑肿瘤的 3%~8%。在组织学上，最常见的松果体区肿瘤是生殖细胞肿瘤如生殖细胞瘤、畸胎瘤（成熟或不成熟）、胚胎细胞癌、绒毛膜癌和内胚窦瘤。生殖细胞瘤是松果体区肿瘤最常见的类型，男性多见。松果体实质肿瘤如松果体瘤或松果体母细胞瘤较少见。松果体肿瘤可压迫中脑水管引起脑积水。患者可出现 Parinaud 综合征，包括上视障碍、辐辏式回缩性眼震、眼睑退缩、辐辏麻痹、瞳孔扩大和双眼近光分离。应行完整的神经轴成像，因为肿瘤可通过脑脊液下行转移。应检测血清和脑脊液中的肿瘤标志物，包括胎盘碱性磷酸酶、甲胎蛋白和 β-人绒毛膜促性腺激素，这些可能为生殖细胞肿瘤所分泌。放疗联合或不联合化疗是治疗生殖细胞肿瘤的主要手段。

▶ 胚胎发育不良性神经上皮肿瘤

胚胎发育不良性神经上皮瘤是来源于脑皮层的低级别脑肿瘤，发病年龄中位数为 7 岁，表现为颞叶或额叶的表浅囊性肿瘤。在 MRI 上 T1 加权序列呈低信号，T2 加权序列呈高信号，无强化。受累的皮层脑回呈多泡样改变。胚胎发育不良性神经上皮瘤无脑水肿或占位效应。此类患者的典型表现为病史较长的难治性复杂局灶性癫痫发作，而神经学检查正常。肿瘤全切除可治愈，并常可消除癫痫发作。

▶ 蝶鞍肿瘤

在儿童中，起源于蝶鞍和垂体腺区域的肿瘤包括垂体腺瘤和颅咽管瘤。儿童中垂体腺瘤相对少见。颅咽管瘤占儿童脑肿瘤的 6%~9%，是儿童颅内最常见的非神经胶质性肿瘤。在影像学上，颅咽管瘤表现为起源于鞍上的囊性肿瘤。肿瘤内钙化常见。由于肿瘤的囊性部分含有脂肪、胆固醇和蛋白质成分，颅咽管瘤在 MRI 的 T1 和 T2 加权序列上均呈高信号。因颅内压升高和脑积水的出现，颅咽管瘤可表现相关的临床症状，或表现为视觉障碍。此外，颅咽管瘤可引起内分泌功能紊乱，如生长障碍、尿崩症、甲状腺功能减退或月经紊乱。对怀疑颅咽管瘤的患者应行完整的内分泌检查。手术入路取决于颅咽管瘤的位置和范围。可能的术后并发症包括尿崩症或下丘脑功能不全。

▶ 下丘脑视神经胶质瘤

视觉通路上的胶质瘤在儿童中更为常见。这一类脑肿瘤包括视神经胶质瘤和视交叉 / 下丘脑星形细胞瘤。在组织学上，这些脑肿瘤最常见的是毛细胞性星形细胞瘤。视神经胶质瘤与神经纤维瘤病 1 型相关。视交叉和下丘脑的胶质瘤呈囊性、球状并可强化的肿瘤，钙化少见。由于室间孔受压可出现脑积水。视交叉 / 下丘胶质瘤患儿可表现为视力丧失、巨头畸形和间脑综合征，包括发育停滞、恶病质、运动机能亢进和痛觉过敏。2~5 岁的患儿可出现视力丧失和内分泌功能紊乱，包括身材矮小症或性早熟。在年龄大的患儿，其症状包括视力丧失和垂体功能减退。视交叉 / 下丘脑胶质瘤外科手术治疗的目的是获取组织学诊断，重建开放脑脊液通路。放疗对延长患者无进展生存期是有利的。单纯活检的 10 年无复发率约 14%，而放疗的 10 年无复发率约为 55%。5 岁以下患儿可行化疗，以期推迟放疗。视交叉 / 下丘脑胶质瘤外科活检和放疗后 10 年生存率为 48%~55%；然而这些脑肿瘤及其治疗与视觉障碍、内分泌紊乱、肥胖和神经认知功能下降的发病显著相关。

▶ 脉络丛肿瘤

脉络丛肿瘤包括脉络丛乳头状瘤和脉络丛癌，占儿童脑肿瘤的 2%~4%。在儿童，脉络丛乳头状瘤发生在侧脑室三角区，与正常脉络丛组织相连。这些肿瘤可有明显强化和钙化。如能全切除肿瘤，则不需辅助治疗。脉络丛乳头状瘤为 WHO 分级中的 I 级或 II 级肿瘤，预后良好。脉络丛癌为恶性肿瘤，平均发病年龄为 2 岁。与脉络丛乳头状瘤一样，脉络丛癌通常发生在侧脑室。有 45% 的脉络丛癌在确诊时已出现播散。这些脑肿瘤可出现坏死或出血。治疗方法包括手术切除、放疗和可能的化疗。对于 3 岁以下患儿，采用多种药物化疗可推迟放疗的开始时间。脉络丛癌预后差。

▶ 脊髓肿瘤

脊髓肿瘤占儿童所有中枢神经系统肿瘤的 15%。脊髓肿瘤典型地表现为进行性背部和腿部疼痛、神经功能缺失、步态不稳、斜颈或肠和膀胱功能障碍。最常见的髓内脊髓肿瘤是低级别神经胶质瘤，包括星形细胞瘤。治疗包括早期手术，因术前神经功能缺失已存在者，术后情况更差。低级别脊髓胶质瘤近全切除，可使患儿长期无进展生存期延长。高级别胶质瘤治疗是外科减压及辅助治疗。儿童髓外硬膜内肿瘤包括皮样囊肿、畸胎瘤和神经纤维瘤。发生于儿童期的原发性硬脊膜外脊柱肿瘤，可表现为脊髓病和脊髓压迫。这些脊柱肿瘤包括动脉瘤样骨囊肿、骨样骨瘤、成骨细胞瘤、嗜酸细胞肉芽肿和少见的转移性疾病。

▶ 瘢痣病

瘢痣病是神经皮肤综合征，表现为皮肤病和中枢神经系统肿瘤。大部分瘢痣病具有遗传性。神经纤维瘤病 1 型是 17 号染色体突变引起的常染色体显性遗传病。视神经胶质瘤与神经纤维瘤病 1 型相关，常发生于 6 岁以下儿童。神经纤维瘤病 2 型是 22 号染色体的突变导致的常染色体显性遗传病。与神经纤维瘤病2型相关的典型中枢神经系统肿瘤包括双侧听神经瘤、脑膜瘤、神经鞘瘤和髓内室管膜瘤。

结节性硬化症是一种常染色体显性遗传综合征，由9、11或16号染色体突变所引起。患有结节性硬化症的患儿可发生室周错构瘤，即靠近室间孔的室管膜下瘤结节，邻近尾状核。在15%的结节性硬化症患者，其室管膜下结可转变为室管膜下巨细胞型星形细胞瘤，为WHO I 级病变。这些起源于室间孔的良性肿瘤，可强化，并可引起梗阻性脑积水。这些肿瘤通常发生在20岁前。肿瘤可随时间生长，室管膜下巨细胞性星形细胞瘤手术全切可治愈。结节性硬化的中枢神经系统病变经常引起癫痫发作。

VHL综合征是3号染色体突变所引起的常染色体显性遗传病。VHL综合征患者可发生血管网织细胞瘤，常见于后颅窝和脊髓。虽然血管网织细胞瘤是良性肿瘤，但可在患者的多个部位发生。

儿童脑血管疾病

▶ 动脉瘤 & 血管畸形

儿童可发生多种颅内血管畸形，如动静脉畸形、静脉血管瘤、毛细血管扩张和海绵状血管瘤。动静脉畸形可出现癫痫发作，或由出血引起局部神经功能缺失。如果不治疗，患者有反复发生出血的风险。在儿童期，动静脉畸形常采用手术治疗，但有时也采用立体定向放射治疗或栓塞技术。在常染色体显性遗传的海绵状血管瘤综合征患者，海绵状血管瘤可以多发，并在患儿年龄较小时就发生出血。外科切除可治疗海绵状血管瘤。在儿童中，颅内囊状动脉瘤破裂罕见。根据动脉瘤大小和形状，可行外科手术夹闭，血管内放置弹簧圈或保守治疗。

▶ Galen 静脉畸形

Galen静脉畸形是先天性血管畸形，其特征是广泛的动脉引流至扩大的Galen静脉。尽管该畸形也称作Galen静脉瘤，但其仍表现为动静脉瘘。在新生儿由于动静脉分流而出现高输出性心功能衰竭。由于畸形血管压迫中脑导水管，故脑积水常见。癫痫发作也与这些病变有关。广泛的动静脉分流可产生盗血效应，导致脑缺血或脑梗死。婴儿期早期即诊断且合并心衰的患儿预后差。发病年龄大者预后好。治疗常包括血管内栓塞供血动脉。

▶ 烟雾病

烟雾病是一种特发性血管病变，引起单侧或双侧颈内动脉逐渐闭塞，脑底继发性侧枝毛细血管网形成。该病可累及大脑中动脉近段和大脑前动脉。血管造影中侧枝血管呈"漂浮的烟雾"状表现，具有特征性。烟雾病患儿会因紧张或过度换气而引起脑缺血发生。

顽固性头痛、癫痫发作和交叉性偏瘫也与烟雾病有关。外科血管重建术可通过直接或间接开通血流旁路而改善血液供应。

痉挛状态

儿童痉挛最常见的原因是脑性瘫痪，可采用许多外科方法治疗。对于肌张力亢进的患儿，在明确外科手术是否对其有利时，重要的是评估是否合并肌张力障碍，如有则手术会加重肌张力亢进。同时需评估儿童行走的可能性，以及痉挛状态在何种程度上可提供力量并支撑他们的体重。除药物治疗外，整形手术和定期注射可用于痉挛状态的治疗，神经外科治疗痉挛状态包括鞘内植入巴氯氨泵和选择性脊神经背根切断术。鞘内巴氯氨泵是在鞘内插入导管并与皮下泵相连，以便连续给予抗痉挛药巴氯氨。根据导管末端植入的脊柱平面，可治疗上肢和下肢痉挛。在下述几种情况下，鞘内巴氯氨泵是有益的，如上肢出现严重的肌张力亢进，痉挛状态可保证站立或行走。不能行动的患者，下肢痉挛已致残并影响护理。对于能行走的患者和痉挛状态主要影响下肢的患者，可行选择性脊神经背根切断术。有学者认为，通过脊神经后根输入脊髓时对脊神经前根产生的网状兴奋作用，可加重痉挛状态。选择性脊神经背根切断术的前提是术中刺激腰骶部背侧神经根，记录前神经根和肌肉的反应。这样可明确那些与肌张力亢进关系相对密切的神经根，从而可切断这些神经根。现已证实选择性脊神经背根切断术可改善患者行走，但并不能使术前无行走能力的患者恢复行走能力。

儿童创伤和产伤

▶ 一般原则

头部外伤及其处理在本书其他部分已做讨论，成人外伤的处理原则同样适用于儿童，但儿童创伤有其独特的一面。儿童头外伤更为常见，是脊髓外伤的30倍，是儿童致死和致残最常见的原因。在婴儿和幼童中，大脑和头部偏大，与四肢和躯干不成比例，颈部和脊柱旁肌肉组织发育不完全。4岁以下患儿，颅骨软、单层且无板障，因此不能吸收外力对脑组织的冲击力而保护脑组织，且更易发生骨折。儿童颅骨骨折可以为线性、凹陷性或乒乓球样骨折。乒乓球样骨折发生于新生儿，出现颅骨局限性凹陷，类似压瘪的乒乓球。对于颞顶区的乒乓球样骨折无需手术，因为随着颅骨的生长畸形会被矫正。出于美容的目的和要求，额部的乒乓球样骨折需手术将凹陷处复原。

▶ 非意外性创伤

在2岁以下儿童中，非意外头部创伤是致死和致残的主要原因。在摇晃婴儿综合征中，很少有明显神经损伤的外部创伤征象。或儿童可表现出嗜睡、易激惹、食欲缺乏、呼吸暂停或癫痫发作。多发性颅骨骨折及相关的脑损伤、双侧慢性硬膜下血肿或不同时期的硬膜下血肿、蛛网膜下腔出血和视网膜出血应高度怀疑虐待婴儿的可能性。硬膜下出血通常沿双侧大脑凸面或大脑纵裂后部发生。MRI 是显示不同时期硬膜下血肿最好的成像方法,同时可评价儿童摇晃综合征中加速-减速和旋转力所造成的弥漫性轴索损伤的程度。检查应包括脑成像及可能的脊柱成像,骨骼检查评估长骨或肋骨骨折,眼底镜检查判断视网膜出血,全面的体表检查以评估擦伤。难治性颅内高压常是非意外创伤死亡最常见的原因。

▶ 脊柱创伤

　　儿童脊髓损伤相对罕见,占所有脊髓损伤的 5%。儿童脊柱的发育贯穿生命中前 20 年。由于韧带松弛、椎旁肌肉组织尚未成熟以及脊椎骨关节正处于发育阶段,儿童中韧带损伤比骨损伤更常见。颈椎损伤是儿童最常见的类型,在 9 岁以下患儿中,有 2/3 的颈椎损伤发生于 C1~C3 水平。

Bulsara KR et al: Clinical outcome differences for lipomyelomen-ingoceles, intraspinal lipomas, and lipomas of the filum termi-nale. Neurosurg Rev 2001;24:192.

Cunningham ML, Heike CL: Evaluation of the infant with an abnormal skull shape. Curr Opin Pediatr 2007;19:645.

Dias MS, Partington M: Embryology of myelomeningocele and anencephaly. Neurosurg Focus 2004;16:E1.

Lew SM, Kothbauer KF: Tethered cord syndrome: an updated review. Pediatr Neurosurg 2007;43:236.

Maher CO, Raffel C: Neurosurgical treatment of brain tumors in children. Pediatr Clin N Am 2004;51:327.

Nield LS, Brunner MD, Kamat D: The infant with a misshapen head. Clin Pediatr 2007;46:292.

Pang D: Spinal cord injury without radiographic abnormality in children, 2 decades later. Neurosurgery 2004;55:1325.

Shu HG et al: Childhood intracranial ependymomas. Twenty-year experience from a single institution. Cancer 2007;110:432.

Steinbok P: Selection of treatment modalities in children with spastic cerebral palsy. Neurosurg Focus 2006;21:E4.

▼ 脑动脉瘤

▶ 概述

　　脑动脉瘤是颅内动脉不正常囊性扩大或膨出。尸检发现,脑动脉瘤发生率为 1%~5%。大量流行病学研究表明,脑动脉瘤多见于女性(男女比例 2:3),美国每年有症状的脑动脉瘤患者约为 30 000~35 000 人。脑动脉瘤可分为囊状、梭状或感染性,亦可分为破裂性、扩张性或非破裂性。脑动脉瘤可见于颅内动脉走行的各个部位,但最常见于 Willis 环。脑动脉瘤的类型、形态和位置直接影响患者的临床表现、治疗方案和预后。有多种影像学检查可用于脑动脉瘤的诊断,包括脑血管造影(图 36-21)、CT 血管造影或 MRA。不论是哪种类型的脑动脉瘤患者,都应推荐到脑血管病专科神经

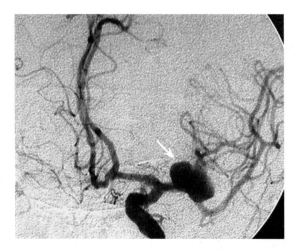

▲ 图 36-21　左侧颈内动脉正位像脑血管造影显示,大脑中动脉分叉处一巨大动脉瘤(箭头所指处)

外科医师处就诊。

▶ 临床表现

　　脑动脉瘤破裂典型的表现为突发剧烈头痛,伴有颈项强直和嗜睡,患者经常描述为"一生中最严重的头痛",但是"前哨"(或更小)出血表现并不严重。其他临床表现还包括呕吐、癫痫、局灶性神经功能障碍(如偏瘫、动眼神经麻痹)或昏迷。Hunt-Hess 分级常用于判断症状的严重性及风险评估(表 36-7)。脑动脉瘤死亡率可达 30%~50%,有约 10%~20% 的患者在入院前即已死亡。脑动脉瘤破裂的高发年龄在 45~55 岁之间。脑动脉瘤破裂后 2 周内再出血的发生率为 25%,6 月内为 50%,再出血的死亡率接近 80%。

表 36-7　Hunt-Hess 评分

分级	标准
I 级	轻度头痛或颈项强直
II 级	头痛剧烈、颈项强直,可有脑神经麻痹
III 级	嗜睡、精神混乱、轻度局灶性神经功能障碍
IV 级	木僵、中度至重度偏瘫、早期去脑强直
V 级	深昏迷、去脑强直、垂危表现

　　由于脑动脉走行于蛛网膜下腔,所以脑动脉瘤破裂可导致蛛网膜下腔出血。在 CT 上蛛网膜下腔出血的典型表现为皮质、脑干、小脑周围的正常脑脊液间隙被血液所充填(图 36-22)。对于蛛网膜下腔出血,临床医生在诊断时必须考虑以下情况(在发现更加复杂的病因前):脑动脉瘤破裂、外伤、凝血功能障碍、中脑周围静脉出血、脑/脊髓内动静脉畸形和硬脑膜静脉窦血栓形成。更为严重的脑动脉瘤破裂可表现为脑出血、硬膜下出血和(或)脑室内出血。

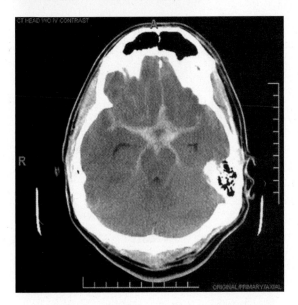

▲图 36-22 蛛网膜下腔大量出血的典型表现

注意大脑基底部和脑干周围脑脊液间隙的出血影像

蛛网膜下腔出血可在扩张性脑动脉瘤患者中发生或不发生。由于脑动脉瘤的局部压迫,扩张性脑动脉瘤患者可表现出相应的神经症状。虽然不像破裂性脑动脉瘤那样引人注意,但扩张型脑动脉瘤也应被视为临床急症。脑动脉瘤患者的神经功能缺失取决于其发生部位,后交通动脉瘤的典型表现为动眼神经麻痹(同侧瞳孔扩大、眼球向外和向下偏转),大脑后动脉瘤虽然少见,但也会出现类似症状。前交通动脉瘤表现为视交叉/视束受压,海绵窦动脉瘤可出现动眼神经麻痹伴眶后疼痛,眼动脉瘤可引起患侧视力丧失。巨大脑动脉瘤(>2.5cm)可引起更为明显的症状,如偏瘫、梗阻性脑积水、下丘脑功能障碍、癫痫及脑干受压表现。

随着神经影像学检查分辨率的提高和日益普及,非破裂性脑动脉瘤(通常为无症状)的检出率也在提高。虽然对于非破裂性脑动脉瘤年破裂率为 0.1%~2% 的评估尚有争议,但鉴于动脉瘤破裂可能造成的灾难性后果,对所有非破裂性脑动脉瘤患者的治疗均应足够重视。

▶ 治疗

A. 早期处理

对疑似脑动脉瘤患者应尽快询问病史及查体,包括基本情况检查如气道是否通畅,呼吸和循环是否稳定。对有气道不通畅或失去保护,有呼吸功能衰竭的患者应尽快行气管插管并机械通气。如果脑疝形成,在控制 CO_2 分压于 28~32mmHg 之间可快速降低颅内压。血压如超过 160/90mmHg 应尽快静脉给药予以控制,同时应用抗癫痫药物及胃肠道保护药物(H_2 受体拮抗剂或质子泵抑制剂),建立动脉及中心静脉通路协

助下一步治疗。应行基本实验室检查,如血气分析、全血细胞计数、凝血功能、血钠、血尿素氮和肌酐、心电图和胸片。偶发的蛛网膜下腔出血患者如有肺水肿或心衰的症状和体征,则需进一步处理。除上述措施之外,在治疗上最重要的是通过脑成像来确定脑动脉瘤的类型及形态。对于 CT 检查早期发现的疑似脑动脉瘤的蛛网膜下腔出血患者,应尽快明确颅内血管情况(常规脑血管造影,CTA 等)。对于头颅 CT 无蛛网膜下腔出血征象,但临床高度怀疑为脑动脉瘤的患者,可行腰椎穿刺。这类患者腰椎穿刺的典型表现为脑脊液黄染或红细胞计数增高,连续采集 CSF 并行对比,可见红细胞计数不减少(或 CSF 不变澄清)。患者如出现脑积水或颅内高压症状,可行脑室外引流术。

B. 外科处理

目前脑动脉瘤的外科治疗主要有两种方法:手术夹闭和血管内栓塞。手术夹闭脑动脉瘤需行开颅手术,采用显微外科技术将脑动脉瘤充分显露后于其基底部夹闭。血管内栓塞和脑血管造影均经血管内途径,创伤更小。血管外科医生将导管送至脑动脉瘤,将可卸弹簧圈送达瘤基底部,弹簧圈可促进血栓形成,从而闭塞脑动脉瘤,并保持载瘤动脉通畅。

选择何种手术方法很复杂,已超出本文的范围。手术方法的选择需考虑很多因素,包括患者年龄、身体状况和意愿以及脑动脉瘤的大小、位置和形态。迄今为止,已有一项研究在严格挑选的脑动脉瘤患者中,试图对两种手术方法进行比较,术后 1 年的随访发现,血管内栓塞术的发病率和死亡率更低一些。而一组脑动脉瘤患者的长期随访却发现,血管内栓塞术后发生再出血和(或)需后续治疗的可能性则更大。

C. 内科处理

不管是接受手术夹闭还是血管内栓塞的脑动脉瘤患者,其内科治疗措施都具有挑战性。患者需要在能够提供神经病学专业指导的重症监护下康复。脑动脉瘤一旦被闭塞,血压范围则可放宽,可以允许适度的高血压(除非收缩压 >200mmHg,一般不予处理)。对于已有呼吸和吞咽功能障碍的患者,应早行气管切开并下胃管。现已证实尼莫地平对术后脑血管痉挛有轻微的缓解作用,应予使用。有些医疗中心尝试使用硫酸镁以缓解脑血管痉挛,这是一种新的有前景的治疗方法。

血管痉挛是一种特发性的脑血管反应,由于蛛网膜下腔血管痉挛变细,从而降低了远端脑血流量。血管痉挛发生的高峰时间为出血后 4~14 天,约 20%~40% 的患者出现有症状的血管痉挛,其中的 30% 出现永久性神经功能缺失。血管痉挛可发生在载瘤血管的任何部位,也可出现在远隔部位。患者可表现出明显的神经后遗症状,根据受累血管的不同可出现偏瘫、失语和视力障碍。轻度的体温升高和情感变化可

能是血管痉挛的先兆。血管痉挛可采用"3H"疗法,即高血压(收缩压 >180mmHg,必要时使用血管升压类药物),血液稀释(红细胞比容达到 30%),增加血容量(使用白蛋白或高渗溶液使中心静脉压达到 8~14mmHg)。脑血管成形术是有症状血管痉挛患者有效的治疗方法,适用于较大血管的痉挛。末梢或弥漫性血管痉挛则对钙通道阻滞剂(如维拉帕米等)或罂粟碱有反应,上述药物是通过超选择性微导管给予。

▶ 结果和预后

由于有效的脑动脉瘤夹闭和血管内栓塞术的实施,脑动脉瘤的死亡率(1%~2%)和伤残率(5%~10%)相应较低。与预后不佳相关的危险因素包括,脑动脉瘤的位置和大小、术中破裂以及患者的全身情况(如冠心病、糖尿病和高龄等)。对于表现为蛛网膜下腔出血的脑动脉瘤患者,其年龄、全身情况和 Hunt-Hess 评分是预后评估的主要指标。总体而言,对于病情稳定可耐受手术的脑动脉瘤患者,其死亡率为 10%~20%,伤残率为 20%~40%。

Douglas C, Porterfield R: Nuances of middle cerebral artery aneurysm microsurgery. Neurosurgery 2001;48:339.

Kassell NF et al: The International Cooperative Study on the Timing of Aneurysm Surgery. Part 1: Overall management results. J Neurosurg 1990;73:18.

Molyneux A et al: International Subarachnoid Aneurysm Trial (ISAT) Collaborative Group. Lancet 2002;360:1267.

Unruptured intracranial aneurysms—risk of rupture and risks of surgical intervention. International Study of Unruptured Intra-cranial Aneurysms Investigators. N Engl J Med 1998;339:1725.

动静脉畸形

 关键点

▶ 动脉和静脉之间先天性的异常连接,两者间无毛细血管。

▶ 动静脉畸形破裂的年患病率为 2%~4%。

▶ 治疗包括外科手术切除、血管内介入治疗和放射治疗等,目的是预防颅内出血。

▶ 某些情况下,可进行观察。

▶ 概论

动静脉畸形(AVMs)是先天性缺乏毛细血管床的动静脉间异常连接而形成的血管团。有 90% 的动静脉畸形发生在幕上,其余的 10% 发生在脑干和脊髓。AVMs 可在任何年龄出现临床症状,但更多见于年轻患者。本病是神经外科常见病,大多数患者前期无症状,多在头痛和轻微脑外伤后行影像学检查时发现。因其有发生破裂及颅内出血的危险,所有的急诊医师

了解 AVMs 的临床表现、初步的处理及治疗方法至关重要。

▶ 流行病学和临床表现

因为多数 AVMs 无临床症状,因此很难明确其准确的发病率。尸检统计数据显示其发病率不低于 1%~4%。以一定数量的人口作为基数的研究,对 AVMs 患者的病史和出血风险进行调查。在所调查的患者中,以下公式可用于估算因 AVMs 破裂发生颅内出血患者的生存时间:终生风险(%)=105- 患者年龄。

AVM 最常见的表现是出血,见于 50% 以上的患者。因此,多数患者最初在急诊科就诊。癫痫和头痛也是常见的症状,尤其是在病变较大的患者。脊髓 AVMs 可引起背部或神经根性疼痛、下肢无力、步态不稳和尿失禁。高容量静脉引流的巨大 AVMs 可引起盗血现象。越来越多的患者在行头颅 CT 或 MRI 检查时偶然发现患有 AVMs。

▶ 初步评估与治疗

对 AVMs 的初步评估主要根据患者的临床表现。许多患者在 AVMs 破裂后神经病学和内科其他方面情况稳定。AVM 破裂引起的颅内出血多为脑实质内出血。尽管 AVMs 破裂可造成蛛网膜下腔出血,但孤立的蛛网膜下腔出血在 AVM 破裂中很少见。因蛛网膜下腔凝血块的存在,脑动脉瘤破裂引起的蛛网膜下腔出血是致命的。与之相比较,AVM 出血很少引起死亡。另外,与脑动脉瘤性蛛网膜下腔出血相比较,AVM 相关的出血较少发生血管痉挛,但这并不意味着 AVM 破裂是一个小问题,据估计出血的致死率为 10%,致残率为 30%。然而,AVM 患者临床表现的多样性也有助于解释为何最初的处理不同于脑动脉瘤,尤其是在急性阶段。

对于 AVM 破裂的患者给予急诊抢救治疗后,应行完整的神经系统检查。神经外科专家的会诊是必要的。血压应维持在正常范围。怀疑有颅内出血患者应尽早行头颅 CT 平扫。根据医生意见和历来的经验,紧接着应行 CT 血管成像或常规诊断性血管造影(图 36-23)检查,进一步评估 AVM 的血管结构,指导治疗。MRA 较 CTA 耗时长,图像质量不如 CTA,因此不建议急诊应用。

当最初的 CT 检查怀疑为 AVM 破裂时,应常规进行 DSA 检查,在此诊断性血管造影中,神经介入医生可根据情况进行 AVM 栓塞治疗。另外对于微小或深部 AVMs,为了避免诊断性血管造影带来的风险,通常采用放射治疗,因此可选择 CTA 检查。在一些病例中,CTA 不足以清楚显示 AVM,则必须进行 DSA 检查。在此过程中,因为造影剂量大,密切监测患者的肾功能很重要。对于肾功能不全的患者,通常使用静脉输液稀释造影剂,或使用碳酸氢盐和乙酰半胱氨酸保护肾

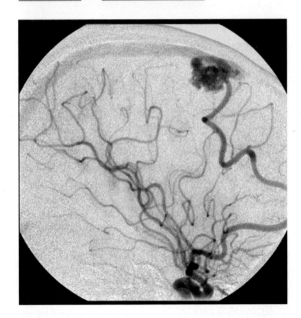

▲图 36-23　脑血管造影显示左侧大脑前动脉供血的额叶 AVMs

功能。所有的颅内出血患者,即便是神经系统尚未受损的患者,一开始就应进入神经外科重症监护室,每小时均严密观察神经学检查的变化情况。

对于表现为癫痫发作或出血量大、占位效应明显的患者,需抗癫痫治疗。在急性期苯妥英钠或左乙拉西坦可有效地预防癫痫发作。

AVM 分级是临床医生评价病情、指导治疗和判断预后的重要方法。目前通用的分级方法是 Spetzler-Martin 分级法(表 36-8),通过畸形血管团块大小(<3cm,1 分;3~6cm,2 分;>6cm,3 分)、引流静脉(浅静脉,0 分;

表 36-8　Spetzler-Martin AVM 分级法

项目	计分
AVMs 大小	
<3cm	1
3~6cm	2
>6cm	3
位置 *	
非重要功能区	0
重要功能区	1
引流静脉	
浅静脉	0
深静脉	1

* 重要功能区包括:视力、言语、运动及感觉皮质,丘脑,下丘脑,内囊,脑干,小脑脚,小脑核团

深静脉,1 分)和位置(非重要功能区,0 分;重要功能区,1 分)将 AVM 分为 I~V 级。病灶大小和引流静脉类型的判断比较容易;功能区包括:感觉运动、语言、视觉皮层,丘脑和下丘脑、内囊、脑干、小脑脚和小脑深部核团。AVM 分级与手术结果相关。

▶ 治疗

AVMs 目前有如下 4 种治疗方法:血管内栓塞、显微手术切除、立体定向放射治疗和随访观察。通常上述方法常联合应用于临床实践。AVM 患者应在经验丰富的治疗中心接受治疗。复杂病变的治疗尚无固定的模式可循,对于究竟是 AVM 病变自身特点还是患者的一些因素导致出血风险增高目前仍存有争议。对每个患者进行个体化评估很重要,这个评估是由血管神经外科、神经介入和肿瘤放射治疗学科共同组成的多学科组来完成。治疗开始前应对患者情况进行全面了解,包括 AVM 分级和部位(确保手术安全性),通过血管造影了解血管的结构和可能到达的动脉(确保血管内治疗安全性),以及患者对手术耐受力。治疗的首要任务是清除颅内血肿并预防再次出血,其次需要清除畸形血管团的占位效应,防止癫痫和头痛的发作。

A. 血管内栓塞

血管内栓塞的目的是减少病灶体积,并降低再出血的风险,从而有利于显微外科手术切除或是在放疗前减小病灶大小。有近 10%~20% 的患者经血管内治疗可完全治愈。倘若无法完全栓塞 AVM,在栓塞手术前告知患者术后有必要行手术切除或放射治疗,这一点也很重要,因为不完全栓塞会增加出血的风险。

B. 显微手术切除

因为完全闭塞畸形血管是治愈 AVMs 的唯一选择。对于位置表浅、体积较小的 AVMs 首选显微手术切除。大多数神经外科医师对于 Spetzler-Martin 分级为 I 至 III 级且位于大脑凸面的 AVMs 进行手术切除,这已成为共识。对于经验丰富的神经外科医师,这些病变术后并发症发生率低。Spetzler 和 Martin 分别对 100 例有不同程度神经功能缺失或死亡的 I 到 V 级 AVMs 患者进行回顾性分析,结果显示:I 级 AVMs 患者出现神经功能缺失的发生率为 0%;II 级 AVMs 轻度神经功能缺失为 5%,重度神经功能缺失为 0%;III 级 AVMs 轻度神经功能缺失为 12%,重度缺失为 4%;均无死亡患者;IV 级和 V 级 AVMs 并发症发生率高,IV 级 AVMs 轻度神经功能缺失为 20%,重度缺失为 7%;V 级 AVMs 的轻度和重度神经功能缺失则分别达到 19% 和 12%。对 120 例 AVMs 患者进行 Spetzler-Martin 评分的前瞻性研究显示,I 至 III 级 AVMs 患者未出现神经功能障碍,IV 级和 V 级 AVMs 患者神经功能障碍发生率分别为 21.9% 和 16.7%,IV 级和 V 级的 AVMs 患者的神经功能缺失的危险相对高。对于这些病例,很难决定是

否行外科手术治疗。随着血管内治疗技术的不断改进，这些病变可首先行血管内治疗，目的是在外科手术切除前减小病灶体积。

C. 立体定向放射治疗

放射治疗是许多 AVM 的有效治疗手段之一，尤其是位于皮层深部、基底节、丘脑和脑干的病灶，和不适合显微外科或血管内治疗的病灶。立体定向放射治疗也适用于 AVM 次全切除的患者。总之对于小于 3cm 的病灶，立体定向放射治疗是最好的选择。如果病变大于 3cm，则应先给予栓塞治疗，使其体积缩小后再行手术切除。小的 AVMs 立体定向放射治疗后有 90% 可完全闭塞，但术后需 2~3 年病变才能完全闭塞。在病变未闭塞前，患者仍有发生出血（约为 4%）的危险。

D. 严密观察

尽管这种观点并不被大多数神经外科医生和神经介入医生认同，但在有些情况下只能选取保守治疗。老年患者同时有很多的合并症，不能耐受外科治疗。对于Ⅳ级和Ⅴ级 AVMs，开放性手术和血管内治疗过程中会发生并发症，而且巨大的病变栓塞后完全闭塞的比例也在下降，所以一些神经外科医生主张对这些 AVM 患者行保守治疗。目前正在进行的前瞻性随机对照试验将有助于解决此类问题。

手术后护理

无论是开颅手术还是血管内栓塞治疗的患者，手术后必须在重症监护室治疗，直到病情稳定。既往患者开颅术后一天便转入普通病房，栓塞患者经过一夜的监护，第二天便可出院。显微手术后的并发症包括出血和癫痫发作，也可并发脑积水，尤其是脑出血伴发脑室内出血的患者更易发生。栓塞治疗的并发症还包括中风、肾功能不全和腹股沟皮下血肿。因此应动态监测血肌酐和血细胞比容。如果患者在栓塞术后出现生命体征不平稳，或血细胞比容进行性下降，应高度怀疑腹膜后血肿，需立即行腹部 CT 扫描并积极治疗。

AVMs 切除后，可能发生过度灌注综合征。由于通过 AVMs 病变的病理性血管分支被切除，周围血管和脑组织的血流量相对增加。而这些血管因 AVM 的存在，长期处于低血流状态，失去了自我调节能力，当血流恢复正常时则可发生出血。类似的并发症是部分栓塞术后 AVM 破裂出血。一般情况下，当血管内治疗医师和介入医师一次栓塞不到 AVM 的 1/3 以上时，血流量的突然变化会引起残余病理血管的出血。因此，无论是开颅手术还是栓塞治疗，术后都应该严密观察病情变化，患者血压应该控制在正常范围且严密观察至少 24 小时。

脊髓血管畸形

脊髓血管畸形分为四种类型：①硬脊膜动静脉瘘；②球状 AVMs；③青少年硬脊膜内 AVMs；④髓外硬膜下动静脉瘘。硬脊膜动静脉瘘和髓外硬膜下动静脉瘘血流丰富，但压力较低。球状 AVMs 和青少年硬脊膜内 AVMs 血流丰富且压力高，容易破裂出血。硬脊膜动静脉瘘是最常见的脊髓血管畸形，多见于胸腰髓交界处，有单一的硬脊膜动脉供血，其直接引流至动脉化的脊髓静脉。通过栓塞或供血动脉夹闭可以达到治愈。通常因出血或静脉充血而引起下肢急性或亚急性神经功能障碍、行走困难、脊髓病或大小便失禁等。最初的诊断应行 MRI 和 MRA 检查。如果考虑为脊髓 AVMs 的患者，应行头颅影像学检查，以排除颅内血管畸形的可能。对于影像学检查阴性的患者应行脊髓血管造影检查。

总结

中枢神经系统 AVMs 少见。然而，随着影像学检查手段的不断进步，AVMs 的检出率将不断提高。AVMs 是动静脉异常连接的结果，AVMs 患者出血率为 2%~4%。AVMs 破裂后出血的残死率高，而大多数患者为年轻患者。AVMs 治疗目的是去除畸形血管团的占位效应，及其所致的头痛、癫痫和神经功能损伤。治疗方法包括血管内栓塞、外科手术切除和立体定向放射治疗等。随着有丰富经验的神经外科医生、介入医生和放疗医生的共同努力，将会极大地降低治疗过程中的风险。个别患者可以随访观察。

AVM Study Group: Arteriovenous malformations of the brain in adults. N Engl J Med 1999;340:1812.

Fiorella D et al: The role of endovascular therapy for the treatment of brain arteriovenous malformations. Neurosurgery 2006; 59:163.

Kondziolka D, McLaughlin MR, Kestle JR: Simple risk predictions for arteriovenous malformation hemorrhage. Neurosurgery 1995;37:851.

Ledezma CJ et al: Complications of cerebral arteriovenous malformation: multivariate analysis of predictive factors. Neurosurgery 2006;58:602.

Ogilvy CS et al: AHA Scientific Statement: Recommendations for the management of intracranial arteriovenous malformations. A statement for healthcare professionals from a special writing group of the stroke council, American stroke association. Stroke 2001;32:1458.

Spetzler RF, Hamilton MG: The prospective application of a grading system for arteriovenous malformations. Neurosurgery 1994;34:2.

难治性癫痫的外科治疗

关键点

► 癫痫的流行病学、病因及分类。

► 癫痫的诊断程序。

► 局灶性和偏侧性癫痫更适合手术治疗。

► 手术切除致痫灶对于控制颞叶内侧癫痫效果良好。

► 对癫痫外科治疗效果的评价。

痫性发作是指神经元异常的同步化放电,患者可出现精神改变、肢体抽搐及强直阵挛性运动。当患者无明显诱因而反复出现痫性发作,方可称之为癫痫。癫痫是常见的神经系统功能障碍,流行病学显示在人群中其总发生率为 0.5%。卒中、外伤、家族遗传性疾病、肿瘤、血管性病变、颅内感染、系统性及代谢性疾病是引发癫痫的常见病因。在大多数情况下,癫痫的治疗以药物为主,然而仍有 30% 的患者无法通过药物控制癫痫发作而需接受外科治疗。本章将就癫痫的外科治疗做一详述。

分类

根据发作的起源和临床表现,癫痫可分为部分性(局灶性)发作和全身性发作。前者根据发作时有无意识改变,而分为单纯部分性发作(无意识障碍)和复杂部分性发作(有意识障碍),两者均可继发全身性发作,这一过程被称作二次泛化。全身性发作最初的临床症状表明,在发作开始时即有双侧大脑半球受累,从而出现相应的神经功能障碍。而部分性发作则表明癫痫发作源于大脑局限性病灶和结构异常。

诊断

癫痫的诊断方法包括神经系统查体、神经电生理检查、影像学检查和及神经心理学评估。

临床检查与实验室评估

癫痫发作时的临床症状,即癫痫的症状学是临床诊断癫痫的重要组成部分。根据患者发作时的表现,有可能明确致痫灶在大脑中的定位。例如,以上肢抽搐为首发症状的癫痫发作,常与初级运动皮质的病变有关。既往有儿童期高热或脑炎病史的患者,癫痫发生的风险将显著提高。此外,家族遗传性因素也是癫痫发生发展的重要原因。最后,应当行血液学检查以排除潜在的可逆性病变。实验室检查应包括血常规、尿常规、血糖、血沉、血电解质和肝肾功能等方面的检查,以有助于寻找病因及潜在的、可能导致癫痫发作的、危险因素。对某些患者应结合临床检查回顾其既往病史,必要时需做相关的特异性检查,例如毒物筛查等。

临床电生理检查

脑电图(EEG)是通过放置适当的头皮电极,对脑部神经元自发性生物电活动进行记录的必不可少的检查方法。其适用于癫痫的发作间歇期和发作期的癫痫样放电。在某些情况下,可给予患者长程脑电监护,结合普通脑电图可对患者癫痫症状分析评估。一般而言,非优势半球或局灶性癫痫发作可通过癫痫灶的切除达到治疗目的。对于经普通脑电图检查无法对癫痫灶进行准确定位的患者,应借助颅内电极安放以达到这一目的。颅内电极包括硬膜下电极和脑深部电极。硬膜

下电极通常记录脑皮层的电活动,而脑深部电极则可以直观地反映并采集脑深部结构,如海马的相关信息。

影像学检查

磁共振成像(MRI)是癫痫患者常用的影像学检查手段。MRI 易于发现脑肿瘤、脑血管畸形和脑皮质发育异常等结构损害,高分辨率的 MRI 甚至可以清楚地反映出致痫灶,如伴发海马萎缩的颞叶内侧硬化(图 36-24)。

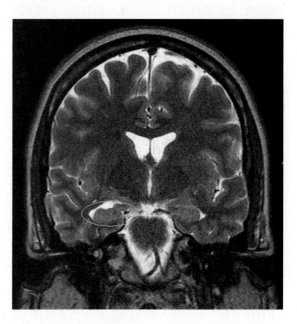

▲图 36-24　脑冠状位 MRI 显示伴发右侧海马萎缩的颞叶内侧硬化,右侧脑室颞角扩大

当患者的 MRI 和 EEG 检查结果不尽相同时,正电子发射断层扫描(PET)和单光子发射计算机断层扫描(SPECT)可作为癫痫影像学检查的有效补充手段。PET 通过示踪剂反映正电子在大脑中的分布,观测局部脑代谢的变化,通常认为在发作间歇期癫痫源呈低代谢。SPECT 通过检测体内放射性示踪药物以了解脑灌注的情况,理论上认为发作间歇期 SPECT 为低灌注。因此,上述两种检查方法在患者行头颅 MRI 仍无法确定致痫灶时尤为重要。

脑磁图(MEG)通过检测皮质神经元容积传导电流产生的磁场变化,是可以准确地提供大脑生物电活动信息的无创性脑功能检测技术。MEG 的优点在于可以提供神经元活动的三维影像。此外,现有的研究表明脑磁图能更加准确地定位癫痫灶。

神经心理学评估是癫痫检查的重要组成部分。应对患者进行一系列标准的神经心理学测试,以评估其语言和非语言智商、记忆力、执行能力和行为能力。这些测试具有指向性,且还能对癫痫灶进行定位分析。

此外,患者还会接受其他的神经心理学测试,如 Wada 试验,即颈动脉内异戊巴比妥钠试验。此试验目的在于判定大脑半球的优势侧。如果病灶位于优势半球的功能区,那么手术切除将给患者带来明显的功能损害。

手术方式的选择

通常对于有器质性病变如肿瘤和脑血管畸形的患者,首先考虑手术切除原发病灶。此外,对于抗癫痫药物治疗失败的患者亦应考虑手术治疗。最常见的手术切除部位为颞叶内侧硬化。该病灶是部分发作性癫痫患者的主要致痫灶。

有临床证据表明,早期手术治疗可以提高疗效。随着外科治疗的成功,大多数患者可以逐渐停药,从而避免了抗癫痫药物带来的不良影响。而当致痫灶位于运动性语言中枢时,术后最大的问题在于避免癫痫复发。最终,癫痫外科手术方案的确定需由神经外科医师、癫痫病学家、影像学医师、神经心理学医师和社会工作者共同组成的一个多学科团队来完成。

手术目标

癫痫外科手术分为切除性手术和功能性手术。切除性手术对于致痫灶明确,同时手术切除安全的病灶予以切除,手术的目的在于完全切除致痫灶,其疗效显著,如颞叶切除术、选择性杏仁核 - 海马切除术、大脑皮质切除术和大脑半球切除术。功能性手术即姑息性手术,采用手术的前提条件是致痫灶呈弥漫或多灶性、难以全部切除或位于重要功能区难以切除,如 Lennox 综合征患者。因此,功能性手术的目的在于减少或减轻癫痫发作,而无法使发作完全缓解。经典的功能性手术包括阻断神经纤维联系的离断性手术和电刺激术。

手术技巧

▷ 颞叶切除术

该手术适用于颞叶癫痫或伴有颞叶内侧结构异常的患者。技术要点包括前颞叶的切除,选择性杏仁核 - 海马切除和皮质切除。长期疗效显示 60%~80% 的患者取得良好效果,但同时存在视野缺损和短期记忆损害。颞叶切除术同样适用于有颞叶器质性病变的患者,完整的病变切除可使疗效提高到 70%~90%。当行非功能区的颞叶切除术时,术中脑电监测和语言区功能定位并不一定采用。由于功能区颞叶切除术可能损伤语言功能区,需要语言区脑电监护。

▷ 选择性杏仁核海马切除术

适用于单纯内侧型癫痫,在切除杏仁核与海马的同时最大程度地保护颞叶皮层。手术入路可以采用经颞极和经外侧裂等。优势半球的皮质致痫灶切除将增

加术后语言功能障碍的可能。其手术效果与颞叶切除术相近,存在短期记忆障碍和失认的可能性。

▷ 颞叶外癫痫切除术

该手术适用于致痫灶超出颞叶范围的患者,额叶则是最常见的位置。通常致痫灶与功能区重叠,这使手术切除受到限制,从而使此类癫痫患者的治愈率不如颞叶癫痫明显,平均约为 50%。术中需用皮层脑电监测指导切除范围。术后相应的神经功能损伤与切除范围有关。

▷ 大脑半球切除术

主要适用于 Sturge-Weber 综合征和 Rasmussen 脑炎等致痫灶弥散于一侧半球,并且对侧功能健全,病变侧半球功能丧失的患者。采用此手术的患者治愈率达 70%~90%。对于有手术适应证的患者,其功能改善主要表现在认知、行为及运动方面。大脑半球切除术,顾名思义就是切除一侧大脑半球,这就导致了晚期脑表浅含铁血黄素沉积症等并发症。针对这些问题,改良式大脑半球功能性切除术已经取代了经典解剖学大脑半球切除术,即切开胼胝体及各种半球间的联系纤维。手术并发症包括脑出血、皮层损害、持续痛性抽搐、弥漫性血管内凝血和进行性肌张力减低等。

▷ 胼胝体切开术

胼胝体切开术是姑息性手术,适用于致痫灶弥漫性且位于双侧大脑半球。胼胝体切开阻断了半球间最主要的纤维联系,从而阻止了神经元异常同步放电在脑内的扩散与传播。此手术可明显改善失张力性发作患者的症状。手术切开的范围通常为胼胝体的前 2/3。根据症状的不同,可以扩大切开范围。约有 5% 的患者癫痫症状消失,另有约 50% 的患者症状明显改善,预后良好。

▷ 多处软脑膜下横行纤维离断术

为姑息性手术的一种,主要适用于致痫灶位于重要功能区(如初级运动皮层等),超过半数的患者短期疗效良好。手术时应垂直皮质横切,通过对纤维的横断,阻止了神经元异常同步放电过程中的累积和级联放大效应,从而阻止癫痫发生。

▷ 迷走神经刺激术

适用于无法开颅的癫痫患者,是相对低风险的外科治疗手段。通过向颈部迷走神经植入刺激电极,并与胸前壁脉冲发生器相连而控制癫痫症状,手术原理尚不明确。有近 2% 的患者得到良好控制,另有 40% 的患者癫痫发生频率减少达 50%。手术风险主要为损伤迷走神经、颈动脉和颈静脉,过度刺激可能引发呃逆。

▷ 立体定向放射外科技术

立体定向放射外科是指将放射线集中照射特定的区域进行治疗的方法,现已广泛应用于脑肿瘤及脑血

管病的治疗,而较少用于癫痫治疗。但对于脑深部的、手术风险较高的致痫灶,例如下丘脑错构瘤引起的痴笑样癫痫发作,该技术具有一定的安全性和广阔的前景。

Benifla M et al: Temporal lobe surgery for intractable epilepsy in children: an analysis of outcomes in 126 children. Neurosurgery 2006;59:1203.

Devlin AM et al: Clinical outcomes of hemispherectomy for epilepsy in childhood and adolescence. Brain 2003;126:556.

Hennessy MJ et al: Predictors of outcome and pathological considerations in the surgical treatment of intractable epilepsy associated with temporal lobe lesions. J Neurol Neurosurg Psychiatry 2001;70:450.

Holmes MD et al: Outcome after surgery in patients with refractory temporal lobe epilepsy and normal MRI. Seizure 2000;9:407.

Iida K et al: Characterizing magnetic spike sources by using magnetoencephalography-guided neuronavigation in epilepsy surgery in pediatric patients. J Neurosurg 2005;102(2 suppl):S187.

Kuzniecky R, Devinsky O: Surgery insight: surgical management of epilepsy. Nat Clin Pract Neurol 2007;42:829.

Kwan P, Brodie MJ: Early identification of refractory epilepsy. N Engl J Med 2003;42:314.

Mulligan LP et al: Multiple subpial transections: the Yale experience. Epilepsia 2001;42:226.

Regis J et al: Gamma knife surgery for epilepsy related to hypothalamic hamartomas. Neurosurgery 2000;47:1343.

Roberts DW et al: Investigation of extra-temporal epilepsy. Stereotact Funct Neurosurg 2001;77:216.

Spencer S et al: Predicting long-term seizure outcome after resective epilepsy surgery. Neurology 2005;65:912.

Tecoma ES, Iragui VJ: Vagus nerve stimulation use and effect in epilepsy: what have we learned? Epilepsy Behav 2006;8:127.

van Empelen R et al: Functional consequences of hemispherectomy. Brain 2004;127:2071.

▼ 疼痛的外科治疗

疼痛具有主观性,其可引起情绪波动和身体反应,这样给治疗带来很大困难。因此,疼痛的治疗应该由内科医生、外科医生和心理医生共同完成。当药物治疗无法缓解患者疼痛时,则需进行外科治疗。

疼痛可分为伤害性疼痛和神经性疼痛。伤害性疼痛主要由组织损伤引起,其特点为持续性、搏动性和对阿片类药物的敏感性下降。神经性疼痛主要是由神经损伤或神经系统功能失调引起,其特点是烧灼感、触发痛和感觉异常,应用阿片类药物效果不佳。外科治疗疼痛的目的是阻断痛觉信号传导通路。现有的手术方法可以分为两大类:一类为破坏性手术,即消融术,选择性对神经传导通路的环节进行破坏;另一类为刺激性手术,通过对痛觉感受区进行刺激,干预痛觉的转导机制。

手术对传入性疼痛通路的干预

神经外科可针对疼痛的信号传导通路进行手术干预,如神经切除术(神经)、神经根切断术(脊神经根)、神经节切除术(背根神经节)、背根入口处损毁术(脊髓后角灰质的 DREZ 区)、脊髓切开术(脊髓)和扣带回切断术(大脑皮层)。这些手术方法多应用于癌症和伤害性疼痛,在长期镇痛中很少应用。

▶ 神经切除术

神经切除术指切除一段受损的神经,或支配疼痛区域的神经。通过麻醉药物阻滞确定的目标神经,关节的去神经支配,远端感觉神经和神经瘤的手术治疗均是神经切除术的范例。有报道称,神经切除术总有效率为 40%~90%。但神经切除术并不适用于癌痛的治疗,因为癌痛与肿瘤的生长及部位相关。

▶ 神经根切断术和后根神经节切除术

通过对不同脊髓节段的椎旁阻滞与安慰剂的对比研究显示,神经根切断术和后根神经节切除术虽然针对不同的部位,但对于癌痛和枕神经痛有良好疗效,有效率为 40%~70%。因其对本体感觉的损害,故在四肢的疼痛治疗中不被采用。

▶ 脊髓背根入口处损毁术

背根入口处损毁术的目的是通过影像学和疼痛区域分布的检查,对相应的感觉纤维传入的脊髓后角灰质易感区域进行损毁,适用于神经根性撕脱伤和相应脊髓节段损伤所致的烧灼性疼痛。手术有效率可达 70%~90%。采用手术切除或射频消融治疗。手术主要的并发症是疼痛区域的运动和感觉功能受损。

▶ 脊髓前侧柱切断术与脊髓切开术

脊髓前侧柱切断术主要是阻断脊髓丘脑侧束对痛觉的传导,常用于胸部以下部位的单侧、难治性癌痛的治疗。可采用手术离断或射频消融治疗。手术并发症为肢体肌力下降、共济失调、呼吸功能障碍和排尿功能障碍等。如果行双侧手术,则并发症显著增加。

脊髓切开术采用脊髓正中切开,以治疗单一脊髓节段的双侧性内脏性痛,保留脊髓丘脑侧束和背根功能。手术并发症为肢体远端肌力减退和感觉异常。

上述手术有效率为 80%,但随时间推移,手术效果逐渐下降,两年后有效率为 40%。

▶ 扣带回切开术

与其他对痛觉传导通路干预的手术不同,扣带回切开术直接针对疼痛感觉中枢。扣带回是边缘系统的一部分。针对扣带回前部的射频消融治疗,可明显减低患者对于疼痛的敏感性。扣带回切开术适用的患者范围小,主要针对癌症患者的疼痛。有 50% 的患者疼痛症状可得到中度和完全缓解。

对疼痛传入通路的调控

▶ 鞘内镇痛

与口服止痛药相比,鞘内吗啡治疗不仅镇痛效果好,而且减少了恶心、便秘和过度镇静等副作用。该方法通过与止痛泵相连,将导管置入椎管内给药。其主要并发症为药物副作用、脏器功能障碍和感染。鞘内药物镇痛对感觉性疼痛和神经性疼痛均有效,且无口服药物通常存在的耐药性,尤其适用于癌症相关性疼痛,且预期生存期小于 3 月的患者。

▶ 周围神经与脊髓刺激

周围神经刺激与脊髓刺激是将电脉冲传送到受损神经和脊髓后索进行疼痛治疗的方法。根据闸门学术理论,这种刺激是通过阻止疼痛信号由神经末梢向中枢的传递而起效。周围神经刺激尤其对枕神经痛和区域性复杂疼痛综合征效果显著,此外尚应用于头痛和肌纤维痛的治疗。脊髓刺激适合于腰骶神经根病术后因瘢痕所致的疼痛,以及区域性复杂疼痛综合征的治疗。

对有上述典型症状的患者,通过给神经和脊髓安放临时电极,治疗 1 周后评估疼痛减轻程度和日常活动改善。手术的并发症有电极移位、断裂和浅表部位感染等。

▶ 脑深部电刺激治疗

脑深部电刺激治疗是通过神经外科手术将电极准确地置于脑深部核团,并与埋藏于胸部的脉冲发生器相连。脑深部电刺激治疗的靶点通常选取丘脑(激活丘系通路)和导水管周围灰质(激活类阿片止痛系统)。电极植入后需进行 1~2 周的治疗。通过与假手术组的对比研究发现,出现以下情况时可认为效果良好:当进行丘脑电刺激时,患者疼痛减轻,而肢体感觉异常可耐受;进行导水管周围灰质刺激出现肢体温暖感觉和不自主眼球运动。对患者长时间随访发现有效率为 19%~79%。

▶ 运动皮质刺激治疗

运动皮质刺激治疗适用于神经性疼痛综合征,如卒中后疼痛和三叉神经传入阻滞性疼痛。运动皮质刺激治疗疼痛的机制尚不清楚。通过手术将刺激电极置于运动皮质表面的颅骨下,并给予一系列的刺激。刺激强度一般设定为可产生运动皮质反应水平的 80%。试验成功后,将电极与胸部皮下植入的脉冲发生器相连。此方法在面部疼痛治疗的有效率为 70%,在中枢神经性疼痛为 50%。

Burchiel KJ (editor): *Surgical Management of Pain*. Thieme, 2002.
Melzack R, Wall PD: Pain mechanisms: a new theory. Science 1965;150:171.
Patil PG, Campbell JN: Peripheral and central nervous system surgery for pain. In: *Wall and Melzack's Textbook of Pain*, 5th ed. McMahon SB, Koltzenburg M (editors). Elsevier, 2006.
Simpson BA (editor): *Electrical Stimulation and the Relief of Pain*. Elsevier, 2003.

运动障碍性疾病外科处理

近年,有关运动障碍性疾病的外科治疗发展迅速。既往所采用的苍白球切开术和丘脑切开术等立体定向手术,已逐渐被脑组织深部电刺激术(DBS)所取代。一项前瞻性研究显示 DBS 对于帕金森病、原发性震颤和肌张力障碍均有明显疗效。

Parkinson 病(PD)

▶ 临床表现和病理生理

本病由 James Parkinson 于 1817 年首先描述,又称震颤麻痹。以静止性震颤、运动迟缓、肌强直及姿势步态异常为主要特征。主要临床特征在于震颤时,间歇性拇指与食指呈搓丸样动作,随意动作时减少;检查时可感觉到在均匀阻力中出现断续停顿,可因肌强直与静止性震颤叠加而出现齿轮样运动;姿势步态异常导致反射障碍和平衡障碍。其他症状还包括:慌张步态、语调低沉、反应延迟和痴呆等。临床上常用统一的帕金森评定量表(UPDRS)进行评价。

PD 主要是因黑质部多巴胺能神经元显著减少,并激活苍白球和丘脑底核,抑制丘脑运动区所致。因此对苍白球和丘脑底核的干预为 PD 的外科治疗提供了理论支持。

特发性 PD 须与有相同临床症状的 Parkinson 综合征相鉴别:多发系统萎缩、进行性核上性麻痹、皮质基底节变性和痴呆。血液系统实验室检查对本病无特异性。CT 及 MRI 检查常为阴性,须对患者病史、体征和药物使用情况全面分析后作出诊断。尽管如此,仅有 75% 的临床拟诊患者经尸检证实为 PD。

▶ 药物治疗

药物治疗的核心是对多巴胺能系统的调控。1967 年首次报道左旋多巴可作为多巴胺的前体通并能透过血 - 脑屏障,被多巴胺能神经元摄取并脱羧为多巴胺。左旋多巴与卡比多巴化合后可以增加疗效。其他用于 PD 治疗的药物包括:单胺氧化酶(MAO-B)抑制剂和儿茶酚氧位甲基转移酶(COMT)等。而有 PD 症状的 Parkinson 综合征患者则对左旋多巴不敏感。

过去 5 年到 10 年的研究发现,左旋多巴有越来越多的副作用。体内多巴胺水平达到峰值时会出现面部和肢体单调刻板的不自主动作。长期药物治疗后,患者可以出现"开 - 关"现象;并有无法预测的缓解和加重的波动现象;另外,患者还可以出现行动踌躇的步态冻结现象。在上述左旋多巴副作用出现后,应积极考虑手术治疗。

▶ 手术治疗

立体定向手术治疗 PD 始于 20 世纪 50 年代。以苍白球和丘脑作为治疗靶点进行苍白球毁损术和丘脑毁损术。随着左旋多巴的问世,此类创伤性手术逐渐被药物治疗代替。然而基于在 20 世纪 80 年代对于左旋多巴副作用的认识,以及 DBS 技术在 20 世纪 90 年代的发展,手术治疗 PD 有了长足的进步。DBS 因其疗效好、安全持久已经被美国 FDA 批准临床应用治疗 PD。

CAPSIT-PD 手术指南如下：

- 诊断为原发性 PD 5 年以上。
- 通过病史和 MRI 检查确诊为 PD。
- 经 UPDRS 运动评分显示服用左旋多巴后多巴胺能反应降低 33%。
- 无明显的认知障碍和抑郁症症状。

外科手术治疗 PD 的目的是改善运动功能。虽然 DBS 术后与从未服用左旋多巴时的症状相比，患者在静止性震颤、运动迟缓、肌强直和姿势及步态异常等方面有所改善；与已服用过左旋多巴后进行手术的患者相比，症状无明显改变。DBS 术后结合左旋多巴治疗的患者，药物剂量较术前明显减少，与药物相关的副作用也明显得到控制。

近期的研究发现，DBS 治疗明显改善 PD 患者的生存质量。与单纯药物治疗相比，DBS 在日常行动、心理状态、消除对疾病的恐慌和减少身体不良反应方面效果明显。若患者年龄大于 70 岁且有明显的认知障碍，仅有运动功能改善尚不足以被认为是生存质量的提高。

原发性震颤(ET)

▶ 临床表现和病理生理学

原发性震颤是最常见的运动障碍疾病，发病率约为 2%~4%，中老年患者多见，病程进展缓慢。本病有明显的家族遗传特征，有 25%~60% 的患者有家族史，呈常染色体显性遗传性。

震颤表现为姿势性或动作性，身体保持一定姿势时出现。身体各部位均可发病，尤以手部多见，约占发病部位的 90%~100%；其次为头部 (40%~60%)；引起言语障碍约占 25%~35%。ET 须与静止性震颤和意向性震颤相鉴别，但在病情严重的患者中通常具有静止性和意向性震颤的特征。

原发性震颤的发病机制至今不清，目前的研究显示其发病机制可能与小脑有关。因此本病的另一种临床表现是轻度共济失调、辨距不良、眼球运动障碍和眼手运动的不协调。PET 检查发现 ET 患者小脑代谢率明显增加。目前广泛认为 ET 是由于橄榄体小脑节律性的改变所引发。

ET 应与其他类型的震颤性疾病相鉴别：动作性震颤如 PD、生理性震颤、肌张力障碍和 Wilson 病等，其他如小脑性震颤、Holmes 震颤、中毒 / 药物性震颤和精神性震颤等。

▶ 药物治疗

ET 多发于中老年，且进展缓慢，大多数患者无肢体瘫痪或心理负担。某些患者可通过经验性的减少咖啡因摄入，或增加手腕的负重而使症状缓解。多数患者少量饮酒后震颤显著缓解，但容易造成酒精依赖和成瘾性。

症状明显的患者可以应用 β 受体阻滞剂，如普萘洛尔；或抗癫痫药，如扑痫酮。有 50%~70% 的患者服用普萘洛尔后症状显著改善。扑痫酮和苯巴比妥对 ET 的疗效与 β 受体阻滞剂疗效近似，有些患者可以联合应用。

其他可以应用的药物还有加巴喷丁、托吡酯和长效苯二氮䓬类药物，如氯硝西泮等。另有患者使用肉毒毒素注射取得良好效果。

▶ 手术治疗

以往的外科手术治疗已被 DBS 取代。手术靶点是丘脑腹中核，接受小脑核团主要为齿状核纤维的传入。单侧 DBS 适用于单侧肢体远端震颤，双侧或躯干震颤则需要行双侧 DBS 治疗。

同样以丘脑腹中核为靶点的开颅手术使 80% 的患者症状得到长期良好的控制，但有近 25% 的患者会发生出血、肌力下降、构音障碍或共济失调等并发症。

一项以相同靶点进行开颅手术和 DBS 治疗 ET 的前瞻性随机对照实验显示，虽然两种手术方式均能控制改善症状，但 DBS 的不良反应轻微，且患者神经功能损伤小，生存质量高。行双侧手术治疗的患者并发症发生的几率高。

原发性肌张力障碍

▶ 临床表现及病理生理学

原发性肌张力障碍是以一组拮抗肌群进行收缩，引起异常姿势或重复运动为特征的动作过多性运动障碍，常伴有疼痛。表现为躯体(全身性肌张力障碍)或躯体的一部分受累(斜颈)。尚可出现特殊部位的痉挛(如眼睑痉挛)。与原发性震颤一样，肌张力障碍可独立出现，也可作为其他神经系统疾病的伴随症状出现。

本病的发生机制尚不清楚。有证据显示是因多巴胺不足，或基底节多巴胺受体缺乏及在苍白球中特异性的表达，导致运动区皮质的去抑制效应诱发本病。

肌张力障碍是一类原发性疾病，无确切病因。可继发于产伤、卒中、药物中毒或遗传性神经退行性变。最近的研究确认 9 号染色体上 DYT1 基因的突变可导致肌张力障碍。对于原发肌张力障碍和继发肌张力障碍的鉴别至关重要，继发性肌张力障碍对于手术干预效果不明显。

▶ 药物治疗

原发性肌张力障碍选用抗胆碱能药物，如苯海索；苯二氮䓬类肌松药，如地西泮；或肉毒素局部注射等。此外，还可应用多巴胺阻滞剂治疗，但是药物治疗可能会加重肌张力障碍。理疗也是肌张力障碍治疗的重要手段之一,通过理疗可以阻止并改善肌肉的挛缩。

▶ 手术治疗

当口服药物和局部注射药物均无法缓解和控制症状时,需考虑手术治疗。苍白球刺激术和消融术被应用于肌张力障碍。通过标准等级量表分析,苍白球切开术可以减轻 60%~70% 患者的症状。与假手术组对比发现,双侧苍白球 DBS 可使运动功能、疼痛和生活质量显著改善。

立体定向神经外科手术技术

立体定向神经外科手术包括对病变组织的切除、消融或深部电极置入。无论何种手术,手术的风险和疗效均与手术的准确度相关,从而要求术者具备相应的手术技术。通常在局麻下,将立体定向头架放置并固定于患者的颅骨,并进行 MRI 或 CT 检查。通过检查时显示病变部位的坐标,从而实现术中的精确定位。

术中颅骨钻孔,并将微电极导引植入靶点,不同部位的微电极可记录到不同脑区神经细胞的电生理活动。通过手术可检测患者神经细胞对于运动和感觉的反应性,以确定治疗的靶点,随之 DBS 将电极放置在同一位置。然后将微电极通过皮下隧道与事先放置在锁骨皮下的刺激发生器相连。这种刺激器会根据患者的不同情况进行调节,从而达到治疗目的。

在损毁手术中,射频探针根据微电极的记录对病变部位进行损毁。损毁手术通常应用于其他治疗效果不佳时。

Coubes P et al: Treatment of *DYT1*-generalized dystonia by stimulation of the internal globus pallidus. Lancet 2000;355:2220.
Eltaway HA et al: Primary dystonia is more responsive than secondary dystonia to pallidal interventions: outcome after pallidotomy or pallidal deep brain stimulation. Neurosurgery 2004;54:613.
Gill SS et al: Direct brain infusion of glial cell line-derived neurotrophic factor in Parkinson disease. Nat Med 2003;9:589.
Krack P et al: Five year follow-up of bilateral stimulation of the subthalamic nucleus in advanced Parkinson's disease. N Engl J Med 2003;349:1925.
Kupsch A et al: Pallidal deep-brain stimulation in primary generalized or segmental dystonia. N Engl J Med 2006;355:1978.
Shuurman PR et al: Comparison of continuous thalamic stimulation and thalamotomy for suppression of severe tremor. N Engl J Med 2000;342:461.
Vidailhet M et al: Bilateral deep-brain stimulation of the globus pallidus in primary generalized dystonia. N Engl J Med 2006;352:459.

▼ 椎间盘疾病

▶ 概论

人体脊柱是由 33 块椎骨纵向排列而成:颈椎(7块)、胸椎(12块)、腰椎(5块)、骶椎(5块融合)和尾骨(2~4块融合)。脊髓位于其前方的圆形椎体和后方的椎弓共同围成的椎管内。椎体前部通过椎间盘连接,后部通过相邻椎间滑膜小关节连接。此外,椎骨间通过几个韧带相连接:前纵韧带和后纵韧带,纵贯脊柱全长;棘上韧带和棘间韧带连接相邻椎骨的棘突;黄韧带在每一个椎体水平连接椎板(椎弓后部分)。

正常成人脊髓从颅颈交界区延续至脊髓圆锥,圆锥末端位于 1~2 腰椎水平。在颈部,有 8 对神经根,尽管只有 7 个椎体。C1 神经根在 C1 椎体上缘出椎管,C2 神经根在 C1~2 椎体间出椎管,C8 神经根在 C7 和 T1 椎体之间出椎管,T1 神经根在 T1~T2 之间出椎管。以此类推,一直到骶椎。因此,从 L5~S1 椎间孔出来的神经根为 L5 神经根。当某一椎间盘突出时,通常影响其下方的脊神经根。例如:L4~5 水平的椎间盘突出影响 L5 神经根。与之相反,在颈椎节段,突出的椎间盘直接影响其对应的神经根,如:C5~6 椎体间突出影响 C6 神经根。

椎间盘是脊柱椎体间的缓冲垫,通过椎间盘,作用于脊柱的外力可被缓冲并向下分散传递。同时因为椎间盘的存在,脊柱可以有限的屈曲和旋转。椎间盘是由凝胶状纤维软骨构成的中心核(髓核)和外周 15~25 层平行排列的同心纤维环所构成。椎体的终板由透明软骨构成,厚度约 1mm,分隔椎体骨质与椎间盘,上下终板将髓核夹在其中,呈三明治状。

椎间盘随年龄增长而发生退行性变。出生时,髓核 80% 的成分为水,随着年龄的增长,椎间盘水分和弹性逐渐丧失。椎间盘退变很常见,在人群中甚至被认为是"正常表现"。有约 20% 的青少年出现轻度椎间盘退变,而到 70 岁时,近 60% 的椎间盘出现严重的退行性改变。退变的椎间盘与含水丰富的正常椎间盘不同,无法承担相应的负荷。在相同负荷下,不能保持原有高度,结果,更多的负荷由椎体和椎体间小关节承受。这就促使软骨质增生。一旦增生出现在椎管或椎间孔,则会出现神经压迫症状。随着椎间盘变薄,黄韧带紧张度减低,引起韧带结构变化、增厚,并突入椎管。椎间盘退变见于脊柱任何平面,但由于颈椎和腰椎活动度大,这些区域更容易发生。

颈椎

▶ 概述

颈椎间盘退行性变病程长,可引起慢性椎间盘突出、椎间关节增生和骨赘形成。慢性退行性变最初表现为颈部疼痛。随着骨赘增大和韧带肥厚,出现神经症状。压迫神经根时可表现为神经根性疼痛;压迫脊髓时可出现脊髓症状。此外,纤维环撕裂和椎间盘髓核脱出可导致急性的椎间盘退变。在急性椎间盘中央型突出中,脊髓受压,从而引起严重的神经功能损伤。根据突出发生的平面和严重程度不同,可造成四肢瘫痪或截瘫可能。大多数情况下，破裂的椎间盘压迫神经根，造成神经病。典型表现为前臂放射性疼痛，感觉减退和受累神经根支配区肌无力等。

▶ 临床表现

A. 症状和体征

患者通常有急性发作或进行性加重的颈部疼痛史，同时出现颈部生理弯曲消失（正常情况曲度向后），可能与颈部肌肉的挛缩和慢性退变所致的变形有关。骨质增生和椎间盘压迫单一神经根时，常引起病侧的肩胛骨内侧痛，通常比颈痛持续时间长，为受累的脊神经支配区域的锐性烧灼痛，并向上肢放射，患者头部向患侧倾斜时神经孔受挤，疼痛加重。实际上，患者习惯性将头偏向对侧以缓解疼痛。颈部过伸（伴或不伴有头部受压）可加重疼痛。临床上，让患者头部偏向病侧引发疼痛的检查方法称为 Spurling 法。感觉障碍（感觉异常、麻木、感觉减退和感觉过敏）通常发生于肢体远端，手指较手臂重。深反射减弱和消失是神经根病的早期表现之一，由椎间盘突出和骨质增生所引起。神经根病引起的肌力减退通常发生在单根脊神经支配区（但肌群通常并非由单一神经支配），即这些肌肉属同神经肌群。因此，神经根病引起的肌力减退通常是部分性或不完全性的，因为几乎所有的肌肉并非仅受单根神经支配。严重的肌力减退、肌肉萎缩和肌束震颤在神经根病中少见，多见于病程较长的患者，这些症状的出现还应考虑周围神经病变的可能。

C5 神经根病（主要为 C4~5 水平病变）包括向肩部疼痛并延伸到上臂中部（C5 纤维形成的肌皮神经支配）的感觉减退，可表现为曲臂耸肩无力，肱二头肌腱反射减退。C6 神经根病（C5~6 椎间盘突出）可表现为颈部疼痛并向上肢侧面放射，以及手背尤其是拇指的感觉减退。患者可出现肱二头肌腱反射和肱桡肌腱反射减退。C7 神经根受压（C6~7 病变）时，主要表现为颈部疼痛向肩胛背侧、三头肌和上肢的背外侧面放射，伴有包括中指在内的感觉减退和迟发性肱三头肌肌力下降和肱三头肌腱反射减退，这可能与上肢由于重力影响而长时间处于伸展位有关。

在严重的颈椎间盘退行性变的病例中，可出现反射亢进，肌束阵挛导致的步态不稳和上下肢的感觉障碍等。颈椎管狭窄患者通常出现精细动作困难，如扣纽扣等。

B. 诊断方法

X 线平片有助于判断颈椎退行性变的程度。颈椎畸形时，X 线平片可用作评价颈椎的序列。过伸位和过屈位平片对脊柱稳定性差，尤其是有体位性症状的患者非常重要。除此之外，CT 扫描可显示骨解剖细节，常用于术前评估，尤其适用于畸形较重的患者。CT 解剖分辨率高，特别是怀疑骨刺压迫脊髓时。CT 扫描的主要缺点是对病变软组织结构分辨差，普通 CT 扫描难以检出椎间盘压迫的情况。CT 脊髓造影解决了上述问题，但其不足之处在于造影是一项侵袭性的检查，颈椎穿刺注入造影剂，有损伤神经的危险。自从 MRI 问世以来，CT 脊髓造影仅用于有颈椎手术史，MRI 检查有明显伪影的患者。

MRI 作为非侵袭性的检查手段，已成为最常用的疑似颈椎病的检查方法，可清楚显示椎间盘突出和神经根受压情况。此外，MRI 也可应用于急性或慢性脊髓损伤所引发脊髓疾病的诊断。MRI 应与患者临床表现紧密联系，排除可能存在的假阳性结果。在 MRI 所显示的颈椎间盘退变患者中，在 40 岁以下有 25%，40 岁以上约 60% 的患者常无临床表现。

电生理检查特别是肌电图检查，适用于神经根病的诊断。单一的神经传导检查在神经根病诊断中意义不大，即使在神经根严重受压情况下，神经传导检查可表现正常。肌电图很敏感。神经根病时，典型的肌电图表现为静息状态下单根神经根支配的肌纤维震颤和椎旁肌肉去神经支配的生物电活动。但是只有在神经根病发生 3~4 周后，肌电图才能显示肌纤维震颤。如果检查太早，则可能造成假阴性结果。在出现神经根症状的脊神经压迫患者中，有 50% 以上患者无肌力减低、肢体麻木和反射减退征象。

▶ 鉴别诊断

有恶性肿瘤病史、无原因的体重减轻、卧床休息后疼痛不缓解或年龄超过 50 岁患有癌症者的颈部疼痛，需高度怀疑转移瘤侵及颈椎的可能性。同理，当患者有发热、免疫抑制和近期感染病史，需与感染性疾病如椎间盘炎、骨髓炎或骨脓肿相鉴别。周围神经损伤症状如腕管综合征或尺神经卡压等，可能会被误诊为颈神经根病。通常情况下，严重的肌无力和肌萎缩可能为周围神经病；而早期出现肱二、三头肌腱反射减退时，应考虑神经根病。其他类似椎间盘退行性变表现的疾病还有心肌梗死、原发性臂丛神经炎（Parsonage-Turner 综合征）或炎症性疾病（如强直性脊柱炎或结节病）。除此之外，还需排除影响肩部的其他病变，如肩周炎和肩袖撕裂等。

▶ 治疗与预后

大多数引起颈部疼痛的疾病，如退行性关节炎、肌肉痉挛和轻微外伤，均为自限性疾病，无需手术治疗。急性颈部疼痛可通过适当锻炼，活动或湿热治疗，或使用颈托有助于肌肉放松。在这种情况下也可使用抗炎药物。对于顽固性颈部疼痛者，可行间断牵引和理疗。有近 80%~90% 的患者经内科治疗效果显著，虽然可能遗留轻微症状，但最终患者可学会自己处理。

手术治疗颈部疼痛效果欠佳。在一些神经根病患者中，影像学明确显示压迫神经根的突出椎间盘已被完全切除,但手术治疗仅缓解了上肢疼痛,而对于颈部疼痛则无法缓解。对于药物治疗无效,且伴有脊髓压迫症和神经根症状的椎间盘退行性变的患者,应行手术治疗。手术目的在于解除神经根和脊髓的压迫,椎体可融合或不融合。手术可采用颈椎前入路和颈椎后入路,具体方法根据不同情况选择,如患者年龄、受累节段的数目、持续受压的部位在前部还是后部,是否并发颈椎畸形等。采用前入路和后入路均可解除神经根和(或)脊髓压迫。对于广泛退变的复杂病例,尤其是合并严重畸形者,可采取前后联合入路进行手术。

对于椎间盘突出和骨赘患者,可行椎间盘切除术(颈椎前入路椎间盘切除术)或切除部分椎体(椎体切除术)。颈椎后入路椎扳切除术适用于椎管狭窄和多个节段的减压治疗。由于术后脊柱后部张力消失,可能造成脊柱畸形(进行性脊柱后突),某些脊椎后路手术的患者需行融合手术。是否行融合术需根据个体情况确定。脊柱后路锁孔椎间孔切开术,适用于轻度椎间盘外侧型突出患者(不适用于中央型椎间盘突出患者),或采用非创伤性管式牵引治疗。

有近 80% 颈段神经根病患者的症状,经手术治疗后好转。然而,仅 70% 的神经根病患者在减压术后神经症状得以缓解。

胸椎间盘病

胸椎间盘突出症少见,仅占全部椎间盘突出的 0.25%~0.75%。好发于中胸段以下,通常因早期无症状,或缺乏相应体征而未诊断。如果是外伤造成的椎间盘突出,并使脊髓严重受压,则可造成瘫痪。倘若为退行性变造成脊髓慢性受压时,可伴随多种临床表现。

患者通常表现为躯体中轴部疼痛、神经根病和脊髓症状或三种症状同时出现。躯体中轴部疼痛表现为钝痛、酸痛、烧灼样或痉挛性疼痛。在负重、运动或 Valsalva 动作时疼痛加重。神经根症状通常出现在相应的神经分部区。脊髓症状通常表现为下肢轻瘫,但更多表现为下肢无力、沉重、僵硬或麻木。直肠和膀胱症状常见。

手术目的在于缓解疼痛,或阻止进行性的神经损伤。对于脊柱前方病变,如椎间盘突出,可采用椎板切除术,包括胸廓切开术、肋骨横突切除术、外侧腔外入路和经椎弓根入路。在胸椎间盘突出的病例中,严格的背侧正中入路(椎扳切除术)椎间盘暴露不佳,极易损伤脊髓。

腰椎

▶ 概述

要理解腰椎间盘突出症的临床综合征,就要了解腰骶部解剖特点。突出的椎间盘可引起腱反射消失(膝腱反射、踝反射)、感觉运动功能丧失和神经根支配区疼痛。中央型椎间盘突出可造成损伤平面以下的截瘫及膀胱功能障碍。典型的椎间盘突出症主要影响相邻的下位神经根,而同层面的神经根不受累。侧方椎间盘突出少见,但可影响出椎间孔的神经根。

随着年龄的增长,椎间盘发生退行性改变。尸检发现,从 20 岁起,椎间盘就开始发生退行性变。在 60 岁时,几乎所有人均有不同程度的退行性改变。椎间盘周围骨赘形成可造成椎管或椎间孔狭窄。

有 95% 的腰椎椎间盘突出症发生于 L5~S1 和 L4~5 水平,仅 4% 出现在 L3~4 水平或上腰部水平。

▶ 临床表现

A. 症状和体征

在腰椎间盘突出症患者,其症状和体征表现多样。通常表现为放射性腿疼伴轻微的腰痛。在运动和 Valsalva 动作(咳嗽、喷嚏)时加重,休息后减轻。疼痛通常为受损平面以下的持续的烧灼痛、酸痛和间断的剧烈刺痛。

通过直腿抬高试验和加强实验可支持腰椎间盘突出的诊断。直腿抬高试验灵敏性为 80%,特异性为 40%;加强实验敏感性为 25%,特异性为 90%。需要注意的是,上腰段椎间盘突出和外侧突出的患者可能无相应的体征。体检时椎旁肌群可出现压痛和痉挛。

运动检查有助于判断病变位置。L4 神经根(L3~4 突出)受累引起伸膝无力(股四头肌),膝腱反射减弱或消失;L5 神经根(L4~5 突出)受累可引起拇长伸肌肌力减低并背屈不能;S1 神经根(L5~S1 突出)受累时腓肠肌肌力减低,跖屈不能,踝反射减弱或消失。

感觉检查因主观和客观因素的干扰,使检查结果受影响,对疾病的判断帮助不大。L4 神经根受压时,大腿前部至脚踝内侧感觉异常;L5 神经根受累可表现为足背部和第一蹼间隙感觉异常;S1 神经根受压可表现为足底和足外侧感觉异常。

严重的中央型椎间盘突出症可出现马尾综合征,表现为马鞍区感觉麻木、膀胱、直肠功能障碍和腿部无力。

B. 影像学检查

如果患者的临床症状仅限于疼痛,而且尚无其他危险因素时,可延迟 4 周再行影像学检查,因为随时间推移疼痛加剧并不多见。症状持续存在是进行影像学检查的指征。X 线平片在诊断椎间盘突出上的作用有限。但平片可用于外伤、感染和肿瘤性病变的检查。脊髓造影可显示硬膜外充盈缺损,尤其是脊髓造影后的 CT 扫描。当无法行 MRI 检查时,CT 脊髓造影对椎间盘突出的诊断有重要价值。

MRI 可认为是椎间盘突出诊断的金标准。MRI 无电离辐射和侵袭性。MRI 可清晰显示椎间隙、周围软组织和硬脊膜囊。有助于区分肿瘤、囊肿和术后瘢痕，明确引起患者症状的原因。由于 MRI 可能出现假阳性结果，因此明确影像学表现和患者临床症状之间的相关性很重要。例如，在对健康人群进行腰骶部 MRI 扫描时，发现在 40 岁以下有 20%，40 岁以上有 50% 的人出现影像学异常。

C. 特殊检查

肌电图可用来诊断神经根病，但作用相当有限。肌电图可以记录神经根病时静息状态下单一神经支配肌肉的肌纤维震颤，以及椎旁肌去神经支配时的生物电活动。但肌纤维震颤至少要在神经根病发作 3~4 周时，肌动电流描记器才能检测到异常。因此，神经传导检查在神经根病的诊断中价值不大。

▶ 鉴别诊断

因为背痛和神经根症状的病因很多，故充分了解患者的病史和物理学检查很重要。有外伤史，可诊断骨折，尤其是骨质疏松和使用类固醇激素的患者。前列腺、乳腺、肾、甲状腺和肺部肿瘤常可转移至脊柱。转移瘤引起的疼痛通常为夜间痛，仰卧和休息时不缓解。此外，还需要和炎性疾病、感染和骨质结构异常(脊椎滑脱)、周围神经疾病、脊柱退行性变、周围血管闭塞性疾病和周围神经病相鉴别。

▶ 治疗

A. 保守治疗

椎间盘疾病导致的神经根型疼痛可随时间推移而缓解。因此，在患者出现神经根性疼痛但无神经功能障碍时，主张保守治疗，即限制体力活动，包括卧床休息和此后循序渐进的锻炼计划。对于患者而言，调整活动姿势也很重要(如限制提重物、转体或弯腰)。急性期过后可进行理疗，锻炼腹部和背部肌肉力量。

药物主要使用非甾体抗炎药(NSAIDs)。急性期口服激素(如甲基强的松龙)可缓解神经性疼痛。硬膜外注射类固醇激素和麻醉药也有利于缓解疼痛。

B. 外科治疗

患者出现急性神经功能损害，是进行急诊手术的指征之一。患者保守治疗无效和疼痛难以耐受时，均需手术治疗。

显微椎间盘切除术是手术介入治疗椎间盘突出的首选方法。显微椎间盘切除术通过椎板切开到达椎间隙。切除和移除椎间盘碎片时要保护神经根和脊膜囊。如果是同一水平椎间盘突出复发，或腰痛伴有关节失稳，则应考虑行椎骨融合术。此外，可注射木瓜凝乳蛋白酶进行化学髓核溶解术。

▶ 预后

总而言之，仅有神经根性疼痛而无神经功能损害的患者预后良好，症状会逐渐改善。

Kanpolat Y: The surgical treatment of chronic pain: destructive therapies in the spinal cord. Neurosurg Clin N Am 2004;15:307.

Wallace BA, Ashkan K, Benabid AL: Deep brain stimulation for the treatment of chronic, intractable pain. Neurosurg Clin N Am 2004;15:343.

脑脊液分流治疗脑积水

概述、流行病学和病理生理学

脑积水在成人和儿童患者中都是常见疾病。大多数情况下，脑积水的治疗是将导管长期植入体内，将脑脊液转移到可以吸收的体腔，如胸腔或腹腔。带有脑脊液分流管的成人和儿童可行其他原因所需的手术。分流管的存在可能会使许多腹腔内手术过程复杂化。例如，儿童腹腔内分流管的远端可能会引起阑尾炎。对此需采取什么样的措施来解决脑积水分流管的潜在感染？此外，脑脊液分流失败很常见，在初次分流手术后的 1 年内，失败率可高达 30%~35%。有约 1% 的分流失败是致命的。脑积水分流术后带分流管患者的护理者应熟悉分流失败的诊断和治疗。

在儿童中，脑积水最常见于早产儿、脑室出血、脑膜炎、脊髓脊膜膨出或其他先天颅脑畸形的患者以及脑肿瘤患者。在成人，蛛网膜下腔出血、脑肿瘤和脑外伤可引起脑积水。在老年人中"正常颅压"性脑积水是发生可治疗性痴呆的潜在原因。脑脊液分流术也用于治疗原发性颅内高压(也称为假性脑肿瘤)。

儿童中脑积水发生率约为 1‰~2‰。随着成人肥胖发生率的增高，成人原发性颅内高压的发生率及其相应分流术的应用也在随之上升。

在病理生理上，脑积水是脑脊液循环障碍的结果。成人 80% 的脑脊液由脑室系统的脉络丛产生，依赖离子泵的激活每小时可产生 20ml 脑脊液。其余部分由大脑和蛛网膜的一般代谢过程产生。重要的是脑脊液的产生不依赖于颅内压，其生理值的范围较大。因此，神经系统内脑脊液容量增加引起的颅压升高，不会反馈式减少脑脊液的产生。一旦产生，脑脊液会以震荡的方式离开脑室系统，进入大脑周围的蛛网膜下腔。在蛛网膜下腔，在压力依赖机制下被动吸收，进入硬脑膜的静脉窦和淋巴系统。大部分脑积水是由于脑脊液出口障碍引起。传统上，脑积水分为因脑室系统的脑脊液流出道梗阻所造成的梗阻性脑积水，以及脑室系统外硬脑膜静脉和(或)淋巴系统重吸收障碍而引起的交通性脑积水。通过影像学检查可判断梗阻的部位，也可能需要侵袭性的检查。对于非神经外科医生，判断腰穿的安全性是非常重要的。如果是梗阻性脑积水，腰穿可能是不安全的，因为腰穿后颅内和椎管内有潜在的压力差。在影像学上，如果四个脑室全部扩大，而并非只有第一、第二和第三脑室的扩大,即认为是交通性脑积水。然而,第四脑室通向蛛网膜下腔的出口梗阻可形成与交通性脑积水相同的 CT 或 MRI 表现,尽管其在生理上属于梗阻性脑积水。如果情况不明,咨询神经外科医生或神经科医生将会有帮助。

临床表现及评估

脑脊液产生和重吸收之间的相对差异,以及脑组织的顺应性决定患者临床症状和体征的类型及严重程度。脑脊液产生较缓慢或脑组织顺应性好,例如发病年龄过大或过小,其病程较脑组织顺应性小的、脑脊液生成快的延长。无论是首发还是术后失败,脑积水的症状可分为三大类:①急性颅内压迅速升高,见于脑脊液快速积聚或大脑顺应性差;②脑脊液缓慢积聚引起的神经系统畸形;③治疗后的并发症状,包括脑脊液分流术后感染。

急性快速进行性脑积水表现为头痛、恶心和呕吐,随着病情的进展,意识情况将恶化。脑积水和(或)手术失败后的头痛,在晨起或 Valsalva 动作后加重。患者可出现嗜睡或一般刺激难以唤醒。部分患者可出现上视障碍或 Parinaud 综合征,增高的颅内压可使外展神经麻痹。囟门未闭的幼儿,可能出现囟门紧张或凸起。缓慢进展的脑积水可表现为轻微的认知障碍。在中老年人,正常压力性脑积水可表现为痴呆、步态不稳和大小便失禁三联征。其他症状包括视盘水肿、幼儿头围增大。脑积水患者分流术后出现颈项强直、发热和分流装置周围红肿时,应考虑脑脊液分流装置感染。如果分流装置损坏或故障,脑脊液会在其周围聚集。如果分流管远端未放入可吸收脑脊液的体腔内,可形成腹腔内大量液体聚集(假性囊肿)而出现腹痛等症。有些脑脊液分流装置具备储液囊,可以手动按压,观察患者反应。但是这些测试的效果不可靠,最好留给神经外科医生解决。

对于出现上述临床表现,尤其是曾有脑积水分流史的患者,应及时行头部 CT 或 MRI 检查。在分流手术中可能失败的患者,关键是与原始图像对比。分流装置正常的患者,脑室可能小于正常人,影像学报告中的"脑室大小正常"和"无分流失败证据"与最终诊断相关性差。进一步检查是必要的,包括分流装置的 X 线平片和引流脑脊液体腔的成像,如利用腹部超声检查分流装置远端体腔引流情况。其他侵袭性诊断研究可能也是必要的,但需有神经外科医师指导,包括和血管走行相似的头皮下脑脊液分流装置走行的触诊。脑脊液分流术后前 2 年失败率高,随后失败率下降。在儿童中,年龄小是分流术重复失败的危险因素。同样,大多数感染发生在分流术后 1 年。尽管有了这些流行病学资料,但尚不能准确地预测临床疗效,只能通过影像学及专家会诊获得初步结论。

处理

进展性脑积水必须及时处理,尽量减少神经功能恶化。如前所述,脑脊液病理性积聚的速率不同,其临床表现也不同。然而,由于脑积水存在急性恶化和致命性的可能,初步决定快速干预是必要的,当所有资料完整后再进行修正。

对于部分蛛网膜下腔出血后出现的特发性颅内高压(假性脑肿瘤)脑积水患者,适合行内科治疗。这对于新生儿脑室出血后的脑积水初期干预,也同样适用。可应用利尿剂乙酰唑胺和速尿。通过抑制碳酸酐酶,减少脑脊液的产生,虽然不同机制脑脊液减少的幅度略有不同,但联合使用时会产生累加效应。然而在新生儿使用利尿剂治疗的随机对照试验表明,利尿剂的使用并未减少此后分流装置的应用。如果应用利尿剂,需密切监测患者电解质平衡及乙酰唑胺毒性(急性胃炎、感觉异常和嗜睡)。应当指出,除特发性颅高压外,长期使用利尿剂治疗脑积水很少成功,在大多数情况下,需手术治疗,无需尝试使用利尿剂治疗。

脑室内应用纤维蛋白溶解剂(如链激酶)治疗新生儿出血后脑积水的研究已开展。然而随机试验的系统评价显示,其并不降低分流术的需要和减少死亡的发生。此外,这种疗法有继发脑室出血的可能性。

暂时的引流方法包括连续腰穿、脑室穿刺、脑室切开放置外引流管或与脑室系统相连的定期吸引器。实践表明,这些技术用来解决脑积水,也可用于新生儿脑室内出血或蛛网膜下腔出血。此外,在患者尚未明确将采用何种治疗方法时,可先采用暂时引流术。

一些类型的脑积水,神经内镜第三脑室切开术可替代脑脊液分流术。内镜手术中,在第三脑室底部开窗,将其与蛛网膜下腔打通。神经内镜第三脑室切开术目前适用于梗阻性脑积水的初期治疗,在所选择的患者中治愈率可达 80%,避免了植入分流装置。神经内镜第三脑室切开术后,如开口处堵塞,可引起脑积水复发。这种手术失败绝大多数发生在术后 1 年,5 年后失败是极其罕见的。

对于进展性脑积水患者,当保守治疗或神经内镜第三脑室切开术不宜或失败时,是行脑脊液分流术的指征。这种方法通过植入机械分流装置,将脑室内过量的脑脊液转移到其他体腔。脑脊液分流装置有脑室导管,单向调节阀,一端在脑室,一端在体腔。有些分流装置还有贮液囊,可以通过皮肤外按压达到诊断目的,或可在阀门或远端管阻塞时临时处理。大多数情况下,分流装置的近端管置入一侧侧脑室,可以采用额部入路进入前角,或通过顶部入路进入侧脑室三角区。分流装置也被用于治疗其他疾病,如颅内囊肿和慢性硬膜下血肿／水瘤。在这些病例中，病变位置决定近端管的植入位置。分流阀可调节引流量。根据整个系统的压力差，增加流体压力可使更多的脑脊液通过阀门。不同种类的分流装置适用的压力范围不同（如低压：4~7cmH$_2$O；中压：8~12cmH$_2$O；高压：13~15cmH$_2$O），一些阀门可通过体外的磁铁进行调节。这种分流阀（可调节的）可在无意间被其他磁性物质所调节。可调节分流阀已全部批准在美国出售，可与1.5T的MRI相容。在MRI检查后，应检查分流阀，必要时应重新设置。在生理的颅压范围内，替代系统可通过分流阀产生恒定流量。分流阀包含的装置可避免患者站立时，较长的远端管产生虹吸作用所导致的过度引流。整个系统的远端导管终止于可以充分吸收液体的体腔。脑室-腹腔分流是最常见的分流方式，分流管终止于腹腔，脑脊液由腹膜吸收。其他分流方式有脑室-胸腔分流和脑室-心房分流。当患者存在广泛瘢痕形成或粘连、近期的腹腔感染、腹膜炎和病态肥胖症时，不能行脑室-腹腔分流时可采用这两种分流方式。其他少见的脑室分流方式为胆囊和输尿管／膀胱。幸运的是，分流术后除分流管移位导致的分流不充分外，其他急性并发症罕见。脑出血或腹腔脏器穿孔则更为罕见。

术中尚未遇到的并发症，仍可发生于术后早期，如腹股沟疝和（或）鞘膜积液、腹水、假性囊肿形成、败血症、肺血栓形成、脑室心房分流术后的心包填塞、皮下脑脊液聚集或瘘、出血、分流梗阻／闭塞和感染［分流管和（或）切口］。

脑脊液分流失败

虽然脑脊液分流术并不是一个复杂的手术，但分流后的长期处理比较麻烦。大量临床研究表明，成人和儿童分流手术失败多可归因于分流管堵塞、分流管断裂、感染、过度引流和脑室系统的分区（由于非交通性脑积水，在引流部分脑室脑脊液后，其他脑室扩大）。有约1/3的儿童在分流术后1年内，需再次手术。这些儿童的分流感染率可高达10%~12%。成人患者情况好些，但仍有20%的患者在分流术后1年内，由于分流失败需再次手术。分析"分流成功率"曲线发现，术后1年或2年以后失败率明显下降，但只要分流装置存在，就或多或少存有失败的危险性。

评估患者脑脊液分流失败的可能性时，上述流行病学资料可提供诊断概率的基准。分流失败的其他危险因素包括，年龄小和最近的分流手术史。病史和体格检查，以及将影像学资料与此作对比，可以得出合理准确的诊断。然而有些假象在诊断时需注意。首先，不是所有的脑脊液分流失败患者都出现脑室系统的显著扩大。有些患者，特别是脑积水分流术史较长的患者，可出现"小脑室"综合征。小脑室在分流成功的患者中相对常见。"小脑室"综合征的临床表现为偶发的严重头疼，主要是由于小脑室系统内的分流管间歇性闭塞，脑脊液压力增大，而脑室不能相应扩张，其变化太小而在常规影像学不能显示。常需通过单独放置颅内压监测仪直接测量颅内压来作出诊断。

第二个值得特别注意的是患有脊髓脊膜膨出的儿童和成人。由于需要频繁的泌尿外科和整形外科方面的护理，这类患者可经常遇到。有70%的这种脊柱裂患者需治疗脑积水，大部分需接受脑脊液分流术。脊髓脊膜膨出常伴随脑干和枕骨大孔畸形。与其他情况相比，这种畸形可使脑脊液分流失败，产生更为广泛的一系列临床症状。由于脑脊液分流的失败，颅内脑脊液向下对脑干产生压力，引起低位脑神经麻痹，包括吞咽和呼吸障碍。这些人群中分流失败导致的死亡率更高，更危险的是发生枕骨大孔疝。另外分流失败可以诱发或加重患者已有的脊髓空洞，产生相应的脊髓功能障碍。

在脑室-腹腔分流患者中，分流管的感染可发生在脑室-腹腔分流时的腹腔内操作。在脑室-心房分流患者中，可继发于反复发生的菌血症。这类感染可发生于任何时候，而不是最近一次术后或确切的某一年。在临床上，感染的表现可能缺乏分流管周围发热红肿等明显的炎症反应。相反，表现可能更隐匿，脑脊液不能被吸收而形成假性囊肿。对于大量腹腔积液的脑室-腹腔分流术后患者，尽管无菌性积液并不少见，但应警惕分流管感染。

在脑室-腹腔分流术后，患者腹部手术时由于腹腔内的分流管，术中和术后将更难处理。虽然没有确切的指导，根据文献和作者的经验，在清洁和将污物清洁后的病例中感染的风险低。如果肠切开或膀胱切开，腹腔内发现分流管后，将分流管重新置于腹腔远隔部位和（或）术中应用纱网海绵保护。术前常规应用抗生素以防止分流管感染或失败，无需外置分流管。当腹腔分流管出现明显感染时，外置分流管应谨慎。腹腔镜操作已被证实可短暂升高颅内压，但是尚无文献指出其可产生明确的并发症，推测可能是颅内高压发生短暂的缘故。相反，便秘和肠梗阻可增加腹压，从而可引起暂时性分流障碍，这一点已被证实。

必要时取出分流管，应触诊分流管近端直至进入腹腔处，然后无菌准备。如果患者是清醒的，应采用局部麻醉。如分流管已在体内多年，可能与周围组织粘连，则最好麻醉后在手术室取出。对于近期植入的分流管，这种问题发生较少，如果患者配合可在床旁进行操作。沿分流管走行切开，避免损伤分流管。引流管周围常被瘢痕组织包裹，可形成厚鞘，应剥离后暴露分流管。当需要采集腹腔积液标本时，分流管应小心取出，切开，并从远端吸出。对于巨大假性囊肿，可引流

1L 或更多的液体。然后取出分流管远端并丢弃。如保留分流管,应观察脑脊液引流情况,并连接到无菌密闭的引流系统。着手取出分流管前应咨询神经外科医生。患者引流出等渗的脑脊液,如不适当的补充液体和电解质,可造成低钠血症,尤其在儿童中。

术后护理

脑室 - 腹腔或脑室 - 胸腔引流术后的患者,手术野外进行外科手术或牙科手术时不需预防性应用抗生素。当分流管在手术野中,或准备重置分流管时预防性应用抗生素是有益的。对于脑室 - 心房分流术患者,在有可能导致菌血症操作前,如牙科手术,是否预防性应用抗生素仍存在争论。牙医实践指南建议预防性应用抗生素。美国心脏学会对于心内膜炎预防指南建议,成人术前 30~60 分钟给予 2mg 羟氨苄青霉素,儿童 50mg/kg;青霉素过敏者成人可给予 600mg/kg 氯林可霉素,儿童 20mg/kg。

据报道,有分流手术史的儿童可对分流管产生非依赖性。在这种情况下,此前依赖分流管的儿童可对其不再有依赖性。在临床上,这种情况常出现于分流管已取出数年或数十年,或分流管已发现不连续但患者并无临床症状。许多报道称,有约 3% 的脑积水儿童在以后的生活中并不依赖分流管。然而,对于 X 线发现的引流管断裂,但并无脑室扩大及其他分流失败临床表现的患者,临床经验表明,虽然引流管已断裂,但脑脊液可通过引流管周围形成的瘢痕组织鞘引流。这种瘢痕通道甚至可在分流管断裂,或断裂的分流管移除数年后才关闭。所以,分流的非依赖性应谨慎判定,除非通过侵袭性测试验证。偶然发现的分流管断裂,应由神经外科医生作评估。

已行脑积水分流术的孕妇,将会高度关注孕期头痛的处理、脑脊液循环机制以及脑积水对妊娠的潜在影响。在孕期特别是妊娠后三个月,腹内压增加,引起脑室 - 腹腔分流术后患者脑脊液分流量的相对减少。在一系列脑积水孕妇中,头痛最常见,尤其是在孕晚期,这可预示分流失败。由于孕期需避免辐射,从而使评估变得复杂。在这种情况下,MRI 也许是有益的选择。在缺乏分流失败的影像学或临床表现的情况下,实践证明动态观察头痛是安全可行的,但治疗方案必须个体化,而且其他诊断,尤其是子痫惊厥和先兆子痫必须予以考虑。很少有证据表明脑脊液分流是阴道分娩的禁忌证。对于怀疑有颅内压增高的患者,避免滞产是否有益仍存在争论,但是尚无对照试验可以提供明确的答案。脑积水和脑脊液分流术并不影响妊娠结局。但回顾分析脑积水所并发的其他疾病,如癫痫和脊髓脊膜膨出,对于新生儿缺陷有显著的潜在影响,应强调产前保健的重要性。

Bradley NK et al: Maternal shunt dependency: implications for obstetric care, neurosurgical management, and pregnancy outcomes and a review of selected literature. Neurosurgery 1998; 43:448.

Clinical Affairs Committee: Guideline on antibiotic prophylaxis for dental patients at risk for infection. 1990 (rev. 2008). American Academy Council on Clinical Affairs. Available at: http://www.aapd.org/media/policies_guidelines/ g_antibioticprophylaxis.pdf. Accessed February 20, 2009.

Curry WT Jr, Butler WE, Barker FG 2nd: Rapidly rising incidence of cerebrospinal fluid shunting procedures for idiopathic intracranial hypertension in the United States, 1988–2002. Neurosurgery 2005;57:97.

Ein SH, Miller S, Rutka JT: Appendicitis in the child with a ventriculo-peritoneal shunt: a 30-year review. J Pediatr Surg 2006;41:1255.

Farin A et al: Endoscopic third ventriculostomy. J Clin Neurosci 2006;13:763.

Garton HJ, Piatt JH Jr: Hydrocephalus. Pediatr Clin North Am 2004;51:305.

Garton HJ, Kestle JR, Drake JM: Predicting shunt failure on the basis of clinical symptoms and signs in children. J Neurosurg 2001;94:202.

Iannelli A, Rea G, Di Rocco C: CSF shunt removal in children with hydrocephalus. Acta Neurochir (Wien) 2005;1475:503.

Jackman SV et al: Laparoscopic surgery in patients with ventriculoperitoneal shunts: safety and monitoring. J Urol 2000; 164:1352.

Johnston M et al: Evidence of connections between cerebrospinal fluid and nasal lymphatic vessels in humans, non-human primates and other mammalian species. Cerebrospinal Fluid Res 2004;1:2.

Li G, Dutta S: Perioperative management of ventriculoperitoneal shunts during abdominal surgery. Surg Neurolog 2008;70:492.

Patwardhan RV, Nanda A: Implanted ventricular shunts in the United States: the billion-dollar-a-year cost of hydrocephalus treatment. Neurosurgery 2005;56:139.

Powers CJ, George T, Fuchs HE: Constipation as a reversible cause of ventriculoperitoneal shunt failure. Report of two cases. J Neurosurg 2006;105(3 suppl):227.

Tuli S, Drake J, Lamberti-Pasculli M: Long-term outcome of hydrocephalus management in myelomeningoceles. Childs Nerv Syst 2003;19:286.

Tuli S et al: Risk factors for repeated cerebrospinal shunt failures in pediatric patients with hydrocephalus. J Neurosurg 2000; 92:31.

Whitelaw A, Kennedy CR, Brion LP: Diuretic therapy for newborn infants with posthemorrhagic ventricular dilatation. Cochrane Database Syst Rev 2001;2:CD002270.

Whitelaw A, Odd DE: Intraventricular streptokinase after intraventricular hemorrhage in newborn infants. Cochrane Database Syst Rev 2007;4:CD000498.

Wilson W et al: Prevention of infective endocarditis: guidelines from the American Heart Association: a guideline from the American Heart Association Rheumatic Fever, Endocarditis, and Kawasaki Disease Committee, Council on Cardiovascular Disease in the Young, and the Council on Clinical Cardiology, Council on Cardiovascular Surgery and Anesthesia, and the Quality of Care and Outcomes Research Interdisciplinary Working Group. Circulation 2007;116:1736.

Wu Y et al: Ventriculoperitoneal shunt complications in California: 1990 to 2000. Neurosurgery 2007;61:557.

中枢神经系统感染

脑脓肿

脑脓肿在美国发病率低,每年约有 2000 例患者。而在发展中国家,脑脓肿发病率极高,通常男性发病率略高于女性。脑脓肿常继发于中耳炎、远隔部位感染经血运转移或其他隐源性感染所致。最常见的致病菌是链球菌、肺炎克雷伯菌和金黄色葡萄球菌，厌氧菌也常见。而在免疫功能不全患者中，弓形虫、李斯特氏菌、诺卡氏菌及真菌等均可引起脑脓肿。

脑脓肿患者通常表现为非特异性症状。当颅内压增高时，表现为头痛、恶心、呕吐和意识改变。如果出现不对称性的头痛、癫痫发作和多发神经损害症状，可能是大的脑脓肿形成。发热和颈项强直也是脑脓肿的常见症状。新生儿患者则出现头颅增大、脑膜刺激征、易激惹和发育不良。

脑脓肿的感染来源包括耳源性、鼻源性和齿源性感染。这些感染可能通过直接扩散造成额叶和颞叶的脑脓肿。肺部疾病、心脏疾病、腹腔、盆腔感染由血行播散入颅，通常这类脑脓肿分布于大脑中动脉供血区，可引起灰白质交界区的微栓塞性脑梗死。这些脑脓肿的危险因素包括肺部感染或先天性青紫型心脏病。在这种情况下，肺组织的过滤能力下降，而且相对的缺氧有利于脑脓肿形成。颅脑损伤（钝伤、穿通伤）或手术，可形成感染灶，继而发生脑脓肿。另外寄生虫感染，如猪囊虫病，近来也见于国外旅行者。

脑脓肿的鉴别诊断包括：硬膜下积脓、脓毒性栓子、静脉窦血栓、霉菌性动脉瘤、脑膜炎、局灶性坏死性脑炎（HSV）和肿瘤，所有这些疾病均可引起头痛和精神症状。实验室检查包括白细胞计数、血培养、血沉和C-反应蛋白等，但检查结果正常并不能排除诊断。影像学检查如增强CT或MRI对脑脓肿的诊断至关重要。典型地，CT或MRI增强扫描表现为病灶显著的环形强化。尽管MRI可以清楚地显示病变与其周组织的细微解剖结构，但对新入院患者，首选CT检查。脑脓肿的MRI检查应包括弥散加权成像，其可鉴别脑脓肿环形强化（DWI为高信号）与某些脑肿瘤环形强化（DWI为低信号）。

对于脑脓肿患者，不建议腰椎穿刺。因为脑脊液变化对诊断意义不大，脑脊液细菌培养阳性患者不足25%；且腰椎穿刺有可能加重患者病情，尤其对于脓肿较大的患者，腰椎穿刺有诱发脑疝的可能。当考虑寄生虫感染时，应取少量脑脊液化验。明确诊断必须通过外科手术行脓肿活检。

脑脓肿的治疗包括药物治疗和手术治疗。治疗的主要目的是处理原发感染灶，如脓胸引流或先天性心脏病修补术。早期的外科治疗包括脑脓肿穿刺抽吸术。在慢性期囊壁形成时，可行手术切除。在开始使用抗生素前即行手术切除，不仅可明确诊断，同时也可确定病原菌及其敏感的抗生素。抗生素治疗一般采用如下方案：静脉注射抗生素6~8周后，再口服4~8周抗生素。患者应定期行影像学检查，并在开始时即予以抗癫痫

治疗。尽管糖皮质激素在脑脓肿治疗中的作用不如在脑肿瘤中，但出现颅内高压时也可使用。

若脑脓肿患者经药物治疗效果满意，则不需要手术治疗。这种情况大多为脑脓肿早期阶段（症状出现小于2周），小脓肿（小于2cm），或仅抗生素治疗1周后症状改善明显。单纯的内科治疗也适用于以下情况：不愿手术的患者，多发脓肿伴或不伴脑膜炎、位于脑功能区的脓肿或合并脑积水并行脑室分流者。

已报道脑脓肿患者死亡率为0~30%，这主要取决于感染来源和临床表现。病情严重的患者可出现永久性神经功能缺失，致残率为50%。

硬脑膜下积脓

硬脑膜下脓肿是指脓液积聚于硬脑膜下腔。其较脑脓肿少见，但与脑脓肿相似的是均为男性多见。与脑实质不同，硬脑膜下腔缺乏防止感染蔓延的保护屏障，因此硬脑膜下脓肿通常起病急，进展快。而且抗生素很难到达硬脑膜下腔。

硬脑膜下脓肿最常见的原因是鼻窦炎（70%），尤其是额窦炎；慢性中耳炎占15%。从脓液中培养出的致病菌包括链球菌（需氧菌和厌氧菌）和葡萄球菌。主要临床表现为发热、头痛、颈项强直、偏瘫和精神状态改变。其他常见症状包括癫痫发作和鼻窦压痛。

CT和MRI可明确诊断本病。有75%的脓肿位于大脑半球凸面，另有15%位于镰旁（如邻近大脑镰）。和脑脓肿一样，腰穿有诱发脑疝的危险。

几乎所有的硬脑膜下脓肿患者均需行急诊脑脓肿引流术。通常采用两种方法，即钻孔引流术和开颅手术。钻孔引流创伤小，但效果不明显，因此开颅脓肿清除应作为首选的手术方案。术后抗生素应用4~6周，应给予预防性抗癫痫治疗。如果脓肿小，患者神经症状轻微，早期抗生素治疗有效，可仅采用内科治疗。

硬脑膜下脓肿死亡率约为15%，有半数以上患者在出院后仍有神经功能缺失。与患者预后不良的相关因素包括，年龄大于60岁，意识模糊或昏迷，继发外伤或手术后脑脓肿。

骨髓炎

颅骨及椎骨可发生骨髓炎。颅骨骨髓炎可继发于鼻窦炎和颅脑穿通性损伤（如术后）。金黄色葡萄球菌和表皮葡萄球菌是常见的致病菌。手术治疗前应行6~12周抗生素治疗（前1~2周须静脉给药）。手术治疗的目的是去除所有受感染的骨组织。为降低感染播散的风险，术后数月才能行颅骨修补术或植入其他器械。

椎体骨髓炎占所有骨髓炎的3%，因为椎骨血供丰富，其发病率明显高于颅骨骨髓炎。金黄色葡萄球菌是最常见的致病菌，其可通过动脉（顺行性）和静脉（逆

行性）播散至椎体。结核分枝杆菌引起的椎体骨髓炎称为 Pott 病。椎体骨髓炎的高危因素包括：静脉毒品注射、糖尿病、镰刀细胞病、血液透析和高龄患者。

有 90% 以上的椎体骨髓炎患者最常见的症状是背部疼痛，但活动通常不受影响。其他的典型症状包括发热、体重减轻、神经根性疼痛和脊髓症状。神经系统症状通常是由于椎体破坏后，向后突入椎管或神经孔引起。腰椎受累最常见，此后依次为胸椎、颈椎和骶椎。从理论上讲，任何感染源都有发展为椎体骨髓炎的危险，包括泌尿系统、呼吸系统及口腔感染。脊柱手术也可发展为脊椎骨髓炎。

椎体骨髓炎是通过组织活检或血培养阳性，并结合影像学的异常表现来确诊。MRI 的诊断准确率高达 90% 以上，可作为首选的诊断方法。若不能进行 MRI 检查，也可采用 SPECT，其敏感性很高。

大多数椎体骨髓炎患者可行保守治疗，通过抗生素和局部制动可治愈。治疗目的是减小神经功能损害，并维持脊柱的稳定性。对于活检无法明确诊断、神经功能损害不断恶化、脊柱稳定性变差以及对药物治疗效果不佳的患者，应行手术治疗，包括脓肿引流、手术减压和增加脊柱稳定性。

硬脊膜外脓肿

硬脊膜外脓肿通常伴发椎体骨髓炎，大多数病例的致病菌为金黄色葡萄球菌，其次为链球菌（图 36-25）。硬脊膜外脓肿多见于胸段（50%），其次为腰椎（35%）和颈椎（15%）。有约 80% 的硬脊膜外脓肿位于脊髓背侧。

硬脊膜外脓肿可由原发感染灶经血行播散或直接蔓延所引起。其中血行播散更为多见，皮肤感染为常见的感染源。其他的血行播散包括：带菌性静脉注射、细菌性心内膜炎、泌尿系统感染、呼吸系统感染和口咽部脓肿。褥疮溃烂和外伤，包括脊柱手术感染可直接蔓延引起硬脊膜外脓肿。

本病好发于中年患者。发生硬脊膜外脓肿的高危因素包括：糖尿病、静脉系统药物滥用、慢性肾衰竭和酗酒。患者通常表现为背痛、脊柱强直、发热、出汗和寒战。一旦发生运动功能障碍，将很快发展为截瘫，病

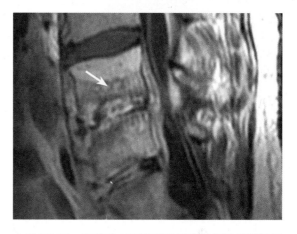

▲图 36-25　矢状位 MRI T1WI 增强扫描显示腰椎间盘炎/椎体骨髓炎合并硬脊膜外脓肿

情进展通常不超过 24 小时。因此，对硬脊膜外脓肿应尽快作出诊断，紧急处理。

实验室检查包括血常规，血沉和血液培养。腰穿可能有助于诊断，若有好的影像学检查，腰穿则无必要，其有造成感染扩散的危险。影像学检查选择 MRI，CT 和脊髓造影对最初诊断也有一定作用。

作为中枢神经系统的感染，本病治疗原则为外科手术加抗生素治疗。外科手术目的是清除脓肿及肉芽组织，保证脊柱的稳定性（多见于椎体骨髓炎合并骨质破坏者）。术后须静脉注射抗生素 3~4 周后，再口服抗生素 4 周。此外，患者应制动 6 周。非手术抗生素治疗很少，仅用于手术耐受差、上下范围很广的脓肿、完全截瘫患者或发生不可逆神经损害至少 3 天的患者。

本病预后相对较差，死亡率为 20%。而生存者神经功能恢复至发病前水平者罕见。

Sampath P, Rigamonti D: Spinal epidural abscess: A review of epidemiology, diagnosis, and treatment. J Spinal Disord 1999;12:89.

Tattevin et al: Bacterial brain abscesses: a retrospective study of 94 patients admitted to an intensive care unit (1980 to 1999). Am J Med 2003;115:143.

Tay BKB, Deckey J, Hu SS: Spinal Infections. J Am Acad Orthop Surg 2002;10:188.

（刘重霄　黄省利　译，王睿智　校）

第 37 章　眼和眼附属器

眼科检查

评估眼及眼附属器的功能需要详尽的病史、体格检查和视功能测定。病史包括患者年龄、职业、健康状况和眼部主诉等一般资料。有时也需要通过特殊检查去识别特殊眼病或确认相关全身疾病的存在。

非眼科医师进行常规眼部检查的仪器包括：①手电筒；②双目放大镜；③检眼镜；④视力表；⑤眼压计等。

眼科检查所需的基本药物包括：①局麻药，如0.5% 丙美卡因或者 0.5% 丁卡因；②荧光素条；③散瞳滴眼剂，如 2.5% 新福林或 0.5%~1% 托吡卡胺。

▶ 视力检查

中心视力是所有患者眼科常规检查的一部分。Snellen 视力表最常用。患者面对视力表，距离 6 米（20 英尺）。遮挡患者一眼测量对侧眼的视力。受检者能读出的最小字符行对应的为其视力，通常记录为20/20,20/30,20/40,20/50 等。如无法读取视力表顶端最大字符（通常为 20/200 字符），应让患者逐步靠近，直到能读出为止。这时，可记录患者与视力表间的距离。如果患者佩戴眼镜，还应检查戴镜视力，检查结果记为裸眼视力和矫正视力。学龄前儿童或文盲患者可以用文盲 E 字视力表或 Allen 简单图形视力表。

▶ 视野检查

对照法视野检查用于了解视野缺损的大致情况，如象限盲、偏盲或严重的视野缩窄。嘱受试者遮蔽一眼，受检眼固视检查者面部，观察能否识别各方位检查者的手动或指数。标准视野检查（视野计检查法）用于更加详细地检查中心和周边视野。检查时，分别检测左眼和右眼，用以评价其视网膜、视神经和颅内视路的功能。由于视野计检查有赖于患者的主观反应，因此结果的准确性受其自身敏感度和配合度的影响。视野计种类繁多，如平面视野计、Goldmann 视野计、电脑控制的自动视野计等。

▶ 眼压测量

眼压又称眼内压。最常用的测量仪器为 Tono-Pen 和 Goldmann 压平眼压计。正常眼压的变化范围是10~20mmHg,其数值会因角膜厚度变异而稍有变化。

▶ 眼前节和附属器的检查

眼表结构的检查包括：眼睑、结膜、角膜、巩膜和泪器。嘱患者眼球向下看，翻起上眼睑以充分检查结膜。对结膜主要检查其有无解剖缺陷、异物、撕裂伤、炎症、分泌物、泪膜和干燥等异常。对于意识丧失或昏迷的患者，贝尔现象（即睡眠时角膜上转）是其神经学检查的重要项目。角膜知觉和反射检查应该在局部滴用麻醉药物前进行。

直接检眼镜聚焦于眼表可以起到放大的作用。另外，眼表的很多细节可以通过放大镜及手电进行观察。将手电光从侧面向眼球中央照射，通过观察鼻侧虹膜是否投影可以估计前房深度。如果虹膜投影，则提示窄房角，此时如要应用散瞳药物需谨慎。

▶ 瞳孔功能的检查

瞳孔的检查应在使用散瞳剂之前进行。直接对光放射和间接对光反射都应检查，并检查瞳孔调节反应，记录瞳孔的大小以及任何大小的异常。不规则瞳孔可能提示外伤、手术后、神经系统或者先天病变的存在。对住院及神经系统异常的患者，监测瞳孔反射可以了解病情。散瞳药物的应用需谨慎，而且应选作用时间短的药物。

▶ 眼球运动

眼球运动应该在不同注视方向进行检查。也要观察眼球的随意运动和直视前方时双眼的协调性。用笔形电筒照射角膜时，如果运动协调，反光点在各角膜上的位置是相同的。必要时，可以检查头眼反射（娃娃头反射）和眼睑闭合时角膜向上转动（贝尔现象）。

▶ 检眼镜检查

检眼镜对于诊断眼部疾患和全身情况具有重要意

义,它可以为神经内科和外科提供重要参考。大多数情况下,无需散瞳就可以清晰地看到视乳头。如前所述,如果没有绝对必要,对于住院的神经内科及神经外科的患者,应尽量避免散瞳。

眼部病变的症状和体征

▷ 视力下降

视力下降应该认真鉴别是单侧还是双侧,是否伴随疼痛,长期的还是暂时的,新发的还是慢性的,是孤立的还是伴随其他症状的。单侧急性疼痛性视力丧失可能是闭角型青光眼、眼内炎或者葡萄膜炎所致。而无痛性单侧视力丧失则可能是缺血性视神经病变、视神经炎、视网膜中央动静脉阻塞、视网膜脱离、玻璃体积血或视网膜出血所造成的。一过性无痛性单侧视力丧失可能源于偏头痛或是暂时性黑矇。一侧大脑半球发生卒中常常表现为视野缺损而残留中心视力。

▷ 视觉障碍

视觉障碍具有短暂性、多变性,而且往往提示多种病因。包括视物变形、畏光、色觉改变、眼前黑影、视野缺损、夜盲、一过性视力丧失或虹视。其中,视物变形常由黄斑病变引起。畏光常因角膜炎、虹膜炎、眼部白化病或无虹膜等引起。全身用药(如地高辛)的毒性作用或视网膜疾患可引起色觉异常(色视症)。玻璃体混浊或眼内炎症者常有眼前点状漂浮物,但应排除视网膜撕裂或脱离。视野缺损可由眼睑水肿,视网膜或视神经,视路损伤或脑皮质异常引起。夜盲可以是遗传性的,如视网膜色素变性,也可能继发于维生素 A 缺乏、青光眼、视神经萎缩、白内障或视网膜变性等。一过性视力丧失可能提示即将发生的脑血管意外或颈内动脉的部分闭塞。虹视现象可由眼内压升高造成,常见于急性闭角型青光眼。白内障早期或屈光不正矫正不良也可致非彩色光晕。

图像闪烁或者闪光暗点在眼偏头痛中很常见。患者经常描述这种情况发生在单眼,但是事实上是双侧表现,借此可与视网膜脱离造成的闪光相鉴别。

▷ 复视

复视可以是持续性的或间歇性的,突发的或进行性的,伴随或不伴随疼痛的,水平的或者竖直的。复视可仅在某个特定注视方向出现。双眼复视往往是由眼外肌功能失调或者神经异常造成的双眼协调障碍。单眼复视(即一只眼呈多像)发生在屈光不正、晶状体改变、黄斑损害或癔症等心理疾病中。

▷ 眼及眼眶痛

角膜损害、炎症、眼压骤然升高、前部葡萄膜炎、睫状体炎、巩膜炎或视神经炎均可导致眼部疼痛。其他原因引起的疼痛包括眶内容物的炎症或眼眶肿瘤。泪囊炎也可致剧烈的疼痛。眼睑疼痛和刺激症状可见于睑板腺、Zeis 和 Moll 腺感染。

▷ 眼部充血

非外伤性的急性眼部充血可能由结膜炎、急性前葡萄膜炎、急性闭角型青光眼、角膜感染、或角膜擦伤引起(表 37-1)。结膜下出血也可表现出眼红,但常为无痛性或无症状。结膜炎是眼红最常见的原因,由细菌、衣原体、病毒或过敏引起。外源性或异物所致的非

表 37-1　眼部充血常见原因的鉴别诊断

	急性结膜炎	急性虹膜炎[1]	急性闭角型青光眼[2]	角膜外伤或感染
发病率	极常见	常见	不常见	常见
分泌物	中等量到大量	无	无	水样或脓性
视力	视力无影响	轻度	显著模糊	常有模糊
疼痛	无	中等度	严重	中度至严重
结膜充血	弥散;穹窿部	主要为角膜周围	弥散	弥散
角膜	透明	常透明	雾状浑浊	透明性改变与病因有关
瞳孔大小	正常	缩小	中度散大且固定	正常
瞳孔对光反射	正常	差	无	正常
眼压	正常	正常	升高	正常
涂片	可见致病菌	无细菌	无细菌	细菌仅见于感染引起的角膜溃疡

[1] 急性前葡萄膜炎
[2] 急性充血性青光眼

特异性刺激也可导致眼红。化学伤和热烧伤也有类似症状。干眼或眼表异常会引起眼红、异物感和不同程度的视力下降。

▶ 分泌物

眼的分泌物可表现为水样的、黏脓性、脓性或者睑缘的慢性结痂。当分泌物为水样且不伴有眼部充血或疼痛时,可能是泪液生成过多或者泪道阻塞的缘故。水样分泌物伴有畏光,疼痛或者刺激症状提示可能为角膜炎或角结膜炎。脓性或黏脓性分泌物是细菌感染、严重的结膜表面炎症、泪囊或泪小管细菌感染的体征之一。细菌性感染中假单胞菌属或嗜血杆菌属常见。结膜的变态反应(如春季结膜炎)或干眼症的特征是形成线状的黏液性分泌物。

▶ 眼睑肿胀

眼睑肿胀可以是单侧或者双侧。单侧肿胀的常见原因是睑腺炎或睑板腺囊肿,而双侧眼睑肿胀可能提示睑缘炎或者变态反应性睑皮炎。全身性疾病如水潴留、甲状腺功能亢进或者减退也可出现眼睑的肿胀或水肿。

▶ 眼球位置异常

单侧或双侧眼球突出最常见的原因是甲状腺功能亢进。其他病因包括眼眶肿瘤等。

▶ 斜视

眼外肌力量不平衡可引起眼位偏斜,从而出现斜视。斜视有显斜视和隐斜视两种形式。眼位偏斜可出现外斜、内斜、上斜或是下斜。

▶ 白瞳症

出现在儿童的白色瞳孔可能提示严重的眼病。白瞳症最常见的原因是先天性白内障,这时应该尽快治疗以防弱视发生。白瞳症的其他原因包括视网膜母细胞瘤、晶体后纤维增生(早产儿视网膜病变)、弓蛔虫病、原始玻璃体增生症、玻璃体积血、视网膜脱离、视网膜发育异常、色素失调病、Coats 病和 Norrie 病等。

▶ 其他症状

患者可能存在其他症状,比如:灼烧、痒、沙砾感和异物感。这些症状如果存在于老年患者提示干眼症。而痒常常发生在变态反应性疾病中。

■ 眼和眼附属器疾病

急性睑腺炎

急性睑腺炎(麦粒肿)是一种常见的眼睑腺体感染。外睑腺炎包括 Zeis 腺或者 Moll 腺的感染。内睑腺炎主要是睑板腺的感染。常见的致病菌为金黄色葡萄球菌。急性睑腺炎是以疼痛、肿胀、和眼睑充血为特征的。较大的睑腺炎偶可引起耳前淋巴结肿大。

如果脓肿局限且突出于皮肤或结膜面,治疗时可在皮肤面作水平切口,结膜面做垂直切口。如果无脓肿形成,可以每日三次热敷并局部应用广谱抗生素滴眼,如妥布霉素或者 10% 的磺胺醋酰钠每日三或四次,一般持续用药 5~7 天。红霉素或杆菌肽眼药膏可以交替使用,每日两次,持续 5~7 天。对于伴有酒渣鼻的患者,口服抗生素,尤其是四环素类衍生物可作为辅助用药。

结膜炎

急性结膜炎是眼部充血最常见的原因。感染的原因包括细菌、病毒、衣原体、真菌和寄生虫等。非感染性的病因包括化学性刺激、变态反应、对局部用药的过敏反应、维生素 A 缺乏、干眼症以及损伤。

▶ 临床表现

A. 症状和体征

结膜炎患者主诉一般为眼红、刺激、异物感和结膜分泌物。单眼或双眼受累。早晨上下眼睑黏在一起。细菌性结膜炎者检查时可见结膜充血伴有脓性或黏脓性分泌物,眼睑有不同程度的肿胀。病毒性结膜炎者可见结膜下穹窿部有滤泡出现,耳前淋巴结常常受累而肿大。眼痒是过敏性结膜炎的典型症状。

B. 实验室检查

如果怀疑为细菌性结膜炎,应用结膜试纸或刮片进行血琼脂和巧克力琼脂细菌培养,同时做革兰氏染色和吉姆萨染色。

▶ 治疗

怀疑为细菌性结膜炎的患者,可以局部给予广谱抗生素滴眼(如 10% 磺胺醋酰钠或 0.3% 环丙沙星滴眼液白天每日 4 次),对于有临床指征的患者可以在夜晚睡觉时加用红霉素或杆菌肽眼膏。

病毒性结膜炎通常具有自限性,不需要治疗。但如果诊断不明确,局部应用抗生素很有必要。由于结膜炎传播是通过眼泪,直接接触污染物而引起的,因此,对于各种怀疑为细菌性或病毒性的结膜炎患者预防接触感染非常有效。

过敏性结膜炎的治疗包括局部点用抗充血药(0.1% 萘唑啉)和 H1 受体阻断剂(左卡巴司汀)或者肥大细胞稳定剂(色甘酸钠)。也可以联合应用肥大细胞和抗组胺滴剂如奥洛他定。对于严重的过敏性结膜炎,局部应用皮质类固醇应在眼科医生的监督下使用。

角膜溃疡

引起溃疡的角膜感染可以是细菌(包括衣原体)、病毒、真菌或原虫。铜绿假单胞菌所致角膜感染最为严重。

▶ 临床表现

A. 症状和体征

角膜溃疡的患者主诉为眼痛,畏光和视物模糊。

患者有结膜充血和球结膜水肿，伴有角膜溃疡者可见白色或黄色浸润灶。部分病例可因细菌或真菌感染而出现前房积脓。

B. 实验室检查

实验室检查包括细菌培养和角膜刮片的细胞学检查。

▶ **治疗**

角膜溃疡是一种严重的疾病，应认真处理并严密随访。铜绿假单胞菌可引起最严重和破坏性极大的角膜感染。在细菌培养及药敏试验结果出来之前，应根据临床经验局部和结膜下给予抗生素治疗。待药敏实验结果出来后再针对致病微生物进行有针对性的治疗。角膜中央部溃疡可留下角膜白斑，导致视力丧失。情况严重者需要进行穿透性角膜移植。

佩戴角膜接触镜，尤其是经常戴角膜接触镜者患角膜溃疡的危险性更高。一旦出现角膜感染，建议停止佩戴角膜接触镜。局部应用皮质类固醇的患者也应该停药。

单纯性疱疹

单纯性疱疹病毒是一种 DNA 病毒，可引起原发性感染，病毒也可潜伏并随感觉神经轴突向下游移动到达靶组织导致复发。HSV（单纯疱疹病毒）非常常见，人群中血清单纯疱疹病毒抗体阳性率大约占 90%。HSV-1 型的感染在腰部以上部位（面部、口唇和眼部），而 HSV-2 通常感染腰以下部位。极少数情况下，产妇分娩时 HSV-2 型可通过生殖道分泌物感染婴儿眼部，但最常见的眼部感染还是由 HSV-1 型所致。

▶ **临床表现：**

A. 症状和体征

原发感染常见于 6 个月到 5 岁的儿童，可伴有全身症状。HSV 通常具有自限性，最常表现为睑结膜炎和角膜炎，后者的典型表现为树枝状损害。

B. 实验室检查

典型的树枝状损害表现可用于临床诊断。但确诊需要做病毒培养或吉姆萨染色角膜刮片中的单核细胞、多形核中性粒细胞、多核巨细胞和细胞核中的嗜酸性 Lipschutz 包涵体。酶联免疫法可用于检测活动性病毒颗粒的存在。

▶ **治疗**

常规治疗主要是局部点眼和口服抗病毒药物。夜间应用抗生素眼膏以预防细菌的二重感染。局部点眼药物有 1% 三氟胸苷滴眼液或无环鸟苷眼膏，口服药物有阿昔洛韦（400mg，5 次 / 日）或伐昔洛韦（500mg，3 次 / 日）。可局部应用类固醇激素治疗角膜瘢痕或葡萄膜炎，但如同时使用局部或全身抗病毒药物时应慎用激素。尽管预防性应用伐昔洛韦或阿昔洛韦的作用

已被肯定，但除非有明显的单疱病毒发作所致视力丧失的病史，预防性应用很少被用于临床。

Miserocchi E et al: Efficacy of valacyclovir versus acyclovir for the prevention of recurrent herpes simplex virus eye disease: a pilot study. Am J Ophthalmol 2007;144:547.

带状疱疹

潜在的水痘病毒隐匿于背根神经节复发形成带状疱疹。约有 15% 的带状疱疹来源于三叉神经眼支，被称为眼部带状疱疹。患有眼部带状疱疹的患者中有三分之一表现为哈欣森征（累及供应鼻子尖端的鼻睫神经）；如果有则提示眼内受累。带状疱疹的复发与细胞免疫功能下降有关，艾滋病病毒携带者、恶病质、肿瘤或者其他形式的免疫抑制都会增加其患病的危险性。

▶ **临床表现**

眼部带状疱疹可以累及整个眼球及其附属器。开始时出现头痛、不适、发热和眼痛，接下来的 24~48 小时内出现典型的单侧皮肤水泡。角膜受累可急剧发生，也可数月或数年后发生。发病时常见角膜假树枝状病变，也可伴有结膜炎、角膜炎、表层巩膜炎 / 巩膜炎、葡萄膜炎等发生。

▶ **治疗**

治疗皮肤损害包括热敷和局部应用抗生素眼膏。干眼和角膜知觉减退常见。口服抗病毒药物是治疗的基础。现已证明在发病最初 72 小时内使用阿昔洛韦（800mg，每日 5 次）或者伐昔洛韦（1000mg，每日 3 次），可以加快皮疹的消退和皮损的愈合、减少皮损的形成和病毒脱落、减少表层巩膜炎、角膜炎和虹膜炎等的发病率。口服抗病毒药物也可明显减少急性带状疱疹相关性疼痛和减少带状疱疹后神经痛。局部抗病毒药物和类固醇在有些情况下可以治疗角膜病变或虹膜炎（表 37-2）。

干眼

干眼是泪液产生不足或蒸发过强而导致的泪膜功能紊乱。泪膜是由粘蛋白层、水样层和脂质层组成。任何层次的泪膜异常都会导致不同症状。Riley-Day 综合征和泪腺发育不良的原发性泪液缺乏很少见。大多数泪液缺乏继发于放射治疗后或与淋巴瘤、结节病、移植物抗宿主病、人类免疫缺陷病毒、血色素沉着症和淀粉样变性等相关。全身用药如抗胆碱能药（包括抗组胺药物和抗抑郁药）、抗肾上腺素和利尿剂也可使泪液生成减少。干眼也可与停经有关，可能由于雄性激素水平低，女性的干眼症发病率更高。干眼已经成为患者就诊最常见的一个原因。干眼症状经常因天气、气候、看书和用电脑等而加重。

表 37-2　单纯性疱疹病毒和带状疱疹病毒的比较

	单纯性疱疹病毒（HSV）	带状疱疹病毒（HZV）
皮疹	红斑上清亮水泡；硬结	沿皮区分布的疱疹群，不越过；可能有哈欣森征（V1 的鼻睫神经支）
上皮缺损	边缘隆起的树枝状上皮缺损	假树枝状（没有真正突触小结的黏膜斑）
染色	边缘玫瑰红染色；中央溃疡荧光染色	极少量荧光染色
患者人群	年轻人	老年人或免疫力低下患者

蒸发过强性干眼常常与睑板腺功能障碍有关。具有稳定泪膜水液层作用的保护性脂质和粘蛋白的减少，会导致泪膜质和量异常，使泪膜容易破裂。这些症状通常与酒渣鼻有关，可用热敷的方法保守治疗。口服四环素有时也用于治疗。口服补充亚麻或鱼油会有所改善。

▶ 临床表现

泪液缺乏的症状常包括异物感、眼红、视力下降甚至反射性流泪。这些症状随时间和用眼程度而发生变化；症状通常在夜间加重。

泪液因蒸发而减少的症状包括慢性眼表"薄膜"覆盖感觉、眼红、烧灼和睑缘痒；这些症状通常在早上加重。泪膜破裂过快、持续时间过短，会导致阅读和长时间用眼困难。

LASIK 术后患者有角膜感觉减退，泪液产生减少，眨眼减少，可能导致术后 6~18 个月或更长时间的干眼症状。

▶ 治疗

水样液不足型的治疗包括润滑泪液的替代治疗。睑板腺疾病时睑缘卫生非常重要。热敷并擦洗眼睑部可以改变泪液的质量和预防过度蒸发。可以适量的应用皮质类固醇或者全身应用四环素，尤其适用于伴有酒渣鼻的患者。尽管环孢素 A 需要至少 6 周才能起到改善症状的作用，但由于其明显的抗炎作用，已被广泛用于改善干眼症的症状。对于证实是由泪液产生减少而引起的干眼可以进行泪小点封闭治疗。

泪囊炎

泪囊炎是常见的泪囊感染性疾病，有急性和慢性两种。好发于婴儿和 40 岁以上的成人。通常为单侧发病且继发于鼻泪管阻塞。肿瘤阻塞鼻泪管的情况比较罕见。

正常情况下鼻泪管在出生后的第一个月自发开放。管道形成失败可以导致泪囊阻塞并继发泪囊炎。

引起鼻泪管阻塞的原因常不清楚，但鼻外伤或感染可能与此有关。婴儿泪囊炎的病因可为流感嗜血杆菌、葡萄球菌或链球菌感染。沙眼患者常有鼻泪管和泪小管阻塞。成人急性泪囊炎病因常为金黄色葡萄球菌或乙型溶血性链球菌。肺炎球菌是慢性泪囊炎的常见原因。

▶ 临床表现

　A. 症状和体征

急性泪囊炎的特点为泪囊区的疼痛、肿胀、触痛和发红，可形成脓肿。慢性泪囊炎主要表现为溢泪和分泌物增多。挤压泪囊区可见黏液或脓液。

　B. 实验室检查

可从上下泪小点挤出脓液并作革兰氏染色、细菌培养及药敏试验。

▶ 治疗

　A. 成人

全身抗生素的应用对急性泪囊炎效果良好，但如果不手术去除鼻泪管阻塞则常常复发。

　B. 婴儿

因生后第一个月管道化失败而引起鼻泪管阻塞时，可用力按摩泪囊，并每日结膜囊局部点抗生素 4~5 次。如果无效可行泪道探通术。大多数眼科医生会将泪道探通术推迟到婴儿 6 个月大，这是因为多数情况下管道会在此时自发开放。探查时探针需通过上下泪小管。对上述治疗失败的患者或大于两岁的儿童，探查时进行鼻泪管球囊扩张治疗可能有效。

Luchtenberg M et al: Clinical effectiveness of balloon dacryocystoplasty in circumscribed obstructions of the nasolacrimal duct. Ophthalmologica 2007;221:434.

眶蜂窝织炎

眶蜂窝织炎表现为眼睑突然红肿，伴有眼球突出、视力下降、复视和发热。通常由葡萄球菌或链球菌引起。发病后立即全身应用抗生素治疗可以防止脓肿形成及眶压升高，而眶压升高会影响眼球的血液供应。通常抗生素治疗效果良好，但如果脓肿形成则需要手术切开排脓。CT 可以排除脓肿的形成。隔前蜂窝织炎局限于眶隔前部而且可以通过口服抗生素来治疗，但需同时密切关注病情是否会进一步发展为整个眼眶内的感染。

翼状胬肉

翼状胬肉为结膜组织向鼻侧角膜呈三角形肉样侵入，通常与风沙、阳光、和尘埃等过度刺激有关。翼状胬肉好发于鼻侧，可为单侧性，也可为双侧性。可有遗传因素存在，但尚未见有关遗传模式的报告。尽管复发率高，但如果翼状胬肉长入瞳孔区影响视力，应行手术切除。

治疗为手术切除。大的或复发的翼状胬肉切除后，应行自体结膜组织或羊膜移植。从上部的球结膜作一薄层结膜片，将其缝合于翼状胬肉切除的区域。这样就保证了上皮表面的解剖完整，促进其迅速愈合，防止复发。建议患者到户外活动时佩戴隔离紫外线的太阳镜。局部丝裂霉素点眼已被用于防止复发，但严重的并发症如巩膜变薄和角膜炎也曾有报道。

白内障

白内障是晶状体的混浊也是世界首位可愈致盲眼病。分三种类型：①先天性白内障；②并发于其他疾病的白内障；③老年白内障。有些白内障进展迅速，而有些则进展缓慢。需要手术治疗白内障的指征是患者日常活动受到严重影响或者视力发育受到威胁。

(一) 先天性白内障

先天性白内障可能由遗传所得，或因胎儿晶状体的发育受到子宫内某些因素影响所致。例如子宫内病毒感染（最常见为风疹病毒）能够引起先天性白内障。

先天性白内障可为单侧或双侧，可为完全混浊或不完全混浊。出生时即有的致密的白内障应尽快手术治疗以防弱视发生。先天性白内障患者可行伴中央后囊切除的乳化术或简单吸出术及部分前玻璃体切除术。保留后囊及悬韧带对于将来行人工晶体植入术非常重要。如果作白内障吸出术保留了完整的后囊，而后来后囊混浊，需二期行后囊膜切开手术。手术后即佩戴软性羊膜接触镜矫正视力。尽管现在很多两岁大的患儿都在接受一期人工晶体植入术，但患儿年龄稍大后进行后房人工晶体植入术会更好。对于那些在很小时候接受单侧的先天性白内障摘除术的患儿来说，很少有人真正恢复双眼单视功能。

(二) 并发于其他疾病的白内障

很多全身疾病可能会引起白内障的发生，包括糖尿病，半乳糖症、低钙血症、肌强直性营养不良、Down综合征、皮肤疾病如特应性皮炎、全身用药或局部应用含皮质类固醇的滴眼药等。另外有些眼病也可引起白内障，如视网膜脱离或慢性葡萄膜炎。那些经过视网膜手术，尤其是玻璃体切割的术眼患白内障的危险性增加。物理性、化学性及热损伤或电离辐射等也可能引起白内障。

手术干预的指征和治疗原则与老年性白内障相似，将会在后面进一步讨论。

(三) 年龄相关性白内障(老年性白内障)

年龄相关性白内障是最常见的白内障类型。发病率不固定。诊断依靠裂隙灯检查。晶体核产生棕黄色的改变且常常影响远视力。成熟的皮质白内障，检查时可见瞳孔区的白色混浊。患者可伴有复视。后囊下白内障通常发生在较年轻的患者，会产生眩光，同时影响近距离阅读。

▶ 治疗

一旦白内障导致视觉障碍，就应通过手术摘除晶体。可以延缓或阻止白内障形成的药物临床试验正在进行，但是目前尚无药物可预防白内障。

在大多数发达国家超声乳化白内障抽吸术是治疗手段之一。在没有禁忌的情况下，常常选择一期人工晶体植入。未植入人工晶体时，术后可佩戴眼镜或角膜接触镜矫正视力。

A. 囊内摘除术

囊内摘除术是用镊子或者冷冻探针将晶体连同其囊袋一起摘除，现在已经很少应用。由于儿童与年轻人晶体与玻璃体粘连较牢固，所以这类患者不能进行此种手术。

B. 囊外摘除术

对于标准的囊外摘除术，晶体的前囊膜被去除，白内障核被娩出，通过一个 9~11 毫米的切口吸除残留皮质。晶体核如能被粉碎则可采用更小的切口。后囊被完整的保留，最后在囊袋内植入人工晶体，10-0 的线缝合切口。在做过白内障囊外摘除手术的患者中，有 25%~35% 的患者术后出现后囊混浊，可通过 Nd：YAG 激光后囊切开术治疗。如果没有这种激光，那么就需要手术切开混浊的后囊。

C. 超声乳化术

见图 37-1。超声乳化是最常用的囊外白内障摘除手术方式，它利用高频的超声探针将白内障核粉碎并同时将碎片从眼内吸出。晶体乳化术的优点在于手术切口缩小，手术产生的散光更少，而且患者可迅速康复。残留皮质通过注吸方法取出，同时植入人工晶体。现在通过小切口可以将折叠晶体植入，通常不需要缝合。球后麻醉曾经是麻醉的标准方式，但是通过钝针头进行的筋膜下注射和表面麻醉已成为更安全、更广泛使用的麻醉方法了。

Srinivasan S et al: Randomized double-blind clinical trial comparing topical and sub-Tenon's anaesthesia in routine cataract surgery. Br J Anaesth 2004;93:68.

Studholme S: Comparison of methods of local anesthesia for cataract extraction. J Perioper Pract 2008;18:17.

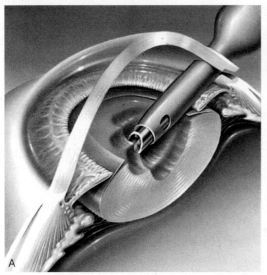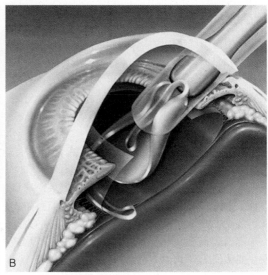

▲图 37-1   晶体超声乳化术

A. 乳化针头通过透明角膜切口去除晶体核。B. 通过小切口植入可注射人工晶体至囊袋内

闭角型青光眼

35 岁以上人群中大约 1% 存在解剖上的窄房角，这些人的瞳孔如果自发性的散大或用扩瞳药或睫状肌麻痹剂散大，其前房角将会关闭并引起青光眼急性发作。正确的方法是在应用这些药物之前评估前房的深度。

急性闭角型青光眼的临床表现为急性发作的眼痛、头痛和视物模糊。部分患者有恶心和呕吐。此外还有眼球充血，角膜雾状混浊，瞳孔中等度散大及对光反应消失，眼压升高等表现。

局部应用毛果芸香碱、β 受体阻滞剂、阿可乐定和拉坦前列腺素滴眼，全身用乙酰唑胺，必要时静脉用高渗剂如甘露醇可控制发作。疗效肯定的治疗方法包括周边虹膜切除术，以建立前后房的交通，重新开放房角。常通过氩激光或者 Nd:YAG 激光完成，而很少通过外科手术切除周边虹膜。

开角型青光眼

开角型青光眼患者眼内压持续升高，经过数月或数年的时间，会导致节段性视神经萎缩。神经的损害表现为视力丧失，从轻度鼻上周边视野缩小发展到完全盲。引起开角型青光眼房水流出率下降的原因目前尚不完全清楚。这种疾病为双侧性，但表现可不对称，而且可能受遗传影响，美国黑人发病的危险性尤其大。

▶ 临床表现

开角型青光眼是无痛性的，因此患者可能直到疾病的后期才意识到损害。检查时，可见视乳头有轻度

的杯状凹陷。周边视野缩小而中心视力在视野严重受损时也可保持良好。绝对期青光眼是周边和中心视力完全丧失，通常伴随光感的下降。眼压测量、检眼镜检查视神经以及视野检查是诊断和进一步临床评价青光眼的三种基本方法。应该测量中央角膜厚度以评估罹患青光眼的危险性。

正常眼压的范围是 10~20mmHg。仅一次眼压测量的结果不能作为诊断的依据。正如周期性或间歇性血压升高不能诊断高血压病一样，短暂的眼压升高不能诊断青光眼。20 岁以上的人，应该每 3~5 年做一次眼压测量和眼底检查。如果有青光眼家族史或者其他危险因素，应该每年检查一次。低眼压型青光眼并不常见，它是以视野、视杯改变而眼压处于正常范围为特征的。

▶ 治疗

见表 37-3。多数患者可以应用 β 受体阻滞剂（0.25%~0.5% 的马来酸噻吗洛尔，一日两次，一次一滴）；α 肾上腺素能受体激动剂（0.2% 溴莫尼定，一日两次，一次一滴）；碳酸酐酶抑制剂（如 2% 多佐胺，一日两次），或者前列腺素（如 0.005% 拉坦前列腺素，一日一次）。局部用药后仍持续性高眼压者，可口服碳酸酐酶抑制剂（如乙酰唑胺）治疗。缩瞳剂（如 1%~4% 匹罗卡品，一日四次）和肾上腺素滴眼液（0.5%~2.0%，一日两次）现不常使用。

氩激光小梁切除术对某些患者降低眼压有一定的作用，而且如果成功，每只眼可以做两次。选择性激光小梁切除术是一种更新的激光治疗方法，与氩激光类似，但是研究证明，它可在每只眼上进行多次治疗。对

表 37-3　青光眼的治疗药物及其副作用

种类	作用机制	副作用	怀孕等级
β 受体阻滞剂(如噻吗洛尔)	减少房水生成	低血压,心动过缓,加重哮喘	C
α₂ 肾上腺素能受体激动剂(如溴莫尼定、普罗品)	减少房水生成	过敏,快速抗药反应,中枢神经抑制	B
拟胆碱药物(如匹罗卡品)	增加房水流出	额部疼痛,白内障形成,视网膜脱离	C
碳酸酐酶抑制剂(如乙酰唑胺,多佐胺)	减少房水生成	磺胺类过敏,全身代谢性酸中毒,发麻,再生障碍性贫血,口内金属味	C
前列腺素衍生物(如拉坦前列腺素)	增加房水流出	口苦,虹膜颜色改变,结膜充血	C

于那些持续性眼压升高者,手术可为眼内房水流出开通另一条引流途径。最常见的手术方式是小梁网切除术。术中应用丝裂霉素或 5- 氟尿嘧啶可以抑制纤维化,防止新滤过通道的关闭,大大提高了手术的成功率。有些特殊类型的青光眼,如新生血管性青光眼或无晶体青光眼,或者抗青术后失败的青光眼等,可以植入人工引流阀或者分流装置。

Damji KF et al: Selective laser trabeculoplasty versus argon laser trabeculoplasty: results from a 1-year randomized clinical trial. Br J Ophthalmol 2006;90:1490.

Juzych MS et al: Comparison of long-term outcomes of selective laser trabeculoplasty versus argon laser trabeculoplasty in open-angle glaucoma. Ophthalmology 2004;11:1853.

眼性偏头痛

偏头痛临床表现多样。头痛反复发作,而且常常伴随眼部症状。偏头痛的病理生理基础未确定,可能存在遗传因素。偏头痛的鉴别诊断包括紧张性头痛、丛集性头痛、窦性充血、颅内压升高、眼球炎症、眶内肿物,和非常少见的颞侧动脉炎。完整的头痛史和神经检查是非常重要的诊断工具。

眼性偏头痛患者,视力受损症状最先出现,而后头痛、恶心接连出现。眼部表现与视网膜病变相似,因此当表现不典型时,需要散瞳检查,排除视网膜病理改变。视网膜疾病的闪光出现在单眼,而偏头痛出现的一般为双侧视物变形。嘱患者遮蔽一只眼判断症状是单侧的还是双侧的对确诊有帮助。对于偏头痛,可以预防性地口服 β 肾上腺受体阻滞剂、钙通道阻断剂、三环抗抑郁药等。曲坦类如舒马曲坦(琥珀酸舒马普曲坦注射剂)常被用于治疗急性期症状。由于疾病的自限性,非头痛性偏头痛通常不必全身用药。

典型偏头痛

典型的偏头痛症状是以视觉闪烁幻想为前驱症状的搏动性头痛,持续大约 20 分钟。闪烁可能包括亮点或暗点,曲折线,热霾效应,失真变性,闪烁暗点,管状视野。同向性或上下性视野偏盲很少发生。头痛的程度可能不同。只有眼部症状而无后续头痛也可能发生。

视网膜性偏头痛

视网膜性偏头痛以急性、短暂性单侧视力丧失为特征,可与一过性黑矇症状相同。在判断为偏头痛所导致的症状之前,应该进行全面的眼科和医学检查以排除血管性病变。发病期间通常黑矇持续时间短,表现为"幕布样"感觉。

眼肌麻痹性偏头痛

眼肌麻痹性偏头痛很少见,而且典型的病例往往开始于 10 岁以前。特征为反复的短暂的第三对脑神经麻痹,伴随有典型的偏头痛症状。

复杂性偏头痛

复杂性偏头痛与神经病变有关,譬如四肢麻木、单侧感觉障碍或者部分视力丧失,偶尔在头痛消退后病变依然存在。通常应用阿司匹林抗血小板聚集进行治疗。

糖尿病性视网膜病变

在大多数发达国家中,糖尿病是引起新发盲的首位疾病。大约一半的糖尿病患者最终出现糖尿病性视网膜病变,而且是主要的致盲原因。糖尿病视网膜病变有两种临床分型:①非增殖性或背景型糖尿病性视网膜病变;②危害视力的增殖性糖尿病性视网膜病变。随着糖尿病病程的增加,视网膜病变的发病率增加。患者患 1 型糖尿病少于等于 5 年者患视网膜病变的危险性小。但是,27% 的患糖尿病 5~10 年者以及 71%~90% 患病 10 年以上者会出现某种形式的糖尿病性视网膜病变。患糖尿病 20~30 年者,视网膜病变的发病率增加至 95%,其中 30%~50% 会有增殖性改变。

糖尿病会对眼睛产生其他影响。现已发现的有角膜愈合不良和知觉减退。在某些增殖性视网膜病变的患者中,会出现因虹膜新生血管阻碍房水外流通道,而引起新生血管性青光眼。有人认为糖尿病与原发性开角型青光眼之间存在联系。视神经病变和脑神经的病变也会发生。

▶ 临床表现

微血管瘤、棉絮样点状视网膜内出血以及血管渗漏而导致的脂质沉积是早期糖尿病性视网膜病变的视网膜改变。后期会有包括视网膜缺血和新生血管,以及玻璃体积血,常引起视网膜牵拉和孔源性视网膜脱离。糖尿病性视网膜病变可无任何症状,出现黄斑水肿或者玻璃体积血则会引起视力下降。肾微血管病的存在(尿微蛋白、血尿素和肌酐水平的升高)与糖尿病性视网膜病变密切相关。

▶ 治疗

严密控制血糖和血压能减少糖尿病性视网膜病变的发病率和严重性。近期流行病学研究表明大量糖尿病患者做不到我们所推荐的每年进行眼部检查。但是,如果患者能够密切随诊,早期发现视网膜病变并按照早期糖尿病性视网膜病变治疗方案治疗,严重的视力丧失的危险性会低于5%。治疗包括视网膜的激光光凝,用于减轻黄斑水肿或减轻视网膜周边缺血性新生血管的形成。激光治疗和辅助性的玻璃体内注射曲安奈德是现在推荐的治疗黄斑水肿和增殖性视网膜病变的方法。治疗的前景乐观,但是长期的研究是必要的。治疗可能产生的并发症如眼内炎或皮质激素诱发的青光眼。

Kang SW et al: Macular grid photocoagulation after intravitreal triamcinolone acetonide for diffuse macular edema. Arch Ophthalmol 2006;124:653.

Zein WM et al: Panretinal photocoagulation and intravitreal triamcinolone acetonide for the management of proliferative diabetic retinopathy with macular edema. Retina 2006;26:137.

年龄相关性黄斑变性

年龄相关性黄斑退行性改变是65岁及以上老年人中心视力丧失的首要原因。尽管近期文献报道该病与遗传因素相关,但病因仍不明了。无论其发病机制如何,该病在Bruch膜层影响了视网膜色素上皮层。视网膜色素上皮层增厚、玻璃样变和钙化所致的视网膜玻璃疣、黄色色素沉淀是年龄相关性黄斑变性的典型表现。

1. 萎缩性(干性)黄斑变性

萎缩性黄斑变性是黄斑变性的最常见形式,发生在约80%的病例中。出现玻璃疣、色素改变和萎缩,但无液体漏入视网膜下腔。通常会有少至中等程度的视力丧失。

2. 渗出性(湿性)黄斑变性

渗出性黄斑变性是以进行性脉络膜新生血管膜渗血和渗液为特征的,导致中心凹浆液性脱离,引起严重的视力丧失。

▶ 临床表现

视力丧失是由区域性萎缩、浆液性视网膜色素上皮脱离或者脉络膜新生血管所导致。最初中心视力受到影响而周边视力完好。典型的患者常以视物变形、扭曲为主诉。患者可以通过阿姆斯勒方格表了解自己病情的进展。某些种族具有遗传易感性,心血管高危因素和吸烟人群与AMD的较高的发病率有联系。

▶ 治疗

年龄相关眼病研究(the Age-Related Eye Disease Study,AREDS)是第一个前瞻性的临床试验,目的在于观察抗氧化剂和锌补充对AMD和相关视力丧失的作用。在评估进展为视力丧失的发生率时,补充营养物质仅对中至重度的患者具有统计学的治疗效果。此方法对预防AMD的进一步发展或者轻症患者的病情发展的作用未被证实。

渗出性AMD的治疗困难重重。标准激光光凝对治疗某些新生血管综合征有效。光动力学疗法是一种更具选择性的激光疗法,通过应用维替泊芬增强疗效,破坏产生液体渗漏的视网膜下新生血管膜。与对照组,以上两种方法都可降低视力丧失的发生率。

近来,通过玻璃体内注射抗血管内皮生长因子药物治疗渗出性AMD在改善视力方面取得了重大进展。临床对照试验中评估了最具发展前景的药物雷珠单抗对湿性AMD视力改善的显著性。另一结构相似的药物贝伐单抗也具有相似的疗效,但价格便宜许多。一个一对一实验正在进行以评估两者的具体疗效。

戒烟非常重要。运动和控制其他全身性疾病如高血压、高血脂也会有所帮助。

Andreoli CM, Miller JW: Anti-vascular endothelial growth factor for ocular neovascular disease. Curr Opin Ophthalmol 2007; 18:502.

Bashshur ZF et al: Intravitreal bevacizumab for the management of choroidal neovascularization in age-related macular degeneration. Am J Ophthalmol 2006;142:1.

Fraser-Bell S et al: Cardiovascular risk factors and age-related macular degeneration: the Los Angeles Latino Eye Study. Am J Ophthalmol 2008;145:308.

Klein R et al: Further observations on the association between smoking and the long-term incidence and progression of age-related macular degeneration: the Beaver Dam Eye Study. Arch Ophthalmol 2008;126:115.

Rosenfeld PJ et al: Ranibizumab for neovascular age-related macular degeneration. N Eng J Med 2006;355:1419.

视网膜脱离

视网膜脱离常为自发性的,也可继发于眼外伤。自发性视网膜脱离最常出现在50岁以上的患者。

▶ 临床表现

视网膜裂孔或破裂是最重要的诱因。白内障手术及高度近视也是增加视网膜脱离危险性的因素。视网膜撕裂或者裂孔时,液体从玻璃体腔进入视网膜缺损的部位,且脉络膜血管渗出增加,引起视网膜与色素上皮层的脱离(孔源性)。这些小的视网膜裂孔需要用激光进行封闭,在视网膜脱离前进行预防。

颞上方是最常见的脱离部位。脱离的范围迅速扩大导致视力进行性下降。黄斑部视网膜脱离之前,中心视力仍可保持完好。检眼镜检查可见视网膜呈青灰色膜状隆起。隆起的视网膜上可见一个或多个裂孔。

▶ 治疗

所有的视网膜脱离患者都应该立即请眼科医生检查。如果患者距离医院较远时,在去医院途中应注意头的位置,以减少脱离的进一步发展。如果上部视网膜脱离,头应该平放。患者下部视网膜脱离应该坐直。

如果视网膜脱离威胁黄斑,便是眼科急诊。如果黄斑发生脱离,即使通过手术视网膜最终成功复位,视力也可能持久减退。治疗包括视网膜下液体引流和冷凝,激光或者巩膜环扎封闭裂孔。这可产生炎症反应,使得视网膜与脉络膜发生粘连。其主要作用是在视网膜脱离出现之前封闭小的裂孔,从而预防视网膜脱离的再次发生。

对于仅有一个上方视网膜裂孔和健康玻璃体的不复杂的视网膜脱离患者,可进行充气性视网膜固定术。手术过程包括通过睫状体扁平部向玻璃体腔内注入空气或特殊气体,然后使患者取可促进视网膜裂孔愈合及视网膜下液自发性吸收的体位。

约 85% 不复杂病例可通过一次手术治愈;10% 的患者需再次手术;少数患者的视网膜很难复位。如果黄斑部视网膜脱离,或者玻璃体状况不良,或者视网膜脱离的时间较久,则预后不佳。

如不治疗,在 1~6 个月内几乎都发生视网膜全脱离。自发性视网膜脱离有 25% 为双侧性。

儿童斜视

每一个 7 岁以下的斜视儿童都应尽快进行检查以预防弱视的发生,且应在早期进行治疗。大约 3% 的儿童有先天性或发育性斜视,各种斜视的发生率由多到少依次为:内斜视、外斜视、上斜视及下斜视。

▶ 临床表现

症状明显的斜视儿童会很快学会抑制来自偏斜眼的物象,这样该眼的视力就无法正常发育,这就是早期的弱视。大多数斜视患者表现明显,但是如果斜视角小或者斜视是间歇性的,则有可能漏诊。

由于斜视引起的弱视可以通过常规检查学龄前儿童的视力发现。那些无法使用标准视力表测试者可以用文盲用 E 视力表或者 Allen 图片视力表。

▶ 治疗

斜视儿童的手术治疗目的是每只眼都有良好的视

力、功能协调以便产生正常的双眼单视(图 37-2)。婴儿时就可进行手术,而且问题越早被发现和纠正,预后就越好。7 或 8 岁以后才纠正,视力往往无法提高。

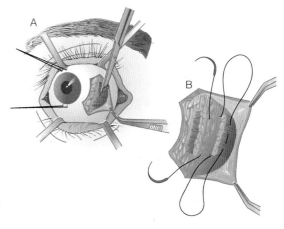

▲图 37-2

A. 斜视手术中暴露眼外肌。B. 用可吸收缝线将肌肉缝合固定在原肌肉附着点之后的巩膜上

小于 6 岁的单眼弱视儿童,可通过斜视手术矫正前遮盖健眼的方式提高弱视眼的视力。1 岁儿童带眼罩可在一周内使双眼视力相等,6 岁儿童则需一年才能达到相同的效果。通常在双眼视力相等后才行手术矫正斜视。

在成人和儿童手术矫正斜视均包括减弱或加强眼外肌。通过从眼球附着点分离该眼外肌并将其缝合在更靠后的巩膜上来达到减弱其力量的作用。要加强肌肉的力量则通过从附着点分离肌肉和眼球,截短该肌肉并重新缝合在原附着点上。肌肉后退不能超过 8mm,截短也不能多于 6mm。

矫正外斜视,双眼的外直肌都可以后退。也可以将一眼的外直肌后退和该眼的内直肌缩短。后退和缩短的多少以及涉及几条肌肉是由斜视的角度所决定的。决定手术涉及单眼还是双眼受视力和每只眼的融合储备能力所影响。对于内斜视可以后退双眼内直肌或者后退内直肌联合缩短该眼的外直肌。

对垂直性斜视,垂直性的肌肉可以被后退、截短、缩进,或者通过切除肌肉(一般为下斜肌)来减弱肌肉的力量。

成年人斜视

成人视觉系统成熟,斜视的发展常常导致复视。头部外伤、微血管梗死如糖尿病、颅内出血或者颅内压升高、脑肿瘤、眼眶疾患都可导致斜视。

▶ 治疗

手术治疗与儿童相同。因为视觉通路已经形成,手术是为了美观或者消除复视。斜视手术后视力或储备能力的改变在成人并不常见。尤其要小心手术后可能诱发的复视。

化学性烧伤

除了询问病史外,化学性眼烧伤的诊断常常依据眼睑肿胀以及显著的球结膜充血和水肿。特别是睑裂区角膜缘可表现有苍白色斑片和结膜坏死。常有角膜基质混浊和水肿,出现大面积的上皮细胞脱落和角膜溃疡。荧光素点眼后上皮缺损更加清晰可见。

眼部碱烧伤是一种严重的损伤,因为这种物质更容易快速穿透眼内组织并对其产生损害。存留在结膜穹窿部颗粒可能继续释放碱性物质而必须迅速去除。给患者滴局麻药并迅速用大量等渗盐水冲洗或者手边其他的冲洗液如水。可以用镊子或湿棉签翻转双上眼睑寻找并去除残留在上穹窿结膜的碱性物质。先用0.5%的丁卡因滴眼,置开睑器,用大量盐水冲洗直至pH 值呈中性。冲洗过程可长达数小时。局部滴用散瞳药如 1% 阿托品或者 5% 后马托品滴眼,同时应局部应用抗生素眼膏比如红霉素和杆菌肽。造成眼睑破坏的严重烧伤需要住院和特殊护理。

酸烧伤可迅速引起损害,但一般来说其损害并没有碱烧伤严重,因为其向眼内穿透力不强。处理方法为立即用无菌等渗盐水、清水或任何可得到的安全的液体冲洗眼球。冲洗时可用局麻药点眼以减轻疼痛。然后给患者镇痛药并包眼。可以局部应用抗生素眼膏。

热烧伤

眼烧伤的治疗方法与身体其他部位的烧伤治疗方法相似。应该全身应用足量的镇痛药。治疗过程中应用局麻药如 0.5% 丙美卡因或 0.5% 的丁卡因以减少疼痛。伤及角膜的患者可局部应用如 1% 阿托品或者5% 后马托品散瞳药滴眼。通常给予 3~5 天的抗生素。

紫外线辐射伤

紫外线对角膜上皮的损伤可以轻微,也可以严重。根据紫外线辐射的来源不同,损伤可分为光化性角膜炎、雪盲、电焊弧烧伤或闪光灼伤。患者表现为严重的疼痛,流泪和畏光。荧光素染色后用钴蓝光放大镜检查时可见角膜有散在的点状着色。

局部应用抗生素如红霉素眼膏或杆菌肽软膏。局部应用非甾体抗炎药如双氯芬酸或者酮咯酸氨基丁三醇止痛。

眼外伤

尽管骨性眼眶对眼球有保护作用,眼外伤依然很常见。钝挫伤是最常见的外伤,眼球穿通伤虽然少见,但更为严重。工作时使用防护镜可以帮助预防大多数严重的职业性伤害。

▶ 临床评估

应详细地询问患者或知情者外伤史。裸眼和矫正视力都应该检查。眼睑、结膜、角膜、前房、虹膜、晶状体玻璃体和眼底均应检查,寻找有无裂伤、破孔或者出血。寻找角膜损害例如擦伤,可用荧光素滴眼并在显微镜下用钴蓝光检查。CT 或 X 线检查有助于寻找眶骨骨折及排除不透 X 线的异物。受伤严重时应立即请眼科会诊。

穿通伤或穿孔伤

眼部穿通伤或穿孔需要立即进行治疗而且立即手术以最大限度的保存视力。

许多面部损伤,尤其是发生车祸时的损伤,常常伴有眼穿通伤。一些眼部损伤可能因为眼睑水肿或者其他外伤引起急救人员的注意而没被发现。应该准确记录和描述受伤的过程,并检查眼球及其附属器,包括视力和眼球运动检查。检查时不应在眼球上施加压力。X 线和 CT 扫描可以排除眶骨骨折或眼内异物的存在。

仔细修复和缝合角膜和巩膜撕裂伤应该在手术室进行。具有磁性的金属眼内异物可以用磁铁吸出。治疗眼穿孔和穿通伤的主要目的是解除疼痛、保留或恢复视力以及获得良好的美容效果。必要时可静脉或皮下注射 2~4mg 吗啡,或者肌注 50~75mg 杜冷丁,这样可解除疼痛。必要时也可口服镇静剂如 5mg 安定。

伤眼应该用无菌纱布或眼垫包敷,但不应施加压力。注射广谱抗生素头孢唑啉或庆大霉素。呕吐可以导致眼内容物脱出,因此当需要预防呕吐时可以静脉用止吐药 4mg 昂丹斯琼。

眼眶附属器撕裂伤

眼睑和眶周皮肤撕裂伤应该详细检查。缝合小的线状撕裂伤很容易,用 6-0 的线间断缝合伤口。由于血供良好,3~5 天后可拆除缝线。深部眼睑裂伤,修复缝合前应先排除眼内或眼眶的破坏。眼睑皮肤具有很好的弹性,与下层组织连接疏松,且在成人时常表现为皮肤剩余,这有助于皮瓣和移植皮肤的愈合。在深部眼睑撕裂伤时,伤口与肌纤维平行时仅需缝合伤口。如果肌纤维呈横断性损伤则应用 6-0 的可吸收缝线缝合。皮肤可用尼龙线紧密对合。如有圆形或卵圆形皮肤缺损的撕裂伤,分离皮下后可使伤口对合紧密。较大的皮肤缺损需要用皮瓣重建。用于重建眼睑的皮瓣有前徙皮瓣、旋转皮瓣、移位皮瓣、岛状皮瓣和 z 字形皮瓣。

在大面积缺损且不能使用皮瓣时,可从耳后或上臂内侧取游离皮片进行移植。下睑撕裂伤的修复时应特别小心,眼睑的缝合不应有张力以免引起眼睑的外翻和睑缘的扭曲。

眼附属器及眼眶钝挫伤

见表 37-4。眼球和眼附属器挫伤可由钝伤引起。这种损伤的程度常常难以确定,且早期检查视力的损害不明显。对这类患者都应散瞳进行仔细地眼科检查。

表 37-4　眼钝挫伤不同部位的表现

眼睑	瘀斑,肿胀,撕裂伤。擦伤,结膜或结膜下出血
角膜	水肿,撕裂伤
前房	前房出血,房角后退,继发青光眼
虹膜	虹膜根部离断,虹膜麻痹,瞳孔括约肌断裂
睫状体	房水分泌减少
晶体	白内障,脱位
玻璃体	玻璃体出血
睫状肌	睫状肌麻痹
眼底	视网膜震荡,视网膜水肿,脉络膜 bruch 膜破裂,脉络膜出血

眶底爆裂性骨折

眶底爆裂性骨折临床表现有眼球内陷、第一眼位或向上注视时出现复视、眼球运动受限、下斜视、眶下神经分布的上颌骨区皮肤感觉下降或丧失等。眼眶 CT 扫描可见眼眶受损程度,可包括眼眶内侧壁和眶底骨折。鼻窦可积气。

由于可能伴有上颌骨或颧骨骨折,所以眶底爆裂性骨折患者应由眼科医生和耳鼻喉科医生共同进行早期评估和治疗。通常全身应用抗生素(头孢噻吩或阿莫西林 / 克拉维酸钾),嘱其不要用力擤鼻,一周后眼科复查。许多眶底爆裂骨折患者不需要做手术矫正。如果有明显的眼球内陷、第一眼位的持续性复视,或者眶底部严重不稳定等情况,需要进行手术治疗。

角膜和结膜异物

患者可能有用高速硬质金属工具、钻孔或用锤砸坚硬物体的病史。也可能没有眼外伤的病史,异物史不明确。但是多数情况下患者主诉眼内或眼睑下有异物感,伴有疼痛,流泪和畏光。

角膜异物可用放大镜在弥散光下发现。结膜异物常常陷入上眼睑结膜,此时必须翻转眼睑才有利于检查和异物的取出。丙美卡因 0.5% 或者丁卡因 0.5% 局麻药点眼。无菌荧光素滴眼有利于观察小的异物。一些松散的异物可以用湿棉签取出,表浅异物则可用皮下针头取出。应局部应用抗生素眼膏(红霉素或杆菌肽),之后包眼过夜。持续的异物感,疼痛,或者视力下降可能为角膜溃疡,需眼科就诊。

患者自己应用局麻药会影响康复同时增加角膜溃疡的危险性。局麻药只能被用做检查而非治疗。

注意:如果怀疑有穿通伤或者有相关病史,应行超声探查。

眼肿瘤

由于眼球及其附属器肿瘤可以看见并且能够引起局部损害、视力改变或者眼球位置异常等,所以容易被发现并早期诊断。眼内肿瘤难被诊断,儿童肿瘤如视网膜母细胞瘤影响视功能,表现为斜视或者白瞳症。眼部肿瘤可为原发的,仅影响眼球或附属器;也可以是继发于其他器官恶性肿瘤的转移。由于血供丰富,肿瘤最常转移的部位是脉络膜。最常转移至眼的肿瘤为乳腺癌和肺癌。

肿瘤生长的历史以及近期大小和外观的变化都非常重要。如果怀疑肿瘤,应切除皮肤或黏膜病变组织行活组织检查。

眼睑肿瘤

▷ 眼睑良性肿瘤

最常见的眼睑良性肿瘤是黑色素痣。出于美容目的,可将其手术切除(见图 37-3)。黄色瘤为眼睑皮肤真皮层脂类物质的沉着。这类患者应检查血脂及血清胆固醇水平。为了美容可单纯切除病变组织。肿瘤一般实际的大小要比表面上的大,常复发。应小心不要缩短眼睑皮肤而导致不能完全闭合。

眼睑血管瘤包括两种类型:毛细血管和海绵状血管瘤两种。毛细血管瘤包括毛细血管扩张和内皮细胞增生。病变表现为亮红色斑。早期可能生长迅速,之后可退化并自发消退。除非引起视力下降,婴儿和幼儿的血管瘤不需治疗,或者影响视力导致弱视发生。低剂量口服或局部应用类固醇可引起毛细血管瘤的退化。另外一种为海绵状血管瘤,为皮下组织的静脉血管,表现为蓝色和血管扩张,需要手术切除。不提倡放射治疗,否则会导致眼睑过量瘢痕。

其他良性眼睑肿瘤包括疣和传染性软疣,是病毒感染造成的。

▷ 眼睑恶性肿瘤

鳞状细胞癌通常缓慢且无痛性生长。开始时病变小,其上覆盖一层角蛋白。病变浸润,引起边缘充血性

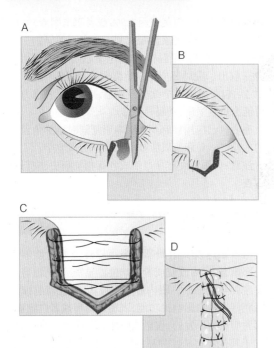

▲图37-3　左下眼睑肿瘤侵犯睑缘
A. 两个垂直切口。B. 肿瘤切除后的缺损。C. 可吸收缝线缝合睑板和眼轮匝肌。D. 缝合睑缘。皮肤用6-0的丝线缝合

溃疡，可增大形成一个霉菌样团块，侵犯眼眶。早期切除可以治愈。如果未能早期治疗，鳞状细胞癌可通过淋巴系统扩散至耳前淋巴结和下颌下淋巴结。

基底细胞癌开始时生长缓慢，仅有局部侵蚀，形成结节状隆起的浸润性溃疡。内眦基底细胞癌可侵犯内眦和眼眶结构，治疗包括彻底切除以防复发。眼睑重建前常使用Mohs(莫氏)显微手术法确保肿瘤边界清除干净。通常肿瘤比表面上更大，全身转移少见。

眼睑恶性黑色素瘤与身体其他部分皮肤的恶性黑色素瘤相同。

结膜肿瘤

良性结膜肿瘤包括黑色素痣(色素性和非色素性的)、乳头状瘤、肉芽肿、皮样瘤和淋巴样增生。结膜恶性肿瘤包括癌、恶性黑色素瘤以及少见的淋巴瘤。结膜癌常始发于球结膜暴露区域的角膜缘或内眦部。疾病早期，病变与翼状胬肉相似。肿瘤组织轻微隆起，表面呈胶状，可以生长扩大至角膜表面。病变生长缓慢。治疗方法是手术广泛切除并活检。局部丝裂霉素C已被应用。

眼内肿瘤

▶ 良性眼内肿瘤

色素痣常见于虹膜、睫状体或脉络膜等。这些病变不需治疗。视网膜血管瘤可见于斑痣性错构瘤病患者(如Bourneville disease)，脉络膜血管瘤是另一个较少见的良性眼内肿瘤。

▶ 恶性眼内肿瘤

恶性眼内肿瘤包括恶性葡萄膜黑色素瘤，视网膜母细胞瘤，和较少见的睫状体肿瘤如视网膜胚瘤或髓上皮瘤。

葡萄膜恶性黑色素瘤是成人中最常见的原发性眼内肿瘤。多发生于50或60岁的中老年，单侧多见，好发于脉络膜，但是恶性黑色素瘤也可能发生在睫状体或者虹膜。脉络膜恶性黑色素瘤可以引起视力下降，也可发生坏死而引起眼内炎，组织病理学检查可见有无突起细胞核的纺锤形细胞和大的上皮样瘤细胞。眼内恶性黑色素瘤可直接通过巩膜局部侵犯或者直接通过视神经扩展进入中枢神经系统。

恶性黑色素瘤可以在散瞳后通过检眼镜看见。

治疗恶性黑色素瘤包括肿瘤摘出或放射治疗。肿瘤扩散至眼外时需行眶内容剜除术。肿瘤直径在10mm以下的患者可以连续眼底照相进行观察。与此同时，未侵及虹膜根部的小的虹膜黑色素瘤在长大之前可进行随访和观察。如果虹膜瘤生长扩大，可行局部虹膜切除术。如果虹膜恶性黑色素瘤侵及虹膜根部和睫状体，可通过虹膜睫状体切除术切除病灶。

视网膜母细胞瘤是一种发生在儿童的少见但危及生命的疾病，为儿童最常见的眼内恶性肿瘤，起源于胚胎期视网膜光感受器细胞层的锥体细胞。大多数视网膜母细胞瘤的患者在1岁或2岁发病。患者可能出现白瞳症或斜视。它可能是单侧或双侧而且常常为多灶性。可为散发性或家族性。它生长缓慢而充满眼内腔，最后肿瘤坏死引起钙质沉着。肿瘤细胞如果种植在虹膜或前房，可形成绒白样白色渗出。

视网膜母细胞瘤有自愈的报道。治疗方法为手术切除、放射治疗、冷凝、化疗和摘除术。

Chintagumpala M et al: Retinoblastoma: review of current management. Oncologist 2007;12:1237.

眼眶肿瘤

眼眶肿瘤有两种类型:起源于眼眶组织的肿瘤(原发)和从邻近组织侵犯至眼眶的肿瘤(继发性)。原发性眼眶肿瘤包括良性肿瘤如皮样囊肿、血管瘤、脂肪瘤、纤维瘤、骨瘤、软骨瘤、视神经纤维瘤和泪腺肿瘤等。眼眶恶性肿瘤包括横纹肌肉瘤,泪腺腺癌和淋巴瘤。儿童横纹肌肉瘤通常表现为急性、无痛,单侧眼球突出并需要立即评估。

侵袭性肿瘤包括来自眼球的恶性黑色素瘤和视网膜母细胞瘤及来自眼睑和结膜的恶性黑色素瘤及癌。

到达眶部的转移性肿瘤可能来自肺或乳腺。儿童神经母细胞瘤可能转移至眼眶。脑神经的脑膜瘤可能通过视神经管侵入眶部。

各型肿瘤的治疗和预后取决于肿瘤的类型。

▼ 眼部疾病的激光治疗

激光在眼科应用广泛。利用不同气体，一个单波长光束可被眼部组织选择性吸收。

局灶糖尿病治疗

黄斑水肿发生在增殖前糖尿病视网膜病变并以视网膜增厚伴或不伴有黄斑中心区的渗出为表现。激光治疗过程在荧光血管造影检查辅助下通过裂隙灯激光发射系统和接触镜来实现。疗效需要三个月以上才能表现出来。国家健康协会长期研究表明氩激光治疗可使患者预后视力提高幅度多达 50%。

全视网膜光凝

全视网膜光凝是用来治疗增殖性糖尿病视网膜病。利用接触镜与裂隙灯，广泛破坏周边视网膜来减少血管增殖因子的产生和增加视网膜的氧合，因而使得容易出血、瘢痕化和视网膜脱离的异常血管退化。

屈光不正的激光矫正手术

准分子激光原位角膜磨镶术(laser in-situ keratomileusis,LASIK)是一种角膜板层屈光手术。它是在角膜表面做一个板层角膜厚度的角膜瓣。将瓣掀起并利用氟化氩受激态光束对基质层进行最小热效应的切割，然后将角膜瓣复位并使其愈合。这种屈光矫正技术因其准确、精确、最小的术后不适和快速的视力恢复等特点而被最广泛的使用。新的角膜瓣成形术利用激光而不是微型角膜板层刀而更受欢迎。

准分子激光上皮下角膜磨镶术(laser epithelial keratomileusis,LASEK)最多被用于角膜过薄或者曲率过小而不适于做 LASIK 者。用更为精细的环钻来制造更薄的角膜瓣，或者在激光脉冲作用前用酒精分离角膜上皮。LASEK 常常恢复更慢，而且术后需要带具有保护作用的角膜接触镜，但对于某些患者来说，它的确是更好的选择。

光动力学疗法

光动力学疗法是一种对有中心凹下脉络膜新生血管形成的渗出性 AMD 患者进行选择性治疗的一种激光疗法。脉络膜的病变必须非常典型，也就是说它必须一半以上的部位在荧光血管造影上非常明显。治疗过程包括静脉注射光敏剂维替泊芬，光敏剂在异常血管组织中聚集然后被裂隙灯发出的非产热激光活化。其作用机制为利用光化作用破坏细胞，随后产生血管阻塞使异常血管退化而不对周围正常组织产生破坏。

Mennel S et al: Ocular photodynamic therapy—standard applications and new indications. Ophthalmologica 2007;221:282.

（柏凌　周陈静　译,王建明　校）

第 38 章　泌尿外科学

泌尿生殖系统胚胎学

对泌尿生殖系统胚胎学基本知识的了解,有助于泌尿外科学各方面的学习。生殖系统和泌尿系统在胚胎学上密切相关,常见到两个系统的联合畸形。

▶ 肾

肾的胚胎发生经过三个阶段(图 38-1):①前肾:前肾在人胚胎中是一退化的无功能结构,除其原发管外,其余均于胚胎第 4 周时消失。②中肾:前肾管与中肾小管连接成中肾管。当大多中肾小管退化时,中肾管继续向两侧发展,在其汇入泄殖腔附近处发出输尿管芽。输尿管芽向头侧生长与后肾胚基汇合,形成后肾。③后肾:是肾发育的最后阶段。后肾将发育形成肾。后肾组织在向头侧移行和旋转的过程中,不断增大,内部迅速分化成肾单位和肾小管。同时,输尿管芽的头

侧端在后肾内扩张并分化形成肾盂、肾盏和集合管。

▶ 膀胱和尿道

在第 7 周期间,泄殖腔(后肠的盲端)被分隔为腹侧(尿生殖窦)和背侧(直肠)两部分,并开始膀胱和尿道的早期分化。尿生殖窦接纳中肾管,逐渐吸收其尾端。到第 7 周末输尿管芽、中肾管有各自的开口,输尿管芽的开口向上外侧迁移。而中肾管开口则向下向中线移行,两者间的结构(三角区)由被吸收的中胚层组织构成,并且维持两个管道的直接连续性(图 38-2)。

融合的苗勒管在苗勒氏结节处汇入尿生殖窦。苗勒结节上方的尿生殖窦分化形成膀胱和男性精阜近端的部分前列腺尿道,或女性的整个尿道(图 38-3)。苗勒结节下方的尿生殖窦分化为男性前列腺尿道的远端部分和膜部尿道或女性阴道远侧及阴道前庭。男性尿道的其余部分由位于生殖结节腹侧面的尿道襞融合形

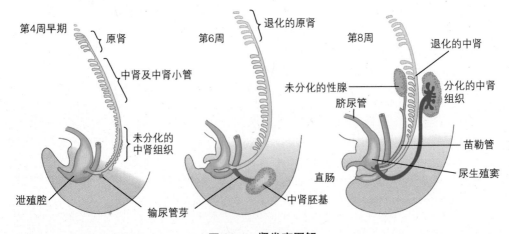

▲图 38-1　**肾发育图解**

第 4 周早期,仅见少量前肾小管,中肾组织分化成中肾小管,并逐渐与中肾管连接。从中肾管发出的输尿管芽首见于第 4 周时。第 6 周时前肾已经完全退化,中肾小管也开始退化。输尿管芽向头侧和背侧生长并与后肾胚基相汇。在第 8 周时,分化中的后肾向头侧迁移,输尿管芽的头侧末端膨大并发出多个连续的芽(肾盏)

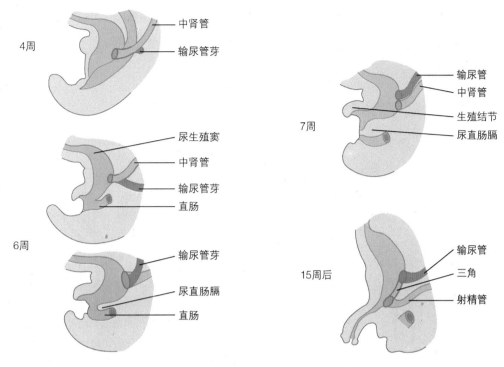

▲图 38-2　输尿管芽从中肾管的发育及其与尿生殖窦的关系

输尿管芽出现于第 4 周,输尿管芽远端的中肾管逐渐被吸收进入尿生殖窦,产生输尿管和中肾管各自的末端。合并入尿生殖窦的中肾组织膨大并形成三角区组织。中肾管最终形成男性的输精管和女性的卵巢冠纵管(Gartner 管)

成。女性尿道襞保持分离,形成小阴唇。

第 11 周末时,射精管(输精管远端)入口上下的尿道上皮发出的几组芽发育形成前列腺。发育中的腺体成分(精阜)连同其周围分化的间质细胞形成前列腺的肌性间质和被膜。中肾管末端(输精管)发出的重复芽形成精囊。

▶ 性腺

每个胚胎从最初开始就具有向男性或女性分化的潜能,一个性别始基的发育及另一始基的逐渐退化是由胚胎的遗传性别和特定分泌的数种激素确定的。位于 Y 染色体上的 SRY 基因—睾丸决定因子,驱使性腺分化成睾丸。性腺的分化在第 7 周开始(图 38-3)。如果性腺发育成睾丸则生殖上皮逐渐长成放射状排列、带状的生殖小管由睾丸产生的苗勒抑制因子(MIF)使苗勒管退化,因作用于局部(旁分泌)仅使同侧的苗勒管受到影响。由睾丸随后产生的睾酮使中肾管(wolffian 管)发育为男性结构(如附睾、输精管、精囊、射精管)。如果性腺发育成卵巢,则分化出皮质和髓质。皮质以后分化出内含卵子的卵泡。睾酮缺乏将导致中肾管消失。

睾丸在腹腔停留到第 7 个月时才在睾丸引带的引导下经腹股沟管降入阴囊。睾丸下降的机制仍不清楚。

睾丸下降不全称隐睾,降入腹股沟管外环口以外的异常部位称为睾丸异位。

卵巢附着于韧带降入盆腔。

在女性,苗勒管发育形成女性生殖道,其尾侧端融合并分化出输卵管、子宫、阴道近侧的 2/3。

外生殖器于第 8 周开始分化。生殖结节和生殖隆突分别分化成男性的阴茎、阴囊和女性的阴蒂、大阴唇。由睾酮经 5α 还原酶作用形成的双氢睾酮(DHT)使外生殖器发育为男性结构。随着第 7 周尿生殖膜的退化,尿生殖窦单独开口于尿生殖结节下面。尿生殖窦的结节下份将形成阴道前庭和远端 1/3 尿道。生殖结节下面的两个襞融合形成男性阴茎部尿道,但在女性则保持分离形成小阴唇。

泌尿生殖系统解剖学:大体解剖和显微解剖

▶ 肾

肾位于腹腔后部的腹膜外,被肾周脂肪将其与环绕的肾筋膜(Gerota 筋膜)分隔。肾血管蒂进入肾窦,静脉位于动脉前方,两者均位于肾盂前方。肾动脉于肾窦外分为前后二支并且将进一步分为供应不同范围的终末动脉,这些终末动脉阻塞时可导致节段性梗死。静脉属支吻合多,常回流至单一的肾静脉。

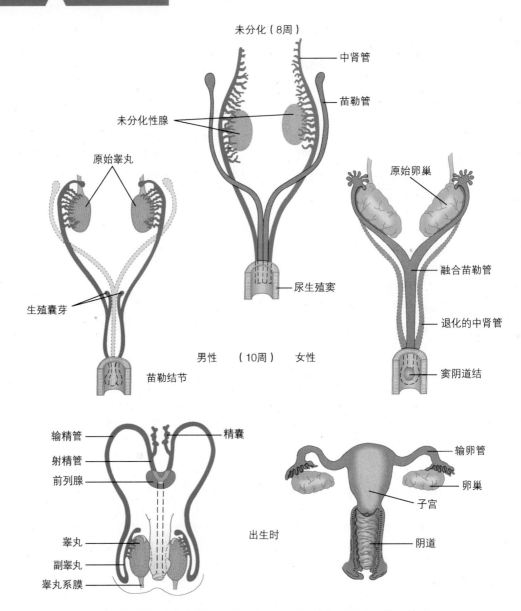

▲图 38-3　未分化的生殖系统向男性和女性生殖系统的最终转化

▶ 肾实质

　　肾实质由超越 100 万个功能单位（肾单位）组成，被分成含有分泌功能的外周皮质和具有排泄功能的中央肾髓质。肾单位以 Bowman 囊开始，该囊包绕肾小球，形成细长的近曲和远曲小管及其两者间的 Henle 袢，终止于开口肾乳头顶部肾小盏的集合管。

▶ 肾盂和肾盏

　　肾盂、肾盏为肾窦内，具有尿液收集容器的功能。肾盂在肾内、肾外各有一部分（但偶有全部为肾外性或肾内性肾盂），分支为三个肾大盏，肾大盏依次分为数个肾小盏。肾小盏直接连于髓质锥体（乳头），起集合管收集杯的作用。肾盂、肾盏是高度的肌性化结构，肌

纤维多方向走行且直接从肾盏延续到肾盂,从而保证了收缩活动的同步。

▶ 输尿管

　　输尿管连接肾盂和膀胱，为一肌性化管道。肌纤维呈不规则螺旋状排列，主要以蠕动完成功能。肌纤维与头端的肾盂和远端的膀胱三角区直接延续。

　　肾盂、输尿管的血供为节段性，来源广泛，包括肾、性腺和膀胱的动脉，具有丰富的外膜下吻合。

▶ 膀胱

　　膀胱主要为一个贮尿容器。其肌纤维束呈网眼孔状,不但每个平面不同且分支相互交织成为一可同步收缩的肌性器官。膀胱的肌肉与尿道肌纤维延续,虽然没

有真正的环形括约肌,也可起尿道内括约肌的作用。

输尿管自膀胱后下经输尿管裂孔在膀胱黏膜下行走一小段后开口于膀胱内并和三角区相延续。尽管输尿管与三角区深部相连接,但也在膀胱底部形成叠加。

▶ 尿道

成年女性尿道长约 4cm,其近端 4/5 为肌性。肌肉内层纵行排列与膀胱内层纵行肌延续,外层环形排列与膀胱外层纵行肌肉连接。外层的环形肌具有括约肌结构。横纹肌性外括约肌环绕尿道中 1/3。

男性尿道的前列腺部肌肉及括约肌发达,膜部尿道在尿道生殖膈内,被横纹肌性的外括约肌环绕。阴茎部尿道肌肉贫乏,其穿过尿道海绵体开口于龟头顶部。

▶ 前列腺

前列腺包绕着男性尿道近侧部,为一纤维肌性锥状腺体,在成人长约 2.5cm,重约 20g。尿道从前列腺底部至尖部穿过。精囊和输精管汇合的射精管自后侧穿过,会聚、开口于尿道底部的精阜。

前列腺液通过约 12 对排泄管排出,这些排泄管开口于尿道底部精阜上方。前列腺被一层起源于肌肉成分丰富的间质和部分尿道肌及括约肌的薄囊包裹。前列腺周围,尤其在前方和侧方有丰富的静脉丛。前列腺的淋巴回流至髂内、骶骨、闭孔和髂外淋巴结群。

▶ 睾丸、附睾和输尿管

睾丸是一对被白膜包绕的器官,由许多纤维间隔分成数个小叶。曲细精管汇入睾丸网,在睾丸网与输出管相连接并汇入附睾。附睾移行为输精管。输精管经腹股沟进入盆腔,与精囊的管道汇合成射精管后经精阜两侧开口排入前列腺尿道。

动脉血供来自精索、输精管和睾提肌外动脉,静脉回流经蔓状静脉丛后回流至精索内静脉,最终右侧汇入下腔静脉,左侧汇入肾静脉。

睾丸的淋巴回流入腹膜后淋巴结,均不超过肾血管平面,右侧主要回流至主动脉腔静脉之间区域,左侧主要回流入至主动脉旁区域。

泌尿生殖系统生理学

▶ 肾

肾通过肾小球滤过、肾小管重吸收和肾小管分泌维持和调节体液平衡。

A. 肾小球滤过

这取决于肾小球毛细血管压减去血浆胶体渗透压加上 Bowman 囊阻力。最终肾小球滤过压(8~12mmHg)使得无蛋白血浆通过毛细血管滤过面进入 Bowman 囊内。正常时每分钟约 130ml 血浆经肾循环滤过。每 27 分钟全身血浆经肾脏再循环并被滤过一次。

B. 肾小管重吸收

大约 99% 的滤过液将被肾小管重吸收,包括所有

有价值的滤过成分(氯化物、葡萄糖、钠、钾、钙和氨基酸)。尿素、尿酸、磷酸盐、硫酸盐亦被不同程度地重吸收。重吸收过程是主动和被动转运机制的结合。水、电解质的重吸收受肾上腺、垂体和甲状旁腺激素的调控。

C. 肾小管分泌

小管的分泌作用有助于:①排出某些物质以维持其在血浆中的水平;②滤液中的有用的离子与血浆中需清除的离子进行交换(如尿中的钠离子与血浆中的氢离子交换)。分泌功能的衰竭导致酸中毒,这在慢性肾病中常见。

▶ 肾盏、肾盂和输尿管系统

该系统是一连续的、有合胞体的平滑肌系统,具有不易察觉的阶段性运动。蠕动收缩波起自肾盏,沿着平滑肌细胞传至肾盂。在正常尿流率时,许多蠕动波终止于输尿管肾盂连接部,但有时也可传至输尿管或下传至膀胱。蠕动波频率为 5~8 次 /min,每次 2~3cm 节段长,一般速度为 3cm/s。蠕动波的频率、幅度和速度受尿流量和尿流率影响。应用利尿剂时,肾盏收缩与输尿管收缩之间的关系可为 1:1。输尿管充盈发生在肾盂收缩而输送来尿液时,是一个被动的过程。输送完尿液,肾盂输尿管连接部即关闭,以防止因输尿管收缩压升高引起的压力逆传和尿液逆流到肾盂。近端输尿管上形成一个收缩环,当它向下移动时,可推动尿液顺行向下。应用利尿剂时,尿液量增大,而且其内部的压力也比前面收缩环的压力大。这种情况下,输尿管壁不能紧密闭合,尿液就呈连续的液体柱流下。

▶ 输尿管膀胱连接部

输尿管膀胱连接部可使尿液从输尿管顺利流入膀胱,同时防止逆流。膀胱段输尿管和三角区肌的连续性及其特殊排列构成了一种肌性活瓣功能,能有效的适应膀胱充盈或排空的各种状态。

正常输尿管膀胱连接部的静止压($10\sim15cmH_2O$)高于头侧输尿管静止压($0\sim5cmH_2O$)。膀胱逐渐充盈,三角区牵张,使膀胱段输尿管闭合,阻止尿液反流,亦增加了尿流顺行向下的阻力。排尿时,三角区收缩,使膀胱壁段输尿管完全闭合,阻止输尿管内尿液流出及反流。

▶ 膀胱

膀胱主要起着贮尿容器的作用,可以适应不同的容器而不增加膀胱腔内压力。膀胱完全充盈时,逼尿肌受意识控制而收缩且外括约肌松弛,直至膀胱排空。膀胱出口形成漏斗状,随膀胱顶部不断下降确保了膀胱的彻底排空。

膀胱的括约机制主要为膀胱颈部的平滑肌及男性前列腺尿道的平滑肌和女性近端 4/5 尿道的平滑肌。虽无真正的括约肌,但存在有大量的与逼尿肌外层直接延续的环行肌纤维。括约肌内含有丰富的 α 受体,可感

受盆神经发送的交感神经冲动以维持尿道闭合。来自于盆神经的副交感神经冲动可使膀胱收缩并排尿。

另一组自主的括约肌为尿生殖膈的横纹肌，包绕着女性中段尿道和男性尿道膜部。该组括约肌接受阴部神经发放的躯体神经信号，当内括约肌无功能时，对于控制排尿尤为重要。该组括约肌受病理性激惹或痉挛可出现梗阻性表现。

泌尿生殖系统发育异常

泌尿生殖系统先天性异常占所有先天性发育异常的 1/3，在人群中的发病率超过 10%。病变程度差异较大，严重者危及生命，而轻者仅为因其他原因就诊时被查出的异常。解剖学的异常本身常无害，然而却易引发感染、结石或慢性肾衰竭。

肾的发育异常

双肾缺如罕见，常伴有羊水过少，Potter 面容及肺发育不良。多见于男性，生后不久即死亡。单侧肾不发育较多见，但常不发病。肾不发育的病因被认为是输尿管芽缺如和后肾胚基缺乏发育所致，受累侧三角区亦缺如。因肾上腺发育与肾发育无关联，故双侧肾上腺位置正常。多肾极少见，与后述的输尿管重复不同。

后肾上升异常导致异位肾，可单侧或双侧发病。异位部位可为腰部和骨盆，胸部及交叉异位少见。10%~20% 的异位肾伴有生殖系统异常。融合性异常亦系肾上升异常所致。如融合的盆腔肾和马蹄肾（最常见），典型表现为肾下极融合。静脉尿路造影可明确诊断。可发现腰大肌与肾脏关系异常：肾脏呈垂直位，内缘与腰大肌交叉或越过腰大肌，而正常时肾内缘和腰大肌平行并呈斜位。马蹄肾者膀胱输尿管反流发生率高，肾盂输尿管连接部梗阻的发生率亦高。后者与肾盂输尿管高位连接有关，输尿管在峡部前与之交叉，或者被异位血管压迫。后肾上升过程中旋转异常引起的肾转位不良无明显临床意义。

▶ 多囊肾

肾实质发育异常包括许多多囊性及发育不良病变。多囊肾为遗传性双侧肾脏疾病。常染色体隐性多囊性肾病（ARPKD），过去称婴儿型 PKD，有很多起源于集合管的小囊致使双侧肾脏对称性增大。常染色体显性多囊性肾病（ADPKD），过去称成人型 PKD，囊起源于肾单位且较大，较 ARPKD 囊的大小有更大的变异。ARPKD 的发生率为每 40 000 出生婴儿中有 1 人发生，胎儿在子宫时检查就可发现增大的高回声性肾脏和羊水过少。患此病的婴儿常死亡于呼吸衰竭而不是肾脏问题。然而一月以后一年生存率超过 85%。这些儿童伴有肾功能减退、严重的高血压、和肝脏门脉周围纤维化

引起的门脉高压导致的脾功能亢进和食道静脉曲张。

85% 患者的 ADPKD 基因突变在 PKD1 基因（位于染色体 16p13.3），在 12%~15% 的患者为 PKD2 基因（位于染色体 4q21-23），它们分别编码多囊蛋白 -1（polycystin-1）和多囊蛋白 -2（polycystin-2）。每 1000 人中有 1 人患 ADPKD，它是导致成人终末期肾病的主要原因。肝、胰腺、脾亦可发生囊肿，可出现脑动脉瘤。囊肿增大并压迫正常肾实质导致慢性肾损害及肾小球硬化。

本病常见于诊断 30~60 岁患者的高血压或尿毒症时被明确。血尿伴或不伴腰痛为常见表现。静脉尿路造影可发现增大的肾脏，因大囊压迫所致的肾盏拉长。超声或 CT 扫描易明确诊断。

多囊肾极少采取外科治疗。主要为药物治疗，终末期包括透析。到达终末期肾病的中位年龄在 PKD1 是 54 岁，在 PKD2 是 74 岁。有肾移植指征，但有可能成为供者的家庭成员必须仔细筛查明确他们是否有同样的疾病。ADPKD 患者死亡的原因可能是早期未治疗的高血压引起的相关心血管疾病。

▶ 髓质海绵肾

髓质海绵肾是由集合小管扩张引起（参见多囊肾），伴复发性结石，50% 的患者感染发生率升高。病变常为双侧，可累及所有肾盏。静脉尿路造影可发现肾乳头内扩张的集合管呈花瓣状。常见镜下血尿。已明确感染者应给予有针对性的抗生素治疗。根据对代谢性结石的分析进行肾结石的预防治疗。

▶ 单纯肾囊肿

单纯肾囊肿常见（50 岁后发生率近 50%），亦认为是小管扩张引起。可单发或双侧多发。病理意义不大，但需与实体肾肿块鉴别（见肾癌）。

▶ 多囊性肾发育不良

多囊性肾发育不良是一种先天性异常，可见许多大小不等的囊肿压迫肾实质，常伴有输尿管近端闭锁。此病每 3000 活婴儿有大约 1 例发生，常于行产前超声检查时发现。双侧同时发生少见，伴有羊水过少和肾衰竭。通过肾扫描显示无功能肾可与其他因素引起的肾积水相鉴别。对侧肾盂输尿管连接部梗阻（5%~10%）和反流（18%~43%）的发生率增加，此两者均可增加患者继发慢性肾功能不全的风险。

多囊性肾发育不良转为恶性的可能性不超过 1/2000。高血压的发生率呈增加趋势。这两个因素是肾切除治疗方法的理论基础。然而，每隔 6~12 个月定期行超声检查的保守处理是可行的方法，因为约半数患者在 5 年内肾脏退化。

▶ 肾血管发育异常

多支肾动脉的发生于 15%~20% 的患者，但是只有当引起肾盂输尿管连接部梗阻时才有意义。先天性

肾动脉瘤不多见,其与获得性动脉瘤的区别在于它的发生部位为肾动脉主干分叉处或终末支。肾血管发育异常常无症状,但可引起高血压。只有当动脉瘤引起的高血压得不到控制、不完全钙化或其直径超过 2.5cm 时,才需要手术治疗。先天性动静脉瘘罕见,可引起血尿、高血压、心衰,需手术治疗。

▶ 肾盂异常

　　肾盂输尿管连接部梗阻是出生前肾积水的最常见原因,可由异常的肾动脉或连接部本身狭窄引起。当小的损伤引起肉眼血尿时,常可考虑诊断。肾脏超声检查对疑有肾盂输尿管连接部梗阻者是一安全的筛选手段。利尿性肾扫描可确诊并有功能性意义。静脉肾盂造影或逆行肾盂造影能够进一步明确解剖。双侧发病者不少见,有症状者或严重者需手术修复。经皮切开梗阻部位并应用短期支架管在成人已获得成功。本病的症状包括腰痛,尤其是口服利尿药诱发腰痛。

Cooper CS et al: Antenatal hydronephrosis: evaluation and outcome. Curr Urol Rep 2002;3:131.
Hateboer N: Clinical management of polycystic kidney disease. Clin Med 2003;3:509.
Winyard P, Chitty L: Dysplastic and polycystic kidneys: diagnosis, associations and management. Prenat Diagn 2001;21:924.

输尿管异常

▶ 先天性输尿管梗阻

　　先天性输尿管梗阻可由肾盂输尿管或输尿管膀胱连接部梗阻引起,或由诸如骶神经不发育、脊髓脊膜膨出的神经学缺陷引发。功能性输尿管梗阻—即原发性梗阻性巨输尿管,并不少见。症状为口服利尿剂时的肾痛,或为肾盂肾炎的表现。排泄性尿路造影可显示梗阻部位以上的输尿管扩张。巨输尿管常不伴有膀胱输尿管反流。无症状及无明显肾积水的轻度患者若肾功能正常,则无需治疗。需治疗时可将梗阻输尿管及其近端切除,另行输尿管膀胱再植,常包括输尿管缩窄和折叠术。

▶ 重复输尿管

　　输尿管芽在与后肾胚芽汇合前分叉导致不完全的输尿管重复,常发生于中上段输尿管。另一个来自后肾管的输尿管芽的出现导致完全性输尿管重复(图38-4,右肾),其引流一个肾脏。这是最常见的输尿管畸形,发生率为 1/125,女性发病是男性的两倍。虽然一侧出现两根以上输尿管者不常见,但双侧重复输尿管的发生率达 40%。通常重复的输尿管均进入膀胱,引流肾上极的输尿管开口距膀胱颈部最近(因其被重新合并入膀胱较晚)。由于这种解剖关系使引流肾下极的输尿管在膀胱黏膜下走形的距离短,周围肌肉组织不丰富,因而易发生膀胱输尿管反流。此外引流上

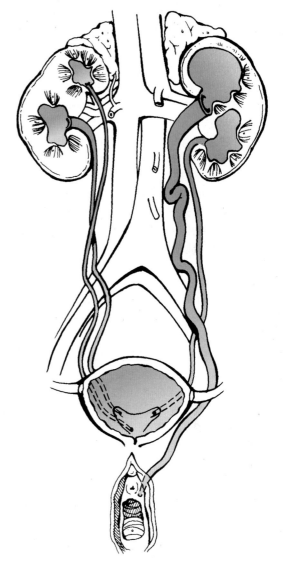

▲图 38-4　重复输尿管和输尿管异位开口

左侧完全性重复输尿管并梗阻,伴异位开口,开口异常的输尿管总是引流肾上极的尿液

极的输尿管可发生异位开口(因为合并入膀胱较晚),尿液可排入膀胱颈、尿道或生殖系统(女性的尿道或前庭,男性的精囊或输精管)(图 38-4,左肾)。引流上极的输尿管易发生梗阻,可能与输尿管膨出有关,输尿管膨出是发生梗阻的常见原因。有肾积水或肾盂肾炎时重复输尿管才有临床意义。静脉尿路造影可以明确本病的诊断。为了防止反复感染,一些病例行输尿管再植手术是必要的。一些选择性病例可行上极肾盂与下极输尿管吻合术或低位输尿管 - 输尿管吻合术。如果梗阻严重且功能较差,应切除上极的肾脏及其输尿管。

▶ 输尿管异位开口

　　输尿管异位开口可发生于无重复输尿管者,而且

异位部位可为前节所述的任何异常位置。异位开口于括约肌近端则不发生尿失禁,但常常出现膀胱输尿管反流。与女性相反,男性的输尿管异位开口不会开在外括约肌的远端,也不会出现尿失禁。如果输尿管异位开口位于阴道或前庭,除有排尿外,还会出现持续漏尿。大多输尿管异位开口为引流肾上极的重复输尿管,且多发于女性。由于输尿管横行穿过膀胱颈部的肌肉时引起梗阻,受累部分常有输尿管肾积水。

输尿管异位开口可见于尿道口旁,或在内镜检查时发现其位于阴道顶部。超声检查或静脉尿路造影可发现上极肾脏发生肾输尿管积水。膀胱造影可发现输尿管异位开口的反流,但是可能需要先多次排尿使膀胱颈松弛降低梗阻段压力,随后才会发生反流。少数病例上极肾脏功能较好时,可切断相应的输尿管,再植至膀胱或下极肾的输尿管,但通常需行肾脏输尿管部分切除术。

▶ 输尿管囊肿

输尿管囊肿指输尿管末端的黏膜下组织球形突入膀胱,输尿管口如针尖状而引发肾输尿管积水。如果囊肿较大可使膀胱颈或对侧输尿管梗阻。本病多发于有重复输尿管的女性,且均发生于引流上极肾脏的输尿管。

目前大多数输尿管囊肿可通过产前超声检查发现。常有肾盂肾炎或梗阻表现。静脉尿路造影可显示由输尿管囊肿塑形形成的膀胱内负影,输尿管和肾盏可无异常,也可明显扩张或失去排泄功能。膀胱造影可见同侧输尿管下端反流。

输尿管囊肿的治疗取决于多种因素,包括有无尿管反流及反流程度、输尿管囊肿是否完全在膀胱内(膀胱内/正位),或一部分位于膀胱颈或尿道(膀胱外/异位)。建立引流的简单方法为用膀胱镜行输尿管囊肿穿刺。如果合并有反流,可预防性应用抗生素。直到儿童长大时容易进行输尿管再植术,降低输尿管压力。在一些不伴反流的罕见情况下可考虑行上极半肾切除术。在成人梗阻轻微的膀胱内输尿管囊肿不需治疗。

Cooper CS et al: Long-term follow-up of endoscopic incision of ureteroceles: intravesical versus extravesical. J Urol 2000; 164:1097.

Fretz PC et al: Long-term outcome analysis of Starr plication for primary obstructive megaureters. J Urol 2004;172:703.

膀胱输尿管反流

输尿管膀胱连接部的主要功能是使输尿管顺利排尿,同时又可防止膀胱内尿液反流入输尿管。输尿管膀胱连接部的解剖学结构足以胜任此种功能,这是因为输尿管的肌肉与膀胱底部完全延续并构成膀胱三角区的浅层。此外,输尿管末端的 4~5cm 被肌筋膜鞘包绕(Waldeyer 鞘),该鞘随输尿管穿出输尿管裂孔,延续于膀胱底部成为三角区深层(图 38-5)。

输尿管和膀胱三角的直接连接产生了一种有效的肌性瓣膜功能。三角区舒张(膀胱充盈时)或收缩(排尿时)都可使膀胱内的输尿管段牢固闭合,使对抗尿液排流入膀胱的阻力增加,又封闭了输尿管防止逆流(图 38-6)。

▶ 病因和分类

膀胱输尿管反流可分为两类。原发性反流由输尿管膀胱三角发育缺陷、输尿管异常如异位输尿管口或输尿管囊肿引起。继发性反流由膀胱出口或尿道梗阻、神经源性功能异常、医源性原因、炎症尤其是特异性感染(如结核)引起。原发性反流总是伴一定程度的先天性三角区或输尿管末端的肌缺损。

反流增加了肾盂肾炎和肾损害的发生率,同时也使细菌易于从膀胱逆流到肾脏。

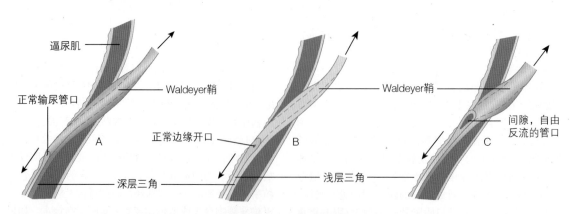

▲ 图 38-5　膀胱输尿管反流

膀胱内输尿管的长度和固定情况及输尿管管口的形状取决于下段输尿管和三角区的肌肉发育及其功能。A. 正常结构。B. 中度肌缺损。C. 显著缺损导致黏膜下输尿管呈高尔夫球洞样改变

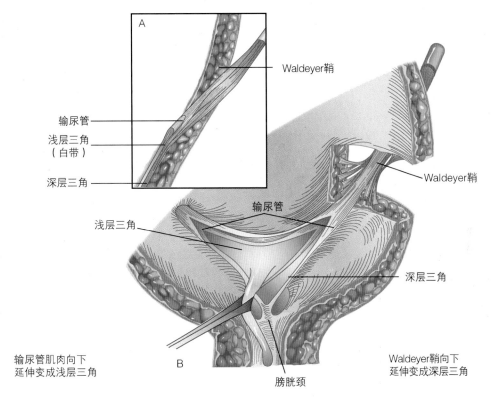

▲图 38-6　正常输尿管膀胱三角区复合体

A. 输尿管膀胱连接部侧面观。Waldeyer 肌鞘包绕近膀胱端的输尿管,继续向下形成三角区深层,并延伸到膀胱颈。输尿管肌组织延续形成三角区浅层,并延伸到男性的精阜和女性的尿道外口内。B. 在输尿管裂孔处 Waldeyer 鞘通过少量纤维连接于逼尿肌,此肌鞘在输尿管管口下方形成三角区深层,输尿管肌组织向下延续形成三角区浅层

反流是肾盂肾炎最常见的病因,见于 30%~50% 有尿路感染的儿童。其出现于 75% 以上有慢性肾盂肾炎放射学表现的病例,是大部分需透析或肾移植治疗的终末期肾疾病的原因。

原发性反流病例中,儿童(平均 2~3 岁)常有肾盂肾炎或膀胱炎的症状。常表现为部位不确定的腹痛,而肾区痛和排尿痛则不常见。罕见情况下,患者双侧肾实质损害引起晚期肾衰。显著的反流及反流的继发症状更多见于女性,且常于尿路感染后发现。有输尿管反流儿童的同胞兄弟中约 1/3 亦有反流。母亲有输尿管反流者,其子女中约半数亦有反流。

继发性反流的原发病(神经源性、梗阻性等)常表现有症状。

▶ 临床表现

A. 症状和体征

伴有急性肾盂肾炎者,可出现寒战、发热和肋脊角触痛。儿童常无肾区痛,但可述部位不确定的腹痛。偶因反流引起的感染可出现白天尿频、尿失禁或遗尿。梗阻或神经源性病例可触及明显积水的肾脏或扩张的膀胱。婴儿常因症状不确定而被漏诊。

B. 实验室检查

尿液分析可发现感染(脓尿和菌尿),怀疑有感染时必须做尿培养。如果反流和感染已造成肾瘢痕形成则肾功能可出现异常。

C. 影像学检查

反流最有价值的确诊检查仍为排尿期膀胱尿道造影(图 38-7)。该检查能显示反流的程度和尿道的解剖情况。放射性核素排尿期成像发现反流更为敏感,但不能像排尿期膀胱造影那样反映解剖的细节。放射性核素排尿期成像常在初期的排尿期膀胱尿道造影后施行,因为其具有减少辐射暴露的优点。

放射性同位素肾扫描可提供精确的肾功能鉴别数据,并可发现肾的瘢痕形成。超声波检查可精确测量肾脏的大小,并可发现肾的瘢痕形成和肾盏与输尿管的扩张。多数病例上尿路没有异常或仅有轻度的输尿管末端扩张。

D. 尿动力学检查

绝大多数儿童的排尿功能障碍与尿路感染和随后

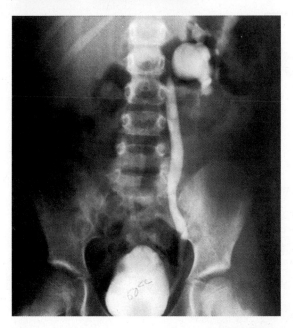

▲图 38-7　排尿期膀胱尿道造影显示左侧膀胱输尿管反流（Ⅳ级）

发生的反流共存。这些患儿的膀胱收缩与外括约肌关闭相对抗。排尿功能障碍增加排尿压力，可通过尿路感染导致肾损害，也减少了对反流的保守或外科处理的机会。当病史提示可能有排尿功能障碍时（尿失禁、尿频、尿急），尿动力学检查可用于评价排尿动力的情况。对排尿功能障碍的治疗归结于对反流的处理。

▶ 治疗

尽管一些伴有低分级反流的儿童可能不需要用抗生素，但传统上对所有伴有反流的儿童给予预防性的抗生素治疗，以期减少尿路感染的发生率。许多近期研究提示给所有的有反流的儿童每天预防性使用抗生素对于防止尿路感染可能益处有限。及时治疗肾盂肾炎可阻止肾的瘢痕形成。引起继发性反流的因素如排尿功能障碍和梗阻等应纠正。

在许多儿童中，随着年龄增长反流将逐渐好转。根据排尿期膀胱尿道造影，反流可分为以下等级：

Ⅰ级：反流进入输尿管

Ⅱ级：反流进入肾集合系统

Ⅲ级：肾盏或输尿管轻度扩张

Ⅳ级和Ⅴ级：肾盏和输尿管的进行性扩张和迂曲。

反流应尽早在年轻时发现并在等级低时予以处理。超过 70% 的处于Ⅰ、Ⅱ级或单侧Ⅲ级反流的儿童应在 5 岁前处理，Ⅴ级或双侧Ⅳ级反流的儿童治愈率小于 10%。解除反流的其他负性因素包括膀胱充盈后早期反流、表现为发热的尿路感染、肾脏瘢痕和排尿功能障碍。

梗阻引起的继发反流（如后尿道瓣膜），解除梗阻反流就能得到治愈，但偶尔仍需行再植术。神经源性引起的反流采用间歇导尿法可控制感染，恢复抗反流功能。许多病例因为膀胱无顺应性和输尿管膀胱再植需要扩大膀胱容量。异位输尿管开口、重复输尿管伴输尿管口囊肿和其他先天性发育异常所致的反流均需行输尿管膀胱再植术。

外科手术的目的是纠正反流，可通过延长输尿管在黏膜下的隧道来完成。随着膀胱充盈和压力不断增加，输尿管受到黏膜及其下面的逼尿肌压迫，这个活瓣阀门阻止尿液反流。阻止反流必需的隧道长度取决于输尿管的直径，长度与直径的理想比例为 5∶1。大部分病例可采用下列三种方法之一：①输尿管裂孔上方修复法（Polutano-Leadbetter 法），在原有管口的上方约 2.5cm 处重建一输尿管裂孔，输尿管在黏膜下隧道内潜行一段后，在原输尿管口水平与三角区已切开的边缘缝合；②跨三角区修复法（Cohen 法），修复原有的输尿管裂孔，输尿管在黏膜下隧道内向前，跨过三角区至对侧膀胱壁；③全膀胱外输尿管延长法（膀胱外输尿管成形术），与上述膀胱内的方法效果相似，而且患者住院时间短、恢复快。

输尿管下注射填充剂可以增加输尿管黏膜下的支持作用。在内镜下将它们注射在输尿管开口下的适当位置，可支撑抗反流装置的缺陷。

由于认为注射 Teflon 有晚期后遗症（如微粒转移），美国禁止使用此方法。最近，透明质酸 / 聚糖酐（NASHA/Dx）凝胶（Deflux）是唯一 FDA 批准的用于内镜下注射治疗儿童膀胱输尿管反流的药物。此注射技术阻止反流的短期成功率达 75% 左右，除过 Teflon 以外的药物的长期成功率还有待观察。

▶ 预后

用抗生素预防性治疗轻、中度反流有效者，长期预后佳，很少出现感染复发或肾功能不全。反流较明显或持续尿路感染者输尿管下注射疗法或输尿管再植术有益，开放手术的成功率约为 95%（反流消失，肾感染消除，梗阻解除）。不幸的是晚期患者（出现不可逆的输尿管功能失代偿和严重的双侧瘢痕）预后不良。这些患者中的相当一部分患者患有终末期肾病，最终需要长期透析和肾移植治疗。

Austin JC, Cooper CS: Vesicoureteral reflux: surgical approaches. Urol Clin North Am 2004;31:543.

Cooper CS, Austin JC: Vesicoureteral reflux: who benefits from surgery? Urol Clin North Am 2004;31:535.

Cooper CS et al: The outcome of stopping prophylactic antibiotics in older children with vesicoureteral reflux. J Urol 2000; 163:269.

Elder JS et al: Pediatric Vesicoureteral Reflux Guidelines Panel summary report on the management of primary vesicoureteral reflux in children. J Urol 1997;157:1846.

Garin EH et al: Clinical significance of primary vesicoureteral reflux and urinary antibiotic prophylaxis after acute pyelonephritis: a multicenter, randomized, controlled study. Pediatrics 2006;117:626.

Jodal U et al: Infection pattern in children with vesicoureteral reflux randomly allocated to operation or long-term antibacterial prophylaxis: the international reflux study in children. J Urol 1992;148:1650.

Knudson MJ et al: Predictive factors of early spontaneous resolution in children with vesicoureteral reflux. J Urol 2007; 178:1684.

膀胱发育异常

膀胱发育异常不多见,可有以下几种情况:①膀胱不发育或者完全缺如,形成永久性的泄殖腔;②重复膀胱,可以完全性重复,有各自的输尿管口伴有重复尿道,亦可为不完全性,呈膀胱分隔或沙漏样畸形(hourglass deformity);③脐尿管畸形,其最严重的类型为在脐部出现一未闭的开口,常伴有膀胱出口梗阻。在较轻病例,膀胱顶部可形成脐尿管憩室或沿不完全闭锁的脐管形成脐尿管囊肿,则为较轻的畸形。后两种畸形可引发腹痛和脐部或膀胱的感染,应手术治疗。有时脐尿管残迹亦可发生腺癌(见膀胱肿瘤章节)。

泄殖腔未分隔导致泄殖腔永存。而不完全分隔更多见(尽管发病仍罕见),可形成直肠膀胱、直肠尿道或直肠前庭瘘(常伴有肛门闭锁)。

膀胱外翻

膀胱外翻是最严重的膀胱畸形,是尿生殖窦腹侧完全缺如和下腹壁肌肉皮肤缺如的结果。较低位的中心部分缺乏皮肤和肌肉。膀胱前壁缺如,而后壁与周围皮肤延续。尿液直接从腹壁排出,耻骨支远距离分离,开放的骨盆环可影响步态。男性阴茎较短且伴有尿道上裂。外翻的膀胱黏膜易发生慢性炎症。

目前满意的治疗是行膀胱修复,包括新生儿期即缝合成形膀胱,阴茎成形和尿道重建可同时施行。发生输尿管梗阻或膀胱输尿管反流,应行膀胱输尿管再植术。成形后的膀胱容量较小,常并发尿失禁。患者需多种手术方法治疗,包括膀胱扩大术和膀胱颈重建术。半数以上的患者可以取得良好疗效,保住肾功能和控尿能力。

Cooper CS et al: Pediatric reconstructive surgery. Curr Opin Urol 2000;10:195.

梨状腹综合征

梨状腹综合征(Prune Belly 综合征)包括发育异常三联症,即腹壁肌肉发育不良、双侧隐睾和不同程度的泌尿生殖道的扩张。其病因不清楚。几乎所有梨状腹综合征的儿童都伴有反流,约 25%~30% 的儿童发生终末肾衰竭。出现肾衰竭的危险因素有超声检查或骨扫描发现双侧肾发育异常、血清肌酐从未低于 0.7mg/dl 及临床诊断为肾盂肾炎。对于这些患儿可预防性应用抗生素并多次尿培养,及时治疗泌尿道感染。腹肌发育不良可通过腹壁成形术治疗。

Noh PH et al: Prognostic factors of renal failure in children with prune belly syndrome. J Urol 1999;162:1399.

先天性膀胱神经功能障碍

先天性膀胱神经功能障碍多伴脊髓脊膜后膨出和骶骨不发育,常有脊柱畸形。可致尿失禁和反复泌尿系感染及相应的继发性疾病(输尿管反流、肾盂肾炎及肾衰竭)。由于膀胱贮尿期高压易损伤肾,这些患儿常需评价其肾脏与肾功能。

阴茎和阴道发育异常

尿道下裂

尿道下裂系生殖结节下面的尿道皱襞未融合所致。尿道外口沿阴茎腹侧轴向异位,可位于龟头、更近侧的阴囊或会阴部。尿道外口越向近侧异位,痛性勃起(阴茎腹曲)的发生率越高,尿道下裂需手术治疗,否则可妨碍阴茎的直立勃起和正常性交(图 38-8)。阴囊中部型的尿道下裂,其阴茎与女性外生殖器相似,如同增大的阴蒂和阴唇。对这些患儿性别的判定应通过激素和染色体分析确定。

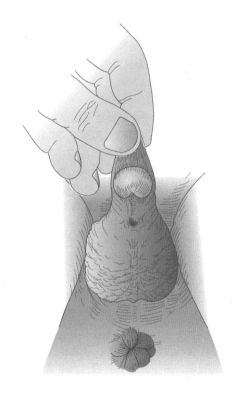

▲图 38-8　尿道下裂,阴茎阴囊型
包皮背侧多余而腹侧缺乏,腹曲畸形

随着尿道外口位置移向冠状沟近侧,包皮异常表现为腹侧缺乏包皮而未形成圆锥状。这类患者不应行环切术,包皮可用于以后的外科修复治疗。

尿道下裂的程度决定手术修复方法。如果尿道外口在龟头或冠状沟(85% 的患者属于此类),阴茎的排尿及生殖功能不受影响,手术的主要目的是改善外观。尿道外口在腹侧轴向近端时,则手术治疗的目的在于消除畸形使患者能够直立排尿、正常勃起和性交时适当的排精位置。目前手术方式较多,一期成功率高。手术矫形常规应在生后的 6~18 个月内完成。尿道下裂成形术最常见的并发症为尿道外口狭窄和瘘管形成,但随着技术的提高,并发症可明显减少。

▶ 尿道上裂

尿道上裂是一少见的先天性畸形,几乎均伴有膀胱外翻。单独出现时则被认为是轻度的外翻综合征表现。

尿道开口位于阴茎背侧,伴尿道海绵体缺损并松弛连接于阴茎海绵体。如果缺损广泛,可延伸至膀胱颈,因括约肌缺乏造成尿失禁。耻骨分离表现同膀胱外翻,有显著的阴茎背曲。

治疗在于纠正阴茎背曲、重建尿道,尿失禁者还应包括膀胱颈的重建。

▶ 尿道狭窄

先天性尿道狭窄少见,可发生于舟状窝(近尿道外口)和球膜部尿道,一般为薄的隔膜样狭窄。单纯尿道扩张或直视下尿道内切开治疗有效,极少需开放手术。女性患儿的先天性尿道狭窄和男性患儿的尿道外口狭窄非常少见,后者狭窄为获得性,仅见于做过包皮环切术的男童。

▶ 尿道憩室

男性尿道憩室几乎全部发生于阴茎体部或球部尿道,常伴有梗阻性尿道黏膜瓣(前尿道瓣),可能是尿道皱折不完全融合的结果。大多数尿道憩室小,不需治疗。而经内窥镜去顶手术常有良好效果。女性尿道憩室出现于成年期,常有刺激症状和反复感染。其病因不明,但很有可能是先天性的原因,常需经阴道手术切除。憩室内可发生结石或肿瘤。

▶ 后尿道瓣膜

后尿道瓣膜是最常见的男性新生儿及幼儿的梗阻性尿道病变,是男孩终末期肾病最常见的原因。后尿道瓣膜为一梗阻性黏膜皱折,可起源或附着于前列腺尿道中的精阜或精阜的某部分,其胚胎发生不确定。后尿道瓣引发不完全性梗阻致使排尿压升高,对膀胱及上尿路造成不同程度的损害。总是存在前列腺尿道的扩张和梗阻。新生儿常有自发性尿性腹水,当梗阻消除后消失。

约 1/3 有后尿道瓣膜的患儿可通过产前的超声诊断,另 1/3 在出生后的一年内诊断,剩余的 1/3 在以后

得到诊断。临床表现为排尿困难,尿流细弱,和为胀大膀胱的下腹中部肿块。一些病例可触诊到肾脏,这些患儿有尿毒症和酸中毒的症状和体征。可发生尿失禁和尿路感染。实验室检查发现有尿素氮和肌酐升高及尿路感染的证据。超声检查可显示膀胱增厚及小梁形成、输尿管积水和肾积水。排尿期膀胱尿道造影可证实后尿道瓣存在而明确诊断,尿道镜检查的诊断作用同造影。70% 后尿道瓣膜的患儿有膀胱输尿管反流。

后尿道瓣膜可经内镜切除,未成熟婴儿因尿道较细而不能行内镜切除,暂时膀胱穿刺造瘘引流可改善受损的肾功能。

预后取决于肾脏原发受损的程度和预防或控制感染的效果。有后尿道瓣膜的男孩慢性肾衰竭和终末期肾病的发生率 25%~67%。差的预后因素包括在出生后第一年出现双侧输尿管反流和血清肌酐升至正常最高点。因膀胱的改变和尿浓缩功能受损,许多患儿缓慢发展为尿失禁。

Grady RW et al: Complete repair of exstrophy. J Urol 1999; 162:1415.

Snodgrass W: Snodgrass technique for hypospadias repair. Br J Urol (Int) 2005;95:683.

Ylinen E, Ala-Houhala M, Wikström S: Prognostic factors of posterior urethral valves and the role of antenatal detection. Pediatr Nephrol 2004;20:874.

阴囊和睾丸发育异常

▶ 睾丸扭转

新生儿睾丸扭转(鞘膜外扭转)是一相当罕见的疾病,整个睾丸和鞘膜扭转,扭转的发生机制还不清楚。尽管绝大多数患儿出生后已发生不可恢复的梗死,但一些研究发现生后立即被发现的扭转,可保住睾丸组织。任何新生儿阴囊肿胀均需严密随访。青春期的鞘膜内睾丸扭转将在本章随后叙述。

Cooper CS et al: Bilateral neonatal testicular torsion. Clin Pediatr 1997;36:653.

▶ 阴囊病变

先天性阴囊病变包括先天性阴囊发育不良(单侧或双侧),常伴隐睾和严重尿道下裂的阴囊分裂。也可发生中线的包涵囊肿。

隐睾

▶ 病因学与分类

未下降睾丸停止于下降至阴囊的正常途径中。睾丸可以停留于腹腔(最少见)、腹股沟管(在管内)和位于外环口处(阴囊上方,最常见)。睾丸还可以通过外环口后异位停留,最常位于浅表的腹股沟窝内。未降睾丸的发生率在足月儿为 3%~5%,在早产儿可增至

30%。许多未降的睾丸在出生后 6 个月内会下降,1 岁时的患病率为 1%。左侧睾丸更易受影响,有 1%~2% 的隐睾患儿为双侧。20% 的隐睾患儿一侧睾丸不能触及,对于不能触及的睾丸 20% 在腹腔内,40% 在腹股沟管、阴囊或为异位睾丸,40% 萎缩或缺如。

▷ 临床表现

隐睾的诊断依赖于体检。超声、CT 及 MR 对睾丸缺乏辨别,不能确认睾丸未发育,所以不能改变外科探查的需要。对于婴儿和低龄儿童,睾丸检查需要用两只手,一只手从髂前上棘沿腹股沟管轻柔地挤压,将固定的睾丸组织推向阴囊,另一只手相迎触诊。一个真正的未下降睾丸或腹股沟异位睾丸可以在检查者的手指下滑动或移动。与回缩睾丸相鉴别,睾丸被牵拉入阴囊并保持片刻使提睾肌疲劳,此时如果是回缩睾丸在其继续停留于阴囊,而异位睾丸或未下降睾丸会立刻缩回阴囊外。如果睾丸不能在腹股沟管、阴囊或典型的异位部位触及,则必须对其进行评估。

双侧睾丸不能触及的患儿必须进行性激素检测评估是否睾丸缺如。促黄体激素(LH)和促卵泡激素(FSH)升高,以及缺乏可探查到的苗勒抑制物提示睾丸缺如。睾丸缺如可以用阴性的人体绒毛膜促性腺激素(hCG)刺激试验确诊。hCG 刺激试验的方法是肌注 hCG(2000IU/d,共 3~4 天),如果促性腺素(FSH 和 LH)水平升高,且睾酮无升高提示双侧睾丸缺如,外科探查没有必要。当一个或两个成分缺乏,或可探测到 müllerian 抑制物时要进行外科探查。

▷ 外科治疗

治疗未下降的睾丸可以增进生育力、关闭未闭合的鞘状突、预防睾丸扭转且改善体像。是否睾丸固定术能降低恶变风险仍有争议,但将未下降的睾丸固定于阴囊有助于睾丸的检查。发生于未下降睾丸的不育相关性组织学改变可发生于一岁时,且罕见出生六月后睾丸自发性下降,须掌握最佳的时间进行外科矫治。

大约有 90% 的未降睾丸有未闭合的鞘状突,其易促使形成鞘膜积液或疝。未治疗的未下降睾丸患者伴有隐蔽的腹股沟疝,可以在任何时间出现典型的症状和包括嵌顿并发症。

在外科手术前,应在麻醉下再次检查患者,因为偶尔麻醉后回缩的睾丸会下降,既往未触及的睾丸也可以触到。对于可触及的睾丸,可行经腹股沟途径的开放手术。对于不能及睾丸的患儿,腹腔镜手术较好,但是也可以行腹股沟途径的开放手术。

▷ 结果

行睾丸固定术的成功率在腹腔睾丸为 74%,腹股沟管睾丸为 87%,外环以外为 92%。最严重的并发症是睾丸萎缩,虽然完全性的睾丸血供阻断罕见,但有 1%~2% 的睾丸固定术病例发生睾丸萎缩。有报道在

双侧隐睾、单侧隐睾和正常下降睾丸男性的精子存活率分别为 65%、90% 和 93%。如果只有一侧睾丸未降,在 25%~33% 的患者精子计数低于正常,且血清 FSH 轻度升高。这些异常提示双侧睾丸不正常,可能是先天性的,虽然只有一侧睾丸未下降。如果双侧睾丸未下降,精子计数严重异常,且血清睾酮可能减少。

▷ 替代疗法

激素治疗是可以选择的治疗方法因为隐睾常与促性腺激素不足性性腺功能减退有关。在美国 hCG 是唯一被批准用于隐睾治疗的激素。hCG 治疗的副作用包括阴茎增大、阴毛生长、睾丸体积增大和治疗期间的攻击性行为。激素治疗最可能成功的是位于最低位的未降睾丸和曾经下降过的睾丸。有人提出激素治疗只对回缩睾丸有效而对真正的未降睾丸无效。虽然激素治疗在促进睾丸下降无效,但是它可以改善隐睾者的生育力。

Hutcheson JC et al: The anatomical approach to inguinal orchio-pexy. J Urol 2000;164:1702.

Lee MM et al: Measurements of serum müllerian inhibiting substance in the evaluation of children with nonpalpable gonads. N Engl J Med 1997;336:1480.

Lee PA et al: Fertility after bilateral cryptorchidism. Evaluation by paternity, hormone, and semen data. Hormone Res 2001;55:28.

泌尿生殖系统获得性病变

梗阻性尿路疾病

梗阻是尿路最重要疾病之一,最终可导致肌性管道和储尿的失代偿,尿液反流压力增高及肾实质的萎缩,也可引发感染和结石生成而形成新的损害,最后导致完全性的单侧或双侧肾损害。

梗阻的水平和程度对于了解其病理学结果是重要的。膀胱颈及其下的任何梗阻均可导致排尿压增高影响双侧肾脏。输尿管口及其以上的梗阻造成单侧肾脏损害,如果双侧输尿管同时受累则双侧肾脏受损。完全性梗阻致近侧部位的器官迅速失代偿,部分梗阻可造成进行性的肌性器官慢性肥厚,继之扩张、失代偿和肾积水改变。

▷ 病因

炎症或外伤性尿道狭窄、膀胱出口梗阻(良性前列腺增生或前列腺癌)、膀胱肿瘤、神经源性膀胱、输尿管受压(肿瘤、腹膜后纤维化或肿大的淋巴结)、输尿管或肾盂结石、输尿管狭窄、输尿管或肾盂肿瘤等均可引发获得性尿路梗阻。

▷ 发病机制

无论何种病因,梗阻引起的尿路病理改变均相似,差别在于梗阻的严重程度和持续时间。

A. 尿道的改变

梗阻近端的尿道扩张,球形改变。可发生尿道憩室。可出现前列腺尿道和射精管扩张和洞穴状改变。

B. 膀胱的改变

由于出口梗阻早期逼尿肌和三角区增厚并发生代偿性肥厚,使膀胱能够完全排空尿液。这种改变可渐进性导致膀胱小梁、小房和小室形成,最后形成憩室。随之膀胱代偿,其特点为上述表现加上不能完全排空尿液(出现残余尿)。三角区肥厚使输尿管膀胱壁间段阻力增加,并继发输尿管梗阻。伴随逼尿肌失代偿和残余尿量增加,肥厚的三角区拉伸加重了输尿管梗阻。这便是膀胱出口梗阻引起的排尿压升高对肾产生损害的机制(而输尿管膀胱连接部功能正常时)。导尿术可缓解三角区拉伸,改善上尿路的引流。

持续梗阻的晚期病理改变(常发生于神经源性膀胱)致使输尿管膀胱连接部失代偿,导致反流。反流将异常增高的膀胱内压传入上尿路,加重了排尿高压对上尿路的影响,有助于尿路感染的发生和延续。

C. 输尿管的改变

最早的显著改变是输尿管的扩张逐渐加重。出现输尿管径增大,输尿管收缩兴奋性亢进和输尿管的肌性肥厚。由于肌肉呈不规则的螺旋状,肌肉成分的伸展会造成输尿管增长、增宽、扩张和迂曲,蜿行性的走形,前后移行与相对直行的输尿管血管交叉,但输尿管血管不受梗阻的影响。显著的迂曲扩张是输尿管失代偿的初始表现。这些改变进行性发展,直至输尿管失去张力,偶尔无效蠕动或蠕动完全消失。

D. 肾盏肾盂的改变

肾盏肾盂由于潴留尿液增加可发生扩张。肾盂首先出现蠕动过频、增厚,继而渐进扩张且失去张力。肾盏的变化与肾盂相似,程度取决于肾盂是肾内型还是肾外型。肾外型者虽肾盂明显扩张但肾盏改变不大,而肾内型者肾盏扩张且肾实质损害最大。梗阻后期见穹窿部变圆,继之乳头变平,最终肾小盏杵状改变。

E. 肾实质的改变

随着肾盏肾盂的持续扩张,肾实质压迫肾囊,更为重要的是压迫弓状血管导致肾血流量的显著减少,肾实质发生缺血性萎缩。肾盂内压的增加使集合管和远曲小管进行性扩张,使小管细胞受压并萎缩。

▶ 临床表现

A. 症状和体征

由于梗阻部位的不同,表现不同。

1. 膀胱以下的梗阻 膀胱以下的梗阻(尿道狭窄、良性前列腺增生、膀胱颈挛缩)导致排尿困难、尿流无力、尿流率减低伴终末滴沥。尿液烧灼和尿频是常见的伴随症状。可触及增厚扩张的膀胱壁。尿道狭窄的硬结、前列腺增生或前列腺癌可于直肠指诊时发现。

尿道外口狭窄和嵌顿的结石容易经体检诊断。

2. 膀胱以上梗阻 肾区疼痛或肾绞痛及胃肠道症状常见。膀胱以上梗阻(如输尿管结石、肾盂输尿管连接部梗阻)在其发展的数月中也可能无症状。肾脏肿大则可触及,可有肌肋角触痛。

B. 实验室检查

可发现尿路感染、血尿或晶体尿。双侧梗阻者可有肾功能损害。血清尿素氮和血清肌酐升高,比值超过 10∶1 提示肾后性氮质血症(血清改变反映受损的肾功能主要是由梗阻引起的)。

C. 影像学检查

放射学检查对于淤积、肿瘤、狭窄具有诊断意义。梗阻以上部位出现扩张和解剖学改变,而梗阻的远端形态正常。这些变化有助于对梗阻的定位。用顺行的静脉尿路造影与逆行的输尿管造影和尿道造影联合,常用于明确梗阻的区域。对膀胱以上梗阻,证实淤积和延迟引流对梗阻诊断的建立和严重程度的定量是必要的。

1. 超声学检查 该方法能发现肾盂、肾盏的扩张程度,甚至可在产前诊断肾积水。彩色多普勒超声检查可显示血流情况和限制指数有助于明确肾脏受损的程度。

2. 同位素检查 ^{99m} 锝 -DTPA 扫描或 MAG-3 扫描可显示肾积水程度和肾功能。扫描时利尿可取得有关梗阻表现与是否需要治疗的特异数据。多项联合研究可显示肾功能的持续性改变。

3. CT 扫描 该法对于发现梗阻部位、明确梗阻程度有特殊价值,用造影剂(CT 尿路造影)增强,可估计肾脏残余功能。

4. MR 尿路影像 磁共振影像能提供解剖图像及确定梗阻部位,用动态的增强 MR 造影在没有电离辐射的情况下可以获得功能信息。

5. 顺行尿路造影 梗阻性肾脏在排泄性尿路造影时不能排泄射线不穿透的造影剂时,通过经皮穿刺或用肾造瘘术行顺行造影具有价值。肾盂内压测定试验(Whitaker test)要求经皮放置导管进入可疑梗阻部位以上的集合系统,这样可以使尿液进入肾盂,同时测量膀胱和肾盂的尿流率和压力,提供梗阻程度和严重度的定量评价。尿液的传导可以被测量,梗阻的程度可以用压力检测器得到估计。

▶ 并发症

尿路梗阻最重要的并发症是肾实质萎缩,是逆行压力传递的结果。梗阻也易发生感染、形成结石。感染合并梗阻可致肾功能的迅速损害。

▶ 治疗

治疗的首要目标是缓解梗阻(例如导尿缓解急性尿潴留)。确切的治疗常需要手术,但目前微创技术应用更为广泛。单纯尿道狭窄可行尿道扩张或尿道内切开术(直视下用电切镜切开狭窄),但是可能需行尿道成形术(开放手术用皮瓣或颊黏膜扩大尿道直径),且远期成功率高。良性前列腺增生传统上需要切除,但是激光技术提供了满意的疗效和较少的死亡率。嵌顿的结石除非有可能自行排出,否则应去除或用导尿管绕过结石引流尿液。

输尿管或肾盂输尿管连接部梗阻应手术治疗,经输尿管镜或经腹腔镜治疗的效果与开放手术一样。

肾结石可用器械经逆行或顺行的经皮途径,直接用套石篮取出,或用超声或激光碎石,或通过直接放置入肾脏的管子冲洗。

早期行梗阻以上的引流对改善肾功能是有必要的,有时需行肠道尿流改道或永久性肾造瘘。如果肾损害已至晚期,则有肾切除指征。

▶ 预后

预后取决于病因、梗阻部位和时间以及肾脏损害程度和肾失代偿的程度,通常解除梗阻能改善肾功能,除非肾功能已严重损害,尤其是被炎性瘢痕破坏。

Grattan-Smith JD et al: MR imaging of kidneys: functional evaluation using F-15 perfusion imaging. Pediatr Radiol 2003; 33:293.

Padmanabhan P, Nitti VW: Primary bladder neck obstruction in men, women, and children. Curr Urol Rep 2007;8:379.

肾盂输尿管连接部梗阻

肾盂出口处梗阻常常是连接部的先天性狭窄或被异常血管压迫所致,然病变亦可为获得性。成人表现常为大量饮水后出现突发腰痛,在儿童目前常为产前超声检查诊断的肾积水。

可以通过利尿性肾核素扫描或静脉尿路造影确诊,表现为伴有肾盂扩张的肾积水和放射性示踪剂或造影剂引流缓慢。有时患者表现为间歇性肾积水。如不发作,尿路造影正常,发作时可出现典型梗阻改变,这类患者通常肾皮质正常。逆行输尿管肾盂造影可明确慢性中、重度梗阻患者的病变范围及远端输尿管是否正常。显著梗阻者难以判断其肾是否可手术挽救。这类患者有必要做:①利尿性分肾放射性同位素肾图;②经皮肾造瘘,收集 24 小时尿液检测肌酐清除率。

严重梗阻伴肾功能极差者的最佳治疗是单侧肾切除。如果肾功尚可(超过总肾功的 10%,肌酐清除率 >10ml/min),手术修复有必要,可用肾盂瓣或切除狭窄区域并行肾盂输尿管再吻合。应用输尿管镜或经皮肾镜行肾盂内切开术,切开狭窄的肾盂输尿管连接部,提供了另一个治疗方法。这种方法对异位交叉血管压迫引起的梗阻、肾功能差和显著的肾积水成功率很低。腹腔镜治疗也有近似的效果。从保护肾功能、改善尿流、缓解症状的角度出发,外科治疗最佳,但肾盏的扩张将持续存在。

Tan BJ, Smith AD: Ureteropelvic junction obstruction repair: when, how, what? Curr Opin Urol 2004;14:55.

输尿管狭窄

输尿管狭窄可以继发于先天性或获得性病变。先天性病因包括:受到像肾下极动脉的异位血管或腹膜后静脉压迫引起的肾盂输尿管连接部梗阻,远端输尿管部分梗阻的原发性巨输尿管。继发性输尿管梗阻最常见的原因还是获得性的,如慢性输尿管结石引起的炎症,继发于妇科或脉管手术的创伤,刀或枪弹的穿通伤。增大的盆腔淋巴结、髂动脉瘤和腹膜后纤维化可以引起输尿管梗阻。在输尿管进入膀胱的部位,内向生长的输尿管癌或膀胱癌浸润输尿管也可以引起梗阻。像尿路结核引起的感染可以导致输尿管远端狭窄,双侧输尿管梗阻可以发生于良性前列腺增生引起的膀胱颈口梗阻和尿潴留。

慢性病程且进展缓慢可以不引起症状,而急性梗阻如可以引起严重的腰痛并向腹股沟或睾丸 / 阴唇放射。增强 CT 检查常可做出诊断,表现为功能延迟、肾盂和梗阻以上部位的输尿管扩张。这常是无症状的患者因其他原因行 CT 检查时不容置疑的表现。

治疗完全依赖于病因。严重的狭窄需要切除病变及输尿管剖开后端 - 端吻合。不严重的狭窄可以通过膀胱镜处理,或通过输尿管镜直视下用球囊扩张狭窄段。对选择性的患者放置输尿管内支架长时间后可以扩张狭窄且是有用的治疗方法。

腹膜后纤维化

可参见第 22 章。

一侧或两侧的输尿管因慢性腰骶部组织的炎症而受压,原因常不明确。用二甲麦角新碱治疗偏头痛可发生这种纤维化。硬化性 Hodgkin 病及转移癌的纤维化亦与此有关。肾痛、背下部疼痛及尿毒症伴发症状为其表现,一些患者表现无尿。尿路感染不常见。双侧输尿管梗阻时,血肌酐升高。

排泄性尿路造影示肾积水及向下至梗阻部位扩张的输尿管,输尿管腰段向中线移位。逆行尿路造影显示长段输尿管狭窄,尽管导管可顺利通过输尿管。超声图像及 CT 扫描可发现纤维块和近侧输尿管肾积水。无尿患者应输尿管内留置导管或行经皮肾造瘘引流,待患者情况改善后给予有效的治疗。若疑为二甲麦角新碱引起,停药后纤维化减轻,给予皮质类固醇有效。长期放置输尿管支架已被成功运用。若上述方法失败(无效),应行输尿管松解术将输尿管自纤维斑块中游离解剖出来，向外侧移位并以大网膜包裹防止再度粘连。腹腔镜亦可成功完成此手术。

良性前列腺增生

诊断要点

▶ 前列腺症状：夜尿增加、排尿踌躇、尿流变慢、尿末滴沥、排尿频繁
▶ 有残余尿
▶ 急性尿潴留
▶ 晚期病例有尿毒症

▶ 概述

良性前列腺增生的病因不明，可能与激素水平有关。前列腺增生改变了膀胱颈部排尿时开放形成漏斗形的机制，使排尿阻力增加。随之为完成排尿需要较高的膀胱内压，导致膀胱及三角区肌肉肥厚，可诱发形成膀胱憩室——膀胱黏膜从逼尿肌束间外突形成。三角区的肥厚使膀胱壁间段的输尿管过度受压，产生功能性梗阻并于晚期形成输尿管肾积水。尿液的淤滞可诱发感染，膀胱炎的发生可加重梗阻。尿道周围及三角区下的前列腺增生性梗阻症状显著。

年轻男性的前列腺有一如同苹果皮的解剖包膜。在前列腺增生的患者，有一层像橘子皮的厚"外科"包膜，它由被增生组织压迫的外周部分形成（外周区）。增生的良性尿道周围腺体对应于"移行区"并引起梗阻（图38-9）。

▶ 临床表现

A. 症状和体征

患者的典型表现是具有下尿路症状和显著的排尿踌躇、排尿无力和尿线变细。当膀胱快充盈时出现尿急可能是早期症状。夜间多次起床排尿（夜尿），尿后滴沥（终末滴沥）尤使患者烦恼。合并感染时可加重梗阻并且常伴有排尿时的灼热感。可发生急性尿潴留，伴有严重尿急及耻骨区痛，可触及扩大的膀胱。

直肠触诊的前列腺大小对诊断的重要性不大，前列腺的大小与症状的程度及残余尿量之间相关性差。美国泌尿协会（AUA）研制了一个7项的自答问卷（AUA症状评分），可以协助患者和医生评价患者的下尿路症状。

B. 实验室检查

尿分析可发现感染表现。残余尿增加（>50cc），尿流率下降（<10~15cc/s）。长期严重梗阻者血清肌酐升高。

C. 影像学检查

排泄性尿路造影常无异常且无诊断意义，不需要进行此项检查。晚期严重梗阻病例可显示输尿管肾积水，前列腺切除后这种表现消失。增大的腺体可在膀

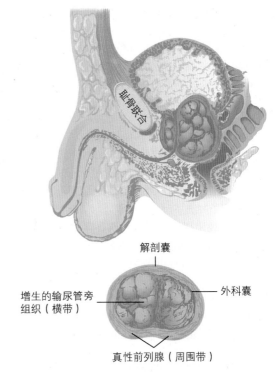

▲图38-9 良性前列腺增生
增大的尿道周围腺体被外科包膜包绕，真正的前列腺被压迫

胱的下方形成压迹，使输尿管远端呈钩状。排尿后摄影可发现残余尿。肾脏的超声检查可替代尿路造影。但是影像学检查不足以明确诊断，也不能提示是否需要治疗或以何种方式治疗。盆腔超声检查亦能准确测量残余尿避免导尿测量。

D. 内镜学检查

膀胱镜检查可发现膀胱的继发改变（如小梁形成）及增大的尿道周围腺体，但膀胱镜检对诊断不是必须的。在选择性的病例，膀胱镜可以确定膀胱结石和肿瘤等其他病情。

E. 尿流动力学检查

可同时检测膀胱生理性的充盈与排空、尿道括约肌的活动性、腹部压力和盆底肌肉的活动性（肌电图）情况，对于明确是否有膀胱出口梗阻、膀胱功能差或其他原因引起的下尿路综合征特别有效。并不是所有的病例都需要尿流动力学检查，对于有大量残余尿的病例或有基础神经病变的患者可帮助确定适当的处理方式。

▶ 鉴别诊断

神经源性膀胱可产生类似症状，但有提示神经源性排尿困难的病史，如糖尿病、中风、脊髓损伤或压迫等。累及S2~4的神经损害表现尤为显著。

前列腺癌同样出现膀胱颈梗阻的症状。血清前列腺特异性抗原在良性前列腺增生患者可升高，并随

着前列腺体积的增大而增高,因此绝对值不能进行诊断,但是一般认为,如果其超过 10ng/ml 应考虑癌的可能性。

急性前列腺炎可有梗阻表现,但患者有感染表现及尿液感染,前列腺触痛十分明显。

尿道狭窄时尿线变细,多有淋病史或局部损伤史。逆行尿道造影可显示狭窄段。尿道狭窄时,导尿管或器械插入受阻。

▷ **并发症**

梗阻、残余尿导致膀胱和前列腺的感染,有时可引发肾盂肾炎,而且这些感染难以消除。

梗阻可使膀胱形成憩室,感染的残余尿有助于结石生成。

三角区肥厚引起膀胱壁间段输尿管功能性梗阻可导致输尿管肾积水。

▷ **治疗**

肾功受损或受到威胁及显著症状是手术治疗的指征。由于大多数患者梗阻程度发展缓慢,保守治疗即可。松弛前列腺包膜和内括约肌药物(α 肾上腺素阻滞剂)或缩小前列腺体积的药物(5α 还原酶抑制剂或抗雄激素)已经取得相当成功。

A. 保守治疗

治疗慢性前列腺炎可减轻症状。治疗并发的膀胱炎常可缓解一定的症状。为了保护膀胱的张力,当出现尿急症状时患者应注意排尿。短时间的强迫饮水可以引起膀胱快速充盈和膀胱张力下降,这是发生急性尿潴留的一个常见原因,应该避免此情况发生。有尿路梗阻症状的患者应该避免服用含有抗组织胺的感冒药,因为这也是发生尿潴留的一个常见原因。这些保守治疗对前列腺增生患者只有暂时的帮助。最近尤其是患者对植物药治疗下尿路症状产生了浓厚的兴趣,包括沙巴棕、南瓜子和其他植物提取物。无论声称的疗效如何,还需要进行足够的科学研究证实。

对前列腺增生治疗方法的选择存在着争议。对轻中度症状、低 AUA 症状评分且残余尿少于 70~100cc 的患者,不做治疗(观察等待)可能是恰当的。对有显著症状的患者行非手术治疗也引起人们的兴趣。α 交感神经阻滞剂可以松弛内括约肌(膀胱颈口)和前列腺包膜。选择性的制剂作用时间长且部位专一,包括多沙唑嗪和坦索罗辛。5α 还原酶抑制剂,抑制睾酮转化为双氢睾酮(促进前列腺生长的雄激素),可以用于较大的腺体,尤其是同 α 受体阻滞剂联合应用,能够最好地预防尿潴留和其他前列腺梗阻的常见进展性症状。

急性尿潴留者应导尿治疗。尽管排尿可自行恢复,但是应留置 3 天尿管以使逼尿肌张力恢复。如果该法无效,有进一步治疗指征。

B. 手术治疗

前列腺切除有四种经典途径:经尿道、经耻骨后、经耻骨上和经会阴部入路。经尿道途径适用于 50~70g 前列腺的患者,死亡率低且住院时间短。较大腺体应开放手术,不过这也取决于术者的选择和经验。各种方法死亡率均低(1%~2%)。经会阴途径的最大危险是可造成阳痿。经尿道切除前列腺后也偶有阳痿发生。

良性前列腺增生可选择的治疗方法之一为经尿道前列腺切开。方法是在膀胱与精阜间切开前列腺,使前列腺尿道得到扩大。该方法尤其对中叶梗阻和没有侧叶增生的膀胱颈口后唇抬高者有效。

另外的治疗方法有经尿道前列腺汽化、激光前列腺切除术、经尿道微波热疗、经尿道针刺消融和高功率聚焦超声前列腺消融。目前激光前列腺切除术有很好的前景,最近数据显示钬激光和 KTP(potassium titanyl phosphate,磷酸氧钛钾)激光有与经尿道前列腺切除术同样的功效,并且死亡率低。然而长期疗效还有待观察。

▷ **预后**

绝大多数症状重者术后获得相当的缓解,尿流明显改善。症状较轻的患者适用药物治疗。

American Urological Association: Clinical guidelines. Management of BPH. Available at www.auanet.org. Accessed February 23, 2009.

Lam JS, Cooper KL, Kaplan SA: Changing aspects in the evaluation and treatment of patients with benign prostatic hyperplasia. Med Clin North Am 2004;88:281.

Tan A et al: Meta-analysis of holmium laser enucleation versus transurethral resection of the prostate for symptomatic prostatic obstruction. Br J Surg 2007;94:1201.

尿道狭窄

男性获得性尿道狭窄可继发于外伤和器械检查损伤(更常见)。狭窄可由炎症引起,如淋病、结核性尿道炎或血吸虫病,少见的为癌症的并发症。常见表现为排尿困难、尿流无力、尿线分散、尿液潴留及尿路感染,可见由创伤形成的瘢痕、硬结和会阴部瘘。尿道镜检能发现狭窄程度。逆行尿路造影可显示出狭窄部位和程度。

尿道狭窄必须与前列腺病致膀胱颈口梗阻、尿道结石嵌顿、异物及肿瘤鉴别。

经尿道直视下内切开术(切开狭窄)成功率为 75%。长段致密狭窄或首先用内切开术无效者应开放手术修复。如果狭窄位于膜部,经耻骨或会阴途径最佳。尿道中段狭窄者,可采用经会阴路径。狭窄位于远端尿道者选择经阴茎腹侧入路。端 - 端尿道吻合效果满意,一期置片、管或包皮带蒂移植方法对大多数狭窄疗效满意。

Andrich DE et al: Urethral strictures and their surgical treatment. Br J Urol (Int) 2000;86:571.

Kessler TM et al: Long-term results of surgery for urethral stricture: a statistical analysis. J Urol 2003;170:840.

McAninch JW: Reconstruction of external urethral strictures: circular fasciocutaneous penile flap. J Urol 1993;149:488.

Wessels H et al: Current controversies in anterior urethral stricture repair: free-graft versus pedicled skin-flap reconstruction. World J Urol 1998;16:175.

Culclasure TF et al: The significance of hematuria in the anticoagulated patient. Arch Int Med 1994;154:649.

Grossfeld GD et al: Evaluation of asymptomatic hematuria in adults: the American Urological Association best practice policy—part II: patient evaluation, cytology, voided markers, imaging, cystoscopy, nephrology evaluation, and follow-up. Urology 2001;57:604.

Van Savage JG, Fried FA: Anticoagulant associated hematuria: a prospective study. J Urol 1995;153:1594.

血尿

镜下或肉眼血尿是一个常见的泌尿外科会诊内容,因为它是泌尿肿瘤表现的征象。红色的尿液不一定包含血,显微镜检查仔细寻找红细胞。镜下血尿定义为在 3 份正确收集的尿液标本中有 2 份显微镜检查每个高倍视野有 3 个及以上的红细胞。血尿的程度与引起其疾病的严重程度没有关系。尿液浸渍检查法是检查尿中血液的最简单方法,具有 91%~100% 的敏感性和 65%~99% 的特异性。应注意假阳性(月经血、肌红蛋白和溶血及其他)和假阴性(浸渍片易于受潮和受到如抗坏血酸等还原剂的作用)可以导致混淆的结果。病史及服用药物的知识可以帮助排除引起尿液颜色的其他原因。甜菜、利福平和非那吡啶及其他物质可以引起尿液变色。正常治疗水平的抗凝不会诱发血尿,如果出现血尿须对患者进行评估,因为这些患者有 13%~45% 有泌尿外科疾病。

理想地应收集清洁的中段尿标本,如果做不到,应插导管取尿液标本。应注意的是血尿可以来源于泌尿外科或肾脏实质疾病,鉴别诊断包括良性病因如肾和膀胱结石、乳头坏死、泌尿系统感染、前列腺炎和器械检查,恶性病因如肾、肾盂、膀胱、前列腺和尿道癌。引起血尿的肾脏实质病因包括肾小球性和间质性肾脏疾病,这些患者的尿液分析可以有蛋白尿和管型,和典型性的异形红细胞。

与泌尿外科相关的血尿患者分为高风险和低风险组。高风险组包括吸烟者、年龄大于 40 岁者、有盆腔暴露于射线或环磷酰胺病史者、职业性暴露于化学药品或染料者、有泌尿道感染或其他泌尿疾病病史者。推荐对于所有的有症状血尿的患者、所有肉眼血尿的患者、和有镜下血尿的高风险患者应该全面检查。检查包括病史和体检、血清肌酐、上尿路影像(典型的为 CT 尿路照片)、膀胱镜检和尿细胞学检查。无症状的小于 40 岁的镜下血尿患者若没有风险因素可以用上尿路影像检查和膀胱镜检或尿液的细胞学检查来进行评估,因为在这样的人群中显著的病理学风险很低。如果检查是阴性,推荐患者在 6、12、24 和 36 个月时行尿液分析、尿液细胞学检查和血压检测。

▼ 尿路感染

尿路感染是第二大常见的人类感染,常由内科医生和泌尿外科医生首诊遇到。

感染由多种化脓性细菌引起,且产生典型的非特异性组织反应。最常见的病菌为革兰氏阴性细菌,尤其是大肠埃希菌。其次有肠产气杆菌、普通变形杆菌、奇异变形杆菌、铜绿假单胞菌、粪肠球菌等。

由于女性尿道短,尿道入口处有菌群寄居,逆行感染常发生于年轻女性和性活跃期妇女。男性尿路逆行感染常是器械检查的结果。

顺行性或血源性感染相对少见,常伴尿路病变出现。最常见的是梗阻或尿液淤滞,创伤、异物和肿瘤次之。

大肠、宫颈、附件的感染通过膀胱周围或输尿管周围淋巴播散至尿路。

膀胱附近炎症的直接播散(如阑尾脓肿、肠道 - 膀胱瘘或盆腔脓肿等)亦可发生。

▶ 易感因素

感染常因易感因素的存在而发生和持续。全身易感因素包括糖尿病、免疫抑制、营养不良等。这些疾病干扰了膀胱和身体的防御机制。局部易感因素包括尿失禁、便秘、器质性或功能性梗阻。淤滞(残余尿)、异物(尤其是导管和结石)、肿瘤和坏死组织。膀胱输尿管反流促使细菌从膀胱转移到肾脏,随之易于发生肾盂肾炎。

▶ 尿路感染的分类

尿路感染分为:①上尿路感染(急性或慢性肾盂肾炎最常见,肾脓肿引起的感染);②下尿路感染(膀胱炎和尿道炎);③生殖道感染(前列腺炎、附睾炎、精囊炎和睾丸炎)。

▶ 泌尿外科器械检查或外科手术与泌尿系感染

若无尿路感染,上尿路手术只需短期预防性应用抗生素。有感染时,手术前应设法使尿路无菌。如果放置支架或导管引流,而且无感染症状,对定植的细菌直到更换或拔除支架或导管前不用抗菌治疗。只在更换或拔除时用广谱抗生素预防。

进行下尿路手术,膀胱及尿道手术前应使用抗菌药物,尤其是女性患者可能有阴道微生物污染。梗阻性前列腺病的男性患者常有尿路感染,尤其是术前使用导尿引流,行前列腺切除时,术前应使用抗生素。

任何器械检查对有尿路感染的患者都有造成菌血症的威胁,男性比女性更易发生,因此检查前应给予有效的抗生素。

A. 导尿的原则

单次短期的导尿后感染率为 1%~5%。然而对某些患者诸如妊娠妇女、老年人和糖尿病患者,及患有泌尿外科疾病者,其感染发生的危险更大。留置导尿易使细菌定植,特别是女性。感染的发生率与留置导尿的时间成正比,5 天后大约可达 95%。

严格的无菌技术在导尿中是很重要的。应适当地清洁外生殖器是最基本的,碘伏制剂可用于阴道口及阴茎、龟头的消毒。许多常见的尿路病原菌是正常的肠道菌群,这些细菌常因导尿进入泌尿道。导尿管的交叉污染(细菌通过医务人员的手被动地在患者间传播)是一常见的传播耐药菌的途径。应当有防止交叉污染的措施,封闭式导尿或许是解决这一问题的最佳办法。

导尿时的无菌技术和封闭的引流系统,可使多数尿管保持无菌达 48~72 小时。在封闭式引流系统中,加入的一个空气阀或一单向瓣能防止尿液从引流袋反流入尿管,也有助于防止感染。导尿的一般原则如下:①有绝对需要时才留置导尿;②插导尿管时应严格无菌;③封闭式引流系统是可取的,最好有一单向瓣;④保持引流通畅;⑤应避免无必要的冲洗;⑥如果需要较长时间的留置,导尿管应每 2~3 周更换一次,以减少其表面被尿盐包绕和结石生成;⑦无症状的尿管细菌定植患者,只在更换或拔除尿管前给抗生素,除非出现感染症状,否则不在导尿期间给药。

B. 评估

对于每一个首次因泌尿系统感染发热的婴儿和幼儿都推荐行尿路影像检查。影像检查包括肾脏和膀胱超声、排尿期膀胱尿道造影。肾脏超声可以发现有无肾积水、重复畸形、结石和膀胱壁的异常,并且方便省时。膀胱造影可以在 x 线透视下滴入造影剂或滴入放射性核素。放射性核素膀胱造影的优点在于减少了辐射,而造影剂排泄性膀胱尿道造影的优点在于能够提供较好的解剖细节,能更好地帮助检查膀胱和尿道的异常。因为反流是最常见的异常而且在排尿期出现,所以任何方法都应包括排尿期。膀胱影像应在患儿无感染后进行检查。成人尿路感染时推荐影像检查应依赖于患者的既往病史和现在的症状。

C. 抗菌治疗

根据尿培养的结果,选择针对细菌种类的敏感性抗生素。无并发症的感染,尿中充足的抗生素浓度决定疗效。但是对于菌血症和感染性休克者,血清药物

浓度是关键。常用的口服药物有磺胺类、呋喃妥因、氨苄青霉素、甲氧苄氨嘧啶-磺胺甲基异噁唑、氟喹诺酮类和土霉素。非口服药物有氨基糖苷类和先锋霉素类,二者对最常见的细菌(奇异变形杆菌、产气大肠埃希菌和铜绿假单胞杆菌)有效。

急性肾盂肾炎

诊断要点

▶ 寒战、发热、腰痛
▶ 尿频、尿急、尿痛
▶ 脓尿和菌尿
▶ 尿培养有细菌生长

▶ **概述**

除有尿液淤滞、异物、创伤或器械检查外,肾盂肾炎是一种逆行感染。病原微生物常常通过异常的输尿管膀胱连接部从膀胱到达肾脏。

▶ **临床表现**

A. 症状和体征

急性发病者,有一侧或两侧腰痛。对婴儿的诊断应有高度的觉察,因为他们可以出现如发热和发育停滞的非特异性症状。小儿常述定位不明确的腹痛,可以出现下尿路刺激症状。寒战发热常见。严重感染者可有低血压、外周血管收缩及急性肾衰,肉眼血尿不常见。

B. 实验室检查

有脓尿和菌尿,白细胞分类常左移,尿培养可明确感染的微生物。

C. 影像学检查

急性病例,静脉尿路造影仅见于显影延迟、浓缩功能差等等微小改变。增强 CT 扫描可显示肾实质增强减弱区域和线状的周围脂肪。腹部平片或非增强 CT 扫描可发现肾脏输尿管结石。胸部 X 线检查可示轻微的同侧胸腔积液。

▶ **鉴别诊断**

肺炎、急性胆囊炎、脾梗死等可与肾盂肾炎混淆。急性阑尾炎有时有脓尿和镜下血尿。胰腺炎、憩室炎或肠绞痛等急腹症表现可类似肾盂肾炎。胸部 X 线检查和尿液分析常可鉴别。

▶ **并发症**

急性期误诊,感染可转为慢性。急性和慢性肾盂肾炎均导致进展性肾损害。

▶ **治疗**

细菌培养和药敏试验结果明确后至少应针对性的给予 7 天抗生素,以除去病原微生物。对疼痛和刺激

性排尿症状应对症处理。充分摄水以确保充足尿量。未同时治疗易患因素（如梗阻）是治疗失败导致慢性肾盂肾炎的主要原因。

▶ 预后

彻底治疗感染和诱发感染的原发病，预后良好。预后还取决于发病前已有的肾实质损害的程度。

气肿样肾盂肾炎

气肿样肾盂肾炎是一种继发于产气细菌（66%的病例为大肠埃希菌，26%为克雷伯杆菌）感染的急性坏死性肾盂肾炎，常见于糖尿病控制较差的患者（90%以上病例）和上尿路梗阻的患者。出现急性肾盂肾炎常见体征，平片、超声或CT检查见肾集合系统及肾实质有气体出现即可做出诊断。该病危及生命，单独静脉应用抗生素死亡率为40%~80%。梗阻需要经皮或放置支架引流。手术治疗，包括切除病肾或行引流并配合抗生素治疗，可将死亡率降至20%以下。

慢性肾盂肾炎

慢性肾盂肾炎是没有得到适当治疗或复发的急性肾盂肾炎。诊断主要依靠X线，因为患者没有症状和体征，直到出现慢性腰痛、高血压、贫血或肾衰等晚期表现。脓尿不持续存在。由于本病是由曾经感染过而又被消灭的细菌引发的进行性的局部免疫反应，所以尿培养常无菌生长。早期病例尿路造影可无异常发现，晚期病例可见小体积肾脏和典型的肾盏变形（杵状变），肾脏周边有瘢痕表现，皮质变薄。排尿期膀胱尿道造影发生反流可证实病因。并发症包括高血压、结石及慢性肾衰。

除非有正发生的感染，否则抗生素治疗没有帮助。预后和肾功情况有关，一般较差，尤其是在儿童期发病者。肾功能常进行性恶化。

黄色肉芽肿性肾盂肾炎是慢性肾炎的一种类型，常见于中年女性糖尿病患者，儿童罕见。常为单侧发病，多伴有长期梗阻性肾结石。无特异性症状，表现与急性肾盂肾炎相似，但含有结石的增大肾脏及其包块不易与肿瘤区分。变形杆菌属是常见致病菌。治疗通常选择肾切除术，局灶性病变可选择肾部分切除术。肾切除后组织学检查显示吞噬类脂小体呈泡沫状的巨噬细胞，可明确诊断。

肾乳头坏死

该病是肾乳头或整个肾锥体的缺血坏死。过量服用止痛剂、镰刀细胞病、糖尿病、梗阻并发感染及全身状况导致肾脏血流下降是常见的诱发因素。

症状常为慢性膀胱炎合并复发加重的肾盂肾炎，可有肾区疼痛或肾绞痛。可以表现为氮质血症。急性病例有腰部触痛和全身毒血症表现。化验检查可出现脓尿、血尿，偶有糖尿和酸中毒，肾功能损害的表现为血肌酐和尿素氮升高。尿路造影常见晚期患者的肾功受损，显影差。由于乳头坏死脱落，可见溃疡、空洞、乳头基底线状断裂及透光性缺损等改变，后者可发生钙化。逆行尿路造影可用于肾功损害严重的病例。

本病预防措施包括正确处理糖尿病合并复发性感染，避免长期服用含有非那西丁和阿司匹林的止痛药。

抗菌治疗在消除感染方面虽然常不成功，但仍需要强化治疗。外科手术除可去除梗阻的乳头、治疗诱发因素（如反流、梗阻）外，无其他作用。

严重病例，预后不良，可施行肾移植。

肾脓肿

尽管有时远处链球菌感染的血行播散可引起肾脓肿，但大多情况是继发于肾的慢性非特异性感染，而且多伴有结石形成。可急性起病，伴有高热，有时以低热、全身不适为主要症状。可有肌肋角触痛及腰部肿块。尿路造影、DTPA扫描、超声图像、CT扫描、肾血管造影可发现肿块。血行播散发病者，如果脓肿未破入肾盂肾盏则尿中无细菌。常见细菌为革兰氏阴性菌，这一点与以逆行感染发病为主相吻合。

如果已做出药敏试验（血、尿培养加药敏），应给予敏感抗生素。许多病例经皮引流脓肿加抗生素液灌注有效，特别是超声或CT检查发现的单房性脓肿的患者。对多房性脓肿和经皮引流后持续性菌血症者可行手术引流，甚至行肾部分切除。

如果脓肿是继发于慢性肾感染，由于肾的晚期破坏常有肾切除指征。

肾周脓肿

脓肿位于肾包膜与肾周筋膜之间，常由肾内脓肿破入肾周间隙所致。大肠埃希菌是最常见的致病菌。发病机理通常以继发于梗阻的肾盂积脓开始，梗阻多为肾或输尿管结石所致。临床表现同肾脓肿。常有受累侧的胸膜渗液和腰大肌激惹的体征。腹部平片可见腰大肌影模糊，静脉尿路造影见病肾显影模糊及肾积水表现。CT检查可用于确定诊断。

治疗包括迅速引流脓肿和全身使用有效抗生素，包括针对厌氧菌的抗生素。经皮引流常有效，但是如果经皮引流不完全时，应行开放引流手术。应用引流和抗生素治疗时，死亡率为20%~50%，单用抗生素治疗时，死亡率增至75%~100%。

膀胱炎

膀胱炎是女性较常见的疾病，通常由逆行感染引起。在男性该病的发生多伴随有尿道或前列腺的梗阻、前列腺炎、异物或肿瘤。除非有一潜在的病理过程干扰着膀胱的防御功能,膀胱正常情况下是能够清除细菌的生长。

在急性期,膀胱炎的症状主要为尿痛、尿频、尿急和血尿。可有低热、耻骨上或会阴部疼痛及下腰痛。慢性膀胱炎的刺激症状常较轻。

可有前列腺炎、尿道炎或阴道炎的表现。实验室检查除血尿外尚有菌尿和脓尿。血白细胞增多不常见。尿培养可明确感染细菌种类。急性期不宜行膀胱镜检,慢性膀胱炎可以有黏膜刺激表现。

证实有复发性下尿路感染的患者(尤其是男性),均有进行全面泌尿外科检查的指征。急性期忌行器械检查,但是膀胱镜检查对于确定慢性膀胱炎或复发的细菌性膀胱炎的诱发因素是必须的。

应根据重新感染的细菌药敏试验结果给予患者有效的抗生素治疗(80% 以上病例为大肠埃希菌)。

不定期的连续应用抗生素(取决于诱发因素或疾病复发情况和病程)可使尿液无菌。伴有排尿功能障碍的病例,有长期抑菌药物治疗的指征。

复发性女性性交后膀胱炎患者,除在性生活后立即排尿外,性交当晚及次日预防性服药(如磺胺类或呋喃旦丁),可减少复发。

前列腺炎

▶ 急性细菌性前列腺炎

急性细菌性前列腺炎通常是由寄生在男性尿道的大肠埃希菌逆行感染而导致的一种急性发热性疾病。症状包括高热、寒战、下腰和会阴部疼痛、尿频、尿急伴尿流无力或尿潴留。体检时前列腺触痛明显、肿大、温度升高,可触及波动性的脓肿。前列腺触诊应轻柔,力量过大可造成急性败血症。实验室检查可发现有脓尿、菌尿,血白细胞计数增高。

应避免经尿道操作如导尿或膀胱镜检查。尿潴留应行耻骨上膀胱穿刺造瘘置管。应迅速给予全身性抗生素(氟喹诺酮类、氨基糖苷类和氨苄青霉素或先锋霉素)治疗,并根据细菌培养和药敏的结果及时调整。80% 病例为大肠埃希菌感染。应在急性期症状缓解后给予数周口服抗生素以彻底杀灭病菌。前列腺脓肿常需经会阴部开放手术引流或经尿道去顶引流。治疗及时彻底者预后良好。

▶ 慢性前列腺炎

慢性前列腺炎是一常见而又复杂的疾病。应与尿道炎、细菌性和非细菌性前列腺炎、前列腺痛(慢性盆腔疼痛综合征)及精囊炎鉴别,要做出正确的诊断,甚至对于专家亦具挑战性。该病症状多变,包括耻骨上疼痛、下腰痛、睾丸痛、排尿时阴茎头部疼痛、尿频、尿急等。尿液分析常正常。尿道可有白色清亮排泄物。

前列腺触诊可发现前列腺质地较软。

前列腺按摩液中含有很多成群的白细胞和巨噬细胞(白细胞 >10/ 高倍视野),尿培养常无细菌生长。但在细菌性前列腺炎时前列腺按摩液和按摩后的尿液培养常为阳性。衣原体或脲支原体可作为感染微生物,尤多见于 35 岁以下男性。感染部位的确定,常需进行鉴定性培养。收集排出尿液的第一段称为 VB1,中段尿为 VB2,然后做前列腺按摩取按摩液(EPS),按摩后排出的尿液为 VB3。对上述标本做白细胞和细菌计数有助于感染部位的确定。如果 VB1 的白细胞和细菌计数高于其他标本,可能为尿道炎。如果 VB2 的计数增高则可能为膀胱颈以上的炎症。EPS 或 VB3 及两者计数均增高可能为前列腺炎。

治疗用药应根据培养结果。如果培养阴性,应用四环素 250~500mg/ 次,每天 4 次,共用 14 天可以治愈。对慢性细菌性前列腺炎,应至少用 6 周氟喹诺酮或甲氧苄氨嘧啶 - 磺胺甲基异噁唑。前列腺炎极少有外科手术指征,且很少有作用。一些患者在停用咖啡因和酒精后症状改善,一些患者对反复前列腺按摩有效。无细菌感染和梗阻表现以及反复盆腔疼痛伴排尿功能障碍者(间歇或排尿无力),可给予 α 肾上腺素能阻断剂或生物反馈治疗以减轻内外括约肌的张力。5α 还原酶抑制剂也有帮助,植物药也可以应用但需要进一步研究。

Nickel JC: Recommendations for the evaluation of patients with prostatitis. World J Urol 2003;21:75.

Schaeffer AJ: Etiology and management of chronic pelvic pain syndrome in men. Urology 2004;63(suppl 3A):75.

急性附睾炎

急性附睾炎是年轻男性的常见病,由尿道或前列腺的细菌逆行感染引起。老年男性较少见,然而一旦发生本病则多系梗阻或器械检查的继发感染。

症状表现为阴囊的突发疼痛,阴囊一侧迅速肿大,触痛明显,疼痛可扩展到腹股沟部精索,抬高阴囊可使疼痛缓解(Prehn 征)。有发热,可出现急性鞘膜积液和继发睾丸炎,睾丸肿胀和疼痛。实验室检查见脓尿、菌尿、血白细胞显著升高。

附睾炎症必须和睾丸扭转、睾丸肿瘤及结核性附睾炎鉴别。99m 锝扫描可见附睾的摄取量增加而扭转时减少。阴囊超声检查可区别睾丸肿瘤实质性肿块和肿大发炎的附睾,而且也可以明确附睾或睾丸的脓肿,后二者均需手术治疗。多普勒超声检查也可鉴别附睾炎与睾丸扭转,但并不完全可信。

炎性附睾的抽吸培养物中,35 岁以下患者易发现有淋球菌和衣原体,而 35 岁以上者则以大肠埃希菌多见。附睾抽吸物培养并非常规检查。脓尿且尿培养阴性者提示前列腺及附睾的衣原体感染(亦可参见结核节内容)。

治疗包括应用抗生素,35岁以下者多用先锋霉素和四环素,而35岁以上者使用氟喹诺酮类。有些患者阴囊冷敷和1%的布比卡因行精索封闭可减轻疼痛。非固醇类药物可以协助减轻疼痛。多数病例及时治疗能缓解疼痛、发热和肿胀。患者应限制体力活动1~3周。

治疗诱发因素可控制病情,慢性附睾炎很难彻底治愈。除非双侧发病时附睾小管因瘢痕和梗阻可致不育外,无并发症。很少需行附睾切除术。

泌尿生殖系统结核病

结核病是常被误诊的泌尿生殖系感染,对于任何脓尿而无菌尿或抗生素治疗无效的尿路感染病例,均应想到本病的可能。

泌尿生殖系统结核常继发于肺结核,虽此时许多病例的肺部原发灶已经愈合或处于静止期。结核感染通过血源性途径播散。虽然整个泌尿生殖系统均有可能受累,但肾和前列腺(较少见)是尿路首先感染的部位。

▶ 病理学改变

肾结核常以结核瘤发病,逐渐增大,干酪样变,最后形成溃疡破入肾盏肾盂。干酪样坏死和瘢痕形成是肾结核的主要病理特征。结核常导致输尿管远端狭窄、输尿管周围炎和管壁的纤维化。

膀胱结核感染的特征是区域充血、伴有簇状结节和溃疡形成,最终发生膀胱壁纤维化和膀胱挛缩。

男性尿道常不易受累,然而一旦发生,常导致球部尿道狭窄。尿道周围脓肿及瘘形成是可能发生的并发症。

生殖系统结核可累及前列腺、精囊和附睾,既可单独发病亦可与肾结核伴发。结核结节形成,以后发生干酪样坏死和纤维化是其基本病理学特点。前列腺增大,可触及结节,质地不整。精囊受累后发生纤维化和扩张。附睾可形成硬结和增厚,输精管串珠样改变是附睾结核的特征表现。睾丸结核少见。

▶ 临床表现

A. 症状和体征

患者常述下尿路刺激症状,伴有脓尿。血尿、肾区疼痛和肾绞痛较少见。

B. 实验室检查

常见"无菌性"脓尿,15%的患者可继发细菌性感染(如大肠埃希菌)。将连续3天的第一次晨尿离心后的沉淀进行抗酸染色可以鉴定结核分枝杆菌(90%病例为阳性)。沉淀物培养可以生长出结核分枝杆菌,其可被烟酸和硝酸盐试验确定,两个试验都为阳性才能诊断为结核分枝杆菌。

C. 影像学检查

放射学提示泌尿生殖系结核的表现有虫蛀样干酪坏死空洞和异常不规则的肾盏,僵直、中度扩张的输尿

管,伴膀胱输尿管反流的挛缩膀胱。

▶ 治疗

A. 药物治疗

结核应作为一种全身性疾病进行治疗。诊断一经确定,无论是否需要手术,均有药物治疗指征。只要有可能,术前的药物治疗至少应持续3个月。

有效治疗结核的药物包括利福平、异烟肼、吡嗪酰胺、乙胺丁醇和链霉素。首次的标准治疗是服用利福平、异烟肼和吡嗪酰胺8周。为对抗异烟肼消耗维生素 B_6,可分次口服维生素 B_6 100mg/d。对严重感染的患者,初期治疗加用乙胺丁醇和链霉素。最初8周治疗后,继续联合应用利福平和异烟肼,每周3次共8周。为了解利福平、异烟肼、吡嗪酰胺对肝的毒性作用,还需检查肝功能。

B. 手术治疗

如果药物不能治愈单侧病变,需行肾切除,然而这种情形很少见。双侧肾结核病例,如果一侧肾已严重损害,而另一侧为早期病变,可考虑行一侧肾切除。位于肾上下极的局灶性病变,可行肾部分切除术。

单侧附睾结核可行附睾切除加对侧输精管切除,以防止结核从前列腺波及对侧附睾。双侧附睾受累者应行双侧附睾切除术。

严重膀胱挛缩,控制感染后行肠管膀胱成形术可扩大膀胱容量。

▶ 预后

大部分病例用药物治疗可获痊愈,单侧肾结核预后良好。

Cooper CS et al: The outcome of stopping prophylactic antibiotics in older children with vesicoureteral reflux. J Urol 2000; 163:269.

Hodson EM, Willis NS, Craig JC: Antibiotics for acute pyelone-phritis in children. Cochrane Database Syst Rev 2007; 4:CD003772.

Smaill F, Vazquez JC: Antibiotics for asymptomatic bacteriuria in pregnancy. Cochrane Database Syst Rev 2007;2:CD000490.

Wise GJ, Marella VK: Genitourinary manifestations of tuberculo-sis. Urol Clin North Am 2003;30:111.

▼ 结石

肾结石

 诊断要点

▶ 腰痛、(肉眼或镜下)血尿、肾盂肾炎、排石病史

▶ 肋脊角触痛

▶ 尿路造影、超声检查和非增强的螺旋CT扫描发现结石

▶ 概述

结石为常见疾病,在美国超过 12% 的男性和 6% 的女性终生有形成结石的风险,发病率也因种族背景和居住区域而不同,老年白人男性和东南各州的发病率高。75% 的结石由钙盐(草酸盐、磷酸盐)构成,而尿酸结石和鸟粪石(继发于尿素分解微生物的磷酸胺镁结石)各占 10%。含钙结石的形成是由于高钙尿症、低枸橼酸盐尿症、高草酸尿症和高尿酸尿症中的一种或多种因素引起。甲状旁腺功能亢进症患者、摄入大量钙或维生素 D 者、脱水或卧床患者,高钙尿症可促进结石形成。

尿酸结石由尿酸形成。胱氨酸结石占所有结石的 1%,常由肾脏重吸收胱氨酸功能受损所致。由于硫的放射密度的缘故,胱氨酸结石不透光(虽然较含钙结石透光性强),而尿酸结石为透光结石。结石阻塞肾盂输尿管连接部或输尿管可导致肾积水和感染。

▶ 临床表现

A. 症状和体征

结石引起肾盂输尿管连接部或肾盏的急性梗阻,可表现中度至重度的显著肾区疼痛,常伴有恶心、呕吐和肠梗阻。疼痛起源于背部侧面上方并向前后放射至腹股沟。肉眼或镜下血尿常见。如存在感染,则症状加重。非梗阻性结石不引起疼痛,如形成所有肾盏和肾盂铸型的鹿角样结石。有症状者,可有肋肋角触痛而腹部无体征。梗阻继发性感染可引起发热、腹肌紧张。

B. 实验室检查

急性感染,血白细胞计数增高。尿液分析有红细胞、白细胞和细菌。PH 值≥7.6 时,提示有裂解尿素的细菌存在。PH 值持续低于 5.5 时,有尿酸或胱氨酸结石形成可能。PH 值固定于 6.0~7.0 之间,应考虑肾小管酸中毒,为肾结石的病因。尿中有尿酸结晶(菱形的)或胱氨酸结晶(六角形的)提示结石诊断。收集 24 小时尿可以帮助鉴定结石形成的诱发因素(高钙尿症、低枸橼酸盐尿症、高草酸尿症)的代谢效果。高钙尿症可以是再吸收性的(甲状旁腺功能亢进症)、吸收性的(肠道吸收增加)和肾性的(尿钙丢失增加)原因引起。枸橼酸盐是结石的抑制因子,低枸橼酸盐尿症是结石形成的诱发因素。

尿钙和磷酸盐的增多加上高钙血症(低磷酸盐血症),提示有甲状旁腺功能亢进症的存在。甲状旁腺激素的测定有助于诊断。尿酸过多可形成尿酸结石。

尿胱氨酸的定性检查应作为常规进行,如果发现含量水平升高,应进行 24 小时的定量检查。高氯酸中毒提示远端肾小管中毒并伴有继发性肾钙化。双侧结石,尤其是并发有临床表现的慢性感染时,总肾功能才会受损。

C. 影像学检查

约 90% 的结石为不透光结石。大多数含钙的结石可以在 X 线平片上见到。排泄性尿路造影可明确结石在尿路中的位置,而且也能够测定肾功能。有急性梗阻的肾可仅见显示肾影密度增高,而肾盏内无明显不透光物质。透光性结石(尿酸),在不透光的造影剂中显示为透光的充盈缺损。结石超过 1cm 时可在超声图像显示特殊的声影。由于不需注射药物且能快速扫描整个尿路,螺旋 CT 成为首选检查(图 38-10)。结石可被容易地与血块和肿瘤的鉴别。骨骼系统的 X 线平片可鉴别 Paget 病、结节病及长期卧床引起的骨质疏松导致的高尿钙症。

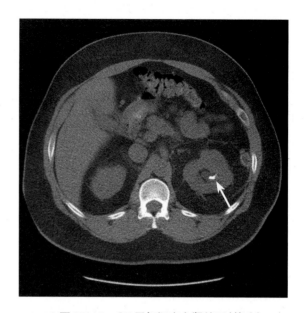

▲ 图 38-10　CT 平扫证实左肾结石(箭头)

D. 结石分析

如果既往有结石排出或已经康复,应对其化学成分进行分析,这样做对制定预防措施有帮助。

▶ 鉴别诊断

急性肾盂肾炎可类似于肾结石的急性肾痛而发病,尿分析可见脓尿,尿路造影或 CT 检查无结石发现。

肾癌可发生肿瘤内出血,症状与结石梗阻相似。影像学检查可以鉴别。

肾盂和肾盏的移行细胞癌表现可类似尿酸结石,均形成透光区。CT 平扫或超声检查可鉴别高密度的结石影和软组织影。

肾结核有 10% 的病例并发结石。不伴有菌尿的脓尿可提示结核诊断,尿路造影有结核的典型虫蚀样改变。

肾乳头坏死脱落可梗阻肾盂输尿管连接部,引起肾绞痛,影像学检查(特别是 CT)可做出诊断。

肾梗死可导致肾区疼痛和血尿。心脏病变的证据,尿路造影见肾无功能及除外结石有助于鉴别诊断。可通过血管造影、放射性同位素肾图或彩色多普勒超声检查明确肾梗死诊断。

其他需要鉴别的疾病有肾盂输尿管连接部梗阻，梗阻的原因有血块、输尿管狭窄、真菌石和肾脓肿。

▶ 并发症

结石作为异物可增加感染的可能性，而原发感染可诱使结石形成。肾盂输尿管连接部结石可导致进行性肾积水。鹿角样结石，随着其不断增大，可由于压迫而破坏肾组织，合并感染亦加剧了肾损害。肾脏出现梗阻时应被确认且是泌尿外科的急诊。应插入输尿管支架或经皮肾造瘘管引流肾脏尿液。

▶ 预防

一个有效的预防方案的制订取决于对结石成分的分析和血、尿化学成分的检测。

A. 一般方法

确保摄入大量液体（3~4L/d）以保持溶质的充分稀释，仅此可能减少50%的结石形成。治疗感染，解除淤滞和梗阻，告诫患者应避免长期不活动。

B. 特殊方法

1. 含钙结石　患有甲状旁腺肿瘤者，应进行手术切除。高钠饮食可以促进肾脏对钙的吸收，所以控制钠摄入100meq/天有帮助。蛋白质和碳水化合物的限制也可降低高钙尿症的发生。最近随机试验显示复发性草酸钙结石和高钙尿症的男性，限制动物蛋白和盐的摄入，而摄入正常量的钙，证实比传统的低钙饮食更具有预防作用。枸橼酸钾通过增加尿中结石抑制物枸橼酸盐的作用减少结石形成。

口服正磷酸盐可通过减少尿钙和增加抑制活性而有效减少结石形成。噻嗪类利尿剂，如双氢克尿噻，50mg每日两次，能够降低尿钙含量的50%。如果高尿酸尿症伴有含钙尿结石，可使用别嘌呤醇、碱化尿液以降低尿酸结晶的形成。尿酸结晶可在钙结晶的过程中作为核心。

原发性吸收性高钙尿症患者可服用纤维素磷酸钠，该药物可结合肠道中的钙，阻止其吸收。

2. 草酸盐结石（草酸钙）　给予磷酸盐或噻嗪类利尿剂（见前文）。减少摄入含有过量草酸盐的食物如咖啡、茶叶、可乐、绿叶类蔬菜、巧克力也可有帮助。过量的维生素 C 可以代谢成草酸，应避免服用。

3. 磷酸胺镁结石　此类结石常继发于产生尿素酶的细菌所致的尿路感染（主要为分枝杆菌类）。消除感染能防止新的结石形成，但在有结石的情况下感染几乎不可能消除。应用脲酶抑制剂乙酰氧肟酸能够使结石化学溶解并可增强抗生素的作用。结石完全清除后，通过尿液酸化、长期使用抗生素，可防止结石的生成。

4. 代谢性结石（尿酸及胱氨酸结石）　尿酸和胱氨酸在 pH 为 7.0 以上大部分可溶解。给予的枸橼酸钠钾，口服 10meq 到 20meq，每日 3 次，并用石蕊试纸指示剂监测尿液的 pH。尿酸结石者如果有高尿酸血症，应限制食物中的嘌呤，给予别嘌呤醇。轻度胱氨酸尿患者，可以行前述的碱化尿液治疗。严重胱氨酸尿患者口服青霉胺 30mg/（kg·d），可将尿中胱氨酸降至安全水平。青霉胺应和维生素 B_6 同时服用，维生素 B_6 口服用量为 50mg/d。也可使用硫普罗宁，其副作用较 D- 青霉胺和卡托普利少。

▶ 治疗

A. 保守治疗

小的无梗阻的无症状的肾盏内结石，一般不需要治疗。水化和饮食治疗可成功的预防结石的增大及无代谢异常患者新钙质结石的形成。有明显代谢异常者应给予前述的特殊处理措施。对尿酸结石患者可给予水化和碱化尿液可以帮助溶解结石。伴有感染、梗阻、顽固性的恶心和疼痛的患者需要确定性治疗。急诊时可以在静脉镇静下经内镜放置输尿管支架。

B. 输尿管镜治疗

小的结石可以用输尿管肾镜联合激光碎石及套石篮处理。术前数天放置输尿管支架可以被动扩张输尿管使输尿管镜易于操作。可以在门诊全麻下进行。

C. 经皮手术治疗（腔内泌尿外科学）

一些有症状或大结石的特殊病例，经皮去除结石可获得成功。通过适当的肾盏，经皮穿刺通道进入肾集合系统（经皮肾脏造瘘术）。然后扩张通道，经置入的内镜取出结石（经皮肾镜和经皮经肾石去除术）。超声、液电或激光探头可经肾造瘘通道进入肾内碎石，残余的感染性结石可经皮灌注溶肾石酸素溶解。对于尿酸结石和胱氨酸结石，碱性或其他增加特异晶体溶解的灌注液可用于治疗（如 N- 乙酰 -L- 赖氨酸或丙酰基甘氨酸，用于治疗胱氨酸结石）。灌注前应给予特异的抗生素预防感染。

上述腔内泌尿外科方法治疗的成功率接近100%。与开放手术相比，优越性有不需要切开、治疗后恢复快及能较快恢复劳动力等。缺点包括有时需要多种治疗手段去除结石及偶发大出血。

D. 体外冲击波碎石术（ESWL）

采用这种技术治疗，患者被置于冲击波通道上，借助荧光屏或超声定位聚焦于肾结石。特殊病例可施行全麻或区域麻醉，大多数病例仅需要镇静。冲击波（一般 >1500）击碎结石，小颗粒可于 2~5 天后自行排出，效果良好。含钙结石和磷酸胺镁结石能够成功治疗。由于晶格的物理特征，ESWL 对胱氨酸结石的碎石效果较差。通过排泄性尿路造影或逆行肾盂输尿管造影显示的透光尿路结石，亦适于 ESWL 治疗。虽然经皮肾取石术仍然是治疗大多数鹿角样结石的选择，但是小体积的鹿角样结石也可以用 ESWL 治疗。

现在设计的各种新型设备,用很低的能量就能够有效地碎石,仅给予静脉镇静剂患者就可承受,增加脉冲的数量可获得既往高能碎石机同样的疗效,一些碎石机用超声来替代 X 线定位结石。

E. 开放手术取石

腔内泌尿外科手术及 ESWL 已使需开放手术的患者明显减少。经皮经肾取石术和 ESWL 有禁忌时需开放肾切开取石。任何治疗手段的目的均在于去除所有的结石块,入路选择需要根据术中的放射学或超声定位而定。切开肾盂(肾盂切开取石术)或切开肾实质(放射状肾切开术或非致萎缩性肾切开取石术)可以去除全部结石。血栓素与钙的混合液注入肾盂能使结石碎块被凝于血块内,然后经肾盂切开取出(凝块肾盂切开取石术)。手术肾镜可全面观察所有肾盏,取出所有结石碎块。"Bench" 手术加自体肾移植可用于某些情况。只有肾功能很差而又有症状的结石,才需切除病肾。

▶ 预后

肾结石的复发率高达 40%,对预防结石形成措施足够重视可降低复发。复发的危险在于梗阻和感染,对肾造成进行性损害。

输尿管结石

诊断要点

► 严重的输尿管绞痛
► 血尿
► 恶心、呕吐、肠梗阻
► 排泄性尿路造影或 CT 见结石

▶ 概述

输尿管结石来源于肾脏。出现症状时提示有输尿管梗阻和肾功能损害,可并发感染。多数输尿管结石可自行排出,尤其是最大直径小于 0.5cm 者。

▶ 临床表现

A. 症状和体征

常突发疼痛,部位在脊肋角并向同侧下腹部放射。恶心、呕吐、腹胀、肉眼血尿常见。结石降入膀胱后,症状类似膀胱炎,出现尿频尿急。如果肾脏出现感染,急性输尿管梗阻可加重感染。

患者的疼痛只有羟嗪类罂粟碱才能缓解。脊肋角触痛及肌紧张明显。肠鸣消失和腹胀示肠梗阻。发热的出现是肾脏并发感染的结果。

B. 实验室检查

实验室检查结果同肾结石。

C. 影像学检查

排泄性尿路造影或螺旋 CT 检查是基本检查。平片上在输尿管走形位置上可见不透光影。结石在输尿管上位置的确定需通过输尿管造影剂与结石相结合证实。螺旋 CT 具有诊断性而且现在已经成为影像检查的一线方法(图 38-11)。其可描述梗阻的程度,结石的大小及位置,为选择合适的治疗方法提供信息。尿路造影片上的透光结石呈现一充盈缺损并伴有结石近端输尿管扩张,不易与输尿管肿瘤或血块鉴别。CT 扫描能区别结石和肿瘤或血块的密度。膀胱镜检、输尿管插管逆行尿路造影以及输尿管镜检查,也可对诊断有帮助。

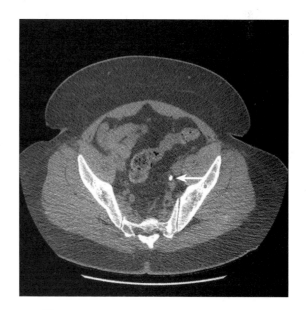

▲图 38-11　CT 平扫证实左侧输尿管结石(箭头)

▶ 鉴别诊断

肾脏或肾盂肿瘤可发生出血,血块的排出可诱发输尿管绞痛。尿路造影可显示输尿管内有一被不透光造影剂尿液包绕的透光区域。CT 平扫或增强扫描显示输尿管内射线能透过,并帮助确定肾实质肿瘤和肾盂肿瘤。

输尿管原发肿瘤可导致梗阻性疼痛和血尿。尿路造影片可显示输尿管充盈缺损和继发梗阻。CT 扫描可鉴别结石和肿瘤。尿细胞学检查可发现恶变的尿路上皮细胞。

急性肾盂肾炎可产生与结石一样严重的疼痛。脓尿和菌尿的出现并不能除外结石,CT 平扫或尿路造影检查无结石存在。

脱落的肾乳头(继发于糖尿病)通过输尿管可以引起绞痛,造影片上表现同尿酸结石,但乳头脱落物应是鉴别依据。

▷ 并发症

如果输尿管结石造成的梗阻迁延,可随之发生进行性肾脏损害。双侧输尿管结石可导致无尿,应立即留置输尿管导管或经皮施行肾造瘘引流集合系统的近端。

虽可并发感染,但多为医源性(例如在处理结石时造成感染)。

▷ 预防

见肾结石。

▷ 治疗

A. 一般方法

大多数结石尤其是直径小于0.5cm结石可自行排出。诊断一旦确定,可给予止痛剂和输液。近期有报道α受体阻滞剂能够松弛平滑肌有助于远端输尿管结石排出。定期摄腹部平片观察结石的发展,间歇地行超声检查明确肾积水的程度。为取得结石进行分析,应从过滤尿液直到结石排出。较大结石引起的急性梗阻,可暂时用输尿管支架引流。

B. 特殊方法

如果结石诱发顽固性疼痛、进行性肾积水或急性感染,应去除结石。输尿管上2/3的梗阻性结石可用输尿管镜或ESWL成功治疗,可以插入或不插入输尿管支架协助结石通过。输尿管镜可以在直视下用超声或激光碎石及结石篮网套石。逆行结石篮网套石术可在荧光屏监视下用于去除小的输尿管远端结石。输尿管结石很少需要开放手术(输尿管切开取石术)。ESWL已被用于输尿管近端结石的治疗,但对于输尿管远端结石,由于骨盆干扰成像并使冲击波衰减的原因,其治疗仍仍存在较多问题。

▷ 预后

约80%的输尿管结石可自行排出,定期做腹部平片或排泄性尿路造影能够发现结石的变化及提醒注意需采用及时手术的继发性损害。

膀胱结石

原发性膀胱结石在美国很少见,但东南亚和中东地区常见。病因可能与饮食有关。继发性结石常并发膀胱出口梗阻伴残余尿和感染,且90%为男性。其他引发膀胱尿液淤滞的原因有神经源性膀胱和膀胱憩室,二者均可促进膀胱结石的形成。结石还常见于膀胱的血吸虫病或伴于放射性膀胱炎。膀胱内异物可成为尿盐沉淀的核心。大多数结石含有尿酸或鸟粪石(被感染的尿液)。

▷ 临床表现

A. 症状和体征

可诱发膀胱颈部梗阻症状。排尿时如果结石突然梗阻膀胱颈可发生尿流突然中断和尿道疼痛。常见血尿,可有显著的膀胱充盈。常可发现尿道狭窄和前列腺增生。

B. 实验室检查

几乎均存在脓尿和血尿。

C. 影像学检查

由于富含透光的尿酸膀胱结石可以在X线平片上漏诊。排泄性尿路造影可见膀胱内的充盈缺损,排尿后拍片可见残余尿。CT扫描或超声检查能鉴别结石和膀胱肿瘤或血块,然而以直视下内镜检查为最佳。

D. 器械性检查

导尿管不能通过尿道进入膀胱提示尿道狭窄。导尿术的证实有残余尿。膀胱镜可看到结石,可发现有梗阻的前列腺。

▷ 鉴别诊断

有蒂的膀胱肿瘤在排尿时能突然梗阻膀胱颈。排泄性尿路造影、盆腔超声、CT扫描或膀胱镜检查可确定诊断。

膀胱外的不透光影在平片上与膀胱结石混淆。

▷ 并发症

膀胱结石作为异物可加重尿路感染,影响抗生素疗效,使尿液难以达到无菌化。阻塞尿道的结石应去除。

▷ 预防

膀胱结石的预防需要解除原发梗阻,去除结石,使尿液无菌。

▷ 治疗

A. 一般方法

应给予止痛剂止痛,应用抗生素控制感染直到结石被去除。

B. 特殊方法

小结石可经尿道取出或夹碎(膀胱碎石术)。较大结石可经尿道液电碎石(冲击波发生探头)或激光碎石,或耻骨上经膀胱取石(膀胱切开取石术)。耻骨上前列腺切除术可以去除梗阻病因并提供开放取石途径。

▷ 预后

梗阻和感染治疗后,膀胱结石复发少见。

肾钙质沉着症

肾钙质沉着症是钙质在肾小管及肾实质,偶在肾小球的沉积。导致肾功能受损且常为严重损害。肾盏或肾盂可发现结石。常见原因有原发性甲状旁腺功能亢进症、过多摄入碱性乳制品或维生素D,常发现患者有伴随肾小管酸中毒或结节病的严重肾损害。皮肤、肺、胃、脾及角膜或关节周围亦可见钙化。

▷ 临床表现

A. 症状和体征

无特异症状。儿童可仅表现为发育迟缓。结石或沙样结石可被排出,症状主要为原发病的表现。体检可能发现甲状旁腺增大、角膜钙化和肾病性佝偻病。

B. 实验室检查

尿液可有感染表现。肾小管酸中毒者 pH 固定于 6.0~7.0。原发性与继发性甲状旁腺功能亢进症者都有尿钙增高。肾功能减退，尿毒症常见。原发性甲状旁腺功能亢进症可见有高钙血症和低磷血症，继发性甲状旁腺功能亢进症可伴有低血钙和高血磷。高氯酸中毒和低钾血症伴有肾小管酸中毒。

C. 影像学检查

X 线平片可示肾乳头点状钙化，可见肾盏或肾盂结石。钙化的影像应与肾结核和髓质海绵肾鉴别。

▷ 并发症

并发症包括由钙化和肾与输尿管结石引起的肾损害。慢性肾感染可能伴有原发病。

▷ 治疗和预后

如果可能，应进行原发病因治疗（如甲状旁腺切除术）。等渗盐水化并合用呋塞米可以提高钙排泄。如果病因是由于过量摄入维生素 D 和碱性乳制品，应停用。高氯酸中毒者可用枸橼酸钾碱化尿液。骨软化症者，即使有肾钙质沉着症存在，亦应服用维生素 D 和钙剂。

如果肾钙质沉着症继发于肾原发性疾病，预后差。如果病因可纠正性且肾功能良好，预后较满意。

Borghi L et al: Comparison of two diets for the prevention of recurrent stones in idiopathic hypercalciuria. N Engl J Med 2002;346:77.

Borghi L et al: Medical treatment of nephrolithiasis. Endocrinol Metab Clin North Am 2002;31:1051.

Curhan GC: Epidemiology of stone disease. Urol Clin North Am 2007;34:287.

Park S, Pearle MS: Pathophysiology and management of calcium stones. Urol Clin North Am 2007;34:323.

Parsons JK et al: Efficacy of alpha-blockers for the treatment of ureteral stones. J Urol 2007;177:983.

Shine S: Urinary calculus: IVU vs. CT renal stone? A critically appraised topic. Abdom Imaging 2007;33:41.

Wen CC, Nakada SY: Treatment selection and outcomes: renal calculi. Urol Clin North Am 2007;34:409.

Wolf JS: Treatment selection and outcomes: ureteral calculi. Urol Clin North Am 2007;34:421.

▼ 泌尿生殖系损伤

肾脏损伤

诊断要点

▶ 损伤病史或表现，常为局部损伤
▶ 血尿
▶ 腰部肿块
▶ 排泄性尿路造影肾脏显影不清或有尿外渗

▷ 概述

肾脏损伤不多见，但是可能严重，而且常伴有多系统损伤。常见原因为运动性、工业性或交通事故。损伤的程度可从肾实质挫伤到碎裂伤或肾蒂破裂。

▷ 临床表现

A. 症状和体征

创伤后肉眼血尿意味着泌尿道损伤。肾区疼痛和触痛可能有意义但亦可能为骨骼、肌肉的损伤所致。肾裂伤可导致失血性休克和少尿。常有恶心、呕吐和腹胀（肠梗阻）。体检可发现脊肋角或腰部的瘀斑或贯通伤，血液和尿液外渗形成一可被触及的腰部肿块。应检查有无其他器官损伤。

B. 实验室检查

动态血细胞比容测定可提供持续出血线索。多有血尿，但无血尿时亦不能除外肾脏损伤（如肾脏血管损伤）。

C. 影像学检查

平片示腰大肌影不清，提示有腹膜后血肿或尿外渗。肠道气体自伤区移位。可见椎骨横突或肋骨骨折。在过去排泄性尿路造影被用于评估肾损伤。在排泄性尿路造影片上，轻度肾挫伤者肾脏正常，而肾裂伤者有造影剂外渗。无功能肾脏提示血管蒂的损伤。排泄性尿路造影可确认对侧肾脏正常。对于血流动力性稳定的肾损伤患者，静脉注射造影剂后行 CT 扫描是新的选择方法。如果 CT 扫描在静脉给予造影剂后进行地太快，此时造影剂未进入集合系统和输尿管，可能遗漏尿外渗。疑有肾血管损伤且病情稳定者，术前施行血管造影有助于制定肾血管重建方案或放置动脉支架。特殊情况下，选择性肾动脉栓塞可控制肾段动脉出血。任何成人伴有肉眼或镜下血尿发生休克者，都有行肾图检查的指征。减速性损伤也需要肾图检查，而且任何血尿程度小于每高倍视野 50 个红细胞的儿童都有肾图检查的指征。

▷ 鉴别诊断

肾区骨折或软组织挫伤可造成混淆，血尿也可继发于膀胱损伤。尿路造影片或 CT 扫描无肾周肿块（即血肿或尿囊肿）或尿外渗可排除明显的肾损伤。

▷ 并发症

A. 早期

最严重的并发症是肾周持续出血，可以是致命性。必须动态监测血细胞比容、血压和脉搏。动态的 CT 扫描也有用。不断增大的腰部肿块提示有持续出血。大多数病例由于肾周筋膜的填塞，出血可自动停止。1 或 2 周后的迟发性出血少见。可发生肾周血肿感染。

B. 晚期

术后 1~3 个月应进行超声检查，以了解输尿管梗阻引起的肾积水。应定期检测血压，高血压可能是晚期并发症。

▶ 治疗

输液、输血治疗休克和出血。大多数肾脏钝性损伤的患者出血会自动停止和愈合。卧床休息直到血尿消失,如有持续出血,应剖腹探查。

肾脏穿通伤应手术探查,缝合裂伤,封闭集合系统,引流外渗尿液。可行肾切除或部分肾切除,以切除失活组织,闭合集合系统。

晚期并发症,肾脓肿应予引流,肾缺血引起的高血压需行血管重建或肾切除。

▶ 预后

大多数损伤的肾脏可自行愈合。患者应经常体检,以期早发现肾缺血引起的高血压或继发于输尿管狭窄的肾积水。泌尿生殖系损伤的许多患者有伴随损伤,许多患者的死亡往往是由于伴随损伤而非肾脏损伤。

输尿管损伤

诊断要点

▶ 无尿或少尿,盆腔手术后持续时间长的肠梗阻或腰痛

▶ 伤口或阴道有尿液流出

▶ 尿路造影证实有尿外渗或输尿管梗阻

▶ 概述

大多数输尿管损伤是盆腔手术过程中的医源性损伤。输尿管损伤可以发生在经尿道膀胱或前列腺切除、输尿管结石或肿瘤的手术操作过程中。因贯通伤引起的输尿管损伤罕见。邻近器官的手术过程中,意外结扎输尿管,虽导致肾积水和肾功能丧失,但可无症状。输尿管被切断导致尿外渗和输尿管皮肤瘘。

▶ 临床表现

A. 症状

如果术中未发现输尿管损伤,患者可述伤侧腰痛和下腹部痛,可出现肠梗阻和肾盂肾炎。后期尿液可从伤口流出(经阴道手术后可从阴道流出)。伤口引流液作肌酐测定并与血清进行比较,可发现尿液肌酐含量比血清高很多。静脉注射5ml的靛胭脂可使尿液呈现蓝绿色。因此,输尿管皮肤瘘流出的液体变蓝而血清引流液无此颜色。盆腔手术后出现非静脉输液引起的无尿,在未证实为其他情况前,仍意味着双侧输尿管被结扎。如果尿液漏入腹腔则可出现腹膜刺激征。

B. 实验室检查

常见镜下血尿,但亦可无血尿。除非双侧输尿管阻塞,肾功一般正常。

C. 影像学检查

排泄性尿路造影片可显示输尿管阻塞的证据。输尿管区域可见不透 X 线的液体外渗。逆行输尿管造影能够明确显示输尿管损伤的部位和性质(阻塞或离断)。

超声检查可发现输尿管积水和肾积水或尿外渗的液性肿块。放射性核素扫描发现排泄延迟,以及由于输尿管梗阻引起的肾盂、肾实质的计数增高。虽然查出有尿外渗,但是仍不能明确损伤部位的解剖特征。

▶ 鉴别诊断

尿液渗入腹腔可使输尿管损伤的表现类似腹膜炎。排泄性尿路造影可发现输尿管的损伤。

少尿可由脱水、输液反应或双侧输尿管不全损伤引起。水电解质摄入和排泄、包括连续测体重等检查能够予以明确。完全无尿提示双侧输尿管损伤,有立即进行泌尿外科探查的指征。

膀胱 - 阴道瘘和输尿管 - 阴道瘘可被混淆。膀胱内注射亚甲蓝溶液可使膀胱阴道瘘的引流染蓝。膀胱镜检可见膀胱的缺损。逆行输尿管造影可发现输尿管瘘。同时发生两种损伤也应被考虑和评估。

▶ 并发症

包括尿瘘、输尿管梗阻或狭窄合并肾积水、肾感染、腹膜炎及尿毒症(双侧输尿管损伤)等。

▶ 预防

大的盆腔肿块可造成输尿管位置的变异,术前应放置输尿管导管以协助术中辨认输尿管。虽然导管不能防止损伤,但是易于辨认损伤的输尿管。

▶ 治疗

A. 术中发现输尿管损伤

1. 输尿管切断　术中由于疏忽而切断输尿管的处理包括:放置内支架管后输尿管端 - 端吻合(输尿管输尿管吻合术);如果损伤部位在膀胱附近将输尿管再植于膀胱(新输尿管膀胱吻合术);或将被切断的输尿管近侧与对侧输尿管做端 - 侧吻合(输尿管—对侧输尿管吻合术);吻合必须无张力,并在术区放置引流。

2. 输尿管切除　如果一长段输尿管被切除,修复需植入输尿管替代物,或将近端和远端输尿管游离一段,做无张力的吻合。如果损失了远端输尿管,必须将膀胱向头侧悬吊至腰大肌,或者用膀胱瓣使输尿管再植易于完成。严重病例可能须行自体肾移植,把肾脏移植到盆腔。

B. 术后发现的输尿管损伤

应及早再手术。根据检查结果可采用上述提及的任何一种方法。如果较长的一段输尿管失活,可行小肠代输尿管术。如果肾积水严重或发生败血症,手术修复前应先行经皮肾造瘘术,待患者情况稳定后,再完成修复手术。如果对侧肾脏正常,而又有输尿管 - 对侧输尿管吻合禁忌时(如结石或上尿路移行细胞癌),可行肾切除术。

▶ 预后

如果为医源性损伤而又能在术中发现则其预后最好。如果待输尿管周围出现纤维化,则后期手术修复较少可获得良好效果。

膀胱损伤

诊断要点

▶ 创伤史(包括手术或内镜创伤)
▶ 骨盆骨折
▶ 耻骨上疼痛和腹肌紧张
▶ 血尿
▶ 膀胱造影见外渗

▶ 概述

膀胱损伤最常见的原因是外部暴力作用于充盈的膀胱。15% 的骨盆骨折患者可发生膀胱破裂。盆腔手术时由于疏忽而切开膀胱或膀胱镜操作时损伤膀胱(例如经尿道切除膀胱肿瘤)。腹膜内膀胱损伤时(占所有膀胱破裂的 40%),血液和尿液可以渗入腹腔引起腹膜炎体征。腹膜外膀胱损伤时(占所有膀胱破裂的54%),在盆腔出现肿块。大约 6% 的膀胱破裂同时具有腹膜内和腹膜外的尿外渗。

▶ 临床表现

A. 症状和体征

常有下腹部或盆腔外伤史,有血尿、耻骨上疼痛和不能排尿。伴发损伤可致失血性休克。耻骨上有触痛和肌紧张。腹膜内尿外渗可引起腹膜刺激征,腹膜外尿外渗形成盆腔尿囊肿。

B. 实验室检查

血细胞比容下降提示有持续出血。能够排尿的患者出现血尿,不能排尿的患者,除非怀疑有骨盆骨折(和尿道损伤)以及尿道出血,均应导尿。

C. 影像学检查

平片可见骨盆骨折,腹膜外血、尿的聚集可使肠道内的气体向侧方或骨盆外移位。如果怀疑膀胱损伤,膀胱造影应先于排泄性尿路造影。尿外渗在引流后的膀胱造影片上能获得非常可信的证明。疑有尿道损伤者,应在插导尿管前进行逆行尿道造影。排泄性尿路造影可提示膀胱穿孔的诊断,但仅凭它不足以排除膀胱损伤。可以用 CT 扫描,夹闭尿管使膀胱被动充盈,但是获得膀胱图像不足以排除膀胱损伤。用稀释的造影剂充盈膀胱(350~400ml)后拍摄盆腔 X 线片,再排空膀胱拍摄另一张盆腔 X 线片,对比后可以确定微小的渗漏。

▶ 鉴别诊断

肾脏损伤也可以联合膀胱损伤,常出现血尿。排

泄性尿路造影示与外伤一致的改变,而膀胱造影呈阴性结果。

膜部尿道的损伤可与腹膜外膀胱破裂表现相似,尿道造影可发现损伤部位。尿道断裂忌行导尿术。

▶ 并发症

腹膜外尿外渗可引起盆腔脓肿,腹腔内尿外渗可发生迟发性腹膜炎、少尿和氮质血症。

▶ 治疗

包括治疗休克、出血和其他危及生命的损伤。明显的腹膜外尿外渗应予引流,可经耻骨上或尿道引流使膀胱减压并且给予适当的抗生素治疗。腹膜外尿外渗量小者可以经尿道导管引流,行非手术治疗。

腹腔内的膀胱尿外渗需剖腹探查,经中线膀胱切开术,缝合膀胱裂口,膀胱用尿管引流。贯通伤(如枪击、刺伤)必须探查缝合膀胱。所有膀胱损伤的病例应该在手术前通过影像或在手术中检查来判断输尿管状况,术中可注射靛胭脂,观察尿外渗情况或经输尿管开口插 5F 导管通过情况。

▶ 预后

早期诊断可降低感染率和死亡率。预后主要取决于合并伤的严重程度。

尿道损伤

▶ 膜部尿道损伤

膜部尿道损伤常是骨盆骨折的结果,因而伴有出血和多器官损伤。损伤机理是钝性损伤和产生了作用于前列腺和尿生殖膈减切力的减速伤。贯通伤是由于枪弹或骨折碎片继发移位引起的裂伤。

尿道不完全断裂时,患者尚可排尿,肯定有血尿。如果尿道外口有血液流出则应怀疑尿道损伤。如果尿道完全断裂,尿外渗可形成耻骨上包块,直肠指诊不能触及前列腺或发现前列腺向上移位。

X 线检查示骨盆骨折,尿道造影可清楚显示任何的尿外渗。膀胱造影可明确有无膀胱的合并伤。所有病例应立即行排泄性尿路造影或 CT 扫描以确定肾脏和输尿管的功能。

尿道损伤的治疗应和复合伤的处理相协调。一旦膜部尿道损伤合并尿外渗的诊断成立,则应在剖腹探查时或骨盆外固定前行经皮耻骨上膀胱造瘘术,尿道损伤的修复可以延迟至患者的急性损伤恢复和骨盆骨折愈合后进行。有时不完全尿道断裂不需行后期修复手术。一期修复适用于严重的前列腺膜部脱位、大的膀胱颈部撕裂、伴发骨盆血管或直肠损伤。

晚期并发有尿道狭窄、阳痿和尿失禁。尿道狭窄应行逆行尿道造影予以明确,可行狭窄段尿道内切开术或尿道成形术。支配阴茎海绵体的神经丛在膜部尿道附近走行,该神经损伤导致阳痿。这种神经损伤引

起的阳痿不治疗可能在伤后数年内恢复。髂内血管或阴部动脉的损伤可致创伤后阳痿,海绵窦测压和动脉造影可证实诊断,相应的治疗包括血管重建。尿失禁取决于患者的神经学状况,药物或手术治疗用于增加膀胱容量和膀胱出口阻力。

▶ 球部尿道损伤

尿道球部的损伤常是器械检查损伤,更常见的是坠落时的骑跨于硬物上(骑跨伤)。尿道挫伤可造成会阴部血肿,裂伤可致尿外渗。

常有会阴部疼痛和尿道出血,试图排尿后会阴部可出现突发性肿胀。体检时可发现会阴肿块,血液和尿液外渗引起的肿胀可累及阴茎和阴囊,也可扩散至腹壁。

如果患者排尿正常,会阴部血肿小,不需要治疗。如果尿道造影发现有显著的尿外渗,应行耻骨上膀胱造瘘术。无尿外渗的小损伤(挫伤、血肿压迫)的处理是轻柔地留置导尿管。

唯一的严重并发症是尿道狭窄,需要后期进行尿道内切开术或开放手术。

▶ 悬垂部尿道损伤

因为阴茎活动度较大,这一部分的尿道外伤不常见。但阴茎勃起后又易损伤。该部的大多损伤继发于器械检查或性活动。虽然少数可并发狭窄,但大部分损伤较轻。

常有尿道出血和阴茎肿胀,尿道造影可明确损伤的部位和程度。

排尿正常者不需要治疗,较大血肿应引流。严重损伤者应行耻骨上膀胱造瘘,待肿胀和炎症消退后延期手术修复尿道。

阴茎损伤

阴茎损伤的机制包括穿通伤、性活动时钝性外伤作用于勃起的阴茎(海绵体折断)、皮肤撕脱伤及切割伤。

止血带损伤亦不常见,可见于橡皮条、钢环、线绳或毛发的环形压迫,损伤可由于继发勃起而加重。虽然止血带可能被无意地用于阴茎止血,但在虐待儿童的案例中已有报道被用来绑扎阴茎以惩治遗尿。

治疗包括对尿道损伤的评估和处理。去除止血带、撕脱伤者用分层皮片植皮术及一期缝合海绵体裂伤是治疗的原则。阴茎切断伤应立即或在 16 小时内用显微手术方法进行再植。

阴囊和睾丸损伤

阴囊皮肤撕脱伤应行网状分层皮瓣植皮术。如果撕脱严重,已累及皮肤和肉膜,将睾丸植于大腿皮下组织内,并用 0.25% 醋酸浸泡的纱布包扎伤口。后期再行阴囊重建,可用皮瓣重建阴囊。

穿通伤很少伤及活动的睾丸。睾丸裂伤应探查,清创并一期缝合。如果鞘膜内有明显出血,应予引流。

睾丸的钝性损伤可导致睾丸挫伤或破裂。超声见到睾丸实质异常回声图像可证实白膜破裂。如果有睾丸破裂,应行阴囊探查,清创并缝合白膜。尽管如此,睾丸最终可发生萎缩。

Gomez RG et al: Consensus statement on bladder injuries. Br J Urol 2004;94:27.
Morey AF et al: Reconstruction of posterior urethral disruption injuries: outcome analysis in 82 patients. J Urol 1997;157:506.
Santucci RA et al: Evaluation and management of renal injuries: statement of the Renal Trauma Subcommittee. Br J Urol (Int) 2004;93:937.
Wessels H et al: Criteria for nonoperative treatment of significant penetrating renal lacerations. J Urol 1997;157:24.

▼ 泌尿生殖系肿瘤

泌尿生殖系统的肿瘤是成人最常见的肿瘤之一,如前列腺癌是男性最常见癌症(33%),肾癌和膀胱癌约占男性全身恶性肿瘤的 10%,而在女性只占 3%。尽管应用最好的诊断方法,但三分之一的泌尿生殖系肿瘤直到发生局部或远处转移时才被发现。近年来泌尿生殖系肿瘤的诊治已取得许多进展,如 Wilms 瘤、睾丸癌及膀胱癌的预后情况也已得到了改善。诊断的主要步骤仍是体检、全面血液分析、静脉尿路造影或 CT 及膀胱镜检。大多数病例的有效疗法仍为外科手术。

肾癌(肾细胞癌)

诊断要点

▶ 无痛性肉眼或镜下全程血尿
▶ 静脉尿路造影结合肾断层、肾超声检查或腹部 CT 扫描发现实体性肾实质肿块
▶ 常有副癌综合征

▶ 概述

肾恶性肿瘤约占成人全部肿瘤的 3%。常因镜下血尿、病理性骨折或皮肤表浅结节等转移表现被疑诊。虽然危险因素有吸烟、肥胖和高血压等,但病因不明。男性的发病常是女性的三倍。在 von Hippel-Lindau 肾癌和绝大多数偶发肾癌的染色体 3P 上出现了一个抑制基因。最常见的细胞类型是透明细胞(也称为常规的)癌,占肾癌的 70% 至 80%。癌细胞起源于近曲小管。其他细胞类型包括乳头状癌(10%~15%),嫌色细胞癌(3%~5%)和集合管癌(1%)。肾癌常转移到肺(50%~60%)、邻近的肾门淋巴结(25%)、同侧肾上腺(12%)、对侧肾脏(2%)及主要长骨的溶骨性转移

(30%~40%)。

肾癌的易患因素很多,包括 Von Hippel-Linlau 综合征(小脑成血管细胞瘤、视网膜血管瘤病以及双肾细胞癌),结节性硬化症,以及发生于终末期肾脏疾病患者的获得性肾脏囊性疾病。副癌综合征多见于肾细胞癌且常可提示诊断,但无预后意义。这些综合征包括高血钙、红细胞增多症、高血压、不明原因的发热、贫血和肝病(Stauffer 综合征)。肾癌易发生肾静脉和下腔静脉内阻塞性瘤栓(右侧尤多见)。表现为下肢水肿,当阻塞左肾静脉后出现急性阴囊精索静脉曲张。下腔静脉瘤栓发生于大约 5%~10% 的患者,瘤栓可偶从下腔静脉延伸至右心房。

▶ 临床表现

A. 症状和体征

60% 的患者尿流始终有无痛性肉眼或镜下血尿(全程血尿)。血尿的程度和肾肿瘤的大小、分期无必然联系。虽然血尿、腰痛及可触及的肾脏肿块三联症常提示肾癌诊断,但不超过 10% 的患者有此表现。疼痛和可触及的肿块是晚期表现,只有当肿瘤很大、或侵及周围组织器官、或肿瘤内出血时才出现。转移瘤的症状可为首发症状(如骨痛、呼吸困难)。

B. 实验室检查

大多数患者镜下尿分析有血尿。红细胞沉降率可升高,但无特异性。少于 10% 的患者有血细胞比容、血钙、碱性磷酸酶及转氨酶的升高,根治性肾切除后几乎均恢复正常,因而上述改变一般不是转移的表现。在 20% 至 40% 的患者,尤其是晚期患者出现与失血无关的贫血。

C. 影像学检查

肾癌常由首选 CT(少由静脉尿路造影)对血尿、无法解释的转移灶或可疑的实验室检查结果的病例检查而得到诊断(图 38-12)。超声检查和 CT 扫描常可发现偶发的肾脏肿块,目前在无肾脏疾病表现的病例中有 40% 的患者通过此检查得到肾癌初诊。腹部 x 线平片可发现钙化的肾肿块,但仅 20% 的肾肿块有可被证实的钙化(20% 周围型钙化为恶性,80% 以上中央型钙化为恶性)。目前血尿原因的首选检查是 CT 尿路造影术,单独静脉尿路造影仅可明确 75% 的肾肿块诊断。常见肾脏肿块(如单纯良性囊肿)的鉴别常可在肿块和肾皮质间发现一薄壁透光区和一锐角界面(典型的皮质囊肿鸟嘴征)而作出。

1. 超声检查　静脉尿路造影所发现的所有肾肿块的进一步确定需行超声检查。偶尔一些 CT 发现的肿块需要由超声进一步鉴定。腹部超声可明确 90%~95% 的患者肾脏肿块是良性囊肿还是实质性肿块。腹部超声还可发现腔静脉瘤栓及其在腔静脉中向头侧延伸的长度。

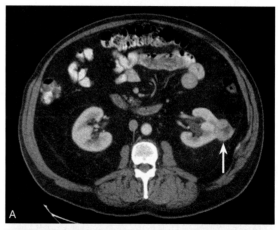

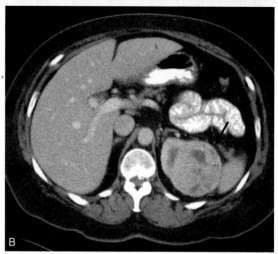

▲图 38-12

A. 左侧肾癌。腹部 CT 扫描显示肾中部外生性病变(箭头)。B. 对非特异性腹痛患者检查时偶然发现,CT 扫描显示较大的左肾肿块(箭头)。最终病理诊断为透明细胞癌

2. 同位素检查　偶尔静脉尿路造影怀疑的肾肿块在超声检查时分辨不清或未发现,这时肾皮质同位素 ^{99m} 锝 DMSA 扫描可有帮助。肿瘤或囊肿的同位素扫描可显示一摄入减少区,而肾"假瘤"或肾柱肥大则显示一增高区。

3. CT 扫描　超声检查发现肾实质性肿块时,采用 CT 扫描是诊断性方法。CT 扫描可清楚、准确地显示 95% 以上的肾癌,80% 以上的肿瘤可被碘造影剂增强,反映肾癌有丰实的血供。

CT 扫描对肾癌分期亦有帮助,而且能够发现肾癌穿出肾周脂肪囊,及增大的局部肾门淋巴结,发现转移或肾静脉、下腔静脉内的瘤栓。CT 血管造影术可以显示肾脏的血管系统,对于计划行肾部分切除术有帮助。

4. 磁共振成像（MRI） MRI 没有 CT 精确且较昂贵。但 MRI 是诊断肾静脉或腔静脉瘤栓最准确的非侵入性手段。随着脉冲序列的进一步改善和顺磁性造影剂的应用，MRI 可成为肾实质肿块分期的主要方法。磁共振血管造影术（MRA）因能显示血供图像和周围结构的关系，在肾部分切除术前选用。

D. 其他诊断性或分期诊断技术

同位素骨扫描用于骨痛、碱性磷酸酶升高及已知有转移灶的患者。胸部 X 线结果如果为阴性就不需要进一步检查，如果有可疑病变需要行胸部 CT 扫描确定是否有转移。目前肾癌没有特异性的瘤标。有时对于性质不明的肿瘤可行抽吸物细胞学检查。过去因担心此法会造成肿瘤沿针道扩散，而不提倡使用，现已证实这种扩散的可能性很小，是一安全的方法。经非侵入性方法大多数诊断已可明确，针穿抽吸仅用于难以明确的病例（<10%）。

▶ **鉴别诊断**

除肾囊肿外，许多腹膜后和肾脏的病变可类似肾癌，如肾积水引起的病变、成人多囊肾、结核病、肉芽肿性肾盂肾炎、来自其他原发癌的转移癌、血管平滑肌脂肪瘤或其他肾良性肿瘤、肾上腺癌和腹膜后的脂质瘤、肉瘤、脓肿等。一般情况下，前面描述的放射性影像、MR 和超声影像检查能作出鉴别。肾、输尿管或膀胱结石，肾盂、输尿管或膀胱肿瘤，还有许多良性病变都可引起血尿，常可用以上的检查明确。CT 扫描和静脉尿路造影正常的血尿患者必须做膀胱镜检，排除膀胱疾病和确定血尿的来源。

▶ **并发症**

偶尔，患者可以出现因肿瘤内出血引起的急性腰痛及血块阻塞输尿管引起的绞痛。肾静脉、下腔静脉内的瘤栓可致静脉曲张或下肢水肿伴有蛋白尿。常见长骨的溶骨性转移引起病理性骨折及脑转移瘤症状。

▶ **治疗**

肿瘤分期是制定治疗方法的关键（表 38-1）。局限于肾周筋膜（Gerota 筋膜）内或肾静脉、腔静脉内无粘连瘤栓（T1，T2 和 T3a 期）的肾癌行根治性肾切除术最好。手术整块切除肾及肾周筋膜（包括同侧肾上腺）、肾门淋巴结及近侧 1/2 的输尿管。主动脉旁淋巴结切除还没有被证实有益，不常规进行。肿瘤很大且对侧肾脏正常者建议行根治性肾切除术。最近有报道主张在肿瘤较大或者肾上极肿瘤的患者同时切除同侧肾上腺。孤立肾肾肿瘤者、伴有糖尿病或肾功能不全者及肿瘤小于 4cm 者（即使对侧肾脏正常），应考虑行肾部分切除术，因为这些病例（如果手术切缘为阴性）的预后与根治性肾切除术相同。提倡腹腔镜根治性肾切除术或肾部分切除术，因为此方法与开放手术效果等同，并具有失血少、住院时间短和恢复正常功能早的优点。

在有适当专业技术的医院这已经成为标准。腹腔镜下或经皮肾癌冷冻消融术也显示出可观的前景。可选择的方法还有射频消融，已经被用于治疗小的肾肿瘤，但是这种方法还需要进一步研究并对治疗的患者长期随访。

肾切除并不能改善多发远处转移（Ⅳ期）者的生存率，除非有症状或做治疗方法的研究，一般不提倡。Flanigan 与其他研究者发现，即使在选择的用干扰素 α 治疗的伴有软组织转移的患者，肾切除术只能够提高生存 6 个月。单发肺转移瘤者，行转移瘤和原发灶的联合手术切除对患者有益（5 年生存率 30%）。对有或无转移的患者术前动脉栓塞均不能提高生存率，但作为单一的治疗方法可对有症状而无法切除原发病灶的患者有帮助。除对有症状的骨转移进行治疗外，放疗益处很小。甲羟孕酮对转移性肾癌治疗有 5%~10% 不确切的短期疗效。长春花碱也有约 20% 的短期疗效，其他细胞毒性化疗药物无作用。

用干扰素 α 的免疫治疗反应率为 15%~20%，其他干扰素单用（干扰素 β，干扰素 γ）或与化疗联用，其效果均不如干扰素 α。过继免疫治疗—用患者自身的外周血淋巴细胞，体外与白介素 -2（IL-2）作用（淋巴因子激活杀伤细胞），然后回输给患者并全身应用 IL-2，显示出高达 33% 的客观反应率。大剂量静脉输入 IL-2 引起严重的毛细血管漏出综合征及明显毒性。后续研究表明治疗反应率仅 16%。

最近在进行 von Hippel-Lindau 肿瘤抑制基因的研究中发现包括血管内皮生长因子（VEGF）和血小板源生长因子的多种生长因子可以作为治疗晚期肾癌的分子靶向。初期研究用一种抗血管内皮生长因子抗体贝伐单抗，显示出有希望的效果。酪氨酸激酶抑制剂索拉菲尼（Sorafenib），可以阻断产生多种生长因子的径路，在转移性肾癌患者中应用后显示出较安慰剂具有较长的无进展生存期中位值（24 周比 6 周）。另一种酪氨酸激酶抑制剂舒尼替尼（Sunitinib）比干扰素 α 能使转移性肾癌患者有更长的无进展生存期和更高的反应率。这些口服药物是目前治疗这类患者的一线用药。

Temsirolimus 是另一种靶向制剂，它是哺乳类动物的雷帕霉素激酶特异性抑制因子（mTOR 抑制剂），也显示出有希望的效果。现在已经成为预后较差患者的一线用药。另外很多制剂目前正在研究中。

▶ **预后**

局限性肾癌（T1，T2 和 T3a 期）患者手术治疗后 5 年生存率约 70%~80%，而局部淋巴结扩散和远处转移者生存率分别为 15%~25% 和低于 10%。大多数有多发远处转移灶的患者 15 个月以内死亡（表 38-1）。治疗肾癌新药物的出现会改善这些患者的结局。

表 38-1　肾癌 TNM 分期及其与预后

Robson 分期	T	N	M	5 年生存率(%)
Ⅰ. 肿瘤限于肾被膜内	T1(肿瘤 <7.0cm) T2(肿瘤 >7.0cm)	N0(淋巴结阴性)	M0(无远处转移)	80~100
Ⅱ. 肿瘤扩展至肾周脂肪或同侧肾上腺,但限于 Gerota 筋膜	T3a	N0	M0	50~60
Ⅲa. 肾静脉或下腔静脉受累	T3b(肾静脉受累) T3c(肾静脉和膈下腔静脉受累) T4b(膈上腔静脉受累)	N0	M0	50~60(肾静脉) 25~35(腔静脉)
Ⅲb. 淋巴受累	T1~3	N1(单个局部淋巴结受累) N2(多发局域性、对侧或双侧淋巴结受累)	M0	15~35
Ⅲc. Ⅲa + Ⅲb	T3~4	N1~2	M0	15~35
Ⅳa. 扩散至同侧肾上腺以外的邻近器官	T4	N1~2	M0	0~5
Ⅳb. 远处转移	T1~4	N0~2	M1	0~5

肾肉瘤

肾肉瘤很少见,包括横纹肌肉瘤、脂肪肉瘤、纤维肉瘤和平滑肌肉瘤,其中以后者最多见。肉瘤恶性度高,发现时多已到晚期,因而预后差。诊断方法同肾癌。手术前对病变的组织学种类很难估计。这类肿瘤常围绕着肾血管,在 MRA 上无新生血管。

治疗为手术局部广泛切除肿瘤,但局部常复发和出现远处转移。对转移病变尚无有效治疗方法。

继发肾恶性肿瘤

肾转移性肿瘤较原发肾肿瘤常见,常来自远处原发肿瘤,以肺、胃和乳腺居多。尸检前很少能做出诊断,这也表明肾转移瘤的出现是一晚期事件。尽管 10% 至 20% 的患者出现镜下血尿,但常无症状。静脉尿路造影可以正常,这是因为肿瘤常位于肾实质的外周。肾脏邻近器官肿瘤扩散至肾脏的情况亦不少见(如肾上腺、结肠、胰腺肿瘤及腹膜后肉瘤等)。淋巴瘤、白血病和多发性骨髓瘤亦可发生肾脏浸润。在大多数病例常规的放射学、血液学及化学检查等方法能够确诊原发肿瘤。

良性肾肿瘤

▶　肾腺瘤

肾腺瘤是最常见的良性实体肾实质肿瘤。肿瘤直径在 3cm 以下者多考虑良性,超过 3cm 考虑为恶性。小病灶在组织学上不易与肾癌区分,其生物学特征术前也不能估计。这些肿瘤应考虑为潜在恶性病变予以侵袭性治疗。

▶　肾嗜酸细胞瘤

肾嗜酸细胞瘤为良性肾肿瘤,一般无症状,无副癌综合征。CT 见肿瘤的中央星状瘢痕,或在血管造影上供血动脉呈辐条轮表现提示此病诊断,虽然这些表现被认为不可靠。嗜酸细胞瘤可以与肾癌共同存在于同一区域或同一肾脏的不同区域(7%~30%)。这种情况下,由于细针抽吸细胞学检查难以鉴别肾嗜酸细胞癌与肾透明细胞癌或肾嫌色细胞癌,使手术前明确诊断变得困难。当然,这些病变的确定性治疗推荐应用根治性或部分性肾切除术、热疗或冷冻消融术。

▶　中胚层肾瘤

中胚层肾瘤是良性先天性肿瘤,见于儿童早期。应与高度恶性的肾胚细胞瘤或 Wilms 瘤鉴别。与 Wilms 瘤不同的是该病在生后数月被确诊。组织学上区别于 Wilms 瘤是含有类似成纤维细胞或平滑肌细胞并缺乏上皮。预后很好,彻底手术切除可以治愈,不需要化疗或放疗。

▶　血管平滑肌脂肪瘤

血管平滑肌脂肪瘤是一种常见于患有结节性硬化症(也包括皮脂腺瘤、癫痫和精神发育不良)的成人良性错构瘤,常为双侧。此肿瘤也常见于中年女性,但仅为单侧。虽然现在 50% 的病例是偶然被诊断的,但常于腹膜后自发性出血后被发现。CT 扫描可作出诊断,肿瘤内脂肪区域呈 CT 负值。偶见血管平滑肌脂肪瘤术前难以诊断需要行肾切除术(尤其是乏含脂肪的血管平滑肌脂肪瘤)。肿瘤较小(<4cm),CT 扫描见肿瘤内有典型脂肪表现而无症状的患者不需要手术治疗,因为不治疗预后亦很好。这些患者可动态影像学检查随诊。出现腹膜后出血或肿瘤大于 4cm 必须手术切除肿瘤、肾部分切除或血管栓塞,均有效。

其他良性肾肿瘤

其他良性肾肿瘤包括:①纤维瘤:肾实质包膜或肾周的纤维肿块;②脂肪瘤:肾内或肾周的脂肪沉积,常见于肾门周围或肾窦内;③平滑肌瘤:腹膜后的常见肿瘤,可发生于肾包膜或肾血管壁;④血管瘤:有时是血尿易被忽视的原因。血管瘤一般很小,常于输尿管镜检时在肾集合系统直接看到病变确诊。

Hudes G et al: Temsirolimus, interferon alfa, or both for advanced renal-cell carcinoma. New Eng J Med 2007;356:2271.

Jemal A et al: Cancer statistics, 2007. CA Cancer J Clin 2007;57:43.

Klingler HC: Kidney cancer: energy ablation. Curr Opin Urol 2007;17:322.

Motzer RJ, Bukowski RM: Targeted therapy for metastatic renal cell carcinoma. J Clin Oncol 2006;24:5601.

Motzer RJ et al: Sunitinib versus interferon alfa in metastatic renal-cell carcinoma. New Eng J Med 2007;356:115.

Pantuck AJ et al: Incidental renal tumors. Urology 2000;56:190.

Parton M et al: Role of cytokine therapy in 2006 and beyond for metastatic renal cell cancer. J Clin Oncol 2006;24:5584.

Portis AJ, Clayman RV: Should laparoscopy be the standard approach used for radical nephrectomy? Curr Urol Rep 2001;2:165.

Ratain MS et al: Phase II placebo-controlled randomized discontinuation trial of sorafenib in patients with metastatic renal cell carcinoma. J Clin Oncol 2006;24:2505.

Siemer S et al: Adrenal metastases in 1635 patients with renal cell carcinoma: outcome and indication for adrenalectomy. J Urol 2004;171:2155.

Thiel DD, Winfield HN: State-of-the-art surgical management of renal cell carcinoma. Expert Rev Anticancer Ther 2007;7:1285.

Van Poppel H: Partial nephrectomy: the standard approach for small renal cell carcinoma? Curr Opin Urol 2003;13:431.

Yang JC et al: A randomized trial of bevacizumab, an anti-vascular endothelial growth factor antibody, for metastatic renal cancer. New Eng J Med 2003;349:427.

肾盂及肾盏肿瘤

 诊断要点

▶ 肉眼或镜下血尿
▶ 静脉尿路造影或 CT 发现肾盂或肾盏透光性充盈缺损
▶ 尿液细胞学检查发现恶性细胞

概述

90% 以上的肾集合系统肿瘤为尿路上皮癌(或移行细胞癌),此部位鳞癌(常伴有慢性炎症和结石)或腺癌少于 5%。引起上尿路尿路上皮癌的病因与输尿管或膀胱上皮肿瘤相似,与吸烟、接触工业化学物质关系密切。过度服用含非那西汀的止痛剂和 Balkan 肾炎也是易患因素。

临床表现

A. 症状和体征

超过 70% 的患者有无疼性肉眼或镜下血尿。除血块梗阻输尿管可引起急性腰痛外,一般无症状。常由于转移至骨骼、肝脏、肺而出现症状,体检常阴性。

B. 实验室检查

一般均有镜下血尿,无脓尿。尿细胞学检查对高分级肿瘤有诊断意义。逆行插管收取的尿样或用特制输尿管器械刷取标本,可提高细胞学检查的诊断准确性。输尿管镜检查时直接活检最准确。移行细胞癌一般没有相关的副癌综合征或诊断性血清肿瘤标记物。虽然目前有大量尿中肿瘤标记物被研究,但目前只有用原位杂交方法检测染色体 3、7、17 和 9p21 的异常性被推荐用于诊断。

C. 影像学检查

CT 尿路造影和静脉尿路造影常可作出诊断,逆行肾盂造影见肾盂或肾盏有透光充盈缺损时证实诊断。肾脏超声或 CT 扫描用于排除结石,CT 也可用于肿瘤局部分期。肿瘤可以转移至肺、肝脏及骨骼,胸部 X 线、肝肺的 CT 扫描及骨扫描可明确有无上述器官的转移。尿路上皮癌在泌尿系呈多中心发生倾向,累及对侧肾脏(1%~2%)及同侧输尿管或膀胱(38%~50%),检查这些潜在发病部位很重要。

D. 内镜检查

有肉眼血尿时,应施行膀胱镜检确定出血部位。尽管上尿路炎症、结石患者的细胞学检查也可出现轻度异常,但逆行肾盂造影、输尿管细胞学检查或刷取细胞检查(前已述及)有诊断作用。输尿管硬镜或软镜可在直视下观察上尿路和肾盂,并可取活检。虽然经皮肾集合系统的穿刺技术已趋完善,但有导致肾外播散的可能性,不提倡作为一般可疑尿路上皮癌的常规诊治手段。

鉴别诊断

结石、脱落的肾乳头、结核及向肾盂生长的肾癌等许多情况可与肾盂移行细胞癌表现相似,可用上述诊断检查排除。

并发症

有时可发生严重出血,需立即行肾切除术。可发生感染,有梗阻和肾积水时尤易出现,应迅速全身应用抗生素。

治疗

肾尿路上皮癌应行肾输尿管切除术(肾筋膜外肾切除并切除全长输尿管及膀胱内的输尿管口)。已有经输尿管或经皮内镜技术成功切除选择性低级别病变的报道,也有报道用卡介苗(BCG)或丝裂霉素 C 行上尿路灌注有一定效果。复发率高和潜在的局部肿瘤扩散使该方法治疗高级别肿瘤或广泛病变引起争议。腹腔镜肾输尿管切除术已是常用方法,但是用此方法处理输尿管的远端及膀胱内的部分仍是争论的议题。虽然最近有报道称对于一些进展期患者有益,但是传统上不进行局域淋巴结清扫术。鉴于 50% 的患者可能发展成为膀胱尿路上皮癌,术后必须行尿道膀胱镜检,术后第 1 年 4 次,第 2 年 2 次,以后每年 1 次。

预后

由于多数这类肿瘤系低级别、无侵袭,因此病变侧上尿路全切后的 5 年无瘤生存率高于 90%。肿瘤侵及肾实质或高组织学分级则生存率较低。有鳞癌或腺癌组织学特征者预后不良。此类肿瘤对放疗轻度敏感,但术前或术后放疗无特殊帮助。有转移病变者尤为棘手,生存者罕见。联合化疗在治疗膀胱尿路上皮癌上已显示疗效(甲氨蝶呤、长春新碱、阿霉素和顺铂,或吉西他滨和顺铂),对上尿路尿路上皮癌也有效。

输尿管肿瘤

诊断要点

- ▶ 肉眼或镜下血尿
- ▶ CT 尿路造影、静脉尿路造影或逆行肾盂造影示输尿管有透光的充盈缺损
- ▶ 尿细胞学检查见恶变细胞

概述

输尿管肿瘤极少有良性的,但有时输尿管内的确可发生良性纤维 - 上皮息肉。90% 以上的输尿管肿瘤为尿路上皮癌。病因不明,可能与吸烟和接触工业化学物质有关系,常伴发肾盂尿路上皮癌,伴发膀胱尿路上皮癌者较少。60~70 岁的男性发病率是同年龄组女性的 2 倍。60% 以上发生于下段输尿管。

临床表现

A. 症状和体征

常有肉眼或镜下血尿(80% 的病例)。由于输尿管肿瘤生长缓慢,即使完全梗阻肾脏也可无症状。有时肉眼血尿的血块可诱发急性梗阻。首发表现可为骨骼、肺或肝转移症状。

B. 实验室检查

尿分析常发现有血尿。无特异诊断的生化标记物。有转移时可出现肝功异常或贫血。老年患者一侧输尿管完全梗阻时可有血肌酐的升高。排出的尿液、输尿管内尿液或输尿管刷取物细胞学检查有诊断意义。

C. 影像学检查

CT 或静脉尿路造影可作出诊断。由于肿瘤常完全梗阻输尿管,因此膀胱镜和逆行肾盂造影常用于确定病变。造影检查常能发现输尿管内有充盈缺损(典型表现为"高脚杯征"),病变近端输尿管扩张。CT 具有排除透光结石和腹部肿瘤分期的作用。动脉造影价值小。胸部 X 线、CT 扫描和骨扫描等对于确定转移有帮助。

D. 内镜检查

出现肉眼血尿时必须行膀胱镜检确定出血部位,然后应行逆行肾盂造影。输尿管镜可提供肿瘤的直观检查及取活检。

鉴别诊断

透光结石、脱落的肾乳头、血块及腹膜后包块或肿大淋巴结对输尿管的外部压迫均可产生与输尿管肿瘤相同的症状体征及 X 线表现。上述放射学造影、细胞学检查和腔内泌尿外科学检查虽能作出鉴别,但有时亦需手术探查。

治疗

大多数输尿管移行细胞癌不伴有转移,能够施行肾 - 输尿管切除术治疗。无侵袭低级别的选择性病例可切除病变段输尿管,再行端 - 端吻合(输尿管 - 输尿管吻合术)。严格选择的低级别无浸润病例可考虑切除或激光消融肿瘤。虽然最近有报道称有一定的益处,但是传统上不进行局域淋巴结清扫术。术前和术后放疗无益处。由于有发生肾盂和膀胱尿路上皮癌的可能,术后应定期进行膀胱检查。有转移的患者切除原发肿瘤无助于治疗,其对化疗有反应。传统用药有顺铂和吉西他滨,或 MVAC。有一定的反应率但是长期效果差。

预后

低级别无侵袭者术后 5 年生存率可达 100%。高级别或侵袭者预后甚差,有转移的患者 5 年生存率不超过 10%。

膀胱肿瘤

诊断要点

- ▶ 肉眼或镜下血尿
- ▶ 尿细胞学检查见恶变细胞
- ▶ 膀胱镜检查看到肿瘤
- ▶ 组织学证实为恶性病变

▶ 概述

在男性膀胱肿瘤占全身癌症的近 6%，并且是泌尿生殖系统的第二位常见癌症。在女性膀胱肿瘤占全身癌症的近 2%，并且是泌尿生殖系统最常见的癌症。男性发病率是女性的 2 倍。90% 以上为尿路上皮癌，少数为鳞癌（伴有慢性炎症，如血吸虫病）或腺癌（有脐尿管遗迹患者的膀胱顶部多见）。

大多数尿路上皮癌（70%~80%）发现时是浅表性肿瘤（未浸润入膀胱壁内）。只有 10%~15% 的复发性肿瘤成为浸润性肿瘤。

膀胱移行细胞癌的病因不清楚，长期吸烟，接触以染料为主的化学制品、橡胶、皮革、油漆及其他化学工业品与本病关系密切。常用的人工甜味剂如环己烷氨基磺酸盐、糖精曾被认为与膀胱癌发生有关，但近来许多报告未发现支持这一观点的证据。

治疗和预后完全取决于肿瘤细胞异型程度（分级）及穿入或超出膀胱壁的深度（表 38-2）。肿瘤多数发生于膀胱三角区及邻近的后外侧壁，因此累及输尿管并发梗阻者多见。肿瘤在膀胱内呈多中心生长，约 5% 的患者可发生上尿路尿路上皮癌。

▶ 临床表现

A. 症状和体征

虽然镜下血尿是提示诊断的线索，但是肉眼血尿是常见表现。弥漫性浅表肿瘤患者，尤其有原位癌者，可表现为尿频、尿急。有时较大的肿瘤坏死可继发感染，患者有膀胱炎的表现。可有血块潴留、肿瘤扩散至骨盆或输尿管梗阻引发的疼痛，但不是常见表现。双侧输尿管梗阻时，氮质血症的继发症状可作为诊断性检查的偶发表现。

尽管偶尔可在耻骨上触及肿块，但体表检查常无发现。直肠指诊可发现较大的、尤其是侵及骨盆侧壁的肿瘤，因此双合诊是估计分期的必要检查步骤。

B. 实验室检查

镜下血尿是唯一与诊断一致的表现。双侧输尿管梗阻者有氮质血症和贫血表现。肝转移可引起血清转氨酶和碱性磷酸酶升高。尿路上皮癌的患者无副癌综合征或肿瘤标记物。目前有包括多种肿瘤相关抗原、生长因子和核基质蛋白等尿液标记物正在研究，但是还没有一种检查能准确到不进行膀胱镜检而诊断膀胱肿瘤的。

C. 影像学检查

静脉尿路造影不能而 CT 可能发现小的膀胱肿瘤，大肿瘤在尿路造影或 CT 上可形成膀胱内的充盈缺损（图 38-13），也可有输尿管梗阻伴肾输尿管积水表现。通过膀胱壁的形态不对称或显著的不规整可估计肿瘤对膀胱壁的浸润。无浸润性的病变，在 CT 或静脉尿路造影上呈膀胱内生性生长，无膀胱壁变形的表现。经腹、经直肠或经尿道超声检查可准确诊断中等大小的膀胱肿瘤，并能发现较深的侵袭。

CT 扫描虽可用于分期，但对膀胱壁的穿透深度及对邻近肿瘤侵及的未肿大的淋巴结的影像显示不准确。CT 扫描疑有淋巴结转移的患者，细针穿刺抽吸进行细胞学检查可证实诊断，并可避免手术探查。MRI 对盆腔检查有帮助，骨盆的移动性伪像少，盆腔脂肪较少正好能够提供清晰的器官图像，但其所获取的信息并不优于目前的 CT 检查。

D. 尿细胞学检查

尿液中有大量肿瘤脱落细胞，虽然低分级肿瘤细胞的细胞学检查可无异常发现，但是高分级肿瘤细胞可被细胞学检查发现。该方法对检查尿路上皮癌的复发情况很有帮助。流式细胞计数[区别尿细胞 DNA 或 RNA 的染色，测定核蛋白的量，得出非整倍体（异常的）细胞的相对数]已被用于患者的筛选并获得一定成功，该技术有助于复发的早期诊断。尿液的荧光原位杂交（FISH）检查与细胞学检查相比较对膀胱癌具有更高的敏感性和相同的特异性。

E. 内镜检查

所有原因不明的血尿而 CT 或静脉尿路造影正常

表 38-2 膀胱肿瘤的治疗和预后与分期的关系

常规分期	TNM 分期	病变范围	治疗	5 年生存率（%）
0	Ta	仅黏膜	经尿道切除	85~90
A	T1	黏膜下浸润（固有层）	经尿道切除和膀胱内化学免疫治疗	60~80
B1	T2a	浅肌层浸润	膀胱全切术加盆腔淋巴结清扫术	50~55
B2	T2b	深肌层浸润	膀胱全切术加盆腔淋巴结清扫术	30~50
C	T3	膀胱周围脂肪浸润	膀胱全切术加盆腔淋巴结清扫术	30~40
D1	T3~4N+	局部淋巴结浸润	全身化疗	6~35
D2	T3~4M1	远处转移	全身化疗	0~10

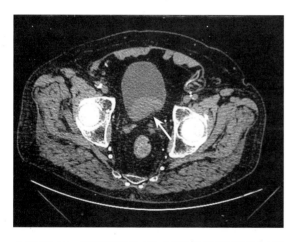

▲图 38-13　无造影剂的 CT 扫描显示膀胱后下方（箭头）的占位病变（移行细胞癌）

的成年患者，应该行膀胱镜检查。许多尿路上皮癌不能被 CT 或静脉尿路造影发现，而膀胱镜检查能发现几乎所有的膀胱肿瘤(图 38-14)，仅有少数患者的原位癌（浅表高分级肿瘤）镜检时发现不了。所有镜检发现的肿瘤均应活检。浅表肿瘤可得到诊断，并同时经尿道切除。对于镜下血尿的所有患者应常规地仔细检查包括膀胱颈在内的膀胱所有部位，看不到肿瘤而又无其他血尿原因的患者，随机活检可能发现原位癌。对所有尿路上皮癌患者膀胱镜检时都应做双合诊，以明确膀胱是否已固定，如已固定则意味着有广泛的膀胱外扩散。

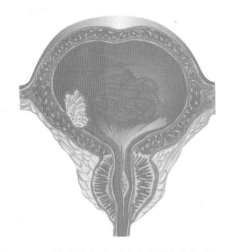

▲图 38-14　膀胱移行细胞（乳突状）癌轻度浸润膀胱壁

F. 分期

治疗取决于组织切片和转移灶检查所定的肿瘤分期。表 38-2 列出了膀胱尿路上皮癌分期、治疗和预后之间的关系。组织学分级虽对于确定治疗和预后有重要作用，但总的看，低分级和高分级的组织学特征常分别出现于低分期和高分期肿瘤中。

如前已讨论过的那样，CT 扫描、MRI 或两者结合均有助于估计肿瘤的分期。同位素骨扫描、胸部 X 线检查和胸部 CT 扫描能排除骨或肺部转移的可能性，应在确定对侵袭病变的患者治疗方法前完成。

▶ 治疗

A. 经尿道切除、电灼和激光治疗

用内镜经尿道切除浅表和黏膜下浸润的低分级肿瘤可获得治愈。尽管如此，由于 50% 以上的患者肿瘤将会复发，因此应定期复查膀胱镜。肿瘤切除术后第 1 年做 4 次，第 2 年每 6 个月 1 次，以后每年 1 次。定期做尿脱落细胞学检查也有帮助。推荐术后头 3~5 年每年做 1 次静脉尿路造影，但并非必须。虽然应活检证实分期和分级，但对于复发的无明显浸润的小肿瘤可仅行烧灼治疗。

钕(Nd):YAG 激光已用于低分级及低分期肿瘤的治疗。除可在局麻下治疗门诊患者及可能使肿瘤细胞失活而不在尿道和膀胱其他部位再种植外，尚无可证实的优点，仍需做活检明确诊断和分期。

B. 膀胱内化疗

许多化疗药物已被用于复发的低分级、低分期肿瘤的治疗。用导尿管把丝裂霉素 C(40mg 溶于 40ml 注射用水中)灌注入膀胱并保留 2 小时，每周 1 次共 1 月，每月 1 次共进行 2 年，可使几乎 50% 的患者减少复发或不复发。其他药物包括噻替哌和阿霉素。免疫治疗药物包括 BCG，对预防乳头状肿瘤的复发有 60% 的有效率，并可使 70% 的高恶性且对前述细胞毒性药物无反应的原位癌获得治愈。BCG 的副作用有膀胱刺激症状(90%)和全身 BCG 反应(1%)。虽然 BCG 作用的机制还不完全清楚，但是可能与它在肿瘤部位诱导 T 细胞聚集并引起局部细胞因子释放有关。它是目前使用的最有效药物。IFN-α 的应用也在研究中，其对原位癌有效(近 50% 病例)，较 BCG 毒性小，但作为单一因子其作用的持久性差。联合应用 BCG 与 IFN-α 显示有近 50% 的反应率并有时应用于 BCG 治疗失败的患者。经尿道切除手术后即刻灌注化疗药物丝裂霉素 C 能很大降低肿瘤复发率，现在已经是标准治疗方法。

C. 放射治疗

尽管 5 年生存率仅为 30%，但位于盆腔内不能手术切除的肌层浸润肿瘤或拒绝手术治疗者，最后还可选择放疗。放疗后复发的一些患者，补救性膀胱切除能够治愈(至少 30% 的患者)，但手术并发症发生率较高。

术前放疗的应用仍有异议。有人声称 2000cGy 照射 1 周以上或 4000cGy 照射 3~4 周以上可产生降低分

期的效果。但这些研究对照差,而且后续的报告并未证实上述结果。目前泌尿外科的肿瘤学家们很少使用术前放射治疗。

D. 手术治疗

有时肌层浸润性肿瘤(T2)局限于远离膀胱底部或输尿管口的部位,而其他部位无肿瘤(经多处活检证实),适用于膀胱部分切除术(切除肿瘤及周围 3cm 的范围)。此类肿瘤少见,应仔细选择适当的患者施行膀胱部分切除术。所有其他无远处扩散或双合诊无骨盆固定的高级别或浸润性病变(T2 和 T3)的患者以行膀胱切除术和盆腔淋巴结切除治疗为佳,男性应包括切除膀胱和前列腺。肿瘤位于膀胱颈或前列腺,或弥漫性膀胱原位癌者,应切除整个尿道,女性患者子宫、尿道和阴道前壁均应切除。应行尿流改道,一般做回肠改道术。20 世纪 80 年代后期,可控性尿流改道虽需行间歇导尿,但比皮肤外引流袋引流更受欢迎。手术的基本原则是用去管状化的肠管,构建一个内压较低的大容量容器储尿囊,并且做一套叠或有皱折的肠段,起皮肤控尿作用。原位储尿囊类似于前面描述用肠道构建,直接与男性的膜部尿道或女性的远端三分之二尿道吻合,使患者能正常排尿。这种方法男性和女性都适合,具有安全性,比皮肤造口的死亡率小。近来,美国和欧洲的多个中心已经开展了腹腔镜和机器人膀胱切除术与尿流改道。

E. 全身化疗

CMV(顺铂、甲氨蝶呤、长春新碱)或 MVAC(CMV+阿霉素)化疗已被用于膀胱切除术前(新辅助化疗)或术后(辅助化疗)治疗肌层浸润性肿瘤或转移性尿路上皮癌。最近一项随机的试验提示由于有与 MVAC 类似的疗效和较少的副作用,吉西他滨和顺铂已经成为标准疗法。最近另一项随机试验显示接受新辅助化疗和膀胱切除术的局部晚期膀胱癌患者,比只行膀胱切除术的患者提高了生存率。多项随机试验表明新辅助化疗对限于局部的肿瘤而不是 T1~2 期肿瘤有益。CMV 或 M-VAC 治疗转移病灶有效的一些报道表明,有 60% 的客观总反应率,30% 的完全反应率。已有少数明显治愈并长期生存的报道(10%~15%),两个方案显然在治疗尿路上皮癌上有明确的进展。多种治疗尿路上皮癌的方案中应用了包括紫杉醇和卡铂在内的化疗药物,具有相似的有效性和低毒性。这些结果已促使一些研究人员开始尝试研究单用化疗或联合应用放疗对浸润性膀胱癌进行补救治疗,使之成为选择性患者替代膀胱切除术的方法。

▶ 预后

几乎半数的低级别浅表肿瘤可经尿道手术或腔内使用化疗药物而得到控制(见表 38-2)。根治性膀胱切除术后的 5 年生存率随肿瘤范围、分期、分级而变化,

T2N0M0 肿瘤平均为 50%~70%。尿流改道的并发症(输尿管梗阻并肾积水、肾盂肾炎、肾结石)也影响着预后。

前列腺癌

诊断要点

▶ 直肠指诊可触及前列腺坚硬如石的结节
▶ 血清前列腺特异性抗原升高
▶ 针穿活检得到组织学证实
▶ 晚期患者有成骨性骨转移瘤

▶ 概述

前列腺癌是成年男性最常见的肿瘤(在皮肤癌之后),是癌症死亡第二最常见原因,该病在美国黑人男性较其他各类人群发生率高。该病 40 岁以前很少发病,发病率随年龄增长而增加,尸检发现 85 岁以上的男性超过 75% 的有前列腺癌。这些老年男性的大多数人无临床表现,65 岁以上者仅 10% 出现临床表现。95% 的肿瘤是腺癌。肿瘤主要发生于外周区(85%),这部分与尿道周围(移行)区的胚胎学来源不同,后者是发生前列腺良性增生的部位。前列腺癌的病因不明,可能涉及包括遗传、激素、饮食(尤其高脂饮食)乃至环境致癌影响在内等诸多因素。

▶ 筛查

虽然缺乏影响死亡率的证据,每年一次前列腺特异性抗原(PSA)检测和直肠指检作为筛查方法仍有争议,但是仍被美国癌症学会和美国泌尿外科学会推荐并被广泛应用。作为筛查方法,联合应用直肠指检和 PSA 检测效果优于单独应用其中一种。两个正在进行的随机试验将会阐明筛查是否会影响前列腺癌的死亡率(前列腺、肺、结肠和卵巢癌筛查试验[国立癌症研究所]和欧洲的前列腺癌筛查随机研究)。推荐年龄 50 岁及以上的男性、45 岁及以上的黑人和一级亲属已诊断为前列腺癌者进行筛查。进行筛查前每个患者应该得到详细的信息,使他们知道筛查可能带来的益处和风险(共享决策的制定)。

▶ 临床表现

A. 症状和体征

偶发癌或 A 期(T1)前列腺癌患者无体征(不能触及肿瘤),仅能由病理医生作出诊断,前列腺组织在治疗良性前列腺增生引起膀胱出口梗阻的切除手术中获得,或由于 PSA 升高(T1c)而发现。B 期(T2)或更高期患者在直肠指诊前列腺时可触及坚硬的结节(表 38-3)。过去 50% 的患者有转移表现,包括体重下降、贫血、骨痛(常见于腰骶部)或下肢急性神经学异常。现在因为广泛应用 PSA 筛查而得到早期诊断,少于 20% 的患

表 38-3　前列腺癌的治疗和预后与分期的关系

普通分期	TNM 分期 1997	临床表现	治疗	15 年无复发生存率（%）
A1	T1a	不能触及肿瘤,经尿道前列腺切除术后偶然发现(低分级癌 <5% 的前列腺)	观察	100
A2	T1b	肿瘤高分级,或 >5% 的前列腺受累,或二者皆有,其余同上。	根治性前列腺切除术加盆腔淋巴结清扫术,或外照射放疗,或近距离放疗	70~80
B1	T2a	肿瘤限于一叶或更小		85
B2	T2b	肿瘤超过一叶		60~70
C	T3a	单侧前列腺周围受累		20~60
C2	T3b	双侧前列腺周围受累	激素治疗(睾丸切除术或 LHRH/ 抗雄激素)加外照射放疗	0~10
	T3c	侵犯精囊		
	T4a	侵犯膀胱颈或直肠		
	T4b	侵犯提肛肌和(或)固定于盆壁		
D	N+ 或 M+	盆腔淋巴结受累或远处转移	出现症状时激素治疗(睾丸切除术或 LHRH/ 抗雄激素),对孤立的骨痛放疗	0~10

LHRH:促黄体生成激素释放激素

者出现以上表现(分期迁移)。

　　B. 实验室检查

　　肿瘤广泛转移的患者,由于肿瘤浸润骨髓可出现贫血。继发于三角区受压的双侧输尿管梗阻患者可发生氮质血症和尿毒症。骨转移患者的碱性磷酸酶常见升高,但病变局限者不升高。

　　约 60% 的前列腺癌患者血清 PSA 升高。PSA 超过 4ng/ml 即为异常,但是正常情况下伴随年龄增加和良性前列腺增生 PSA 也可以升高,假阳性可以见于膀胱镜检查、前列腺活检或导尿后,但是常规的直肠指诊不会出现假阳性。

　　提高 PSA 特异性的方法包括:①年龄特异性 PSA,年龄较轻(小于 50 岁者)正常值为 <2.5ng/ml,老年人(大于 70 岁)正常值 >6.5ng/ml;② PSA 密度(PSA 除以前列腺体积),大于 0.15ng/ml 提示前列腺癌;③游离 PSA(总 PSA 减结合 PSA)百分比,小于 10% 时,患前列腺癌的风险是 60%(仅适用于总 PSA 为 2~10ng/ml 者)。总 PSA 对分期有用,但不是绝对的。PSA 对治疗后随访最有帮助。完全反应者 PSA 几乎降至零。许多新的前列腺癌标志物正在被研究中,但是目前还没有敏感性和特异性超过 PSA 的。

　　C. 影像学检查

　　经直肠超声检查在估计肿瘤的体积和引导对前列腺外周区及包括前列腺底部、尖部和移行区的特殊区域穿刺活检时非常有用。70% 可触及病变患者能发现典型的外周区低回声病变。由于许多前列腺癌无低回声改变且并非所有的低回声病变都是癌,所以经直肠超声检查不被推荐单独用于前列腺癌的筛查。静脉尿路造影或 CT 可发现尿潴留或远端输尿管梗阻。广泛的病变可表现为膀胱底部边缘不整的充盈缺损。胸部 X 线可帮助发现不常见的肺转移瘤,但更多的是发现胸椎或肋骨典型的成骨性转移。腹部 X 线检查可发现腰骶椎或髂骨的转移。盆腔 CT 扫描,可见增大的前列腺和肿大的盆腔或主动脉旁受累淋巴结。CT 扫描分期的准确性差,除非 PSA>20ng/ml、肿瘤的 Gleason 评分≥7,或可触及突出于前列腺外的肿瘤(C 期 /T3),不常推荐。对异常淋巴结的细针穿刺抽吸和细胞学检查或腹腔镜下切除能提供重要的分期资料。直肠内或盆腔 MRI 比 CT 扫描在前列腺癌盆腔分期中的作用更大。单克隆抗体 Cyt-356(其识别细胞内的前列腺特异性膜抗原)用放射性同位素标记后已用于软组织转移的诊断,结果显示 Prostascint 扫描有 60% 的准确性,但相对较高的假阳性率限制了它的使用。

　　D. 活检

　　大多数病例可在经直肠超声引导下活检确立诊断。因为大多数患者是由于血清 PSA 增高(T1c 期)而经直肠超声无异常发现而进行活检,所以要求对前列腺底部、中部和尖部进行系统性活检,集中于前列腺外周区,为准确诊断每侧要求穿刺 6 针。

病理学家用 Gleason 评分对肿瘤的分化进行评级,Gleason 评分分为 1~5 级(低级别到高级别),确定肿瘤的主要形态和次要形态。将两个形态的分级相加成为癌的 Gleason 评分,为 2~10 分,10 为分化最差癌。根据 Gleason 评分可以推断转移的可能性,7(4+3) 分或以上是侵袭性癌。

E. 分期

直肠指检可对可触及的肿瘤患者进行初步分期(见表 38-3)。针穿活检与组织学分级可准确预测肿瘤的转移能力。同位素骨扫描(^{99}锝)正常可除外骨转移,如果 Gleason 评分小于 7 和(或)PSA 小于 20 ng/ml 此项检查没有必要。在高级别病变,PSA 大于 20 ng/ml,或两者都具备的患者,盆腔 CT 扫描对明确盆腔淋巴结病变有益。用腹腔镜进行盆腔淋巴结切除能够提供与开放手术同样的判断预后信息,且并发症少,住院日明显缩短。该法对于高级别、高分期肿瘤和拟行经会阴根治性前列腺切除者有意义。除非怀疑肿瘤累及膀胱颈和三角区,一般不做膀胱镜检查。

▶ 鉴别诊断

良性前列腺增生的结节不易与癌肿区别。良性结节质地韧如橡皮,而癌性结节质地很硬。前列腺良性疾病行前列腺切除后、继发于慢性前列腺炎和前列腺活检后的纤维化可伴有不能与癌性结节鉴别的病变,需要做活检才能明确。有时前列腺表面的静脉石或前列腺结石可造成混淆,经直肠超声检查有助于鉴别或引导活检。

▶ 治疗

A. 治愈性疗法

局限性前列腺癌的治愈性疗法包括:根治性前列腺切除术,外照射放疗和经会阴放射性活性粒子植入(用 ^{125}I、^{103}Pd 或 ^{192}Ir 近距离放疗)。准确分期很重要,据此才能选择适当的方法。局限性前列腺癌患者被分成三个风险组(表 38-4)。无论选择何种治愈性疗法,低风险患者具有相似的 5 年复发生存率。对于中等风险和高风险患者,根治性前列腺切除术和外照射放疗比近距离放疗具有更好的无复发率。还没有这些疗法间的随机比较试验。唯一的随机试验报道观察等待与根治性前列腺切除术比较,根治性前列腺切除术组能提高无瘤生存期和总生存期。多项研究显示新辅助雄激素阻断和外照射放疗能够提高局限性前列腺癌,尤其是中等风险和高风险患者的生存率。有盆腔淋巴结显著阳性转移的患者不适合选择治愈性疗法。近年来外科技术的发展已使尿失禁发生率降低(1%~4%),可使 70% 的患者保留性能力。可供选择的疗法还有盆

腔外照射放疗联合组织内放疗。近来腹腔镜下和机器人辅助的腹腔镜下根治性前列腺切除术显示出比开放手术能够减少失血、缩短住院时间和快速恢复等优点。但是长期并发症和有效性是否也有改善还没有得到确定。

表 38-4　局限性前列腺癌风险分组

低风险	PSA ≤ 10ng/ml 临床分期 T1c-T2a Gleason 评分 2~6
中等风险	PSA 10~20ng/ml 临床分期 T2b Gleason 评分 7
高风险	PSA>20ng/ml 临床分期 T2c Gleason 评分 8~10

PSA:前列腺特异性抗原

B. 姑息性治疗

有转移的患者无法治愈,但可获得显著的缓解。用促黄体生成激素释放激素水平的雄激素去除疗法(LHRH 类似物或双侧睾丸切除术)对 70%~80% 有症状的患者有效。以雌激素为基础的治疗不常用,因为雌激素有许多副作用(大约 25% 的患者),包括充血性心力衰竭、血栓性静脉炎、心肌梗死,因此仅用于经过选择的病例。激素治疗没有叠加作用,同时用两种方法治疗并不比单用一种方法优越。与雌激素和睾丸切除相比,黄体激素释放素(LHRH)激动剂已显示出同样疗效和并能降低副作用,已经成为不接受双侧睾丸切除的患者的首选。该药应每 3~4 个月注射一次,且较昂贵。研究表明如果使用 LHRH 激动剂,同时给予抗雄激素药物(氟他胺或比卡鲁胺)时,能轻微延长生存期。对睾丸切除术加抗雄激素药物是否比单独睾丸切除术有效所做的研究显示,联合治疗没有优点。骨质疏松是睾丸切除术和应用 LHRH 激动剂的长期副作用。

对无症状患者是在诊断时即给予治疗还是等待出现症状再治疗,一直存在着争议。因为二者都是姑息性的,且没有肯定性的研究显示早期治疗具有延长生存期的优势,所以建议当 PSA 相对较高(>20ng/ml)或出现症状时再给以治疗,除非患者不能接受不治疗的理论。近来研究显示对于已经行根治性前列腺切除术的并有淋巴结阳性的患者,早期内分泌治疗具有轻微的延长生存期优势。

前列腺癌患者成为激素抵抗性后(开始治疗后中位数 18 个月)可以用酮康唑(均抑制肾上腺雄激素的产生)和口服皮质激素治疗,有短期疗效。放疗有助于

骨症状的治疗,局部外照射对治疗梗阻或出血的前列腺肿瘤也有作用。有时需要行经尿道切除前列腺术以减轻膀胱出口的梗阻。近来在三期试验中显示多西他赛和强的松化疗具有轻微的延长生存期的优势。

▶ 前列腺癌预防

由于前列腺癌的病因不清楚,很难进行预防。然而有证据显示,低脂肪饮食和番茄红素(发现于更加工的西红柿)能够降低前列腺癌细胞在体外和动物体内的生长速度。进一步的大规模流行病学研究提示服用维生素 E 和硒能降低人类前列腺癌的发生。然而这些研究并不是为这个目的特意设计的,因此结果不可靠。由于缺乏预防前列腺癌的证据,最近一项比较硒与维生素 E 的随机试验(SELECT)被终止。超过 180 00 人参加了比较了非那雄胺(5α- 还原酶)和安慰剂的最大化学预防试验[前列腺癌预防试验(PCPT)],发现用非那雄胺后前列腺癌减少了 25%,但是同时也发现非那雄胺治疗的患者增加了高分级癌的风险。虽然这被认为是此研究中的人为现象,但是这些结果限制了推荐用非那雄胺常规预防治疗的热情。

▶ 预后

适于手术治疗者,根治性前列腺切除术能治愈70%~80% 的患者,手术仅用于有可能长期生存的患者(见表 38-3)。目前约 60%~70% 的前列腺癌患者在被诊断后接受了治愈性治疗。

前列腺肉瘤

前列腺肉瘤少见,半数的病例发生于 5 岁以下男孩。恶性度高,常转移至盆腔和腰淋巴结、肺、肝及骨。有尿道梗阻症状,前列腺增大,膀胱造影或排泄性尿路造影可发现膀胱向上移位和肿瘤侵入膀胱。内镜检查能看到肿块,可以取活检。

前列腺膀胱全切术,术后放疗和化疗可治愈少数成年患者。对于儿童,联合化疗和手术对残存肿瘤的治疗已获得越来越多的成功。前列腺肉瘤对放疗有相当的耐受性。

Bill-Axelson A et al: Radical prostatectomy versus watchful waiting in early prostate cancer. New Eng J Med 2005;352:1977.

Bolla M et al: Long-term results with immediate androgen suppression and external irradiation in patients with locally advanced prostate cancer (an EORTC study): a phase III randomised trial. Lancet 2002;360:103.

Chu KC et al: Trends in prostate cancer mortality among black men and white men in the United States. Cancer 2003;97:1507.

D'Amico AV et al: Biochemical outcome after radical prostatectomy, external beam radiation therapy, or interstitial radiation therapy for clinically localized prostate cancer. JAMA 1998; 280:969.

Grönberg H: Prostate cancer epidemiology. Lancet 2003;361:859.

Leman ES et al: EPCA-2: a highly specific serum marker for prostate cancer. Urology 2007;69:714.

Moul JW: Population screening for prostate cancer and emerging concepts for young men. Clin Prostate Cancer 2003;2:87.

Tannock IF et al: Docetaxel plus prednisone or mitoxantrone plus prednisone for advanced prostate cancer. New Eng J Med 2004;351:1502.

Thompson IM: Chemoprevention of prostate cancer: agents and study designs. J Urol 2007;178:S9.

尿道肿瘤

尿道的恶性肿瘤少见,女性多于男性(4∶1)。男女性最常见的均是鳞状细胞癌。

尿道出血是女性最常见的症状。远端尿道的低级别无扩散病变可行放疗或行广泛性局部切除。晚期病变最好联合放疗、化疗和手术达到较好的局部和远处病变控制。手术包括盆腔前部清扫术(切除膀胱、子宫、附件、尿道及阴道前壁)、盆腔淋巴结清扫术和尿流改道。未扩散的尿道远端肿瘤预后良好,但尿道近端肿瘤患者 5 年生存率低于 50%。

男性多发生于球部 - 膜部尿道,多有继发于淋病感染的慢性尿道狭窄史。患者表现为尿道出血、尿流无力、会阴部有肿块。尿道镜检加活检可作出诊断。阴茎远端肿瘤可行阴茎部分或全切除术。肿瘤位于尿道球部或更靠近近端者,应行广泛的手术切除包括整个阴茎、尿道、前列腺、膀胱及上方的耻骨和盆腔淋巴结,并做尿流改道。男性或女性的远端尿道肿瘤均可累及腹股沟淋巴结,但只有当淋巴结肿大可扪及时才做切除手术,预防性淋巴结切除有争议。远端尿道肿瘤的5 年生存率为 60%,而近端肿瘤则不超过 40%。

除女性尿道远端肿瘤外,早期外照射治疗很少有作用。有转移患者可能对甲氨蝶呤或顺铂单独或联合化疗有反应,但客观缓解时间短。

睾丸肿瘤

诊断要点

▶ 18~40 岁男性睾丸内无痛性硬块

▶ 血人绒毛膜促性腺激素 β 亚单位(β-hCG)水平升高,甲胎蛋白或乳酸脱氢酶升高,或均同时升高

▶ 腹部 CT 扫描发现腹膜后有肿大的淋巴结

▶ 晚期病例腹部可扪及肿块

▶ 概述

多数睾丸肿瘤属于恶性生殖细胞肿瘤,非生殖细胞肿瘤如 Sertoli 细胞瘤和 Leydig 细胞瘤少见且常为良性。生殖细胞肿瘤又分为精原细胞肿瘤(35%)和非精原细胞肿瘤(胚胎性 20%、畸胎癌 38%、畸胎瘤 5%、绒毛膜癌 2%)。隐睾易诱发睾丸癌,其发生率与睾丸下

降的水平呈反比增加（即睾丸停留在腹腔者发癌率较高）。转移先发生于腹膜后淋巴结，右侧肿瘤主要转移到肾血管下方的主动脉－腔静脉间淋巴结，左侧则主要转移至同一水平主动脉旁区淋巴结。远处转移发生于锁骨上区（左侧为主）和肺部。接近 50% 患者首诊时已有转移。

▶ 临床表现

　　A. 症状和体征

　　睾丸实质内的无痛性硬质肿块实际上在患者就诊前数月早已存在，有时（10%）可出现鞘膜积液而忽视了肿块的触诊。有些患者可发生肿瘤内自发性出血引发疼痛。血清 hCG 升高的患者可出现男性乳腺发育。腹部有广泛转移者，表现为腹痛、食欲缺乏、体重下降。广泛转移时，腹膜后淋巴结在体检时可被扪及，可触及锁骨上尤其是左侧肿大的淋巴结。

　　B. 实验室检查

　　一般情况下睾丸肿瘤无常规实验室检查参数的改变，但血清肿瘤标记物有诊断作用。广泛腹膜后转移者，可发生双侧输尿管梗阻，引起氮质血症和贫血。

　　约 60% 的患者血乳酸脱氢酶特别是同功酶 I 的升高。β-hCC 是 65% 的非精原细胞睾丸肿瘤及仅 10% 的精原细胞肿瘤产生的一种糖蛋白，为一特别灵敏的标记物。虽然 α 亚单位的分子与黄体生成素（LH）相似，但 β 亚单位对成年男性睾丸肿瘤是唯一的。有些测定方式有一定的 α 和 β 亚单位的交叉反应，β-hCG 少量升高的已经治疗的患者应同时检测 LH 才能明确是否 β-hCG 升高。

　　甲胎蛋白（AFP）在 70% 的非精原细胞睾丸癌患者中升高，但精原细胞瘤时不升高。组织学检查为精原细胞瘤，却又有 AFP 升高者应怀疑原发病灶或转移

病灶中有非精原细胞瘤成分。

　　大约 85% 的患者出现其中一种标记物的升高，当肿瘤被完全切除或消退后其血清中的水平降低。标记物主要用于观察肿瘤的消退或预测复发，因为即使微量的肿瘤细胞可以引起血液中标记物水平的升高，然而肿瘤存在也可不伴有血清标记物升高。

　　C. 影像学检查

　　腹部 CT 扫描可明确 90% 病例的淋巴结肿大。胸部 X 线和 CT 扫描能发现多数肺转移瘤。

　　超声检查可发现典型的睾丸内低回声病变。不管超声检查结果如何，青年男性睾丸内可触及的实质性肿块需要手术确诊。

▶ 鉴别诊断

　　18~40 岁男性睾丸肿块几乎均为恶性，应给予相应的治疗。阴囊鞘膜积液、精索脱囊、附睾肿块或囊肿及附睾炎可混淆诊断，大多数情况下可经触诊加以鉴别。如果仍不确定，阴囊超声常有帮助。

▶ 治疗

　　见表 38-5。

　　在腹股沟管处切除睾丸，于内环处高位结扎精索是所有类型睾丸癌的初步治疗，睾丸切开活检不可取。进一步的治疗（腹膜后淋巴结切除、化疗、放疗）应根据病理检查结果确定。应进行包括术后血清标记物测定、胸部 X 线和 CT 检查及腹部 CT 检查在内的一套分期性检查，以明确病变的范围。

　　A. 非精原细胞肿瘤

　　睾丸切除术后，除有巨大的腹部或远处转移瘤者外，所有非精原细胞瘤患者均应做腹膜后淋巴结清扫术。单纯绒毛膜癌患者例外，一般不做腹膜后手术，因为这类患者常是全身性病变，需行多种药物联合化疗。

表 38-5　睾丸癌的治疗和预后与分期的关系

普通分期	TNM 分期	临床表现	治疗	5 年生存率（%）
I	T1	限于睾丸内	非精原细胞瘤：RPLND 和监视；精原细胞瘤：放疗	>95
II A	N1	局部淋巴结 <2cm	辅助化疗 非精原细胞瘤：RPLND 或化疗；精原细胞瘤：XRT 或化疗	>90
II B	N2	淋巴结 2~5cm	辅助化疗 非精原细胞瘤：RPLND 或辅助化疗；精原细胞瘤：XRT 或化疗	>85
II C	N3	淋巴结 >5cm	切除残留病变后化疗	≈70
III	M+	远处转移	切除残留病变后化疗	≈70

注：所有患者行腹股沟睾丸切除术

RPLND：腹膜后淋巴结清扫术

淋巴结切除的范围取决于受累的睾丸,但一般包括主动脉旁和腔静脉旁从肾血管到腹主动脉分叉范围的淋巴结,以及受累侧髂外动脉与腹股沟内环间的淋巴结。射精功能能够保留下来。过去射精功能的丧失常因切断了跨过主动脉和主动脉分叉附近的自主神经,而成为腹膜后淋巴结清扫的并发症。

由于并发症的发生率高,有人提出对于睾丸切除术后血清标记物正常、腹部 CT 和淋巴管造影无腹膜后淋巴结病变、胸部 X 线及 CT 检查无远处转移的患者应取消腹膜后淋巴结清扫。仅 20% 的患者将会复发并能在复发后得到治疗。这种方法应该考虑患者应具有长期可靠的依从性来完成频繁的随访方案。

睾丸切除后有广泛腹膜后和胸部转移的所有非精原细胞瘤患者,在切除存留包块后应接受多种药物的化疗。博莱霉素、足叶乙甙和顺铂的联合化疗对 II 期患者有 90% 治愈率,对 III 期患者有 70% 的治愈率。上述治疗无反应的患者可用异环磷酰胺和阿霉素或两药联合可望获得疗效。

B. 精原细胞瘤

无广泛远处转移的单纯精原细胞瘤患者,睾丸切除术后应给予腹部外放射治疗(2500cGy)。最近有研究显示对于 I 期精原细胞瘤一个周期的卡铂治疗与放疗效果相当。有巨大腹部或远处转移瘤的患者在放疗开始时给予多种药物的化疗(前述)可获较好的生存率。化疗后有残余腹膜后肿瘤(>3cm)的患者手术切除残存肿瘤可获疗效。

▶ **预后**

即使有转移,多数患者也能治愈。只有绒毛膜癌例外,即使广泛的化疗其生存率仍差(5 年为 35%)。

阴茎肿瘤

阴茎肿瘤是少见病,发生于 50~60 岁,其病因仍不确切。已行包皮环切者很少发生阴茎癌,阴茎龟头或包皮处为好发部位。早期表现为红色无痛、光滑的病变,但最常见的病变表现为一外生结节或疣状生长物伴继发感染。病变切除活检可作出初步诊断,95% 的病例为鳞状细胞癌。阴茎癌易转移至腹股沟浅组和深组淋巴结,感染也可使淋巴结肿大、有触痛而不易与转移癌鉴别。

需要鉴别的疾病有梅毒下疳、嗜血杆菌感染引起的软下疳、单一或巨大的湿疣。活检常可鉴别。

小的无浸润病变,可涂以氟尿嘧啶霜、外照射放疗或行激光治疗,但治疗后应密切随访。治疗无浸润的较大病变,应至少距病变 2cm 处行阴茎部分切除,并保留足够站立排尿的阴茎。深部浸润病变,应施行阴茎全切术和会阴尿道造口术。

伴有高风险特征的患者(高 T 分期、高病理分级或有淋巴血管浸润表现)具有腹股沟淋巴结转移的危险。预防性淋巴结切除能延长生存期。

腹股沟可触及的淋巴结,应在原发病灶切除后给予抗生素治疗 6 周以排除感染因素。持续肿大的淋巴结应行双侧髂腹股沟淋巴结切除术。另一方案是用细针抽吸增大的淋巴结,如果病理证实转移则行淋巴结切除。虽然发生比例较低,患者在淋巴结可触及后接受延期清扫术亦能获治愈。肿大淋巴结放疗及无肿大者预防性放疗有时有效。

远处转移的患者(转移到肺或骨)预后差,顺铂和甲氨蝶呤化疗虽已显示出疗效,但无持久疗效。5 年生存率在局限于阴茎无浸润病变的患者为 80%,腹股沟淋巴结转移者为 50%,有远处转移者为零。

Flanigan RC et al: Cytoreductive nephrectomy in patients with metastatic renal cancer: a combined analysis. J Urol 2004;171: 1071.

Glas AS et al: Tumor markers in the diagnosis of primary bladder cancer. A systematic review. J Urol 2003;169:1975.

Grossman HB et al: Neoadjuvant chemotherapy plus cystectomy compared with cystectomy alone for locally advanced bladder cancer. N Engl J Med. 2003;349:859. Erratum in: N Engl J Med. 2003;349:1880.

Gschwend JE et al: Radical cystectomy for invasive bladder cancer: contemporary results and remaining controversies. Eur Urol 2000;38:121.

Han M et al: Prostate-specific antigen and screening for prostate cancer. Med Clin North Am 2004;88:245.

Hernandez J, Thompson IM: Diagnosis and treatment of prostate cancer. Med Clin North Am 2004;88:267.

Jewett MA, Groll RJ: Nerve-sparing retroperitoneal lymphadenectomy. Urol Clin North Am 2007;34:149.

Jewett MAS et al: Management of recurrence and follow-up strategies for patients with nonseminoma testis cancer. Urol Clin North Am 2003;30:819.

Joudi FN, Crane CN, O'Donnell MA: Minimally invasive management of upper tract urothelial carcinoma. Curr Urol Rep 2006;7:23. Review.

Joudi FN, Smith BJ, O'Donnell MA: National BCG-Interferon Phase 2 Investigator Group Final results from a national multicenter phase II trial of combination bacillus Calmette-Guèrin plus interferon alpha-2B for reducing recurrence of superficial bladder cancer. Urol Oncol 2006;24:344..

Kirkali Z, Tuzel E: Transitional cell carcinoma of the ureter and renal pelvis. Crit Rev Oncol Hematol 2003;47:155.

Kondagunta GV, Motzer RJ: Adjuvant chemotherapy for stage II nonseminomatous germ cell tumors. Urol Clin North Am 2007;34:179.

Lotan Y, Roehrborn CG: Sensitivity and specificity of commonly available bladder tumor markers versus cytology: results of a comprehensive literature review and meta-analyses. Urology 2003;61:109.

Matlaga BR et al: Radiofrequency ablation of renal tumors. Curr Urol Rep 2004;5:39.

Meuillet E et al: Chemoprevention of prostate cancer with selenium: an update on current clinical trials and preclinical findings. J Cell Biochem 2004;91:443.

Michaelson MD et al: Selective bladder preservation for muscle-invasive transitional cell carcinoma of the urinary bladder. Br J Cancer 2004;90:578.

Moinzadeh A, Gill IS: Laparoscopic radical cystectomy with urinary diversion. Curr Opin Urol 2004;14:83.

Nanus DM et al: Clinical use of monoclonal antibody HuJ591 therapy: targeting prostate specific membrane antigen. J Urol 2003;170:S84.

Neill M et al: Management of low-stage testicular seminoma. Urol Clin North Am 2007;34:127.

O'Donnell MA: Combined bacillus Calmette-Guérin and interferon use in superficial bladder cancer. Expert Rev Anticancer Ther 2003;3:809.

O'Donnell MA: Practical applications of intravesical chemotherapy and immunotherapy in high-risk patients with superficial bladder cancer. Urol Clin North Am 2005;32:121. Review.

Oliver RT et al: Radiotherapy versus single-dose carboplatin in adjuvant treatment of stage I seminoma: a randomised trial. Lancet 2005;366:293.

Pentyala SN et al: Prostate cancer: a comprehensive review. Med Oncol 2000;17:85.

Raghavan D: Testicular cancer: maintaining the high cure rate. Oncology 2003;17:218.

Roberts JT et al: Long-term survival results of a randomized trial comparing gemcitabine/cisplatin and methotrexate/vinblastine/doxorubicin/cisplatin in patients with locally advanced and metastatic bladder cancer. Ann Oncol 2006;17(suppl 5):v118.

Rosenberg JE, Carroll PR, Small EJ: Update on chemotherapy for advanced bladder cancer. J Urol 2005;174:14. Review.

Saisorn I et al: Fine needle aspiration cytology predicts inguinal lymph node metastasis without antibiotic pretreatment in penile carcinoma. Br J Urol (Int) 2006;97:1225.

Sarosdy MF et al: Use of a multitarget fluorescence in situ hybridization assay to diagnose bladder cancer in patients with hematuria. J Urol 2006;176:44.

Secin FP et al: Evaluation of regional lymph node dissection in patients with upper urinary tract urothelial cancer. Int J Urol 2007;14:26.

Sonpavde G, Sternberg CN: Treatment of metastatic urothelial cancer: opportunities for drug discovery and development. Br J Urol (Int) 2008;102:1354. Review.

Stenzl A, Höltl L: Orthotopic bladder reconstruction in women—what we have learned over the last decade. Crit Rev Oncol Hematol 2003;47:147.

Studer UE et al: Orthotopic ileal neobladder. Br J Urol (Int) 2004;93:183.

Sylvester RJ, Oosterlinck W, van der Meijden AP: A single immediate postoperative instillation of chemotherapy decreases the risk of recurrence in patients with stage Ta T1 bladder cancer: a meta-analysis of published results of randomized clinical trials. J Urol 2004;171:2186, quiz 2435.

Vaughn DJ: Chemotherapy for good-risk germ cell tumors: current concepts and controversies. Urol Clin North Am 2007;34:171.

▼ 神经病性（神经源性）膀胱

神经病性膀胱继发于神经病学疾病,具有异常的神经活性。为了解各种神经病性膀胱疾病,需要了解正常的神经支配和肌神经生理学的基础知识。

▶ 肌神经解剖

膀胱及其不随意括约肌是从管状的肾生殖窦发生和分化而来,外层的间充质细胞分化形成逼尿肌和尿道括约肌的肌肉系统。

▶ 神经支配

膀胱及其不随意括约肌的神经支配来源于自主神经系统。支配膀胱和括约肌的副交感神经来源于盆神经,其发自S2~4。这些纤维也将张力感受器带到同一脊髓中枢(S2~4)。

痛觉、触觉及温度觉受来源于胸腰脊髓节段的交感神经(T11~L2)支配。三角区的感觉和运动受来自胸腰段的交感神经支配。横纹外括约肌和整个尿生殖膈的运动和感觉接受来源于S2~4的躯体神经支配(通过阴部神经)。很清楚,膀胱肌肉、非自主性括约肌和横纹外括约肌的运动支配来源于S2~4节段。三角区是唯一部分地不受此神经支配的组织结构。这就是S2~4被称为排尿脊髓中枢的原因,它位于T12到S1椎体水平。脊髓反射中枢与中脑和大脑皮质之间有许多联系,通过这些联系来维持对脊髓反射的抑制和控制。排尿反射由桥脑的排尿中枢协调。

▶ 肌神经生理学

膀胱的主要功能是在安全的压力下以自我控制的方式贮存和排空尿液,肌神经的完整无损是实现上述功能的基础。贮尿功能主要通过逼尿肌的特殊排列和膀胱的顺应性来实现的。正常膀胱容量可至400ml而不增加腔内压力,膀胱的充盈是通过增加膀胱机械感受器的牵张而感觉到的。

膀胱扩大及张力可诱发逼尿肌的活动,这种活动受高级皮质中枢的控制和抑制,促进逼尿肌收缩出现排尿。正常情况下排尿期如不主动中断或抑制排尿,则逼尿肌持续收缩直至膀胱完全排空。

排尿开始前盆底和横纹外括约肌松弛,膀胱底部下降,膀胱出口呈一漏斗形。结果尿道阻力下降。继之逼尿肌收缩,膀胱内压上升至20~40cmH_2O,可使尿液以15~30ml/s的流量排出。膀胱完全排空后,盆底和横纹括约肌收缩,升高膀胱底部增加尿道压力终止排尿。完整的神经通路是实现这些同步活动的基础。

▶ 膀胱测压

膀胱测压是一种测定膀胱贮尿功能的简单方法并提供下列数据:膀胱容量、调节范围和顺应性、感觉充盈和温度的能力以及适度有效的逼尿肌收缩活动,此外同时可测量排尿后的残余尿。正常的膀胱测压图见图38-15A。

▶ 尿流率测定

尿流率测定是测量尿流的速率。如果逼尿肌收缩伴有相应的括约肌松弛,使膀胱出口阻力下降而膀胱内压上升,则尿流率充足。正常情况下尿流率随年龄而变化,尿流率在60岁以下男性大于20ml/s,50岁以下女性大于25ml/s。尿流率小于15ml/s提示有梗阻和逼尿肌功能障碍,小于10ml/s时则强烈提示病理状态。

▶ 尿动力学

尿动力学研究要求测量排尿时的膀胱压力,被测的膀胱内压力(膀胱内压)是由腹内压和产生于逼尿肌的压力共同组成的。为了确定逼尿肌压力,要用置于直肠内的导管测量腹内压,并将其从总的膀胱内压(用膀胱内的导管测定)中减去。尿流率可以根据逼尿肌压力来评估。在诊断梗阻时压力和流率的临界值会产生不一致。为评价压力－流率关系可做出列线图，将所测值分为梗阻、可疑和无梗阻几类。

▶ 肌电图记录

针状或粘贴电极可用于记录外括约肌的活动，于排尿期获得的信息有价值。排尿开始后外括约肌活动增加提示逼尿肌-括约肌协同失调。

▶ 分类和临床表现

有几种分类系统来描述继发于神经病变的各种病理性膀胱疾病。根据神经病学损害的基础可以预料伴随的许多膀胱疾病。脑干以上的损害（即中风）常影响排尿，导致不自主的膀胱收缩（逼尿肌反射亢进）伴协调性（协同的）括约肌松弛。这些患者会出现急迫性尿失禁。

胸 12 椎体以上脊髓的完全性损伤（即创伤）可以导致失去完整的脊髓反射中枢，常引起被分类为上运动神经元损害的病变，这些患者的逼尿肌反射亢进且括约肌活动不协调（逼尿肌—括约肌协同失调）。虽然逼尿肌收缩能产生异常的膀胱内高压，但由于外括约肌的痉挛不能有效地产生足够的尿流，因此总有残余尿，膀胱容量下降。逼尿肌收缩和总体反射因刺激某一引发区而激发。

图 38-15B 是一典型反射亢进膀胱的测压图。

脊髓反射中枢及其以下部位的损伤常导致被分类为下运动神经元损害的病变，这些患者常发展为逼尿肌无反射。创伤是常见原因，但肿瘤、椎间盘破裂、脑脊膜膨出也能导致这类神经源性膀胱。运动和感觉纤维均受累，充盈感觉丧失（图 38-15C）。膀胱收缩常为微弱和不持续的，膀胱排空不完全，导致膀胱内大量的残余尿。

神经源性膀胱患者的膀胱动力学常变化不定，继发于神经支配的变化（如脊髓栓系症、多发性硬化症、脊髓休克的恢复期）或膀胱本身的变化。例如，膀胱反射亢进和括约肌协同失调患者的膀胱常出现小梁和无顺应性。这些变化要求对所有神经源性膀胱患者进行阶段性的重新评价，而不论其最初分类如何。

▶ 鉴别诊断

虽然膀胱炎、间质性膀胱炎以及器质性梗阻有时与神经源性膀胱相混淆，但伴随的神经系统病变常可使神经源性膀胱的诊断变得容易。心理躯体的紊乱可造成外括约肌的痉挛，不能完全排尿、尿潴留或尿失禁。

▶ 并发症

尿路感染、结石形成及尿失禁是常见并发症。这些并发症的严重后果是作用于肾脏的尿液反流的压力、肾积水感染、输尿管膀胱连接部的功能紊乱及肾功丧失。

▶ 治疗

脊髓损伤后，即出现持续数周至 2~3 年的脊髓休

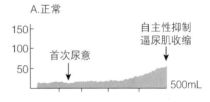
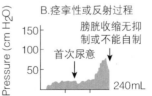
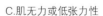
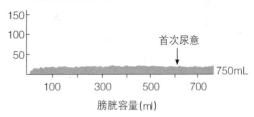

▲ 图 38-15　膀胱测压图

A. 正常膀胱测压图。B. S2 以上脊髓横断患者膀胱反射亢进的膀胱测压图。C. 脊膜膨出引起的无反射迟缓性神经源性膀胱患者的膀胱测压图

克期，平均时间为 2~3 个月，膀胱完全失去神经控制，无感觉且无反射。

治疗的目的在于针对前述的有关排尿异常的症状，期望能使膀胱功能部分或完全恢复。休克期进行连续的密闭引流或更好行间歇（4~6 小时一次）清洁导尿直至膀胱活动恢复。

A. 反射亢进性膀胱

对反射亢进性膀胱，获得功能正常的膀胱依赖于排净残余尿和增加膀胱容量。可以用多种方法降低尿道阻力来减少残余尿量：经尿道前列腺切除术、外括约肌切断、阴部神经治疗（剥脱或电刺激）或 α 受体阻滞剂等。需要用间歇性清洁导尿排空残余尿液。

膀胱功能性容量可通过使用抗胆碱能—副交感神经药物（如奥昔布宁或托特罗定）降低逼尿肌的不稳定性及用小肠或大肠行膀胱扩大术（肠膀胱成形术）等方法得到增加。脊神经根切断术可使病变转为无反射性膀胱，膀胱贮尿功能得以保护，患者间歇性清洁导尿术。由于贮尿期压力升高或女性尿失禁引起上尿路功能衰退，可行膀胱上尿路尿流改道。男性尿失禁者可用假性导尿。

B. 无反射性膀胱

无反射性膀胱的功能可通过促进膀胱排空的方法得以改善，这些方法包括 Crede 手法（耻骨上压迫排

尿)、经尿道膀胱颈切除降低膀胱出口阻力、定时排尿或定时间歇性清洁导尿。少数病例可留置导尿或行耻骨上膀胱造瘘,但如有可能应避免长期置管。

耻骨上尿流改道(回肠或结肠流出道等),可以防止上尿路损害。可植入的人工括约肌、尿道周围胶原注射或尿道吊带也可改善尿流控制。

对患有脊柱裂的儿童有一项新的技术,即显微吻合腰腹侧神经根与S3腹侧根,已经产生了有希望的效果。这项技术被报道能够促进儿童无反射膀胱和反射亢进膀胱的功能恢复。

▶ 预后

膀胱压力升高和感染引起的肾功能损害是神经源性膀胱最严重的后果。需做尿流改道或膀胱扩大术时,正确掌握手术时机对保护肾脏功能有重要意义。神经源性膀胱患者应采用超声和血肌酐测定严密随访肾脏变化。

Cooper CS et al: Pediatric reconstructive surgery. Curr Opin Urol 2000;10:195.
Van Arendonk KJ et al: Improved efficacy of extended release oxybutynin in children with daytime urinary incontinence converted from regular oxybutynin. Urology 2006;68:862.

泌尿生殖系统的其他疾病和异常

单纯肾囊肿

单纯肾囊肿常为一侧单发,亦可双侧多发,病因不明。囊肿可压迫破坏邻近的肾实质,囊肿内含有尿样(但不是尿)液体。该病多于40岁以后得到诊断。有时看似肾囊肿的病变,其实可能是乳突状的囊腺癌——一种少见的既有实质性又有囊性成分的肾癌。超声检查可发现有实质性和囊性成分的混合肿块。

大多数肾囊肿只是在因其他原因做尿路造影时偶然发现,但有腰痛症状。腰部或两上侧腹部可发现有肿块,应与肿瘤鉴别。尿液分析和肾功检查正常。排泄性尿路造影片上能见到使邻近肾盏扭曲变形的肿块,肾断层摄影示一透光的肿块(与肿瘤截然相反)。如果CT扫描或超声检查发现一不能定性的囊性肿块,可行囊肿穿刺,吸出的囊液做细胞学检查,注入造影剂则显示囊壁。单纯肾囊肿应与肾癌鉴别,超声图像或CT扫描常能做出区别。

并发症少见,可出现囊肿内出血和感染。

囊肿诊断成立,如不引起疼痛或危及肾功,不需手术治疗。经皮穿刺抽液并注入95%乙醇可达到治疗效果,如硬化治疗失败可行腹腔镜或开放手术切除。

肾动脉瘤

肾动脉瘤相当少见,系由于动脉硬化、狭窄后扩张、内膜及中层周围纤维组织形成或创伤引起动脉壁薄弱所致。如果动脉瘤导致动脉狭窄,可出现继发于缺血和肾素—血管紧张素系统激活的高血压。腹部平片可见一环状的动脉壁钙化灶。血管造影或CT具诊断作用。

下列情况是手术指征:①继发性肾缺血和高血压;②壁间动脉瘤;③动脉瘤伴疼痛或血尿;④期待妊娠;⑤动脉瘤伴明显狭窄;⑥有不全钙化的放射学影像表现,或动态摄影见动脉瘤增大;⑦动脉瘤内有血栓,有明显的远端栓塞表现。如果动脉瘤破裂,应急诊行肾切除。

肾梗死

肾动脉阻塞的常见原因有亚急性心内膜炎、心房或心室的血栓栓子、动脉硬化、结节性多动脉炎、创伤及新生儿的脐动脉导管。多发性栓子常见并导致肾脏斑片状缺血,肾脏主要动脉阻塞可导致整个肾梗死。

患者可感觉腰痛,亦可无症状,血尿常见。排泄性尿路造影可见无造影剂分泌或仅部分肾脏显影。肾主要动脉急性完全梗阻,输尿管插管无尿液排出,但逆行造影却见其解剖结构正常。肾血管造影、彩色多普勒超声及磁共振血管造影发现肾动脉或小动脉阻塞而做出诊断,肾扫描可显示同样的结果。CT增强扫描可见缺血区无造影剂聚集。输尿管结石表现类似肾硬死,但尿路造影片、CT扫描或血管造影可做出鉴别。肾梗死后继发的肾缺血性高血压,以后有自愈的可能。

如果能迅速作出诊断(5~8小时内),应考虑行血栓切除或动脉内膜切除术,否则应给予抗凝治疗(如给予肝素),可使用溶栓药物(链激酶)溶解血栓。如出现永久性高血压,应行动脉栓塞的彻底治疗或肾切除术(腹腔镜更可取)。

肾静脉血栓形成

肾静脉血栓可发生于婴幼儿和成人,可为急性或慢性。儿童病例可因严重脱水引发(如回结肠炎腹泻或肾病综合征),成人可继发于肾脏感染、腔静脉的上行血栓或瘤栓阻塞腔静脉。患者常有腰痛和可扪及的肿大肾脏。如果是继发于感染的肾静脉血栓,患者有败血症,尿分析可见脓细胞和细菌。非感染病例有镜下血尿和轻度蛋白尿。双侧受累者有氮质血症。可出现肾病综合征。排泄性尿路造影见增大的肾脏延迟显影,肾盏迂曲变长,以后肾脏可出现萎缩。肾血管造影显示小动脉伸长弯曲。选择性肾静脉造影能够证实有血栓存在,肾脏超声也可证实。

治疗应尽可能去除潜在病因。如单侧感染性肾静脉血栓诊断成立,应行肾切除术。双侧发病者,需行抗凝或溶栓(或两者联合)治疗。

膀胱瘘

膀胱瘘可以是先天性的或是获得性的。先天性瘘与脐尿管有关，而获得性瘘多因医源性或因损伤、肿瘤或炎症引起。

最常见的膀胱瘘是膀胱阴道瘘、膀胱肠漏和膀胱皮肤瘘。膀胱阴道瘘继发于妇科损伤或产伤，而作为浸润性宫颈癌的并发症则少见。膀胱肠漏常由炎性肠道疾病如 Crohn 病、憩室炎和阑尾炎引起。膀胱出口梗阻、膀胱癌或异物存在时行膀胱造瘘术可导致膀胱皮肤瘘。

诊断方法有膀胱镜、普通膀胱造影、钡剂灌肠或钡餐透视、CT 增强扫描等。口服活性炭可用于肠尿瘘的诊断，离心尿镜检可见炭粒。

膀胱阴道瘘治疗应手术缝合，在膀胱和阴道之间置入网膜片。膀胱肠漏应切除肠道原发病灶并缝合膀胱，愈合期间应留置导尿。

间质性膀胱炎

本病多见于中年妇女，常有昼夜尿频伴膀胱扩张所致的耻骨上疼痛。病因不肯定，有人认为是一种自身免疫性胶原病，而另外一些学者则在受累患者的膀胱活检标本中发现有肥大细胞和肥大细胞介质存在（组织胺和前列腺素）。

根据病史和全麻下膀胱镜检的结果进行诊断。膀胱镜检查见小容量膀胱和强力扩张后的点状出血（研究认为这是非特异性表现）。活检可见有淋巴细胞浸润、肥大细胞浸润和黏膜下纤维化。疑有间质性膀胱炎的患者，应排除原位癌，在膀胱镜检时做尿液细胞学检查并随机活检。

诊断明确的病例治疗常无效。膀胱过度扩张及 50% 二甲基亚砜、0.4% 氧氯苯磺酸钠或戊聚糖多聚硫酸钠膀胱内灌注治疗有反应。亦有建议应用皮质类固醇全身治疗，试用 BCG 也获得一些成功。有些患者需行肠膀胱成形术以扩大膀胱容量，极少数情况下行膀胱尿道切除及永久性尿流改道。

压力性尿失禁

增加腹压（咳嗽、打喷嚏或用力等）时，出现不自主的尿液外溢，是绝经后妇女的常见症状。这是因随年龄而出现的盆腔松弛导致三角区和尿道近端下降，尿道膀胱交角消失，这个角度正常情况下产生膀胱出口的阻力。病史、体检和尿流动力学检查可作出诊断。膀胱充盈时，要求患者在卧位和直立位咳嗽时可诱发尿失禁。经阴道向前指压尿道旁组织重建尿道膀胱交角，可防止发生压力性失禁（Marshall 试验）。

膀胱功能正常和残尿量少者应从行为治疗和会阴锻炼开始。如果不成功，可以用包括奥昔布宁和麻黄

素的药物治疗。手术治疗效果肯定。目前最有效的方法是吊带手术，它用一片自体的或合成的筋膜包绕膀胱颈部的尿道后牵至腹直肌或耻骨。新的治疗方法用胶原注入尿道周围组织中，有达到增加尿流出道阻力的目的。

女性尿道炎和尿道周围炎

女性尿道炎可表现为急性或慢性。急性尿道炎可原发于淋病感染，有时接触肥皂或沐浴液可发生化学性尿道炎。慢性尿道炎是女性常见病，这是由于女性尿道因其解剖位置而暴露于致病菌环境中的缘故。尿道创伤、器械检查以及病原菌数量的增加均可导致感染和严重的尿道炎。尿道炎常发生于膀胱炎之前。

伴随停经的激素变化可导致阴道和尿道黏膜的改变，产生刺激症状，增加感染的易感性。

尿道炎常引起刺激性排尿症状，表现同膀胱炎，偶有功能性梗阻症状。检查可见尿道有分泌物、明显触痛或见尿道外口有充血外翻的黏膜。尿道硬结可与阴道炎和宫颈炎相伴随。内镜检查可发现梗阻、黏膜充血和炎性息肉。尿道梗阻少见，可发现尿道外括约肌痉挛。

治疗应针对病因。老年性尿道炎患者可用雌激素霜治疗。手术治疗包括尿道扩张及尿道周围感染的开放引流。口服 α 受体阻滞剂也可有助于尿道阻力的降低。治疗阴道炎、宫颈炎和宫颈糜烂有助于减轻症状。

女性尿道肉阜

尿道肉阜常见于绝经后妇女，表现为尿道外口后唇的颗粒状过度生长。肉阜有触痛，性交和排尿时可引起疼痛。主要应排除尿道癌。治疗为手术切除。

女性尿道憩室

女性尿道憩室常表现为下尿路反复感染。当下尿路感染治疗无效时，应怀疑有憩室存在。症状为尿滴沥、排尿时阴道前壁出现囊性肿大。若怀疑有憩室，广视野内镜检查和堵塞尿道外口的排尿期膀胱尿道造影片上的不透光区可确立诊断。憩室内有时藏有结石或肿瘤。治疗可经阴道行憩室切除术。

Brubaker L: Surgical treatment of urinary incontinence in women. Gastroenterology 2004;126:S71.

Chancellor MB, Yoshimura N: Treatment of interstitial cystitis. Urology 2004;63(suppl 3A):85.

Diokno AC: Medical management of urinary incontinence. Gastroenterology 2004;126:S77.

Nickel JC: Interstitial cystitis. A chronic pelvic pain syndrome. Med Clin North Am 2004;88:467.

精液囊肿

精液囊肿是睾丸网或附睾头小管的潴留性囊肿。囊肿内充满含精子的乳样液体。其位置在睾丸上极和

附睾头，柔软光滑，透光试验阳性。无疼痛者不需要治疗，如果囊肿有疼痛应手术切除。

精索静脉曲张

睾丸静脉瓣功能失常，使静脉压逆向传导引起蔓状静脉丛扩张、迂曲形成精索静脉曲张。15% 的男性青少年发病并有左侧优势(90%)，可能由于左侧睾丸的静脉回流至左肾静脉，引起静脉逆向压力增大。成年男性触诊可明确的双侧精索静脉曲张少于 2%。

轻度精索静脉曲张一般无症状，但可有阴囊下坠感。在一些男性精索静脉曲张可导致不育症。

无症状静脉曲张，除非考虑与不育有关，最好不治疗。治疗方法为在腹股沟内环处或以上结扎精索静脉。对复发病例可经股静脉插管用可分离的气囊或注入硬化剂栓塞或消融精索静脉，此方法成功率高。

精索扭转

精索扭转(鞘膜内扭转)常见于青春期男孩，精索扭转影响睾丸血供。如果发生完全性扭转，可于 4~6 小时内发生睾丸梗死。病因不明，但常有解剖异常存在(鞘膜宽大、附睾睾丸连接松弛、睾丸未降等)。

临床表现为突发的下腹和阴囊疼痛及阴囊肿胀，在青少年可以有既往外伤史。睾丸肿胀、触痛和回缩，托起睾丸疼痛不能缓解。肿胀部位以上的精索正常，受累侧提睾反射消失。

扭转必须与睾丸炎、附睾炎及创伤引起的睾丸疼痛鉴别。^{99m} 锝扫描如在症状早期施行，可鉴别睾丸附睾炎和睾丸扭转。与扭转的缺血图像相比，前者呈血流增加。彩色多普勒超声较精确且花费时间少，能探测到睾丸缺乏血流。没有放射性检查是完全准确的，影像学应被应用于确信引起阴囊急症的不是扭转的临床诊断。如果病史与体检不能明确诊断，应手术探查。

精索扭转是外科急症。因为精索扭转常为双侧受累[即"铃舌"(bell clapper)缺陷：睾丸纵隔处缺乏精索固定结构]，扭转复发率高，以及双侧受累导致不育，对侧睾丸常需行固定术。

睾丸附件扭转

附睾和睾丸附近常有一胚胎管的遗迹，称为睾丸或附睾附件。这些结构常可于青少年时发生自发性梗死，引起急性睾丸疼痛和肿胀，不易与睾丸扭转鉴别。睾丸或附睾附件发生扭转时，查体在附件扭转的部位有点压痛。有时梗死的附件可透过阴囊壁呈现"蓝点征"，该征只见于发病早期，积液和阴囊水肿发生前。阴囊超声有时可发现肿大的附件和正常的睾丸而明确诊断。大多数病例(主要指诊断不清者)应立即手术探查切除梗死附件，并排除睾丸扭转。尽管附件常存在

于两侧，但附件扭转一般不是双侧发生，所以无切除对侧附件的指征。

男性不育症

男性不育占不育夫妇的 30%~50%(已婚者的 10%~15%)。配偶双方均应检查不生育的原因。

男性不育的病因包括以下几方面：先天异常(遗传性如 Klinefelter 综合征或发育异常如输精管缺如)、创伤(创伤导致双睾丸萎缩，神经性损伤导致勃起或射精功能障碍)、感染(全身或生殖器官的特异感染)、内分泌紊乱(垂体功能低下、雄激素缺乏)、获得性解剖学异常(精索静脉曲张、输精管切除)、药物副作用(呋喃妥因、雄激素、抗肿瘤制剂)。

▶ 诊断

不育症诊断最重要的是病史，它可以揭示许多患者的病因。体检并非不重要，可以发现小睾丸、精索静脉曲张或输精管缺如。

A. 精液分析

精液分析是分析男性不育因素的基础。至少应做两个标本的分析，因为检查结果可因时间过长和标本的采集方法而变化。标本的采集应在节制射精 3 日后进行，通过手淫方式采集在清洁的广口瓶内，并于 2 小时内送检。精液量、PH、液化时间、精子计数、活力、形态异常及活动能力是精液分析的全部内容。正常值为：精液量大于 2.0ml，精子计数每毫升 2000 万，超过 50% 的活动精子，大于等于 75% 的有活力精子(世界卫生组织标准)。

B. 激素检查

精液中无精子(无精症)或精子数很低(少精症)的患者应测定血 FSH、LH 和睾酮水平。睾酮水平低者应检查泌乳素，若泌乳素升高应检查有无垂体瘤，FSH 明显升高者提示精子生成障碍。

C. 睾丸活检

无精症患者应行睾丸活检，可以鉴别是梗阻还是睾丸实质性病变。原因不明的少精症患者应接受睾丸活检，做组织学诊断，用以估计预后和指导治疗。如果血 FSH 比正常高出 2 倍以上，不做确证性的活检也应考虑睾丸有严重的不可逆损害。

输精管内注入造影剂做输精管造影，目的在于显示输精管、附睾、精囊或射精管的梗阻。输精管造影可用于无精症和无逆行射精表现而睾丸活检证实生精正常的患者。手术显露输精管前应先测定精液中的果糖水平。果糖缺乏表示射精管梗阻，如经输精管造影证实，可经尿道手术切除梗阻组织。

D. 其他诊断检查

精子穿透力测定是将精子和用酶法去除透明带的仓鼠卵子一起孵育，是一种检查精子穿入卵子能力的

客观方法。宫颈黏液穿透试验是将精子在宫颈黏液内的活动能力与已知正常值比较。虽然这两种精子功能的重要参数能够测到，但任何单独一项试验都不能确定男性不育的原因。

抗精子抗体能够在男性或女性伴侣的血或精液中测到。如果在精液分析时发现自发性精子凝集或精子运动能力下降，则有行这项检查的指征。如果检测到抗精子抗体，类固醇药物的免疫抑制治疗可有效地抑制精子凝集（Clumping），增加精子运动力。另一种治疗自体精子抗体的方法是体外用被覆抗人抗体的免疫珠洗涤精子，无抗体的精子保留在上清液中，可用于子宫内人工授精。

除非查体不充分，不推荐对无法扪及的精索静脉曲张进行器械检查。体检是临床上发现明显静脉曲张的最有效方法。静脉造影专用于复发患者，因为明确侧支静脉通道有助于指导治疗方法的选择。

经直肠超声检查用于无精症患者射精管梗阻的辅助诊断，可发现精囊缺如或由于远端梗阻而引起的精囊扩张。果糖的测定（缺乏果糖提示射精管阻塞）和射精后尿的检查（有精子存在，提示逆行射精）应先于超声检查。

▶ 治疗

A. 非手术治疗

原发男性不育可由促性腺激素低下的性腺功能低下症引起，血清 FSH、LH 和睾酮水平下降即可证实其诊断。给予 hCG 并继之以 FSH 可刺激睾丸生精。单纯 FSH 或 LH 缺乏者少见，LH 缺乏可给予睾酮治疗，FSH 缺乏可给予促生育素。高泌乳素血症可引发男性不育，治疗可用溴隐亭。

检查男性不育症时发现感染应予治疗。感染可直接通过以下机制导致不育：温度过高抑制生精作用，免疫干扰导致精子凝集和抑制活动力，后期易患如射精管梗阻。脓精提示诊断，治疗应设法消除常见病原菌，如奈瑟淋球菌、衣原体和溶尿脲原体（均对四环素敏感）。

如在配偶任何一方中发现抗精子抗体，可用类固醇药物抑制免疫。应用类固醇药物时应谨慎并向患者交待可能的副作用，痤疮、高血压、胃肠道出血和臀部无血管性坏死等副作用已有报道。治疗效果可通过反复的精液分析和患者血中抗精子抗体测定来确定。通过精子洗涤，消除细胞毒性抗体的作用，可改善精子的运动能力，并减少精子凝集。洗涤后的精子可注入子宫（配偶的精液人工授精）或用于体外人工授精技术。

逆行射精或不射精常由脊髓损伤或腹膜后手术损伤交感神经导致的膀胱颈（即内括约肌）功能失常引起。可用 α 肾上腺素能药物或抗组织胺药物，重建内括约肌功能和正常射精。还可以收集碱化的射精后尿液，离心后把浓缩的精子注入女性配偶的子宫。

虽然药效难以确定，但是抗雌激素药物克罗米芬和他莫昔芬目前已被用于特发性精子减少症患者的治疗。

B. 手术治疗

精索静脉曲张结扎可使 30%~50% 患者的配偶怀孕。有包括腹股沟管和腹膜后结扎在内的几种术式可供选用。经静脉气囊栓塞精索静脉尤其对于复发患者有作用。

附睾-输精管梗阻的患者宜行输精管—输精管吻合术或输精管附睾吻合术，这些术式目前可在手术显微镜的帮助下完成，通畅率可达 50%~90%。射精管梗阻少见，诊断确立后，经尿道切除梗阻管道可实现通畅。

C. 辅助性生育技术

方法有用丈夫的精子人工授精（AIH），配子输卵管内转运（GIFT），经阴道超声监测下获得卵子和经睾丸抽吸获得精子后用胞浆内精子注射（ICSI）进行体外受精（IVF）。如果男性不育治疗无效，可采用供精者精子人工授精方法。

Bong GW, Koo HP: The adolescent varicocele: to treat or not to treat. Urol Clin North Am 2004;31:509.

Brugh VM III, Lipshultz LI: Male factor infertility. Evaluation and management. Med Clin North Am 2004;88:367.

Carlsen E et al: Effects of ejaculatory frequency and season on variations in semen quality. Fertil Steril 2004;82:358.

Hopps CV et al: The diagnosis and treatment of the azoospermic patient in the age of intracytoplasmic sperm injection. Urol Clin North Am 2002;29:895.

Jarow JP: Endocrine causes of male infertility. Urol Clin North Am 2003;30:83.

Siddiq FM, Sigman M: A new look at the medical management of infertility. Urol Clin North Am 2002;29:949.

Wald M et al: Therapeutic testis biopsy for sperm retrieval. Curr Opin Urol 2007;17:431.

阴茎异常勃起

阴茎异常勃起是无性刺激情况下以长时间痛性勃起为表现的少见病，海绵窦内血液呈高黏度，但不凝固。约 25% 的病例伴有白血病、转移癌、镰刀性贫血或创伤，大多数病例病因不肯定。

如果勃起不消退，先行针穿抽吸淤积在海绵体内的血液，并继之用 α- 肾上腺素能药物如新福林灌洗。贻误治疗或治疗失败可导致阳痿。治疗失败者可用 Winter 疗法：即用活检针从龟头刺入一侧海绵体内，在海绵体窦和海绵体之间建立一个瘘。如果成功，性功能常不受影响。其他方法包括切除海绵体尖端的白膜形成海绵体—龟头分流以及大隐静脉—海绵窦分流。如持续异常勃起可导致阳痿。

对镰刀细胞性贫血患者，水化和过度输液治疗可减轻症状，应作为开始治疗的组成部分。

Peyronie 病（阴茎海绵体硬结症）

该病系阴茎海绵体的背侧外鞘纤维化，出现于

45 岁以上男性,病因不明。性交时的阴茎损伤可能是 Peyronie 病的病因。纤维化使受累的表面不能随勃起伸长,因而导致阴茎背侧的痛性勃起。本病可能系结缔组织的血管炎。阴茎触诊可发现背侧隆起的硬块,常伴有 Dupuytren 挛缩。

治疗方面仍存在争论,自然期待疗法和药物治疗有维生素 E、氨基苯甲酸、秋水仙碱和病变处注射维拉帕米,可限制疾病进展。治疗无效或阳痿患者可手术治疗。影响勃起的患者,可从腹侧面切去一椭圆形白膜,然后予以缝合(Nesbit 法),或切除硬结植皮,此法已获成功。阳痿患者,植入阴茎假体是可供选择的手术。

Taylor FL, Levine LA: Peyronie's disease. Urol Clin North Am 2007;34:517.

包茎和包皮嵌顿

包茎是指不能将包皮翻起暴露龟头,可以是先天性的,但以获得性的更常见。出生后包皮不易翻起,但到 3 岁时包皮易翻起,龟头可显露而易于清洗。此时如果包皮能翻起则不需做环切术。获得性包茎常是慢性和复发性细菌性包皮炎的结果(包皮感染),多见于糖尿病患者或干燥闭锁性包皮炎患者。这些患者最好行包皮环切术。

包皮嵌顿系指不能把已翻起的包皮复位。翻起的包皮固定于冠状沟近端,随着时间的延长,包皮出现淋巴性水肿,可加重嵌顿并增加对龟头近端的环形压迫。用食指将包皮拉向远侧,同时将龟头推入包皮内的手法复位常能解除嵌顿。如果手法复位失败,可切开包皮狭窄环(背侧切开),包皮便很容易复位。一旦水肿消退便可行包皮环切术。

尖锐湿疣

尖锐湿疣是出现于男性阴茎、阴囊、尿道和会阴部及女性阴道、宫颈和会阴部的疣状病变。尖锐湿疣由人类乳头状病毒感染引发,并常经性接触传播。疼痛和出血是常见症状。尿道外的疣可手术切除,用普达啡纶树脂、液氮或 CO_2 激光治疗。尿道镜可明确尿道近端的病变范围,尿道内烧灼、CO_2 激光治疗、注射氟尿嘧啶液或 IFN-a 能够治愈。

阳痿

阳痿系指不能达到和维持完成满意性交的勃起。
▶ 阳痿的病因
病因可分为:神经性、血管性、内分泌性、全身性、药物性和心理性等。治疗应针对病因进行。

A. 神经性阳痿

反射性勃起是由阴部神经的传入纤维和副交感神经的传出纤维(S2~S4)参与完成的。心理性勃起是由大脑中枢发动的。能诱发阳痿的特异性神经疾病可以是先天性的(脊椎裂)、获得性的(脑血管意外、Alzheimer 病、多发性硬化)、医源性的(电休克治疗)、肿瘤性的(垂体或下丘脑肿瘤)、创伤性的(脊髓压迫)、感染性的(脊髓痨)及营养性的(维生素缺乏)。

B. 血管性阳痿

阳痿的血管性病因可为:心源性(心绞痛综合征、充血性心衰)、主动脉髂动脉疾病(Leriche 综合征、动脉粥样硬化及其他栓塞疾病)、微血管病变(糖尿病、放射性损伤)和异常静脉回流。

C. 内分泌性阳痿

已被接受阳痿的内分泌病因有性腺功能低下、高泌乳素血症、垂体肿瘤、甲状腺功能低下、Addison 病、Cushing 综合征、肢端肥大症和睾丸女性化综合征。

D. 药物性阳痿

阳痿是许多治疗性用药和非法用药常见和不容置疑的并发症。能引起性功能障碍的药物主要有以下几类:镇静药、抗抑郁药、抗焦虑药、抗胆碱能和抗高血压药物,还有许多可能被滥用的药物。应当承认,实际上所有抗高血压药物(包括利尿剂)可致阳痿和射精功能障碍。滥用的药物还包括酒精(既有直接影响也有继发于肝硬化的影响)和可卡因。

E. 心理性阳痿

50% 的阳痿病例与心理因素有关。找出器质性病因对选择适当的治疗方法有重要意义。下列因素表明有心理性病因:选择性勃起功能障碍(偶发的,夜间勃起正常,手淫时正常勃起);突发并伴有焦虑或外部精神压力,情绪失常(生气、焦虑、内疚、恐惧),证实有器质性原因的患者。

▶ 诊断

病史和体检能提示大多数病例的病因。确诊性试验对于确保选择合适的治疗有必要的。

检查阳痿可能的神经性病因时,神经学检查包括涉及膀胱和肠道功能的系统性回顾。侵入性检查包括膀胱测压加氨甲酰甲胆碱超敏试验、外括约肌肌电图和球括约肌反射的潜伏期检查。

周围血管疾病的体征和动脉硬化性心脏病病史提示血管性阳痿。非侵入性诊断试验有多普勒阴茎臂指数,阴茎血压与臂血压之比小于 0.6 提示血管性病因。海绵窦超声图像和测压可发现静脉瘘。动脉造影虽很少使用,但对有盆腔创伤史的患者有意义。

内分泌性病因检查必须包括睾酮和泌乳素,许多研究人员也将 FSH 和 LH 测定包括在内。常规做自动生化筛查可提示其他激素成分异常,并需要附加测试。这些检查应能发现导致阳痿的全身性疾病,如肝硬化、肾衰、硬皮病和糖尿病。

心理性阳痿可通过阴茎夜间勃起监测或断裂式监

测来确诊。其他测试包括下列方法之一:明尼苏达多项个人调查表、DeRogatis 性功能调查表或 Walker 性行为表格。

▶ 治疗

A. 非手术治疗

一线治疗包括口服磷酸二酯酶抑制剂(西地那非、伐地那非和他达拉非)。服用硝酸甘油的心脏病患者禁用。适用于阴茎具有正常血流和神经分布的患者。无动脉 - 血管病因的阳痿患者,罂粟碱、酚妥拉明或前列腺素 E_1(或三者联用)海绵体内注射为其提供了一种非手术恢复性功能的方法,难治性心源性阳痿用此法也有效。也可尿道内使用前列地尔(前列腺素 E_1),然而可引起疼痛且大多数患者不喜欢使用。另外真空勃起装置也可被用于维持勃起。

内分泌紊乱导致阳痿有低睾酮血症和高泌乳素血症。睾酮缺乏可行替代治疗,每天一次局部应用睾酮凝胶或每 2~3 周注射一剂睾酮。高泌乳素血症目前用溴隐亭治疗,患者还应当检查有无垂体瘤存在。

药物性阳痿则应更换治疗用药,以减轻或消除因此而继发的阳痿。是否更换治疗用药应根据所患疾病的严重程度决定。

心理性阳痿应由受过专门培训的性治疗人员进行,大多数病例可望取得疗效。心理治疗前排除器质性阳痿的重要性是显而易见的。最好的心理治疗用于处理器质性阳痿,非但不能消除功能障碍,反而可使医生和患者对治疗丧失信心。

B. 手术治疗

阴茎假体植入是目前治疗阳痿最常用的手术方法。现在使用的假体有半硬质和可充性假体两种。半硬质假体由一硬轴和一位于阴茎耻骨连合部的可弯曲的关节或在假体内有一个可伸展的软金属结构构成,"阴茎"常常处于勃起状态。可满意地插入阴道,但其周径不如自然勃起。

可充性假体与半硬质假体相比,阴茎大小更接近患者以往性体验。目前有两种可充性假体。标准型可充性假体由两个可充性海绵体棒、一个位于耻骨后的贮液器和安装在阴囊内的泵组成。新的可充性棒将一个自充泵和贮液器与简化的两个海绵体棒联合在一起(Flexi-Flate 和 Hydroflex),使充放过程更方便,省却了管道和多个部件。

85% 的患者可取得满意效果。两种假体的常见并发症是感染和尿道或皮肤的侵蚀。可充性假体也存在着泵的机械故障、管道和贮液器泄漏及动脉瘤或假体棒破裂的危险。

阴茎动脉重建已有少数成功的病例。主动脉髂动脉重建仅使 30% 的患者勃起功能得到改善。阴茎动脉重新血管化的显微手术(阴茎背动脉或深动脉)在 60% 的患者中可获成功。尽管这些方法能避免假体感染及可能重建患者自然生理机制或勃起,但其平平的成功率(与假体植入的效果比较)提示显微外科手术再通阴茎动脉的方法仅能用于经仔细选择的病例。

Seftel AD et al: Office evaluation of male sexual dysfunction. Urol Clin North Am 2007;34:463.

（陈海文　赵军　译,王子明　校）

第 39 章　妇科学

妇科疾病的相关病史及体格检查

妇科疾病的准确诊断和治疗始于完整的病史采集和体格检查。一份详尽的病史应包括以下方面：

- 末次月经的第一天。
- 生殖道现有的症状。
- 初潮年龄。
- 月经周期间隔时间。
- 经期持续时间及经量。
- 是否出现不规则或不明原因阴道出血。
- 每次月经相关的症状如痛经。
- 生殖道其他症状如尿或粪失禁、脱垂、性交痛、阴道分泌物或瘙痒。
- 性交史，包括风险因素的评估如：安全性生活的有关知识、初次性交的年龄、伴侣的性别及数量和有无性虐待史。
- 妊娠次数和结局，包括足月产及分娩方式、早产、流产或人工流产。
- 避孕方式和使用时间。
- 性传播病史如人乳头瘤病毒、淋病和衣原体感染史。
- 巴氏涂片宫颈癌筛查情况，包括最近一次的筛查日期及以前有何不正常筛查结果病史。
- 妇科手术史，包括手术类型、日期和指征。
- 绝经年龄。
- 是否存在绝经后出血，无论出血量的多少。
- 任何形式的激素治疗，包括口服避孕药、绝经后激素替代疗法、乳腺癌的激素治疗等。
- 相关部位癌症家族史，包括卵巢癌、子宫内膜癌、乳腺癌和直肠结肠癌。家族成员确诊癌症时的年龄及其与患者的亲属关系。
- 根据患者的种族确定遗传病的潜在风险。

进行系统的盆腔检查。检查外生殖器包括外阴、尿道，了解发育程度、对称性和肉眼可见的病变。放置阴道窥器观察阴道和宫颈的对称性和可见的病变，并根据症状或筛查的需要进行巴氏涂片、阴道分泌物检查及培养等。双合诊检查通过放置在腹壁的手和阴道内的另一只手的手指相互仔细按压盆腔脏器。这种检查也可通过阴道直肠检查进行，即将另一只手的一根手指放在阴道内，另一根手指插入直肠进行。阴道直肠检查能扪及盆腔的更深处，提高主韧带、子宫骶骨韧带、子宫直肠陷凹腹膜、卵巢、直肠膨出和肛门括约肌完整性检查的满意度。阴道直肠检查对评价盆腔包块或恶性肿瘤、直肠膨出和大便失禁尤为重要。

胚胎及解剖学

女性生殖系统是由胚胎时期副中肾管和尿生殖窦融合和分化而来。融合缺陷可能导致生殖系统结构成双、畸形或缺失。最常见的是处女膜闭锁、阴道纵隔、阴道横隔、先天性无阴道及双子宫畸形等（图 39-1）。虽然这些畸形大多数是特发的，但有些是在妊娠早中期胎儿受到致畸因素如雄激素影响所致。

仔细检查新生儿非常重要。草率检查新生儿生殖器官可能导致性别误诊。超声和 MRI、麻醉下盆腔检查以及腹腔镜或宫腔镜检查有助诊断。约有 1/3 以上的生殖系统畸形患儿伴有泌尿系统畸形，例如肾缺如、马蹄肾和双输尿管。

骨盆是由骨骼围成的空间，其内有消化、泌尿和妇科脏器。盆腔血供丰富，包括髂内、外动脉和静脉及大量的分支。运动神经沿着骨盆壁通过盆腔，包括坐骨神经、闭孔神经和股神经。生殖股神经在内的感觉神经分布表浅容易受到损害。输尿管与子宫动脉紧邻，子宫切除术中容易损伤，如图 39-2A 和 B。妇科手术医师必须非常熟悉盆腔重要脏器间的毗邻关系以使手术损伤风险降到最低。

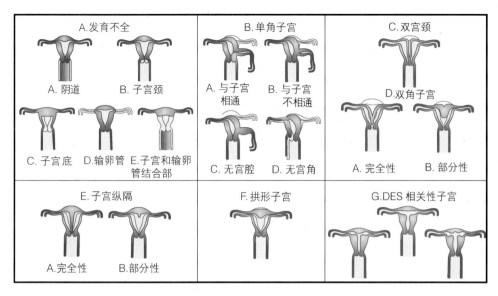

▲图 39-1　生殖系统发育异常分型

DES，己烯雌酚

下生殖道：外阴、阴道、宫颈

下生殖道肿瘤癌前病变的筛查及治疗

早在 1945 年，宫颈癌和相关下生殖道癌症被认为是女性最常见的肿瘤。随着 20 世纪 40 年代巴氏涂片技术的出现，其后 60 年间宫颈癌的发病率下降了 80% 以上，死亡率的风险随之降低。现在已了解到，几乎所有宫颈癌和一些阴道及外阴癌是由于持续感染致癌性人类乳头状瘤病毒（HPV）。已鉴定出超过 75 型的 HPV，其中 6、11 型感染多与尖锐湿疣有关，而 16、18 型感染则与浸润前及浸润癌相关。HPV 感染在人群中的发生率高达 80%，但是大多数感染是暂时性。对持续性高危 HPV 感染者进行适当的筛查和治疗，可降低其发展为宫颈浸润癌的风险。在世界上未开展宫颈癌筛查的地区，宫颈癌仍然高发，是未筛查女性中第二位常见的癌症。最近美国 FDA 批准使用的针对致癌性 HPV 型别的有效预防性的疫苗，将可能大大降低女性下生殖道癌症的发生率。

许多学术团体制订了宫颈癌筛查指南，包括何时开始筛查、筛查间隔、何时终止筛查。美国阴道镜和宫颈病理学协会（ASCCP）根据循证医学证据发布最新的指南指导筛选和后续的处理。美国癌症协会、国家综合癌症网络以及美国大学妇产科医师协会也发布了类似的建议。

何时开始筛查

1. 性生活开始 3 年后或 21 岁。

2. 如果患者有暴露过己烯雌酚（DES）、HPV、宫颈癌或免疫缺陷病的病史开始的时候应更早。

何时终止筛查

1. 连续 3 次巴氏涂片阴性并且 10 年内没有宫颈上皮内瘤样病变（cervical intraepithelial neoplasia，CIN）的 70 岁或以上妇女。

2. 非因宫颈 CIN 2、CIN 3 或宫颈癌切除子宫者。

3. 患有危及生命的疾病者。

筛查间隔时间

1. 初始间隔

a. 每一年例行巴氏涂片或者

b. 由于液态基质薄层细胞涂片比巴氏涂片方法更敏感，可两年一次液基细胞涂片检查。

2. 30 岁以上者，筛选间隔延长到

a. 如果连续三次巴氏涂片结果满意、阴性，并且没有高危因素，如癌症、雌激素暴露史，或免疫缺陷状态存在，可每 2~3 年一次，或者

b. 用巴氏涂片结合杂交捕获法检测高危型 HPV DNA 筛查，如果两者都阴性，应每隔 3 年时间进行 1 次。

如果巴氏涂片检测异常或者杂交捕获法检测高危型 HPV DNA 阳性，则需要结合涂片异常的程度和患者的年龄进一步评价。ASCCP 的综合指南建议如下：

1. 巴氏涂片报告应由 TBS 术语描述。临床医生应该比较熟悉掌握癌前病变的诊断术语，包括：

a. 不典型鳞状细胞（atypical squamous cells，ASC）。表示既可能是"不能确定意义"不典型鳞状细胞（ASC-US），又可能表示"不能排除高级别不典型增生"的鳞状细胞（ASC-H）。除非患者是一个青少年，否则凡是

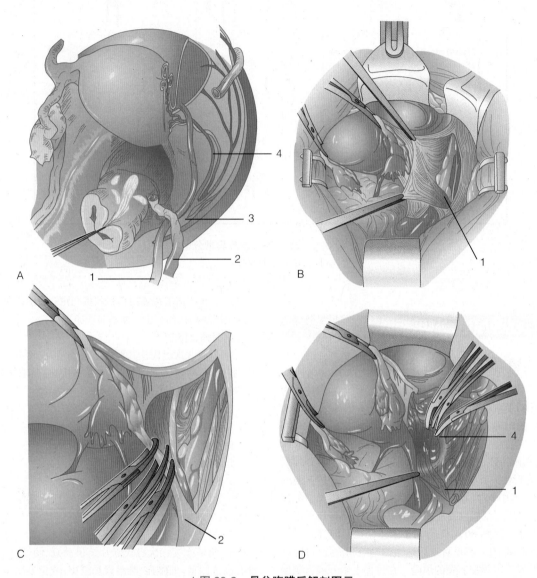

▲图 39-2　**骨盆腹膜后解剖图示**

A. 右侧腹膜后解剖空间说明输尿管在盆腔的走行。子宫附件与子宫是横向切断的,卵巢血管由盆腔边缘至末梢被分离出来,右侧腹膜由右侧盆壁延至右侧部分膀胱。输尿管(1)进入骨盆横跨髂总动脉分叉处紧贴卵巢动脉(2)内侧紧贴髂内动脉降支(3)内侧下降,输尿管通过主韧带在宫颈内口水平处于宫颈旁约 2cm 处穿过子宫动脉下方(4,桥下流水)。子宫动脉起源于髂内动脉。输尿管向着膀胱基底部继续前行,其末端经过阴道前穹窿上方。B. 腹膜后空间,掀起腹膜的内侧以显示输尿管(1)横跨髂内、外动脉分叉处。需要注意的是输尿管依然是依附于盆侧壁腹膜和阔韧带后叶。C. 卵巢血管(2)被钳夹、横断后可清晰的看见输尿管。D. 子宫动脉(4)被钳夹和横断。注意输尿管(1)于宫颈旁穿过子宫动脉下方

ASC-US 应该通过杂交捕获技术检测高危 HPV DNA。ASC-H 极有可能为高度不典型增生,必须进行阴道镜检查。

b. 低度鳞状上皮内病变(low-grade squamous intraepithelial lesion,LSIL)通常是由于 HPV 感染引起,此时检测 HPV DNA 性价比较低。对于青少年患者,推荐一年后重复行细胞学检查。对于成年人,可行阴道镜检查。

c. 高度鳞状上皮内病变(high-grade squamous intraepithelial lesion,HSIL)者活检极有可能是重度不典型增生,有时甚至是浸润癌。HSIL 患者,不论年龄大小都应行阴道镜检查。

d. 腺上皮病变是子宫颈管疾病。这种病变很难通过肉眼看见,因此可能只有到后期才被发现。10%~15% 的患者病变是跳跃性发展的,因此对整个颈管进行诊断性搔刮宫是重要的。据报道所有三种腺上皮病变极有可能是重度不典型增生,亦有可能是浸润癌。阴道镜和诊断性刮宫刮取颈管黏膜和适当的子宫内膜是必需的。属于此范畴的腺上皮病变术语如下:

Ⅰ. 不典型腺细胞,无其他具体指定(atypical glands,nototherwise specified,AGC-NOS)

Ⅱ. 不典型腺细胞,倾向于肿瘤

Ⅲ. 原位腺癌(adenocarcinoma,AIS)

2. 青少年(年龄 20 岁或以下)HPV 感染的可能性极高,然而子宫颈癌发病率极低。由于癌前病变在这个年龄段常可逆转,管理指南已经趋于保守性治疗。

3. 阴道镜是一个双目显微镜(图 39-3),这样可以近距离检查宫颈鳞柱交接部(squamocolumnar junction,SCJ),此处是鳞状细胞癌的好发部位。重度病变有典型的外观,包括醋酸染色后在增生区反射白光(醋酸白染色)和异常血管模式(斑点状、马赛克、和非典型血管)及轮廓的改变。活检可在阴道镜指导下使用活检钳夹取小块宫颈组织。治疗方案取决于活检结果。详情参见图 39-4。

4. 活检证实的 CIN 1 大多在平均 2 年的时间逆转,进展至癌症的可能很小。治疗上更加保守,以降低手术治疗对生育能力的不利影响。病变超过 2 年则需要治疗或随访。

5. 活检证实的 CIN 2-3,若未接受治疗演变为浸润癌的风险非常高。治疗方案的选择将在恶性宫颈癌章节中进行讨论。

6. HPV 介导的疾病也可以累及阴道和外阴。根据阴道镜检查和活检将病变分为轻度和重度,分别采取随访或手术切除来处理。

Wright TC Jr et al: 2006 consensus guidelines for the management of women with cervical intraepithelial neoplasia or adenocarcinoma in situ. Am J Obstet Gynecol 2007;197:340.

Wright TC Jr et al: 2006 consensus guidelines for the management of women with cervical screening tests. J Lower Genital Tract Dis 2007;11:201.

外阴良性疾病的手术治疗

外阴肿块和良性肿瘤较多见。本章节将讨论 HPV、前庭大腺脓肿、良性肿瘤、外阴病变性病变和化脓性汗腺炎。临床治疗目的是排除恶性可能和缓解症

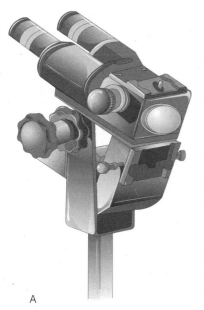
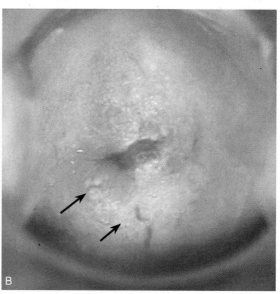

▲图 39-3 阴道镜

A. 蔡司阴道镜。B. 不典型血管和马赛克样异形血管(箭头所示)

成年女性异常巴氏涂片的处理

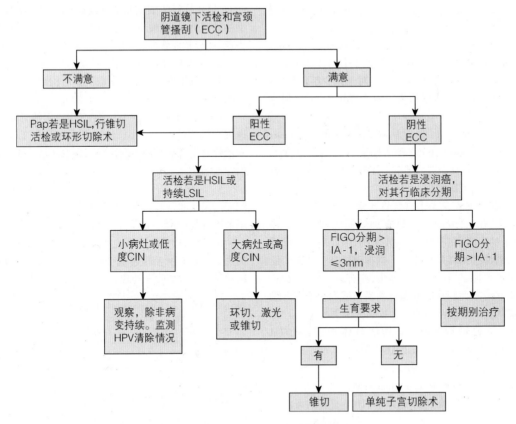

▲图 39-4　阴道镜结果分层管理

满意的阴道镜检查是指能够看到完整的宫颈鳞柱交接部,此处是宫颈浸润癌的好发部位。宫颈管搔刮(ECC)用来获得阴道镜看不到的宫颈管组织。活检应在阴道镜指导下进行。低度宫颈病变(CIN)常可消退,处理首选观察,每12个月行高危 HPV DNA 检查。任何高度的 CIN 和持续性的低度 CIN 都必须治疗。新指南对青少年患者的治疗有所不同,详见文中所述

状。活检或切除小病灶通常在特定的操作间内局部麻醉下用活检钳或手术刀施行。活检钳开合钳取组织,椭圆形的缺损用可吸收线间断缝合。良性肿瘤的鉴别诊断如下:

1. 实体病变

a. 平滑肌瘤

概述:在外阴不常见。良性平滑肌肿瘤发生于深部结缔组织,任何年龄均可发生,多见于 40~50 岁。瘤体可能巨大,很少恶变。

表现:生长缓慢,质硬,活动的皮下包块。

诊断:切除组织活检。

治疗:局部完整切除。

b. 脂肪瘤

概述:在外阴不常见。良性肿瘤组织学检查可见正常的脂肪细胞。病变大时可形成溃疡。通常无症状。多与常染色体显性遗传的家族性脂肪瘤综合征无关。

很少恶性变。

表现:质软,圆形,无或有蒂,生长缓慢,大小不等。

诊断:有症状时活检。

治疗:有症状时局部切除。

c. 汗管瘤

概述:为纤维间质中分泌腺导管的良性肿瘤。大多发生在青春期之后。

表现:多个 1~2mm 的肉色或黄色丘疹,位于大阴唇侧面。

诊断:活检。

治疗:局部切除。

d. 毛发上皮瘤:

概述:罕见外阴良性肿瘤,源自没有毛发生长的毛囊。

表现:单一或多个,粉红色或肉色小结节,类似于基底细胞癌。

诊断:活检。

治疗:局部切除。

e. 颗粒细胞瘤

概述:罕见神经鞘良性肿瘤。成人和儿童均可见。常无症状,85% 以上为单发。

表现:生长缓慢的皮下结节,通常位于大阴唇、阴蒂或阴阜。

诊断:活检。

治疗:扩大范围的局部切除。

f. 神经纤维瘤

概述:罕见于外阴。神经鞘良性肿瘤。半数患者伴有雷克林豪森常染色体显性遗传疾病,影响皮肤、神经系统、骨骼和内分泌腺体。青春期前罕见,少有恶变。

表现:实性皮下结节,通常不超过 3cm,但有报道大至 25cm。

诊断:有雷克林豪森常染色体显性遗传疾病临床表现或者活检。

治疗:伴有雷克林豪森常染色体显性遗传疾病的无症状患者不需治疗外阴病变。有症状者局部切除。

g. 神经鞘瘤

概述:罕见神经外胚层神经鞘良性肿瘤。

表现:通常单发。

诊断:活检。

治疗:局部切除。

2. 腺体病变

a. 乳头状汗腺腺瘤

概述:顶泌汗腺的良性肿瘤。同时含有腺体和肌上皮成分,多发生在青春期后。通常无症状。常见于高加索女性。

表现:半球形,直径小于 2cm。通常位于大阴唇和小阴唇侧面。

诊断:活检。

治疗:局部切除。

b. 结节状汗腺腺瘤

概述:外分泌腺汗腺肿瘤。可能源自胚胎时期。活检可见透明细胞。罕见于外阴。

诊断:活检。

治疗:局部切除。

c. 异位乳腺或乳头

概述:罕见。可发生外阴,有或没有腺体组织,有泌乳的报道。极少恶变。

表现:阴唇不规则肿胀,常见于妊娠期。可有或没有退化的着色乳头。

诊断:活检。

治疗:若有症状局部活检。

d. 子宫内膜异位症

概述:罕见于外阴。良性异位子宫内膜组织。可

能导致周期性疼痛、溃疡和出血。

表现:结节,蓝色或红棕色的外观。周期性触痛。

诊断:活检。

治疗:局部切除。

3. 囊肿

a. 前庭大腺囊肿或肿块

概述:常见囊肿,女性发生率 1%~2%。由于前庭大腺腺体导管容易被堵塞,形成囊肿并继发脓肿。小囊肿无症状。囊肿增大或感染非常疼痛。

表现:大阴唇后方球形囊肿或皮下致密结节。

诊断:

i. 切开引流有脓液。

ii. 对反复发作囊肿或皮下结节活检。

治疗:

i. 切开引流,于处女膜侧囊壁做一小刺口,囊内置入顶部为球形的导管。导管放置 2 周,以使管道上皮化。周围组织有蜂窝织炎时加用抗感染治疗。

ii. 复发囊肿行造口或切除。

iii. 实性结节予以切除,因结节可能恶变。

b. 上皮包涵囊肿(皮脂腺囊肿)

概述:常见。常见于大阴唇。可发生于任何年龄,单个或多发。一般无症状。由皮肤创伤或毛囊皮脂腺腺管堵塞引起。

表现:单个或多个圆形囊肿,通常直径从 2~3mm 到 1~2cm。常为黄色。

诊断:临床表现。

治疗:无症状无需治疗。有症状者局部切除。

c. Wolffian 囊肿(中肾管囊肿)

概述:少见。在阴道口侧向阴道的良性薄壁囊肿。

表现:囊肿光滑、壁薄。

诊断:临床表现或活检。

治疗:无症状无需治疗。有症状者局部切除。

d. Nuck 管囊肿(间皮囊肿)

概述:少见,良性囊肿。

表现:囊肿光滑,位于大阴唇或腹股沟管前部。属于腹膜包涵囊肿,可以变大。鉴别诊断包括腹股沟疝。

诊断:临床表现或切除活检。

治疗:无症状无需治疗。有症状者局部切除。

4. 血管性病变

a. 血管角质瘤

概述:多见。与血管瘤只有微小的临床差异,仅分布于女性外阴(男性阴囊)。生育期多见。由扩张血管及过度角化的上皮构成。可像卡波西肉瘤或血管肉瘤。有些伴有先天性鞘糖脂代谢紊乱。

表现:在外阴的任何地方,多个,2~5mm 丘疹,红色、紫色或黑褐色。

诊断:临床表现。儿童时期发生多的个病灶可能

伴有先天性鞘糖脂代谢紊乱。

治疗:无症状无需治疗。有症状的病变可行激光消融术、电干燥法或局部切除。

b. 毛细血管瘤

概述:毛细血管瘤(草莓血管瘤)发生于婴幼儿。随着时间推移常可自行消失。可溃烂或出血。

表现:病灶红色,有分界线,略高于皮面。

诊断:临床表现。

治疗:无症状者无需治疗。

c. 海绵状血管瘤

概述:罕见于外阴。血管扩张,可能与潜在的盆腔血管瘤有关。随着时间推移常自然消失。可溃烂或出血。

表现:血管扩张。

诊断:临床表现。

治疗:无症状者无需治疗。

5. 痣和皮肤色素性病变

a. 白癜风

概述:遗传性疾病,缺乏黑色素细胞。无症状。

表现:皮肤真皮色素脱失,呈斑块图形。

诊断:临床表现。

治疗:无。

b. 纤维上皮性息肉

概述:非常多见。单个或多个。病变发展与性激素有关,多见于肥胖或糖尿病患者。在腋下也很普遍。

表现:多个柔软肤色或色素加重的病灶。除非感染或扭曲,一般无痛。

诊断:大体观,如有症状活检或切除。

治疗:如有症状可行切除、电干燥法或液氮冷冻。

c. 脂溢性角化病

概述:全身多见但在外阴少见。通常发生在30岁以后。可能是常染色体显性遗传病。短期内出现多发病灶预示体内存在着恶性肿瘤(累-特二氏综合征)。

表现:病变外观呈"胶冻状",棕色或黑色。大多数无症状但可有瘙痒。发生在有毛发的皮肤处。

诊断:大体观,活检或清除。

治疗:无症状者无需治疗。有症状可切除、电干燥法、刮除或液氮冷冻。

d. 雀斑样痣

概述:外阴最常见的色素病变,发生于皮肤和黏膜。

表现:通常较小,不足4mm,扁平,着色均匀。通常与色素痣相似。

诊断:临床表现。只有临床形态有恶变可能时活检。恶变的ABCDE标准:A. 外形不对称(asymmetry)、B. 边界不整齐(border irregularity)、C. 颜色驳杂不一(color variegations)、D. 直径大于6mm(diameter)、E. 痣逐渐增大或逐渐高出皮面(enlargment or elevation)。

治疗:不需要。

e. 外阴黑色素沉着症

概述:良性色素斑或雀斑,无症状。通常是后天获得的,30~40岁之间开始出现。

表现:外阴无症状棕色到黑色不规则斑片。

诊断:临床表现。只有临床形态有恶变可能时活检。记得ABCDE标准:不对称、边界不规则、颜色变化、直径超过6mm、增大或突出。

治疗:不需要。

f. 获得性黑色素痣细胞痣

概述:常见,特别是白种人。儿童期和青年期开始发病,60岁后逐渐退化。通常无症状。

分类:

i. 交界性痣:黑色素细胞位于真皮-表皮交界处、基底膜之上,属于痣发生发展的初期阶段,此种痣在外阴少见。

ii. 混合性痣:黑色素细胞位于真皮层和基底膜上层,属于痣发生发展的第二期。

iii. 真皮内痣:黑色素细胞仅见于真皮层,位于基底膜之下。属于痣发生发展的末期。

iv. 其他类型,如晕状痣和蓝色痣。

表现:

i. 交界性痣:斑疹的边界光整、颜色相同,其颜色呈棕褐色、棕色、深褐色等。

ii. 混合性痣:为穹顶状的丘疹或斑疹,颜色呈深褐色或黑色,其上偶见毛发。

iii. 真皮内痣:为穹顶状的丘疹或斑疹,颜色和周边肤色相近或呈棕褐色、浅褐色。

诊断:依据临床表现。有恶变可能者活检,谨记以下ABCDE五项诊断标准:外形不对称、边界不整齐、颜色驳杂不一、直径大于6mm、痣逐渐增大或逐渐高出皮面。

治疗:无症状或ABCDE中提示为良性者不需治疗,否则对其局部切除。

g. 不典型增生痣

概述:

i. 外阴罕见。

ii. 在儿童,其发病年龄晚于普通痣,但是病变持续终身。

iii. 身体其他部位的不典型增生痣与暴露于阳光有关。已证实一些基因位点和黑色素瘤的发生有相关性。

iv. 一个不典型增生痣患者黑色素瘤的风险成倍增加,如果不典型增生痣多于10个其患黑色素瘤的风险将增加12倍。

v. 有的不典型增生痣和遗传性黑色素瘤有相关性。

表现:

i. 活检发现不典型细胞位于其表面,其深部细胞无不典型,表皮的下 1/3 层内可见细胞成佩吉特样分布。

ii. 其直径大于普通痣(>10mm vs.<5mm)。

iii. 其颜色驳杂不一,外形不对称。

诊断:皮肤检测灯下可见其上色素沉着加重,边缘清晰可见。谨记 ABCDE 诊断标准:外形不对称、边界不整齐、颜色驳杂不一、直径大于 6mm、痣逐渐增大或逐渐高出皮面。切除活检。

治疗:切除并活检,注意检查不典型增生痣周围皮肤有无病变。

Fisher BK, Margesson LJ: *Genital Skin Disorders.* Mosby, 1998.

Fitzpatrick TB et al: *Color Atlas and Synopsis of Clinical Dermatology,* 4th ed. McGraw Hill, 2001.

Jenison EL: Surgery for benign and indolent growths of the vulva. Operat Tech in Gynecol Surg 1998;3:241.

外阴恶性疾病的手术治疗

外阴癌大约占妇科恶性肿瘤的 5%,90% 以上为鳞状细胞癌。病因学将外阴癌分为 HPV 相关性基底疣样癌和非 HPV 相关性角化性鳞状细胞癌。发病年龄呈双峰分布,年轻女性易患 HPV 相关性基底疣样癌,而老年女性易患角化性鳞状细胞癌,后者和外阴的苔藓样硬化有关。外阴上皮内瘤变(VIN)是 HPV 相关癌的癌前病变,常伴有持续的外阴瘙痒。罕见的外阴癌的组织类型包括:黑色素瘤(6%),巴氏腺腺癌(4%)、基底细胞癌(<2%)、外阴 Paget 病(<1%)以及罕见的软组织肉瘤或其他部位转移而来恶性肿瘤。

病变位于大阴唇的大约占 50%,位于小阴唇的大约占 25%,阴蒂癌和巴氏腺腺癌罕见。外阴癌自然进展可转移到腹股沟淋巴结,病变深度和直径对评估其侵袭转移风险具有很高的预测价值,还可以预测组织学类型和淋巴结转移情况。浸润不超过 1mm 的病变,淋巴结转移率不足 1%,对其可进行创伤小的保守性手术,可以不清扫腹股沟淋巴结。淋巴结有无转移对预后至关重要。

HPV 相关病的患者,易多灶状发病,阴道癌和宫颈癌的发病率明显增高。吸烟是 HPV 相关病发生发展的辅助因素,停止吸烟可以降低疾病的持续和进展。患乳腺外 Paget 病和与乳腺组织相关的顶泌汗腺原位癌的女性,其他部位腺癌的风险增高,需要仔细检查的部位包括结肠(特别是肛周)、巴氏腺、宫颈、子宫内膜、卵巢以及乳腺等。

外阴癌的分期依据国际妇科和产科联盟(FIGO)的诊断标准,这个诊断标准属于手术分期系统。对黑色素瘤的分期采用 AJCC 的分期标准。

▷ 表现

外阴上皮内瘤变,发病于 15~20 岁的女性,平均发病年龄早于浸润性癌,近年来发病率明显上升,平均发病年龄从 1961 年的 52.7 岁降至 1992 年的 35 岁,单病灶占 1/3,多病灶占 2/3,病变大小不一,轻微高出皮面或乳头状。颜色从白色、红色到棕色变化不一,溃疡样病变或皮下硬结预示着肿瘤浸润。大的病变其淋巴结转移的可能性明显增高,但转移的淋巴结常不易触及。局部转移可转移至尿道、阴道和肛门,耻骨联合和骨盆处罕见。

▷ 诊断

活检是确诊该病的必须手段。对外阴癌的鉴别诊断范围很广,包括前面讨论过的良性病变,还有类似于肿瘤样生长的感染性疾病以及外阴不典型增生,肉芽肿性感染如外阴的性病淋巴肉芽肿和腹股沟肉芽肿,在临床上可能会怀疑为外阴癌,对可疑病变活检的组织加做病原菌培养可以明确有无感染。这类感染很罕见,除非患者曾有国外旅居史。阴道镜检查是检测外阴上皮内癌的最好方法,通过阴道镜不仅可以对病变部位放大,而且可以用 5% 的醋酸对病变组织的上皮进行染色,染色后病变部位常常呈醋酸白色。

▷ 治疗

局部外阴上皮内瘤变的治疗方法有广泛切除术和 CO_2 激光消融术,前者在毛发覆盖区域优于后者,而行 CO_2 激光消融术后不会在皮肤黏膜上留下瘢痕,一旦怀疑有肿瘤浸润则禁用激光消融术。对广泛的多灶性病变行外阴皮肤切除术加皮瓣移植术是有效的方法。Paget 病因为肿瘤细胞常常超出手术医师肉眼可见的病变范围,所以需要行广泛而表浅的切除术,该病局部复发很常见,但是浸润少见。

外阴癌的分期采用 FIGO 分期,详情见表 39-1。微创切除适用于病变浸润深度不超过 1mm 的病变,其淋巴结转移率低,可距瘤变组织边缘 1cm 深度切除病变组织。Ⅰ期病变常常行根治性局部切除术,切除距离距病变边缘 2cm,如果病变位于一侧,还要切除该侧的腹股沟淋巴结,如果同侧腹股沟淋巴结发现转移或原发病变位于阴蒂和会阴等中心部位,还要切除对侧的腹股沟淋巴结。更晚期的外阴癌的治疗采用根治外阴切除术加双侧腹股沟淋巴结清扫术。目前一些临床试验正在评估前哨淋巴结定位技术在治疗外阴恶性肿瘤方面的有效性,这些试验还在招募患者中,所以还要几年才能得出结论。对病变难以切除、淋巴结转移以及切缘阳性的患者,采用放疗联合同步化疗增敏治疗。

▷ 预后

根治切除术后淋巴结和切缘阴性者的 5 年生存率为 90%,如果发生淋巴结转移,患者的生存期与转移淋巴结的数目、单侧或和双侧转移以及病灶的大小相关。

表 39-1　外阴癌 FIGO 分期

TNM 分级	描述
T1	肿瘤局限于外阴,最大径≤2cm
T1a	肿瘤浸润深度≤1mm
T1b	肿瘤浸润深度 >1mm
T2	肿瘤组织局限于外阴,最大径 >2cm
T3	肿瘤扩散至尿道、阴道和肛门,大小不限
T4	肿瘤浸润至膀胱或直肠黏膜或固定于盆骨,大小不限
N0	无淋巴结转移
N1	一侧局部淋巴结转移
N2	双侧局部淋巴结转移
M0	无临床转移
M1	瘤组织转移至盆腔淋巴结或远处转移

FIGO 临床分期与 TNM 的关系

Ⅰ期	T1a-b,N0,M0
Ⅱ期	T2,N0,M0
Ⅲ期	T3-2-1,N0-1,M0
Ⅳa 期	T3-2-1,N2,M0;T4,任何 N,M0
Ⅳb 期	任何 T,任何 N,M1

　　1995 年修订的 AJCC 和 FIGO 分期方法,与 TNM 分期系统相同,该系统适用于除外黑色素瘤的所有类型的肿瘤,黑色素瘤分期按照 AJCC 黑色素瘤分期系统。局部晚期病变的分期评估需借助于膀胱镜、乙状结肠镜和胸部 X 线检查

Creasman WT et al: The National Cancer Data Base report on early stage invasive vulvar carcinoma. American College of Surgeons Commission on Cancer and the American Cancer Society. Cancer 1997;80:505.

Grendys EC Jr et al: Innovations in the management of vulvar carcinoma. Curr Opin Obstet Gynecol 2000;12:15.

Trimble CL et al: Heterogeneous etiology of squamous carcinoma of the vulva. Obstet Gynecol 1996;87:59.

Wechter ME et al: Vulvar melanoma: a report of 20 cases and review of the literature. J Am Acad Dermatol 2004;50:554.

阴道良性疾病的手术治疗

▶ 处女膜闭锁

　　处女膜闭锁直到青春期才能确诊。青春期因原发性闭经,或者出现月经期症状,如周期性痛经但无月经血流出而就诊。如果患者的月经血流出受阻,经血将会积聚于阴道。直肠指检可触及以阴道内有膨胀的囊状物。对年幼的女孩诊断有无处女膜闭锁时更要细心,因为有些闭锁的处女膜不膨胀。处女膜闭锁如果诊断延迟,宫腔积血可导致子宫囊性扩张和月经血倒流,从而引起子宫内膜异位症。严重的阴道积血会压迫膀胱和输尿管,导致泌尿道梗阻。

　　处女膜闭锁的治疗采用处女膜切除术,用手术刀或激光切开闭锁的处女膜。

▶ 阴道纵隔

　　阴道内的纵隔将阴道分割成双阴道,根据副中肾管融合缺陷发生的部位,伴或不伴有子宫的类似缺陷。有不完全纵隔和完全纵隔两种。如果在经期,患者放置月经棉塞后,仍不时有经血流出,说明存在另一个阴道的可能。症状明显的患者,如患者有性交痛、分娩困难或其他症状则可经阴道行纵隔切除术。

▶ 阴道横隔

　　偶发,为阴道与阴道口的尿生殖窦未接通所致,大多数为部分性横隔,如果横隔完全闭锁,初潮后或发生阴道积血。治疗采用造袋术或隔膜切除术。

▶ 先天性无阴道

　　大多数先天性无阴道或者合并无子宫。这些患者起源于尿生殖窦的阴道下端可能存在,而发育成阴道上 2/3 和子宫的副中肾管缺失或功能缺陷。常在评估原发性闭经时被诊断。

　　治疗采用功能性阴道重建术,等到在患者有性交需求时进行。有治疗愿望的患者,其治疗可采用非手术的外阴前庭或阴道口扩张和延长术,这种方法称为 Frank 非手术治疗方法,阴道每天扩张 2 小时,持续 4~6 个月。已有采用阴道扩张器、阴道模型、改良自行车座法、性交法成功扩张阴道的报道。如果扩张失败,或者解剖学因素不适合扩张术,可采用植皮、结肠阴道成形术,或会阴皮肌瓣阴道成形术。

▶ Gartner 管囊肿

　　Gartner 管囊肿源于残留的中肾管,内含浆液。常位于阴道上段的侧壁。一般无临床症状,常在常规体检时发现,小的无症状性囊肿无需治疗。有时囊肿可增大,直径可达 5~6cm,大的或有症状的囊肿应该切除。

American Fertility Society classifications of adnexal adhesions, distal tubal occlusion, tubal occlusion secondary to tubal ligation, tubal pregnancies, müllerian anomalies and intrauterine adhesions. Fertil Steril 1988;49:944.

阴道恶性和癌前病变的手术治疗

　　阴道上皮内瘤变(vaginal intraepithelial neoplasia, VAIN)是发生在阴道的癌前病变,当宫颈和外阴发生原位癌或浸润癌时,阴道内频发 VAIN,VAIN 也可发生在宫颈和外阴癌治疗数年后,巴氏宫颈癌检验法常可发现阴道原位癌或 VAIN-3 病变,阴道镜加 5% 醋酸染色和定向活检可以对病变的位置和分级作出可靠的诊断。

低度病变（VAIN-1）的进展的可能很低，处理方法和低度 CIN 一样：对其定期复查监测。中 - 重度病变（VAIN-2、VAIN-3）需局部手术切除或 CO_2 激光消融病变组织，阴道褶的不规则表面使治疗时不易看清楚。阴道上皮内瘤变的复发率高于同样方法治疗的宫颈上皮内瘤变，治疗失败率为 25%。文献报道的阴道内表面应用 5-FU 属于说明书外用药，失败率高于切除术和激光消融术。阴道表面应用 5-FU 可致疼痛性阴道溃疡，不容易愈合，仅限于慎重选择的患者。广泛的阴道上皮内瘤变应部分或全部切除阴道，另行皮肤移植术以保留性功能，对老年、性不活跃的患者可以在切除阴道后选择阴道闭合术。

阴道浸润癌少见，占不到妇科恶性肿瘤的 2%，阴道原发癌少见，大多数为宫颈癌和外阴癌的扩散而来，按照惯例，阴道癌同时伴有宫颈癌和外阴癌时，应将其归类为宫颈癌或外阴癌，真正的阴道癌应起源于阴道。85% 的阴道癌为鳞状细胞癌，其次为腺癌，常含有透明细胞。阴道罕见的原发肿瘤包括混合型中胚层瘤、葡萄样肉瘤（胚源性横纹肌肉瘤）、肉瘤、起源于中肾管或副中肾管的腺癌、胚源性癌以及恶性黑色素瘤。

阴道癌的常见临床症状：有 65% 患者停经后阴道流血，有 30% 的患者阴道持续性分泌物。大多数阴道癌位于阴道上 1/3 的前壁和后壁，这些部位容易被阴道窥器遮盖，所以容易漏掉，除非医生上下移动窥器，仔细观察阴道所有部位。确诊有赖于活检。

阴道癌分期依据 FIGO 分期，多采用临床分期而非手术分期，见表 39-2。鳞状细胞癌多见于停经后患者，但青少年患者也可发生鳞状细胞癌。阴道透明细胞腺癌多见于 25 岁以下的女性，多起源于阴道腺病。己烯雌酚（diethylstilbestrol，DES）可增加阴道腺癌的患病率，未暴露 DES 的女性发病率为 1∶50 000，而在宫内暴露 DES 人群发病率为 1∶1000。尽管本国不再生产 DES，医生也不再开 DES，但是在环境和一些食品添加剂中发现了 DES 及其类似物。

表 39-2 阴道癌的 FIGO 分期

FIGO 分期	描述	TNM 分级
0 期	原位癌；上皮内瘤变 3 级	Tis，N0，M0
I 期	癌灶局限于阴道壁	T1，N0，M0
II 期	癌灶波及阴道下组织，但未达盆壁	T2，N0，M0
III 期	癌灶扩散至盆壁	T2，N1，M0
		T2，N1，M0
		T3，N0，M0
		T3，N1，M0

续表

FIGO 分期	描述	TNM 分级
IV 期	癌灶扩散超出真骨盆或者侵犯膀胱和直肠黏膜。大泡状水肿的存在，不应归于 IV 期	
IVa 期	肿瘤侵及膀胱和或直肠黏膜和或超过真骨盆	T4，任意 N，M0
IVb 期	扩散至远处器官	任意 T，任意 N，M1

阴道癌治疗常采用与宫颈癌治疗方案类似的放疗联合化疗增敏的治疗方法。根治性手术如根治性子宫和阴道切除术可用于小的阴道上段病变，尤其是位于上段后壁的病变，因为后壁更利于获得恰当的切缘。对年轻的透明细胞癌患者，只要能够做到切缘阴性，首选手术切除。50% 的患者初次就诊时肿瘤已穿透阴道壁，侵及膀胱和直肠的很常见。I 期的生存率为 70%，II 和 III 期的生存率降至 40%。

Fine BA et al: The curative potential of radiation therapy in the treatment of primary vaginal carcinoma. Am J Clin Oncol 1996;19:39.

Manetta A et al: Primary invasive carcinoma of the vagina. Obstet Gynecol 1990;76:639.

宫颈恶性疾病的手术治疗

宫颈癌是美国妇女第 12 位常见恶性肿瘤，但在世界妇女中仍居第二位。几乎所有的宫颈癌源于高危型 HPV 的持续感染，常见的有 HPV16、18 和 45。低危型 HPV 如 6 和 11 感染可引起尖锐湿疣，很少引起宫颈癌。因大多数的 HPV 感染经性接触传播，故可认为宫颈癌属于性传播疾病。性交年龄过早、性伴侣过多，感染高危型 HPV 的风险就会增高。人群中 HPV 感染很常见，有 80% 的人可检出 HPV 抗体，提示曾感染过 HPV。大多数 HPV 感染者，在其体内可引起免疫反应，会在平均需要 2 年时间内消灭体内 HPV 病毒感染。30 岁后持续感染高危型 HPV，其宫颈癌的发病率是普通人群的 400 倍。吸烟或饮食中缺乏叶酸和胡萝卜素的妇女，持续性 HPV 感染和进展为宫颈癌的风险增高。进展为宫颈癌的过程一般比较缓慢，宫颈癌有效的筛检方法包括巴氏涂片和高危型 HPV DNA 检测，以及阴道镜的分层检查。低度病变常常自行消退，对其治疗将会造成对生育的潜在影响，因此低度病变不需治疗。2006 年，FDA 通过了 HPV 首个疫苗来初级预防 HPV 感染，此种疫苗目标人群是性活动前的青春期少女。尽管此类疫苗只选择性的预防最常见的高危型 HPV 感染，且有可能促使其他类型的 HPV 的流行，但随着疫苗接种的广泛应用,未来可以很大程度地降低宫颈癌的发生。

鳞状细胞癌在宫颈癌中占 75%,其次为腺癌和腺鳞癌。肉瘤(混合性中胚层瘤、淋巴肉瘤)少见。近年宫颈腺癌的发病率逐年升高,现在大约占宫颈癌的 25%。

多数宫颈癌源自癌前病变,经过数年发展而来。宫颈原位癌好发于 40 多岁,浸润癌在 40~50 岁的围绝经期妇女多见。宫颈癌一旦发生浸润,可直接扩散至阴道和宫旁组织,或经淋巴管转移至闭孔和髂淋巴结,偶可转移至主动脉旁淋巴结。因为并不是所有的宫颈癌适合手术治疗,故宫颈癌分期为临床分期。国际上通用的 FIGO 分期,见表 39-3。淋巴结转移的可能性随原发病变程度的加重而增加,淋巴结转移率在 I 期为 12%,II 期达 30%,III 期 45%,IV 期 80%。

▶ 不典型增生和原位癌

在过去的 50 年,成功的筛查已明显降低了宫颈癌及其癌前病变的发生率和死亡率。目前对下生殖道,包括外阴、阴道和宫颈均建议进行筛查,本章前面已提及。一旦筛查出病变,应恰当且及时地分层处理。高度鳞状上皮内病变和原位癌常无症状。

阴道镜检查宫颈是评估不典型增生、原位癌和早期浸润癌的金标准。Lugol 碘实验可作为阴道镜检查的有效的辅助方法。宫颈及阴道正常的成熟鳞状上皮组织含有糖原,经 Lugol 碘染色可呈深棕色,不典型增生细胞缺乏糖原,染色呈淡黄色。

阴道镜指导下的活检用于以下异常所见:包括醋酸白区域、异形血管、溃疡、乳头状病灶。对于活检确诊的低度宫颈上皮内瘤变(CIN-1)处理要保守,因为这些病灶常会自行消失,发生恶变的几率很低。活检发现的高度不典型增生病灶,包括中度不典型增生(CIN-2)、高度不典型增生(CIN-3)和原位癌(CIN-3),应给予冷凝破坏或电环切除。治疗要破坏或切除整个转化区,即鳞柱交界处。这两种治疗方法患者耐受性好,门诊即可进行。青少年患者例外,临床医生必须跟进治疗指南。一些不典型增生,包括鳞状上皮不典型和大部分腺上皮不典型增生,可以扩展到宫颈管内。对于扩展到宫颈管内阴道镜难以看到的病灶,应在手术室冷刀锥切活检。电环切和冷刀锥切都可增加日后早产的危险性,对患者要仔细分层治疗,电环切和冷刀锥切仅用于需要切除的患者。

▶ 浸润癌

早期基质浸润的微灶浸润通常无症状。大的病灶常引发绝经后出血(46%)、月经间期出血(20%)或性交后出血(10%)。水样或是恶臭的阴道分泌物可能是唯一的症状。疼痛是癌症晚期侵犯盆骨侧壁,坐骨神经或股骨神经受压的典型症状。检查宫颈可见溃疡或菜花状病灶,触血阳性。尽管由于炎症或坏死碎片的遮

表 39-3　宫颈癌 FIGO 分期

FIGO 分期	描述	TNM 分级
0 期	原位癌	Tis
I 期	宫颈癌局限于子宫(无论是否侵犯到宫体)	T1
I A 期	由显微镜下发现的浸润性癌;肉眼可见的病灶,甚至包括浅表浸润都属于 TIB-1	T1a
I A1 期	向基质方向浸润不超过 3mm 和水平方向浸润不超过 7mm	T1a1
I A2 期	向基质方向浸润 3~5mm 以及水平方向浸润不超过 7mm	T1a2
I B 期	宫颈处肉眼可见的癌灶或者显微镜下癌灶较 TIA2 大	T1b
I B-1 期	癌灶最大径不超过 4cm	T1b1
I B-2 期	癌灶最大径超过 4cm	T1b2
II 期	肿瘤浸润超过子宫,但是未达到盆壁或者阴道 1/3	T2
II A	肿瘤未侵及子宫旁组织	T2a
II B	肿瘤侵及子宫旁组织	T2b
III 期	宫颈癌侵犯盆壁和(或)阴道下 1/3 或引起肾积水或肾无功能	T3
III A	肿瘤侵犯阴道下 1/3,未侵犯盆壁	T3a
III B	肿瘤侵犯盆壁或引发肾积水或肾无功能	T3b
IV 期	宫颈癌波及邻近器官黏膜或远处转移	
IV A	肿瘤侵犯膀胱或者直肠黏膜和(或)超出真骨盆	T4
IV B	远距离转移	M1

盖,巴氏涂片的假阴性率接近 50%,这些患者的细胞学检查仍常可发现脱落的恶性细胞。

▶ 鉴别诊断

慢性宫颈炎表现与宫颈癌相似。宫颈息肉常为良性,可活检明确是否为恶性。Nabothian 囊肿为良性,很容易识别,但有时外观怪异,可行活检进行鉴别。

▶ 自然病程

宫颈癌侵犯子宫旁可导致输尿管梗阻,引发输尿管积水、肾积水、尿毒症。双侧输尿管梗阻可导致肾衰

甚至死亡。侵犯闭孔和髂淋巴结导致淋巴梗阻造成淋巴水肿。盆腔侧壁神经,特别是坐骨神经可受到压迫,导致坐骨神经痛,背骶部、臀部和腿部疼痛。肿瘤侵犯膀胱或直肠常导致膀胱阴道或直肠阴道瘘,特别是放疗术后。可发生肺、肝、脑、骨骼的广泛转移。

▶ 治疗

宫颈癌按照分期采取不同的治疗方案。微小浸润癌,包括ⅠA-1期,淋巴转移的机会低于1%,要保留生育能力可行保守性的宫颈锥形切除,如无生育要求,可行单纯的子宫切除术。根治性子宫切除术联合双侧盆腔淋巴结清扫术适于ⅠA-2、ⅠB及ⅡA期。根治性子宫切除术是比单纯子宫切除范围更广的手术方式,包括宫骶韧带和主韧带、阴道上1/3,以及盆腔、闭孔以及腹主动脉旁淋巴结。可通过剖腹或腹腔镜行根治性子宫切除术。根治性子宫切除术与单纯或子宫全切除术不同。具体手术步骤见表39-4。

宫颈癌根治术的并发症包括出血、感染、血栓以及发生率低于1%的输尿管阴道瘘、膀胱阴道瘘、直肠阴道瘘。早期癌放疗结合顺铂化疗增敏可达到与手术相似的治疗效果,但患病率可能升高。

近年来开展的经阴道宫颈根治性切除结合腹腔镜盆腔淋巴结切除术,主要选择性用于ⅠA-2期及病灶小于2 cm的ⅠB-1期患者,可保留患者的生育能力。宫颈、支持韧带和阴道上部切除范围同根治性子宫切除术,但可以保留宫体。超过300名患者的术后妊娠报告显示,10%的患者在妊娠中期流产,但有72%的患者妊娠持续到37周以后。

对于晚期宫颈癌,即FIGO分期ⅡB期以上,应给予外照射、腔内照射放疗并同步化疗增敏。至少有5个随机对照实验证实在放疗期间同时给予以顺铂为主的每周的化疗可延长生存期。影响生活质量的放疗远

期并发症包括放射性膀胱炎和直肠炎,但其发生率低且可治疗。1%~3%接受放疗的患者在多年以后可能发生严重的膀胱炎和直肠炎,引起出血、瘘及狭窄。放射性坏死及弥漫性辐射性盆腔纤维化罕见。对生殖道的照射可破坏子宫功能,卵巢功能衰竭在所难免,除非手术将卵巢移出盆腔。放疗后骨盆内持续性或复发性病变可行盆腔廓清术治疗。

▶ 预后

生存时间与确诊时的期别密切相关。Ⅰ期患者如接受适当治疗,5年的生存率达90%,根治性子宫切除术后切缘及淋巴结无侵犯的患者可达96%。Ⅱ期患者5年生存率为65%,Ⅲ期患者为45%,Ⅳ期患者低于10%。

Morris M et al: Pelvic radiation with concurrent chemotherapy compared with pelvic and para-aortic radiation for high-risk cervical cancer. N Engl J Med 1999;340:1137.

Rose PG et al: Concurrent cisplatin-based radiotherapy and chemotherapy for locally advance cervical cancer. N Engl J Med 1999;340:1144.

Wright TC Jr et al: 2006 consensus guidelines for the management of women with cervical intraepithelial neoplasia or adenocarcinoma in situ. Am J Obstet Gynecol 2007;197:340.

盆底缺陷的手术治疗

(一) 膀胱膨出、直肠膨出及尿失禁

要理解盆底支持组织缺陷需具备盆腔脏器及其支持组织解剖关系的系统知识。过去认为,这些缺陷发生是由于阴道分娩时对盆底肌肉、神经和结缔组织的牵拉和撕扯所致。当今认为盆底缺陷大多发生于结缔组织的撕裂和损伤后。原因包括:分娩时的牵拉、挤压或撕裂,同时还包括一些腹压增加因素,如:慢性便秘、提拿重物、肥胖及长期咳嗽。吸烟、营养不良和缺乏盆底组织锻炼是可能加重盆底组织缺陷的一些原因。盆

表39-4 子宫切除术的类型

解剖结构	筋膜外1型	改良根治术2型	根治术3型
子宫	切除	切除	切除
卵巢	选择性切除	选择性切除	选择性切除
宫颈	切除	切除	切除
阴道	无	切除1~2cm	阴道切除上1/3
输尿管	不动	沿阔韧带解剖出	沿阔韧带解剖出
主韧带	在宫颈旁切断	在输尿管穿出阔韧带处切断	在骨盆侧壁处切断
骶韧带	在宫颈旁切断	部分切除	在骶骨根部切断
膀胱	推至宫颈外口	推至阴道上部	推至阴道中部
直肠	不动	推到宫颈下方	推到阴道中部

底组织缺陷的症状包括盆腔压迫感、盆腔脏器的脱出感、阴道突出的包块（膀胱膨出、直肠膨出、宫颈脱出或这些均有可能）、压力性尿失禁、大便失禁，以及其他的排便困难。

全面检查通常要求患者取截石位和站立位，并要求做屏气排便和咳嗽动作。阴道的支持组织由筋膜和肌肉组成，分为三个水平，见图39-5。水平Ⅰ包括子宫颈及阴道上1/3。水平Ⅰ支持组织的组成：上方由宫骶韧带、盆腔内筋膜和平滑肌构成；侧方为主韧带；前方为耻骨宫颈筋膜。水平Ⅱ为阴道中段的支持组织，侧方与盆筋膜腱弓相连，前方为耻骨宫颈筋膜，后方为Denonvillier筋膜，即直肠阴道隔。水平Ⅲ支持阴道下段及尿道组织，前方为连接耻骨联合的泌尿生殖膈，侧方为肛提肌，后方为会阴体。盆腔脏器脱垂量化法（pelvic organ prolapse quantification，POPQ）由国际尿控协会（International Continence Soeiety，ICS），美国妇科泌尿协会（American Urogynecology Society，AUGS）和妇科医师协会（Society of Gynecological Surgeons，SGS）制定（图39-6）。用POPQ法对盆底缺陷进行解剖定位和分期以及后续治疗方案的制定有指导意义。阴道前壁脱垂和膨出通常是由于膀胱膨出、阴道周围缺损和前壁肠疝。解剖学上阴道后壁缺陷通常因直肠膨出和后壁肠疝导致。

评估盆腔缺陷的解剖位置一些辅助试验是必要的，包括：棉签尿道活动度检查（Q-tip）、膀胱尿道镜检查、膀胱内压测量图、肛门镜检查、结肠镜检查、肛门测压法和经肛门超声检查。在决定手术治疗前一定要排除慢性泌尿道感染。对大便失禁者，术前要排除胃肠道病症如肠应激综合征、艰难梭状芽胞杆菌及其他原因引起的腹泻、吸收不良等。

修复盆底缺陷针对缺陷解剖位置进行。盆底支持组织的缺陷常先采用非手术的方法。如：POPQ评分轻到中度缺陷的绝经后妇女可用一些缓解症状的方式治疗，可局部用雌激素，做增强盆底肌肉的Kegel体操，或放置子宫托支持盆底结构。子宫托是一种惰性材料，被制作成各种形状和大小用于不同的患者。子宫托放入阴道后机械性地支持盆底结构，达到暂时性缓解症状的目的。子宫托对于不愿受手术和不能耐受手术的人来说是一种好选择。

▶ 鉴别诊断

尿道憩室可能会和膀胱膨出相混淆，都表现为阴道前壁膨出。可触及一个弥散的肿块，按压和推挤后尿道有浑浊或脓性的分泌物。阴道囊肿如Gartner管和Skene管囊肿有时会和膀胱支持组织缺陷混淆。

▶ 治疗

盆底组织缺陷的分类包括：前部缺陷、阴道穹窿脱垂、子宫脱垂、肠疝、后部缺陷、尿失禁和大便失禁。

A. 前部缺陷

前部缺陷，包括膀胱膨出和阴道旁缺陷，通常与尿失禁并存。压力性尿失禁是尿液不自主流出。压力性

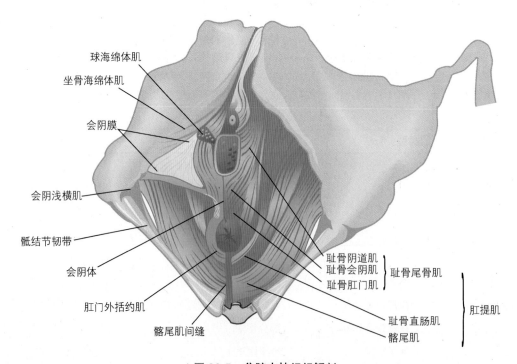

球海绵体肌
坐骨海绵体肌
会阴膜
会阴浅横肌
骶结节韧带
会阴体
肛门外括约肌
髂尾肌间缝

耻骨阴道肌
耻骨会阴肌   耻骨尾骨肌
耻骨肛门肌

耻骨直肠肌   肛提肌
髂尾肌

▲图39-5 盆腔支持组织解剖

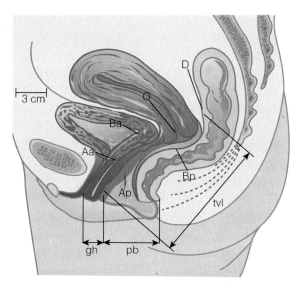

盆腔器官脱垂定量分期法（POPQ）评估指示点和分期		
指示点	内容描述	范围
Aa	阴道前壁中线距处女膜3cm	−3~+3cm
Ba	阴道前壁最远点	−3~+TVL
C	宫颈或阴道顶端	−TVL~+TVL
D	后穹窿（先前未全切除子宫）	−TVL~+TVL
Ap	阴道后壁中线距处女膜3cm	−3~+3cm
Bp	阴道后壁最远点	−3~+TVL
GH	阴裂（尿道中段到PB）	没有限制

▲图 39-6　盆腔器官脱垂评估表

量化盆腔器官支持有 6 个点（前壁两点 Aa、Ba,顶端两点 C、D,后壁两点 Ap、Bp）、阴裂（GH）、会阴体（PB）和阴道总长度（TVL）。用厘米标记各点距离处女膜长度。正数表示位于处女膜缘外,负数表示位于处女膜上方

尿失禁是因咳嗽、提拿重物和做屏气用力动作时腹压增高导致的尿液流出,并非逼尿肌收缩引起。压力性尿失禁可在检查通过患者时让其咳嗽证实。压力性尿失禁需要和其他常见的尿失禁来鉴别,如急迫性和充盈性尿失禁。急迫性尿失禁时膀胱逼尿肌收缩或者痉挛,尿失禁常伴尿急。混合性尿失禁为压力性尿失禁和急迫性尿失禁的并存。充盈性尿失禁表现为一个连续而缓慢的遗尿,可合并其他类型尿失禁的症状。它可以通过测定排尿后膀胱内有大量的残余尿来区分。压力性尿失禁矫正术后 10%~15% 的患者会出现急迫性尿失禁。

正常情况下,尿道近端位于泌尿生殖膈上方,且与膀胱同时适应腹压的变化。在阴道前部缺陷的患者中,腹压的增加引起尿道近端的高活动,以及膀胱基底降至阴道内。膀胱内压大于括约肌压力,因而造成遗尿。内括约肌功能不足是引起压力性尿失禁的另一个机制。危险因素包括尿失禁术后、放射治疗后和年龄 50 岁以上。

前部解剖缺陷的修复包括阴道前壁修补术,或阴道侧部缺陷的修补术。压力性尿失禁的治疗常用耻骨后膀胱尿道悬吊术,采用 Burch 术式或 Marshall-Marchetti-Kranz 术式。两种术式 5 年手术成功率接近85%。复发及复杂的压力性尿失禁患者一般可用悬吊法或移植物加强支撑。移植物可用内源性的筋膜制成

如腹直肌筋膜,或者由外源性的同种异体移植物、异种移植物和合成网片。同既往相比,移植物治疗包括悬吊带术或阴道无张力尿道中段吊带（TVT）术,明显减少了术后患病率。对于尿道内括约肌障碍或不适合手术治疗的压力性尿失禁患者,在尿道膀胱连接部填充增加出口压力的胶原膨胀剂,是一种损伤程度最低的治疗方法。

B. 脱垂

脱垂,为水平 I 支持组织功能不足引起的有症状的阴道上段组织和(或)子宫下降。脱垂常伴盆腔前部或后部组织缺陷。

阴道脱垂的治疗通常用经阴道单侧骶骶棘韧带韧带悬吊（SSLS）术,或经腹阴道骶骨固定术,有开腹和腹腔镜两种方法。在 SSLS 术中,阴道上段缝合在宫骶韧带上。经腹阴道骶骨固定术中,用网片将阴道上段和骶骨韧带前部缝合连接。子宫脱垂的治疗往往通过子宫切除术结合 SSLS 术或经腹阴道骶骨韧带固定术。若保留子宫,可以用宫骶韧带折叠术或者上述手术方法。脱垂的手术治疗的效果并没有那么理想,约有 1/3 的患者会因复发而再次手术,相比较而言,阴道骶骨固定术结果会更稳妥些。

C. 肠疝

肠疝是指发生于阴道和直肠间的疝。诊断方法有骨盆检查时的触诊和经阴道超声检查。手术治疗要求

修复直肠阴道膈顶部损伤的筋膜,可以用开腹、腹腔镜或经阴道的方法,具体还要结合是否要切除子宫等制定治疗方案。

D. 后壁缺陷

后壁缺陷,包括直肠膨出和肛门括约肌功能缺陷,常合并大便失禁或排便困难。大便失禁是指不自主排便和排气。

大便失禁的病因包括腹泻、肠道动力增加、神经功能紊乱如糖尿病、脊髓损伤、多发性硬化、盆腔支持组织缺陷包括肛门括约肌损伤等。这需详细测试盆底水平Ⅱ和水平Ⅲ支持组织,以及肛门括约肌的张力和自主收缩功能。其他检查包括查清病因的肛门测压法、经肛门超声、MRI、结肠镜检查、排便造影和肌电图扫描法肠道造影和肌电图扫描法。手术治疗前先治愈腹泻疾病及肠应激综合征等。

非手术治疗包括用药物减缓食物流动时间、膨胀剂、生物反馈和电刺激疗法。

后部缺陷的修补包括阴道后壁修补术,主要为后筋膜的修复,还有括约肌成形术或直肠脱垂修补术。

对于不考虑保留性功能的患者,缝合(阴道封闭术)或切除(阴道切除术)阴道也是可行的方法。

Black NA et al: The effectiveness of surgery for stress incontinence in women: a systematic review. Br J Urol 1996;78:497.

Bump RC et al: Epidemiology and natural history of pelvic floor dysfunction. Obstet Gynecol Clin North Am 1998;25:723.

Bump RC et al: The standardization of terminology of female pelvic organ prolapse and pelvic floor dysfunction. Am J Obstet Gynecol 1996;175:10.

DeLancey JOL: Anatomic aspects of vaginal eversion after hysterectomy. Am J Obstet Gynecol 1992;166:1719.

DeLancey JOL: Structural support of the urethra as it relates to stress urinary incontinence: the hammock hypothesis. Am J Obstet Gynecol 1994;170:1713.

Nygaard IE et al: Abdominal sacrocolpopexy: a comprehensive review. Obstet Gynecol 2004;104:805.

Olsen AL et al: Epidemiology of surgically managed pelvic organ prolapse and urinary incontinence. Obstet Gynecol 1997; 89:501.

(二) 尿瘘

泌尿道与阴道间的瘘包括膀胱阴道瘘、输尿管阴道瘘、尿道阴道瘘等,其中膀胱阴道瘘最常见。多数尿瘘继发于盆腔手术时的意外损伤或缺血。缺血的潜在原因包括放疗对盆腔脏器血管系统的损害。其他国家常见的原因是分娩时产程延长或难产引起的缺血性损伤,但在我国少见。尿瘘也可因肿瘤侵袭、异物残留及慢性炎症引起。

相比而言,大多数尿瘘继发于妇科手术而非泌尿系和结肠直肠手术。经腹全子宫切除术是最容易造成膀胱阴道瘘的术式。技术经验丰富、解剖结构娴熟的手术医生术后患者尿瘘风险最低。若术中发现损伤需立即修补,手术后发生的尿瘘的修补手术需待炎症消退后进行。

▶ 症状和体征

尿瘘的症状是阴道漏尿。如果瘘口在尿道远端,患者只在排尿时阴道漏尿。膀胱阴道瘘及输尿管阴道瘘常出现在阴道穹窿附近,尿道阴道瘘开口于阴道前壁。

窥器检查时阴道顶端可见到尿液淤积。对多数非放疗患者而言,瘘孔很小肉眼难以辨认。可疑膀胱阴道瘘可用导尿管向膀胱内注射稀释的亚甲蓝溶液或者消毒灭菌的牛奶来证实,然后检查阴道穹窿部是否有这些溶液流出。瘘管小漏尿速度很慢时,可在阴道内放入一个棉球,将亚甲蓝溶液缓慢注入膀胱内15~20分钟后移开棉球,检测是否有蓝色液体。如未查出膀胱阴道瘘,静脉内注入亚甲蓝溶液或者靛胭脂溶液,这些溶液会通过输尿管排泄。最好用棉球填塞阴道30分钟,以便有充分的染色时间。

其他发现瘘孔的诊断方法有:膀胱镜检查、膀胱造影和静脉肾盂造影。

▶ 治疗

非放疗引起的未感染尿瘘,通过导尿管充分引流膀胱内尿液,多数小瘘孔可自行愈合。一些较大瘘孔或经保守治疗失败的较小瘘孔需手术修补。手术修补大约需等待8~12周,使组织水肿和炎症反应消失。过早修补失败率高。手术治疗前,治疗泌尿系统感染,用防护性油膏保护皮肤的完整性。

治疗膀胱阴道瘘有很多技巧,如经阴道分层缝合瘘口的Latzko术式或经腹用网膜填充来修补。手术原则包括使用好而精细的无损伤缝线,无张力缝合以及术后保持膀胱空虚。对输尿管阴道瘘的治疗,如输尿管的损伤发生于盆底部,行输尿管膀胱吻合术;若损伤点在盆腔较高部位,行输尿管输尿管吻合术。这些手术通常需开腹,也可使用腹腔镜。放疗照射过的组织上的瘘孔因组织慢性缺血原位修补困难,需球海绵体肌或股薄肌皮瓣移植提供血液,确保修补成功永久。

(三) 直肠阴道瘘

直肠阴道瘘可继发于产科损伤、盆腔手术、宫颈或者直肠癌、放射治疗、肠道炎性疾病或肠憩室。患者自诉肠内气体或粪渣从阴道排出,阴道分泌物恶臭,有时伴出血。瘘孔可通过阴道镜检查及直肠指诊证实。较小的瘘孔可用钡餐灌肠和乙状结肠镜检查帮助诊断。

为了减少瘘孔修补术后的感染和失败,严格的肠道准备非常必要,包括:低渣饮食、应用抗生素和术前清洁灌肠。阴道下1/3的直肠阴道瘘一般需要12周的时间使周围组织的炎症消退与水肿消失后手术,阴道上2/3的直肠阴道瘘在修补术前一般要行结肠造瘘术,且修补术后,结肠造口需保留2~3个月。

如瘘孔由肠道炎性疾病引起,如Crohn病,要控制好原发病，否则术后易复发。一些通过治疗难以缓解症状的患者可能需回肠造瘘术或经腹直肠会阴联合术。放射和癌症相关的瘘孔很难修复，结肠造瘘术可明显缓解症状。

Tancer ML et al: Genital fistulas secondary to diverticular disease of the colon: a review. Obstet Gynec Surv 1996;51:67.
Woo HH et al: The treatment of vesicovaginal fistulae. Eur Urol 1996;29:1.

▼ 上生殖道

子宫良性疾病的手术治疗

(一) 先天性子宫发育异常

先天性子宫重复缺陷少见，据报道发生率0.4%~1%，并且通常是在复发性自然流产、早产、胎先露异常、胎盘滞留和产后出血等检查时发现(见图39-1)。这些异常包括：子宫纵隔、双角子宫(即子宫有两个角)、双子宫，后者是由完全的两个子宫体及宫颈组成。这些异常通常在体格检查时发现，特别是合并胎位异常和早产等的产科并发症时。MRI检查或子宫输卵管造影可帮助确诊，如还不能确诊，可结合超声或腹腔镜检查。宫腹腔镜联合检查有益于确定手术矫正方法。

手术矫正子宫发育异常的目的是为了预防妊娠相关并发症的发生。子宫纵隔引起的自然流产率是双角子宫的二倍，据报道完全性子宫纵隔患者的流产率达88%。子宫纵隔通过纵隔切除术来治疗，多数患者通过宫腔镜分离或切除纵隔，术后成功受孕率高达86%。相比较而言，经腹的子宫成形术适用于较宽或较厚的纵隔，或双角子宫，楔形切除宫底肌层，使子宫的两个角重建一起。这种手术会导致子宫腔缩小。经腹子宫成形术后的妊娠因自然分娩子宫破裂风险增高应选择剖宫产。

American Fertility Society classification of müllerian anomalies. Fertil Steril 1988;49:944.
Grimbizis G et al: Hysteroscopic septum resection in patients with recurrent abortions or infertility. Hum Reprod 1998;13:1188.
Heinonen PK: Reproductive performance of women with uterine anomalies after abdominal or hysteroscopic metroplasty or no surgical treatment. J Am Assoc Gynecol Laparosc 1997;4:311.
Hensle TW et al: Vaginal reconstruction. Urol Clin North Am 1999;26:39.
Li S et al: Association of renal agenesis and müllerian duct anomalies. J Comput Assist Tomogr 2000;24:829.

(二) 子宫异常出血

子宫异常出血可发生在任何年龄段。女性新生儿常见自限性的少量阴道流血，是由于出生后血液循环中从母体带来的雌激素水平下降所致。

生育年龄人群中异常阴道出血的持续时间及出血量对于探索病因来说至关重要。月经过多，是指正常经期时出血过多或者出血时间过长。月经频发是指月经周期小于3周，而子宫不规则出血是指月经间期的子宫出血。

月经过多可能由于子宫存在器质性病变，如子宫平滑肌瘤、子宫腺肌症和子宫内膜息肉。功能失调性子宫出血是指非器质性子宫病变，往往由子宫外因素引起，如患者体内雌激素、孕激素水平异常，可分为无排卵性的、排卵过少性的和黄体萎缩不全性的。这些情况多见于青春期及围绝经期的妇女。月经频发往往继发于甲状腺功能减退引起的子宫内膜增殖期缩短。子宫不规则出血的原因包括子宫内膜息肉、黏膜下子宫平滑肌瘤、凝血机制紊乱、肉芽肿型的炎症如子宫内膜结核、宫颈或宫体癌症。生育年龄的妇女阴道不规则出血时不能忽略妊娠。

绝经后阴道出血是指绝经期一年后的阴道不规则出血，需要警惕，因为这可能是子宫内膜癌的症状。绝经后出血需充分评估，包括活组织检查及激素水平测定，出血原因大部分可归结于良性疾病，如子宫内膜萎缩性改变、良性子宫息肉、宫颈炎及外源性雌激素撤退。绝经后阴道出血的患者中15%的患者诊断为子宫内膜癌，但与年龄相关：50岁的妇女中为2%，而相同症状的80岁妇女中为60%。宫颈癌也可表现为绝经后阴道出血。使用外源性的雌激素类药物如雌激素替代疗法及使用雌激素类似物如阿替洛尔也可能导致绝经后阴道出血。也有很小的可能是由于存在卵巢能产生雌激素的肿瘤、凝血机制异常或环境中的雌激素样物。少量棕褐色到大量鲜红色的绝经后阴道出血都需进一步检查。要想到癌症的可能，需充分排除。

▶ 临床表现

仔细询问病史，详细进行盆腔检查包括宫颈脱落细胞检查。检查时常能发现阴道、宫颈、子宫和附件病变。全血细胞计数及测定红细胞数量能评估慢性失血的程度。其他的血液学检查，如甲状腺功能和凝血功能检测有时也是需要的。

35岁以上的妇女异常出血或脱落细胞学检查为任何类型的腺细胞不典型增生，或者任何年龄的妇女脱落细胞学检查结果为腺细胞不典型增生，或者为妇科癌症的高危人群，子宫内膜诊刮是一种必要的协助诊断方法。活组织检查需要在月经周期中选择一个适当的时机，当怀疑无排卵性出血时可选在月经周期的第16天诊刮，增生异常及癌症可能时可在任何时期诊刮。大多数患者在检查室用普通的吸宫术就能完成内膜样本的取材，肥胖患者或者宫颈狭窄患者需在手术室扩张宫颈后刮宫。育龄妇女需排除妊娠后行诊刮术。

宫腔镜检查，是在膨宫后的宫腔内插入细的可视镜直接观察子宫内膜，并且能在可疑的病灶部位直接取材。宫腔镜检查对诊断出血病因及同时治疗如行子宫内膜息肉切除非常有价值。宫腔镜检查可在门诊完成,当反复出血或对治疗无效或者怀疑存在如子宫内膜息肉、子宫黏膜下平滑肌瘤等器质性子宫病变时,宫腔镜检查更是一个好的选择。

阴道超声是测量子宫内膜厚度的一个有用的方法并且能协助诊断是否有子宫息肉及平滑肌瘤等异常。绝经后妇女如子宫内膜厚度≤4mm,患癌症的可能性不大。子宫内膜活检术仍是可取的,除非因技术原因等不能实施。超声检查时在宫腔内注入盐水,可以提高子宫内膜病变诊断的准确性。

▶ 治疗

诊断性刮宫对多数子宫出血既能诊断又能治疗。根治性治疗针对子宫异常出血病因进行。

非肿瘤病变引起的子宫异常出血首选药物治疗,许多症状通过药物治疗可以治愈,并不需要手术治疗。因平滑肌瘤、内膜增生等引起的月经过多所致的慢性失血用孕激素治疗可以缓解。促性腺激素释放激素激动剂(GnRHa)能导致闭经,可在平滑肌瘤术前使用。拮抗孕激素的米非司酮可使子宫平滑肌瘤变小,但有增加子宫内膜增生的风险。无排卵功能失调性子宫出血可用周期性孕激素或口服避孕药治疗。若妇女有受孕要求,可用促排卵药物,如氯米芬。控制大量出血可应用大剂量复方口服避孕药,每天3~4次,每次1片,持续3~4天,用一个星期多的时间逐渐减至每天1片;或者可以选择静脉注射结合雌激素,每4小时25mg,这个方案也可以用来治疗急性出血,后续用孕激素,以防发生不规则出血。急性出血控制后,续用口服避孕药维持治疗。另一种维持治疗方法是宫内放置带有左炔诺黄体酮的宫内节育器(IUD),这可以使大约25%的患者闭经,其他患者月经量减少。子宫内膜病检无异常时,排卵期月经过多可用非甾体抗炎药物改善症状。

如症状一直持续不能缓解则需手术治疗。子宫平滑肌瘤引起出血的治疗将在本章后面介绍。严重而顽固的功能性子宫出血很少需行子宫切除术。子宫内膜切除术,包括Nd:YAG激光法、电凝法或其他一些子宫内膜切除设备,可以用在药物难以治愈的未绝经患者。内膜切除要求子宫腔大小和形态正常。只有20%的妇女在内膜切除术后闭经,大约1/3的患者最终接受子宫切除术。宫腔内放置含有左炔诺黄体酮的宫内节育器(IUD)是与子宫内膜切除术有同等效果的治疗方法。

内膜萎缩病变引起的绝经后出血,可以用雌、孕激素周期或序贯治疗。绝经后阴道出血如属使用雌激素引起的生理性撤退性出血可停用雌激素或者变为序贯方案。治愈子宫内膜息肉切除术有效,但息肉容易复

发。子宫内膜癌禁忌用雌激素治疗,选择手术治疗,并且术后需根据肿瘤的分期和分级选择辅助治疗。分化好的子宫内膜癌年轻妇女,要求保留生育功能时,选择大剂量孕激素治疗,3/4取得了成功。

Randall TC: Progestin treatment of atypical hyperplasia and well-differentiated carcinoma of the endometrium in women under age 40. Obstet Gynecol 1997;90:434.

A randomized trial of endometrial ablation versus hysterectomy for the treatment of dysfunctional uterine bleeding: outcome at four years. Aberdeen Endometrial Ablation Trials Group. Br J Obstet Gynaecol 1999;106:360.

Smith-Bindman R et al: Endovaginal ultrasound to exclude endometrial cancer and other endometrial abnormalities. JAMA 1998;280:1510.

Stewart A: The effectiveness of the levonorgestrel-releasing intra-uterine system in menorrhagia: a systematic review. Br J Obstet Gynaecol 2001;108:74.

(三) 子宫腺肌病

子宫内膜腺体及间质出现在子宫肌层中称为子宫腺肌病。有症状的子宫腺肌病多见于35岁至绝经期间的妇女。症状有:痛经、月经量过多、月经频发、子宫不规则出血及性交痛。常合并其他部位子宫内膜异位症。绝经后症状明显缓解。

盆腔检查时,子宫轻度至中度增大,常有触痛,尤其是在月经周期的分泌期。术前诊断困难,超声及子宫内膜活检都不能明确诊断。MRI T2加权成像会更有诊断价值,敏感度可达70%,特异度可达86%。确诊需在子宫切除术后。

▶ 鉴别诊断

子宫平滑肌瘤比较常见,许多症状与子宫腺肌病相似。低度恶性的子宫内膜间质肉瘤少见,易与子宫腺肌病混淆,这是一种进展缓慢的恶性肿瘤,易局部复发,偶尔可远处转移至卵巢、腹膜表面或肺脏。此种肿瘤不能完全切除,后续治疗包括盆腔放射治疗及激素疗法,需要根据肿瘤的分期及雌孕激素受体水平决定。

▶ 治疗

无论双侧附件是否切除,全子宫切除是唯一彻底有效的治疗方法。激素治疗可能对缓解症状有效,特别对接近绝经的患者。绝经后症状明显减轻。

Fedele L et al: Treatment of adenomyosis-associated menorrhagia with a levonorgestrel-releasing intrauterine device. Fertil Steril 1997;68:426.

Vercellini P et al: Transvaginal ultrasonography versus uterine needle biopsy in the diagnosis of diffuse adenomyosis. Hum Reprod 1998;13:2884.

Vercellini P et al: Treatment with a gonadotropin releasing hormone agonist before endometrial resection: a multicentre, randomised controlled trial. Br J Obstet Gynaecol 1996;103:562.

(四) 平滑肌瘤

约20%~30%的育龄妇女会发生子宫平滑肌瘤,即子宫肌瘤。子宫肌瘤具体发病率难以确定,因为很多子宫肌瘤无临床症状而未被诊断。黑人妇女该病的

发生率比白人、亚洲人和葡萄牙妇女高三倍。其他危险因素有肥胖、未生育和初潮过早或不孕等。肌瘤源于平滑肌细胞的单克隆增殖,受雌激素、孕激素和生长因子的刺激。肌瘤在妊娠期生长加快而绝经后逐渐消退。肌瘤通常多发且大小相差径庭,从几毫米到塞满下腹部不等。平滑肌瘤可在子宫的任何部位生长。根据生长部位具体分为生长于子宫肌层的肌壁间肌瘤、外凸于子宫表面的浆膜下肌瘤、子宫内膜下方的黏膜下肌瘤。其他类型肌瘤有通过富含血管的条索与子宫相连的带蒂肌瘤、位于阔韧带两叶之间的阔韧带肌瘤和距子宫较远而从邻近器官获得血供的寄生性肌瘤。

临床表现

子宫肌瘤的临床症状取决于肌瘤的位置、数目和大小。常见的症状有月经过多、经期延长、盆腔压迫症状、腹围增大、尿频、性交痛、腰背酸痛和便秘。子宫肌瘤也可继发不孕,特别是导致宫腔增大或变形的黏膜下肌瘤。胎盘位置异常、胎位不正、胎盘早剥以及宫缩乏力等妊娠不良结局与子宫肌瘤密切相关。自然变性引起的显著性疼痛需要治疗。黏膜下平滑肌瘤更容易引起月经过多、月经频繁以及子宫不规则出血。

妇科双合诊检查时,子宫可触到结节状增大的橡皮样质感的组织。软而痛是肌瘤变性的特征。较大的肌瘤腹部检查时即可触到。

子宫肌瘤所引起急性或慢性的子宫异常出血能导致贫血。对子宫不规则出血的妇女应该做子宫内膜活检以排除子宫内膜癌。盆腔超声是诊断子宫肌瘤最有用的方法。子宫超声造影或宫腔镜检查对确诊子宫黏膜下肌瘤有用。MRI的费用较高,应该选用在鉴别肉瘤或剔除前定位肌瘤。肌瘤压迫到输尿管时,影像学检查有肾积水表现。

鉴别诊断

子宫平滑肌肉瘤罕见但却是具有侵袭性。0.23%的平滑肌瘤手术中,发现肉瘤。生长迅速的子宫肌瘤,即1年增长6cm以上,恶性的可能性不到0.1%。绝经后妇女,子宫增大,恶性的可能性增加。即使有报道称MRI T1/T2加权成像可预测肉瘤,多数肉瘤在术前仍难诊断。切面上,平滑肌瘤边界清楚,为灰白色、漩涡状、有假包膜的实体性肿瘤。若病变组织缺乏明确的包膜,呈坏死样外观或软而易碎,就有必要行冰冻切片检查。这些表现提示病变可能为肉瘤。

其他需要鉴别的包括卵巢实体肿瘤。增大的子宫也可能是子宫腺肌病或是尚未发现的妊娠。对所有可疑的病例,有必要做妊娠试验检查。

治疗

无症状肌瘤不需任何治疗。月经过多及月经频发的妇女可周期性或持续性应用口服避孕药或孕激素治疗。术前用GnRH激动剂可以缩小肌瘤并且引起闭经。

长期应用GnRH激动剂能导致骨质疏松。应用抗孕激素药物米非司酮可以明显缩小肌瘤的体积,但是能导致子宫内膜增生过长。未绝经的妇女停止药物治疗后肌瘤会很快生长。

有症状的患者药物治疗无效时,还有几种治疗方法可供选择。子宫肌瘤切除术是为保留子宫先行肌瘤剔除后修复子宫肌壁。子宫肌瘤切除术通常用于需要保留生育能力的患者。一些不需要保留生育能力而希望保留子宫的妇女也可选择这个术式。子宫肌瘤切除术根据肌瘤的位置、数量和大小可选用开腹、腹腔镜或宫腔镜术式。已生育而不需要切除子宫的妇女可选用子宫动脉栓塞术或超声引导聚焦手术,两者的治疗目的均是缩小肌瘤体积。栓塞术是用血管造影的方法通过栓塞病变部位的血管减少子宫血流,据报道子宫和肌瘤可以减小1/3~1/2,80%~90%的妇女出血及盆腔压迫症状得到改善。子宫切除术是对有症状肌瘤妇女的彻底治疗。除开腹全子宫切除手术外,还有阴式子宫切除术、次全子宫切除术和腹腔镜子宫切除术。

预后

80%的妇女肌瘤切除术后症状得到改善。50%的妇女肌瘤术后会复发,10%的妇女因肌瘤复发需二次手术治疗。

American College of Obstetricians and Gynecologists: ACOG practice bulletin #16, surgical alternatives to hysterectomy in the management of leiomyomas. May 2000 (replaces educational bulletin number 192, May 1994). Int Gynecol Obstet 2000;73:285.

Hanafi M: Predictors of leiomyoma recurrence after myomectomy. Obstet Gynecol 2005;105:877.

Hurst BS et al: Uterine artery embolization for symptomatic uterine myomas. Fertil Steril 2000;74:855.

Lefebvre et al: The management of uterine leiomyomas. J Obstet Gynaecol Can 2003;25:396.

子宫恶性疾病的手术治疗

(一) 子宫内膜癌

子宫内膜癌在美国是最常见的妇科恶性肿瘤,为经绝后妇女的首发肿瘤。子宫内膜癌依据病因学分为I和II两型。I型较常见,是雌激素长期刺激子宫内膜的结果,大多数雌激素为内源性雌酮。雌酮是由外周脂肪细胞产生的雄烯二酮经芳香化酶转化而成。肥胖妇女产生过多的雌激素,成为内膜癌的高危人群。绝经后妇女使用外源性雌激素而不用孕激素的话,很大程度上增加了患子宫内膜癌发生的风险。同样,其他雌激素受体激动剂如用于治疗和预防乳腺癌的阿替洛尔也可增加患子宫内膜癌发生的风险。其他增加子宫内膜癌风险的因素有糖尿病、初潮早、绝经晚和少产。口服避孕药对子宫内膜癌有预防作用。持续无排卵的育龄妇女如多囊性卵巢综合征患者患病风险也增高。

伴有不典型增生的子宫内膜复杂型增生是 I 型子宫内膜癌的癌前病变,病变组织常表达雌激素和孕激素受体。II 型子宫内膜癌包括:未分化或者低分化癌、乳头状浆液性癌、透明细胞癌、腺鳞癌,病变组织很少表达雌激素和孕激素受体,不认为是雌激素刺激的结果。影响子宫内膜癌预后的因素包括:病历分级、组织学类型、子宫肌层浸润深度、宫颈是否累及、肿瘤的大小、子宫外是否侵犯。

子宫内膜癌的手术分期见表 39-5。

表 39-5　子宫内膜癌的 FIGO 分期

FIGO 分期	描述	TNM 分期
0 期	原位癌	Tis
I 期	癌局限于宫体	T1
I A	癌局限于子宫内膜	T1a
I B	癌侵犯肌层 <1/2	T1b
I C	癌侵犯肌层 ≥1/2	T1c
II 期	癌累及宫颈,无子宫外病变	T2
II A	仅宫颈黏膜腺体受累	T2a
II B	宫颈间质受累	T2b
III 期	癌局部或阴道播散	T3(N1)
III A	癌累及浆膜和(或)附件和(或)腹腔细胞学阳性	T3a
III B	阴道受累(直接侵犯或转移)	T3b
III C	盆腔和(或)主动脉旁淋巴结转移	T(任何),N1
IV A	癌累及膀胱或直肠黏膜	T4
IV B	远处转移,包括腹腔内转移和(或)腹股沟淋巴结转移	M1
G1	≤5% 非鳞状的实性生长类型	
G2	6%~50% 非鳞状的实性生长类型	
G3	>50% 非鳞状的实性生长类型	

▶ 临床所见

绝经后出血是 90% 的子宫内膜癌患者的首发症状,对绝经后出血应考虑到癌症,除非有证据排除。绝经后出血的常见病因有:激素替代所致的生理性出血(27%)、良性息肉(7%~23%)、宫颈炎(6%~14%)、子宫内膜癌(13%~16%)、内膜萎缩(10%)和宫颈癌(1%~4%),约 20%~23% 的病例查不出明确原因。宫腔积脓或积血的宫颈狭窄高度提示子宫内膜癌。疼痛不是常见症

状。40%~80% 的子宫内膜癌阴道细胞学阳性,但根据阴道细胞学阳性来诊断子宫内膜癌并不可靠。用一次性活检材料进行子宫内膜活检灵敏度高。如子宫内膜活检不能确诊,分段式诊刮可以明确诊断。

低分化或组织学类型恶性程度高的 II 型子宫内膜癌转移相对较早。转移灶可以出现在阴道、盆腔局部和主动脉旁淋巴结、卵巢、肺、脑和骨。子宫内膜癌治疗后复发最常见的部位是阴道穹窿部。

▶ 预防

口服避孕药证实可降低子宫内膜癌危险性达50%,与用药时间长短有关。无排卵的患者接受孕激素,就像绝经妇女的雌激素替代治疗,可以减少子宫内膜癌的风险。口服避孕药和激素替代疗法中的孕激素可以下调雌激素受体,使子宫内膜萎缩。

▶ 治疗

子宫内膜癌根据手术进行分期,分期手术可以通过剖腹或腹腔镜施行。I 型子宫内膜癌的根治性手术包括全子宫切除术、双侧输卵管卵巢切除术、盆腔和主动脉旁淋巴结清扫术和盆腔冲洗液细胞学检查。对于 II 型子宫内膜癌,还应行乳房切除术。低危的 I 型患者可不做淋巴结清扫术,例如未侵及肌层的 G1 小病灶。

如果宫颈严重受累,患者可术前放疗,后行全子宫切除术、双侧输卵管卵巢切除术、盆腔和主动脉旁淋巴结清扫和盆腔冲洗液细胞学检查。或者直接行根治性全子宫切除术加双侧输卵管卵巢切除术、盆腔和主动脉旁淋巴结清扫术。根治性全子宫切除术包括阴道上1/3,主韧带和子宫骶韧带切除。

对宫颈受累(II 期)、I 型 G3 病变浸润深肌层、或是阴道受累(III B 期)患者,应行盆腔辅助放疗。随机对照试验表明,相比放疗,化疗(顺铂 + 阿霉素)可提高 III C 期淋巴结阳性患者的生存率。II 型子宫内膜癌,例如浆液性乳头状癌,不论期别,术后容易复发,常用放化疗联合的综合治疗。

转移或复发的病灶通常根据病灶位置、大小和组织学类型综合治疗,包括手术、放疗和(或)化疗。化疗常采用顺铂联合紫杉醇或阿霉素,或三药联用。I 型的转移癌可用孕激素治疗。

▶ 预后

根据组织的病理分级和侵犯肌层的程度,I 期患者 5 年生存率约 70%~90%。II 期患者 5 年生存率降至 60% 左右。未分化癌、深肌层浸润和缺乏雌孕激素受体者,预后均差。

American College of Obstetricians and Gynecologists: ACOG practice bulletin #65, clinical management guidelines for obstetrician-gynecologists. August 2005: management of endometrial cancer. Obstet Gynecol 2005;106:413.
Rose PG: Endometrial carcinoma. N Engl J Med 1996;335:640.

(二) 子宫肉瘤

子宫肉瘤组织学类型分 3 种：平滑肌肉瘤、子宫内膜间质肉瘤和癌肉瘤。子宫肉瘤很少见，大约占子宫肿瘤的 3%。除了直接浸润，子宫肉瘤也可通过血行和淋巴途径转移。肺和肝是转移和复发的常见部位。

肿瘤局限于盆腔器官的患者，治疗包括全子宫切除术、双侧输卵管卵巢切除术、盆腔和腹主动脉旁淋巴结清扫术、大网膜切除术和盆腔冲洗液细胞学检查。没有一项随机试验可以证明辅助治疗（化疗或放疗）能提高生存率。然而，基于这些肿瘤的不良预后，术后可以选择个性化放疗或化疗。放疗可以减少盆腔复发，但不能改善总体生存期。

子宫肉瘤患者的病情发展依赖于肿瘤的分级和分期。每 10 倍视野下超过 10 个有丝分裂相的平滑肌肉瘤预后很差，大约 2/3 的患者 5 年内复发。恶性混合性苗勒瘤患者大约 40% 可以存活。孤立的、晚期复发的肺部平滑肌肉瘤切除受累肺叶，2 年生存率能达 50%。

转移和复发平滑肌肉瘤对吉西他滨联合紫杉醇治疗反应可能最高。高剂量孕激素治疗分化较高的转移性子宫内膜肉瘤疗效好。异环磷酰胺联用顺铂或者异环磷酰胺联用紫杉醇对癌肉瘤疗效好。

Gonzalez-Bosquet E et al: Uterine sarcoma: a clinicopathological study of 93 cases. Eur J Gynaecol Oncol 1997;18:192.
Levenback CF et al: Uterine sarcoma. Obstet Gynecol Clin North Am 1996;23:457.

(三) 妊娠滋养细胞疾病

妊娠滋养细胞疾病是指来源于胎盘组织的肿瘤，是很特别的肿瘤，因为它们的遗传物质来自于父亲，因此这种肿瘤具有与患者不同的遗传物质和标记。妊娠滋养细胞疾病可以分为浸润前型和浸润型两种类型。浸润前型包括完全性和部分性葡萄胎。

在美国、加拿大和西欧地区，700~2000 次妊娠可发生一次葡萄胎；在亚洲，这种概率为 1∶85~1∶520 妊娠。葡萄胎在 40 岁以上的妇女中较为常见。前次妊娠滋养细胞疾病病史显著地增加以后妊娠复发的危险。

葡萄胎的大体外观与胎儿循环缺失情况下的绒毛水肿有关。组织形态学可提示滋养细胞增生的程度。根据细胞遗传学和组织病理学，葡萄胎可分为完全性和部分性。它们之间的特征比较见表 39-6。大部分完全性葡萄胎核型为 46XX，染色体均来自父系。部分性葡萄胎通常为三倍体，常见核型为 69XXX 或 69XYY，2 套或 3 套染色体来自父系。完全性葡萄胎无胎儿生长，部分性葡萄胎通常可见一个多发畸形的小胎儿。

浸润型妊娠滋养细胞疾病分为侵蚀性葡萄胎、绒毛膜癌或胎盘部位滋养细胞肿瘤。15% 完全性葡萄胎，以及 3.5% 部分性葡萄胎患者可发生侵蚀性葡萄胎。4% 完全性葡萄胎和 0.6% 部分性葡萄胎患者可发

表 39-6 葡萄胎的特征

特点	完全性葡萄胎	部分性葡萄胎
核型	46XX（90%） 46XY（10%） 均来自父系	三倍体（90%） 69XXX 或 69XXY 二倍体（10%） 46 条染色体来自父系
胎儿	无	常有
绒毛水肿	明显，弥漫	局限
胎儿红细胞	无	常有
滋养细胞增生	重度	轻~中度
局部浸润率	15%	3.5%
转移的概率	4%	0.6%

生转移。3%~7% 葡萄胎和 1/40 000 足月妊娠可发生绒毛膜癌。所有绒毛膜癌的患者中，50% 继发于葡萄胎，25% 继发于自然流产，25% 继发于足月妊娠。胎盘部位滋养细胞肿瘤（PSTT）是很少见的一种类型，截止 1991 年，文献只报道了 55 例。

侵蚀性葡萄胎的滋养细胞增生，绒毛侵入肌层。绒毛膜癌的合体滋养细胞无绒毛，呈片状生长，侵入子宫肌层或其他组织。常见坏死和出血。胎盘部位滋养细胞肿瘤由中间型滋养细胞组成。

β- 人绒毛膜促性腺激素（beta-human chorionic gonadotropin，β-hCG）是除胎盘部位滋养细胞肿瘤以外的所有妊娠滋养细胞疾病有价值的临床常用标志物。胎盘部位滋养细胞肿瘤的人胎盘催乳素（hPL）可能升高。

▶ 临床发现

葡萄胎的常见临床表现是阴道出血，97% 的完全性葡萄胎和 73% 的部分性葡萄胎可发生。盆腔检查时，50% 的完全性葡萄胎和 8% 的部分性葡萄胎子宫比妊娠月份大。50% 的完全性葡萄胎患者，在高水平 β-hCG 的刺激下，生理性卵泡可变为卵巢黄素化囊肿。经过适当治疗后，β-hCG 水平降低，黄素化囊肿通常可以消失。27% 完全性葡萄胎的妇女可出现子痫前期，部分性葡萄胎则从不出现。由于 β-hCG 与促甲状腺激素有交叉反应，7% 的高水平 β-hCG 的完全葡萄胎妇女，可能发展为甲状腺功能亢进。大的完全性葡萄胎负压吸引术中和术后，可能并发滋养细胞肺栓塞，为一种少见而潜在致命的并发症。

超声或 β-hCG 水平可确诊。完全性葡萄胎的妇女中有 46% 的血清 β-hCG 水平大于 100 000mIU/ml，高水平值持续至妊娠 12 周后，这种现象不会发生在正常妊娠。水肿的绒毛在超声图像表现为多个、小的"落雪状"影。部分性葡萄胎，如果胎儿存在，通常很小，且

合并多发畸形。

▶ **鉴别诊断**

先兆流产或稽留流产常有相似的阴道出血症状，两者比妊娠期滋养细胞疾病更常见。多胎妊娠子宫大于、β-hCG 高于妊娠月份，应与之鉴别。

▶ **并发症**

转移最常见于绒毛膜癌，其他浸润型妊娠滋养细胞疾病也可发生。最常见的转移部位为肺(80%)、阴道(30%)、盆腔(20%)、脑或肝(10%)、肠道、肾或脾脏(<5%)。与其他肿瘤不同，在多数患者的转移性病灶仍然可以治愈。

▶ **治疗**

葡萄胎诊断一旦确诊，应行清宫术。所有标本都要做组织病理学和细胞遗传学检查。卵巢黄素囊肿在葡萄胎治疗后可退化，不要手术切除。

清宫术后，每周监测血清 β-hCG 水平，直至正常后3周，之后每月监测，根据处理前危险因素的评估情况，持续 6~12 个月。若血 β-hCG 值持续 3 周不降，或连续 2 周持续增高，需要考虑是否为浸润型妊娠滋养细胞疾病，包括侵蚀性葡萄胎或绒毛膜癌。为防止再次妊娠对 β-hCG 值的影响，监测期间有效避孕非常重要。

浸润性或持续性妊娠滋养细胞疾病的患者需要对癌转移的可能性进行评估，包括：盆腔检查，头部、胸部、腹部和骨盆的 CT 扫描，全血细胞计数和肝肾功能检测。有时判定中枢神经系统是否有隐匿的转移需做腰椎穿刺。

妊娠滋养细胞肿瘤分期见表 39-7。与大多数肿瘤不同，妊娠滋养细胞疾病的分期是基于预后因素而非解剖学分期。当今的 FIGO 分期结合了解剖学分期和改良的 WHO 预后评分系统。解剖学 I 期，危险因素常常低，解剖学Ⅳ期，危险因素常常高。Ⅱ期和Ⅲ最好根据改良的 WHO 预后评分进行分层。记录时同时用解剖学分期和 FIGO 改良的 WHO 评分，中间用冒号隔开。

I 期患者和要求保留生育能力的低危患者首选单药化疗。对于不要求保留生育能力的侵蚀性葡萄胎患者可用子宫切除和辅助化疗治疗。单药治疗首选甲氨蝶呤或更生霉素。这两种药物都有毒副作用，需在妇科肿瘤专家或临床肿瘤专家指导下使用。中危和高危因素的妊娠滋养细胞疾病需要一个积极的联合化疗方案。据报道最有效的治疗方案是依托泊苷、甲氨蝶呤、更生霉素、环磷酰胺及长春新碱(EMACO)。偶有转移病灶需手术或放射治疗，中枢神经系统有转移灶时有

表 39-7　FIGO 妊娠滋养细胞肿瘤(GTN)的解剖学分期

FIGO 分期	描述
I	病变局限于子宫
Ⅱ	病变扩散，但仍局限于生殖器官，包括附件、阴道、阔韧带
Ⅲ	病变扩散至肺，有或无生殖系统病变
Ⅳ	所有其他部位转移

被 FIGO 采纳的改良的 WHO 预后评分系统

描述	得分			
评分因子	0	1	2	4
年龄(岁)	<40	≥40		
前次妊娠种类	葡萄胎	流产	足月产	
距前次妊娠时间(月)	<4	≥4,≤7	7~13	≥13
治疗前 β-hCG 值(mIU/L)	$<10^3$	$10^3 \sim 10^4$	$10^4 \sim 10^5$	$\geq 10^5$
肿瘤大小,包括子宫(cm)	–	3~5cm	≥5cm	–
转移部位	肺	脾、肾	胃肠道	肝、脑
转移病灶数月	0	1~4	5~8	>8
先前失败化疗			单药	联合化疗

总分：如果评分≥7分,患者高危需多药联合化疗。当今的分期结合了解剖学分期和改良的 WHO 预后评分系统。分期要求记录解剖学分期和 FIGO 改良的 WHO 评分,中间用冒号隔开。例如：妊娠滋养细胞肿瘤(Ⅳ:8)

时需鞘内注射甲氨蝶呤。

▶ 预后

妊娠滋养细胞肿瘤治疗预后非常好,包括肺转移患者,肺转移仍被认为是低危因素。据报道即便是高危转移患者,5 年生存率仍达 85%。在以后妊娠中,妊娠滋养细胞疾病复发的相对危险性为 20%~40%,而经过系统治疗后,复发率不超过 5%。在以后妊娠时,建议做 B 超检查。分娩后需要检查胎盘,并且监测 β-hCG 值直到正常。

American College of Obstetricians and Gynecologists: ACOG practice bulletin #53, diagnosis and treatment of gestational trophoblastic disease. Obstet Gynecol 2004;103:1365.

Berkowitz RS et al: Chorionic tumors. N Engl J Med 1990;335:1740.

Bower M et al: EMA/CO (etoposide, methotrexate, dactinomycin, cyclophosphamide, vincristine) for high-risk gestational trophoblastic tumours: results from a cohort of 272 patients. J Clin Oncol 1990;15:2636.

Newlands ES et al: Recent advances in gestational trophoblastic disease. Hematol Oncol Clin North Am 1999;13:225.

输卵管良性疾病的手术

(一)输卵管疾病所致的不孕

不孕是指性生活正常未避孕而达 1 年未孕。约 15% 的夫妇发生不孕,其中大约 40% 因男性因素所致,这些因素包括精子数少、活动率低及形态异常。盆腔器官解剖结构异常是女性不孕的最常见的单一原因,其中输卵管因素最多。

输卵管性不孕常见原因包括急性或慢性输卵管炎、子宫内膜异位症,以及阑尾炎穿孔或手术所致的粘连。衣原体和淋球菌感染是引起输卵管破坏所致不孕的常见原因。输卵管绝育术后要求再通也是输卵管手术的原因之一。1/3 的不孕夫妇存在不止一种因素。

▶ 病史

要重点询问患者有无性传播疾病、盆腔感染、盆腔手术、周期性腹痛或性交痛等病史。

▶ 临床表现

盆腔检查了解子宫大小及活动度,附件区是否有子宫内膜异位囊肿或输卵管积水。子宫直肠陷窝或子宫骶韧带结节及触痛常提示子宫内膜异位症。超声检查发现等回声包块提示子宫内膜异位症或输卵管积水。经宫颈向宫腔注入显影剂的输卵管造影可发现输卵管梗阻及部位。一般先采用水溶性染料,如果发现输卵管梗阻再采用油剂造影,据报道输卵管油剂造影有一定的治疗作用。

如果不能确定盆腔是否存在解剖结构的异常则需要行腹腔镜检查。腹腔镜下粘连松解、子宫内膜异位病灶清除等治疗性干预对不孕症可能有效。若对子宫输卵管造影正常者行腹腔镜检查,24% 的患者可发现轻度子宫内膜异位,6% 的患者发现存在盆腔粘连。

▶ 治疗

输卵管整形术可重塑输卵管的完整性。轻度粘连所致的输卵管异常较严重的瘢痕性损害更容易取得满意的治疗效果,减少组织损伤和炎症的手术技巧也有助于改善治疗效果。这些手术技巧包括无创性夹持组织、显微外科技术、腹腔镜以及防粘连剂的使用等。输卵管积水一般采取输卵管切除术以提高体外受精的成功率。影响治疗效果的其他因素有患病夫妇的年龄以及是否存在诸如排卵障碍或男性不孕等其他不孕因素。

近年来,体外受精技术更广泛地用于治疗输卵管梗阻或多种因素所致的不孕。宫内外同时妊娠或多胎妊娠的发生率在体外受精者中较一般人群明显增高。

▶ 预后

患者年龄和输卵管病变的严重程度是影响手术成功的关键。小于 35 岁轻度粘连的妇女成功率最高,近 70%。输卵管病变严重者成功率降至 15%。输卵管手术后异位妊娠的可能性增加 20 倍,术前存在输卵管瘢痕者异位妊娠率达 10%。体外受精的成功率与方式有关,近年来总体在持续提高。采取输卵管手术还是体外受精应在比较各自的费用和成功率后权衡决定。

Benadiva CA et al: In vitro fertilization versus tubal surgery: is pelvic reconstructive surgery obsolete? Fertil Steril 1995;64:1051.

Bildirici I et al: A prospective evaluation of the effect of salpingectomy on endometrial receptivity in cases of women with communicating hydrosalpinges. Hum Reprod 2001;16:2422.

Marcoux S, Maheux R, Berube S: Laparoscopic surgery in infertile women with minimal or mild endometriosis. Canadian Collaborative Group on Endometriosis. N Engl J Med 1997;337:217.

Spielvogel K et al: Surgical management of adhesions, endometriosis, and tubal pathology in the woman with infertility. Clin Obstet Gynecol 2000;43:916.

Watson A et al: Liquid and fluid agents for preventing adhesions after surgery for subfertility. Cochrane Database Syst Rev 2000;2:CD001298.

Watson A et al: Techniques for pelvic surgery in subfertility. Cochrane Database Syst Rev 2000;2:CD000221.

(二)异位妊娠

异位妊娠是受精卵着床于子宫内膜以外的部位,其发病危险因素有:输卵管手术史、异位妊娠史、盆腔炎或衣原体感染史,以及辅助生殖后的妊娠。吸烟和不孕史也可增加异位妊娠的风险。95% 以上的异位妊娠发生于输卵管,通常在壶腹部,少见的部位为位于子宫肌层内的输卵管间质部。异位妊娠罕见的部位包括宫颈、卵巢、大网膜、盆腔及腹腔。子宫内外同时妊娠的宫内外复合妊娠的自然发生率为 1∶30 000,但在接受辅助生殖技术者中发病率增至 0.1%~1%。

异位妊娠的发病率约为 2%,但其准确的发病率难以确定,因部分异位妊娠在明确诊断之前可能已吸收,而且部分早期异位妊娠经药物治愈而未被报道。早孕妇女若出现下腹痛或阴道流血,则异位妊娠的可能性增加 4 倍。异位妊娠最基本的致病性在于输卵管或其他种植部位破裂导致的出血可能。异位妊娠未被及时诊断治疗可致患者发生出血性休克及死亡。

▶ **症状和体征**

患者多表现为停经被诊断为早孕,继之许多患者出现不规则阴道流血。异位妊娠早期可无任何症状,腹痛的情况也可多种多样。异位妊娠破裂的典型表现有严重的腹痛、肩部反射痛,以及血循环不稳定的表现。盆腔检查附件区可有也可无包块。受异位妊娠激素水平的影响,子宫常稍大变软。

▶ **诊断**

妊娠后滋养细胞产生的 β-hCG 在受精卵种植后不久就可以检测出。β-hCG 值呈对数上升,48 小时翻倍。85% 的正常妊娠中,β-hCG 每 48 小时至少上升 66%,在早孕的后期 β-hCG 则呈稳定的平台。在 85% 的异位妊娠中,β-hCG 上升缓慢。单靠 β-hCG 值难以区分异位妊娠和宫内胚胎死亡。

经阴道超声检出异位妊娠的敏感性几乎达 100%,但要注意区分假孕囊,即易被误诊为宫内孕囊的宫内积液。真正的孕囊位于宫腔一侧,可看到胚胎极。如果 β-hCG 阳性且其值高于阴道超声发现宫内孕的界值,但宫内未见孕囊则强烈提示异位妊娠。宫内孕 β-hCG 的界值为 1500 ~3000mIU/ml,受患者体重指数、超声设备质量以及超声工作者的经验影响。通过超声检查来确定异位妊娠的部位远没有诊断宫内孕准确。

其他有价值的化验有血细胞计数来评估有无贫血和血清黄体酮测定。黄体酮值在正常妊娠中的变异较大,故而限制了其在异位妊娠诊断中的应用。

▶ **治疗**

若发现 β-hCG 变化异常,如呈平台、上升缓慢,或下降,则需要行超声检查。如果 β-hCG 低于宫内孕界值,则可行吸宫术来区分宫内胚胎死亡和异位妊娠。尽管在早早孕时吸宫有时不易发现绒毛,β-hCG 升高而吸宫术未见到绒毛仍强烈提示异位妊娠。

异位妊娠的治疗有手术和药物之分。手术治疗异位妊娠是决定性的,但手术比药物治疗创伤大,费用高。药物治疗在对 90% 的合适患者有效。药物治疗用甲氨蝶呤,适宜指征包括血循环稳定,无甲氨蝶呤禁忌证。相对禁忌证包括孕囊大于 3.5cm、有心管搏动或 β-hCG 大于 15 000mIU/ml。甲氨蝶呤单一疗程用药的有效率达 84%,多疗程用药可提高成功率。用药后 4~7 天内 β-hCG 的下降低于 15% 则表明需要重复用甲氨蝶呤治疗或手术。对 Rh 阴性的患者,无论接受药物还是手术治疗,均应给予 RHo(D) 免疫球蛋白。其他药物有氯化钾、前列腺素类及米非司酮,但对这些药物的研究较甲氨蝶呤少。

选择手术治疗异位妊娠意在尽量去除异位妊娠,保留输卵管功能。在血循环稳定的患者常选择腹腔镜。如果患者因内出血腹部膨胀或休克,则应紧急开腹手术。如果输卵管总体是健康的,可行输卵管造口术,即在输卵管游离缘患病部位切开,清除妊娠产物,留下其余的输卵管。如果输卵管严重受损,则应行输卵管部分或全部切除术。若采用了保留输卵管的保守性手术,则术后需监测 β-hCG 直至正常。

对病情稳定、β-hCG 小于 200mIU/ml 且逐渐下降的患者也可选择保守疗法。应告知患者异位妊娠破裂和出血的危险,随时做好急诊手术的准备。

American College of Obstetricians and Gynecologists: ACOG practice bulletin #3, medical management of ectopic pregnancy. December 1998.

Practice Committee of the American Society for Reproductive Medicine: Early diagnosis and management of ectopic pregnancy. Fertil Steril 2004;82:S146.

▶ **避孕**

避孕可通过可复性的或永久性的方法达到预防非意愿妊娠的目的。可复性的方法包括:口服、皮下激素避孕药;长效注射孕激素;宫内节育器(IUD);避孕套等。现代 IUD 含有孕激素或金属铜,向宫腔小量释放从而抑制精子活力并阻碍受精。放置时多无需麻醉和扩张宫颈。含铜和孕激素的 IUD 均非常有效且持久。短时间的 IUD 不增加盆腔感染的风险。释放孕激素的 IUD 可减少 50% 的月经量,可以有效地控制异常子宫出血、预防激素替代治疗中的子宫内膜不典型增生,以及治疗子宫内膜不典型增生。

皮下埋植避孕借助同口服避孕药一样的血清低浓度有避孕效果的孕激素,稠厚宫颈黏液,抑制排卵,其避孕失败率与绝育术和宫内节育器相当。作用持续 1~7 年不等,主要取决于埋植棒数、所含的孕激素以及释放系统。同宫内节育器一样,主要副作用为月经的改变:月经量减少,但经期延长,有时发生意外阴道流血。

埋植避孕剂需要在局麻下向皮下插入一次性套针,取出时要在局麻下切一小口。这些程序几分钟即可完成,很少发生疼痛和感染。单根的皮下埋植剂较现已废弃的多根皮下埋植剂使用方便、持续时间短、月经改变更易接受。

在美国每年有 1 百万的流产源于意外妊娠。在怀孕的前三个月内,手动或电动负压吸宫术可保证安全的选择性流产,死亡率低于 1∶200 000。随着孕周的增大,流产的患病率和死亡率增高。

男女双方均可选择永久性的绝育手术。在进行任何一种永久性绝育手术之前,医生都要仔细与患者沟通,确定永久性绝育术是否合适。永久性绝育的恢复费用高,效果差。输精管切除的永久性男性绝育术安全、有效,创伤小,失败率为 1.5/1000。对女性而言,有几种永久性绝育术可供选择，多数方法是开腹或腹腔镜下阻塞或切除输卵管。包括开腹的 Pomeroy、Irving、Uchida 和 Madelener 式式，腹腔镜双级或单极电凝输卵管，以及应用硅胶棒或专用夹（如 Filshie 夹和 Hulka 夹）等。腹部小切口的 Pomeroy 输卵管阻塞术常用于产后绝育术。目前基于宫腔镜寻找输卵管口的经宫颈输卵管阻塞术的专用方法较少。

输卵管结扎术的失败率为 0.7%~3.6%，与宫内节育器和皮下埋植剂的失败率相当。

Darney P et al: *Protocols for Ambulatory Gynecologic Surgery.* Blackwell Science, 1996.
Speroff L et al: *A Clinical Guide for Contraception,* 3rd ed. Lippincott Williams & Wilkins, 2001.

输卵管恶性疾病的手术治疗

输卵管的良恶性肿瘤都非常罕见，输卵管腺癌占不到女性生殖道恶性肿瘤的 1%。BRCA12 突变的妇女患输卵管癌和卵巢癌的风险增高。

输卵管癌最常见的症状是绝经后阴道出血或阴道大量、间断性排液，部分患者可触及附件区包块。肿瘤标志物如 CA125 常升高，但早期输卵管癌或卵巢癌患者 CA125 升高者不到半数。输卵管癌在术前常不能明确诊断。

输卵管癌需要与可引起输卵管远端膨大或梗阻的疾病鉴别，如常见的输卵管梗阻引起的输卵管积液和膨大，即输卵管积水。输卵管积水的常见原因是既往感染或子宫内膜异位症。另一容易混淆诊断的是输卵管周围的单纯囊肿，如输卵管系膜囊肿。这些囊肿常是良性的，为苗勒或午非氏管遗迹。

输卵管癌的 FIGO 分期标准同卵巢癌。

输卵管癌的治疗也与更常见的卵巢癌相同。包括分期手术和肿瘤细胞减灭术，继之根据肿瘤分期和病理级别辅以化疗。有关的手术及术后化疗将会在恶性卵巢疾病的手术章节中进一步讨论。如果病变局限于输卵管，则预后较好。但如同卵巢癌一样，输卵管癌诊断时多已处于晚期，生存率明显降低。

Nikrui N et al: Fallopian tube carcinoma. Surg Oncol Clin N Am 1998;7:363.

卵巢良性疾病的手术治疗

▶ 附件区包块

附件区包块是来源于卵巢、输卵管或阔韧带的异常结构，术前评估有助于鉴别诊断，但确定诊断多需要手术探查和病理检查。

附件区包块的鉴别诊断是复杂的（见表 39-8）。盆腔内任何结构都有可能表现为附件区包块。多为良性，但恶性的可能随年龄的增大而增加。来源于卵巢的持续性附件区包块在绝经前妇女约 10% 为恶性，在绝经后妇女则增至近 50%。

表 39-8　附件区包块的鉴别诊断

卵巢来源	输卵管来源
功能性卵巢囊肿	非赘生性输卵管疾病
黄体囊肿	异位妊娠
卵泡囊肿	输卵管卵巢脓肿 /
卵泡膜黄素囊肿	盆腔炎性疾病
子宫内膜异位囊肿	输卵管积水
多囊卵巢	卵巢周或输卵管周
卵巢良性肿瘤	囊肿
生殖细胞肿瘤	输卵管恶性肿瘤
成熟囊性畸胎瘤	**子宫来源**
上皮性肿瘤	良性病变
浆液性囊腺瘤	带蒂肌瘤
黏液性囊腺瘤	子宫发育异常
间质性肿瘤	未发现的妊娠
纤维腺瘤	恶性肿瘤
纤维瘤	子宫内膜癌
卵泡膜细胞瘤	子宫肉瘤
卵巢恶性肿瘤	**生殖道以外来源**
生殖细胞肿瘤	阑尾及结肠病变
无性细胞瘤	膀胱病变
未成熟畸胎瘤	血管异常
内胚窦癌（卵黄囊）	骨异常
胚胎癌	
绒毛膜癌	
上皮性	
浸润性	
浆液性乳头状癌	
子宫内膜样癌	
黏液性癌	
透明细胞癌	
移行细胞癌	
卵巢交界性肿瘤	
浆液性	
黏液性	
间质性	
支持细胞 - 间质细胞瘤	
成人型颗粒细胞瘤	
幼年型颗粒细胞瘤	

▶ 功能性囊肿

功能性囊肿多见于育龄妇女，但在绝经后妇女也有报道。囊肿一般大于3cm直径,也可达10cm直径,无不典型、坏死、或浸润等病理变化。卵泡囊肿分泌雌激素,黄体囊肿分泌孕激素。正因为这类囊肿分泌性激素,可致停经或不规则阴道流血,易被误诊为异位妊娠。最少见的功能性囊肿是卵泡膜黄素囊肿,是对完全性葡萄胎增高的β-hCG刺激的生理性反应。功能性囊肿多在1~3个月后自然消失,卵泡膜黄素囊肿在原发病治疗后随β-hCG的正常而消失。

正确识别功能性囊肿可以避免许多不必要的手术。典型的功能性囊肿在盆腔检查时为单侧、光滑的囊肿,经阴道超声检查可见单一的液性暗区,β-hCG正常。未经治疗4~6周后超声复查囊肿多消失。85%的功能性囊肿小于6cm,较大的囊肿更容易持续存在。口服避孕药中的性激素对垂体促性腺激素的反馈抑制作用可防止新的功能性囊肿形成,因而有些医师主张用来帮助功能性囊肿的吸收。但既然多数功能性囊肿可以自然消失而无需治疗,也就没必要用性激素来抑制。

大多数功能性囊肿没有症状,但偶尔会发生蒂扭转或破裂,出现急性下腹痛或腰痛。一旦发生蒂扭转,需急诊手术,一般在腹腔镜下在卵巢出现严重缺血坏死之前复位扭转的蒂部,恢复卵巢的血供。如果囊肿破裂,会出现不同程度的腹痛。在个别患者,卵巢出血可导致血循环不稳定而需要手术。对有症状的囊肿破裂,可住院观察24小时,进行血细胞计数和其他系列检查。

▶ 持续性附件区包块

持续性附件区包块很可能是肿瘤。良性肿瘤一般可以由普通妇科医生有效地切除,而恶性肿瘤则需要有经验的妇科肿瘤学专家进行手术分期、肿瘤细胞减灭,以及恰当的辅助化疗来改善治疗结局。合理的手术团队来识别附件区包块可最好的体现患者权益。

对新近发现的附件区包块最有效的评估方法是经阴道超声检查,超声检查可以很好确定包块的形态学特征。医学文献有许多有关卵巢良性及恶性肿瘤形态方面的描述。图39-7所示为卵巢良性肿瘤和卵巢癌的形态特征区别。据报道超声辨别卵巢恶性肿瘤的敏感性为90%~94%,但特异性只有60%左右,通过检测肿瘤血管多普勒波形可将特异性提高至近85%而不降低敏感性。恶性组织较正常组织血流阻力低,因此舒张期血流速与收缩期血流速比率较正常组织增高(图39-8),可用搏动指数来量化。这种测试更专业、昂贵、费时,限制了其有效地应用。MRI似乎可以很好地发现附件区包块的特征,但敏感性较超声检查差一些,尤其对早期交界性卵巢肿瘤,而且费用也远比超声高。

除超声检查之外,肿瘤标志物也有助于鉴别卵巢良恶性肿瘤。理想的肿瘤标志物应只在有癌症时升高,且与疾病程度相关。现实中还没有如此完美的标志物。现有一些卵巢生殖细胞、上皮性及间质恶性肿瘤的标志物。肿瘤标志物的应用应根据临床表现选择,而不是齐用所有的卵巢肿瘤标志物。常用的肿瘤标志物列于表39-9。在未来的几年内会有更多的新标志物被验证,包括基因芯片所发现的多个标志物。例如,卵巢生殖细胞恶性肿瘤患者年龄常小于35岁,单侧,超声检查为实质性包块,所以对符合这些条件的患者肿瘤标志物选择甲胎蛋白(AFP)、β-hCG和乳酸脱氢酶(LDH);上皮性肿瘤为双侧的囊实性包块,CA-125、CA-19-9和CEA是较好的标志物。在未绝经妇女,CA-125在更为常见的子宫内膜异位症等良性疾病也可升高,故解释CA-125升高的意义就较为困难。此外,许多肿瘤标志物在怀孕时升高,使得用来评价妊娠期附件区包块就比较复杂。

美国妇产科学院制定了将有危险特征的附件区包块患者向妇科肿瘤专家转诊的意见。对于绝经后盆腔包块妇女,有以下情况应转诊:CA-125大于35 U/ml;有腹水;结节或包块固定;腹部或远处转移的迹象;或一级亲属中有一个或多个曾患乳腺癌或卵巢癌。对未绝经妇女,转诊建议所不同的是CA-125大于200 U/ml以除外子宫内膜异位症。转诊意见的基础是资料显示肿瘤专家治疗卵巢癌分期更准确、结局更好。

考虑为功能性囊肿的低危包块可期待治疗。持续性或有不良特征的包块应行影像学或肿瘤标志物检查。卵巢肿瘤手术切除的基本原则是不让肿瘤破裂内容物溢入腹腔。卵巢包块不宜穿刺,因包块有可能为恶性,就会造成肿瘤腹腔内播散。对高危的卵巢肿瘤应行卵巢切除术,低危者可行卵巢囊肿切除术。手术路径可经腹腔镜或开腹。腹腔镜适宜于大小可致人标本袋内的囊肿,以防囊肿破裂,内容物溢出。大的、实质性的、或者有腹水、饼状大网膜等转移迹象者需开腹切除。卵巢的保留与否要权衡术后心脏疾患和卵巢癌的风险。即使是绝经后的60岁以下妇女,卵巢对心脏仍有一定的保护作用。

直径小于5cm、CA-125正常的囊性包块即使在绝经后的妇女也认为是低危的,保守处理是有道理的。

ACOG Committee on Gynecologic Practice: American College of Obstetricians and Gynecologists committee opinion #280. The role of the generalist obstetrician-gynecologist in the early detection of ovarian cancer. December 2002 (issued jointly by the SGO). Obstet Gynecol-NY 2002;100:1413.

Aslam N et al: Prospective evaluation of three different models for the pre-operative diagnosis of ovarian cancer. Br J Obstet Gynaecol 2000;107:1347.

Dottino PR et al: Laparoscopic management of adnexal masses in premenopausal and postmenopausal women. Obstet Gynecol 1999;93:223.

Kawai M et al: Transvaginal Doppler ultrasound with color flow imaging in the diagnosis of ovarian cancer. Obstet Gynecol 1992;79:163.

Kinkel K et al: US characterization of ovarian masses: a meta-analysis. Radiology 2000;217:803.

Sassone AM et al: Transvaginal sonographic characterization of ovarian disease: evaluation of a new scoring system to predict ovarian malignancy. Obstet Gynecol 1991;78:70.

良性表现

1. 内部没有回声的单纯囊肿

2. 内部有散在回声的单纯囊肿

3. 多囊回声

4. 无柄或息肉样回声

5. 中央密集的点状回声

6. 多条粗线或细线状回声

7. 多条粗线或细线状回声伴密集部分

8. 有分隔的多囊回声

恶性表现

9. 伴有息肉或缩进壁画样囊状回声

10. 有不规则厚隔或实性的多囊回声

11. 实性（实性部分>50%）
有不规则囊腔的不均质回声

12. 完全实性的均质回声

▲图 39-7　附件区包块的超声鉴别诊断

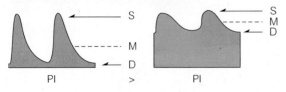

▲图39-8 多普勒波形、搏动指数(PI)显示正常组织与肿瘤组织血液灌注间的客观差异

如果 1/PI>0.8,癌症的可能性为 96%(P<0.01)。右侧的波形显示高舒张期血流、低搏动指数,与癌症的诊断吻合。PI=(收缩期血流峰值 − 舒张期血流峰值)/ 平均血流

表 39-9 卵巢癌的标志物

肿瘤组织学类型	常用的血清标志物
上皮性肿瘤	CA-125、CA-19-9、CEA
乳头状浆液性	CA-125
子宫内膜样癌	CA-125
黏液性	CA-19-9、CEA
生殖细胞肿瘤	AFP、β-hCG、LDH
无性细胞瘤	LDH
内胚窦瘤	AFP
未成熟畸胎瘤	无
混合型	AFP、β-hCG、LDH
绒毛膜癌	β-hCG
性索 - 间质肿瘤	睾酮、雌二醇、抑制素 A 和 B
Sertoli-Leydig	睾酮
颗粒细胞瘤	雌二醇、抑制素 A 和 B

卵巢恶性疾病的手术治疗

卵巢癌根据肿瘤细胞的来源分为:原发于卵巢的上皮性肿瘤、生殖细胞肿瘤、性索 - 间质细胞肿瘤以及其他部位转移而来的转移性肿瘤。其中上皮性肿瘤占到85%,其他三类各占5%。上皮性卵巢癌的高发年龄在50~70岁,而生殖细胞恶性肿瘤更容易发生于30岁以下妇女。间质肿瘤发病年龄呈双峰,高峰年龄为25岁和55岁。卵巢恶性肿瘤的播散除血行和淋巴播散外,最主要的是腹腔种植。

上皮性卵巢癌可以是散发的,也可以是遗传性的。散发性病例似乎与女性一生的排卵数及促性腺激素刺激的时间有关。尚有资料显示一些局部环境因素的影响,如输卵管结扎术可降低卵巢癌的风险,含 ω-3 脂肪酸的高脂饮食增加卵巢癌风险。10% 的卵巢癌是遗传性的。最常见的与遗传有关的卵巢癌有三种情况:位点特异性卵巢癌、乳腺 - 卵巢癌、遗传性非息肉性结直肠癌(hereditary nonpolyposis colorectal cancer, HNPCC)。遗传性 BRCA1 或 BRCA2 基因突变的女性

一生患卵巢癌的风险高达 40%,乳腺癌的风险达 80%。有些种族如德系犹太人和冰岛人高风险基因突变的发生率高。其他增加患病风险的生殖因素有不孕,包括促排卵药的应用。

上皮性卵巢肿瘤有浸润性和低度恶性潜能(即交界性)之分。浸润性占卵巢癌的 80%,发现时常已属晚期。交界性肿瘤的发病年龄较浸润性癌的发病年龄小 10~15 岁,且 80% 在诊断时属 I 期。交界性肿瘤常没有破坏性的间质浸润,但之所以认为是交界性,因其有转移的可能。上皮性肿瘤根据组织学类型分为浆液性、黏液性、子宫内膜样癌、透明细胞癌、移行细胞癌和未分化癌。其中浆液性最常见,占上皮性卵巢癌的 50%。子宫内膜样癌为第二位,约占 24%,有时合并子宫内膜异位症。透明细胞癌占不足上皮性癌的 5%,也易合并子宫内膜异位症,恶性程度更高。黏液性癌占上皮性癌的 15%,可生长巨大。上皮性癌常波及双侧。

生殖细胞肿瘤包括恶性无性细胞瘤、未成熟畸胎瘤、内胚窦瘤、混合型肿瘤、罕见的非妊娠性绒毛膜癌。生殖细胞肿瘤常为单侧,切除时多为 I 期。生殖细胞肿瘤在亚洲和非洲血统女性的发病率为一般人群的 3 倍。比较特殊的是由囊性畸胎瘤恶变而来的成人型癌,可发生于 1% 的囊性畸胎瘤,常为鳞癌。

最常见的性索 - 间质细胞肿瘤包括支持细胞 - 间质细胞瘤(Sertoli-Leydig)、成人型和幼年型颗粒细胞瘤。此类肿瘤常有分泌激素的功能。支持细胞 - 间质细胞瘤最常见于 30 多岁妇女,起源于 Wolffian 管遗迹。罕见,常分泌睾酮,具有去女性化作用(闭经、乳房萎缩)和男性化作用(声音低沉、多毛、阴蒂肥大)。成人型颗粒细胞瘤多见于 60 多岁妇女,多能分泌雌激素,故绝经后阴道出血常见,达 15% 的患者可合并子宫内膜癌。幼年型颗粒细胞瘤主要发生在青少年。类似于生殖细胞瘤,支持细胞 - 间质细胞瘤常为单侧,切除时多为早期。

从其他部位转移而来的转移性癌较为常见。常见的原发部位包括胃肠道(库肯勃瘤)、乳腺、胰腺、淋巴瘤、肾脏。肿瘤为实性、双侧,预后很差。

▶ 临床表现

几乎 90% 的 I 期卵巢癌患者有症状,只有 5% 的患者无症状。常见的症状为胃肠道不适,连续 3 个月,每月平均 12 天。少数情况下可能发生盆腔痛或子宫出血。在检查时,对任何包块都要及时作进一步评估。卵巢的任何包块在确定为良性之前,都应认为可能是恶性的。光滑、活动的包块恶性风险低,实质性、不规则、或固定的盆腔包块恶性可能性大。要进一步分辨包块的性质应行经阴道超声检查和有选择的肿瘤标志物检测,见附件区包块讨论部分。CA-125 在半数的早期卵巢癌中可能为阴性。如果术前怀疑包块为恶性,

应将患者转诊给妇科肿瘤专家。

偶尔,卵巢癌是在施行其他手术或术前未料到的情况下发现,如果在术中发现腹水、可疑癌灶、或乳头时,应完整切除肿瘤并送冰冻病理化验,若诊断为癌症,向妇瘤专家咨询手术分期和肿瘤减灭。

▶ 治疗

卵巢癌的分期是手术分期(表 39-10)。在切除复杂的包块前,先留取腹腔冲洗液做细胞学检查,要完整切除包块。包块切除后送冰冻病理检查以确定肿瘤性质。一旦确定为恶性,进一步探查和活检盆腔和腹主动脉旁淋巴结、大网膜、腹膜。探查所有部位腹膜,任何可疑癌灶都要取活检。如果未发现可疑癌灶,应行盆侧壁、子宫直肠窝、膀胱腹膜、结肠侧沟和横膈活检。

表 39-10　卵巢癌的 FIGO 分期

FIGO 分期	描述	TNM 分级
Ⅰ期	肿瘤局限于卵巢	T1
ⅠA	肿瘤局限于一侧卵巢,表面无肿瘤,包膜完整,腹腔冲洗液细胞学检查阴性	T1a
ⅠB	肿瘤局限于两侧卵巢,表面无肿瘤,包膜完整,腹腔冲洗液细胞学检查阴性	T1b
ⅠC	ⅠA 或 ⅠB 肿瘤,但表面有肿瘤、包膜破裂或腹水或腹腔冲洗液细胞学检查阳性	T1c
Ⅱ期	肿瘤扩散至盆腔	T2
ⅡA	累及子宫或输卵管	T2
ⅡB	累及盆腔其他组织	T2b
ⅡC	ⅡA 或 ⅡB 期肿瘤,肿瘤穿出卵巢、包膜破裂或腹水或腹腔冲洗液细胞学检查阳性	T2c
Ⅲ期	肿瘤拨散到盆腔外,和(或)腹膜后或腹股沟淋巴结转移、小肠、大网膜转移或肝表面有转移	T3 和(或)N1
ⅢA	显微镜下证实的腹腔腹膜表面转移,淋巴结阴性	T3a
ⅢB	腹腔表面种植瘤直径小于 2cm,淋巴结阴性	T3b
ⅢC	腹腔表面种植瘤直径大于 2cm,腹膜后或腹股沟淋巴结阳性	T3 和(或)N1
Ⅳ期	腹腔外的远处转移	M1

要决定是否切除子宫和对侧卵巢。如果患者年轻,期望保留生育功能,则要遵循保留生育功能的指征决定是否可以保留。生殖细胞肿瘤或性索 - 间质肿瘤更适宜于保留,因为他们常是单侧的,根据需要后续化疗,有可能治愈。局限于一侧卵巢或对侧卵巢病灶可以完全切除的交界性肿瘤,也可以保留生育功能。浸润性上皮性卵巢癌不宜保守手术,因为双侧卵巢受累及姑息性化疗的可能性大。如果不保留生育功能,则切除子宫和对侧卵巢。

当肿瘤播散至盆腔或腹腔,切除一切肉眼可见病灶的缩瘤术至关重要。大量的随机临床试验证明缩瘤概念,以及最大程度的肿瘤细胞减灭术与患者生存优势间的关系。术中缩瘤重点首先针对任何部位的最大肿瘤病灶。最大病灶切除后,转向次大的病灶。如此类推,直至所有可测量病灶被切除或只留下无法切除的病灶。为了达到此目的,手术医生可能需要行肠切除术、脾切除术、腹膜后脏器切除术、子宫直肠窝切除术、横膈切除术,以及其他上腹部手术操作。在两个妇科肿瘤学组的前瞻性临床试验中,缩瘤术后如果仅遗留微小病灶,患者 4 年存活率达 65%,如果术后有不足 1cm 的病灶残留,存活率降至 35%,如果残留病灶大于 2cm,4 年存活率只有 20%。经卵巢癌手术专门培训后的专家对 70% 的患者可做到最佳的缩瘤术。

ⅠA 期病理 1 或 2 级的上皮性卵巢癌患者预后良好,一般术后不需化疗。对分期较晚的上皮性癌,化疗非常有效,能获得临床缓解,但常易于 2~3 年后复发,最佳的化疗方案是紫杉醇与铂类联合方案,静脉或腹腔内给药,至少 6 个疗程。腹腔内化疗可获得较长的缓解期,但化疗的毒性作用更高,只有 40% 的患者可以如期完成化疗。CA-125 可以有效地评估治疗效果。

目前对生殖细胞恶性肿瘤的最佳化疗方案是顺铂、依托泊苷和博莱霉素联合,5 天一疗程,持续至肿瘤标志物正常后再行一疗程。性索 - 间质恶性肿瘤的治疗类似。

▶ 预后

上皮性卵巢癌的预后主要与疾病分期和病理分级相关。但因多数卵巢癌在诊断时已是晚期,卵巢癌患者的长期生存率仅为 50%。Ⅲ或Ⅳ患者的 5 年生存率为 20%~30%。无瘤期的延长可以通过全面的手术分期、积极的缩瘤术和辅助化疗来实现。

▶ 预防

口服避孕药可降低上皮性卵巢癌的风险,降低的程度取决于用药的剂量和时间。这种保护作用是持久的,可持续到停药后的十年或更久。

任何有家族史的女性都应进行遗传咨询和监测。通过仔细地家系分析和基因检测确定有卵巢癌遗传危险者,会从预防性附件切除术中获益。目前建议在完成生育后的 35 岁或比家族患病者的最早发病年龄小 10 岁时手术。预防性附件切除至少可降低 95% 的卵巢癌危险,但有少部分人仍可发生原发性腹膜癌。

截至目前,尚无美国预防服务中心、美国妇产科学会或美国癌症学会可以推荐的敏感而特异的卵巢癌有效筛查方法。前瞻性超声监测研究以及 CA-125 结合超声检查的研究显示对监测的患者可以做到早发现,从而延长肿瘤无进展期,但不能延长患者的生存期。

Armstrong DK et al: Intraperitoneal cisplatin and paclitaxel in ovarian cancer. N Engl J Med 2006;354:34.

Bomalaski JJ: The treatment of recurrent ovarian carcinoma: balancing patient desires, therapeutic benefit, cost containment and quality of life. Curr Opin Obstet Gynecol 1999;11:11.

Goff BA et al: Ovarian carcinoma diagnosis. Cancer 2000;89:2068.

Lynch HT et al: Genetics and ovarian carcinoma. Semin Oncol 1998;25:265.

Marsden DE et al: Current management of epithelial ovarian carcinoma: a review. Semin Surg Oncol 2000;19:11.

Ozols RF: Update of the NCCN ovarian cancer practice guidelines. Oncology 1997;11:95.

Scully RE et al: *Tumors of the Ovary, Maldeveloped Gonads, Fallopian Tube, and Broad Ligament.* Armed Forces Institute of Pathology, 1998.

Van Nagell JR et al: Ovarian cancer screening with annual trans-vaginal sonography. Cancer 2007;109:1887.

多器官疾病的手术治疗

(一) 慢性盆腔痛

慢性盆腔痛是指脐部以下达 6~12 个月、严重影响患者生活质量的疼痛。慢性盆腔痛的诊治占妇科医师所诊患者的 40%,腹腔镜检查的 40% 和子宫切除术的 12%。

▶ 诊断

慢性盆腔痛的鉴别诊断是复杂的。尽管很多患者把自己的疼痛归因于妇科原因,医生应考虑到妇科之外的原因,如胃肠道、泌尿系、骨骼肌肉以及生理和心理等因素。常见的非妇科病因有肠易激综合征、炎性肠道疾病、肾结石、间质性膀胱炎、腹壁或腹股沟疝、肌肉拉伤、神经损伤、抑郁症和某些疾病的躯体化。值得注意的是有些患者更可能是遭遇到性侵犯。

妇科原因的慢性盆腔痛分为周期性的和持续性的。周期性疼痛的原因有原发性痛经和继发性痛经。前者指经期疼痛但无盆腔病理改变;后者由一些病理情况引起,如子宫内膜异位症或子宫腺肌症。月经中期排卵痛发生于月经周期中间的一侧疼痛,1~2 天后自然消失。持续性疼痛的原因包括已在本章前面的篇幅讨论过的子宫内膜异位症、子宫腺肌症及盆腔脏器脱垂,还有慢性输卵管炎和盆腔粘连。另外一个原因是残余卵巢综合征,即卵巢切除术后有残余卵巢遗留在腹膜后。疼痛偶尔也可能因肌瘤变性或为大肌瘤压迫引起。

▶ 临床表现

盆腔检查时要与患者仔细沟通以明白其疼痛发生的部位和时间。识别可触及的异常和局部触痛的位置很重要。若发现盆腔包块,影像在附件区包块章节里讨论的那样进行分类。盆腔检查发现异常对腹腔镜下发现盆腔异常的预测价值约为 80%。

▶ 治疗

妇科原因的盆腔痛的治疗,同妇科因素之外的盆腔痛的治疗一样根据诊断来进行。周期性疼痛的育龄期妇女的治疗包括非甾体消炎药和抑制排卵。对年龄合适又没有用药危险的患者常给予口服避孕药。由子宫内膜异位症或子宫腺肌症引起的持续性疼痛也同样治疗。引起持续性疼痛的原因还有盆底肌肉痉挛或紧张,理疗或反向凯格尔(reverse Kegel)练习有助于松弛肌肉改善疼痛。如果疑有慢性感染可给予抗生素,但不要过度使用抗生素。慢性盆腔痛同时并发抑郁很常见,抑郁常继发于慢性疼痛而不是疼痛的主要病因,抗抑郁药物常是有益的。这种状况下三环类抗抑郁药物较羟色胺再摄取抑制剂常更有效。严重而顽固的疼痛可能要用麻醉药来控制,医生要谨慎使用麻醉药,因长期使用可能会发生药物依赖和成瘾。用患者与医生间的麻醉用药合约来管理这些患者常是有用的。对难治或顽固的病例可转诊到多学科疼痛中心诊治。

如果上述处理对疼痛无效或查体发现异常,则需行诊断性腹腔镜检查。腹腔镜检查中要仔细探查上腹部脏器、盆腔脏器、腹膜、阑尾、直肠及乙状结肠。最常见的病理改变为子宫内膜异位症,约见于 1/3 的患者,1/3 的患者存在粘连,其余的病例无异常发现。但所发现的异常也许不能解释疼痛,治疗子宫内膜异位症这些疾病可能也不能解决疼痛问题。

腹腔镜治疗慢性盆腔痛的效果是有疑问的。分离或切除粘连或子宫内膜异位病灶可能也可能不能缓解疼痛。如果疼痛是由子宫或宫颈引起而通过药物或小操作不能有效控制,可行子宫切除术,如果要保留生育功能,可行骶前神经切断术来阻断自主神经束。如果疼痛由变性或大的肌瘤引起,子宫动脉栓塞或子宫切除、肌瘤剔除可能缓解疼痛。药物治疗无效的严重痛经,子宫内膜去除后有可能明显改善。

已发表的资料显示,腹腔镜治疗可短期缓解 60%~80% 患者的疼痛,但长期疗效并没有好的记载。对已完成生育且要求根治的患者,据报道,子宫切除术对子宫有子宫肌瘤变性等病变的患者成功率达 95%;对没有发现骨盆病变的患者,50%~91% 可改善。如果患者有抑郁的症状,则成功率很差。子宫内膜异位症患者同时行双附件切除术能最大程度地减少残留内膜种植灶引起的疼痛。

American College of Obstetricians and Gynecologists: ACOG practice bulletin #51, chronic pelvic pain. Obstet Gynecol 2004;103:589.

Jamieson DF et al: The prevalence of dysmenorrhea, dyspareunia, pelvic pain, and irritable bowel syndrome in primary care practices. Obstet Gynecol 1996;87:55.

Mathias SD et al: Chronic pelvic pain: prevalence, health-related quality of life, and economic correlates. Obstet Gynecol 1996;87:321.

(二) 子宫内膜异位症

子宫内膜异位症是指功能性子宫内膜出现在子宫以外的部位。最常见的部位有卵巢、子宫骶韧带和子宫直肠窝。其他少见的部位有输卵管、子宫浆膜、乙状结肠和直肠、腹膜，以及小肠和肠系膜。异位的子宫内膜偶尔在远处发现，如肺、淋巴结、手术切口、脐部、会阴部和乳腺。

子宫内膜异位症的可能发生机制认为有三种：①月经血倒流；②苗勒氏管残迹或体腔上皮的化生；③淋巴或静脉播散。月经血通过输卵管倒流很常见，但很少引起子宫内膜异位症。尚不清楚什么因素可引起内膜的种植和生长。宫颈狭窄或处女膜闭锁等先天异常引起的经血梗阻会增加子宫内膜异位症的可能。

子宫内膜异位症可发生于初潮后的任何时间，在绝经后将自然消退。子宫内膜异位症的患病率不易确定，因许多子宫内膜异位症患者并无症状。估计患病率在 15%~20%。子宫内膜异位症可引起瘢痕形成而影响生育。因此，在不孕不育病情检查中，子宫内膜异位症的诊断增高，约 20%~47% 的患者患病。相反，有生育力的妇女在行输卵管绝育术时，仅发现 1%~5% 患有子宫内膜异位症。子宫内膜异位症在推迟生育及有家族史的妇女中发生率升高。环境毒素，如二噁英，可能会增加子宫内膜异位症的患病。妊娠和激素避孕药有保护作用。

任何部位的异位内膜都有可能发生癌变。最常见的类型是子宫内膜样癌，透明细胞癌罕见但恶性程度更高。

▶ 分期

美国生殖医学学会建立了子宫内膜异位症的解剖学分期方法(图 39-9)，这种修正的 AFS 分期法在世界上被广泛接受。此分期法对评价治疗效果有预测价值，但并不与患者的疼痛症状相一致。其他一些分类方法还兼顾子宫内膜异位症的表现和血清标志物。

▶ 症状和体征

子宫内膜异位症常引起疼痛，常于月经开始时出现，持续至整个月经期。疼痛表现的严重程度变异很大。有些患者病灶严重而无症状，而有些腹膜小病灶疼痛却十分严重。不明原因的不孕症可能存在无症状的子宫内膜异位症。症状可出现于生育期的任何时间，但常见于 30~50 岁，绝经后常自然消失，用激素替代者

除外。其他症状有性交痛、里急后重、背痛或坐骨神经痛。罕见的表现有输尿管梗阻或肠梗阻。

▶ 盆腔检查

应行双合诊和三合诊。常可以发现盆腔触痛、附件区包块、子宫直肠窝或骶韧带软的结节。附件区包块常为双侧，因与阔韧带后叶粘连而不活动。

▶ 其他检查

超声描述的卵巢内的等回声包块高度提示子宫内膜异位症。1/3 的高分期患者 CA-125 高于 35U/ml，因而这种情况下可能或为良性(子宫内膜异位症)或为恶性。CA-125 的变化是术后或用药后治疗效果或疾病复发的有用标志，如同在卵巢癌治疗监测中的用途一样。

确定诊断需要活检，可通过腹腔镜实现。病理诊断需要子宫内膜间质和腺体均存在方可。手术时可看到病灶的部位和范围确定疾病的分期。典型的腹膜病灶包括"粉烧状(powder-burn)"褐色子宫内膜病灶及红色、蓝色和白色病灶。腹膜的病灶可以是扁平的或隆起的。少数情况下需要剖腹手术来解决大的卵巢包块或肠、输尿管梗阻。

▶ 治疗

治疗应根据患者的症状、年龄、对生育的要求以及疾病分期等加以考虑。治疗方法有观察、激素和止痛剂等药物治疗以及子宫及双附件切除术等。对症状轻微或盆腔检查发现的病灶微小者更倾向于选择保守治疗。应定期随访，根据患者的症状、年龄、对生育的要求以及疾病分期决定随诊间隔时间。如果发现症状或体征加重，治疗方案应作相应的调整。

A. 药物治疗

药物治疗的目的是诱导内膜萎缩从而控制病情。目前尚没有药物能治愈此病。计划怀孕的患者不用激素治疗。药物治疗一旦停用，症状常复发，可考虑采用激素避孕药长期抑制。

B. 孕激素

常用的孕激素有异炔诺酮、醋酸炔诺酮、醋酸甲羟黄体酮。持续用孕激素可引起闭经，使三分之一以上的患者症状缓解。孕激素引起子宫内膜雌激素受体下调，使子宫内膜和异位内膜萎缩，很少发生突破性出血。副作用包括继发于食欲刺激的体重增加、液体潴留、头疼和情绪不稳定。

C. 口服避孕药

口服避孕药可产生假孕状态。选择低剂量雌激素和大剂量孕激素组成的口服避孕药，可周期用药，也可持续用药而无每月的撤退性出血。在 80% 的患者可使症状缓解。口服避孕药在健康妇女可长期使用以维持治疗。大于 35 岁的吸烟或有高血压的妇女，血栓性并发症的危险增加。副作用有头痛、体液潴留、乳房胀

美国生殖医学学会修正的子宫内膜异位症分期(1996)

患者姓名日期

Ⅰ期(微型):1~5分 　　　腹腔镜　剖腹手术　病理

Ⅱ期(轻型):6~15分 　　　推荐治疗

Ⅲ期(中型):16~40分

Ⅳ期(重型):>40分

总分预后

异位病灶			<1cm	1-3cm	>3cm
腹膜		浅	1	2	4
		深	2	4	6
卵巢	右	表浅	1	2	4
		深	4	16	20
	左	表浅	1	2	4
		深	4	16	20
子宫直肠陷窝			部分消失　4		完全消失　40
粘连范围			包裹范围 <1/3	包裹范围 1/3-2/3	包裹范围 >2/3
卵巢	右	薄膜	1	2	4
		致密	4	8	16
	左	薄膜	1	2	4
		致密	4	8	16
输卵管	右	薄膜	1	2	4
		致密	4*	8*	16
	左	薄膜	1	2	4
		致密	4*	8*	16

　*若输卵管伞端全部被包裹,应为16分

　浅表病灶的表示如下:红色(R:包括红色、粉红色、火焰状、泡状斑点、透亮囊泡);白色(W:浑浊、腹膜缺损、棕黄色);黑色(B:黑色、含铁血黄素沉积、蓝色)。按百分比表示:R%、W%;B%,总和应为100%。

其他的异位病灶 　　　　　　　　　　　相关的病理改变

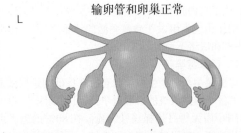

输卵管和卵巢正常

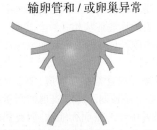

输卵管和 / 或卵巢异常

▲图 39-9　子宫内膜异位症的分期(美国生殖医学学会:修正的美国生殖医学学会子宫内膜异位症分期)

痛、突破性出血,偶有恶心。

D. 促性腺激素释放激素激动剂

促性腺激素释放激素激动剂(gonadotropin-releasing hormone analog,GNRH)负反馈抑制垂体卵泡刺激素和黄体生成素分泌,低促性腺激素使卵泡不能发育,雌激素生成减少,引起药物性绝经。异位的子宫内膜在低雌激素环境内萎缩,80% 的患者临床明显改善。副作用为出现类似更年期的血管舒缩、阴道干涩、情绪波动等症状。长期应用会导致骨质疏松。为防止骨质丢失,可以选择"反加"办法,在使用 GnRH 激动剂的同时,给予醋酸炔诺酮或联合激素替代治疗,并不影响对子宫内膜异位症的治疗作用。

E. 手术治疗

治疗现存的不孕症、保留未来的生育功能、控制症状都是手术的指征。药物治疗难以控制病情严重者的症状,异位内膜病灶大于 4cm 者都主张手术。药物治疗失败而要求保留生育功能的患者手术采用腹腔镜下异位病灶切除、粘连松解、或骶前神经切断术。没有生育要求而需行根治性治疗者可行全子宫切除术及双附件切除术。子宫内膜异位症是雌激素依赖性疾病。20% 的保留一侧卵巢的患者会因症状复发而二次手术。肠管异位病灶可由专门培训后的医师局部切除。

术后雌激素替代疗法通常不会导致子宫内膜异位症病情加重,一般不需要雌孕激素联合使用。

American Society for Reproductive Medicine: Revised American Society for Reproductive Medicine classification of endometriosis. Fertil Steril 1997;67:817.

Henzl MR et al: Administration of nasal nafarelin as compared with oral danazol for endometriosis: a multicenter double-blind comparative clinical trial. N Engl J Med 1988;318:485.

Hoeger KM et al: An update on the classification of endometriosis. Clin Obstet Gynecol 1999;42:611.

Hughes E et al: Ovulation suppression for endometriosis. Cochrane Database Syst Rev 2000;CD000155.

Lebovic DI et al: Immunobiology of endometriosis. Fertil Steril 2001;75:1.

Moore J et al: Modern combined oral contraceptives for pain associated with endometriosis. Cochrane Database Syst Rev 2000;CD001019.

Reddy S et al: Treatment of endometriosis. Clin Obstet Gynecol 1998;41:387.

（李牧　高庆　译,高艳娥　校）

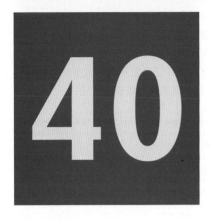

第 40 章 骨科

矫形外科在过去十年里取得了重大进展。我们处理复杂矫形外科患者问题的能力取得了重大突破,其中内植物设计和材料的改进发挥了很大作用。就像所有的医疗领域,矫形外科在最近几年已经成为一个专科领域的范畴。本章反映了这一趋势,可分为以下部分:骨科创伤(骨折及关节损伤),小儿骨科,运动医学,关节,脊柱骨科,骨科肿瘤学和足踝。

术语

内翻与外翻是经常用于描述肌肉骨骼成角畸形的术语。他们是指畸形顶点相对于身体中线的指向,如果顶点远离中线,这种畸形称之为内翻,反之则被称为外翻。膝外翻是外翻畸形的一个例子:整个下肢异常成角,畸形顶点(膝关节)指向中线。而膝内翻畸形成角的顶点指向外侧,这种情况称为膝关节内翻或膝内翻。肘关节或髋关节的成角畸形也用相似的方法命名(肘内翻或肘外翻及髋内翻或髋外翻)。内外翻也可以用来描述骨折畸形。当骨折形成许多碎片时称为粉碎性骨折,主要骨折片互相移位或分离时称骨折移位。移位可进一步分为轻度、中度或完全移位。

骨折处如果有骨外露或者形成骨折与体外环境相通的创口时,称为开放性骨折。开放性骨折可有明显的创伤造成的软组织损伤,或者有一个可见到血肿引流的刺伤的通道,因此在这种情况下,当患者被转移或接受紧急医疗救护设备时,所有夹板应被去除,所有覆盖在骨折处的皮肤必须被仔细地检查。开放性骨折是矫形外科的急诊,必须迅速通过外科方法清洁伤口和处理骨折污染,减少感染和再发骨折的机会。

关节脱位同样需要紧急处理。使关节或骨折恢复到正常位置的方法称为复位。跨过关节的血管在关节脱位时可能损伤,也可能被错位的骨结构挤压。损伤时应描述并记录远端动脉搏动情况。关节复位后消失的脉搏常可恢复。若血管撕裂,常需早期修复或重建,恢复远端肢体的血液循环。由于骨折的不稳定,使得血管损伤的修复优于骨折和关节的复位,可导致随后的骨不稳定。外科医师可以通过外固定或需要一些必需的固定支架来迅速地稳定骨折和脱位。

关节复位或骨折复位可通过切开(手术)或闭合(非手术)操作来实现。若脱位或骨折复位有较大的发生进一步移位可能者,称为不稳定性脱位或骨折。复位后不稳定骨折或脱位可以通过闭合或切开方法加以固定。闭合方法有牵引、石膏、夹板或支架。切开方法包括暴露骨折和复位骨折块,用内固定或外固定器械固定复位后的骨折段。因此,不稳定骨折或脱位的手术方法被称为"切开复位和内或外固定"。

夹板和石膏

夹板和石膏是一种非侵袭性的骨折固定和维持复位的方法。夹板用石膏制作,不是环状的;而石膏管型是环状的,可以用石膏或纤维玻璃制作。夹板主要用于急性损伤后的很短的一段时间(1~2 周)内,当肿胀时要密切注意筋膜室综合征。石膏主要用于长时间(数周或数月)维持骨折在合适的位置上。例如,一个桡骨远端骨折可以用夹板复位或固定,在临床随访中,如果复位足够和肿胀减轻,可以在夹板外面加一个环形石膏或直接用石膏固定继续保守治疗。踝关节骨折切开复位内固定后,它们常常被一个短的小腿夹板固定,紧接着用一个短的小腿石膏固定来保护手术后的修复。有许多类型的夹板和石膏治疗,主要取决于受伤的类型。夹板用于前臂,上臂后,小腿后,可以有一个放拇指的夹板,这主要取决于外伤类型。石膏用于上臂,包含或者不包含拇指段,以及小腿等。

病史采集及体格检查

病史采集主要包括人口统计学资料(年龄、性别和种族),并存病、优势手(如果有一个上肢损伤),以及过敏史、吸烟、饮酒史。

检查开始于伤肢的视诊,注意畸形,肿胀,擦伤。皮肤是至关重要的,仔细检查排除创伤和骨折。神经与血管的检查需记录运动和感觉功能以及脉搏的强度(可以摸到或多普勒辨认)。最终,仔细地检查应在所有其他的关节和四肢,触诊以及运动的范围。再次检查应在患者治疗过程中多次进行。由于来自于受伤部位的疼痛减轻,患者开始关注并发伤。

骨科急诊

下列情况需要立即骨科评估和治疗:骨筋膜室综合征,开放性骨折,细菌性关节炎,急性脱位。其他的伤病情况,例如股骨颈骨折,这取决于患者的年龄和治疗选择,需要尽快进行干预。

▷ **骨筋膜室综合征**

骨筋膜室综合征是在一个封闭的筋膜空间内,最初有严重的灌注受损,紧随其后的组织损伤而导致的筋膜空间内压力增高。神经和肌肉能在几个小时内明显受损。6~8 个小时严重缺血能导致肌肉和神经死亡,导致了慢性消耗性功能紊乱。因此,筋膜室综合征是骨科紧急需要及时评估和治疗的疾病。骨筋膜室综合征也会发生在骨折、指端压缩或碾碎,剧烈的运动,或烧焦等情况下。

虽然它最常发生在前臂和小腿,它也可以发生在脚,大腿和手臂。骨筋膜室综合征典型的表现是一种令人痛苦的肿胀、极高张力。疼痛与被动运动的范围不相称被认为是最可靠的早期骨筋膜室综合征的指标。骨筋膜室综合征的临床体征包括 5 个症状:疼痛、变温、苍白、感觉异常、脉搏消失。脉搏改变是一种发生严重损害后才表现出来的晚期体征。骨筋膜室综合征可发生在局限的远低于动脉压的压力之下。因此,骨筋膜室综合征能够发生在一个粉红色的有正常脉搏的肢体。

骨筋膜室综合征是一种临床诊断,许多作者主张,如果骨筋膜室综合征被怀疑应立即开始筋膜切开术。在患者迟钝,插管,或者无法表达痛苦时,筋膜室压力的评估可以使用商用的压力监测。如果压力监测不能被应用,一个大孔径的导管可以在无菌技术下被插入在筋膜室里。导管连接到一个充满了无菌生理盐水的静脉输液管监测压力。在任何骨筋膜室绝对压力大于 30mmHg 或舒张压在 30mmHg 内的低血压患者,是外科手术切开的指征。

筋膜切开术需切开完整的皮肤、筋膜以释放有关内容物。在同一肢体相邻的间隔也应切开,确保适当的减压后,要复查减压后的筋膜室的压力。创面要被敞开,并覆盖消毒纱布或负压吸引闭合。随后数天可延迟一级闭合或采取皮肤移植。

▷ **开放性骨折**

开放性骨折是一种骨破裂伴随皮肤与软组织损伤导致断端与外界相通的骨折,它的血肿在外部环境中。同一肢体,任何伤口发生骨折必须仔细检查,以证明它不是一个开放骨折。开放性骨折对软组织具有重要的影响:①外部环境中伤口和骨折的污染;②破碎、剥离软组织、血行阻断导致软组织丧失活力,随之增加感染易感性;③软组织包膜的破坏,这可能会影响到该类型的骨折固定以及对受压软组织的不利影响;④损坏神经、肌肉、肌腱、血管以及韧带结构导致的功能丧失。

开放性骨折通常是高能量损伤。三分之一的患者合并有多重外伤。因此,对开放性骨折患者的初步评价如下:气道、呼吸、血液循环、残疾、暴露。随着复苏开始即对任何潜在的危及生命的伤害进行治疗。分别对头部、胸部、腹部、骨盆、脊柱等进行评估,受伤的四肢也应该被检查。受伤肢体的神经血管检查应该被仔细地记录,皮肤和软组织应该同时被评估。伤口出血应该进行直接的压迫止血而非止血带,它可能阻断肢体其余部位的血液灌注。由于进一步的污染风险与额外的出血沉积,如果手术干预是必要的,则可在急诊下探查伤口。如果需要延期手术,则应进行无菌生理盐水灌注引流。只有明显外露的软组织碎片才应去除。即使没有明显的活力,骨折碎片也不应被去除或置之不顾。如果附近有相连的伤口,可行关节腔的无菌盐水注射。伤口应该覆盖一层无菌薄纱(据报道碘酒对组织有毒性)。应该进行临时的复位和夹板固定,以确保在后续的神经血管检查中不造成附加的损害。标准的创伤检查包括脊柱、胸、腹和骨盆的影像学检查。受伤的肢体,包括关节的上方和下方,连同其他怀疑受伤的四肢,应在影像学检查后判断是否需要进行手术干预。

在以下的情况下,如果怀疑有血管损伤应进行造影:膝盖错位,变凉,苍白的手或脚的远端毛细血管再充盈较差;敏感血管的高能量损伤(如腘窝);并有证明踝臂指数(ABI)低于 0.9 的肢体有一个并存的伤害。注意,对侧肢体的评估可以揭示潜在血管性疾病而不是急性损伤的原因造成 ABI 降低。

开放性骨折可采用 Gustilo 和 Anderson 的分类:Ⅰ级,皮肤清洁,开放伤口小于 1cm;Ⅱ级,伤口撕裂大于 1cm 但小于 10cm,软组织损伤并没有伴有明显的骨折粉碎或碾碎;ⅢA,广泛的软组织损伤;ⅢB,广泛的软组织损伤伴随骨膜剥离或需要皮瓣覆盖骨暴露;ⅢC,需要修复血管损伤。

应该尽快在急诊科采取措施预防性抗生素治疗和破伤风预防。Ⅰ级和Ⅱ级骨折需要用一代头孢菌素类药物治疗。以前,Ⅲ级骨折需要再加氨基糖苷类抗生素;然而,最近建议对农场损伤伴随有重大污染伤害,除了头孢曲松还需增加青霉素。

开放性骨折应该尽快进行手术干预。据报道,在 8 小时内的手术术后骨髓炎的发病率较低。在手术室里,应该向伤口的远端和近端扩展检查损伤区。软组织,包括皮肤、皮下脂肪、周围的肌肉,应该小心清除。应该避免大型皮肤软组织缺损,因为他们会进一步增加丧失活力的风险。断裂表面应该被暴露或清除。骨折应视情况和外科医生的专业知识采取暂时或确定性的内固定治疗。伴随缓慢出血的,应该进行脉冲灌洗。筋膜切开术可治疗或预防即将发生的骨筋膜室综合征。传统上,外科伤口的延伸部分被关闭,开放性伤口被覆无菌纱布或负压吸引。每24~48小时应该进行连续的外科清创术,直到没有证据显示有坏死的剩余软组织和骨。可以使用延迟一期愈合进行骨移植和覆盖伤口,可以在这个时候进行皮肤移植,或肌肉皮瓣转移。

Bucholz et al: *Rockwood and Green's Fractures in Adults,* 6th ed. Lippincott Williams & Wilkins, 2006.
Fischgrund JS: *OKU 9: Orthopedic Knowledge Update.* American Academy of Orthopaedic Surgeons, 2008.
Koval KJ, Zuckerman JD: *Handbook of Fractures,* 3rd ed. Lippincott Williams & Wilkins, 2002.

▼ 骨折及关节损伤

脊柱的骨折和脱位

▶ 流行病学资料

每年大约有11 000个新的脊髓损伤病例。男性与女性的比例在椎骨骨折患者为4:1。在最初的住院患者中,脊髓损伤患者死亡率是17%。不幸的是,继发于外伤,酒精或药物中毒导致的意识丧失的患者经常被延误诊断。因此,对于无法提供一个准确的外伤史患者,应高度怀疑脊髓损伤。

▶ 解剖学

在不同的椎体水平,脊髓占椎管的35%~50%。椎管内其余部分为脑脊液(CSF),硬脑膜,硬膜外脂肪。脊髓的尾端终止L1椎体的背侧、L1—L2椎间盘背侧的部分,被称为脊髓圆锥。圆锥散发出运动和感觉神经根,也被称为马尾。

脊柱由四部分组成,共同构成其稳定性:①椎体;②后部成分(椎弓、椎板、棘突和每一节段成对的椎间关节面);③椎间盘;④附着于骨的韧带和肌腱膜(棘间韧带、椎间关节囊、黄韧带)。

寰椎是第一颈椎(C1)。没有椎体,有两个大横突作为承受头盖骨与脊柱的承重关节。筋膜和侧翼的韧带是维持颅颈关节稳定性的关键。枢椎是第二颈椎,他是颈椎中最大的椎体。横韧带(也叫十字韧带)是主要稳定寰椎关节,翼状韧带能够提供辅助稳定。翼韧带联合以提供次要的稳定性。此外,还有另外的5个颈椎:C3~C7。

胸腰椎脊柱由12个胸椎骨和5个腰椎骨组成。胸椎成自然的脊柱后凸(弓的顶尖向后),而腰部是脊柱前凸的(弓的顶尖向前)。胸椎远比腰椎在屈伸和侧向弯曲时僵硬,因为胸腔和薄的椎间盘提供额外的稳定性使得胸椎比腰椎的活动度更小。因此,过度区(T11~L1胸腰椎交界处)更容易受到损伤。

脊柱由三部分组成,共同形成其稳定性:①前柱(椎体前半部分、椎间盘前半部分、前纵韧带);②中柱(椎体后半部分、椎间盘后半部分、后纵韧带);③后柱(小关节、侧突、棘间韧带、棘上韧带、棘突)。一般来说,单柱损伤是相对稳定的。若三部分均损伤,则脊柱损伤平面显著不稳定,具有再次损伤椎管内容物的危险性。

脊髓神经根从椎间孔穿出椎管。在颈椎,颈1神经根从颈1椎体上面穿出,而颈2神经根从颈1椎体下面穿出,这个规律继续持续到其他的颈神经根,直到颈8神经根从颈7椎体下面穿出。在胸腰椎,每个神经根出椎间孔都有相同的顺序。例如,腰4神经根从腰4椎弓根下穿出。

▶ 临床评估

临床评估在损伤现场即应开始。所有的意外创伤毫无例外地应被怀疑有脊柱损伤,直至排除这种可能。最初,给患者放置一个颈托并放在硬板床上,直到患者的脊柱评估。对于儿童(6岁以下),应使用移除头部的靠背板以避免无意的脖子弯曲,这是由于儿童相对较大的头部而引起的枕部突出。

应避免压额提下巴,可能会进一步加重颈椎的破坏。用插管和机械通气以确保气道通畅和呼吸,经鼻插管在急性呼吸道通气中是最安全的方法,因为他与经口插管相比会减少颈椎运动。

在脊髓损伤的情况下可发生神经性休克伴随低血压和心动过缓。初始复苏的患者需要等张液体,同时需要评估头部、胸部、腹部、骨盆,四肢的损伤。应保持舒张压在70mmHg以上,以最大限度地提高脊髓血流量。但是一旦脊髓休克诊断明确,血压需用升压药维持,以免造成体液负荷过重。

8小时内的损伤,可用甲强龙处理完全或不完全的脊髓损伤。在最初期应用大剂量甲基强的松龙对远期的运动功能恢复有益。具体用法为:前15分钟给予30mg/kg,继以5.4mg/(kg·h)静滴24小时(如果类固醇治疗是在损伤后3小时内开始)或48小时(如果类固醇治疗是在损伤后3~8小时内开始)。

脊髓或神经根受损引起的感觉缺损,导致感觉缺损的受压部分(脚跟和坐骨结节)皮肤迅速发生褥疮。迅速评估及把患者从脊柱损伤硬板床转移到舒适的床上,可以减少褥疮的发生。

脊柱的评价包括患者滚动时的视诊检查,触摸棘突压痛,以及进行直肠检查,肛周感觉,以及球海绵体反射(刺激龟头或在留置导尿管时导致肛门括约肌收缩)。神经检查评估包括肌力和皮肤感觉。肌力和运动神经根对应如下:肩外展(C5)、屈肘、伸腕(C6)、伸肘、屈腕(C7),腕伸和指屈(C8),并指(T1),屈髋(L2),伸膝(L3),脚踝背屈(L4),伸趾(L5),踝趾屈(S1)。谨慎的评估患者的神经状态将使医生做出适当的诊疗计划和估计预后的功能恢复。

如果符合以下标准,将会排除患者是颈椎疾病:①无后正中压痛;②无痛性的正常范围运动;③无神经感觉丧失;④正常水平的反应;⑤无明显中毒;⑥没有额外的损伤。

影像学评估并不是必须的。排除颈腰椎脊柱的过程是简单的;然而,前、后、正侧胸腰椎的影像应常规得到评估。如果上述任何一个标准未能被满足,脊柱CT和矢状面重建用来排除疾病已经成为标准的方法,因为它与 X 线片相比增加了敏感度。

除了脊柱创伤,其他的伤病情况也应进行评估,因为他们可能影响患者的治疗。怀疑相关的损伤取决于相关的损伤力学和受伤的地点。颈椎损伤可能使椎动脉受伤。胸腰段颈椎屈曲—分离型损伤(安全带损伤)都伴有腹部损伤。导致腰椎爆裂型骨折的严重轴向负荷损伤机制,也可导致低位腰椎和下肢损伤,其中包括腰 5 椎体的关节间骨折、胫骨平台及跟骨骨折。

值得注意的是,任何损伤伴随进行性神经功能丧失都需要外科手术的干预。

神经损伤可以被描述成完整(没有感觉 / 运动,脊髓尾侧水平的病理变化)或不完整(某些神经功能部分尾侧损伤)损伤。可以发生以下五种主要模式的不完整的脊髓损伤:①Brown-Sequard 综合征(一半脊髓损伤合并同侧肌肉麻痹,损失本体感觉和触觉);②中央索综合征(上肢的迟缓性瘫痪和下肢痉挛性瘫痪和骶部保留);③前索综合征(由脊髓丘脑束和皮质脊髓束控制的运动和痛 / 温度觉损失,背侧柱控制的轻触觉和本体觉保留);④后索综合征(罕见,涉及深痛觉、深压觉,并具有完全自主的运动、痛觉和温度本体觉);⑤脊髓圆锥综合征(T12~L1 伤害引起膀胱和肠道控制功能的丧失)。

在伴随脊髓损伤的情况下,神经根病变可发生于任何水平。这些病变可能是部分或全部,导致根痛、感觉障碍、虚弱或者反射消失。

马尾综合征是由于多水平的腰椎神经根受压于腰椎管内。临床表现包括鞍区感觉缺失,双侧神经根痛,虚弱,反射减退,失去膀胱或肠道的自动运动功能。

▶ 神经损伤的分类

美国脊椎损伤协会(ASIA)列出的运动和感觉检查方法,是最广泛地被接受和应用的方法,用于检查评估脊柱损伤对患者的影响。它包括应用分级系统来评价损伤后保留的感觉能力及运动功能。这个系统通过

独立的损害分级和功能评价来评估患者。应在最初见到患者时即进行一次完整的神经检查并记录。还需经常查视以确定有没有进一步的神经损害,而且确认脊髓休克的恢复情况。

脊髓休克是脊髓损伤导致的生理干扰,导致了以远端平面的麻痹、低张力和反射消失为特征的脊髓功能异常。一旦脊髓休克恢复,即可以做运动和感觉检查以对一个患者的功能损害程度进行分级。球海绵体反射的恢复表明脊髓休克结束。

在脊髓休克恢复后,如果患者还有完全的神经功能缺损,则损伤平面以下的神经功能康复的机会实际上已经不存在了。相应地,如果解除了骨折碎片、排列错乱的组织及椎间盘组织引起的早期神经受压,而且神经没有被横切断的话,神经根平面损伤(马尾及其以下)的患者将可以从功能完全损害中恢复。

▶ 感觉平面的确定

确定感觉平面是依据患者对针刺(利用纯针头或安全别针)及轻触(棉球)的感觉能力。需要检查躯体左右两侧 28 个皮区的每个关键点,并需要评估肛周的感觉。依据各独立刺激引起的感觉的不同分为 3 级:

0 级 = 消失

1 级 = 损害

2 级 = 正常

NT= 不能检测

在颈椎,颈 3 和颈 4 神经根支配自肩峰尖到两乳头连线上的整个颈部及胸部呈披肩状区域的感觉,紧相邻的感觉是胸 2 神经所支配的皮区。臂丛(C5~T1)支配上肢感觉。

ASIA 还要求检测同一区域的痛觉及深压觉,同时通过检测双侧食指和拇指的位置觉来评估本体感觉。

▶ 运动平面的确定

确定运动平面是依据手工测定自头侧向尾侧的10 对肌节各自的某一关键肌肉而定的,每一肌肉的力量可分为 6 个级别:

0 级 = 完全损害

1 级 = 可能触及或可见的肌收缩

2 级 = 不能对抗重力的全关节运动

3 级 = 能对抗重力的全关节运动

4 级 = 能适度抵抗外力的积极运动

5 级 = 正常肌力

NT= 不能测试

▶ ASIA 损伤分级

分级系统采用的是一个改良的分级系统:

A 级(完全)在伤平面下没有运动和感觉功能。

B 级(不完全)在损伤平面以下感觉功能尚存在,包括骶段(S4~S5),但运动功能消失。

C 级(不完全)在损伤平面以下保留部分运动功

能,神经水平以下有一半以上的关键肌肉有不足 3 级的肌力。

D 级(不完全)在损伤平面以下部分运动功能保留,至少一半的肌肉保留有至少 3 级的肌力。

E 级 正常 运动和感觉功能正常。

▶ 影像检查

A. 颈椎

颈椎影像检查首选平片;虽然颈椎 CT 成为最初的检查选择,因为它增加了颈枕和颈胸交界处的灵敏度和一致性。标准平片包括前后位、侧位及张口位,85% 的明显颈椎损伤可以在侧位上被发现。颈椎不稳的影像学标记包括如下:压缩骨折的损失超过 25% 的高度,相邻椎骨骨折的成角移位大于 11°,移位大于 3.5mm,椎间盘突出空间分离大于 1.7mm。在颈 7~ 胸 1 交界区,如果标准的侧位片不够清楚的描述 C7~T1 连接处,则必须作进一步的检查如游泳者位(swimmer view)、斜位或 CT 检查。如果不稳定患者影像学正常,但仍被怀疑,可进行颈椎的屈曲伸展位检查。这些影像学检查的时间应该晚于患者颈痛,肌肉痉挛能使颈椎不稳定更易显现。

B. 胸腰椎

所有胸腰椎受损及相应区域有疼痛的患者,均需拍相应的脊柱部位后前位及侧位片。同时,CT 对制定术前计划及选择适当的脊柱骨折复位及固定方式有益。MRI 对评价神经损伤程度和确定预后极为有助。

▶ 并发症

颈椎损伤患者因有肋间神经麻痹而可能导致继发性肺功能损伤,胸部理疗及吸痰可促进痰液排出,对防止肺不张及肺部感染至关重要。有感觉缺损和麻痹的患者均有较大风险发生褥疮,在受压部位(如足跟)使用衬垫或悬吊保护,经常翻身及细心护理非常重要。

胸腰椎骨折患者,不管有无脊髓损伤,都可能会因交感链功能不全继发麻痹性肠梗阻。初期经口进食应限制为清淡流食,若肠梗阻持续较久或程度较重,则须放置胃管减压。

损伤本身引起的应激反应以及全身应用类固醇治疗可以增加胃肠道溃疡及出血的机会,大剂量类固醇治疗还可引发胰腺炎及感染扩散。

脊柱损伤患者治疗中还有一个严重问题就是静脉栓塞,肺栓塞是住院患者可预防性死亡的主要原因之一。在患者运动功能改善前,肝素被用于深静脉血栓的预防。

颈椎损伤

▶ 颈椎 C1~C2 复杂性损伤

A. 枕骨髁骨折

枕骨髁骨折可分为如下:①Ⅰ 型(枕骨髁嵌插,稳定的);②Ⅱ 型(剪切损伤伴随颅底或颅骨骨折,潜在不稳定的);③Ⅲ 型(撕裂性骨折,不稳定的)。治疗包括:对于稳定性骨折用硬颈托固定 8 周,对于不稳定的骨折用头颈背支具固定或手术固定。

B. 寰枕关节脱位

也被称为颅颈脱位,寰枕关节脱位几乎是致命性的。尸体解剖研究表明这种损伤最主要的死亡原因是机动车事故,幸存者通常会有严重的罕见的神经功能缺损。及时处理的措施是严禁避免牵引,头胸背支具固定。枕骨颈椎融合术能够保持长期稳定。

C. 寰椎骨折

寰椎骨折很少伴随神经损伤。由于横向翼状韧带功能不全导致不稳定应怀疑并在影像学下进行撕裂性骨折和关节突的鉴定。这些损伤可分为如下:①孤立的关节突断裂;②分离的后弓骨折;③孤立的前弓骨折;④粉碎性横突骨折;⑤爆裂骨折(前后路联合骨折)。稳定型骨折(后弓或无移位的骨折)用硬颈椎支架治疗矫正;不稳定骨折需要长时间的头胸背支具固定。长期不稳定或疼痛,需要 C1~C2 融合术治疗。

D. 横韧带撕脱

这是一种罕见的疾病,通常是当它发生就是致命的。横韧带撕脱可见的撕脱横突碎块诊断,成人寰齿间隙(ADI)大于 3mm,在齿状突尖上寰枢分离大于 6.9mm,或在磁共振成像(MRI)直接可见破裂。幸存者用 C1~C2 融合进行治疗。

E. 齿状突骨折

横突骨折与其他颈椎骨折伴随有 5%~10% 的神经损伤。血管通过齿状突基底和顶端供应其周围。齿状突骨折分类如下:①Ⅰ 型:齿状突尖部的撕裂性骨折;②Ⅱ 型(齿状突体和颈部的骨折,不愈合率高,可导致脊髓病);③Ⅱa(高度不稳定的粉碎性损伤从齿状突颈到椎体);④Ⅲ 型(骨折延伸到 C2 椎体和侧突)。Ⅰ 型骨折需要颈椎支具治疗,至于Ⅱ 型骨折需要头胸背支具固定。Ⅱ 型骨折的治疗是有争议的,因为差的血管供应导致不愈合的高发病率,是手术还是头胸背支具治疗取决于患者的因素。

F. 枢椎侧块骨折

这类损伤通常是通过 CT 扫描来诊断的。治疗的方式从颈托固定到慢性疼痛患者的晚期融合手术。

G. C2 的创伤性脊柱滑脱

也就是众所周知的 Hangman 骨折,这种伤病可能伴有脑神经、椎动脉或颅面受伤。Ⅰ 型损伤是无移位的没有成角移位,少于 3mm 的平移,并且 C2~C3 椎间盘是完整的。Ⅱ 型损伤时部分无移位,Ⅱa 型是无移位骨折伴有 C2~C3 椎间盘的破坏,Ⅲ 型损伤是 C2~C3 脊柱关节的脱位,伴有部分骨折。Ⅰ 型骨折需要椎体支架矫正治疗,至于第Ⅱ 型骨折需要颈托固定。Ⅲ 型骨折通常最初用支具固定,然后手术稳定。

▶ **C3~C7 的损伤**

C3~C7 创伤椎骨骨折包括由于屈曲压缩,垂直压迫(破裂)造成颈前椎体的泪珠状骨折,由于分离屈曲导致的前方脱位,由于压力扩展延伸导致的椎弓、椎板骨折,分离伸展引起后脱位,侧方弯曲导致的侧方移位。

Clay shoveler 骨折是一种较低的颈椎和胸椎上方棘突发生的撕裂性骨折。前哨骨折是一种通过椎板任意一侧的骨折。

对于这些骨折治疗包括使用颈矫形器、头胸背支具、牵引和手术。软颈椎矫正器不提供任何显著的即时固定,只是作为患者的舒适的需要。硬颈椎矫形器不提供完整的固定;这种治疗的主要局限在弯曲伸展运动的范围上。颈胸段矫形器有效应用在腰椎弯曲伸展和旋转的控制,但对限制侧向弯曲没有效。头胸背支具固定能为所有场所提供刚性固定,也可作为一种外科治疗。牵引可以用来复位伴有神经功能缺损的单侧或双侧的关节突脱位,或者稳定和间接压缩粉碎性骨折患者的神经缺损。牵引的禁忌证是Ⅱa 型 C2 前滑脱和分离性颈椎损伤。

治疗选择取决于损伤类型和个体患者的特点。一般来说,稳定型骨折可以通过支具,而不稳定骨折可以通过头胸背支具稳定或手术治疗。

头胸背支具包括金属环和环形的背心。金属环应该放置在耳朵上约 1cm 处。前方针的位置应当在眉眶上,眉毛外三分之二的两侧颞肌,以避免压迫眶上神经。后方位置是可变的,以维持金属环水平。在成年,针道压力为 2.7~3.6 kg。针道护理是必需的。头胸背支具依赖于稳固的安装,应该被仔细地维护。

▶ **胸腰椎棘突损伤**

颈腰椎的前后正侧位侧影像学检查都是初步的评审标准。不正常的椎弓根间距,高度异常损失,椎管损伤都需要被注意。轻微脊柱骨折损伤包括关节骨折、横突骨折,棘突骨折及腰椎峡部骨折。一般而言,这些损伤都能被很容易的观察到。被要求治疗的 6 个重大损伤:①楔状压缩骨折;②稳定的爆裂骨折;③不稳定的爆裂骨折;④Chance 骨折;⑤腰段屈曲 - 过伸损伤;⑥移位损伤。

A. 压缩骨折

基于三柱理论,压缩性骨折只会影响前柱。压缩性骨折可以是脊柱前突或侧突。一般来说,这种骨折是稳定骨折并且很少伴随有神经损伤。椎体高度若有超过 50% 的损失,成角移位超过 20°~30°,或多个相邻压缩骨折可被认为是不稳定骨折。基于终板连接可分为四种亚型,A 型(终板两侧骨折),B 型(终板上方骨折),C 类(终板下方骨折),D 型(椎板两侧是完整无损的)。

稳定性骨折需要 Jewett 背架或胸腰椎矫形器。不稳定骨折需要过伸位石膏或手术治疗。

B. 爆裂骨折

爆裂骨折涉及前部和中柱。影像学可能显示椎体后部高度的损失和前后位片上增宽。值得注意的是,椎管受压和神经损伤的程度没有直接相关性。稳定性骨折没有神经损伤的治疗可以用椎体固定器或石膏固定。在平片下,如果腰胸椎矫正未能恢复脊柱结构,可以考虑外科手术。椎体高度若有超过 50% 的损失,成角移位超过 20°~30°,或脊柱侧弯大于 10°,或伴随神经缺损可考虑早期外科干预恢复矢状面和冠状面的结构。手术治疗的选择包括前路或后路切开减压,内固定可有可无。

C. 腰段屈曲 - 过伸损伤

也就是众所周知的 Chance 骨折,包括所有腰段屈曲 - 过伸损伤的脊髓三柱骨折。这些骨折,也被称为"安全带损伤",鉴于最常发生的机制,常伴有腹部受伤。放射片可以提高对棘突前后侧方距离的观察。被公认的有四种类型的骨折:①A 型(1 节段骨受伤);②B 型(1 节段韧带损伤);③C 型(经骨性中柱的 2 节段损伤);④D 型(经韧带性中柱的 2 节段损伤)。A 型骨折的治疗可用胸腰椎矫形器矫正;然而,另外三型缺乏稳定性的骨折需要考虑外科手术固定。

D. 骨折脱位

骨折脱位涉及所有三柱的平移畸形损伤。这些损伤常伴随有神经损伤,由于他们的不稳定性常需要外科固定。有三种类型的骨折脱位:①弯曲旋转;②剪切③屈曲—过伸。没有神经损伤的患者不需要紧急的手术处理;然而,如果在 72 小时内骨折被固定,如肺炎之类并发症率会降低,在此时间范围外,骨折被固定,住院时间会缩短。

E. 枪伤

伴随低速的枪伤(武器是手枪)骨折通常是稳定的。这些损伤通常伴随有较低的感染率,可用广谱抗生素预防性治疗 48 小时。

任何现实的神经损伤继于"爆破效应",子弹的能量被软组织吸收和转移。因此,减压是我们不提倡的。一个例外就是如果子弹碎片在椎管内 T12 水平和 L5 之间被发现。脊柱遭枪击后激素的应用是不被提倡的。

F. 脊柱骨折脱位或神经功能的缺损

1. 不完全神经损害　如果有神经损伤,需要外科减压。通过前入路骨移植内固定术,或后路手术和前后路联合手术。手术治疗应个体化。

有不完全神经损伤及不稳定骨折或骨折脱位的患者,要求和无神经缺损患者同样的固定。他们最好能切开复位、器械固定及脊柱融合,神经管压迫需要在早期即得到处理。

2. 完全神经损害　已超过脊髓休克阶段的持续

性完全神经损害患者,恢复其神经功能的手术方法尚无人提出,不过手术固定是必要的,因为脊柱不稳影响早期活动和功能锻炼,可能对神经根或损伤平面以上脊髓造成机械性损伤而导致高位功能丧失。

Daffner RH et al: Expert Panel on Musculoskeletal and Neurologic Imaging. Suspected spine trauma. American College of Radiology, 2007. Available at http://www.acr.org/SecondaryMainMenu Categories/quality_safety/app_criteria/pdf/ExpertPanelonMusculo skeletalImagingSuspectedCervicalSpineTraumaDoc22.aspx. Accessed February 14, 2009.

Outcomes Following Traumatic Spinal Cord Injury: A Clinical Practice Guideline for Health-Care Professionals. Paralyzed Veterans of America, 1999. Available at http://www.pva.org. Accessed February 14, 2009.

骨盆骨折及脱位

骨盆骨折时最严重的损伤之一,占所有骨折的3%。都是由强大的暴力导致,约60%源于车祸(如汽车、摩托车和自行车),30%源于跌落,10%源于冲撞伤,运动伤和穿通伤,骨盆骨折在车祸引起的致死性骨折中列第三位。

及时确诊及治疗骨盆骨折致死性的出血、骨盆变形、神经损伤及泌尿生殖脏器损伤等潜在的并发症是临床的一大挑战。血流动力学不稳定的骨盆骨折患者即使送至急救室仍有40%~50%的死亡率。

▶ 解剖

要确定骨盆骨折的类型及并发症就必须了解其解剖结构。骨盆由三块骨头组成:两块髋骨及在前方所形成的耻骨联合及后方的骶骨,并与两侧的髋骨构成骶髂关节。髋骨可再分为髂骨、坐骨和耻骨。

骨盆的髋臼与股骨头形成髋关节。髋臼周围都有软骨包围并被透明软骨覆盖,由髋骨支撑并被认为是由两条缝隙分割为倒置的"Y"型结构。前面的缝隙(由髂骨和耻骨构成的)向耻骨联合延伸,并到达髋臼前壁。后面的缝隙(由髂骨和坐骨构成的)从臀肌上的凹陷向坐骨结节延伸,并到达髋臼后壁。髋臼窝是髋臼上方良好的负重点,尤其是两条缝隙交界处及两条缝隙处。

骨盆的稳定主要靠髋骨和骶骨间的韧带链,两块髋骨在前方的连接由一个肥厚的纤维软组织软盘形成的耻骨联合,耻骨联合对依靠骶髂连接提供稳定性的骨盆环产生了结构上的支持。

后面维持骶髂关节的韧带可分为前后复合体,前面的骶髂关节联合韧带宽阔,连接于髂骨翼与骶翼,这些联合韧带可以抵抗旋转和扭转暴力。而后面的韧带稳定性主要靠后骶髂韧带复合体的强力连接影响。后复合体是关节内骶髂股间韧带和跨过骶骨连于两髂峰之间的骨间后骶髂韧带组成,被认为是人体上最强大的韧带。后骶髂韧带复合体能抵抗作用于骶骨和髂骨之间的剪切暴力,临床作用是防止骶髂分离。

骨盆底还包括两个强大的韧带,即骶棘韧带和骶结节韧带。骶棘韧带提供强大的抗扭转暴力作用,而骶结节韧带的作用是维持骨盆的垂直稳定性。脊柱与骨盆间的韧带还可以加强骨盆的稳定性。起点位于腰4、5横突的韧带附着于髂骨后方,起点于腰5横突的腰骶韧带附着于髂骨翼。

▶ 稳定性

骨盆稳定性是指在骨盆环能抵抗外力而无异常变形的能力。病理状态时,骨盆环因为三个稳定基础中的一个或一个以上受到损伤而不稳定。外来旋转暴力损伤耻骨联合,骶棘韧带,骶结节韧带或前面的骶髂关节韧带,经过畸形超过2.5cm的分离损伤,骨盆底韧带和前骶髂韧带开始失去作用,发生严重的旋转不稳定。因为后面的韧带连接完整,很少发生受累的半个骨盆向上或向后的脱位。外部暴力和剪切力联合作用是破坏骨盆稳定的原因,对应的,内部旋转暴力可以使耻骨支受压及后韧带复合体绷紧。耻骨支常发生中分移位骨折,骶翼可发生嵌入骨折。若骨盆底韧带保持完整,就可以保持后部的总体稳定性。因此,扭转暴力作用于骨盆引起的骨折常仅使旋转不稳,而其他类型移位尚能保持稳定。

完全不稳定是由前后韧带均受损伤所致,这些损伤包括骶髂关节明显分离及半骨盆受累的多轴不稳定。这些骨折除了旋转移位外还可包括骶骨向上和向后的移位以及矢状面、水平面的旋转移位。

▶ 临床表现

体格检查包括骨盆骨性标志,挤压试验评估稳定性,经阴道直肠检查有无骨性突起刺破黏膜确定是否开放性骨折,检查尿道有无滴血或较好的前列腺检查以确定泌尿系是否受损。如果怀疑膀胱或尿道损伤,有必要行逆行性尿路造影。相对于闭合性的骨折8%~15%死亡率,经黏膜突出的开放性骨折的死亡率高达50%。相关的损伤应该被仔细评估,包括下尿路损伤或远端血管损伤,并进行全面的神经系统的检查。

▶ 影像学检查

当患者有遭受钝性损伤时及时准确的骨盆正位片可以发现大多数类型的骨盆骨折。骨盆的正位片能全面了解骨盆各结构情况:耻骨支、耻骨联合(查明是否有大于2.5cm的增宽)、髂耻骨线(髋臼前缘的界限)髂坐骨线(髋臼后缘的界限),髋臼唇的前缘和后缘、骨盆顶端的变形、骨盆翼、股骨头的位置(排除伴随的髋关节脱位)以及是否有股骨头和股骨颈骨折。髂耻线、髋臼唇前后缘及骨盆顶端的损伤均提示髋臼骨折。疑似髋臼骨折的患者应拍摄Judet位片(既查看髂骨的完整及闭孔肌的完整性)来进一步评估。髂骨的完整(外旋45°照片)摄片能较好的反应髋臼前缘和后壁的情况。

闭孔肌的完整(内旋 45°照片)摄片能较好的反映髋臼后缘和前壁的情况。入口位片(患者平躺,电子管向足端倾斜 60°)常被用来反映前后位的不稳定,出口位片(患者平躺,电子管向头端倾斜 45°)能很好地反映垂直移位。CT 平扫适应于任何类型的疑似骨折,尤其能很好地评估髋臼、骨盆后侧、骶骨及骶髂关节。

▷ 紧急处理

有骨盆骨折的多发外伤患者的紧急处理应该包括对腹膜后出血、骨盆环不稳定、泌尿生殖系损伤及开放至腹膜的骨折处理。紧急处理的目的是止血、减少感染后遗症、稳定骨折及使患者早期安全转运。出血是导致骨盆骨折患者死亡的主要原因,病死率高达 60%。大部分失血是经腹膜后静脉和骨折部位,仅有 20% 是由于动脉损伤,有报道指出骨盆损伤时平均血液重新补充达 5.9 个单位。

一般的急救原则是稳定患者和维持足够的组织灌注,一旦其他的出血部位被排除,可以用绷带包绕或者用床单包住骨盆迅速阻止骨盆的活动性出血。床单应该能够覆盖髂峰和大转子两端,并能从两端用止血钳固定。绷带包绕骨盆能很好地固定大的骨折块并能稳定骨盆容量,显著减少活动性出血。如果这样还不能控制出血,将考虑动脉栓塞术,待患者出血停止且病情稳定后,再行可靠的内固定术。

有移位的骨盆骨折应尽快采取适合髋部的闭合性复位术复位。应该通过一些运动时的弧度来重新排列骨盆以便评估骨盆的稳定性。同时,不稳定的髋部应该纠正,可行骨骼牵引。闭合性髋部复位后仍有不能复位的骨盆或者有新的神经麻痹症状是应立即行开放性手术治疗。

▷ 分类和治疗

骨盆骨折可根据以机械损伤为基础 Young and Burgess 系统来分型。前后挤压(APC)伤源自重叠的暴力。APC-Ⅰ的典型特征是耻骨联合小于 2.5cm 的分离;耻骨支的单发或多发性垂直骨折,但骶髂韧带完整并维持骨盆的垂直和旋转稳定。APC-Ⅱ中,前骶髂韧带损伤会引起耻骨联合大于 2.5cm 的分离并导致骨盆旋转不稳定,而后骶髂韧带完整则维持着骨盆的垂直稳定性。APC-Ⅲ型中,由于耻骨联合、骶结节韧带、骶棘韧带、及前后骶髂韧带的完全损坏,导致骨盆旋转和垂直的不稳定。侧方挤压伤源自骨盆侧方的暴力,会引起前骶髂韧带和骶棘韧带的缩短及骶结节韧带的横断或者耻骨支的斜行骨折。LC-Ⅰ型损伤是伴随骶骨受压损伤的耻骨支斜型骨折,无骨盆的旋转和垂直不稳。LC-Ⅱ型损伤包括遭受侧方影响导致的半月型髂翼骨折以及后方韧带的可复性损伤,这会引起骨盆旋转性的不稳。LC-Ⅲ型是 LC-Ⅰ 或者 LC-Ⅱ型损伤在对侧的持续强大的暴力造成骨盆额外的旋转或开放性损

伤。骨盆的垂直剪切性损伤是由于坠落时下肢的垂直或纵向暴力引起,或者汽车的垂直性损伤作用于下肢,为对抗汽车前面的挡板和地板的作用力就会造成典型的表现:完全的韧带损毁、骨盆旋转性及垂直的不稳定,以及神经血管损伤和出血的发生率增高。联合的机械损伤就是损伤的联合,这是由挤压原理决定的。

骨折可分为 A 型(旋转及垂直位稳定)、B 型(旋转不稳定、垂直位稳定)、或 C 型(旋转及垂直位均不稳定)。一般的骨盆骨折不稳定的影像学征象有:①任何平面上后骶髂联合移位超过 5mm;②后部骨折分离而为嵌插;③出现第 5 腰椎横突撕脱骨折或靠近骶坐撕脱骨折。A 型骨折仅累及骨盆环的局部某一处,故是稳定的。A1 型骨折是发生在肌肉起点如髂前上棘、髂前下棘及坐骨棘的撕脱骨折,这些骨折多发生在青壮年,通常采用保守治疗。如果移位较小,有望逐渐愈合,没有功能障碍。如果移位显著(大于 1cm),则考虑切开复位固定。很少见的有症状的移位骨折,最好手术治疗。A2 型骨折时没有累及髋关节或骶髂关节的单纯髂骨翼骨折,通常是直接创伤所致。即使有明显移位,骨折仍有望愈合,因此可进行对症治疗。伴随损伤处血肿骨化、新生骨组织增生而愈合。最后,A3 型骨折是单纯的累及闭孔的骨折,常有轻微耻骨支或坐骨支分离,后骶髂复合体完整,骨盆环保持稳定,可行对症治疗、早期行走或适当负重。

B 型骨折时骨盆环两处或两处以上断裂,这种骨折可使骨盆环旋转不稳定而垂直位稳定。B1 型骨折是受前后挤压力而致的翻书状骨折,除非耻骨联合分离严重(大于 6cm),后骶髂复合体都可以是完整的,而且骨盆在垂直力量作用下相对稳定。一般应该注意经常发生的严重会阴、泌尿系统损伤,不能漏诊。对轻微的有移位的耻骨联合损伤(小于 2.5cm)只给予对症治疗。对多数有移位的骨折或脱位,利用完整的后骶髂复合体作"铰链"进行侧方加压,像利用铰链"把书合上"似的使之复位。继而利用外固定器维持复位。但近来多优先使用内固定器,因为"合书"减少了可能出血的部位,患者舒适,容易护理及早日活动。复苏期可以利用床单把大腿绑在一起以减少出血,提供临时的稳定。

B2 和 B3 型骨折指骨盆在侧方压力作用下,半个骨盆的内向移位,经过骶髂复合体及同侧(B2)或更常见于对侧(B3)耻骨支骨折。累及后骶髂韧带复合体的程度决定了不稳定的程度,半个骨盆内折,耻骨联合重叠互搭。可利用内或外或联合固定器复位固定,外固定器固定容易但不能提供行走时的足够稳定,利用内固定器固定骨盆环前后面容易护理。这些骨折合并大量出血。

C 型骨折时旋转位和矢状位均不稳定,常由矢状

位剪切力损伤导致,如自高处跌落等。在前面,耻骨联合或耻骨支可发生分离,后面常有骶髂关节分离或脱位,或有经过骶骨或髂骨翼的骨折。半个骨盆完全不稳定,而且可以合并大量出血及骨盆腰骶部损伤。外固定器不足以维持复位,但可以减少出血,使急性期护理更加容易,内固定是可靠的治疗方案。

骶骨骨折

骶骨骨折可以根据骨折与骶孔的位置来分型。Denis 分型分为:Denis Ⅰ型,骨折靠近骶孔外侧;Denis Ⅱ骨折横过骶孔;Denis Ⅲ,骨折靠近骶孔内侧。分型越高神经损伤的发生率越高。

髋臼骨折

髋臼骨折(图 40-1)是由于作用于转子区的直接外伤或者作用于下肢的轴向间接暴力。下肢遭受暴力时下肢的位置(旋转、屈曲、外展或者内收)将决定损伤的类型。粉碎性骨折很多见。

▷ 分型

Letamel 将髋臼骨折分为 10 类:5 个简单型(1 个骨折线):后壁、后柱、前壁、前柱或横行骨折;5 个复杂型(两种或多种简单型同时存在),"T"型,后柱与后壁,横行和后壁,前柱或者后柱半横行骨折,前后柱骨折。这是最广泛应用的分型法,它可帮助外科医生选择最合适的手术入路。

▷ 治疗

治疗的目的是恢复股骨头和髋臼的负重球面关系,并维持到骨性愈合。与其他类型骨盆骨折一样,髋臼骨折可合并有腹部、泌尿系统及神经损伤,这些都需系统检查及处理,常常出现大量出血并需及早止血。

稳定骨折但有突出物(由于髋臼骨折,股骨头嵌插入骨盆)的患者或者不稳定的骨折均应沿轴线在股骨远端或者胫骨近端行骨骼牵引,以恢复至正常位置。牵引后应行 X 线片复查。髋臼骨折的手术适应证包括大于 2~3mm 的移位,存在大块后壁骨折碎片,刺入关节腔的游离骨片,股骨头骨折,以及不稳定骨折复位和通过闭合性复位不能复位的骨折和脱位。复位的方法选择至关重要,有时选用的方法不止一种。髋臼骨折的外科治疗需采取可延伸的并能达到解剖复位固定方法,此种方法也应该是骨盆骨折中最好的复位方法。

▷ 并发症

髋臼骨折固有的并发症包括创伤后退行性关节病、异位骨化、股骨头坏死、深静脉血栓形成及其他与保守治疗相关的并发症。手术可阻止或延缓骨关节炎的发生,但增加了感染、医源性神经血管损伤及异位骨化等并发症的风险。如果复位稳定,固定牢靠,患者术后数天即可无负重行走,6 周后可负重活动。现在大部分骨盆手术术后常规应用预防性抗凝治疗及积极的肺部护理。

Holevar M et al: *Practice Management Guidelines for the Evaluation of Genitourinary Trauma.* Eastern Association for the Surgery of Trauma, 2003.

Shuman WP et al: Expert Panel on Gastrointestinal Imaging. Blunt abdominal trauma. American College of Radiology, 2005. Available at http://www.acr.org/SecondaryMainMenuCategories/quality_safety/app_criteria/pdf/ExpertPanelonGastrointestinal Imaging/BluntAbdominalTraumaDoc3.aspx. Accessed February 14, 2009.

肩关节损伤

(一) 锁骨骨折

▷ 流行病学、机制、解剖、临床表现

锁骨骨折比较常见,在所有骨折中占到 2%~12%。锁骨骨折可根据骨折部位分为:内 1/3 骨折,外 1/3 骨

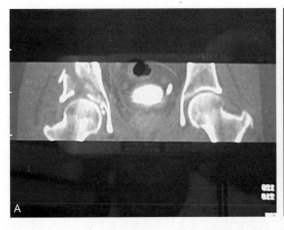
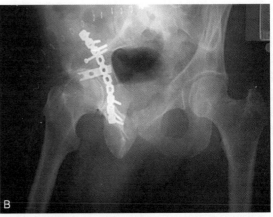

▲图 40-1　40 岁男性,高处坠落,髋关节后脱位伴髋臼顶骨折

A. 冠状位 CT 重建是右侧髋臼顶的大骨折块。B.斜位片示切开复位内固定后髋关节复位和关节面的整复

折及中 1/3 骨折(约占总的 80%)。最多见的骨折原因是摔伤后作用于同侧的肩部引起(占 87%),直接损伤(占 7%),其他均由前臂外展时摔伤导致。锁骨呈"S"型,在躯干上作为支柱支撑肩关节,并使肩关节获得较大的活动强度。锁骨由肩锁和喙锁韧带所固定。肩锁韧带防止水平移位,喙锁韧带保持锁骨的垂直稳定性。锁骨的中 1/3 段保护着臂丛神经,肺尖,锁骨下动脉神经及腋动脉。因此,当锁骨骨折时做一个完整的神经血管检查是很有必要的,以排除伴随的臂丛神经、血管损伤以及气胸等并发症。皮肤的情况也值得注意:皮肤的肿胀也许暗示需行外科手术治疗。锁骨骨折在胸部正位片很容易发现。锁骨的内 1/3 骨折可以通过 CT 进一步评估以便和后上损伤造成的各种胸锁关节脱位鉴别。

▷ 分类

锁骨骨折可根据骨折部位分为三型:Ⅰ型,中 1/3 骨折;Ⅱ型,外 1/3 骨折;Ⅲ型,内 1/3 骨折。根据骨折与喙锁韧带的关系将Ⅱ型再分为 3 个亚型:Ⅰ亚型骨折是韧带间骨折,位于锥形韧带和梯形韧带间,或者位于肩锁韧带和喙锁韧带间,而韧带是完整无损的。由于骨折近端和远端均由韧带附着,因此锁骨骨折的特点是骨折不移位或较轻的移位;Ⅱ亚型骨折发生在喙锁韧带中段或者锥形韧带和梯状韧带之间,伴随着由于梯状韧带撕裂造成的骨折近端特征性移位;Ⅲ亚型是靠近肩锁关节面的外 1/3 骨折,不伴有韧带的损伤。

▷ 治疗

锁骨骨折特征性的治疗方式是用普通绷带或用"8"字型绷带悬吊 4~6 周,直到影像学及临床(触诊时骨折处无肿胀、淤血)检查可以确认骨折愈合较好方可。首选绷带固定,因为其对皮肤的损伤少及相对较好的舒适性。缩短和成角畸形达到一定角度时则需考虑闭合性复位。然而,锁骨骨折引起的肩关节功能障碍较少,并且此处不易遗留瘢痕。锁骨骨折手术指征:开放性,有重要神经血管损伤,提示开放性骨折的皮肤的局部隆起。有学者认为中 1/3 锁骨骨折移位明显(超过 1~2cm)的以及Ⅱ型、Ⅱ亚型的远端锁骨骨折需要固定,因为这些骨折倾向骨折不愈合,并能造成明显畸形和肩关节功能障碍。

The Diagnosis and Management of Soft Tissue Shoulder Injuries and Related Disorders. New Zealand Guidelines Group, 2004.
Steinbach LS et al: Expert Panel on Musculoskeletal Imaging. Shoulder trauma. American College of Radiology, 2005. Available at: http://www.acr.org/SecondaryMainMenuCategories/quality_ safety/app_criteria/pdf/ExpertPanelonMusculoskeletalImaging/ ShoulderTraumaDoc18.aspx. Accessed February 14, 2009.

(二) 肩锁关节脱位

肩锁关节是由从肩峰中段到锁骨外侧的纤维软骨覆盖的滑动关节。肩锁韧带和从三角肌到斜方肌的纤维混合在一起维持肩关节的活动强度并提供水平稳定性,喙锁韧带提供垂直稳定。

肩锁关节脱位(分离)多由跌落时肩部先着地导致。需行一系列标准的创伤方面的神经血管检查,以及肩关节的全面检查(需有前后位,包括肩胛骨及腋窝的摄片)。应行应力性摄片,在腕部用绷带绑住使其负重 4.5-6.8 kg,摄片应包括双侧肩关节以对比肩锁关节的间距,以此鉴别Ⅰ、Ⅱ、Ⅲ等不同的肩锁关节脱位类型。

▷ 分型

Ⅰ型脱位扭伤肩锁韧带;Ⅱ型包括肩锁韧带的断裂,喙锁韧带的扭伤以及锁骨上端的向上脱位;Ⅲ型包括肩锁韧带和喙锁韧带的断裂,使得锁骨外侧显著的向上脱位。Ⅳ、Ⅴ和Ⅵ型脱位包括从锁骨外侧开始的三角肌和斜方肌的分离,以及肩锁韧带和喙锁韧带的破坏,这三型分别使锁骨显著的向后、向上和向下移位。

▷ 治疗

Ⅰ、Ⅱ和Ⅲ型肩锁关节损伤首选非手术疗法,以吊带悬吊上肢约 4 周而后逐渐恢复活动。大多数患者没有明显功能障碍,少数需限制活动,Ⅳ、Ⅴ和Ⅵ型则需手术治疗。发生在年轻运动员以及有长时间双手在头上方工作要求的劳动者的Ⅲ型肩锁关节损伤也是手术治疗的适应证。

The Diagnosis and Management of Soft Tissue Shoulder Injuries and Related Disorders. New Zealand Guidelines Group, 2004.

(三) 胸锁关节脱位

胸锁关节脱位较少见,损伤机制多为车祸或运动损伤。体格检查配合后前位和斜位 X 线片可以诊断脱位,CT 检查对确诊是必要的,因为 CT 可以鉴别锁骨中段骨折,并能发现轻微的胸锁关节半脱位。前脱位较为常见,但后脱位更为严重,因为向后移位常伤及食管、气管、大静脉、锁骨下动脉、颈动脉并导致气胸。小儿胸锁关节脱位多合并有骨骺骨折。

▷ 治疗

大多数胸锁关节损伤患者可在第一个 24 小时用冰敷同时用绷带或包布悬吊上肢 或"8"字绷带治疗,后脱位若有血管受压或伤及食管、气管或肺者常需要紧急复位,可以用肩部回缩或布巾钳进行后脱位的闭合复位,少数也需切开复位。

The Diagnosis and Management of Soft Tissue Shoulder Injuries and Related Disorders. New Zealand Guidelines Group, 2004.

(四) 肩胛骨骨折

肩胛骨骨折可依据区域分类:肩胛体,肩胛颈,肩胛冈,肩峰,喙突以及关节盂,肩胛体骨折常合并其他损伤如锁骨下血管损伤、主动脉破裂、气胸、肋骨骨折、臂丛损伤和其他与剧烈创伤相关的软组织损伤,肩峰及喙突骨折少见。关节盂骨折必须仔细评估,因为可能有关节面损伤及合并盂肱关节不稳定,这类骨折多由肩部撞击伤或上肢外展位跌落引起,诊断依靠肩胛骨后前位 X 线片、经腋窝 X 线片、肩胛体轴向 X 线片及经肩 Y 位 X 线片。如果考虑手术,则 CT 检查也有帮助。

▶ 治疗

多数肩胛骨骨折可以非手术治疗,予以悬吊 4~6 周。不应忽视复合伤,多需紧急处理。手术复位的指征虽有争议,但应包括:关节内骨折伴移位并影响 25% 以上的关节面,肩胛颈骨折成角超过 40°或者向内侧移位大于 1cm,肩胛颈骨折伴锁骨骨折并脱位,肩峰骨折会引起肩峰下撞击症,喙突骨折会导致功能性的肩锁关节脱位。

Steinbach LS et al: Expert Panel on Musculoskeletal Imaging. Shoulder trauma. American College of Radiology, 2005. Available at: http://www.acr.org/SecondaryMainMenuCategories/quality_safety/app_criteria/pdf/ExpertPanelonMusculoskeletalImaging/ShoulderTraumaDoc18.aspx. Accessed February 14, 2009.

(五) 肩关节脱位

由于自身的广泛活动度及多方位的活动平面,肩关节是最常见的脱位关节。有关肩关节脱位的诊治将在运动医学中阐述。

(六) 肱骨近段骨折

肱骨近段骨折常见于有骨质疏松症的老年人摔伤后。损伤的原因和骨折类型应该尽快作出早期评估。晕厥发作、心肌梗死、卒中、短暂缺血发作及癫痫的前驱症状并不少见,这类患者多合并有血管神经损伤及旋转袖撕裂,仔细评估很重要。需通过检查肩关节侧方及三角肌上方的感觉来评估腋神经的功能(由于疼痛,一般不采取运动试验)。

诊断依赖于标准的外伤系列 X 线检查(肩部后前位 X 线片,经肩 Y 位 X 线片,也应该辅以腋窝 X 线片),腋窝 X 线片能很好地评估关节面的骨折和脱位。如果由于疼痛,不能拍摄腋窝 X 线片,可采取另一种 Velpeau 体位摄片:患者左上肢悬吊,在 X 线机底盒上向后倾斜 45°,以 X 线向尾骨方向定向照射。CT 可用来进一步评估:关节损伤情况,骨折移位情况,骨折周围的影响以及关节盂周围骨折。

▶ 分类和治疗

常用的肱骨近段骨折分类是依据 Neer 确定的方法进行的。肱骨近段有四大部分构成:肱骨头、肱骨干、大结节和小结节。一个部分的移位是根据骨折是否超过 1cm 或 45°成角而定。大多数较轻的移位(小于 1cm 的移位或 45°成角)可以采取绷带悬挂上肢及早期行简单活动等治疗。有移位骨折多需要手术复位及固定,手术重建范围包括从闭合复位、外固定、切开复位内固

定到关节置换术(图 40-2 和图 40-3)。手术的适应证还包括:大结节骨折碎片超过 5mm 的移位,因为这种骨折可引起肩峰下撞击症;还有影响内部循环的小结节骨折。患者会有一定程度的活动受限但可以很好的解决疼痛并能恢复功能。远期的并发症包括肩关节僵硬以及肱骨头缺血性坏死(由于肱动脉前面的弓形分支的破坏)。

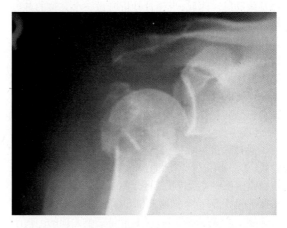

▲图 40-2 肱骨近端四分骨折,影响关节盂下缘

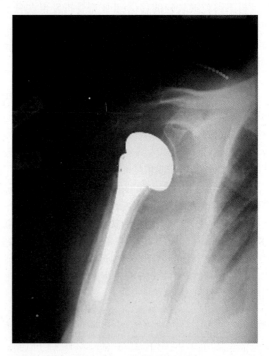

▲图 40-3 半肩关节置换

Shrader MW: Proximal humerus and humeral shaft fractures in children. Hand Clin 2007;23:431.

Zlotolow DA et al: Surgical exposures of the humerus. J Am Acad Orthop Surg 2006;14:754.

肱骨干骨折

大部分肱骨干骨折由直接创伤引起,由于前壁外展时摔倒后引起的间接损伤也可能发生。查体时需行完整的神经血管检查(此型骨折很容易损伤桡神经)。需行肱骨的正侧位片,并摄肩关节和肘关节,以便排除邻近关节的骨折和脱位。肱骨骨折应描述为:闭合性或开放性,骨折部位(近、中和远1/3段骨折),有无移位,横行的,斜型的,螺旋形的,部分的,粉碎性的,骨质情况(骨质疏松与否),以及是否存在关节的变形。

> ### 治疗

大多肱骨干中段骨折可采用非手术方法,如管形石膏、夹板或支架治疗。患者直立位拍后前位及穿胸位 X 线片可以确定骨折对线情况。向前成角20°,内翻角度达到30°以及骨折端刺刀样上移都达到3cm均适合持续的闭合性治疗。手术适应证包括:开放性骨折,伴随重要血管损伤,病理性骨折,肘关节游离(即同时伴有前壁骨折),粉碎性骨折,关节内间隙扩增,两侧肱骨均骨折。桡神经的损伤多见于中1/3骨折。大部分桡神经牵拉伤或挫伤,功能多在 3~4 个月后恢复,如果肌电图或者神经传导速度测定提示没有恢复,则需行手术探查。

Bhandari M et al: Compression plating versus intramedullary nailing of humeral shaft fractures: a meta-analysis. Acta Orthop 2006;77:279.

肘关节骨折或脱位

> ### 解剖和生物力学

肘关节是一个复杂的铰链关节,包括了 3 个骨性关节:肱尺关节、肱桡关节及尺桡关节。骨性结构和软组织形成稳定的肘关节。滑车 - 鹰嘴窝、冠状窝、肱桡关节、肱二头肌、肱三头肌、肱桡肌等结构在肘关节屈曲和伸直时维持着前后的稳定性。在肘的内侧,内侧(尺侧)副韧带的前束是对抗外翻力量最重要的稳定因素,外侧(桡侧)副韧带是肘外侧的稳定因素。

肘关节的正常活动范围是屈曲 0~150°、旋后 85°、旋前 80°。功能活动范围为屈曲 30°~130°、旋前旋后 50°。肘部受伤要求仔细检查整个上肢,包括肩部、手腕以及全面的神经和血管的检查,要求正位、侧位和斜位 X 线片来充分观察肘关节。

> ### 肱骨远端骨折

肱骨远端分为内侧和外侧柱,各边大致呈三角形并由髁组成,连接前臂的骨头和一个连接肱骨轴的上髁(肱骨远端的部分,就在肘关节的外上方,外侧髁上嵴水平)。这些骨折可以按如下分类:髁间骨折(最常见)、髁上骨折(伸直型或屈曲型)、经髁骨折、髁骨折、肱骨小头骨折、滑车骨折、外上髁骨折、内上髁骨折、或髁上突骨折。也可以根据以完整性和关节受累为基础的

AO 系统进行分类。A 型骨折是关节外(上髁、髁上、经髁)骨折;B 型骨折只牵涉一部分关节面(单髁或者髁间);C 型骨折包含整个关节远端面。

> ### 影像学检查

必须获得标准正位、侧位和斜位 X 线片。牵引胸片或 CT 或许能为术前方案提供更好的骨折类型影像。在侧位片上,身体前部或者后部"脂肪垫标志",代表关节囊上的脂肪层移位,或许是肱骨远端非移位骨折的唯一象征。必须仔细阅读髁间裂缝的正位片。如果髁间裂缝存在,并有能使髁旋转的危险,除此外还有移位及骨折粉碎,必须要引起注意。

> ### 处理措施

患者最初可用长臂夹板固定肘部在 90° 弯曲,前臂保持水平,非手术治疗适用于非移位性或微小移位骨折。手术适用于移位性骨折、血管损伤或开放性骨折。

特殊骨折类型

> ### 肱骨髁上骨折

髁上骨折以小儿最多见,分两型:伸直型(远端碎片后移位)和屈曲型(远端碎片前移位)。对于有限的功能需求的老年人,非移位、微小移位和严重粉碎骨折,可以用非手术治疗。后夹板固定 1~2 周,然后开始小幅度运动锻炼。如果 6 周后影像学治愈标志满意,可以拆除夹板并进行承重训练。手术治疗包括用钢板和螺丝钉切开复位内固定。想恢复受伤前的其他功能的严重粉碎性骨折不适于切开复位内固定,老年患者可考虑全肘置换。

> ### 经髁骨折

非手术治疗适用于非移位或微小移位骨折或虚弱的受伤前功能差的老年患者。若患者能够忍受治疗必须尽快开始活动度的训练。外科治疗包括切开复位内固定或者全肘关节成形术。

> ### 髁间骨折

髁间骨折是成人最常见的肱骨远端骨折类型。骨折碎片的移位常常取决于内(屈肌群)和外(伸肌群)上髁相应肌肉的压力,促使关节面转动(图 40-4)。骨折可分为 I 型(无移位)、II 型(轻微移位髁骨间无旋转)、III 型(旋转移位)和 IV 型(关节面粉碎)。无移位骨折有必要进行固定 2 周的非手术治疗,接着进行活动度训练。发生在有骨质疏松的老年患者的 IV 型骨折可采用"骨瘦如柴"的治疗方法,此种方法会在短期内使患处固定,但可较早的活动。用双头假体的切开复位内固定可作为首选的手术方法。早期的功能锻炼对预防关节僵硬至关重要,除非固定的不会太久。全肘关节置换术也是一个可选的治疗方案。

> ### 内、外侧髁骨折

在成年人中,内侧或者外侧髁骨折较为少见(图

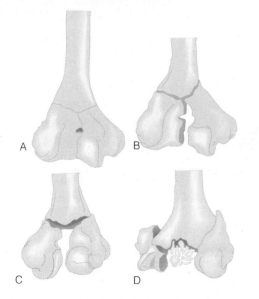

▲图 40-4　髁间骨折

A.Ⅰ型无移位 T 形髁间骨折。B.Ⅱ型有移位但无旋转 T 形髁间骨折。C.Ⅲ型有旋转移位髁间骨折，Ⅳ型：有旋转移位的粉碎性 T 形髁间骨折

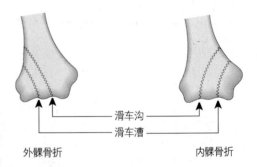

▲图 40-5　髁骨折

Milch 分型。Ⅱ型骨折累及滑车侧唇，因此具有内在的不稳定性

40-5）。Ⅰ型（Milch 分型）骨折没有穿过外侧髁嵴。骨折牵涉外侧髁的（Ⅱ型）将导致内侧髁的不稳定。一般采取非手术治疗：用向后的夹板固定患处，同时肘关节屈曲 90°，如果外侧髁骨折则手掌向前，内上髁骨折则手掌向后，保守治疗适用于非移位或很小程度移位骨折。开放性或者移位明显的骨折需通过手术用螺钉固定，根据情况定是否需要修补侧韧带。

▶肱骨小头骨折

　　肱骨小头骨折很少见，不足所有肘部骨折的 1%。由于缺乏明显的软组织附着，游离关节片段可能向前移位至冠突窝或桡窝，造成屈肘障碍，从而导致肱骨小头骨折。手外展位跌倒时外力通过桡骨头传向肱骨小头常造成此类型骨折。有时可能伴有桡骨头骨折。

肱骨小头骨折分型如下（图 40-6）：Ⅰ型，Hahn-Steinthal 骨折，涉及大部分骨质，包括或不包括滑车；Ⅱ型，Kocher-Lorenz 骨折，骨折的关节软骨包含少量软骨下骨；Ⅲ型，显著粉碎性的。无骨折移位可非手术治疗，加以后位夹板固定并适度屈肘练习。Ⅱ型骨折、严重Ⅰ型粉碎性骨折及错过治疗机会导致运动受限的骨折可行切开复位内固定术，通过手术螺钉固定，小的骨折片可予切除。

▶滑车骨折

　　这些骨折极为罕见，并与肘关节脱位有关。无移位骨折可后位夹板固定 3 周，随后行肘关节运动范围锻炼。移位骨折可行切开复位内固定术；不利于内固定的骨折碎片可予切除。

▶髁上骨折

　　外侧髁上骨折早期制动闭合治疗即可。无移位或轻度移位内髁上骨折治疗可置前臂旋前，手腕和肘部弯曲，且后位夹板固定 10~14 天。切开复位内固定术适用于移位骨折，尤其是存在尺神经症状、外翻应力不稳定、屈腕较弱及骨不连症象时。

▶肱骨髁上突骨折

　　髁上突由骨或软骨从肱骨内侧面突出形成。连接

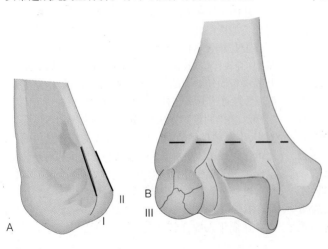

▲图 40-6　肱骨小头骨折

Ⅰ型骨折涉及大部分骨质，往往是整个结构。Ⅱ型是剪切断裂，常累及少量软骨下骨，可能向后移位（A）。Ⅲ型骨折是粉碎性的，可能有不同程度的骨折端移位（B）

髁上突与内侧髁的 Struthers 韧带是一纤维弓,正中神经及肱动脉由此通过。大多数此型骨折适于夹板固定保守治疗并早期屈肘活动。正中神经或肱动脉压迫是手术探查和释放的指征。

▶ 肘关节脱位

最常见的肘关节脱位由手部处于外展位跌倒造成。须行仔细地神经血管检查及肘部正侧位片。单纯的肘关节脱位(不伴有骨折)根据尺骨相对肱骨的移位方向可分为:后脱位(最常见),后外侧脱位,后内侧脱位,外侧脱位,内侧脱位及前脱位(图 40-7)。急性肘关节脱位应尽快在患者镇静及充分的麻醉下行闭合复位。对于后脱位,应减少活动并在屈肘下行纵向牵引。复位后须做肘关节活动度、神经血管及影像学检查,满意后屈肘 90° 后位夹板固定。肘关节活动障碍常表明有骨折碎片嵌顿或缺失。如果骨折碎片缺失导致动脉血流不能恢复,则需要动脉造影及立即手术干预。复位术后须行影像学检查仔细评估有无同轴骨缺失及相关骨折(内侧或外侧上髁,桡骨小头,冠突)。肘关节脱位并有桡骨小头及冠突骨折由于相对不稳定常被称为"恐怖三联症"。如果肘部不能处在一个同心圆的复位,或者再脱位,或者脱位不稳定(如果肘部由全屈位向前屈曲 30° 伸直时发生脱位),外科手术干预是适应证。运动和力量恢复可能需要 3~6 个月。最常见并发症多是由于长期固定所致的刚度改变。目前,治疗多趋向于肘部伤后固定 1 周,随后开始活动度锻炼。如果有异位骨化发生,可在伤后 6 个月或者更长时间切除。

尺骨近端骨折

▶ 鹰嘴骨折

鹰嘴是可触及的最靠近近端的尺骨部分。处于皮下位置使其最容易受到直接创伤。后方有三角肌腱附着在鹰嘴上但不参与关节囊组成。因此,鹰嘴移位性骨折可致使三头肌的功能缺失,进而使伸肘功能受限。在前面,鹰嘴形成尺骨的乙状切迹,与滑车形成关节。尺骨前面最近端是冠状突,它维持着肘关节的稳定性。

鹰嘴骨折多发生于直接暴力打击(跌倒时肘尖部着地),导致鹰嘴粉碎性骨折,或跌倒着地时前臂处于外展位同时伴三角肌腱强烈收缩,导致鹰嘴横向或斜形骨折。初步评估须做仔细地血管神经检查及肘部正侧位 X 线片。肘部外侧 X 线片有助于评估骨折分型、有无桡骨小头移位(在任何角度,桡骨小头都应与肱骨小头对合,否则,就是存在脱位或半脱位)、粉碎程度及有无累及关节面。鹰嘴骨折可根据骨折的基本分类方式进行分类(横断、横断嵌插型、斜行、粉碎性骨折、骨折脱位)或根据 Mayo 进行分型:Ⅰ型,无移位或轻度移位;Ⅱ型:有移位但肘关节稳定;Ⅲ型:骨折且肘关节不稳定。治疗的目的是恢复关节关系和关节稳定性,恢复和保持肘部伸直机制,并恢复关节活动范围。

老年患者受伤前肘关节功能就较差的,不论骨折有无移位,可保守治疗,予长臂夹板或石膏屈肘 45°~90° 固定,应每周 1 次共至少 2 周的放射学复诊。一般而言,3 周时稳定性已经足够,可以作伸直 - 屈 90 度的早期活动,至第 6 周时可进一步屈曲。有些学者主张在伤后 1 周即做早期活动,以防止肘关节僵直。

手术适应证包括任何伸肘功能受限(任何移位骨折)或关节受累。多种手术方式可供选择,包括髓内固定、张力带钢丝、钢板和螺钉固定及碎骨片切除。术后,患者应后位夹板固定,且早期接受功能锻炼。

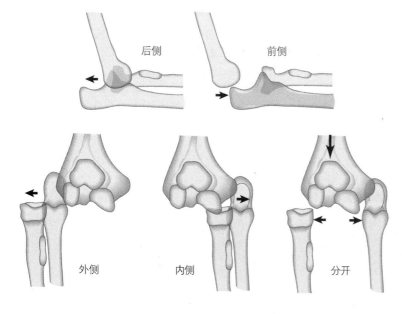

▲图 40-7　肘关节脱位
肘关节脱位类型由前臂尺桡骨走向决定

后侧　　前侧

外侧　　内侧　　分开

这类骨折最常见的并发症是植入物隆起,骨折愈合后需去除。有报道称肘关节僵直及固定失败偶有发生。

▶ 冠状突骨折

冠状突是尺骨前面的钩状部分,形成乙状切迹。内侧副韧带的前部附着于此,是前面关节囊的一部分,支持肘关节的稳定性。

冠状突骨折少见,多联合发生于肘关节脱位或其他肘部的骨折。损伤机制为尺骨近端受暴力后脱位或暴力致肘部过伸,评估此型骨折必须拍斜位 X 线片,因为前后位或侧位片有时难以发现。

此类骨折由 Regan 和 Morrey 分为三型(图 40-8):Ⅰ型:冠状突头部撕脱。Ⅱ型:不超过 50% 的冠状突单纯或粉碎性骨折。Ⅲ型:大于 50% 的冠状突单纯或粉碎性骨折。Ⅰ型骨折治疗保持肘部屈曲位制动 3 周(若肘关节稳定可少于 3 周)。为了使骨折稳定,利于早期活动,合并的骨折可依具体情况一并处理。无肘关节失稳的单纯冠状突骨折可以同Ⅰ型一样治疗。不稳定的Ⅱ型骨折和Ⅲ型骨折通常需要手术干预。

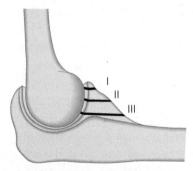

▲图 40-8　冠状突骨折
冠状突骨折由 Regan 和 Morrey 分为三型

桡骨近端骨折

▶ 桡骨头骨折

桡骨头骨折通常由跌倒时前臂旋前桡骨头与肱骨小头之间的轴向暴力引起。患者常伴有肘部及前臂活动受限,以及前臂被动活动时出现疼痛。前臂和腕部应仔细检查触痛,以鉴别 Essex-Loprest Ⅰ 型损伤(桡骨头骨折脱位伴有相关骨间韧带及桡尺远端关节损伤)。血管神经状况、正侧位及桡骨头 X 线片可以显示骨折。如果没有明显骨折,但存在脂肪垫征,应考虑无移位骨折。若疑为 Essex-Loprest Ⅰ 型损伤,前臂及腕部 X 线片常显示正常。

Masson 分类法是此类骨折最常用的分类方法(图 40-9):Ⅰ型:无移位;Ⅱ型:边缘带移位骨折;Ⅲ型:粉碎性骨折涉及整个桡骨头;Ⅳ型:骨折合并关节脱位。

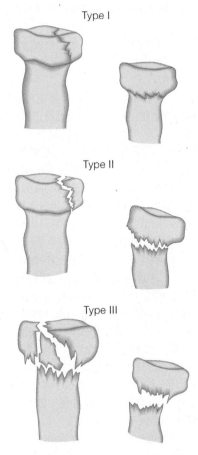

Type I

Type II

Type III

▲图 40-9　桡骨头骨折
桡骨头骨折的 Masson 分型法

肘关节的活动度及稳定性应在抽出积血及肘关节内注射局麻药物后进行评估。这可在鹰嘴、桡骨头及肱骨小头之间的"柔软点"从外侧直行进针。由于可能影响到下一步治疗计划,任何制动措施均需谨慎评估。

最孤立的桡骨头骨折治疗可先行短暂夹板固定,受伤 24~48 小时后早期功能锻炼。手术治疗适用于肘部活动障碍及Ⅲ型骨折。其中一个手术指征是有大骨折片移位(>2mm);然而,这种治疗方法仍存在争议。手术治疗包括切开复位内固定或切除部分甚至全部桡骨头。Ⅳ型骨折的治疗是将脱位复位后再依据上述方法针对其骨折类型而具体治疗。

Evidence-based care guideline for loss of elbow motion following surgery or trauma in children aged 4 to 18. Cincinnati Children's Hospital Medical Center, 2007. Available at: http://www.cincinnatichildrens.org/svc/alpha/h/health-policy/ev-based/elbow.htm. Accessed February 14, 2009.

Lee DH: Treatment options for complex elbow fracture dislocations. Injury 2001;32:SD41.

Ring D, Jupiter JB: Fracture-dislocation of the elbow. Hand Clin 2002;18:55.

前臂骨折

前臂骨折男性多见于女性，多继发于车祸、运动损伤、打架及从高处坠落。前臂如同一个闭合环形：一处骨折可致尺桡骨短缩导致远近侧桡尺关节受累。尺骨如同一个环形轴在旋前旋后时可轴向旋转。骨间膜占据了桡骨和尺骨之间的空间；它对前臂的稳定性具有重要作用。

临床评估包括详细的血管神经检查（正中、尺、桡神经）和任何开放伤评估（由于尺骨就位于皮下，表面伤就可使尺骨骨折暴露在外）。如果存在疼痛剧烈、筋膜紧张及被动伸展时疼痛，应高度怀疑骨筋膜室综合征。同时发生前臂双骨折或单骨折伴肘关节或腕关节损伤，比单纯一根骨折更常见。因此拍前臂前后位、侧位片包括肘关节及腕关节很重要。在任何角度桡骨头与肱骨小头都应对位良好，以排除半脱位及脱位。

前臂骨折可进行描述性分类：闭合或开放，有无移位，粉碎性，节段性，多骨折片，成角位移及旋转对线。

桡骨干骨折

▶ 单纯桡骨干骨折

桡骨干骨折可发生于直接或间接暴力如手部外旋位时跌倒。虽然单纯桡骨干骨折有三分之二发生于近端，但三分之一发生于远端时应高度怀疑有无远端桡尺关节受损。无移位骨折可行长石膏固定闭合治疗。任何移位骨折、桡骨弓缺失或远端桡尺关节受累都是手术指征。桡骨骨折通常用 3.5mm DCP 钢板行切开复位内固定术进行固定。

这是一种累及关节伴有远端桡尺关节损伤的桡骨干骨折（最常发生于远三分之一段）。体格检查时发现腕部疼痛应高度怀疑。并行放射学检查后方可确诊。远端桡尺关节损伤的影像学表现如下：骨折在尺骨茎突的基底部，前后位 X 线片上远端桡尺关节间隙扩大，尺骨半脱位，相对尺骨远端径向短缩超过 5mm。

在成人，这些损伤均需行切开复位内固定，并在术中评估远端桡尺关节受累程度。固定桡骨后，如果前臂旋前、旋后足够稳定，只需短期夹板固定来保护切口。如果关节可以恢复，但旋转不稳定，须行其他的手术治疗。如果存在可修复的尺骨茎突，切开复位内固定可使远端桡尺关节稳定。如果没有尺骨茎突骨折且远端尺桡关节可恢复但旋转不稳定，可用两枚 0.0625 英寸的 Kirschner 钉固定尺骨远端与桡骨于功能位（通常为后旋）。切开复位且螺钉内固定后，使用石膏托或支具固定于肘上 4~6 周。在前臂活动前可将固定的螺钉取出。仅仅只有很少一部分远端桡尺关节不可恢复。在这种情况下，可通过关节背伸来减少中间组织嵌顿（尺侧伸腕肌最常见）。

尺骨干骨折

▶ 单纯尺骨干骨折（Nightstick 骨折）

这类相当常见的损伤是由于直接暴力作用于尺骨引起。须做仔细地神经血管检查及包括肘关节和腕关节的 X 线片检查。X 线片检查应仔细审查有无肘关节脱位；在任何角度桡骨头都应与肱骨小头对合良好，否则可能是 Monteggia 骨折。无移位或轻度移位骨折可用 Sugar-tong 夹板紧急固定。当肿胀消失（7~10 天后）可用长臂石膏托或功能支具固定手臂。移位骨折（成角 > 10°轴移或 >50%）最好行切开复位内固定术。

▶ Monteggia 骨折

Monteggia 骨折是指尺骨骨折合并桡骨头脱位。须行血管神经检查；可能发生桡神经或后位骨间神经损伤。Bado 分类是根据桡骨头脱位方向：Ⅰ型：前脱位。Ⅱ型：后脱位。Ⅲ型：外侧脱位或前外侧脱位。Ⅳ型：前脱位合并尺桡骨骨折。（图 40-10）。

对于 Monteggia 骨折，闭合复位和石膏托固定只可尝试于儿童。这些损伤通常需要钢板及螺钉切开复位内固定。尺骨复位失败可能表明有环状韧带嵌顿。如果桡骨头须切开复位，则应考虑修复环状韧带。术后，如果修复稳定，患肢可后位夹板固定 7~10 天，随后开始功能锻炼。

▶ 前臂双骨折

尺桡骨双骨折是由诸如车祸或高空坠落等高能量损伤所致。这种骨折多有移位，必须进行仔细地检查以排除神经、血管损伤及筋膜室综合征。完整的前臂 X 线片必须包括肘部及腕部。

成人前臂双骨折的治疗包括切开复位及应用 3.5mm 动力钢板行加压内固定。这样可以通过恢复正常的解剖结构和前臂的旋转功能来取得最好的结果。有了牢固固定，在 10~14 天后即可开始有限度的主动活动前臂及肘关节。对于开放性骨折，应用这些方法治疗亦可取得成功。然而，如果软组织损伤较重及伤口污染，应用外固定器或许是一个更好的选择。

这种骨折的并发症包括筋膜室综合征、神经血管损伤、畸形愈合、不愈合、假关节及运动功能缺失。

腕区损伤

▶ 解剖学

桡骨远端具有三个关节成分：舟骨窝、月骨窝及乙状切迹。尺骨茎突可作为三角纤维软骨复合体的附着点。通常情况下，80% 的轴向负荷由桡骨远端支持，20% 由尺骨及三角纤维软骨复合体支持。腕部具有 6 个包含伸指、伸腕肌腱的隔室。在掌面，旋前方肌跨过尺桡骨远端。在旋前方肌前面即为腕管的内容物，包括 9 支屈指肌腱及正中神经。在腕横韧带前方是桡侧

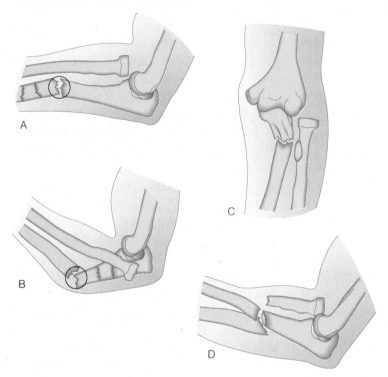

▲图 40-10　Monteggia 骨折

Bado 的 Monteggia 骨折分型。A. I 型：向前方成角的尺骨骨折和桡骨头前脱位。B. II 型：向后方成角的尺骨骨折和桡骨头前脱位。C. III 型：尺骨近端干骺端骨折和桡骨头侧脱位。D. IV 型：桡骨头前脱位和尺骨干骨折

腕屈肌、尺侧腕屈肌及掌长肌。Guyon 管包括尺神经及尺动脉。其以掌侧支持带、屈肌支持带、钩骨钩桡骨侧及豌豆骨尺骨侧为界。

外侧韧带连接着桡骨与腕骨、腕骨与掌部。位于掌部近侧的舟状骨、月骨、三角骨及豌豆骨通过两条桡腕韧带（掌和远端）与桡骨远端连接。相对于背侧桡腕韧带，掌面桡腕韧带更坚韧也更稳定。桡腕关节是腕关节活动的主要关节（屈伸 70°，桡侧屈曲 20°，尺侧屈曲 40°）。

内侧韧带连接掌骨之间（如舟月骨）内在韧带连接。远侧的大多角骨、小多角骨、头状骨及钩骨排列成一排，有较强的外侧韧带相互连接，并通过其与近端掌骨相连。因此，成排的远端掌骨相对稳定。月骨是维持腕关节稳定的关键，舟骨月骨韧带或月骨三角骨韧带损伤可导致月骨或全掌的不稳定。舟骨月骨韧带断裂或舟骨骨折可引起月骨或三角骨过屈（背伸不稳定）。月骨三角骨韧带损伤可导致月骨向掌侧屈曲（屈曲不稳定型）。Poirier 空间（头状骨与月骨之间的无韧带区域）是一个潜在的薄弱部位。

正常的解剖关系包括向桡侧倾斜 23°，桡侧长 11mm，11°~12°掌侧倾斜，0°头月角（腕部处于中立位时，第三掌骨干与头状骨及月骨在一条直线上），47°的舟月角，及小于 2mm 的舟月间隙。

腕部血供包括桡侧、尺侧及骨间前动脉在掌骨掌侧、背侧相互交织形成的动脉弓网络。桡侧动脉发出分支供应手舟骨掌侧（供应手舟骨远侧）及背侧（供应手舟骨近侧）。月骨的血供常来自于掌侧及背侧的表面分支。

（一）桡骨远端骨折

▶ 流行病学

在美国，每年发生桡骨远端骨折的超过 45 万例，占所有需要急诊处理骨折的六分之一。桡骨远端骨折的发生与高龄及骨质疏松呈正相关。

▶ 机制

桡骨远端骨折通常发生于跌倒且手部过伸时。对于年轻人，高能量的诸如机动车交通事故及高空坠落都可导致移位或明显的粉碎性骨折。

▶ 临床评价

此类患者常表现为腕关节肿胀、瘀斑及明显的触痛。手腕部畸形可有多种，桡骨干骺端背侧移位骨折（Colles 骨折）较桡骨干骺端掌侧移位骨折（Smith 骨折）常见。同侧肘及肩关节应该仔细评估以防止有伴随损伤发生。同时应该做详细的血管神经检查包括正中、尺、桡神经所支配的运动和感觉（运动：A- 完好，手指展开，拇指上翘等；感觉：拇指、食指及中指的掌侧面，拇指背侧面）。尤其应该注意正中神经功能检查，因为牵引损伤、骨折碎片创伤、血肿及筋膜间压力增高都可导致常见的并发症腕管综合征（13%~23%）。

▶ 影像学评估

腕关节影像学检查应该包括前后位及侧位片。如果有肘关节及肩关节症状，应当同时拍摄这些部位的 X 线片。腕关节的对侧观可用来比照有无尺骨移位及远端桡

尺关节损伤。CT 扫描有助于进一步明确术前准备及是否关节内介入。正常的影像学关系包括以下的平均值：向桡侧倾斜 23°，桡侧长出 11mm，11° 的掌侧或尺侧倾斜。

分类

桡骨远端骨折可通过描述骨折特征来分类：开放或者闭合骨折，移位骨折，成角骨折，粉碎性骨折，桡侧短缩骨折。Frykman 分类系统是根据关节受累程度及有无并发尺骨远端骨折来划分桡骨远端骨折的类型（图 40-11）。骨折分类级别越高，预后越差。

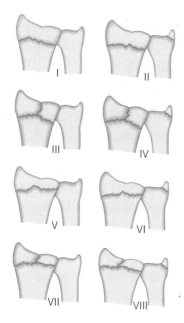

▲图 40-11　桡骨远端骨折 Frykman 分类
Ⅰ、Ⅲ、Ⅴ 及 Ⅶ 型不涉及尺骨远端骨折。Ⅲ~Ⅷ 型是关节内骨折。骨折分类级别越高，预后越差

AO/ASIF 将桡骨远端骨折划分为三个类型如框所示。

AO/ASIF 桡骨远端骨折的分类

A 型：关节外骨折
1. 孤立性尺骨远端骨折
2. 单纯性桡骨骨折
3. 伴有干骺端嵌入的桡骨骨折

B 型：复杂的关节内骨折
1. 桡骨茎突骨折
2. 背侧边缘骨折
3. 尺侧边缘骨折

C 型：复杂的关节内骨折
1. 桡腕一致性干骺端骨折
2. 关节移位
3. 累及骨干-干骺端

治疗

开放性骨折是紧急手术治疗指征。复杂的桡骨远端骨折伴有腕管综合征且保守治疗把握不大的应考虑紧急手术治疗。

A. 非手术治疗

所有的桡骨远端骨折都应经过闭合复位，即使预期手术治疗。骨折复位的好处包括减轻伤后肿胀、减轻疼痛及正中神经减压。无移位骨折或轻度移位骨折伴有轻度肿胀可以考虑石膏托固定，也可采用"糖夹"型夹板包绕腕关节的背侧及掌侧部分防止前臂旋转及骨折移位的发生。伤后 1 周，患者可去除石膏托。如果准备保守治疗，伤后前 2~3 周每周需行影像学评估以了解有无移位发生。继续闭合治疗可接受的影像学参数包括对侧腕关节桡侧长小于 2~3mm，掌侧倾斜中立位（0°），关节内塌陷小于 2mm，桡侧倾角缺失小于 5°。如果达不到或者不能维持这些参数，就应该手术治疗。

B. 闭合复位技术

血肿内抽吸式局麻、静脉区域麻醉或者清醒麻醉都可以镇痛。血肿内抽吸式麻醉产生效果快，且不需要麻醉前一定时间的禁食。清醒麻醉利于肌肉松弛。起初，人工或指夹牵引适于韧带整复。对于背侧倾斜骨折，掌侧挤压整复适用于远端骨折片复位。若有 C 型臂可用来评估骨折复位情况。一旦复位理想，可用成型的长臂（糖夹）型夹板固定腕关节于中立位，并保持掌指关节在外。

C. 外科治疗技术

对于桡骨远端骨折有许多种手术方法。手术方式的选择取决于几个因素，包括骨折类型，骨的质量及术者的喜好进行选择。

D. 闭合复位及经皮穿针

多种闭合方式可使骨折复位，然后采用 0.16cm 的克氏针固定。节段间固定技术需要钢丝来保持骨折稳定及防止骨折复位满意后塌陷。使用节段间固定技术，可通过克氏针将骨折片临时固定，并防止复位后塌陷。术后，患者用石膏托或夹板固定。术后 6 周经影像学检查骨折愈合良好，可将克氏针取出。

E. 外固定

这种方法通过韧带整复恢复桡骨长度及桡骨倾斜，但仅恢复掌侧倾斜。对于那些严重的粉碎性骨折及有过多小碎片的关节内骨折尤其适用。外固定同样适用于有软组织损伤的开放性骨折，当患者同时有其他重要医疗问题需要紧急处理时也可以作为一种姑息治疗手段。

F. 切开复位及内固定

近些年，已经变得比背侧钢板螺钉固定更为流行。由于在治疗伴有严重背侧粉碎性骨折的桡骨远端骨折时,掌侧钢板螺钉固定具有其优点,背侧钢板螺钉固定在治疗桡骨远端骨折时可能引发与伸肌腱相关的并发症。

▶ 并发症

桡骨远端骨折最常见的并发症是手指、腕部僵硬。在骨折接受最初的治疗后,患者即应在指导下开始一定范围内活动手指的练习。并发症包括正中神经损伤、畸形愈合、骨不连、僵硬、外伤性关节炎、肌腱断裂及指、腕、肘关节僵硬。切开复位内固定后恢复关节的一致性对避免创伤性关节炎的发生发展至关重要。

(二) 单纯桡骨茎突骨折

单纯桡骨茎突骨也叫驾驶员骨折、逆火骨折或 Hutchinson 骨折,是合并外部韧带仍然连接着桡骨茎突部分的撕脱骨折。创伤往往累及腕间韧带,例如舟月骨间脱位和月骨周围脱位。这种损伤往往需要切开复位内固定术。

尺骨茎突骨折

尺骨茎突骨折往往多见于合并桡骨远端骨折,也可见于单独尺骨茎突骨折。尺骨茎突尖端骨折通常由于太小而难以固定。但是,大块骨块(整个茎突从基底部分离)也许意味着三角纤维软骨复合体损伤,这样会导致桡尺远侧关节的不稳定。因此,这种错位的骨折应该给予切开复位内固定。

远侧桡尺关节脱位

远侧桡尺关节脱位在小儿骨科学部分讨论,远侧桡尺关节脱位也可以发生在一些简单的桡骨远端骨折。仔细阅读 X 线片及认真检查远侧桡尺关节可以有效帮助临床医生对那些桡骨远端骨折合并桡尺关节损伤的诊断,以防漏诊。

腕部骨折与脱位

大多数腕骨骨折发生在腕部的远端列骨,其中舟状骨骨折就是最常见骨折的腕骨之一。腕骨骨折通常发生在年轻人,通常是高能量损伤作用在伸直位的手上。根据腕部的 X 线较难发现,为了避免漏诊,仔细地检查是必需的。还有,标准的腕关节正位、侧位及斜位 X 线,特殊角度的 X 线例如舟状骨位(腕关节尺偏 30° 正位片)、握拳位(为了评估腕关节的稳定性)或腕管位等 X 线检查有利于诊断。当 X 线片不能确定时 CT 扫描有利于鉴别诊断。MRI 检查对发现隐匿性骨折、腕骨骨坏死和软组织损伤(包括舟月骨间韧带损伤和三角纤维软骨复合体损伤)是比较敏感的。

(一) 舟状骨骨折

舟状骨是腕骨中最常见的骨折之一。舟状骨解剖上分为远极、近极、粗隆部和腰部,其血供主要来源于

从远端向近端走向的桡动脉分支。因此,舟状骨腰部骨折或极近端骨折特别容易出现骨不连或缺血性坏死。

舟状骨骨折通常发生在手在伸直位的摔倒中,患者的典型表现为腕部桡侧疼痛,触诊时解剖上鼻烟壶压痛阳性。体格检查手法包括舟状骨伸举试验(scaphoid lift test,舟状骨伸背 - 掌屈运动诱发疼痛)、瓦尔逊试验(腕关节从尺侧向桡侧偏移压迫舟状骨粗隆致舟状骨移位背侧疼痛)。X 线检查包括舟状骨位还有标准的腕关节系列 X 线片。在所有的病例中,初次 X 线检查不能诊断的累积达 25%,如果临床检查考虑舟状骨骨折,建议制动并于 1~2 周后复查 X 线片。另外,骨扫描、MRI、或 CT 扫描可以用来诊断隐匿性骨折。舟状骨骨折根据骨折类型来分类(横斜型、横行、纵斜型),移位(无移位骨折同时无台阶形成,通常认为是稳定型;移位骨折,移位 >1mm,舟月骨间角 >60°,桡月骨间角 >15°),还有发生的部位(粗隆部、远极、腰部和近极)。无移位骨折可以用长臂拇指人字形石膏固定,6 周后更换短臂石膏固定直到骨折连接。中部 1/3 骨折固定 8~12 周,远端 1/3 骨折固定 12~24 周,外科治疗包括骨折移位超过 1mm,桡月骨间角大于 15°,舟月骨间角大于 60°,成角畸形或骨不连。

并发症包括骨不连和缺血性坏死(图 40-12)。长期存在的舟状骨骨折骨不连早期会出现桡舟骨关节炎继而改变腕关节的力学。

(二) 月骨骨折

月骨是最容易脱位的腕骨之一,但骨折少见,骨折通常由于手伸直位摔倒,患者的典型表现为腕部掌侧压向桡骨远端压痛阳性,月骨在活动范围内疼痛。由于多个骨头重叠一起,X 线检查往往无法诊断,有时往往需要行 CT、MRI 和骨扫描来做出诊断。无移位骨折可以应用长臂或短臂石膏固定,错位或成角骨折需要外科治疗。骨坏死(Kienbock 病)可伴发于这种损伤,导致进一步的功能减退和腕桡关节的退变。对于这种并发症的治疗有几种外科治疗方法可供选择。

(三) 钩骨骨折

这种骨折一般发生在直接撞击部位,比如当挥使棒球棒或高尔夫时突然停止使它遭遇一个强大的作用面。患者表现为钩骨表面手部的尺侧疼痛。腕部及手部的常规 X 线检查通常难以发现钩骨骨折。当怀疑存在骨折时腕管位摄像(腕关节旋后 20° 斜位片)也许可以发现。当临床上考虑存在骨折而 X 线相没有发现骨折时,CT 扫描可以帮助诊断。无错位骨折可以用短臂支具固定 6 周,体部移位骨折可以行切开复位用螺钉或钢丝固定。

(四) 其他腕骨骨折

腕部其他腕骨同样可以发生骨折,但比较少见,三角骨撕脱或背侧压缩骨折可以在手伸直位摔倒时发

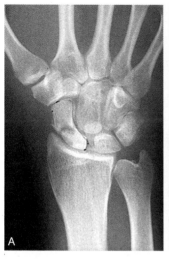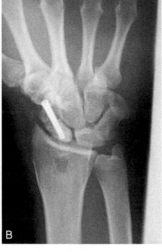

▲图 40-12　**手舟骨骨折**
A. 舟骨骨折骨不连。B. 舟骨骨折骨不连切开复位内固定

生。其他腕骨单独骨折比较少见,一般发生高能量损伤或其他创伤。

（五）创伤性腕部不稳

严重的腕部损伤会引起复杂韧带结构的损伤,导致腕骨的分离、腕骨脱位和骨折脱位。月骨通常被称为腕部的基石,它的韧带与桡骨和其他腕骨相连,对腕桡关节的稳定性具有重要的意义。一系列的进展性的月骨周围的不稳定从舟月骨间解剖的破坏而开始,进而腕中关节或头 - 月骨关节破坏,月 - 三角骨关节的破坏,最后破坏桡 - 月关节导致月骨掌侧脱位。

舟状骨 - 月骨关节破坏继发于舟月骨和桡舟月骨韧带的破坏导致的腕关节运动学的改变和早期退变的关节炎。临床发现包括腕部掌侧压痛 / 挫伤,主动瓦尔逊试验,抓手时出现疼痛,握拳力量下降。影像学上,舟月骨间间隙大于 3mm（Terry Thomas 征）,或舟月骨间关节破坏间接提示舟 - 月骨角大于 70°。拇指按压后并听见和可触及的咔嗒声闭合复位后固定 8 周是首选治疗措施。复位失败或不能复位提示需外科治疗。

月 - 三角骨分离往往是桡 - 月 - 三角骨韧带破坏的结果。患者的典型表现为三角骨周围肿胀及尺骨头远端 1~2cm 背侧疼痛。X 线显示腕骨近列正常轮廓破坏,月 - 三角骨间宽大间隙很少看见。用短臂石膏固定 6~8 周或闭合复位并将月骨固定于三角骨上也是可取的。

腕骨脱位表现为月骨周围一群韧带的损伤同时月骨的直接脱位是最后一步。患者表现为创伤后严重的腕部疼痛和肿胀。大多数脱位可以通过适当的正侧位片来诊断。在月骨周围脱位中,月骨仍然表现在正常的位置,与桡骨远端是结合的,但它掌侧方向的角度,还有其他腕骨是不在正常位置的。月骨脱位,在侧位片上表现为月骨在其他腕骨的掌面且与桡骨远端不在一直线上。腕骨脱位的处理伴随经过牵引直接手法按压头状骨和月骨是腕中关节的闭合复位。难以复位的脱位或不稳定的创伤应该考虑外科的切开复位内固定。

腕尺关节分离可由于三角纤维软骨复合体的破坏,在腕尺关节,月骨和三角骨形成一个扭转和掌屈的位置当尺骨远端背旋的时候。X 线显示尺骨茎突撕脱或者尺骨向背侧移位。MRI 检查也许可以显示三角纤维软骨复合体撕裂。治疗上需要对三角纤维软骨复合体撕裂的手术修复和(或)对尺骨茎突大块移位骨折块进行切开复位内固定。

即使是最好的治疗,腕骨和韧带的损伤有可能是灾难性的,它会遗留长时间的疼痛、僵硬和早期出现关节炎。

Bond CD et al: Percutaneous screw fixation versus cast immobilization for nondisplaced scaphoid fractures. J Bone Joint Surg Am 2001;83:483.

Cassidy C et al: Traumatic wrist disorders—what's in and what's out. AAOS 68th Annual Meeting Instructional Course, 2001.

Jupiter JB et al: Update on the management of traumatic and reconstructive problems of the scaphoid. AAOS 68th Annual Meeting Instructional Course, 2001.

Kozion SH: Peri-lunate injuries: diagnosis and treatment. J Am Acad Orthop Surg 1998;6:114.

Shin AY, Bishop AT, Berger RA: Vascularized pedicled bone grafts for disorders of the carpus. THUES 1998;2:94.

Trumble TE et al: Intra-articular fractures of the distal aspect of the radius. AAOS Instructional Course Lecture, Vol 48, 1999.

手部骨折与脱位

掌骨及指骨骨折相对常见,在急诊患者中占较大的比例。在手部外伤的大量不同类型的骨折与受伤机制的显著差异有关。轴向负荷或挤压伤通常导致剪切关节骨折或干骺端压缩骨折,有时伴随腕部、前臂、肘部的损伤,甚至由于力量的传导引起肩部损伤。屈曲型损伤会导致骨干骨折或关节脱位。个别被衣物或装置包裹住的手指或关节可导致旋转骨折或复杂脱位。

具有较大重量的工业装置对损伤机制更是起到决定性的作用。骨折成角方向决定于骨骼连接肌肉的变形力量。掌侧及背侧的骨间肌起自掌骨干，通常牵拉使骨折断端向背侧成角。近侧指骨骨折的典型表现为向相反方向即掌侧成角。中节指骨骨折成角方向不固定，而远侧指骨骨折通常由于撞击损伤而多发粉碎性骨折。临床评估应该包括患者的年龄、哪个是优势手、职业、损伤机制、损伤时间、是否暴露于污染和经济赔偿（工人的补偿）等资料。体格检查应该描述神经血管状态且要特别注意活动范围、成角和旋转不良（最好在指间关节屈曲90°的时候评估）。影像学检查包括手和特殊受伤指的正侧位、斜位片。骨折描述上要记载开放性、闭合性、骨折部位、骨折类型（粉碎性、横行、螺旋形、纵行劈裂）、关节外或关节内，稳定或不稳定，成角或旋转畸形等内容。手部的小骨头骨折愈合比大块骨头要快得多，延长制动时间可导致僵硬和丢失活动度，且很难或者不太可能恢复。因此，除了极个别情况，为了避免随后发生的僵硬，掌骨及指骨骨折制动最好不要超过3周。手部夹板或石膏固定的安全位置是腕关节轻度背身，掌指关节屈曲60°~90°，近侧及远侧指间关节处于伸直位。这种"手内肌"位置使手的韧带处于最大程度地伸张，避免治疗后的僵硬。

（一）开放性骨折，打架咬伤，动物咬伤

这些类型的骨折需要引起特别的注意，指骨和掌骨开放性骨折根据Swanson stabo和Anderson分类法可以分为：一型，没有明显污染或延迟处理的干净伤口；二型，植物的泥土/碎屑污染，人或动物咬伤，湖/河中损伤，农场里损伤，或伴有明显的系统性疾病例如糖尿病、高血压、类风湿性关节炎、肝炎或哮喘。一型骨折可采用一期内固定和立即关闭伤口。尽管二型骨折也可以给予一期内固定（感染率没有增加），这些上不应该给予一期缝合。延期缝合更有利于降低感染的风险。

手的任何一个关节上的撕裂，特别是掌指关节，应该想到是否为人的牙齿所伤。也就是大家所了解的"打架咬伤"，这些伤应该认为是被口腔的细菌所污染且要给予强有力的广谱抗生素治疗，包括厌氧菌在内。动物咬伤需要给予覆盖巴斯德氏菌属和艾肯菌属的抗生素。

（二）掌骨骨折

▶ 掌骨头骨折

掌骨骨折的亚分类如下：掌骨髁骨折、旁韧带撕脱骨折、斜型、纵行、掌骨头水平骨折、粉碎性骨折、合并关节破坏的骨折。大多数这种骨折需要解剖复位来重建关节的协调性和避免创伤后的关节炎。骨折的稳定复位在手内肌位也许是滑动的，如果是不稳定骨折，经皮固定，切开复位内固定，或外固定，都是可以考虑选

择的。

▶ 掌骨颈骨折

掌骨颈骨折典型为直接暴力伤，掌侧粉碎性骨折和向背侧成角。最常见的掌骨颈骨折是拳击手的第五掌骨颈骨折，多为拳头直接攻击一个固定物体所导致。这些骨折可以成功闭合复位。不同的畸形程度是否可以接受因不同的掌骨损伤而异，第二、三掌骨，成角小于10°，第四、五掌骨，成角小于30°~40°，不稳定骨折需要外科干预，如经皮固定或切开复位内固定。

▶ 掌骨干骨折

无移位骨折或微小移位的掌骨干骨折可以复位和夹板固定。外科处理包括旋转畸形（所有手指屈曲是均指向舟状骨），第二、三掌骨背侧成角大于10°和第四、五掌骨骨折背侧成角大于40°。

▶ 掌骨基底部骨折

第二、三、四掌骨基底部骨折典型表现为微小移位，多予夹板固定和早期关节活动。反本奈特骨折是第五掌骨和钩骨见的骨折脱位，这种骨折常需要切开复位内固定。

第一掌指基底部骨折可以是关节外或是关节内骨折。关节外骨折通常是横行或是斜型，可通过闭合复位支具固定。不稳定骨折需要经皮穿刺固定。关节内骨折分为两型：一型或本奈特骨折，即一个简单骨折线将掌骨的大部分从掌侧唇部分分开。二型，也就是大家熟知的罗兰多骨折，是一种关节内粉碎性骨折，常为"Y"或"T"型包括背侧和掌侧部分。一型和二型骨折都可以通过闭合复位和经皮穿刺固定或切开复位内固定。

（三）指骨的近端和中段骨折

关节内骨折可以被列入髁骨折或骨折脱位。髁骨折有三种类型：单髁骨折、双髁骨折和骨软骨骨折。任何一种都需要解剖复位，骨折移位超过1mm采用切开复位内固定更适合。粉碎性关节内骨折不能通过外科手术来处理，可闭合复位，早期活动。

骨折脱位分成两类：掌侧唇骨折和背侧唇骨折。掌侧唇骨折（背侧骨折脱位）的治疗是有争议的，如果关节面累计少于35%，可以用夹板固定处理。但如果关节面破坏超过35%，一些临床医生建议切开复位内固定或如果骨折粉碎时采用掌侧入路关节置换。但也有人建议如果关节不是半脱位可以采用伸直位夹板固定。背侧唇骨折（掌侧骨折脱位），骨折移位小于1mm，可以通过闭合复位夹板固定，移位超过1mm则需要手术处理。指骨关节外骨折应该一开始就采取指套牵引闭合复位和夹板固定。不稳定的骨折外科手术治疗。

▶ 指骨远端骨折

背侧唇骨折的关节内骨折也许合并伸肌腱的损伤，导致"锤状指"。锤状指也可以单纯是伸指装置破

坏导致的,而不合并骨折。任何一种情况,治疗方案都是有争议的。有人建议持续伸直位夹板固定6~8周,而有人建议外科治疗。但对于那些密切依靠手指工作的职业,例如医生,持续伸直位夹板固定显然是不实际的。闭合复位经皮穿刺固定是一个不错的选择。

掌侧唇骨折的关节内骨折可能与指深屈肌断裂有关,导致"针织手",多见于足球或橄榄球运动员且多见于环指。治疗上需要外科手术,特别是合并有大块移位骨折。

关节外骨折可以是横行、纵行或粉碎的(甲床损伤比较常见)。这些骨折通常需要闭合复位和跨远侧指间关节的夹板固定,近侧指间关节自由活动。由于骨不连的几率高,较大的难以复位的错位才考虑手术治疗。

▶ 甲床损伤

在远侧指骨的情况中,甲床损伤容易漏诊。如果没有治疗,这种损伤会导致指甲生长障碍。甲下血肿往往提示甲床损伤,这种情况应该拔除甲板和抽尽血肿。甲床损伤应该在显微镜下用6-0羊肠线缝合。把甲板复位以保证指甲皱褶部位敞开,或者是用一块铝箔片或金属丝纱布来覆盖。

(四)指骨脱位

腕掌关节脱位多见于高能量损伤,对神经血管的仔细检查是必须的。对于这些损伤,为了获得维持稳定复位,往往需要外科处理。

掌指关节脱位往往是向背侧脱位,表现为过伸的姿势。简单的脱位可以通过屈曲关节来复位而不需要牵引。屈曲腕关节是屈肌肌腱放松,以便更有利于复位的进行。复杂性掌指关节脱位合并有掌板介于关节之中是难以复位的。能确诊的影像学检查征象是籽骨出现在关节空间里。复杂脱位需要手术治疗。在一些简单脱位的复位中应避免牵引,因为那样有可能将简单脱位变成复杂性脱位。掌侧脱位比较少见,尽管如此,由于这种骨折是相当的不稳定,因此多需要外科处理。

拇指掌指关节脱位是比较独特由于其运动方向的多维性。如果其一侧韧带损伤,则指骨易于向掌侧半脱位,绕着其对侧完整的韧带旋转。在各个手指中,拇指掌指关节尺侧韧带损伤是最多见的。如果是急性损伤,称为"滑雪人拇",然而如果是反复创伤引起的慢性损伤,也就是大家所知的"看守人拇"。非手术疗法就是复位和拇指人字形夹板或石膏固定足矣。当尺侧副韧带撕脱和背对内收肌腱膜时会导致斯特纳病变。尺侧副韧带难以回到其正常的附着点,妨碍正常愈合。因此,损伤和难以复位的掌指关节脱位需要外科治疗。

近侧指间关节同为包括背侧脱位,单纯掌侧脱位和旋转掌侧脱位。一旦复位,旋转掌侧脱位、侧副韧带

断裂和背侧脱位,如果在侧位上可以完全伸直,则均可立即在主动活动范围内与邻近手指捆扎在一起进行功能锻炼。在侧位片上仍然是半脱位的背侧脱位可以给予伸直位固定几周。掌侧脱位合并中心性分离错位的给予近侧指间关节伸直位夹板固定4~6周,接着再给予夜间夹板固定2周时间。难以复位的脱位或不稳定性复位需要外科治疗。

远侧指间关节脱位和拇指指间关节脱位可表现为迟发的。伤后3周即可认为是陈旧的,急诊复位的关节脱位可于复位后立即进行主动活动。不稳定型脱位应在屈曲30°位固定3周,侧副韧带完全损伤避免侧方压力至少4周时间。可以用科什纳线固定来进行周期性加固。陈旧性脱位可予以切开复位以切除瘢痕组织,以达到松解复位。掌侧皱起皮肤的横行开放伤口并不少见。开放性脱位需要清创来预防感染。

Rubin DA et al: Expert Panel on Musculoskeletal Imaging. Acute hand and wrist trauma. American College of Radiology, 2005. Available at http://www.acr.org/SecondaryMainMenuCategories/quality_safety/app_criteria/pdf/ExpertPanelonMusculoskeletal Imaging/AcuteHandandWristTraumaDoc1.aspx. Accessed on February 14, 2009.

Freiberg A et al: Management of proximal interphalangeal joint injuries. Hand Clin 2006;22:235.

Freeland AE, Orbay JL: Extraarticular hand fractures in adults: a review of new developments. Clinical Orthop Relat Res 2006; 445:133.

髋部损伤

(一)髋关节脱位

▶ 流行病学

自体的髋关节脱位相对少见,多由于高能量损伤所致,例如交通事故。髋关节后脱位(85%~90%)比前脱位(剩下的10%~15%)更常见。髋关节后脱位合并10%~20%的坐骨神经损伤。髋关节前脱位合并有股骨头损伤的几率更高。大约50%的髋关节脱位患者合并有其他部位的骨折(以同侧股骨或骨盆多见)。

▶ 解剖

髋关节是一个球窝关节,由股骨头和髋臼构成。髋臼覆盖股骨头面积的40%。髋臼唇具有加深髋关节、增加稳定性的作用。来自股深动脉的旋股内外侧动脉在股骨颈基底部形成囊外动脉环。上升支是股骨颈和头的主要血供来源,同时股骨头圆韧带小凹动脉提供少量的血供。中间和侧旋股动脉往往在关节脱位中破坏,导致远期并发症包括缺血性坏死。坐骨神经位于骨盆的坐骨大切迹,穿过梨状肌下孔,一直到大腿的后面。

▶ 临床评估

对于高能量性质的损伤,一个完整的关于创伤的调查是必需的。患者的典型表现为严重疼痛和不能活动受伤的肢体。髋关节后脱位的经典表现是肢体短缩、髋关节屈曲、内旋和内收(图40-13)。髋关节前脱位的

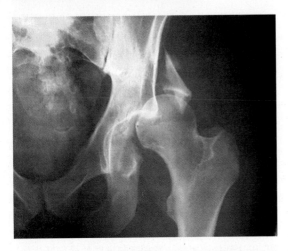

▲图 40-13　髋关节后脱位伴随髋臼后壁和负重区的骨折

患者表现为明显的外旋、轻度屈曲、外展。仔细的血管神经检查是关键。如果坐骨神经损伤,胫神经往往是功能无损而腓总神经损伤为主要表现。影像学检查包括骨盆前后位片和同侧整个股骨的 X 线检查。评估股骨颈和髋臼是否伴随骨折。

▶ 治疗

髋关节脱位应急诊复位以避免由于相关血管的损伤导致的骨坏死。不管是关节的直接脱位,患者取仰卧位,可以通过纵向牵引来复位。成功复位的关键是让患者肌肉松弛,同时让患者处于镇静状态(最好是采用插管全麻,如果不具备插管全麻的情况下也可采用静脉全麻)和患者的肌肉逐渐松弛。闭合复位后,应检查关节的稳定性,即在中立位屈曲髋关节 90° 并直接给予力量。如果检测到任何的半脱位,就可以认为关节不稳定,那么就需要外科手术治疗或持续牵引。复位术后行 X 线检查以确定复位成功。通过与对侧仔细地比较来判断复位是否为同心轴。即使是轻微的偏心或半脱位也许提示着伴随骨折或窄小的骨片位于关节腔里。还有,复位术后应进行 CT 检查以明确是否存在其他骨折或存在钳闭的多个骨块。如果闭合复位失败,应尽早行切开复位。

▶ 股骨头骨折

股骨头骨折很少见,大多继发于机动车车祸和与髋关节脱位相关。临床检查包括血管神经检查,骨盆正位片受伤髋关节的正侧位片。根据 Pipkin 分类法,股骨头骨折可分为:一型,髋关节脱位合并股骨头凹下方骨折;二型,髋关节脱位合并股骨头凹上部骨折;三型,一型或二型合并股骨颈骨折;四型,一型或二型合并髋臼缘骨折。一型骨折累及股骨头的非负重面,因此,如果复位满意可以采取保守治疗(错位 <1mm)。二型骨折累及负重面,因此,只要从 CT 上能看见没有

解剖复位就应该行手术治疗。三型及四型骨折通常需要外科治疗,并发症包括骨坏死及创伤性关节炎。

▶ 股骨颈骨折

每年大约发生 350 000 例股骨颈骨折。据预测,随着美国人口的老龄化,到 2050 年这个数据将要翻倍。股骨颈骨折多是骨质疏松的老年人摔倒所致。50 岁以下的股骨颈骨折患者少见,多是因为高能量损伤。骨折移位的患者不能行走,疼痛明显,表现为下肢明显外旋及远端短缩。无移位的患者表现为轻微及持续的髋部疼痛(几天或几周),这种患者经常坚持行走和自认为是大腿病变。由于有 10% 的老年患者伴随有近端损伤,因此要进行仔细地二次检查。影像学检查包括骨盆正位片、髋关节的正侧位片、内旋位或牵引位片,这样才可以进一步了解骨折类型。如果一位有持续髋部疼痛症状的老年患者 X 线片没有发现骨折,则应考虑行 MRI 或骨扫描以发现无移位或不全骨折。

股骨颈骨折可根据骨折部位或骨折类型的稳定性来分型(头下型、经颈型、基底部型)。Pauwels 分类法就是根据骨折稳定性随着骨折线与水平线的夹角增大变差来分类:一型(30°)、二型(50°)、三型(70°)。Garden 分型分为四型:一型,不完全骨折或外翻嵌插骨折;二型,完全骨折但无移位;三型,完全骨折且部分移位,股骨头与髋臼的骨小梁不在一个直线上;四型,完全移位的骨折,头臼的骨小梁不在一个直线上。

对于一型骨折或外翻嵌插骨折,部分学者提倡有限负重的非手术治疗,也有人提倡用几枚螺钉进行内固定以阻止移位。无移位的二型骨折,不管患者年龄多大,均需要内固定。对于三型和移位的四型骨折,治疗上颇多争议,60 岁以下的患者,骨骼质量好及骨折粉碎少,往往选择切开复位内固定。60 岁以上的患者,骨质疏松且为粉碎性骨折,可选择关节置换,单头置换比较常见。如果患者有先前存在髋臼关节炎的证据,则建议行全髋关节置换。近期研究证明,对于那些病前比较活跃且心理健全的老年股骨颈骨折患者,全髋关节置换是最好的治疗方法之一。尽管双极关节置换理论上比单极半髋关节置换的假体关节炎风险小,但至今还没有文献报道。因此,假如成本更高,大多数专家不建议采用单极半髋关节置换。

(二) 转子间骨折

▶ 小转子骨折

单纯小转子骨折是非常少见的,这种骨折大多为髂腰肌强烈收缩所致,青少年多见。老年患者的小转子骨折多继发于转移病灶。

▶ 大转子骨折

就像单纯小转子骨折那样,单纯大转子骨折也少见,典型病例是老年患者摔倒直接暴力作用于大转子,治疗上就是典型的非手术治疗。如果是发生在年轻人

的错位明显的大转子,可考虑手术治疗。

▶ 转子间骨折

转子间骨折就是发生在股骨近端的大小转子间部位的骨折,属于囊外骨折,发生在丰富血供的松质骨。不像移位的股骨颈骨折,转子间骨折不易发生骨不连和骨坏死。这种骨折相对常见,约占股骨近端骨折的50%(图40-14),其典型表现就是发生在老年人的摔倒后。临床检查包括血管神经检查,辅助检查和适当的X线(骨盆正位、受伤髋关节的正侧位)。为了进一步了解骨折的情况可考虑行髋关节内旋位和牵引位片检查。如果患者持续髋部疼痛不管X线检查是否阴性则需考虑行MRI检查或骨扫描,这两个检查对于发现无移位或不全骨折是比较有用的。

评估骨折线的部位(从近端到远端)、骨折线的倾斜度粉碎的程度(应特别注意后中皮质,它可以决定稳定性)和移位程度的大小是比较重要的。股骨颈基底部骨折刚好是沿着股骨转子间线或位于其近端。这种骨折通常为囊外骨折,尽管骨折部位靠近股骨颈的血供可以导致更高的骨坏死率。一般转子间骨折的骨折线是斜型的,从近端外侧皮质向远端中皮质,这种"标准斜型"骨折被认为是不稳定的。明显的后中皮质粉碎提示不稳定骨折。最后,应注意骨折是否向转子下延伸,因为它影响到治疗方法的选择。

与手术治疗相比,非手术治疗的死亡率更高一些,因此,就应该权衡患者冒险做手术还是忍受轻微髋部疼痛来临床保守治疗。早期床上坐起是避免长期卧床导致的并发症(肺不张、深静脉血栓及褥疮)的关键。

为了能早期离床完全负重,应选择手术治疗。动力髋(大螺钉及侧方钢板)是外科手术植入物的标准选择。髋部髓内钉适用于不稳定型骨折,包括反转子间骨折、明显后中部粉碎骨折及向转子下延伸的骨折。最后,对于先前行内固定失败的患者可选择髋关节置换,或作为粉碎性、不稳定骨折的首次治疗方案。

▶ 转子下骨折

发生在股骨小转子与距小转子5cm范围内的骨折称为转子下骨折。骨骼的伸张应承受着高的生物力学压力,中部和中后部皮质是压力较高的部位,而外侧皮质承受较高的拉力。另外,这个区域主要由皮质骨构成,由于皮质骨的血供比松质骨少,因此其愈合机会少。

损伤机制也许是低能量的,例如老年人摔倒,或发生在机动车交通事故的高能量损伤,或高处坠落伤,甚至是枪伤,这个部位的骨折也可能由于转移病灶引起的自发病理性骨折。

临床检查包括对由于高能量损伤机制所伤的患者标准的创伤评估。全部除去衣服及夹板以检查软组织受伤情况和排除开放性骨折,记录血管神经情况,还有辅助检查。大腿部位骨折的失血量较多,代表有可能导致血容量不足。应考虑给予骨牵引以减少软组织损伤及出血直至给予确切的固定。影像学检查包括骨盆正位片,髋部、股骨直到膝关节的正侧位片。骨折根据骨折部位离小转子的距离、骨折线特点、骨折块数量和是否累及梨状窝来分类。

开放性骨折应该立即行手术清创和骨折固定。手术治疗可根据骨折类型选用髓内钉或固定角度钢板。骨折一般于术后3~4月愈合,但延迟愈合和骨不连并

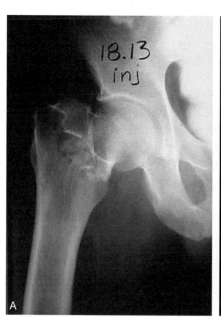
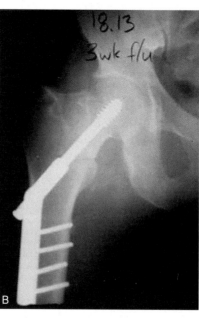

▲图40-14
A.粉碎性转子间骨折。B.动力髋固定术后

不是少见。内固定失败可以在这些病例里出现,则需重新内固定和植骨(图 40-15)。

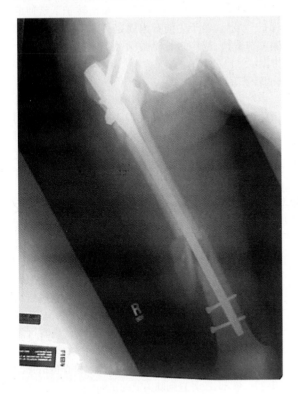

▲图 40-15　股骨转子下骨折合并同侧股骨干下 1/3 骨折,采用重建髓内钉固定

Acute Management and Immediate Rehabilitation after Hip Fracture amongst People Aged 65 Years and Over. New Zealand Guidelines Group, 2003.

DeSmet AA et al: Expert Panel on Musculoskeletal Imaging. Avascular necrosis of the hip. American College of Radiology, 2005. Available at http://www.acr.org/SecondaryMainMenu Categories/quality_safety/app_criteria/pdf/ExpertPanelon MusculoskeletalImaging/AvascularNecrosisoftheHipDoc3.aspx. Accessed February 14, 2009.

Geerts WH et al: Prevention of venous thromboembolism: 7th ACCP Conference on Antithrombotic and Thrombolytic Therapy. Chest 2004;126:338S.

股骨干骨折

　　股骨干骨折是指发生在股骨小转子远端 5cm 至收肌结节上之间的骨干骨折。股骨干骨折多是年轻人,由于大腿高能量损伤,例如机动车交通事故。也可以发生在老年人的摔伤,尽管相对少见。如果骨折与所受创伤程度不一致,则应考虑是否为病理性骨折。

　　股骨干的血供主要来源于股深动脉。由于大腿有三个很大空间的及间隙(前侧、中间和后侧),大量的失血和血流不稳定可以发生。因此,失血量可大于 1200ml,大约 40% 的患者最终需要输血。

　　临床评价包括神经血管的仔细检查和检查其他关节和四肢的伤害。应当特别注意同侧髋关节和膝关节。膝关节韧带损伤是最容易被忽视的。影像学评估应包括股骨及同侧髋关节和膝关节的正侧位。骨盆正侧位同样需要。据报道高达 10% 患者同侧股骨颈和粗隆间骨折合并有股骨骨折。

　　股骨干骨折可分为开放性和闭合性,其骨折部位可分股骨上 1/3、中 1/3、下 1/3 骨折,骨折线形态可分为螺旋形、斜形、横形骨折、粉碎性,骨折段移位可分成角移位、旋转移位、分离移位及缩短移位。Winqist 和 Hansen 基于股骨干骨折粉碎的程度将其分为四型,Ⅰ型(很少或没有粉碎),Ⅱ型(两个片段皮质至少 50% 的接触),Ⅲ型(50%~100% 皮质粉碎),Ⅳ型(无环状粉碎皮质接触)。

　　在急性期,股骨干骨折可以行骨牵引稳定。牵引可以缓解疼痛并且减少软组织损伤和失血。理想状况,手术固定应该在骨折发生 24 小时之内(图 40-16)。若手术因患者病情不稳定而延误,牵引具有额外的好处即牵拉断段维持一定长度,让以后的骨折复位和手术治疗更易于处理。

　　开放性骨折属急诊手术,应尽可能早的清创与固定。股骨干骨折手术治疗最常用髓内钉。与钢板内固定术相比,髓内钉具有以下优点:①感染率低;②对股四头肌损伤小;③对植入物较低的拉伸强度和剪切应力。其他优势包括早期肢体功能锻炼,恢复患肢长度,较快和高的愈合率及较低的骨折再次发生率。

　　髓内钉分顺行髓内钉和逆行髓内钉。逆行髓内钉的适应证包括同侧损伤如股骨颈、髋臼、胫骨骨折,双侧股骨干骨折,病态肥胖者,孕妇,浮膝损伤,同侧膝关节截肢,或者不稳定患者需要较快结束手术时。逆行髓内钉的禁忌证包括膝关节活动度小于 60°,增加膝关节感染的开放伤口。逆行髓内钉一个主要的缺点就是术后膝前痛。

　　其他手术选择包括钢板固定和外固定。外固定架固定可以急性严重的损伤及患者不稳定时。钢板固定可用于因髓腔不适合髓内钉的患者(包括髓腔太窄、髓腔因感染而闭塞等)。

　　建议患者术后早期的功能锻炼和膝关节活动。负重取决于多个因素包括手术固定的强度、患者其他的损伤、软组织状况及骨折的部位。后期的并发症包括关节僵硬,畸形愈合,骨不连,双下肢不等及感染。

Baker RP et al: Total hip arthroplasty and hemiarthroplasty in mobile, independent patients with a displaced intracapsular fracture of the femoral neck. A randomized, controlled trial. J Bone Joint Surg Am 2006;88:2583.

Olsson O, Ceder L, Hauggaard A: Femoral shortening in intertrochanteric fractures. A comparison between the Medoff sliding plate and the compression hip screw. J Bone Joint Surg Br 2001;83:572.

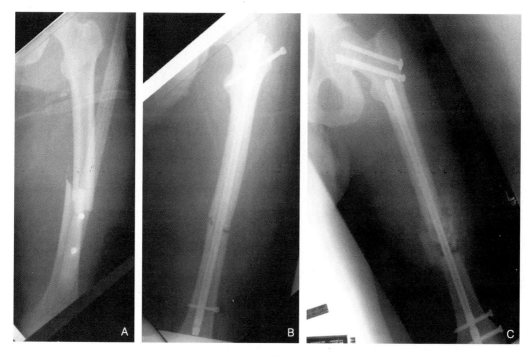

▲图 40-16　股骨干骨折

A. 前后位 X 线片示股骨中段骨折。B. 顺行髓内针闭合复位内固定的前后位片。C. 前后位 X 线片示股骨干中段骨折固定和同侧股骨颈骨折的逆行髓内针固定

膝关节区域损伤

(一) 股骨远端骨折

股骨远端骨折约占所有股骨骨折 7% 左右。发生率与如下的第一个高峰发生在青年为高能量创伤的结果,第二个高峰在老年人跌倒后发生的年龄分布呈双峰。股骨远端骨折可细分为髁上骨折或髁骨折。

髁上区域是股骨髁和股骨干在形态学上的移行区。股骨远端膨大,形成由髁间沟分开的两个宽扁状的内外髁。内侧髁远端延伸更多,而且比外侧髁凸,处于股骨下端外翻位置。近端骨块通常由股四头肌和腘绳肌牵拉;远端骨折端通常由于腓肠肌的牵拉向后成角。

神经血管检查在检查骨折块可能对腘窝血管神经损伤尤为重要。血管搏动减少是紧急处理的指征。如果骨折碎片减少而不能恢复血管搏动应立即行血管造影和血管探查。然后再进行同侧髋关节、膝关节、小腿及踝关节损伤的排除。如果股骨远端骨折伴有严重的撕裂伤,同侧膝关节应注射 50ml 无菌生理盐水排除贯通伤。

X 线评价包括正侧位的股骨远端 X 线片以及股骨全长 X 线(图 40-17)。术前常规牵引和 CT 检查有助于手术顺利完成。磁共振可用于评价和诊断膝关节韧带及半月板的损伤。对于膝关节脱位可以考虑造影(据

文献报道高达 40% 与血管破坏相关)。

股骨远端骨折可分:开放性或闭合性,位置(髁上,髁间,髁),断裂形式(螺旋形,斜形,横形),关节内外,粉碎度,成角,旋转畸形,移位,缩短。

非手术治疗可能适应于稳定无移位的骨折。治疗方法包括外固定架。

股骨远端骨折最好手术治疗。如果手术治疗延误 8 小时,应考虑胫骨牵引。钢板和螺钉的植入是经典的选择。钢板是多种多样,其中包括锁定钢板和非锁定钢板。由于增加了稳定性,关节周围的锁定钢板越来越流行。

▷ 膝关节脱位

外伤性膝关节脱位是极为罕见的。这种损伤可能是由于血管损伤而造成对肢体的威胁。膝关节是一个铰链关节,由三个关节组成:髌股关节,胫骨股骨关节,胫腓骨关节。膝关节正常活动范围 10°~140°。重要的软组织损伤,包括四个膝关节主要的韧带断了三条,则膝关节脱位必然会发生。在膝关节脱位,腘血管可能会受伤或受压迫。相关骨折的胫骨,胫骨结节,腓骨头或颈部及关节囊撕脱应排除。这个机制是典型的高能量损伤。

如果膝关节外观上表现出脱位,应立即复位而不是行 X 线片。应该记录神经血管的状况。因为患者的

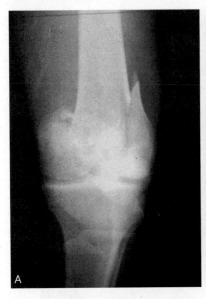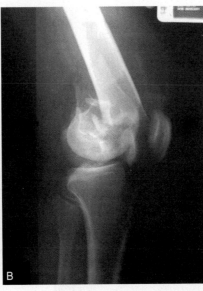

▲图40-17
A.前后位 X 线片显示粉碎性股骨髁上骨折累及关节。B.侧位片

不适感,韧带检查可能难以完成。拉克曼测试前十字韧带,后十字韧带的后抽屉,内翻和外翻应力,以评估外侧副韧带和内侧副韧带分别。由于延迟缺血血管痉挛或血栓形成的发生率从发生后几小时甚至几天减少了,系列血管神经检查应持续进行。

如果肢体在复位后仍是缺血状态(血管搏动减少),应立即行急诊手术探查,不要等待血管造影结果。如果肢体继续显示异常血管状态(血管搏动减少,毛细血管紧缩或 ABI<0.9),那么应行血管造影。系列检查应该重视对血管的检查。影像学评估包括正侧位及膝关节的轴位片。动脉造影指征如前所述。MRI 是用来评估膝关节韧带和半月板的及关节软骨病变。膝关节脱位可根据相对于股骨的移位情况分为前侧、后侧、内侧、外侧及旋转脱位。

立即闭合复位是通过一个与在 20°~30°膝关节屈曲轴向牵引夹板安置后实现。值得注意的是,后外侧脱位通常需要切开复位。手术的适应证为闭合复位不成功,软组织嵌入,开放损伤,血管损伤。外固定支架可能用于极不稳定需要修复血管的膝关节。预防性小腿骨筋膜间隔切开应考虑在血管修复时间,以消除骨筋膜室综合征引起的缺血水肿。韧带修复的手术时机仍有争议,须依据患者和肢体的状态而定。

(二)髌骨骨折

髌骨骨折只占 1% 的所有骨骼损伤,最常发生在 20~50 岁年龄组。髌骨是人体最大的籽骨,股四头肌腱在其上极插入,髌韧带起源于下极。髌骨关节面有七个;横向面是最大的(占关节面 50%)。股四头肌纵向包绕髌骨并止于胫骨结节。如果支持带完好无损,尽管髌骨骨折,亦应积极保留。

髌骨功能是增加杠杆臂和股四头肌腱机械的优势。髌骨的血液供应来源于膝状动脉,形成髌骨周围圆周的吻合。髌骨骨折的可能源于直接损伤,或者更常见的膝关节屈曲位股四头肌强烈收缩所致。

髌骨骨折开放性伤,应进行检查,50ml 无菌生理盐水注入膝关节腔用来排除膝关节开放性骨折及贯通伤。应评价膝关节主动活动度;关节内出血减压及关节腔内注射利多卡因可使检查顺利进行。膝关节 X 线检查应包括正侧位和轴位。值得注意的是,二分髌(8% 的人)可能会混淆骨折。二分髌通常发生在髌骨上外侧部分,通常有光滑的边缘。有趣的是,50% 的患者在双侧,因此,对侧膝关节 X 线检查可能有助于诊断。

髌骨骨折可分:开放性和闭合性,移位骨折与无移位骨折,骨折形状(横形骨折,粉碎性骨折、纵形骨折、骨软骨骨折)。如果伸肌无受损,无移位或轻度移位(2mm)、最小的关节破坏(1mm 或更小)的髌骨骨折可非手术治疗 4~6 周。

移位骨折的外科治疗包括张力带钢丝,钢丝环扎,螺丝,或两者兼而有之。手术时应修复受损的韧带,术后,小夹板固定保护皮肤;早期膝关节锻炼(术后 3~6 天),循序渐进达完全负重。严重粉碎性或轻微骨折修复可能被固定更长。髌骨上下极粉碎,则可去除小的碎骨折片,保留最大的骨折块。若骨折粉碎广泛且不可能重建关节面,则行罕见的髌骨完全切除术。

▶ **髌骨脱位**

髌骨脱位多见于妇女和结缔组织疾病(Ehlers-Danlos 或 Marfan),以上因素增加了患者的软组织松弛。髌骨脱位可以是急性(创伤性)或慢性(经常性)。

不稳定的膝关节可导致患者不能正常屈伸膝关节、关节腔积血和游离髌骨。慢性髌骨脱位的患者可表现出担心侧方受力会出现疼痛与膝关节活动时疼痛和髌骨再脱位的感觉。影像学评价包括双膝正侧位及轴位的对比。高位髌骨（高骑髌骨）评估还应使用Insall-Salvati指数（髌韧带的长度与髌骨长度之比，正常为1.0,1.2为高位髌骨,0.8为低位髌骨）。

髌骨骨折可分为：稳定或不稳定，先天性或后天性，急性（创伤）或慢性（经常性），以及脱位的方向（外侧，内侧关节内，侧方是最常见的）。这些损伤通常是以恢复膝关节稳定性及活动度为治疗目的。手术治疗一般适用于习惯性脱位。

▶ 股四头肌腱断裂

股四头肌肌腱撕裂中最常发生于40岁以上的患者。通常断裂的肌腱在髌骨上极2cm内。断裂位置与年龄相关：对于40岁以上的患者通常发生在骨肌腱交界处；然而，对于小于40岁的患者通常部分断裂。股四头肌肌腱断裂的危险因素包括促蛋白合成类固醇的使用，类固醇局部注射，糖尿病，炎性关节病，慢性肾衰竭。典型的是患者用力伸股四头肌时突然出现"砰"的响声。患者在受伤部位的疼痛，有负重，膝关节积液，触痛在髌骨上极，髌骨上极近端明显缺陷。完全断裂导致主动伸膝不能；部分撕裂膝关节还有一定活动度。影像学检查包括正位侧位及轴位片。非手术治疗包括膝关节伸直位固定4~6周及积极的物理疗法。股四头肌腱完全断裂应手术修补。手术技术的选择取决于撕裂的位置：完全断裂的肌腱附近用不可吸收线缝，然后穿过骨隧道固定。部分断裂可经过终端到终端修复。

▶ 髌韧带撕裂

与股四头肌腱断裂相比髌韧带断裂较少见。这种损伤通常发生在40岁以下的患者。断裂通常发生在髌骨下极，风险因素包括类风湿关节炎，红斑狼疮，糖尿病，肾衰竭，全身性类固醇治疗，局部类固醇注射，髌骨肌腱炎和慢性。患者通常会有股四头肌强烈收缩所致弹响史。体格检查可能会发现明显的问题，关节腔积血，关节被动活动疼痛，部分或全部失去活动功能。影像学检查包括膝关节正、侧位X线。非手术治疗适应于部分断裂而伸肌腱完好。早期修复（伤后2周）优于延迟修复（伤后6周以上），因为延迟修复时存在股四头肌收缩，髌骨移位和粘连等问题。

Dursun N, Dursun E, Kilic Z: Electromyographic biofeedback-controlled exercise versus conservative care for patellofemoral pain syndrome. Arch Phys Med Rehabil 2001;82:1692.

Veselko M, Kastelec M: Inferior patellar pole avulsion fractures: osteosynthesis compared with pole resection. Surgical technique. J Bone Joint Surg Am 2005;87:113.

胫骨及腓骨骨折

胫骨平台骨折

胫骨平台骨折占所有骨折的1%左右。单独外侧胫骨平台骨折是最常见的，虽然个别骨折内侧胫骨平台和双髁骨折也有发生。

▶ 解剖

胫骨是小腿主要负重骨，承担体重85%的负荷。胫骨平台由内侧和外侧的胫骨平台关节面构成。内侧髁较大，形状凹，而内侧髁横向延伸，同时是凸的形状。通常情况下，髁后下有一个10°的斜面。内外侧髁被髁间隆起分隔，而髁间隆起是前、后交叉韧带胫骨附着点。有三个骨性突起胫骨平台2~3cm的远端，作为腱性结构重要的插入位点：胫骨结节位于前方，作为髌韧带止点；鹅足位于内侧，作为半腱肌，缝匠肌，股薄肌附着点；和髂胫束止点的Gerdy结节位于外侧。腓总神经绕行腓骨头颈部，分出腓浅神经，而腓深神经在深面小腿前群肌间隙下行。腘动脉分叉，位于收肌腱裂空和比目鱼肌末梢的后面。胫骨平台骨折可以造成以上结构的损伤。

▶ 损伤机制

胫骨平台骨折通常是内翻或外翻应力耦合作用的结果。胫骨平台骨折发病年龄，双峰年龄分布在年轻人（如汽车碰撞）和中老年人。

▶ 临床评价

血管神经检查十分重要，记录腓深、腓浅神经，足底内外侧神经的状况。记录腘动脉，足背动脉，胫后动脉的状况也是必需的。相关的伤害，包括半月板撕裂以及交叉韧带的损伤，尽管最初的肿胀和疼痛可能防止检查这些韧带。当肿胀减轻时应进行这些韧带的检查。为了在急性期检查膝关节韧带可以考虑关节内注射药物。应仔细检查外观，以排除开放性骨折。关节内50毫升无菌生理盐水注射可进行以排除骨折和皮肤裂伤贯通。

▶ X线检查

膝关节正侧位片是评价标准的一部分（图40-18）。此外，40°内部或外部的旋转图像可更好地评估胫骨平台外侧和内侧。5°~10°后侧倾斜的胫骨平台图像可以用来评价关节逐步关闭。CT扫描是评估关节面最好的检查，是术前常规使的检查。相关韧带损伤提示腓骨头外侧韧带损伤和Segond信号（胫骨平台侧方的关节囊裂伤，前交叉韧带的损伤）。MRI检查时，应考虑韧带损伤。如果怀疑有血管损伤，应行动脉造影。

▶ 分类

胫骨平台骨折是最常用的分类，按Schatzker分类：Ⅰ型：外侧平台劈裂骨折，无关节面塌陷；Ⅱ型：外侧平台骨折伴塌陷；Ⅲ型：单纯外侧平台塌陷；Ⅳ型：内侧平

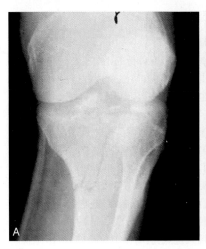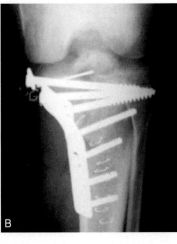

▲图40-18　Schatzker Ⅱ型胫骨平台骨折

A. 前后位。B. 侧位固定板及骨移植后的影像片

台骨折;Ⅴ型:双髁骨折;Ⅵ型:双髁骨折合并干骺端骨折。值得注意的是,Ⅳ~Ⅵ型都是高能量骨折。Ⅰ型骨折通常发生在年轻人,并经常与内侧副韧带损伤相关。Ⅲ型骨折通常发生在老年人与骨质疏松性的患者。

▶ 治疗

低能量骨折最初的治疗通常使膝关节固定在伸直位,且不要负重。对于高能量有明显移位的骨折,夹板固定及外固定架固定应当考虑。无移位或轻度移位骨折是可以以保护负重和通过一个可活动支架早期膝关节的活动而治疗。X线片,应采取定期,确保没有进一步移位。如果骨折没有移位并且X线表现骨折已愈合,那么伤后8~12周后可以全负重。手术适应证包括关节面位移,开放骨折,骨筋膜室综合征,或者合并血管损伤。多种手术方法,依据骨折类型及外科医生的偏好可以选择有外固定架和钢板固定系统。通常术后需要连续不负重被动活动和主动活动。术后8~12周可以完全负重。

Dirschl DR, Del Gaizo D: Staged management of tibial plateau fractures. Am Orthop 2007;36:12.

Lubowitz JH, Elson WS, Guttmann D: Part I: arthroscopic management of tibial plateau fractures. Arthroscopy 2004;20:1063.

Lubowitz JH, Elson WS, Guttmann D: Part II: arthroscopic treatment of tibial plateau fractures: intercondylar eminence avulsion fractures. Arthroscopy 2005;21:86.

胫腓骨骨折

胫骨和腓骨骨折是最常见的长骨骨折。损伤机制可因低能量扭曲/旋转或与机动车事故有关的高能量损伤。单独胫骨或腓骨骨折是比较少见的,这些骨折通常是一起发生的。

▶ 解剖

胫骨是一个截面为三角形的管状骨。胫骨内侧皮下有一个边界,并且由4个筋膜间隔(前壁,侧壁,后壁,深后)包绕。腓骨承担体重的10%~15%的负重。腓总神经位于皮下,绕行于腓骨颈,使得它特别容易受到直接打击,或在这一水平牵引力受伤。

▶ 临床评价

神经血管状况,包括腓深、腓浅、足底外侧和内侧神经,以及胫后动脉、足背动脉,应认真记录。应彻底进行皮肤检查,以排除开放性骨折。此外在急性期,检查者应考虑是否有骨筋膜室综合征。与伤势不符的疼痛、被动牵拉痛、骨筋膜室压力增高、麻木、刺痛感和凉脚趾疼痛室综合征是所有的迹象。对于智力迟钝和插管的患者没有明确的病史,及他们的症状包括疼痛程度、麻木/刺激的存在,检测器可以用来测骨筋膜室的压力。大于30mmHg或在30mmHg内的舒张压是接受筋膜切开术的指征。

▶ 影像学评估

最初的X线检查包括胫腓骨的正侧位片(图40-19)。X线应包含上下关节以排除其他损伤。对于X线片应仔细检查,以确定骨折位置和形态,和观察到任何细微的骨折线以便在手术中处理。CT扫描和MRI很少用。锝骨扫描和MRI可用于持续性疼痛的胫骨干骨折,而X线可能无明显异常。

▶ 分类

胫骨骨干骨折可分为:闭合性或开放性,解剖位置(近、中、远骨折),碎片的数量和位置(粉碎,蝶形片段),形状(横向、螺旋、斜),角度(内翻/外翻,前/后),短缩,位移(皮质接触的百分比),旋转,及合并损伤。开放性骨折分类根据Gustilo和Anderson的分类,在本章开头描述。

▶ 治疗

膝关节屈曲0~5°的长腿石膏固定的骨折复位及保守治疗,用于单纯、闭合低能量且不伴有明显移位及粉碎性骨折。2~4周后借助于拐杖负重到全负重是可以接受的。4~6周可以用短腿石膏或支具更换长腿石膏。

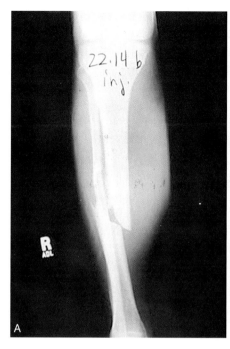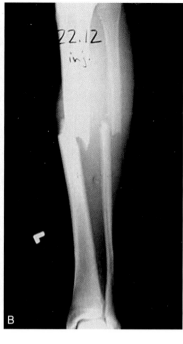

▲图 40-19　移位的胫骨干中段正位片（A）和侧位片（B）

定期 X 线随访是关键,确保没有骨折进一步移位。对于保守治疗,小于 5 度内翻/外翻角度,小于 10 度的前/后角,不到 10 旋转畸形(外部旋转的耐受性比内旋更好),不到 1cm 的可接受的程度缩短,超过 50% 的皮质接触,都是可以接受的。

有明显移位和粉碎并且需要手术治疗的骨折,如果短缩比较明显可以以长腿夹板或外固定支具做紧急处理。通用手术治疗包括以下几种选择:髓内钉,外固定,钢板和螺钉。髓内钉是因为它保留了骨膜的血液供应,及提供骨折愈合最有利条件,成为目前最流行的技术。骨筋膜室综合征需要紧急行骨筋膜切开术。伴有腓骨折的胫骨骨折一旦固定,腓骨骨折不需要手术治疗。

腓骨骨折

腓骨骨折是罕见的,虽然它可能会发生的直接打击了小腿远端。特别应注意临床和 X 线检查的脚踝和膝盖韧带或排除其他不明显的骨损伤。如果没有其他损伤存在,只需固定。3 周或 1 个月的支具固定可以完全治愈骨折。

Mashru RP, Herman MJ, Pizzutillo PD: Tibial shaft fractures in children and adolescents. JAAOS 2005;13:345.

Papadokostakis G et al: The role and efficacy of retrograding nailing for the treatment of diaphyseal and distal femoral fractures: a systematic review of the literature. Injury 2005; 36:813.

踝关节损伤

（一）踝关节骨折

自 20 世纪 60 年代踝关节骨折的发生率显著增加。

大多数踝关节骨折是独立的踝骨折,然而,双踝及三踝骨折的大约占总额的三分之一。开放性踝关节骨折罕见。

▶ **解剖**

踝关节是由腓骨、胫骨和距骨组成的铰链关节,另外还有几个重要的韧带。胫骨远端连接着内外侧,形成卵眼,与距骨穹窿构成限制性关节。距骨穹窿是梯形的形状,几乎完全被关节软骨覆盖。距骨前部比后部宽。胫骨下关节面也是为了韧带更广泛地向前容纳距骨,以稳定踝关节。与距骨内侧面构成关节的内踝,可分为前丘和后丘,其分别作为三角形内侧支持带的附着点。三角形内侧支持带提供了踝关节内侧的稳定性。三角肌表面的部分是由三个韧带:胫舟韧带(可防止距骨头向内位移)、胫跟韧带(防止外翻位移)和浅表的胫距韧带。外踝是腓骨远端部分,和距骨的侧方形成关节。腓骨远端和胫骨远端通过韧带联合连接。韧带联合是由四个韧带(前下胫腓、后下胫腓、横向胫腓骨和骨间韧带)构成,抗轴向、旋转及横向力量,使其成为踝关节稳定的关键。腓骨副韧带,由前距腓韧带的、后距腓韧带及跟腓韧带组成,提供踝关节外侧的稳定性。

▶ **临床评价**

神经血管的状态(深腓、腓浅、足底内侧和足底外侧神经,胫后动脉,足背动脉)都应记录。开放性损伤或出现水疱时,应该进行皮肤检查。腓骨全长,包括近端(头和颈部),应排除触及其他骨折。胫腓骨挤压试验是在小腿中段挤压胫腓骨,用来评价下胫腓联合损伤。

▶ **影像学评价**

初步检查包括踝关节正位、侧位、Mortise 位（内旋15°~20°）。应行胫骨和腓骨（含膝关节）全长的 X 线片，以排除其他损伤。距骨顶应该在胫骨下方的中央。胫腓骨重叠小于 10mm，胫腓骨间隙约 5 mm 表示可能含有下胫腓联合损伤。如果 Mortise 位不能显示内侧间隙增宽，可以采用外旋或重力位。如果扩大超过 4mm 与此强调指出的那样，那么显著的下胫腓联合损伤是可能的。此外，距骨改变是韧带破坏的指标。CT 扫描、MRI 和骨扫描可以用来进一步调查脚踝受伤。

▶ **分类**

由于不同的损伤机制，踝关节骨折可根据 Lauge-Hansen 分成四类。踝关节旋后内收型骨折常导致距骨内侧移位或腓骨远端的横行或撕脱型骨折。踝关节旋后外展型骨折最为常见，生产变量前距腓韧带断裂，腓骨远端螺旋骨折，后踝骨折，内踝和三角肌韧带断裂或骨折。旋前外展型和旋前外翻型骨折导致多种形式的内踝损伤或骨折，三角韧带断裂、联合韧带断裂、腓骨远端骨折。

Weber 分类是根据腓骨骨折的部位进行的，A 型骨折（腓骨骨折低于胫骨下关节面），B 型骨折（斜或螺旋的腓骨骨折在或接近胫腓联合处），C 型骨折（腓骨折在胫腓联合之上）。两种分类相关性在于：A 型骨折相当于 Lauge-Hansen 分类旋后内收型，B 型骨折相当于 Lauge-Hansen 分类旋后外翻型，C 型骨折相当于 Lauge-Hansen 分类旋前外展型或旋前外翻型。

其他骨折包括 Maisonneuve 骨折（踝关节损伤合并有腓骨的近 1/3 骨折）和由于韧带破坏致各种撕脱骨折。

▶ **治疗**

治疗的目标是恢复踝关节的解剖结构及腓骨的长度和轴线。初步治疗包括闭合复位及用蹬形支具的外固定装置固定骨折。应行复位后 X 线片，以确保胫距关节位置良好，同时应抬高患肢。

无移位、稳定且胫腓联合韧带未分离的骨折类型，可以保守治疗，在连续的 X 线检查确保无再移位下，可以从夹板固定过渡到长腿支具固定 4~6 周。之后患者可以用短腿支具固定。骨折愈合之前，不能负重行走。

手术治疗的适应证为移位的内踝骨折，外侧踝骨折移位大于 2mm 或任何长度腓骨短缩骨折。无移位及短缩的踝部骨折，应检查是否有胫腓联合损伤。内侧压痛合并影像学上的内侧间隙增宽提示有额外的踝关节损伤，极可能导致踝关节不稳定骨折，这样手术治疗通常被建议。

手术治疗包括钢板和螺钉固定。对于双踝及三踝骨折，首先用钢板和螺钉固定腓骨。如果内踝骨折为复位，可以用螺钉或张力带固定。对于后踝骨折的内

固定手术适应证包括骨折涉及关节面超过 2mm，持续移位大于 2mm，或持续的距骨后半脱位。双踝骨折（及合并内侧副韧带或胫腓联合断裂的腓骨骨折）可能需要下胫腓螺钉。当确保腓骨的长度及位置时，近端腓骨骨折合并胫腓联合的断裂可以用下胫腓螺钉固定。

（二）踝关节扭伤

踝关节扭伤很常见，通常是由于脚被迫反转或外翻引起。根据受伤的机制，疼痛通常位于关节的前外侧或内侧。踝关节扭伤是一种排斥性诊断。如果没有骨折，脱位，或踝和距骨之间的关节间隙明显增大（>4mm），才能诊断踝关节扭伤。

踝关节扭伤通常的治疗是：RICE 原则（即：休息，冰敷，弹性绷带包压和抬高患肢），非甾体类抗炎药（NSAIDs）和避免负重或拐杖负重 3~5 天。也可以使用夹板或空气垫板。如果疼痛和（或）肿胀持续没有改善的，需要做进一步处理。

Ankle Sprain. Institute for Clinical Systems Improvement, 2006.
Dalinka MK et al: Expert Panel on Musculoskeletal Imaging. Suspected ankle fractures. American College of Radiology, 2005. Available at http://www.acr.org/SecondaryMainMenu Categories/quality_safety/app_criteria/pdf/ExpertPanelon MusculoskeletalImaging/SuspectedAnkleFracturesDoc21.aspx. Accessed February 14, 2009.

（三）韧带连结损伤

韧带连结损伤约占所有脚踝韧带受伤的 1%。这些损伤常常被误诊，如果没有经过适当的治疗，可能导致慢性踝关节疼痛和踝关节不稳定。

▶ **临床表现与诊断**

此类患者就诊往往很晚，他们往往在脚踝扭伤后几小时甚至几天后才就诊，此时受伤的脚踝处于持续性肿胀，疼痛，难以负重的状态。那时腓骨可触及整个长度，包括近端和远端。目前以下两项临床试验可单独用于检查韧带连结损伤：①挤压小腿腓骨中段出现胫腓骨远端疼痛，挤压试验阳性提示有韧带连结损伤；②外部旋转试验，嘱患者坐立位，膝屈曲至 90 度，检查者固定患侧大腿，同时使患足处于外旋转位，如果韧带连结处再次出现疼痛，提示损伤可能。

▶ **影像学检查**

踝关节正位、侧位、斜位影像学检查可以显示内踝和距骨内侧缘之间或胫腓骨之间逐渐扩大的下胫腓关节间隙（腓骨内侧缘和胫后踝外侧缘的间隔）。如果没有发现损伤，可以在应力外旋位下查看（大腿固定，外旋应力作用于脚的榫位）。

▶ **分型**

根据 the Edwards and DeLee 分型，韧带连结损伤可以分为以下几种类型：Ⅰ型，外侧半脱位，但没有骨折；Ⅱ型，有外侧半脱位伴腓骨变形；Ⅲ型，后方半脱位 / 腓骨脱位；Ⅳ型，上方半脱位 / 距骨脱位。

▶ 治疗

患者可使用无负重的管型固定 2~3 周，随后踝足矫形器固定 3 周以减轻足外旋。通过手术方式从胫骨到腓骨植入韧带连结螺钉，但这种方法往往不被患者认可。这种患者在 12~16 周螺钉拆除后常常要使患肢保持 6 周不能负重。

（四）Pilon 骨折

▶ 流行病学

胫骨平台骨折，或 Pilon 骨折，波及胫骨远端与距骨关节负重关节面(图 40-20)。Pilon 骨折占全部胫骨骨折的 7%~10%。常发生在受到外来暴力的 30~40 岁之间人群，如被汽车碰撞或从高处摔落。因此，要特别注意排除其他合并伤。具体来说，要排除胫骨平台，跟骨，骨盆及脊椎骨折。

▶ 损伤机制

从高空摔落，落地时的冲击力会通过距骨直接到达胫骨远端，引起关节面粉碎。剪切伤，如滑雪事故，导致的骨折有两个或两个以上的大型碎片和最小的粉碎骨折。压缩和剪切引起距骨和胫骨远端之间骨折。

▶ 临床表现

检查患者包括神经血管检查和二次检查，以排除其他损伤。要仔细检查皮肤以排除开放性骨折。由于骨折移位，皮肤膨胀往往非常迅速，有可能导致皮肤坏死，出现水疱。因此，可用夹板将骨折固定，以尽量减少骨折移位。患肢肿胀应注意，有的专家提倡推迟 7~10 天行手术治疗，此时患肢肿胀已经消退，皮肤出现皱纹，以此来避免手术后创面并发症的发生。

▶ 影像学检查

初步影像学检查包括踝关节正侧位及榫位 X 线检查。骨折和关节面冠状位及矢状位的薄层 CT 平扫重建是术前非常有价值的检查。健侧 X 线检查可作为术前的模板，在行影像学检查时不能漏拍。

▶ 分类

目前普遍使用 Ruedi-Algower 分类：Ⅰ型，没有骨折移位；Ⅱ型，有骨折移位伴不明显嵌塞和很小的骨折碎片；Ⅲ型，骨折移位伴很大的骨折碎片和(或)明显干骺端嵌塞。

▶ 治疗

治疗方法的选择基于多种因素，其中包括：骨折类型，年龄的患者，患者的功能状态，对软组织、骨和软骨损伤的严重程度，骨折的粉碎程度和(或)骨质疏松的程度，患者其他方面的损伤和外科医生的水平。

无骨折移位或严重衰竭的患者可行非手术治疗，包括使用长腿石膏 6 周，同时进行逐渐负重的运动锻炼。

有移位的骨折通常需要行手术治疗。手术要推迟 7~14 天进行，待软组织水肿消退，这样能很好地避免术后伤口的并发症。皮肤起皱表明水肿已消退，手术时机已到。最初可考虑使用跨越式外固定支架来固定，使骨折和骨折引起的肢体短缩得以恢复，然后行手术治疗。部分胫腓骨骨折可行切开复位内固定术。

Pilon 骨折的手术内固定的目标包括恢复腓骨长度与稳定，恢复胫骨关节面，支撑胫骨远端，如有必要在干骺端骨缺损处植骨。最终手术治疗包括使用钢板和螺钉，外固定器或者两者均有。

（五）跟腱断裂

▶ 流行病学

跟腱的损伤往往是由于过度使用而引起。受到创伤时，跟腱可发生急性断裂。由于跟腱断裂常常发现较晚或被漏诊，因此检查者要高度注意这种损伤的存在。

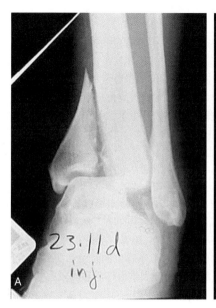
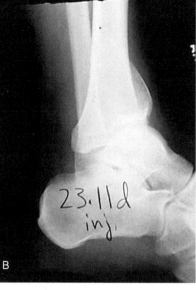

▲图 40-20　足轴向落地造成的踝关节损伤合并由于足呈背屈位引起的胫骨平台骨折
A. 前后位。B. 侧位 X 线片

▶ 解剖

跟腱是人体最大的肌腱。它不是一个真正的腱鞘，而是有一个有脏层和壁层构成的腱周组织，这样可以使肌腱能滑动大约1.5cm。这肌腱的血供来自3个方面：①肌肉肌腱交界处；②骨插入；③该肌腱前表面的多条血管。

▶ 临床表现

完全性跟腱断裂常常会导致跟腱明显的功能障碍，而不完全断裂不会引起跟腱明显的功能障碍。在跟腱发生完全断裂时，Thompson试验（屈趾同时挤压小腿）呈阳性（不能屈趾），而且患者也不能单脚抬高脚跟。

▶ 治疗

与非手术治疗相比，手术治疗可以更好地降低跟腱断裂复发的发生，能更好地加强跟腱的力量，能使更多的人重新进行体育活动。但是，手术治疗伴随着许多并发症，包括伤口感染，皮肤坏死，神经损伤。因此，手术治疗往往适合年轻人以及那些渴望回到运动场的运动员。

非手术治疗通常需要在趾-屈夹板内固定两周时间，石膏固定6~8周，同时行由背屈逐渐到中立位的活动和逐渐负重而缓慢的行走。当一只脚能抬起并最终恢复到能穿鞋子的时候，才能去除石膏。从受伤时开始计算，8~10周以后便可逐渐行有抵抗的锻炼，4~6个月以后能重新进行体育活动。很多人需要一年的时间恢复，并且常常会遗留一些缺陷。

手术治疗可以经皮，或者在内侧纵行切开进行。术后治疗同非手术治疗。

（六）腓骨肌腱半脱位

腓骨肌腱半脱位或完全脱位非常少见，常常由于体育运动受伤导致，例如滑雪。临床表现为踝关节肿胀和外踝后方压痛。X线片可见骨外踝后方有小片骨碎片脱落，提示有撕裂伤。如果诊断仍不明确，可行磁共振检查。治疗包括肌腱复位并将患肢植入合适的石膏模型内，并使足保持轻度跖屈和内翻。如果肌腱仍旧脱位，可考虑行手术治疗。

足部损伤

（一）距骨

▶ 解剖学

60%人的距骨，包括身体负重的上表面，被关节软骨所覆盖。软骨向内外侧朝着足底的方向延伸，这样可以使距骨和内外踝形成关节。距骨体的下表面与跟骨形成关节。距骨的前部分较后部分宽，这样可以稳定踝关节。距骨颈距骨体的近端和后方延伸而来，它偏离内侧，与距骨头的前方和远端相连。距骨颈最容易发生骨折。距骨头与舟骨的前方，弹力韧带下方，支撑斜面的后方外方，三角肌内侧韧带相邻。距骨外侧突与跟骨关节突后下方及外踝的上外侧相邻。距骨后

突有一个内侧结节和一个外侧结节，它们被屈拇长肌腱沟隔开。跗三角骨常被误诊为骨折，50%正常人足的跗三角骨位于距骨外侧结节的正后方。距骨的血供来自跗骨窦（来自腓骨动脉和足背动脉），跗管（来源于胫后动脉）和三角肌动脉（来自胫后动脉）。这些血管经过各种筋膜结构到达距骨，当这些结构受到破坏时（例如距骨脱位），就可能引起距骨缺血性坏死。

▶ 距骨骨折

A. 流行病学和损伤机制

距骨骨折仅占所有下肢损伤的2%。这些损伤通常是由于剧烈碰撞引起，例如从很高的地方摔落，或汽车交通事故，导致足部极度背屈，通过距骨颈而影响到胫骨前部。

B. 临床表现和影像学检查

患者常表现位足部疼痛和足后弥漫性肿胀。常与踝关节及足骨折同时发生。

初步X线检查包括踝关节正位、侧位、榫位，以及足部的正位、横位、斜位检查。Canale视野能更好地看到距骨颈，即使足尽可能屈成马蹄足（屈曲足底），踝关节旋前15°，同时X线光机从垂直位旋转15°。此外CT平扫可以更好地看清骨折断裂处，并能了解距骨上各种关节受累情况。对于原因不明的持续性后足疼痛，而X线检查又不能发现原因的患者，可考虑行骨扫描和（或）MRI，以此来寻找有无距骨颈骨折的存在。

C. 分类

距骨骨折根据其解剖位置初步分为：距骨颈骨折，距骨体骨折，距骨头骨折，外侧突骨折和后突骨折。

根据Hawkins分型，距骨颈骨折可进一步分为：Ⅰ型，无移位；Ⅱ型，伴有距骨下相关关节脱位；Ⅲ型，伴有距骨下相关关节及胫距关节脱位；Ⅳ型，伴有距骨下相关关节、胫距关节和距舟关节脱位。

D. 治疗

CT平扫未见移位和关节移位的骨折，可以行非手术治疗，用短腿石膏固定并不使其负重6周，直到X线片显示出愈合迹象，再逐渐使患肢负重。

有移位的骨折应安置闭合复位夹板治疗。开放性或不能固定的骨折应尽快行手术治疗。使用钢板和螺钉行切开复位内固定术。

▶ 距骨的其他骨折

距骨外侧突骨折在滑雪运动中很常见。从最初的表现来看，这类骨折很容易被误诊为脚踝扭伤。如果骨折移位不超过2mm，可通过使用短腿石膏固定。骨折移位超过2mm时，需要手术治疗。

由于跗三角骨的存在，距骨后突骨折常常比较难诊断。没有移位或只有很小移位的距骨后突骨折，可以使用不负重的短腿石膏固定治疗。移位较大的骨折则需行切开复位内固定术治疗。

距骨头骨折常和舟骨骨折或距舟关节断裂有关。无移位或仅有轻微移位的骨折可以置于局部负重的短腿石膏管型内以保持纵弓位置6周时间。去除石膏固定后，需要在鞋里放置一个拱形模具来保持，这又需要4~6个月的时间。有移位的骨折需行切开复位内固定手术和(或)切除一些主要的小碎片。

▷ 并发症

最常见的并发症是外伤性关节炎。也会发生缺血性股骨头坏死，并且和最初的骨折移位有关：Hawkins Ⅰ(发生率0~15%)，Hawkins Ⅱ(发生率20%~50%)，Hawkins Ⅲ(发生率20%~100%)，Hawkins Ⅳ(发生率100%)。其他并发症包括这股延迟愈合或骨不连、骨折畸形愈合和伤口并发症。

▷ 距下关节脱位

距下关节脱位是指距下关节远端和距舟关节同时脱位。足内翻导致距下关节内侧脱位，而足外翻导致距下关节外侧脱位。大多数脱位(大约85%)位于内侧。所有的距下关节脱位应尽快减轻膝关节屈曲畸形和畸形加重以放开跟骨，同时行纵向牵引。距下关节脱位常常只需一次闭合复位就能使关节恢复稳定。CT平扫可以用来了解其他相关的骨折或持续存在的半脱位。在中趾短伸肌处于内脱位或胫后肌腱处于外脱位的情况下，可能导致闭合复位失败。闭合复位失败时需要行手术治疗。

▷ 距骨完全骨折

距骨完全骨折非常少见，并且常常处于开放伤。需行切开复位内固定术。并发症包括感染、骨坏死和创伤性关节炎。

(二)跟骨

▷ 跟骨骨折

A. 流行病学

跟骨骨折是跗骨骨折里最常见的，大约占全部骨折的2%。大多数跟骨骨折发生在21~45岁之间。

B. 受伤机制

大多数跟骨关节内骨折是由于轴向负荷过度引起，当从高空摔落或发生交通事故时，距骨受到的冲击力会传导至跟骨。跟骨关节外骨折可能是由于脚扭伤引起。对于糖尿病患者来说，发生跟腱撕裂伤时有较大风险发生跟骨结节骨折。

C. 临床表现

患者常常伴有显著的足跟疼痛，肿胀和淤血。当发生开放性骨折时，这常常发生在足部的内侧。应注意排除骨筋膜室综合征。还要排除其他相关的损伤，包括腰椎损伤和其他下肢骨折。值得注意的是，双侧跟骨骨折发生率约10%。

D. 影像学检查

初步X线检查包括后足部侧位、正位、Harris轴位以及踝关节系列。侧位X线检查用来测量Böhler跟骨结节关节角(前突到后方最高点的连线与跟骨结节上方到后方最高点的连线相交所成的角)。正常Böhler为20°~40°。这一角度减小提示后关节面负重过度。正位X线片用来检查骨折是否累及跟骨关节。在足最大限度屈曲和X线机向头侧调整45°时，可行Harris轴位检查，这样能更好地显示出关节面的情况。然而，使足屈曲可能比较困难，因为患者会觉得难受。3~5mm的CT平扫能最能显示关节面的结构，因此其对术前准备的价值最大(如图40-21)。

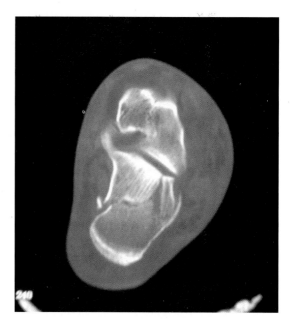

▲图40-21 轴向CT断层图像显示由于轴向落地引起的跟骨骨折

E. 分类

跟骨关节外骨折包括前突骨折，跟骨结节骨折，内侧突骨折，斜面支撑部骨折和关节面外侧的跟骨体骨折。侧位X线片对前突骨折和跟骨结节骨折显像最清楚。而轴位X线片或CT扫描对内侧突骨折、支撑斜面骨折或跟骨体骨折显像最清晰。关节内骨折的分类是根据Sanders(根据CT冠状位平扫下关节骨折碎片的数量和位置分类)来分类的。跟骨的后方从外向内可分划出三条线(A、B、C)，这三条线将跟骨分为4部分：外侧部、中央部、内侧部和斜面支撑部。分类如下：Ⅰ型，完全无移位的骨折，而不管骨折线的数量；Ⅱ型，有2部分发生骨折，根据骨折线所在的部位又可进一步分为ⅡA、ⅡB、ⅡC；Ⅲ型，有3部分发生骨折，进一步又可分为ⅢAB、ⅢAC、ⅢBC；Ⅳ型，4部分均有骨折。

F. 治疗

治疗上仍然存在争议——尽管这些争议已经减

少很多,跟骨骨折常常导致慢性疼痛和功能障碍。非手术治疗指征包括无移位或仅有轻微移位的关节外关节、无移位的关节内骨折、累及跟骨关节范围小于 25% 的前突骨折、骨折伴有周围血管闭塞性疾病或糖尿病(由于手术治疗会导致伤口频繁发生并发症)、骨折伴有内侧严重并发症和伴有严重软组织损伤的骨折。最初的治疗包括将患肢置于牢固的 JONSE 夹板内或使用敷料包扎以避免脚跟受压。这夹板作为靴子一样使足位于中立位以防止形成挛缩马蹄足,同时作为弹力袜一样预防由此而产生水肿。早期距下关节和踝关节已经开始有活动度,仍需要避免负重约 10~12 周,直到 X 线片上显示明显愈合。

手术治疗的指征包括:有移位的关节内骨折,累及跟骨关节范围超过 25% 的前突骨折,发生移位的跟骨结节骨折,跟骨移位骨折,开放性跟骨骨折,结节骨折导致骨折移位穿出皮肤,腓肠肌和比目鱼肌位置错乱,和(或)骨折累及到关节面。术后应安排在伤后 7~14 天后进行,这样有足够的时间使肿胀消退。骨折内固定的方式取决于骨折的类型。前突骨折通常使用小螺钉或微小螺钉固定。跟骨结节骨折通常需要用拉力螺钉或无环钢丝固定。关节内后关节面骨折需要用拉力螺钉固定到支撑的斜面同时使用薄钢板固定外侧。术后患者需要避免负重 8~12 周,同时要早期锻炼距下关节的活动度。

(三) 足骨骨折

▷ 流行病学、受伤机制和解剖学

足骨骨折非常罕见,常常是由于交通事故或高空坠落时受到一个轴向及扭转的直接冲击力引起。足骨由 5 块骨有组成:足舟骨,骰骨,内侧楔骨,中间楔骨和外侧楔骨。中跗骨关节由跟骨关节和距舟关节组成,这在足外翻时作为距下关节。骰骨延伸至三个舟楔关节,这样可以限制它们的活动。

▷ 临床和影像学表现

患者的临床表现多种多样,可从一个足趾轻度肿胀伴足背压痛到整个足部弥漫肿胀及疼痛,最终导致跛行。初步影像学检查包括 X 线足部正位、侧位及斜位检查。在应力和负重状态下 X 线检查能提供更多细节,包括能检查出任何不稳定的韧带。CT 平扫能最好地看清骨折移位或发现 X 线检查不能发现的其他方面的损伤。MRI 可用于检查韧带。

▷ 足舟骨

足舟骨是足内侧纵弓里非常重要的骨,它将距下关节的活动传递到前脚。距舟关节面呈凹状,并且它具有明显的运动弧线。其远端有三个独立的关节面和三个楔骨组成关节。这三个关节并不产生太多的活动。舟骨结节从舟骨下方内侧突出,它是胫后肌腱的附着点。解剖变异包括结节形状的变异和足副舟骨的存在

(发生率高达 15% 并且其中有 70%~90% 发生在双侧)。

患者典型表现是足部疼痛和足背内侧肿胀伴压痛。影像学检查包括足骨内斜和外斜位 X 线检查,再加上足部常规方位检查,以此来了解舟骨外极和内侧结节的情况。

▷ 分类

足舟骨体骨折可以分为三种基本的亚型。撕脱骨折可以累及距舟或距楔韧带。结节骨折常常引起胫后韧带嵌入其中而不破坏关节面。Ⅰ 型足舟骨体骨折,将足舟骨分为足背部和足底部;Ⅱ 型足舟骨骨折,将足舟骨分裂为内侧和外侧两部分;Ⅲ 型足舟骨体骨折,呈粉碎性并且通常伴有内外极严重的移位。

▷ 治疗

稳定的无移位骨折可将其固定在石膏内,并在 6~8 周内避免负重。关节面断裂超过 2mm 的骨折需要行手术治疗。如果引起症状,可以将小骨折碎片去除。较大的骨折碎片(> 关节面 25%)需要行切开复位内固定术,并用拉力螺钉固定。如果距舟关节超过 40% 的范围不能重建,应该考虑急性距舟关节融合。无骨折发生,单独出现足舟骨脱位或半脱位时亦需要行手术治疗。

▷ 骰骨

骰骨是足外侧管状骨的一部分,它与跟骨近端、足舟骨、外侧楔骨内侧及第四和第五跖骨远端构成关节。腓肠肌肌腱在骰骨表面穿过一条沟嵌入第一趾骨基底部。骰骨损伤常常和距舟关节及 Lisfranc 关节损伤同时发生。患者常常表现为脚底背侧疼痛及肿胀。影像学检查应该包括足部检查系列、应力 X 线检查及 CT 平扫检查。MRI 可用于发现 X 线检查除骨折外其他不能发现的损伤。无关节断裂的骰骨骨折或无缩短的骰骨骨折可在石膏内固定 6~8 周,并避免负重。如果关节面断裂明显超过 2mm 或骰骨发生粉碎性骨折,则需要行切开复位内固定术。骨折伴有关节移位应该考虑跟骨骰骨融合。

▷ 跗跖(Lisfranc)关节

Lisfranc 关节损伤非常罕见。但是,20% 的这类损伤在早期被误诊,因此应该高度怀疑有这类损伤的存在,尤其是伴有足部肿胀或肿胀的有多处伤的患者。

在正位上,第二跖骨基底部被嵌入内外侧楔骨之间,限制了其活动。在冠状位上,由于中间三个跖骨有梯形的基底部,它们组成了一道横形弓,这样就避免它们向足底方向移位。第二跖骨基底部作为一个基石的作用,它使跗跖关节保持固有的稳定性。Lisfranc 韧带从内侧楔骨横跨至第二跖骨,该韧带亦能使跗跖关节保持稳定。值得注意的是,足背动脉在 Lisfranc 关节的第一趾骨和第二趾骨之间穿行,因此,在该关节损伤或行该关节手术时,很容易损伤足背动脉。

跗跖(Lisfranc)关节有三种常见的受伤机制：①扭伤(前足受到强大外力捆绑时)，例如马术表演者，当他从马上摔下的同时足部仍挂在马镫上；②轴向负重；③压碎伤。

临床表现包括神经血管损伤引起的症状，要仔细考虑到足背动脉很接近该关节。此外，应排除足骨室综合征。将前足轻轻捆绑时，或在后足固定的情况下将足外翻，行应力试验呈阳性。

X线检查包括足部正位、侧位和斜位。通常，在正位片上，要将第二趾骨的内侧缘和中央楔骨的内侧缘拍到同一直线上，此外第四趾骨的内侧缘和中央楔骨的内侧缘也要拍到同一直线上。在侧位片上，趾骨的北侧移位也意味着有韧带损伤。负重的视图可以用来检查移位。CT平扫可以提供更多的细节。楔骨、趾骨和(或)跖骨同时受损很常见，应予以排除。

如果标准片及应力片未发现不稳，足中段扭伤可以先行不负重治疗，然后逐渐负重。肿胀消退后应复查X线片。跗跖关节移位大于2mm时，应考虑行螺钉及克氏针手术复位固定。

▶ 前足骨折

第一跖骨骨折较少见，因为其相对于其他跖骨体积较大、力量较强。稳定性的第一跖骨孤立骨折可以行石膏短靴或可动性支具靴固定4~6周。如果发现相邻关节或骨折部位存在不稳，应该行手术治疗。二、三、四跖骨骨折较常见。大部分孤立性骨折可以穿硬底鞋治疗，并逐渐负重。手术适应证有：屈伸方向大于10°的成角畸形，及任何方向的移位大于3~4mm。

第五跖骨骨折多由直接暴力导致。其可分为两种：近端基底骨折和远端螺旋骨折。其中，第五跖骨近段基底骨折按部位又可分为4型：I型 第五跖骨粗隆处骨折，其为腓骨短肌的附着点；II型 粗隆远端骨折；III型 近端韧带的远侧，但未超过跖骨基底远端1.5cm。I型骨折可根据症状穿硬底鞋治疗。II型骨折，即Jones骨折，因为治愈困难尚存在争议。一些学者认为尽量下地负重活动；另一些学者认为避免下地负重，可行短腿石膏固定或手术治疗。III型骨折应行石膏短靴固定或手术治疗，且避免下地负重。从远端向近端1.5cm处的第五跖骨干骨折又称为舞者骨折，可以根据症状行硬底鞋固定治疗。

(四) 跖趾关节

第一跖趾关节损伤较常见，特别常见于芭蕾、足球、橄榄球等活动中。跖趾关节是一个球面关节，由跖骨头与近节趾骨底构成。其稳定性主要由周围的韧带来提供，包括内外侧韧带、背侧囊和足底板，其中这些结构又由拇长屈肌和拇长伸肌分别固定。"草皮趾"是指第一跖趾关节的过度伸直损伤，导致趾侧关节囊的撕裂。治疗上可给予RICE疗法(休息，冷敷，压迫和

抬高)，及非甾体抗炎药消炎止痛，然后护具保护下适当活动。跖趾关节脱位可以行闭合复位，然后足趾伸直位短腿石膏固定3~4周。当关节脱位合并撕脱性骨折时应行手术治疗，包括拉力螺钉及其他加压固定技术。第五跖趾关节损伤也较常见。对于简单的脱位或无移位骨折可行一般固定及绷带保护。对于关节内骨折应行小骨折片切除，或者用克氏针或螺钉切开复位内固定。

(五) 趾骨骨折及脱位

趾骨骨折是前足部最常见的损伤，而第五足趾近节趾骨损伤又是最常见的趾骨损伤。就像5这个数字，第五趾骨因其处于足的外缘常受到损伤。其多见于重物落下或滚轴碾压等引起的足趾烟蒂性损伤。趾骨骨折或脱位可由X线检查发现(包括正位、侧位及斜位片)。MR及骨扫描检查可以辅助发现压缩性骨折等X线检查不易发现的损伤。对于无移位的骨折可以行硬底鞋治疗，然后尽可能地逐渐下地负重锻炼。绷带固定也有效。存在畸形的骨折常需复位。手术治疗仅用于很少见的严重不稳定性骨折及持续的关节内畸形。对于不伴有骨折的趾间关节脱位，常行闭合复位及绷带固定，然后逐渐加强功能锻炼。

(六) 第一趾骨籽骨骨折

第一趾骨籽骨骨折较少见，常见于芭蕾舞演员和田径运动员的过伸性损伤。因为足内侧承受更多的重量，故内侧籽骨骨折较外侧更常见。籽骨骨折应与双籽骨相鉴别，后者见于30%的人群，其中双侧的占85%。对于这类患者应行穿戴软衬垫和石膏短靴治疗4周，然后加带趾骨垫4~8周。籽骨清除术仅用于保守治疗失败的患者。

Bucholz et al: *Rockwood and Green's Fractures in Adults*, 6th ed. Lippincott Williams & Wilkins, 2006.

Fischgrund JS: *OKU 9: Orthopedic Knowledge Update.* American Academy of Orthopaedic Surgeons, 2008.

Koval KJ, Zuckerman JD: *Handbook of Fractures*, 3rd ed. Lippincott Williams & Wilkins, 2002.

▼ 小儿骨科学

小儿骨折和脱位

儿童的骨骼损伤与成人有很多不同。一个重要的区别就是骨骺板的存在，其可以使骨干纵向生长。骨干的增粗主要由骨膜的横向生长。骺板损伤可影响骨骼的生长。儿童骨折愈合较快，骨折不愈合很少见。儿童骨膜较厚，像套袖一样包绕骨干，可以减小骨折移位和促进骨折愈合。

对于儿童特别是3岁以下损伤患者，应详细询问病史(详见第43章)。各州法律要求疑似病例应上报

当地行政部门。

对于儿童骨折,闭合复位就足够了。严重的移位骨折需镇静剂下闭合复位。开放性骨折,骨折合并关节脱位及其他无法闭合处理的骨折应行手术治疗。

儿童骨折愈合较快,固定很少引起关节僵硬,因此石膏固定可以持续至完全愈合。

生长期儿童的骨骼生理特性与成人有很大区别。儿童骨骼疏松,抗压及抗拉能力较弱。例如对于发生在桡骨远端干骺端的扣带骨折,应石膏固定 3 周,以控制症状及预防桡骨远期创伤。

儿童骨骼与成人相比脆性较低,因此骨干受损多弯曲而不发生骨折。这种弹性变形可导致严重的畸形,需处理以恢复原位置关系。

青枝骨折也是由儿童骨骼高弹性的结果,是指长骨张力侧骨折但对侧皮质连续的骨折。凹侧的骨膜仍完整。而且完整的骨皮质可以导致骨折部位严重的成角畸形。

(一) 骨骺骨折

大约 15% 的儿童骨折可累及骨骺板,最常见于桡骨远端、胫骨远端、腓骨远端和肱骨远端。

▶ 分型

生长板损伤的分型可帮助区分影响生长的类型,并为治疗提供指导。其提示我们累及股骨和胫骨远端骺板的微小损伤也会导致严重的后果。

骨骺损伤按 Salter-Harris 分型 (图 40-22)。

A. I 型

I 型的骨折线沿着骺板,导致骨骺分离。当无移位时,X 线可显示正常。局部压痛常提示骺板损伤。愈合较快,常 2~3 周内及可愈合。

B. II 型

II 型的骨折线横贯骨骺,存在于干骺端。干骺端骨折片常被称为 Thurston-Holland 征,提示骺板损伤。该型骨折是最常见的骺板骨折。闭合复位、石膏固定常能达到满意的对位关系。如果需行钢针固定,钢针可穿过骺板而不造成不良影响。股骨远端机胫骨远端骨折最常造成生长发育障碍。

C. III 型

III 型骨折发生于关节面的骨骺,且任何关节面的

移位都应行手术治疗。

D. IV 型

IV 型的骨折线贯穿骨折块及骺板,因为包括关节面,解剖复位对减少骨折后的不利影响是有必要的,否则会发生生长障碍、骨不连、关节结构改变。即使有完好的复位,生长也会受到影响,愈后需要长期的观察。

E. V 型

V 型骺板损伤是由于严重的轴向落地损伤引起的,一部分或所有骺板因承受巨大压力造成生长能力被破坏。早期 X 线检查可能正常,类似 I 型骨折。有骺板机械性损伤及压迫肿胀史的对怀疑此型骨折具有意义。接下来的 X 线检查及临床观察,表现出来骺板生长停止或者出现进行性成角畸形,这些都证实了骺板损伤的发生。

▶ 治疗

A. 保守

大多数累及骺板的骨折不用手术治疗,无移位骨折应予以石膏固定至愈后。根据儿童的年龄、损伤部位及骨折类型,石膏固定一般 3~6 周。有移位的 I、II 型应通过闭合性手法复位,再予以石膏托固定。因为具有重塑的潜能,一定程度内的畸形比反复试图矫正畸形要好,因为反复矫形会增加骺板损伤的风险。受伤 7 天后的矫形应当避免。

B. 手术

有移位的 III、IV 型骨折一般要行内固定术。内固定物在理论上应固定骨折块及骺板,如果必须通过骨骺,应使用光滑的螺钉,并予以石膏固定以辅助内固定。

▶ 预后

涉及骺板损伤的患者应随访观察至少 12~18 个月以明确正常的骺板生长功能有没有被破坏。在受伤的同时,家长应当被告知存在生长受限的可能。成角畸形可束缚同侧骨生长导致肢体不等长,当怀疑此种情况时,可以通过 CT MRI 检查以确定具体部位及尺寸。如果骨桥小于骨骺的 50%,及小孩至少 2 年保持骨生长,切除骨桥可以考虑。另外,光滑开放的部分可以故意关闭以限制成角畸形,肢体不等长将会发生于完全的生长受限。若短缩小于 2cm,不需处理,2~5cm 通常需要进行对侧骨骺的融合,肢体延长技术可延长超过 5cm。

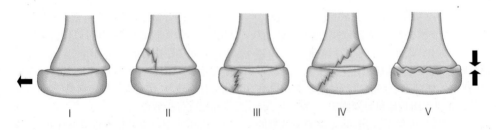

▲图 40-22　按生长板的临时钙化带的 Salter-Harris 骨骺损伤分型

(二) 上肢骨折和脱位

肱骨近端骨折

一些产伤可导致肱骨近端非骨化性骨骺分离。上肢活动功能障碍提示臂丛神经麻痹，这种假性麻痹会存在 5~7 天，随后的 X 线检查显示大量骨痂形成。因为儿童多为 Ⅱ 型骨折，重要明显的移位及成角可以通过悬带治疗后治愈。对于青少年时期的移位骨折，可以通过手法复位和细针固定。近端肱骨再塑能力强，闭合复位优于开放复位。对于近端肱骨骨折的儿童，基本不存在畸形愈合、不愈合及活动受限等问题。

肱骨髁上骨折

肱骨髁上骨折在 4~8 岁儿童比较常见。典型的损伤机制是肘关节的过伸损伤。Ⅰ 型无移位的肱骨髁上骨折常见的表现为肘关节疼痛、肿胀。X 线检查示肿胀，脂肪垫征，提示肘部积血。骨折线容易被忽视，必要时需与健侧对比，石膏固定需要 3~4 周。Ⅱ 型骨折是后方成角畸形并有骨折碎片，关节完整，后期影像学检查示肱骨小头正常的前倾角消失。手法复位及固定可维持解剖关系。Ⅲ 型骨折完全移位，严重的损伤破坏了血管及神经结构，应首先检查桡动脉搏动、桡神经、尺神经。如果表现出缺血，应立即恢复灌注以减少损伤。如果动脉搏动不能恢复，应立即行血管造影及血管检查。如果在复位过程中出现血管搏动消失，考虑为血管损伤，应立即行探查术。

复位后予以皮肤牵引及夹板固定 4~6 周。长期问题包括肘关节僵硬、骨不连及生长受限。神经损伤的状况决定于接下来 3~6 个月的观察。

弯曲状态下的肱骨髁上骨折比较罕见，当发生时，应予以切开复位及克氏针固定，尺神经损伤可能性较大。

桡骨头半脱位（保姆肘）

这种小伤一般发生在小于 4 岁的小孩，通常由大人突然牵拉小孩处于伸展旋前位的前臂造成，内旋的桡骨头从环状韧带下滑脱，脱位于肱桡关节内。小孩突然停止使用手臂，并保持弯曲旋前位。影像学检查无畸形，摆放体位可使其处于半脱位。复位时，肘关节弯曲并外旋前臂，感到桡骨头"咔嚓"一声即复位成功。复位后患儿可逐渐活动患肢。

肘部其他骨折和脱位

肘部很少发生损伤因为儿童肘部骨骺骨化较晚。肱骨远端的骨折，包括移位的外髁骨折、内上髁骨折，需要切开复位以恢复关节结构。桡骨颈成角骨折限制前臂旋转需要复位及固定。移位的尺骨鹰嘴骨折，如果肘关节伸直不能复位，需要内固定。Monteggia 及其不同的骨折表现前臂骨折及桡骨头脱位。影像学检查对各种尺桡骨骨折都是基本的。

前臂骨折

儿童通常发生尺骨及桡骨双骨干骨折。最常见的

问题是成角后的骨不连或者旋转畸形，导致前臂功能受限。首先应该闭合复位，因为儿童的重塑潜能大，不需要解剖复位。肩对肩或"刺刀"复位是可被接受的，但是成角要小。每 3 周复查 X 线片以确保早期的处理效果。如果移位发生，重复的复位及钉或钢板内固定是有必要的。Galeazzi 骨折是桡骨干骨折伴下尺桡关节脱位，为避免漏诊，腕关节及肘关节的影像学检查是必需的。

(三) 下肢骨折及脱位

创伤性髋关节脱位

在儿童，外伤性髋关节脱位较骨折常见，并且少有并发症。在肌肉松弛状态下的全麻复位通常都成功。有软组织或骨块嵌入需要开放复位。复位后，髋部需要固定 4~6 周直至软组织愈合。复位后的缺血性坏死少见，但是影像学随访检查应持续 18 个月。

股骨近端骨折

儿童极少发生股骨近端骨折，这是幸运的。因为损伤及移位后，骺板和血供的损伤会导致并发症，包括缺血性坏死、不愈合、畸形等。股骨近端骨折往往由于高能暴力的外伤所致。在儿童，大部分髋部骨折包括了股骨颈骨折，如果无移位，可以髋人字石膏固定，但是任何移位骨折需影像学仔细鉴别。移位的股骨颈骨折需要切开复位，并且用小钢针穿过骨折线到骺板下来固定骨折。不到一半的患者可以达到满意的效果，缺血性坏死、髋内翻畸形愈合、骨骺生长障碍、骨不连等是常见的并发症。转子和转子间骨折一般通过 ORIF 处理。以后的问题（成角畸形，下肢不等长）是罕见但确实发生的。

股骨干骨折

股骨干骨折在儿童中是比较常见的损伤，常由于严重的外伤引起，也可因其他损伤。髋关节 X 线片以排除髋部骨折及脱位，膝关节同时也需要检查。婴幼儿需要 Pavlik 护具。1~6 岁儿童需要髋人字石膏固定 4~6 周。弹性钛板通常用于年长儿童。接近成熟的儿童一般使用髓内钉，因为当骨骺仍存在时会发生缺血性坏死。

胫腓骨骨折

胫腓骨骨折在儿童并非不常见，隐性的非移位螺旋形骨折往往造成儿童步态异常。这种骨折在长腿石膏固定后可以很快的愈合。近侧干骺端的移位骨折，也可以造成神经血管的损伤，胫骨粗隆如果移位是儿童唯一需要开放复位及固定的。膝关节强直比较普通，在骨折康复时必须恢复关节功能，避免长期问题。

腓骨远端骨骺骨折及移位

腓骨远端骨折经常发生于儿童。同样的暴力在成人只能造成踝关节扭伤。查体时腓骨远端的局部肿胀，应予以影像学检查。治疗应根据症状、体征，一般 3~4

周。儿童发生腓骨远端移位性骨折是比较危险的,经常发生于 10~14 岁儿童,特别是一部分骨骺闭合而另一部分未闭合。Tillaux 骨折包括腓骨远端前方骨骺骨折。任何移位都需要复位及克氏针固定。在侧位片上,腓骨远端三角骨折被看成Ⅲ型骨折,解剖复位及固定是必须的。

▶ 步态异常及肢体畸形

儿童的下肢畸形一般会引起父母的注意,尤其当学习走路的时候。由足部对中位线定位来确诊下肢旋转移位及膝部成角是最关心的两个问题。

(一) 姆外翻

正常儿童行走时伴有足部 10° 的旋转。在儿童有三个常见的足部旋转畸形原因。跖骨内收畸形,即足前部在跗跖关节处发生向内偏斜,这是出生时偶尔发生的畸形,可以被矫正。一些病例可通过拉伸解决,如果发生在较小的儿童,需要切开复位。

胫骨内旋畸形,检查时发现踝关节轴线相对于胫骨结节发生内旋。发生于 1~3 岁儿童的此种畸形,通过生长发育可以纠正。特殊的鞋子及矫正装置不再被推荐。生长过程无法矫正是罕见的,当发生时,胫骨旋转截骨术可以考虑。

股骨前倾,在行走时足内收畸形的儿童中也较多见。观察发现整个下肢呈内旋状,髌骨与足一样指向内侧。在临床诊断,髋部的内旋接近 90°。股骨前倾可自然纠正直至 12 岁。如果功能受限,股骨反转截骨术可以考虑。

(二) 下肢成角畸形(膝外翻及弓形腿)

膝内翻,是膝关节背离了中线。膝外翻是膝关节朝中线移位。儿童通常发现于 12~18 个月至 3 岁,大部分儿童自然矫正,有时少数的轻微外翻发生于 3~4 岁。年纪小的儿童,大于 2 岁,如果下肢不等长、短缩,或者进一步加重,膝关节成角畸形需要影像学检查。鉴别诊断有佝偻病及婴幼儿生长疾病。如果怀疑骨的生长代谢疾病,血钙、磷酸盐及碱性磷酸酶应该检测。如果畸形持续到大于 3 岁,可以考虑手术治疗。

▶ 病理性膝内翻

如何鉴别对称的幼儿弓形腿、佝偻病、Blount 病及骨发育不良产生的成角畸形是很重要的。Blount 病是种常见的两侧发育异常性疾病,包括幼儿及青少年两个类型。X 线检查可见胫骨干骺端内有透明、硬化及骨碎片。干骺端—骨干成角大于 11° 提示 Blount 病。进行性胫骨内翻需行胫骨及腓骨近端截骨术治疗。矫正过度之膝外翻是可以接受的,因为容易复发。在青少年型中,常见于肥胖患者。过多的压力作用于胫骨骨骺的中间,被认为是影响正常生长的,导致弓形腿。当骺板未闭合时,使用钉板固定可以临时调整外侧骺板的生长范围,而后逐渐纠正。当骨骼定型后,胫骨近

端的截骨术可以恢复正常结构。

影响儿童骨与关节的系统性疾病

(一) 青少年类风湿关节炎

类风湿关节炎是种自身免疫性疾病,病因不明。分三种临床亚型。关节型包括单个关节,膝和踝关节较常见,偶尔也有髋关节及上肢关节。临床表现包括隐性发病、肿胀、感觉减退。全身症状不明显。虹膜睫状体炎是最常见的并发症,必要时需眼科检查。

多发性关节炎是以多数关节受累、系统疾病症状轻微为特征。手指、脚趾、颈部和颞下颌关节较易侵犯。病程持续发展并逐渐加重。

系统性类风湿关节炎(Still 病)表现为多关节(5 个以上)受累,发热、淋巴结病、肝脾大、皮疹、皮下结节、心包炎。病程可能减轻或恶化,引起严重永久性功能丧失。发炎的关节形成滑膜肿大及血管翳,可破坏关节面及刺激相邻的骨骺,引起过度生长或生长抑制。骨和韧带的损伤可产生严重的畸形和关节半脱位,在迪欧关节炎中,骨骼肌受累时也常包括颈部脊髓,特别是合并关节突自发性紊乱。成人还有风湿性关节炎,偶尔颈 1~2 关节会发生不稳。

当单个关节发炎时,必须要排除莱姆病、化脓性关节炎及反应性滑膜炎。青少年的多关节风湿性关节炎必须与风湿热及白血病相鉴别。

早期应该内科治疗,包括抗炎、休息、功能锻炼等,当滑膜炎缓解时适当锻炼以减少畸形和保留功能。滑膜活检可明确诊断,尤其区别感染。滑膜切除术有争议,但可以阻止关节炎的发展。

(二) 臂丛神经麻痹

臂丛神经麻痹有三种类型:①Erb 麻痹,包括 C5 C6 神经根;②KLUMPKE 麻痹,包括 C8 及 T1。③整个上肢麻痹。首要的治疗是识别。立即用物理方法来恢复运动,并且持续至肱二头肌功能恢复,3~6 月比较合适。如果没有自然改善,神经外科应进行评价。如果肩部肌肉力量不均衡,可以将背阔肌和大圆肌前移,使它们变为外旋肌。当内旋肌挛缩时,年长儿童可以行肱骨截骨术。

脊柱侧弯及脊柱畸形

当头部和髋部在冠状面和矢状面上平行时,脊柱处于平衡状态。脊柱侧凸是指脊柱在冠状面或额状面弯曲大于 10°。脊柱侧凸是种三维的畸形,多节段同时发生的旋转造成肋骨或腰部的突出。畸形也可存在于矢状面上,普通的驼背指弯曲在 20°~40° 间。Scheuermann 驼背指矢状面上椎体弯曲达三个连续的节段并且弯曲大于 40°。

儿童脊柱畸形的病因可能是先天的、神经肌肉紊乱

以及外伤。造成畸形的原因对自然发病史、治疗及预后起着决定性作用。任何脊柱侧退家族史都应引起注意。

临床表现

A. 症状和体征

脊柱畸形被认为是脊柱先天发育异常而表现在产期及婴幼儿期，通常是由于在生长迅速的青春期前脊柱的迅速生长。脊柱畸形通常由家人、体格检查及医生检查发现，在常规的学校检查中应用亚当斯前屈试验，可以提高检出率，大于 7° 为评价指标。对于脊柱畸形患者的检查，包括脊柱检查及全身检查。脊柱检查包括弯曲的部位、弯曲的大小、躯干偏离的程度、肩部不对称、骨盆倾斜及脊柱曲度。临床检查可发现脊髓病理学的异常，包括腹壁反射、阵挛、肌力肌张力，足部畸形。天生的脊柱侧凸常合并胸廓及其他畸形。脊柱侧凸是由于结缔组织病理性改变引起的关节连接灵活性增高。

B. 影像学检查

脊柱畸形可发生于三维空间，大多数检查只能提供二维 X 线表现。平片对发现及观察畸形有一定作用。Cobb 角用来在冠状面和矢状面来衡量畸形，计算方法是相对于水平，最倾斜的两个椎体所成的角度（图 40-23）。其他影像学检查还包括躯干及骨盆，测量矢状位及冠状位 C7 与骶骨间的铅垂线。

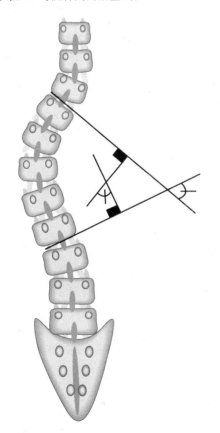

▲ 图 40-23　采用 Cobb 法脊柱畸形的测量

全脊柱的 MRI 检查很重要，因为脊柱畸形常会合并脊髓内的异常。先天性脊柱侧弯可能会合并髓内异常，包括脊髓栓系、脊髓空洞症、脊髓纵裂、双脊髓、脂肪瘤等。先天性脊柱侧弯、查体发现神经系统异常的患者，胸部等部位发生不典型侧弯，应行全脊柱 MRI 检查。

（一）特发性脊柱侧弯

特发性脊柱侧弯是引起儿童和青少年脊柱畸形的常见原因。流行病学调查发现约 2%~3% 的青少年发生脊柱侧弯畸形。侧弯角大于 20° 的约有 0.3%~0.5%。小于 15° 的畸形男女比例相当，大于 20° 时，女性的患病率是男性的 7 倍。

非手术治疗特发性脊柱侧弯畸形的目的在于防止生长期间畸形的发展，支具治疗是唯一被证明有效果的非手术治疗方法，侧弯在 25°~30° 时建议使用支具，因为骨骼未发育成熟。大角度的畸形用支具效果不明显。

治疗方案

外科手术治疗特发性脊柱侧弯畸形是为了防止进行性畸形。当生长发育未停止时，脊柱融合在弯曲角 45°~50° 时可以考虑。对未治疗的特发畸形的自然史研究表明，弯曲角的大小对脊柱弯曲的进行性增大是个关键因素直至骨骼成熟。弯曲角小于 30° 时不考虑弯曲增大，30°~40° 每年增大 0.5°，超过 40° 时每年增加 1°。

（二）神经肌肉性脊柱侧弯

神经肌肉性脊柱侧弯大概是由躯干缺少控制发展而来。这期间可发生多种失调及功能紊乱，导致患者控制姿势及体位的能力减退。畸形的严重程度取决于肌无力及痉挛的严重程度，患者出现神经肌肉病理性改变的年龄与脊髓累及的头尾侧平面有关。小孩发现神经肌肉功能紊乱时，应该监测脊柱畸形的发展以便提供治疗，治疗并包括髋部、足部及上肢其他部位的畸形。

神经肌肉性脊柱侧弯可表现为患者的上、下单位神经元功能紊乱或原发性疾病。上单位神经元紊乱包括大脑瘫痪、脊髓小脑变性、脊髓空洞症、脊髓肿瘤及外伤。下运动神经元紊乱包括脊髓灰质炎、脊髓发育不良、家族性自主神经技能异常及损伤。原发性疾病导致神经肌肉性脊柱畸形的包括肌肉萎缩、关节弯曲、先天性肌张力减退。

神经肌肉性脊柱侧弯可表现为长节段广泛的弯曲，包括胸腰部椎体。这可能导致骨盆失稳并导致躯干失平衡。骨盆倾斜较常见，导致坐位失稳及皮肤溃疡。肺功能的减退是此病的一种重要表现，是因为胸椎畸形及肋间肌等辅助肌的无力。儿童患此病的发病率及功能上的表现，与特发性及先天性脊柱侧弯不同。

治疗方案

神经肌肉性脊柱侧弯的患者，治疗目标包括坐骨平衡，预防骶骨及坐骨皮肤溃疡，提高活动及移动能力。

矫形器材包括塑模形体夹克及胸腰矫形器，可保持坐姿平衡及稳定畸形。手术指征包括弯曲进行性加重,坐位失稳,呼吸功能减退。可走动的患者,脊柱及骨盆融合术可损伤各自独立的功能。

(三) 先天性脊柱异常

先天性脊柱异常常由胚胎形成及脊柱节段分化缺陷引起。脊柱结构形成开始于胚胎发展的第3周,脊索或者神经弓可能导致脊柱先天性异常。先天异常者包括单方面的结构异常(半椎体或楔形椎体),分节异常,肋骨融合,混合型或复杂型异常。这些脊柱异常零星出现,不遗传。因为心脏及肾脏在同期发育,器官功能可能受到影响。患者建议进行心脏常规检查及肾脏功能检查。

▷ 治疗

支具对于先天性脊柱侧弯效果不佳,不被推荐。如果病变进展比较明显,可以手术干预。年轻患者的手术目标是防止严重的、强硬的畸形进展。

化脓性关节炎

▷ 概述

感染多是血性的,在婴幼儿经常由外部入侵的细菌导致的菌血症。关节可首先被累及,或者由邻近的骨髓炎蔓延所致。在进行股静脉穿刺时,臀部的感染可渗透至关节。金黄色葡萄球菌和化脓性链球菌是最常见的致病微生物。

▷ 临床表现

A. 症状和体征

拒绝负重以及髋部活动疼痛是早期症状。年龄较小的儿童可能不发热,但烦躁乏力可能提示感染的存在。其他部位的化脓性感染也该提高怀疑。髋部呈轻微屈曲外展及外旋位,试图活动时表现出特别的疼痛。

B. 实验室检查

血沉和CRP一般会升高,白细胞计数可能正常。关节液中可见大量白细胞,革兰氏染色可见病原菌。

C. 影像学

早期表现轻微,伴有软组织影的消失和关节囊膨胀(图40-24)。超声图像可提供早期关节渗出的改变,穿刺可在超声引导下进行。骨扫描早期效果欠佳,尤其是小于6个月的婴幼儿,但是在X线表现之前可见受累关节周围骨摄取量的增加。MRI可以帮助鉴别相关的骨髓炎。

▷ 鉴别诊断

包括股骨骨折,股骨近端急性骨髓炎,以及髂腰肌脓肿。先天性髋关节脱位无疼痛,关节活动受限,伴有肢体长度不等。短暂的滑膜炎典型表现为较少的临床症状及低热,抗生素治疗有效。

▷ 并发症

影响关节结构的后遗症包括病理性脱位,能引起不可逆的股骨头、股骨颈的缺血性坏死。慢性持续性

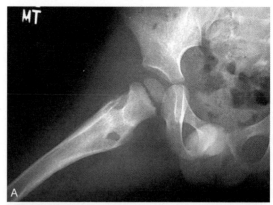

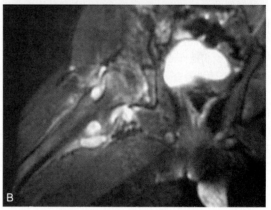

▲图 40-24　2 岁儿童化脓性髋关节炎

A. 侧位片显示股骨近端骨髓炎。B. MR T2 显示髋关节大量积液和股骨周围软组织肿胀

感染也有可能。

▷ 治疗

急诊手术是需要的。切开引流的副作用较少,诊断不明确时可以行穿刺术,通过对关节液进行革兰染色以及药敏试验,可指导非肠道药物的选择,并调整抗生素的使用。静脉抗生素的使用应出现临床症状,接下来口服抗生素应服用4周。

▷ 病程及预后

如果诊断明确,早期行外科引流,预后较好,延期及无效的治疗可能导致以上的并发症出现。

髋关节暂时性滑膜炎(毒性滑膜炎)

经常导致儿童髋关节疼痛。疼痛常有上呼吸道感染史,出现膝部、股部、臀部疼痛。症状持续时间短,缺乏影像学检查,实验室检查也基本正常。任何年龄儿童都有可能出现,平均6岁。髋关节暂时性滑膜炎最重要的是要正确认识本病,不要同其他疾病混淆。

▷ 临床表现

A. 症状及体征

当患儿初次就诊,症状出现一般已多于1周,活动

性(甚至在休息时)的下肢疼痛是最主要的表现,跛行或拒绝负重也比较常见。髋关节被动活动范围需要检查并与对侧仔细比较。通常,儿童应该充分放松,活动检查应当简单自由无监护,尤其在髋关节旋转、过屈及过伸是显而易见的。患儿可出现低热,但一般不表现出症状。

B. 实验室检查

白细胞计数及血沉可能增高,通常在正常值内。在鉴别诊断时,可以进行髋关节穿刺,穿刺出的滑液白细胞计数减低,革兰氏染色及培养未发现细菌。

C. 影像学

对诊断很有必要,暂时性髋关节滑膜炎一般行 X 线检查,B 超显示无或少量液体。

▶ 鉴别

化脓性关节炎,Legg-Perthes 病(缺血性坏死),股骨头骨骺滑脱,以及其他关节感染疾病,如风湿性关节炎、风湿热。

▶ 治疗

需要住院观察及相关检查以排除感染性关节炎,髋关节置于休息位,予以抗感染治疗。症状很快会缓解,并有助于诊断。儿童需要复查,确定髋关节达到正常的活动度,并且无其他不适。2~3 个月后复查影像学,以确定无缺血性坏死。有时全身反应明显,或患儿感到髋关节紧张,需要进行穿刺以排除感染。

▶ 预后

症状复发一般在出院以后,进一步休息后可好转。

进行性发育不良 / 髋关节脱位

诊断要点

- ▶ 髋关节机械性不稳
- ▶ 外展受限
- ▶ 单侧脱位时肢体不等长
- ▶ 学走路时步态异常

▶ 概述

进行性髋关节发育不良可能在出生时就发现,发病率为 1/1000,双侧髋关节均可累及;头胎臀位的女婴较常见。儿童很少发生疼痛及残疾,如果不予治疗成年后会出现症状。髋关节可能出现可复性或不可复性脱位,或有脱位倾向。

▶ 临床表现

A. 症状和体征

理学检查对诊断很重要,体征可能比较不明显,有时可能被有经验的检查者忽略。这就强调在新生儿查体时,着重仔细检查髋关节。

1. 有脱位倾向的髋关节(Barlow 征阳性)　检查者试图使婴儿的股骨头向后外侧脱位,称为诱发试验(图 40-25)。阳性是股骨头从髋臼窝中脱出,机械的不稳定性是最主要的,而不是咔嚓声。

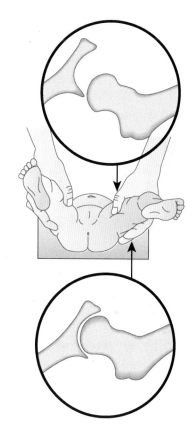

▲图 40-25

上图:不完全脱位试验:儿童处于放松状态,检查者一手轻柔地扶住骨盆,另一手将对侧股骨头从髋臼向后脱出,内收大腿可协调该项操作。如果股骨头结构不稳定,可有弹响,提示髋关节半脱位。下图:在 Ortolani 实验中,上抬并外展患肢,脱出的股骨头滑入髋臼,也出现弹响。

2. 已脱位的髋关节(Ortolani 征阳性)　Ortolani 描述的脱位指:检查者外展及屈曲髋关节并向前抬起大转子时,股骨头可重新复位。

关节周围的软组织可能紧张而难以复位。一个髋关节固定的脱位还取决于外展受限,患侧明显的缩短,以及不对称的大腿皮肤皱褶(单侧)。当儿童开始行走,出现明显的步态异常。如果双侧脱位,诊断比较困难。步态为"鸭步",以及明显的脊柱前凸。

B. 影像学研究

只有当软骨性髋臼及股骨头完全骨化时,X 线才能显示髋关节真实的解剖关系。明显的异常表现具有诊断意义,但是除非骨化的股骨头被髋臼充分的包容,影像学检查也不能排除髋关节发育异常。股骨头骨化一般发生于出生后 6 个月大时,但是发生进行性髋关节发育不良时可以推迟。图 40-26 显示不同影像学检查对于评价儿童髋关节的发育是很重要的。年长儿童的股骨头在影像学下,应当与构成髋臼内壁的三角软骨相毗邻。股骨头的移位可进一步证实髋关节的脱位。髋臼变浅,不能完全包容股骨头称为髋臼发育不良。在评价儿童髋关节发育的前景方面,超声检查已成为最佳技术。

▶　鉴别诊断

近侧股骨灶性缺损和先天性髋内翻是少见的疾病,也会引起髋关节短缩和不稳。在儿童,脑瘫和脊髓脊膜膨出导致的肌肉失衡也会引起髋关节脱位。

▶　并发症

并发症包括脱位的髋关节不能完全复位或不能维持髋关节稳定,手术与非手术治疗后股骨头坏死,以及髋关节活动受限。

▶　治疗

A. 有脱位倾向的髋关节

发现有髋关节脱位倾向的新生儿应当采用外展夹板(Pavlik 挽具、Frejka 垫等)治疗,直到证实关节稳定和 X 线显示关节发育正常。值得强调的是髋关节屈曲和外展角度应小于 60°,以避免影响股骨头的血供和股骨头的神经支配。

B. 已脱位的髋关节

1. 出生至出生后 18 个月　这一年龄组的患者,一般可行闭合复位。如果父母亲可靠并能持续提供精心的医学护理,可采用上述提及的可拆性夹板维持复位,使用髋人字石膏固定较为安全。如果不能进行或者维持闭合复位,则需要切开复位。对于任何形式的治疗,均需要有 X 线复位成功及维持复位位置。

2. 出生后 15 个月至 4 岁　本组患者多要求预先牵引和切开复位。只要得到满意的复位,90% 以上患者治疗满意。

3. 较大的儿童和成人　在这个年龄组的病例中,近期被诊断为先天性髋关节发育不良的患者的治疗较困难,想通过生长来塑形髋臼作用不大,仅仅达到同心复位,并不能保证髋关节达到稳定和没有疼痛。可选择手术治疗或根本不治疗。为增加髋臼对股骨头的包容面积,可行骨盆截骨术。关节疼痛和关节活动受限的患者最终需要行全关节置换术。

股骨头骨骺滑脱

在青春期早期,青少年成长发育迅速,由于通过骺板的剪切移位,股骨头和股骨颈的正常关系可能发生变化,把这种现象称为股骨头骨骺滑脱症。股骨头仍包容在髋臼内,而股骨颈则向前或外侧移位。这种移位可迅速发生,常常与小型创伤有关,或者逐渐出现,并通过骺板附近的新生骨形成和股骨颈的再塑而证实,急性滑脱可在渐进性的基础上发生。骨骺急性滑脱不是由正常骺板的创伤性损伤引起,而是通过异常软弱的骺板的病理性骨折引起。男孩比女孩更容易受到影响。至少有 25% 的病例可累及双侧股骨头。如果儿童能够承受自身体重那患者髋关节就是稳定的,而当体重不能承受时就不稳定了,不稳定的患者的股

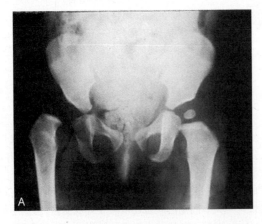
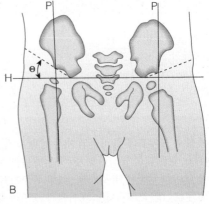

▲图 40-26

A. 右侧先天性髋关节脱位的 X 线片。B. 对疑似患者拍摄适当的体位并充分曝光的髋关节的 X 线片进行分析。Hilgenreiner 水平线是两侧三角软骨(H)之间的连线。Perkin 垂线是通过每个髋臼(P)外缘的直线。如果髋关节没有移位,股骨近端骨骺位于这两条交叉线的内下象限。如果股骨近端骨骺自近端或外侧移位,则表示髋关节脱位。髋臼浅平或髋臼指数超过 30°时,称为髋臼发育异常

骨头坏死率接近于50%,并且会导致严重畸形或者导致关节退行性变化。

临床表现

A. 症状和体征

患者主诉感到膝关节、腹股沟区或下肢疼痛。髋关节活动限制,特别是屈曲、内旋和外展活动受限。

B. 影像学检查

影像学检查具有诊断意义,但轻微滑脱时除外(图40-27)。骨骺不像正常人那样位于股骨颈的中心,而是相对偏后偏内。由于向后移位较明显,因此畸形在侧位片比前后位片上明显。骨痂或邻近骺板的干骺端增宽,是慢性骨骺滑脱的表现。骨骺滑脱的特殊表现是股骨颈的前外侧产生的骨赘,限制了关节的活动。

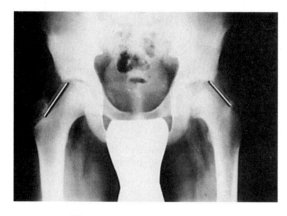

▲图40-27　左侧股骨头骨骺滑脱

注意:股骨颈外缘延长线不经过股骨头骨骺。在右侧正常的髋关节中,该延长线进入股骨头,在前后位及侧位X线片中该延长线可与股骨颈相交叉

治疗

建议行外科手术固定股骨近端骨骺。进行原位钢钉固定骨骺不需要复位。但是医生必须保证钢针不能进入关节间隙。然后进行保护性负重后渐进性功能锻炼。原位钢针的作用是防止骨骺的进一步滑脱和骨骺的过早闭合。必须观察对侧直至到骨骺的闭合。一旦严重的畸形限制髋部的活动,就要考虑转子下截骨或股骨颈骨赘的切除。

Legg-Perthes 病

儿童股骨头骨骺坏死症是一种少见的髋关节疾病,发病率为1/2000,通常发生在4~10岁,男孩的发病率是女孩的5倍,但是女孩会导致更严重的结果。约10%~15%的患者发生双侧股骨头病变。此病原因尚不清楚。其特点为股骨头骨骺缺血性坏死。有些患者的髋关节可发育正常。其他患者发展称为股骨头永久性畸形,伴有活动受限,至中年后出现髋关节退行性病变。

影响治疗效果的因素

A. 疾病的分期

此病分为四期:硬化,骨折,新生骨,重塑。本病最早的体征为大腿疼痛和跛行,影像学表现是髋软骨增厚。然后就是软骨下的新月征出现并且有骨折线出现,且干骺端增宽,骨骺本身显示形状不规则和扁平状。新生骨逐渐地取代了软骨和纤维组织,最后股骨头完全骨化,其最终的形状取决于坏死骨骺替代期间股骨头的塑形,保持球形的股骨头可获得长期良好的预后。

B. 患者年龄

年轻患者预后较好,男孩预后较女孩好。

C. 疾病的严重程度

根据侧向支柱分类法把 Legg - Perthes 患者分成三组,根据对骨骺相对于头部中央部分参与程度:A 组有最小的骨骺参与,B 组有 50% 的参与,C 组包括整个头部。

D. 临危股骨头

Catterall 提出某些临床表现和 X 线指标,以确定病程中股骨头是否可能畸变。临床表现包括:①肥胖;②患髋活动范围减少;③内收肌痉挛。X 线征象包括:①股骨头向外侧半脱位;②Gage 征(骺板外侧部增宽,以致股骨颈上缘凸起);③股骨头骨骺外侧软骨钙化;④弥漫性干骺端反应;⑤骨骺板呈水平位。

临床表现

A. 症状和体征

隐匿性跛行以及在腹股沟、股前部或膝部疼痛最终促使患者就诊,有些病例表现为急性滑膜炎,查体可发现防痛步态,髋关节活动受限(尤其是外展和内旋活动),以及有时出现的屈曲内收痉挛,被动运动时比主动运动更容易出现疼痛保护。

B. 实验室检查

骨扫描有助于早期诊断和评估股骨头累及程度。

C. 影像学检查

良好曝光的双侧前后位和蛙式位片是基本的。如前所述,X 线征象取决于该病的时期和严重程度,但最初的 X 线通常显示密度增加和股骨头骨骺畸形变,畸形可能是扁平状或碎裂状(图40-28)。

鉴别诊断

股骨头骨骺坏死早期的炎症期应同中毒性滑膜炎、化脓性(包括结核性)关节炎相鉴别。骨骺的异常表现同骨骺发育不良,甲状腺机能减退,以及其他原因引起的缺血性坏死,如明显的镰状细胞贫血,高雪病及长期应用类固醇药物所致的关节炎表现类似。

治疗

恰当的治疗应按疾病的时期,股骨头累及的程度以及初次发现时髋关节的情况而定。必须测定受累关节的活动性,并且将其作为一种重要的预后指标。

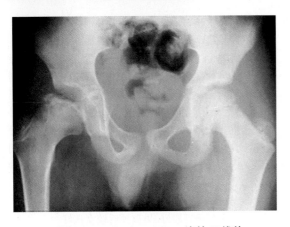

▲图 40-28　Legg-perthes 病的 X 线片

右侧股骨头显著畸形

A. 观察

对6岁以下无明显体征的患者采用对症治疗,包括:限制活动,牵引,免疫抑制剂。年龄稍大的儿童,如果股骨头仍保持在髋臼中,能维持正常运动,建议进行随访。

B. 外科治疗

外科手术重新调整髋臼或股骨近端以使头部更好的被包容。骨盆截骨和股骨内翻截骨都是比较成功的。

▷ **预后**

长期随访对预后的确定非常重要。长期随访结果和股骨头外形有相关性。

儿童足部畸形

足的姿态畸形有下列特殊名称。马蹄足是指足跖屈。仰趾足则相反,足背伸。前足可单独内收,称为跖内收。后足畸形就是内翻和外翻。

足部畸形治疗目的在于消除疼痛,改善功能活动,在正常步态时足的趾面与地面是平行的。

(一) 马蹄内翻足

马蹄内翻足是最常见的一种足部畸形,约占儿童 1/1000,男孩发病率是女孩的 2 倍,有家族倾向,兄弟姐妹同时患病约 5%。通常是自发的或合并潜在症状。

▷ **临床表现**

先天性马蹄内翻足或多或少伴有僵硬性后足内翻,前足内收和背屈限制,马蹄内翻畸形,原因尚不清楚。畸形表现为舟状骨和跟骨与距骨的相关关节向内侧半脱位。主要累及的关节为距舟关节和距下关节。踝关节和中部跗骨关节受累程度轻。被覆的软组织挛缩了,成功的治疗就要求采用足弓 - 内收 - 内翻 - 马蹄足的顺序石膏矫形。这样,如 Ponseti 所描述的,如果早期石膏固定就很少需要手术了。

▷ **治疗**

最初总是选择非手术疗法,并尽可能早的开始,最好是婴儿的出生当日就开始。

A. 手法

应采取温和的手法,目的是为了牵伸挛缩的软组织,特别是使跟骨和舟骨与距骨排列关系。轻柔是为了避免组织损伤和由于前足的过度矫正而导致的距骨持久畸形。

B. 石膏固定

手法矫正数分钟后,用石膏管型固定维持最大的矫正位置。手法矫正和石膏管型使用应每周重复,通常为 6 周。残留畸形需要跟腱延长术。石膏固定后,全天候穿戴 Denis Brown 夹板维持矫形位置,接着改为夜间和午休佩戴,持续 2 年。在此期间,应密切随访。

C. 手术治疗

传统的手术是指:踝关节和距下关节的松解同时距舟和距跟关节的重新复位。马蹄足很少需要手术治疗。

(二) 跖骨内收

跖骨内收发生在前足,畸形常易变。如果有可能行被动矫正,约 85% 的患者经过 3 年后有自发矫正机会。容易被动矫正也说明了治疗的不必要性。如果前足不能很容易的回到正常位置,用塑形的石膏管型维持固定在矫正位。手术治疗仅限于极少见的严重畸形。

Cook DA et al: Observer variability in the radiographic measurement and classification of metatarsus adductus. J Pediatr Orthop 1992;12:86.

(三) 扁平足

新生儿由于皮下脂肪充填纵弓,正常足显示扁平。经过 4 年,脂肪缩减,显示出典型的如同成年人的足内侧弓,站立负重时此弓并不接触地面。功能不全的骨性足弓,使足中部内侧承重为扁平足重要特征。这种畸形分为僵硬性和柔软性两种类型。

僵硬性扁平足以缺乏足的正常运动为特征。先天性凸性足外翻有足底的明显凸性畸形,其原因是距舟关节先天性背向脱位。建议早期切开复位。僵硬性扁平足在儿童时期表现较晚。常由跗骨融合引起,临床具有典型的发作性足痛和腓肠肌痉挛。根据儿童的年龄和症状以及跗骨融合部位,建议行切开术或有效的非手术治疗。

柔软性扁平足,负重时内侧弓消失,跟骨明显外翻。脚尖站立或坐位两足悬空可恢复足弓和矫正跟骨外翻。有些柔软性扁平足负重时产生疼痛,其程度从轻微疼痛到严重残废,而与畸形的严重性无明显关系。

对无症状性柔软性扁平足的治疗是有争议的。父母亲为小孩足的畸形外观和不正常的穿鞋而痛苦,常常要求治疗,但很少有迹象表明能防止将来的症状的出现。许多患有柔软性扁平足的儿童在成年后表现出轻微的畸形或症状。

疼痛性柔软性扁平足值得治疗。通常建议加强跖侧肌群或足底内在肌锻炼。对内侧弓采用外支撑物，支撑物按要求可以是柔软的或硬质的或采用矫形鞋。如果非手术治疗不能控制症状或畸形影响正常穿鞋，可以考虑手术治疗。

Evidence-based care guideline for femoral shaft fractures. Cincinnati Children's Hospital Medical Center, 2006. Available at http://www.cincinnatichildrens.org/svc/alpha/h/health-policy/ev-based/femur.htm. Accessed February 14, 2009.

Evidence-based care guideline for loss of elbow motion following surgery or trauma in children aged 4 to 18. Cincinnati Children's Hospital Medical Center, 2007. Available at: http://www.cincinnatichildrens.org/svc/alpha/h/health-policy/ev-based/elbow.htm. Accessed February 14, 2009.

▼ 运动医学

肩关节疼痛综合征

（一）转轴肌腱炎与肩峰下滑囊炎

▶ 概述

盂肱关节炎症是引起肩关节疼痛和运动受限最常见的原因。典型的中年发病，长期抬头活动或体育活动引起的小损伤是其原因。发病最常见的部位是旋转肌袖，尤其是冈上肌腱。冈上肌腱位于肱骨大结节和突出的肩峰之间，特别易受机械压迫而损伤。旋转肌袖炎症常累及肩峰下滑囊，出现三角肌下疼痛且常放射到三角肌止点。

▶ 临床表现

夜间疼痛很常见，肩关节主动外展活动时疼痛特别明显。这是因为发炎的肌腱袖和其浅面滑囊在肩峰下受压所致。如果指导患者转动手臂使掌面向上，主动外展的范围可能扩大，这样向后旋转大结节，使附着的旋转肌袖肌腱在肩峰后通过，从而减轻持续外展的疼痛。

▶ 治疗

肩袖肌腱炎和肩峰下滑囊炎的治疗是抗炎药（萘普生、布洛芬）和理疗。采用悬吊或肩关节制动不能超过几天。目的是为了防止关节囊粘连和长时间的僵直。在可以忍受的情况下，应当被动活动锻炼，随后行主动摆动锻炼，被动锻炼范围扩大的同时应加强主动锻炼。如果口服抗炎药对疼痛无效，可局部注射到滑囊内，效果明显。

（二）肱二头肌肌腱炎

诊断要点

▶ 肱二头肌腱沟局限性压痛

▶ 前臂抗阻旋后疼痛

▶ 概述

常见的导致肩关节疼痛的炎症过程累及肱二头肌肌腱。肱二头肌肌腱炎通常发生于那些个人职业重复对抗肱二头肌肌腱或者那些有用力的抛球活动者。疼痛在前臂比较明显的，并且肩关节运动时加重。夜间疼痛明显，休息后改善。可能同时有三角肌痉挛，并限制主动和被动运动。

▶ 临床表现

肱二头肌肌腱炎与旋转肌肩袖肌腱炎不同的是压痛点位于肱二头肌腱沟。患侧肘关节屈曲，前臂抗阻旋后可诱发肱二头肌腱沟区剧烈触痛，此时肩关节附近可能扪及肌腱。当上肢外展和外旋时，腱沟中肱二头肌肌腱的不稳定性偶然可能表现有咔嗒样感觉。为了诊断性验证肌腱半脱位可用 Yergason 方法。患者主动抗阻屈肘，同时医师外旋肱骨，不稳定性肌腱弹出肱二头肌腱沟。

▶ 治疗

肱二头肌肌腱炎的治疗包括避免不恰当的活动。肩关节悬吊制动，使用非甾体类抗炎药物。有时采用手术固定半脱位肌腱。如果症状已经消除，可开始逐渐进行活动锻炼，其方法与旋转肌袖肌腱炎相同。

（三）粘连性肩周炎（冻结肩）

诊断要点

▶ 肩关节周围弥散性压痛

▶ 肩关节运动限制

▶ 概述

中年人或较大年龄患者肩部疼痛常见的疾病是粘连性肩周炎，或被称为冻结肩。这种疾病可并发其他炎症性疾病，尤其是长期制动的患者。其发病可没有任何特殊的刺激性创伤，可能与心血管疾病、糖尿病、类风湿性关节炎以及颈椎退行性变有关。虽然真正的发病机制尚不清楚，但最终结果是一种慢性炎症，挛缩的纤维性关节囊于肱骨头、肩峰和其下的肱二头肌腱及旋转肌腱袖紧密粘连。正常滑液囊被瘢痕组织取代。

▶ 临床表现

A. 症状和体征

症状通常渐进出现，患者主诉弥散性压痛并且伴有与之不相适应的严重主、被动活动限制。利多卡因或皮质类固醇封闭不能改善肩部活动。

B. 影像学检查

关节造影显示关节囊挛缩或滑液囊不充盈。X线可显示严重的肱骨头骨质疏松。

▶ 治疗

由于粘连性肩周炎有自行缓解的自然病史。运动功能的近乎完全恢复及疼痛的消退是可以预期的,这个过程可能要持续6个月或数年。促进功能恢复的措施包括物理治疗、使用抗炎药物。很少需要手术,手术是来松解关节囊,这是通过关节镜来完成的。显然,这一疾病最好的治疗是预防,疼痛的肩关节长时间的废用或制动应当避免。内科及治疗医师应强调早期活动,开始应轻度范围活动锻炼。

(四)肩关节脱位

肩盂关节是最容易脱位的关节,因为它比其他关节稳定性差并且移动平面多。约束防止不稳定的因素包括:关节盂唇、关节囊内负压、韧带。肩袖也参与牵拉肱骨头到关节盂。静态性和动态性稳定维持了移动和静止之间的平衡。

脱位通常在肱骨头创伤时,同时上肢外旋、牵拉、并外展。一般情况下前脱位比较常见,后脱位也可以发生。肩关节稳定常通过下列因素分类:创伤性和非创伤性,初次的和复发的,急性的或慢性的,脱位的方向,随意的或不随意的。

▶ 肩关节前脱位

肩关节前脱位可以通过病史和物理检查来诊断。上肢在一个固定的位置并外旋。肩关节前饱满感,肩关节后空虚感。前后位和腋位的X线片是必须拍的,来决定脱位的方向和骨折是否存在。否则可能会导致肱骨头骨折和关节盂缘骨折可能会漏诊。脱位可能导致臂丛神经损伤(最常见的是腋神经)和肩袖的损伤。医生需要检查感觉变化来评价是否有腋神经损伤。

▶ 肩关节后脱位

肩关节后脱位的特点是肩胛嵴下缘饱满,肩关节前扁平,喙突的突出,不能外旋。漏诊率高达60%。外力直接或者间接作用于肩关节前,导致肱骨头脱位向后。肩关节后脱位原因是癫痫发作和电击,肩关节后脱位在胸部正位片上大致正常。纵向和横向的牵拉可使肩关节复位。再用吊索悬吊3~4周,如果需要再外旋一点。

▶ 肩关节不稳症

先天性或者后天性肩袖松弛的患者可能会发展到向多个方向的关节不稳定。这些患者应该被康复师来治疗。多数患者会恢复稳定性,通过强化肌肉和肩袖韧带。

▶ 习惯性肩关节脱位

那些习惯性肩关节脱位患者在外科手术后会再次发生,所以以这些患者要避免手术治疗。

▶ 治疗

肩关节脱位通过仔细地检查、神经的评价、X线片的评价后,再行闭合复位。许多闭合复位的方法,用床单拉着肩关节对抗牵拉,医生再牵拉上肢。所有的复位都是在镇痛和肌松剂下进行的。不能暴力复位,因为会导致臂丛神经损伤、血管损伤和骨折。复位后再用X线检查,观察复位情况和是否有骨折。复位后,上肢要悬吊3~4周来避免移位的发生。

重建手术的适应证:复发性创伤性关节前脱位导致的不稳定。经常性的不稳定在年轻运动员中发生率接近80%~90%。因此,对手术指征取决于年龄和活动水平以及外伤性脱位的数量和是否合并骨折或软组织损伤。经过手术修复,肩关节通常需要用关节支具固定3~6周再行主动运动。切开和关节镜手术治疗前脱位复发是比较成功的。

Steinbach LS et al: Expert Panel on Musculoskeletal Imaging. Shoulder trauma. American College of Radiology, 2005. Available at http://www.acr.org/SecondaryMainMenuCategories/quality_safety/app_criteria/pdf/ExpertPanelonMusculoskeletalImaging/ShoulderTraumaDoc18.aspx. Accessed February 14, 2009.

(五)肩袖撕裂

肩袖撕裂和肩袖撞击是肩部疼痛的常见来源。四块肩袖的肌肉(冈上,大圆肌,小圆肌,肩胛下肌)来运动上肢并且保持肩关节稳定。损伤范围包括从肌腱炎到肩袖撕裂。最严重的情况是大块的、慢性肩袖撕裂,远期导致近端肱骨头和肩袖关节炎,就是我们已知的肱骨头关节炎的变化。

患有肩袖撕裂症的患者通常表现为疼痛及尝试过度活动的弱点。体检证实过度活动导致肩袖撞击痛和肩袖的薄弱。诊断是通过病史及体检发现。超声和MRI常用来评估肩袖撕裂及相关关节内病变(图40-29)。

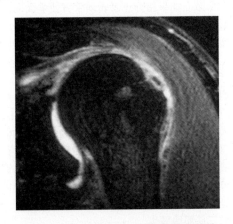

▲图40-29 T2像MRI显示肩袖撕裂

▶ 治疗

肩袖病变(炎症,退变,撕裂)导致的肩部疼痛的治疗取决于个体差异诸如年龄,活动水平,优势手和慢性疼痛和功能障碍。损伤可能来自创伤(伸直手摔下支撑地面),重复创伤(棒球投手),或老年患者肩袖退变。

与肩袖肌腱炎相关的肩部疼痛患者通常是非手术治疗。活动限制,非甾体类药物和物理治疗是有益的。有些患者需要肩峰下注射,以控制炎症和疼痛。肩袖损伤可以用手术修补治疗。急性外伤性肩袖撕裂应该被修复,以防止急性肩袖萎缩。如果喙突撞击有助于肩袖撕裂,则行肩峰成形术和锁骨远端切除术。

Ainsworth R, Lewis JS: Exercise therapy for the conservative management of full thickness tears of the rotator cuff: a systematic review. Br J Sports Med 2007;41:200.

Barfield LC, Kuhn JE: Arthroscopic versus open acromioplasty: a systematic review. Clin Orthop Relat Res 2007;455:64.

Grant HJ, Arthur A, Pichora DR: Evaluation of interventions for rotator cuff pathology: a systematic review. J Hand Ther 2004; 17:274.

(六) 盂肱关节炎

盂肱关节的关节炎的原因:骨关节炎,炎症性疾病,创伤,手术史,或经常性的不稳定关节炎。患者在关节炎关节或者其他关节活动时疼痛。他们可能会抱怨关节稳定性,通常随着时间的推移进展。体检提示活动度受限。正常比例的肩关节的 X 射线的显示关节间隙狭窄并且有肱骨头骨赘。

在手术治疗为首选之前,保守治疗得到提倡。手术使用那些具有显著疼痛和活动受限的关节炎患者。肩关节置换(半关节置换,全肩关节置换)可以减轻疼痛,但是,运动很少恢复正常。置换术的禁忌证:潜在感染性关节炎,肩肌肉麻痹,神经性关节。

肘部疼痛综合征

(一) 网球肘(肱骨外上髁炎)

诊断要点

▶ 肱骨外上髁压痛
▶ 屈伸腕时肘部疼痛

▷ 概述

尽管肱骨外上髁炎常见于非运动员,但仍被命名为网球肘。这种过度劳损出现的综合征 18 岁前少见,最常发生在四五十岁之间。网球肘虽然常常因不恰当的手背屈伸运动引起,偶尔发生在职业运动员,但最常发生在普通工人。这些人频繁旋转前臂活动,例如,园艺工作、扳手的使用、转动把手、甚至操作无动力辅助的机车。

▷ 临床表现

网球肘表现肱骨上髁压痛,腕关节屈伸时疼痛。伸肌总腱的炎症是其原因。疼痛通过伸肘位被动屈曲手指和及腕关节牵拉伸肌而加重。

尽管网球肘的发病机制尚不清楚,但症状通常归因于伸肌总腱的炎症,有时是桡侧腕伸肌的撕裂。撕裂被看作是变性的肌腱纤维承受反复应力的结果。肘关节运动不受影响。

▷ 鉴别诊断

包括肘部桡神经受刺激,可通过肌电图区分。

▷ 治疗

　A. 药物治疗

大多数患者经过短期的休息和服用止痛药,以及随后的渐进性强化前臂肌肉锻炼而缓解。对于严重病例,可使用抗炎药物或利多卡因加皮质类固醇腱下封闭。应当避免反复封闭,因其可能进一步削弱肌腱。

应嘱咐患者在可加重病情的职业性或娱乐性活动期间,在肘关节附近佩带非弹力性臂带。这种带子是有效的,因为它轻度改变了伸肌腱的位置(或者限制了触痛肌肉的完全收缩)。

　B. 外科治疗

对于一些严重或难治性病例,可采用手术治疗。大多数外科医师,在切除肉芽组织以及其下的粗糙骨质后,修补撕裂的腕伸肌腱。延长腕短伸肌腱可导致力量的损失。

(二) 鹰嘴滑囊炎

诊断要点

▶ 鹰嘴处肿胀压痛
▶ 肘关节屈曲受限

▷ 概述

鹰嘴滑囊炎是肘关节周围疼痛的一种常见的原因。像髁上炎一样,这种疾病常与职业性活动有关,长时间用肘支撑。

▷ 临床表现

鹰嘴皮下滑囊变得肿胀,有时肿胀很明显。前臂伸肌面的皮肤可能水肿或凹陷。外伤性滑囊炎往往只是轻度疼痛虽然肿胀明显。

▷ 治疗

特发性或创伤性鹰嘴滑囊炎的治疗主要是避免进一步受压或刺激。如果症状持久。有必要加压包扎。复发比较多见,对少数顽固性疾病,可行囊肿切除,囊肿必须完全切除,皮肤于鹰嘴骨膜缝合以消除残腔。

膝关节软骨、半月板、韧带的损伤

膝关节内部紊乱通常是由外伤或过度使用导致。常常合并有韧带,软骨,半月板的损伤通常发生为病变。

韧带和软骨损伤时 X 射线往往是正常的。MRI检查是比较有价值的检查,来协助临床诊断。

一旦得到诊断,关节镜是一种有价值的诊断和治疗膝关节的工具。膝关节关节镜是通过小孔实施来检查内部的结构。半月板损伤,韧带重建和软骨损伤等疾病,关节镜都可以得到解决。

▶ 半月板的损伤

内侧半月板的损伤是最常见的膝关节紊乱。临床表现包括肿胀,疼痛和不同程度的屈曲限制或外旋内旋限制。(不能完全伸展膝盖)提示半月板的严重损伤。边缘的撕裂使得内侧的碎片移到髁间区,这样就限制完全屈伸。活动会导致内侧或后内侧的疼痛。常常也有触痛。股四头肌可有损伤和萎缩。外侧半月板的损伤是比较少见的。这种情况下外侧会有疼痛和触痛。初始使用保守治疗。吸引术可以减轻肿胀和疼痛。应该经常伸展膝关节来延长和锻炼股四头肌肌腱,但是尽量在活动范围内,同时理疗和非甾体抗炎药都是很有用的。

对于中央半月板损伤需要清理,外部损伤半月板的修复建议使用关节镜。股四头肌练习和运动范围的锻炼需要逐渐增加。一旦患者能够舒适地执行这些锻炼,就开始分级锻炼。应持续到运动和力量和健康的膝关节没有差异再停止。

▶ 韧带损伤

通常情况下韧带防止移位或超出其正常活动范围的角度。

A. 内侧副韧带

内侧副韧带是主要限制膝关节的外翻。强烈撞击膝关节下的小腿后,会导致内侧副韧带紧绷再到断裂,内侧副韧带和内侧半月板在关节线处相连接。

通常有扭伤或在与膝外翻相同方向的直接暴力的病史,膝关节的内侧会出现疼痛。膝关节损伤可能会导致膝关节液渗出。病变处会有触痛。当只有单纯的韧带撕裂是存在,X线检查可能没有帮助,除非在膝关节外翻内侧副韧带紧张时。

不完全的损伤的治疗包括阻止进一步的损伤,外固定稍稍内翻可有助于减少内侧副韧带的张力。内侧副韧带撕裂现象往往伴随着其他病变,如内侧半月板撕裂和前交叉韧带断裂。

B. 外侧副韧带

外侧副韧带撕裂伤往往伴随有周围组织结构损伤,比如腘肌腱和髂胫束。腓骨头可能被撕裂,腓神经可能被损伤。膝关节外侧可出现疼痛和压痛,关节腔会出现积血。X线显示腓骨头上有撕裂的骨片。外侧副韧带部分撕裂的治疗同内侧副韧带部分撕裂的治疗相同。当完全性外侧副韧带损伤时,必须要手术切开探查及修复。

C. 前交叉韧带

前交叉韧带的作用是阻止胫骨相对于股骨的前移位。前交叉韧带的损伤往往同半月板损伤或内侧副韧带损伤一同发生。对于儿童来说,交叉韧带会从胫骨结节上部分撕脱(图40-30)。在成人,会出现纤

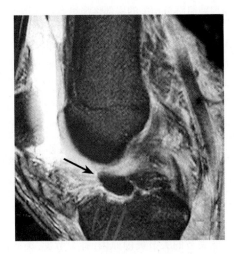

▲图40-30　MRI(T1加权像)示严重的前交叉韧带断裂

维断裂。

前交叉韧带损伤的典型临床特征为 Lachman 试验阳性:膝部屈曲约30度,握住胫骨近端,检查者向前用力,判定胫骨相对股骨移位程度(与对侧正常膝关节做对比)。MRI能帮助识别是联合半月板还是软骨损伤。对于年轻、活动频繁喜欢运动的、要做出突然暂停和扭转动作的患者,推荐行ACL重建。ACL重建需推迟到所有的关节活动度都正常时。当胫骨撕裂伤及移位发生时,必须要通过关节镜将碎骨片复位。

D. 后交叉韧带

后交叉韧带损伤发生于韧带自身或胫骨附着点处的骨性撕脱。后交叉韧带损伤可通过后抽屉试验检验:膝部屈曲90度,给胫骨一个向后方的力,如果后移增加那么就会有后交叉韧带损伤的可能。MRI能够明确诊断这些损伤。

后交叉韧带的骨性撕脱需要手术重建处理。单纯PCL撕裂可以非手术处理。重建特别强调处理损伤及维持股四头肌力量。

▶ 软骨损伤

软骨损伤常由膝关节外伤引起,这可以与骨关节炎相区别。软骨移植,包括自体移植和异体移植重建,提高了软骨损伤的预后恢复。关节镜检查和MRI对于正确诊断是必须的(图40-31)。

▶ 膝关节韧带重建

膝关节韧带重建可以是:①单一韧带重建(MCL,LCL,ACL,PCL);②旋转重建;③两个韧带联合重建。

重建性手术恢复前交叉韧带和后交叉韧带功能包括使用部分自体移植或异体移植来重建正常韧带。膝关节韧带修复的目标主要根据患者的年龄和活动程度膝关节关节软骨的情况来决定。

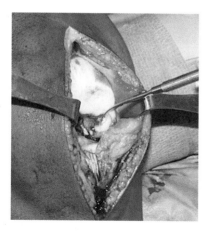

▲图 40-31　全层软骨损伤的术中照片

Bachmann LM et al: The accuracy of the Ottawa knee rule to rule out knee fractures: a systematic review. Ann Intern Med 2004; 140:121.

Cooper RL, Taylor NF, Feller JA: A randomised controlled trial of proprioceptive and balance training after surgical reconstruction of the anterior cruciate ligament. Res Sports Med 2005; 13:217.

The Diagnosis and Management of Soft Tissue Knee Injuries: Internal Derangements. New Zealand Guidelines Group, 2003.

Ryzewicz M et al: The diagnosis of meniscus tears: the role of MRI and clinical examination. Clin Orthop Relat Res 2007;455:123.

髋关节疼痛综合征

(一) 髋关节滑囊炎 & 肌腱炎

髋关节滑膜炎和肌腱炎常会引起髋部疼痛。常发生在中老年患者。有既往髋部手术史,如髋关节置换或髋部骨折固定,容易出现滑膜炎 & 肌腱炎。

临床表现

A. 症状和体征

患者常诉在患侧不能休息和睡眠。在股骨大转子凸起处,触诊时可有压痛。髋部滑囊炎可与髋外滑囊炎(髋外展肌腱附着于大转子)有关。髋部肌腱炎的疼痛感可由髋主动阻抗外展运动而诱发。对于外源性关节疼痛(滑膜炎和肌腱炎)与内源性关节疼痛(骨关节炎)的区分是很重要的。内源性病变表现为腹股沟和髋部被动旋转减少,旋转极限时而诱发的疼痛。

B. 影像学检查

X 线是诊断髋关节疾病的有效手段。

治疗

休息、抗炎对症治疗,冰敷对大转子滑囊炎是有效的。激素封闭注射对顽固性病例有效。选择合适位置进行封闭注射可使症状得到缓解。

(二) 弹响髋

痛性弹响髋多因为髂胫束弹过大转子凸起,少数情况下,疼痛是由于髂腰韧带弹过髋关节囊。

来源于髂胫束的弹响可通过从外展位被动屈髋而诱发;髂腰肌肌腱的弹响可由从屈曲外旋位被动伸展内旋而诱发。髋关节囊 X 线造影对确定诊断有帮助。

可通过牵引和加强锻炼来治疗,对少数顽固性病例可行手术松解。

▼ 关节

关节炎

概述

关节炎包括炎性和非炎性滑膜关节炎。早期患者会出现疼痛,运动减少,关节缺损所致的功能丧失。我们主要介绍 3 种关节炎:类风湿性关节炎、脊椎关节病、骨关节炎。

(一) 类风湿性关节炎

概述

类风湿性关节炎是一种以关节肿痛,结构破坏为特征的慢性系统性炎症性疾病。女性比男性好发,发病率为 75/10 000。大多数患者最终会导致部分或完全残疾,甚至是过早死亡。

临床症状

以关节疼痛、肿胀、压痛、持续一个小时以上的晨僵及活动后改善为特征。类风湿性关节炎主要累及中小关节,常为掌指关节和近端指间关节,以及跖趾关节。颈椎上部也经常受累。在类风湿性关节炎的晚期,会出现肌腱断裂和破坏,关节破坏也会发生。

虽然没有特征性的实验室检查能诊断类风湿性关节炎。但大约有 2/3 的患者会出现高滴度的类风湿因子。抗核抗体检查常为阳性但其不具有特异性。抗核抗体、血沉、C 反应蛋白也会升高。

X 线显示关节周围骨质减少和骨侵蚀。后期,关节腔狭窄,进一步改变有骨吸收、变形、关节脱位、碎裂。也可出现髋臼前凸(股骨头向内侧移入骨盆)。

病因学

现在,TNF-a 和 IL-1b 被认为是导致类风湿性关节炎的主要致病因子。当这两类因子分泌时,他们刺激滑膜细胞增生并分泌胶原酶,这会导致软骨破坏、骨吸收和软组织损伤。此外,这两类因子会导致其他炎性因子和金属蛋白酶分泌,进而加剧炎性反应。

治疗

以往,治疗手段包括休息和使用关节夹板,以及非甾体类抗炎药的使用。然而,抗类风湿药物及抗细胞因子用药,往往掩盖了疾病的发展从而缩短了患者寿命。

现在,在美国三种 TNF-a 抗体已经应用于临床:英夫利西单抗、依那西普、阿达木单抗。这三种药物中的一种配合甲氨蝶呤使用，患者的疗效要优于单纯使用单一药物。由于 TNF-α 抗体会增加严重的感染风险，特别是肺结核，患者在接受 TNF-α 拮抗剂治疗前应检测结核。中枢系统脱髓鞘疾病患者不可应用这些药物。

皮质醇类激素被应用于治疗 RA 已经很多年了。他是很强的炎性抑制剂。然而，他的副作用也很多。在最初的 6 个月可使用小剂量甲强龙和其他类抗风湿药物（如甲氨蝶呤）。在随后 6 个月，甲强龙应被停止使用。

其他治疗 RA 药物包括免疫抑制剂（如 IL-1 抑制剂），阿把它塞（t 细胞调节剂），利夫西单抗（b 细胞调节剂），多西环素（金制剂）和他丁类药物（抗炎性药物）等。当 TNF-a 抗体不能使用时可考虑使用这些药物。

对于进展期类风湿性关节炎患者来说，关节置换能够提供良好的疼痛缓解和功能恢复。常置换的关节有：髋、膝、肩、肘及掌指关节。此外，关节融合常被用在手和腕关节，这些部位对功能恢复的要求不高。

（二）血清阴性脊柱关节炎

▶ 概述

脊柱关节炎是以脊柱炎，周围小关节炎以及纤维化炎（肌肉和骨之间的纤维化和钙化）为主的一组炎性关节病，包括强直性脊柱炎、肠病性关节炎，反应性关节炎和未分化型脊柱关节病。

（三）强直性脊柱炎

强直性脊柱炎是一种累及中轴骨的慢性炎症性疾病，以背痛、持续性晨僵、脊椎进行性活动障碍为特点。还可累及骶髂关节，形成骶髂关节炎。该病多累及青壮年，以 20~30 岁多见，男性好发，可引起颈部弯曲，胸椎后凸，腰椎前凸。X 线检查，早期可见椎体改变。随着疾病的发展，可见椎间骨赘形成，关节间隙消失，C1、C2 的不完全脱位。

AS 尚无实验室特异性检查。血沉和 c 反应蛋白增高，B27 阳性可考虑强直性脊柱炎，但其特异性不高。

非甾体类抗炎药可以明显改善 AS 引起的腰痛症状。进来，抗 TNF-a 药物已经进入治疗 AS 的临床观察实验阶段。若患者合并 RA，应早期给予抗 TNF-a 治疗。

（四）银屑病性关节炎

银屑病性关节炎以皮肤损害累及周围关节为特征。约 1/3 的患者同时伴有脊柱炎。患者有针扎样感觉和甲剥离（指甲从甲床剥离）。

治疗多使用非甾体类药物。抗类风湿类药物如甲氨蝶呤也可取得良好的效果。同 RA/AS 一样，抗 TNF-a 药物现在也已经应用到本病的治疗。

（五）肠病性关节炎、反应性关节炎、未分化性关节炎

肠病性关节炎是一种伴发溃疡性结肠炎和克罗恩病的脊柱关节炎。肠病性关节炎多独立于肠炎病。

反应性关节炎多继发于某种感染如沙门菌、志贺菌、衣原体等。未分化性关节炎包括那些没有典型症状和体征去明确诊断的脊柱关节炎。

这些疾病的治疗包括使用抗 TNF-a 药物及非甾体类药物。

（六）骨关节炎（OA）

骨关节炎通常与年龄有关，病理特征为透明关节软骨损伤，滑膜炎，关节囊增厚，骨重建。与 RA 相比，OA 患者常会出现过活动后疼痛和休息后关节僵硬。OA 的好发因素为女性，有关节外伤史，有家族遗传史，肥胖患者。X 线显示有关节间隙狭窄、硬化、骨赘形成。

早期治疗包括应用非甾体类抗炎药或醋氯芬酸来缓解疼痛，物理疗法提高患病关节周围肌肉组织强度。非甾体类抗炎药的主要副作用是胃肠道出血及溃疡。COX-2 抑制剂（如西乐葆）可以减少这类药物的副作用。然而，由于可能导致心血管疾病的发生，某些 COX-2 类抑制药物（罗非昔布和伐地考西）已经退出了市场。同时，其他 COX-2 类抑制剂（如西乐葆，艾托靠西和鲁米考西）显示了与非甾体类抗炎药物相似的作用并且很少有胃肠道副作用和心血管反应。

运动和降低体重是两个辅助的治疗 OA 方法。肥胖患者 OA 患病率明显增加。当行走和跑步时，患者的膝关节负重将是平常的 3~6 倍。适当的减轻体重将有利于减轻疼痛和减缓 OA 炎性反应进程。同时，运动将有助于提高关节周围肌肉强度和灵活性，这会帮助功能恢复和降低疼痛分级。

其他的治疗方法包括关节腔注射激素和玻璃酸钠。这些方法有助于短期内缓解疼痛，没有很多的副作用。然而，这种治疗的长期疗效不明显，其并不能改变疾病进展。

氨基葡萄糖和硫酸软骨素有助于减少疼痛，对某些患者的功能恢复有作用而对其他患者无效。

对于重度 OA 患者，可根据患者情况和疾病症状来选择手术（包括全关节置换）。

（七）髋关节紊乱和重建

▶ 概述

在美国，髋关节炎患者中每年有 20 万人接受髋关节置换。髋关节置换的发生率随年龄增长而增长。导致髋关节炎发生的因素包括儿童时期关节发育不良，累 - 卡 - 佩三氏症，股骨头骨垢滑脱症，还有炎症性骨关节炎，炎性感染等。虽然骨关节炎可以导致髋关节功能障碍，其他如股骨髋臼撞击综合征、弹响髋患者也会出现所谓的髋部疼痛（下腰段疼痛、大转子疼痛或股骨外侧疼痛）。通过病史、症状和影像学可以鉴别这些疾病并得出正确的诊断。

临床表现

内源性关节疼痛主要表现在腹股沟，内旋转时加重。患者常诉步行、爬楼、穿鞋和房事困难。

体格检查包括神经血管检查，髋关节活动度，脊柱活动度评估及触诊。大转子处压痛提示有滑囊炎，这可通过关节腔内注射激素和利多卡因来治疗。

屈曲挛缩、不对称性髋部外展肌肌力减弱（单足独立试验阳性），Labral 撞击症（屈曲、内收、内旋或 FAI 手法时疼痛）也可以出现。双下肢不等长也可出现。

腹股沟疼痛和内旋时疼痛加剧或者股骨髋臼撞击痛预示着有髋关节病变，确切的诊断（如关节炎、缺血性骨坏死、撞击综合征）需要进一步的体格检查和影像学检查。

年轻的髋部疼痛患者会诉有扳机及卡压感。同弹响髋一样，这也可能是由于髂胫束划过大转子或髂腰肌划过髂耻粗隆所引起。患者站立是股骨内收或外旋引起的弹响及疼痛是髂胫束引起的。患者仰卧位，屈曲内旋髋关节，通过这一实验可检查髂腰肌。

髋部常规 X 线片包括正位片和侧位片。应仔细观察是否有股骨头、髋臼和关节间隙病变，通过这些来确诊疾病。例如，髋臼发育不良的患者可从 X 线片上看到髋臼前方及后方过浅。髋臼侧位片可以确定髋臼发育不良的程度。

当普通平片不能明确诊断时，核磁、CT、骨扫描等检查会帮助发现骨坏死、骨折、肿物及髋发育不良等疾病。

如果临床表现不明确或并发有脊柱疾病、关节内麻醉引起的疾病需要引起注意。

股骨髋臼撞击综合征

股骨髋臼撞击综合征是由于股骨头及颈与髋臼位置的畸形所致的疼痛和（或）骨残缺。该病分为两大类：CAM 凸轮碰撞和 pincer 钳形碰撞。CAM 凸轮碰撞是股骨颈相对于臼前移导致的股骨头颈之间的凹陷不足，减少了股骨颈和髋臼之间屈曲运动终末期的空间，导致关节损伤。pincer 钳形碰撞是由于髋臼解剖异常所致。

股骨髋臼撞击综合征可通过切除骨赘或突出的骨块，清创重建受损关节来治疗。这些可通过髋关节镜或开放手术来完成。

缺血性股骨头坏死

股骨头坏死可发生于年轻人。危险因素包括使用类固醇类激素、酗酒、外伤、血液系统疾病（如高血症）、大剂量放射线摄入，高凝状态（镰状细胞病、血栓形成、S 蛋白和 C 蛋白缺失）。这些致病因素会导致股骨头部血供减少，从而使骨坏死，软骨破坏最终塌陷。

标准的骨盆正侧位片可有助诊断。在侧位片上可以看到股骨头软骨塌陷。如果 X 线不能确诊是否有股骨头坏死时，可通过 MRI 来确诊。通常可以从侧位和正位片上看到股骨头形态学改变。缺血性股骨头坏死常使用 Ficat 分级：1 级（X 线上无明显变化）；2 级（股骨头软骨破坏）；3 级（软骨破坏塌陷）；4 级（髋臼部软骨塌陷）。

不幸的是，如果不加干预，绝大多数患者的股骨头坏死症状会不断加重。患者在潜伏期和无症状期时尚无手术指征。具有治疗指征的患者可行髓心减压伴或不伴骨移植，腓骨带瓣移植，或口服二碳磷酸类药物。虽然一些研究表明腓骨带血管移植，旋转截骨术，关节成形术能有效地治疗股骨头坏死。但是，这些手术并非都能成功，应用指征仍有争议。

置换术包括股骨单侧和双侧置换，全髋关节置换可以缓解疼痛。由于髋关节假体的耐久性限制，对于年轻患者来说，髋关节置换术仅适用于对那些保守治疗无效的人。当前，关于髋关节表面置换和全髋置换的临床试验正在进行。

DeSmet AA et al: Expert Panel on Musculoskeletal Imaging. Avascular necrosis of the hip. American College of Radiology, 2005. Available at http://www.acr.org/SecondaryMainMenu Categories/quality_safety/app_criteria/pdf/ExpertPanelon MusculoskeletalImaging/AvascularNecrosisoftheHipDoc3.aspx. Accessed February 14, 2009.

Expert Panel on Musculoskeletal Imaging. Chronic hip pain. American College of Radiology, 2003. Available at http://www.acr.org/SecondaryMainMenuCategories/quality_safety/app_criteria/pdf/ExpertPanelonMusculoskeletalImaging/ChronicHipPainDoc8.aspx. Accessed February 14, 2009.

髋部疾病的手术治疗

髋部手术包括髋关节镜检查、截骨术、切除术、关节融合术和关节成形术。选择合适的手术方式主要根据患者症状、体征和外科医师手术水平来决定。

A. 髋关节镜

髋关节镜包括 2 个操作通道。关节内窥镜第一个操作通道进入可看见髋关节及周围组织。第二个入口就是操作入口，手术用具（如清创器、钳子、剪刀等）从这个通道进入去处理那些问题组织。这项技术可用来治疗关节内和关节外的髋部疾病。治疗关节内疾病需要额外的患肢牵引工具。关节内处理包括盂唇撕裂清创、游离体清除、软组织清创、骨赘切除、活检及滑膜切除术等。关节外清理包括弹响髋治疗和髂腰肌松解。髋关节镜的并发症（如会阴部及鞍区神经麻痹）在提高患者个人情况和术者技术后可减少发生。现在需要更多的长期临床观察来评价这项技术的优劣。

B. 截骨术

成人髋关节截骨术包括使用摆锯或骨凿将股骨或骨盆截骨。截骨后将骨块按正确结构重新固定。截骨术主要用来纠正内收及旋转畸形。选择髋臼截骨或者股骨截骨主要根据疾病症状和患者特征来决定。

C. 切除关节成形术

切除关节成形术或者 Giedlestone 术,包括将股骨头完全切除并不重建。他用来治疗股骨头严重病变,出现全股骨头和部分股骨颈缺损的,由于骨量大量丢失,先前放疗导致不能进行髋关节置换的患者。该手术虽然保留了关节的功能,但却导致了严重的肢体短缩和不稳定。使患者需借助拐杖或其他助行器才能行走。

D. 关节融合术

关节融合术的适应证包括患者有后天(如外伤或感染)或者进行性的(如发育不良)髋部畸形。髋关节融合的最佳体位时外旋 5~10 度,屈曲 20~30 度,保持中立位。虽然融合术后关节疼痛缓解,关节机械稳定性得到加强,但附加的压力仍作用于腰椎及膝关节,导致这些部位的退行性改变而出现疼痛及患者步态改变。

E. 髋关节成形术

髋关节成形术包括股骨头置换和(或)髋臼置换。半髋关节置换术用来替换股骨头而不动髋臼。全髋关节置换将股骨头与髋臼全部替换。

半髋关节置换通常将股骨头替换成金属的头和颈。手术指征包括老年髋部骨折,股骨头缺血坏死,股骨头(不包括髋臼)关节炎。半髋关节置换术可以是单极(一个包括正常髋臼和金属头的关节)或双极(二个关节,一个是髋臼和股骨头,另一个是股骨颈和股骨头)。由于髋臼处的问题,许多半髋置换最后改成了全髋置换,增加了髋臼假体。虽然双极半髋关节置换术在关节活动和髋臼磨损上相对于单极髋臼在第二个关节上有很多理论上的优势,但这些优势并没有在临床上证实。由于其较高的费用,许多作者并不建议使用双极半髋关节置替代单极半髋关节。

全髋关节置换术是将髋臼和股骨头全部置换(图40-32)。通过随访老年患者(年龄大于 60 岁)发现传统的聚乙烯髋臼假体和配套的金属头可以使用 15~20 年。但是,对于年轻及运动量大的患者,聚乙烯磨损和骨溶解会导致长期疗效欠佳。现在,陶对陶关节,金属对高交联聚乙烯关节,金属对金属关节越来越多的引起人们的关注。

每种关节都有他们各自的优缺点。陶对陶有较低的磨损率并不会产生重金属离子,但是有报道会出现撞击音,并会有关节破碎发生。金属对金属关节磨损产生的离子可以增加血中金属含量,或导致癌变率增加和其他副作用。但是金属对金属假体不会出现撞击音和假体碎裂。高交联聚乙烯是髋臼假体的合适替代材料,但是即使他的磨损少于普通交联聚乙烯,其关于

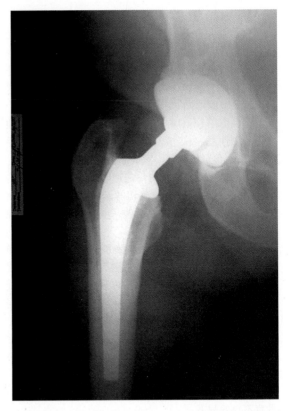

▲图 40-32　髋关节骨性关节炎全髋置换,生物型髋臼和水泥柄

磨损率及其并发骨溶解仍有发生。

F. 表面关节置换术

髋关节表面置换是全髋关节置换的一种,最初于20 世纪 70 年代报道。表面置换包括换髋臼及股骨头表面,而不切除整个股骨头和股骨颈。表面置换的股骨头是金属假体。最初由于金属头表面很薄,其高磨损率及骨溶解率很容易导致治疗失败。随着冶金学关节置换其他方面的改进,表面置换的短期效果明显,受到了越来越多的关注。对于股骨头没有囊肿或股骨颈病变的年轻患者,表面置换是一种选择。由于保留了大部分股骨头及股骨颈,表面置换为下一步的全髋置换减少了手术难度和要求。表面置换的禁忌证包括股骨颈囊肿或其他病变所导致的股骨颈骨折。

American Academy of Orthopaedic Surgeons clinical guideline on prevention of symptomatic pulmonary embolism in patients undergoing total hip or knee arthroplasty. American Academy of Orthopedic Surgeons, 2007.

Weissman BN et al: Expert Panel on Musculoskeletal Imaging. Imaging after total hip arthroplasty (THA). American College of Radiology, 2005. Available at http://www.acr.org/Secondary MainMenuCategories/quality_safety/app_criteria/pdf/ ExpertPanelonMusculoskeletalImaging/ImagingafterTotalHip ArthroplastyDoc12.aspx. Accessed February 14, 2009.

关节置换并发感染

关节术后感染可由于术中病原微生物的直接进入或术后的血源性污染所致。对于有先前手术感染史的患者应给予大剂量的抗生素。新出现的疼痛和 X 线检查发现假体松动要考虑感染。血沉、C 反应蛋白和关节肿胀是诊断感染的标准。治疗方案的选择主要根据感染的时间,致病菌的类型和假体的特性来选择。术后前 3 周发生的感染,一些作者建议更换衬垫。如果感染在后期发生,并且导致假体松动,切开清创并更换抗生素骨水泥和静脉给予抗生素治疗 6 周以上。当感染得到控制,应考虑重新植入植入物。对于慢性感染来说,可以考虑关节融合和关节切除成形术。

全膝关节置换

膝关节的关节重建术(图 40-33)包括高位胫骨截骨术、膝关节单髁置换术和全膝关节置换术。膝关节置换之适应证包括顽固性疼痛(伴或不伴畸形),X 线显示严重退变的骨性关节炎,保守治疗(物理疗法,NS皮质类固醇关节注射剂)无效者。手术治疗的选择根据患者的情况和膝关节的条件来决定。

▷ 全膝关节置换术

全膝关节置换包括置换从股骨远端到胫骨近端关节的骨质,以金属元件代替股骨侧,以聚乙烯代替胫骨侧(或者插入一个聚乙烯金属槽)。根据限制膝关节活动度的程度,分不同类型的全膝关节置换法。绝大多数假体属于半限制性。且提供不同的内在稳定性。完全限制性置换仅允许矢状面运动,用在重度畸形及主要韧带松弛之关节。文献报道全膝关节置换有很高的成功率,85%~90% 的患者报告极好的结果,导致手术失败的因素包括肥胖、女性、60 岁以上和有抑郁症病史。

▷ 膝关节单髁置换术

如果膝关节炎仅涉及一个关节部分,在稍年长患者(60 岁以上),可以考虑膝关节单髁置换术。膝关节单髁置换术的优点包括:保持膝运动、减轻手术创伤和短的术后恢复时间。然而,前交叉韧带有缺陷、关节活动度小于 90°、屈伸挛缩变形大于 15° 和两个膝关节均发病的患者不能行膝关节单髁置换术。

▷ 高位胫骨截骨术

在年轻好动且有内翻畸形患者,若内翻角度小于 10°,无半脱位并且膝关节可屈曲 80 度以上,则应提倡高位胫骨切骨术以矫正股内翻畸形。高位胫骨截骨术将产生外翻矫正畸形和内侧关节面损伤。短期的手术结果包括减少疼痛程度和畸形矫正。然而,典型的恶化增加额外手术的必要。

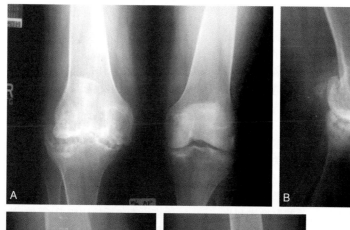
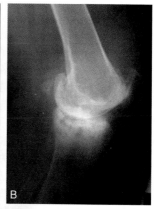
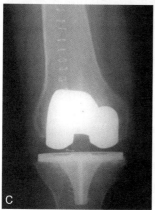
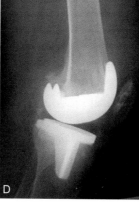

▲图 40-33
A、B. 严重的风湿性骨关节炎和退行性膝关节病。C、D. 骨水泥型全膝关节置换

AAOS *Clinical Practice Guideline on Osteoarthritis of the Knee.* American Academy of Orthopaedic Surgeons, 2003.

AAOS *Clinical Guideline on Osteoarthritis of the Knee (Phase II).* American Academy of Orthopaedic Surgeons, 2003.

盂肱关节炎和肩关节重建

肩关节的成功治疗需了解患者的功能需求以及患者症状的严重性。认真的体格检查和恰当的治疗要求治疗医师制定恰当的治疗方案。

病史采集以患者的主诉开始:有无疼痛、无力或运动范围丧失?有着严重盂肱关节炎典型表现为上外侧肩痛,以活动时为主。也许注意无力伴有活动范围丧失。对于脊柱疾病要注意后侧疼痛或根性症状。主要治疗是理疗,同时,外科治疗也应考虑。

体格检查应该注意肢体神经和循环状况,以及是否存在肌肉萎缩。还应注意肩部旋转肌群(包括冈上肌、冈下肌、小圆肌和肩胛下肌)和三角肌的完整性。

肩部的体格检查详见在本章最后的运动医学部分。还应检查颈椎的活动性,包括 Spurling 试验。

X 线检查应包括肩正位和侧位片。可以发现由于关节盂的破坏导致肱骨头距肩峰的偏移减小。患有肩袖相关疾病的患者,因为肩峰肱骨距减小,所以其后脱位的发生率更高。

早期肩关节炎可以行非手术治疗,包括应用非甾体类抗炎药,关节腔内注射类固醇激素或透明质酸,以及针对维持正常活动和强化锻炼的物理治疗。

对于保守治疗无效的轻度肩关节炎患者可考虑行关节镜下手术治疗。病变软骨和游离体的清除可以缓解机体症状。关节镜下灌洗可清除炎症反应释放的酶类和蛋白以减轻疼痛。

对于肩关节炎较重的患者,关节镜手术一部分可以缓解症状,而另一部分多不缓解。如果关节镜手术有效,症状可缓解一段时间。对于无效的患者,可考虑行肩关节重建术包括肱骨头置换术、关节盂表面置换术、全肩关节置换术、逆置型全肩关节置换术和肩关节融合术。应该明确肩关节重建术的主要目的是缓解疼痛,对于肩关节的活动及力量的改善可能不起作用。

对于肩袖完整的肩关节炎患者可以行全肩关节置换术,也可仅行肱骨头置换术。但最近前瞻性研究表明,全肩关节置换术较肱骨头置换术的疼痛缓解效果好,而且术后翻修率低。

对于肩袖结构缺损的肩关节炎患者,首选肱骨头置换术,因为肩袖结构不完整,肱骨移位更明显。为了修复关节盂,也可行关节盂植入重建术(前关节囊、阔筋膜自体或异体移植)。

逆置型肩关节包括一个凸面的关节盂和一个凹面的肱骨头,可用于肩袖受损但三角肌完整的要求较低的 70 岁以上老年人。植入物替代肩胛颈的活动中心,以此增加杠杆臂。

根据传统观念来说,肩关节炎较重,关节重建失败,且从事体力劳动的年轻人,可行肩关节融合术。随着关节盂生物重建术的出现,关节融合术已极少应用。目前仅用于三角肌受损的肩关节炎患者。

Ecklund KJ et al: Rotator cuff tear arthropathy. JAAOS 2007; 15:340.

Fischgrund JS: OKU 9: *Orthopedic Knowledge Update.* American Academy of Orthopaedic Surgeons, 2008.

Zeman CA et al: The rotator cuff-deficient arthritic shoulder: diagnosis and management. JAAOS 1998;6:337.

脊柱骨科

脊柱

颈痛、背痛是门诊患者中最常见的两种主诉。尽管多数时候是由肌肉劳损引起的,但仍有可能与脊柱的病变有关。因此对于医疗保健人员来说,对两者之间的鉴别显得尤为重要。真正的脊柱病变需要脊柱外科医生及时的评估与治疗。

病史和体格检查

患者主诉颈背痛时,医疗人员须详细询问病史及进行彻底的肌肉骨骼系统检查。问诊疼痛时需包括疼痛的起因、特点、程度、有无放射痛及随时间变化。疼痛并向四肢放射时,提示神经根性病变。此外,还应问及有无盗汗、发热,夜间痛及体重下降,这些症状提示存在感染或肿瘤。肢体麻木感、针刺感,运动无力,大小便失禁均提示神经根性病变。四肢活动时疼痛,休息后缓解可能为脊椎管狭窄引起的神经源性跛行。腰椎管狭窄伴下肢疼痛的患者常诉上楼或弯腰时疼痛可减轻(因为腰椎屈曲时腰椎管增宽,可缓解压迫)。

体格检查包括检测肌力、感觉、神经反射,观察步态及末梢循环状况。肌力可分为 5 级,详见脊椎骨折脱位章节。颈部疼痛需检测 C5~T1 节段有无感觉异常,腰背部疼痛需检测 L2~S1 节段有无感觉异常。神经检查包括肱二头肌、肱三头肌肌腱反射,桡骨膜反射,膝腱反射,跟腱反射,及是否存在 Babinski 征。宽底式步态提示颈椎病变。

当神经检查异常,则需鉴别是由神经根性病变还是脊髓病变引起的症状。根性症状包括从脊柱向上下肢的放射痛。大小便失禁及会阴区麻木感提示骶管细根神经病变。直腿抬高试验阳性(直腿抬高时伴有从大腿后侧向膝以下的放射痛),Spurling 试验阳性(头转向患侧并挤压时可出现上肢的放射痛),特异性的肌无力(如仅右侧肱二头肌无力),特定阶段的麻木感,特异性的神经反射减弱均是神经根病变的临床表现。脊髓病变则表现为特定阶段以下的迟缓性瘫痪,反射亢进,肌阵挛,Babinski 征阳性,Lhermitte 征阳性(颈部活动时上肢或下肢伴有放射痛),Hoffman 征阳性(轻弹中指时,其余四指屈曲)。

(一)颈部劳损

▷ **临床表现**

  A. 症状和体征

  患者常诉颈部椎旁疼痛,伴有或不伴有肩部放射痛。同时常伴有颈部活动受限。多在过度用力,或持续的肌肉紧张或不良姿势以后出现典型症状。多存在"扳机点"。疼痛多呈钝痛或深部痛。多能触及应斜方肌、肩胛提肌或椎旁肌痉挛形成的硬结。患者也常诉头痛或眩晕。神经检查多阴性,可于脊髓病变相鉴别。

  B. 影像学检查

  首选颈椎正侧位。当既往有颈部外伤史,有类风湿性关节炎或 Downs 综合征的表现时,可考虑拍过伸-过屈位 X 线片,以确定是否存在颈椎不稳。X 线片可显示退行性改变,如骨赘,关节强直,或其他椎体不稳的表现。

▷ **鉴别诊断**

  鉴别诊断包括颈椎病和颈椎间盘突出。颈椎间盘突出多表现为相应椎体阶段的神经根性症状,如感觉减退或异常,肌肉无力。同时多伴有神经反射减弱。源于颈椎病的疼痛多,难与颈部劳损相鉴别。

▷ **治疗**

  急性颈部疼痛首先休息、制动。可佩带软颈托,给予止痛药及肌松剂。颈托佩带不可超过 1~2 周,以防止肌肉萎缩。冷敷、热敷、按摩、超声及其他理疗方法也多有效。

  劳损引起的颈部疼痛多在起病后 1 周缓解。疼痛消失后患者即可开始功能锻炼,以加强颈部肌肉的力量,改善姿势,增加活动范围。

(二)颈椎挥鞭样损伤

▷ **概述**

  挥鞭样损伤是一种加速-减速性损伤,多发生于汽车交通事故中,头部突然向后甩,颈部急性的过伸导致颈前部软组织损伤,包括前纵韧带,椎间盘,带状肌,颈长肌及胸锁乳突肌。当头部由过伸位又突然转为过屈位,则可能导致后纵韧带,关节突关节囊及椎旁肌肉的损伤。

▷ **临床表现**

  挥鞭样损伤的临床表现多种多样,颈部疼痛和僵硬是常见的症状。头枕部及眼后疼痛也多见。明显的肌肉痉挛也可以降低颈部的活动性。神经查体及 X线检查多正常。

▷ **治疗**

  挥鞭样损伤的治疗与颈部劳损的治疗相同,即休息,颈托固定,给予止痛药。疼痛消失后逐渐活动。当恢复正常活动范围后可加强功能锻炼。

3. 颈椎间盘退行性病(颈椎病)

▷ **概述**

  与年龄密切相关的颈椎退行性改变统称为颈椎病。多数影像学上的退行性改变是无症状的。因此,椎间盘退变被认为是一种与年龄相关的自然现象。

  颈椎病典型的改变是纤维环后部断裂,继之髓核破裂。椎间盘突出最常见于后外侧,因为此处是纤维环的薄弱区。随着年龄增长,钩椎关节、黄韧带肥厚,明显的骨赘形成,椎间盘退变,都可造成椎间孔或椎管狭窄,挤压神经根或脊髓。此外,后纵韧带骨化可引起多阶段的脊髓受压、变性,其多见于日本等国家。

▷ **临床表现**

  A. 症状和体征

  临床症状可伴有或不伴有颈椎病的退行性改变。神经系统表现可能是由于神经根受压(神经根型颈椎病)或脊髓本身受压(脊髓型颈椎病)(图 40-34)。神经根型的患者常诉从颈部向肩部和(或)上肢的放射痛,Spurling 征多阳性。脊髓型的患者 Lhermitte 征常阳性,伴有或不伴有精巧动作及平衡障碍。

  伴有神经根性症状的患者多有肌无力和反射减

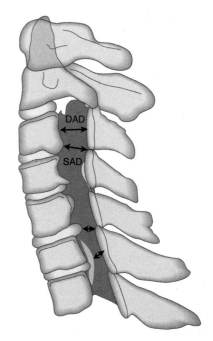

▲ 图 40-34 颈椎轴下位的脊髓空间可被作为进展期椎管狭窄别人的进展期前后径(DAPA),也可作为颈椎滑脱患者的椎骨滑脱前后径(SAPD)

弱。伴有脊髓性症状的患者多以肌肉阵挛为主,也可伴有桡骨倒错反射和肩胛肱骨反射阳性。Babinski征和Hoffman也多常见。手指精巧运动消失,手内在肌萎缩。患者也可出现宽底式步态和拖沓步态。

B. 影像学检测

颈椎病的X线表现可见:椎间隙变窄(图40-35),椎体边缘骨赘形成,关节突关节退变。MR多用于评估神经根或脊髓受压情况。肌电图常用于检测是否伴有运动神经受损。

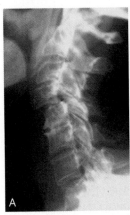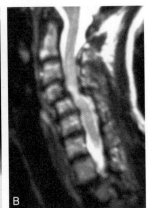

▲图40-35

A. 50岁患有颈痛伴脊髓病变患者的颈椎侧位片。B. T2加权像显示C4-5椎体前移伴脊髓受压

▷ 鉴别诊断

除了关节炎,神经根及脊髓病变也可见于脊髓肿瘤,脊髓血管畸形,肌萎缩侧索硬化,联合变性,脊髓空洞症和多发性硬化。除了病史和体格检查,MR最常用于这些疾病的鉴别。

▷ 治疗

A. 神经根型颈椎病

大多数急性起病的神经根型颈椎病患者在起病4~6周后症状消失,很少发展为脊髓型,且大多数的患者只需要休息、用止痛药及制动就可控制疼痛。感觉异常及轻微的感觉改变可发生在颈上部及上肢疼痛消退后。

如果疼痛不缓解,应行MR检查,以确定脊髓受压的部位。当存在髓核脱出时,应考虑行椎间孔开放术或椎间盘切除术,然后可以行椎体融合术。

B. 脊髓型颈椎病

对于脊髓型颈椎病的患者首选非甾体类抗炎药及颈托缓解症状。

对于症状进展且佩带颈托无法缓解的患者,以及年轻患者都应行手术治疗。手术的选择取决于压迫脊髓的结构(如椎间盘、椎体、后方骨赘、肥大的黄韧带、骨化的后纵韧带),颈椎管前后径(前凸、后凸及中位),及受累的节段数。局限于椎间盘的压迫,可行大节段或多节段前路椎间盘摘除和椎体融合术。当病变局限于两个椎体或一个脊柱后凸畸形的椎体,且后凸畸形大于15°时,可行前路椎体切除术,椎间孔开放术,然后移植支撑物行椎体融合,以达到退变节段颈椎的减压与稳定。当压迫超过两个脊髓节段时,前路手术的致病率明显增加,可行后路手术多节段椎板切开术,附加或不附加椎板融合(见图40-36)。

▷ 病程和预后

大多数神经根型颈椎病患者保守治疗4~6周后能基本缓解。对于脊髓型颈椎病患者,当症状较轻且持续时间较短时,外科手术治疗效果较好,但术后症状极少可完全消失。值得注意的是,脊髓型颈椎病至少部

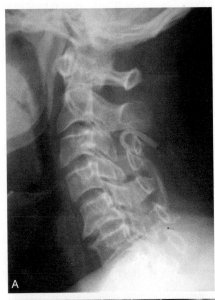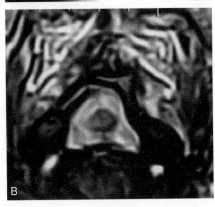

▲图40-36

A. 多阶段颈椎管狭窄和脊髓病变患者行C3-7椎管扩大椎板成形术后侧位片。B. 术后轴位MR示明显的椎管扩大

分能自发缓解。对于慢性且累及多节段脊髓病变,外科手术治疗效果较差。

Fischgrund JS. *OKU 9: Orthopedic Knowledge Update*. American Academy of Orthopaedic Surgeons, 2008.

背痛综合征

(一) 腰痛

概述

在美国,每年约有40万的工人因为腰痛致残。据估计在人的一生中,有80%的人群受到腰痛的困扰。鉴于该病的高患病率,所有的医疗工作者都应能够鉴别不同原因引起的腰部疼痛。

临床表现

A. 症状与体征

腰背痛最常见的原因是机械性损伤。患者的疼痛主要与过度负重有关。很多患者身体素质差,腹肌张力弱,姿势不良。

腰背痛常被描述为一种腰骶区的深在痛,是一种钝痛并向其他部位扩散,伴或不伴有臀部放射痛。患者弯腰时疼痛加重,休息后缓解。椎旁区可有触痛,并可触及"扳机点"或硬结。椎旁肌多有痉挛。

神经反射及循环血运检查,如肌力,感觉和反射多在正常范围内。直腿抬高试验是指患者取仰卧位,检查者抬高患者下肢,被动牵拉坐骨神经,当出现沿腿部的放射痛时为阳性,提示存在神经根受刺激。

B. 影像学检查

X线检查可能出现腰椎间隙狭窄或骨赘形成,也可无明显异常。X线应作为常规检查。然而对于年龄超过50岁患者的变异应慎重考虑,对于年龄小于20岁患者应排除先天或发育异常。

治疗

腰肌劳损急性期的治疗主要包括休息和镇痛药物。腰围可以提供一定的机械支撑。疼痛缓解后,应加强腹背部肌肉的锻炼,典型的锻炼方法包括屈膝仰卧起坐和腘绳肌、骶脊肌的拉伸训练。此外,还应告诉患者正确的用力方式,特别是应下蹲搬运重物,而不是弯腰。

病程和预后

腰部劳损的通常病程随时间而自行缓解。疼痛复发很常见,多由过度活动引起。当患者疼痛长时间不缓解,应考虑是否与精神因素有关,或者涉及工人的赔偿问题。保守治疗效果不明显的患者还应行MR检查,以确定是否存在神经压迫。如果检查未发现明显病变时,应鼓励患者尽快恢复日常活动。但不提倡对镇痛药物特别是阿片类药物的长期依赖。

(二) 腰椎间盘综合征

概述

患者可出现背痛及单侧或双侧下肢的症状。背部疼痛可能与纤维环的退变有关,因为纤维环内含有很多疼痛神经末梢纤维。纤维环退变后,髓核可脱出到椎管内压迫神经,引起下肢症状。椎间盘后外侧是其薄弱区,因此最容易从此处突出。这种椎间盘突出称作"旁中央型"。发生于中线位的中央型椎间盘突出不常见。

在L1以下的硬膜囊(脊髓圆锥)内仅有神经根,即马尾神经。每一根腰脊神经从相应椎体椎弓根的内下方进入椎间孔,高于椎间盘水平穿出。因此旁中央型椎间盘突出会压迫下一椎体的神经根。例如L4-5旁中央型椎间盘突出会压迫到L5脊神经根。相反,发生在近神经孔处的边缘型椎间盘突出最可能压迫相应水平的神经根。例如L4-5边缘型椎间盘突出最可能压迫L4脊神经根。L4-S1是腰骶椎的过度节段,承受的脊柱机械应力最大,因此L4-5及L5-S1椎间盘最容易发生突出,而L5及S1脊神经也最常发生病变。

临床表现

坐骨神经痛(下肢放射痛)是最常见的表现。疼痛可局限在特定的感觉节段。下肢疼痛常为隐性症状,不被患者察觉,但当突然的椎间盘突出刺激神经可引起疼痛急性发作。疼痛可呈针刺样、烧灼样,或电击样。长时间站立或者久坐都会加重疼痛,而休息后可稍缓解。

神经根受压迫可引起明确的相应分布区的感觉改变,如感觉异常或丧失。如果持续受压可导致肢体活动无力,且肌力减弱与受压神经根所支配的肌节相一致。肌肉挛缩也可伴随感觉运动改变出现。直腿抬高试验多阳性。

影像学检查

X线检查可显示退行性改变,如椎间隙变窄和骨赘形成。MR和脊髓造影对于显示椎间盘突出的灵敏度较高。对于椎间盘突出的定位应慎重,不仅包括突出椎间盘的水平节段还应包括突出于中线的关系(中央型、旁中央型、边缘型)。

治疗

对于急性椎间盘突出的治疗有很多争议。如果椎间盘膨出而不是突出,则保守治疗,如卧床休息、镇痛及抗炎药物,多可缓解临床症状。

如果症状持续无明显缓解,或者神经症状进行性进展,或者保守治疗无效,则需考虑行椎板切开减压术。当患者症状与临床检查相一致时,手术治疗效果较明显。比如L4~5旁中央型椎间盘突出,压迫L5神经根出现临床症状(踇趾背屈无力,L5神经支配区皮肤感觉异常或出现疼痛),手术多可缓解。椎间盘摘除可通过标准的椎间盘切除术或内镜下微创手术。

(三) 腰椎管狭窄

当腰椎及椎间盘退行性改变较严重时,即使无特定的椎间盘突出,仍可出现广泛的腰椎管狭窄。腰椎管狭窄的发病是多因素的,包括关节突关节增生,椎间盘退变,椎间隙狭窄,及黄韧带增生肥厚等。

脊椎管狭窄常见于50~60岁的老年人。主要症状是无明确定位的腰背部疼痛和僵硬。可出现侧隐窝狭窄,导致单侧神经根受压,引起与坐骨神经痛相同的下肢症状。患者常诉活动时腰背痛及下肢放射痛加重,休息后立即缓解(神经源性跛行)。其可与血管源性跛行相鉴别,因为血管源性跛行在休息数分钟后才可缓解。

腰椎背伸会使腰椎管更加狭窄,因此对于腰椎管狭窄的患者来说,背伸运动会加重症状;相反屈曲运动可使症状减轻。因此患者常诉上楼比下楼容易,购物时趴在手推车上会缓解症状。体格检查可发现下肢反射减退或不对称,肌力减低(拇长伸肌最常见),特定支配区的感觉减弱。

X线检查可以显示腰椎的退行性改变,比如椎间隙狭窄、骨赘形成,也可基本正常。脊髓造影或MR检查可进一步明确诊断。

▷ 治疗

对于持续的神经源性跛行,保守治疗无效的患者,可行椎间孔开放术或者椎板切开减压术,多可缓解症状,改善功能。如果同时存在腰椎不稳(退行性椎体滑脱),还应加以椎体融合及内固定。

(四) 其他的腰部疾病

对于腰痛的病因,还应考虑感染或者肿瘤的可能。除此之外,其他侵及脊柱的疾病如腹主动脉瘤、胰腺癌、肾盂肾炎也可导致腰背部疼痛,也应考虑在内。

在成人最常见的硬膜外肿瘤是转移瘤,女性最常发生脊柱转移的是乳腺癌,男性是前列腺癌。多发性骨髓瘤也常侵及脊柱,通过溶解骨质导致病理性骨折,引起疼痛。成人脊髓硬膜内肿瘤(神经纤维瘤、脊膜瘤和室管膜细胞瘤)远不如转移瘤常见。当患者有其他部位肿瘤的病史,夜间疼痛加重,发热、盗汗、不伴有腰痛的双下肢疼痛等症状时应高度怀疑存在肿瘤的可能。骨转移瘤通过X线检查多被发现。当X线不能明确显示时可进一步行MR检查。

终板炎和脊椎骨髓炎可在不导致神经症状的情况下引起腰背部疼痛。脊椎骨髓炎可由多种途径引起,包括医源性直接感染(注射、诊断性检查),邻近感染蔓延,血源性播散种植(感染的血管网或者泌尿系统感染)。

一旦感染播散至椎体干骺端,可破坏终板侵及椎间盘,然后引起邻近节段椎体的感染。椎间盘内无血管,可以很快被细菌释放的酶类溶解破坏。脊柱的骨髓炎可以扩散至椎管内,引起硬膜外脓肿、细菌性脊膜炎,也可蔓延至邻近软组织内形成局限性脓肿。椎体和椎间盘的破坏会使脊柱失稳,甚至导致椎体塌陷。此外,感染的椎体及增生的肉芽组织可向后压迫脊髓,引起血管闭塞。一旦怀疑有椎体感染,在给予抗生素之前必须通过活检或抽吸脓液来明确引起感染的病原体。增强MR检查可以清楚的显示病灶的轮廓,及是否有硬膜外脓肿(图40-37)。

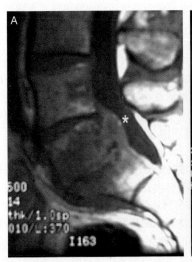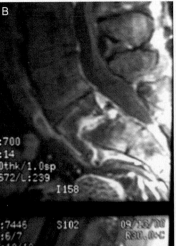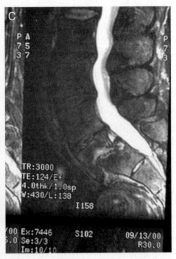

▲图40-37　由于L5-S椎间盘炎,椎体骨髓炎及硬膜外前部小脓肿导致的下腰痛患者的MR影像
A. T1加权。B. 增强MR。C. T2加权

（五）急性马尾综合征

在极少情况下，L2-3 水平的椎间盘从后中线急性脱出可能会压迫马尾神经，称为急性马尾综合征。患者会出现强烈的单侧或双侧下肢远端疼痛，肌肉无力，尿潴留，排便不协调，严重时也会有大小便失禁。腰椎 MR 检查可以显示压迫的部位。需急诊减压处理。

（六）机械性后背痛

概述

长期存在腰椎间盘疾病的患者可能引起许多受累脊髓节段的退行性改变。椎间盘的塌陷可引起前部椎体和后部关节突关节的异常活动，然后导致骨赘形成。

临床表现

首发症状是由异常关节突关节周围的炎症引起，包括腰部弥漫性疼痛，可伴有或不伴有臀部及大腿后侧的放射痛。患者常诉体位性不适，弯腰或者弯腰后直立时出现腰部的"绞锁现象"。

诊断和治疗

放射性检查可显示骨赘形成、椎间隙变窄的退行性改变。对于诊断为小关节综合征的患者首先应保守治疗，主要是休息和抗炎处理。透视引导下向关节突关节内注射糖皮质激素和利多卡因可作为诊断性治疗。对于保守治疗无效的患者可考虑行前路或后路椎体融合术，以消除脊椎的异常活动。但结果差异很大。

Daffner RH et al: Expert Panel on Musculoskeletal Imaging. Chronic neck pain. American College of Radiology, 2005. Available at http://www.acr.org/SecondaryMainMenuCategories/ quality_safety/app_criteria/pdf/ExpertPanelonMusculoskeletal Imaging/ChronicNeckPainDoc9.aspx. Accessed February 14, 2009.
Fischgrund JS: *OKU 9: Orthopedic Knowledge Update*. American Academy of Orthopaedic Surgeons, 2008.
Neck and Upper Back Complaints. American College of Occupational and Environmental Medicine, 2004.

▼ 骨科肿瘤学

骨肿瘤可以是原发的（间充质来源），也可以是继发的（如转移瘤、骨髓瘤、淋巴瘤）。骨转移瘤和骨髓瘤明显比原发性骨肿瘤常见，尤其是在老年患者。原发性骨肿瘤可分为三类：恶性骨肿瘤（肉瘤），良性骨肿瘤，混合型骨肿瘤。骨肉瘤倾向于通过血行转移，多转移至肺。良性骨肿瘤呈多样性，可以很小，无需处理，也可以很大，具有侵蚀性。

概述

无论何种类型的肿瘤，大多数的患者都有骨骼肌疼痛，呈典型的深钝痛。疼痛开始时可呈间歇性或者与活动有关，但随着时间进展，最后多呈持续性。对怀疑骨肿瘤的患者，需进行仔细地体格检查。对于老年人，应高度怀疑转移瘤，并仔细查找远处的原发肿瘤灶。可拍摄关键部位的正侧位片。怀疑恶性时，还应行胸部 X 线检查。CT 平扫和 MR 检查对于肿瘤性质的判定有辅助作用。

骨肿瘤的放射学特征

X 线平片对于骨性病变的鉴别诊断非常重要。读片时应注意病变的解剖部位，病变与正常骨组织的过渡区，以及病变的内部改变。良性病变多生长缓慢，并可以破坏骨密质，在病灶的边缘可有反应性的骨膜内新生骨形成，并包绕肿瘤表面。高度恶性的骨肿瘤多生长较快，机体来不及形成反应性骨膜内新生骨，以阻隔肿瘤的扩散。因此，侵蚀性肿瘤与正常组织多无明显的界限。恶性肿瘤可以破坏皮质骨，侵及周围软组织。还应注意肿瘤的钙化或骨化。肿瘤内钙化显得更加杂乱无章，常比骨化密度更高，多提示软骨性肿瘤。肿瘤内骨化说明有矿物质形成，可显示其结构，多提示骨性来源的肿瘤。

活检和手术治疗

在仔细地体格检查和影像学检查判定病变的性质后，才可以行病理活检术。如果为恶性肿瘤，则在行肿瘤切除时应将活检区域彻底清除。同样，活检穿刺时应尽可能地少穿及筋膜间隔，以预防肿瘤种植和减小肿瘤切除的范围。应避免横向切口。应行冷冻切片检查，还应行病原培养以排除侵蚀性的感染病灶。

手术治疗是指直接切除整个病灶并预防复发。一般而言，切除范围越大，术后复发的可能性越低。以下为四种肿瘤切除术式：

瘤内切除：切除肿瘤本身（如刮除术）。

边缘切除：沿瘤反应区切除，反应区内含有炎性细胞、显微组织和可能卫星转移病灶。

广泛切除：切除肿瘤及周围正常组织。

根治性切除：切除肿瘤及其所在的整个筋膜间隔。

分期

恶性肌肉骨骼肿瘤的分期是根据肿瘤的病理分级，侵及范围（局部或扩散），及是否存在远处转移灶。对于肿瘤的组织学分级，1 级为低浸润性，多不出现远处转移；2、3 级则为高浸润性，远处转移的发生率较高。按病灶大小分为原位病灶（T0），扩散到包膜外但未突破所在筋膜间隔（T1），突破筋膜间隔（T2）。按是否存在远处转移分为无远处转移（M0）和有远处转移（M1）。

化疗和放疗

对于肌肉骨骼肿瘤化疗和放疗治疗的详细探讨已

超出了本文的范围。化疗已经极大地提高了骨肉瘤和尤文氏肉瘤的存活率。对于这些肿瘤,术前化疗应用的越来越广泛。放疗对于尤文氏肉瘤、骨肉瘤、淋巴瘤、骨髓瘤及骨转移瘤的局部治疗是有效的。

转移性骨肿瘤

在成人转移性骨肿瘤占骨性肿瘤的绝大部分。其中,来源于乳腺、前列腺、肾脏、甲状腺、胰腺和胃的肿瘤多常见。乳腺癌和前列腺癌转移的骨转移瘤诊断多明确,而对于来源不明确的骨转移瘤常为肺部或肾脏肿瘤转移所致。对于40岁以上成年人,无原发肿瘤的诊断,且呈溶骨性破坏时应行以下检查:

- 患侧肢体的X线平片,胸部平片,胸部、腹部及骨盆的CT平扫。
- 放射性核素全身骨扫描,以发现多发病灶。
- 如果怀疑骨髓瘤时,应行全身骨检查。
- 全血细胞计数、血液生化、肝功能检查、血沉、尿和血的免疫电泳。

这些检查可以发现85%的原发性骨肿瘤。

常见的原发性恶性骨肿瘤

▶ 骨肉瘤

骨肉瘤是骨最常见的原发性恶性肿瘤,男性较常见,最常发生在儿童和年轻人的膝关节周围(图40-38)。其他常发生部位包括近端股骨和肱骨近端。组织学显示有产生恶性间质细胞的骨样组织。大多数病变有较高的穿透性,可穿透皮质,形成骨外软组织肿瘤。清晰的X线片显示破坏性的病损,它们表现为一些骨赘形成。现代化疗方案明显增加截肢方案的可行性及生存时间。新辅助化疗方案的临床治疗方法包括手术切除和维护化疗。骨肉瘤不常见的亚型包括:骨膜外、骨膜和中心性肉瘤。

▶ 软骨肉瘤

软骨肉瘤在十五、十六世纪有较高的发生率,其来源于恶性软骨细胞。它通常发生在膝盖、肩、骨盆,脊柱。清晰的X线片显示皮质增厚和由软骨沉积组成的低密度阴影。仅仅基于软骨细胞病理组织学检查来确定恶性度是困难的。临床病史和影像学资料对正确的诊断是必不可少的。多数软骨肉瘤属于1或2级,和骨肉瘤相比有较小的侵袭性。广泛的外科手术切除治疗该疾病的最佳方法。低分化性软骨肉瘤—此亚型含有高度侵略性的纺锤形细胞。治疗方法包括大范围切除和化学疗法,预后较差。

▶ 尤文肉瘤

尤文肉瘤是一个蓝色的小细胞肿瘤,其特征为t(11:22)染色体易位。它通常发生在5岁以上的儿童及青少年。发现蓝色的小细胞肿瘤的5岁以上儿童,

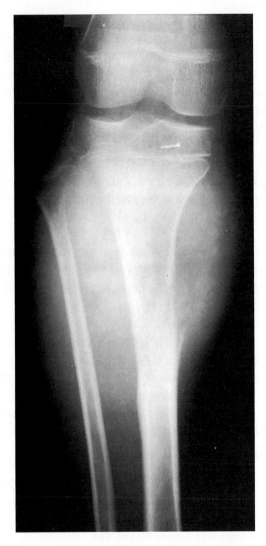

▲图40-38　骨肉瘤伴有Codman三角

在作出尤文肉瘤的诊断之前,必须排除白血病和转移性神经母细胞瘤。同样地,成人要作出尤文肉瘤诊断时必须被排除转移癌。疼痛和发烧是常见的主诉,许多患者有炎症标记物和白细胞计数的升高(这些症状容易和骨髓炎相混淆)。最常见的发生部位是骨盆、膝、肱骨近端和股骨骨干。X线常显示干骺端的穿凿样破坏,骨膜经典的"洋葱头"样多层次征象是不常见的。常见的表现是大量活性骨的溶解。治疗方法包括化疗、放疗、手术干预,能提高长期生存率接近70%。

▶ 骨淋巴瘤

淋巴瘤的发生可以在骨头某个部位的,或分散在骨髓和软组织,或转移到骨头。它会影响到患者一生。疼痛及组织包块是很普遍的。通常受影响的是膝盖、骨盆、臀部、肩、和椎骨骨折。X线片上特征性表现为不同程度的骨质破坏。治疗围绕化疗和放疗。外科手

术干预适合于病理性骨折内固定。

常见的良性骨肿瘤

骨样骨瘤

骨样骨瘤是一种良性的骨头病变,患者常在 5~30 岁产生疼痛是典型症状。不断加重的疼痛是典型特征,尤其夜间痛。病变常见于近端股骨、胫骨骨干和脊柱。X 线典型表现为硬化、活跃的边缘病灶。骨扫描表现活跃。非甾体内抗炎药对缓解疼痛非常有效,50% 的病灶经保守治疗将治愈。对于顽固性疼痛,经皮射频消融是非常有效的。

内生软骨瘤(软骨瘤)

内生软骨瘤在于最常见,包括掌骨和指骨,其次是肱骨近端。并且容易发生病理性骨折。X 线显示囊样变及膨胀的损害。大部分内生软骨瘤在发病 3 个月至 1 年时间内会有影像学的连续性变化。如果有必要,治疗包括刮除术及骨移植。对软骨瘤来说,恶性变是非常少见的,但以下两种情况除外:以多发性软骨瘤为特征的内生软骨瘤病有 30% 的风险转变为软骨肉瘤。马富奇综合征包括多发性软骨瘤伴内脏海绵状血管瘤。两种疾病增加内脏恶性肿瘤的风险。

骨软骨瘤

骨软骨瘤是骨表面的良性病损,以连接到髓腔的软骨帽为其特征。如果没有临床症状,保守治疗就足够了。如果疼痛难忍,切除是合适的治疗。多基因遗传的外生骨疣是常染色体显性遗传病,父母有骨软骨瘤。虽然恶性转变在独立的病变是很罕见的,但多基因遗传增高了发病风险,约 10%。

骨巨细胞瘤

巨细胞瘤尽管良性也具有局部侵袭性。巨细胞瘤在女性中更为常见,常发生在长骨闭合的骨骺端。膝部、颈椎、桡骨远端、骶骨是常见的部位。X 线显示干骺端的溶骨性破坏累及骨骺(图 40-39)。破坏区域表现肥皂泡沫样。治疗包括彻底的开窗刮骨、刮骨后辅以有机物苯酚、骨移植术。如果无法手术治疗,可考虑放疗。少见原发性巨细胞肿瘤是良性的或再次良性退变。

动脉瘤性骨囊肿

动脉瘤性骨囊肿是良性的,但可以与以下肿瘤有关联,包括巨细胞瘤、成软骨细胞瘤和纤维性发育不良。还可以伴随其他良性肿瘤发生。75% 患者小于 20 岁。疼痛和肿胀在数月到数年。X 线显示超过皮质骨边缘的膨胀性病变。动脉瘤性骨囊肿的特点是无内皮包裹的血腔。治疗包括刮骨术后植骨,经常复发。

单纯性骨囊肿

单纯性骨囊肿的特征是囊性扩张和皮质变薄。常发生在肱骨近端,近端股骨、胫骨远端。病患常出现疼痛或病理性骨折。X 线表现为一个轻度膨胀性、溶

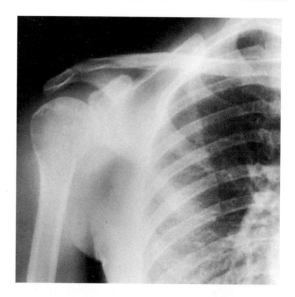

▲图 40-39　肱骨近端的骨巨细胞瘤

骨性的囊样病变,周围有薄层皮质骨和松质骨(图 40-40),位于骨的近端或骺板的附近。活动性病灶本身界限清楚,因为旧病灶有正常骨插入。一线的治疗方法包括吸引术及注射甲强龙后行细胞学检查。如果上述方法证明无效,可行刮除术及骨移植。

纤维性骨结构不良

纤维性骨结构不良是一种骨发育的紊乱。它可以孤立发生或多个部位发生。当多部位形成"咖啡斑"和出现内分泌异常时可作出多发性骨纤维发育不全的诊断。尽管几乎任何骨头可以发生,近端股骨是最常见的位置。X 线显示骨破坏性损害,几乎全部为溶骨性的。病变可以从单纯的溶骨改变到出现毛玻璃影。大多数患者不需要外科手术治疗。然而刮骨术,骨移植术和内固定术对压力高部位及病理性骨折来说是较好的选择。

骨髓炎

骨髓炎类似骨肿瘤。患者常见症状为疼痛、发烧、寒颤。然而本质上的症状却不常出现。急性感染通常有骨膜抬起;慢性病变常有溶骨 / 硬化表现。感染早期,MRI 可以显示骨的改变而在 X 线片上却不容易发现。

在急性骨髓炎,当出现脓肿时,当患者保守治疗失败时,当软组织需要清创,以防止进一步的破坏时,外科治疗是首选方法。在静脉注射毒品滥用者,或在免疫缺陷的宿主,急性骨髓炎治疗不彻底可以迁延为慢性骨髓炎。这种疾病通常伴急性加重的反复的疼痛。静脉注射抗生素治疗应受深层感染病灶菌培养的指导。外科治疗包括去除所有已感染的骨及软组织和硬化灶,之后根据细菌培养选择静脉注射敏感抗生素。

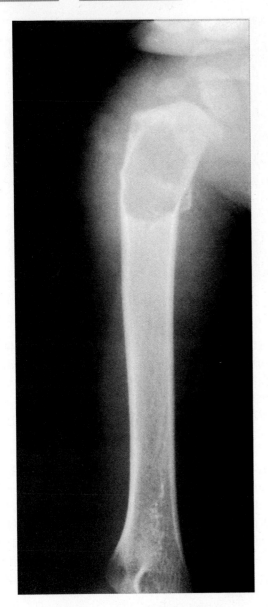

▲图40-40　单纯性骨囊肿伴骨折

Biermann JS et al: Bone cancer. J Natl Compr Canc Netw 2007; 5:420.

El-Khoury GY et al: Expert Panel on Musculoskeletal Imaging. Metastatic bone disease. American College of Radiology, 2005. Available at http://www.acr.org/SecondaryMainMenuCategories/ quality_safety/app_criteria/pdf/ExpertPanelonMusculoskeletal Imaging/MetastaticBoneDiseaseDoc14.aspx. Accessed on February 14, 2009.

Gibbs CP Jr, Weber K, Scarborough MT: Malignant bone tumors. Bone Joint Surg Am 2001;83:1728.

Manaster BJ et al: Expert Panel on Musculoskeletal Imaging. Follow-up of malignant or aggressive musculoskeletal tumors. American College of Radiology, 2006. Available at http:// www.acr.org/SecondaryMainMenuCategories/quality_safety/ app_criteria/pdf/ExpertPanelonMusculoskeletalImaging/Follow UpofMalignantorAggressiveMusculoskeletalTumorsDoc11.aspx. Accessed on February 14, 2009.

Miller MD: Review of Orthopaedics, vol. 4. Saunders, 2004.

Morrison WB et al: Expert Panel on Musculoskeletal Imaging. Bone tumors. American College of Radiology, 2005. Available at http://www.acr.org/SecondaryMainMenuCategories/quality_ safety/app_criteria/pdf/ExpertPanelonMusculoskeletalImaging/ BoneTumorsDoc4.aspx. Accessed on February 14, 2009.

▼ 足、踝

足痛综合征

(一) 趾间神经瘤（Morton 神经瘤）

趾间神经瘤是引起足疼痛的常见原因，Morton 率先描述了一种前足的疼痛情况，他把这种情况归因于该脚趾神经的神经炎。然而，考虑到趾间神经的位置，现在已知这种情况绝对不可能。取而代之说法是，趾神经炎是由于神经跨过横韧带时被压缩和束缚造成的。

▶ 临床表现和体检

患者在脚底受损的神经附近常出现疼痛相关的烧灼感或麻刺感。这些症状常常发生在中年妇女中。穿鞋，特别是穿紧脚趾鞋或高跟鞋，由于增加了脚弓的压力和神经的压迫，明显加剧了症状。脱掉高跟鞋和按摩可以缓解疼痛。用检查者的大拇指和食指夹住趾骨进行检查，当按压患趾附近时可能会引起疼痛。

▶ 诊断

鉴别诊断包括滑膜炎，滑囊炎，跖骨痛。跖骨痛时，疼痛通常位于受牵连的跖骨下方，而且常常伴随着硬结形成。滑膜炎引起的疼痛常定位于跖骨头远端。滑囊炎常出现肿胀，这是与趾神经炎相关的不典型的结果。

像前面所说的，趾神经炎的诊断主要靠追问病史和体格检查。在受感染的地方注射 1ml 利多卡因，如果疼痛缓解可以提供诊断确认。

▶ 治疗

非手术治疗方法包括：避免高跟的鞋子或紧脚趾鞋子，防止脚趾的过伸或过曲，用跖骨垫缓解脚底的压力。类固醇注射可以改善症状，但效果往往是短期的。如果保守治疗无效，外科手术治疗松解横向的跖韧带或神经根切除术。

(二) 跖骨痛

跖骨痛以异常的疼痛来定义，这种疼痛常定位在跖骨头下方，而且这种痛随体重加重而变得更糟。机械性因素可能是其主要原因，松弛的横向跖骨韧带导致跖骨弓的塌陷是最初原因。位于第二跖骨头下的肌腱也经常出现疼痛。治疗始于矫形学，例如用毡制品或橡胶垫置于跖骨头来缓解疼痛。如果保守治疗无效，可以考虑外科手术治疗。

(三)足踇外翻

概述

踇外翻畸形是由第一跖趾关节半脱位,这种半脱位导致第一跖头向内侧突出和横向偏离第一跖骨近端。

病因学

解剖因素包括第一跖趾关节内翻易于导致踇外翻。妇女的矮形鞋可以导致脚指头聚压,导致外翻畸形。

临床评估及体格检查

当评估踇外翻畸形时,患者的主诉应该被仔细地考虑,因为它可能影响到治疗的选择。主诉与美容学,跖痛、第二脚趾畸形,鞋子不合适,不严重的疼痛相关。同时,患者的职业及生活活动也应该被追查。专业的舞蹈者或者是高性能运动员不是好的手术候选人。

起初,脚有任何畸形应该被检查。当第一跖内侧头突出,就表现为踇外翻或被称作踇囊肿。踇外翻所致的:"踇囊炎"表现为内侧第一趾骨头的突出,导致大踇指内侧半脱位加重。尽管覆盖在内侧隆起上的韧带样结构可增厚,但真正的骨质增生并不常见。脚部的神经血管应该被探查。

影像学评估

病变之处,应摄脚的正位、侧位、斜位片。踇外翻畸形的角度(趾骨近端和第一跖骨之间的夹角,正常<15°),跖骨间的角度(第一及第二跖骨之间的夹角,正常 <0°)以及远端跖骨的角度(远端跖骨关节面及第一跖骨长轴之间夹角 <10°)应该被测量和记录。不协调的跖趾关节(从近端跖骨头横向偏差)也应该被注意。

治疗

保守治疗:治疗应以缓解跖骨头下方的压力为指导方向,可通过在鞋的中心跖骨头后方放置毡或橡胶垫来解决。保守治疗失败,可以根据畸形严重程度、关节炎程度以及其他患者因素来选择外科治疗方案。

Coughlin MJ: Treatment of bunionette deformity with longitudinal diaphyseal osteotomy with distal soft tissue repair. Foot Ankle 1991;11:195.

Schoenhaus HD, Cohen RS: Etiology of the bunion. J Foot Surg 1992;31:25.

(四)踇内翻

踇内翻是第一跖骨近端的半脱位。病因包括创伤性和医源性(通过度校正的踇外翻畸形手术)。踇内翻可以定义为柔软型(手法按摩可矫形)或僵硬型(手法不能矫形)。如果畸形是柔软型,可考虑行踇长伸肌腱或踇短伸肌腱转移术。如果畸形是僵硬型,融合术或融合第一跖骨关节是最好的外科治疗。

(五)踇趾僵硬

踇趾僵硬主要累及第一跖趾关节,导致疼痛和背曲受限。也可能累及更多的关节,导致穿鞋困难。骨赘骨刺也可以形成,向外侧及内侧突出。

检查者迫使跖骨背曲可造成患者疼痛。手持第一跖骨近端保持其静止不动,然后运用沿轴向的力转动跖骨远端,这样的研磨试验也可以产生疼痛。这种有意义的疼痛表明研磨试验阳性,表明足底局部软骨的严重丢失。背内侧的神经或许太敏感了。

影像学评估包括足的负重前后位、侧位、轴位视角片。关节变窄的程度应该被注意。踇趾僵硬按影像学可做如下分度:Ⅰ级(关节间隙保留),Ⅱ级(关节间隙狭窄,但 < 50%),Ⅲ级(狭窄程度 >50% 正常间隙)

起初,保守治疗可用大号鞋来增加第一踇趾关节的活动度,垫起脚底来限制关节的联合运动。保守治疗失败,考虑手术治疗。

外科手术治疗需要行唇切除术(切除骨赘)和关节固定术(融合第一跖趾关节)。唇切除术适合于Ⅰ级、Ⅱ级及研磨试验阴性的Ⅲ级病变。如果唇切除术不能使疼痛得到缓解,可以考虑融合术。对影像学及研磨试验阳性的Ⅲ级病损,应该采用融合术,因为研磨试验阳性表明软骨的缺失。尽管现在有各种关节成形术,包括关节置换,但是它们的短期及长期效果不如关节融合术。

(六)足底筋膜炎

足底筋膜炎是足底筋膜的退变。典型的患者,这种紊乱是 40~70 岁超重的人,有显著的脚后跟疼痛和跟骨内侧的局部触痛结节。

影像学上可见跟骨刺。治疗需要拉伸和按摩足底筋膜和阿里斯基腱、插入跟骨垫、夜间支架、行走支具。如果保守治疗失败,手术松解腱内侧 1/3 是必要的。

(七)糖尿病足

与糖尿病足相关的病理变化是很复杂的,有神经变化及不同程度的血管变化。可导致糖尿病溃疡及神经性关节病 charcot 足。治疗这两种紊乱取决于多种因素。

糖尿病溃疡

由于存在周围神经病变,患者可有脚部感觉的减退。结果皮肤表层的受伤不能被及时察觉,而进展为溃疡。这些患者应经过皮肤表层氧压力来重新评估及 ABI 评分来决定愈合潜力。一个 ABI 比例高于 0.6 和经过皮肤表层氧压力测量超过 40mmHg 通常表示足够的血管分布及康复潜力。此外,溃疡本身的特点也影响治疗的选择。局部的、肤浅的,未扩展到肌腱、骨骼、或韧带的溃疡可以被清除掉,然后放入不受力的鞋或管型之中。那些深入到深部软组织或骨的溃疡需要在手术室清创和抗菌治疗。另外,加强营养促进愈合。

如果能保持适当的血流,这些溃疡可以愈合。如果溃疡经久不愈或发生坏疽,那么截肢是可以考虑的。

▶ 神经性关节病(Charcot 足)

神经性关节病以骨髓炎，关节半脱位或脱位，和骨碎片为特征，后期可能导致畸形愈合。采用磁共振(MRI)闪烁的被标记的白细胞可以用来和骨髓炎相区别。最初的治疗包括感染下肢的非负重保护。手术干预仅在某些特殊病例中考虑。

Fischgrund JS. *OKU 9: Orthopedic Knowledge Update*. American Academy of Orthopaedic Surgeons, 2008.

Miller MD: *Review of Orthopaedics*, 4th ed. Saunders, 2004.

（黄省利 樊立宏 译，王坤正 校）

第41章　整形重建外科

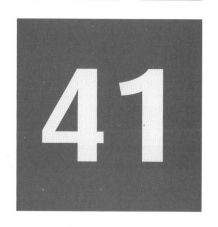

　　整形外科,被认为是一门技术性很强的综合性学科,本质上它是一门应用学科。整形外科医生培训使医生们能从另外一个角度看待整形外科问题并能从众多方法中选择一种方案来解决这些问题。整形外科医生需要全面培训,多数要经过普通外科、耳鼻喉科、骨科、泌尿外科或神经外科的住院医师培训。新近其他形式的培训也整合其中,以及其他外科亚专业的整合使得培训项目更加的全面。

　　整形外科的基本原则是对病情的详尽分析、手术操作的周密计划、精细的手术技巧以及组织的无创处理。皮肤及其附属组织的修整、覆盖和转移是整形外科最常见的手术操作。整形外科治疗外科伤口,如继发于放疗或免疫抑制患者等极其难以愈合的伤口。整形外科也包括切除皮肤肿瘤、修复软组织损伤(包括烧伤)、矫正获得性或先天性畸形,以及整容。颅面外科和手外科也属于整形外科的范畴,但需要额外的培训。

　　在过去的25年里,随着解剖知识的不断积累和许多新技术的逐步运用,整形外科发生了重大变化。众所周知,大部分皮肤的血供主要来源于其下的肌肉和较大的穿通血管,而不是原先认为的血供只来源于皮下组织的血管。在大块皮肤、筋膜和肌组织转移时,如果其下的筋膜或肌肉轴蒂包含其中,就可以实施一期移位。借助显微外科技术,肌皮瓣或由骨、筋膜、肌肉和皮肤组成的组织块也能移位,小于1mm的血管神经也可以修复。所谓的游离皮瓣在以前不能治疗或需要多期治疗的缺损修复中取得了巨大进展。随着对皮肤血供研究的不断深入,引入了穿支皮瓣的概念。穿支皮瓣由穿支血管供应大部分皮肤及皮下组织。同理,皮神经瓣来源于其他皮瓣区的设计,如下肢的腓肠瓣以及前臂的桡侧感觉瓣。

　　整形外科医生作为颅面外科中的一员,能显著改善患有重度先天性畸形儿童的外观和功能。初始智力正常而被社会遗弃的儿童,现在也能过上基本正常的生活。对面部异常发育认识的提高以及诸如CT、MRI、3D图像等诊断技术的发展,可使重建外科医生建立复杂的方案来重塑颅面骨骼。这些包括重塑或复位颅底、眼眶、面中部和下颌的一部分或全部。这种复杂甚至棘手的重建通过切除部分骨和移植自体骨来实现。这些结构的维持依赖钛或可吸收材料的微型板来固定。

　　颅面外科的显著进展是牵引生骨技术的(骨延长技术)引入。这借鉴于Ilizarov牵引原理。切断皮质骨,安装牵引架,定量牵引(每天约1mm),骨被纵向拉伸形成骨桥。在颅面外科,最常见的例子是采用该方法使发育不良下颌骨变大或过度生长。

　　整形外科医生的另一个涉足领域是同种异体移植。临床上,尽管肢体的同种异体移植不断发展,遗憾的是目前仍需要使用免疫抑制剂。希望有一天免疫耐受会变为现实,非必需器官的移植也只有极小的免疫抑制风险。在一些手移植患者,手术很成功,患者也具有较佳的功能恢复,但是还需使用大量的免疫抑制剂。脸移植也取得了初步的成功。世界上第一例脸部分移植在法国实施。迄今为止,脸功能恢复相当显著。当然,脸存活也受到许多限制。另外,有关一些面部身份识别的伦理学问题和免疫抑制还需要进一步的研究。

　　有关骨、软骨和神经的组织工程也是整形外科医生的研究领域。已有报道在解剖领域中难以重建的外耳、鼻子、喉等也获得了令人鼓舞的实验结果,但还未应用于临床。

　　胎儿外科,也是整形外科医生所创建的领域。它在分裂性和瘢痕性疾病的治疗上并无多大进展。部分原因是由于现实的和潜在的风险以及这些疾病未威胁到生命。生后治疗唇裂和腭裂的良好效果也降低了整形外科医生对胎儿外科的热情。

Devauchelle B et al: First human face allograft: early report. Lancet 2006;368:203.

Jones JW et al: Successful hand transplantation. One-year follow-up. Louisville Hand Transplant Team. N Engl J Med 2000; 343:468.

Rohrich RJ, Longaker MT, Cunningham B: On the ethics of composite tissue allotransplantation (facial transplantation). Plast Reconstr Surg 2006;117:2071.

I. 皮片和皮瓣

皮片移植

皮片移植是指将供区的表皮和不同数量的真皮分离下来，并将其置于创口或受区的新生血管床上的过程。移植皮片的存活首先是通过移植床的营养成分的弥散，这个过程称为浸渗；2~5 天后，移植物再血管化，这个过程称为接合。尽管该技术相对简单易行，效果可靠，但对供区和受区进行认真考虑也是很重要的。如果受区血供丰富、无感染、无出血，皮片移植是覆盖创面的一种快速而有效的方法。此外，移植物的色泽、外形、耐磨度以及供体的健康状况也必须考虑。

皮片的种类

皮片移植可分为刃厚皮片和全厚皮片（图 41-1）。

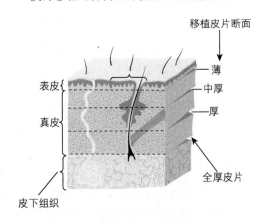

▲图 41-1   全厚皮片及刃厚皮片的厚度

对于不同种类的创口，每种类型的皮片各有优缺点及其相应的适应证和禁忌证（表 44-1）。

A. 刃厚皮片

薄刃厚皮片（0.25~0.38mm）易于快速血管化和存活。这对于非理想受区移植是很重要的，如污染伤口、烧伤区以及血供差的部位（如受辐射部位）。第二个优点是供区愈合快，如对于严重烧伤的危重患者，在相对短的时间内（7~10 天）可以再次取皮。

总体而言，薄刃厚皮片的缺点大于优点。这种皮片表现为移植后收缩严重，表面耐磨度很小，以及缺乏正常皮肤所特有的质地、柔顺性、皮纹、毛发等特性。因此，在外观上，该种皮片常常难以被接受。

厚刃厚皮片（>0.38mm）收缩小、对表面磨损耐力强、接近于正常皮肤。而且，外观上也更易被接受，但又不及全厚皮片。

厚刃厚皮片的缺点相对较少，但也是很重要的。这种皮片不易血管化，因而在非理想移植区难以成活。此外，供区愈合慢（需 10~18 天），会形成更多的瘢痕而影响供区的再次利用。

网孔皮片，通常是薄或中厚的刃厚皮片，它是由特制的切皮机切出的。尽管这种皮片可扩大 1.5~9 倍，但最常使用的是扩大 1.5 倍。网孔皮片的优越性在于它可用于不规整和可能污染的创面，而且易于存活。另外，由于血液和血清可通过网孔排出，血肿并发症少见。它的缺点是愈合后外观差（鳄鱼皮样外观）。

刃厚皮片的供区通过上皮化而自发愈合。在这个过程中，来自汗腺、皮脂腺或毛囊的上皮细胞向表面增殖并在创口表面扩展以覆盖创面。如果这三种结构缺如，那么就不会有上皮的生成。

B. 全厚皮片

全厚皮片包括表皮和全部真皮。由于全厚皮片具有大量的皮肤附件，收缩最小以及对创伤有着更强的抵抗力，因此，在外观上它是最理想的游离皮片。当然，使用全厚皮片也存在局限性。由于产生上皮的表皮成分缺乏，供区创口需一期闭合，而且也会有瘢痕形成。因而，可使用的供区受限。此外，受区的状况必须最佳

表 41-1   各种皮片的优缺点

皮片类型	优点	缺点
薄刃厚皮片	移植后最易存活。供区愈合最快。	与正常皮肤相差甚远。收缩最大。对创伤抵抗力最差。感觉差。外观差。
厚刃厚皮片	有较多的正常皮肤特性。对创伤抵抗力好。感觉满意。外观可接受。	成活欠佳。供区愈合慢。
全厚皮片	接近正常皮肤。收缩最小。对创伤抵抗力佳。感觉良好。外观良好。	成活最差。供区必须采用外科方法闭合。供区受限。

以确保移植能够成功。

皮肤薄的部位是全厚皮片的最佳供区。这些部位包括眼睑、耳后、锁骨上、肘前、腹股沟以及会阴等。乳房下和臀下皮肤较厚,但可以隐藏供区瘢痕。对于皮片厚度超过 0.38mm,移植效果常不佳,但因面部血供丰富而需除外。

C. 复合皮片

复合皮片也是一种游离皮片,但它必须在受区重建血供。它是由不同类型的组织,如皮肤、皮下组织、软骨或其他组织等构成的一个复合体。皮肤脂肪、毛发、耳软骨均属于此类。显而易见,复合皮片必须小些或者相对薄些,并要求受区有着丰富的血供。这类移植常用于面部。

D. 培养的上皮和真皮移植片

上皮细胞在体外特殊培养基中培养时会融合成薄层,可用于覆盖全层创口。尽管培养的上皮细胞层最先应用于烧伤的治疗,但由于覆盖层易碎和毁损,结果不尽如人意。新近,采用人造真皮获得了成功,即把它置于合适的创面后会再血管化,接着采用培养或以其他方式获得的菲薄的刃厚皮片来覆盖它。这种人造真皮越来越多地用于烧伤的治疗。随着认识的不断提高,也用于慢性溃疡的治疗,特别是小腿的溃疡治疗。人造真皮来源于胶原,几乎没有抗原性。

▷ 皮片的获得

获取皮片的仪器包括保险刀片、取皮刀(Blair, Ferris Smith, Humby, Goulian)、手动鼓式切皮机(Padgett, Reese)以及电动或气动植皮刀(Brown, Padgett, Hall, Zimmer)。由于电动或气动植皮刀使用方便可靠,因此,应用最为广泛。即使对于一名普通的外科医生,使用电动植皮刀都可以成功地获得刃厚皮片。

▷ 皮片受区

确保皮片的成活必须满足以下 4 点:①移植床有足够的血供;②皮片和移植床紧密接触;③皮片和移植床牢靠固定;④受区无菌。

由于皮片的存活依赖于毛细血管的长入,因此,受区的血供是极其重要的。一般情况下,无血供创面不能进行游离移植。这些创面包括:严重放射损伤的组织,慢性瘢痕性溃疡面,缺乏骨膜或软骨膜的骨或软骨,缺少腱旁组织或神经束膜的肌腱或神经等。对于这些组织,必须提供利于毛细血管生成的组织床;在某些情况下,切除异常组织至正常组织是切实可行的方法。所有不健康的肉芽组织必须剔除,这是由于肉芽组织的细菌数是很高的。如果骨外露,利用骨凿或电动钻凿至健康的松质骨,以及用网孔刃厚皮片覆盖。如果受区不能提供丰富的血管床,或者肌腱、神经这样的基本组织阻碍进一步的清创,皮瓣或肌瓣是一种常规的选择。

血液、血清或淋巴液的积聚会影响皮片与移植床的紧密接触;同样,脓液的形成或皮片的移位也会影响皮片与移植床的紧密接触。

皮片直接放置于已准备好的受区后,可缝合也可不缝合,可包扎也可不包扎。无论何时,都要追求美容效果的最大化,皮片应恰好与受区大小吻合,并准确缝合而无边缘重叠。通常情况下,过大或厚的刃厚皮片以及全厚皮片没有加压包扎是不能存活的。在前额、头皮和肢体这些部位,可采用环形包扎获得充分的制动和加压。超压塑模敷料适用于面部,这是由于单纯的环形包扎不能提供恒压的缘故。超压塑模敷料也适用于运动不可避免的区域,如在颈前区,吞咽会引起不停地运动;也适用于外形不规则的区域,如腋窝。固定线头应留得长一些,便于系在由纱布、棉花、海绵或其他适当的材料做成的团块表面(图 41-2)。

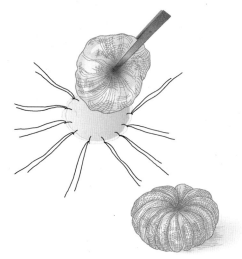

▲图 41-2　坦斯特式敷料的包扎

皮片用于新鲜或相对清洁的创面时,通常是缝合或 U 形钉固定,再加压包扎。用单层湿润或其他不粘的细纱布直接覆盖于皮片上,其上放置与皮片相同大小的几层厚网纱。最上面盖大块的干敷料,如网纱、棉花、海绵或其他材料。接着环形加压包扎,或用黏性带或超压塑模敷料加压包扎。另一种包扎方法是把非黏性细纱放在皮片上,随后是负压包扎。对于外形不规整的部位,如手指周围或关节表面,真空敷料也可用。真空敷料可维持创面与皮片界面,制动移植区,抽吸血性液体以及促进新生血管形成。

在一些病例,移植部位暴露而不包扎是允许的,有时甚至是最佳选择。适用于轻度感染创口或皮片易于漂浮在创口分泌的脓液中时。这种创口最好的治疗是网孔皮片,它便于皮片与创面间形成的液体排出和移去而不干扰皮片。这种治疗也用于伴有大量淋巴液引流的非感染创口,如放射状腹股沟切开后。

在病情危重患者,如严重烧伤,麻醉时间必须尽可能短,可以快速运用大的网孔刃厚皮片覆盖,而不需缝合。皮肤 U 形钉用于快速固定皮片。如果皮片面积小,不需包扎;如果皮片面积大或呈圆形,应该给予包扎。一般而言,采用网孔皮片覆盖 24~48 小时以防止干燥,这是由于皮肤屏障已部分破坏的缘故。

各种生物胶,特别是自体纤维蛋白胶,可用于固定皮片,尤其适用于面,手或包扎困难的部位。

如果受区创口无感染,止血彻底,无液体潴留,固定充分,移植后皮片敷料应原状保留 5~7 天。如果以上条件不能同时满足,则需在 24~48 小时内更换敷料,并观察皮片。如果血液、血清或脓液积聚,应该排出。即用手术刀片在皮片上做一小口,用棉签挤压排出。接着重新加压包扎,并每天换药,检查皮片并排出积液。

▶ 皮片供区

理想的供区皮肤应该和受区周围的皮肤相同。由于皮肤因部位而在颜色、厚度、毛发、结构方面而异,因此,常常难以找到理想的供区(如用一侧上睑皮肤修复另一侧上睑)。然而,在选择供区时需遵循一些既定的原则。

A. 颜色匹配

一般而言,最好的颜色匹配方式是供区和受区相邻。在脸部移植时,如果供区在锁骨以上区域,那么,颜色和质地匹配就较好。可是,锁骨上区的皮肤是有限的。如果脸部移植的范围较大,则采用胸部锁骨下区优于躯干下部、臀部或股部。在白色人种,如果采取更远部位的供区,供区的颜色会较脸部淡。对于深色皮肤或色素沉着的人,则会较脸部深。

B. 皮片厚度与供区愈合

刃厚皮片的供区是通过供区残留的上皮成分来愈合的。供区愈合的能力和速度依赖于残留上皮成分的多少。对于薄刃厚皮片,供区愈合需 7~10 天;对于中厚皮片需 10~18 天,而厚的皮片需 18~21 天。

由于供区皮肤厚度的差异,确保厚皮片供区的愈合,供区应局限在机体皮肤厚的部位。在婴儿,体弱的成人以及老年人,皮片要薄于健康年轻人。在正常成人,所取皮片属于刃厚皮片,而对于这些人则属于全厚皮片,结果是供区缺少了愈合所必需的上皮成分。

C. 供区的处理

供区应该是一个清洁的开放性伤口,可自发愈合。在最初的止血后,伤口在 1~4 天内会持续渗出血清,这个因皮片厚度而异。血清聚集以保持伤口清洁来最大限度的促进愈合。对于开放性伤口,可以按照以下的方法来处理。

最常见的方法是敞开(干燥)技术。供区采用疏松无菌的细纱或不粘连纱布包扎。24 小时后,撤掉干纱布,留下不粘连纱布,在空气中、烤灯或干燥机下暴露。瘢痕会在纱布下表面生成,待上皮化完成后即可从边缘撕去纱布。这种方法的优点是伤口干燥后维护简单。

第二种方法是封闭(湿润)技术。研究显示在湿润环境下,上皮形成会增快。它和干燥技术相比,疼痛小,或无疼痛。既往要求频繁湿润的纱布已被更新的合成材料所取代。贴附在周围皮肤的透气膜(OpSite,Tegaderm)可以在伤口表面提供一个人工的保护罩。偶尔,透明膜下面漏出的血清会积聚,导致保护罩破裂,增加感染机会,特别是在污染的区域。更新的吸湿性敷料,在吸水和保水方面强很多。他们对氧气有可透性,但细菌不可透。但也应注意感染,由于在愈合过程中,伤口偶尔也会暴露。最新型的银离子浸泡的敷料被用来控制细菌污染,会促进愈合和再上皮化。银离子对病菌敏感,用于烧伤和皮肤移植区。

Demling RH, DeSanti L: The rate of re-epithelialization across meshed skin grafts is increased with exposure to silver. Burns 2002;28:264.

van Zuijlen PP et al: Graft survival and effectiveness of dermal substitution in burns and reconstructive surgery in a one-stage grafting model. Plast Reconstr Surg 2000;106:615.

Wang JC, To EW: Application of dermal substitute (Integra) to donor site defect of forehead flap. Br J Plastic Surg 2000;53:70.

组织瓣

所谓组织瓣是指可用于重建或闭合伤口的任何组织,它在新的移植部位仍保持部分或全部原有的血液供应。连接血液进出的部分称为皮瓣蒂。对就近瓣来说,皮肤及皮下组织部分移位至邻近部位,而基底部仍与原位相连。

按照皮肤血供模式的不同,皮瓣可以分类为随意式和轴式。皮瓣按照组织内容物的不同可以进一步分为肌瓣、肌皮瓣、筋膜皮瓣等。

▶ 随意式皮瓣

随意式皮瓣由取自于机体任何部位的皮肤和皮下组织构成,它的皮肤血供无固定的或独特的形式,这种皮瓣的血供来源于皮下组织。尽管随意式皮瓣常用,但其是不可靠的。除面颅皮瓣外,它的长宽比例超过 1.5∶1 是不安全的。因此,尽量减少该皮瓣的使用。目前,任何重建手术都应该选用血供可靠的皮瓣。

▶ 轴式皮瓣

轴式皮瓣有一个沿其长轴的确定的动静脉系统。由于良好的血供,它在长宽比例上可以相对长一些。在轴式皮瓣中,最早使用的是胸三角肌皮瓣和额皮瓣。胸三角肌皮瓣基于胸廓内动脉,而额皮瓣是基于眶上、滑车上或颞浅血管。其他的轴式皮瓣包括:基于旋髂浅动脉的腹股沟皮瓣,基于足背动脉的足背游离皮瓣,以及前臂桡侧皮瓣、肩胛皮瓣、上臂侧皮瓣以及各种头面皮瓣。

▶ 肌瓣和肌皮瓣

肌皮瓣是由皮肤及其下的肌肉组成,常通过一次手术就可提供可靠的伤口覆盖。随着外科医生对皮肤血供方式知识的不断积累,肌皮瓣的使用获得了长足发展。此技术给重建外科带来了革命性的进展。皮瓣的血供来源于皮下血管网,而这些皮下血管网由来源于皮瓣下肌肉的较大穿动脉直接供应或补充。许多肌肉的血供来源于单根轴型血管,仅伴有较少的其他来源的血供(图 41-3)。可清晰地分出这些肌皮瓣的皮肤边界,以及完整的分离出其下的肌肉,最终直至主要的血管蒂。如果保留血管蒂中的血管,移植单元就可以移植至机体的远隔部位,这时皮岛以及肌肉就会有大致正常的血流持续供给。此类皮瓣的供区常常可一期缝合。

对于肌皮瓣的成功设计来说,了解有关肌肉及其神经支配和血供的解剖知识是必不可少的。尽管几乎所有肌肉均可用作肌皮瓣,但是,更常用的是具有重要的血管蒂和穿动脉的肌肉。

除了可靠性外,对于细菌严重污染的受区,肌皮瓣较皮瓣更易净化受区。这就是为什么在处理由辐射、骨髓炎引起的伤口以及具有极高感染性的伤口时,把肌皮瓣作为最佳选择的原因。

最常使用的肌瓣和肌皮瓣有:背阔肌、胸大肌、阔筋膜张肌、股直肌、腹直肌、斜方肌、颞肌、前锯肌、臀大肌、股薄肌以及腓肠肌。

A. 背阔肌

背阔肌皮瓣主要由胸背血管供应。该肌皮瓣已广泛应用于乳房根治切除术或改良乳房根治切除术后的乳房一期重建(见腹直肌部分)。背阔肌能完整地从原位分离并被转移至前胸。肌皮瓣中央的皮岛可用于修复前胸壁的皮肤缺损。精巧的技术可获得足够的覆有皮岛的肌肉,该功能肌肉保留有完好的神经支配。该肌皮瓣也可用于前胸、肩部、头颈部和腋窝,甚至屈肘功能的重建。由于该肌皮瓣长而大,以及可靠的血管蒂,在游离移植时常常选用。

B. 胸大肌

胸大肌皮瓣由胸小肌内缘的锁骨下动脉的胸肩分支供应。该肌皮瓣具有双重血供,另一支为胸廓内动脉的内侧肋间穿支。整个肌皮瓣,尤其在该肌的肱骨头离断后,可向内侧转移来重建胸骨部、颈部和面下部。当然,胸部的皮岛位置可以低些以便于口内肿瘤切除后的重建。

C. 斜方肌

斜方肌皮瓣由颈横动脉的降支供应,它用于颈部、面部和头皮重建。当它做成一皮岛时可达头顶。当用于颈部重建时,颈横动脉必须保留。通过选择性地保留横向和上部肌纤维,提肩功能可完整保留。

D. 颞肌

颞肌起自颞窝,止于下颌骨的冠突。它由颞深浅血管系统供应。常用于充填眼眶。它也能用于邻近的颅盖、上颌骨、上颚和咽区的重建。

E. 阔筋膜张肌

阔筋膜张肌由股深动脉的分支旋股外侧动脉供应。它可大范围的前后旋转。它可与阔筋膜一同上移,用于下腹壁重建。在耻骨或腹股沟的放射性骨坏死性溃疡切除后,可用该肌皮瓣重建。同时也可用于大转子压迫性溃疡。

F. 股直肌

股直肌比阔筋膜张肌更强健,但旋转角度小,可替代阔筋膜张肌皮瓣重建下腹壁以及耻骨和腹股沟区的放射性溃疡。它具有双重血供:股深动脉的肌支和股浅动脉的皮肤筋膜支。

G. 腹直肌

腹直肌由深部的上腹壁上动脉和上腹壁下动脉供应,它们走行于肌肉的下面,和肋间血管节段性吻合以形成上腹部血管弓。这些血管发出穿支穿过肌肉和腹直肌鞘,供应表面的皮肤。基于上腹壁上血管和脐下皮肤,横位腹直肌皮瓣(TRAM)可用于自体组织乳房重建术。在诸如合并有放射治疗或之前伴有腹部手术的根治性乳房切除术之类的显著畸形下,可用位于

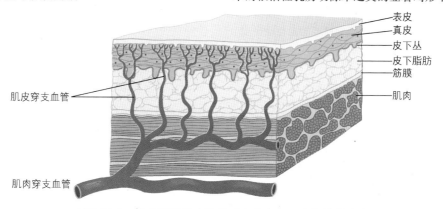

表皮
真皮
皮下丛
皮下脂肪
筋膜
肌肉

肌皮穿支血管

肌肉穿支血管

▲ 图 41-3 肌皮瓣营养皮肤的动脉来自于肌肉的营养动脉

两侧腹直肌表面的脐下皮肤和脂肪组织来实施乳房重建。优越的 TRAM 皮瓣应用包括腹壁成形术和乳房重建术。它要求高超的技巧，但结果极其满意。当基于深部的上腹壁下动脉和脐上皮肤时，该皮瓣可用于腹壁、胁腹部、腹股沟和股部的重建。凭借显微外科技术，上腹壁下动脉供区皮瓣已成为乳房重建的通用方法。也可采用腹直肌的一小部分或主要穿支血管供应的皮肤脂肪区。该皮瓣被称为上腹部下深穿支皮瓣，或 DIEP 皮瓣（见穿支皮瓣部分）。

H. 臀大肌

臀大肌瓣或臀大肌皮瓣可用于骶骨和坐骨的压迫性溃疡或创面缺损。该肌肉由臀上动脉和臀下动脉供应各自的部分。在非卧床患者，建议实行功能保留手术，即肌肉向内侧移位并保留外侧附着点。

I. 股薄肌

股薄肌血供丰富，由邻近的旋股内侧动脉供应。对于坐骨褥疮和阴道再造术者来说，是一个最佳供体。近年，单独采用移植肌肉的方法来修复腹—会阴切除术后的永久性窦道。

J. 腓肠肌

腓肠肌皮瓣，由于该肌肉的内侧头和外侧头都由腘动脉的分支腓肠动脉供血，以及该动脉在腓肠肌的上 1/3 处进入该肌，该肌瓣最常用于膝部和胫前近端的重建。对于小腿中远端的骨外露，该肌瓣难以抵达，可以采用邻近的肌瓣修复，如比目鱼肌瓣。小腿中远端复杂的骨软组织损伤，需要游离肌瓣来修复重建。

▶ 筋膜瓣

血管丛位于肌筋膜的上端，由行走于肌间隔的血管供应。这些血管沿肌筋膜轴向走行，分段发出穿支到皮肤。设计的筋膜瓣比随意式瓣更安全，转移时不必包含整块肌肉。而且，制作的筋膜瓣和间隔瓣可以安全地超过常规的 1.5∶1 的长宽比。常用的筋膜瓣有腓肠肌瓣、四头肌瓣和腹直肌瓣。其他常用的还有前臂桡侧瓣、上臂外侧瓣、肩胛瓣和胸三角瓣。

▶ 皮神经瓣

解剖学研究已证实一根动脉总伴有一根感觉神经，如腓肠神经。因此，根据感觉神经的走行画出皮节区，可使皮瓣存活良好。

▶ 游离皮瓣

游离皮瓣是利用微血管外科技术进行的组织移植。确切地说，该术语不准确，这是因为来自于皮瓣蒂的主要血管完全被离断，随后又与远隔部位受区血管吻合。

显微外科手术需要双目手术显微镜、专科器械、60~80μm 的缝针。8-0、9-0、10-0 缝线则用于吻合直径小到 0.5mm 的血管。

目前常用的游离皮瓣是轴型皮瓣和筋膜皮瓣，如肩胛瓣、腹股沟瓣、前臂桡侧瓣，以及大腿前外侧瓣，只有在皮肤和皮下组织必须同时使用的情况下才采用这些皮瓣。肌瓣和肌筋膜瓣有：背阔肌瓣、股薄肌瓣和腹直肌瓣。当需要大块肌肉和血供时才采用肌瓣和肌筋膜瓣。复合游离皮瓣，如覆有皮肤的腓骨瓣，是最有用的游离瓣。它可在头颈肿瘤切除后用于重建下颚和口底。

一些皮瓣的血管蒂含有功能神经，它可以在显微镜的协助下进行吻合。如臀下瓣、大腿瓣、阔筋膜张肌瓣就含有感觉神经。迄今为止，在临床上，利用感觉瓣对截瘫患者的关键区域如足或坐骨区来提供保护性感觉还未获得成功。令人鼓舞的是，应用感觉神经支配的前臂桡侧瓣修复口底感觉已获得了成功。运动瓣也可用来恢复如前臂屈曲或面部表情的功能。

骨和功能关节作为游离皮瓣也可以移植。含有肋骨、腓骨和髂嵴的皮瓣也都成功地移植于下颚和胫骨。足趾拇指化移植是一个复合移植的例子，它包括骨、功能关节、肌腱、神经和皮肤。

▶ 穿支皮瓣

穿支皮瓣的出现是肌皮瓣理论运用的深化。该皮瓣通常要求从主干血管分出一分支，穿过肌肉后分叉并形成皮下血管丛，以供应大片皮肤。穿支皮瓣的最大益处是减小了供区。当皮肤用于重建时，筋膜、肌肉和伴随的神经被保留下来。

DIEP 瓣就是自体组织乳房重建术的最好例子。当采用相同的皮源作为 TRAM 瓣，则需仔细地将穿支血管与腹直肌分离。通过节约肌肉，它可减轻潜在的供区腹壁过度无力。

在一些个体，股前外侧瓣已成为主要的供体。基于股外侧肌的肌皮穿支，当需要相对薄的皮瓣时，如头颈重建，可以选用。而且，依据皮瓣的宽度，供区可一期缝合。

穿支的概念已被进一步应用于臀动脉、胸背动脉和内踝动脉等穿支供应的皮区。

Blondeel N et al: The donor site morbidity of free DIEP flaps and free TRAM flaps for breast reconstruction. Br J Plast Surg 1997;50:322.

Coskunfirat OK et al: Reverse neurofasciocutaneous flaps for soft-tissue coverage of the lower leg. Ann Plast Surg 1999;43:14.

de Almeida OM et al: Distally based fasciocutaneous flap of the calf for cutaneous coverage of the lower leg and dorsum of the foot. Ann Plast Surg 2000;44:367.

Gill PS et al: A 10-year retrospective review of 758 DIEP flaps for breast reconstruction. Plast Reconstr Surg 2004;113:1153.

Imanishi N et al: Venous drainage of the distally based lesser saphenous-sural veno-neuroadipofascial pedicled fasciocutaneous flap: a radiographic perfusion study. Plast Reconstr Surg 1999;103:494.

Song YG et al: The free thigh flap: a new free flap concept based on the septocutaneous artery. Br J Plast Surg 1984;37:149.

Wei FC et al: Have we found an ideal soft-tissue flap? An experience with 672 anterolateral thigh flaps. Plast Reconstr Surg 2002;109:2219.

Ⅱ. 创伤的治疗原则

由于创伤种类很多,选择闭合创面方式时要考虑许多因素。皮肤的类型和颜色、附属腺体、毛发特征也必须考虑在内。缺血性创面,如骨、软骨或肌腱的外露,是不能进行皮片移植的,除非各自具有生机的骨膜、软骨膜或腱旁组织的存在。血供差的其他区域还有关节囊、辐射引起的损伤组织和严重的瘢痕组织。外露的或植入的外源性材料也不能用作移植床。这些部位必须采用具有自身血供的组织覆盖。皮瓣可以使用,但有时使用也是不恰当的。这是因为皮瓣的血供差,皮下脂肪层几乎无可靠的血供,也不能贴附于其下的无血管表面。一般来说,对于无血供区,需要采用肌瓣或肌皮瓣。

覆盖的组织必须比原位组织大。在骨表面和隆凸的部位、承重面、致密瘢痕区以及潜在的压力损伤部位需要较厚的、耐磨的组织覆盖。尽管皮片或皮瓣能够存活和覆盖创面,但这可能还是不够的。采用肌皮瓣是合适的。在头皮、面部、颈部或手这些部位,大面积移植是不恰当的。由于某些其他原因,需要肌皮瓣覆盖的这些部位需二期修复。在某些部位,轴型皮瓣或游离轴型瓣比肌皮瓣好。

在愈合的增殖期,伤口开始收缩。在刃厚皮片覆盖的伤口,伤口收缩很明显,移植面积可缩至原有尺寸的50%,移植物和周围组织也会变形。在该部位夹板固定10天或更长时间,挛缩会顺利地改善。全厚皮片富有真皮,贴于新鲜的创面,将会很大程度地减轻挛缩。此外,皮瓣也会消除挛缩。在管口或管道部位防止挛缩是至关重要的,如鼻腔导气管、咽、食管或阴道部位。

当选择修复方式时,应该考虑萎缩和重力的影响。去神经支配肌肉可萎缩至原有尺寸的60%。即使支配肌肉的神经保留,肌皮瓣中的肌肉组织也会萎缩,这是由于肌肉的张力未能保留的缘故。如果组织没有足够的韧性或肌肉力量来对抗重力,那么重力会引起这些组织下垂。面部重建常常趋于下垂。

对于伤口有细菌感染的危险或已有细菌感染时,如褥疮、下肢缺损、切开排脓的伤口,就要求某种类型的伤口覆盖。如果这些部位能进行皮片移植,网状刃厚皮片移植是最有效的,这是由于细菌性渗出液不会在皮下积聚的缘故。肌皮瓣和随意型皮瓣相比,随着时间的推移残留的细菌会更少。这可能是由于肌皮瓣高度血管化的缘故。

污染的伤口或有大量液体渗出的伤口,可用负压或真空敷料治疗。这必须使用设备,即把海绵状材料与吸引装置连接起来抽吸过量的渗出液以保持伤口干燥。伤口的负压也会对愈合产生积极的作用,促进再血管化。对于那些准备闭合的伤口,这已是一种流行的方法。

伴有邻近部位损伤需要进一步手术(如肌腱或神经损伤)的伤口,应该采用皮瓣。这是因为皮瓣可以切开或掀起以利于再次手术,而皮片没有足够的血供来允许进一步的手术治疗。

▶ 切除和一期缝合

伤口闭合的理想类型是邻近伤口的皮肤和皮下组织一期缝合,形成细线样瘢痕,并在皮肤的结构、厚度和颜色匹配上达到最佳的美学效果。

所有的切口和伤口闭合都应该有一个完美的计划。显而易见,大的损伤不能切除和一期闭合。侵袭性肿瘤,如肉瘤,主要目标是实行整块切除,而伤口的闭合居于次位。然而,更大的切除,如乳房切除术,在计划手术时应明确地考虑到伤口的闭合和随后的重建。

在大多数情况下,只有切口位于或平行于最小张力的皮纹线,瘢痕才最小。这些线垂直于其下的肌肉。在面部,皱纹或面部表情线随着年龄增长而变得会更加明显。这是由于他们继发于反复的肌肉收缩(图41-4)。在颈、躯干和四肢,最小张力线会极明显地出现于屈伸侧前后面上的水平线上。

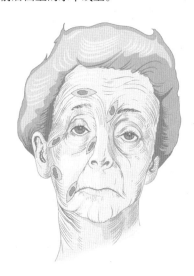

▲图 41-4　依照面部皱纹纹理而设计的树阴形切口

由尸体研究所确定的兰格线可能显示的是皮肤纤维组织束的走向,不能作为皮肤切口的准确标记。

如果不能遵循表情纹,切口线应位于不同组织的连接处,如头皮和前额的发际,眉毛和前额,口唇的黏膜皮肤连接处,或乳晕周围皮缘处。如果切口位于不显眼的位置,如鼻翼与颊的折叠处,耳乳突间沟,下颌颈部连接处,瘢痕会被部分地隐藏。切口线绝不能有意横过屈曲部位,如颈、腋窝、肘窝、手和指的掌侧纹,这时会有挛缩形成的危险。当切口横过这些区域时,应采用横斜形或 S 形切口。

如果缺损要切除,而切除的组织不妨碍一期闭合伤口,采用平行于最小张力线的椭圆形切口将会获得最佳治疗效果。

如果椭圆形切口太宽或过短,在伤口闭合的两端皮肤会突出,通常称为"狗耳"(图 41-5)。将"狗耳"作为小椭圆形切除是最简单的矫形方法。

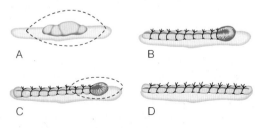

▲图 41-5　狗耳修补法

如果椭圆形的一边长于另一边,也会出现狗耳(图 41-6)。在这种情况下,切除长边一侧由皮肤和皮下组织形成的小三角,就会很容易矫形。

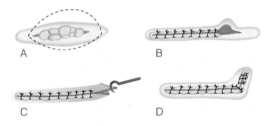

▲图 41-6　另一种可选的狗耳修补法

A. Z 形整形术

在一期伤口缝合时,最常使用的技术就是 Z 形整形术。其步骤见图 41-7。Z 形切口所形成的角度互补,如图所示,其目的是:①延长 Z 形中央枝方向的长度;②改变 Z 形中央枝方向的角度。90°角可最大程度地延长中央枝的长度,但是,像 60°这样的小角度也被常常选用。这是因为这样的切口更易缝合,而且也能获得足够的长度。Z 形整形术用于瘢痕修复和改变小切

口的走向,以使主切口位于更加理想的位置。延长的目的是减轻或消除屈褶线处的瘢痕挛缩。常见的是许多小 Z 形组成的排列,而不是一个大 Z 形切口。偶尔,在挛缩松解后,切口会处于过度张力的位置,如手的掌筋膜挛缩。

B. 缝合技术

在一期缝合伤口时,缝合技术是重要的。但是,缝合技术不能补偿设计较差的皮瓣、切口的过大张力、创伤的皮缘、出血等。有时,巧妙地缝合也会导致难看的瘢痕,这是因为有些愈合过程超出了外科医生的控制能力。

缝合的目的是真皮和表皮的对合、切口张力最小或无张力、缝合无绞窄。使用可吸收缝线,对皮下组织层间断或连续缝合可实现该目的。这种缝合可防止上真皮层和表皮层形成的张力,也能使表面平整。接着,上皮缘用可吸收线或丝线间断或连续缝合。可在短期内拆去丝线(面部 3~4 天),也可以避免缝合瘢痕。灭菌黏合带(Steri-Strips)黏合切口也可防止皮肤瘢痕,可于一期缝合时使用,也可拆线后使用。灭菌黏合带不能矫正缝合造成的皮缘不齐或切口张力。如果切口张力过大或肿胀,可能会发生黏合带伤。

缝线的粗细和类型比起仔细缝合和以上提及的影响因素来说显得就不重要了。几乎所有的恰当缝合和早期拆线都不会留下缝合瘢痕。建议使用单根尼龙线或丙纶缝线,因为在目前的可用缝线中,除了不锈钢外,这类缝线的反应最小。用于连续皮下缝合的抽出型单丝线可留置 3 周,也不会引起反应。甚至埋入的尼龙缝线相容性也较好,一般情况下,比编织线或可吸收线引起的反应还小。

另一种缝合方法是使用皮肤黏合剂,如 2- 辛基 - 氰基丙烯酸酯(Dermabond)。在没有张力或剪切力的小伤口,效果很好,也适用于儿童。需要进一步研究的是扩大使用范围。

▶ 组织瓣的选择

表 41-2 显示了一些不同伤口的组织瓣的适应证。一旦选定皮瓣类型,在选择具体的皮瓣时至少需考虑两点:供区损伤的程度,皮片或皮瓣部分或全部坏死。最重要的一点是供区损伤的程度。当取于某处的组织

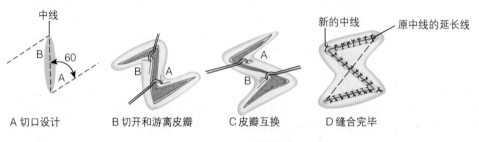

　中线　　　　　　　　　　　　　　　　　　　　　　　新的中线　　原中线的延长线

A 切口设计　　　　B 切开和游离皮瓣　　　C 皮瓣互换　　　D 缝合完毕

▲图 41-7　Z 形整形术

表 41-2 各种组织瓣的适应证

伤口类型	组织瓣类型	选择理由
轻度(<10^5)感染(包括烧伤)	薄刃厚皮片或网状皮片	厚皮片成活困难。供区可短期内再利用
明显(>10^5)感染(骨髓炎)	薄刃厚皮片或网状皮片或肌瓣或肌皮瓣	血供丰富的肌肉能清除感染
血供差	薄刃厚皮片或皮瓣	厚皮片成活困难。需要带有自身血供的皮瓣
面部缺损小	全厚皮片或就近瓣	美容效果最佳
面部缺损大	厚刃厚皮片或皮瓣	由于供区范围受限,不能使用全厚皮片
全层眼睑缺损	就近瓣或复合瓣	修复需要一种以上的组织
鼻尖深层缺损	就近瓣或复合瓣	修复需要比刃厚皮片或全厚皮片更厚的组织
肌腱和神经外露的撕脱伤	皮瓣	要求较厚的移植物以防移植物与肌腱和神经粘连
皮质骨或软骨外露	皮瓣或肌瓣	游离皮片不能在无血供的受区存活
放射烧伤	肌瓣或肌皮瓣	游离皮片不能在无血供的受区存活。深层组织损伤比外观明显

用于另一处时,总会有这种供区损伤。计划周密和定位准确的皮瓣对供区损伤最小,供区能一期缝合。但供区和受区一样严重时(如供区发生感染或肌皮瓣供区不能愈合),这种损伤就很大。

患者可参与供区的选择,当然,也要意识到供区潜在的瘢痕和并发症。使用肌瓣取代肌皮瓣以便于供区的一期缝合是目前的发展趋势。同时,用刃厚皮片覆盖肌肉,可获得满意的效果。这样,供区瘢痕就可接受,供区伤口紧密缝合无困难,也无供区外观难看的危险。

选择皮瓣的另一个考虑就是皮片或皮瓣部分或全部坏死。一般而言,如果患者的全身状况差,或皮瓣坏死会导致严重后果,就应该选择一个可靠的皮瓣。例如,小腿只留有一根动脉硬化的血管供应足部,就应进行微血管吻合术。但是,如果吻合失败,血管会形成血栓,导致小腿丧失。在这种情况下,需要花费更多的时间来选择皮瓣,因为皮瓣是更安全的,如交腿皮瓣。

▶ 皮瓣的切取和移位

在重建外科,其他需要考虑的因素是皮瓣的切取和移位技术。对于随意型皮瓣,需考虑恰当的长宽比、移位时最小的张力、皮下层准确的解剖,以避免损伤皮下血管丛,避免皮瓣的折叠或扭结。外科操作必须是防止损伤,必须止血彻底。对于轴型皮瓣,术者必须充分了解皮下潜在重要的血管。

▶ 闭合技术

闭合技术与切取和移位同样重要。皮瓣不允许干燥,伤口也应该冲洗。在多数大面积皮瓣,伤口和供区常规使用封闭系统和无反应性引流管。抽吸过程可清除积聚的血液和血清,保持皮瓣紧密压于创面上。外部加压对治疗无效,反而有害。缝合时,应该准确完好的对合皮缘,不能绞窄上皮,尤其是皮瓣侧。推荐包埋半皮下(皮瓣)缝合(图 41-8)。皮瓣上的敷料应该最少,不应该加压。润滑性敷料,如凡士林纱布、抗生素软膏或磺胺嘧啶银乳膏,已显示有助于防止干燥以及创缘的坏死。

当皮瓣暂时性被移位至最终移植位置后,可通过静脉注射荧光素染料(10~15mg/kg),在紫外光(伍德光)下检测血供是否充分。染料注射 10 分钟内发荧光的区域有望成活。无荧光的区域通常缺乏动脉血流,这可能是由于暂时性动脉痉挛,但常常是由于灌注不足,将会导致坏死。在手术台上,对皮瓣状态准确的临床评估通常是有价值的。花斑,发绀,皮瓣充血,任何一个体征都表明一定程度的静脉阻塞,需要考虑再次探查。

Avery C et al: Clinical experience with the negative pressure wound dressing. Br J Oral Maxillofac Surg 2000;38:343.

Switzer EF et al: Subcuticular closure versus Dermabond: a prospective randomized trial. Am Surg 2003;69:434.

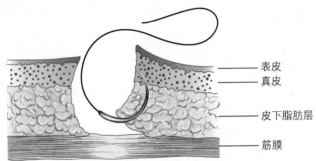

表皮

真皮

皮下脂肪层

筋膜

A.闭合的张力主要位于真皮层。偶然地，皮下脂肪层存在死腔。

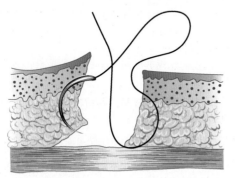

B.缝线的位置以便于缝合节位于伤口最深的部分。注意避开缝合处的表皮。由于上皮囊肿形成并导致缝合处挤压。

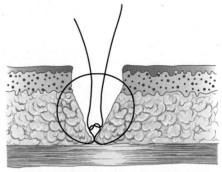

C.表皮的缝合线打紧就足够让伤口的边缘靠拢。人造的可吸收线通常用于表皮的缝合。

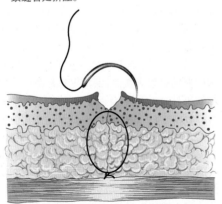

D.在真皮相互靠近后，好的表皮缝合使伤口边缘排成一条线。这种缝合仅增加很少的伤口闭合拉伸强度。

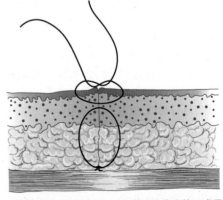

E.表皮的缝合拉紧到伤口表皮的边缘靠拢。由于闭合的拉力位于真皮，表皮的缝合线可以在2~3天后拆除，皮肤表面的胶带通常用于贴伤口7~10天。

▲ 图 41-8　皮肤分层缝合［包埋半皮下（皮瓣）缝合］

Ⅲ. 整形外科治疗的并发症

瘢痕的异常形成

肥厚性瘢痕和瘢痕疙瘩

任何损伤导致皮肤连续性中断或坏死，愈合后都会有瘢痕形成。在理想的条件下，可形成细小的、平整的线样瘢痕。伤口愈合的详细叙述见第 6 章。

可是，过度的增生会形成隆起增厚的瘢痕或瘢痕疙瘩。瘢痕疙瘩是一种真性肿瘤，起源于真皮的结缔组织成分。就定义而言，超出原有损伤或瘢痕的边界就是瘢痕疙瘩。在有些病例，它可长得很大。

把所有的增厚瘢痕看作瘢痕疙瘩或认为是瘢痕疙瘩形成，这种倾向应予抵制。肥厚性瘢痕和瘢痕疙瘤是不同的疾病,两者的临床过程和预后也截然不同。肥厚性瘢痕由过度反应引起,它在超出原有瘢痕前几周停止增大;在大多数情况下,具有一定的成熟度,并可逐渐好转。就瘢痕疙瘩而言,成纤维细胞会过度增殖几周或几个月。当瘢痕疙瘩停止生长时,真正的肿瘤已经形成,典型表现为病变显著超出了原有瘢痕的范围,侵及周围的皮肤,形体很大。自发性好转成熟并不常见。

肥厚性瘢痕和瘢痕疙瘩可通过组织病理学方法鉴别。瘢痕形成的临床过程也是一种实用的鉴别方法。

▶ 治疗

几乎所有的肥厚性瘢痕都有某种程度的自发性改善,因此,早期无需治疗。如果 6 月后瘢痕仍肥大,是外科切除的指征,并一期闭合伤口。如果肥厚性瘢痕起源于内皮细胞、成纤维细胞的过度增殖,有望好转,见于开放性创口、烧伤和感染创伤。然而,如果肥厚性瘢痕是由简单的外科切口愈合而来的,则几乎不可能好转。在肘前窝或手指的屈曲部位,要改善肥厚性瘢痕需行诸如 Z 形术之类的手术来改变瘢痕的方向。

加压有助于平复潜在的肥厚性瘢痕,尤其适用于烧伤瘢痕。将定量的弹性带或面罩(Jobst)盖于瘢痕区域,造成持久性压力,使胶原纤维束重排和重塑。加压应早期,持续 6~12 个月。间歇性加压(如只在夜间),或肥厚性瘢痕形成后(6~12 个月)加压,几乎毫无价值。

减轻肥厚性瘢痕的其他方法有早期持续使用硅胶膜,需数周或数月。近来,提倡早期使用钾钛氧磷酸(potassium titamyl-phosphate,PTP)激光或脉冲 - 染料激光来减少瘢痕发红及瘢痕肥大。这是通过降低毛细血管的血供来实现的。它们对瘢痕瘙痒症有着良好的效果,但还需进一步研究对瘢痕塑形的影响。

瘢痕疙瘩和顽固性肥厚性瘢的治疗是将醋酸去炎松 10mg/ml(Kenalog-10 注射液)局部注射。该方法有助于控制这些损害伴发的瘙痒。对于较大的病变,可多处注射。有证据表明瘢痕疙瘩的早期治疗较晚期治疗效果好。

每 3~4 周注射一次,治疗时间应不超过 6 个月,使用剂量如下:

损伤面积	每次注射剂量
1~2cm^2	20~40mg
2~6cm^2	40~80mg
6~10cm^2	80~110mg

对于较大病变,最大剂量为 120mg。儿童每次治疗最大剂量如下:

年龄	最大剂量
1~2 岁	20mg
3~5 岁	40mg
6~10 岁	80mg

瘢痕注射过于频繁,剂量过大,或注入邻接组织,将引起强烈反应,导致周围皮肤和皮下组织过度萎缩及深色皮肤的色素脱失。这些不良反应在 6~12 个月内会自发性缓解,但不一定完全消失。治疗效果多种多样:有些病变在注射 2~3 次后变平,有些根本就没有改变。局部使用皮质类固醇几乎无效。

在皮质醇注射疗法出现之前,治疗瘢痕疙瘩的唯一方法是手术切除和放射治疗。两种方法的治疗效果都令人失望,手术切除常会导致复发、形成的瘢痕更大。除个别患者外,放射治疗疗效并不确切,有着潜在的副作用,包括肿瘤恶变。目前,手术切除仅和皮损内注射皮质类固醇联合运用。切除术通常限用于较大的瘢痕,由于该类病变皮质醇治疗会超出安全剂量。在术中和术后,激素使用应按上述推荐的方法进行。应该谨慎操作,避免切入瘢痕疙瘩周围正常的皮肤,因为新的瘢痕疙瘩可在这些部位的瘢痕内生长,有报道边缘内切除比边缘外切除效果好。

Allison KP et al: Pulsed dye laser treatment of burn scars: alleviation or irritation? Burns 2003;29:207.

Mustoe TA: Evolution of silicone therapy and mechanism of action in scar management. Aesthetic Plast Surg 2008;32:82.

Niessen FB et al: On the nature of hypertrophic scars and keloids: a review. Plast Reconstr Surg 1999;104:1435.

Ziegler UE: International clinical recommendations on scar management. Zentralbl Chir 2004;129:296.

挛缩

收缩是创伤愈合的正常过程,换句话说,挛缩也是与收缩过程有关的病理结果。通常,当损伤愈合时,伴有过多的瘢痕形成,易发生挛缩;瘢痕组织收缩可造成周围组织的扭曲变形。尽管瘢痕挛缩可发生于任何柔韧组织,如眼睑和嘴唇,但常发生于屈曲的部位,如颈部、腋部和肘前窝。挛缩的瘢痕连接于关节腔的两侧,阻止关节的主动或被动伸展。除了屈曲性挛缩这种类型外,还有指关节和掌指关节的伸展性挛缩。挛缩被认为是由肌纤维母细胞中的平滑肌收缩成分引起的,但其机制未完全明了。在垂直的腹部瘢痕中,可能既有正常的瘢痕形成区,又有明显挛缩的肥厚性瘢痕形成区。挛缩是对异物(硅橡胶或盐类乳房埋植剂)的一种反应。总体而言,乳房囊性挛缩发生率为 10%。认为肌纤维母细胞起着重要的作用,但是,真正的原因还不清楚。有的患者一侧柔软效果好,而对侧明显挛缩。临床实践中,新型植入物的表面从光滑改变为有织纹后,发生囊性挛缩是否减少还不清楚。聚氨酯包被的硅树脂埋植剂显示了囊性挛缩的发生率降低,但它在临床上已不再使用。

挛缩的最佳治疗方法是预防。切口不能与皱褶形成直角,或应用 Z 形成形术。屈曲部位的伤口可用皮瓣覆盖,或者早期移植厚刃厚皮片或全厚皮片以阻止挛缩进程。在愈合期间和完全愈合后2~3周,创口应固定于伸直位。积极的理疗也是有益的。

一旦挛缩形成,牵拉与按摩术很难有效。较窄的挛缩带可被切除,并用一个或多个Z形矫形术进行松解。大范围挛缩必须从屈面的内侧切至外侧,完全切开至完全伸展位。这样形成的缺损很大,必须用皮片或皮瓣覆盖。对于复发性挛缩,选择的治疗方法是筋膜皮瓣。如果使用皮片,则必须在皮片愈合后伸展位固定2周左右。积极手术很少引起复发。

Achauer GM, Spenler CW, Gold ME: Reconstruction of axillary burn contractures with the latissimus dorsi fasciocutaneous flap. J Trauma 1988;28:211.

Collis N et al: Ten-year review of a prospective randomized controlled trial of textured versus smooth subglandular silicone gel breast implants. Plast Reconstr Surg 2000;106:786.

皮肤肿瘤

皮肤肿瘤是人类最常见的肿瘤,源于皮肤的任何组织成分,如表皮、结缔组织、腺体、肌肉和神经组织,具有相应数量的种类。皮肤肿瘤分为良性肿瘤、癌前病变和恶性肿瘤。

良性皮肤肿瘤

源于皮肤的许多良性肿瘤罕有功能影响。大多数由于美容原因或排除恶化而被切除,它们是矫形外科医生经常进行的治疗。大多数肿瘤很小,可在局麻下简单切除,可按照前面讲述的椭圆形切口以及切口闭合的原则实施。对于需要切除和用皮片或皮瓣修补的较大皮损,以及年幼儿童,必须进行全身麻醉。

当诊断明确时,大多数浅表性病变(脂溢性角化病、疣、鳞状细胞乳头状瘤)可用简单的技术治疗,如电干燥法、刮除术合并电干燥法、冷冻法和局部细胞毒性剂。

脂溢性角化病

脂溢性角化病是源于表皮的表浅性、非浸润性肿瘤。它发生于老年人,表现为多发性稍隆起的黄色、棕色、棕黑色不规则的圆形斑块,表面呈蜡状或油状。最常发生于躯干与肩部,但也常见于头颅与面部。

因为该病变高于皮面,通常的治疗方法是刮除。应小心避免刮除黑色素瘤,否则黑色素瘤被刮除就会妨碍Breslau或Clark分类法浸润深度的判定。如果对色素性病变有怀疑,适合于切除活检,而不能单纯刮除。

疣

疣(寻常疣)常见于儿童及青年,常位于手指和手部,表现圆形或椭圆形隆起皮损,表面粗糙,由多发的圆形或丝状角化突起组成,可为正常皮色或灰色、棕色。

疣由病毒感染引起,也可自体接种。在原发皮损周围形成多个病损,或者在治疗后病毒未完全清除而频繁复发。它也可自行消退。

电干燥法治疗是有效的,但常常愈合缓慢。反复使用二氯乙酸、液氮或液态二氧化碳也是有效的。不提倡单纯手术切除。因为创口可以接种病毒,导致瘢痕内或瘢痕周围复发。然而,手术切除并电干燥法是一种有效的治疗方法。

复发仍是一个常见的问题。因此,对无症状的病变可观察几个月,观察它们是否可自行消退。

Scheinfeld N, Lehman DS: An evidence-based review of medical and surgical treatments of genital warts. Dermatol Online J 2006;12:5.

囊肿

A. 表皮包涵囊肿

虽然常用名称为皮脂腺囊肿,但准确地应称为表皮包涵囊肿。因为它由薄层表皮细胞以及充填的上皮碎屑组成。真正来自于皮脂腺上皮细胞的囊肿并不多见。

表皮包涵囊肿质地有软有硬,常高于皮面,充填有气味的干酪样物质,最多见的部位是头皮、面部、耳、颈和背部,它们常覆有正常皮肤,皮肤附着处有陷窝。而且常合并感染。

治疗方法是手术切除。

B. 皮样囊肿

皮样囊肿位置较表皮囊肿深。它不与皮肤相连,而是常常蔓延至或贴附于其下骨性结构。囊肿可发生于许多部位,但最常见的部位是在鼻或眼眶周围,因此它可蔓延至脑膜,须经CT扫描来确定扩展范围。

治疗方法是手术切除,必须切除周围的骨性结构。

色素痣

痣细胞痣是来源于包含黑色素细胞的神经嵴细胞群,其受到刺激后产生黑色素比周围组织更迅速。这些细胞迁移至皮肤的不同部位则引起不同类型的色素痣。它们可根据不同临床表现来鉴别。

A. 交界痣

交界痣是出现于婴幼儿的局灶性色素性皮损,它们通常平于或稍高于皮面,呈浅棕色至深棕色,可发生于全身各个部位。但大多数位于手掌、足底或生殖器的痣属于交界型。从组织学上来说,它位于表皮与真皮的接合部,表皮内色素细胞出现增生。以往认为交界痣会导致恶性色素瘤,都应预防性切除。可是,现在大多数研究者认为这种可能性非常小。如果痣的外表没有变化,就没必要切除。任何改变,如瘙痒、炎症、颜色变深和晕形成、增大、出血或溃疡则需要立即治疗。

手术切除是唯一安全的治疗措施。

B. 皮内痣

真皮内痣通常为丘状，有时有蒂，肉色到棕色的色素痣，见于成人。常包含毛发，可见于机体各处。

显微镜下，黑色素细胞完全位于真皮层，与交界痣相反，活力很小。它罕有恶变，除非美容，一般不需治疗。

治疗选择几乎总是手术治疗，色素痣的治疗必须经过组织学检查。

C. 复合痣

复合痣具有交界痣和皮内痣的组织学特点，即黑色素细胞位于表皮真皮交界处和真皮内。该痣通常隆起、呈圆丘状、浅棕色至深棕色。

因为痣细胞位于表皮真皮交界处，治疗指征与交界痣相同。如果需要治疗，选择手术切除。

D. 纺锤形细胞 - 上皮细胞痣

过去称之为良性幼年型黑素瘤，可发生于儿童或成年人。它的血管分布，颜色深浅以及伴随的表皮角化变化很大。临床上，与疣或血管瘤类似，而不是痣。增长迅速，但平均皮损直径仅达 6~8mm，完全良性，无侵袭性，不转移。显微镜下，无经验的病理医生或能将它与恶性色素痣混淆。常规治疗是切除活检。

E. 蓝痣

蓝痣是一种小的、边界清楚的、圆形、深蓝色或灰蓝色皮损。可发生于机体的任何部位，但最常见于面部、颈部、手和臂部。它们常见于儿童，生长缓慢，边界清楚，被覆光滑完整的真皮。显微镜下，痣由黑色素细胞构成，局限于真皮层(但也可能位于各层)。可见邻近伴有的成纤维细胞残骸，纤维样外观在其他类型痣是看不到的。黑色素细胞蔓延至真皮深处，使痣颜色呈蓝色而不是棕色。

治疗是非强制性的，除非患者由于美容原因或担心癌变而要求切除，治疗选择是手术切除。

F. 巨大面黑痣

不同于大多数起源于黑色素细胞的痣，巨大面黑痣是天生的。可见于身体各部位，并范围较大。它甚至大得可以覆盖整个躯干(洗澡背痣)。由于以下几个原因使它具有特殊的意义：①从美容的角度看，畸形特别大；②它们具有恶性黑色素瘤的遗传因素；③它们可能与神经纤维瘤或黑色素细胞侵犯软脊膜及其他神经疾病有关。

显微镜下，可见许多病变。皮内痣和混合痣的所有特征都可以见到。神经纤维瘤也可存在于皮损内。恶性黑色素瘤在大的病灶内的各个部分都可以发生。在一项研究中，发生率从 1%~13.7%。转移性的恶性黑色素瘤罕见于儿童或婴儿。

唯一彻底的治疗是完全切除和皮肤移植。较大的皮损需要分期切除和植皮。有的病变面积太大以至于不可能完全切除，此时最有效的措施就是使用皮肤扩张与皮瓣移植相结合的办法。在婴儿，刃厚皮肤切除或皮肤摩擦术已取得成功。

对于病变广泛并伴有多发性卫星灶，提倡使用培养的上皮细胞自体移植。另外，有些报道，对色素性病变的激光热疗没有取得较好的重建结果。可是，使用激光切除时，剩余的黑色素细胞恶变仍受到关注，建议密切长期随访。

Gur E, Zuker R: Complex facial nevi: a surgical algorithm. Plast Reconstr Surg 2000;106:25.

▶ 血管瘤和血管畸形

1982 年，Mulliken 和 Glowacki 基于内皮细胞的特点进行了血管畸形的生物学分类。从此以后，对血管瘤和血管畸形的认识取得了巨大的进步。婴儿血管瘤出现于生后前 3 周，起初内皮细胞快速增生，通常又在生后的几年内消退。而血管畸形有着稳定的内皮细胞，随着儿童的发育而生长直至成年。它们可伴有各种并发症，如骨骼畸形、局灶性缺血、凝血异常、心力衰竭和死亡。

术语"血管畸形"是基于先前的解剖、临床、组织等特点而来的，在辨别血管瘤时更易混淆。例如，组织学术语"毛细血管瘤"常指 7 岁前消退的血管瘤，又指可持续至成年的葡萄酒斑。术语"海绵状血管瘤"是指行为学完全不同的几种血管瘤。一些血管瘤是源于内皮细胞和其他血管成分的真正肿瘤(如：可消退的儿童血管瘤，内皮瘤，外皮细胞瘤)。其他血管瘤并不是真正的新生物，而是正常血管结构的一种畸形(例如葡萄酒斑，海绵状血管和动静脉瘘)。

最近，发现了葡萄糖载体亚型 1 (GLUT1)，它在各种血管畸形中具有独特的性质。它是一个免疫组织化学标记，正常情况下只位于内皮细胞。内皮细胞与脑和胎盘一样，也具有血 - 组织屏障功能。North 和他的同事回顾性研究了血管瘤标本的 GLUT1。婴儿性毛细血管瘤一般呈阳性。相反，其他血管瘤活检却是阴性，包括快速消退性先天性血管瘤、非消退性先天性血管瘤、脓性肉芽肿、肉芽组织、血管畸形、丛状血管病和卡波西样血管内皮瘤。除了用于血管瘤的早期诊断外，GLUT1 也可用于科学研究以及解释病理生理。

1996 年，基于 Mulliken 和 Glowacki 的开创性研究工作，国际血管畸形研究会提出了一个分类。现已被专家和文献广泛采用。明确的分类是至关重要的，有助于在诊断和治疗方面建立适当的交流。表 41-3 显示了这个分类。

表41-3　国际血管畸形研究会分类

肿瘤
少年型血管瘤
快速消退性先天性血管瘤
非消退性先天性血管瘤
卡波西样血管内皮瘤
丛状血管病
血管畸形
高流量
动静脉畸形
低流量
静脉畸形
淋巴畸形
淋巴-静脉畸形
毛细管(或小静脉)畸形(葡萄酒斑)

A. 婴儿血管瘤(消退性血管瘤)

消退性血管瘤是儿童最常见的肿瘤,占所有血管瘤的95%以上。它是真正的内皮细胞肿瘤,也是唯一能够完全地、自发性消退的肿瘤。

典型的表现为生后很快出现,或出生2~3周出现,在4~6个月内生长很快,然后生长停止,并开始自发性消退。消退过程缓慢,但是,大多数病例在5~7岁完全消退。

消退性血管瘤发生于全身体表各处,但以头颈部多见。女孩与男孩的发生比例为2:1,浅肤色者多见。

婴儿性毛细血管瘤有三种类型:①表浅型;②同时位于表层和深层的混合型;③深层型。表浅型表现为:边界清楚,鲜红,稍隆起,表面不规则,呈草莓样。混合型血管瘤的表面特征与表浅型相同,但皮面下有坚硬的淡蓝色瘤体,并可延伸至皮下组织。深层型为外覆正常皮肤的深蓝色肿物。

消退性血管瘤的组织学表现不同于其他类型的血管瘤。其组织学与临床过程正相关。就像推测的那样,在生长期,病变是由紧密排列的圆形或椭圆形的内皮细胞构成的实性结构。在生长期,正如所期,可见到细胞的有丝分裂像,以至于被病理学家有时称为血管内皮瘤。可是,不应该使用该术语,因为这通常指成人的高度恶性的血管肉瘤。

当进入消退期,组织学也发生改变,此时实体的内皮细胞结构被紧密排列的、毛细血管般大小的管样结构所取代。这种管样结构由几层内皮细胞构成的,以疏松的纤维基质为支架。这些管性结构逐渐变少,更稀疏地排列于松散的水肿纤维基质中。内皮细胞继续消失,以至消退完成时,组织学完全正常,没有内皮细胞的痕迹。

通常不提倡治疗,这是由于自行消退后的外观总比手术切除后形成的瘢痕美观。有时,为了避免严重的视力和气道功能障碍,外科切除累及重要结构(如眼睑、鼻、嘴唇)的病变是必须的。通常,完整切除是不必要的。

当病变过大时,会阻止光线进入眼睛,导致失明或弱视,可部分地切除眉毛或眼睑的血管瘤。当口唇黏膜表面的血管瘤突入口腔并被牙齿损伤时,也必须部分切除。在这些情况下,手术切除应当保守,切除的病变足以缓解症状即可,余下应待其自行消退。

大约8%病例会发生溃疡,并可能伴发感染,此时可应用热盐水或高锰酸钾压迫,同时也可应用抗生素粉末或乳剂。如果持续刺激或发炎,溃疡就会出血。当溃疡出血时,可轻微加压止血。在一些情况下,如肛周区,需采取特殊的措施保持局部清洁和干燥,包括结肠造口术合并系列切除。在极少情况下,血小板可堆集于病变内,导致弥散性血管内凝血,称为Kasabach-Merritt综合征。

大面积病变消退后,存留表浅的瘢痕或相应的皮肤变薄、变皱或多余,这些情况可行保守的整形外科处理。

病变表面应用诸如干冰等局部药物很常见。这种疗法对于血管瘤的深层结构没有作用。它可以破坏表浅的病变,但又可形成严重的瘢痕。硬化剂注射的作用也很小。对这种良性病变也不用放射疗法。全身或瘤内使用皮质激素可起到不同程度的作用,在保守治疗不佳时也可考虑使用。无对照的实验研究表明压迫有利于加快消退过程,疗效更好。尽管表面激光治疗对巨大血管瘤几乎无效,一些学者还是建议瘤体插入激光探针,利用其产生的热量引起瘤体挛缩。这会减缓瘤体的加速生长并触发消退。

对于威胁生命的合并Kasabach-Merritt综合征的血管瘤或堵塞气道和视力的头颈部血管瘤,进行系统干预治疗取得了极其显著的效果,尤其是对皮质激素抵抗的患者。

Ezekowitz RA et al: Interferon alfa-2a therapy for life-threatening hemangiomas of infancy. N Engl J Med 1992;326:1456.
Achauer BM et al: Intralesional photocoagulation of periorbital hemangiomas. Plast Reconstr Surg 1999;103:11.

B. 先天性血管瘤(快速消退性先天性血管瘤和非消退性先天性血管瘤)

先天性血管瘤,正如其名,生时即有。它在宫内经历了快速生长期。和婴儿血管瘤相比,在生后4~6月内无快速生长。依据生长特点,分为两型:快速消退性先天性血管瘤和非消退性先天性血管瘤。尽管快速消退性先天性血管瘤和非消退性先天性血管瘤少见,但前者比后者多见。快速消退性先天性血管瘤因在生后6~10 月快速消退而被确诊。另一方面，非消退性先天性血管瘤持续到成年，需要外科切除或其他的消除措施。影像学检查(超声或磁共振)是有帮助的，便于评估肿瘤的部位和范围。这两种肿瘤是 GLUT1 阴性的。

C. 毛细血管畸形

毛细血管畸形(即葡萄酒斑)是目前最常见的血管畸形，可发生于全身各部位，但最常见于面部，呈扁平斑片，红色到紫色。当发生于面部时，它位于第五对脑神经(三叉神经)感觉支分布区域。浅红色可不同程度的消退，但可持续至成人。生长不定，如果未予治疗可持续至成年，变得隆起增厚，表面出现结节(图 41-9)。

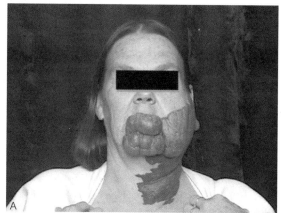

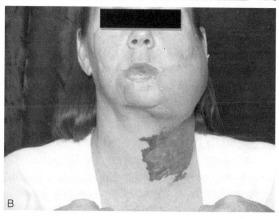

▲图 41-9　46 岁白人妇女葡萄酒色斑
A. 手术前的。B. 面部病损切除并皮瓣移植重建后

显微镜下，葡萄酒斑由存在于整个真皮层的薄壁毛细血管构成。毛细血管壁由一层成熟扁平内皮细胞构成。在表面生长的病变，可见到成群的圆形增生内皮细胞和大静脉窦。

葡萄酒斑的治疗效果均令人失望，因为大多数病变位于面部或颈部，患者因美容原因而求治。但当它变厚为结节时，会出现功能障碍和自发性出血。最简单的治疗方法是掩饰。不幸的是，这也是很难的，因为葡萄酒斑比周围皮肤深，也不能改变病变的自然史。

浅表治疗方法，如干冰、液氮、电凝和皮肤摩擦术无效，除非毁损皮肤上层，这样会形成重度瘢痕。

放射治疗，包括 X 线、镭、钍 X 射线和跨界 X 射线，仍有争议。如果作用剂量大的足以破坏相应血管，那么它也会破坏周围组织和表面皮肤，而且皮肤血管瘤放疗后的癌变发生率增加。

迄今为止，早中期葡萄酒斑最好的治疗是脉冲式染料激光器。脉冲式染料激光器产生波长为 585nm 或 595nm 的激光。这种治疗方法命名为选择性光热术。其光线可被红色色素物质如病变血管的血红素选择性吸收，治疗区域变白。早期治疗，效果最佳。多重治疗可获得满意的效果。这些皮损可有效去除。对于色深或结节状皮损，激光治疗效果不佳，因为病变变厚和色素沉着。

如果病变较小，手术切除并一期闭合伤口是可能的。不幸的是，大多数病变巨大。对于长期未治疗的患者，必须外科切除，并皮片、就近瓣或游离组织移植。某些快速生长的毛细血管瘤或原发性动脉血管瘤可利用超选择性栓塞成功治疗，可单独使用，也可合并手术治疗。这需要透视控制和专家小组。已有报道因栓塞不恰当而导致面部大片坏死脱落。

D. 静脉畸形

静脉畸形(也称为海绵状血管瘤)是蓝色或紫色隆起性病变，可发生于全身各处，但正像其他血管瘤，最多见于头颈部。它由成熟的、充分发育的静脉结构组成，扭曲成块，像一包蠕虫。

静脉畸形通常生时即有，但一般不生长，除非随机体的正常生长而生长。许多情况下，生长发生在人生的后期，会妨碍正常功能。

显微镜下，静脉畸形由巨大的、膨胀的、紧密排列的充满血液的血窦组成。它由一层扁平的内皮细胞组成，而且同正常静脉一样具有肌肉壁。

治疗困难，仅在部分患者，因病变很小或很浅表允许完全手术切除。大部分病变累及深层结构，包括肌肉和骨，除非根治性手术，完整切除是不可能的。因为大多数病变仅仅是美容问题，罕有根治手术的指征。偶尔，直接静脉通路硬化剂注射可能导致一定程度的消退或可能使手术切除更容易。必须引以注意的是表面的皮肤不发生坏死。

E. 动静脉畸形

动静脉畸形是一种高流量病变，绕过毛细血管床，动脉和静脉直接相连。

典型的动静脉畸形出生时即可辨认，但会被误诊为毛细血管畸形或消退性血管瘤。在创伤后，或者机体的激素水平变化时，它会出现一个快速生长期。

临床通过彩色多普勒检查确诊。但彩色多普勒检查不能确定病变的范围或与周围组织的关系,这需要磁共振或血管造影术来确定,它也具有治疗性栓塞的优点。

动静脉畸形的治疗基于病变的临床分期。小的动静脉畸形可一期切除。巨大的、弥漫性动静脉畸形最好方法是超选择性动脉栓塞,随后的 24~48 小时外科切除,目的是最大限度地减少出血。

Arneja JS, Gosain AK: Vascular malformations. Plast Recon Surgery 2008;121:195e.

Chang MW: Updated classification of hemangiomas and other vascular anomalies. Lymphat Res Biol 2003;1:259.

Enjolras O, Mulliken JB: Vascular tumors and vascular malformations (new issues). Adv Dermatol 1997;13:375.

Mulliken JB, Fishman SJ, Burrows PE: Vascular anomalies. Curr Probl Surg 2000;37:517.

Mulliken JB, Glowacki J: Hemangiomas and vascular malformations in infants and children: a classification based on endothelial characteristics. Plast Reconstr Surg 1982;69:412.

North PE et al: GLUT1: A newly discovered immunohistochemical marker for juvenile hemangiomas. Human Pathol 2000;31:11.

癌前皮肤病变

▶ 光化性(日光性)角化病

光化性角化病是最常见的癌前皮肤病变,通常表现为小的、单个或多个、稍隆起的、鳞状或疣状病变,颜色由红色到黄色、灰色或黑色。因为该病与日光暴露有关,最常见于白种高加索人的面部和手背。他们的皮肤有光化弹性组织变性的征象。

显微镜下,光化性角化病由局限于表皮的异常上皮细胞构成。大约 15%~20% 的患者会发生恶变,当这些患者发生鳞状细胞癌时,真皮会被浸润。

因为病变局限于表皮,采取刮除和电干燥法之类的浅表治疗,或采用液氮、苯酚、二氯乙酸、三氯乙酸或氟尿嘧啶之类的化学试剂治疗是有效的。采用氟尿嘧啶(5-FU)乳膏进行预防治疗特别有益,这是因为它能在临床发现以前就消灭微小病变而不引起皮肤损害。

▶ 慢性放射性皮炎和溃疡

放射性皮炎有两种截然不同的类型,第一个是最常见的类型,发生在较短时间内接受较大剂量的常电压放射治疗后,几乎只见于肿瘤治疗。当治疗接近 3 周时,出现急性皮炎的特点,表现为表皮红斑、水疱和腐烂。通常也伴有灼烧感和感觉过敏。随后出现瘢痕化,表现为表皮和真皮的萎缩,伴有皮肤附件(汗腺、皮脂腺和毛囊)的丧失。随着渐进性动脉内膜炎以及皮肤和皮下血管的闭塞,真皮明显纤维化。这些部位也会出现表面毛细血管扩张,色素减退或色素沉着。

放射性皮炎的第二种类型,发生在长期暴露于小剂量电离辐射后。通常见于那些接触放射性物质或管理 X 线的专业人员,或因患有痤疮和多毛而使用皮肤科药物的患者。因此,最常见的部位是手和面部。上述的急性反应表现不常见,但同样具有萎缩、瘢痕化和皮肤成分的丧失。皮肤干燥变得很明显,典型表现是皮纹加深。幸运的是,第二种放射性皮炎现在已不多见。

放射性皮炎的两种类型都可能发生迟发性变化:①皮肤表面角化过度;②慢性溃疡;③发生基底细胞癌或鳞状细胞癌。然而,溃疡和癌在第一种类型中更少见。当发生恶性肿瘤时,面部和颈部常为基底细胞癌,而手和躯体常为鳞状细胞癌。

新的放射治疗方法巨电压和电子束技术对皮肤的影响很小。可是,明显的瘢痕和深部缺血更加广泛,也更难治疗。

可选择的治疗是手术切除,切除范围包括所有的受辐射组织,包括毛细血管扩张的部位。可能的话,缺损应该用一种合适的轴型皮瓣或者肌皮瓣进行覆盖。

一期伤口闭合仅适用于极小的损害,即使这样也有一定的风险。由于皮下组织的血供受损,游离皮片移植难以成功。邻近的随意皮瓣也是不可靠的,这是因为皮瓣的血供来自于周围的辐射区。

恶性病变

(一) 表皮内癌

表皮内癌包括 Bowen 病(Bowen disease)和 Queyrat 增殖性红斑(erythroplasia of Queyrat)。

▶ Bowen 病

Bowen 病的特点是单发或多发、褐色或红色的斑点,可出现于任何部位的皮肤表面,且常常覆于皮肤表面。典型的斑点为边界清楚、轻度隆起、伴有鳞屑和稍增厚。表面角质化,裂隙和硬皮也是常见的表现。溃疡不常见,当溃疡出现时提示恶变伴真皮浸润。

组织学上可见表皮增生,伴有多形性的角化细胞,巨细胞和局限于表皮的非典型性上皮细胞。

小的和表浅的病变可用彻底毁损的方法,如刮除和电干燥法,或用其他表浅的毁损方法(如冷冻疗法、细胞毒素剂)。对较大的病变以及早期恶变伴真皮浸润的病变,切除和皮片移植是首选的方法。

▶ Queyrat 增殖性红斑

在临床和组织学上,Queyrat 增殖性红斑与 Bowen 病几乎完全相同。但是,Queyrat 增殖性红斑只局限于龟头和外阴,病变表现为红的、软的、不规则的、轻度隆起的斑块,治疗与 Bowen 病相同。

(二) 基底细胞癌

基底细胞癌是最普遍的皮肤肿瘤,病变通常出现在面部,男性比女性多见。由于太阳紫外线下暴露是一种诱发因素,因此,基底细胞癌更多见于日照较强的地区,以及那些皮肤对日光敏感的人群,如有着蓝眼睛、金黄色头发的淡肤色人。基底细胞癌可发生于任何年龄,但 40 岁以下少见。

基底细胞癌生长缓慢,稳定和隐匿。几月或几年后,才被患者发现。如不治疗,可能发生广泛的浸润和相邻组织的破坏,出现巨大的溃疡。晚期会出现颅面骨浸润。基底细胞癌的转移少见,但颅内扩散或侵犯大血管时,可发生死亡。

典型的特征性表现为小、半透明或有光泽的隆起结节,伴有结节中央溃疡和圆形,珍珠状边缘。表面常有毛细血管扩张,有时也有色素沉着。早期即可发生浅表性溃疡。

基底细胞癌普遍少见的类型是硬化性或硬斑癌。该癌由浸润真皮的基底细胞癌的延伸线组成,伴随异常致密的真皮介入。这些病变通常是扁平和苍白的,或表现为蜡状,触诊时质硬,类似于局限性硬皮病的表现。由于在临床上难以预知肿瘤的边界,它的治疗是极其困难的。

浅表性红斑性基底细胞癌(基底体)更经常发生于躯干,表现为红斑、中心萎缩,边缘光滑稍隆起。这些病损能向周围生长和大范围蔓延,但直到后期才会浸润。

色素性基底细胞癌可能与黑色素瘤混淆,这是因为肿瘤内存在大量的黑色素细胞。它也可能与脂溢性角化病混淆。

▶ 治疗

基底细胞癌有一些治疗方法。这些方法都可能治愈某些病变,但没有一种方法对所有的病变都有效。在选择恰当的治疗前,必须个体化考虑每种基底细胞癌的特殊表现。

因为大多数损害发生在面部,因此,治疗的美容效果和功能是重要的。然而,首要考虑的是能否根治。如果基底细胞癌在初始未能根治,就会持续生长和侵犯邻近组织,这不仅导致其他组织破坏而且肿瘤会侵犯到深部组织,治疗会更加困难。采用不同的方法对基底细胞癌进行充分治疗后,治愈率可达 95%。

治疗原则是刮除、电干燥法、手术切除和放射治疗。化学外科、局部化疗和冷冻手术是不常用的,但对某些选择性患者可能有用。

A. 刮除术和电干燥法

刮除加电干燥法是小病变的常用治疗方法。恰当的局部浸润麻醉后,用小皮肤刮刀将病变及病变周围 2~3mm 表现正常的皮肤整个地切除。随后,用电干燥法对伤口彻底干燥,以消灭未能手术刮除的肿瘤细胞。如果必要的话,可重复一到两次。伤口开放以二期闭合。

在治疗浅表性基底细胞癌时,刮除和电干燥法是一种简单、快速、廉价的方法,几乎能治愈所有的浅表

性损害。然而,这种治疗方法不适用于深部浸润性和硬化性病变,这些病变应该通过手术切除、X 线治疗或化学外科治疗。

B. 手术切除

手术切除,以及在本章早先提及的一般原则,对治疗基底细胞癌具有许多优点:①大多数病变可一次快速切除;②切除后,完整的标本经病理学检查,可以确定肿瘤是否完全切除;③深部浸润性病变能完全切除,如果骨和软骨被浸润也能被切除;④由于愈合困难,发生于致密瘢痕组织或其他缺血组织中病变不能通过刮除和电干燥法、放射治疗或化学外科方法治疗。唯一的方法就是切除后皮瓣覆盖;⑤给予最大安全放射剂量的复发性病变,也能手术切除并覆盖。

小到中等大小的病变可在局部麻醉下一期切除。在皮肤上用墨水标记可看到的和可触及的肿瘤的边缘。切除的范围超过标记的边缘 3~5mm。如果基底细胞癌的边界不清,切除的范围必须扩大,以确保完全切除病变。切口线绕着病变呈圆形。顺着肿瘤边缘仔细分离,保留肿瘤边缘正常的皮下组织。切除时取冰冻切片,有助于确定肿瘤的边界。这最小化了经验判断带来的误差。多切除正常组织比在边缘留下肿瘤要好。沿皮肤最小张力的方向来关闭切口,通常是沿皮纹方向闭合。狗耳朵应修整。

一些中度大的肿瘤和几乎所有大的肿瘤切除所遗留的伤口,需要用邻近的、区域的和游离瓣进行最佳功能和外观重建。在冰冻切片的确诊下,重建几乎在一期就进行。

手术切除也有如下的缺点:①某些较大的切除和重建要求专科培训和掌握外科技巧;②鉴于刮除和干燥法可在诊室完成,手术切除需要特殊的器械;③病变边界不清时,甚至在冰冻切片的确诊下,也要切除过多的正常组织以保证完全切除;④必须在肯定的病理诊断和侵犯的特殊组织边界确定后才能重建。

为克服这些客观问题,Mohs 在 1941 年描述了一种新技术,即可连续切除和显微镜检查化学固定的组织。更新的技术避免了繁琐的固定技术,但对可疑恶性细胞区域的观察还需要几个小时。尽管如此,对复发性病变和值得最大限度保留的区域是相对有用的。然而还没有前瞻性对照研究表明 Mohs 显微镜协助肿瘤切除术要优于手术切除。Mohs 技术需要进行一系列的新鲜冰冻切片观察来确定肿瘤切除的范围。另一问题是无质量控制,因为术者也是病理切片的评价者。经 Mohs 技术治疗的大量病变需要采取复杂的重建方法来重建必须切除的重要组织机构。

Mohs FE: Mohs micrographic surgery. A historical perspective. Dermatol Clin 1989;7:609.

C. X 线治疗

X 线对基底细胞瘤的治疗同其他治疗一样有效。它的优点如下：①能保存受到肿瘤侵犯但还未被肿瘤破坏的重建困难的结构，如眼睑、泪管、鼻尖；②对于边界不清的病变可治疗肿瘤较大的范围，能够保证破坏肿瘤边缘不可辨认的扩散部分；③对于广泛损害的老年患者，比外科切除创伤要小的多；④不需住院。

它的缺点如下：①只有训练有素、经验丰富的医生才能取得良好的效果；②需要昂贵的设备；③不适当的放射剂量可能导致严重的后遗症，包括瘢痕、放射性皮炎、溃疡和恶变；④脱发；⑤外形不规则的部位难以治疗（如耳和耳道）；⑥需要反复治疗 4~6 周。

除了特殊情况外，X 线治疗不应用于 40 岁以下的患者。既往对放射治疗无效的患者不应该再用。

（三）鳞状上皮细胞癌

鳞状上皮细胞癌是浅肤色人种中第二位最常见的肿瘤，是深色人种中最常见的皮肤肿瘤。在白种人，同基底细胞癌一样，日光是最常见的诱发因素。最常见的发生部位是耳朵、面颊、下唇和手背。其他诱发因素包括：化学性烧伤和热灼伤、瘢痕、慢性溃疡、慢性肉芽肿（皮肤结核病、梅毒）、窦道、焦油和烃类物质的接触，以及离子辐射。在烧伤瘢痕内发生鳞状上皮细胞癌时，称为马乔林溃疡（Marjolin 溃疡），这种病变发生在烧伤后许多年，它倾向于侵袭性，预后较差。

日光暴露是鳞状上皮细胞癌最重要的刺激因子，大多数癌先表现为日光性角化病，该部位为慢性日光损害区。鳞状上皮细胞癌也可能由其他癌前皮肤病变和表现正常的皮肤发展而来。

鳞状上皮细胞癌的自然病程变化很大。可表现为缓慢生长、局部浸润无转移，或者生长迅速、广泛浸润伴转移。一般来说，由光化性角化病发展而来的鳞状上皮癌更常见，属于缓慢生长型；而由 Bowen 病、Queyrat 增殖性红斑、慢性放射性皮炎、瘢痕和慢性溃疡发展而来者具有更强的侵袭性；由表现正常的皮肤和由嘴唇、生殖器和肛区发展而来的也倾向于侵袭性。

鳞状细胞癌早期常表现为小的、硬的、边界不清的红斑或结节，表面扁平、光滑或者呈疣状。随着肿瘤的生长，外观可隆起，又因进行性浸润周围组织而粘连固定。溃疡可早或可晚，但在迅速生长的病变趋向于早期发生。

组织学上，恶性上皮细胞以片状、圆形肿块或条索状侵入真皮。在低度恶性鳞状细胞癌，细胞分化很好，与成熟鳞状细胞类似，有细胞间桥。可有角化，角化的鳞状上皮细胞层可产生典型的圆形"角化珠"。在高度恶性的鳞状细胞癌，上皮细胞极不典型，异常有丝分裂像常见，无细胞间桥，也无角化出现。

当伴有基底细胞癌时，根治鳞状细胞癌以及追求最好的美容和功能效果的治疗方法，需因人而异。决定最佳治疗方法的因素包括大小、形态、肿瘤的位置以及决定其侵袭性的组织类型。

外科是主要的治疗方法。在一些情况下，放射治疗也被使用。每种治疗方法的优缺点业已讨论。因为基底细胞癌相对非侵袭性，少见转移，根治失败仅导致局部性复发。虽然这可能导致广泛的局部组织破坏，但对生命威胁极小。而侵袭性鳞状细胞癌可转移到机体的任何部位，治疗失败会产生致命性后果。因此，根治是治疗的必然目标。

因为淋巴结转移的总发病率相对低，大多数专家主张除了生殖器和肛区的侵袭性癌外，区域性淋巴结未能触诊，就不应作淋巴结切除。

Alam M, Ratner D: Cutaneous squamous-cell carcinoma. N Engl J Med 2001;344:975.

Arbuckle HA, Morelli JG: Pigmentary disorders: update on neurofibromatosis-1 and tuberous sclerosis. Curr Opin Pediatr 2000;12:354.

Kanzler MH, Mraz-Gernhard S: Treatment of primary cutaneous melanoma. JAMA 2001;285:1819.

Lentsch EJ, Myers JN: Melanoma of the head and neck: current concepts in diagnosis and management. Laryngoscope 2001; 111:1209.

Stadelmann WK et al: Cutaneous melanoma of the head and neck: advances in evaluation and treatment. Plast Reconstr Surg 2000;105:2105.

软组织损伤

整形外科医生经常会牵涉到在急救室进行软组织损伤的评价和治疗，甚至对相对简单的面部撕裂伤，也必须考虑多方面的治疗。

对于软组织损伤，应该认真分析，具体包括：①伤口的类型（擦伤、挫伤等）；②损伤的原因；③患者的年龄；④损伤的部位；⑤创伤前、创伤时和创伤后的污染程度；⑥伴发损伤的性质和程度；⑦患者的一般状况（如：急性病或慢性病或变态反应病；或者服用的药物）。

必须注意伤口的部位，因为不同的皮肤类型有不同的愈合特点。面部和头部血管丰富，因而对感染抵抗力强而且愈合快，但在面部及其周围有许多重要的组织结构，而且瘢痕和缺陷易见。躯干、上肢和大腿的皮肤相当的厚实，愈合比头面部慢，易于感染，瘢痕却很少被注意。手是一个关键的区域，因邻近表面有些重要的结构，由感染引起的破坏其后果严重。小腿是一个特殊区域，是因为其血供相对不足，能引起皮肤缺损，感染易于发生。

▶ 治疗

必须确定伤口的类型以便于给予恰当的治疗。挫伤和肿胀需要冰袋外敷 24 小时，并休息和抬高患处。对于擦伤的处理，要像供皮区那样，清洁后敷料包扎，或者每日清洗直到干痂形成或愈合。在损伤 24 小时内,必须用小刀片彻底去除伤口的泥土或沙砾。否则异物缝入将产生创伤性花纹。为了顺利地完成治疗,必须进行广泛地局部麻醉。爆炸嵌入的颗粒物必须以相似的方法去除。用冰袋和压迫治疗血肿直到平稳。如果重要的结构如耳朵或鼻中隔软骨损伤或破坏,是引流的指征。骨隆突的撕裂伤和不同类型的切割伤要求特殊的治疗,详述见下。如果为了达到理想的效果,治疗必须一丝不苟。众所周知,刺伤和咬伤表面上无关痛痒,但它可能导致严重的组织毁损或破伤风或气性坏疽。要使用抗生素、冲洗、开放治疗的方法。可是,大多数面部咬伤都可于清创后进行安全地闭合。伴有皮瓣以及撕脱的伤口难以处理。推荐仔细清创和明智地使用撕脱组织作全厚或刃厚皮片移植。时间也是考虑的首要因素。

致伤物表面的细菌可引起伤口污染,如指甲上的铁锈,牙齿上的唾液,皮肤破损时进入伤口的细菌。随着时间的延长,侵入组织的细菌生长繁殖。因而,对于治疗来说,确定受伤的时间是重要的。伴有切割伤的其他损伤常优先治疗。一般地说,除面部和头皮伤外的其他伤口,如果在就诊前 8~12 小时或更长时间发生,不应一期缝合,除非由非常干净的东西引起并在伤后临时用消毒绷带敷盖。如前所述的延期一期缝合是一种优良而安全的方法。通过仔细地清创、冲洗和抗生素使用,几乎达 24 小时的任何面部伤口都能安全地缝合。

外科医生必须决定伤口是否应用抗生素。一般地说,早期恰当处理的伤口,不提倡抗生素治疗。延迟处理的伤口或耽误治疗的患者应给予抗生素治疗,如:已知污染的伤口,免疫低下患者(年幼儿或老年人,过度疲劳者,患有全身性疾病者)的伤口,区域内感染会有严重后果的伤口(如小腿和手),菌血症会导致严重后果(人工瓣膜或矫形装置)的伤口。在清创和缝合前就应开始应用抗生素。抗生素仅仅需用几天,通常在2~3 天伤口无感染迹象时停药。青霉素或其替代物适合于口腔伤口,如整修唇撕裂和咬伤;其他伤口通常由链球菌污染,用对耐青霉素 S 菌株有效的抗生素是正确的。如果怀疑革兰氏阴性菌和厌氧菌污染,缝合伤口是危险的,应考虑患者住院和使用安泰乐。对未接受普通免疫或伤口可能导致破伤风的患者应给予正规的破伤风预防。详细见第 8 章。

麻醉是软组织伤口处理和缝合的一个重要部分。推荐用 0.5% 或 1% 的利多卡因加 1∶20 万或 1∶10 万的肾上腺素局部麻醉,它可用于任何伤口。小剂量利多卡因和肾上腺素也可用于附属部位,如耳垂、脚趾和阴茎。为了使患者更舒适,在清创和冲洗之前可通过伤口边缘注入上述药物,并且会在 7 分钟内出现肾上腺素的血管收缩作用。应避免过量的肾上腺素和利多

卡因注入血管,以及避免应用于药物过敏的患者。

不能夸大冲洗的重要性。近来证明,冲洗污染伤口,超过 90% 的细菌会被清除。为了这个目的,理想的方法是用 19 号针头的大容量注射器或其他设计的器械如水喷射器强力地冲洗伤口,所用液体为生理性溶液如林格液或生理盐水。为了除去表面的血块、异物和细菌,伤口冲洗后清创,然后再冲洗。去污剂和防腐液对表面组织有害,不宜使用。

清创必须包括清除所有的失活组织。对于特殊部位如眼睑、耳、鼻、嘴唇和眉毛的清创必须仔细,因清创去除的组织难以替代。组织丰富的部位如面颊、颏部、前额部,可广泛地清创。小的、不规则的或破碎的伤口可彻底地切除,以形成清洁的、边缘锐利的伤口,这样产生的瘢痕会尽可能的细小。因为面部的血供丰富,对活力可疑的组织应当保留而不予清除,其存活的概率很大。

适当的麻醉、清创和冲洗后,最终伤口可缝合。应具备充足的光线和相应的设备。患者和术者必须体位舒适。伤口周围的皮肤用消毒液消毒,用布单覆盖。对伤口的深度和范围进行最终检查,并检查重要结构的损伤。可采用肾上腺素、压迫、烧灼或者缝扎方法止血。面部的重要结构包括腮腺管、泪管和面神经分支,这些应当在手术室通过显微外科技术进行修复。

应该首先缝合伤口的深部组织(通常是肌肉),尽可能少的使用可吸收线,因为在伤口内缝线为异物。采用细的可吸收线尽可能地关闭死腔。如果死腔不能闭合,有时外部压迫或小导管引流可能有效。皮肤缝合应从撕裂伤最严重的部位开始,例如耳鼻的边缘、唇红缘或唇缘、眉毛缘(从未被刮过)和头皮发际。皮下缝合非常有用。皮缘闭合无张力及绞窄时,采用 5-0或 6-0 的单丝线缝合。

复杂的撕裂伤,如复杂的星状伤口或撕脱瓣,通常愈合时伴有过量瘢痕。由于 U 形或活盖门样撕脱常合并皮下组织损伤,当伤口挛缩后会变得难看。这种类型的小撕脱伤最好是切除并且直线形缝合。转移的大皮瓣通常需二期修复。大片皮肤缺损最好用刃厚皮片植皮,随后二期重建。初始采用就近瓣重建可能会失败,由于对这些邻近组织损伤估计不足。把撕脱组织做成游离皮片也不会存活,并导致延迟愈合,这就需要充分的外科评估。

面部小的或中等大的伤口可只用抗生素软膏包扎。可以用过氧化氢清洗患者的缝线以清除血痂和脏物,然后重新应用抗生素软膏。另外,用消毒绷带保护闭合的伤口也是有益的。加压包扎可预防血肿形成和重度水肿导致的愈合不佳。应尽早更换敷料以观察伤口的血肿和感染征象。这样可抽吸血肿,适当引流,以及根据培养和药敏检查选择有效的抗生素。3~5 天拆

线，随后无菌胶带固定伤口可使由丝线本身引起的瘢痕最小。

面部伤修复的最终结果取决于伤口的性质和部位、瘢痕形成的个体差异和时间过程。瘢痕挛缩消退和红斑最大程度地改善，需经过 1 年以上的时间。此后才能决定二期瘢痕的修复。

伤口累及大关节、囊外软组织和囊内结构时，应个体化准确评估患者损伤的程度和预后。单纯的开放性关节损伤，不伴广泛的软组织损伤，可简单地缝合关节和伤口。单一的或多发的穿通伤伴有广泛的软组织损伤（瓣、撕裂、脱套伤）常需二期手术闭合伤口。开放性关节旁骨折累及邻近的关节内表面，或合并神经或血管损伤，需要修复治疗。成功处理的基础是清创、及时和有效的抗生素治疗、闭合关节，以及骨损伤的积极治疗。新技术如游离组织移植，能促进创伤愈合，降低发病率，并使一些肢体免于截肢。

面骨骨折

尽管面骨骨折罕有危及生命，但由于面部美容和功能的重要性，面骨骨折最好交给对面骨损伤和重建有着丰富经验的外科医生来处理。在急性期（常在第一周内），面骨骨折手术常能获得成功，否则，手术延误后重建将很困难。

面骨骨折通常是由钝器伤引起，如拳头或棍棒，或在汽车事故时与飞轮、仪表板或挡风玻璃剧烈碰撞所致。尤其是后者，应评估患者的伴发损伤。例如，颈椎损伤见于 12% 汽车事故患者，应先于面部骨折进行治疗或制动。也必须对脑、眼、胸、腹、四肢进行评估，也要早期治疗。

临床检查时首先作出面部骨折的诊断。理想状态是即刻检查，它不会隐藏检查结果。损伤的机制和方向是重要的。如果患者意识清楚，应先问诊面部损伤，疼痛和麻木的区域，下颌骨运动和牙齿对合是否正常，视觉在所有方向是否正常。

大多数面部骨折可触及，至少能注意到骨的位置异常。开始沿着下颌骨缘，能触及不规则的面骨。注意牙的咬合。双手触诊时，拇指放入口腔，如有伴发的骨折，就能引出骨擦音。当上颌骨和面中部骨折时，拇指和食指之间的上颌骨和面中部骨能前后移动。鼻骨骨折也可通过触诊发现。不规则阶梯样眶下缘、眶外缘或颧弓提示有压缩性颧骨骨折。

放射学检查是一种面部骨折的辅助检查。X 线很少能见到明显的骨折，故其不是临床诊断的主要依据。有用的影像图像包括瓦特位和下颌尖突起和下颌骨的斜位像。下颌骨的全方位像对髁部观察非常有价值。二维或三维 CT 重建图像可通过许多平面观察面骨骨折，本质上可取代常规平片来确立诊断。这对评价骨折范围，特别是后部区域骨折有帮助，如筛骨区、眶内侧和眶下、翼板和颅底。

鼻骨是最常见的面骨骨折，其次是下颌骨、颧骨和上颌骨。

鼻骨骨折

骨折可涉及鼻骨、软骨和鼻中隔。骨折以两种形式发生，由侧方或迎面的创伤引起。

侧方创伤时，损伤侧的鼻骨发生骨折并移位靠近中隔，鼻中隔偏离并骨折，对侧鼻骨骨折远离中隔，以至于鼻的上部整体偏离。因暴力程度不同，可发生单个或多个移位，并且粉碎程度也不同。

正面创伤可引起鞍状鼻，上半部增宽，这是鼻骨压缩和分离的结果。当然，这个过程会导致鼻中隔严重受损，通常变形或骨折。依靠单纯临床检查即可诊断鼻骨骨折，除了医疗法律原因，一般不需 X 线检查。

需要复位的鼻骨骨折应该在最短时间内治疗，因为骨折趋于在数天后固定在移位的位置。手术依鼻骨是否移位和塌陷而定。首选局部麻醉，可选用丁卡因局部麻醉或可卡因鼻内麻醉或利多卡因皮肤浸润局麻。鼻骨可以用鼻内钳或骨膜剥离器撬起，以及外面塑形或压迫来对齐。塌陷的鼻骨骨折用华-姆氏鼻钳复位，即伸入每侧鼻孔并且放在中隔的两侧然后把它抬高到适当的位置。应辨认鼻中隔血肿并且引流，以预防感染和随之而来的软骨性中隔坏死伴全鼻塌陷。鼻的复杂骨折需要及时修复皮肤创伤。如果可能，早期复位鼻骨。

外夹板实质上是一种保护敷料，复位后使用无黏着力纱布鼻内填塞是一种恰当的治疗方法。鼻内填塞对复位的中隔提供支撑，有助于预防出血的发生。也对外夹板固定鼻骨提供对抗力和预防塌陷。填塞物通常在 48 小时内移去。

严重的粉碎性鼻骨骨折，内眦韧带也会移位，内眦韧带向外侧牵拉上眼睑。如有撕裂，也应复位以防止后期畸形。包含整个鼻眶和筛骨的严重复合骨折，采用冠状入路，便于广泛暴露，允许所有小的鼻骨碎片解剖复位以及眦韧带复位，也便于在鼻根部和眉间撬起套迭的骨块。

在这些损伤中，泪器常会撕裂，应适当地修复和整形。

下颌骨骨折

下颌骨骨折常常是双侧性，一般发生颏孔、支角或髁颈的中间部位。常见的复合骨折是颏部骨折伴对侧髁骨折。骨块的移位是由于外力冲撞以及口底肌肉和咀嚼肌的牵拉。通过牙齿咬合的异常以及局部疼痛、肿胀以及骨磨擦音来诊断。适当的 X 线可以确诊。需拍髁的特殊影像，包括断层扫描。舌下血肿和急性咬合不正通常对下颌骨骨折有诊断价值。

牙齿咬合功能的修复是治疗下颌骨骨折最重要的考虑因素。对补牙较多的患者，可安置弓形棒或牙内金属丝。尽管某些患者要求全身麻醉，首选的是局部神经阻滞麻醉。颌间弹性牵引通常可纠正小的移位，通过克服肌肉的牵拉使牙齿进入正常的咬合位置。当骨折累及牙槽基底以及怀疑牙齿失活时，应考虑拔牙。特别在门牙区域，失活牙是感染源，会导致骨髓炎和骨不连。

下颌骨严重骨折的患者需要开放解剖复位内固定。这些骨折包括复合骨折，粉碎性骨折，不稳定性骨折。不稳定骨折是一种具有内在不稳定的骨折，因为肌肉会牵拉骨折块。在这种情况下，单纯的颌间固定是不充分的。尽管适当的假牙或牙夹板有利于维持正常地咬合，但无牙患者也会受益于开放复位。

经证实，骨折块的金属丝固定和颌间固定需 6 周，它也是一种流行的骨折治疗方法。最近流行的是螺丝板系统，它比钢丝板更具优点。螺丝板通常能获得三维的坚强固定，提供足够的稳定性；它排除了在大多数病例需要的颌间固定；适用于复合性、粉碎性骨折；技术掌握后使用简单。

在双侧联合骨折，舌前部稳定性丧失，可能会后坠和阻塞气道。在这些患者，必须及早保持前方稳定和固定。

髁骨折罕有切开复位，单纯颌间固定 4~6 周就足够了。切开复位的指征是移位性骨折，因为冠状突撞击颧弓可阻止下颌骨的活动。在儿童，骨折可能破坏髁的生发中心，导致上颌骨发育不良和显著变形。

颧骨和眶骨骨折

颧骨骨折可以累及颧骨弓或整个颧骨（颧骨隆起）和侧壁、眶底。所谓的三柱骨折，典型表现为骨折出现在额颧缝和颧上颌缝以及颧弓。若骨折累及上颌骨的前根或后根称为四柱骨折。颧骨体的移位会导致面颊变平，以及眶缘和眶底的变低。

重要的诊断体征是结膜下出血，眼外肌功能障碍（伴随复视），以及眶下神经损伤侧上唇和牙槽感觉丧失。颧骨移位很少需要立即复位，可以延迟至患者的全身情况能耐受麻醉。局部麻醉只适合颧弓复位。通常，骨折明显移位需要全身麻醉。对于这类骨折，直接的骨间金属丝二点固定是必须的。此处，精巧的小钢板成功运用可提供解剖复位和坚强固定。

采用 Gillies 技术，单纯颧弓压缩骨折可获得很好的抬升。通过发际上颞部切口，该器械可进入颞深筋膜的浅层，以及颧弓和颧骨体之下。骨折也可经皮用钩或螺丝钉撬起，联合表面触诊以获得准确复位。如果骨折是复合性或粉碎性，通常是高速伤所致，需要冠状入路来获得解剖和稳定复位。

当出现明显复视，眼球内陷和眼球后移时，应怀疑伴随颧骨骨折的广泛损伤。眼周脂肪和眼外肌可由缺损部位疝出，从而引起相应的症状和体征。爆裂骨折是眼眶底的破坏，是由于眼球的钝性损伤而不伴有颧骨或眶缘骨折。两种情况都要求探查，复位疝出组织和修复眶底。最直接的入路是下眼睑睫下切开，它可提供极佳的视野。也可使用经口鼻窦入路，盲窦填塞物作为支撑物已被描述。这是相当危险的，因为骨刺可能被推进眼球，导致损伤或失明。若眶底形成广泛的交通或骨破坏，可进行局部自体骨或软骨替代。有时，在眶底广泛损伤的情况下，必须使用矫形材料，如钛网。

即使进行仔细地眶底解剖复位和修复，眼的问题尤其眼球内陷的问题依然存在，可能是由于未能诊断的骨折，特别是内侧筛骨爆裂性骨折。这些可以用 CT 扫描适当地评估。治疗需要复位和修复。有时，这种损伤会引起突出软组织的缺血以及随后的萎缩和瘢痕化。这可以引起几乎不可能完全解决的眼球内陷。

上颌骨骨折

上颌骨骨折多种多样，从经过牙槽突的部分骨折到与面中部的广泛移位，即额鼻骨骨折、眶上颌区骨折以及整个颅面分离。出血和气道阻塞需要紧急处理，在严重病例需气管切开。在广泛骨折时，上颌的移位可触及。上颌骨后移引起的"盘状面"畸形可被水肿掩盖。必须仔细地 X 线检查来确定面中部骨折的程度和复杂性。由于其他严重的损伤，治疗可能不得不被延迟。在复位与固定前 10~14 天的延迟是安全的。但是，尽早复位上颌骨和牙齿的咬合对预防后期的并发症是令人向往的。

对于几乎无移位的双侧骨折或单侧骨折，上颌骨夹板固定 4 周即可。通常前后移位的骨折，需要直接的切开松解复位以及恰当的板钉系统固定。早期复位有助于控制出血，由于被撕扯、牵引的血管允许重建正常的张力。在一些严重的病例，外牵引是必须的。恢复正常的咬合关系，通过颌间固定至下颌骨来维持复位，以及直接的钢板固定来维持骨骼复位。复杂的骨折需要外固定，可利用帽子和口内夹板，以及联合多种外科切口的直接钢板固定。共存的下颌骨骨折通常需要同时进行切开复位与固定。

Antonyshyn O, Gruss JS: Complex orbital trauma: the role of rigid fixation and primary bone grafting. Plast Reconstr Surg 1988; 7:61.

Krsarai L et al: A biomechanical analysis of the orbital zygomatic complex in human cadavers: examination of load sharing and failure patterns after fixation with titanium and bioresorbable systems. J Craniofac Surg 1999;10:400.

Thaller SR, Kawamoto HK: A histologic evaluation of fracture repair in the midface. Plast Reconstr Surg 1990;85:196.

Thaller SR, Mabourakh S: Pediatric mandibular fractures. Ann Plast Surg 1991;26:511.

Yaremchuk MJ: Vascularized bone grafts for maxillofacial reconstruction. Clin Plast Surg 1989;16:29.

先天性头颈部畸形

唇裂和腭裂

唇裂、腭裂及两者并存是头颈部最常见的先天性畸形。据报道新生儿面裂发生率为1：650~750,在出生缺陷的发病率上,仅次于畸形足。

面裂可能累及鼻底、一侧或双侧唇,且可延伸至牙槽嵴、硬腭及整个软腭。基于胚胎学和解剖学,有价值的分类是原发腭和继发腭。前部原发腭和后部继发腭以切牙孔为界。这样面裂以不同组合分为部分或完全原发腭或继发腭(或两者都有)。最常见的裂隙是左侧完全原发性和继发性腭裂以及正中部分继发性腭裂,包括软腭和部分硬腭。

大多数腭裂婴儿存在某种喂养困难,以及母乳喂养是不可能的。鉴此,扩大人工乳头上的开口或使用带一个软橡胶饲管的注射器将会解决吸吮方面难题。直立位喂养将有助于预防口鼻反流或吸入。严重的喂养和呼吸困难在皮埃尔-罗宾综合征可见到。该病的特征是腭裂伴随下颌过小畸形,舌后置和头侧移位,从而阻塞口咽呼吸道,这是一种急症,也是突发性婴儿猝死综合征的原因。非手术治疗包括用器械向前牵拉舌和用毛巾垫在胸下使婴儿俯卧让下颌和舌向下垂。插入小的(8号)鼻胃管至咽部可暂时避免呼吸阻塞并可被用来供给婴儿营养。经证实,通过牵拉舌头和良好的鼻腔导气,放置或运用丙烯酸充填器会缓解呼吸困难。一些将下颌与舌前移的手术方法已被论及,但仅在保守措施无效时实施。最近,下颌骨分离方法显示了良好的效果,可是,用于新生儿更要谨慎。

▶ 治疗

唇裂的外科修复并不是一种急症,被广泛接受的最佳手术时机是"10规则"。这包括体重4.5kg以上和血红蛋白在10g/dl以上。通常在出生10周以后进行手术。在大多数的唇裂修复中,牙槽畸形会重塑为满意的外形。在某些伴有显著牙槽畸形的病例,如伴显著上颌前颌突的严重双侧唇裂,应预先进行上颌正畸治疗。这可以通过矫治器或者通过弹力绷带的恒压而矫正。

经口气管内插管麻醉是优先选择的麻醉技术,各种单侧裂修复技术已应用多年。早期手术忽略了解

剖标志,导致了特征性的"修复性兔唇"外貌。现在广泛应用Milland旋转-推进瓣法,即裂口的内廉切开使唇弓旋至正常位置,由此出现的内廉缺损用外侧的皮瓣填补。该方法切口位置灵活,在大多数病例中获得了正常解剖标志的均衡对称复位。由于双侧唇裂的组织缺损较多,它的修复存在许多富有挑战性的技术难题,最大限度保留可用组织是应遵循的基本原则,大多数外科医生乐于利用中央及侧唇组织直线缝合关闭裂隙,这使得唇红缘上翘(Manchester修复)。

通常,对已行唇裂修复的较大儿童进行二期修复是必要的。在唇裂患者,伴发的永久畸形是鼻翼、穹隆的软组织、软骨扭曲。这些患者常存在面中部的发育不良。这归咎于内在发育障碍、唇与腭修复导致的外在压迫。一些畸形的矫正,尤其是鼻畸形,可与唇修复手术同时实施。最终矫正应在软骨与骨发育完全后进行,包括瘢痕修复和鼻软骨结构的重建。近来的入路包括鼻皮肤套的去除和异常软膏的完整暴露。接着,重排于合适的位置,可有额外的移植。上颌截骨术(Le FortⅠ型徙前术)将充分矫正面中部塌陷畸形。由于严重组织缺损,上唇过紧可用Adde皮瓣行二期转移矫正。

最近,唇裂的宫内修复已变成了一个讨论话题。宫内修复可提供无瘢痕修复和矫正原发畸形。而且,胎儿唇和腭的无瘢痕修复会预防生后瘢痕的连锁反应,以及继发的牙槽畸形和面中部发育畸形。这些主张使得宫内修复很诱人,但胎儿死亡的风险居高不下。早产是一个主要的并发症,这直接和宫内暴露需要巨大的子宫切口有关。由于伴有的巨大风险,对于生后不能有效治疗的严重畸形,宫内胎儿外科还极其保守。

腭裂可累及牙槽、硬腭或软腭,并以单个或联合的方式存在。硬腭和牙槽裂是单侧或双侧,而软腭裂总是在正中,并后延至悬雍垂。腭裂的宽度变化很大,可用于修复的组织量也相应变化。硬腭,覆有黏膜骨膜层,形成前部口腔的顶部和鼻底。后部的软腭是由参与语音与吞咽功能的五对肌肉构成。

手术闭合腭裂以获得正常言语功能,是治疗的目的。手术时机取决于裂隙的宽度和其他任何相关因素。然而,腭裂应在形成严重的语音障碍之前进行手术,通常是2岁前。6个月时手术修复并不困难,且有助于婴儿喂养。如果软腭足够长,通过侧方松解切口使得裂隙两侧的组织瓣充分拢愈合。如软腭太短,应用后推瓣的手术方法。在操作过程中,利用腭后动脉供养的黏膜骨膜瓣,使短小的软腭被后推抵至咽后壁。

患者腭裂手术后,满意的语言功能可达70%~90%。

显著的语言功能障碍通常需在患儿长大后行二期手术。咽后皮瓣是应用最广泛的技术,此种手术通过将咽后肌黏膜瓣附着至软腭来缩小腭咽间隙,它允许腭咽复合体自由关闭,从而避免鼻音。在某些病例,各种其他的咽成形术也是很有用的。

Estes JM et al: Endoscopic creation and repair of fetal cleft lip. Plast Reconstr Surg 1992;90:743.

Lorenz HP, Longaker MT: In utero surgery for cleft lip/palate: minimizing the "ripple effect" of scarring. J Craniofac Surg 2003;14:504.

颜面异常

这是头部软组织和硬组织的先天性畸形。脑、眼及内耳的特殊问题由相关专家治疗。当这类患者手术治疗时,颅面外科医生常需要这些专家的协作。

尽管轻度的畸形未能诊断,或被认为是正常变异,但是,严重的颜面异常相对罕见。尽管提出了许多种分类方法,但分类仍很困难。Tessier 基于临床表现,提出了一个数字分类法。他把裂隙看作软硬组织畸形的基础(图 41-10)。

其他的分类是基于胚胎学和病因学特点。随着认识的深入和不断的研究,毫无疑问,分类将会更加令人满意。

众所周知,染色体和基因畸变以及环境因素能导致颅面畸形。然而,大多数致畸原因还不清楚。神经嵴细胞迁移和增殖的停止,以及分化缺陷是大多数畸形的特点。我们将用简短的术语描述一些较常见的类型。

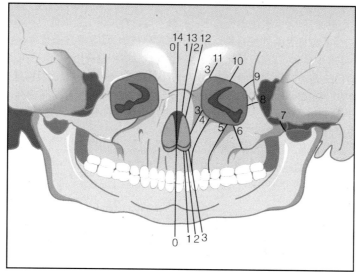

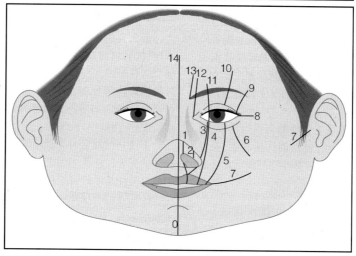

▲图 41-10　**颜面裂的分类**
编号从 0 到 14 和骨骼缺陷的软组织表现

Crouzon 综合征(颅面骨发育不全)和 Apert 综合征(尖头并指(趾)畸形)是密切相关的,表现的不同点在于后者伴有肢体畸形。两者均具有不同程度表达的常染色体显性性状。两者均表现为颅骨畸形,这是由于颅缝早闭所致的。严重受累的颅缝决定颅骨畸形的类型。眼球突出,面中部发育不良以及眶距过远也是这两种综合征的特征表现。

面部器官和组织发生于第一和第二鳃弓以及第一鳃裂。发育障碍会导致一系列不同程度的畸形。Treacher-Collins 综合征(下颌面骨发育不全)是一种严重畸形,以颧骨和下眼睑的发育不全,眼组织缺损和眼裂倾斜为特征。下颌骨和耳常常发育很差。临床表现为双侧,也是一种常染色体显性遗传。单侧畸形称为半面短小,表现为渐进性的骨骼和软组织发育不良。半面短小的 Goldenhar 变异是一种严重的畸形,伴有上延髓皮样囊肿、上睑切迹和椎体异常。

部分患者表现为智力迟钝,但大多数患者智力不受影响。精神障碍严重,最常与患者的外貌有关。在过去的 20 年里,颅面外科进步神速,以致以前无法治疗的畸形也能矫正。基于 Le Fort 的解剖学研究以及 Gillies 和其他学者的努力,Paul Tessier 于 20 世纪 60 年代末期建立了一系列外科技术来矫正主要的颅面畸形。很快,从他的研究中提出了两个基本概念:①大块的颅面骨能完全地脱离血供,复位,能够存活和愈合;②眼球可水平或垂直移动相当远的距离而对视力无不利影响。目前趋向于在出生后 6~9 个月(如可能不迟于 1 岁)行颅顶重塑和额眶徙前术。

采用颅内或颅外入路,双冠状头皮切口可用于暴露颅面骨。切开的骨被重塑形、移位,并用金属丝或微钢板螺丝固定。后者的优点是固定牢靠和极少需要维持骨移植的大范围活动。自体骨的嵌入和贴附移植用于改善外形。整个手术通常一期完成,而且并发症出乎意料的少见。过去的几年,微钢板获得了广泛应用。在婴儿,用可吸收缝线或更新的可吸收钢板螺丝钉获得了有效和牢靠的固定。它们常常在 6~9 个月吸收,也不干扰 CT 或 MRI 成像,也很少影响颅面生长与发育。

颅面外科不仅使较大的先天性畸形得以治疗,而且改进了较复杂的面部骨折、慢性创伤后遗症、孤立性眼球突出、纤维性发育不良和美容性的面部皮纹的治疗。

小耳畸形

小耳畸形是耳廓的缺失或发育不良。合并外耳道的闭锁或缺损。严重耳畸形的发病率约为 1/8000,而且通常是自发的。其中 10% 为双侧,男孩为女孩的 2~3 倍。因为耳源于第一和第二鳃弓,中耳也总被累及。许多患者合并有第一、第二鳃弓的其他畸形。内耳结构通常未受影响。

一般来讲,耳科医生对传导性听力的矫正是不长久的或无效的。对于双侧缺陷的病例,手术治疗仍持保留意见。

外耳的重建包括多期手术,手术开始于学龄前。自身肋软骨或对侧耳软骨用于重建缺耳的支架。软骨被包埋在适当位置的皮下,在局部组织中调整好位置以用于耳垂或甲腔的复位重建,支架被向后抬高,随之移植获得的沟得以凸出。在局部组织少或不能利用的病例,切取邻近的颞浅筋膜置于软骨支架上。这样皮肤移植具有了足够的组织。偶尔,对侧(正常)耳塑形可达到较好的对称,从而获得良好的结果。硅橡胶支架已用作耳软骨,虽然它的应用解决了供区的问题,但是感染率和外露率难以接受。新近,使用一种多孔的聚乙烯材料获得了较好的长期结果。用颞筋膜瓣旋转覆盖移植物,接着覆盖全皮片。这在双侧病例或无足够的软骨时十分有用。

较少见的畸形,如过大耳、过突耳、或弯曲耳,可通过适当的皮肤和软骨的切除来矫正。软骨改变耳廓的曲线,缝合位置有助于构建轮廓。

Cohen SR: Craniofacial distraction with a modular internal distraction system: evolution of design and surgical techniques. Plast Reconstr Surg 1999;103:1592.

McCarthy JG: The timing of surgical intervention in craniofacial anomalies. Clin Plast Surg 1990;17:161.

Nocini PF et al: Vertical distraction of a free vascularized fibula flap in a reconstructed hemimandible: case report. J Craniomaxillofac Surg 2000;28:20.

Romo T 3rd, Presti PM, Yalamanchili HR: Medpor alternative for microtia repair. Facial Plast Surg Clin North Am 2006;14:129.

手和肢体畸形

最常见的手畸形是并指或手指蹼化。这可以是单纯性的,仅涉及软组织;也可以是复杂性的,累及骨融合和软组织,融合可以是部分的或也可以是全部的。外科矫形包括分离,就近瓣和皮片的修复。在指蹼生长紊乱之前应当矫形。其他畸形如多指(多指畸形),指缺失(无指畸形)或裂手。详见第 42 章。

手或指的屈曲性挛缩需要手术松解和恰当植皮。肢体的先天性环状挛缩也可伴有先天性截肢。环状挛缩最好治疗是外科切开和 Z 成形。

Poland 综合征是不同程度的单侧胸部畸形,即胸大肌的缺失,伴有并指。手的畸形应根据严重程度治疗。背阔肌能被移位替代缺损的胸大肌,模仿起点的位置而植入。严重的患者或妇女需要乳房和胸部的重建。腹直肌皮岛能用于替代缺损。

切除术后的重建

头和颈部的重建

在第 15 章讨论的许多肿瘤需要手术切除作为基本的治疗方式。这常包括清除大面积组织,如口底、上颌骨、部分下颌骨或颈部的淋巴组织。这种切除后重建非常具有挑战性而且需要特殊的技巧。

正如前面所讨论的,在患者头颈部肿瘤完全处理方面的显著进展是重建。尽管应用微血管技术进行游离皮瓣移植需要高超的技巧并费时,但它是最恰当的。头颈部手术最常用的是游离皮瓣。股前外侧皮瓣和前臂桡侧皮瓣用于口底重建。包含腓骨和皮肤的复合腓骨瓣用于重建下颌骨和口底。对于较大的缺损,明智选用腹直肌、背阔肌或其他肌皮瓣是非常有益的。对咽食管的重建,管状前臂桡侧瓣或游离空肠都是最佳的。

由于头颈部肿瘤的两种切除方式是完全不同的,有效治疗的关键是术前的准备。必须仔细地评估可能切除的范围,术前和术后需放射治疗的区域、颈部皮瓣的切口及可能的供区。组织应置于富有血供的部位,以使口腔和咽腔能早期愈合并不渗漏;对于放射损伤区域和金属及其他内植物表面也一样。

头部和颈部使用的肌皮瓣是胸锁乳突肌、颈阔肌、斜方肌、胸大肌和背阔肌。有用的轴型皮瓣是前额、胸三角皮瓣和颈肱区域。在需要重建的患者,当这些皮瓣不足或不能利用时,必须应用游离组织移植。尽管许多皮瓣可用于骨软组织重建,但是在头颈部重建中,股前外侧瓣(皮瓣或肌皮瓣)、前臂桡侧皮瓣、腓骨骨间隔皮瓣是最常使用的游离瓣。伤口愈合很快,如果需要,可在术后 1 个月后开始放疗。

Lutz BS, Wei FC: Microsurgical workhorse flaps in head and neck reconstruction. Clin Plast Surg 2005;32:421.

Pearl RM et al: An approach to mandibular reconstruction. Ann Plast Surg 1988;21:401.

Santamaria E et al: Sensation recovery on innervated radial forearm flap for hemiglossectomy reconstruction by using different recipient nerves. Plast Reconstr Surg 1999;103:450.

Yamamoto Y et al: Superiority of end-to-side anastomosis with the internal jugular vein: the experience of 80 cases in head and neck microsurgical reconstruction. Br J Plastic Surg 1999;52:88.

乳房重建

在美国,所有的女性患者在乳房切除后均能重建。不断发展的新技术为女性提供了更多选择。现在,保险公司已把乳房重建看作乳腺癌治疗的组成部分来支付费用。并且还包括对侧乳房的对称性手术。因根治性乳房切除术和放射治疗造成的前胸壁明显缺损的妇女,如果其他方面条件合适的话,一样能够实施重建术。

对乳腺癌的高度警惕以及已建立的筛查指南影响了肿瘤的外科治疗,随后,乳房进行重建。例如,改良乳房根治切除术允许同步采用自体组织重建,会有一个满意的外形。局部病灶切除术后放疗,以前仅用于较小的肿块,现在扩展到较大的肿块,这会导致治疗后胸部凹陷不平,需要进行重建修复。近来运用保留皮肤的乳房切除术逐渐增加。在合适的患者,同步双侧乳房复位成形术允许大范围的局部病灶切除术以维持双侧对称。

重建的方法包括盐类埋植剂、组织扩张器、自体组织,或者这些方法的联合。除了一些对侧乳房较小的瘦弱患者外,乳房切除术后单纯的假体植入通常效果不佳。植入物置于肌肉之下,用胸大肌覆盖,偶尔也用前锯肌来获得足够的肌肉覆盖。这样重建的乳房是圆形僵硬的,而不像正常乳房那样柔软下垂。即使乳房切除术后保留了足够的皮肤,假体的放置也是不满意的,因保留的皮肤坏死致假体外露而出现较高的并发症。在保留皮肤的乳房切除术后,即时进行假体植入重建,将背阔肌转位覆盖假体效果较好,因为即使皮肤坏死后假体也不会外露。

背阔肌肌皮瓣在乳房植入重建中应用最广。手术时画出含有横行皮岛的肌皮瓣轮廓,瘢痕也呈横行,这样可被乳罩遮盖。除肱骨头外,其他完全游离,这样就保留了神经血管蒂。如钟摆一样,可被移位至前胸壁。背阔肌的上部分缝合至胸大肌,下沿尽量下垂。接着植入假体,用下部的背阔肌以及上部的两层肌肉(背阔肌和胸大肌)覆盖。皮岛全部使用,如果必要的话,适当地剥去表皮,只保留需要的皮肤部分。这种方法最适合于缺乏大量腹壁皮肤或相对薄的患者,以及不拒绝使用埋植剂的患者,有时可以植入对侧获得双侧对称。

用组织扩张器进行乳房重建也是一种流行的方法。把具有活瓣的局部充填有硅树脂的囊植入胸部的皮肤和肌肉下,每隔一段时间(6 周至 3 个月),硅胶袋内经皮填充盐类物质使其逐渐膨大。扩张器至少比理想体积大 25%。建议间隔时间大约是 3 个月,以防止"回缩现象",因为取出扩张器后植入永久的假体后会导致皮肤回缩。这种方法的缺点包括罕见的皮肤的半球形扩张,这会导致乳房圆而硬;需要二次手术;感染、回缩、假体外露,以及扩张太快导致的皮肤坏死。

以腹上壁浅血管供血的腹横肌皮瓣在重建中能提供足够的组织而不需植入假体。这是最通用的重建方法,因为此方法可获得重建所需的足够的组织来与对侧乳房在轮廓、位置和形状等方面保持一致。供区皮肤的切口类似于下腹部腹壁成形术的切口。这种方法重建的乳房在外形和手感方面最接近正常乳房,但是它比单纯的组织扩张和植入需要的手术时间更长,需要的住院时间也长。

如果上腹上系统受损(手术或创伤),或其他因素影响这些供区血供的可靠性,医生应选用上腹下系统作为游离瓣。典型的受区血管是乳内血管或胸背血管。对于受区血管,过去的手术史、早先的放疗及解剖变异,以及是否使用同侧或对侧的上腹下系统都会影响重建策略。

由于乳房的成功重建是常见的,因此,许多外科医生通过减少供区使用来寻求优化自体重建。游离的TRAM瓣做了改良后,腹直肌更加节省,或全部节省。该技术被称为上腹下深穿支(DIEP)瓣。皮肤范围与TRAM瓣相同,可是,供应皮肤的肌皮支从腹直肌上切断。就这种模式来说,肌肉自身是多余的,肌肉原位保留以期保留肌肉功能和减轻肌肉无力。接着,上腹下深血管被分离,皮瓣插入胸壁缺损处,沿胸壁行皮瓣血管和受区血管吻合。这两种技术节省腹直肌及其支配神经,但需要更多的手术时间和仔细分离。然而,在一定程度上,同样减少了供区,避免了腹膨出,保留了更多的肌肉功能。

除了患侧乳房重建,为了使双侧乳房的体积和下垂度一致,许多患者也进行了对侧乳房(非癌性)重建。这种对称性操作被认为是癌后乳房重建的一个阶段。乳头和乳晕复合体也能重建。目前的乳头重建技术利用邻近区域的皮瓣。如果使用TRAM瓣,在该部位定位乳头,并获取皮肤和不同数量的皮下脂肪;如果使用植入物(不管是否使用背阔肌),该部位的皮肤及少量的皮下组织需隆起。使用全厚皮片也可重建乳晕,并在后期采用纹身的方法进行颜色匹配。

Bostwick J III: Breast reconstruction after mastectomy. Semin Surg Oncol 1988;4:274.

Hartrampf CR Jr: The transverse abdominal island flap for breast reconstruction: a 7-year experience. Clin Plast Surg 1988;15:703.

Lejour M, Jabri M, Deraemaecker R: Analysis of long-term results of 326 breast reconstructions. Clin Plast Surg 1988;15:689.

Nahabedian MY et al: Breast reconstruction with the DIEP flap or the muscle-sparing (MS-2) free TRAM flap: is there a difference? Plast Reconstr Surg 2005;115:436.

下肢重建

伤口覆盖和关闭最困难的部位之一大概是下肢,特别是小腿远端和足部。薄的和不稳固的皮片,供血不足的就近瓣或交腿皮瓣曾经是唯一可获得的覆盖这些部位的组织。当大段骨外露或缺损或存在感染,这些皮片或者皮瓣通常是不足的,只有截肢。

在下肢用肌皮瓣和独特的游离瓣可大大地改善伤口覆盖。

通常情况下,小腿远端、踝和足部的伤口涉及矫形外科损伤,诸如复合性胫骨或踝骨折。骨折切开复位内固定时,切口和金属钢板螺钉可导致瘢痕加重,使伤口覆盖更加困难。其他需要重建的损伤是小腿、足根或足底皮肤的撕脱缺损,以及缺血性或静脉淤滞性皮肤缺损。

治疗依赖于组织缺损的范围和伤口的深度。膝部和小腿上1/3大范围伤口的重建可用腓肠肌瓣(常为内侧头)和刃厚皮片。小腿中1/3伤口,在许多患者可用比目鱼肌瓣修复。大范围的中1/3和下1/3小腿软组织缺损难以修复重建。当合并有广泛的骨和软组织缺损,必须使用游离皮瓣。虽然在足部存有终末肌腱的小肌肉,如腓骨短肌、拇长伸肌和趾伸肌,但它们仅能提供有限的覆盖。如果有合适的动脉残留在小腿,用游离肌瓣就能较好的覆盖,如股薄肌用于中小缺损或者背阔肌和腹直肌用于大缺损。

大面积的足根或足底缺损难以修复,由于这些部位皮肤承受体重而不能破损。游离肌皮瓣移植是合适的,但保护性感觉功能缺失。游离神经血管蒂皮瓣,如臀下股瓣和三角肌瓣,能修复伤口并可提供一些大体感觉。神经感觉瓣尤其是腓肠瓣,可通过小腿外侧远端皮下隧道穿出修复踝部和足跟缺损。此皮瓣由与腓神经伴行的腓肠动脉供血。此手术为负重的足跟提供了良好的皮肤和筋膜,但通常缺乏保护性感觉。

胫骨节段性缺损可用骨移植重建。如果缺损较大,可用游离骨瓣,如对侧腓骨或髂嵴。也可先重建软组织缺损,接着采用牵拉骨生成技术(Ilizarov骨延长术)重建骨缺损。这种骨延长术包括损伤近端的皮质截骨,安装牵引架,适当的调整螺丝使骨每天延长1mm。这种下肢重建技术要求矫形医生和骨科医生良好的协调合作。尽管这种方法有可能挽救肢体,但是出现并发症,如骨缺损超过8cm、广泛的血管损伤、热缺血时间超过6小时、肢体无活力、跖屈消失、全身状况欠佳患者,这时建议截肢。

胫骨或足骨骨髓炎可能更具破坏性且常难以控制。可能是由于该部位血供差,甚至是长期抗生素治疗未能控制小腿骨感染。近来,骨感染的有效外科治疗取得了进展。外科清创后用游离的微血管肌瓣,如股薄肌和腹直肌瓣修复创面。显然,具有丰富血供的肌瓣不仅覆盖了外露的骨质,而且对控制感染提供了自然防御。可继续使用抗生素,有丰富血运的肌瓣对控制感染起决定作用。骨缺损重建在后期完成。

Erdmann MW, Court-Brown CM, Quaba AA: A five-year review of islanded distally based fasciocutaneous flaps on the lower limb. Br J Plastic Surg 1997;50:421.

Kuran I et al: Comparison between sensitive and nonsensitive free flaps in reconstruction of the heel and plantar area. Plast Reconstr Surg 2000;105:574.

May Jr JW et al: Foot reconstruction using fee microvascular muscle flaps with skin grafts. Clin Plast Surg 1986;13:681.

Vasconez HC et al: Management of extremity injuries with external fixator or Ilizarov devices: cooperative effort between orthopedic and plastic surgeons. Clin Plast Surg 1991;18:505.

褥疮

褥疮常粗略地称为床疮,是一种难以愈合的伤口,常需要整形外科治疗。褥疮一般发生在卧床,以及不能或不愿改变体位的患者;由于石膏管型或支具不能变化体位的患者;局部没有感觉而持续受压的可活动患者。这些患者溃疡发生的根本原因是持续的骨表面组织压迫导致缺血性坏死。另一些原因是局部失神经支配的皮肤及皮下组织萎缩而压迫溃烂。

必须代偿正常的保护性反射。显而易见,预防是褥疮最好的治疗方法。石膏和支具必须具有良好的衬垫来缓解压迫点和疼痛点。卧床患者必须至少每 2 小时改变一次体位。水和空气垫、羊皮垫、泡沫垫有助于缓解压迫但不能替代经常翻身。漂浮床,可大面积均匀受压,极大地辅助了这些患者的管理。任何时候皮肤上的压力都应比毛细血管充盈压小,以避免缺血。截瘫患者不应坐在一种体位超过 2 小时。红斑是缺血的最早体征,必须每天仔细地检查红斑。红斑区应不受任何压迫。电刺激、生物材料以及生长因子等辅助疗法可用来促进伤口恢复,但疗效不确切。

一旦压迫性坏死发生,重要的决定因素是皮下组织,如脂肪和肌肉是否受累,因为它们比皮肤更容易坏死。小的皮肤溃疡可能是下面的大区域坏死的表象。如果范围不是很广泛,且无外源性或血源性的感染和脓肿,坏死的组织可由瘢痕替代。持续受压不仅会妨碍瘢痕组织的形成而且会扩大损伤。表面的干痂或皮肤可能掩盖了一个较大的脓肿。

如果压迫性溃疡小,无感染,伤口应用干燥剂和消除受压后可缓慢的愈合。伤口深及骨骼,如不手术则很难愈合。感染的伤口必须清创至清洁组织。手术的目的是清除失活组织,包括骨,为修复创面提供健康、血供丰富的组织瓣。形成溃疡面的所有坏死组织必须彻底清除。

当患者的营养状态和全身健康状况良好时,可实施皮瓣转移。皮瓣多为肌瓣、肌皮瓣,有时是带蒂皮瓣。血供丰富的肌肉有助于控制低度的细菌污染。下面是常见褥疮所用的肌肉瓣:大转子部位是阔筋膜张肌;坐

骨部位是股薄肌、臀大肌或腘绳肌;骶骨部位是臀大肌。偶尔也可用截瘫平面以上的神经支配瓣对褥疮区提供感觉。最常见的例子是含有股外侧皮神经(源于L4 和 L5)的阔筋膜肌瓣,用于修复坐骨褥疮。罕有用腹壁的肋间神经瓣修复无感觉的骶部。遗憾的是,采用感觉瓣提供保护性感觉效果不佳。组织扩张术不是褥疮的首选治疗,可用于治疗难治的病例,因为可得到的组织不足以闭合伤口。

手术后,供区和受区必须免压 2~3 周,以利于伤口完全愈合。这对处于同样危险或可能已经有溃烂的身体其他部位也适用。用流体悬浮床可大大满足这种要求。

尽管肌皮瓣能提供很好的衬垫,但由于引起溃烂的原因未能消除,褥疮复发仍是一个主要问题。对于这些患者,褥疮的预防更重要。

Bruck JC et al: More arguments in favor of myocutaneous flaps for the treatment of pelvic pressure sores. Ann Plast Surg 1991; 25:85.

Goodman CM et al: Evaluation of results and treatment variables for pressure ulcers in 48 veteran spinal cord-injured patients. Ann Plast Surg 1999;42:665.

美容外科

美容外科是整形外科的一部分。尽管美容外科仅是整形外科的一个分支,实际上这两个术语已成为同义词。对这一领域的兴趣和好奇不断增加,部分原因是老年人的需求增加,更主要的是技术的可预见性、持续性和安全性不断提高。其他专业的人员也致力于矫形外科。一个技术精湛的外科医生能安全地完成整容术,而且可给患者带来最大的益处。

对患者的选择同其他因素一样重要。不是所有的患者都适合美容手术,手术对一些患者也是禁忌的。年龄和全身健康差的患者是推迟或避免选择性手术的原因。也必须考虑其他两个主要因素。第一个因素是手术的解剖可行性,整形能否成功安全地完成?哪种方法能达到最好的结果?第二个因素是患者的心理状态。患者是否充分地了解了既定手术的风险和后果?患者的期望是否现实?外观上整形一般不能挽救失败的婚姻,有助于获取一份新工作,或者增进患者的生活地位,有着这种期望的患者不能实行美容手术。对遭受强烈应激的患者应延缓手术,如离婚,亲人死亡,或感情处于不稳定期。

美容术最佳适合人群是成人或有现实理想的成熟青少年,他们未遭受来自外人的手术施压,不期望术后在人际关系或事业潜在发展上发生大的变化。个人满意是寻求美容的正当理由。

较常见的美容手术讨论如下。一些手术包括功能矫正问题,而不是纯粹地考虑美容。

鼻成形术

外科手术改变鼻结构的目的是解除呼吸道阻塞（通常继发于创伤）和重塑鼻外形，改变不尽如人意特征如明显的背隆起、球形或下垂形鼻尖以及肥大鼻。经常是这些情况合并出现。

手术一般采用鼻内切口，将鼻部皮肤与其下的骨或软骨框架暂时分离，这样通过骨或软骨的切除、重排和增大来改变其框架结构。接着，鼻部皮肤覆盖于新的框架结构上。也可改变鼻中隔和下鼻甲结构来重建通畅的呼吸道。更好的了解鼻的生理功能可以使术者通过插入扩张皮片来纠正鼻内部瓣功能不全，这常在鼻根部骨的成形之后进行。扩张皮片是鼻中隔偏旁和上外侧软骨下方的几小块软骨。它们使内侧瓣开放，这样有利于运动员的呼吸。

手术在局麻或全麻下进行，无论何种情况，均配合局部注射血管收缩药及麻醉剂。是否住院不要求。鼻填塞用于愈合初期止血和支撑鼻黏膜，由于切口只用可吸收线最低限度地缝合。放置外部鼻夹来控制肿胀和提供保护，尤其是实行鼻骨切除术后。

大面积的肿胀和眶周瘀斑消退需 10~14 天。然而，正常感觉完全恢复和肿胀全部消除约需几个月。

鼻部手术相当普遍，一般很安全并且疗效好。并发症包括出血、内部瘢痕、气道梗阻复发和鼻轮廓变形。除应用异体鼻移植物，罕见感染。

皱纹切除术(除褶整容)

由于重力、阳光照射以及老年皮肤弹性丧失的综合作用，两颊、下颌、颈部以及面部的其他部位出现不同程度皱纹及下垂。这种衰老的固有体征可通过除褶整容术在很大程度上消除。但并非所有的皱纹都可消除，前额、眼周、鼻唇区和唇周不进行额外手术是不可能得到明显矫正。

皱纹切除术是一种大手术，大量的切口要藏于头皮、耳前后，偶尔也在颌下区。首先要游离皮肤，然后拉展皮肤，再与头皮和侧面重新缝合。这样就像戴了面具一样，表情不自然。近几年来，除褶整容术的观念发生了显著变化，现在包括将软组织抬升到年轻时的位置，特别是在下颌和颧部脂肪垫处，使颧骨更加突出和下颌外形更加明显。皮肤潜挖只是将软组织抬高，切除多余的皮肤，然后将皮肤无张力的重新缝合。经过这样处理的面中部变得更加自然，效果也持久，并使软组织立体复位，显得更加年轻。

对于双颈部的治疗，从下巴到舌骨的皮肤需广泛地游离，然后将颈阔肌表面的脂肪通过吸除或直接切除。从侧面和正中拉紧颈阔肌使之起到像吊床一样的作用，使颈部和下颌角变得更加明显。

颈部放置引流管，并用厚的环状敷料包扎以保护面部以起轻度的加压作用。吸脂术已应用于颈部，但面部不提倡应用，因为会留下异常的痕迹(轨道征)。在合适的患者，颈部吸脂术可使颏部和下巴的轮廓更明显，也矫正了双下巴的外形。

对于这种长时间的手术(3~4 小时)，局麻和全麻均可。局部常规使用血管收缩剂。

并发症包括血肿、皮痂、面神经分支和耳大神经损伤、瘢痕以及面部不对称。几年以后常会复发。

▶ 内窥镜技术

内窥镜技术已成为整形外科的一部分，尤其涉及面部和乳房的手术。现在，已利用较小的腔镜及不同的方法获得理想的视野。这与采用液体和气体来扩张自然腔隙不同。在面部和乳房，通常通过牵拉或缝合皮肤获得良好视野。

内窥镜对于前额部手术最有效，在适当的条件下，已替代了由一侧耳到另一侧耳、分离头皮至眶上缘的冠状切口。通过内窥镜技术，前额部抬高手术成为更符合生理的手术，这个手术要在骨膜下剥离前额部皮肤，在眶上缘分离骨膜，去掉使眉毛下降的因素(如眉间区的降眉间肌和皱眉肌)，这样，额肌可无阻力地抬高眉毛。这个手术的关键是分离骨膜，使眉毛游离并抬高至少 5~10mm。除此之外，眉间肌切除有助于改善眉间区垂直的皱纹。对于眉毛抬高悬吊，提倡不同的方法：包括软组织与骨的锚定，颅骨螺钉微钢板的临时使用，更简单的是用尼龙线从外部牵拉。这个维持抬升过程仅需很短的时间(3~5 天)，这时骨膜重新附着于较高的水平。

内窥镜技术对于脸中部的手术也有效，此手术适用于面部和颈部没有多余皮肤的年轻患者，而且瘢痕不明显。

内窥镜技术也可用于乳房手术，尤其适用于乳房植入物插入术，经腋窝入路植入乳房下和胸肌下时。内窥镜插入右角进行牵拉，可获得极佳的假体腔视野，允许直达乳房下皱襞的腔隙形成，也可从胸大肌胸骨起点下方剥离以植入假体，切口也易接受。恰当的分离和止血的工具已有许多改进，近来也变得很普遍。

睑成形术

睑成形术包括切除上下眼睑过多皮肤和突出的眶周脂肪。它可单独进行，也可作为除褶整容术的一部分。

切口位于有多余皮肤的上眼睑，事先标记要切除的范围。睫下切口通常用于下眼睑手术。如有必要，可改变眼轮匝肌。打开眶周脂肪隔，切除突出脂肪。下眼睑多余的皮肤需要精确计量，随后切除。采用外缝合法，要求少包扎或根本不包扎。

利多卡因加肾上腺素行局部麻醉。肿胀和瘀斑7~10天消退,3~4天拆线。

并发症包括出血、血肿形成、表皮囊肿、睑外翻和偏位。患者常对手术效果满意。复发率远低于除褶整容术。

近几年,睑成形术的概念已发生了巨大的变化。对于上眼睑,认识到老年人上睑下垂是由于提肌的破裂或拉长造成的。通过对提肌进行重叠缝合来矫正。

下眼睑手术发生了更多的改变。总趋势是减少手术或切除操作,可获得同样满意的结果。少切除眼轮匝肌和眶隔"不接触"技术变得流行起来。而且,少切除脂肪而不是重布也获得了广泛地接受。也提倡结膜下脂肪切除,特别适用于年轻的先天性脂肪疝的患者。结膜下的方法也可与激光共同使用,可以拉紧下睑的皮肤和减轻眶周的皱纹。

另一个重要概念是对下眼睑固有位置的认识,特别是外眦。通过抬升外眦到正常水平就可恢复年轻的外表。

乳房成形术

除与乳腺癌有关的手术之外,女性乳房外科手术的原因如下:增大乳房尺寸(乳房增大成形术),减小乳房的尺寸(乳房复位成形术),或提升乳房(乳房固定术)。乳房增大和坚挺,以及纠正不对称几乎总是美容的原因。可是,肥大乳房缩小手术是功能方面的原因,此种乳房可导致姿势难看,肩背部疼痛,以及由于胸罩带沟所造成不适。

▷ 乳房增大成形术

在乳房增大成形术中,在乳腺组织或胸肌下面放置一硅树脂囊,囊内装有盐水或硅树脂。切口隐藏在乳晕边缘、乳房下皱褶和腋窝。接着,在胸大肌上缘或下缘分离,然后将上述移植物放于所形成的腔隙内。一般不用引流,常用纱垫给予轻压。大多数外科医生首选胸大肌下隙,因为其不干扰乳房造影,但必须分离胸大肌下缘至近3点处为乳头成形提供便利。

美国食品与药物管理局延期研究后,为了美容目的,充填硅胶的埋植剂最近又在美国使用。在研究期间,发现充填硅胶的埋植剂是安全的;可是,有关这些埋植剂的长期资料(如囊挛缩、渗漏和破裂率)仍然不知。

尽管使用胸肌下埋植剂时,局部麻醉效果可能不令人满意,但在门诊,患者可在局麻下手术。全麻通常用于乳房增大成形术。

虽然在多数情况下患者均非常满意,但乳房囊性挛缩率仍是一个问题,一般约为10%。甚至在同一患者,移植物周围形成的瘢痕组织可出现不同程度的挛缩。即使提供最佳愈合环境(如使用适当的埋植剂、控制感染、防止出血、清除组织碎屑、限制活动),这个过程也是难以控制的。即使提供最佳的愈合环境(例如使用最好的移植物,控制感染,清除碎屑以及制动)仍有可能发生。如果挛缩发生,放置于胸肌下的埋植剂表现出较轻程度的囊性挛缩和较轻的畸形。盐性埋植剂渗漏的发生率每年为1%。

其他并发症包括血肿、感染、埋植剂外露、埋植剂渗漏和破裂、乳房不对称以及外部瘢痕。但乳房功能和感觉常不会改变。

Rohrich RJ, Reece EM: Breast augmentation today: saline versus silicone—what are the facts? Plast Recon Surg 2008;121:669.

▷ 乳房固定术

乳房固定术是另一种常见手术,用来矫正乳房的松弛或下垂。尽管某些乳房就以下垂的模式发育,但大多数乳房下垂是由于衰老、重力引起的正常松弛,以及怀孕及泌乳后的萎缩所致。使用乳罩是否能显著改变乳房下垂还不清楚。乳房变形程度取决于乳房下褶内的乳晕与乳头方向的关系。下垂乳房乳头位于乳房皱褶以下,乳尖指向足趾。

矫正手术时可能需要填充或减容。切口必须环绕乳晕。乳房组织本身是叠瓦状的,最好设计一种下方的乳房组织皮瓣,该皮瓣位于保留的乳房上半部的下方和胸大肌的表面,达到自体扩乳,这时它可把乳房的外侧柱连起来。这个手术疗效较持久。矫正乳房下垂更有效的方法是通过乳晕外围切口,能减少瘢痕,它包括用假体材料(如聚乙二醇网)包裹乳房或者最新的由胸大肌组织包裹。

然而,可形成较明显的瘢痕,尤其在乳晕切口周围。

手术常需要全身麻醉,需7~10天恢复。并发症包括出血、感染、组织缺失、感觉改变、乳头-乳晕区功能丧失和乳房不对称。

患者对手术疗效不像对其他手术那样满意。满意程度通常取决于患者对术后瘢痕是否做好了准备。

▷ 乳房复位成形术

乳房复位成形术与乳房固定术相似。因为几乎所有肥大的乳房都是下垂的,在纠正时必须被扶挺。乳房增大可出现在青春期或青春期之后。大乳房对患者来说会成为一种显著伤残。

尽管建立了不同的乳房复位手术,但是几乎所有技术均要求形成一个将乳头乳晕携至新位置的乳蒂,常行环乳切口连同乳晕下纵形或倒T形切口。在巨乳症矫正中,乳头乳晕经常作为一全厚移植物被切除并适当定位。大部分组织从乳房的中心和下极切除。

最近,由于纵形乳房复位成形术瘢痕量减少,激发了人们极大的兴趣。该手术的切口通过乳晕,并纵形延伸到乳房下褶。切除乳房的下方和外侧面组织。明显的皮肤皱褶发生在未采用"T"形切口的病例。而且皮肤折迭消失通常需要几周的时间。几乎均需要全身麻醉,因为切除较多,但通过使用血管收缩剂肾上腺素可最大限度地减少失血。很少需要输液,也不采用术后引流。这种手术可在门诊实施。

尽管可能会存在乳头-乳晕丧失、出血、感染、乳房不对称及瘢痕问题,但患者通常均非常满意和感激。

腹壁成形术与其他外形修复手术

归类为美容的其他手术有腹壁成形术和各种躯体外形修复手术,即去除下躯干、大腿和上臂多余组织的手术。因衰老、怀孕、多次腹部手术以及显著的体重下降而引起组织下垂的患者,均适于身体整形。随着治疗肥胖症医生的增加,许多患者寻求手术去除和矫正躯干或肢体部位的大量多余的皮肤和皮下组织。外科手术对于肥胖症并非必要。这还涉及饮食疗法、锻炼和生活方式的改变。

腹壁成形术通常包括移去大椭圆形内的皮肤和皮下组织,直至下腹壁。手术切口沿肋缘平面。切口环绕肚脐并将肚脐保留在原位。上腹部皮瓣被牵拉至耻骨上切口后,切除多余的皮肤和脂肪。腹壁中线的筋膜可能有皱襞,这时需拉紧。在皮瓣的适当位置上做一切口,使肚脐外置,伤口放置引流管后关闭。切口位于耻骨上外沿至髂嵴前部区域呈斜线或W型(所谓的比基尼线)。当过量的腹部组织分布广泛时,采用所谓的环状腹壁成形术可获得较好的结果。切口需环绕患者,这就要求至少改变患者体位一次。术前适当的标记是必要的,以获得满意和对称的结果。

某些情况采用脊髓麻醉,常规住院需要几天时间。罕有输血。对这些或其他广泛的手术治疗,预防深静脉血栓形成是重要的。

并发症包括皮瓣下血肿或血清聚集、感染、组织缺失和宽瘢痕。通常效果极佳,尤其在一些选择患者获得了极大的满意度。

各种各样的手术已被设计出来,用于去除上臂、臀部及大腿的多余的皮肤及脂肪。然而,几乎所有这些手术都有大切口,会产生明显的瘢痕,并难以在外形改变的部位与正常组织间获得一光滑的移行区。为了获得满意的结果,对患者的仔细安排和辅导是必须的。配置有合适插管的吸脂术已得到广泛开展,它可去除局部过量的脂肪沉积。显而易见,患者的选择和吸脂的正确使用对于避免并发症是必不可少的,这些并发症包括:与失血有关的低血容量、血肿形成、皮肤腐烂、

皮肤和皮下组织的过度松弛以及手术区的不平整。慎重使用吸脂可使前腹部、侧腹部、大腿及臀部轮廓明显。

吸脂术

吸脂术现已成为美国最普遍的美容手术。正如目前所用的,"湿"或"肿胀"浸润液可对手术部位提供血管收缩和麻醉作用。常见的混合物组成为:Ringe乳酸盐溶液、1000ml Ringer液加1mg肾上腺素及250mg利多卡因。肾上腺素可使血管收缩,而利多卡因可提供一定麻醉作用,这样可减少全麻的深度。一些医生在局部麻醉下进行全部手术,这必须使用大量的利多卡因。

一旦溶液浸润充分就可产生期望的效果,通过小切口插入一根小导管,可用注射器或抽吸机吸脂。脂肪层由于注射了肿胀液而增大,而且与血管及神经相比破碎也更快,所以脂肪更容易被吸出。

吸脂术对于去除局部脂肪的异常膨隆是非常有效的,尤其对于粗隆、腹部和胁腹部,但这不应该认为是一种减肥技术。

在无菌和设备齐全的手术室,由训练有素的医生进行手术是安全的。经临床研究证实,利多卡因剂量上限达35mg/kg也是安全的。尽管有吸脂术的死亡报道,但他们是由于肺栓塞、肠穿孔或腹壁的严重感染所致。幸运的是,自从美国整形重建外科医师协会制定了安全指南,死亡率显著地降低。大量吸脂(如超过5000ml)应住院或在合格的流动车上实施,组合手术也应仔细地监测。

吸脂术的并发症包括外形不规则、凹陷,以及罕见的切口部位感染。

也倡导体外或体内的超声吸脂。体外超声吸脂有按摩驱散肿胀组织液的作用。而体内超声吸脂是采用超声波能量(产热)乳化脂肪,然后用标准的抽吸设备吸出乳化的脂肪。超声吸脂术存在的问题包括血清肿形成、切口大、皮肤灼伤、因插管错误引起的皮肤穿孔。

Burk RW 3rd, Guzman-Stein G, Vasconez LO: Lidocaine and epinephrine levels in tumescent technique liposuction. Plast Reconstr Surg 1996;97:1379.

Cardoso de Castro C: The changing role of platysma in face lifting. Plast Reconstr Surg 2000;105:764.

Chajchir A: Fat injection: long-term follow-up. Aesthetic Plast Surg 1996;20:291.

Matarasso A, Hutchinson OH: Evaluating rejuvenation of the forehead and brow: an algorithm for selecting the appropriate technique. Plast Reconstr Surg 2000;106:687.

Pitanguy I: Facial cosmetic surgery: a 30-year perspective. Plast Reconstr Surg 2000;105:1517.

毛细血管扩张(蜘蛛痣)

如果没有原发性或继发性静脉曲张的迹象,大多

数毛细血管扩张或蜘蛛痣被看作美容问题。可是,应该注意的是,在某些患者蜘蛛痣可能是深静脉瓣膜功能不全的象征。在蜘蛛痣的形成过程中,一些因素可能起作用,这些因素包括静脉壁无力和流量下降所致的静脉瘀滞、慢性静脉炎、创伤部位、激素作用以及股静脉瓣部位的静脉受压。

蜘蛛痣的治疗是使用硬化剂,包括高渗盐水、十四烷基硫酸钠及 Sclerovein 硬化剂。这些硬化剂直接注入蜘蛛痣以产生内膜的损伤,从而引起管腔的纤维化和闭塞。此技术简便而有效,但是当硬化剂外渗到软组织会引起浅层皮肤坏死。

（黄省利　王伟　译,闫宏伟　校）

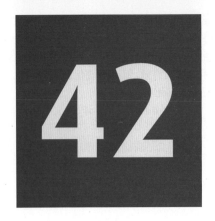

第42章 手外科

无论在工业生产和日常家庭生活中,手是人体最易受损部位。手的功能障碍很少危及生命,但显著影响劳动能力。

▶ 概况

手的基本功能是触觉(感觉)和抓握。食指、中指和环指的桡侧以及与之相对的拇指尺侧的感觉很重要,这些部位既能感觉又能捏、捡和握持。手在休息位,小指及手掌的尺侧与物接触,该部位的触觉和痛觉使机体避免烧伤和其他损伤。

可动性是抓握的关键。上肢从肩膀延伸到指尖是一个悬臂式系统。它必须能适应不同速率和各种运动。近端关节的稳定对于远端骨骼的良好控制至关重要。

拇指的特殊功能赋予人类防御、工作和灵巧性等高超能力。拇指具有敏锐的感觉能力、高度可动性以及恰当的长度的组织结构,以及发育良好的内收肌和鱼际肌,这些都是手最重要的功能基础,因此必须尽一切努力予以保存其功能。

上肢的功能定位有利于达到口及会阴部,亦有利于舒适、有力和不费力地握捏。功能位是指肘关节屈曲达到或接近90°,前臂中立位,腕关节背伸30°以及手指屈曲与相对的拇指呈对掌位(图42-1A)。如果上肢发生僵硬,这是理想的姿势,而且应当采用夹板固定术、关节固定术或肌腱固定术将其固定在此种理想的功能位。

与功能位相对应的是手的休息位。休息位是屈曲腕关节,伸直手指,该体位使握和捏笨拙、不舒适、无力及费力(图42-1B)。通常前臂处于旋前位,肘关节处于伸直位。这种姿势是损伤、麻痹或疼痛刺激后无意中表现出来的习惯性姿势,因此也被称为手的损伤位。这种姿势下的僵硬会危及手的功能。

解剖

所有的前臂和手由桡侧与尺侧(不是外侧和内侧)

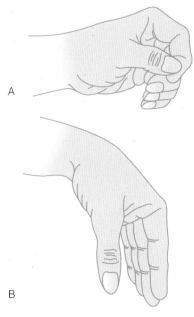

▲图42-1
A. 功能位。B. 休息(损伤)位

以及掌侧(或手掌)与背侧面组成。手指依次被称为拇指、食指、中指、无名指和小指。

皮肤是具有弹性的前臂外层袖套和手套。皮肤是臂和手部富有弹性的外层袖套。因清创术和纤维化使皮肤表面积或弹性减少,严重地削减运动范围和影响循环。成人的手背皮肤在纵向和横向能够推移和延伸约4cm。手指的皮肤覆盖约48cm²,除手指外的整个手皮肤覆盖约有210cm²。

筋膜将掌侧面皮肤固定于骨上,使捏、抓更加稳定,Cleland 和 Grayson 韧带的中央外侧纤维防止皮肤套缠绕手指周围(图42-2)。筋膜以鞘和滑车的形式包容肌腱在弓形关节的凹面,传递机械效率和机械力。有时,前臂、手和手指的皮肤和筋膜套必须切开减压,

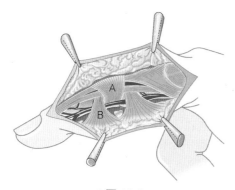

▲图 42-2

A. cleland 韧带。B. 横向支持韧带

防止或减轻充血(例如,筋膜间室综合征)。手的任何一个筋膜间室均能为感染提供间隙或播散途径。

　　每个手指有 3 个关节,即远端指间关节(DIP)、近端指间关节(PIP)和掌指关节(MCP),拇指有指间关节(IP)关节、掌指关节(MCP)和腕掌关节(CMC)。腕关节是手的关键关节,控制手指的运动,主要手指和手疾患的制动须包括腕关节在内。腕关节的位置能控制外在肌的收缩效率。腕关节由近排和远排腕骨组成,近排腕骨由舟状骨、月骨、三角骨和豌豆骨组成,远排腕骨由大多角骨、小多角骨、头状骨和钩骨组成。指间关节和它的运动平面的稳定性由韧带的长度及其关节面的解剖结构控制。手的纵向和横向弓(图 42-3)对于维持手的抓、捏和扒运动以及肌肉主动收缩和被动张力是至关重要的。这两个弓形成了手的功能位。当这两个弓遭到破坏,手表现为损伤位。手弓的丧失常由水肿引发。功能位的夹板固定、无压迫地抬高患手以及早期积极主动的关节恢复运动,有助于保护手弓。

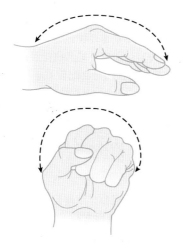

▲图 42-3　纵弓和横弓

　　除了侧副韧带(图 42-4)两侧稳定关节以外,每一个掌指关节和近端指间关节都有一个位于掌侧且远端

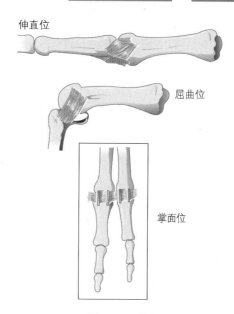

▲图 42-4　掌板

固定的活板门状结构,称为掌板(图 42-5)。掌板厚厚的侧束形成 checkrein 韧带,防止指间关节过伸。

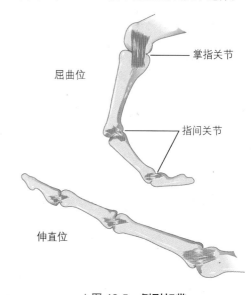

▲图 42-5　侧副韧带

　　外在的屈肌腱被包绕在纤维鞘中,防止手指屈曲时出现弓弦现象以及维持手指屈曲时的机械效率。滑车(鞘的肥大部分)对抗最易形成弓弦的部位。支持带滑车系统包含了 5 个环形束和 3 个十字束。鞘是无弹性和相对无血管的组织。因此,这些结构因摩擦、缩窄等发生充血、肿胀、炎性改变和肌腱受损,甚至发生非弹性粘连。分别分布于近节和中节指骨的 A-2 和 A-4 滑车对于防止肌腱弓弦现象是必须的。A-1、A-3 和 A-5 滑车遍布于 MCP、PIP 和 DIP 关节。屈肌腱分为五区,

其中,Ⅱ区,或"无人区"是指从手掌的中部至超过近端指间关节的区域,在该区浅层和深层腱鞘一起成鞘,受伤后肌腱的滑动恢复特别困难(图42-6)。

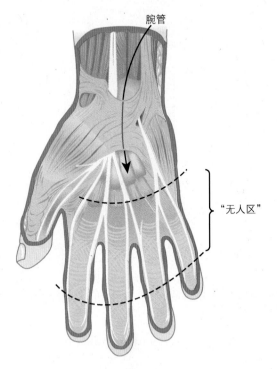

▲图 42-6　腕管和无人区

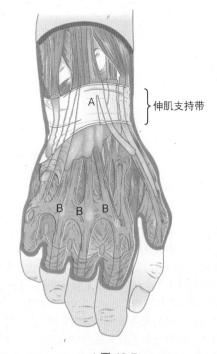

▲图 42-7
A. 6个肌腱上的伸肌支持带。B. 结合腱

在腕部,致密的腕横韧带与骨性管道形成腕管,腕管内有8根指屈肌腱和拇长屈肌腱以及正中神经通过(图42-6)。尺侧囊是通过腕管的小指长屈肌腱周围滑膜的延续,它包含了在手掌中部分割指屈肌腱的滑囊。桡侧囊是通过腕管的拇长屈肌周围滑膜的延续。这两个滑囊相通。Parona间隙是前臂远端旋前方肌前方深面至桡侧囊和尺侧囊之间的组织间隙。

伸肌腱在腕部的伸肌支持带深面被包在6个鞘中(图42-7,42-8)。伸肌支持带易于粘连,作为一种滑车装置,它的作用不是最重要的。

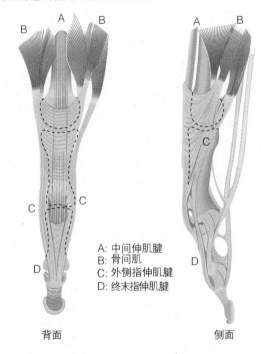

A: 中间伸肌腱
B: 骨间肌
C: 外侧指伸肌腱
D: 终末指伸肌腱

背面　　　　　　　侧面

▲图 42-8　伸肌支持结构

支配手部功能的最重要神经是肌皮神经、桡神经、尺神经和正中神经。肌皮神经和桡神经共同作用使前臂旋后,而桡神经的作用是支配伸肌。尺神经支配20块手内在肌中的15块。正中神经的感觉支配拇指、食指、中指和环指桡侧半的感觉,运动支支配大多数长屈肌、前臂旋前肌和鱼际肌。尺神经、桡神经和正中神经的感觉分布如图42-9所示。

手功能疾患的临床评价

手部疾患须清晰完整详细地记录主诉及有关病症的受伤与演变机制、加重因素和减轻因素。年龄、性别、优势手、职业、既往存在的手疾患以及患者的一般健康状况问题也须记录。

体格检查应有序。检查包括颈部、肩部、双上肢和所有肌群的活动和肌力,并确保从头颈部到指端肢体所有部分是否能无痛、协调地达到正常活动范围。对

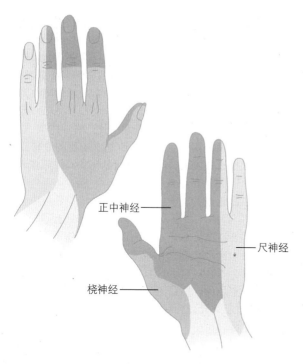

▲图 42-9　手部感觉分布图。光亮阴影区,尺神经;角形区域,桡神经;暗色区域,正中神经

比双上肢并及时详细地用文字、图表记录以及准确测量。让患者伸手够天花板同时松开拳头和握紧拳头,外展和内收手指,最后让拇指依次对指对掌,任何异常会立即显示。

观察手的体型、胖瘦、肥大、畸形、皮肤改变、皮肤温度、瘢痕和疼痛信号(包括患者努力用手掌承担体重)。触摸腕部脉搏和指垫的汗渍,检查正中神经、尺神经和桡神经的感觉和反射。

一系列 X 线检查和实验室检查会使不易觉察及演变的手部疾病明朗化(例如 Kienböck 月骨无菌性坏死,它常引起不明原因的腕痛)。不同平面的双侧多方向 X 线检查通常是有益的。另外,CT、MRI 和骨扫描也是对诊断有所帮助的。这在持续性复杂的骨关节疼痛或活动受限的患者以及未成年发育的患者中是特别可靠的。在腕部疾患的病例中,关节 X 线片,关节镜检查有诊断价值。磁共振成像在轻微的腕关节病诊断中也十分有用。

通过观察治疗反应,通常亦能作出诊断。这在无菌性炎症病变区局部注射皮质类固醇的病例中特别可靠(例如腕管综合征、扳机指)。

基本手术原则

手部无血循环手术视野(如利用止血带阻断血流)对手部组织的准确评价、解剖和治疗是必需的。通过抬高肢体或肢体驱血,使上臂周围的垫状血压袖带充气,使压力高于收缩压 100mmHg 后就可达到该效果。未麻醉的肢体可以耐受 30 分,麻醉的肢体可以耐受 2 小时。

切口(图 42-10)或 "Z" 字形通过张力区(如,绝不能垂直通过屈侧的皱褶),被称为 Brunner 切口。或纵行通过"中性区"(如,连接手指伸侧和屈侧皱褶的侧界范围)。在可能的时候,须通过设计健康的皮瓣使损伤区肌腱、神经或动脉得以修复成活。

急性损伤的正确评价和治疗往往需要延长伤口。正常结构能被识别,可从正常区追溯到损伤区;在损伤区,损伤或失活组织结构鉴别困难,或不易作出鉴别。

外在性束物造成的压迫和张力必须去除。敷料应平整无皱褶地贴在皮肤上。创口应该用一片细网眼纱布覆盖,再外敷湿性介质的(fluffs、Rest-On、Kling、或 Kerlix)敷料促进血液引流到外层敷料,再轻微加压以减少死腔。

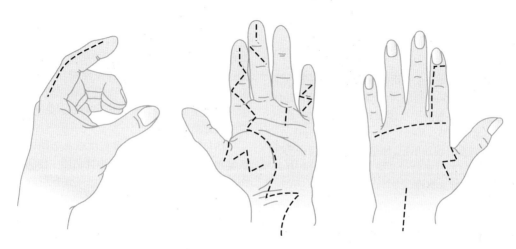

▲图 42-10　正确的皮肤切口位置

术后肿胀和疼痛通过板固定和即时抬高患肢来控制。一般来说,适应特殊要求的石膏(快速塑形和凝固)和玻璃纤维是优先选择的。通常情况下,腕连同手的其他部分往往要一起制动(图 42-11、图 42-12)。

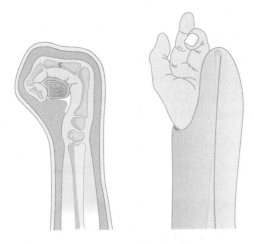

▲图 42-11　管型固定

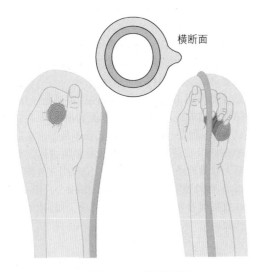

横断面

▲图 42-12　管型固定

必须意识到的是一个手指有效制动通常需要一个或更多相邻手指的共同制动,而且通常固定在功能位。压舌板之类的直夹板有手指僵硬和变形的危害,使用时不能通过掌指关节。

持续疼痛表明制动不足,如呈搏动性疼痛说明充血存在。充血须抬高患肢或及时打开管型敷料,必要时还需要切开皮肤和筋膜。

手部先天性畸形

严重的手部先天性畸形不罕见,患病率大约为新生儿的 1/700。如果包括不严重的畸形,患病率约为新生儿的 3%。屈曲指、多指和并指是最常见的畸形。手部畸形的新生儿约 5% 合并有多系统综合征,因此,应仔细地检查其他畸形(例如,脊椎、肛门闭锁、心脏、气管、食道、肾和 VACTERL 综合征伴有放射性的脑性言语碍)。

畸形可以由遗传、环境因素(药物、病毒感染、辐射、酒精)以及尚不明了的因素引起。主要的遗传或环境因素很少被发现,这提示多数缺陷的原因是多因素的。

为了简化极其复杂的临床疾病,美国手外科协会(American Society for Surgery of the Hand)和所有国际上重要的手外科协会采用了一个简化的分类体系。把手部畸形分为六大类:肢体形成障碍[缺指、短指畸形(海豚肢畸形)]、肢体分化障碍(并指)、肢体重复畸形(多指)、生长不足(指过短)、生长过度(巨指症)以及束带综合征(灶状坏死,宫内切断)。在这个分类中,会有相当多的重叠。

理想的是,手术应在 2 岁前早期施行,但是手术时机亦有因病而异。

McCarroll HR: Congenital anomalies: a 25-year overview. J Hand Surg [Am] 2000;25:1007.
Watson S: The principles of management of congenital anomalies of the upper limb. Arch Dis Child 2000;83:10.

手部肌腱功能障碍

手和臂部的肌肉运动通过肌腱引起指和腕关节的运动。肌腱是一种强大、结实的单位,它在各自的鞘内滑动。因创伤引起肌腱的断裂或因炎症引起肌腱滑动丧失都会妨碍肌腱移动,因而也就限制了关节的主动运动。若单独是肌腱问题,关节的被动运动还是可能存在的,当关节的主动和被动运动都受限时,需辨别是肌腱功能障碍还是关节功能障碍。

肌腱断裂可由任何穿通伤引起,并且能通过体格检查作出诊断,当患者不能主动运动关节时,要考虑肌腱损伤。某些肌腱撕裂可能被掩盖,如单独的指浅屈肌腱断裂,这是由于指深肌腱还能活动整个手指,阻碍指深屈肌腱的作用若近端指间关节不能屈曲,提示指浅屈肌腱损伤。

伤口状况、损伤的严重程度以及选择一期或二期肌腱吻合是手外科医生必须要评估的主要问题。清洁伤口通常选择一期肌腱吻合术。一期肌腱吻合术是指在受伤 24~72 小时内行肌腱吻合术。当伤口不整、污染,或并发骨折或缺血时,正规的肌腱吻合术必须推迟数周或数月,直至肌腱床对愈合和滑动更有利。然而,肌腱临时拉长固定至肌腱、腱鞘或骨骼上以防止回缩和维持肌腱长度可作为初步操作。

新鲜肌腱撕裂的术前治疗包括闭合伤口、制动和预防性应用抗生素。这类患者能延迟 24 小时或更长时间行一期修复。延期二期肌腱修复术手术时机依赖于伤口水肿的消退和纤维瘢痕（如柔软性和柔韧性）。6~8 周后，回缩超过 2.5cm 的肌腱不可能充分移动，这是因肌肉的弹性已经丧失或因为肌腱回缩和粘连在瘢痕中。

肌腱或腱床的表面无创伤时，必须做肌腱吻合术。用 3-0 或 4-0 号尼龙或其他缝合线行端端吻合或编织吻合。移植的屈肌腱固定于远侧的骨骼上（图 42-13），当肌腱表面和附丽处表面变得粗糙时肌腱将会固定于该处。制动会减轻肌腱接合处的张力。腱吻术后的制动时间一般不超过 3~4 周。腱吻合术后 1 周，在过多的肌腱粘连之前应有控制的早期主动和被动运动。这就要求外科医生或理疗师密切观察，以避免已修复肌腱的撕裂。

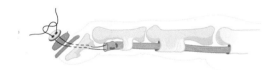

▲图 42-13　通过前移术或移植，行屈肌腱固定术，保留滑车

粘连常发生在肌腱轻微炎症或受损处，它可以使肌腱功能完全丧失。然而，粘连是肌腱修复所必需的。随着连续数月的主动和被动的运动，肌腱滑动可以伴随着胶原蛋白的成熟和塑形逐渐增加。如果肌腱粘连带很厚且滑行仍有限，肌腱粘连的手术松解是需要的。成功的手术使撕裂的肌腱在无损伤的情况下得到充分的粘连松解。手术后的肌腱应尽快在治疗师的指导下（24~48 小时内）进行运动锻炼，以避免再次发生粘连。

粘连松解术的切口应能提供有效的暴露，而且应选择在随后的主动和被动关节活动不会因为过度屈伸直接压迫和影响创口愈合的部位。需要制动的伴发手术（如神经缝合术）应避免进行肌腱松解术。患者必须了解的是在肌腱松解术后关节活动是一个费时的过程，通常需要几周或几个月才能达到最大程度恢复。

槌状指（棒球指或垂指）（图 42-14）是由于远端指骨的伸肌腱的断裂。远端指间节能被动伸直但不能主动伸直时，就可诊断。这种损伤最常见原因是由于处于强力的伸展位的手指突然的猛烈的屈指而引发，导致伸肌腱部分或全部断裂，或背侧撕脱性骨折。不常见的损伤原因是由于诸如割伤或挤压之类的直接创伤引起。X 线可检查有助于确定是否存在骨折及骨折的程度。

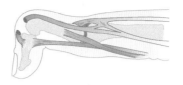

▲图 42-14　槌状指和鹅颈状畸形

槌状指的治疗要求远端指间关节伸直（不要过伸），伴或不伴近端指间关节屈曲 40° 位，夹板持续固定 6~8 周。对患者的教育和对治疗的遵守是保证良好效果的关键。克氏针内固定以及铝板、塑料板甚至石膏夹外固定亦有相同的效果。撕裂的肌腱应再缝合。当骨折移位片占关节面的 1/3 或更多时，应该使用钢丝和钢针复位。如有严重的关节面破坏，可考虑关节融合。

槌状指鹅颈状畸形（图 42-14）是槌状指的常见并发症，它是浅层屈肌和伸肌腱帽肌力不平衡的结果，伴或不伴有远端指间关节伸肌腱的变细。在先天性关节过伸过屈状态、强直状态、类风湿病中可以见到，可行指浅屈肌腱切除手术。背侧腱帽的作用是伸展这些关节，但它可被附着于中节指骨基底的肌腱所阻止，因此，会出现远端指间感觉伸展过度，近端指间关节屈曲过度。如果槌状指畸形不超过 25°，以及远端关节有部分主动伸展，可以通过削弱和加强关节处的伸肌腱帽，以及切断中节指骨基底部腱帽来治疗。此外，当指间关节屈曲 20°，可利用穿过近端屈肌腱滑车的屈肌腱的滑动来限制指间关节伸展，也可矫正畸形。

Boutonnière 或纽孔状指畸形（图 42-15）与鹅颈状畸形表现相反：它表现为远端指间关节的过伸和近端指间关节的屈曲，两侧的伸肌腱移到指间关节轴和背侧关节扣的掌侧。作用于腱帽的整个外来力传递到两侧的伸肌腱，它引起近端指间关节屈曲和远端指间关节过伸。这种畸形可突然形成，更常见的是指间关节的背部遭受闭合性钝性创伤或开放性创伤后隐匿形成。

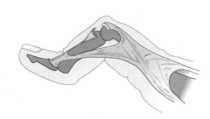

▲图 42-15　纽孔状指畸形

为了避免这个并发症，单个指间关节处已缝合的撕裂伸肌腱和并发严重挫伤应夹板固定近端指间关节于伸直状态 3~4 周。即有的畸形能通过这种制动治疗，

但更多的情况下这种畸形需要手术矫正。

狭窄性腱鞘炎

在狭窄性腱鞘炎,肌腱滑车或通道的间隙与肌腱或在其内滑动的肌腱的直径之间不成比例。任何滑车或通道都会累及。常见的部位如下:

(1) 在手掌远侧部的近端指滑车,会引起扳机指或扳机拇(屈肌腱狭窄性腱鞘炎)。表现为滑车的局部触痛,并放射至指间关节,以及常有但不全有的闭锁性屈曲位手指伸直时伴有痛性跳动(当肌腱局部膨大或肌腱通过缩紧的滑车时)。

(2) 桡骨茎突表面的滑车有拇长展肌和拇短伸肌,它会引起桡骨茎突狭窄性腱鞘炎(De Quervain 腱鞘炎),会出现局部触痛和肌腱牵拉痛(如握拳尺偏试验[Finkelstein 试验])。

通过局部注射利多卡因和去炎松会使症状减轻。如果狭窄太紧以致肌腱不可能滑动时,即时手术是正确的。如果症状持续或复发,需要外科切口狭窄的腱鞘,当屈肌腱放松后,要注意不要过多切除已切开的狭窄腱鞘,否则肌腱会像弓弦一样从手指脱出,并减弱握力。

Chan DY: Management of simple finger injuries: the splinting regime. Hand Surg 2002;7:223.

Finsen V, Hagen S: Surgery for trigger finger. Hand Surg 2003;8:201.

Hanz KR et al: Extensor tendon injuries: acute management and secondary reconstruction. Plast Reconstr Surg 2008;121:109e.

James R et al: Tendon: biology, biomechanics, repair, growth factors, and evolving treatment options. J Hand Surg [Am] 2008; 33:102.

Rozental TD, Zurakowski D, Blazar PE: Trigger finger: prognostic indicators of recurrence following corticosteroid injection. J Bone Joint Surg Am 2008;90:1665.

Thien T, Becker J, Theis JC: Rehabilitation after surgery for flexor tendon injuries in the hand. Cochrane Database Syst Rev 2004;CD003979.

▼ 手骨损伤

手的骨与关节损伤是医生治疗的最常见的是骨骼损伤。对损伤的辨认,及时的诊断检查和治疗是减少损伤并发症所必需的。有些患者抱有自然康复的希望,而忽视了明显的骨折和脱位。腕的轻微损伤经常被患者忽略,甚至有时被医生忽视,直至出现进一步的损伤。便携式 X 线透视机在许多科室的使用极大地增强了外科医生诊断骨折的能力。作为体检的一部分,各种仪器对骨骼作出实时评价。关节面骨质损伤的常见后期并发症是骨关节炎,而且难以治疗,有手或腕部症状而没有明确原因的患者尽早交给手外科专家治疗。

掌骨和指骨

▶ 骨折

诸如门夹伤引起的多个指骨或掌骨骨折以及手如拳击伤引起的尺侧掌骨骨干骨折都会形成明显的畸形,而且易于诊断。骨折部位 X 线片(前后位片、侧位片、斜位片)对制定治疗计划是必需的。

骨干骨折的治疗通常是闭合复位加管型或夹板固定手于功能位(图 42-1)3~4 周,第 5 掌骨干骨折残余成角达 30°和第 4 掌骨干骨折残余角成 20°时,在功能上能很好地接受。可是,即使掌骨骨折的很小的旋转移位,也会导致手指屈曲时剪切而引起严重的功能障碍。

当骨折不能保持复位状态时,经皮克氏针固定是需要的,通常要 1 枚以上的克氏针固定,这些针在骨折愈合后可以去除。移位的粉碎性骨折要求切开,直视下复位,固定需用克氏针、小螺钉、针以及小的金属板来维持复位。金属板在骨折处提供强有力的支撑,并且允许手的早期活动。可是金属板由于术后过多瘢痕形成会妨碍肌腱的功能。

通过关节面的骨折需要认真评价,无移位骨折可用管型石膏固定治疗。移位骨折要求切开复位和准确的骨圆针或螺丝钉固定,这是由于关节面不整最终会导致退行性关节炎。

远端指骨压榨性骨折需要注意受损的甲床。去除指甲使痛性甲下血肿减压有助于开放性骨折的冲洗和甲床的修复。甲床的大范围受损会导致再生指甲的畸形。在甲褶下,指甲的夹板功能被替代。保护性夹板应使手指远端骨折维持在伸直位。

第一掌骨基底部关节内骨折伴有掌骨半脱位、移位,掌侧锥形骨折片附于大多角骨,这种骨折被称为Bennet 骨折。附于锥形骨折片上的前斜韧带对于维持拇指的稳定至关重要。第一掌骨的其余骨折部分是不稳定的,而且限制了拇指的功能。骨折必须用克氏针或螺钉复位和固定。关节面的准确复位对并发症的减少是至关重要的。即使充分治疗后,多数患者最终亦发展成关节炎。

▶ 脱位

脱位在近端指间关节最常见。根据远端手指的位置,把损伤分为过度伸展移位、背侧移位、掌侧移位三类,脱位的类型决定了某些组织结构的可能受损,如掌板(即掌侧韧带)、副副韧带和伸肌腱的撕裂。

掌指关节和腕掌关节可被周围软组织较好地保护,但还可能会脱位。拇指的掌指关节遭受强力外展时最常受损。用力使用滑雪杖或拧鸟脖子时(猎人拇指)会发生尺副韧带撕裂。在腕掌关节中第五腕掌关节最常受损。也会发生类似于 Bennet 骨折的损伤,同时应检查该区的尺神经深支(运动支)是否受损。

　　X 线片对诊断很有价值,但体格检查是最重要的。由于疼痛常常限制了检查,所以腕或指的局部阻滞麻醉允许更详细的检查。无脱位或不稳的韧带局部撕裂可用夹板固定来治疗。脱位常常可以复原,而且是否需要外科治疗由复位后关节的稳定性来决定。稳定的复位,可早期活动以减少关节僵硬。

　　骨折脱位常常需要外科修复,可通过修复撕裂的侧副韧带或掌板来治疗复位后的不稳定骨折脱位。近端指间关节和腕掌关节的严重脱位导致关节内撕裂的软组织夹于其间,使闭合复位不可能。必须切开关节去除夹于其间的软组织,并且纠正脱位。在“猎人拇指”损伤中,尺侧副韧带完全撕裂会引起内收肌腱夹在撕裂的尺侧副韧带断端之间,该断裂的韧带须在直视下复位和修复。

腕和前臂损伤

▶ 骨折

　　腕和前臂的骨折通常因摔倒时手恰好位于伸直位所引起。最常骨折的是桡骨远端。许多分类系统和使用的人名分类法,是以骨折的范围和移位以及累及关节面情况为基础。摔倒时腕过伸也会使舟骨受到损伤。由于舟骨对腕关节的运动至关重要,所以骨折移位很少被接受。此外,血液进入舟骨的远端部分,而使近端骨折块的缺血性坏死成为问题。

　　桡骨远端骨折的诊断不难,但舟骨骨折容易被忽视。在疑难病例,需要腕的特殊体位的放射线片或 CT 和 MRI 扫描。如临床高度怀疑骨折而放射照片不能确定时,腕部应制动。7~10 天后复查放射线片也许会显示骨折。未治疗的舟骨骨折会引起关节炎和腕关节变形。

　　通过复位和制动来治疗桡骨远端骨折。伴有关节面不平整和不稳定的骨折需要切口复位和内固定治疗。使用骨移植和外固定器来治疗这些骨折也是值得提倡的。舟骨骨折需要仔细和较长时间的制动。移位没下或不愈合的骨折需要用螺钉、骨移植或舟骨置换来治疗。

▶ 脱位和扭伤

　　腕部的脱位和韧带损伤(扭伤)是最难诊断和治疗的手部损伤。腕部小小的创伤常常引起腕痛。常规放射照片通常是正常的,体格检查结果也无特殊性。此外,这些损伤会引起长期病痛。特殊 X 线片、X 线透视检查和手法检查(舟骨移位试验)有助于了解损伤。

　　舟月韧带最常受损。关节不稳的最佳治疗方法是韧带的重建。同样桡腕 - 桡尺关节韧带的损伤难以确定,外科治疗包括这些撕裂韧带的修复。

Bhandari M, Hanson BP: Acute nondisplaced fractures of the scaphoid. J Orthop Trauma 2004;18:253.

Cohen MS: Fractures of the carpal bones. Hand Clin 1997;13:587.

Corley FG Jr, Schenck RC Jr: Fractures of the hand. Clin Plast Surg 1996;23:447.

Divelbiss BJ, Baratz ME: The role of arthroplasty and arthrodesis following trauma to the upper extremity. Hand Clin 1999; 15:335.

Kozin SH, Thoder JJ, Lieberman G: Operative treatment of metacarpal and phalangeal shaft fractures. J Am Acad Orthop Surg 2000;8:111.

Mack MG et al: Clinical impact of MRI in acute wrist fractures. Eur Radiol 2003;13:612.

Pao VS, Chang J: Scaphoid nonunion: diagnosis and treatment. Plast Reconstr Surg 2003;1666.

Wolf JM, Weiss AP: Portable mini-fluoroscopy improves operative efficiency in hand surgery. J Hand Surg [Am] 1999;24:182.

神经功能疾患

　　神经功能疾患可简便地分为神经压迫症、末梢神经损伤和位于上肢近端部的脊髓或中枢神经系统的各种病症三类。因中风、脑瘫和脊髓损伤引起的神经功能疾患,读者可参考手外科方面的专著。

▶ 神经压迫症

　　由于周围组织压力增加而引起的上肢神经压迫,出现于特定的部位,并引起可预见的症状和体征。诸如压伤、血管功能失调和长时间的重复手部活动等各种原因会引起组织水肿,组织水肿又压迫筋膜鞘内的神经,从而产生神经缺血。长时间的局部缺血导致轴突毁损,以及感觉和运动功能障碍。

　　正中神经会被肘部的组织压迫引起旋前肌综合征,会引起骨间前神经分支处的压迫,以及腕部的组织压迫引起腕管综合征。正中神经在肘部卡压引起前臂疼痛和桡侧 4 个手指感觉变化。正中神经的骨间前神经支是纯运动神经,损伤后只引起拇指和食指无痛性屈曲无力。腕管综合征表现为手无力,除小指外的其余手指感觉异常,以及用力屈腕时症状加重(Phalen 征)或叩击腕部神经时症状加重(Tinel 征)。肩、肘、前臂疼痛也常见。长期病变会出现鱼际肌萎缩。

　　尺神经在肘部被卡住可引起肘管综合征,在腕部被卡压可引起 Guyon 管综合征。尺神经在任一部位卡压,会出现小指感觉异常和手固有肌无力。节段神经传导速度测定有助于定位神经异常的所在部位。桡神经卡压多见于肱骨骨折。桡骨近端神经卡压(桡管综合征)引起肘部周围的弥散痛,但很少见。

　　电生理诊断的异常结果和神经卡压的临床表现对诊断已足够。若肌电图表明相应肌肉的失神支配或神经传导速度减慢,提示神经损伤。但电生理诊断检查有时不准确,需要补充体格检查。

　　卡压的早期或轻度病例可控制组织肿胀来治疗。夹板固定、非类固醇消炎药,以及局中注射类固醇激素使肢体休息,常常会使症状缓解。如果像打字这样的重复运动被认为是病因,改变运动或手的位置会有益。如果临床表现严重或非外科治疗无效,提倡行神经外科减压。

腕管综合征是神经卡压症是最常见的类型,也是最常见的一种手功能障碍。腕管内卡压的正中神经的外科治疗或任何神经卡压症的外科治疗需要详尽的解剖学知识。狭窄组织切断可使异常的神经功能部分或完全恢复。在腕管,正中神经的三面被腕骨围绕,腕横韧带(它形成腕管的顶壁)的切开会使神经充分减压。有时,神经内发生纤维化要求行神经内松解术以使神经功能恢复。提倡使用内窥镜通过很小的皮肤切口到达治疗效果。

▶ 神经损伤

臂部的单个末梢神经损伤会产生可预知的和有限的缺损。臂丛近端损伤表现各种各样,因压迫、钝性损伤或局部缺血(神经失用症或轴突失用症)而无组织结构改变时,神经传导会被破坏。由于神经外膜层的保护,较严重的损伤产生轴突断裂(轴突断伤)。这两种损伤之后,预后较佳的自发性功能恢复随之发生。完全性神经断裂,当伴撕裂时需要外科修复。远端神经的瓦勒变性发生在神经断伤和轴突断伤,而且功能恢复决定于断裂的轴突向终末器官的生长情况。然而,对于神经断伤特别是在伴有感觉动运的混合神经中,近端和远端轴突的定向作用丧失,恢复不完全。在修复时,已采用了能区分感觉束和运动束的有益方法。

桡神经丧失的患者不能伸指或伸腕,而且垂腕明显。手背的感觉丧失较易接受。正中神经功能障碍引起拇指对掌和手指抓握不能,感觉丧失累及桡侧4个手指,并能严重削弱手的作用。尺神经病变引起手内在肌、尺侧两个手指的搔抓功能障碍、夹匙无力,而且手的尺侧感觉丧失。

神经损伤的诊断主要依靠体格检查。了解末梢神经的功能解剖,这样才能对神经缺失做充分的评估。电生理诊断研究用于区别是不完全还是完全缺失,以及随后的功能恢复监测。

明显而完全的神经断裂最佳治疗是早期外科探查和修复。神经的不全损伤或可疑断裂伤的最佳治疗是密切观察,夹板固定以防止牵缩。如果没有恢复,再行外科探查。神经的节段性缺损需要神经移植,常取诸如腓肠神经之类的较小感觉神经桥接于断裂处。一期修复优于移植,而且损伤后即时修复优于延期修复。手的保护性感觉的恢复对于良好功能的恢复至关重要。

因神经损伤所致的运动功能障碍可通过关节固定术(稳定连枷关节)和肌腱转移来治疗。转移的肌肉未受神经损伤的影响时,转移肌腱有着和受损肌肉相似的直接作用力和运动,因为供体肌肉有相似的直接作用力和运动,并且供体肌肉的丧失而不加重供区的功能缺失。肌腱转移治疗效果最佳。桡神经麻痹,旋前圆肌可移位至桡侧伸肌以替代伸腕功能;桡侧腕伸肌移位至指总伸肌替代手指背伸功能;以及掌长肌或第4指的指浅屈肌腱移位至拇长伸肌以恢复伸拇功能。正中神经麻痹后,拇对掌功能恢复最重要,通过利用上述几个供体肌肉移位以期达到对掌功能。尺神经麻痹,可用肌腱移位以抑制爪形手畸形和增强握捏功能。

Brandsma JW, Ottenhoff-De Jonge MW: Flexor digitorum superficialis tendon transfer for intrinsic replacement. Long-term results and the effect on donor fingers. J Hand Surg [Br] 1992;17:625.

Dvali L, Mackinnon S: Nerve repair, grafting, and nerve transfers. Clin Plast Surg 2003;30:203.

Hentz VR: Surgical strategy: matching the patient with the procedure. Hand Clin 2002;18:503.

Ozkan T, Ozer K, Gulgonen A: Three tendon transfer methods in reconstruction of ulnar nerve palsy. J Hand Surg [Am] 2003;28:35.

Richards RR: Tendon transfers for failed nerve reconstruction. Clin Plast Surg 2003;30:223.

Tung TH, Mackinnon SE: Brachial plexus injuries. Clin Plast Surg 2003;30:269.

Verdugo RJ et al: Surgical versus non-surgical treatment for carpal tunnel syndrome. Cochrane Database Syst Rev 2002;2: CD001552.

手感染

手部皮肤或指甲的小破口会引起广泛的感染和脓肿。有的感染不能确定原发性损伤。上肢的静脉和淋巴回流差,特别是在低垂部位,这会加重病情。免疫应答减弱的患者(如糖尿病、艾滋病患者)易于发生迅速而广泛的感染,应更认真地治疗。

手的感染(其特点为疼痛、肿胀和发红)是大面积的,而且难以局限。常见的是手背的肿胀,甚至伴发手掌的感染。了解手的组织层次对理解感染的扩散是至关重要的。蔓延至臂部的红色淋巴线(淋巴管炎)表明感染迅速蔓延,而且必须立即治疗。

口服对葡萄球菌和普通厌氧菌有效的抗生素(如第一代头孢菌素和青霉素)来治疗大多数感染已足够了。动物咬伤(出血性败血性巴斯德菌)和人咬伤(口腔菌群)引起的感染也对青霉素敏感。静脉内给药途径用于严重感染或口服抗生素时无效。一旦感染控制,继续口服抗生素7~10天。患手的制动和抬高也是同样重要的。枕头和悬吊有助于抬高患肢,但是吊带加重臂下垂,不应使用。当患者确信抬高肢体有益时,会获得最佳效果。

手感染一旦开始治疗,24小时内应见效。如果未见效,会提示隐蔽的脓肿存在。明显的脓肿应在最痛点或波动最显著处予以引流,因该处被覆组织最薄。

引流口应与神经、动脉和静脉的走行平行，而不要交叉。伤口应足够长，必要时呈 Z 字形以免挛缩。当脓肿不能定位时，可用超声波检查。

▷ 脓性肉芽肿

脓性肉芽肿是一团直径 3~20mm（或更大）的肉芽样组织，它通常在潮湿敷料下慢慢形成，也能在缝线周围形成。暴露于空气中的小肉芽肿（直径 6~7mm）很快会干竭以及上皮形成。然而大的肉芽肿应在局部麻醉下削平，分层皮片移植覆盖创面。如果肉芽肿毗邻指甲，指甲作为异物加重反应，因此指甲必须拔除。

▷ 指甲感染

甲褶常常遭到外伤并且继发感染时会在桡侧和尺侧引起甲沟炎。如果累及指甲的基部，称甲上皮炎；如果累及整个甲褶，称"环形甲沟炎"；如果脓液形成并在甲板下蔓延，称甲下脓肿。由于早期形成持续的组织张力，这种病相当疼痛。在脓肿形成之前，用浸泡、抬高患肢、制动和抗生素来早期治疗。大多数脓肿能无痛性切开引流，因切口部位皮肤坏死失去知觉（图 42-16）。矢状切开会形成甲上皮瓣，它适用于甲褶有致密纤维胼胝须切除的长期病例。有时，指甲必须从基底部切除或完全拔除，用薄层松散的敷料填塞，使甲上皮褶与甲床分开。洗碗者的长期湿手会引起组织改变和指甲变形，最好通过去除甲板来治疗。霉菌感染应予以诊断和治疗，并且应保护手指以防水和过多的出汗。

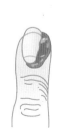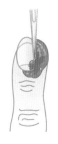

▲ 图 42-16　甲沟炎切开引流

▷ 甲沟炎切开及引流

深部间隙脓肿

手指末端指垫部脓肿，即脓性指头炎，通常部位深在，而且非常疼痛。未治疗或未充分引流的脓肿会引起远节指骨骨髓炎。充分引流脓肿需要广泛切开破坏指垫的大量垂直纤维隔以及充分引流（图 42-17）。用于引流的传统鱼形切口不再推荐，这是由于它会显露其下的骨质，以及术后发生触痛性瘢痕。相反，侧方的贯通切口或脓肿处的指垫直切口效果较好（图 42-18）。

网状间隙是手掌远端胼胝的感染、刺伤以及蚓状肌间隙感染所形成的脓液最常见的通路。拇指背侧间隙的感染和脓肿形成是掌侧鱼际间隙（纽扣征）感染蔓

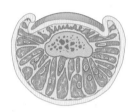

▲ 图 42-17　远节指的横切面

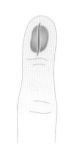

▲ 图 42-18　脓性指头炎切口（远侧脂肪垫感染）

延的结果。手指间的背侧切口通常可引流双间隙，拇指网状组织的背侧切口为"Z"字形以防挛缩（图 42-10）。

掌中间隙因直接刺伤或者得来自Ⅱ、Ⅲ或Ⅳ指的屈肌鞘感染的蔓延而感染（图 42-6）。通常只需切开波动最显著处的皮肤。周围未切开部分会受到轻度感染，这是由于为了避免损伤动脉、神经和肌腱而使用钝头钳时所播散的感染。感染易于经蚓状肌间隙从掌中间隙播散至鱼际间隙。

小鱼际间隙脓肿通常是穿通伤结果，应在波动最明显处引流。这同样适用于鱼际间隙脓肿引流，因其脓头在手掌而不在拇指网状组织。

屈肌腱滑膜内感染难以诊断。化脓性腱鞘炎易于沿着腱鞘侵袭至其他手指。如果未予治疗，感染引起肌腱粘连于周围软组织，并永久地限制手指的运动。

Kanaral 描述了屈肌腱感染的体征。包括：手指的梭形肿胀、被动伸指时的严重疼痛、手掌远端的超声波检查结果也是有益的。探头横过手掌时，能显示出受累肌腱的肿胀和近端屈肌腱鞘及肌腱周围的液体。

只有无反应的、明显肿胀的以及中毒病例需要立即切开和引流。并需要给予休息、抬高患肢和使用抗生素，对大多数病例来说，观察几小时是安全的。切开引流更可取的方法是在肌腱表面立即做一短的矢状正中切口，然后在滑囊内插入一根小的塑料导管以便用抗生素冲洗（图 42-19）。考虑到液体引流，导管应经过腱鞘，从手掌部的对口出来。这些切口不应超过屈肌腱皱褶处。随后，敷料覆盖后手应抬高并制动在功能位。蜂窝织炎性腱鞘炎通常需要滑液鞘的完全敞开（通常经中轴线外切口，或伸肌腱鞘感染时前臂的纵向切口），通常需要坏死肌腱切除，甚至手指截技术。

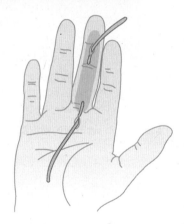

▲图 42-19 化脓性滑囊炎的冲洗引流，抗生素溶液通过远端导管流入，从近端导管引出

▶ 其他感染

上肢的坏死性软组织感染罕见，但当发生时却是毁灭性的。该病曾有许多不同的命名，如：坏死性筋膜炎、Meleney 溃疡以及链球菌性坏疽。肯定的病原菌包括梭状芽胞杆菌、化脓性链球菌和混合感染。其特点是感染的迅速扩散和软组织的广泛坏死。治疗包括坏死组织广泛清创术和静脉内应用抗生素。

争吵时当拳头碰到对方的牙齿，最常发生人咬伤，常累及掌指关节。在关节开始感染之前，这种损伤常被忽略。关节必须探查和清理，并用抗生素（青霉素）予以治疗口腔菌群。一旦感染进入关节，关节软骨虽经各种治疗也常会受到破坏。

程度不同的疼痛，伴或不伴微肿或硬结，以及伴发大量小水疱提示单纯疱疹（疱疹性指头炎）。水疱可呈环形分布，内含清亮的液体而无脓，无需应用抗生素。表面涂擦 5% 阿昔洛韦软膏，共计 7 天，会减轻症状的严重程度和持续时间，但对疾病预防是无价值的。

手的结核感染通常是慢性的而且相对无痛，细菌培养几个月才有结果。结核通常只累及一只手，也许是体内的唯一感染灶。骨骼和关节也会感染，但更常见的是肌腱滑膜感染，它会使肌腱失去光泽。治疗方法是滑膜切除术和 6~12 个月的抗结核药物治疗。

麻风引起正中神经炎和尺神经炎，导致手的感觉和运动丧失。爪形手是手内在肌麻痹的结果。手的开放溃疡是创伤的结果，出现手指感觉缺失。需要外科矫形和专业训练。

真菌感染主要侵袭指甲。许多微生物会引起甲癣，包括絮状表皮癣菌、手癣菌和白假丝酵母菌。有必要用抗真菌药长期治疗，如全身应用灰黄霉素或表面应用制霉菌素，辅以每日外敷诸如癣退（甲基 -3- 甲苯基硫代甲氨 -2- 奈酯，C19H17NOS）之类的抗真菌制剂。对于伴有指甲畸形的慢性难治病例，提倡拔除指甲。

Jebson PJ: Infections of the fingertip. Paronychias and felons. Hand Clin 1998;14:547.

Lille S et al: Continuous postoperative catheter irrigation is not necessary for the treatment of suppurative flexor tenosynovitis. J Hand Surg [Br] 2000;25:304.

Perron AD, Miller MD, Brady WJ: Orthopedic pitfalls in the ED: fight bite. Am J Emerg Med 2002;20:114.

Spann M, Talmor M, Nolan WB: Hand infections: basic principles and management. Surg Infect (Larchmt) 2004;5:210.

■ 手部炎症性疾病

Dupuytren 挛缩

▶ 掌筋膜炎

Dupuytren 挛缩病因不明，特别在凯尔特人的白色人种中常见，它的起病方式为急性、亚急性和慢性三型，多见于 50 岁以上从事久坐职业的男性，一半左右是双侧发病。该病受遗传影响，在特发性癫痫病、糖尿病、酗酒以及患有慢性病的患者中发病率高。挛缩也出现在不工作的人以及不几乎不用手的工人中，因此，不能认为它与工作相关。它常见于足弓筋膜，偶尔见于阴茎（peyronie 病）。

Dupuytren 挛缩最常表现是手掌的无结节性增厚，因此被误认为胼胝，或以条索样形式出现，而被误认为肌腱异常，这是由于它经过手指而限制手指伸展运动的缘故。典型病变累及纵向和垂直的筋膜鞘，但有时除了解剖上明显的筋膜外，还存在其他组织，但有时和其融合后变高、变硬如石，也会显著皱缩，使其形成深的皱褶。这样，破坏了手掌的功能，损害了手掌的脂肪组织，但挛缩组织从不与血管、神经或肌腱组织粘连，只与屈肌腱鞘粘连。不能预测病情发展的快慢，但是发病越早，危害和复发率越大。

Dupuytren 筋膜炎可累及任何手指或网状间隙，但它主要影响环指和小指。长期患者可使手指拉近手掌，导致继发性关节囊、韧带和屈肌腱鞘的挛缩，甚至肌肉萎缩。

当功能障碍严重时，需外科治疗，特别当挛缩引起掌指关节屈曲 30° 以上或指间关节屈曲挛缩。必须提醒患者的是屈曲和内收性挛缩进行性加重，会增加手术及术后恢复的难度。筋膜切除术有着最好远期效果的手术操作方式。在有些病例，松解包含有能在皮肤上自由移位的纵行的肌腱浅层筋膜带，以及通过纵行的小切口施行的皮下筋膜需行切除术，以取得相当好地松解效果，尽管有术后几天的功能障碍发生。在腱结节急骤出现的少见病例，局部应用去炎松不但可缓解症状，而且可减轻体征。

根据皮肤皱缩的程度，可在筋膜切除术后，采用植皮术闭合伤口。作为一种诱导机制，真皮涉及病情的演变,植皮术会减少严重病例的复发率。有时,必须切除不能医治的挛缩小指。

手术后的3~5天内开始活动。动力夹板以及术后关节内和术区的皮质类固醇注射有利于患者的良好活动。

手术并发症有梗死及皮瓣缺血、血肿形成、纤维化及僵硬、感觉丧失或神经瘤性疼痛以及挛缩复发。反射性交感性营养不良、痛性衰弱性神经病在术后也会出现,而且必须加强治疗。总之,任何年龄的患者,手的功能恢复是最重要的。

Draviaraj KP, Chakrabarti I: Functional outcome after surgery for Dupuytren's contracture: a prospective study. J Hand Surg [Am] 2004;29:804.
Shaw RB Jr et al: Dupuytren's disease: history, diagnosis, and treatment. Plast Reconstr Surg 2007;120:44e.
Skoff HD: The surgical treatment of Dupuytren's contracture: a synthesis of techniques. Plast Reconstr Surg 2004;113:540.

退行性关节炎和类风湿性关节炎

手的关节炎分为两类:即退行变和类风湿性关节炎。退行变通常由于创伤引起骨、软骨或者支持性韧带的损伤,日益增加的关节耗损引起炎症以及软骨或软骨下骨的损伤,伴有反应性新生骨形成(骨刺)。腕、髋和双膝是最常受累的。类风湿性关节炎是以滑膜炎症为特征的全身性疾病,患病的滑膜以特殊的方式破坏邻近的肌腱和关节,导致手的特有畸形发生。

患有退行性关节炎的患者主诉受累关节不适、疼痛和僵硬。疾病的发展会引起整个手指的关节僵硬固定。早期患者放射学检查显示,关节狭窄、骨膜增厚;而晚期患者,则为骨赘增大、关节面丧失以及骨破坏。类风湿关节炎患者通常表现为严重的无痛性畸形,通常能在鹰嘴和手背的周围发现小结节。腕部的屈肌腱和伸肌腱炎症限制肌腱活动,而且会引起肌腱撕裂。手指和掌指关节肌腱与韧带受累会引起手指尺偏,掌指关节破坏、脱位、鹅颈畸形和纽孔状畸形。腕关节的破坏也是常见的。

关节炎常见于老年人,而且通常被初级保健医生和类风湿病专家用消炎药和限制患者的活动来治疗。在大多数病例,只有当症状严重妨碍生活时,他们才求助于手外科医生。理疗、夹板固定和药物常常不再对这些患者有效。

关节痛的外科治疗包括假体关节置换以及关节的部分或全部融合。金属假体关节或硅橡胶可使关节接近正常的活动,但长期后会变得不稳定、脱位或者退变。对于这个问题的永久解决,推荐关节融合。运动严重受限,但疼痛的缓解是完全的。腕关节的治疗方法较多,如关节置换,单个受累腕骨可行局部融合术,或者近排腕骨的完全切除,保留远端腕骨和韧带来维持关节的运动和稳定。

类风湿患者滑膜炎的治疗包括滑膜切除,以增加肌腱移动和防止其撕裂,同时撕裂韧带的修复以及痛性结节的切除也是必要的。肌腱平衡手术能协助掌指关节的尺偏以及增加关节活动。治疗类风湿患者的最重要观念是患者要具有能良好适应手的功能缺陷的观念,在良好代偿的患者中,矫正躯体畸形实际上会引起更多的问题。

Adamson GJ et al: Flexible implant resection arthroplasty of the proximal interphalangeal joint in patients with systemic inflammatory arthritis. J Hand Surg [Am] 1994;19:378.
Alderman AK et al: Effectiveness of rheumatoid hand surgery: contrasting perceptions of hand surgeons and rheumatologists. J Hand Surg [Am] 2003;28:3.
Cavaliere CM, Chung KC: A systemic review of total wrist arthroplasty compared with total wrist arthrodesis for rheumatoid arthritis. Plast Reconstr Surg 2008;122:813.
Ferlic DC: Rheumatoid flexor tenosynovitis and rupture. Hand Clin 1996;12:561.
Wilson RL, DeVito MC: Extensor tendon problems in rheumatoid arthritis. Hand Clin 1996;12:551.

硬皮病和红斑狼疮

原因不明的全身性疾病,尽管未必能确定诊断,但在手部有着明显的表现。硬皮病初期即引起关节僵硬、多汗和雷诺现象。如果未予治疗,它引起显著的皮肤紧绷和关节强直,甚至伴有骨质疏松(甚至远指骨的萎缩和最终吸收)和软组织钙化。

红斑狼疮可被某些药物、异体蛋白、或精神状态所激发或加重,它常引起多关节炎,难与类风湿性关节炎所引起的症状区别,但它很少引起类似的关节破坏。红斑狼疮和硬皮病的血管痉挛能引起严重的手及手指缺血,需要及时治疗以防止坏疽发生。

痛风

痛风是一种尿酸代谢障碍性疾病,它的发病率约为1%,约50%的痛风患者中有手痛风。

关节和肌腱组织的剧烈疼痛和炎性体征的迅速发作应考虑本病,与伴有明显硬结的蜂窝织炎相似(最常见于肘部)。发作一般持续5~10天。在75%的病例中血清尿升高。痛风可与类风湿性病共同存在。关节液或软组织病理检查中检出尿酸结晶可确诊。

典型的尿酸石是由渗出的牙膏样的尿酸盐结晶组成,并且以多小叶的形式侵入软组织中,X线片示关节软骨边缘有特征性的穿凿样损害。

痛风性关节炎的治疗包括饮食、秋水仙碱、别嘌呤醇(尿酸盐抑制剂)或丙磺舒(促尿酸排泄剂)和避免精神紧张。秋水仙碱0.6mg/h,6~8剂/日,或出现胃肠反应时停止增加剂量,这是中止发作的传统首选方法。保泰松、外敷的促肾上腺皮质激素凝胶以及内服皮质类固醇也是实用的。

外科治疗包括化脓性痛风石切开引流(很少需要)和痛风石切除术。后者的美容价值大于其实用价值。痛风石切除术包括切除砂粒性物质,尽量切除砂粒样物质以恢复正常状态。外科医生术中应仔细操作,不要破坏韧带、肌腱支持组织、神经和血管。

Gilbart MK et al: Surgery of the hand in severe systemic sclerosis. J Hand Surg [Br] 2004;29:599.
Nalebuff EA: Surgery of systemic lupus erythematosus arthritis of the hand. Hand Clin 1996;12:591.
Schuind FA et al: Gouty involvement of flexor tendons. Chir Main 2003;22:46.

手的烧伤及冻伤

▶ 热烧伤

手是热烧伤(包括磨擦烧伤)、电烧伤、化学烧伤以及放射烧伤的常见部位。因肿胀和瘢痕形成而危及手的功能。通常迫切需要时采取紧急措施以保护残存的功能。身体其他部位的烧伤因会危及生命更需要紧急处理,但是手烧伤常被忽视。延误治疗会引起不可逆的损伤和难以矫正的畸形。

和其他部位一样,烧伤分为三度,即浅层烧伤(Ⅰ°烧伤)、不全厚皮烧伤(Ⅱ°烧伤)和全厚皮烧伤(Ⅲ°烧伤)。Ⅰ°烧伤有红斑和疼痛感;Ⅱ°烧伤出现水疱;Ⅲ°烧伤感觉消失,组织呈皮革样化或炭化。预后和治疗依烧伤的部位、深度和面积而定。

手烧伤都有组织肿胀,不要过分强调抬高患者肢以缓解疼痛和防止僵硬与强直。应给予破伤风免疫接种。对Ⅰ°烧伤,冷敷有助于减轻疼痛。Ⅱ°烧伤必须认真观察,限制活动,大水疱应刺破。此外,由于是无菌的,水疱壁应完整地保留。通常每日冲洗伤口3次和外涂磺胺嘧啶银就足够了。Ⅲ°烧伤或未能治愈的其他烧伤患者以及在家不能处理的烧伤患者应收入住院治疗。

深Ⅱ°烧伤需要密切观察和更好的治疗。损伤的前几小时,上肢烧伤的周缘或周围会引起局部缺血。由于几乎不可能对上肢的感觉功能和毛细血管灌注情况作出评价,如果高度怀疑骨筋膜室综合征,需施行焦痂切除术。如果处理正确,焦痂切除术很少有并发症,由于烧伤无论如何需要外科清创,切口选在不会显露神经血管组织的部位。

浅Ⅱ°烧伤能自愈。手背的深Ⅱ°烧伤最好用早期切痂和植皮防止挛缩。手掌烧伤最好让其自愈,由于该区域的移植皮功能太差。一些手外科医生认为浅Ⅱ°烧伤也应切痂和植皮以防挛缩,在未能很好治疗的病例是这样的。在较好的康复机构,烧伤科医生采用非手术治疗浅Ⅱ°烧伤,能取得和植皮同样好的效果。猪皮、尸体皮的同种移植或商业化生物敷料的引用能暂时用来覆盖伤口以减轻疼痛和保持伤口湿润,直至自体皮移植时。

未治疗的手烧伤会产生挛缩畸形,常常需要广泛手术以恢复功能。延误治疗和伤口挛缩,常常导致爪形手,表现为掌指关节过伸以及指蹼间隙消失的手指融合(并指)。手掌烧伤留有屈曲挛缩畸形。一些挛缩能通过挛缩松解和组织损伤区植皮来治疗。指蹼间隙缩以及伴有肌腱或神经显露部位的挛缩必须用皮或肌皮瓣覆盖,手背皮瓣向下包绕能形成指蹼间隙,手贴在腹股沟能获得大的皮瓣,从腹股沟切断皮瓣前,必须使皮瓣组织粘连和血管化。最近,使用显微外科技术,取身体其他部位的游离皮瓣使手的严重烧伤得以更广泛的重建。

▶ 电烧伤

上肢电烧伤在初始望诊时表现的部位不大,皮肤只是在电流入口的很少区域内被烧伤或被点燃的衣物烧伤。电流倾向于不损伤皮肤而损伤其下的肌肉、血管和神经。通常坏死组织的范围在几天内不能明确。

初始治疗同热烧伤。由于肌肉损伤是广泛的,通过维持大量碱性尿的排泄来防止肌红蛋白尿引起的肾衰竭是重要的。动脉造影术、荧光素注射和放射性核素检查有助于显示坏死范围。手术室诊察是评估组织损伤范围最准确的方法。在首次手术时,所有明显的坏死组织应清除。两三天后,患者再次在手术室诊察,并清除另外的坏死组织,当只剩有明显的存活组织时闭合伤口。

▶ 冻伤

冻伤最常见于醉酒者或精神病患者。下肢较上肢多见。受冻组织出现细胞死亡和血管血栓形成。首先必须治疗的是整个机体的低温。受冻部位应迅速浸泡于温水中(40℃),随后抬高患肢以减轻水肿。皮肤伤口和烧伤一样,用磺胺嘧啶银乳膏治疗。几周内,坏死的范围不明显。清创术或截肢术应推迟到损伤出现界限清楚时,交感神经切除术有助于改善冻伤引起的冷觉过敏和疼痛等后遗症。儿童冻伤会出现指骨骨骺早闭,从而产生骨的生长紊乱。

Smith MA, Munster AM, Spence RJ: Burns of the hand and upper limb—a review. Burns 1998;24:493.
Su CW, Lohman R, Gottlieb LJ: Frostbite of the upper extremity. Hand Clin 2000;16:235.
Tredget EE, Shankowsky HA, Tilley WA: Electrical injuries in Canadian burn care. Identification of unsolved problems. Ann N Y Acad Sci 1999;888:75.
Umraw N et al: Effective hand function assessment after burn injuries. J Burn Care Rehabil 2004;25:134.

手部包块

只有2%的手部包块是恶性的,绝大多数包块是良性肿瘤、囊肿或其他包块。尽管手部包块极有可能是良性的,但临床医师必须对恶性肿瘤的鉴别保持清醒的认识,须行手术切除的包块组织病检,以对快速生长的皮下病损或癌性皮肤病损明确诊断。另外,可观察一段时间以了解包块是否生长。为了功能或美容,也可切除包块。

腱鞘囊肿是关节或肌腱的滑液囊疝入周围软组织而形成的,囊肿内充满了黏液,它被认为是变性的关节液,腕或手的创伤会引起滑膜疝出,但更可能的是腱鞘囊肿已经存在,仅仅是该部位的创伤引起了外科医生的注意。

腱鞘囊肿可源于手的任何关节,但最常出现于腕背侧舟月韧带表面以及腕掌侧桡动脉附近。腱鞘囊肿最常出现于掌骨头的屈肌腱鞘(A1)滑车处。疼痛和触痛是由于包块附近神经受压所致。

腱鞘囊肿临床表现典型,容易诊断。如果怀疑诊断,用大口径黏液穿刺针穿刺可以确诊,偶尔可治愈该病,抽出囊液后,类固醇激素和利多卡因囊肿内注射也许有助于阻止再发生,但是往往大多数会复发,因此,一般不必用该种方法治疗。通常情况下,有充分的根据使患者确信包块是良性的。

腱鞘囊肿的手术切除应在放大镜和止血带下施行。腱鞘囊肿应完整切除,包括所有附着在关节囊上的组织以及附着在深面韧带上的组织,但不能损伤周围组织,腱鞘囊肿切除后,长期夹板固定不会降低复发率,反而会引起僵硬。不幸的是,腱鞘囊肿在仔细地外科切除后,其复发还是相对常见的。

表皮样囊肿是由于皮下组织的胚胎残余表皮样组织形成。许多表皮样囊肿被认为是由于创伤性破损使表皮细胞增生并形成的囊肿,其内充满奶酪状角蛋白和从皮肤脱落的表皮细胞残骸。感染性囊肿会发炎和形成脓肿。需要行囊肿壁的完整切除以防止脓肿形成。

脓性肉芽肿在慢性损伤中形成。组织学上和肉芽组织相同,均由脉管组织构成。和机体其他部位的肉芽组织肥大一样,可切除或者烧灼伤使皮面潮红的病变组织,使上皮迁移至伤口。

巨细胞瘤是手指两侧良性的、多叶的、实质性包块,常常黏附于腱鞘。包块结构相当复杂,可蔓延至邻近的神经、血管、肌腱和韧带。应完整切除,但复发还是相对常见的。

内生软骨瘤是最常见的骨肿瘤。多发性内生软骨瘤(ollier病)还伴有其他骨骼畸形,病变在X线片上表现为骨皮质变薄,伴有骨皮质内斑点状钙化。经过肿瘤处的骨折通常不能自愈。肿瘤应用刮匙刮除,如果需要,用取自体桡骨远端的骨质填充骨缺损。

腕结节是在第2或第3掌骨基底部的异常骨,在手背以坚硬包块的形式存在。如果有症状,可切除过度生长的骨质。

血管球瘤由血管和调节静脉畸形散热的无髓神经组成。常出现于指端或甲下,而且会非常痛。通过肿瘤的局部切除可治愈。有时,当肿瘤较大而且破坏甲床时,必须从其他手指移植刃厚指甲来重建缺损。

瘤状细胞癌是手部最常见的恶性肿瘤,但基底细胞癌和黑色素瘤也会发生。甲下黑色素瘤常常难以诊断,这是因为难以检查,和自体其他部位的肿瘤一样应该治疗。特别需要的是检查肿瘤是否通过淋巴管扩张至滑车上淋巴结和腋窝淋巴结。

其他肿瘤包括脂肪瘤、纤维瘤、血管瘤、动静脉畸形、神经纤维瘤、肉瘤和各种皮肤病损。这些肿瘤的行为学在手与身体的其他部位没有什么不同。但是,在手部的小间隙内,神经和血管非常近,这些肿瘤很快引起压迫症状和体征。CT或MRI扫描有助于显示软组织肿瘤的范围,也对术前计划有帮助。

Nahra ME, Bucchieri JS: Ganglion cysts and other tumor related conditions of the hand and wrist. Hand Clin 2004;20:249.
Peterson JJ, Bancroft LW, Kransdorf MJ: Principles of bone and soft tissue imaging. Hand Clin 2004;20:147.
Trigg SD: Biopsy of hand, wrist, and forearm tumors. Hand Clin 2004;20:131.

复杂手损伤

▶ 压伤和离断伤

显微血管外科的新近进展极大地提高了我们治疗复杂性手损伤的能力。残缺和离断的手指、手、甚至整个上肢已成功再植而修复。复杂的神经修复,带微血管的肌瓣游离组织转移,趾-手异位移植功能重建,这些使严重受损的手恢复更多功能成为可能。最终结局必定是出现一个有感觉的、无痛的、有用的肢体。对于需经历多次外科手术和长期康复而只得到少量功能恢复的患者来说,早期的截肢术也是有益的。有丰富经验的外科医生能最好地估计患者的损伤、职业和心理社会需求来决定是否值得救治。

复杂性损伤手损伤通常是由不正确地使用机器或机器失灵引起的。工厂的重型机械或家中的电动切割用具,例如旋转式锯,是常见的引起损伤的机械。锐性离断或血供未完全中断的部分极可能成活,这种损伤的范围是难以确定的,而且常常不可修复。

尽力挽救受伤部分的决策必须个体化,但一些基本原则是适用的,拇指对手的功能来说是至关重要的,尽一切努力挽救整个手指或部分手指。当多个手指或手的一半被损或离断,更大努力应放在修复损伤部分。在严重的肢体损伤中,儿童的恢复远比成人好,儿童的任何部位离断伤应被再植。肘及其以上部位的肢体再植还有争议。由于神经再生缓慢,再植肢体的功能是有限的,一些手外科医生认为,截肢术在某些病例会改善功能。

复杂性手外伤患者应立即送到当地的医疗中心，以便于处理。偶尔，在匆忙的转运中，忽视了患者非常明显的损伤以及腹内、神经和其他不明显的损伤。在运转前，必须全面评价患者以稳定病情。在伤口处用干净湿润的敷料，并抬高肢体。离断部分应包在塑料袋里并置于冰水中，断离部分亦不能被冻伤。

接诊的手外科医生在作出结论前应评估患者的全身情况，恢复应尽可能顾及个人的愿望。为了恢复离断肢体血供或再植，患者必须急诊手术，6小时以上的局部缺血常不能使血管再通（依组成组织的代谢需要而确定），但肢体经历缺血期的时间长于它能成功再植的时间。

在血管修复前，骨必须用克氏针或钢板固定。需用放大镜行动静脉修复，随后缺血组织出现再灌注。再植失败更常于静脉回流障碍而不是动脉灌注障碍。全身和局部应用抗凝剂有利于保持灌注，但并非一直需要。局部有效的抗凝剂缓慢释放入血，能减少静脉淤血。神经和肌腱也须修复。当局部软组织不足以覆盖修复结构时，必须用显微外科方法转移远离部位的肌瓣或皮瓣至该区域。尽管这些手术不会危及生命，但血液丢失是很多的，有时需要输血。

二期手术须松解粘连的肌腱，复位大块的肌瓣以及移位损伤的运动神经支配的肌腱。更多情况下通过移植肢体重建功能是不成功的。足趾重建拇指的方法亦可用于其他手指再造，这种重建方法可提供给患者抓物的能力。因这些手指有感觉，它们甚至能完成假体不能完成的精细运动。单有拇指缺失的患者，可用食指移至拇指来更好地治疗（拇指整复）。

单个手指的部分或全部缺失是无关紧要的。若不伴有手指僵硬或疼痛，手的功能会更好。当决定要切除手指，必须小心的是要保留一个灵敏感觉的软组织覆盖残肢。屈肌腱不必缝合到伸肌腱以作为软组织覆盖残端，由于这会引起肌腱的相互牵拉，而不是关节运动。覆盖残端的皮瓣优于植皮或交叉指皮瓣，由于它们通常有更好的感觉。中指或环指的残端通常令人讨厌，这是由于像硬币类的小物体易于从手掌掉落，而手指截肢术会消除这个问题。为了美观，手指截肢术远没有部分切除术引人注意。然而，手指截肢术后长度的丧失会减少捏力。

凭借各种假体，整个手的部分丧失能力在功能上和外观上被弥补。假体的功能要努力适应患者的要求，患者必须接受适当的训练以确保成功。

手的注射性损伤

工业上使用的高压装置会引起特有的手损伤，这些装置使用的原料有空气、油脂、油漆和石油。典型病例是这些原料注射进工人的非偏利手的食指。针尖的注射位置可能是损伤的唯一表面痕迹，而且注射的原料，会使手变色或苍白，或者肿胀。

检查应包括仔细地手功能评价和X线片以显示原料或气体在手的分布。即使部分病例手外观似乎完全正常，但所有这些病例需要持续不间断的观察，在不损伤正常组织的情况下，提倡早期手术探查以松解皮肤筋膜的止血带样作用，以及清除尽可能多的注射原料，预防性应用抗沉积因子（葡萄糖40）、皮质类固醇和抗生素是有益的。

通常，压力使这些异物沿着腱鞘扩散，甚至进入前臂。异物在密闭间隙的膨胀和化学刺激引起充血、炎症、血栓形成和坏疽。注射的物质难以完全去除，而且异物反应引起广泛的纤维以致常常影响手的功能。

Buncke HJ Jr: Microvascular hand surgery—transplants and replants—over the past 25 years. J Hand Surg [Am] 2000; 25:415.

Chen HC, Tang YB: Replantation of the thumb, especially avulsion. Hand Clin 2001;17:433.

Christodoulou L et al: Functional outcome of high-pressure injection injuries of the hand. J Trauma 2001;50:717.

Del Pinal F et al: Acute hand compartment syndromes after closed crush: a reappraisal. Plast Reconstr Surg 2002;110:1232.

Freeland AE, Lineaweaver WC, Lindley SG: Fracture fixation in the mutilated hand. Hand Clin 2003;19:51.

Woo SH, Kim JS, Seul JH: Immediate toe-to-hand transfer in acute hand injuries: overall results, compared with results for elective cases. Plast Reconstr Surg 2004;113:882.

▼ 微侵袭性手外伤

手外伤重建的目标是恢复正常功能，包括无痛性的运动，正常范围的主动和被动活动，恢复伤前肌力和感觉的完整。然而，切开、解剖和缝合操作会有瘢痕形成和疼痛，特别是瘢痕形成是令有头痛的问题。由于常引起手僵硬、韧带绷紧和关节炎，因此，使手术瘢痕或疼痛最小的任何手部手术有助于提高临床疗效。

由于微侵袭性外科技术的引进和应用，在过去的十年间外科治疗发生了根本性的变化。腹腔镜和胸腔镜允许通过1cm的切口行空腔和实质性脏器切除术，这减少了剖腹术和开胸术。同样，泌尿科医生使用膀胱镜以评价和治疗膀胱和肾疾病，矫形外科医生使用关节镜以评价和治疗膝、踝、肘和肩关节疾病。

手外科的两个区域可使用微侵袭技术，一个是腕关节镜为扩大腕痛的评价提供选择方法，另一个是内镜下腕管松解术（ECTR）提供了比切开松解受压的正中神经更小的侵袭方法。理论上，ECTR会有更迅速的恢复，实际，它的优点有限。

腕关节镜

在1970年，诊断性腕关节镜第一次成功地应用于临床。在过去的 30 年中,它作为评价慢性腕痛的微创伤方法,已取代了传统的成像技术。由于检查腕关节的硬件设备更加复杂以及手外科医生对腕的关节腔图像更加熟悉,通过努力使用关节镜可以治疗和诊断腕部疾病。

▶ 适应证和禁忌证

无论对慢性腕痛还是急性腕痛患者,诊断性腕关节评价腕功能是一个有价值的技术。在慢性患者,该技术能被用来增加普通 X 线片、CT、MRI 或腕关节照片提供的信息,它能确定可疑性诊断或被用来重新评估其他治疗方法失败的患者。与之相对,在急性症状的患者主诉关节局部疼痛不适感,而且休息后缓解,例如腕部自发痛的患者,在这一点上,关节镜手术能确定症状的起源。总之,该技术对评估关节软骨、韧带、三角纤维软骨复合体(TFCC)和滑膜是有益的。有趣的是,诊断性腕关节镜会提供十分全面的检查,可检查一些可见性的损伤者。关节镜检查结果与患者的体格检查必须高度相关,这样,手外科医生才能作出恰当的诊断。

▶ 操作过程

诊断性腕关节镜检查的设备包括抬腕和分离腕装置、关节镜、视频电视相机、液体输入系统以及手工和动力器械。

可选用全身麻醉或局部麻醉。手术时止血带应用提供无血手术视野。手术视野包括前臂远端、腕和手。在手部通过无菌的指套施行牵引,使脱位力通过手腕。

接着,根据手术目的决定规范的手术入路部位,并做独特的皮肤切口。根据桡骨和尺骨、腕骨以及伸肌腱的关系,描绘手术入路部位,通过切口一侧的伸肌腱筋膜室来显示肌腱的关系。典型入路包括腕关节 3~4 入路,通过它可看到舟骨和月骨面;腕关节 4~5 入路,通过它可看到 TFCC 和尺腕韧带;腕关节 6R 入路,通过它可接近尺侧腕伸肌腱和腕关节的尺侧。通过任意三个入路,可接近腕骨间关节,包括尺腕关节以及舟骨与大小多角关节。

一旦识别异常,治疗性腕关节镜能用于修复。在关节镜下局部韧带撕裂与 TFCC 撕裂能用刀片和电动剃刀清除。用微型骨凿和微型电动锯片完成腕骨切除术。

▶ 结果

使用诊断性和治疗性腕关节镜手术,比类似的开放性腕关节手术术后的肿胀、疼痛及僵硬都要轻,利于早期的功能恢复和工作。甚至,治疗性腕关节镜还可用于腕背腱鞘囊肿,腕表层的畸形的治疗,并且比开放手术复发少。

▶ 并发症

诊断和治疗性腕关节镜的并发症发生率是 2%,而

且原因多样。适当地腕骨间分离所用的持续牵引能引起一些并发症,包括腕掌及指关节的韧带扭伤、关节水肿和僵硬以及末梢神经牵拉伤。手术入路会损伤关节软骨、韧带、肌腱、皮神经、桡动脉、浅静脉和深部静脉,这些损伤包括擦伤、挫伤、裂伤和横切伤。治疗性腕关节镜的大部分并发症有腕部症状的缓解不充分,或功能恢复不全。由治疗性腕关节镜的液体输注引起的并发症目前较少见。前臂筋膜室综合征是由于桡骨远端骨折镜下修复时输注液外渗引起的,这个问题现在可以在术中用前臂的环形压迫来避免。

内镜下腕管松解术

内镜下腕横韧带松解术是治疗腕管综合征日益流行的方法。该操作可减少术后发病率,使患者早期恢复工作。除此之外,即使在内镜和开放性腕管松解术之间短期内没有任何不同,长期亦没有任何不同,这很少使人注意到,但是,内镜下腕管松解术伴有日益增加的重要神经损伤的可能。

▶ 适应证和禁忌证

内镜下腕管松解术在手腕较大的患者中更容易操作,并与进入腕管的舒适度、腕关节的周径以及患者的身高和年龄有关。外科医生应意识到该项操作可能在手腕小的矮小患者中更加困难,建议转为开放性手术以避免神经并发症。

内镜下腕管松解术的绝对禁忌证包括腕管内包块和其他占位性病变,腕管解剖异常,以及妨碍正确定位的腕关节僵硬。

▶ 操作过程

在美国,大多数医生采用 Chow 法或 Agee 法。两者主要在切口或手术入路不同,但都必须有入口。Chow 法始于 1989 年,需要 2 个入路,而 Agee 法只需要 1 个入路。

在局麻下,任一术式都须在上臂止血带下操作。首先,在腕屈肌腱褶近端掌长肌和尺侧腕屈肌之间,确定了腕横韧带和屈肌腱之间的间隙,行腕横韧带切断术。在 Agee 法中,内窥镜在腕横韧带下,从桡侧到钩骨钩,沿着环指轴前进,沿着整个长度,切断韧带,要小心避开 Guyon 管和掌浅弓。在 Chow 法中,先沿着环指的轴切断腕横韧带的远端,接着腕背伸,将开槽的套管伸入近端切口,再深入腕横韧带,从远端切口伸出完全切断腕横韧带。闭合伤口,患者的手腕置于背伸位。

▶ 结果

开放性和内镜下腕管松解术的对比性研究显示,术后症状恢复的情况、恢复工作的时间以及症状复发率,这两种方法总体上结果相当。

许多更可信的研究是前瞻性随机试验。一项研究比较了 29 例患者共 32 只手的开放性和内镜下腕管松

解术的效果,发现在术后恢复时间,或外科治疗结果上没有差异。作者提到的唯一显著差异是 3 例内镜下腕管松解术的患者环指桡侧的短暂麻木。

另一项研究中,作者用前瞻性随机方法比较了腕管松解术的早期结果。一组 40 例患者采用传统开放性手术,另一组 56 例患者采用两个入路的内镜手术。他们发现两组之间的术后疼痛、感觉异常或恢复工作的时间均没有统计学上的显著性差异。但是,内镜组显示了的 1~3 个月内抓握力有较好恢复。每组均未观察到并发症。

非随机研究显示,对已行腕管松解术,平均随访 2 年的 191 例患者进行分析,表明行开放性松解术的患者无一例复发,而行内镜松解术的患者有 7% 复发率。另一项研究观察到用内镜方法行腕管非完全松解比标准开放性松解有更高的复发率。

内镜下与开放性腕管松解术效果差的相关因素相似。出现效果不佳的因素如下:给予工作赔偿的病例、神经传导检查示运动潜伏期正常的患者、术前手无力患者、肌筋膜疼痛综合征或纤维肌痛患者、打官司的患者、多发性神经卡压症的患者以及有异常心理因素的患者。

▶ 并发症

很少有人对足够病例的内镜和开放性腕管松解术并发症的发生率和类型进行比较研究。总之,两种松解术并发症的类型和发生率相似。然而,在过去的十多年中,内镜下松解术的个别且严重的并发症趋于被夸大。

Boeckstyns 和 Sorensen 的研究可能是迄今最全面的。作者分析了 54 篇已发表的内镜和开放性腕管松解术论文,它们各自包括 9526 例和 1203 例。因操作引起的不可逆性神经损伤在内镜松解术为 0.3%,而在开放性松解术为 0.2%,其中包括正中神经横断性损伤病例。可逆性神经损伤在内镜松解术比开放性松解术更常见(分别为 4.4% 和 0.9%,前瞻控制随机研究),而肌腱损伤、反射性交感性营养不良、血肿以及伤口问题在两种手术方法中发生率相等。

一项使人不注意的分析研究——手外科医生对 5 年前所作的开放性及内镜下腕管松解术进行了回顾性调查研究——意外发现了每一术式的重要并发症,包括正中神经撕裂、尺神经撕裂、血管撕裂和肌腱撕裂。然而,作者不能得到每一术式并发症的发生率,它们的结果表明即使有经验的医生做腕管松解术也有潜在的毁坏性后遗症。

腕管综合征无论在开放性或内镜松解术后,症状或体征都会持续存在或复发。对内镜松解术后症状持续存在的患者,许多作者建议把开放性腕管松解术作为最终的治疗方法。

Beredjiklian PK et al: Complications of wrist arthroscopy. J Hand Surg [Am] 2004;29:406.

Shih JT et al: Arthroscopically-assisted reduction of intra-articular fractures and soft tissue management of distal radius. Hand Surg 2001;6:127.

Slutsky DJ: Wrist arthroscopy through a volar radial portal. Arthroscopy 2002;18:624.

Thoma A et al: A systematic review of reviews comparing the effectiveness of endoscopic and open carpal tunnel decompression. Plast Reconstr Surg 2004;113:1184.

(杨平林 王伟卓 译,樊立宏 校)

第43章　小儿外科

小儿外科患者并不仅仅是成人的缩影。小儿有其独特的生理需要，且随年龄和生长发育阶段的不同而变化，所以小儿的外科护理与成人在很多方面有显著差异。新生儿的生理功能及生长发育接近胎儿，而青少年则接近于成人，婴幼儿有各自的年龄和发育阶段的独特问题。此外，婴幼儿还常患有在成人中不能见到的先天性畸形。诊治这些疾病需要对胚胎学和发病机制方面的知识有深刻的理解。

新生儿护理

▶ 新生儿重症监护

通过手术矫治的新生儿往往还患有其他可危及生命的疾病，对这些患儿尤其是早产儿和小于胎龄儿的护理水平已随着 ICU 的出现而有了很大提高。新生儿监护和呼吸支持技术方面已取得了重大进展。在精确控制微环境下，精密的呼吸机可为低体重儿提供较长时间的呼吸支持。肺泡表面活性剂治疗和高频通气已经使得一些过早产儿生存下来。体温由随动系统自动控制，同时可连续监测记录脉搏和血压。用经皮 O_2 和 CO_2 电极或留置动脉插管可监控通气情况。通过反复测定微升量级的血液中葡萄糖、钙、电解质和胆红素浓度可判断早产儿和宫内发育迟缓儿的代谢情况。患儿生长发育所需的营养可由胃肠道或胃肠外营养提供。对危重新生儿的特护需要训练有素的医护人员和特殊的医疗设备，这种护理最好在指定的有小儿外科和新生儿监护条件的医疗中心内开展。

Phibbs CS et al: The effects of patient volume and level of care at the hospital of birth on neonatal mortality. JAMA 1996;276:1054.

▶ 新生儿分类

新生儿可根据其成熟程度（胎龄）和发育状况（体重）分类。正常足月儿胎龄为 37~42 周，体重大于 2500g。推算胎龄应从末次月经时间算起，但临床上根据新生儿外观和神经系统检查推算胎龄比用末次月经推算法可能更精确。

胎龄小于 37 周的新生儿具有下列 4 项体征：①头发呈细绒毛状，皮肤薄且呈半透明状；②双耳软骨缺乏；③乳房结节直径小于 3mm；④足底横纹少，男孩睾丸位于腹股沟管内，阴囊小而缺乏皮褶，女孩小阴唇相对较大，而大阴唇较小。

早产儿是指胎龄小于 37 周新生儿，常伴有多种生理异常。呼吸暂停和心动过缓较常出现，这可能反映了中枢神经系统的不成熟，或可能是生理不稳定的表现，这在败血症中最明显。早产儿的肺和视网膜极易受到高浓度氧的损害。高浓度氧造成的早产儿视网膜病可能会导致失明。在机械通气下，相对短时间的高浓度氧暴露常伴随有气压伤，可能引起肺损伤，导致肺透明膜病和呼吸窘迫综合征。动脉导管未闭并不常见，但可能造成肺出血和充血性心力衰竭。早产儿脉络膜脆弱，在生后第一周内应激状态下易出现脑室内出血。早产儿因吸吮反射较弱，不能耐受经口喂养，故可能需通过鼻饲或全胃肠外途径营养。早产儿对葡萄糖、钙和钠盐的需要量较大，易出现体温过低、胆红素代谢障碍、红细胞增多症和代谢性酸中毒。这些问题在极低体重儿和超低出生体重儿（出生体重低于 1000g）中更明显。

小于胎龄儿（SGA）是指体重在同胎龄儿正常体重范围的第 10 个百分位点以下的新生儿。SGA 与"宫内发育迟缓"（IUGR）稍有不同，IUGR 指体重小于同胎龄儿体重正常范围的第 25 个百分位点。小于胎龄儿可因母孕期中的胎盘因素、母体因素或胎儿因素的任何一种异常所致。虽然小于胎龄儿体重较轻，但身长和头围与胎龄相称。与同体重的早产儿相比，小于胎龄儿的胎龄较大，发育较成熟，其生理异常也不同于早产儿。宫内营养不良导致患儿体内脂肪相对较少，糖原贮存减少，加之体表面积相对较大，代谢率较高，故小于胎龄儿体温过低和低血糖发生率较高。小于胎龄儿还易发生胎粪吸入综合征。红细胞增多症也较常见，这可能造成高血粘度综合征的并发症，需严密监测血细胞比容。相对于早产儿来说，小于胎龄儿身体器官发育和功能相对成熟，故早产儿常见的视网膜病、颅内出血和肺透明膜病相对不常见。

▶ 体温调节

　　与成人相比，婴幼儿体表面积相对较大，皮下脂肪较少，故易发生热量丢失。通过传导、对流、蒸发和辐射丢失的热量可达成人的4倍，早产儿则更多。婴幼儿通过代谢产生的能量来维持恒温，这需要消耗其他物质。婴幼儿产热主要通过棕色脂肪代谢产热而非寒战产热，去甲肾上腺素可促进棕色脂肪代谢，升压药物和麻醉剂可抑制其代谢，而营养摄入不足可使棕色脂肪消耗殆尽。在低温环境下，婴幼儿的代谢加快，热量消耗增大，加之体内热量贮存有限和皮肤较薄，长时间暴露于低温环境时婴幼儿易出现体温过低。因此而产生的儿茶酚胺分泌增多可增加代谢率（特别是心肌代谢率），导致血管收缩，引起组织灌注减少和乳酸产生增多。

　　因此，患病的新生儿应保持在最适宜的温度（即中性温度）环境中。在这种环境温度下，患儿代谢消耗最低，可通过血管舒缩反应保持恒定而正常的体温。为保持这样的状态，患儿体表与环境温度梯度须小于1.5℃。因新生儿平均体表温度为35.5℃，故最适宜的环境温度为34℃（早产儿稍高）。最好将新生儿置于密闭暖箱中以保持其环境温度。对于患儿和需要频繁操作的新生儿，可使用开放式的光暖器。为使其处于中性温度，可监测暖箱内环境温度，可以使用随动系统。后者则通过患儿体表温度自动调节暖箱内温度。用棉衣物、塑料单或铝箔包裹患儿的头部、四肢和躯干可进一步减少热量丢失。

　　在手术室内，应将热敏电阻置于患儿直肠或食管内，连续监测体温。保暖方法有：用被单包裹患儿肢端，使用循环式加热垫，照红外线灯。但这些措施对新生儿来说往往不够。故术前还要预热手术室，使其温度维持在20~27℃。湿的纱布和手术单可使蒸发散热增加。接触皮肤的塑料手术单可维持体温并保持皮肤干燥。在大量输血前要将血袋浸于温水中预热或使血液通过已浸于温水中的输血管内预热。气管内插管麻醉时将吸入气体加热并湿化是最有效的控制体温的方法之一。

Albanese CT, Nour BM, Rowe MI: Anesthesia blocks nonshivering thermogenesis in the neonatal rabbit. J Pediatr Surg 1994; 29:983.

Nesher N et al: A novel thermoregulatory system maintains perioperative normothermia in children undergoing elective surgery. Paediatr Anaesth 2000;11:555.

Sauer PJ, Dane HJ, Visser HK: New standards for neutral thermal environment of healthy very low birth weight infants in week one of life. Arch Dis Child 1984;59:18.

▶ 辅助通气

　　某些原发病（如持续胎循环和肺动脉高压）及一些可影响呼吸中枢的药物（如阿片类药物、PGE_2），或某些手术（如腹壁缺损或膈疝修补）可造成患儿生理状况的改变，此时需进行辅助通气。新生儿出生时，要吸出其咽部的黏液、羊水和胎粪。当出现呼吸异常时，应给予气囊辅助呼吸或面罩吸氧或气管内插管。导管的直径应与患儿的小指或鼻孔相当，通常为2.5~4.0mm。足月新生儿常使用3.0mm气管插管。经口腔插管优于经鼻腔插管，因为前者可减少损伤和继发感染。新生儿声门与气管隆突间的距离为7.5cm，注意勿将导管插入支气管内。新生儿适宜的置管深度如下：从口唇算起，体重1kg的患儿置管7cm，体重2kg时置管8cm，体重3kg时置管9cm。置管之后要将导管固定稳妥并连接于新生儿呼吸机或持续气道正压通气（CPAP）系统。插管时将导管与呼吸道之间留有空隙可使少量气体回漏，从而有助于减轻喉部和气管损伤。

　　多数新生儿呼吸机为时间周期性气流发生器，既可进行持续气道正压通气（CPAP），又可进行间歇性指令通气（IMV）。IMV是单纯性机械通气和持续气道正压通气（CPAP）的结合，它可使婴儿在接受呼吸机辅助呼吸的间隙进行自主呼吸并保持气道内的持续正压。CPAP可使终末气道保持开放，对于肺泡萎陷性疾病如肺透明膜病或持续性肺不张的治疗特别有效。

　　需通过空气氧气混合器严格控制流向呼吸机的混合气体的氧浓度。调节吸入氧浓度，使其能使患儿动脉血氧分压保持在60~80mmHg。用加热过的雾化器湿化气体，但应注意有相当一部分液体可经肺吸收，故要限制补液量。当患儿动脉血 PO_2 大于80mmHg时，应逐渐降低吸入氧浓度，直至降低到室内氧浓度的水平。呼气末压力逐渐降低至2mmHg，此时减少IMV频率，然后逐渐撤掉氧气。但继续使用CPAP，保持气道压力至少为2mmHg，直至拔出气管内插管。拔管时要立即增加吸入氧浓度（较辅助呼吸时高出10%），直至患儿呼吸正常。

　　对有严重呼吸困难的患儿（如先天性膈疝或胎粪吸入综合征患儿），应采用更复杂的辅助通气方案。高频通气（如喷射模式、震荡模式）运用呼吸频率快时（高达600次/分）潮气量低这一原理可最大限度地降低高气道压力的损伤效应。吸入的NO（iNO）可通过通气回路控制，这有助于松弛小气道和肺血管。为减轻高压力和高氧浓度造成的肺损伤，稍高的 CO_2 水平（适度的高碳酸血症）和稍低的氧分压水平是允许的，这被称为"温和通气"。如果使用温和通气，适度的高碳酸血症和高频通气效果不佳，则可应用体外膜肺氧合器（ECMO）来完成氧合作用和气体交换。这种临时性的"旁路分流"装置通过体外循环进行血液氧合以待肺发育成熟或原发病得以治愈。随着 iNO 和适度高碳酸血症的广泛应用，临床上对 ECMO 的需求正在减少。

Boloker J et al: Congenital diaphragmatic hernia in 120 infants treated consecutively with permissive hypercapnia/spontaneous respiration/elective repair. J Pediatr Surg 2002;37:357.
Gerstmann DR, deLemos RA, Clark RH: High-frequency ventilation: issues of strategy. Clin Perinatol 1991;18:563.
Hemmila MR, Hirschl RB: Advances in ventilatory support of the pediatric surgical patient. Curr Opin Pediatr 1999;11:241.

▶ 水、电解质的补充

水和电解质的有效调整包括：①维持正常代谢所需的循环水和电解质的生理需要量；②所需补充的丢失量（包括蒸发、第三间隙及外引流的损失量）；③有无缺水或水中毒。考虑到这些因素后，就可以制定暂时的水和电解质调整方案。临床上还要监测患儿的反应，并根据其反应及时作出相应调整。

监测水和酸碱平衡的方法分为有创性和无创性两种。通常使用无创性方法，包括指脉氧测定、尿量、经皮 CO_2 监测和血压测量。对于重症患儿，则多用有创性方法来评估患儿内环境是否稳定。常用方法为经动脉导管或足跟部穿刺抽血进行血气分析。可经脐动脉将聚乙烯导管置入主动脉远端，导管的尖端定位于腰 4 椎体水平（经 X 线检查加以确定），亦可将动脉导管经皮穿刺插入或作血管解剖而留置于桡动脉、股动脉或颞动脉内。对于静脉操作时间较长、或需要肠外营养、或需频繁采集血样的患儿，宜进行中心静脉置管。可经脐静脉、大隐静脉、头臂静脉、正中贵要静脉或颞静脉放置 PICC 导管。也可经股动脉、颈内动脉、面动

脉或锁骨下动脉放置 Broviac 导管。

A. 水的生理需要量

新生儿水的生理需要量包括生长发育所需量、经皮肤、肺和粪便所丢失的量。生后第 1 天的需要量是独特的，因为新生儿的细胞外液量常发生急剧扩张，24 小时后逐渐减少。如先天性肠梗阻（如肠闭锁）患儿可因胎盘的调节作用而在刚出生后并无血容量不足。生后 3~7 天新生儿体重下降达 10%，大多为水分丢失，少部分为胎粪、胎脂及尿液的丢失所致。生后 24 小时内，体重低于 1000g 或胎龄小于 32 周的早产儿的生理需要量不应超过 90ml/(kg·d)，体重较大的新生儿的生理需要量不应超过 65ml/(kg·d)。正常新生儿生后 4 天水的生理需要量逐渐增至 80~100ml/(kg·d)。婴幼儿和青少年的水的生理需要量与体重密切相关（见表 43-1），但因影响因素很多，故水、电解质的需要量和体重的关系并不是恒定不变的。

表 43-1　婴幼儿和青少年的水的生理需要量

体重	生理需要量（24 小时）
1~10kg	100ml/kg
11~20kg	(1000+50)ml/kg（第 2 个 10kg 内）
>20kg	(1500+20)ml/kg（大于 20kg）

B. 围术期的补液

手术患者，可能的话一般均应在术前纠正水、电解质异常和酸碱平衡紊乱。术中液体需要量为生理需要

表 43-2　水和电解质异常丢失的补充

丢失液体类型	电解质成分				
	Na^+(meq/L)	K^+(meq/L)	Cl^-(meq/L)	HCO_3^-(meq/L)	补充方法
胃液（呕吐）	50(20~90)	10(4~15)	90(50~150)		糖盐水混合液（葡萄糖浓度5%、盐水浓度0.45%），加氯化钾 20~40meq/L
小肠液（回肠造瘘）	110(70~140)	5(3~10)	100(70~130)	20(10~40)	乳酸林格液
腹泻液	80(10~140)	25(10~60)	90(20~120)	40(30~50)	乳酸林格液，必要时补充 HCO_3^-
胆汁	145(130~160)	5(4~7)	100(80~120)	40(30~50)	乳酸林格液，必要时补充 HCO_3^-
胰液	140(130~150)	5(4~7)	80(60~100)	80(60~110)	乳酸林格液，必要时补充 HCO_3^-
汗液					
正常出汗	20(10~30)	4(3~10)	20(10~40)	…	…
胰腺囊性纤维化	90(50~30)	15(5~25)	90(60~120)	…	…

量、累积损失量(如未纠正)及术中损失量(包括失血量)之和。术中是否需要输血取决于患儿的一般情况、脉搏、血压、血细胞比容、尿量和术中失血量。

术后要准确测量胃肠减压量和引流量并补充适宜的电解质(表43-2)。对新生儿应测定所补液体中的电解质含量以指导补液,尤其对于肠造口或瘘管。蛋白质丢失较多时(如乳糜胸的胸导管引流)应补给胶体液(如白蛋白或新鲜冷冻血浆)。因无法测定丢失入体腔或组织中的液体量(第三间隙丢失量),故合适的补液量取决于监测的患儿生命体征和尿量。剖腹手术或胸廓切开术术后数天内液体需要量可超过150ml/(kg·d)。

C. 电解质的补充

电解质的生理需要量为氯化钠 2~3meq/(kg·d)(早产儿可达 5meq/(kg·d))加入 5% 葡萄糖或 10% 葡萄糖中,有尿时补钾 2~3meq/(kg·d)。葡萄糖酸钙需要量为 200~400mg/(kg·d)(早产儿尤其需要),其余电解质如碳酸氢盐和镁离子需要时也应补充。

许多处于应激状态的新生儿常存在低血钾、低血钙、低血镁和低血糖,其中任何一种生化异常即可导致呕吐、腹胀、食欲缺乏、窒息、发绀、乏力、眼球震颤、尖声哭叫、惊厥或抽搐。对低血钙引起的惊厥和手足抽搐应静脉补充 10% 钙盐溶液,速度为 1ml/min,同时严密监测心电图。虽然低血钙常可经静脉补充钙盐而得以纠正,但要注意钙盐溶液渗至皮下将产生剧烈的血管收缩和皮肤坏死。如果低钙血症纠正后患儿症状仍未缓解,则应考虑并存有低镁血症,应测定血镁浓度。

在新生儿监护室可通过血糖检测试纸快速测定患儿血糖浓度,可在抽血测定血糖浓度间隙期进行,测定频率取决于患儿病情的需要。静脉补液时要输入 10% 葡萄糖,如果仅补充无葡萄糖的溶液(如血或血浆),则必须严密监测血糖水平。若出现低血糖,则先静脉推注 50% 葡萄糖 1~2ml/kg,然后持续静脉点滴 10%~15% 葡萄糖,输液速度与补充水的生理需要量的所需速度相当。

Coran A, Drongowski R: Body fluid compartment changes following neonatal surgery. J Pediatr Surg 1989;24:829.
Statter MB: Fluids and electrolytes in infants and children. Semin Pediatr Surg 1992;1:208.

▶ 营养

由于新生儿基础代谢率高,生长发育和维持体温均需要热量,而其体内热量贮存有限,故新生儿需要相对较多的热量摄入。婴儿的热量需要量为 100~130kcal/(kg·d),蛋白质需要量为 2~4g/(kg·d),才能使体重增加 10~15g/(kg·d)(表43-3)。非蛋白质热量的 30%~40% 应由脂肪供给。每公斤体重所需的热量随小儿年龄增长而减少,但在手术、败血症、创伤烧伤时需要量增加,手术后热量需求增加 10%~25%,感

染后热量需求增加大于 50%,烧伤后热量需求增加大于 100%。

表43-3 不同年龄组每日所需热量

年龄	所需热量[kcal/(kg·d)]
新生儿(0~4 天)	110~120
低体重儿	120~130
3~4 个月	100~106
5~12 个月	100
1~7 岁	75~90
7~12 岁	60~75
12~18 岁	30~60

A. 胃肠道营养

胃肠道是供给热量和蛋白质的最佳途径。若胃肠道功能正常,则可经口喂养或经鼻胃管、鼻腔肠管、胃造瘘管或空肠造瘘管管饲婴儿标准配餐、混合膳食或要素饮食。最好经胃内喂养,因为这样符合正常的消化过程,可刺激有关激素的正常分泌并可耐受高渗性膳食,还可减少倾倒综合征的发生率。鼻十二指肠管和鼻腔肠管的使用仅限于不能耐受胃内喂养(如胃排空延迟、胃食管反流、呕吐反射受抑制)的患儿。

高营养、低黏度全流食可经细导管持续管饲喂养。要素饮食是由晶体氨基酸、低聚糖和脂肪按一定比例配制而成,可在小肠完全吸收,很少遗留残渣,但其为全张力配方,渗透性高,可致腹泻,故应用受到限制。为避免出现腹泻,可在要素饮食中加入稀释液并经管饲持续滴注。应用初期,先用低浓度、小剂量,然后逐渐增大剂量和浓度。要素饮食分为 1/2 张、2/3 张、3/4 张和全张液。最佳配方的渗透压应小于 500mosm。

将硅化橡胶或聚乙烯材料制成的静脉输液管经鼻腔或口腔插入胃内或空肠内(长度相当于鼻尖至膝盖的距离),可长时间留置。对更复杂的病例,应行胃造瘘术或空肠造瘘术以利术后喂养。对胃造瘘患儿,可留置小气囊导管(如 Foley 管)或安置胃造瘘控制装置。硅化橡胶管优于其他塑料导管,因肠内容物不会使其变硬。对短肠综合征患儿,在肠功能适应之前应行胃肠外营养结合胃肠道喂养。

B. 胃肠外营养

胃肠外营养的适应证如下:①预计肠功能恢复时间较长,如腹裂修补或高位空肠闭锁术后;②肠漏;③作为胃肠道营养的补充,如对难治性腹泻、短肠综合征或各种营养吸收障碍综合征的治疗;④宫内发育迟缓儿;⑤机体处于分解代谢的消耗状态,如患感染、肿瘤且进

食不足时;⑥肠道炎症性疾病;⑦严重的急性消化系统疾病(如胰腺炎、坏死性小肠结肠炎);⑧乳糜胸。

浓缩营养液(如 12.5% 葡萄糖或更高浓度的葡萄糖)可引起周围血管内血栓形成。但如果将中央静脉导管(PICC 或 Broviac 导管)插入上腔静脉或右心房内,则血流可很快稀释浓缩营养液,因此可允许注射更浓缩的营养液(15%~30% 葡萄糖)。可选锁骨下静脉或颈内静脉穿刺插管至上腔静脉或右心房内,也可通过解剖颈外静脉、面静脉、颈内静脉、头静脉或肱静脉而插管。将导管经皮下从胸壁另行刺口引出有助于降低感染发生率。若需长期使用,则选用 Broviac 导管(单腔)或 Hickman 导管(双腔)并用涤纶套固定于皮肤刺口处,可最大程度地降低感染发生率并可防止导管脱出。

胃肠外营养液的成分包括氨基酸(2%~5% 晶体氨基酸或蛋白水解液)、葡萄糖(浓度为 10%~40%)、电解质、维生素和微量元素。应明确蛋白质中的电解质成分,以便可根据患儿的具体需要添加适当的营养物质,从而配制出所需要的营养液。婴幼儿的标准营养液中必须含钙、镁、磷等生长发育所必需的物质及微量元素(表 43-4)。营养液必须用输液泵匀速输入以免血液在输液管内逆流而发生凝血,并可防止血糖浓度和氨基酸浓度波动过大。若需限制输液量,则可输入浓度更高的葡萄糖以增加热量摄入。

长期胃肠外营养有许多并发症,最常见的是导管源性败血症。虽然拔管后败血症的临床症状可迅速好转,但还应给予对革兰氏阳性和革兰氏阴性细菌均有效的抗生素。如果败血症的症状不断加重,或血细菌培养 3 次均为阳性,或证实为酵母菌感染,则需拔除输液管。对酵母菌感染引起的败血症还应行抗真菌治疗。在每毫升营养液中加入 1 个单位肝素可预防输液管内凝血。恒速输液可预防血糖浓度急剧变化。在胃肠外营养过程中,要常规复查血电解质(包括钙和磷),开始时每周查数次,病情平稳后每周查 1 次。还要注意观察患者有无高氨血症以及有无维生素和微量元素的缺乏。长期胃肠外营养还可引起进行性肝肿大和不明原因的黄疸,停用胃肠外营养或输液 12~16 小时后休息 8~12 小时可使上述情况自行消失。

Amii LA, Moss RL: Nutritional support of the pediatric surgical patient. Curr Opin Pediatr 1999;11:237.

Holcomb GW 3d, Ziegler MM Jr: Nutrition and cancer in children. Surg Annu 1990;2:129.

Pereira GR: Nutritional care of the extremely premature infant. Clin Perinat 1994;22:61.

Reynolds RM, Bass KD, Thureen PJ: Achieving positive protein balance in the immediate postoperative period in neonates undergoing abdominal surgery. J Pediatr Surg 2008;152:63.

► 失血

全血,血浆,红细胞数量在出生后最初的几小时内比一生中任何时段都高,生后数小时后,血浆从血循环

表 43-4　不同年龄组患者所需的胃肠外营养

成份	新生儿	6 个月~10 岁	>10 岁
热量[kcal/(kg·d)]	90~120	60~105	40~75
水[ml/(kg·d)]	120~180	120~150	50~75
葡萄糖[mg/(kg·min)]	4~6	7~8	7~8
蛋白质[g/(kg·d)]	2~3	1.5~2.5	0.8~2.0
脂肪[g/(kg·d)]	0.5~3.0	1.0~4.0	1.0~4.0
钠[meq/(kg·d)]	3~4	3~4	3~4
钾[meq/(kg·d)]	2~3	2~3	1~2
钙[mg/(kg·d)]	80~120	40~80	40~60
磷酸盐[mg/(kg·d)]	25~40	25~40	25~40
镁[meq/(kg·d)]	0.25~1.0	0.5	0.5
锌[μg/(kg·d)]	300	100	3mg/d
铜[μg/(kg·d)]	20	20	1.2 mg/d
铬[μg/(kg·d)]	0.2	0.2	12 mg/d
锰[μg/(kg·d)]	6	6	0.3 mg/d
硒[mg/(kg·d)]	2	2	10~20 mg/d

中逸出,引起全血和血浆容量减少,高红细胞水平一直持续,逐渐减少直到生后第七周才达到成人水平,采用年龄估计血容量方法见表43-5。

表43-5　不同年龄的血容量

早产儿	85~100Ml/kg
足月儿	85Ml/kg
年龄 >1 个月	75Ml/kg
年龄 3 个月 ~ 成人	70Ml/kg

刚出生新生儿的凝血酶原时间和部分凝血酶原激活时间可能轻度延长,这是由于凝血因子相对缺乏所致,但无临床意义。维生素 K 缺乏、血小板减少、某些遗传性疾病以及因早产、窒息或感染所致的肝功能不全均可引起新生儿凝血功能障碍,可给予所有新生儿肌肉注射 1.0mg 维生素 K。

术中失血量可因手术大小、原发病和止血效果的不同而有很大差异。轻度失血是指失血量小于血容量的 10%,通常不需输血。有必要采取方法密切监测术中失血量,因为在新生儿尤其是早产儿中明显的血液丢失量经常被低估。术中要用干纱布并在用后立即称重以减少因蒸发而引起的误差。吸引器要连接于手术台上的校准阀且使用短吸引管以减少管道死腔,从而可精确计算失血量。虽然肉眼可粗略估计失血量,但是估计值常常偏小。

术前应给患儿肌肉注射或静脉注射维生素 $K_1$1~2mg。大手术前要抽血化验血型并作交叉配血试验。若患儿血细胞比容大于 50%,则失血量相当于血容量的 25%,此时应输入乳酸林格液或新鲜冷冻血浆补充血容量。大量失血则需输新鲜(<3 天)全血或浓缩红细胞。输入浓缩红细胞 10ml/kg 可使血细胞比容升高 3%~4%。输血前,要将输血管浸于 37℃的温水中,并使血液在输血管内循环而预热至正常体温。失血过多常导致凝血因子和血小板急剧减少,故需输入同型新鲜冷冻血浆和血小板。每输入 0.1μ/kg 的血小板可使血小板计数升高 25 000/μl。

▶ 围术期的有关注意事项

　A. 胃肠减压

胃肠减压在新生儿外科中的重要性不可低估。胃扩张易诱发吸入性肺炎,并可抑制膈肌运动,进而引起呼吸窘迫。如患有先天性膈疝新生儿的血液氧合功能和通气就随着疝入胸腔的肠管内气体、液体的增多而减低,而腹裂、脐膨出和膈疝患儿的扩张肠管常常导致疝出的肠管不易被还纳,对这类患者关键是避免球囊面罩通气。对需胃肠减压的新生儿,最好使用双腔管,如 10F 的 Replogle 管或是 Anderson 管持续负压吸引。

如果使用单腔管,则需用注射器或吸引器间断抽吸。胃肠减压的要点如下:在胃肠减压前应计算好插入长度,然后通过观察抽出物的性状或借助 X 线摄片而证实导管位于胃内,最后用胶带固定胃管以防移位。

　B. 术前血液检查

采血化验应限于对诊断和治疗有意义的项目且需记录采血量。因为少量多次的采血对新生儿来说可能就会造成相对较多的失血。对新生儿术前常规应做的血液检查为血细胞计数,如为大手术,则需抽血化验血型并作交叉配血试验。对生后 12 小时内的新生儿不应查血电解质,因为它所反映的是其母的电解质水平。此外,对新生儿常不需作凝血功能(如 PT、PTT、ACT)检查。

　C. 术前饮食指导

以下是一般的指导原则,但理论与实际还是有一定差异。制定这个原则主要考虑了术前禁食(NPO)下低血糖的危险,禁食儿童的耐受及舒适感受,以及需排空胃以避免全麻引起的误吸。

　1. 对年龄小于 6 个月的患儿　术前 4 小时禁固体食物、母乳及配方奶,婴儿可饮用清淡液体(如水、口服补液盐、葡萄糖水或苹果汁),直至术前 2 小时。

　2. 对年龄为 6 个月 ~18 岁的患者　从手术前夜 12 时起禁食,但可饮用清淡液体(如水、苹果汁、口服补液盐、白葡萄汁),直至术前 2 小时。

　3. 对年龄大于 18 岁的患者　从手术前夜 12 时起禁食,但可饮用清淡液体(如水、苹果汁、明胶甜品),直至术前 4~6 小时。

　D. 术前肠道准备

对某些肠切除手术应在术前清洁肠道,而对某些手术术前是否需要肠道准备、如何进行肠道准备,以及在家还是在医院进行肠道准备等问题目前仍存在争议。住院患者通常在手术前 1 天可用聚乙烯乙二醇电解质溶液(GoLYTELY)25ml/(kg·h),清肠 4 小时,服用 GoLYTELY 1 小时前可静脉注射 0.1mg 灭吐灵。在禁食前可适当口服含糖分的果汁饮料。

门诊肠道准备仅限于年龄大于 1 岁的患者,可在手术前 1 天早、晚各用比沙可啶栓剂或用 8 盎司(1 盎司 =29.57 毫升)肥皂水灌肠一次。对 5 岁以上的患儿,可在手术前 1 天早、晚用柠檬酸镁(1 盎司 / 岁,最大量不超过 8 盎司),同时用 16 盎司肥皂水。

头颈部疾病

皮样囊肿

皮样囊肿是一种由皮肤及其附属物所构成的先天性肿物,好发于头皮、眉弓以及鼻部、颈部和上胸部的正中线上。皮样囊肿为无痛性肿物,可活动,也可与皮肤及皮下组织粘连。眉弓和头皮处的皮样囊肿可压迫其下方的颅骨使其发生凹陷,颅骨外板 X 线片表现为边缘光滑的凿缘状缺损影像。囊内含有由内层上皮细胞脱落堆积的似干酪样物质。颈部皮样囊肿应与甲状腺舌管囊肿鉴别,后者常随患儿吞咽或伸舌而移动,但皮样囊肿无此特点。头部正中线上的囊肿可与颅内相通,故对此类病例术前应行 MRI 或 CT 检查。皮样囊肿须完整切除,否则容易复发。眉弓处的皮样囊肿可沿眉毛作切口切除,不需剃除眉毛。

Dutta S, Lorenz HP, Albanese CT: Endoscopic excision of benign forehead masses: a novel approach for pediatric general surgeons. J Pediatr Surg 2006;41:1874.
McAvoy JM, Zuckerbraun L: Dermoid cysts of the head and neck in children. Arch Otolaryngol 1976;102:529.
Steele MH et al: Orbitofacial masses in children: an endoscopic approach. Arch Otolaryngol Head Neck Surg 2001;128:409.

鳃源性畸形

在胚胎发育的第 1 个月中,原始颈部发育成 4 个鳃裂和 4 个咽囊,鳃裂和咽囊间为一层膜分隔,鳃弓位于鳃裂和咽囊之间。第一鳃裂的背侧部分发育成外耳道,其余三个鳃裂退化消失,而咽囊则持续存在,第一咽囊发育成外耳道、中耳室和乳突小房,第二咽囊不完全退化,发育成腭扁桃体和扁桃体上窝,第三咽囊发育成下方一对甲状旁腺和胸腺,第四咽囊发育成上方一对甲状旁腺。鳃源性畸形是因胚胎鳃器官退化不全的残留物。

鳃源性畸形或表现为完全性瘘管,或一端闭锁形成内瘘或外瘘,或两端闭锁形成囊肿(图 43-1)。起源于舌骨上方并与外耳道相通的瘘管为第一鳃裂残留所致,瘘管壁内常被覆鳞状上皮。来源于第二、第三鳃裂

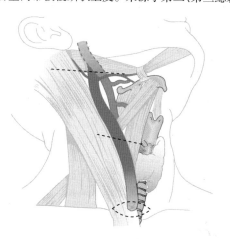

▲图 43-1　来源于第二腮裂的腮裂瘘,瘘管沿胸锁乳突肌前缘向上走行于劲内/外动脉之间,于舌下神经上方进入同侧扁桃体窝

的囊肿和窦道的壁内常被覆鳞状上皮、立方上皮或纤毛柱状上皮。位于胸锁乳突肌前缘与扁桃体窝之间的瘘管起源于第二鳃裂,而与梨状隐窝相通的瘘管则起源于第三鳃裂。鳃源性囊肿往往发现较晚,而鳃源性瘘管或窦道发现一般较早。鳃源性畸形在颈部两侧的发生率相等,同时见于双侧的占 15%。来源于第二鳃裂的畸形最常见,为第一鳃裂畸形的 6 倍。

▶ 临床表现

开口于胸锁乳突肌前缘的瘘管或窦道在患儿出生后即可被发现,并常常分泌黏液或脓液.患儿可能诉当挤压瘘口可有臭味液体流入口中,但通常很难找到瘘管内口。有的可能表现为急性感染。鳃源性囊肿多特征性地位于胸锁乳突肌上 1/3 前缘深面,也可位于腮腺、咽壁、胸骨柄上或纵隔内。鳃源性窦道和囊肿易反复发生感染,引起蜂窝织炎或形成脓肿。不完全的鳃源性窦道表现为"酒窝"样凹陷,其内含有软骨而不与外界或颈深部结构相通。

▶ 鉴别诊断

由分枝杆菌感染引起的肉芽肿性淋巴结炎可表现为囊状淋巴结或窦道形成,但在脓性分泌物流出之前就有慢性炎症反应可资鉴别。由金黄色葡萄球菌感染引起化脓性淋巴结炎,可能很像细菌感染的鳃源性畸形,但这种淋巴结炎可完全治愈,而鳃源性畸形在感染控制后仍有可辨别的鳃裂遗迹持续存在。血管瘤、囊状水瘤和淋巴管瘤为质地较软似海绵状的肿瘤,不易与颈部鳃源性囊肿鉴别,但后者质地较硬。囊状水瘤和淋巴管瘤可透光,而鳃源性囊肿则不能。颈动脉体肿瘤质地很硬,位于颈动脉分叉处,多见于老年人。淋巴瘤可与鳃源性囊肿的发生部位相同,但为质地较硬的多个粘连的淋巴结而非孤立性囊肿。在鳃裂瘘管或窦道的开口处可见黏性分泌物,沿其走行常可触及坚硬的条索状物。

▶ 治疗

鳃源性畸形易反复发生感染,可导致手术难度增加,故几乎所有的鳃源性畸形均应尽早切除。无症状的、小的软骨样性退化残留可临床观察,相对于真性鳃裂囊肿或鳃裂瘘,感染的几率较小,但常因美观问题而手术切除。已发生感染的窦道和囊肿应先切开引流,6周后再手术切除,此时急性炎症反应常已消退。术中要完整切除囊壁或瘘管(包括可能存在的皮肤瘘口),否则容易复发或感染。切除瘘管时要注意避免损伤与瘘管相邻的面神经、舌下神经、舌咽神经、颈动脉及颈内静脉。

Al-Khateeb TH, Al Zoubi F: Congenital neck masses: a descriptive retrospective study of 252 cases. J Oral Maxillofac Surg 2007;65:22242.

耳前病变

耳前窦道、囊肿和软骨性残留物为耳廓的发育异常所致，与鳃源性畸形无关。这些窦道常较短，为盲端。这些病变可发生感染，影响美观。表浅的耳前皮肤赘生物和软骨性残留物易切除而不影响其他组织结构。耳前窦道有时非常隐秘，应在全麻下仔细解剖分离后予以完整切除，注意避免损伤面神经分支。

Tan T, Constantinides H, Mitchell TE: The preauricular sinus: a review of its etiology, clinical presentation and management. Int J Pediatr Otorhinolaryngology 2005;69:1469.

淋巴管畸形（囊状水瘤，淋巴管瘤）

淋巴管瘤为良性肿瘤，呈多房性，囊壁内衬淋巴内皮细胞，其发生是由于淋巴系统发育异常及梗阻所致。淋巴管瘤并非增殖性病变，可与血管瘤区别，因此更恰当的名称为淋巴管畸形，常被误称为淋巴管瘤。囊状水瘤是颈部淋巴管畸形另一种常见误称。实际上，淋巴管组织与正常淋巴管系统是相互隔离的。50%~65%的淋巴管瘤在患儿出生时即存在，90% 出现于 2 岁之前。淋巴管瘤多见于颈后三角区（75%）（图 43-2）和腋窝（20%），亦可见于纵隔、腹膜后、盆腔及腹股沟区。

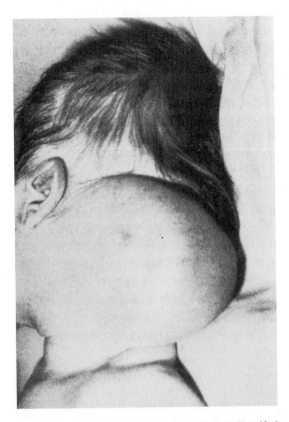

▲图 43-2　起源于颈后三角区的典型新生儿淋巴管瘤

▶ 临床表现

颈部淋巴管瘤可经锁骨下与腋窝或纵隔淋巴管瘤相通，偶尔二者同时出现。一般无任何症状，口底巨大淋巴管瘤周围粘连的微血管网可发生破裂而造成囊内出血，也可出现淋巴液增多或感染，这常可导致上呼吸消化道症状。偶尔病变巨大累及口底，这可能在出生时导致子宫积液，阻塞呼吸道可出现窒息。现已认识到颈部淋巴管畸形与 Turner 综合征存在一定关联。这些病变沿筋膜层并围绕神经血管组织生长，呈浸润性生长而非侵袭性。巨大淋巴管畸形一般可在产前经超声或 MRI 检查发现

▶ 治疗

有硬化剂注射治疗和手术切除两种方法，治疗方法的选择取决于影像学检查结果（CT、MRI）。硬化剂局部注射对单房性囊状水瘤的治疗较有效，硬化剂通常为 OK-432（化脓性链球菌及青霉素 G 钾盐冻干粉混合物）、博莱霉素和多西环素。手术切除淋巴管瘤时应使用双极电凝分离止血以减少术后淋巴液漏出及神经损伤。由于术后淋巴液漏出较常见，故应放置闭式引流管数天或数周。由于囊状水瘤壁薄且与周围组织分界不清，故术中囊壁破裂常使手术切除难度增加。术后残留率高达 50%，为避免对邻近神经血管束潜在的损伤，不完全切除是原则允许的而非禁忌。因为淋巴管畸形浸润性生长的特性，术后多有残留或症状复发，且不可避免地会留下手术瘢痕，对于颈部淋巴管畸形，更趋向于使用硬化剂治疗。

Brown RL, Azizkhan RG: Pediatric head and neck lesions. Pediatr Clin North Am 1998;45:899.
Fonkalsrud EW: Congenital malformations of the lymphatic system. Semin Pediatr Surg 1994;3:62.
Nehra D et al: Doxycycline sclerotherapy as primary treatment of head and neck lymphatic malformations. J Pediatr Surg 2008;43:451.
Ogita S et al: OK-432 therapy in 64 patients with lymphangioma. J Pediatr Surg 1994;29:784.

甲状舌管残留物

胚胎第 4 周，在第一对咽囊间原始咽腔底部凸起处形成甲状腺始基，如果始基组织不能正常下移，则形成舌部甲状腺或在颈部正中线上任何部位均可出现甲状腺残留物。如果甲状腺舌管未闭合，则上皮性管道形成与舌盲孔相通的囊肿。甲状腺舌管在闭合之前穿过将发育成舌骨的第二鳃弓始基。因此，未闭合的甲状腺舌管常常通过舌骨（图 43-3）。

▶ 临床表现

甲状舌骨囊肿最常见的体征是在颈前正中线上舌骨下方有一大小不定的圆形、囊性包块。感染后常发生急性炎症反应，囊肿有一定张力，往往给人以实体瘤

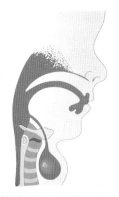

▲图 43-3　甲状腺舌骨囊肿和瘘管通过舌骨到达舌盲孔

的感觉。甲状舌骨囊肿和正中线上的异位甲状腺均可随患儿吞咽及伸舌而上下移动。相比而言，舌部甲状腺在临床上很罕见，可引起吞咽困难、发音困难、呼吸困难、出血和疼痛。

▶ 鉴别诊断

肿大淋巴结、皮样囊肿、及肿大的喉前淋巴结（Delphian 淋巴结）包括转移瘤结节不易与甲状舌管囊肿和瘘管鉴别。皮样囊肿不随吞咽上下移动。舌部甲状腺则不易与肥大的扁桃体和舌部的皮样囊肿、纤维瘤、血管瘤、肉瘤和舌癌鉴别。甲状腺舌管囊肿与异位甲状腺可通过细针穿刺或放射性碘扫描加以鉴别。

▶ 并发症

甲状舌骨囊肿易并发感染，脓肿自行破溃或切开引流后常会出现经久不愈的瘘管。切除异位甲状腺时如果切除了所有甲状腺组织，则可引起甲状腺功能低下。位于甲状舌管囊肿内的发育不良的甲状腺组织有恶变的潜能。异位甲状腺比正常甲状腺更易发生癌变。

▶ 治疗

由于甲状舌管囊肿和瘘管可发生急、慢性感染，异位甲状腺有发生乳头状癌的潜在危险，故均应尽早完整手术切除。甲状舌管发生急性感染时可给予抗菌药物治疗。脓肿形成后要切开引流，待炎症完全消退后（约需 6 周时间）甲状舌管囊肿和上皮性管道均应切除。术中要整块切除含甲状腺舌管的舌骨中段并将瘘管追踪至舌基底部后予以切除（Sistrunk 手术）。甲状舌骨囊肿术后复发的原因多为术中未切除舌骨或术前有感染及切开引流史。

Housawa M et al: Anatomical reconstruction of the thyroglossal duct. J Pediatr Surg 1991;26:766.
Roback SA, Telander RL: Thyroglossal duct cysts and branchial cleft anomalies. Semin Pediatr Surg 1994;3:142.

肌性斜颈

肌性斜颈表现为胸锁乳突肌上有一质地较硬的无压痛性肿块。该肿块在患儿出生时即存在，但通常在生后 2~6 周才被发现。肿块的发生无性别差异，颈部两侧发病几率均等，偶尔可见一侧胸锁乳突肌上有多个肿块或双侧胸锁乳突肌同时受累的病例。约 20%~30% 患儿有臀位产史。

▶ 临床表现

胸锁乳突肌短缩后患儿出现斜颈，病变侧乳突被向下拉向锁骨和胸骨方向，头偏向患侧和转向对侧（朝向对侧肩部），患侧肩部抬高，严重时可伴有颈椎和胸椎侧弯。患儿头部向患侧旋转不同程度地受限，患侧胸锁乳突肌呈隆起的索带状，当患儿侧卧位时其持续牵拉导致患者同侧面部和对侧枕部变得扁平。一侧面部发育不良和斜头畸形（患侧头颅后部扁平）多见于生后 6 月未经治疗的患儿。

▶ 治疗

通常大多数肌性斜颈不需手术治疗，积极的功能锻炼多可取得满意疗效。功能锻炼的方法：将患儿平放于桌子上，固定其肩部，尽可能大幅度地转动其头部，每天至少 4 次，持续 2~3 个月。胸锁乳突肌肿块通常在肌性斜颈治愈前消失。如果胸锁乳突肌出现进行性短缩并伴有面部及枕部畸形，则应经锁骨上横切口将胸锁乳突肌的锁骨头端及胸骨头端一并切断。手术治疗不能矫正已有的骨性改变，但可阻止其进一步发展。最近，内镜途径手术已经有所报道，这种手术方式可避免头颈区域影响美观的手术瘢痕。

Binder H et al: Congenital muscular torticollis: results of conservative management with long-term follow-up in 85 cases. Arch Phys Med Rehabil 1987;68:222.
Celayir AC: Congenital muscular torticollis: early and intensive treatment is critical. A prospective study. Pediatr Int 2000; 42:504.
Dutta S, Albanese CT: Transaxillary subcutaneous endoscopic release of the sternocleidomastoid muscle for treatment of persistent torticollis. J Pediatr Surg 2008;43:447.

颈部淋巴结疾病

化脓性淋巴结炎

上呼吸道、头皮、耳部、颈部的感染可引起不同程度的继发性淋巴结炎。最常见的病原菌为链球菌和葡萄球菌。在婴幼儿，化脓性淋巴结炎的临床表现可掩盖症状不明显的原发感染。头皮、耳部感染可引起耳前、耳后及枕下淋巴结炎，颌下、口腔、扁桃体和咽部感染可引起下颌下及颈深部淋巴结炎。

▶ 临床表现

颈部淋巴结炎表现为局部淋巴结明显肿大、疼痛和压痛。颈部淋巴结肿大最常见，其次为枕部淋巴结和颌下淋巴结。早期患儿即出现高热，继之呈间歇性发热,可持续数天至数周。肿大较硬的淋巴结可长期存在,也可化脓引起淋巴结周围蜂窝织炎和组织肿胀,随后肿大淋巴结可消退,也可形成脓肿而表现为局部有波动感、表面皮肤发红、变薄。感染后融合的淋巴结可能质地较硬,在触诊时不易与实体肿瘤鉴别。

▶ 鉴别诊断

慢性潜伏性淋巴结炎既不易消退又不易形成脓肿,故不易与肉芽肿性淋巴结炎、淋巴瘤、转移瘤鉴别,需经病理检查方可确诊。数周后,慢性淋巴结炎的病变淋巴结可缩小、变软,在经抗感染治疗之后尤其明显。近年来,移动设备中的耐甲氧西林金黄色葡萄球菌(MRSA)引起的化脓性淋巴结炎正接近流行水平。对于首次出现的病例也应考虑到 MRSA 感染,如为难治性复发病例,则更应考虑 MRSA 感染。

▶ 治疗

在急性期,应选用口服或静脉内抗葡萄球菌的抗生素治疗,在亚急性期或慢性期,为确定淋巴结是否化脓可行细针穿刺,如已形成脓肿,则在全麻下切开引流。对于 MRSA 感染的病例,应使用万古霉素或利奈唑胺进行治疗,即使切开引流后亦应适当延长治疗时间。

肉芽肿性淋巴结炎

虽然典型的结核性颈部淋巴结炎在美国已非常少见,但非典型分枝杆菌(如鸟胞内分枝杆菌)常可引起颈部、腋窝和腹股沟淋巴结的非化脓性炎症,表现为肿大融合的淋巴结,有压痛和引流窦道。肉芽肿性淋巴结炎和干酪样坏死可见于卡介苗接种部位区域引流的淋巴结,猫抓病可引起区域淋巴结干酪样坏死(如肱骨内上髁和腋窝淋巴结在上肢猫抓后出现肿大)。

▶ 临床表现

6 岁以下的小儿最易发病。起初表现为颈深部、耳旁、枕下、颌下及锁骨上淋巴结的进行性无痛性肿大,常持续 1~3 月或更长时间。肿大的淋巴结可活动。随着病变进展,淋巴结出现粘连、固定、聚集,最后发生干酪样坏死而形成冷脓肿,行脓肿切开引流或脓肿自行破溃后可形成慢性窦道。结核性淋巴结炎常累及颈部两侧淋巴结或多处淋巴结,胸部 X 线检查可见肺部受累。非典型分枝杆菌性淋巴结炎患者的肺部很少受累且颈部淋巴结炎多为单侧,其中 80% 患者的结核菌素试验呈弱阳性。现已能够进行多种非典型分枝杆菌菌株的皮肤试验。皮肤试验阳性有助于鉴别肉芽肿性淋巴结炎和恶性淋巴结病。有波动感的淋巴结不易与鳃源性囊肿或甲状舌管囊肿鉴别。

猫抓病系被猫咬伤或抓伤后发病,它是由一种多形性革兰氏阴性杆菌(bartonella henselae)感染所致,这需要组织银染色或血清学试验来检测。起病急骤,

表现为发热、全身不适,可能有肌肉骨骼系统表现,偶见搔抓部位出现脓疱,局部淋巴结肿大并有压痛。2~4周后,局部出现明显疼痛,淋巴结发生化脓及粘连,并进而发展成慢性窦道。

▶ 治疗

非典型结核性淋巴结炎可用利福平治疗,用量为 $10mg/(kg \cdot d)$,彻底治疗需行淋巴结切除术。复方新诺明可缩短猫抓病的病程及防止淋巴结化脓。如果抗生素治疗无效,则应在干酪样坏死发生之前切除病变淋巴结。一旦淋巴结出现波动感或形成窦道,则将受累皮肤楔形切除,其下坏死的淋巴结应予以刮除而不能切除,术中注意避免损伤邻近的神经,皮肤伤口应一期缝合,并根据药敏试验选用有效药物治疗,这样常可获得良好愈合,且外观效果较好。

Beiler HA et al: Specific and nonspecific lymphadenitis in childhood: etiology, diagnosis, and therapy. Pediatr Surg Int 1997;12:108.
Bodenstein L, Altman RP: Cervical lymphadenitis in infants and children. Semin Pediatr Surg 1994;3:134.
Flint D et al: Cervical lymphadenitis due to non-tuberculous mycobacteria: surgical treatment and review. Int J Pediatr Otorhinolaryngol 2000;53:187.
Holley HP: Successful treatment of cat-scratch disease with ciprofloxacin. JAMA 1991;265:1563.

先天性胸壁畸形

胸骨裂

胚胎期左右两条胸骨带未在中线融合即形成胸骨裂。它可分为胸骨上端裂、胸骨下端裂和胸骨全裂,一些严重病例常伴有心包裸露或心脏裸露(体外心)或先天性心脏病,还可伴有唇裂、腭裂、脑积水或中枢神经系统的其他病变,也可为 Cantrell 五联症的表现之一。由于新生儿期胸壁较柔软,故最好在此期进行手术治疗。手术方法为简单地将两侧胸骨带拉拢后缝合。复杂性胸骨裂伴有心脏异位的患儿很难存活。

胸骨凹陷

胸骨凹陷又名漏斗胸,为最常见的先天性胸壁畸形,发病率为 1/300,男女比例为 3:1,常伴有肌肉骨骼系统畸形(如 Marfan 综合征、Poland 综合征、脊柱侧弯、足部畸形、并指畸形),2% 患儿伴有先天性心脏病。本病有家族性发病倾向,病因主要是由于发生融合、变形或旋转的肋软骨向后方不平衡生长,引起胸骨体向后弯曲所致。胸骨体继发地出现向后弯曲突起,通常胸骨凹陷出现于胸骨体下半段,剑突处凹陷最深(图43-4)。虽然病变范围可波及第 2~8 肋软骨和肋骨,但常见为 3、4、5 肋骨受累。病变程度不一,轻度者胸骨

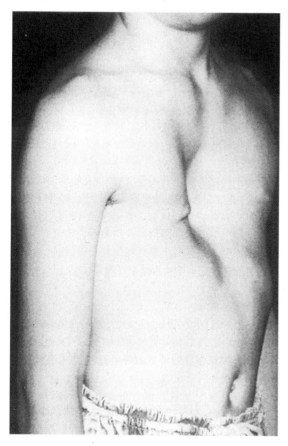

▲图 43-4　青少年漏斗胸患者,胸骨凹陷好发于胸骨体下半段

凹陷不明显,重度者剑突贴近脊柱。胸骨凹陷可为对称性的,也可为伴有不同程度胸骨旋转的非对称的。

▷ 临床表现

患儿典型的表现为圆肩,肩前倾,轻度驼背,腹部凸出,肋缘外翻,无力型外观。患儿可能不愿参加体力活动,尤其是有可能暴露其病变的活动。少数患儿可能出现疲劳或不能完全胜任体力活动。心肺功能检查结果显示很少患儿的心肺功能受损。本病主要影响美观,但患儿可能因此而产生严重的心理障碍。

▷ 治疗与预后

手术年龄并无严格限定。不可否认的是,年龄较小的儿童较青少年的手术难度小。早期手术的缺点在于,在进入快速生长发育的青春期后复发的几率较高,年龄较小的患儿常因考虑到不美观而不同意手术治疗。传统的开放性手术方法(Ravitch 手术)为切除病变的肋软骨,切断胸骨并借助 Kirschner 针或不锈钢支架将其固定于正常位置。近来微创外科技术(Nuss 手术)已应用于漏斗胸的治疗上,即在两侧腋中线处平剑突水平作两个小切口,于胸壁肌层深面潜行分离至胸前,然后穿过胸骨并贯穿纵隔和两侧胸腔而建立一

隧道,再盲行或在胸腔镜辅助下,将已塑形的弯曲钢板穿过隧道,在胸骨后将钢板翻转从而可有效地抬高胸骨。胸骨后支架需留置 2 年,从术后 3 月起患儿可自由活动。开放性手术后漏斗胸复发率小于 3%。目前对 Nuss 手术尚缺乏足够的长期随访以评定效果。最新的微创技术还包括放置相反的磁场植入物,借此来将胸廓凹陷处向前牵引以达到塑型效果。总之,除了极个别严重的病例外,一般病例术后心肺功能并无明显改善。虽然手术只是矫正了外观畸形,但其给患者带来的心理疗效不可低估。

胸骨前凸

胸骨前凸又名鸡胸、鸽胸,发病率约为胸骨凹陷的 1/10,主要是由于肋软骨过度向前生长,引起胸骨继发性前凸所致(图 43-5)。临床上较常见的是非典型的不对称的且伴有胸骨旋转的前凸畸形。本病有家族性发病倾向,可伴发 Marfan 病、神经纤维瘤病、Poland 综合征和 Morquio 病。不同于漏斗胸的是,胸骨前凸在幼儿期表现不明显,但在青春期早期开始常迅速发展。

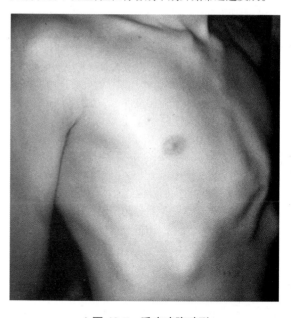

▲图 43-5　重度鸡胸畸形

▷ 治疗和预后

胸骨前凸不会引起心肺功能异常,手术目的仅为矫正外观畸形以获得美容效果。轻度畸形可观察病情发展,不必立即手术。中、重度畸形尤其是患者及其家属有强烈矫形要求的可行手术治疗。术中切除病变的肋软骨,完整保留肋软骨膜,一般不必切断胸骨。为促使再生的肋软骨能沿胸前壁直行生长,可将肋软骨骨膜重叠紧缩缝合。6 周内肋软骨即可再生。对几乎所有病例,手术均可获得良好的美容学效果,术后复发

罕见。手术修补的改良方法为利用矫形背心来进行胸廓矫形，这需要患儿穿戴并固定矫形背心每天数小时，一直持续数年时间。

Fonkalsrud EW, Beanes S: Surgical management of pectus carinatum: 30 years' experience. World J Surg 2001;25:898.

Harrison MR et al: Magnetic mini-mover procedure for pectus excavatum I: development, design, and simulations for feasibility and safety. J Pediatr Surg 2007;42:81.

Kravarusic D et al: The Calgary protocol for bracing of pectus carinatum: a preliminary report. J Pediatr Surg 2006;41:923.

Miller KA et al: Minimally invasive repair of pectus excavatum: a single institution's experience. Surgery 2001;130:652.

Nuss D et al: A 10-year review of a minimally invasive technique for the correction of pectus excavatum. J Pediatr Surg 1998;33:545.

Shamberger RC: Cardiopulmonary effects of anterior chest wall deformities. Chest Surg Clin N Am 2000;10:245.

新生儿呼吸系统外科急症

新生儿有自身的呼吸特点，除哭闹外，新生儿仅用鼻孔呼吸，数周或数月后才会用口呼吸，吸气动作主要是通过膈肌运动来完成，而肋间肌和呼吸辅助肌的作用不大。吸气困难可引起胸骨上窝、肋间隙及锁骨上窝凹陷，其所引起的反常呼吸运动又可加重呼吸功能不全。新生儿气道细而软，黏液或水肿易引起堵塞，且在受到轻微压力时即可发生塌陷。有呼吸困难的新生儿常吞咽大量空气，而腹胀又进一步影响膈肌运动。

▶ 分类

A. 上呼吸道疾病

1. 下颌过小——Pierre Robin 综合征。

2. 舌过小——肌肉肥厚、甲状腺功能低下、淋巴管畸形、Beckwith-Wiedemann 综合征。

3. 鼻咽部异常——后鼻孔闭锁、Treacher-Collins 综合征、Apert 综合征以及 Crouzon 综合征。

4. 咽或颈部肿瘤、囊肿或肿大的甲状腺残留物。

5. 喉或气管的狭窄、蹼状畸形、囊肿、肿瘤或声带麻痹。

6. 会厌炎。

7. 气管软化。

8. 气管狭窄，伴或不伴完整气管环。

B. 胸廓内异常

1. 肺不张。

2. 气胸和纵隔气肿。

3. 胸腔积液或乳糜胸。

4. 肺囊肿、肺隔离症和肺肿瘤。

5. 先天性肺叶气肿。

6. 膈疝或膈膨升。

7. 食管闭锁，伴或不伴气管食管瘘。

8. 大血管畸形（如双主动脉弓、左锁骨下动脉异

位、左肺动脉起源异常）。

9. 纵隔肿瘤或囊肿（前肠重复畸形、胸腺瘤、胸骨后甲状腺肿、淋巴瘤）。

Pierre Robin 综合征

Pierre Robin 综合征以下颌过小、舌下垂为特征、常伴有腭裂的一种先天畸形。下颌过小及强有力的吸吮动作可导致新生儿舌后坠堵塞喉部，从而危及患儿生命。

对于轻度的新生儿病例，在护理和喂养时应置于俯卧位，必要时可留置胃管或作胃造瘘。经鼻下咽部插管可有效防止喉部堵塞。若上述保守治疗无效，则需立即行气管切开。外科治疗可将舌向前缝至下颌，但疗效不佳。患儿的下颌终将发育正常，而这类患儿最终也能学会如何防止舌堵塞呼吸道。

后鼻孔闭锁

由后鼻孔闭锁引起的完全性后鼻孔阻塞常见于单侧，多无症状，其中 10% 为膜状闭锁，90% 为骨性闭锁。双侧鼻孔闭锁常导致严重的呼吸窘迫，患儿在吸气或哭闹时均出现胸壁凹陷。

患儿呼吸费力，头颈部弯曲成弓状，不能进食。可经鼻插管，如导管受阻不能插入咽部，即可确定诊断。将患儿置于仰卧位并从鼻孔滴入造影剂，拍头颅侧位 X 片可确定阻塞部位。鼻咽部 CT 扫描可确定是否为骨性闭锁。

紧急处理方法：给患儿口内塞入一个切掉尖端的奶嘴，使其保持经口呼吸。不论膜状或骨性闭锁均可经腭部直接切除病变，也可钻孔后再用 Heger 扩张器扩大。新成形的开口须留置塑料管支撑 5 周以防狭窄。

先天性气管软化和狭窄

先天性气管狭窄有 3 种主要类型：气管全段发育不良、漏斗状狭窄和节段性狭窄。漏斗状狭窄常位于声门上方，远端渐细，呈漏斗状紧缩。节段性狭窄的长度不等，可发生于不同部位。先天性气管软化是指发生在"软化"气管处的功能性阻塞，患儿吸气时该部位发生塌陷。气管软化通常继发于气管外的血管畸形或肿瘤压迫，以及食管闭锁患儿近端扩张食管盲端的压迫。

▶ 诊断

小儿受累的呼吸道易因水肿或分泌物而阻塞，故对婴儿呼吸窘迫和可能的气管远端阻塞疾病的诊断方法必须与呼吸道处理的方案相结合。尤其是当气管插管或气管切开均不能缓解远端气管疾病造成的阻塞时，诊断方法与处理相结合更为重要。每一步诊断方法的利弊必须仔细加以权衡以免引起加重呼吸道阻塞

的危险。气管病变可通过食管造影、血管造影或CT/MRI扫描而加以诊断。气管的动力性疾病如气管软化和血管压迫综合征的最佳诊断方法为可视X线检查和食管X线钡透，必要时可行血管造影检查。流速/容积曲线可确定阻塞部位（胸廓内还是胸廓外）以及阻塞类型（狭窄还是软化）。

支气管镜对支气管、气管病变的诊断准确率较高，但为有创性检查，常加重已有的呼吸道水肿和炎症，导致急性呼吸道阻塞。检查时应将可通气并配有Hopkins镜的婴儿支气管镜置于病变部位上方以防加重急性呼吸道阻塞。经鼻支气管纤维软镜在诊断功能性异常（如支气管软化）方面是最有用的检查方法。

▶ 治疗

婴幼儿的轻度气管狭窄或气管软化，应尽可能保守治疗，最好不作气管插管。"暂时性的"插管支撑往往需留置很长时间，因为导管本身即可引起持续性呼吸道损伤和异物刺激，以至于解除呼吸道阻塞时也不能拔管。若必须行气管插管，则要考虑对原发疾病同时进行手术治疗。气管切除重建以及多种气管成形术已成为治疗气管病变的选择方法。对严重的气管软化必须治疗其原发病变，必要时可行主动脉固定术或留置气管内支架，而气管造口术为最后考虑的治疗方法。

Acosta AC et al: Tracheal stenosis: the long and short of it. J Pediatr Surg 2000;35:1612.

Backer CL et al: Tracheal surgery in children: an 18-year review of four techniques. Eur J Cardiothorac Surg 2001;19:777.

deLorimier AA et al: Tracheobronchial obstructions in infants and children: experience with 45 cases. Ann Surg 1990;212:277.

Rutter MJ, Hartley BE, Cotton RT: Cricotracheal resection in children. Arch Otolaryngol Head Neck Surg 2001;127:289.

先天性膈疝

先天性膈疝在存活儿发病率约为1/2000（图43-6），死亡率较高。从解剖学角度来看，先天性膈疝的成因主要是由于胚胎期膈肌融合不良导致腹腔内容物疝入胸腔所致。横膈和胸腹膜皱襞的正常融合发生于胚胎期的第8周。如果膈肌发育不完全，则胸腹裂孔（Bochdalek孔）持续存在，由于肠管疝入胸腔尚未经历正常的旋转和固定，故几乎所有膈疝患儿伴有肠未旋转，疝入严重时可引起肺发育不良、肺动脉高压及心功能障碍。在妊娠期膈疝出现越早，胎儿肺发育不良程度越重。

▶ 临床表现

A. 症状和体征

膈肌缺损较大的新生儿在生后即有明显症状，如呼吸急促、喘鸣、抽泣样呼吸、发绀，有的需要立即行气管插管。膈肌缺损较小的患儿刚出生后可无症状但在

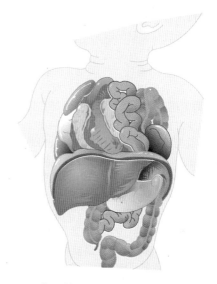

▲图43-6　先天性后外侧（Bochdalek）膈疝。肠、脾和肝疝入胸腔，严重影响胎儿肺发育，导致患儿生后呼吸困难

生后数月出现症状。症状典型的患儿因较多的腹腔脏器讪入一侧胸腔，常呈舟状腹，患侧胸部叩诊呈浊音，但不易闻及肠鸣音。左侧膈疝发病率为右侧的4~5倍，20%的膈疝患儿可伴有其他畸形（如染色体异常、神经管发育畸形，先天性心脏病等）。左侧膈疝患儿的心音听诊在胸部右侧最明显。

膈疝患儿症状的发展与肺发育不良及肺动脉高压的程度有关。目前越来越多的病例在产前即可诊断，并到可开展胎儿外科和小儿外科的医疗机构进行产前治疗。

B. 影像学检查

胸部放射影像学检查可能有如下发现：如果疝入胸腔的肠管内气体很少或肝左叶疝入并占据大部分胸腔，则X线片表现为腹部气体减少，患侧胸腔内有不透亮阴影，膈肌失去正常轮廓，并可见肠管位于胸腔内，纵隔向对侧偏移，有时还可见患侧胸腔内有卷曲的胃管影。右侧膈疝可能难以与膈膨升鉴别，MRI检查可用来鉴别。MRI或CT扫描还可鉴别先天性膈疝和肺部囊性病变（如先天性肺囊性腺瘤样畸形）。

▶ 治疗

可放置鼻胃管，抽出吞咽的空气以阻止疝入胸腔的肠管扩张，因肠管扩张可进一步压迫肺。先天性膈疝修补术并非外科急症，应待患儿病情平稳且无明显肺动脉高压表现时再进行手术治疗。过早（生后48小时内）行膈疝复位及修补术常使肺顺应性降低，呼吸道反应性增加，从而引起短暂性肺功能恶化。可经肋缘下腹部切口将疝入胸腔的肠管复位。有的外科医生喜欢经胸途径，尤其对于右侧膈疝。疝入胸腔的肠管与

胸壁间的负压常不利于复位,行胸膜腔内插管并注入空气可消除肠管与胸壁间的负压。将肠管复位后,要留置胸腔闭式引流管并连接于水封瓶,而不能连接于真空瓶。不要试图通过正压通气来膨胀塌陷发育不良的肺脏。膈肌缺损处要用不吸收线缝合。膈肌缺损较大,则需用人工合成材料进行修补。因腹腔空间过小或腹腔发育不良不能容纳肠管,以至于无法缝合腹壁肌层及筋膜层,可游离腹壁皮瓣并将其覆盖于突出肠管的上方,然后予以缝合关闭,留待患儿腹腔增大后再予以逐步还纳脏器,产生的腹壁缺口可分期修补。

术前和术后常需要呼吸支持以治疗高碳酸血症、低氧血症和酸中毒。持续性肺动脉高压可导致右向左分流,使远端主动脉内出现严重的低氧血症。向吸入气体中加入一氧化氮可使肺血管扩张,增加肺灌注,从而可逆转右向左分流。多数患儿的持续胎儿循环状态可通过体外膜肺和适合的通气方法如高频通气成功地得以治疗。对缺氧性心肌病患儿,要输入多巴胺以增加心输出量。对于产前检查发现的巨大先天性膈疝,临时性的堵塞气管以促进肺发育的治疗方法研究得较多,相比于产后最大限度的护理来说并未体现出优越性。

▶ 预后

先天性膈疝死亡率取决于肺发育不良的严重程度、有无伴发畸形以及对这些危重患儿的护理质量。对于胎儿期即被诊断的膈疝,其预后取决于肝脏是否疝入左侧胸腔、获得诊断时的胎龄以及肺脏的发育情况(头肺比例)。远期来看,常存在一些可能无临床意义的生理异常,如肺通气量减小、限制性或阻塞性肺部疾患及肺顺应性异常。少数病儿恢复后会遗留肺部损害,需长期吸氧或依赖呼吸机维持呼吸者常需气管切开。由于食管周围肌肉发育不良以及胃食管连接部位置异常,故胃食管反流很常见,但通常不需手术治疗。对顽固性胃食管反流则需行抗反流术。先天性膈疝修补术后复发率为10%~20%。对于既往先天性膈疝的患儿,如出现消化道和呼吸道症状,则应想到膈疝复发可能。膈疝术后复发最多见于术中应用人工合成材料进行修补的患儿。

由于严重的肺发育不良患儿在生后即可被查出并进行治疗,所以距产房较近的医疗中心报告该病的死亡率高达80%,而转送至距出生地较远的医疗中心的存活患儿其病变不是很严重,这些医疗中心报告该病死亡率低于40%。

产前B超检查技术的改进可使更多的先天性膈疝获得及时诊断,从而使计划生育成为可能。除有严重伴发畸形的患儿外,经最大程度地治疗后,"温柔"通气方式的使用已使得最近几年总体生存率高达70%。

Morgagni 裂孔疝

Morgagni 裂孔位于横膈、膈肌的侧面部分与前胸壁的交界处。Morgagni 裂孔疝仅占先天性膈疝的2%,多位于胸骨右侧,也可见于胸骨左侧、胸骨后或双侧。不同于 Bochdalek 疝的是,通常患儿无明显症状,多因其他原因行胸部X线检查时而被发现。如果胸部侧位片可见前纵隔内有含气肿块,则应考虑本病。因有发生肠梗阻的危险,无症状的患者亦应行手术治疗。术中要将内脏复位并切除疝囊,然后将后面的膈肌边缘缝至腹直肌后鞘上(因为膈肌的前缘常常缺如)。因前部膈肌缺如,难以直接修补,故常需要人工补片。腹腔镜途径的膈疝修补术已经应用得越来越多。本病多不并发肺发育不良和肺动脉高压。新生儿的 Morgagni 裂孔疝可伴发 Cantrell 五联症,该五联症包括膈肌前部缺损、胸骨下端裂、腹上部脐膨出、心包尖部缺陷及先天性心脏病(常为房间隔或室间隔缺损),其发病率和死亡率均较高。除了 Cantrell 五联症的患儿之外,其他 Morgagni 裂孔疝患儿的生存率为100%。

膈膨升

膈膨升是指部分或整个膈肌异常抬高,最常见为一侧膈肌抬高。可以是先天性(通常为特发性,但与先天性肌病及宫内感染有关),也可以是获得性(如为产钳助娩或外科手术损伤膈神经所致)。先天性膈膨升的膈肌肌纤维不同程度地变薄或缺如,此点可与无明确疝囊的先天性膈疝相区别。膈膨升可引起胸壁反常呼吸运动及肺功能损害,常见症状为呼吸窘迫,易并发肺炎,可产生呕吐、胃扭转等胃肠道症状。

通过胸部X线片可作出膈膨升的诊断。如透视或B超下观察见到患儿自主呼吸时膈肌出现矛盾运动则可确诊。无意中发现的较小的局限性膈膨升无需手术治疗,而出现呼吸系统症状的膈膨升则需手术治疗。方法为将膈肌折叠后用不吸收线间断缝合。

Congenital Diaphragmatic Hernia Study Group: Defect Size determines survival in infants with congenital diaphragmatic hernia. Pediatrics 2007;120:3651.

Dutta S, Albanese CT: Use of a prosthetic patch for laparoscopic repair of Morgagni diaphragmatic hernia in children. J Laparoendosc Adv Surg Tech A 2007;17:391.

Harrison MR et al: A randomized trial of fetoscopic tracheal occlusion for severe fetal congenital diaphragmatic hernia. New Engl J Med 2003;349:1916.

Kizilcan F et al: The long-term results of diaphragmatic plication. J Pediatr Surg 1993;28:42.

Nobuhara K et al: Long-term outlook for survivors of congenital diaphragmatic hernia. Clin Perinatol 1996;23:873.

Pokorny W, McGill C, Halberg F: Morgagni hernia during infancy: presentation and associated anomalies. 1984;19:394.

Puri P: Congenital diaphragmatic hernia. Curr Probl Surg 1994; 31:785.

先天性肺叶气肿

先天性肺叶气肿由单个肺叶过度膨胀引起,多肺叶气肿罕见。上叶和中叶气肿最常见。在病理学上,肺叶气肿有3类:①肺发育不良性肺气肿;②多肺泡性肺气肿;③支气管阻塞性肺气肿。

发育不良性肺气肿是指某肺段、肺叶或整个肺脏的支气管分支数目减少,肺血管数目减少且变细,肺泡数目异常减少而空腔巨大。胸部X线片可见透亮肺区范围正常或变小。由于此类病变一般不影响周围的正常肺组织,故不需手术治疗。

多肺泡性肺气肿的特征为支气管分支数目及管径均正常,但从每个呼吸性细支气管分支所发出的肺泡数目出现异常。肺泡常过度膨胀而产生肺气肿,可侵占压迫周围的正常肺组织,因而需手术切除。

支气管阻塞性肺气肿可因支气管软骨缺陷、支气管黏膜肥厚、支气管狭窄、黏液堵塞、畸形血管或纵隔肿块压迫支气管而引起。吸气时,支气管开放,气体进入肺内;呼气时,支气管塌陷,气体不能排出,如此反复便导致进行性肺叶膨胀。

▶ 临床表现

约1/3患儿出生时即有明显的呼吸窘迫,5%患儿生后6月后症状加重。男女发病之比为2∶1。患儿常有严重的进行性呼吸困难、喘鸣、咳嗽、发绀和喂养困难等症状,可出现胸廓前后径增大及变化不定,胸壁触觉语颤增强,病变肺叶区呼吸音减低。胸部X线片显示病变肺叶透光度增强,有支气管血管影伸向周边,可见邻近肺叶压迫性肺不张、纵隔移位、膈肌下降,胸骨呈弓形前突。病变肺叶可持续膨胀,压迫邻近肺组织和呼吸道,使患儿发生进行性加重的呼吸窘迫。

▶ 治疗及预后

偶尔肺气肿是由于黏液堵塞支气管所致,需用支气管镜吸出黏液。如果肺气肿是由于纵隔肿瘤或畸形血管压迫支气管所致,则需切除纵隔肿瘤或对畸形血管进行手术矫治。症状轻微的患者不必手术治疗。

对症状严重的患者需行肺叶切除术。对于术前自主呼吸的患儿,应待全体人员做好急诊剖胸准备后才开始麻醉,因为麻醉时采用的正压通气可使肺叶气肿急剧加重而进一步压迫正常肺组织和心脏。肺叶气肿的手术疗效相当好,虽然有的患者术后仍有残留病变,但长期随访表明,这些患者的肺容积正常,仅气流流速率减慢。

Martinez-Frontanilla LA et al: Surgery of acquired lobar emphysema in the neonate. J Pediatr Surg 1984;19:375.

Olutoye OO et al: Prenatal diagnosis and management of congenital lobar emphysema. J Pediatr Surg 2000;35:792.

大血管畸形

主动脉弓畸形、肺动脉异位、肺动脉和锁骨下动脉扩张均可导致气管、支气管和食管受压。最常见的血管畸形是右锁骨下动脉异位,危害最大的是双主动脉弓畸形,在新生儿时期即可引起严重的呼吸困难(图43-7),患儿在吸气和呼气时均可出现特征性的喘鸣、哮鸣或哮吼样咳嗽。超声心动图、CT和MRI检查均可发现大血管畸形。食管镜和支气管镜检查有助于明确压迫部位及其程度。手术时取左侧切口开胸,切除胸腺,直视下完整解剖出畸形的主动脉弓及其分支,去掉多余的分支,对双主动脉弓畸形者结扎其中较小的动脉弓,对畸形的右锁骨下动脉可在其起始部予以结扎。术中还要切断压迫食管和气管的纤维条索,动脉导管或纤维性残留物亦应切断结扎。

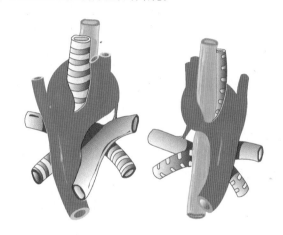

▲ 图43-7 主动脉弓压迫气管、食管的前(左)、后面观

Sebening C et al: Vascular tracheobronchial compression syndromes—experience in surgical treatment and literature review. Thorac Cardiovasc Surg 2000;48:164.

Woods RK et al: Vascular anomalies and tracheoesophageal compression: a single institution's 25-year experience. Ann Thorac Surg 2001;72:434.

纵隔肿块

纵隔肿块在小儿较常见,可根据肿块在纵隔中的起源位置进行分类。纵隔的经典分区为前、中、后三部分,前纵隔的前界为胸骨,后界为气管和心包的前面。中纵隔包括气管、主支气管及气管旁间隙。后纵隔界于气管后壁与脊柱之间。

前纵隔肿块约占1/3,最常见的是畸胎瘤和淋巴瘤。畸胎瘤可为囊性,也可为实质性,有的畸胎瘤位于心包内(中纵隔内)。约20%畸胎瘤为恶性。其他前纵隔肿块有胸腺囊肿、胸腺瘤、胸骨后甲状腺肿和淋巴管瘤等。中纵隔肿块很少见,多为支气管源性囊肿。60%的纵隔肿块位于后纵隔内,多为神经源性肿瘤如神经母细胞瘤、成神经节细胞瘤、神经节细胞瘤、神经纤维瘤及神经纤维肉瘤,常见症状包括呼吸窘迫(气管或肺受压)、Horner综合征及疼痛。此外,后纵隔内还可见到肠源性囊肿或肠重复畸形,当其合并颈椎或胸椎畸形时,则又称为神经管原肠畸形。

Grosfeld JL et al: Mediastinal tumors in children: experience with 196 cases. Ann Surg Oncol 1994;1:121.

先天性肺部病变

先天性肺部病变是由于前肠的异常发育所致,可分为①支气管原性囊肿;②囊性腺瘤样畸形;③肺隔离症;④支气管-肺-前肠畸形。本应分化成肺和支气管的胚胎组织在肺内或肺外形成异常的独立结构,症状取决于这些病变的大小和位置,可造成支气管或肺组织受压而出现症状,也可因囊肿及周围正常肺组织发生感染而形成脓肿而引起。

支气管原性囊肿

支气管原性囊肿内壁衬以立方上皮或纤毛柱状上皮,囊内充满黏液样物质。囊内反复感染可导致鳞状上皮化生。约有50%的囊肿位于纵隔内,且不与支气管相通,在胸片上表现为一不透光的肿块。如果囊肿位于肺实质内,则常与呼吸道相通,因而易形成脓肿。右侧肺囊肿发病率约为左侧的3倍,多见于下叶,但可发生于任一肺叶。支气管部分受压可导致患肺过度膨胀,而支气管完全阻塞则出现肺不张。与支气管相通的囊肿破裂后可出现张力性气胸。无感染的囊肿可手术切除,感染的囊肿需先行引流(常经皮引流),待炎症消退后(引流后至少6周)切除病灶,术后给予静脉抗生素治疗。

先天性囊性腺瘤样畸形

该病变被认为是一种错构瘤。多数囊肿壁内衬的支气管上皮呈息肉样增生,其外层为横纹肌和弹性组织包绕,但无黏液腺和软骨。病变最常累及整个肺叶。依据X线片上囊肿的大小可将其分为三类:Ⅰ型,直径大于2cm的囊肿;Ⅱ型,直径小于2cm的小囊肿;Ⅲ型,囊肿很小,类似实质性病变。两肺囊性腺瘤样畸形的发病率均等,肺上叶略多见。该病可伴有肾和神经系统的畸形。

▶ 临床表现

病变较大时可压迫胎儿肺脏导致肺发育不良,也可使食管发生扭曲或梗阻引起羊水过多。静脉血回心受阻及蛋白漏出至肺泡内可使胎儿出现充血性心力衰竭、胎儿水肿及宫内死亡。未导致胎儿水肿的巨大病变可能保持稳定,也可能随着胎龄的延长而消退,在出生时仅出现轻微的呼吸困难或无症状。

▶ 治疗

如果产前B超检查发现囊肿且伴有胎儿水肿,可在宫内切除病变。胎儿期如无水肿,则患儿生后可无症状(小囊肿),亦可因同侧肺组织受压而出现不同程度的呼吸困难。对无症状患儿可予以观察,但仍建议行肺叶切除术,因为此类囊肿易并发感染,且有病例报告显示一些长期未治疗的囊肿可发生恶变。一般胸部平片不能发现小而无症状的病灶,这些患儿需要进行CT扫描。

▶ 肺隔离症和支气管-肺-前肠畸形

隔离肺的支气管和肺泡发育正常,其血供来自于体循环分支动脉而非肺动脉。隔离肺多发生于肺下叶,最常见于左侧邻近纵隔处,发生于中叶、上叶或膈下者较罕见,供血动脉常来自膈上或膈下主动脉。偶尔也可见隔离肺与食管或胃相通,称为支气管-肺-前肠畸形。病变可位于肺叶内(见于较大儿童),也可位于肺叶外。叶内型隔离肺常与气管支气管树相通,其血液通过肺静脉回流,故易发生肺部感染和脓肿形成。叶外型隔离肺不与肺脏相通,其血液通过奇静脉系统回流,故通常无症状。本病常与先天性膈疝同时发现。组织学检查表明其胚胎学起源类似于支气管囊肿和囊性腺瘤样畸形,但通常隔离肺体积很少大到引起胎儿水肿和胎死宫内的程度。对叶外型者可行隔离肺切除术,但对叶内型隔离肺则需行肺叶切除术。

Adzick NS et al: Fetal lung lesions: management and outcome. Am J Obstet Gynecol 1998;179:884.

Albanese CT, Rothenberg SS: Experience With 144 Consecutive Pediatric Thoracoscopic Lobectomies. J Laparoendosc Adv Surg Tech A 2007;17:339.41

Cass DL et al: Cystic lung lesions with systemic arterial blood supply: a hybrid of congenital cystic adenomatoid malformation and bronchopulmonary sequestration. J Pediatr Surg 1997;32:986.

Neilson IR et al: Congenital adenomatoid malformation of the lung: current management and prognosis. J Pediatr Surg 1991; 26:975.

Nuchtern JG, Harberg FJ: Congenital lung cysts. Semin Pediatr Surg 1994;3:233.

先天性胃肠疾病

食管畸形

气管和食管是由原始前肠分化而来,孕19天前肠腹侧出现憩室,数天后憩室按从尾端至头端方向延长、分隔形成气管和食管。如果在此过程中出现异常则导

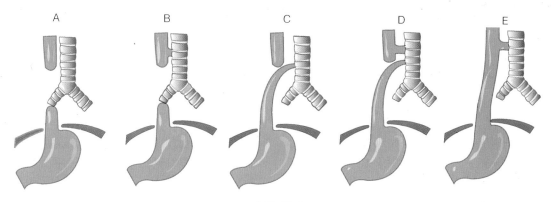

▲图 43-8

A. 单纯性（长间距型）食管闭锁。B. 食管闭锁伴近端气管食管瘘。C. 食管闭锁伴远端气管食管瘘。D. 食管闭锁伴近、远端气管食管瘘。E. 不伴食管闭锁的气管食管瘘

致食管闭锁、气管食管瘘和其他变异类型（图 43-8）。

分类

A. 有食管闭锁

1. 食管上端呈盲端，下端有瘘管与气管的下 1/3 相通（C 型，占 85%）。

2. 食管上、下端均呈盲端，远段较短，无气管食管瘘（A 型，占 10%）。这被称为"单纯性或长间距型"闭锁。

3. 食管上、下两端均与气管相通成瘘（D 型，占 2%）。

4. 食管上端有瘘管与气管相通，食管下端呈盲端，无气管食管瘘（B 型，占 1%）。

B. 无食管闭锁

1. "H"型气管食管瘘，多见于下颈段水平（E 型，占 4%~5%）。

2. 食管狭窄，其中、下 1/3 段间有一膜状闭锁（其内常含有软骨，罕见）。

3. 喉气管食管裂，长度不等，三者间有极细的瘘管相通（极罕见）。

临床表现

食管闭锁患儿生后即有唾液过多及反复发作的咳嗽、窒息和发绀，喂养后可出现气喘、呕吐和奶汁反流。有气管食管瘘患儿的胃内容物可反流入气管支气管内而引起肺炎，通常肺炎最先见于右肺上叶。

经鼻或经口插入 10F 导管，如有食管闭锁，则导管不能进入胃内而卷曲于食管上段的盲囊内。如有气管食管瘘与食管下段相通，则腹部平片可见胃肠内有气体。膈下无气常提示食管下段无气管食管瘘。

患儿常有明显腹胀，因咳嗽或哭闹时的 Valsalva 效应迫使气体经瘘管进入胃肠道所致。支气管镜检查可确定有无瘘管及其位置。

喉气管食管裂的症状与气管食管瘘相似但更严重，喉镜检查可见裂口位于杓状软骨间并延伸至喉部。支气管镜检查是诊断该病的最好方法。

约 50% 食管闭锁患儿伴有其他畸形，如心血管系统畸形（动脉导管未闭、室间隔或房间隔缺损）、消化系统畸形（肛门闭锁，十二指肠闭锁）、泌尿生殖系统及骨骼系统畸形。约 25% 食管闭锁患儿有 VACTERL 联合畸形（包括脊椎畸形、肛门直肠畸形、先天性心脏病、气管食管畸形、肾脏畸形及肢体畸形）。单纯食管闭锁可伴发多种遗传学异常，如 18 三体综合征及 21 三体综合征。

治疗

将导管插入新生儿食管上段内并连接于负压吸引装置，抬高床头。术前作超声心动图检查确定主动脉弓的位置，因为右位主动脉弓常使经右胸切口（或胸腔镜）的手术难度增加，而右位主动脉弓见于 5% 的食管闭锁患儿。术前应尽可能治疗吸入性肺炎。

手术治疗的目的为切断结扎瘘管并尽可能一期行食管吻合术。尽管胸腔镜已用于一般情况稳定的足月儿的治疗，但一般仍取右后外侧切口经胸膜外进行操作。随着微创技术的不断发展，胸腔镜手术方式正在被接受。约有 2/3 "H"型气管食管瘘患儿的瘘管位于胸廓入口上方，可经颈部左侧横切口切断瘘管。当食管两盲端间距过长而无法一期吻合，吻合时张力过高或伴发其他严重畸形时（如先天性心脏病），才行胃造瘘术。术中要使导管通过吻合口并进入胃内，确定无食管吻合口漏前需经此管进行管饲。术后 7 天行食管造影检查以明确有无吻合口漏。

对早产儿、严重吸入性肺炎、伴发严重畸形及闭锁的食管盲端间距过大的患儿应分期手术治疗，包括颈部食管造瘘术、食管气管切断术、胃造瘘术，数月后再行结肠代食管术或胃代食管术。在经胃造瘘管喂养期间，可间断性用探条扩张食管上段盲袋使其逐渐延长，以便能在数月后行食管一期吻合术或间置物代食管术。

食管扩张对食管狭窄和远端食管蹼的治疗较为有效，可用 Hurst 探条或 Maloney 水银重力袋反复扩张，

直至完全治愈且无食管蹼复发。对于远端食管蹼,除了食管扩张外,还可在食管镜下用活检钳或激光部分切除韧而厚的瓣膜。如果食管狭窄是由于其下段含有软骨所致,则需行食管切除吻合。

▶ 预后

无伴发畸形的足月儿存活率较高。肺部并发症、严重的伴发畸形、早产及吻合口破裂引起的败血症为常见死因。吻合口瘘常因吻合张力过高或血供较差所致。经胸膜外手术可防止发生脓胸并可使感染局限。

应尽早强化患儿的吞咽反射。如果食管吻合术推迟 4~6 周,则可能需要花费数月时间才能教会患儿进行吞咽。颈部食管造瘘后经胃造瘘管喂养期间,应鼓励患儿吸吮、进食及吞咽。

食管闭锁术后患儿可有吞咽困难,并可持续数月或数年,这由多种因素引起。吻合口狭窄并不常见,可能需要麻醉下一次或多次扩张。若有异物嵌顿于吻合口处,则需用食管镜取出异物。吞咽困难的另一原因可能为远段食管的蠕动功能较差,多可随患儿年龄增长而好转。

因存在气管软化,多数食管闭锁患儿有尖声咳嗽,呼吸时发出哮鸣音,由胎儿期即存在的近端食管扩张而压迫气管所致。常随患儿年龄增长而好转,5 岁后即罕见。有时食管闭锁术后出现反流性食管炎,并引起反复发作的吸入性肺炎、吞咽困难、生长发育障碍和复发吻合口狭窄,需行抗反流手术。

Choudhory SR et al: Survival of patients with esophageal atresia: influence of birth weight, cardiac anomaly, and late respiratory complications. J Pediatr Surg 1999;34:70.

Holcomb GW 3rd et al: Thoracoscopic repair of esophageal atresia and tracheoesophageal fistula: a multi-institutional analysis. Ann Surg 2005;242:422.

McKinnon LJ, Kosloske AM: Prediction and prevention of anastomotic complications of esophageal atresia and tracheoesophageal fistula. J Pediatr Surg 1990;25:778.

Rothenberg SS: Thoracoscopic repair of tracheoesophageal fistula in newborns. J Pediatr Surg 2002;37:869.

新生儿肠梗阻

由于胎儿在宫内时便开始不断将羊水吞咽入胃肠道并经尿液排泄,故产前超声检查常可发现胎儿肠梗阻,其表现为羊水过多。羊水过多的出现与梗阻部位有关,胃肠道近端梗阻时(如食管、十二指肠闭锁)羊水过多最常见,回肠闭锁时少见,而肛门直肠梗阻时极少出现羊水过多。

生后患儿最主要的症状为呕吐。如果梗阻位于 Vater 壶腹远端,则呕吐物中含有胆汁。需注意的是新生儿的胆汁性呕吐多为病理性。查体时应注意有无腹胀及其程度,其与梗阻部位有关,如十二指肠梗阻无明显腹胀,而结肠梗阻时(如先天性巨结肠)则腹胀明显。

应仔细检查有无肛门、肛门是否通畅、肛门位置是否正常。通常正常足月产儿中有 94% 于生后 24 小时内排出首次胎粪,98% 于生后 48 小时内排出首次胎粪。无胎粪排出可考虑为低位肠梗阻,但 30%~50% 肠梗阻患儿亦可排出胎粪。

基于不同的发生机制,腹部平片可能见到扩张的肠袢、气液平面、钙化(如宫内即发生穿孔)或腹部无气。不同于成人的是,在新生儿腹部平片上,一般的征象并不能区别小肠和大肠梗阻。如果怀疑为低位肠梗阻,造影(常用水溶性造影剂)是最有用的检查方法,因为对大部分患儿而言,造影可起到诊断和治疗的双重作用。上消化道造影很少选用,除非为排除肠旋转不良。CT、MRI 或超声检查对新生儿肠梗阻的诊断并不是必须的。

肥厚性幽门狭窄

幽门狭窄是引起婴儿呕吐最常见的外科疾病,为幽门环形肌和纵形肌过度肥厚以及胃窦远端幽门管进行性狭窄所致(图 43-9),病因不清。男女发病率之比为 4：1,第一胎发病率较高。母亲患此病,则其子女的发病率比患病父亲的子女的发病率高 4 倍。在有肥厚性幽门狭窄的单卵双胞胎儿的家庭中,1/3 为双胞胎中的其中之一发病,2/3 为两个同时发病。症状的出现有季节性差异,高峰期为春秋季。

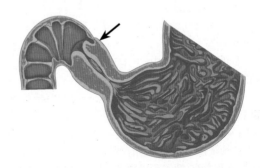

▲ 图 43-9　肥厚性幽门狭窄。图中箭头所指处肥厚幽门肌的远端突入十二指肠内,术中在切开该部位的肌层时易出现十二指肠穿孔

▶ 临床表现

A. 症状和体征

患儿常为足月产儿,生后 2~4 周内生长发育及喂养良好,之后偶有奶汁反流,随后频繁呕吐,呈喷射状。呕吐物为食入的奶汁,不含胆汁。5% 患儿的呕吐物中可含血液,表现为咖啡渣样或隐血,呕吐后不久,患儿又有饥饿感,并可再次进食。随病情发展,患儿可出现脱水及大便次数减少,粪便干燥。脱水患儿的囟门凹陷,口腔黏膜干燥,皮肤弹性差,之后出现体重下降。

不超过 10% 的病例可有以间接胆红素增高为主的黄疸，亦可见起自左肋缘下向幽门区移行的胃蠕动波。当患儿腹壁松弛时，90% 以上的病例可触及幽门处有一"橄榄形肿块"。如果腹肌较紧触摸不清，则可给患儿口服镇静剂或喂少量糖水或下胃管吸出胃内容物后再进行检查。

B. 影像学检查

上消化道造影检查仅用于不能触及幽门肿块的病例。腹部超声检查最为敏感，也最特异。当幽门肌层厚度大于 4mm，幽门管长度大于 16mm 时，即可诊断。只有当经验丰富的超声医生也不能诊断，或有理由认为症状是由其他原因引起的（如对于早产儿，生后 1 周的新生儿），才选用上消化道造影检查，因为此检查还可以辨别其他病变，而超声检查只能单纯地判断有无幽门肌层肥厚。上消化道造影可发现：①幽门管狭窄呈单一"线样征"或因黏膜皱褶而呈现"双轨征"；②幽门入口处呈"鸟嘴样"；③幽门肿块突入胃窦时呈"肩样征"；④幽门完全梗阻。

▶ **鉴别诊断**

婴儿早期反复出现无胆汁性呕吐的病因有喂养过多、颅内病变、幽门痉挛、胃窦部瓣膜、胃食管反流、幽门重复畸形、十二指肠狭窄、肠旋转不良、肾上腺功能低下，应注意鉴别。

▶ **并发症**

反复呕吐及进食不足可导致低钾低氯性碱中毒、脱水。胃炎、反流性食管炎也时常发生，呕吐物误吸可引起吸入性肺炎。

▶ **治疗和预后**

手术方法为 Fredel-Ramtert 幽门肌层切开术，方法为幽门全长切开并分开，暴露但不穿透黏膜层。术前应纠正脱水和低钾低氯性碱中毒，血清氯离子和尿量大于 1cc/(kg·h)。幽门肌层切开术有三种途径：经右上腹横切口、环脐切口或脐内切口进行手术，或腹腔镜手术。腹腔镜行幽门肌层切开术时，将摄像头经脐部插入腹腔，还需两个腹腔镜器械直接穿过腹壁。若术中不慎穿透黏膜（通常为十二指肠黏膜），则用不吸收细线缝合并覆盖大网膜组织，如穿孔较大则需缝合已切开的幽门肌，将幽门旋转 90°，重新行幽门肌切开，手术成功需要能够见到幽门黏膜下层从切开部位膨出。

术后喂养方案不一，有人主张术后可立即全量喂养，有人建议延迟喂养并逐渐加量，这主要是由于几乎所有患儿术后均有呕吐，可能为胃肠梗阻、胃炎、胃食管反流所致。如果术后患儿持续呕吐超过 2 周，则应考虑为幽门肌层切开不全所致（通常为胃窦肌层）。

幽门狭窄术后不复发，预后良好。

Forman HP et al: A rational approach to the diagnosis of hypertrophic pyloric stenosis. J Pediatr Surg 1990;25:262.

Leinwald MJ, Shaul DB, Anderson KD: The umbilical fold approach to pyloromyotomy: is it a safe alternative to the right upper-quadrant approach? JACS 1999;189:362.

Rothenberg SS: Laparoscopic pyloromyotomy: The slice and pull technique. Pediatr Endosurg Innov Tech 1997;1:39.

先天性十二指肠梗阻

引起十二指肠梗阻的病因有十二指肠闭锁、十二指肠膜状狭窄、环状胰腺、十二指肠前门静脉和肠旋转不良时腹膜带（Ladd 带）的压迫。十二指肠闭锁与其他部位的肠闭锁有显著不同，它是由于十二指肠肠腔再贯通障碍所致而并非后期的肠系膜血管形成异常所致。十二指肠闭锁发病率为空、回肠闭锁发病率的 2 倍。约半数病例伴有多种先天畸形，如 Down 综合征（30%）和先天性心脏病（20%）等。半数患儿出生时体重不足 2500g。十二指肠膜状瓣膜或狭窄的发病率同十二指肠闭锁。环状胰腺往往合并十二指肠壶腹部发育不良，特点为在胚胎期腹胰始基的位置，胰腺包绕十二指肠，使之发育不良，可引起十二指肠梗阻和出现副胰管。

▶ **临床表现**

75% 患儿的十二指肠梗阻发生于 Vater 壶腹远端，可引起胆汁逆流入十二指肠近端和胃内。生后开始喂养后即出现胆汁性呕吐。患儿上腹部罕见膨隆。50% 以上的病例可有胎粪排出。

腹部 X 线片可见胃和十二指肠扩张（"双泡征"）。小肠和结肠内存在气体提示为不全性梗阻。对于不完全梗阻的患儿，上消化道造影可确定有无肠旋转不良，因为肠旋转不良引起的梗阻为外科急症。

▶ **治疗**

手术可经右上腹横切口或腹腔镜完成，采用 Kocher 手法，充分游离十二指肠第 3 段和第 4 段，对 Ladd 带引起的梗阻仅需切断 Ladd 带并矫正肠旋转不良。十二指肠闭锁和环状胰腺可行十二指肠十二指肠吻合术。对十二指肠隔膜应予以切除，注意勿伤及壶腹部。通常梗阻部位以上的十二指肠显著扩张，影响食物向远端推进，术中需切除或折叠肠系膜对侧的部分肠壁使肠腔口径恢复正常（十二指肠裁剪成形术）。应避免行胃空肠吻合术，因十二指肠盲袋可引起反复呕吐。对所有病例均应应用生理盐水充盈远端肠管，探查有无梗阻和闭锁（发生率约 1%~3%）。死亡率与早产以及伴发畸形有关。

Grosfeld JL, Rescorla FJ: Duodenal atresia and stenosis: reassessment of treatment and outcome based on antenatal diagnosis, pathologic variance, and long-term followup. World J Surg 1993;17:301.

Spigland N, Yazbeck S: Complications associated with surgical treatment of congenital intrinsic duodenal obstruction. J Pediatr Surg 1990;25:1127.

空肠、回肠和结肠闭锁和狭窄

空肠、回肠及结肠闭锁和狭窄是由于胎儿期因腹腔内疝、肠扭转或肠套叠引起肠系膜血管血液循环发生障碍,最终使胎肠发生无菌性坏死及重吸收所致。虽然肠闭锁可发生于肠道的任何部位,但空肠上段或回肠末端最多见。结肠闭锁非常罕见,不超过肠闭锁的1%。小范围肠坏死仅导致该处肠狭窄或膜状闭锁(Ⅰ型)(见图43-10),长段坏死可导致两个肠祥间仅遗留纤维条索(Ⅱ型)或两个肠祥完全分离,肠系膜呈"V"形缺损(Ⅲa型),10%的病例为多发性闭锁(Ⅳ型)。Ⅲ型的一种变异为Ⅲb型,常称为"苹果皮样"闭锁或"圣诞树样"闭锁,即近段空肠呈盲端,大部分小肠中段缺如,而末段回肠环绕于其供应血管(即回结肠血管的分支)上。

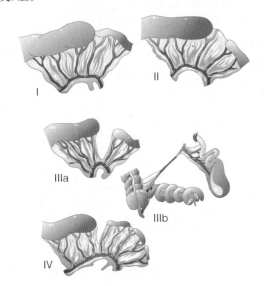

▲图43-10　肠闭锁解剖分型

Ⅰ型,肠狭窄或肠腔内隔膜型闭锁;Ⅱ型,闭锁肠管间有纤维素条索连接;Ⅲa型,近、远侧盲端完全分离、毗邻肠系膜有一V形缺损;Ⅲb型,(苹果皮样闭锁、圣诞树样闭锁)近端空肠呈盲端,大部分小肠中段缺如,回肠末端血供来自于回结肠血管;Ⅳ型,多发闭锁

▶ 临床表现

胆汁性呕吐、腹胀及无胎粪排出提示为肠梗阻。腹部平片可用来估计梗阻部位。造影剂灌肠可显示梗阻水平。如梗阻发生于远段肠管或出现在较早的孕期,表现为结肠空虚,内无胎粪,肠管异常细小。如梗阻位于近段肠管或发生于较晚的孕期,结肠内可见胎粪。造影剂可显示出结肠及其内容物(胎粪)的全部轮廓。对有不完全性肠梗阻症状的年长患儿,可作小肠造影以明确有无肠狭窄。

▶ 治疗

手术的主要原则有三:①恢复小肠的连续性;②尽可能保留肠管;③尽可能保留回盲瓣(若无回盲瓣,则小肠的长度需增加一倍才能维持肠内营养)。最好经上腹部横切口手术,术中常见空肠或回肠闭锁患儿靠近闭锁近端的肠管明显扩张,这被称为"棒节",对极度扩张的空肠应予以切除,因其缺乏正常的蠕动功能。若将其保留则可导致持续性功能性肠梗阻。如果闭锁近段肠管距 Treitz 韧带很近,可进行修剪后予以保留。通常情况下闭锁近段与远段肠管直径差别很大。近段结肠闭锁时应切除扩张的肠管,然后行回结肠吻合术。远段结肠闭锁时应切除近段结肠的末端后端端吻合结肠,或行结肠侧侧吻合。

这一原则同样适用于膜状闭锁,但不应切除隔膜,也不行 Heineke-Mikulicz 切除。如果极度扩张的空肠过长,则应切除肠系膜对侧的肠壁,使肠腔口径达到正常后再行肠吻合。先天性广泛性小肠缺如的患儿宜行 Bianchi 手术,纵行劈开极度扩张的肠管使之一分为二,并将与十二指肠相连的空肠末端与劈开肠管的近端相吻合。近年来报道了一种改良的肠管延长术,称为STEP术(连续横切肠管塑型术),对那些肠管扩张且较短的患者来说,这迅速成为延长肠管的一种手术选择。

对回肠闭锁患儿,只有当梗阻部位的盲端呈球形扩张时,才予以切除,并避免切除肠管过多以防术后发生吸收不良。由于闭锁部位两端的肠管口径相差过大,故应行端斜吻合术或端侧吻合术。对近段结肠闭锁应切除扩张的肠管并行回结肠吻合术。对远端结肠闭锁可行近段结肠造瘘或 Mikulvcz 式侧侧结肠造瘘术,之后行端端吻合以恢复远端结肠的连续性。

与十二指肠闭锁相比,小肠和结肠闭锁的伴发畸形较少见,因为十二指肠过度扩张,近段肠管闭锁术后胃肠道功能恢复较慢(可能长达10天)。

Bianchi A: Autologous gastrointestinal reconstruction. Semin Pediatr Surg 1995;4:54.

Kim HB et al: Serial transverse enteroplasty (STEP): a novel bowel lengthening procedure. J Pediatr Surg 2003;38:425.

Modi et al: First report of the international serial transverse enteroplasty data registry: indications, efficacy, and complications. J Am Coll Surg 2007;204:365.

Puri P, Fujimoto T: New observations on the pathogenesis of multiple intestinal atresias. J Pediatr Surg 1988;23:221.

Sato S et al: Jejunoileal atresia: a 27 year experience. J Pediatr Surg 1998;33:1633.

Thompson JS et al: Experience with intestinal lengthening for the short-bowel syndrome. J Pediatr Surg 1991;26:721.

肠旋转不良

约在孕4~6周时,起初呈直管样的肠管因生长速度快于腹腔,因而从腹腔疝出进入体蒂中形成脐疝。孕10~12周时,肠管回纳入腹腔,旋转,并沿T12椎体左侧斜行至 L5 椎体右侧的长轴固定于腹膜后。十二指肠空肠部逆时针旋转 270° 至肠系膜上血管的后方(胸 12 水平),固定于 Treitz 韧带,位于肠系膜上动脉左头侧。中肠的盲肠结肠部则顺时针旋转 270°,从而盲肠固定于右下腹部(腰 5 水平)。

▶ 分类

肠旋转及固定异常男、女发病率之比为 2∶1,分为:①未旋转;②旋转不全;③反向旋转;④肠系膜固定异常。

A. 未旋转

肠未旋转时,中肠悬于肠系膜上血管,小肠位于腹部右侧,结肠则位于左侧,肠管未固定,亦无粘连带出现。这同于孕 10 周前的胚胎解剖。因其基底部短,故肠系膜狭窄,易发生肠扭转,肠管可沿肠系膜上血管顺时针扭转。本型多见于脐膨出、腹裂和先天性膈疝患儿。

B. 旋转不全

旋转不全(常称为肠旋转不良)可累及十二指肠空肠部、盲肠结肠部或两者兼受累,通常出现粘连带(Ladd 带)。最常见的是盲肠停止旋转而位于肠系膜上血管起始部,致密的腹膜索带自右侧腹壁延伸至盲肠,造成十二指肠第 2 段或第 3 段或小肠其他部位梗阻。十二指肠空肠段亦仅仅发生了部分旋转,常停止于或接近于椎体。肠系膜固定于后方但很窄,仅从盲肠延至十二指肠空肠段。本型易发生扭转(图 43-11)。

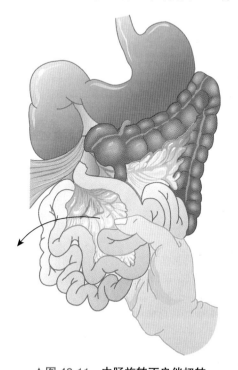

▲图 43-11　中肠旋转不良伴扭转

图为盲肠位于肠系膜上血管起始部,纤维索带穿过并压迫十二指肠

C. 反向旋转

反向旋转时,肠管沿肠系膜上血管呈顺时针方向发生不同程度的旋转。十二指肠空肠袢位于肠系膜上动脉前方,盲肠结肠袢可位于肠系膜上动脉的前方,也可位于其后方,呈顺时针或逆时针旋转。盲肠可位于右侧或左侧。最常见的是盲肠结肠袢呈顺时针旋转位于肠系膜上动脉后,可导致右侧结肠梗阻。

D. 肠系膜固定异常

肠系膜固定异常包括肠系膜内疝、十二指肠旁疝、游走性盲肠和无肠旋转异常的粘连性索带梗阻。十二指肠空肠连接部过度旋转可导致肠系膜上动脉压迫十二指肠第 3 段。

▶ 临床表现

A. 症状和体征

肠旋转异常可引起与肠梗阻、消化性溃疡或吸收不良相关的症状。大部分可在婴儿期发生肠梗阻,年长患儿可出现间歇性肠梗阻。十二指肠或空肠上段的梗阻因粘连带形成或中肠扭转所致,最初可有胆汁性呕吐。年长患儿可因慢性进食后不适或吸收不良而出现消瘦或体重过低。部分静脉和淋巴管阻塞可导致吸收不良及脂肪泻,这与小肠黏膜皱襞粗糙有关。由粘连带引起的十二指肠梗阻腹胀可不显著,而中肠扭转时腹胀明显。血便和腹膜炎体征为肠坏死的表现。20% 的患儿有消化性溃疡,可能与胃窦及十二指肠淤滞有关。

B. 影像学检查

由 Ladd 带压迫引起的肠梗阻,腹平片可显示"双泡征",与十二指肠狭窄相似,肠道内气体分布可能正常或较少。若发生肠扭转,可早期出现近段肠管胀气扩张,但一定时间后,气体被缺血的肠管后腹腔气体消失,肠壁水肿增厚。

上消化道造影可显示十二指肠扩张、十二指肠空肠段位置异常(常位于腹中线右侧)或梗阻部位的狭窄。常见小肠位于腹腔右侧,而结肠位于左侧。钡剂灌肠可显示盲肠位置异常,但盲肠在生后可自行完成旋转并固定,故钡剂灌肠对肠旋转不良的诊断价值不大。

▶ 治疗和预后

取上腹部横切口,将全部肠管提出腹腔并检查肠袢排列有无异常,肠扭转时应松开扭转轴。Ladd 手术可用于治疗肠旋转不全并先天性粘连带引起的十二指肠梗阻,包括切断十二指肠和近端结肠与侧腹壁之间的粘连带,以解除其对十二指肠的压迫。常有肠系膜间粘连造成系膜自身折叠,应松解粘连及折叠,切除阑尾,然后将盲肠置于左下腹,十二指肠则移至腹部右侧。实际上,这与胚胎早期(孕 10 周前)未发生旋转的肠管的解剖位置相似。对无肠扭转的患儿,Ladd 手术越来越多地经腹腔镜完成。

约 30% 的肠扭转患儿死于肠绞窄的并发症。如果肠扭转得以及时矫正，则远期疗效良好。有的患儿易发生肠粘连而引起肠梗阻复发。Ladd 手术后很少出现肠扭转复发。

Bass KD, Rothenberg SS, Chang JH: Laparoscopic Ladd's procedure in infants with malrotation. J Pediatr Surg 1998;33:279.
Prasil P et al: Should malrotation in children be treated differently according to age? J Pediatr Surg 2000;35:756.
Rescorla F et al: Anomalies of intestinal rotation in childhood: analysis of 447 cases. Surgery 1990;108:710.
Torres AM, Ziegler MM: Malrotation of the intestine. World J Surg 1993;17:326.

胎粪性肠梗阻

10%~20% 的先天性胰腺囊性纤维化患儿的小肠黏膜分泌物粘稠，可因胎粪浓稠而引起肠梗阻。肠梗阻多见于回肠末段，也可发生于空肠或结肠。虽然胰腺功能不全与胎粪浓缩无明显关系，但胎粪性梗阻亦可见于胰管梗阻和胰腺发育不良的患儿。此外，有些新生儿的胎粪性肠梗阻的病因不明。

▶ 临床表现

A. 症状和体征

典型表现为患儿出生时体重正常，腹部异常膨隆，无胎粪排出，很早即可出现胆汁性呕吐。腹壁可触及增厚扩张的肠管。

B. 影像学检查

腹平片提示肠袢直径大小不一，稠厚的胎粪呈毛玻璃样。空气与胎粪相混可呈现为"肥皂泡征"，通常位于右下腹。将患儿置于直立位后立即拍片可能无法发现气液平面，这是因为稠厚的胎粪无法快速出现液平。钡灌肠显示结肠细小，内有胎粪渣，如造影剂能反流通过回盲瓣则可显示回肠末端细小，含有弹丸样浓缩的黏液，近端肠管逐渐扩张，充满胎粪。腹腔内的钙化灶提示产前有肠穿孔，因胎粪已经进行了皂化反应。

▶ 并发症

本病可并发增厚扩张的远端回肠扭转。如果在较早的胎龄发生肠扭转，可能发展成肠坏死。这往往可完全愈合而以腹腔内钙化作为唯一的表现。如发生于较晚的胎龄，则可能以肠闭锁的方式愈合。如在产前发生了穿孔，可能导致胎粪性腹膜炎或巨大的胎粪性假性囊肿。

其他常见的并发症与胰腺纤维囊性变有关。患儿易反复发生慢性支气管肺炎、支气管扩张、肺不张和肺脓肿。因胰腺功能不全所致的吸收不良，需用胰酶替代治疗。胎粪粘稠可引起直肠脱垂和肠套叠。鼻息肉和慢性鼻窦炎也较常见。胆汁性肝硬化和门脉高压性静脉曲张出血为黏液性胆道梗阻的晚期表现。

▶ 治疗和预后

60%~70% 的病例非手术治疗有效。经鼻插胃管并连接吸引装置。造影剂灌肠兼具诊断和治疗作用，应选用稍高张力的水溶性造影剂（而非钡剂）。无并发症的患儿可选用能溶解黏液的乙酰半胱氨酸进行灌肠。应给患儿充分补液，因高张造影剂的吸水作用，灌肠期间和灌肠之后应持续静脉输液以防止发生血容量不足。如果肠梗阻不能缓解，则应行手术治疗，切开回肠并尽可能将肠腔冲洗干净，再将肠管重新吻合或行双筒造瘘。另一种方法是将 T 管置于肠管内，并自前腹壁引出以便术后灌洗。坏死肠管应予切除。还应切除阑尾，因为胰腺纤维囊性变患儿易发生阑尾炎。

对所有患儿应积极检查有无胰腺纤维囊性变。必要时需用胰酶替代治疗。少量长链脂肪酸和大量中链甘油三酯的营养方式较标准饮食更有利于患儿吸收和生长发育。应将患儿置于高湿度环境中以保持气管支气管分泌物稀薄。还应指导患儿父母如何进行体位引流以利气管支气管分泌物随时排出。不宜长期预防性应用抗生素，因为这样通常导致耐药性假单胞菌和克雷伯杆菌感染。年长患儿和青少年患者可有胎粪性肠梗阻样综合征，称回肠远端梗阻综合征，也是由粪便粘稠所致，多见于不遵医嘱进行治疗或脱水者，高渗造影剂灌肠治疗常有的较好效果。

Mak GZ et al: T-tube ileostomy for meconium ileus: four decades of experience. J Pediatr Surg 2000;35:349.
Ziegler MM: Meconium ileus. Curr Probl Surg 1994;31:731.

Hirschsprung 病

Hirschsprung 病（先天性巨结肠症，无神经节性巨结肠，肠无神经节症）是由于胚胎期肠肌层副交感神经细胞自头端向尾端迁移障碍所致。因此，神经细胞的缺如总是起始于肛门，而以不同的距离终止于近端肠管。由于无神经节细胞的肠管不能舒张，可以导致功能性肠梗阻。短段型肠无神经节症仅累及直肠末端，约占该病的 10%，病变累及乙状结肠的占 75%，更多结肠受累的占 10%，全结肠并累及小肠的占 5%，小肠广泛受累罕见。

病变累及直肠及乙状结肠的病例中，男性发病率比女性高 4 倍。长段型女性相对多见。5%~10% 的病例有家族史—女性患者家族史较多。有家族史的患者其病变肠管的长度倾向一致。10%~15% 的患者伴有 Downs 综合征。

▶ 临床表现

A. 症状及体征

由于无神经节细胞的肠管不能对抗交感神经的张力而使该段肠管不能舒张，从而导致功能性肠梗阻。

症状轻重有很大差异,但几乎均在生后不久出现。患儿生后 24 小时仅排出少量胎粪或无胎粪排出,此后经常出现慢性便秘或间歇性便秘,继之出现进行性腹胀、胆汁性呕吐、食欲缺乏、腹泻、乏力、激惹及生长发育不良。直肠指检后,随之可有气体及粪便排出,腹胀则明显缓解。年长患儿的特征为慢性便秘及腹胀,排气、排便非常费力,且大便呈细条状。Hirschsprung 病患儿的便秘无污粪表现,借此可与特发性便秘(大便失禁)相鉴别。这些患儿懒动、四肢消瘦以及肋缘外翻。年长患儿行肛门指诊,通常可见肛门正常或紧缩,直肠内空虚,下腹部可触及积满粪便高度扩张的乙状结肠。

B. 影像学检查

腹部 X 线平片显示肠袢扩张,但在婴儿期难以区分是小肠还是大肠,应行结肠造影。造影前不要试图将肠道内的粪便清理干净,因为这样可以使无神经节肠管与正常肠管的口径差异变小。与其近端扩张的肠管相比,结肠造影常可见收缩段(无神经节)肠管较狭窄。无神经节肠管的近侧部分可因粪便阻塞或灌肠而扩张,给人以结肠宽度正常的假象。结肠造影亦可见不规则异常的肠管蠕动波(锯齿状),无神经节的部分不表现为环状收缩,而近端扩张肠管则可表现出光滑、平行的环状收缩波(与空肠相似),但为较大的蠕动波。对于 6 周以内的患儿,结肠造影可能显示不出移行段,因为稀便可以通过无神经节的肠段,其近端不扩张。还应拍骨盆侧位 X 线片以显示直肠、移行段及不规则的蠕动波,这些表现在后前位时可能因冗长的乙状结肠的影响而显示不清。正常情况下,新生儿直肠比其他结肠宽(包括盲肠),当发现直肠较近端结肠狭窄时,即应怀疑 Hirschsprung 病。在钡剂排出 24~48 小时后,应重拍腹部正位及骨盆侧位 X 线片,可见肠道内钡剂滞留,需要生理盐水灌肠方可使其排空。延迟拍片比最初检查时更能清楚的显示移行段及异常的不规则蠕动波。

C. 实验室检查

通过直肠活检进行确诊。黏膜及黏膜下层活检可在直肠后壁进行;采用气囊吸引活检法,无需麻醉,在床头即可施行。连续切片可显示 Meissner 神经丛内特征性的神经节细胞缺如及神经干增生。如仍不能确诊,则需在麻醉下切取齿状线上直肠后壁 1cm 或 2cm 全层黏膜及肌层组织块,这样的标本足以使病理学家确定 Meissner 神经丛或 Auerbach 神经丛内有无神经节细胞。直肠测压表现为直肠经气囊扩张后内括约肌松弛障碍,但除了年长患儿外,这种检查很少应用。

▶ 鉴别诊断

新生儿低位肠梗阻可因直肠或结肠闭锁、胎粪塞综合征(见新生儿小左结肠综合征部分)或胎粪性肠梗阻,以及许多功能性的原因如高镁血症、低钙血症、低钾血症及甲状腺功能低下等所致。Hirschsprung 病并发小肠结肠炎及腹泻时可以与其他原因引起的腹泻相似。长期功能性便秘提示可能为 Hirschsprung 病。虽然正常婴儿早期可以发生功能性便秘,但粪便粗细正常,经常有污粪,但罕有小肠结肠炎。功能性便秘时,可在直肠下段触及粪便,且钡剂灌肠显示肛门以上肠管扩张较为一致,但其与短段型先天性巨结肠则难以鉴别,可能需要作直肠活检。还有一种可引起便秘,与 Hirschsprung 病相似的疾病,即节段性结肠扩张症,是一种罕见病。

▶ 治疗

传统的外科治疗分期进行,包括缓解症状的结肠造口以及数月后行无神经节细胞肠段切除和结肠拖出术。近年来的趋势倾向于在新生儿期一期完成手术(不做结肠造口术),范例如下:术前如果出现肠梗阻及小肠结肠炎,可经肛门插入一粗肛管(30F),再以温盐水(10ml/kg)反复灌洗结肠,可使症状缓解。中度至重度小肠结肠炎的婴儿应行改道性结肠造口术,手术时需作结肠肌层冰冻切片活检以确定正确(有神经节细胞)的造口位置。无并发症的婴儿可行以下三种有效的手术之一,即 Swenson 手术、Duhamel 手术或 Soave 手术。这些手术的主要原则为切除大部或全部无神经节肠管—保留其周围支配盆腔器官的神经—在齿状线上 0.5cm 处行有神经节肠管(经冰冻切片证实)与直肠吻合术。与 Swenson 手术和 Soave 手术相比,Duhamel 手术保留了一段无神经节的直肠,并沿其后壁与有神经节肠管通过吻合器消除邻壁形成侧 - 侧吻合,从而形成一个小型的直肠 - 结肠储袋。以往,这些手术通过下腹部横切口进行,但是近年来,经腹腔镜途径成为一新的方法选择。单纯经肛门黏膜切除术仅适用于短段型病例。对于全结肠无神经节的病例,需行回肠造口术,采用灌肠进行保守性的治疗无效,因为灌肠不能防止肠梗阻及小肠结肠炎的发生。

▶ 预后

婴儿先天性巨结肠未经治疗死亡率高达 80%。非细菌非病毒性小肠结肠炎为其主要死因。该并发症多发于婴儿患者,但可发生于任何年龄,原因不明,似乎与高度不全性肠梗阻、"正常"肠管的动力功能变差、回盲瓣关闭频率增加及直肠括约肌的高张力等有关。无神经节肠管的长度与小肠结肠炎的发生无相关性。低位肠梗阻可引起结肠及阑尾穿孔。宫内胎儿 Hirschsprung 病所致的肠梗阻可继发小肠远端或结肠闭锁。

在经肛门拖出根治术后,吻合口瘘并直肠周围及盆腔脓肿是最严重的问题。对于这种并发症应立即行近端结肠造口,直到吻合口愈合。如果术中结肠游离不充分,肠系膜血管张力过高而血供较差,则拖出的结肠可出现坏死。

先天性巨结肠患儿经恰当治疗后预后良好。偶尔，少数患者可出现大便失禁及污粪。间歇性便秘及腹胀更为常见，因为无神经节的肛门内括约肌未做处理。对于这些症状，扩肛可以使其缓解，偶尔需要行内括约肌切开术。较小的患儿在根治性手术后仍可发生小肠结肠炎，应积极采用一大号肛管扩肛及灌肠处理，而在5岁以后罕见。术后小肠结肠炎在 Downs 综合征患儿中更常见。

Albanese CT et al: Perineal one-stage pull-through for Hirschsprung's disease. J Pediatr Surg 1999;34:377.
Coran AG, Teitelbaum DH: Recent advances in the management of Hirschsprung's disease. Am J Surg 2000;180:382.
Georgeson KE et al: Primary laparoscopic-assisted endorectal colon pull-through for Hirschsprung's disease: a new gold standard. Ann Surg 1999;229:678.
Langer JC et al: One-stage versus two-stage Soave pull-through for Hirschsprung's disease in the first year of life. J Pediatr Surg 1996;31:33.

新生儿小左结肠综合征（胎粪塞综合征）

该病见于新生儿，表现为左侧结肠狭窄，导致低位肠梗阻，横结肠及右侧结肠扩张。虽然30%~50%的患儿出生时其母患糖尿病，且属于大于胎龄儿，但多数患儿其他方面正常。大多数患儿胎龄在36周以上，且出生体重正常。2/3的患儿为男性。当其母因子痫而静脉应用硫酸镁治疗时，患儿偶尔可以合并高镁血症。

▶ 临床表现

直肠指检正常或表现为肛管紧缩。患儿生后很少或无胎粪排出，然后出现进行性腹胀，继之呕吐。温度计或指诊刺激直肠后，可排出一些胎粪及气体。造影剂灌肠显示左侧结肠非常细小，通常向上达脾曲水平，其近端结肠及小肠均显著扩张。约30%的病例，肠狭窄段与扩张段交界处胎粪阻塞，而灌肠（通常采用水溶性造影剂）可以使其排出。

▶ 鉴别诊断

小左结肠综合征可与 Hirschsprung 病或胎粪性肠梗阻相混淆。这些疾病很少引起结肠脾曲梗阻。若结肠经减压后不再梗阻，则不大可能是 Hirschsprung 病。

▶ 并发症

如果结肠扩张严重，盲肠或阑尾可以穿孔。由于小左结肠综合征与胎粪性肠梗阻及 Hirschsprung 病鉴别困难，可能导致不恰当的手术探查。

▶ 治疗

应该进行胃管减压并静脉输液。患儿需要做造影剂灌肠以鉴别低位肠梗阻的原因。当左侧结肠狭窄而且造影剂反流入近侧扩张的结肠时，诊断很可能为小左结肠综合征。通常在造影剂灌肠之后，粪便随之排出，肠管减压，病症即得到解除。若胎粪排出后症状仍

然存在，则需行直肠抽吸活检，以排除 Hirschsprung 病。

肠套叠

一段肠管（肠套叠套入部）套入相邻段的另一段肠管（肠套叠鞘部）之中为6个月至2岁小儿肠梗阻最常见的原因（图43-12）。肠套叠进一步发展可导致套入部肠管坏疽。肠套叠最常见的形式为回肠末端套入右侧结肠（回—结型肠套叠）。95%的婴儿及儿童患者病因不明。该病最常见于仲夏及深冬季节，与腺病毒感染有一定的关联。现已发现多数病例肠套叠头部集合淋巴结增生肥大。在2岁以上，机械性因素如麦克尔憩室、肠息肉、血管瘤、肠重复畸形、肠壁血肿（过敏性紫癜）及肠道淋巴瘤导致的肠套叠发生率增高。术后肠套叠可发生于任何年龄，通常为回-回型或空-空型，主要是由于肠管蠕动功能恢复不协调所致，这一般见于腹膜后手术。肠套叠男女发病率为3：2。肠套叠发病高峰期为生后5~9个月，80%的患者在2岁以下。

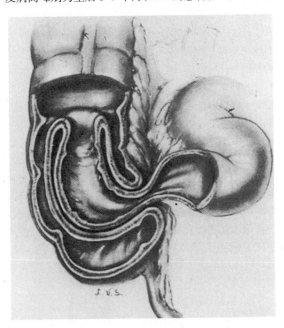

▲图43-12 肠套叠

▶ 临床表现

典型症状为一健康小儿突然哭闹，而且因腹痛而蜷屈。疼痛呈发作性，持续约1分钟，发作间期则正常。反射性呕吐为早期症状，而肠梗阻所致的呕吐则出现较晚。来自静脉坏死的血液与黏液相混形成"红色果酱"样大便。小婴儿及术后肠套叠患儿腹部绞痛可以不明显，这些患儿表现为屈缩，最突出的症状为呕吐。肠套叠患儿腹部绞痛时常有面色苍白及大汗淋漓。反复性呕吐和肠梗阻可引起进行性脱水。沿结肠分布通常可触及一包块，最常见的位于右上腹。偶尔，在直肠

指诊时可触及套叠。肠套叠时间过久可导致套叠头部水肿和出血，甚至缺血坏死。

▶ **治疗和预后**

最重要的检查为造影剂灌肠（图43-13），对于60%~80%的病例来说，它既是诊断方法，又是治疗手段。但是，必须在充分纠正患儿的全身紊乱且能够安全耐受手术时，方可试行造影剂灌肠（采用钡剂或空气）。如已出现腹膜炎体征，则禁忌行造影剂灌肠。若用钡剂灌肠，造影剂的高度（灌肠袋或灌肠桶）不应高于100cm，以减少肠穿孔的危险。空气灌肠压力保持在60~80mmHg（一定不能超过120mmHg）。灌肠成功将使肠套叠复位，可见钡剂或空气进入末段回肠。应在决定手术前多试几次。若套叠肠管发生坏死，则钡剂灌肠不能使其复位。

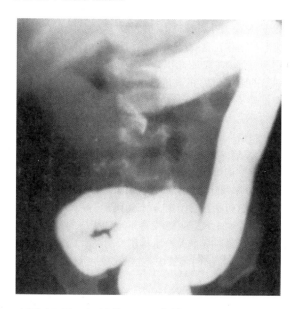

▲ **图43-13** 钡剂灌肠显示在横结肠中部钡剂逆流受阻并形成一充盈缺损

灌肠复位失败或有肠穿孔及腹膜炎体征者需手术治疗。可采取剖腹术或腹腔镜的方式。若术中见肠管无坏疽时，则轻柔地逆向挤压肠套叠鞘部，即可使套叠复位，而不要牵拉近端肠管。如果肠管仍不能复位或肠管出现坏疽时，应行肠套叠切除术。

钡剂灌肠复位，肠套叠复发率为3%，手术复位复发率为1%。肠套叠导致患儿死亡者罕见，但如果肠管坏疽而延误治疗时，则可以发生。

DiFiore JW: Intussusception. Semin Pediatr Surg 1999;8:214.

Meyer JS et al: Air and liquid contrast agents in the management of intussusception: a controlled, randomized trial. Radiology 1993;188:507.

Ong NT, Beasley SW: The leadpoint in intussusception. J Pediatr Surg 1990;25:640.

肛门直肠畸形（肛门闭锁）

正常排便控制包括由平滑肌组成的内括约肌、来源于肛提肌和外括约肌的横纹肌复合体。横纹肌复合体呈漏斗形，起始于耻骨、骨盆缘及骶骨。这些肌肉在会阴部聚集，与内外括约肌相互交错。横纹肌复合体中，大部由水平方向走行的肌肉组成，其功能为缩紧直肠及肛门，而一小部分为纵行肌纤维，呈头尾端方向走行，使肛门上提。

单纯的肛门发育异常是由于胚胎期肛丘的异常发育及融合所致，这种患儿直肠发育正常，而且括约肌的结构通常是完好的，经手术适当处理，括约肌将会行使其正常功能。而直肠畸形的发生是由于泄殖腔通过尿直肠隔分为尿生殖窦及直肠时异常所致，这类畸形中内括约肌及横纹肌复合结构发育不良，因此手术修补并不能保证正常排便功能。

▶ **分类**

会阴部体格检查和影像学检查可以确定肛门或直肠畸形的程度。当会阴区或阴道远端有明显的异常开口时，则为低位肛门闭锁。会阴区无明显的异常开口时，则提示为高位肛门闭锁（肛门直肠闭锁，见图43-14~图43-17）。多数情况下，高位肛门闭锁的患儿在男性可合并直肠尿道瘘或直肠膀胱瘘，在女性合并高位直肠阴道瘘

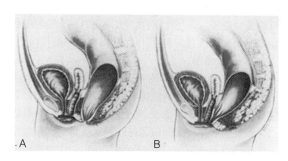

▲ **图43-14**

A. 女性低位肛门闭锁合并会阴瘘。B. 女性低位肛门闭锁合并阴唇系带／前庭瘘

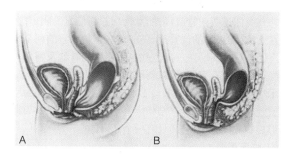

▲ **图43-15**

A. 女性高位肛门闭锁合并低位阴道瘘。B. 女性高位肛门闭锁合并高位阴道瘘

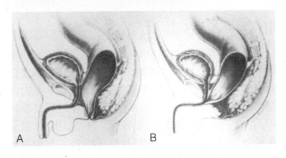

▲图 43-16

A. 男性低位肛门闭锁合并会阴瘘。B. 男性低位肛门闭锁合并直肠尿道球部瘘

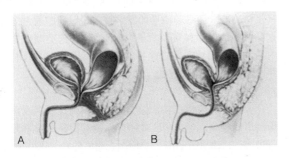

▲图 43-17

A. 男性高位肛门闭锁合并直肠尿道前列腺瘘。B. 男性高位肛门闭锁合并直肠膀胱颈瘘

或直肠膀胱瘘。通过放射学检查,确定直肠末端与肛提肌或耻尾线的位置关系,可以区分出高位和低位畸形。

A. 低位畸形

肛门可异位于正常位置的前方,或位置正常但由于狭窄或肛膜而使其出口狭小。会阴区也可以无开口,但表现为肛门区皮肤堆积,完全覆盖了肛门开口,且以条带状在会阴中缝处向前延伸。通常可见从肛门发出一细小瘘管向前延伸,开口于会阴中缝、阴囊或男性的阴茎及女性外阴。这类患儿会阴及臀部肌肉发育良好,极少伴有骶椎畸形。

B. 高位畸形

直肠末端可以呈盲端(10%),但更常见的是男性合并直肠尿道瘘或膀胱瘘,而女性合并高位直肠阴道瘘。在女性,如果瘘的位置很高,则可从双角子宫的两个角之间直接通向膀胱。高位肛门闭锁患儿骨盆及臀部神经肌肉发育不完善,骶骨畸形(尾端退化)的发生率高,术后排便控制预后不良。高位畸形中,最严重的为泄殖腔畸形,即盆腔器官结构发育不良,尿道阴道及直肠形成一共同通道,会阴只有一个开口。

▶ 临床表现

A. 体征

诊断肛门直肠畸形,最好的方法为体格检查。对于低位畸形,在男性会阴缝或在女性阴道远端、前庭或阴唇系带处可以发现直肠的异位开口。当会阴检查看不见开口或瘘时,或尿道口、尿液中或阴道上端发现胎粪时,则表明为高位畸形。刺激肛门部皮肤,观察有无外括约肌收缩反应,也有助于区分是高位还是低位畸形。

B. 影像学检查

在肛门闭锁的影像学检查中没有单一的理想方法,因此常是结合几种方法用来判断患儿的解剖结构。临床诊断不明确时,X线检查有时会有帮助。曾经普遍采用倒立位骨盆侧位片(Wangensteen 倒立侧位片)来确定直肠末端的位置,但这种方法并不准确,因为吞入的空气不可能完全置换直肠中的胎粪;另一方面,当横纹肌复合体处于收缩状态使肠管闭合时,会使直肠末端的气体看起来位于骨盆高位,会将直肠末端估计得过高;而当哭闹或用力时,耻骨直肠肌及直肠可以降至坐骨水平以下,则会产生低位畸形的假象。若膀胱内含有气体,则明显地存在直肠泌尿道瘘。目前提倡做下腹部及会阴部超声、CT 以及 MRI,以明确骨盆解剖以及直肠相关肌群的定位。2/3 的高位患儿及 1/3 的低位男性患儿伴有椎骨及泌尿系畸形。女性患者合并椎骨畸形总是恒定的表明为高位肛门闭锁。出现骶椎畸形,应作腰骶区 MRI 扫描以明确有无脊髓发育异常,如终丝拴系等。

▶ 并发症

肛门闭锁伴发畸形常见,尤其是高位闭锁患儿,可高达 70%。肛门闭锁与 VACTERL 综合征(见食管畸形)有关。这包括食管闭锁、胃肠道畸形、一个或多个骶骨发育不全(S1,S2,或 S3 发育不全伴相应的神经缺陷,导致神经源性膀胱及严重排便控制障碍)、泌尿生殖系畸形(在高位肛门闭锁中高达 50%)、心脏畸形和上肢(或指)畸形。

肛门闭锁诊断延误可致大肠过度扩张及穿孔。合并直肠泌尿道瘘的,尿液可以反流入直肠及结肠,尿中的氯化铵被吸收可引起酸中毒。结肠内容物亦可反流入尿道、膀胱及上尿路而引起反复性肾盂肾炎。

▶ 治疗

治疗的主要目的为:①解除直肠梗阻以促进粪便排出;②将直肠盲端置于会阴的正常位置;③关闭瘘管。

A. 低位畸形

低位畸形通常在新生儿期经会阴入路进行修补,术中采用肌电刺激仪可以准确判断括约肌复合体的位置。肛门开口位于前方的,可将其向上充分游离并移至正常位置。伤口愈合后,必须每日扩肛,持续 3~5 个月,以防止肛门狭窄,并使患儿能正常生长发育。

B. 高位畸形

传统的,高位肛门直肠畸形分三期修补,即先行结肠造口术,4~6 周后经后矢状入路行肛门直肠成形术,然后数月后行结肠造口关闭术。近年来,分期修补术受到挑战，原因为通过后矢状入路和腹腔镜的方法可以一期完成修补手术。由于肛门括约肌发育不良（特别是内括约肌），因此排便控制主要依靠有功能的横纹肌复合体，需要有意识的自主性收缩。术中必须仔细保护排便反射弧的传入和传出神经，以及保护现有的括约肌。所有患者，术后必须扩肛数月，防止环状瘢痕的形成。

▶ 预后

手术并发症包括损伤勃起神经，导致膀胱和排便控制功能不良以及阴茎勃起障碍。切除直肠尿道瘘时，若距尿道较远，则可形成一盲端，易引起反复感染及结石；若距尿道太近时，则又可引起尿道狭窄。如果错误地企图经会阴入路修补高位畸形，则可能使直肠泌尿道瘘因无法修补而持续存在。反过来，若对低位畸形行腹会阴结肠拖出术，则不可避免导致本来预后良好的患儿出现排便失禁。在修补高位畸形时，有可能损伤输精管及输尿管。

作为该病内在的一部分，大多数肛门闭锁患儿同时伴有便秘，被认为与直肠乙状结肠自身的动力功能缺陷有关。结肠及直肠通常明显扩张及蠕动功能紊乱。这对于括约肌功能有缺陷的患儿来说还算幸运，但需要引起注意的是防止填塞性梗阻及经常性污粪。低位畸形，括约肌功能通常良好。而高位畸形患儿无内括约肌，不能连续地、无意识地及不知疲倦地控制污粪。不管怎样，如果不伴有低位脊柱畸形，其直肠充盈感、对气体及粪便的辨别能力以及通过横纹肌复合体收缩而进行的排便随意控制等功能均能够达到。当粪便变稀时，高位畸形患者的括约肌功能常常受到影响。

Albanese CT et al: One-stage repair of high imperforate anus in the newborn male. J Pediatr Surg 1999;34:834.

Georgeson KE, Inge TH, Albanese CT: Laparoscopically assisted anorectal pull-through for high imperforate anus—a new technique. J Pediatr Surg 2000;35:927.

Hendren WH: Management of cloacal malformations. Semin Pediatr Surg 1997;6:217.

Pena A, Hong A: Advances in the management of anorectal malformations. Am J Surg 2000;180:370.

▼ 胃肠道疾病

胃食管反流

食管动力学研究，包括贲门食管交界部测压检查，表明大多数新生儿的食管下段无高压力区（食管下段括约肌）。数月后，贲门食管括约肌开始发育并发挥功能，食管出现正常成人样的逆蠕动。在此之前，许多婴儿出现了喂养后不同程度的反流。在一些罕见的严重病例中，反复发作的胃食管反流可以引起消化性食管炎，影响食管括约肌正常发育。不同于成人的是，小儿罕见由食管裂孔疝引起的胃食管反流。

▶ 临床表现

A. 症状和体征

症状为反复呕吐喂养物，呕吐呈无力性反流，卧位时更明显。吐后患儿仍有饥饿感，如再喂养，仍可用力进食。顽固性反流可引起体重不增（发育不良）、消化性食管炎和血性呕吐，或者因隐性失血而导致贫血。呼吸暂停和急性威胁生命的事件的原因之一即为胃食管反流和反流物吸入。少量吸入反流液，尤其是在睡眠中吸入，可以引起反复发作的吸入性肺炎。晚期可出现食管下段狭窄、黏膜化生即 Barrett 食管。约半数胃食管反流患儿存在神经病学方面的异常，与围产期窒息或先天性神经系统畸形有关，癫痫性疾病在这些患儿中很常见。食管蠕动差和胃排空延迟也较为多见。胃食管反流可伴随于食管闭锁、先天性膈疝和腹壁缺陷。

B. 影像学检查

标准的诊断方法为食管下段 pH 值 24 小时监测。上消化道造影敏感性差，但可以排除其他疾病（如肠旋转不良）以及了解食管狭窄的情况。^{99}Te 动态扫描可以了解胃的排空功能。小儿食管测压价值不大，除非怀疑为相对罕见的贲门失迟缓症或弥漫性食管痉挛。

▶ 治疗

对大多数病例，非手术治疗可以治愈。喂养物中应添加大米等谷物类食物，使其变稠。将患儿置于直立位或俯卧位可以减轻反流。症状顽固的需应用抗酸药物（如 H_2 受体阻滞剂或质子泵抑制剂），合用或不合用胃动力药（如胃复安）。如果长时间的非手术治疗无效，或出现并发症（如食管炎、食管狭窄、哮喘、反复性吸入性肺炎、生长发育缓慢），则应施行抗反流手术，如 Nissen 或 Thal 式胃底折叠术。目前，开放式手术实际上已被美容效果较好、操作视野佳的腹腔镜手术所代替。尽管越来越多的证据表明，胃底折叠术的"漏斗形"折叠效果可促进胃排空，甚至对于胃排空延迟都有作用，但是当胃食管反流合并胃排空障碍时，可能需要同时行幽门成形术。

Capito C et al: Long-term outcome of laparoscopic Nissen-Rossetti fundoplication for neurologically impaired and normal children. Surg Endosc 2007;22:875.

Georgeson KE: Laparoscopic fundoplication and gastrostomy. Semin Laparosc Surg 1998;5:25.

Johnson DG: The past and present of antireflux surgery in children. Am J Surg 2000;180:377.

Kazerooni NL et al: Fundoplication in 160 children under 2 years of age. J Pediatr Surg 1994;29:677.

Valusek PA et al. The use of fundoplication for prevention of apparent life-threatening events. J Pediatr Surg 2007;42:1022.

急性阑尾炎

急性阑尾炎是小儿急腹症最常见的原因之一，可以在各个年龄组发生,但最常见的发病年龄为 4~15 岁。

▶ 临床表现

诊断主要依靠详细的病史及全面的体格检查。一些患者,需要同一个医生进行观察和定期复查以证实或排除诊断。年龄较小的患儿由于难以采集病史,阑尾炎的诊断较为困难。急性阑尾炎的典型表现为首先出现上腹或脐周部疼痛,随之出现厌食、恶心和呕吐。厌食表现突出,患儿常常拒绝最喜欢的食物。然后常会出现发热,并且疼痛定位于右下腹。Rovsing 征阳性(左下腹触诊时右下腹疼痛)、局限性右下腹压痛及右侧腹肌紧张提示有腹膜炎的发生。

所有患者应做白细胞计数和分类以及尿液分析。超过 80% 的阑尾炎患者白细胞计数大于 10 000/μl(常常核左移)。放射学检查包括胸部 X 线片,以排除右下叶肺炎;腹部平卧和直立位 X 线片,尽管偶尔可以发现粪石,但多无特异性表现。近年来,超声(尤其对于女性)和 CT 扫描的应用越来越多,尤其是对那些病史和体征不典型的患者。

▶ 鉴别诊断

胃肠炎经常与阑尾炎混淆。阑尾炎患者常常是脐周疼痛在先,呕吐在后,而胃肠炎患者则呕吐在先,腹痛在后。此外,胃肠炎患者常表现为弥漫性疼痛并且常有大量稀水样腹泻。小儿阑尾炎的诊断还须与肠套叠、肠梗阻和肠扭转、肠系膜淋巴结炎、麦克尔憩室、过敏性紫癜、卵巢囊肿破裂以及 Crohn 病相鉴别。对于青春期女性患者,月经史、盆腔炎的病史以及准确的性生活史对于排除急腹症的妇科原因非常重要。

▶ 治疗

一旦确诊,立即给予输液及抗生素治疗。可取右下腹切口行阑尾切除术或行腹腔镜阑尾切除术。对于穿孔患者,应冲洗腹腔并吸干腹腔内液体,但不放引流,除非存在成熟的脓腔。所有患者均一期缝合伤口。术后连续应用抗生素 3~7 天或直到白细胞计数和体温正常。总体来说,随着强力的广谱抗生素的广泛使用,小儿阑尾炎的死亡率和发病率正逐步下降。然而,相对于未穿孔的病例,穿孔性阑尾炎并脓肿形成的死亡率仍有不同程度的增高。许多传统观点,如穿孔风险与症状、症状持续时间的关系,穿孔性阑尾炎手术与非手术治疗的比较正在被重新评估。

Henry MC et al: Matched analysis of non-operative management vs immediate appendectomy for perforated appendicitis. J Pediatr Surg 2007;42:19.

Henry MC et al: Risk factors for the development of abdominal abscess following operation for perforated appendicitis in children. Arch Surg 2007;142:236.

Madonna MB, Boswell WC, Arensman RM: Acute abdomen. outcomes. Semin Pediatr Surg 1997;6:105.

Pearl RH et al: Pediatric appendectomy. J Pediatr Surg 1995;30:173.

胃肠道重复畸形

从口腔至肛门,消化道的任何部位均可发生重复畸形。其发生部位按发生率由高到低依次为回肠(占 50%)、纵隔、结肠、直肠、胃、十二指肠及颈部。胸腔内和小肠的重复畸形通常为球形,而结肠重复畸形多为长管状(图 43-18)。腹腔内球状重复畸形位于肠系膜侧,且不与正常肠管共壁。

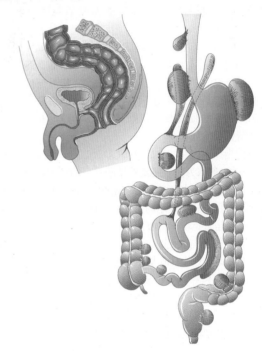

▲图 43-18　胃肠道重复畸形,可呈囊状或管状,通常发生于肠系膜且与肠管具有共壁

胸腹腔型重复畸形起源于十二指肠或空肠,通过膈肌伸入纵隔

根据胚胎学,重复畸形分为前肠性、中肠性和后肠性。前肠重复畸形包括咽、呼吸道、食管、胃、十二指肠第一部和第二部的上半部分;中肠重复畸形包括十二指肠第二部的下半部分、空肠、回肠、盲肠、阑尾、升结肠和横结肠的近端 2/3;后肠重复畸形包括横结肠的远端 1/3、降结肠和乙状结肠、直肠、肛门以及部分泌尿系统。也可出现胸腹联合型重复畸形,胸腔内的囊状部分通过食管裂孔或单独的膈肌开口伸入腹腔,排空于十二指肠或空肠。胸部重复畸形伴有颈椎或胸椎畸形的,其重复畸形与蛛网膜下腔相通,称为神经管原肠囊肿。三分之一以上的病例合并心血管、神经、骨骼、泌尿及胃肠道畸形。结肠的重复畸形可以发生癌变。

▶ 临床表现

A. 症状和体征

2/3 的重复畸形患者在 1 岁以内出现症状。颈部及纵隔重复畸形可因压迫气道而引起呼吸困难。胸腔内重复畸形可破溃入肺而导致肺炎或咯血。肠道重复畸形常因肠痉挛、过度膨胀或由于异位胃黏膜所致的消化性溃疡和出血，而引起腹痛。也可因继发肠套叠、肠扭转或肠腔内囊肿占位而出现肠梗阻。有时唯一的表现为一无症状的孤立性包块。重复畸形60%在生后6个月前诊断，85%在2岁以前诊断。

B. 影像学检查

包括胸部及胸腰段脊柱的X线片，胸部和腹部CT，结肠造影，食道X线摄片及全消化道造影。如果怀疑重复畸形伸入脊柱，应作MRI。超声可发现纵隔或腹腔内囊状或管状包块。锝99动态显像可用来显示有异位胃黏膜的重复畸形。

▶ 治疗

重复畸形与邻近器官无紧密粘连的应将其切除。孤立性球状重复畸形可与毗连肠管一起切除，然后行肠端—端吻合术。长管状重复畸形其近端及远端可与毗连肠管做吻合而达到减压引流的目的。非交通性重复畸形，需对其周围组织结构行根治性切除，应采用Roux-en-Y技术进行引流。不能完全切除及含有胃黏膜的重复畸形，应使其开放（不损伤正常肠管的血运）并切除其内覆黏膜。切除纵隔重复畸形时，必须辨认并切除伸入脊柱或腹腔内的部分。伸入腹腔的部分应于膈肌水平关闭，再经腹将其完全切除。

Iyer CP, Mahour GH: Duplications of the alimentary tract in infants and children. J Pediatr Surg 1995;30:1267.

Merry C, Spurbeck W, Lobe TE: Resection of foregut-derived duplications by minimal access surgery. Pediatr Surg Int 1999;15:224.

Stern LE, Warner BW: Gastrointestinal duplications. Semin Pediatr Surg 2000;9:135.

Wilkinson CC et al: Fetal neurenteric cyst causing hydrops: case report and review of the literature. Prenat Diagn 1999;19:118.

卵黄管发育异常

卵黄管发育异常为胚胎期卵黄囊的残留所致。当整个卵黄管未闭时称为卵黄管瘘或脐肠漏。当卵黄管的肠端闭塞而脐端未闭时，称为脐窦。当肠端与脐端均闭塞，而中间含有上皮的管道存在时，可以发展为脐部囊肿或腹腔内肠囊瘤（卵黄管囊肿）。整个管道均闭塞时，在回肠与脐之间可以残留一纤维索带（图43-19）。

卵黄管发育异常最常见的为Meckel憩室，正常人群发生率为1%~3%。Meckel憩室可以全部或部分内覆小肠、结肠或胃黏膜，而且可以含有异常的胰腺组织。5%的无症状及60%有症状的病例发现有异位组织。与重复畸形及假性憩室对比，Meckel憩室是位于回肠系膜缘的对侧，距回盲瓣10~90cm。Meckel憩室男女发病率相同，通常无症状，常在其他疾病手术时偶

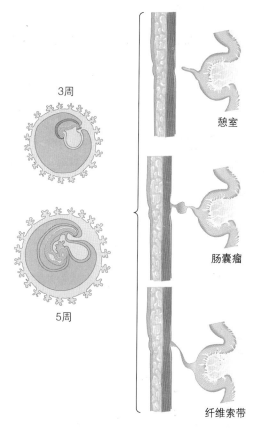

▲图43-19　卵黄管发育异常起源于原始的卵黄囊，包括Meckel憩室、肠囊瘤（卵黄管囊肿）及其回肠与脐之间形成的纤维索或瘘管

然发现。Meckel憩室患者终身并发症的危险率为4%，其中40%发生于10岁以内的儿童。

▶ 临床表现

有症状的卵黄管发育异常（男：女为3：1）引起无痛性便血的占40%，肠套叠占20%，憩室炎或消化性溃疡穿孔15%，脐瘘15%，肠梗阻7%，脓肿形成3%。Meckel憩室引起的便血是由于异位胃黏膜引起邻近回肠的消化性溃疡出血所致，50%以上在2岁以内发病，血与大便相混，最常见为暗红色或鲜红色，柏油便则少见。40%的病例可询问出既往出血史。Meckel憩室隐性出血非常罕见。年幼患儿出血速度较快，可出现快速失血。憩室炎或穿孔时表现为腹痛及腹膜炎，与急性阑尾炎相似，疼痛及触痛位于下腹部，大多数位于脐附近。有时可表现为脐周蜂窝织炎。

当肠管以脐与回肠之间的索带为轴发生扭转时，或者肠管疝入肠系膜与残留卵黄管之间或系膜与憩室血管之间时，可以发生肠梗阻，为成人患者最常见的表现。脐窦或脐肠漏感染时可见黏液性、脓性或肠道分泌物经脐部排出，或表现为反复性蜂窝织炎或脐周腹壁深部脓肿，通过脐部插管造影可以诊断。

上、下消化道造影检查很少能显示原发病变，^{99m} 锝扫描可以对含有胃黏膜的 Meckel 憩室进行定位，并且可以发现便血或黑便的病源。在给核素前 30 分钟，静脉内注入西咪替丁 30mg/kg，可增强 ^{99m} 锝在胃黏膜及壁细胞中的滞留。

▶ 治疗

可以通过剖腹术或腹腔镜的方法行卵黄管残留物切除术。如果卵黄管残留物基底部较细窄时，可将其切断，缝合关闭肠壁缺损（通常使用吻合器）。当畸形出口宽大且含有异位组织或有炎症时，或者可能影响到相邻回肠的血运时，需要行肠管及憩室切除肠吻合术。

Fa-Si-Oen PR, Roumen RM, Croiset van Uchelen FA: Complications and management of Meckel's diverticulum and intestinal duplication—a review. Eur J Surg 1999;165:674.
Moore TC: Omphalomesenteric duct malformations. Semin Pediatr Surg 1996;5:116.

坏死性小肠结肠炎

坏死性小肠结肠炎是早产儿最严重和最常见的胃肠道疾病，平均发病年龄为生后 10 天。由于近年来新生儿重症监护和治疗上的进展，使得越来越小的婴儿能够存活，因此该病的发病率有增高的趋势。该病的特征为坏死、溃疡及肠黏膜脱落，常发展为肠壁全层坏死及穿孔。这一过程起自黏膜下，通过肌层发展至浆膜下。肠壁内产气菌的作用导致肠壁积气，这一现象在腹部 X 线平片和肉眼检查肠管时均可以发现。回肠末段及右半结肠最先受累，之后发病率由高到低依次为横结肠及降结肠、阑尾、空肠、胃、十二指肠及食管。在表现较极端的病例，整个肠道均可发生坏死，定义为75% 或更多的肠管发生了坏死。80% 的病例为出生体重低于 2500g 的早产儿，50% 的体重低于 1500g，但足月儿也可发病。与早期观点不同的是，坏死性小肠结肠炎与围产期应激性事件之间无明确的关系，如胎膜早破并羊膜炎、臀位产、宫内心动过缓、脐血管插管、呼吸窘迫综合征、脓毒败血症、脐炎和先天性心脏病等。该病常合并动脉导管未闭。较大的婴儿及儿童发病前，通常先有营养不良和胃肠炎。该病可成群发生于婴儿室，提示与传染性因素有关。

▶ 临床表现

临床表现包括胃残余量增大、胆汁性呕吐、腹胀、血便、嗜睡及皮肤血流灌注不良。当发生肠穿孔时，腹部检查可见明显的肌卫，但此表现在虚弱的早产儿患者中可不明显。患儿可出现各种非特异性的临床表现提示其生理状况不稳定，如呼吸暂停、心动过缓、低血糖以及体温不稳定等，腹部检查时可见腹胀及固定肠袢。腹壁出现红斑、水肿及捻发感为肠坏死的体征。

实验室检查为非特异性的，因为白细胞计数可高可低，但是当出现肠穿孔和败血症时，常伴有血小板减少和酸中毒。

仰卧及侧位腹部放射片早期可见小肠扩张，之后出现肠壁积气。短暂可见门静脉系统内气体。连续检查可见孤立或多个肠袢位置固定且扩张。20% 的患者出现肠穿孔并腹腔内游离气体。出现腹水而无游离气体的婴儿应行腹腔穿刺，检查腹水中的细菌，若细菌阳性则意味着肠穿孔的存在。造影检查很危险，被列为禁忌，因为很容易导致肠穿孔。

▶ 治疗

治疗包括禁饮食，鼻胃管吸引减压，全身性应用抗生素，纠正低氧血症、低血容量、酸中毒及电解质紊乱。唯一绝对的手术指征为患儿出现气腹征。相对的手术指征包括门静脉积气、临床状况恶化、连续拍片发现固定肠袢、腹壁红斑、腹部包块以及腹腔穿刺发现细菌。行剖腹探查时，应切除坏死的肠管并行近端肠管造口，能够安全地进行一期肠吻合者罕见。对于严重的病例可能无法手术治疗，或者需行广泛的肠切除而导致短肠综合征。对于证实为肠穿孔的极低出生体重患儿，还有一种治疗方法可供选择，即局麻下在床头经右下腹行腹腔引流术。最近的回顾性的随机试验比较了在极低出生体重患儿中，开腹手术与右下腹放置引流这两种治疗方法后，显示在死亡率和短期病死率这些方面，二者结果相近。

1/3 的病例病情无需进一步治疗可缓解，总的生存率大于 50%。痊愈后晚期的并发症可以出现肠狭窄，因此在行肠造口关闭术之前应行远端旷置肠管造影。

Andorsky DJ et al: Nutritional and other postoperative management of neonates with short bowel syndrome correlates with clinical outcomes. J Pediatr 2001;139:27.
Ladd AP et al: Long-term follow-up after bowel resection for necrotizing enterocolitis: factors affecting outcome. J Pediatr Surg 1998;33:967.
Noble HG, Driessnack M: Bedside peritoneal drainage in very low birth weight infants. Am J Surg 2001;181:416.
Moss RL et al: Laparotomy compared with peritoneal drainage in infants with necrotizing enterocolitis and intestinal perforation. New Engl J Med 2006;354:2225.

胃肠道出血

明显的消化道出血在小儿罕见。但如果发生，其出血量可能是惊人的，可使护理人员及患儿父母惊恐不安。对于这一类患儿的诊断方法与成人相似，但根据不同的年龄其病因却不尽相同。小儿消化道大量出血者罕见，且大多数病因为良性。85% 以上的病例最终可以得到确诊。常见的症状包括呕血、便血和黑便。根据出血量，患儿可以出现前囟凹陷、黏膜干燥和皮肤冰冷。还可以出现心动过速、少尿和低血压。处理时，应立即建立静脉通路进行输液及必要的输血,然后再进行检查。实验室检查包括连续监测血细胞比容和凝血功能。患儿病情稳定和体格检查之后,再进行适当的诊断性检查。

▶ **上消化道出血**

上消化道出血位于 Treitz 韧带以上。是否出现黑便及胃管内是否抽出血液,有助于鉴别是上、下消化道出血。婴儿和小儿上消化道出血最常见的原因为应激性溃疡或黏膜糜烂,但是较大的儿童也可以为十二指肠溃疡、食管炎或肝脏疾病所致的食管静脉曲张,这些病因大多为良性。患儿稳定后应行纤维食管十二指肠镜检。一旦确诊,治疗通常为给予抗酸制剂(H_2受体阻滞剂,质子泵抑制剂)。静脉曲张性出血需更积极的治疗,包括应用奥曲肽,内镜曲张静脉硬化剂注射或套扎等。对于极其严重的病例,可能需行经颈静脉肝内门体分流术(TIPS),肠系膜-腔静脉分流术或肝移植。

▶ **下消化道出血**

尽管成人下消化道出血最常见的原因为憩室炎、癌及血管发育不良,但这些疾病并不常见于小儿。婴儿和儿童下消化道出血的病因可以按不同的年龄组进行分类,患者的年龄、出血量、便血的颜色可以提示可能的出血原因和部位。

新生儿消化道出血可能是由于分娩时吞入母体血液、肛门直肠裂、继发于胃炎或溃疡的上消化道出血、坏死性小肠结肠炎、肠扭转或嵌顿性疝等。母体血 Apt 试验,直肠和腹股沟的检查以及上消化道辅助检查,可以迅速排除这些原因中的大多数。坏死性小肠结肠炎引起的消化道出血很少危及生命,一般根据婴儿早产史和 X 线检查即可诊断。如果怀疑是由于肠旋转不良并中肠扭转所致的消化道出血,应立即行剖腹探查术。

对于婴儿,肛裂依然是直肠出血最常见到原因,其他原因包括肠扭转、肠套叠、肠重复畸形、Meckel 憩室、奶或奶粉过敏及感染性腹泻。造影检查和适当的大便培养对于治疗具有指导意义。儿童消化道出血的鉴别诊断除了要与直肠脱垂和各种结肠息肉(幼年性息肉、Peutz-Jeghers 综合征、息肉样淋巴样组织增生以及罕见的腺瘤病)相鉴别外,其他与婴儿相似。这些疾病通过体格检查和直肠乙状结肠镜检即可得到诊断。如果出血原因仍不明确,则应行结肠镜检,对于无明确出血原因的病例,胶囊内镜作为一种诊断方法正为人接受。幼年性息肉是儿童下消化道出血最常见(占 20%~30%)的单一原因,大多数(80%)为单发性,且常常能自然排出,无需治疗。但当不断地发生出血时,可在内镜下进行套扎及切除。青春期消化道出血的患者可以表现为炎症性肠病(溃疡性结肠炎,Crohn 病等)、家族性腺瘤性息肉病以及小血管病变如毛细血管扩张症等的症状和体征,其诊断依靠结肠镜检,治疗因病而异。

Arain Z, Rossi TM: Gastrointestinal bleeding in children: an overview of conditions requiring nonoperative management. Semin Pediatr Surg 1999;8:172.

Boyle JT: Gastrointestinal bleeding in infants and children. Pediatr Rev 2008;2:39.

El-Matary W: Wireless capsule endoscopy: indications, limitations, and future challenges. J Pediatr Gastroenterol Nutr 2008; 46:4.

消化道异物

9个月~2岁是小儿吞入或吸入异物最危险的时期,因为此时他们的活动能力和好奇心明显增加,并且喜欢将东西放在口中。处理方法取决于异物的类型和其在呼吸道或消化道的部位。

▶ **食管异物**

典型食管异物包括硬币、食物和小型玩具。三个最常见的梗阻部位为环咽部肌肉的水平、主动脉弓水平和胃食管连接部。在原先因食管闭锁或损伤的治疗所致的修复或吻合的部位,因为瘢痕和狭窄的存在而易致梗阻。常见的症状包括流涎、食量减少、吞咽困难和疼痛。引起食管穿孔者罕见,但其取决于异物的形状、成分和在食管中停留的时间。如果异物不能透过 X 线,则通过拍前后位胸片或颈侧位片很容易得到诊断,否则需行食管镜检或上消化道造影。

由于卡在食管中的异物有导致误吸、腐蚀食管、引起食管穿孔以及晚期造成食管狭窄的危险,因此应将其取出。可以采用气囊管在透视下取出异物,或者在全麻下采用食管镜直视下取出异物。如异物的性质不明,或者为锐器,或者已吞入 24~48 小时,应首先考虑采用后一种方法。Hopkins 杆状透镜内镜系统可以看见异物并采用特制的钳子将小型异物取出。

能够通过胃食管连接部的 95% 的异物可以安全地通过胃肠道经肛门排出。手术取出异物适用于吞入电池的患儿,必须将其取出。此外还包括吞入异物引起的消化道梗阻(粪石形成),或者导致肠道损伤,或者停留在消化道 1 周以上等。

▶ **气管异物**

小儿,尤其是 1~2 岁幼儿,常会吸入异物而使呼吸道阻塞。最常见的异物为花生米和爆米花碎片。吸入异物后,呼吸道梗阻多发生于喉头,声门下或右主支气管。因为气管异物为致命性紧急情况,一旦发生应立即拍击背部,推挤腹部,或者采用 Heimlich 手法,有可能驱出异物。

气管异物的症状包括咳嗽、气哽、喘鸣、呼吸困难和发热。可以出现单侧肺部喘鸣和干性罗音。当异物形成一球状活瓣阻塞气道时,则吸进的气体不能呼出,导致患侧肺充气过度,纵隔向键侧移位。另一方面,当气道被异物完全阻塞时,患侧肺内气体减少而引起肺不张,纵隔向患侧移位。吸气期和呼气期 X 线片或者双侧卧位 X 线平片可见肺过度充气,胸片上很少能够看见异物。

如果具有较急的病史,X 线片提示为气管异物,或者有气管异物的任何症状,患儿应在全麻下行支气管镜检。镜检时,应和麻醉师密切配合,确保在镜检过程中通气良好。一般很容易发现异物,然后经支气管镜鞘放入特制的带有光源的抓持钳,抓住异物,将钳子、异物和支气管镜同时拔出。罕见的情况为,不知道有异物吸入,患儿表现为慢性肺部感染而最终可能需行患侧肺切除。

Baharloo F et al: Tracheobronchial foreign bodies: presentation and management in children and adults. Chest 1999;115:1357.
Kaiser CW et al: Retained foreign bodies. J Trauma 1997;43:107.

肝及胆道疾病

婴儿出生后 2 周内的黄疸大多是因为血清间接性(未结合性)胆红素增高所致,原因包括:①肝功能不成熟所致的“生理性黄疸”(比如与母乳喂养相关的);②Rh、ABO 及其他稀有血型不合所造成的溶血;③感染。黄疸持续至生后 2 周以上,且间接性和结合性胆红素水平均升高,应进行全面的检查,以查明可能的外科性病因。婴儿持续性黄疸最常见的原因为胆道闭锁(60%),各型肝炎占 35%,其他 5% 为胆总管囊肿所致的梗阻性黄疸。幽门狭窄的患儿可以出现轻度的高间接性胆红素血症,但在幽门肌层切开术后,黄疸迅速消失。肠梗阻可以通过增强胆红素的肝肠循环而使黄疸加重。最后,黄疸还是新生儿败血症早期重要的体征。

胆道闭锁

胆道闭锁是指引流肝脏的开放胆管的缺如。该病具有家族史且常合并多脾综合征,表明其可能是先天性疾病。然而,胆道闭锁可能是后天发展而成的,因为患儿在新生儿期黄疸并不显著,2 周后却逐渐明显;而且,与未结合性胆红素不同,结合性胆红素不能被胎盘清除;再者,目前在新生儿期尚未发现由于胆道梗阻造成的高结合性胆红素血症所导致的黄疸。闭锁的胆管由实质性纤维条索组成,偶尔可含有岛状胆管上皮。

胆管受累的程度差异很大。胆道闭锁有三种的解剖类型:①胆囊管以上肝外胆道开放,胆总管闭锁;②胆囊、胆囊管和胆总管开放,而其以上肝管闭锁;③整个肝外胆道系统闭锁。肝活检显示胆小管增生,含有浓缩的胆汁。随着时间的推移,肝脏不能分泌胆汁,导致进行性门静脉周围纤维化和肝内门静脉阻塞,最终导致胆汁性肝硬化。

▶ 临床表现

　　A. 症状和体征

胆道闭锁患儿常常可以平安渡过新生儿期,直到生后 2~3 周出现黄疸。患儿大便可以正常或呈陶土色,尿色深。粪便中脂肪含量增加,但是稀稠正常且无泡沫。早期肝脏大小可以正常,随着时间的推移,肝脏逐渐增大。由于进行性肝硬化,肝脏质地变硬,通常脾脏增大,但在生后数月内,不表现出腹水和门静脉高压症。

　　B. 实验室检查

胆道闭锁的检查包括肝功能分析、全血细胞计数、代谢方面和血清学检查。每日之间的胆红素水平可以相差很大,但是直接胆红素水平一般高于 3mg/dl。碱性磷酸酶的水平常常升高到 500~1000U/L,γ- 谷氨酰转肽酶水平高于 300U/L。

　　C. 影像学检查

超声影像可以显示胆囊缺如或者胆囊皱缩无法看清。静脉内注入 ^{99m} 锝标记的亚氨基二乙酸复合物(IDA、HIDA、PIPIDA、DISIDA),行右上腹连续闪烁扫描可以观察肝脏摄取和排泄功能。核素检查前 2~3 天,给患儿口服苯巴比妥,可以促进肝脏对核素的摄取。如果出凝血时间正常,对于任何年龄的患儿都可以安全地进行肝脏穿刺活检。肝穿刺活检的诊断正确率为 60%,16% 可疑,24% 错误。除非检查结果确诊为其他疾病,所有怀疑胆道闭锁的患儿均应行手术胆道造影以便进行肝门部探查。

▶ 阻塞性黄疸的其他原因

阻塞性黄疸的其他原因有胆总管囊肿、胆汁浓缩综合征和各种新生儿肝炎。胆总管囊肿可通过右上腹触及包块和超声影像来诊断。胆汁浓缩综合征常和溶血有关,大量胆红素流入胆道,在胆管中聚集和淤滞;也可发生于长期肠道旷置,行全肠外营养(TPN)之后。该综合征可通过腹部超声来鉴别。肝炎大多原因不明,可能因各种感染引起,且常常是由母婴感染引起,如弓形体病、巨细胞病毒感染、风疹综合征、单纯性疱疹、克萨奇病毒感染和水痘等。应通过检测各自相应增高的抗体来确诊。新生儿生理性黄疸为自限性且光疗有效。

导致黄疸的遗传代谢性疾病包括:α 抗胰蛋白酶缺乏症、半乳糖血症和胰腺囊性纤维化。其他少见的原因包括败血症、胃肠外营养性胆汁淤积、Gilbert 病和 Alagille 综合征。

▶ 治疗

新生儿黄疸应尽早在婴儿期行手术探查,因为胆道闭锁很可能就是黄疸的原因,延误治疗将导致进行性肝硬化。手术室应配备 X 光机。经腹部横切口行胆囊插管,将泛影葡胺稀释至 25%,缓慢注入胆道中。如果造影显示胆总管通畅,但无造影剂向肝内反流时,用一套有橡胶头的动脉夹夹闭胆总管远端再进行胆道造影。在冲洗 X 线片的同时，即可在肝脏各叶行穿刺活检。

若确诊为胆道闭锁，需行肝门 - 肠吻合术（Kasai 手术）。切除瘢痕化的胆管组织和胆囊，将 Roux-en-Y 的空肠袢缝合至肝门区并固定于肝动脉分支的侧方。一些外科医生术后经验性使用抗生素以预防胆管炎，以免造成瘢痕形成和仍开放的胆管闭塞。类固醇激素也被在术前及术后采用以阻止胆汁性和肝脏纤维化。

▶ 预后

良好的长期效果与精细的手术操作、手术年龄不超过 2 个月、手术时无肝硬化、肝门区有微小胆管存在并能达到足够的胆汁引流等因素有关。通常，三分之一的患儿可以达到良好的胆汁引流，不会发展为肝衰竭；另三分之一患儿无胆汁引流，需早期行肝移植；还有三分之一的患儿开始胆汁引流良好，但数月至数年后发展为进行性胆汁性肝硬化，需行肝移植。不可矫治型胆道闭锁患儿若不接受肝移植，其平均寿命为 19 个月。进行性肝功能衰竭、食管静脉曲张出血或败血症是主要的死亡原因。那些经手术建立胆汁引流的患儿，术后最常见的并发症为胆管炎，且可以反复发作，大多原因不明，通过手术方法不易纠正。

Davenport M et al: Randomized, double-blind, placebo-controlled trial of corticosteroids after Kasai portoenterostomy for biliary atresia. Hepatology 2007;46:1821.

Narkewicz MR: Biliary atresia: an update on our understanding of this disorder. Curr Opin Pediatr 2001;13:435.

Nio M, Ohi R: Biliary atresia. Semin Pediatr Surg 2000;9:177.

Schreiber RA et al: Biliary atresia: the Canadian experience. J Pediatr 2007;151:659.

Tagge DU et al: A long-term experience with biliary atresia: reassessment of prognostic factors. Ann Surg 1991;214:590.

胆总管囊肿

胆总管囊肿为胆总管部分或整体囊状扩张或憩室形成。估计发病率为 1：2 000 000~1：13 000。女性发病率高（女：男为 3：1）。该病在亚洲较为常见，大多数病例报道来源于日本。关于该病的病因存在许多理论，包括感染性因素、胰酶通过较长的胰胆管共同通道反流入胆道、遗传性因素和胆道自主功能障碍等。

胆总管囊肿分为 5 型。Ⅰ型为肝外胆管梭形扩张；Ⅱ型为胆总管囊状扩张，下端几乎为盲端；Ⅲ型为胆总管脱垂，为胆总管与十二指肠汇合处呈广口状扩张；Ⅳ型为肝内和肝外胆道均呈囊状扩张；Ⅴ型为肝内多发性囊肿，肝外胆道不扩张，当其伴有肝纤维化时称为 Caroli 病。Ⅰ型和Ⅳ型最为常见，其中Ⅰ型占所有病例的 85%。Caroli 病似乎为一先天性综合征，常表现为染色体隐性遗传，且伴有其他畸形如多囊肾和肾小管扩张。

胆总管囊肿若不治疗可以引起胆管炎和胆管癌。

10 岁以内，胆管癌的发生率仅为 0.7%，但到 20 岁时升高到 14%，且随着年龄的进一步增大发生率还会升高。

▶ 临床表现

胆总管囊肿的典型临床表现为反复性发作的腹痛、间歇性黄疸和右上腹包块，但多数情况下上述表现可能不会全部出现。小儿患者随着年龄的增大，囊肿开始出现疼痛或感染。罕见的，囊肿可以自发性破裂或穿孔导致胆汁性腹膜炎。成人患者很少以腹部包块来就诊，其最常见的表现为胆管炎或胰腺炎的症状。并发胆管炎和胆石症可能是由于胆汁淤积所致。

根据临床表现和腹部超声可以对胆总管囊肿进行诊断。有时需要做 ^{99m} 锝标记的 IDA 扫描、MRI、经内镜逆行胰胆管造影（ERCP）、上消化道钡剂造影以及术中胆道造影等。目前，超声影像已越来越多地用于胎儿胆总管囊肿的诊断。

▶ 治疗

过去的治疗方法是将囊肿与肠管吻合建立内引流，但是许多患者数年后囊壁发生癌变。目前的治疗为完全切除囊肿，行 Roux-en-Y 肝管空肠吻合术。细针缝合关闭胆总管的末端，尽量切除可能恶变的囊壁组织，但不能损伤胰管。因吻合口狭窄和反复性胆管炎的发生率很高，故目前不主张行胆总管十二指肠侧侧吻合术。术中通常切除胆囊。患儿长期胆道梗阻可以导致胆管硬化和门脉高压症，其程度可以通过肝脏活检进行评估。胆总管囊肿行囊肿切除肝管空肠术效果优良，但患儿可能发生吻合口狭窄和肝内胆管结石，需终身随访。目前，有采用腹腔镜方法治疗胆总管囊肿的趋势。

Han S et al: Acquired choledochal cyst from anomalous pancreaticobiliary duct union. J Pediatr Surg 1997;32:1735.

Herman TE, Siegel MJ: Neonatal type I choledochal cyst. J Perinatol 2007;27:453.

Le DM et al: Laparoscopic resection of type I choledochal cysts in pediatric patients. Surg Endosc 2006;20:249.

Lipsett PA et al: Choledochal cyst disease: a changing pattern of presentation. Ann Surg 1994;220:644.

Miyano T, Yamataka A: Choledochal cysts. Curr Opin Pediatr 1997;9:283.

O'Neill J: Choledochal cyst. Curr Probl Surg 1992;29:365.

腹股沟和阴囊疾病

腹股沟疝和鞘膜积液

腹股沟疝是婴儿和儿童的常见病，发病率为 1%~3%。与成人不同的是，小儿腹股沟疝几乎均是由于鞘状突未闭所致（斜疝），而不是由于腹股沟管壁的薄弱引起（直疝）。鞘状突是随着睾丸的下降而进入腹股沟管。鞘状突未闭可以导致多种疾病，包括腹股沟疝、交通性鞘膜积液、非交通性鞘膜积液、精索鞘膜积液以及睾丸鞘膜积液(图 43-20)。

80% 以上的新生儿鞘状突未闭,但随着年龄的增加鞘状突未闭率逐渐下降。2 岁时,只有 40%~50% 未闭,到成年后有 25% 始终不闭。实际上,小儿肠管疝入未闭宽大的鞘状突者发病率为 1%~4%,25% 的在生后第一年内发病。男性腹股沟斜疝的发病率较女性高 4~6 倍。儿童也可以发生直疝和股疝,但极为罕见。

腹股沟疝发生于右侧占 60%,左侧占 30%,双侧占 10%。与腹股沟疝发病率增高有关的因素包括早产史、家族史、腹部缺损史(如曾患腹裂)、隐睾症、两型畸形、结缔组织病及腹水。鞘状突可以在睾丸或阴唇近端的任何位置发生闭塞。

▶ 临床表现

临床诊断的腹股沟疝,其发病率因妊娠龄的长短而异:早产儿的发病率为 9%~11%,足月儿为 3%~5%。婴儿和儿童腹股沟疝的诊断可以仅通过腹股沟区内环处有包块突出来确定。包块常常不能随意识控制出现。而有些体征如外环扩大,"丝质手套"征(增粗的精索)等是不可靠的。疝块常常在患儿用力或哭闹时出现,在这种情况下,仅根据可靠的病史就足以作出诊断。在做腹股沟疝的检查时,必须确定睾丸的位置,因为腹股沟区的包块可能是未降的睾丸或回缩性睾丸,有可能误诊为疝。

嵌顿性疝约占儿童疝的 10%,婴儿发生率最高。女孩嵌顿性疝中,45% 的疝内容物由多种附件结构组成。这些结构往往是滑疝疝囊的一部分。在男孩,小肠、结肠、阑尾都可疝入疝囊。

由于鞘膜积液几乎均为腹腔液体滞留于未闭的鞘状突内,因此常被称为交通性鞘膜积液,其特征为椭圆形质软的无触痛的包块。它可以仅在睾丸周围(睾丸鞘膜积液),从睾丸延伸至腹股沟区(腹股沟阴囊鞘膜积液),或者包含在精索内(精索鞘膜积液),或者与腹腔相通(交通性鞘膜积液)。

对于非交通性鞘膜积液(以上描述的前三种),鞘状突的近侧闭塞,积液部位以上的精索粗细正常。对于新生儿,透光试验不可靠,因为肠管和液体一样透光很好。交通性鞘膜积液可通过包块变化而诊断,睡眠后早晨起来最小,白天直立位或持续牵引后最大。

▶ 鉴别诊断

有张力的鞘膜积液经常与嵌顿性腹股沟疝相混淆。对于突然出现的局限于睾丸区域的液体可能是非交通性鞘膜积液,继发于睾丸或睾丸附件的扭转、睾丸附睾炎、病毒综合征导致的泛浆膜炎、特发性阴囊水

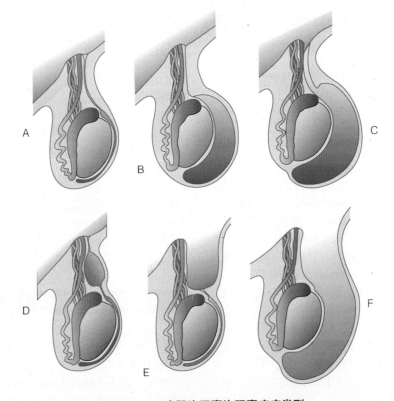

▲图 43-20 腹股沟阴囊沟阴囊疾病类型
A. 正常解剖,鞘突已经闭锁,睾丸后方仅有小部分鞘膜未闭。B. 睾丸鞘膜积液。
C. 交通性积液,鞘突开放。D. 精索鞘膜积液。E. 腹股沟疝。F. 腹股沟阴囊疝

肿。直肠指诊和腹股沟内环处触诊可以鉴别嵌顿性疝与鞘膜积液或其他腹股沟阴囊肿块，但是这只在2~3个月的婴儿中比较可靠，因为之后内环就很难触及。

▶ 并发症

腹股沟疝诊断后不及时治疗可能发展为嵌顿性疝（内脏嵌入疝囊），继之发生绞窄（内脏缺血，通常为肠子，而不是卵巢）。嵌顿性疝压迫精索血管可以造成睾丸的出血性梗死。

▶ 治疗

一般来说，非交通性鞘膜积液为生理性的，且绝大多数在18个月以内可以自愈。1岁以上或有大小变化者（交通性鞘膜积液）应行手术修补。

婴儿和儿童腹股沟疝一经确诊应尽快手术修补，它们不会自行恢复。对于住院连续监护的早产儿，手术可以推迟至患儿临出院前进行。手术时，在内环处高位结扎疝囊，修补内环（给精索留出足够的空隙）即可。以往，要求对于所有的2岁以内的男性患儿和5岁以内的女性患儿行对侧腹股沟管探查，以发现尚无症状的未闭鞘状突，目前这种方法多已被腹腔镜探查所代替。采用针式腹腔镜通过患侧疝囊、脐部或内环水平线（腹直肌外缘），即可对侧探查。如果发现鞘状突未闭，则做对侧腹股沟区切口，再行如上手术处理。近来，提倡完全的腹腔镜修复术，它具备同时探查对侧及几乎不触及精索的优点。对于不复杂的腹股沟疝行手术修补，其手术并发症（疝复发，伤口感染和精索损伤）的发生率为2%或更低。

嵌顿性疝一般均可在术前手法复位。给患儿注射镇静剂，升高床脚，缓解腹部对腹股沟区的压力。当婴儿得到良好的镇静之后，可持续轻柔地挤压内环上方的肠管使其还纳入腹腔。这是两手操作法，一首挤压狭窄性疝块，另一手向后将其推入内环。如果肠管在1小时内未能还纳，则需手术治疗。若肠管复位，则手术可延迟至48小时后，等待水肿完全消退后进行。如果卵巢嵌顿，则不能手法复位，但通常无症状，而且有足够的时间准备手术，因为卵巢很少发生扭转，且不像肠管嵌顿那样易出现血运障碍。血便、水肿和腹股沟区皮肤红紫是绞窄性疝的表现，此时不应手法复位，急诊手术也有一定的困难，因为此时组织水肿脆弱很容易撕裂。当小肠坏死时，应行肠切除端-端吻合术。

Dutta S, Albanese CT: Transcutaneous laparoscopic hernia repair in children: a prospective review of 275 hernia repairs with minimum 2-year follow-up. Surg Endosc 2009;23:103.

Fuenfer MM et al: Laparoscopic exploration of the contralateral groin in children: an improved technique. J Laparoendosc Surg 1996;1:S1.

Kapur P, Caty MG, Glick PL: Pediatric hernias and hydroceles. Pediatr Clin North Am 1998;45:773.

Yerkes EB et al: Laparoscopic evaluation for a contralateral patent processus vaginalis: part III. Urology 1998;51:480.

隐睾（睾丸未降）

妊娠7月时，睾丸即降至阴囊。睾丸下降时，从其下极发出一条纤维肌性索带（睾丸引带）到阴囊底部，此索带在胎儿分化期的作用是引导睾丸下降，而不是牵拉睾丸下降。隐睾是一种睾丸错位形式，它可以在下降过程中停留在腹膜后、腹股沟管或在外环口处。患儿出生后，睾丸仍有可能下降，但到2岁时肯定停止。

另一种睾丸错位的形式为睾丸异位，如引带可以将睾丸引至耻骨联合、阴茎、会阴、股内侧或腹股沟管处的皮下表浅位置等。这些患儿虽然睾丸降至其他部位，但已出皮下环，血液供应充足，手术难度不大。

正常的精子生成要求在温度较低的阴囊环境中。当睾丸未降且保持在正常的体温环境中时，曲精小管发生变性，其上皮细胞进行性萎缩及玻璃样变，管周组织出现纤维化。此变性过程从2岁时开始，如果不进行矫正，所有双侧隐睾的成年男子肯定无生育能力。

睾丸未降或下降不全的发病率足月儿为1%~2%，早产儿则高达30%。睾丸可以位于腹股沟管内、腹腔或者下腹部、股部以及会阴的任何部位。其中右侧发病占45%，左侧占30%，双侧占25%。95%的隐睾患儿存在鞘状突未闭，其中约25%的发展为腹股沟疝。

约15%的隐睾患儿存在伴发畸形，包括多种综合征。近50%的伴发畸形为Klinefelter综合征、低促性腺激素性腺功能减退症或生殖细胞发育不良等。其他还包括梨状腹（prune belly）综合征、马蹄肾、肾发育不良、膀胱外翻、输尿管反流、腹裂和泄殖腔外翻等。

▶ 临床表现

查体可见病侧阴囊空虚且皮肤无皱褶。睾丸下降不全必须和回缩性睾丸相鉴别。由于3岁以前的儿童提睾肌功能活跃，睾丸相对较小，因而易于回缩至外环口附近，甚或缩进腹股沟管内。回缩性睾丸一般可拉至阴囊底部。其鉴别诊断非常重要，因为回缩性睾丸是一种正常情况，不需要治疗。

▶ 治疗

手术治疗适用于12~18个月以上的患儿，因为此时未降的睾丸已开始发生变性，可能导致精子生成障碍和恶变。此外，未降的睾丸容易受伤和发生扭转，且常常伴有腹股沟疝，对患儿会产生负面的心理影响。虽然手术矫正并不能降低隐睾患儿睾丸癌的发病率（比正常人群高30倍），但睾丸位于阴囊，若之后出现睾丸肿块，则很容易被发现。

睾丸固定术是根据睾丸血管和输精管的长度，将其从异常部位移至阴囊并固定的手术方法。假如术前摸不到睾丸，那么17%的为睾丸缺如，33%在腹腔内，50%在腹股沟管内或刚出外环口。如果患儿麻醉后仍摸不到睾丸,则应在术前行腹腔镜检查,其有助于寻找腹腔内的睾丸或者诊断为无睾症。血管蒂较短的高位隐睾,可根据输精管和睾丸引带的侧支循环情况分二期手术(用止血钳或激光离断精索动脉和静脉,6~8 周后再将睾丸固定于阴囊)将其拉至阴囊底部。睾丸位于腹股沟管内(25% 的病例),通常可以一期将其移至阴囊。异位于腹股沟管以外其他部位的睾丸,如腹股沟凹陷处皮下,占 50% 以上,这类睾丸血管发育良好,较易将其移至阴囊。单侧患者行睾丸固定术后可生育率为 80%,双侧约为 50%。由于各种程度的牵引及较脆弱的血供,术后睾丸常较对侧小。

Docimo SG: The results of surgical therapy for cryptorchidism: a literature review and analysis. J Urol 1995;154:1148.

Gatti JM, Ostlie DJ: The use of laparoscopy in the management of nonpalpable undescended testes. Curr Opin Pediatr 2007; 19:349.

Humke U et al: Pediatric laparoscopy for nonpalpable testes with new miniaturized instruments. J Endourol 1998;12:445.

Mayr JM, Lawrenz K, Berghold A: Undescended testicles: an epidemiologic review. Acta Paediatr 1999;88:1089.

Pillai SB, Besner GE: Pediatric testicular problems. Pediatr Clin North Am 1998;45:813.

睾丸扭转

　　睾丸扭转尽管从胎儿到成人都可以发生,但最常见于儿童期末和青春期初。从解剖结构上,根据精索扭转与鞘膜的关系,可分为两种形式,即鞘内型(铃锤状变形)和鞘外型。鞘内型最为常见,而鞘外型主要见于新生儿和隐睾患儿。睾丸在一个较长的附睾系膜上发生扭转较为罕见。儿童和青少年发生睾丸扭转,要么是特发性,要么是发生于活动或创伤之后。

▶ 临床表现

　　常出现急性阴囊或睾丸疼痛,并可以放射到下腹部。一侧阴囊出现进行性增大、水肿和红斑。睾丸有剧烈的触痛,出现上缩、附睾转向前方、提睾反射可以消失—尽管这些体征很难引出。胎儿期或新生儿期发生睾丸扭转,可能是患儿被作为腹腔镜检查时"睾丸缺如"的原因。

　　睾丸扭转的诊断主要依靠临床检查。尽管有人采用超声多普勒和放射性核素扫描辅助诊断,但这些检查费时,而且超声检查特异性不强。

▶ 鉴别诊断

　　睾丸附件(苗勒氏管残迹)扭转和附睾炎与睾丸扭转的症状相似。附睾炎时,常有脓尿,尿道刺激症和发热。而睾丸附件扭转常常起病较缓,仔细触诊可以发现触痛点,而非弥漫性触痛。阴囊透光试验可见坏死灶(蓝色斑点征)。

▶ 治疗

　　如果高度怀疑睾丸扭转,最好的"检查"为手术阴囊探查。如果能在症状发生后 6 小时内解除扭转,睾丸的挽救率为 97%。若超过 24 小时,则睾丸的挽救率不到 10%。手术时,将扭转的睾丸复位,如果睾丸仍有活力,则将其分三点缝合固定于该侧阴囊。由于睾丸的解剖倾向于左右对称,对侧的睾丸也有扭转的危险,因此所有患者均应行对侧睾丸固定术。睾丸附件的扭转,由于发生坏死和自截现象,常常可以自行缓解。治疗采用温水坐浴,限制活动和应用抗炎药物。若 2~3 天后,疼痛依然明显,睾丸附件没有发生自截,则应将其切除。新生儿睾丸扭转后,睾丸能够挽救的罕见。

Chiang MC et al: Clinical features of testicular torsion and epididymo-orchitis in infants younger than 3 months. J Pediatr Surg 2007;42:1574.

Kass EJ, Lundak BL: The acute scrotum. Pediatr Clin North Am 1997;44:1251.

▼ 腹壁缺损

脐疝

　　新生儿尤其是早产儿,经常出现脐部筋膜缺损。非裔美国儿童的发病率最高。大多数小儿脐环逐渐缩小并最终闭合。直径小于 1cm 的缺损,95% 的可以在 5 岁以前自行闭合。直径大于 1.5cm 者则很少能自行闭合。与腹股沟疝不同,肠管通过脐部缺损膨出很少发生嵌顿。若发生肠管嵌顿,或脐部缺损大于 1.5cm 者,以及所有 4 岁以上的患儿,均应行手术修补。开放手术与腹腔镜手术都取得了很好的效果。

Albanese CA, Rengal S, Bermudez D: A novel laparoscopic technique for the repair of pediatric umbilical and epigastric hernias. J Pediatr Surg 2006;41:859.

脐膨出

　　脐膨出是一种腹壁中线处的缺损,活产儿发病率为 1/5000,腹腔脏器(通常为肝脏和肠管)膨出体外,包含于一个由腹膜和羊膜构成的囊中,囊的顶部中央与脐带相连(图 43-21)。当腹壁缺损小于 4cm 时,称为脐带疝;当大于 10cm 时,称为巨型脐膨出。30%~70% 的患儿伴发其他畸形,发生率由高到低依次为染色体异常(13、18 或 21 三体综合征),先天性心脏病(Fallot 四联症,房间隔缺损),Beckwith-Wiedemann 综合征(大于胎龄儿,胰岛功能亢进,肾、肾上腺和胰腺等内脏巨大,巨舌,肝肾肿瘤和泄殖腔外翻),Cantrell 五联症和梨状腹综合征(腹壁肌肉缺如,泌尿生殖系畸形和隐睾)。小型脐膨出最常伴发染色体缺陷和 Beckwith-Wiedemann 综合征,尤其是当肝脏不在疝囊中时。

▶ 治疗

　　手术的主要目的是将脏器还纳入腹腔,关闭腹壁

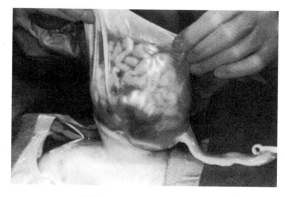

▲图 43-21　新生儿脐膨出

肝和肠管通过腹壁中线缺陷处疝出,疝囊由羊膜与绒毛膜构成,脐带由此发出

缺损。如果疝囊完整无损,不必急诊手术,先进行全面的体格检查和伴发畸形的检查。应给患儿下口胃管并持续吸引,以减轻肠管扩张。

　　成功的一期缝合取决于缺损的大小、胸腹腔的容积以及是否有伴发疾病(如肺脏疾病)。如果不能一期缝合,应原封不动地保留疝囊,这样才能保持对内脏进行最好的生物学覆盖和保护。还可应用塑料围套或肠袋加厚覆盖以防热量丢失。当内脏还纳入腹腔但腹壁不能缝合时,有三种方法可以选择:分期修补、人工补片修补、非手术压迫辅料并逐渐进行局部矫正。分期修补是将两块加强的硅橡胶片平行缝合至腹壁缺损的筋膜缘,或者直接将硅橡胶片做成袋状,将其口部缝合至腹壁缺损的筋膜缘,目的是建立一个保护性的外在腹膜腔扩展空间(称为储袋 silo),使脏器逐渐复位,腹壁逐渐生长延伸。人工材料补片修补法是采用非吸收性材料(如多聚四氟乙烯)的补片覆盖筋膜缺损并与筋膜缘缝合在一起,然后在补片的上方逐渐合拢皮肤,不断地向补片加压,使羊膜囊内皮以及其内容物逐渐进入腹内,同时腹壁肌肉伸展,使两侧的白线边缘不断靠拢。这一过程通常需要 5~7 天,储袋对腹腔内所产生的压力不应超过 20cmH$_2$O,以免肠静脉和肾静脉回流障碍。当腹壁扩展到足以使两侧的腹直肌拢在一起时,然后拆除储袋,而羊膜仍然内翻,留在腹腔内,在腹白线上缝合关闭腹壁缺损。

　　少数伴有严重伴发畸形或巨大脐突出者,建议行非手术治疗,让羊膜自然变干形成焦痂,在焦痂下方会有新生血管长入,然后随着皮肤的生长,伤口收缩,最后覆盖缺损。还可以进一步压迫矫形,使得腹腔内容物逐渐还纳并重建腹壁。若患儿情况稳定,腹壁缺损愈合后形成的腹壁疝可以择期修补。小的脐膨出,患儿生存率较高。较大的脐膨出可以导致死亡,其主要原因为伤口裂开和之后的感染,以及伴发畸形等因素。

腹裂

　　腹裂是一种通常发生于正常脐带右侧的腹壁缺损(图 43-22)。关于其病因,尽管有一些证据表明可能由于宫内脐膨出囊的破裂所致,但目前认为它是发生于右脐静脉退化的部位。腹裂的发病率是脐膨出的两倍。通常腹裂患儿的羊膜残余物被再吸收,而皮肤持续在其上方生长并覆盖,因此在腹壁缺损与脐带之间形成一桥状皮瓣连接,小肠和大肠均可通过腹壁缺损疝出。与脐膨出不同的是,腹裂患儿的肝脏从不疝出。由于肠管在羊水中浸泡,同时腹壁缺损压迫肠管血供,肠壁上经常覆有一层很厚的粗绒毛状膜("果皮样"),肠襻缠绕在一起,显得很短。

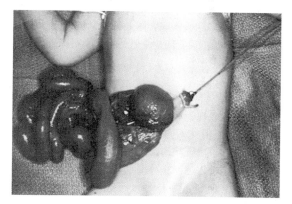

▲图 43-22　新生儿腹裂

缺损位于脐带的右侧,肠管没有囊包裹。肠壁水肿,扩张的胃与脐带紧邻

▶ 并发症

　　由于肠管不在腹腔内,腹腔不易扩大,常常不能容纳膨出的肠管。70% 的患儿是早产儿,但是有伴发畸形的不到 10%。患儿可出现中肠未旋转。约 7% 的患儿伴发肠闭锁,主要是由于宫内从腹壁缺损疝出的肠管发生缺血梗塞所致。

▶ 治疗和预后

　　与脐膨出不同,腹裂常需要急诊手术修补。小的缺损可以手法牵拉腹壁而达到一期缝合。但常常需要分期手术。先用表面覆有硅树脂的织物做成管状储袋(silo)盖住肠管,并将膨出的肠管置于储袋内。随着肠壁水肿的消退,肠管将易于还纳腹腔。通过患儿麻醉和气管内插管通气,可以使腹壁松弛、腹腔扩展以便容纳肠管。当肠管完全进入腹腔后(通常 5~7 天),去除储袋,分层缝合腹壁。

　　腹裂患儿的死亡率低于 5%。患儿术后可以出现胃肠功能不良和败血症,原因可能为还纳的肠管功能不良。术后肠道持续性梗阻(术后 2 周以上)也较常见,需要给予全胃肠外营养治疗。相关肠道闭锁畸形的一期修复很少是安全的也不太可能,不仅要创建一个近端胃而且要减少闭锁端,且在6周后当腹内炎症消退后再次修复。

Langer JC: Gastroschisis and omphalocele. Semin Pediatr Surg 1996;5:124.

Lunzer H, Menardi G, Brezinka C: Long-term follow-up of children with prenatally diagnosed omphalocele and gastroschisis. J Matern Fetal Med 2001;10:385.

Molik KA et al: Gastroschisis: a plea for risk categorization. J Pediatr Surg 2001;36:51.

Sandler A et al: A Plastic sutureless abdominal wall closure in gastroschisis. J Pediatr Surg 2004;39:738.

皮肤血管畸形

皮肤血管畸形可分为先天性和获得性,新生儿发病率为2.6%。这些疾病大体上可分为两类:血管瘤和血管畸形。根据血管内皮细胞的生物学行为可以对其进行更精确的分类。

血管瘤

血管瘤表现为血管内皮细胞过度增生,其可见于小儿和成人,但在不同年龄段,患者临床表现不尽相同。血管瘤较血管畸形常见。在新生儿期,血管瘤可根据其生长过程进一步分期,即在生后的最初几年内为快速增生期,随后为退化期,可持续数年之久。

▶ 临床表现

血管瘤的临床表现与瘤体侵犯的深度有关,浅表的皮肤血管瘤(如毛细血管瘤、草莓状血管瘤)为隆起的深红色斑,形状不规则;深的血管瘤(如海绵状血管瘤)表面光滑,稍隆起,其表面皮肤呈青紫色或伴有轻微毛细血管扩张;混合性血管瘤亦常见(如毛细血管—海绵状血管瘤)。20%的患者患有多发性血管瘤。血管瘤的并发症包括溃疡(发生于增生期)、出血、血小板减少(Kasabach-Merrit综合征)、消耗性凝血病、高输出量性心力衰竭、视野缺损、气道阻塞以及轻度的骨骼变形。

▶ 治疗

50%的血管瘤在患儿5岁时可不经过治疗而自行消退,而到患儿7岁时,70%的血管瘤可自行消退,其余的血管瘤可在患儿10~12岁时缓慢消退。激素疗法对30%~90%的增生期血管瘤有效,适用于复杂的病例(即引起严重的生理或解剖异常的血管瘤)。

皮肤血管畸形

血管畸形的血管内皮细胞增生周期正常,其生长倾向于与患儿生长发育同步。该类病变可能为血管形态发生时出现错乱而造成的结构异常,通常在出生时就可发现,但可能在数年或数十年后才出现明显的临床表现。血管畸形可分为低流量性和高流量性两种,并可根据畸形血管的类型进一步分为毛细血管畸形、静脉畸形、动脉畸形和混合性血管畸形。毛细血管畸形和静脉畸形为低流量性血管畸形,而动脉畸形和动静脉混合性畸形为高流量性血管畸形。

▶ 毛细血管畸形

毛细血管畸形包括红斑痣(葡萄酒斑)、新生儿斑痣(天使吻斑)、颈项部红斑(鹳咬斑、橙色斑)、血管角质瘤、毛细血管扩张[蜘蛛痣,遗传性出血性毛细血管扩张症(Rendu-Osler-Weber综合征)]。这些血管畸形易发生感染,需静脉应用抗生素积极治疗。若解剖位置允许,应着弹性外套加压。某些病变可以手术切除或注射硬化剂治疗。

▶ 静脉畸形

静脉畸形表现种类繁多,从单纯的浅表静脉曲张到复杂的深层血管畸形(如骨骼、肌肉、唾液腺等)。疼痛常与病变内血栓形成有关。影像学检查(如血管造影、CT、MRI)可明确病变的性质和范围。在治疗方面,光凝固法或Nd:YAG激光照射可能对浅表的病变有效。但手术切除是最可靠的治疗,因为手术可以减少病变的体积,改善外观和功能,并可减轻疼痛。若受解剖部位的限制,则需分期行手术切除。

▶ 动脉畸形

动脉畸形和动静脉畸形的异常组织内常含有多发性小动静脉瘘,可导致高输出量性心力衰竭。该类病变最多见于头颈部(尤其是颅内),可表现为疼痛和表面皮肤坏死,相邻的骨性结构常常受到破坏。选择性动脉栓塞疗法既可用于姑息治疗,也可在术前应用,以减少术中出血;若病情允许,也可选择手术切除。

▶ 混合性血管畸形

混合性血管畸形并肥大综合征包括Klippel-Trenaunay-Weber综合征(混合性毛细血管-淋巴管静脉畸形伴下肢肥大)、Parkes-Weber综合征(上肢动静脉分流)、Maffucci综合征(低流量性血管畸形并多发性肢体内生软骨瘤伴长骨发育不良)以及Sturge-Weber综合征(上面部葡萄酒色斑并脉络丛和软脑膜血管畸形)。

Low DW: Hemangiomas and vascular malformations. Semin Pediatr Surg 1994;3:40.

Mulliken JB, Fishman SJ, Burrows PE: Vascular anomalies. Curr Probl Surg 2000;37:517.

小儿肿瘤

神经母细胞瘤

在所有小儿肿瘤中,神经母细胞瘤的发病率仅次于白血病和脑肿瘤。大约60%的患者在2岁前发病,

97% 的在 20 岁以前发病。神经母细胞瘤起源于神经嵴,可发生于交感神经链分布区域的任何部位,最常见的原发部位是腹部(肾上腺),其次为胸部、盆腔,偶见于头颈部。大约 75% 的神经母细胞瘤发生于腹膜后,而 55% 的起源于肾上腺。肿瘤体积可以很大,并侵犯邻近组织,以致包裹某些大血管及其分支和其他重要结构(如输尿管),这使得一期手术切除肿瘤存在风险。肿瘤生物学行为随患者年龄、肿瘤原发部位和肿瘤侵犯范围的不同而异。

▶ 临床表现

A. 症状和体征

神经母细胞瘤的症状具有部位特异性。最常见的症状是疼痛(可以是原发部位或转移灶)。非特异性症状包括生长迟缓、不适、发热、体重下降和厌食,待确诊时患儿通常表现为慢性病容。便秘和尿潴留为盆腔病变的表现,眼眶转移通常表现为眶周淤斑和眼球突出("浣熊眼征"),椎管受累可表现为脊髓受压所致的急性瘫痪。眼肌阵挛综合征是一种小脑性脑病,特征为共济失调、眼肌阵挛("舞蹈眼征")、肌阵挛和痴呆,约有 3% 的神经母细胞瘤患者出现此综合征,虽然神经系统的异常症状在原发肿瘤得到成功治疗后仍持续存在,但预后较好。IV-S 期的患儿可出现皮肤转移("桑椹松饼"样病变)或由于肿瘤浸润肝脏导致巨肝而引起呼吸窘迫。肿瘤触诊时质地坚硬而固定。

在婴儿,神经母细胞瘤转移多发生于肝脏或皮下脂肪,骨转移少见。年长儿 70% 以上的在确诊时已发生淋巴结和骨转移。骨骼受累区域可出现疼痛,关节受累时,除关节疼痛外还伴有肌痛及发热,与风湿热相似。85%~90% 的病例,儿茶酚胺代谢产物 3- 甲氧基 -4- 羟基杏仁酸(VMA)和高香草酸(HVA)水平增高。另外,儿茶酚胺和血管活性肠肽分泌过多可引起高血压和腹泻。

B. 影像学检查

影像学检查的目的在于确定肿瘤的范围,并判断是否出现远处转移(最常见的部位是淋巴结、骨、肺和肝)。神经母细胞瘤是化疗前最易出现钙化(50%)的腹部肿瘤。肿瘤侵犯区域的 CT 扫描有助于明确肿瘤与周围组织的关系,并可判定肿瘤切除的可能性。CT 脊髓造影用于评估椎管内肿瘤和脊髓受压情况。MRI 在评估肿瘤大小和能否手术切除方面与 CT 同样灵敏,但 MRI 在评估血管是否被肿瘤包裹及血管腔是否通畅和脊髓是否受压方面优于 CT,另外 MRI 还可发现某些病例的骨髓转移。间碘苄胍(MIBG)或生长抑素受体闪烁显像对于检测可聚集儿茶酚胺的肿瘤十分敏感,该法已有效用于神经母细胞瘤的原发瘤、残余瘤及转移瘤的诊断。对于腹膜后的肿瘤,行静脉尿路造影可见相邻的肾脏受压或移位,但肾盏无扭曲变形。骨扫描对于发现骨转移有帮助。

▶ 预后

对于预后有利的因素包括 1 岁前确诊、原发瘤位于胸腔和分期低。另外,神经母细胞瘤的几个分子细胞学特征对预后也十分重要,其中最重要的为原癌基因 N-myc 放大,大约见于 30% 的病例。不考虑临床分期,N-myc 放大(大于 10 个拷贝)与预后呈负相关。采用组织学 Shimada 指数,组织细胞分化良好、富有基质的肿瘤预后较好。对于进展期病例,VMA 与 HVA 的比值增高预示病情改善,其他提示进展期肿瘤的生化指标包括神经元特异性烯醇化酶、血清铁蛋白和血清乳酸脱氢酶等。以手术情况和肿瘤的解剖学为依据的分期方法亦可评估预后,其最新的方法为国际神经母细胞瘤分期法(表 43-6)。

表 43-6　神经母细胞瘤分期

分期		生存率
I 期	肿瘤局限于原发部位	100%
IIa 期	单侧肿瘤完全切除,无淋巴结转移	80%
IIb 期	对侧肿瘤完全或不完全切除,有淋巴结转移	70%
III 期	肿瘤浸润超过中线,或不超过中线但有对侧淋巴结转移	40%
IV 期	远距离转移到骨骼、软组织或远处淋巴结	15%
IVs 期	婴儿患者,原发瘤属于 I 期或 II 期且远处转移至肝、皮肤或骨髓者	85%

▶ 治疗

诊断主要根据组织活检或骨髓穿刺,发现有不成熟的神经母细胞组织可确定。组织通过活检取得(通过剖腹或腹腔镜的方式),活检可以准确地判断肿瘤切除的可能性,并确保得到足够的组织(1g 或 1 cm^3)用于肿瘤标记物、细胞学和特殊染色检查,以达到准确的诊断和分期。

局限性神经母细胞瘤应行手术切除。肿瘤区域有肉眼瘤组织残留时,应局部放疗。不能手术切除的神经母细胞瘤可行活检并行化疗和放疗,然后再手术切除。手术的目的是切除所有的残留病变,因此需要进行彻底的切除。大多数神经母细胞瘤对放疗敏感,适宜的放射剂量为 3000cGY 或更小。肿瘤扩散的患者应行联合化疗如环磷酰胺、长春新碱、氮烯咪胺、阿霉素、顺铂、替尼泊苷。III、IV 期患者由于其年龄、肿瘤的分期或生物学特性处于高危状态,应进行全身放疗,然后行自体或同种异体骨髓移植,以净化后自体骨髓移植最常见。

Chamberlain RS et al: Complete surgical resection combined with aggressive adjuvant chemotherapy and bone marrow transplantation prolongs survival in children with advanced neuroblastoma. Ann Surg Oncol 1995;2:93.

Grosfeld JL: Risk-based management: current concepts of treating malignant solid tumors of childhood. J Am Coll Surg 1999;189:407.

Maris JM et al: Neuroblastoma. Lancet 2007;369:2106.

Matthay KK: Neuroblastoma: a clinical challenge and biologic puzzle. CA Cancer J Clin 1995;45:179.

Shimada H et al: International neuroblastoma pathology classification for prognostic evaluation of patients with peripheral neuroblastic tumors: a report from the Children's Cancer Group. Cancer 2001;92:2451.

Wilms 瘤(肾母细胞瘤)

肾肿瘤约占小儿恶性肿瘤的 10%,其中肾母细胞瘤(Wilms 瘤)占 80%。肾母细胞瘤含有多种胚胎性组织,如发育不全的肾小管和肾小球、平滑肌和骨骼肌纤维、梭形细胞、软骨和骨。75% 的患儿小于 5 岁,发病高峰年龄为 2~3 岁。由于目前采用综合治疗,生存率达到 85% 以上。

肾母细胞瘤发生于左肾者占 50%,右肾占 45%,双侧发病占 5%。双侧患者中,60% 为同步发生,40% 非同步发生。该肿瘤可合并其他畸形,其中包括虹膜缺如(8.5‰)、尿道下裂(18‰)、单侧肢体肥大(25‰)、隐睾(28‰)。偶尔,肾母细胞瘤可同时伴有 Beckwith-Wiedemann 综合征和神经纤维瘤病。肾肿瘤还可有家族史。肾母细胞瘤、虹膜缺如、泌尿生殖系畸形及智力迟钝同时出现时即为 WAGR 综合征,其与 11p13 基因缺失有关。

▶ 临床表现

A. 症状和体征

与神经母细胞瘤不同,肾母细胞瘤患儿通常貌似健康。症状包括腹部膨隆(60%)、腹痛(20%)、血尿(15%),10% 的患儿有全身不适、虚弱、厌食和体重下降,3% 有发热。约半数以上的患者可有高血压,几乎所有病例可以触及腹部包块。包块体积较大、质硬、表面光滑,通常不超过中线。

B. 影像学检查

影像学检查可以确定肿瘤的范围以及是否为双侧受累、静脉是否受累、是否有转移等,并且可以证实对侧的肾功能。检查方法包括腹部超声和胸腹部 CT 扫描。

▶ 鉴别诊断

肾积水、多囊肾、肾重复畸形、神经母细胞瘤、畸胎瘤、肝肿瘤和横纹肌肉瘤均可表现为腹部肿块,超声

和 CT 扫描通常可以将肾母细胞瘤与其他肿瘤相鉴别。10% 的肾母细胞瘤出现钙化,呈新月状,分布稀疏,位于肿瘤外围区,而神经母细胞瘤的钙化呈细小斑点状。

▶ 治疗和预后

通常不需任何术前治疗,即可行肿瘤切除,除非出现明显的下腔静脉血栓。手术的目的是完整切除肿瘤(肾切除术)和输尿管,避免肿瘤细胞外溢,并根据肿瘤范围和是否有淋巴结累累进行分期(见表 43-7)。I 期是指肿瘤局限于肾内可完全切除;II 期指肿瘤超出肾脏范围(即侵及肾周组织、肾静脉或腔静脉,或曾作过活检,或肿瘤局部溢出),但可完全切除肿瘤;III 期是指局限于腹部的非血源性肿瘤转移或肿瘤残余(淋巴结转移,术前或术中有广泛腹膜种植转移,术后的切缘有肿瘤组织残留,或肿瘤无法切除);IV 期指肿瘤发生血源性转移(如肺、肝、骨及脑转移);V 期指双侧肾母细胞瘤。

表 43-7 Wilms 瘤分期

I 期	肿瘤局限于肾内,完全切除,肾包膜完整,肿瘤切除前未破溃,切缘无肿瘤残留
II 期	肿瘤已扩散到肾外,完全切除;曾做过活检或曾有肿瘤溢出,但仅限于腰部;肾外血管内含有瘤栓或受到肿瘤浸润
III 期	腹部有非血源性肿瘤残存:淋巴结受侵犯、肿瘤广泛溢出至腹膜、腹膜种植、切缘有肉眼或镜下瘤组织残留或不能完全切除
IV 期	血源性转移:肺、肝、骨、脑等
V 期	诊断时为双侧肾母细胞瘤,每个肾脏应单独进行分期

若肿瘤穿透肾包膜侵及邻近器官或淋巴结,或术中发生肿瘤溢出,应行放射治疗照射瘤床。巨大肿瘤应在术前进行化疗和放疗,使肿瘤体积缩小。通常在 7~10 天后,肿瘤体积明显缩小,可以较容易地行肾切除术。手术切口可采取腹部横切口或胸腹联合切口。

术中应探查肾静脉和下腔静脉有无瘤栓。必须探查对侧肾脏及其周围情况。双侧肾母细胞瘤(6%)治疗应个体化,治疗目标是在尽可能保留有功能肾实质的前提下切除肿瘤,禁忌行肾切除术。若对侧有可疑病变应进行活检。双侧肾母细胞瘤应行"保留肾单位"手术。若肿瘤体积过大而无法安全切除,应行区域淋巴结活检,然后化疗,可联合或不联合放疗,待肿瘤体积缩小后,再行手术切除。肺和肝的转移瘤可以切除或进行放疗。放疗后的所有残余病灶,均应予以切除。

肾母细胞瘤总生存率为 85%,且大多数患者可以治愈。生存率与肿瘤分期和组织类型有关,4 年生存

率与年龄和组织类型的关系见表 43-8。肿瘤破溃可造成大量播散，局部复发率可增加 6 倍，术后需进行外照射治疗。

表 43-8　Wilms 瘤 4 年生存率

Ⅰ期 /FH	98%
Ⅰ~Ⅲ期 /UH	68%
Ⅱ期 /FH	90%~95%
Ⅲ期 /FH	85%~90%
Ⅳ期 /FH	78%~86%
Ⅳ期 /UH	52%~58%

FH：预后良好组织型；UH：预后不良组织型

Capra ML et al: Wilms' tumor: a 25-year review of the role of preoperative chemotherapy. J Pediatr Surg 1999;34:579.
Green DM et al: Wilms tumor. CA Cancer J Clin 1996;46:46.
Haase GM, Ritchey ML: Nephroblastoma. Semin Pediatr Surg 1997;6:11.

横纹肌肉瘤

横纹肌肉瘤是一种源自胚胎期间充质组织的儿童恶性肿瘤，并有分化为骨骼肌的潜能，是最常见的儿童软组织肉瘤和第三位恶性实体瘤，占小儿恶性肿瘤的 4%~8%，占小儿恶性实体瘤的 5%~15%。

横纹肌肉瘤发病年龄呈双峰分布，第一个高峰期为 2~5 岁，第二个高峰期为 15~19 岁。50% 的患儿在 5 岁以前发病，6% 的患儿在婴幼儿期发病。罹患神经纤维瘤病、Beckwith-Wiedemann 综合征和 Li-Fraumeni 癌家族综合征的儿童，该肿瘤的发病率较普通人群高。

大多数研究将横纹肌肉瘤分为三种组织类型，即预后良好型、预后一般型、预后不良型。预后良好型(占 5%)包括葡萄状肉瘤和梭状细胞肉瘤。典型的葡萄状肉瘤见于幼儿的空腔脏器内(如阴道)，而梭状细胞肉瘤多见于睾丸周围。预后一般型(占 50%)为胚胎型。预后不良型(20%)包括腺泡性肉瘤和未分化性肉瘤。腺泡性肉瘤好发于四肢、躯干和会阴。未分化性肉瘤好发于四肢和头颈部。13% 的横纹肌肉瘤组织学特点不明确，称为"小圆细胞肉瘤"或"中间型肉瘤"。

▶ **临床表现**

临床表现与肿瘤原发部位、患者年龄和是否有转移有关。大多数症状是出现包块或肿瘤压迫症状。最常见的部位为头颈部(占 35%)，主要包括眼眶部(占 10%)、脑膜周部(占 15%)和非脑膜周部(占 10%)。肿瘤类型通常为胚胎型，表现为无症状包块或功能障碍。泌尿生殖系横纹肌肉瘤(26%)按部位可分为两类：膀胱和前列腺(10%)以及非膀胱和前列腺部位的横纹肌

肉瘤，包括睾丸周围、会阴、外阴、阴道和子宫部的横纹肌肉瘤(16%)，虽然葡萄状肉瘤和梭状细胞肉瘤在此部位较其他部位常见，但最常见的组织学类型为胚胎型。这些肿瘤长得巨大而无法确定原发部位。原发于泌尿生殖系的横纹肌肉瘤容易早期出现淋巴管扩散。膀胱和前列腺横纹肌肉瘤多表现为尿潴留或血尿，而阴道和子宫的横纹肌肉瘤表现为阴道出血或血性分泌物，或阴道内有包块突出。四肢横纹肌肉瘤(占 1%)中，下肢多见于上肢，通常通常为腺泡性横纹肌肉瘤，局部淋巴结转移和远处转移的发生率高。其他部位横纹肌肉瘤约占 20%，最常见的为胸部、膈肌、腹壁、盆壁和腹腔内盆腔内器官。

肿瘤分期主要依据组织学类型、原发部位和病变范围，每一个因素均对治疗方法的选择和预后有重要影响。CT 扫描和 MRI 对于发现原发肿瘤及其与周围组织结构的关系非常重要。为了比较肿瘤治疗方法和其疗效，国际横纹肌肉瘤研究机构制定了一套临床分期方法对不同程度的病变进行分期分型(见表 43-9)。其主要根据术前治疗和手术效果，而不考虑不同的原发部位肿瘤的生物学差异或自然病史。

表 43-9　横纹肌肉瘤协作组临床分期

Ⅰ期	局限性病变，完整切除
	a. 肿瘤局限于肌肉或原发器官
	b. 肿瘤扩散至原发器官或肌肉外，但无区域淋巴结转移
Ⅱ期	局部有扩散，肉眼完全切除
	a. 肿瘤大体切除，有"镜下残留"病变
	b. 局部病变完整切除，无"镜下残留"病变，但有区域淋巴结转移
	c. 局部病变大体切除，但有区域淋巴结转移、"镜下残留"病变或解剖时发现有远处淋巴结转移
Ⅲ期	肿瘤未能完整切除，或仅对肉眼所见的肿瘤进行活检
Ⅳ期	远处转移

▶ **治疗和预后**

手术切除因部位而异，包括完整广泛切除原发肿瘤和周围未受累组织，同时尽量保持美观和功能。不完全性切除术(不包括活检)或缩小肿瘤体积的手术对患者无益，但也不应行严重致残的或影响患者全身状况的手术。不能行一期手术切除的，应多处活检，应用其他新型辅助治疗，而后再行二次手术切除，其预后优于部分或不完全切除。临床上怀疑已有淋巴结转移时，应行淋巴结切除或活检，然而是否切除未受累的淋巴

结因部位而异。研究表明二次切除术可改善一些患者的预后,包括镜下切缘有瘤细胞残留的患者、首次手术未行正规"癌肿"切除的患者或术前未诊断的恶性肿瘤的患者。

Ⅰ期横纹肌肉瘤患者,5年生存率为90%;Ⅱ期患者,临床Ⅰ或Ⅱ型的为77%,临床Ⅲ型的为65%;Ⅲ期(临床Ⅰ、Ⅱ或Ⅲ型)为55%;Ⅳ期患者肿瘤起源于预后良好部位的可治愈,而起源于预后不良部位的预后很差。复发病例预后不良。

Andrassy RJ: Rhabdomyosarcoma. Semin Pediatr Surg 1997;6:17.
Neville HL et al: Preoperative staging, prognostic factors, and outcome for extremity rhabdomyosarcoma: a preliminary report from the Intergroup Rhabdomyosarcoma Study IV (1991–1997). J Pediatr Surg 2000;35:317.
Paulino AC, Okeru MF: Rhabdomyosarcoma. Curr Probl Cancer 2008;32:7.

畸胎瘤

畸胎瘤为胚胎型肿瘤,起源于胚芽细胞,至少含有三个胚层(外胚层、内胚层和中胚层)中的两个胚层组织,约80%见于女性。典型的好发部位为中线或中线旁,发病部位分布如下,骶尾部(57%)、性腺(29%)、纵隔(7%)、腹膜后(4%)、颈部(3%)和颅内(3%),其他部位极少见。非性腺的畸胎瘤见于婴儿,而性腺畸胎瘤见于青少年。约21%的畸胎瘤为恶性。

含有恶性内胚窦(卵黄囊)成分的畸胎瘤,血清中甲胎球蛋白(AFP)水平升高。动态AFP检测可监测肿瘤复发。含恶性绒毛膜癌成分的肿瘤可以产生β-人类绒毛膜促性腺激素(β-hCG),但是肿瘤很少能够产生足量的β-hCG而使患儿出现性早熟。良性畸胎瘤患者若出现血清AFP和β-hCG升高,则提示肿瘤复发或恶变,尤其是"未成熟"的良性畸胎瘤。

▶ 骶尾部畸胎瘤

大多数骶尾部畸胎瘤见于新生儿,并且在产前超声检查时可以发现。其中女性占大多数,孪生子同时患病较常见。在妊娠期由于肿瘤内的动静脉分流可导致高输出量性心力衰竭、羊水过多、胎儿水肿、甚至胎儿死亡等妊娠并发症。胎儿外科已成功用于治疗那些伴有水肿的胎儿。可根据肿瘤发生部位将其分为4型:Ⅰ型(显露型,46%)主要位于体外;Ⅱ型(内外混合型,35%)位于体外,部分瘤体位于骶前;Ⅲ型(内外混合型,9%)体外可见瘤体,但是大部分瘤体位于骶前;Ⅳ型(隐匿型或骶前肿瘤,10%)瘤体完全位于骶前,体表看不见瘤体。

治疗为切除肿瘤和尾骨。Ⅰ型和Ⅱ型骶尾部畸胎瘤可采用经会阴入路切除,Ⅲ型和Ⅳ型需采用腹会阴联合入路切除。97%的新生儿骶尾部畸胎瘤为良性,不需要辅助治疗。随诊时需要动态检测血清AFP水平和查体,查体时应进行直肠指检。对于复发的肿瘤应手术切除。肿瘤恶变的最大危险因素是诊断年龄,年龄大于2月时畸胎瘤恶变率为50%~60%。恶性肿瘤常需手术切除和化疗。起源于骶尾部的恶性生殖细胞瘤,5年生存率约为50%。

▶ 纵隔畸胎瘤

纵隔畸胎瘤约占小儿纵隔肿瘤的20%,通常见于前纵隔,但心包和心脏的畸胎瘤已有相关报道。临床症状有呼吸窘迫、慢性咳嗽、胸痛和喘鸣。分泌β-hCG的畸胎瘤在男性患儿可出现性早熟。心脏受压或心包积液可造成心衰。约有1/3以上的病例胸部X线片显示前纵隔钙化性肿块。超声检查显示肿瘤含有囊性和实质性成分。全麻诱导前应先行气管CT扫描,因为麻醉药可引起气道张力下降,当患者取仰卧位时,远端气管会受到其前方的肿块压迫而发生阻塞,以至于无法迅速插管。若出现明显的呼吸道受压症状,则应在患儿清醒状态下,行局麻穿刺活检,然后应进行放疗或化疗。完全手术切除是最可靠的治疗方法。

▶ 颈部畸胎瘤

颈部畸胎瘤是新生儿极少见的颈部肿瘤,体积巨大,常造成呼吸窘迫。X线片可发现钙化影,超声显示为囊性和实质性的混合性肿块。这些肿瘤大多数为良性。最常见的恶性类型是卵黄囊癌(内胚窦瘤)。血清AFP和β-hCG水平的测定可用于监测生殖细胞瘤的复发。患儿手术时必须迅速建立气管内呼吸通道,但气管切开则十分危险,因为巨大的肿块可造成局部解剖标志扭曲变形。治疗方法是手术完整切除肿瘤。一些恶性畸胎瘤对放疗敏感,可以进行放疗。无论肿瘤分期如何,颈部畸胎瘤的行为都是侵袭性的,应辅助化疗,可联合应用顺铂、硫酸长春碱和博莱霉素,或者联合应用放线菌素、环磷酰胺和长春新碱。

Altman RP, Randolph JG, Lilly JR: Sacrococcygeal teratoma: American Academy of Pediatrics Surgical Section Survey-1973. J Pediatr Surg 1974;9:389.
Gabra HO et al: Sacrococcygeal teratoma—a 25 year experience in a UK regional center. J Pediatr Surg 2006;41:1513.
Kerner B et al: Cervical teratoma: prenatal diagnosis and long-term follow-up. Prenat Diagn 1998;18:51.
Rescorla FJ et al: Long-term outcome for infants and children with sacrococcygeal teratoma: a report from the Children's Cancer Group. J Pediatr Surg 1998;33:171.

肝脏肿瘤

小儿肝脏肿瘤并不常见(占小儿恶性肿瘤的2%)。70%以上的小儿肝脏肿瘤为恶性。大多数恶性肝脏肿瘤为上皮源性,而大多数良性病变为血管源性。

(一)肝母细胞瘤

肝母细胞瘤占小儿所有肝脏肿瘤的50%,而占小儿肝脏恶性肿瘤的2/3。大多数见于4岁以下的儿童,

2 岁以下的儿童约占 2/3。Beckwith-Wiedemann 综合征、单侧肢体肥大、胎儿酒精综合征和婴儿期应用胃肠外营养均可增加罹患肝母细胞瘤的风险。

▶ 临床表现

A. 症状和体征

最常见的临床表现为外表健康的儿童出现无症状的腹部包块或弥漫性腹胀。如果胃或十二指肠受压，可出现胃肠道梗阻症状。瘤体内出血可以引起急性腹痛。查体可发现右上腹或上腹部有一包块，无触痛、质硬，可随呼吸上下移动。进展期肿瘤患儿可出现体重下降、腹水和生长缓慢。约 10% 的男性患儿因肿瘤分泌 β-hCG，可出现男性性早熟。

B. 实验室检查

实验室检查可发现非特异性肝功能指标升高和轻度贫血。偶尔可见不明原因的血小板增多。90%~95% 病例的血清 AFP 显著升高。该肿瘤标志物水平升高亦可见于其他恶性肿瘤，如生殖细胞肿瘤，但其水平较低。动态血清 AFP 检测可用于监测肿瘤复发。肿瘤切除治愈后血清 AFP 降至正常水平。

C. 影像学检查

腹部超声可显示肝脏实质性病变，通常为一侧肝叶（右叶最为常见），但超声不能确定肿瘤能否手术切除。目前，腹部静脉增强 CT 扫描已广泛用于肝母细胞瘤的诊断和治疗方案的确定。CT 扫描可显示肿瘤是否邻近大血管和肝门结构。典型的 CT 表现为孤立的实质性肿块，密度较周围组织低。CT 动脉门静脉造影术是一种新技术，可以可靠地显示沿肿瘤分布的血管受浸润情况。现已证实 MRI 对于确定血管结构是否通畅价值很大。

▶ 鉴别诊断

在肝脏肿瘤的处理中，主要的问题是无法将肝脏腺瘤与肝细胞性肝癌鉴别开来。因此，肝脏腺瘤尽管是良性的，但常常被切除。肝局灶性结节性增生的表现为边界清楚无包膜的结节性肝脏肿块，超声和 CT 扫描显示为实质性肿块，但若不行活检仍然无法与腺瘤或其他恶性肿瘤相鉴别。若活检（即经皮肝穿或剖腹活检）确诊为增生，则无需进一步治疗。肝间质错构瘤为少见的良性肿瘤，可见于 1 岁以内的小儿，表现为无症状较大的孤立性肿块，通常局限于肝右叶，CT 扫描可见肿瘤边界清楚，不做增强亦可显示，治疗为楔形切除肿瘤，极少行肝叶切除术。

▶ 治疗

肝母细胞瘤需活检才能确诊。尽管可以经皮肝穿刺活检，但已有报道，穿刺活检可造成针道播散，故以开腹活检为宜，并且开腹活检还可确定肿瘤切除的可能性。如果无法一期切除肿瘤，则可在术中麻醉状态下建立血管通路，以便术后进行化疗。儿童肝恶性肿

瘤的外科分期见表 43-10。

表 43-10　肝肿瘤分期

I 期	肿瘤局限，完全切除
II 期	肿瘤肉眼切除，镜下有瘤组织残留
III 期	不能切除肿瘤或肉眼有瘤组织残留
IV 期	远处转移

完整切除肿瘤是治疗的主要目标，是能够得到治愈的唯一方法。约有 60% 的患儿可一期切除肿瘤。常采用肝叶切除或扩大的肝叶切除（三段切除）。对小的孤立性肿瘤也可行肝段切除术（非解剖性）。认真的术前评估和准备可以减少手术风险，小儿肝切除术的死亡率低于 5%。一般情况下，术中采用扩大的肋缘下切口或双侧肋缘下切口即可以得到充分的暴露。但是，瘤体巨大时可能需要将切口延伸至右半胸，以便术中能够很好地处理血管。腹腔内有腹水时应做细胞学检查。若肿瘤确实无法切除，则行活检。若化疗后可以手术切除时，则行肝叶或三段肝切除术。术中胆道造影可以证实残留的胆道是否完整。

术后并发症包括出血、胆瘘、膈下积液或积脓以及医源性胆道损伤。由于肝脏再生迅速，如果保留的肝实质不低于肝脏的 25%，则极少发生肝功能不全。对于无法切除的肿瘤，如果化疗之后，仍无法切除，但未发现转移，则可实施肝移植。

肝母细胞瘤的总生存率约为 50%，I 期患者肿瘤完整切除后，并进行辅助化疗，其生存率最高，约为 90%。尽管对不能切除的肝母细胞瘤患者进行化疗，其长期生存率接近 60%~70%，但仍然遵循外科分期越晚，生存率越低的规律。

Meyers RL: Tumors of the liver in children. Surg Oncology 2007;16:195.

Tagge EP et al: Resection, including transplantation, for hepato-blastoma and hepatocellular carcinoma: impact on survival. J Pediatr Surg 1992;27:292.

Wheatley JM, LaQuaglia MP: Management of hepatic epithelial malignancy in childhood and adolescence. Semin Surg Oncol 1993;9:532.

（二）肝细胞性肝癌

肝细胞性肝癌较肝母细胞瘤少见，常见于年长儿和青少年（平均年龄为 10 岁）。本病与原有的慢性肝炎、乙型肝炎病毒所致的肝硬化和其他原因导致的儿童肝硬化（酪氨酸血症、胆汁淤积性肝硬化、α₁- 抗胰蛋白酶缺乏症、I 型糖原蓄积症、长期胃肠外营养）有关。症状和体征包括腹部包块或弥漫性腹胀、腹痛、体重下降、厌食和黄疸。50% 的患者血清 AFP 水平升高，但其绝对水平较肝母细胞瘤患者的低。诊断方法、临床分期

和治疗方法与肝母细胞瘤有些相似。由于肿瘤呈多中心性,累及肝脏的双叶,并且存在门静脉受侵和淋巴结转移,故仅有15%~20%的肝细胞性肝癌可行手术切除。年幼患者的纤维层性肝细胞性肝癌手术切除率较高,预后较好。但即使肿瘤能够切除,其总的生存率较低(15%)。肝移植的疗效尚不十分明确。

(三)肝血管瘤

本病为小儿最常见的良性肝脏肿瘤,可以为孤立性的(海绵状血管瘤),也可为多发性的(婴幼儿血管内皮瘤),可累及大部分肝脏。孤立的肝海绵状血管瘤往往与皮肤血管瘤无关,而婴儿肝脏血管内皮瘤常与身体其他部位或皮肤血管瘤有关。孤立性血管瘤往往无任何症状,或者表现为肝脏肿块,但少数情况下瘤内出血或破裂时可以出现腹痛。肝脏血管内皮瘤的患儿常表现为肝脏肿大和动静脉分流所致的高输出量性心力衰竭,约40%的患儿可发展为Kasabach-Merritt综合征(由于肿瘤内血小板潴留引起血小板减少性凝血病),诊断可采用放射性核素标记的红细胞进行血管瘤显像,或采用动态腹部CT扫描。CT扫描可发现肝充盈增强和动静脉分流所致的快速静脉相,不需动脉造影,禁忌经皮肝穿活检。

无症状患儿不需治疗。伴有充血性心力衰竭或血小板减少的患儿,可采用糖皮质激素、地高辛和利尿剂治疗。对于难治性病例可行肝动脉栓塞。外照射放疗可以缩小肿瘤的体积和控制症状。对于体积过大、肝脏广泛受侵的肿瘤,则无法手术切除。手术的适应证为瘤体破裂伴出血、诊断不明确的肿块、有症状的或局限于肝脏一叶的肿瘤。血管内皮瘤可恶变为血管肉瘤。

Newman KD: Hepatic tumors in children. Semin Pediatr Surg 1997;6:38.
Reynolds M: Pediatric liver tumors. Semin Surg Oncol 1999; 16:159.
Stringer MD: Liver tumors. Semin Pediatr Surg 2000;9:196.

▼ 儿童受虐综合征

虐待儿童是指父母、监护人或其他监护儿童的成人故意造成儿童非意外性的伤害。它可以是被动性的,以情感或营养剥夺的形式出现;也可以是主动性的,但大多数容易被发现,其特征可概括为毒打、淤斑、打伤、骨折、烧伤。据估计美国每年约有100万儿童因受伤害而被上报国家虐待和忽视儿童中心。初次就诊后,如果没有认识到该综合征,仍有约20%~50%的儿童再次受到虐待,最终会导致5%的患儿发生死亡,35%的终身残疾。

虐童者通常为年轻人,没有安全感,情绪不稳定,有不快乐的童年经历,对儿童有不切实际的期望,大多

数社会经济地位较低。虐童者可以是父母、监护人、保姆、邻居的孩子或其他亲近的人。父亲通常主动施暴,而母亲则多采用剥夺营养和情感的被动方式。

▶ 临床表现

大多数情况下,受虐儿童小于3岁,多为难产或早产儿,通常家长并不想要这个孩子或父母关系不稳定。许多受虐儿童患有先天畸形、多动症或腹绞痛。通常家长所提供的病史和受伤程度并不相符,或者家长根本不愿提供病史。病史有矛盾或故意拖延不带孩子就医,或以不寻常的借口在多家医院多次看急诊,均应怀疑此病。患儿或其同胞有既往的受伤史,或1岁以下儿童所发生的任何损伤,都可能是虐待的结果。父母可能采取躲避或敌对的态度,但他们可能有明显的犯罪感或完全隐瞒真相。通常未施虐的配偶更愿意保护虐童者而非受虐儿童。

受虐儿童通常离群、淡漠、啜泣、胆小,并表现出被忽视和生长发育迟滞,还可以发现不同愈合阶段的多种形式的伤痕。检查时应脱尽患儿的衣物以方便医生仔细寻找鞭痕、淤斑、撕裂伤、咬伤、皮带打伤、刺伤,或者头、躯干、臀部和四肢有棍棒或衣架击打的伤痕及其他类似的受虐证据。通常香烟、热餐盘、火柴等可造成烧伤或烫伤,抓扯头发可造成帽状腱膜下血肿,击打头部可造成视网膜出血或分离,腹部外伤可造成肝脾胰破裂或肠穿孔,怀疑性虐待时可以检查阴道口或肛门有无淤斑、撕裂、扩大、或吸出的液体是否含有精液或前列腺酸性磷酸酶。

即使没有明显的骨折,也应进行骨骼拍片。股骨骨折最常发生,其次是肱骨干骨折,亦可见肋骨骨折和不同愈合阶段的骨膜反应。颅骨骨折最常见于1岁以内的婴儿,颅骨骨缝分离提示可能发生硬膜下血肿,神经系统损伤需行头颅CT扫描或MRI检查。

▶ 治疗

受虐儿童应住院而受到保护,直到其家庭环境改善后,经评估合格后才同意让儿童回家。受伤情况应拍X线片和照相并予以备案。应明确阴道或肛管是否有精液存在。发现出血性疾病应进行血小板计数、出血时间、凝血酶原时间和血浆促凝血酶原激酶检查,以确定多发性淤斑不是由于凝血障碍造成的。另外应作梅毒血清学实验和淋球菌培养(含咽部)。

外伤必须接受治疗,并请眼科、神经内科、神经外科、骨科和整形外科医生会诊。

美国各州的法律均要求医院和医生应当通过医院的社会工作部门向当地儿童保护机构上报虐童行为(可疑或确定的)。医生应是儿童的保护者和家长顾问,而不应充当检察官或法官的角色。医生最困难的任务是如何告知父母怀疑患儿受到虐待和被忽视,而不是用敌对、指责或愤怒的态度。医生应告知患儿父母法

律要求医生上报无法解释的或不能充分解释的患儿身
体损伤。医生应以书面材料转报告给其他专业人员，
如儿童福利机构的工作人员、医院社会工作人员或精
神科医师。书面材料应描述既往的受伤史、本次受伤
的性质、查体结果以及实验室和 X 线的检查结果，并声
明为什么怀疑为非意外性损伤。

▶ 预后

　　精神科医师应仔细检查虐童者，以了解有无患精
神病的可能。儿童福利院机构和社会工作者应了解患
儿的家庭环境，并和患儿父母一起防止虐待儿童的事
件再次发生。一般需要将患儿交于另一家庭抚养，但
约 90% 的家庭可以重新团聚。

Berkowitz CD: New patterns of injury. Emerg Med Clin North Am
　　1995;13:321.
Duhaime AC et al: Nonaccidental head injuries in infants—the
　　"shaken-baby syndrome." N Engl J Med 1998;338:1822.

参考文献

Andrassy RJ (editor): *Pediatric Surgical Oncology.* Saunders, 1998.
Ashcraft KW et al (editors): *Pediatric Surgery,* 3rd ed. Saunders,
　　2000.
Burg FD et al (editors): *Gellis & Kagan's Current Pediatric Therapy.*
　　Saunders, 1999.
Gray SW, Skandalakis JE: *Embryology for Surgeons: The Embryolog-
　　ical Basis for Treatment of Congenital Defects,* 2nd ed. Williams
　　& Wilkins, 1994.
Harrison MR et al: *The Unborn Patient: The Art and Science of Fetal
　　Therapy,* 3rd ed. Saunders, 2001.
Oldham KT, Colombani PM, Foglia RP (editors): *Surgery of Infants and
　　Children. Scientific Principles and Practice,* Lippincott-Raven, 1997.
O'Neill JA et al (editors): *Pediatric Surgery,* 5th ed. Mosby, 1998.
Rowe MI et al (editors): *Essentials of Pediatric Surgery,* Mosby,
　　1995.
Rudolph C, Rudolph AM, Hostetter MK (editors): *Rudolph's
　　Pediatrics,* 21st ed. McGraw-Hill, 2002.

（郑百俊　李鹏　译，郭正团　校）

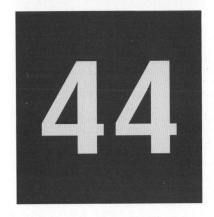

第 44 章 肿瘤学

美国每年有超过 140 万人被诊断为浸润性恶性肿瘤。最新统计,在美国,每四个死亡者中就有一个死于癌症,癌症死亡率仅排在心脏疾病之后,位列第二。在包括男性、女性的 65 岁以前的人群中,癌症是引起死亡的第一原因。

外科医生在治疗中处于重要地位,因为多数癌症患者都需要外科手术治疗。外科医生也常是第一个接诊和确诊癌症患者的专业人员。因此他们也有责任为癌症患者制定综合治疗计划,包括如何同肿瘤内科专家及放射肿瘤专家商讨治疗方案。对于他们而言,拥有一定深度的关于不同类型的癌症知识,以及针对各种类型癌症的有效治疗方案是非常必要的。

肿瘤的命名

肿瘤根据其不同临床表现而分为良性和恶性。良性肿瘤失去了正常的生长周期,但是它往往为一层包膜包裹,并不侵犯周围的组织或发生转移。

良性肿瘤的命名通常为来源组织加上后缀"瘤",如脂肪瘤、腺瘤。癌通常指的是能在宿主体内侵及周围组织或造成远处转移病灶的肿瘤。恶性肿瘤的命名通常是根据细胞的胚胎来源。来源于间质细胞的恶性肿瘤称为肉瘤。它们来源于肌肉、骨、肌腱、脂肪、软骨、淋巴组织、血管及结缔组织等。来源于上皮组织的肿瘤被称为癌。这些可以根据细胞的组织学形态被更加细致的分类。肿瘤细胞有腺体生长方式的被称为腺癌,与鳞状上皮细胞类似的被称为鳞状细胞癌。如果肿瘤细胞是未分化的细胞,也就是说和任何组织来源的细胞都不相似则被命名为"低分化癌"或"未分化癌"。

肿瘤分级

在考虑肿瘤分型的同时,根据肿瘤生物学行为和预后进行分类也是非常重要的,这可以决定适当的治疗方案和评估不同方案的疗效。肿瘤的分级是根据细胞的组织学形态以及细胞分化程度而设定的。病理分级系统与组织学分级系统是相对独立的。基于不同的肿瘤类型,肿瘤分级系依据不同的核分裂象、细胞质、坏死、细胞浸润以及有丝分裂细胞数目,而划分不同级别。肿瘤级别的升高通常意味着肿瘤去分化级别的升高。虽然肿瘤的分级不如分期对预后的价值大,但肿瘤的分级对软组织肉瘤、星形细胞瘤、泌尿系统移行细胞癌、霍奇金及非霍奇金淋巴瘤等来讲,还是有重要的临床意义的。

肿瘤分期

肿瘤分期的建立标准为肿瘤病变范围,对大多数肿瘤的预后与治疗都有重要的意义。临床分期是建立在非损伤性的检查结果上的,如体格检查以及各种影像学检查。病理分期是基于手术切除和活检标本之上的,这样可以通过显微镜评价普通影像学无法发现的疾病。病理学分期相对于临床分期更能展现肿瘤的生长方式,因此更加可信。当这两种分期结果不相同时,临床医师应该认真比较这两种结果,以正确的判断患者的肿瘤分期。

同肿瘤的分级一样,分期系统在不同类型的肿瘤中也不尽相同。现在应用的主要有两种分期系统,一种是 UICC 分期方法,另一种是 AJCC 分期方法。UICC 的分期主要是 TNM 分期,T 指的是原发性肿瘤,并根据肿瘤的大小和侵及周围组织的范围分为 T1 到 T4,越高的期别说明肿瘤有越高的侵袭性。N 指的是区域淋巴结的侵及范围,分为 N0 到 N3,期别越高,淋巴区域转移越广泛。最后,M 指的是远处转移,M0 指的是没有远处的转移,M1、M2 分别是指存在于血液和骨髓的转移。AJCC 系统关于肿瘤分期系统是将其分为 0 到 IV 期,期别越高表示转移更广泛和预后越差。无论肿瘤分型还是肿瘤分级,期别越高预示着生存率越低。

癌症流行病学

癌症流行病学是关于癌症分布的研究,它取决于所要研究的人群,可用于肿瘤病因学、预防学、检查以及治疗策略等的研究。流行病学最根本的应用是描述癌症在一段时期内在特定人群中的发病率和死亡率。

虽然了解癌症患者的绝对数目于保健政策的制定有一定价值,但是这并没有考虑到有潜在癌症危险的人群的数目。因此最常用的描述癌症流行病学的指标,是以人口数为基础的发病率和死亡率。发病率的定义是指在一段时间内新发癌症的例数与总人口数的比值。癌症的死亡率的定义与发病率相似,只是将新患癌症的人数改为因癌症死亡的人数。这些发病率经常表示为每年每十万人口数中发生的数目。

发病率和死亡率,通常被用于比较不同人群不同时间内的发病病因和治疗的效果。但是,一些人群中的其他因素也会对观测结果造成影响,这些因素必须被考虑到。对于大多数癌症患者来说,年龄是一个非常大的影响因素,因此比较两组不同人群中癌症的发病率时,就必须把年龄的影响考虑进去。调整(或标准化)是最常用的来剔除这些因素的方法。经过标准化的癌症发病率表明观测到的差异并不是因为两组的年龄差异而造成的。发病率和死亡率的标准化通常也要考虑到性别、种族,以及社会经济地位等。

癌症发病率通常只显示某段时间内癌症的新发病例水平。它不包括早期诊断并还长期存活的癌症患者。癌症患病率描述的是患有此种疾病的人群,在特定时间点(点患病率)或者在特定时间段内(区间患病率)的患病率。患病率和癌症引起的公共卫生负担密切相关,因为每一个患病病例都需要评估健康状况。发病率,患病率及死亡率的关系主要是受因该病死亡人数的影响。如果这种疾病是高致死性的,患病期和死亡间距非常小,那么死亡率和发病率会很相近。在总人群中患癌症的人中,因为癌症死亡的人数被称为癌症的致死率。但这并不是一个学术上公认的率(它并没有把时间作为参数考虑进去)。

调查癌症的死亡率是非常重要的,它可以用来比较治疗方法,以便来提高治疗效果。总生存率(OS)是最全球化的指标,定义为被诊断这种疾病的一段时期后存活人口的比例。常规使用的时间段是 5 年(即 5 年存活率)。然而,整体存活率可能不能准确反映治疗是否成功。因为在 5 年后,有些患者可能会因为这种疾病死亡,但是其他的会因为另外的原因死亡。此外,一些患者可能有局部复发被成功治愈,在此同时,有些因远处转移复发而没有治愈,基于这个原因,癌症的生存率通常取决于患者的疾病状态。

无病生存是指在一个特殊时间段患者不带疾病存活。一个发生癌转移但是仍旧存活的患者可以被包括在整体存活率中但是不能被包括在无病生存率中。一种治疗方法如果能够提高生活质量,不提高整体存活

但是提高无病生存还是很重要的。在一些癌症中,治愈局部复发的方法可能对整体存活影响极小,在这些病例中,无病生存率较低。因此,比较无远处转移生存率可能更为恰当。在一些病例中,如果有其他原因导致死亡的数据,则很难通过整体存活率或者无病生存率来评估一个治疗的有效性。也许比较疾病的特异生存率,即表示自从被诊断或治疗后不是因为其他疾病死亡的患者的比例,是更有意义的。

对于外科医生来说,理解不同描述癌症生存率的方法和不同定义的区别是很重要的,因为这些比较的适应性会随着疾病的变化和临床问题的不断提出而变化。

Cotran CS, Kumar V, Robbins SL (editors): *Robbins Pathologic Basis of Disease*, 6th ed. Saunders, 1999.
Greene FL: *AJCC Cancer Staging Manual*, 6th ed. Springer Verlag, 2002.
Jemal A et al: Cancer statistics, 2008. CA Cancer J Clin 2008;58:71.

肿瘤外科的任务

外科医生经常是肿瘤患者的首诊专家。在许多情况下,外科医生负责肿瘤患者的整个治疗。外科医生的角色不仅包括肿瘤的根治性切除,也包括组织活检以确定诊断和分期,为绝症患者缓解病情,以及预防性切除器官避免肿瘤复发。随着影像技术的提高、新辅助治疗的广泛使用、分子分期以及对癌症遗传易感性认识的深入,肿瘤外科医生的角色正在逐渐转变。因此肿瘤外科医生需要不断掌握肿瘤治疗的最新进展以适应外科角色的转变。

▶ 诊断和分期

组织学诊断对肿瘤患者的治疗特别重要。根据不同的肿瘤类型和部位,活检方法也有所不同。常用的诊断技术包括针吸活检、髓内针活检、切取活检和切除活检。

细针穿刺活检(fine-needle aspiration biopsy,FNAB)是一种快速、创伤小的活检方法,适用于表浅的、可触及的肿块活检。深部的、不可触及肿块的 FNAB 可借助超声或 CT 等影像学技术完成。细针穿刺活检就是从可疑肿块中抽出少量细胞或液体,涂片染色进行细胞学检查。临床上 FNAB 主要用于诊断肿大淋巴结、乳房、甲状腺、肺部肿块。

FNAB 的优势在于其操作简单,并发症少。然而,FNAB 也有局限性。FNAB 需要一个有经验的细胞病理学家做出准确的判断。由于细胞学不能观察到组织结构,病理学家往往无法准确区分原位癌和浸润性癌。如果需要进一步区分,单纯 FNAB 可能是不够的。抽样误差可以导致假阴性的结果,因此细针穿刺细胞学检查的阴性结果应谨慎解释。另外,尽管较少发生,但是假阳性也可能出现,因此在决定手术之前需要进行

确认。比如,只有 FNAB 诊断,而没有术前粗针穿刺活检或术中冰冻切片诊断确认,是不应该进行乳房切除术的。

粗针穿刺活检是利用套管针切割一小块组织活检。这种技术比细针穿刺活检能提供更多的组织学信息,因为这种活检,病理学家可以直接看到组织结构,而不像细针穿刺仅能看到细胞形态。假阳性结果很少见。尽管比 FNAB 少,但是抽样误差还是会有的,并且,阴性结果不能排除恶性疾病。这种活检通常用于前列腺、乳腺、肝包块的活检。另外,超声和放射引导技术也可使临床医生对深部不可触及的肿块进行活检,也可以用于术中可疑包块的活检。

如果需要给大块标本以明确肿瘤分级和分期,切取活检和切除活检是必需的。切除活检是将病变组织整块切除,而切取活检是切去病变组织中具有代表性的一部分。一般情况下,当要求不损伤周围组织时,切除活检是被推荐的。当粗针穿刺活检不能作出诊断,并且移除肿块有可能影响后续手术或新辅助化疗的进行时[比如肿块较大(>5cm),深部软组织肿块有可能是肉瘤],可以考虑切取活检。

虽然活检技术通常是比较简单的,但是外科医生在对怀疑恶性肿瘤的病例进行活检时必须遵守原则。如果需要进一步手术,活检位置应该在切除标本内,针道及活检瘢痕应该在切除范围内。这一点在乳腺和四肢肿块活检时尤为重要。另外,必须严密止血,因为简单的伤口血肿就可能使后续操作的进行更加困难。外科医生也要尽量保持病理标本的原始状态,这对于证明手术是否根治性切除是非常重要的。

一旦诊断成立了,下一步通常是确定癌症的进展程度,也就是分期。这一步首先从完整的病史采集和体格检查开始,以了解病情进展或转移的症状和体征。实验室或者影像学检查不仅可以判断原发病灶的情况,还可以判断局部和远处转移的情况。有远处转移征象的患者应该进一步的检查。对于有些肿瘤,常规的分期检查是必要的。然而,对于许多新诊断出癌症的患者,一个完整的分期检查是不必要的,这不仅会增加治疗费用,还可能导致假阳性结果,不必要的活检以及不恰当地更改治疗方案。

经常需要外科医生进行手术以提供分期的癌症类型信息。当疾病的临床分期对治疗方式的选择有直接影响时,这种手术分期是必要的。例如胃癌、胰腺癌的腹腔镜手术,卵巢癌的分期剖腹手术,或肺癌、食管癌的纵隔镜检查。对于治疗希望渺茫的病例,肿瘤分期原则可以避免一些损伤较大的操作。

▶ 根治性手术

治疗性手术切除可以分为三种:切除原发病灶,切除孤立的转移灶,切除转移的残留病灶。在每个病例中,临床医生都要努力使治愈率和复发率达到平衡。每种情况都要逐一分析,患者的意愿同样重要。

肿瘤手术切除原则是足够范围地切除整块肿瘤以防止原发部位和远处复发。不同类型的肿瘤边界构成不同。为了达到最佳的治疗效果,不同类型的肿瘤需要切除不同的无瘤边界。如果肿瘤粘连或固定在毗邻的结构上,就必须强制切除,附近也应该考虑恶性。在手术室里准备合适的肿瘤术前影像资料是必要的,因为可能切除小肠、大肠、膀胱、或其他邻近器官。

外科医生也要了解其他治疗方式,以便在以后整合入治疗计划。放疗和化疗通常和手术结合。如果肿瘤整体切除后没有局部或全身转移迹象,也可以作为辅助治疗方法。一些病例中,放化疗可以缩小局部切除范围(乳腺、肉瘤、头部和颈部),但是必须注意到若没有切除足够范围以控制疾病,放化疗是不能补偿的。因此外科医生要尽最大努力手术切除达到安全切缘,即使需要二次手术,也不要寄希望于放疗可以清除残留病灶。

如果某种治疗在术前应用,也就是新辅助疗法。在许多病例中,新辅助疗法可以显著改善预后,如小儿横纹肌肉瘤、局部进展期乳腺癌或炎性乳腺癌。在一些病例中,新辅助疗法可以使一些不可切除的肿瘤转变为可切除的肿瘤,在另一些病例中,它能减少控制病情所需切除的必要范围,或是缩小安全切缘的范围。新辅助疗法被普遍应用于食管癌、直肠癌、胰腺癌、乳腺癌和肉瘤。当需要活检、分期或安排手术时,外科医生要考虑到新辅助疗法,这是很重要的。

区域淋巴结是实体肿瘤最可能的转移途径。对于大部分的癌症来说,是否转移到区域淋巴结是影响预后最重要的因素。因此,在切除原发癌肿的同时,也要同时切除区域淋巴结。除了便于分期,区域淋巴结清扫也可以反映癌肿的局部控制情况。切除区域淋巴结是否可以提高生存率有很大的争议。这些争议的焦点在于切除区域淋巴结的时间和程度。例如,胃癌切除术同时切除区域淋巴结被认为可以影响总体生存率的提高,然而,这还没有被前瞻性随机试验所证实。扩大范围的淋巴结清扫术,可以使患者病情的分期更加准确,但是会提高并发症的发生率,也可能对总体生存率有轻微影响。最终切除时到底应该切除多大范围的淋巴结应根据肿瘤类型而定,但在很多情况下存在争议。

对于很多非内脏性实体肿瘤,如黑色素瘤、乳腺癌、头颈部的鳞状细胞癌,在切除原发肿瘤的同时切除临床上有病变的淋巴结(选择性淋巴清扫术),相对于在患者复发时进行淋巴清扫,可以取得更高的生存率。但是还需要前瞻性随机临床研究,来证实选择性淋巴清扫术提高生存率的可靠性,而且这种方法可能会使许多淋巴结阴性的患者暴露于切除淋巴结后复发的危险之下。基于前哨淋巴结概念的选择性淋巴结清扫术，在一些特定肿瘤中可以显著提高区域淋巴结分期，以及有效筛选那些有淋巴转移，但是可以从完全性淋巴结清扫术中获益的患者。

如果患者出现远处转移，外科医生的工作就很受限制。尽管如此，如果技术可行，切除孤立的转移灶对于实体肿瘤有时也是一种选择。筛选进行外科切除的患者时，要全面评估已知疾病的状态、转移的可能性、患者的身体状况以及完全切除病灶的可能性。最终，经过这些筛选只有小部分患者可以进行外科手术。尽管目前还没有前瞻性随机试验能够证实外科切除转移灶能够提高生存率，但是有相当多的回顾性资料表明，这种治疗可以使患者在远期获益。在切除骨或软组织肉瘤的肺转移病灶后，大约有20%~25%的患者可以存活超过5年。也有大量回顾性资料表明，根据肝脏受累程度不同，在切除结直肠癌的肝转移灶后，患者的5年生存率可以达到25%~40%。其他的例子，譬如用积极的外科手术治疗转移性黑色素瘤、切除乳腺癌的孤立转移灶，都可以使患者获益。肿瘤外科医生的一个职责就是要知道什么时机该做出这样的选择。

▶ 姑息性手术

对于一些无法手术切除的进展期肿瘤患者，外科手术的介入常被用来缓解疼痛、出血、梗阻、营养不良或是感染等症状。手术的决定必须权衡多种因素，包括：患者生活质量，预期生存状况，复发的可能性，以及是否可以选择其他方法来缓解症状。

营养不良是癌症患者的一个普遍问题，尤其是晚期、不可切除的肿瘤患者。通常，外科医生会建立血管通路输入高营养物质，如果胃肠功能良好，可以放置胃管或肠管进行肠内营养。外科手术偶尔也会用于缓解转移病灶压迫其他器官，或是邻近神经引起的疼痛。例如皮肤或皮下的黑色素瘤转移，大块糜烂的乳腺癌，或是复发的腹腔内肉瘤。如果知道切除症状性肿块对患者的整体生存率没有影响，外科医生要谨慎评价手术的风险效益比。如果手术风险可以接受的情况下，患者的生活质量可以得到提高，手术则可以进行。

最后，外科医生要求掌握所有的肿瘤急症的处理。空腔脏器的急性出血和梗阻，是最常见的潜在性肿瘤急症。在这些情况下，外科医生必须立即参与癌症患者的护理，比如，可以使用一些非有创操作（如支架或是血管造影）。

▶ 预防

随着我们对遗传性基因突变和癌症易感性的认识，外科治疗已经扩展到肿瘤的治疗和癌症的预防当中。在肿瘤外科学中肿瘤的预防已不是一个新观念。患有慢性炎症性疾病的患者，是发生恶性病变的高危人群。这种类型的疾病应当密切监测，一旦被鉴定为癌前病变，应当尽快外科手术切除。关于这类观念的一个早期案例，是为慢性溃疡性结肠炎患者实施直肠与结肠切除术。对突变基因进行筛选的技术的实现，使得预防性手术在出现症状和组织学病变之初得以实施。家族性腺瘤性息肉病被定义为播散性结肠和直肠腺瘤性息肉，发生在左半结肠的大肠腺瘤性息肉易演变为结肠直肠癌。腺瘤性结肠息肉病基因，被视为家族性腺瘤性息肉病的基因，考虑有腺瘤性结肠息肉病突变基因的家族成员，可先进行基因筛查，进行预防性直肠结肠切除术。甲状腺髓样癌是已确定的由多样性内分泌腺肿瘤2a或2b型形成。在RET的原癌基因中几乎所有多发性内分泌腺瘤2a和2b期的案例都发生了突变。多发性内分泌腺瘤病患者的家族成员，可能被筛查出RET原癌基因突变，而这些发生基因突变的成员将在很小的年纪接受全甲状腺切除术（MEN2a期的是6岁，MEN2b的在是婴儿期）。BRCA1和BRCA2能使乳腺癌的存活率提高40%~85%。它的鉴定使预防性乳腺切除术的角色得到很大的扩展。其他预防性外科手术都罗列在表44-1。然而，预防性外科手术的潜在利益，必须靠外科手术后的死亡率和术后生活质量评价来衡量。关于预防性外科手术的风险和好处，必须向患者详细地说明，并得到其支持。所以现在的肿瘤外科医生必须清晰地了解它的遗传学和遗传学风险。

表44-1 肿瘤外科学中的预防性外科手术

预防性外科手术	适应证
双侧乳房切除术	*BRCA1* 或者 *BRCA2* 突变 不典型增生或原位小叶癌 家族性乳腺癌
双侧卵巢切除术	*BRCA1* 突变 家族性卵巢癌 遗传性腺瘤性结肠直肠癌 子宫切除术（子宫内膜癌） 直肠癌的直肠切除术
甲状腺切除术	RET 原癌基因突变 多发性内分泌腺瘤 2A 型 多发性内分泌腺瘤 2B 型 家族性甲状腺髓样癌
完全性直肠与结肠切除术	家族性腺瘤性息肉病或抗原递呈细胞突变 溃疡性结肠炎 遗传性非息肉性结肠直肠癌 生殖种系突变

Sabel MS, Sondak VK, Sussman JJ (editors): *Essentials of Surgical Oncology.* Mosby, 2007.

细胞毒化疗

化疗的目的是通过化疗药物的作用系统性的杀灭所有肿瘤细胞。理想的抗肿瘤药物只杀伤肿瘤细胞，而不破坏正常组织细胞。事实上这样的药物并不存在，所有的化疗药物都不同程度损伤正常组织细胞。化疗的成功依赖于正常细胞较肿瘤细胞产生更强的修复和存活能力。

单个肿瘤细胞可以不断增殖成为致命的肿瘤。因此，根治性化疗必须消灭所有的肿瘤细胞。肿瘤负荷的概念在化疗中极为重要。较大的肿瘤聚集了 10^9 以上的肿瘤细胞。如果一种耐受剂量的化疗药物可以杀灭 99.99% 的肿瘤细胞，肿瘤负荷仍然在 10^5 以上。剩余的肿瘤细胞临床上无法察觉，但仍可继续生长而导致肿瘤临床复发。因此，大多数化疗方案都是重复使用化疗药物以最大程度杀灭肿瘤细胞。肿瘤细胞可能逃避化疗药物的杀伤作用，因为它们可能处在细胞周期中不受药物作用的时候，以及有防御作用的部位或者是对化疗药物原发性耐药。

耐药是化疗失败的一大原因。目前已经知道的有以下耐药机制：多为耐药基因编码所产生的一种蛋白，能将化疗药物泵出肿瘤细胞，包括抗生素类和植物碱类；其他还有靶点酶的变异、靶酶生成增多以拮抗化疗药物以及 DNA 修复功能增强。肿瘤耐药可以通过联合用药来克服。

▶ 化疗应用的原则

A. 根治性化疗

血液系统恶性肿瘤的治疗通常应用化疗、放疗，或两者结合，手术主要用来诊断和分期。另一方面，手术通常为非血液性恶性肿瘤的首选治疗方法，也有例外。

约 80% 的肛门癌患者的一线治疗方法是 5- 氟尿嘧啶 / 丝裂霉素 C 联合放疗。睾丸癌，即使已有转移，也有近 85% 的患者可被博来霉素 / 依托泊苷 / 顺铂治愈。

B. 辅助化疗

尽管所有可见的肿瘤都可能在手术时已发生转移，微小肿瘤可能只存在于局部也可能已出现远处转移，化疗对微小肿瘤非常有效，因此辅助化疗通常用于手术切除后提高患者治愈率。

辅助化疗的获益率可以分为绝对获益率或是相对获益率（图 44-1）。例如，Ⅲ期结肠癌结肠切除术后，治愈率约 50%。若辅助以 5 氟尿嘧啶 / 甲酰四氢叶酸化疗，其治愈率可提高到 70%。其中 40% 的相对获益率（应用化疗的患者比没有应用化疗的患者治愈率高 40%）但是绝对获益率为 20%（约 20% 化疗的患者改变了预后）。其另外一种解释为化疗给 80% 的患者带来不便以及副作用，并且预后没有任何改善。决定进行辅助化疗应平衡治疗效益的期望值，患者疾病状况，全身情况以及患者的意愿等各方面。

C. 新辅助化疗

新辅助化疗通常被应用于缩小原发肿瘤，以方便手术切除，或者可能被用以将不能被切除的肿瘤转变成可切除肿瘤。在一些案例中，新辅助化疗已被证实可延长生存期。新辅助化疗的另一个优点是，肿瘤科医生可以通过观察原发灶的变化来评价患者对化疗的敏感性。在癌症治疗的过程中，评判治疗的结果是非常重要的。疾病的部分反应被认为是观察的终点，它可以评价某一治疗的有效性。

完全缓解被定义为肿瘤病灶完全消失。部分缓解是指肿瘤大小减少 50% 以上。患者的反应是新辅助化疗效果的重要预测因素。

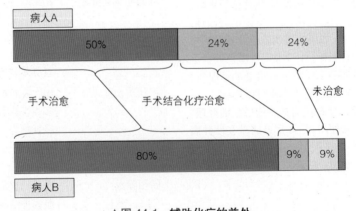

▲ 图 44-1 辅助化疗的益处

在 100 名接受辅助化疗的患者中，其中一些仅通过手术治愈（暗红色），还有一些会因为其他原因死亡（灰红色），其余的则因为癌症而死亡（亮红色）。辅助治疗可以降低这些患者因为癌症的死亡率（中红色）。对于 A 类患者和 B 类患者，辅助化疗均会给他们带来 50% 的相对获益，有意义的治疗将降低 50% 的癌症死亡率。尽管如此，对于两类患者的绝对获益是不同的，对于患者 A，具有较高的癌症病死可能性，绝对获益为 24%。对于 B 类患者，具有较好的预后，则仅仅有 9%

D. 肿瘤转移的化疗

大多数接受化疗的患者均是患有不能治愈的已转移的肿瘤。对于这些患者，化疗是延长生存期或改善生存质量的有意义的方法，抑或是两者皆可。依据肿瘤类型和化疗方案的不同，反应率被分成20%到75%等多个不同的等级。然而完全缓解往往并不持久，大多数缓解或完全缓解仅能持续一个月。

从各种治疗手段中选取化疗，必须要权衡潜在的获益、用药风险、药物毒性以及患者一般情况这几点的关系。对于一个没有延长寿命希望的患者，治疗的必要性就很小了。对每一个患者，都应当有一个详细的讨论；一些患者能更好的耐受化疗的副作用。对于进展期肿瘤，单一化疗方案常被考虑，因为其相对于联合化疗有更小的毒性。减低药物的毒性，可有效地增加患者的耐受性。

▶ 化疗药物的分类

各种治愈性化疗的目的都是消灭所有肿瘤干细胞。没有分裂能力的肿瘤细胞不会引起肿瘤进展，因此阻止肿瘤细胞生长可以达到和杀灭同样效果。化疗药物分为：只对增殖活跃的细胞有杀伤作用的细胞周期性特异性药物（CCS）和对整个增殖周期中所有肿瘤细胞均有杀伤作用的细胞周期非特异性药物（CCNS）。这两种分类并非绝对，许多药物介于两者之间。

为了最大程度杀伤肿瘤细胞，许多治疗方案都采用联合化疗。联合化疗就是将不同作用机制不同毒性药物同时应用，以克服肿瘤细胞耐药、增加对肿瘤细胞的杀伤作用，并避免毒性累积。

A. 烷化剂类

这类药物通过和生物大分子结合发生烷化作用而杀伤细胞。烷化剂可导致DNA复制过程中DNA链断裂、链间交联或编码缺失。烷化剂类虽然被称为细胞周期非特异性药物，但其对增殖细胞也有强大的杀伤作用。正常细胞具有较强的DNA修复功能，可以避免烷化剂造成的致死性损伤。烷化剂可用于治疗血液肿瘤和许多实体瘤，如乳腺癌、肺癌或子宫内膜癌等。此类药物包括亚硝基脲（卡莫司汀、司莫司汀、洛莫司汀）、环磷酰胺、苯丁酸氮芥、顺铂、塞替派、环己亚硝脲和甲基苄肼等。

B. 铂类似物

铂类似物与烷化剂相似。他们结合于DNA的链间或交叉结构中，从而抑制DNA的转录和翻译。肿瘤细胞的耐药机制也和烷化剂类相似：减少药物的细胞摄取，增加DNA修复酶的活性，同时增加甲巯蛋白。另外，对顺铂和卡铂的耐药与错配修复基因的不足相关。这种特别的针对顺铂和卡铂的耐药，目前还不清楚其具体机制，但是错配修复基因的缺失对于最新的铂类似物、奥沙利铂的有效性没有影响。

C. 抗代谢药

细胞快速分裂需要合成更多的核酸前体。这些增多的核酸前体可以被抗代谢药所结合。这类药物都是核酸类似物或核酸前体类似物。抗代谢药可替代细胞核酸而造成编码错误。抗代谢药通过竞争与核酸合成所必需的酶结合，阻止或抑制其发挥作用，从而阻断细胞分裂。由于该类药物影响所有的快速增殖细胞，从而造成较大的毒性。抗代谢药对血液肿瘤非常有效，也可用于一些实体瘤如乳腺癌和胃肠道肿瘤。此类药物包括甲氨蝶呤、巯嘌呤、巯鸟嘌呤、氟尿嘧啶和阿糖胞苷等。

D. 抗生素类

这类药物大多数来自土壤中的真菌、链霉菌。所有抗生素类都是通过干扰核酸合成发挥其抗肿瘤作用。此类药物多能嵌合于DNA链中，阻断DNA合成，导致DNA链断裂。抗生素类为细胞周期非特异性药物，有很广的抗瘤谱，对大多数实体瘤有效。此类药物包括柔红霉素、阿霉素、丝裂霉素和博来霉素。

E. 拓扑异构酶抑制剂

这些植物衍生物通过结合和抑制各种形式的拓扑异构酶发挥抗肿瘤作用。拓扑异构酶对于维持DNA的结构起到重要作用，同时在DNA链裂解及重组中也起到了重要作用。抑制这些酶的活性可导致基因结构的破坏及损伤。拓扑异构酶抑制剂也具有特异性细胞周期性，而且针对急速扩散细胞具有最大的活性。例如依托泊苷，替尼泊苷，拓扑替康。这些药物被用于治疗血液系统肿瘤、肺癌、膀胱癌、前列腺癌、睾丸癌。

▶ 化疗的副作用

化学治疗最大的副作用是其急剧破坏正常细胞群体——尤其骨髓细胞和上皮细胞。许多药物都可引起骨髓抑制，可以导致白细胞减少，红细胞减少，甚至贫血。黏膜溃疡、脱发是细胞周期特异性药物常见的副作用。难治性恶心和呕吐是另外一个严重影响生活质量的副作用。化疗可引起睾丸或卵巢功能衰竭，导致不育症。许多化疗药物有致畸作用，孕妇应禁用。许多的烷基化剂类药物还有可能诱发其他恶性肿瘤，尤其是血液系统肿瘤。

局部治疗

全身化疗受限于其对机体的毒性。通过动脉导管进行区域化疗可使肿瘤局部达到很高的药物浓度，而且全身反应轻微。区域灌注技术最早应用于四肢和肝脏肿瘤。

隔离式肢体灌注化疗尚处于试验阶段，是一种作用于肢体局部进展期肿瘤的化疗方法。目前临床试验应用于肢体黑色素瘤和肉瘤。在这种治疗中，应用止血带阻断静脉回流,游离灌注肢体的主要动脉,然后插入导管,利用氧合泵装置进行高热灌注化疗。灌注在手术室进行,大约持续一小时,然后拔除套管。许多方案应用单一药物,应用烷化剂药物美法仑和肿瘤坏死因子治疗肉瘤和黑色素瘤。尽管这种治疗目前尚有争议,但大多数肿瘤学家认为,有益于控制局部复发的黑色素瘤和不可切除或多灶性肉瘤。对于不可切除的四肢肉瘤,术前灌注化疗可使肿瘤缩小,从而使保留四肢的切除术成为可能。虽然这种治疗可降低局部复发率,但对生存率的改善尚有待证实。

另一种有良好前景的方法是隔离式肝动脉灌注化疗,它被用来治疗结直肠癌肝转移。转移性肿瘤血供几乎全部来自肝动脉,而正常肝实质2/3以上血供来源于门静脉。这就为大剂量化疗药物作用于肿瘤,而对正常肝脏损伤较小提供了基础。这种方案最常用的化疗药物是氟尿嘧啶,这种药物几乎可以通过肝的首过效应得到清除,因此全身毒性反应相对较小。灌注需要手术植入肝动脉导管。这种导管可以留置在体外,进行持续治疗。虽然几乎所有的研究都表明,这种治疗相对于全身治疗有较好的疗效,但生存率的改善并不理想。

靶向治疗

分子生物学的发展使肿瘤学领域得到了革新,可以对不同的患者制定个性化的治疗方案。分子诊断学的发展允许我们按不同的要求选择药物和剂量,从而使效益达到最大化,使毒性最小化。分子肿瘤学改变了我们探索和研发药物的方式,从而发展了靶向治疗。靶向治疗的其中一个要求在患者有资格接受这种药物之前必须进行诊断资格试验。例如一个患者有资格使用曲妥单抗,必须测量出Her-2/neu在患者乳腺癌中过量表达。更加具体的定义是:能通过一定机制特异的作用于特点的靶点或者生物学路径的药物,药物进入体内会特异地选择致癌位点来相结合发生作用,使肿瘤细胞特异性死亡。靶向治疗经常被认为是"神奇子弹。"

几种靶向治疗已经通过FDA审核用于临床,其他的正处于研究之中。理想的靶向应该在癌细胞中被表达(或被测量),但在正常器官和组织中不被表达。这对于恶性肿瘤尤其重要,患者的肿瘤能够表达该靶点,因此能引起患者的临床反应。几种针对具体靶的方法正处于试验中。与治疗性抗体的高亲和力是靶向治疗的必要条件。抗体可以诱导肿瘤细胞产生免疫介导的细胞损害(也被认为是免疫疗法)(参见免疫疗法部分),也可以被当作细胞表面特异性靶点,干扰细胞通路。基于后一种功能,当靶点与抗体结合时,细胞内吞该复合物,从而促进完成抑制路径和细胞死亡的细胞内机制。

曲妥珠单抗是一种免疫球蛋白,它连接到Her-2/neu受体的细胞外区域的近膜部分,是Her-2/neu阳性的乳腺癌患者的重要选择。Her-2/neu是一种具有胞内酪氨酸激酶功能的表皮成长因子受体(EGFR),当它过度表达时,肿瘤扩散转移的几率增大,同时治疗药物的作用可能被抑制。由于曲妥珠单抗绑定在Her-2/neu蛋白质上会引起抗体依赖细胞介导的细胞毒性,通过胞内酪氨酸激酶扰乱下游信号成为它更加重要的功能。

西妥昔单抗(爱必妥)与高亲和力的表皮生长因子结合,阻断了使细胞增殖的信号转导。抑制细胞增生及血管生成,促进细胞凋亡的机制提高了化疗的抗癌作用。西妥昔单抗已经被批准与CPT-11联合使用来治疗晚期结直肠癌。

贝伐单抗(阿伐斯汀)的靶点是调节血管增生和通透性及促进血管生成的血管内皮生长因子(VEGF)。与曲妥单抗和西妥昔单抗相比,使用贝伐单抗不需进行诊断资格试验,因为血管内皮生长因子的量与反应出现几率没有相关性。

肿瘤靶向治疗的另一种途径是应用小分子。伊马替尼(格列卫)是典型的小分子靶向治疗的例子。伊马替尼是腺苷-三磷酸复合物,能选择性抑制Bcr-Abl阳性细胞系细胞,作用较持久,可用于治疗Ph染色体阳性的慢性粒细胞白血病、急性淋巴细胞白血病以及胃肠间质肿瘤的治疗。后者表现出酪氨酸激酶c-k受体基因突变。吉非替尼(易瑞沙)和埃罗替尼(特罗凯)都是以表皮生长因子为靶点小分子药物,对治疗肺、头颈、乳房和胰腺恶性肿瘤有效。但是它们单独使用时效果不佳,当与细胞毒性化疗药物联合应用时,可以取得很好的疗效。索拉非尼是广谱的抗肿瘤药,因为它不仅抑制不同型的丝氨酸激酶并且可以抑制多种受体酪氨酸激酶如血管内皮生长因子受体、表皮生长因子受体、血小板衍生生长因子受体。舒尼替尼是另一种多靶酪氨酸激酶抑制剂,可以抑制VEGFR、PDGFR、KIT和FLT3。

诱导细胞凋亡类的药也正在研究中。硼替佐米可以拮抗调控细胞生长及功能的蛋白酶体。已有研究证明它可用于治疗多发性骨髓瘤,对非霍奇金淋巴瘤和多种实体肿瘤的疗效正在研究中。Bcl-2反义寡核苷酸Oblimersen的临床研究也在研究中。

激素治疗

激素刺激分化和调控某些组织如淋巴组织、子宫、前列腺和乳腺。这些组织起源的肿瘤,可通过刺激或抑制激素的平衡来对肿瘤生长进行控制。在有些病例中,激素自身可用于恶性肿瘤的治疗。例如,雌激素可以抑制雄激素的生成,因此应用雌激素治疗前列腺癌也可获得良好的效果。皮质类固醇激素尤其是糖皮质激素对淋巴细胞有很强的抑制作用。因此,类固醇激素在白血病、淋巴瘤、骨髓瘤和其他骨髓及骨髓外增殖性疾病治疗中有重要作用。但在有些情况下,激素可促进激素敏感组织来源的肿瘤增殖。

▶ 雌激素 & 雄激素抑制剂

激素疗法可拮抗细胞中的激素受体。选择性雌激素受体调节剂(SERMs)模拟了雌激素的结构。因为在不同的组织类型中雌激素受体不同,其作用因组织类型而异,有时抑制雌激素作,有时促进雌激素。最著名的一种雌激素拮抗剂是阿替洛尔,它不仅可以用于治疗雌激素敏感型乳腺癌,而且可用于预防高危人群中乳腺癌的发生。阿替洛尔具有雌激素前体的某些性质,所以它的副作用包括增加子宫内膜癌的发生率和深静脉血栓形成。雷洛昔芬一个新的选择性雌激素受体调节剂,已经批准预防和治疗绝经后骨质疏松症,目前其乳腺癌化学预防作用正在被研究。目前正在研究一种复合物,只表现出具有雌激素治疗意义的一方面,而雌激素产生的副作用不表现出来。

氟他胺是用于治疗前列腺癌的雄激素拮抗剂。通过阻断雄激素受体的核转运发挥作用。前列腺癌的激素治疗只能缓解症状,可以有效延缓肿瘤进展。激素治疗可以延长未切除或转移患者生存期达数年。氟他胺在手术或药物联合应用时效果最好。

▶ 促性腺素释放激素类似物

阻断雌激素和雄激素生成最有效的方法就是卵巢和睾丸的去势手术。促性腺激素释放激素(GnRH)类似物可以替代去势手术。正常情况下 GnRH 调节黄体生成素(LH)和卵泡刺激素(FSH)的生成,而 LH 和 FSH 又可刺激性激素的生成。诺雷德的持续作用可抑制 LH 和 FSH 的生成从而降低性激素的合成。诺雷德通常用于不能切除的前列腺癌的抗雄激素治疗。诺雷德治疗后,绝经前妇女雌激素水平降至绝经后妇女水平,因此该药适用于绝经前雌激素受体阳性的乳腺癌患者。

▶ 芳香化酶抑制剂

卵巢在绝经后或卵巢切除术后不再生成雌激素,但机体仍可通过脂肪细胞内类固醇的调节持续产生少量雌激素。性腺外雌激素生成所必需的酶称为芳香化酶。芳香化酶抑制剂可阻断雌激素的生成,因此,它对这类女性乳腺癌患者及雌激素和孕激素受体水平较高的转移性乳腺癌有良好疗效。选择性芳香化酶抑制剂阿那曲唑可用于治疗已有远处转移的乳腺癌,或作为雌激素或孕激素受体阳性的绝经后妇女的辅助治疗。另一种芳香化酶抑制剂来曲唑,已被证实可作为二线激素治疗。

Chang AE et al (editors): *Oncology: An Evidence-Based Approach.* Springer, 2006.

Chu E, DeVita VT: *Physicians' Cancer Chemotherapy Drug Manual.* Jones and Bartlett, 2003.

DeVita VT et al (editors): *Principles and Practice of Oncology,* 8th ed. Lippincott Williams & Wilkins, 2007.

Steeghs N, Nortier JW, Gelderblom H: Small molecule tyrosine kinase inhibitors in the treatment of solid tumors: an update of recent developments. Ann Surg Oncol 2007;14:942.

Zureikat AH, McKee MD: Targeted therapy for solid tumors: current status. Surg Oncol Clin N Am 2008;17:279.

放射治疗

放射治疗可单独使用或与手术、化疗联合应用,治疗目的可分为根治性和姑息性。有些肿瘤,如头颈部肿瘤、宫颈癌、前列腺癌及霍奇金病单独使用放疗常可治愈,不需要手术和化疗。但更多情况下,局部控制肿瘤常将手术切除和局部放疗联合应用。手术失败常缘于肿瘤切缘阳性,而肿瘤中心的肿瘤细胞数多且存在乏氧状态,导致放射治疗失败。因为肿瘤边缘的肿瘤细胞数少而且氧分压高,因此放射治疗很少失败。根据肿瘤的组织学和病变部位,放射治疗科与外科在术前或术后配合,术前放疗可缩小肿瘤体积,增加手术完全切除的几率,例如肉瘤、直肠癌、肺上叶癌等。

▶ 放射治疗的原则

电离辐射的定义是处于轨道上的电子被吸收时所发出的能量。电离辐射有两种形式:电磁辐射如高能量光子以及粒子辐射如电子、质子、中子、原子核及 α 和 β 粒子。大多数放疗利用的不是光子就是电子。电子直接与组织相互作用,引起离子化,相反的,光子靠他们放出的电子间接与组织相互作用。电子束发出高剂量辐射并在据发射源几厘米后能量迅速下降。因此用于治疗表皮上的病变。例如,皮肤癌或者皮下几厘米的淋巴结。大多数临床放射治疗利用的是电磁辐射(高能量光子)。它包括 γ 射线和 X 射线。

为了确定放射物作用于组织的剂量首先应该测量放射束在空气中产生的电离产物。这种数量用拉德(R)来剂量,即单位组织所吸收的能量。这种剂量曾用拉德来计量,现在多用焦耳/千克,或者格瑞(Gy):100rad=100cGy=1Gy。当光子进入组织后,剂量首先增加然后开始下降,因为辐射能随距放射源距离增加而下降。

电离辐射的生物学效应是电离化,电离辐射直接与靶分子内细胞,或者间接与细胞间水分子结合产生自由基,之后再与靶分子相互作用。在这个短暂的时间内,电子和自由基与靶分子以任意形式相互作用。如果与它们相互作用的靶分子对细胞的生存不起决定性作用,则辐射对分子的影响是无害的。如果与生物学效应十分重要的分子结合,则是有害的。分子氧可提高自由基的生成,增加了放疗起杀伤作用的可能性。这就是为什么肿瘤组织供氧不足会增加对放疗的抵抗。

尽管电离辐射可能损害细胞中的许多分子,但最关键导致细胞死亡损伤是DNA双链或单链的断裂。相对而言,细胞有一定的修复机制来修复DNA单链的断裂,但是双链打破使细胞修复更加困难,尽管并非不可能。因此,电离辐射杀死细胞要求同时有足够多的DNA双链断裂,并且要求这些基因是细胞下一次分裂所必须的。

如果一个放射剂量在一段时间间隔内被分为两部分,细胞的生存率将会提高,这种现象被称为亚致死损伤修复。在这段时间内,继续存在的那部分细胞继续增殖,并且这些细胞可以修复双链断裂的基因。当然,临床放射治疗的目的是杀伤肿瘤细胞,而不伤害正常细胞。给予一次大剂量射线将增加肿瘤细胞的杀死率,但同时也增加了对正常细胞的杀伤,这种毒性就限制了放疗的临床效果。因此现在日常小部分应用的剂量为1.8~2.5Gy。辐射剂量应免除正常组织因为他们的优越能力修理亚致死损伤,如果整体时间充分地长它们将重新增殖出细胞。

▶ 照射模式

A. 远距离放射疗法

照射模式可分为远距离放射疗法或将放射源放置在肿瘤附近或肿瘤内进行治疗。过去,远距离放射疗法用^{60}钴作为放射源。尽管钴制造器非常可靠,但是很难做到不引起皮肤毒性的情况下,将高剂量射线传输给肿块,不能完全排除正常组织。今天,远距离放射常应用可以产生高能量光子的直线加速器,克服了^{60}钴空间上的缺点。

不管放射源是什么,为了能通过最佳的传输方式将所需剂量传给肿块同时对正常组织的损害减小至最低,都需要改进放射束。通常,放射束是矩形的。光栅是采用高分子材料制造的,具有防护作用的设备。原始的光栅在头端发出矩形束,并且有些额外的设备如变压器、楔形体、补整器以及根据计划书需要的可以发射更远电子束的多叶光栅。如果治疗面的形状是弧形或者不规则形,楔形块和补整器能使分散于表面的剂量最优化。放射束可以根据每个患者的解剖学和瘤尺寸和形状进行塑形,个性化治疗。现代线性加速器,多叶光栅取代了笨重的手工制造的块,更加自动化,精确分区塑形。

B. 近距离放射治疗

近距离放射治疗是将放射源放置在肿瘤原发灶附近。它利用平方反比定律,电磁辐射的强度为距放射源距离的负二次方。如果放射的源能放置距肿块1cm处,正常组织在距放射源2cm处接受剂量而肿瘤组织在距放射源1cm处接受剂量,瘤组织接受的剂量为正常组织的4倍。这样就可以减少对周围组织的毒性作用。

近距离放射治疗有许多种的植入技术。用外科手术将放射源植入靶器官(前列腺癌植入)、腔内(例如妇科涂抹)、经腔的(例如内视镜应用)或表面覆盖技术(例如治疗眼黑色素瘤的眼)。植入可以是永久的也可是暂时的,使用低,中,或高剂量进行传输。许多现代的应用使用后负荷技术,放置治疗用的加热电极,然后装载放射源,可以减少放射曝光,减少治疗人员所受的辐射。

▶ 放射治疗的并发症

A. 急性放疗并发症

急性放疗并发症发生于治疗的数周或数月。此类并发症主要发生于有自我更新能力的组织,它们通常具有活跃的增殖细胞,能分化出成熟细胞。如骨髓、皮肤及附属物,黏膜表面的口咽、食道、胃、肠、直肠、膀胱和阴道。放射治疗杀死具有增殖能力的干细胞后,一旦成熟细胞死亡而新的细胞就不能增殖出新的成熟细胞。急性毒性受分裂周期和照射间隔时间的影响。在治疗期间内照射频率越高,产生的毒副作用越大。降低放射剂量或者延长放射间隔时间,让细胞进行修复,可以减少严重的急性毒性。

头部和颈部在放疗时最容易产生急性期副作用,因为口腔,口咽,喉,食管的黏膜易发生炎症。皮肤和唾液腺也容易受影响。在进行头颈部放疗时,黏膜炎、酵母菌感染、脱屑、疼痛、吞咽痛、吞咽困难、口腔干燥、脱水,和营养不良都是常见的临床表现。其他部位的放疗急性反应,如胸部放疗时产生的吞咽困难、咳嗽,腹部放疗时产生的腹痛、腹泻、恶心、呕吐,盆腔放疗时产生的排尿困难、直肠炎、会阴部脱屑及疼痛。

B. 放疗晚期并发症

晚期放疗并发症发生于放疗后的数月到数年,并且通常是永久性的。通常累及分裂不活跃的细胞。引起晚期放疗反应的机制可能是对某些器官实质细胞的直接损害,或者是由于损伤微血管而引起的间接影响。每个组织都有自己可耐受的剂量范围,如果超出这个范围,发生并发症的几率就会迅速上升。在临床放射治疗中,这些正常组织都有明确的剂量-限制因子,因为晚期并发症一旦发生就可能是永久的,并且在某些情况下可危及生命。

辐射引起晚期的并发症可以是多样的。对大脑而言晚期毒性可能意味着脑组织坏死,而在肾脏可能意味着肾病综合征以及器官衰竭。不同器官的剂量耐受范围有很大的区别,毒性也随剂量等级不同而不同。几个格瑞的剂量照射睾丸就可以引起不育,而超过100Gy的剂量则会引起坏死或者子宫穿孔。晚期的并发症包括纤维化、坏死、溃疡和出血、慢性水肿、微血管扩张、色素沉着、白内障、神经损害、肺部肺炎和纤维化、心包炎、心肌损伤、骨折、肝、肾功能障碍、不育、肠阻塞、窦道或狭窄的形成。

Perez CA, Brady LW (editors): *Principles and Practice of Radiation Oncology*, 5th ed. Lippincott Williams & Wilkins, 2007.

Tobias JS, Thomas PRM (editors): *Current Radiation Oncology*, vol 3. Oxford University Press, 1998.

免疫治疗

▶ 免疫应答反应的原则

免疫治疗就是调动机体自身免疫机制来对抗肿瘤细胞。免疫应答反应分两类:体液免疫和细胞免疫。体液免疫由抗体介导,抗体一般来源于成熟 B 细胞。细胞免疫主要涉及 $CD8^+T$ 细胞识别细胞表面的 MHC-I 类分子,$CD4^+T$ 细胞识别细胞表面的 MHC-II 类分子。体液和细胞免疫反应有重叠,活化 B 细胞反应通常需要辅助者 T 细胞的存在。究竟体液免疫和细胞免疫哪个更重要仍有争议,但是两种免疫反应都正常患者的预后,比只有一种免疫反应或者没有免疫反应的预后要好。

无论对于哪种免疫反应来说,抗原呈递细胞(antigen-presenting cells,APC)都是必不可少的,如单核细胞巨噬细胞、B 细胞、树突细胞,它们能够加工和呈递肿瘤相关肽抗原。在细胞免疫中蛋白类抗原由抗原呈递细胞处理成多肽,它与 MHC 结合并移至 APC 表面,产生活化 TCR 信号;而抗原与 T 淋巴细胞表面的有关受体结合就产生第二膜信号,协同刺激信号。在双信号刺激下,T 淋巴细胞被激活后并迅速增殖、分化。辅助 T 细胞分为两类:Th1 辅助 T 细胞可以产生细胞因子(白介素 -2、干扰素、肿瘤坏死因子、)促进免疫应答。在这而细胞因子的作用下,$CD8^+T$ 细胞识别抗原呈递细胞表面的 MHC-I+ 抗原复合物,然后被活化。一旦被活化,细胞毒性 T 细胞可以通过 T 细胞受体,识别肿瘤细胞表面的 MHC-I 类分子上的肿瘤特异性抗原,来杀死破坏肿瘤细胞。T 细胞特异性抗原结合 MHC-I 受体 - 肿瘤抗原复合物,并且释放坟墓颗粒酶(granzyme),从小孔进入靶细胞,诱发靶细胞凋亡,破坏肿瘤细胞。细胞毒 T 细胞只能识别肿瘤抗原表面表达的 MHC-I 类分子。

Th2 细胞分泌可以促进浆细胞增殖和分化的 B-细胞刺激因子,相对于细胞反应,对于抗体反应,抗原没有被呈递给 I 型 MHC 抗体。肿瘤细胞可以被各种各样的方法杀死,介导细胞毒性的抗体依赖性细胞,参与肿瘤特异性抗体对肿瘤细胞的黏附,并且可以使 NK 细胞对肿瘤细胞造成继发性损害。介导细胞毒性的补体依赖性细胞,参与补体结合性抗体对肿瘤特异性表面抗原的识别和黏附,并可以使补体激活。当肿瘤特异性抗体黏附在肿瘤表面的目标抗原上时,结合物被巨噬细胞所吞噬,肿瘤的破坏和调理机制三分之一是通过这种途径完成的。

也有一些涉及免疫系统的肿瘤治疗方法。免疫疗法可以分为主动的和被动的。被动免疫时,宿主不需要机体起免疫反应;治疗剂可以直接或间接的介导杀死肿瘤。被动免疫治疗包括使用单克隆抗体免疫疗法或是接种(细胞)免疫疗法。另一方面,主动免疫治疗是通过宿主的免疫反应来实现的物质的转移。它可以进一步分为非特异性的和特异性的活性免疫疗法。非特异性的治疗是指既可以广泛的刺激免疫系统,又不会作用于肿瘤特异性效应细胞。而肿瘤主动特异性免疫治疗的目的是引发一个或多个肿瘤抗原的免疫反应,主要用于疫苗的制作。

▶ 被动免疫疗法(单克隆抗体)

随着单克隆抗体对肿瘤抗原特异性识别能力的进展,它们已经被尝试运用到肿瘤治疗中了。除去它们的相对选择性和较小的毒性,它们很容易被大量生产并广泛应用。在一些案例中,单克隆抗体主要通过免疫系统(介导细胞毒性的抗体依赖性细胞)起作用,但在另一些案例中,更倾向于靶向治疗(见前面关于靶向治疗部分)。最先用于免疫治疗的单克隆抗体是美罗华和阿仑单抗。美罗华是被批准用于治疗复发性、难治性、低分化、滤泡性的非霍奇金淋巴瘤的抗 CD20 单克隆抗体。阿仑单抗作用于可被 B 细胞和 T 细胞呈递的 CD52,并用于治疗 B 型慢性淋巴细胞性白血病。

▶ 接种免疫疗法

接种免疫疗法是具有抗肿瘤活性的细胞对肿瘤患者的被动作用。肿瘤浸润性淋巴细胞能够浸润生长的肿瘤,并能被生长的单一细胞悬液在 IL-2 的作用下隔离。它们实际上几乎被所有的肿瘤所隔离,并且能够识别肿瘤相关抗原。这些细胞也能在体内被操作,用来提高对肿瘤抗原的识别或溶解细胞的潜能。接种免疫疗法目前被包括在主动免疫疗法里。

▶ 非特异性主动免疫疗法

A. 免疫增强剂

在免疫系统清除肿瘤细胞的机制被完全弄清楚前,关于免疫系统的非特异性刺激疗法曾做过一些试验。这个方式是增加了免疫反应活性,会伴随另一个抗肿瘤免疫反应的增强。最广泛的使用免疫增强剂的调查就是卡介苗(一种改良的结核分枝杆菌)。初期试验提出了一个可能的益处,但在各种各样的恶性肿瘤上的前瞻性、随机临床试验中,并没有得出一种可行的结论,无论单独使用还是结合其他疗法。卡介苗局部治疗膀胱癌能去除表浅的膀胱癌,并能够预防肿瘤复发。这也是治疗膀胱癌的基础手段之一,它也可被作为其他免疫疗法的辅助药,例如疫苗。左旋咪唑是一种治疗肠虫的药,据报道,它也有一些免疫调节的特性。虽然它的机制尚不清楚,它已被作为大肠癌有效的辅助治疗。

B. 细胞因子

细胞因子是由单核细胞产生的可溶性蛋白,它可以通过细胞表面的特殊受体影响细胞的生长和功能。截至目前已经有超过 50 种的细胞因子,一些后来被 FDA 批准用于临床使用,包括 IFN-α 和 IL-2。

干扰素(IFN-α,IFN-β,IFN-γ)最初被认为是一种由被病毒感染的细胞所产生的蛋白质,并通过一些途径防止病毒的进一步感染。这些途径包括提高 MHC 和抗原的表达来提高抗原的呈递,增强 NK 细胞功能来提高抗原的呈递,以及增强抗体依赖性细胞介导的细胞毒作用。此外,干扰素直接发挥抗血管生成、细胞毒性、并抑制细胞生长的作用。虽然 IFN-β 和 IFN-γ 的抗癌作用令人失望,但是有一些血癌和实体瘤已经证明了干扰素的作用,包括慢性粒细胞性白血病、皮肤 T 细胞淋巴瘤、毛细胞白血病、黑色素瘤、卡波西氏肉瘤。目前还不清楚干扰素的主要作用是通过直接抑制活性,还是通过免疫效应。

IL-2 的最初称为"T 细胞生长因子",因为它是活化的 T 细胞增殖和分化所必需的。因此,它似乎是一种理想的免疫治疗。IL-2 的主要缺点是明显的剂量相关毒性。IL-2 可以导致明显的间质水肿和血管枯竭,并使淋巴液渗透到重要器官,也有可能导致严重的低血压和心脏,肝脏,肾脏和肠道的缺血性损伤,这就限定了 IL-2 在状态良好、肺和心脏功能正常、无感染的患者身上的使用。尽管有这些限制,IL-2 已被证明,对转移性黑素瘤和转移性肾细胞癌有着较好的疗效。

特异性主动免疫疗法(疫苗)

癌症疫苗的目标是,使宿主对已知或未知的肿瘤相关性抗原产生免疫反应。许多疫苗是在对临床可行性,成本,抗原的数目以及反应机制(细胞、体液,或两者)的优缺点综合研究的基础上推出的。有些疫苗使用的是抗原肽。这些都是高纯度的,因此很容易规范,分发和管理。但是,对一个单一的免疫抗原患者,它可以限制潜在的临床效益。即使一种肽疫苗在一个患者身上起作用,但它未必对所有患者都起作用。即使不是所有患者的肿瘤表达常见的肿瘤抗原,但它们也可能会在不同程度上表达。此外,T 细胞的抗原识别取决于特定的 MHC 分子介导的抗原呈递。只有某些 HLA 的表型可以产生抗原肽来诱发免疫反应,因此它们仅在部分患者身上起作用。一个典型的例子是黑色素瘤的 MART-1/Melan-A 抗原。80% 黑色素瘤有该抗原的表达,但只有 HLA-A2 型的患者有抗原肽的表达。因为只有约 45% 的高加索人具有 HLA-A2,所以只有 36% 的黑色素瘤患者(45% 的 80%)在给予 MART-1/Melen-A 疫苗后能起到一定作用。最后,如果细胞停止

表达抗原或 MHC 分子,肿瘤细胞可以逃避免疫识别。

对于许多癌症,只有少数肿瘤相关抗原已被定义,并且大部分患者中可能不存在这些抗原。使用患者的癌细胞作为疫苗不需要确定抗原的特异性。自体肿瘤细胞疫苗是从患者身上获取癌细胞,使之变得更具免疫原性,并接受放射,然后返回给患者,刺激肿瘤特异性免疫反应。这种方法仅限于有足够的肿瘤,来制备疫苗的患者。治疗也限于具有较大结节或远处转移并且预后较差的患者。此外,由于采购和准备肿瘤疫苗固有的技术复杂性,目前已经难以进行多机构试验,来检验这些疫苗的疗效。

自从大量肿瘤相关抗原在许多患者之间共享,人们通过培养细胞刺激患者产生抗肿瘤免疫反应,以获取疫苗,这就是异体肿瘤细胞疫苗的原理。相对于自体疫苗,这种方法是有优越性的:异体疫苗都是现成的,并且适用于不能产生自体肿瘤细胞疫苗的患者,并可以标准化,保存,像其他治疗剂那样分布。

肿瘤诱导免疫抑制

除了生成和播散免疫反应,免疫系统通过某些机制对免疫反应的抑制,也变得越来越明显。这种免疫调节功能可以预防淋巴组织增生性疾病和自身免疫性疾病。但是,肿瘤可能会利用这一优势,在微环境创造一个免疫抑制网,使肿瘤免遭免疫攻击或者降低免疫治疗的疗效。

免疫系统的某些部分可以规范或限制免疫反应。虽然树突状细胞最初被认为是免疫原,但是最近的证据表明,他们具有双重功能,部分的树突状细胞亚群还具有一定的调控功能。髓源性抑制细胞,还可以通过阻断肿瘤微环境中细胞毒性 T 细胞的效应,来抑制抗癌反应。除了辅助性细胞毒性 T 细胞,另一种 T 细胞也是调节性 T 细胞,它也可以抑制免疫反应。在肿瘤微环境中的免疫抑制细胞因子(IL-6 和 IL-10,TFG-β)可以活化、增强免疫抑制,并增加免疫逃避。许多免疫疗法可能不仅提高了免疫刺激,而且也提高了免疫抑制,这就抵消了治疗效果。在某些情况下,这些治疗可能朝免疫抑制倾斜,进而产生负面作用。较新的免疫治疗策略的重点是,不仅提高对肿瘤的免疫识别,也要阻断抑制效应。这些措施包括预处理调节性 T 细胞的消耗,阻断抑制途径或是中和免疫抑制细胞因子。

Abbas AK, Lichtman AH, Pober JS (editors): *Cellular and Molecular Immunology,* 5th ed. Saunders, 2003.

Murphy KM et al (editors): *Janeway's Immunobiology,* 7th ed. Garland Science, 2007.

Pendergrast GC: *Cancer Immunotherapy: Immune Suppression and Tumor Growth.* Academic Press, 2007.

Zou W: Immunosuppressive networks in the tumor microenvironment and their therapeutic relevance. Nat Rev Cancer 2005;5:263.

特殊类型恶性肿瘤

软组织肉瘤

软组织肉瘤约占所有新诊断癌症的1%。几乎一半被诊断出这疾病的患者最终死于癌症。软组织肉瘤可发生在身体的任何部位,但大多数起源于肢体(59%)、躯干(19%)、腹膜后(15%)或头颈部(9%)。软组织肉瘤来源于种类繁多的间质细胞,包括恶性纤维组织细胞瘤、脂肪肉瘤、横纹肌肉瘤、平滑肌肉瘤和硬纤维瘤。虽然这些肿瘤的病理组织学变化很大,但有一些例外,他们往往表现在肿瘤的分级,而不是原始细胞。

大部分的软组织肉瘤都是新出现的,很少有从良性病变到癌变的。对软组织肉瘤有遗传倾向的患者具有一些家族症状,包括李佛美尼综合征,雷克林豪森疾病和加德纳综合征。其他已证明的危险因素可以增加患肉瘤的机会。外放射治疗可以使肉瘤发病率增加8倍至50倍。慢性下肢淋巴水肿也增加了患淋巴管肉瘤的风险。一个典型的例子是乳腺癌术后,淋巴水肿的胳膊上出现上肢淋巴管肉瘤(乳腺切除后淋巴管肉瘤综合征)。组织损伤和慢性职业性化学性损害,可以增加肉瘤形成的风险,二者之间的联系还不是很清楚。

软组织肉瘤系统分期(表44-2)的主要特征是肿瘤的分期、大小、以及转移性疾病的存在。虽然肿瘤的发生部位与分期无关,但腹膜后肿瘤患者往往预后较差。肉瘤一般由血行转移,肉瘤的转移部位都与原发肿瘤的位置有关。肢体肉瘤有很大概率转移到肺,而大多数腹膜后肿瘤转移到肝脏。软组织肉瘤的淋巴结转移是很罕见的,但它可能会导致上皮样肉瘤,透明细胞肉瘤,血管肉瘤,横纹肌肉瘤,或是滑膜肉瘤。

对软组织肉瘤患者预后影响最大的是,原发肿瘤的大小和分期。由于分期基于细胞结构、性质、肿瘤浸润性,细针穿刺细胞学检查并不能对肉瘤做出初步诊断。如果肿瘤较小(<3cm)且表浅,应该进行切除活检。所有肢体活检切口应面向纵向,切口瘢痕活检应在切除肿瘤之后。较大的,可触及的浅表肿瘤可进行穿刺活检。对于较大,较深或毗邻有重要结构的肿瘤,切片检查通常是首选的诊断方法。切口应在组织的中心,组织瓣不能凸起,并应仔细止血,预防肿瘤细胞传播到邻近组织。

▶ 肢体肉瘤的治疗

对任何可疑肢体肉瘤的影像学检查可以选·MRI,因为它是最能准确的确定的肿瘤对周围组织的侵犯程度。磁共振能连续成像,可用于接受治疗后患者的疗效评估及复发情况。胸部X线或胸部CT,可以帮助了解高分期肿瘤患者是否有肺转移。

表 44-2　软组织肉瘤 AJCC 系统分期

原位瘤(T)	
T1	肿瘤 <5cm 或 =5cm
T1a	浅表肿瘤
T1b	深部肿瘤
T2	肿瘤 >5cm
T2a	浅表肿瘤
T2b	深部肿瘤
区域淋巴结(N)	
N0	无任何区域淋巴结转移
N1	区域淋巴结转移
远处转移(M)	
M0	无远处转移
M1	远处转移
组织学分级(G)	
G1	高度分化
G2	中度分化
G3	低分化
G4	未分化
分期	
ⅠA 期	G1~2,T1a~1b,N 0,M0
ⅠB 期	G1~2,T2a,N0,M0
ⅡA 期	G1~2,T2b,N0,M0
ⅡB 期	G3~4,T1a~1b,N0,M0
ⅡC 期	G3~4,T2a,N0,M0
Ⅲ 期	G3~4,T2b,N0,M0
Ⅳ 期	任何 G,任何 T,任何 N1 或 M1

手术仍是治疗局部肢体肉瘤的主要方法,但可以减少复发或不必进行截肢的多学科综合治疗也备受推崇。从历史上看,截肢手术是治疗下肢较大肉瘤的唯一方法,但多学科综合治疗则有更高的肢体保全率。如今,只有不到5%的四肢软组织肉瘤患者需要截肢,一般适用于术前治疗无反应,无法完全切除癌组织,没有转移,预后良好的患者。

肉瘤周围的肿瘤细胞组成假包膜包围肉瘤,并局部浸润神经血管和筋膜是很常见的。重要的是不要沿假包膜解剖,这与局部复发率息息相关,而是获得一个宽(2cm)的正常组织切缘。这可能累及重要的神经血管的功能和结构。如果肿瘤累及这些结构,则需要进行神经移植和血管重建。较大的软组织缺损往往需要肌皮瓣重建,并完善功能和美观。软组织肉瘤很少侵入骨和皮肤,因此往往不必切除这些结构。

进行局部广泛切除后,在切缘放置金属夹以便于以后的放疗。对于表面的 T1 期肿瘤,获得广泛的阴性切缘并不难,所以术后没有必要进行放疗。对于大多数其他病变,术后放疗是必须的,可以选择外部束辐射或近距放疗。辐射应在手术后 4~8 周开始,如果延迟可能导致局部控制率降低。术前放疗对较大肿瘤患者有一定的效果。小剂量可以传递到不易受干扰的瘤床,这可能利于更好的氧合并使较大的肿瘤变小,利于保肢治疗。术前放疗可以在短期内使伤口出现并发症的概率增加,但可以在长期内降低组织纤维化和水肿的发生。最佳的治疗方式及顺序尚待确定,但往往需要多学科的综合治疗。

辅助化疗仍存在争议。化疗可以术前或术后进行。对肉瘤有效的药物是阿霉素,达卡巴嗪,以及异环磷酰胺。术前化疗可以用于微转移的早期治疗,也可以对肿瘤反应进行评估,这有助于没有反应的患者避免长期治疗。然而,虽然无病存活率得到改善,但总体存活率却没有提高。最近的一项随机实验的分析数据表明,肢体肉瘤的生存率有所增加,并且术前化疗的使用有所增加。

软组织肉瘤的局部复发绝大多数发生在手术后 2 年内,因此在此期间内需要密切随访。局部复发并不是全身性疾病的证据,在缺少转移的证据时,应给予其与原发肿瘤相同的治疗。X 线无法发现病变的患者和原发肿瘤切除术后取得良好控制的患者,应该考虑肺转移瘤切除。在这种情况下,无病生存,可达 25%~35%。

▶ 腹膜后肉瘤的治疗

腹膜后肉瘤约占所有软组织肉瘤的 15%,脂肪肉瘤,恶性纤维组织细胞瘤和平滑肌肉瘤是三个最常见的类型。它们常表现为大的腹部包块。近一半超过 20cm。一旦侵及邻近组织,可能导致腹痛、恶心、呕吐等症状。下腹部和盆腔的 CT 检查可以观察原发肿块,肺和肝脏的 CT 可以寻找转移灶。CT 引导下的穿刺活检是首选的检查方法,当组织活检不确定时,可以行腹腔镜下切开组织活检。

对于肢体肉瘤,手术治疗是最初主要的治疗方式,一般切到正常组织的边缘。虽然腹膜后肿瘤一般很大,而且往往还侵及一些重要结构,但是这些肿瘤大部分还是可以被切除的。腹膜后肉瘤很少侵入周围的器官,但会产生强烈的促纤维增生反应,因此很难评估肿瘤的范围,因此往往需要切除这些器官,而不是直接进行评估。最常被切除的器官是肾、结肠、胰腺和脾脏。

辅助放射治疗是肢体肉瘤的标准治疗,证据表明这种方法对治疗腹膜后肉瘤很难令人满意。由于辐射腹部及腹膜后器官的低耐受性,提供足够量的放射治疗是非常困难的。对肿瘤床,术中放射治疗手段是有其不错的效果,但是这种技术仍然被视为在研究中,并

且只能在选择中心使用。尽管复杂,术前放射治疗可能是有好处的,因为它使用低剂量辐射,对小肠伤害较小,能缩小肿瘤,并能在病变区域建立一个增厚的被膜结构。

Sabel MS: Sarcomas of bone and soft tissues. In: *Scientific Principles and Practice*, 4th ed. Mulholland MW et al (editors). Lippincott Williams & Wilkins, 2007.

Skubitz KM, D'Adamo DR: Sarcoma. Mayo Clin Proc 2007; 82:1409.

Weiss SW, Goldblum JR (editors): *Enzinger and Weiss's Soft Tissue Tumors*, 5th edition. Mosby, 2007.

黑色素瘤

现在,黑色素瘤的发病率上升速度超过了任何其他癌症。上升的原因目前尚不清楚,但最可能与暴露于阳光中增加了紫外线辐射有关。在幼年时期有过晒伤史的人患黑色素瘤的几率较高。其他危险因素包括雀斑、皮肤白皙、红发或金发、蓝眼睛、与黑色素瘤患者是血亲以及存在多个或发育不良痣。

避免黑色素瘤的最佳方法是预防,通过避免阳光直射,使用防晒系数(SPF)30 或更高的防晒霜进行防晒。预防措施二,了解黑色素瘤的影响和早期诊断。黑色素瘤的预后是相反的,并且明显与诊断中侵入深度(Breslow 厚度)有关,强调了早期诊断的重要性。黑色素瘤的可疑病变可以确定为其临床特征,通常被称为黑色素瘤 ABCDs(表 44-3)。如果能早期诊断,90% 的原发黑色素瘤都可以通过单独手术切除治愈。损伤较深或者区域淋巴结转移的患者,预后明显较差。国际抗癌联盟和 AJCC 分期系统列于表 44-4。

黑色素瘤有多种分类,其中最常见的有四种,分别为表浅蔓延型、结节型、雀斑型和肢端色斑样型。

表浅蔓延型黑色素瘤最常见,约占全部黑色素瘤的 70%。通常发生在体表的暴露部分或患有多发发育不良痣的个人。一般由原发痣演变而来,可以发生在青春期后的任何年龄。该亚型早期趋于辐射生长,后期转换为纵向生长。

结节型黑色素瘤占全部黑色素瘤的 15%~25%。年长者常见,尤其男性。一般从头开始,没有原发痣。通常有不同的圆顶形边界,往往类似于血疱。常见于头部,颈部和躯干。缺乏显著地径向生长期,诊断时趋于深部。

表 44-3　黑色素瘤的临床诊断(ABCD)

不对称(Asymmetry): 形状,颜色和轮廓的不对称
边界(Borders): 不规则或不明确的边界
颜色(Color): 黑、棕、蓝、红、灰或白
直径(Ddiameter): >5mm

表 44-4　皮肤黑色素瘤的 AJCC 系统分期

TNM 分期

T1	<1.0mm	a) 无溃疡或Ⅱ级/Ⅲ级 b) 有溃疡或Ⅳ级/Ⅴ级
T2	1.01~2.0mm	a) 无溃疡 b) 有溃疡
T3	2.01~4.0mm	a) 无溃疡 b) 有溃疡
T4	>4.0mm	a) 无溃疡 b) 有溃疡
N0	无淋巴结转移	
N1 期	1 个淋巴结转移	a) 微小转移 b) 巨大转移
N2 期	2 到 3 个淋巴结转移	a) 微小转移 b) 巨大转移 c) 无淋巴结转移的过境转移
N3 期	4 个或更多的淋巴结转移	
M0	无远处转移	
M1	远处转移	a) 皮肤、皮下组织或淋巴结转移, LDH 正常 b) 肺转移, LDH 正常 c) 所有其他内脏转移或任何远处转移, 且 LDH 升高

分期

ⅠA	T1a, N0, M0
ⅠB	T1b, N0, M0 T2a, N0, M0
ⅡA	T2b, N0, M0 T3a, N0, M0
ⅡB	T3b, N0, M0 T4a, N0, M0
ⅡC	T4b, N0, M0
ⅢA	T1~4a, N1a or N2a, M0
ⅢB	T4b, N1a or N2a, M0 T1~4a, N1b or N2b, M0 Any T, N2c, M0
ⅢC	T4b, N1b or N2b, M0 Any T, N3, M0
Ⅳ	Any T, any N, M1

雀斑型恶性黑色素瘤转移倾向少,因而与其他亚型相比,预后较好。然而,它可局部浸润,切除后复发率高。这些病变占黑色素瘤的 4%~10%,发生在年长人群。雀斑型恶性病变几乎总是发生在暴晒地区。径向生长期长,边界不规则。

肢端色斑样黑色素瘤在白种人中占 2%~4%,而在黑人、亚洲人和西班牙人中高达 30%~60%。这些病变不发生于暴晒区;相反,他们发生于足底、手掌、甲床下及会阴部。该亚型通常很大,诊断时平均直径达 3cm。它们在数月至数年的时间里变化的相对较快,而且趋于浸润性生长。临床特点明显:边界不规则的彩斑。这些病变的溃疡常见。

▶ 原发黑色素瘤的治疗

任何怀疑黑色素瘤的肿物均应进行切除活检。鉴于 Breslow 厚度的重要性,刮取活检是禁忌的。如果要通过活检确诊恶性黑色素瘤,那么做一个足够大切缘的切除是必要的。由于微小的肿瘤细胞经常包绕原发黑色素瘤,小切缘的局部切除复发率很高。目前的标准:对于小于 1mm 的深度病变是 1cm 边缘切除。厚度在 1mm 至 2mm 的黑色素瘤,应保证 2cm 切缘切除,但较小的边缘(10~15mm)在那些没有植皮很难达到 2cm 或异常严密封闭的区域是可以接受的。深度超过 2mm 的黑色素瘤,应切除 2cm 切缘。手术切除应达底层筋膜,尽管筋膜不必切除。

黑色素瘤常通过可预见的和有序的淋巴途径转移。任何明显的结节均应怀疑转移,细针穿刺细胞学检查容易证实。约 10% 的患者初期表现有淋巴结转移的临床证据,并应在其接受广泛切除治疗时行淋巴结清扫。许多患者会有淋巴结的微弱疾病,体检时不明显。过去,围绕着黑色素瘤引流淋巴结区域选择性淋巴结清除术存在着大量的争议。但是,随着前哨淋巴结的活检:建立在解剖学观念上的淋巴液从皮肤相应区域特异性引流至第一个淋巴或淋巴结群(前哨淋巴结)先于播散到其他淋巴结在相同或相邻区域,实际得到了一个戏剧性的结果。前哨淋巴结活检要求对前哨淋巴结做更详细的组织学检查,有助于避免病检阴性患者淋巴结清除的发病率。前哨淋巴结阴性患者,比前哨淋巴结阳性的患者生存率高 6 倍以上,使得前哨淋巴结对预后影响明显高于其他因素。证据还表明,与等到局部复发再施行淋巴结清扫术相比,在淋巴结出现微转移的疾病早期就施行手术,可提高生存率。

前哨淋巴结活检已成为黑色素瘤的分期和治疗的标准,并应该在大于 1.0mm 厚度的原发黑色素瘤广泛切除时执行。当出现其他令人担忧的特征,如溃疡,血管淋巴侵入或者高有丝分裂时,前哨淋巴结活检应该被有选择的应用于厚度在 0.75mm 和 1.0mm 之间的肿瘤。黑色素瘤小于 0.75mm 是不太可能有区域转移,不需要前哨淋巴结活检。主要的引流区域可以通过淋巴闪烁显像术来确定,包括在肿瘤周围区域皮内注射锝-99m(锝)硫胶体和用一个伽玛相机来图像记录淋巴结引流的地点。在手术室,蓝染料(异硫或甲基)以一种类似的方式被注入。任何被手持伽马射线探测仪探测到的 99m 锝的摄取,同时有蓝色染料浸染或者临床上高度怀疑的淋巴结,均应予以切除。切除后的淋巴结进行了串行薄切片常规 HE 染色,免疫组化染色分析。利用这些分析方法,病理学家甚至能够检测出前哨淋巴结中黑色素瘤细胞转移的分钟数。以积极的前哨淋巴结活检的患者应接受正规的淋巴整个流域淋巴结清扫。进行前哨淋巴结活检的患者,应该常规接受的整个引流区域的淋巴结清扫。

传统的化疗方案已经被证明在黑色素瘤的治疗中疗效甚微;然而,一种细胞因子(干扰素 α-2b)已经被证实可以提高高风险患者的无痛和总生存期且无系统转移。然而,这种治疗也不是没有争议,由于治疗时间长(12 个月),毒性大,一些数据显示这与患者总生存期获益相矛盾。即便如此,干扰素 α-2b 仍然是唯一获批的辅助治疗恶性黑色素瘤的药物,因此,黑色素瘤(淋巴结阳性或厚,淋巴结阴性黑色素瘤)高发病风险的患者都应该有一个潜在的风险和利益平衡的讨论。虽然黑色素瘤相对来说比较抗辐射,但是对于那些有着毛囊外扩展或多个淋巴结转移的患者,接受淋巴结辐射区域淋巴结清扫会收到良好效果。

▶ 局部复发和转移

虽然较少用到手术治疗,但是单个孤立的局部复发者可重复切除边缘 2cm 而治疗。约有 2%~3% 的黑色素瘤患者发生转移,表面上是沿着从原发肿瘤到区域淋巴结的路径转移的,本质上是淋巴。转移是由病变的数量和大小所决定的。如果数量不多,手术切除病变周围的正常皮肤和皮下组织是适当的,但是,这不太可能具有多个病灶。粒细胞-巨噬细胞集落刺激因子局部注射疗法,可导致黑色素瘤显著消退,但需要多次注射,而且也并不总是有效。虽然黑色素瘤是比较耐辐射的,这种疗法在许多不可切除病变的病例中可以得到缓解。放射治疗在皮肤或皮下转移体积小的患者中应考虑使用。

温热隔离肢体灌注是一种隔离血液循环到末端的方法,化疗药物浓度为 15~25 倍高,无全身副作用。美法仑已被用来作为温热隔离肢体灌注的药物,继发其疗效和毒性低的标准。虽然这并没有被证明可以提高生存率,温热隔离肢体灌注在其他治疗措施不可用时,明显改善了局部症状。

局部和全身的黑色素瘤患者复发可有潜伏期,在初始诊断 10 年后复发的病例并不少见。这一事实说明必须密切终身随访这些患者。有黑色素瘤病史的患者发展为第二原发病灶的风险急剧增加,需要与其他病变进行筛查。

Balch CM et al: *Cutaneous Melanoma*, 4th ed. Quality Medical Publishing, 2003.
Blazer DG, Sondak VK, Sabel MS: Surgical therapy of cutaneous melanoma. Semin Oncol 2007;34:270.
Morton DL et al: Sentinel node biopsy or nodal observation in melanoma. N Engl J Med 2006;355:1307.
Sabel MS, Sondak VK: Pros and cons of adjuvant interferon in the treatment of melanoma. Oncologist 2003;8:451.

淋巴瘤

淋巴瘤是起源自淋巴组织的恶性肿瘤。有两种不同的类型:霍奇金淋巴瘤和非霍奇金淋巴瘤。这两种类型不仅有不同的形态学特征,同时临床表现和治疗疗法也不同。从临床上很难鉴别霍奇金淋巴瘤和非霍奇金淋巴瘤淋巴瘤。对于可疑淋巴瘤,应切取整个淋巴结,进行活检。

(一) 霍奇金淋巴瘤

任何年龄都可能患霍奇金淋巴瘤,但该病多发于年轻成年人中。女性患病率在 30 岁时达到高峰,随后下降,但在男性患病率中,该高峰在 30 岁之后会一直持续。

霍奇金淋巴瘤的诊断依据是在白细胞反应及纤维化的细胞背景下发现 Reed-Sternberg 细胞。这是一种淋巴细胞的浸润模式,决定了经典亚型的霍奇金病(见表 44-5)。所有经典亚型霍奇金淋巴瘤都使用同一种方式进行治疗,并且现代治疗手段已经可以治愈 70% 的患者。

表 44-5 霍奇金淋巴瘤的经典亚型

亚型	病症
淋巴细胞为主	少见(6%),极少 Reed-Sternberg 细胞弥漫性浸润淋巴细胞,预后良好
淋巴细胞枯竭	极少见(2%),大量的 Reed-Sternberg 细胞,淋巴细胞却是,临床中发生于老年男性中,来势凶猛
混合细胞	常见(20%~25%),病理介于以上两种形式之间,常伴随传染性疾病
结节性硬化症	最常见(70%),Reed-Sternberg 细胞和淋巴细胞纤维化,在年轻女性中较常见,伴随宫颈或纵隔疾病

关于霍奇金淋巴瘤的成因并没有很好的解释,然而,流行病学研究发现了一些疾病的聚集特征。发病率显示,家族中兄弟姐妹较少的,兄弟姐妹中年长者,兄弟姐妹中有霍奇金病史的,玩伴减少的,有某种白

细胞抗原的、单亲家庭的,以及有扁桃体切除手术史的,都具有较高的发病率。有免疫缺陷和自身免疫性疾病的人的发病率也较高。约40%的经典霍奇金淋巴瘤中发现有 Epstein-Barr 病毒核蛋白,而发病机制为阴性 Epstein-Barr 病毒的可能包含替代淋巴细胞病毒。

大部分患者有无痛性淋巴结肿大,通常在颈部低部或者锁骨上区。有时,纵隔疾病患者会咳嗽,或是呼吸困难,或是在常规胸部 X 线检查中发现。大约25%的患者会出现全身症状,称为 B 症状,包括体重下降、瘙痒、发热及夜间盗汗。

▷ 分期

关于治疗,霍奇金淋巴瘤最重要的预后因素是疾病分期,目前公认的霍奇金淋巴瘤分期是 Ann Arbor 系统分期(表44-6)。

表44-6 修改的霍奇金淋巴瘤 Ann Arbor 系统分期

Ⅰ期	涉及一个淋巴结组或局部结构或延展到相邻的一个单独组织(阶段ⅠE)
Ⅱ期	涉及隔膜同侧的两个或两个以上的淋巴结组,或隔膜同侧的一个或多个淋巴结组,并且隔膜同侧淋巴结组影响到一个器官或者组织(阶段ⅡE)
Ⅲ期	涉及隔膜两侧的淋巴结组或延展到淋巴结组相邻的一个器官或组织和(或)脾(阶段ⅢE)
Ⅲ1期	有或没有涉及脾、肺门、腹部或肝脏的淋巴结组
Ⅲ2期	涉及主动脉、髂、或肠系膜动脉的淋巴结组
Ⅳ期	在淋巴系统以外通过血液蔓延至一个或多个器官或组织,伴随或没有淋巴结转移

综上所述,淋巴结活检是霍奇金淋巴瘤诊断中必不可少的。一旦作出诊断,需要详细的病史和身体检查来确定疾病分期,同时注意所有淋巴结床、B 症状及结外转移的征兆。胸部、腹部和盆腔 CT 检查是检验胸内和腹内疾病阶段的主要手段。骨髓活检也是有白细胞减少症或骨症状的患者进行疾病分期检查的一部分。氟脱氧葡萄糖 F18(FDG-PET)扫描显著增加了霍奇金淋巴瘤的阶段检验,并且已经成为治疗前后的标准分期工具。过去,分期手术(脾切除术,楔形肝活检,以及腹主动脉旁、髂、脾门部、肝门淋巴结解剖)是用来确定腹部疾病的程度。鉴于改善成像的研究及患者化疗,甚至是处于有利的阶段 1 的患者化疗,如果有分期手术的话,也是很少进行的。

▷ 治疗

霍奇金淋巴瘤的初期治疗,是建立在疾病分期和全身症状显现的基础上的。以前,获得较好治疗效果的早期病例是利用扩大放射野来实现的。然而,高复发率和长期并发症已经改变了这一做法。现在,短期化疗通常用来与累及野放射治疗相结合来控制隐匿性病灶。有时,用 PET 扫描判断放射治疗是否必要,尽管这种方法尚未进行临床试验。对于ⅠA 期的患者,结节性淋巴细胞为主型的霍奇金淋巴瘤有时只是观察或者仅接受累及野放射治疗。另一方面,不利的早期阶段患者的常规治疗是化疗和放射治疗相结合,尽管最佳药物、辐射周期、和辐射野的大小都是有争议的并且机构有所不同。典型的治疗方案包含 4 个化疗与累及野放射治疗结合的周期。对于进展期的患者,ABVD 化疗(阿霉素、博莱霉素、长春碱和达卡巴嗪)是最广泛使用的治疗手段,尽管目前正在研究其他方案,包括高剂量化疗自体干细胞移植。

约 5%~10% 的患者是早期治疗难以治愈的,10%~30% 的患者在完全缓解后复发。在这种情况下,通常的抢救性治疗包括高剂量化疗和骨髓移植。对于这种方法治疗失败的患者或者非高剂量化疗自体干细胞移植的患者,很不幸没有更好的治疗手段。长春瑞滨、吉西他滨或美罗华(一种抗 CD20 抗体)显示出很好疗效,但通常都是短期效果。现在急需新的疗法。

(二)非霍奇金淋巴瘤

非霍奇金淋巴瘤包括了广泛的淋巴源性肿瘤。这组异质性疾病包括 10 种不同的变异生物行为肿瘤亚型及对治疗的反应。相对于霍奇金淋巴瘤,非霍奇金淋巴瘤的患病率随年龄增长。过去 20 年里该病的发病率每年上升 3%~5%,原因未知。一些易使人患病的危险因素已经确定。患有共济失调毛细血管扩张症、Wiskott-Aldrich 综合征等先天性疾病,以及腹腔疾病的患者淋巴瘤的发病率会上升。某些后天条件也会使患者易患淋巴瘤,包括前化疗或放疗、免疫治疗、Epstein-Barr 病毒感染、艾滋病病毒感染、人类 T 细胞淋巴肿瘤病毒[白血病病毒]-1 感染、幽门螺旋杆菌胃炎、桥本甲状腺炎和干燥综合征。

非霍奇金淋巴瘤可能由 B 细胞、T 细胞或组织细胞引起。形态上,肿瘤可能呈现为结节性淋巴样细胞团或扩散片。

通常非霍奇金淋巴瘤表现为无痛的淋巴结肿大。但几乎三分之一的病例都显示一个外部发起的淋巴结。这些器官发展的结外恶性肿瘤通常有淋巴组织巢(黏膜表面,骨髓和皮肤)。

▷ 分期与分类

尽管 Ann Arbor 系统是为霍奇金淋巴瘤设定的,

但它同样适用于非霍奇金淋巴瘤。该阶段评估旨在将患有局部疾病与患有传染性疾病的患者区分开。经过病理诊断后，非霍奇金淋巴瘤的分期评估包括了一份详细病历和身体检查、常规实验室检验、骨髓活检、及颈部、胸部、腹部、骨盆CT扫描。脑脊髓液检验应考虑到患者弥漫性大细胞非霍奇金淋巴瘤累及骨髓、高乳酸脱氢酶（LDH）、或多个结外组织。另外，还需考虑到患者患恶性淋巴瘤、艾滋病相关淋巴瘤、原发性中枢神经系统淋巴瘤及移植后淋巴细胞增殖性疾病。最后，葡萄糖-PET扫描提供全身图像，可以结合CT扫描全面评估病变范围，提供补充信息。通常需要进行预处理PET扫描，这样PET扫描结果可用以治疗反应检测。治疗后期的常规PET扫描关系着预后的判断，对持续性异常代谢密切随访或活检以排除残留疾病。

　　尽管在评估疾病的解剖程度上是有帮助的，Anna Arbor系统在治疗非霍奇金淋巴瘤的临床价值是很小的。国际预后指数（IPI）利用患者的年龄、Ann Arbor阶段、LDH水平、淋巴结外数量、及ECOG功能状态来对侵袭性非霍奇金淋巴瘤进行分类。然而，这套系统并没有清楚地对缓慢进展淋巴瘤进行分类，因此，设计了另一种预后因素模型来对滤泡淋巴瘤进行分类。滤泡淋巴瘤国际预后指数用患者年龄、Ann Arbor阶段、血红蛋白水平、淋巴结点区数量和血清LDH水平来对患者阶段分类。

　　科学家们进行无数次尝试，试图建立一个通用的、临床相关的亚型非霍奇金淋巴瘤分类系统，不同分类方法的优点是热议的焦点。广泛认可的分类系统是修订的欧美淋巴瘤/世界卫生组织（REAL/WHO）分类（表44-7）。

表44-7　REAL/WHO非霍奇金淋巴瘤分类

B细胞
前体B细胞癌（肿瘤）
淋巴母细胞淋巴瘤（LBL）
外周血B细胞肿瘤
B细胞慢性淋巴细胞白血病/小淋巴细胞淋巴瘤
淋巴浆细胞性淋巴瘤/免疫细胞瘤
套细胞淋巴瘤
滤泡淋巴瘤
结外边缘区B细胞淋巴瘤MALT型
淋巴结边缘区B细胞淋巴瘤
脾边缘区淋巴瘤
浆细胞瘤/浆细胞骨髓瘤
弥漫性大B细胞淋巴瘤
伯基特淋巴瘤

续表

T细胞与自然杀伤细胞（NK）
前体T细胞肿瘤
淋巴母细胞淋巴瘤（LBL）
外周T细胞和NK细胞肿瘤
T细胞颗粒淋巴细胞白血病
蕈样肉芽肿/塞扎里综合征
外周T细胞淋巴瘤，无其他特点
肝脾γ/δ T细胞淋巴瘤
血管免疫母细胞T细胞淋巴瘤
结外T细胞/NK细胞淋巴瘤，鼻型
肠病型肠道T细胞淋巴瘤
成人T细胞淋巴瘤/白血病（HTLV1+）
间变性大细胞淋巴瘤，原发性全身型
间变性大细胞淋巴瘤，原发性皮肤型

　　在确定非霍奇金淋巴瘤患者的治疗方法中，可以采用一个简单的分类系统。以治疗为目的，淋巴瘤可分为两类：慢性淋巴瘤和急性淋巴瘤（表44-8）。小而分化的细胞是慢性淋巴瘤的特点，而这一类往往有一个滤泡结构。虽然这种淋巴瘤不是很畸形，但是他们非常难以治愈，大多数患者最终都会死亡。慢性淋巴瘤的自然病史，往往就是伴随着肿瘤细胞演变成更急性的亚型的过程。B症状的发病有时预示这种过程，并且导致很令人沮丧的预后。

表44-8　非霍奇金淋巴瘤的慢性与急性分类

慢性淋巴瘤
滤泡淋巴瘤
小淋巴细胞淋巴瘤
淋巴浆细胞性淋巴瘤（瓦尔登斯特巨球蛋白血症）
结外边缘区B细胞淋巴瘤（MALT淋巴瘤）
淋巴结边缘区B细胞淋巴瘤（单核B细胞淋巴瘤）
急性淋巴瘤
弥漫性大细胞淋巴瘤
伯基特淋巴瘤
前体B细胞或T-细胞淋巴母细胞淋巴瘤
原发性中枢神经系统淋巴瘤
成人T细胞淋巴瘤
套细胞淋巴瘤
移植后淋巴组织增生性疾病多态
艾滋病相关淋巴瘤
真性组织细胞性淋巴瘤
原始NK细胞淋巴瘤

　　急性淋巴瘤与慢性淋巴瘤的表现不同，需要不同的治疗方法。从组织学上看，急性淋巴瘤更为弥漫性扩散到淋巴结，并且包括更大的更少的分化细胞类型。

这种淋巴瘤增长速度非常快,早期死亡率增加,尽管这种表现恶性,但是这种非霍奇金淋巴瘤被治愈更经常。结外淋巴瘤产生于淋巴结外表面,不能按照常规进行分类,因此这种淋巴瘤经常被视为一个独立实体。这种淋巴瘤可以累及到任何器官上但是最常见的是在口腔、鼻窦、甲状腺、胃肠道、肝脏、睾丸、皮肤和骨髓。

▶ 治疗

A. 惰性淋巴瘤

尽管只有少数患者有局部病变,但是只能利用放射疗法进行治疗。大部分患者都有传染性疾病,往往会慢性复发。目前系统性慢性淋巴瘤的治疗方法几乎没有疗效,而且一般情况下治疗的目的只是缓解症状。目前,建议用"观察与等待"疗法对无症状患者。经过诊断,要临床随访无症状患者,直到他们出现更急性的症状、主要症状、或器官的功能障碍。化疗并不会减少非霍奇金淋巴瘤患者的存活率,并且可能改善患者的生活质量。

有症状的患者,采用利妥昔单抗与 alkylator 化疗相结合的方法具有较好的效果,并且可以缓解症状。利妥昔单抗是一种结合 B 细胞表面抗原 CD20 单克隆抗体。CD20 是一种细胞表面蛋白,与正常 B 细胞的发展和分化有关。绝大多数 B 细胞淋巴瘤中都可以发现它,利妥昔单抗的耐受性好,作为单剂用于复发的慢性淋巴瘤时缓解率达到 40%~50%。患有系统性慢性淋巴瘤的年轻患者,或者对一线治疗有短暂效果的患者,可以考虑高剂量化疗及自体骨髓移植,死亡率 10%。

B. 侵袭性淋巴瘤

尽管急性淋巴瘤来势凶猛,但是这种淋巴瘤较慢性淋巴瘤有较高的治愈机会。疗法通常是遵循预后因素(IPI 评分)。

患有低风险的淋巴瘤患者对 CHOP(环磷酰胺,阿霉素,长春新碱和泼尼松)方案,以及化疗加利妥昔单抗反应良好。重症部位化疗后可使用放射疗法。患有高风险淋巴瘤的患者得益于更密集的化疗方案及利妥昔单抗和潜在的高剂量化疗联合自体干细胞移植。这种疗法也应考虑复发患者或诱导化疗后无法缓解症状。一种有前途的免疫疗法是托西莫单抗,一种绑定碘-131 的抗 CD20 单克隆抗体(百克沙)。它可以利用抗体介导细胞毒性杀死细胞,激活补体介导肿瘤细胞裂解,辐射转移肿瘤特异性。托西莫单抗是目前用于对 CD20 抗原表达复发或者难治的非霍奇金淋巴瘤患者的治疗。

C. 非淋巴病

目前没有关于局部非淋巴瘤合理治疗的共识,因为这种疾病大规模的研究尚未进行。除少数例外,非淋巴病按照系统性急性淋巴瘤同样的治疗方式,使用 CHOP 方案治疗。

CHOP 方案具有血 - 脑屏障穿透性差的缺点,因而对原发性中枢神经系统淋巴瘤治疗无效。这些淋巴瘤极少转移,均定位于中枢神经系统。目前的方案利用类固醇和全脑放射治疗联合某种形式的辅助化疗。甲氨蝶呤是最常见的此类病患的辅助治疗药物,它可以在全身或者向鞘内使用时起效。中枢神经系统淋巴瘤的预后较差,5 年治疗的患者生存率大约为 20%。这种结合治疗方式,同时提供适度的生存利益,具有显著的神经毒性,多达 50% 的患者出现严重的痴呆症。鉴于这种发病率,临床医生目前正试图改善这种疾病的治疗手段,在针对原发性中枢神经淋巴瘤的患者使用化疗手段作为唯一方式方面倾注大部分的努力。较易转移至中枢神经系统的结外淋巴瘤,比如睾丸、鼻窦炎、艾滋病相关淋巴瘤,需要系统性的 CHOP 结合预防性鞘内注射甲氨蝶呤方案进行治疗。

胃淋巴瘤的治疗方法一直存在着争议,黏膜相关淋巴组织型胃淋巴瘤(MALT 型胃淋巴瘤)通常有一个慢性行为,最为广泛的初步治疗是幽门螺旋杆菌根治法联合使用抗生素和质子泵抑制剂。对于幽门螺旋杆菌阴性或者对抗生素 / 质子泵抑制剂治疗无效的 MALT 型胃淋巴瘤患者,对胃及胃周淋巴结进行放射治疗可以获得完全缓解率及极好的长期存活率。以往手术被用以治疗胃淋巴瘤,现在,有足够的数据表明非手术治疗可以保证更好的生活质量且不会影响整体存活率。当疾病已经扩散时,需使用化疗,类似于对其他慢性、急性淋巴瘤的化疗。

晚期胃淋巴瘤采用化疗进行治疗,通常还结合利妥昔单抗。同样,外科手术发挥了更为突出的作用,但已大幅减少。曾经假定预处理胃切除,可以预防化疗引起的穿孔和出血的风险增加,但至今都未能证明此项益处,并且可能增加术后并发症,可能推迟化疗的开始。手术仅限于对出现并发症或者不能按照标准治疗方案进行治疗的患者使用。

对脾淋巴瘤患者采用脾切除并没有展示出治疗效果,而脾切除应该用于有脾肿大症状、经常性脾梗塞及脾功能亢进引起血沉的患者。

Ansell SM, Armitage JO: Management of Hodgkin lymphoma. Mayo Clin Proc 2006;81:419.
Ansell SM, Armitage JO: Non-Hodgkin lymphoma: diagnosis and treatment. Mayo Clin Proc 2005;80:1087.
Marcus R, Sweetenham JW, Williams ME (editors): *Lymphoma: Pathology, Diagnosis and Treatment.* Cambridge University Press, 2007.

副肿瘤综合征

很多肿瘤可以对激素或者细胞活素类进行加工,从而对患者产生伤害。患者自身的肿瘤抗原抗体,也

表 44-9　副肿瘤综合征

综合征	相关癌症	可疑因果机制
库欣综合征	肺、胰、肾上腺和神经肿瘤	ACTH 或 ACTH 样分子
ADH 分泌不当综合征	肺和颅内肿瘤	AHD 分泌
高钙血症	肺癌，乳腺癌，甲状腺癌，肾癌，骨髓瘤，前列腺癌和卵巢癌	溶骨性转移或甲状旁腺激素相关肽
低血糖	肉瘤，胰岛细胞瘤，肝癌	胰岛素或类胰岛素肽
肌无力	胸腺瘤及肺癌	自身免疫性
脑脊髓炎	肺癌，卵巢癌和乳腺癌	自身免疫性
神经病变	多发性骨髓瘤，肺癌，乳腺癌和卵巢癌	自身免疫性
小脑萎缩	乳腺癌和卵巢癌	自身免疫性
黑棘皮病	胃癌，肺癌和子宫癌	自身免疫性
皮肌炎	肺癌和乳腺癌	自身免疫性
静脉血栓	多种癌症	可激活凝血因子的肿瘤产物
DIC	胰腺癌，肺癌，胃癌，前列腺癌	可激活并使用凝血因子的肿瘤产物
肥大性骨关节病	肺癌	未知

被认为在副肿瘤综合征的发展中发挥了一定的作用。正常组织与免疫复合物沉积的交叉反应，可能导致对免疫功能的影响。副肿瘤综合征可以是系统性的，也可以只对一个器官系统造成影响。副肿瘤综合征包含了常见的癌症后遗症，如超凝血功能障碍、恶病质、发烧和慢性疾病引起的贫血。更多具体影响见表 44-9。

副肿瘤综合征在所有患有恶性疾病的患者中的发生率约为 10%，这些症状偶尔会是一些隐匿癌症最初的表现症状。副肿瘤综合征并不代表无法治愈，对原发肿瘤的治疗可以消除相关症状。

副肿瘤综合征与内分泌病相像，他们很容易解释，因为他们都是由真正的激素或者模仿自然产生的肽发展而产生的。最常见的内分泌失调是库欣综合征，它是由肿瘤肾上腺皮质激素（ACTH）或者 ACTH 样肽产生的。这些介质的产生会导致过量的皮质醇产物及相关的特征，包括躯干肥胖、满月脸、虚弱、高血压和葡萄糖耐受不良。库欣综合征的常见病因有支气管癌、胸腺癌、甲状腺髓样癌和类癌。肾上腺肿瘤直接分泌皮质醇也可能导致库欣综合征。

高钙血症是另一种常见的副肿瘤综合征。恶性高钙血症大致可以归结为两个原因。多发性骨髓瘤和转移到骨的癌症，可以通过溶解骨转移来提高血清钙水平。乳腺癌、肺癌和肾癌等固体肿瘤可以分泌一种分子，叫做甲状旁腺激素相关肽（PTHrP），类似于甲状旁腺激素。这种分子可以结合甲状旁腺受体，并模拟甲

状旁腺激素的作用。PTHrP 不像甲状旁腺激素一样受反馈抑制的制约，并且大量的这种分子可导致严重的高钙血症。

假定这种神经肌症是肿瘤抗体与神经细胞的交叉反应导致的。在某些情况下，神经缺损是隐匿癌症的第一表现，副肿瘤综合征可以累及到每一级中枢和外周神经系统，从大脑皮层到神经肌肉交界处。患者个体可能出现症状，主要影响神经系统的某个特定元素，也可能弥漫性累及神经系统。常见的中枢神经系统症状包括小脑变性、脑炎和脊髓炎。外周累及可以体现为多发性神经病、肌炎或类似于重症肌无力的肌无力症状。造成神经肌病综合征的最常见癌症有肺小细胞癌、乳腺癌、妇科癌症和胸腺肿瘤。

该综合征的皮肤病产生原因不明，但理论上是由自身或者肿瘤的生长因子导致的。黑棘皮病的特点是皮肤上出现灰黑色角化斑块，尽管这些病变可能是偶发性的，但它们往往伴随着肿瘤，包括肺癌、胃癌、子宫癌和黑色素瘤。

Darnell RB, Posner JB: Paraneoplastic syndromes affecting the nervous system. Semin Oncol 2006;33:270.

Posner JB: Paraneoplastic syndromes: a brief review. Ann N Y Acad Sci 1997;835:83.

Thirkill CE: Immune-mediated paraneoplasia. Br J Biomed Sci 2006;63:185.

（代志军　刘棣　译，张澍　校）

第45章 器官移植

人类器官移植的成功开创了内外科医师的新时代。这是利用动物模型研究开展人类疾病治疗方法的典型案例之一。在各种器官功能衰竭治疗方法中,器官移植应优先选择。器官移植不仅能提高患者的长期生存率,还能改善如被肾、肝、心和肺功能衰竭所苦恼的患者的生活质量。

人们为发展衰竭器官的替代疗法做了巨大的努力。虽然人们取得了很多成绩,但是通过机械装置或生物学装置取代器官功能依然没有实现。血液透析可以有效替代肾功能,但其不能保证患者的生活质量和寿命。虽然在人工心脏技术方面取得了巨大进步,但现有的系统还不能够达到恢复正常心功能的水平。至今为止,还没有可以长期替代肝、肺功能的方法。器官移植通常是唯一能为进展性器官功能衰竭患者提供正常生活方式的方法。本章节介绍了器官移植的适应证和当前常用技术的局限性。

▼ 肾移植

除了移植器官来自同卵双生的双胞胎(同基因移植物),其余都自然地受到免疫排斥。定向免疫抑制治疗的发展,很大程度上克服了这一限制。定向免疫治疗不仅能够抑制引起移植排斥反应的免疫反应,同时还能保证机体能够从大多数的感染性疾病中恢复。不同物种之间的器官移植(异种移植)还不能做到如此成功。

自从认识到异体移植失败的原因是受者的免疫系统产生了针对供者器官的免疫反应,人们一直在研究抑制受者免疫系统的方法。早期利用氮芥和全身淋巴结照射等抑制免疫的尝试,都因副作用过大而失败。第一个实用的免疫抑制药物是硫唑嘌呤,一种DNA合成抑制剂。它与类固醇的联合用药最早成功用于移植术后免疫抑制治疗中。这个方案一度被认为是最佳方案,直到发现在同种异体移植排斥中起关键作用的细胞类型是T淋巴细胞。这促使了特异性阻断T细胞增殖和活化的药物的发展。比硫唑嘌呤/皮质类固醇激素联合应用更有效的并且毒性更小的药物随即产生。

所有的肾脏疾病引起的肾衰竭都可以通过肾移植治疗。糖尿病是引起慢性肾衰竭的主要原因,在美国45%的肾衰竭是由其引起的。第二位的病因是高血压性肾病(27%),接下来是慢性肾小球肾炎(11%)。儿童肾衰竭的主要病因是先天因素,包括梗阻性和非梗阻性尿路病变。

免疫反应

▶ HLA组织相容性抗原

主要组织相容性抗原是供者器官上最大的蛋白分子,这就意味着当供者与受者的主要组织相容性抗原不同时,会因此发生最强烈的免疫反应。编码MHC的基因位于第六号染色体短臂上,是一个包含紧密连锁基因的单染色体复合体。这个复合体至少由7个与组织相容性有关的基因座组成:组织相容性抗原(HLA)-A、HLA-B、HLA-C、HLA-D、HLA-DR、HLA-DQ和HLA-DP。每个HLA基因座都是高度多态性的,每个基因位点可编码多达50个或更多的抗原。一个MHC复合物中HLA基因的集合称为一个单体型。

组织相容性抗原分为Ⅰ类抗原(A、B和C)和Ⅱ类抗原(DR、DQ和DP)。Ⅰ类抗原由一个45kDa的重链组成,重链的组成包括三个决定其特异性、细胞膜内的跨膜段,及位于细胞内的胞内段的球形胞外段的结构域($\alpha1$、$\alpha2$、$\alpha3$)。Ⅰ类抗原通过与$\beta2$微球蛋白的结合保持稳定,$\beta2$微球蛋白的分子量为12kDa,它的编码基因不在MHC复合体中。Ⅰ类抗原表达于所有有核细胞表面,并最先与CD8+的T细胞相互作用。Ⅱ类抗原由一个33kDa的α链和另一个28kDa的β链组成,这两个链由非共价键连接。每条链的胞外段都有两个结构域,这两个结构域决定了 HLA 的特异性。Ⅱ类抗原只表达于 B 细胞和抗原呈递细胞(巨噬细胞,单核细胞,树突状细胞),但也可见于活化的 T 细胞和内皮细胞。Ⅱ类抗原最先与 CD4+ 的 T 细胞相互作用。在临床实体器官移植中的最重要三个抗原是 A、B 和 DR。人体还有两个 MHC 复合体,两条 6 号染色体各编码产生一个,所以每个人有六个与器官移植相关的 HLA 抗原。

Ⅰ类抗原和Ⅱ类抗原分子的三维结构相似。它们的细胞外部分呈现为 β 折叠形态并与两个环状的 α 螺旋,形成突出于细胞表面的沟槽样结构。随着核糖体的合成,在 HLA 抗原的组装过程中,抗原肽插入抗原结合槽。胞内的衍生蛋白在内质网内与Ⅰ类分子结合,胞外衍生的蛋白与Ⅱ类抗原结合。Ⅱ类抗原的抗原结合槽是开放的,使得Ⅱ类抗原能够容纳较长的肽。抗原决定簇主要在Ⅰ类分子的 α1 和 α2 链和Ⅱ类分子的 β 链中。一些抗原决定簇被同种异型的不同 HLA 所共有,这些共同的决定簇称作共有特异性。只在唯一的 HLA 抗原上发现的抗原决定簇被称作独有特异性。

淋巴细胞分为 B 细胞和 T 细胞。B 细胞主要功能是产生抗体。T 细胞分为两个功能亚类:CD4+ 的辅助 T 细胞和 CD8+ 的细胞毒性 T 细胞。辅助 T 细胞优先识别Ⅱ类抗原,细胞毒性 T 细胞优先识别Ⅰ类抗原。最近发现的调节性 T 细胞,可能是 CD4+ 也可能是 CD8+。辅助 T 细胞能够直接诱导细胞毒性 T 细胞的形成,从而导致对移植器官的直接破坏;也能够促进 B 细胞的成熟。依据其分泌的细胞因子的不同,辅助 T 细胞可分为 1 型和 2 型辅助 T 细胞。1 型辅助 T 细胞分泌 IL-2、IFN-γ、IL-12 和 TNF-α。这些细胞因子能够促进迟发型超敏反应的发生,细胞溶解并诱导与补体结合的 IgG 抗体的生成。2 型辅助 T 细胞分泌 IL-4、IL-5、IL-10 和 IL-13。这些细胞因子能够激活嗜酸细胞并导致 IgE 抗体的生成。

当抗原呈递细胞识别外界抗原,加工处理并提呈给辅助 T 细胞后,同种异体移植排斥就发生了。T 淋巴细胞被合适的提呈抗原激活,分泌细胞因子,这些细胞因子反过来招募和活化其他的淋巴细胞并促进它们的克隆性增殖。受者体内的其他细胞,如巨噬细胞,产生的细胞因子也对异体移植排斥反应的发生起到一定作用。辅助 T 细胞也能够促进细胞毒性 T 细胞和 B 细胞的增殖和分化。

B 细胞的活化,导致了直接针对供者抗原的特异性抗体的产生。这种免疫应答非常重要,特别是对于Ⅰ类抗原的免疫应答。受者在经历了Ⅰ类抗原引起的初次免疫反应后,血清中产生了针对供者 HLA 的细胞毒性抗体,并保留了记忆 B 细胞,还可产生针对特定 HLA 抗原的抗体。当相同的抗原再次暴露后,将立即发生具有破坏性的超急性排斥反应。针对血管内皮细胞的抗体与补体牢牢结合,直接导致细胞破坏,血小板和纤维蛋白栓子的形成导致了微血管血栓的形成和器官的缺血性坏死。在实际工作中,为了防止细胞毒性抗 HLA 抗体直接损害移植器官,移植前常需进行补体介导的细胞毒性交叉配合实验,即在移植前将受者的血清和可能供体的淋巴细胞进行孵育。

▶ 组织相容性实验、交叉配合实验和血型相容性试验

同卵双生之间的器官移植非常少见,因为供者及受者之间抗原相同,不需要免疫抑制治疗,这些移植都非常成功。取自 HLA 相同的同胞的器官,可取得仅次于同卵双生之间的效果。1/4 的兄弟姐妹之间分享相同的 HLA 单倍型,还拥有相同的主要组织相容性抗原。尽管如此,因为次要组织相容性抗原的位点不符,仍然需要免疫抑制治疗。双亲、子女和单亲同胞拥有一个相同的 HLA 单倍型。1/4 的同胞之间 HLA 单倍型已经不同,因此只能随机拥有相同的抗原。无亲缘关系的供者与受者之间,如配偶和朋友,情况也是这样。在过去,HLA 型别匹配被认为是必须的,因为移植物存活很大程度上取决于组织相容程度。共享许多 HLA 抗原的个体之间的器官移植相对于不共享的个体,更少发生移植失败。现代免疫抑制技术的发展能够为移植提供极好的免疫环境,甚至在 HLA 完全不匹配的案例中也能达到。与以前相比 HLA 型别匹配程度检测不再那么重要。现在 HLA 相容性试验主要用于决定几个供者中谁具有与受者最好的组织配型。HLA 型别匹配程度曾严重影响肾源的分配。当人们认识到 HLA 型别匹配程度对移植是否成功的影响不大时,情况得以改变。现在分配方案更多取决于患者等待的时间,对 HLA 型别匹配程度的考虑在减少。如果候诊名单上的某个患者和供者拥有全部的 6 个相同的 HLA 抗原型,那么应最先考虑这个患者。但这种情况并不常见,只影响着不到 10% 的肾源。

不关注组织配型和抗原配型的结果是很难判断受者体内是否存在针对供者抗原的预存抗体,一旦存在就会导致如前所述的超急性排斥反应的产生。接受过输血,妊娠或器官移植的受者,体内存在预存抗体,这可能是因为在上述过程中接触过已暴露的外来的组织相容性抗原。

现在可通过患者血清和供者淋巴细胞的交叉配合实验来检测抗体。不同敏感性和特异性的多种交叉配合实验方法可被选用。对于具有针对多种 HLA 抗原特异性抗体的患者,发现一个理想的交叉配合实验阴性的供者非常困难。这类患者中的一些可以通过脱敏疗法降低其循环系统中的抗体负荷。正在研究中的方法有血浆去除法、任意供者免疫球蛋白输注和抗 B 细胞单克隆抗体。利用脱敏疗法治疗供者/受者交叉配合实验阳性的经验正在积累,有时可以成功进行器官

移植。这种治疗方法的长期肾移植疗效尚不清楚。

在肾移植中 ABO 血型抗原是强组织相容性抗原；因此供者和受者 ABO 血型不合的肾移植被认为是不可能获得成功的。如果不采取措施减少受者血清中的针对不相容抗原的抗体，移植的 ABO 血型不合的肾脏将快速衰竭。采用抗 B 细胞疗法和血浆去除疗法的 AB 型血不合的肾移植有成功案例的报道。

Klein J, Sato A: The HLA system. (Two parts.) N Engl J Med 2000; 343:702.

▶ 免疫抑制药物疗法

许多免疫抑制的方案对急性同种异体移植排斥有效。多数方案使用的药物超过一种。理论上讲，使用多种类型的免疫抑制药物，可以阻断免疫反应过程中的多个目标。相对减少单一药物的剂量，减轻因大剂量应用产生的毒性。因此，许多患者使用由类固醇类药物，钙神经素抑制剂和抗代谢药物或 TOR（target of rapamycin）组成的三联用药方案。与此不同，"四联疗法"包括非常有效的抗淋巴细胞制剂和三联疗法中的同样的药物。抗体治疗有两方面的作用：降低移植之后的数月内发生排斥反应的可能性，并推迟钙神经素抑制剂使用的时间。这可避免钙神经制剂的肾脏毒性，所以在临床上有重要意义。器官移植刚刚结束后发生感染的危险性最高，通常开始时使用相对较高剂量的各种免疫抑制剂，然后在几周到几月的时间里，逐渐、规律地降到一个稳定的水平。

移植排斥需通过活组织检查确诊。可通过多种监测患者肾功能的方法进行随访，这些方法多是通过检测血清肌酐的形式检查肾功能。当移植肾脏发挥功能时，血清肌酐水平在几天时间里逐渐降到最低水平，这个水平成为患者的基础血清肌酐水平。任何血清肌酐水平的显著升高都应该分析其原因，一旦排除了尿路阻塞，脱水和感染，就需要对移植肾进行活组织检查。排斥反应的治疗可以采用高剂量类固醇激素冲击疗法或抗淋巴细胞抗体治疗。免疫排斥治疗对超过 90% 的患者有效。

现在许多药物可以用于免疫抑制治疗。所有的这些药物都有增加机体对感染性疾病的易感性的副作用。这是当前可用的免疫治疗的共同特点，抑制机体对外界所有抗原的免疫应答。当受者发生感染时，有丰富免疫治疗经验的医生参与其治疗显得非常重要。通常情况下，需要适当地降低免疫治疗的强度，使患者从感染中恢复。不同医生调整治疗方案的形式差别很大，但是主要方法包括降低药物剂量或停用一种或多种用于维持免疫抑制的药物。当感染控制以后，免疫抑制治疗需要恢复到可接受的维持状态。应制定个体化的治疗方案，因为不同个体产生排斥和感染的特点不同。

许多长期免疫抑制治疗方案和恶性肿瘤的发生有关，特别是皮肤癌和淋巴瘤。接受长期免疫抑制治疗的患者应注意尽量减少直接暴露于紫外线的机会。因为皮肤癌单纯的切除术即可处理，所以医生认真观察和处理移植受者发生的皮肤损伤显得非常重要。

在未来，有可能可以通过改变移植物使受者免疫系统不将其视为异质物，或通过改变受者免疫系统使其在不排斥移植物的同时保持对其他外来抗原的免疫反应。

A. 抗代谢药

抗代谢药物包括硫唑嘌呤、环磷酰胺、麦考酚酯和来氟米特。这些药物能够阻断核酸合成，从而限制活化淋巴细胞的快速增殖。这些药物可以用来预防排斥反应的发生，但是不能够逆转急性排斥反应。

硫唑嘌呤，一种嘌呤类似物，是这个家族中的第一个成员。这个药物可非特异性地抑制淋巴细胞增殖；因此常会引起循环系统中中性粒细胞和血小板的数量下降。这个副作用是剂量依赖性的。

环磷酰胺是一种烷化剂，常用于化学治疗。其在大剂量使用时也是一种有效的免疫抑制剂，但其在临床上的应用较少见。

麦考酚酯是肌苷一磷酸脱氢酶的阻断剂，该酶是嘌呤类从头合成途径中的限速酶。淋巴细胞只能通过这一途径合成嘌呤，但其他细胞能够利用其他途径进行补救合成。因此麦考酚酯比其他抗代谢药物对淋巴细胞的特异性更强。自从很多设计良好的实验证实麦考酚酯具有优良的抑制免疫排斥的作用后，它已经取代硫唑嘌呤，而与钙神经素抑制剂和类固醇类药物联合应用。

来氟米特是一种从头合成嘧啶途径中的选择性阻断剂。它通过抑制二氢乳清酸脱氢酶的活性起作用。来氟米特被广泛应用于风湿性关节炎治的治疗。临床试验证实其能有效阻断排斥反应，但由于其漫长的半衰期（15~18 天），仍不适用于临床使用。

B. 皮质类固醇

皮质类固醇和硫唑嘌呤的联合应用，是第一个能够防止同种异体移植排斥反应的免疫抑制剂组合。皮质类固醇冲击疗法，是第一个实用而有效的能够逆转已经发生的排斥反应的方法。因此，过去 40 多年的时间里，皮质类固醇一直是最成功的免疫抑制治疗方案中的药物成员之一。在器官移植的同时，大剂量的皮质类固醇经静脉输入，这个剂量在数周至数月的时间里逐渐降低到维持剂量，维持剂量为口服泼尼松 0.1~0.2mg/kg。最近，停用泼尼松的做法引起了人们极大的兴趣，人们正在研究不再需要皮质类固醇的治疗方案。有证据表明这种治疗方案对低风险的肾移植受者是合适而有效的，但在高风险受者中应用，包括已知的对 HLA 敏感的患者和第二次肾移植的患者中还存在很大争议。

皮质类固醇治疗可引起许多不同的副作用，包括感染、体重增加、库欣样特征、高血糖和粉刺。儿童每天使用皮质类固醇治疗可能会抑制身体的生长发育。通过隔日治疗可以一定程度的改善这种副作用，即隔日早晨服药一次。

对偶发的排斥反应的治疗首选皮质类固醇，通常使用 3 倍或 3 倍以上日常剂量，即静脉内注射 100~500mg 的甲泼尼龙（"皮质类固醇冲击疗法"）。皮质类固醇冲击疗法对 50%~80% 的排斥反应有效，这主要取决于排斥反应的严重程度。

C. 钙神经素抑制剂

在 20 世纪 80 年代早期，首个钙神经素抑制剂环孢素在临床应用，彻底改变了当时移植的现状。环孢素是从真菌代谢产物中提取的由 11 种氨基酸组成的环状多肽。环孢素具有较强的免疫抑制作用，也是第一个被证实可特异性抑制和逆转处于免疫活化状态淋巴细胞的化合物。继环孢素之后出现的他克莫司——另一种从真菌中提取的化合物，也能够抑制钙神经素。其基本作用机制是抑制辅助 T 细胞产生和释放 IL-2。这类药物也能够干扰巨噬细胞释放 IL-1 和 B 淋巴细胞的增殖。应密切监测两种药物的血药浓度，因为血药浓度较高时它们会具有肾毒性和神经毒性。它们对肾功能有慢性作用，长期使用它们可导致显著的慢性肾功能不全，这在许多患者中发生。环孢素和他克莫司都可导致肿瘤的发病率增加，特别是淋巴瘤。

D. 哺乳动物类西罗莫司靶蛋白（TOR）抑制剂

西罗莫司（即西罗莫司）是一种由链霉菌属细菌产生的大环三烯类抗生素。它最初是作为一种抗真菌和抗癌剂应用，但后来发现其具有显著的免疫抑制作用。西罗莫司通过与西罗莫司的哺乳动物靶蛋白结合抑制淋巴细胞转导途径，从而发挥免疫抑制作用。西罗莫司的抗增殖作用不仅抑制淋巴细胞克隆增殖，同时也抑制平滑肌细胞增殖。西罗莫司和钙神经抑制剂联合应用可以有效地阻止免疫排斥发生。这个药物较大的优势是不会引起肾功能障碍，其抗增殖特性提示其长期使用不会增加恶性肿瘤发生的风险。西罗莫司的副作用包括，免疫抑制相关的感染、口腔溃疡，因其抑制平滑肌细胞增殖产生的伤口愈合问题和显著的高脂血症。此外，在西罗莫司作为初始免疫抑制治疗的部分肝移植受者中发现，其与肝动脉血栓形成有关。

依维莫司是西罗莫司的衍生物，其也是一种西罗莫司靶蛋白抑制剂，它的副作用与西罗莫司类似，但是血浆半衰期较短。

E. 抗胸腺母细胞多克隆抗体、抗淋巴细胞球蛋白、抗胸腺细胞球蛋白

用人类的淋巴细胞免疫动物，然后收集纯化动物针对人类淋巴细胞抗原产生的抗体，经过收集、纯化获得抗淋巴细胞和抗胸腺细胞的多克隆抗体。它们是降低循环系统中淋巴细胞数的强效药物，其效果可通过流式细胞技术或用简单的全血细胞计数和分类来测量。因为它们是多克隆的，所以它们不仅能对 T 细胞产生作用，也能对血液循环中的 B 细胞和天然杀伤细胞起作用。

这类药物在免疫抑制治疗的诱导阶段非常有效，在对类固醇冲击疗法耐受的或病情恶化的排斥反应的挽救治疗中也是非常有效的。通常连续 5~7 天每天给药。这些药物较强的免疫抑制效果可持续数周至数月。因其抑制细胞免疫所以其与病毒感染发病率升高有关，它有发生恶性肿瘤的较高危险，特别是 B 细胞淋巴瘤。

这些药物的副作用较多，包括发冷、发热、中性粒细胞减少和血小板减少。发冷、热和全身乏力的发生，是在抗体和细胞表面的受体结合时，由 T 细胞和循环系统中的单个核细胞释放的介质，特别是 TNF-α、IL-1 和 IL-6 引起的。这些症状和病毒感染引起的症状很相似。症状多是暂时的，持续时间少于 12 小时，并多在第一次或第二次治疗时发生，如果提前给予皮质类固醇、对乙酰氨基酚或苯海拉明，症状将显著减弱。中性粒细胞减少和血小板减少是因为抗体与这些细胞结合并导致细胞耗竭。此副作用也是暂时的，多在 24~48 小时内恢复。治疗过程中应监测白细胞和血小板计数，当计数较低有可能会引起危险时，应控制药物剂量。

F. 单克隆抗体治疗

自从人们认识到 T 细胞是同种异体移植排斥发生的关键细胞后，便开始开发抑制或减少 T 细胞的药物。单克隆抗体 OKT3（莫罗单抗 -CD3）是第一个此类型药物，该药由杂交瘤细胞分泌。在免疫抑制治疗的诱导阶段，其较抗淋巴细胞球蛋白和抗胸腺细胞球蛋白更具优势，因其特异性的抑制 T 细胞的功能和增殖。因 OKT3 是单克隆抗体，只针对特定的抗原起作用，所以其产生的效应是确定的，而不会产生针对其他细胞（如中性粒细胞和血小板）的有害效应。在抗类固醇排斥的治疗中，OKT3 是最有效的，其对超过 90% 的患者有效，这避免了提高激素剂量引发的副作用。因 OKT3 是鼠类的单克隆抗体，受者可能会产生针对鼠类的抗体，这是其不利的方面。约有 5%~10% 应用 OKT3 治疗的患者发生这种反应，这会降低第二次或第三次使用该药时的疗效。与多克隆抗体的应用一样，单克隆抗体也为连续 5~7 天每天使用。副作用是由细胞因子的释放引起的，并且较多克隆抗体的副作用更为严重。

通过预处理这些症状可能会有所改善。因其只与 CD3 表位结合不与其他表位结合,而只有 T 细胞表面存在 CD3 表位,所以其不会引起血细胞减少。

OKT3 的成功促进了更"人化"的新一代单克隆抗体的产生。新一代单克隆抗体经过基因工程的改良,避免了在 OKT3 的使用中见到的副作用。通过用人类抗体基因序列取代大多数鼠抗体基因序列,改变了杂交瘤细胞中编码抗体分子的遗传密码。这种抗体是嵌合体的,或"人化的",因为抗体中只有与抗原表位结合的高度易变部分对受者是异质的。当使用该药时,不会导致细胞因子的释放,受者也不会产生针对单克隆抗体的中和抗体。因这种抗体与人免疫球蛋白非常类似,它们也有一个较长的半衰期。

此类药物的首个代表是与 CD25 结合的达珠单抗和巴利昔单抗,CD25 是 T 细胞 IL-2 受体的高亲和亚基。因 T 细胞的增殖活化需要 IL-2,这些药物可以选择性的抑制在器官移植中活化的 T 细胞的增殖,而不会影响原有的 T 细胞对其他抗原的免疫。例如,现存的针对病毒的细胞免疫就没有受到干扰。有研究显示,移植物移入时使用抗 CD25 抗体治疗可以减少未来排斥反应的发生。

阿仑珠单抗(Campath-1H),一种更新的药物,是一种与 CD52 结合的人类单克隆抗体,CD52 是一种在外周血单核细胞发现的抗原。它也会对 B 细胞、天然杀伤细胞和单核细胞产生类似的作用,只是程度较轻。它近来被用于治疗某些类型的慢性淋巴细胞性白血病。在一些移植中心,它被用于诱导起始免疫抑制以及排斥反应的治疗。

Carpenter CB: Immunosuppression in organ transplantation. N Engl J Med 1990;322:1224.
Krieger NR, Emre S: Novel immunosuppressants. Pediatr Transpl 2004;8:596.
Levy G et al: Safety, tolerability, and efficacy of everolimus in de novo liver transplant recipients: 12- and 36-month results. [Erratum appears in Liver Transpl 2006;12:1726]. Liver Transpl 2006;12:1640.
Mourad G et al: Induction versus noninduction in renal transplant recipients with tacrolimus-based immunosuppression. Transplantation 2001;72:1050.

供肾来源

肾移植中供肾来源有两种,活体供者和尸体供者。等待移植的所有患者中,约有 1/3 有适合于移植的自愿的活体供者。因现有的治疗可有效降低受者体内的抗供者抗体的含量,ABO 血型不再要求必须相符。但是,ABO 血型相符的供者应优先考虑,因为减少抗体的治疗非常昂贵,并且因保护性抗体耗竭使得患者感染的风险升高。

在过去,为了达到可接受的移植存活率,需要供者

和受者 HLA 抗原近似匹配,所以只有亲属活供者才是可以接受的。现在供者/受者之间没有任何 HLA 抗原匹配的移植物存活率超过 90%,这导致接受活体非亲属供体的器官移植的数目增加。现在接受自愿供者,如配偶,朋友,同事,甚至只是普通朋友关系的器官移植的数量增多。通过互联网认识的供者和患者引起了更多的争议。尽管一开始允许了这种寻找活体供者的方法,但对移植联合会来讲,只要双方被充分告知和保证,很难对活体供者和受者的关系作出有价值的评价。

最近,移植中心开始对两对或更多的活体供受者进行重新配对。受者具备接受移植的条件,但与其要捐助的供者不配型,同时另一对供者与受者之间存在同样的问题。结果显示,配对供者移植物的预后与其他(未配对)活体移植物相似。

活体供者的心理和生理都必须健康。最为重要的是,活体供者应该是自愿的并且清楚知道移植过程,这样供者才能签署移植手术的知情同意书。供者年龄必须达到法定年龄,但是特殊情况下可有所放宽,特别是当供者和受者是同卵双生时。这种情况下最明智的做法是,由受者和其他家庭成员没有任何关系的人来确定未成年人不是被强迫的。

▶ 活体供者

活体肾供者和尸体肾供者一样常见,虽然如此,因一个尸体供者能提供两个肾脏,所以从尸体供者获得的肾脏数目远超过从活体供者获得的。移植数月后,机体的代偿功能可使肾功能维持在原来肾功能的大约 75%~80%。对供者的随访研究发现,他们肾功能良好,无论生理和心理上都没有罹患与移植有关的疾病。只有一个肾脏的女性供者在妊娠期间,泌尿系统感染的发病率不会升高。

常用的进行供者肾切除术的方法最少有两种:开腹肾切除术和腹腔镜肾切除术。开腹肾切除术长期作为标准方法,包括在 12 肋骨下的胁腹部切大约 15cm 长的切口。把腹膜推向中间,沿肾血管和输尿管游离肾脏,尽量减少对腹腔内容物的干扰。近来,腹腔镜技术的发展,使得腹腔镜下肾切除成为可能。腹腔镜肾切除术中,对患者进行全身麻醉,腹腔中被注入 CO_2,以能够观察腹腔内结构。一些外科医生在腹中线、脐上方做一较大的切口,经切口直接把手伸入腹腔。当肾脏已从周围组织游离下来,血管及输尿管已经剪断,用手经过这个切口直接将肾脏取出。不用手辅助,只通过腹腔镜也将肾脏取出。将切除的肾脏置于一个放置在腹腔的袋子中,通过较低的横切口将其拉出体外。腹腔镜肾切除术需要的时间较长,但患者术后疼痛较少且恢复较快。应将两种手术方式的优缺点、可能的风险和已知的并发症告知供者,并赋予供者选择手术方式的权利。

对于供者,最大的风险是麻醉和手术本身。死亡率约为 0.03%,大部分死亡无法预防,表现为大手术本身的风险。肾切除术后最常见的并发症与伤口有关,包括感染和疝的形成。这些并发症的发病率低于 1%~3%。伤口感染需要更换敷料,疝需要手术修补。

对活体供者的评估必须充分彻底。首先供者必须是完全自愿的,没有被受者或其他家庭成员强迫。这往往需要一个对移植过程极为熟悉并具备优秀的交流技巧的人进行细心的评估。这一部分的会见应该私下进行,以便于供者能够真实的表达他们的感受。移植社会工作者,心理学家和精神病学专家都应该参加供者的选择。一旦确认供者确实出于本人意愿捐献,这时应该做详细的记录,并对其进行体格检查。应该找出影响手术风险和未来肾衰竭的因素。常规检查包括心电图、尿液分析、完全血细胞计数、空腹血糖、血清胆红素、肝脏转氨酶、血清肌酸酐和血尿素氮。如果这些检查都正常,应该通过影像学方法确认存在两个肾脏,排除先天性和结构性肾脏疾病并评估肾脏的脉管系统。γ 血管造影术,CT 和 MRI 也都可用。多发性肾动脉的肾脏可以用于移植,不过在吻合小附属动脉时要格外小心,特别是从肾下极发出的动脉,因为它可能是输尿管唯一的血供。如果是多发性肾静脉,较小的静脉可以直接结扎,因为静脉在肾脏中互相连通。

▶ 尸体供者

2/3 的肾移植受体没有合适的活体供者。这些患者的名字便出现在等待尸体供肾的名单上。因为每年都有新的患者加入这个名单,等待尸体供肾的患者人数每年都在增长,在美国到 2010 年这个数字将会超过 10 万。

因脑死亡或自发性心血管活动停止宣告死亡的供者,他们的肾脏可被成功移植。

在美国,原则上脑死亡被广泛接受,所有的医院都可以遵照协议诊断脑死亡。

供者家属的赠予同意,应由受到如何接触供者家属训练的专业人员获得。这样家属能够有时间悲伤并能表达伴随亲人逝去而产生的悲伤和愤怒。这时,非治疗患者团队中的个体能够为家属提供最好的情感支持。这时可以开始关于赠予的讨论,该讨论需与家属得知亲人逝去的讨论分开进行。

脑死亡供者的肾脏应用外科手术取出。随后进行肾脏驱血和冷灌注,这些多与腹腔和胸腔移植器官取出同步进行。肾脏用特殊的保存液灌并保持低温。有报道称,用低温保存 72 小时的肾脏进行肾移植取得成功。但是从供者取出肾脏后,越快进行移植效果越佳,最好在取出后的 24 小时内进行。

也可以从心肺源性死亡的尸体供者获得肾脏,常称作"心死亡供体,DCD"。在美国这种情况最常发生在当医学治疗被认为是没有意义的,而被撤除时。典型的情况是,患者处于深度、不可逆的脑损伤状态,基本上没有任何清醒的意识及不可能发生有意义的康复。在这种情况下,标准的医疗操作是建议撤除机械呼吸和静脉输液类的维持生命的治疗,因为绝大多数人在如此绝望的环境中,都不想通过外界支持而存活。撤除支持治疗需要得到家属的理解和同意。捐献器官的决定应与放弃治疗的决定分开进行。捐献获得同意并且捐献的准备工作已经完成,这时原治疗团队可撤除治疗。当心肺活动停止,原治疗团队的医生宣布患者死亡,这时移植小组可用取出脑死亡供者器官的方法取出供者器官。

受者的选择

应考虑对慢性肾衰竭的患者进行器官移植。急性肾小管坏死引起的急性肾衰竭,通常选择血液透析治疗,因此在这种情况下肾移植不是合适的选择。患者不一定非要等到需要血液透析治疗时,才进行器官移植。事实上,在血液透析前进行肾移植的患者,移植存活率最高,然而在移植前有长期透析史的患者成功率较低。一旦预计一年之内血液透析治疗不可避免时,就有必要考虑肾移植了。

在肾移植的早期阶段,接受肾移植的患者年龄大多都在 15~45 岁。近年来,年龄范围扩大,已扩展到不足 1 岁的婴儿和年龄超过 70 岁的老人。很多年来,幼儿移植成功率低于成人,但是现在这个问题得到了解决。甚至,接受肾移植时还不足 1 岁的幼儿,移植物存活的可能也很大。

很久以来,人们不愿意对老年人进行肾移植。但是随着肾移植技术的发展,以及高效低毒的免疫抑制药物的开法和有效预防移植后感染方法的进步,这种否定态度正在改变。虽然老年人的自然生存期较短,但迄今为止,接受移植时的年龄超过 60 岁的患者显示,他们在预期寿命的延长方面几乎和年轻患者类似。

通过量化比较等待肾移植患者的死亡率和肾移植后的死亡率得出。肾移植可以使各年龄阶段的预期寿命翻番。糖尿病患者肾移植后的预期寿命的改善最为引人注目。现在,对于患者的判断倾向于其生理功能状态,而不是实足年龄。尽管如此,因为器官功能较差和已存在的疾病,被认定为较差的候选者中老年人居多。

移植候选者不能存在活动性感染。慢性感染的组织,例如慢性肾盂肾炎或慢性骨髓炎,在进行移植前必须进行彻底的治疗。如果患者存在活动性病毒和细菌感染,即使能够找到合适的移植器官,移植时间也应该推迟到感染去除以后。这是因为对合并活动性感染的患者进行免疫抑制是不明智的,尤其是在围术期需要使用大剂量的免疫抑制剂的情况下。

几乎合并各种原发性肾脏疾病的受者都成功地进行了肾移植，例如肾小球肾炎、高血压性肾病、慢性肾盂肾炎、多囊性肾病、反流性肾盂肾炎、古德帕斯丘综合征、先天性肾发育不良、弗布利综合征和奥尔波特综合征。已有患有全身性系统疾病，肾脏作为后期受损的器官（胱氨酸贮积症、系统性红斑狼疮和糖尿病肾病）的患者的成功移植的案例。草酸盐沉着症的患者如果血浆草酸盐浓度较高，禁做肾移植术，因为单纯肾移植后此病会很快复发。但肝移植能够纠正引起过多草酸盐堆积的酶缺陷。所以肝肾联合移植是治疗该病的可取方案。

没有膀胱功能的患者可以接受肾移植，但是在移植之前需要进行输尿管尿液引流。大多数长期无功能膀胱的患者可行输尿管再植，移植术后如有需要，可行间歇性导尿术。如果膀胱先天缺如或是手术切除，可利用一段小肠制造一无功能的膀胱，并将其作为尿液的引流通道。造口的位置应科学选择，以便能与移植肾脏的输尿管连接。

为了移植成功，移植患者需要接受移植后治疗。依从性较差的患者，在他们对过去的行为感到懊悔并决心遵从医嘱后可以成为移植候选者。在一些病例中，如青春期阶段的患者，在接受肾移植之前应让其体验透析，以让其深切明白成功肾移植带来的生活方式的改变。需要建立移植患者网，以帮助他们处理移植后的问题。他们需要获得可靠的免疫抑制治疗，所以对其持续开放的可靠的移植中心也很重要。幸运的是，对于缺乏社会支持的患者，支持服务较易获得，单单因为缺乏社会支持而拒绝移植的情况较少发生。

在肾移植的早期，移植之前常常行双侧肾切除术，但现在这种做法非常少见。移植前肾切除的患者大多为多囊性肾病并发剧烈疼痛，多发性感染或者多发性出血者，但是这种情况现在已不常见。其他移植前肾切除的适应证包括多发性感染，特别是感染与输尿管反流有关时，或者存在肾脏局部缺血引起的严重的肾源性高血压。

Wolfe RA et al: Comparison of mortality in all patients on dialysis, patients on dialysis awaiting transplantation, and recipients of a first cadaveric transplant. N Engl J Med 1999;341:1725.

手术技术

肾移植的外科技术包括肾动静脉和输尿管的吻合（图 45-1）。通过下腹部的斜切口将移植肾脏置于髂窝。手术时，向中线游离腹膜，这样肾脏就处在腹膜外位置。游离髂动、静脉以备相应地吻合。在肾静脉和髂静脉之间进行端 - 侧吻合术，其后在肾动脉和髂动

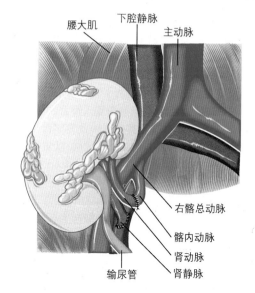

▲图 45-1　肾移植技术

脉之间进行端 - 侧吻合术。另一种可用的技术方法是进行肾动脉和髂内动脉的端 - 端吻合，但是在大多患者这种技术的难度更大。当供肾为多发性肾动脉时，对于血管的处理有不同的观点。假如动脉较小（<2mm），可以将其结扎，特别是上极动脉的分支。如果为尸体供肾，可使用较大的包括所有肾动脉的腹主动脉瓣（Carrell patch）。其他选择有：利用复杂的血管吻合术将血管与髂动脉逐一吻合；把小动脉吻合在肾动脉主干侧壁上，然后将肾动脉主干与髂内动脉吻合；以及将两个动脉的末端修剪成铲形，修整成单腔血管，再行血管吻合。

年龄较小的儿童和婴儿，可取腹正中切口或行从耻骨联合到肋缘的较大的胁腹切口，通过将腹内容物向上、向中线推移，可暴露主动脉和下腔静脉。如果血管足够大，可将肾血管与髂血管端侧吻合，但通常需要选择受体的肾下下腔静脉和腹主动脉分别与供体肾静、动脉吻合。

当把小儿尸肾移植给小儿受者时，移植肾功能常较差。但是，很多小儿肾移植是连同供者腹主动脉和腔静脉片一起移植，将供者腹主动脉和腔静脉片与髂血管吻合，并结合输尿管双重吻合。在什么年龄进行双肾脏整块移植效果最好并不确定，但可以确定的是大于 6 岁的儿童的肾脏已经功能发育完全，移植给成人以后，能够很好地发挥功能并持续很长一段时间。

可通过肾盂输尿管吻合术，输尿管吻合术或输尿管膀胱吻合术重建尿道。最常用的是输尿管膀胱吻合术。先行较大的膀胱切开术，在膀胱的黏膜下层造一个隧道，把输尿管引入膀胱，然后在膀胱内把输尿管的黏膜层和膀胱的黏膜层缝合（Politano-Leadbetter 法）。

还有一些其他技术。体外膀胱造口术,避免进行较大的膀胱切开。"单缝线"技术中,输尿管黏膜并没有直接和膀胱黏膜缝合,而是通过贯穿膀胱全层的一针将其固定在膀胱内部。上面所讨论的所有技术都需要植入输尿管支架。6Fr的双端为J形的小儿用输尿管支架能起到较好的效果,将其一端置入肾盂,中间通过吻合处,另一端置入膀胱或其他泌尿系统导管。放入的支撑物应在移植术后的1~2个月拔出,以防止结石的形成和膀胱的感染。

术后处理和并发症

患者在接受肾移植后通常立即产生尿液,在接下来的3~7天,血清肌酐水平下降。尿液的量和患者的含水量与移植过程中输入液体的多少有关。为了能让移植肾脏重建血供并立即发挥功能,患者体内应含有充足的水量。在移植肾脏发挥功能后需要进行数小时到数天的加强利尿。为了防止因利尿产生的血容量不足,应通过静脉输液补足因排尿丢失的水量。经过这个阶段后可停止静脉输液。因移植肾脏较正常肾脏对低血容量的敏感性较高,应鼓励患者多饮水,以预防脱水的发生。术后次日的早晨患者即可进食,应鼓励其在辅助设备的帮助下下床活动。尿管最早可在术后两天拔除,主要取决于输尿管吻合的技术。一些医生更倾向留置导尿时间更长一些,以便于输尿管的充分愈合。如果受者在术后没有并发症,患者已学会口服补液的方法、服药的方式、接受过术后需要做什么和不能做什么的训练,并知道在接下来的几周怎样观察病情,那么患者在术后2~3天即可出院。

肾移植后可能会出现一系列的并发症,为了取得最佳的效果,应早期发现和治疗这些并发症。出现最多的是感染和排斥反应,这反映出过多或过少使用免疫抑制剂之间的矛盾。泌尿系统感染是最常见的移植后感染之一,这时通常需要抗生素治疗。细菌性肺炎是最常见的肺部并发症,如不及时发现和治疗可能会造成非常严重的后果。现行的免疫治疗方案主要针对T淋巴细胞,这导致不常见的机会性感染的发生,例如,疱疹病毒感染,卡氏肺囊虫感染和真菌感染。因为针对常见感染的预防性治疗已常规应用,感染较前已经大量减少。由于有效的抗巨细胞病毒药的应用,巨细胞病毒感染已经基本消除。过去巨细胞病毒感染很常见,并且处理起来非常棘手,花费也较高。

大约20%的尸体供肾在肾移植后,不能立即发挥功能。这个并发症称作"移植肾功能延迟",发生的原因是肾脏的急性肾小管坏死。一些患者表现为尿排出量正常,但血清肌酐未见降低。另外一些患者则表现为严重的少尿症。在活体供者移植时也可发生"移植肾功能延迟",只是概率较低(低于3%)。"移植肾功能延迟"与供者年龄较大和供者在捐赠时血清肌酐水平较高有关。长时间的局部缺血也能增加其发生的概率。大多数情况下急性肾小管坏死会逐渐好转,肾功能会恢复。大多数患者的恢复时间不超过一周,但是一些情况下肾功能恢复到患者不需要透析的程度,则需要数周。如果恢复时间超过一周,最好进行肾活检以排除静止性排斥反应。

肾移植的血管并发症并不常见,只影响着1%~2%的肾移植。肾动静脉血栓形成的后果都较严重,几乎全部导致移植失败。循环系统中抗HLA抗体较高的患者,急性移植物血栓形成的发生率较高,这提示其中一些病例和超急性排斥反应有关。患有凝血因子V Leiden点突变和其他引起血液高凝状态疾病的患者,移植物血栓形成的发病率较高。如果患者曾有临床上少见的血栓形成病史,应排除由V因子Leiden突变所引起;当发现此种病史和其他已知的易凝状态时,围术期应进行抗凝治疗。肾动脉狭窄也较少见,其发生可能与排斥反应累及肾血管有关。它可能会引起严重的高血压。一旦出现应进行外科手术治疗或行经皮腔内气囊血管扩张术。

泌尿系统并发症的发病率约为4%,最常见的是发生在膀胱切开术切口的尿外渗和输尿管梗阻。这些并发症几乎都可以通过在影像设备下,经尿道置入肾盂引流管解决。这些并发症并不增高移植失败的风险。

一个特有的、几乎只发生于肾移植的并发症是肾移植床的淋巴囊肿。淋巴液可能来自肾门部或是分离暴露髂血管时造成的淋巴管断端。在解剖受者血管时仔细结扎淋巴管能够减少其发生。大的淋巴囊肿可能压迫输尿管和移植肾脏的脉管系统,有时也会发生感染。无菌的淋巴囊肿可做腹膜腔的内引流;发生感染时,只能行外引流。

胃肠道并发症可以发生在消化道的任何部位,但是恶心和上腹部疼痛等上消化道症状最常见。很多情况下,这部分用药占据患者必须服用药物的大部分。过去受者较易发生消化道溃疡,但随着H_2受体阻滞剂和质子泵抑制剂等抑酸药的常规应用,这类并发症基本消失。

移植排斥

尽管免疫抑制治疗有了新的进步,但对于异体移植的受者来说,排斥反应仍是术后最大的危险。大多数排斥反应发生在前三个月内。排斥反应有三种基本类型:

1. 超急性排斥反应是体内已形成的针对供者抗原的细胞毒性抗体引起的。移植之前进行交叉配合实验能够避免这种类型的排斥反应的发生。血管吻合术完成之后,此类型排斥反应就很快发生。在24~48小时内移植器官被完全破坏。开始时,移植肾脏呈粉红色、质地较硬,但是血流减少后,移植肾脏颜色变蓝、质地变软。通常没有能有效治疗超急性排斥反应的方法,但如能及时发现,血浆去除法和免疫球蛋白输注可能有效。

2. 急性排斥反应是移植后的前三月内,最常发生的免疫排斥类型。它主要是免疫细胞针对外来抗原的免疫反应。这类反应可能以细胞免疫为主,抗体介导的炎症反应可能参与了此过程。一般情况下患者没有任何症状,只能依靠连续测量受者血清肌酐水平来诊断。严重病例可能出现少尿症,体重增加和高血压恶化。采用现代免疫抑制方案的患者,很少出现发热,局部压痛和移植肾脏肿大;原来采用泼尼松和硫唑嘌呤治疗时,这种情况较多见。这类排斥反应通常采用类固醇冲击疗法治疗。如果未能见效或病情较重,应使用抗淋巴细胞单克隆或多克隆抗体。绝大多数急性排斥反应能够逆转。当患者因对药物不敏感,或是因合并感染而限制免疫抑制剂的增加时,移植可能会因此而失败。

3. 慢性排斥反应是移植后期移植肾功能恶化的原因之一。引起慢性排斥反应的病因还不清楚,但是衰竭器官活组织检查提示细胞免疫因素没有参与这一排斥反应,并发现了抗供者抗体的存在。这些提示慢性排斥是由体液因素介导的。慢性排斥反应的诊断多是基于是否出现伴有蛋白尿和高血压的慢性肾衰竭。所有已知的治疗都对慢性排斥反应无效,肾功能完全衰竭不可避免,在出现肾功能恶化的几年后肾功能会完全衰竭。这个病理过程和钙神经素阻滞剂的长期应用之间的关系还不清楚,在其他非肾脏器官移植的受者也存在相同的情况。最近发现,在移植后的第一年经历过排斥反应的患者慢性肾功能减退将会加速。这种情况也发生在出现移植肾功能延迟的患者和移植肾脏来自非亲缘关系供者的患者中。

▶ 鉴别诊断

能够引起肾移植后受者血清肌酐突然明显升高的病因很多。应通过详细了解病史和体格检查排除脱水。应回顾患者的治疗经过,并留意非处方药物的使用,特别是非类固醇类抗炎药和中草药。这些药物能够引起肾功能不全和免疫抑制药物体内代谢改变,并导致免疫抑制药物的血药浓度过高或过低。通过尿液分析可以排除泌尿系统感染。如果上述处理不能解释肾功能不全的病因,接下来就应该行泌尿系 B 超检查,以明确有无输尿管梗阻,其后就是移植肾组织活检。移植肾组织活检诊断的准确性较高,具有决定性意义。活组织检查可显示急性排斥反应或钙神经素抑制剂肾毒性。因这两种情况需要的治疗完全相反,所以移植肾活组织检查对下一步治疗的选择极其重要。

心脏移植

1967 年,Christiaan Barnard 成功进行了首例心脏移植。但是在那个时期,可用的免疫抑制疗法是采用硫唑嘌呤和类固醇。这种疗法不足以有效控制这些患者的排斥反应。这使得这种方法停留在实验阶段并仅限于在世界上几个机构应用。1981 年,环孢素的问世明显改善了受者的生存率。1985 年心脏移植在全联邦范围内被确认,不再停留在实验阶段。在 2003 年,美国的 100 多个中心完成了 2000 例心脏移植。受者术后一年生存率超过 85%,三年生存率超过 75%。

供体的选择

在过去,人们认为尸体供者适于心脏捐献,但死者必须是不超过 40 岁的男性和年龄不超过 45 岁的女性。由于等待接受心脏移植的患者人数较多,且很多人在等待的过程中死去,这些促使医生接受了年龄高达 60 岁供者的心脏,当前超过 1/3 的供者年龄超过 40 岁。供者 ABO 血型必须与受者相符,两者的体重相差不超过 20%。供者应无既往和现存的心脏疾病。应常规检查超声心动图以测定心功能,年轻人也要如此。供者最好没有心脏暂停病史,但如果心功能良好,通常不能仅据此排除一个心脏供者。此外,供者服用的正性肌力药物不能超过中等剂量。

供者手术中,开胸后应仔细观察供者心脏有无挫伤及心脏的整体功能。如果心脏合适,应将相关信息告知受者手术组,这样能够精确确定受者的手术时间。将主动脉横形钳闭后,将心脏取出,然后用冷心脏停搏液灌注,这导致心脏电和机械活动停止。心脏应该在肾脏,肝脏或胰腺取出前第一个取出。将其放置在 4℃ 的冷灌注液中,并保持无菌。当供心在取出后的 4 小时内移植,移植后心脏将获得理想的功能。对于曾因心脏病接受胸骨切开术的受者,应推迟供者心脏的取出时间,以便使受者在进行心脏移植手术前做好充分的准备。当供者仍在使用心室辅助装置时,也需要额外的时间去为受者接受供者心脏做准备。

受者的选择

心脏移植的受者,应当是其他外科治疗手段无法治疗的终末期心脏病患者,是在接受了最大限度药物治疗后无效的患者。大部分心脏移植候选者患有缺血性心脏病或特发性扩张型心肌病。大多数受者年龄小于 55 岁,但也有年龄更大的患者接受心脏移植的报道。患者不应罹患会被免疫抑制剂加重的疾病(感染、Ⅰ 型糖尿病、严重的外周血管病、控制不佳的高血压),也不能存在非心排血量过低引起的潜在的肾功能不全。

患者的肺血管阻力应低于 5 Wood 单位。当患者肺血管阻力高于此值,肺动脉收缩压大于 50mmHg 或肺血管压力梯度(肺动脉压 - 肺毛细血管楔压)大于 15mmHg 时,供心功能难与受者匹配。受者必须能够接受并适应复杂的药物治疗,同时得到良好的社会支持,这对长期成功的获得非常重要。

如果患者血液循环中有针对 HLA 抗原的抗体,需要使用供者淋巴细胞和受者血清做交叉配合实验,以确定心脏移植的超急性排斥反应不会发生。正在使用左心室辅助装置的患者很难接受供心,因为装置对其免疫系统具有致敏效应。

手术技术

心脏移植一直使用 Lower 和 Shumway 首先开展的手术技术,图 45-2 展示了这一技术。现在对供者多采用正中胸骨切开术和对患者采用心肺转流术。取出受

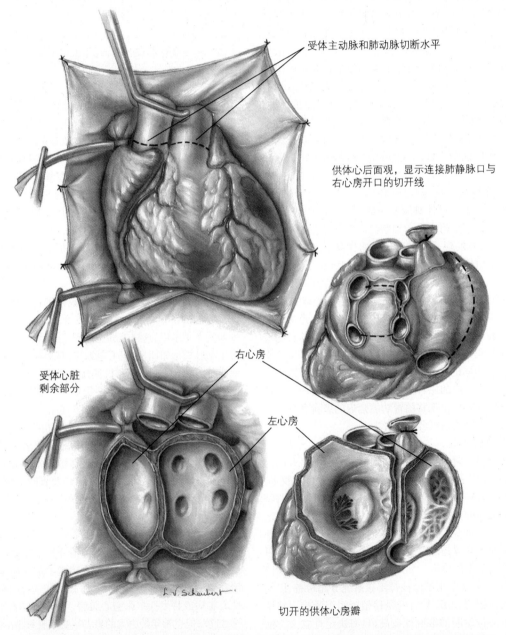

▲图 45-2 左上:显示受体心脏主动脉和肺动脉切断水平,左下:受体心脏移除后的移植部位,右上:供体心脏的后面观,显示连接各肺静脉口与右心房开口的切线和以备吻合的开放的右心房,右下:心房瓣经切开修剪后准备移植的供体心脏

者心脏后,修剪供心心房壁。先用连续缝合法吻合左心房,然后吻合右心房。在左心房关闭前,将其充满盐水以防止空气栓塞。然后吻合主动脉和肺动脉。持续局部低温和心房吻合后使用血液心脏停搏法,可以改善心脏功能。移植过程大约需要45~60分钟。此阶段心脏没有神经支配,需要为其提供变时性支持,一般采用心房起搏或异丙肾上腺维持心率。

免疫抑制治疗

大多数心脏移植受者接受的标准免疫抑制治疗方法是由钙神经素阻滞剂,抗代谢药和皮质类固醇组成的。手术期间,多克隆或单克隆抗体多被应用于进行免疫抑制的诱导。应用单克隆或多克隆抗体能够避免早期大剂量使用钙神经素抑制剂造成的肾毒性,并能够降低以后发生排斥反应的风险。因为这时患者多无明显的临床症状,排斥反应的确诊常常需要进行心内膜心肌活检。发生排斥反应时,先进行3天类固醇冲击疗法来治疗,如无效,可用抗淋巴细胞制剂治疗。

随访护理

移植术后,必须密切观察受者,以确定是否发生感染和排斥反应。不同移植中心对心内膜心肌活检的规定不同,但移植术后的第1年应隔月进行1次,其后每3个月进行1次。术后第1年,排斥反应的发病率平均每人0.5~1.5次,大部分感染的发病率每个患者为1.5次,以后逐渐减少。移植术后的5年内约有30%~40%的患者发生冠状动脉粥样硬化,冠状动脉粥样硬化的出现被认为是发生慢性移植物排斥的表现。除了高选择的患者(通常是年轻患者),一旦出现没有有效的治疗方法,在严重患者只能采取心脏再次移植。术后任何时间都可能发生肾功能不全,这是钙神经素抑制剂治疗的累积作用引起的。

Goldstein DJ, Oz MC, Rose EA: Implantable left ventricular assist devices. N Engl J Med 1998;339:1522.

Morrow WR: Cardiomyopathy and heart transplantation in children. Curr Opin Cardiol 2000;15:216.

Taylor DO: Immunosuppression therapies after heart transplantation: best, better and beyond. Curr Opin Cardiol 2000;15:108.

心肺联合移植

1981年进行了首例心肺联合移植。起初人们认为在心肌活检中,两种器官的排斥反应都会非常明显。但结果显示,排斥反应在两个器官中的程度不同,心脏排斥反应较少见,肺脏的排斥反应主要表现为闭塞性细支气管炎和动脉炎,后者是一个比较严重的问题。心肺联合移植进行的越来越少。1994年,美国进行了71例,到了2003年只有28例。心肺联合移植的适应证是两个器官都患有终末期疾病,或者一个器官患有终末期疾病,由于另外一个器官功能较差,不能承受单器官移植。例如:原发性肺动脉高压,伴有Eisenmenger生理学变化的先天性心脏病,纤维化性的肺疾病和肺心病,以及肺囊肿的纤维化。

手术由心肺的整块植入,气管、右心房和主动脉的吻合组成。除了早期为了促进器官伤口的愈合不能使用类固醇类药物外,其余免疫抑制治疗与心脏移植相同。现在的心肺联合移植的1年生存率为70%。

肺移植

支气管断裂是造成早期单肺移植失败的关键因素。多伦多肺工作组发明了解决这一问题的系统化处理方法,单肺移植在临床得以成功开展。采用大网膜覆盖支气管吻合处,并在移植术后的前3周,禁止使用类固醇类药物,这些促进了伤口的愈合,使得肺移植在临床上获得成功。肺移植的适应证较多,包括肺气肿,肺囊肿的纤维化,特发性肺纤维化,1-抗胰蛋白酶缺乏,原发性肺动脉高压和先天性疾病。肺移植受者必须是没有其他可行治疗方法的,患有不可逆性晚期疾病的患者,是氧依赖性的,可能在未来12~18个月因该病去世。肺脏供者较少,但单肺用于肺移植后,心脏仍可被用于移植给另一受体。通过中心静脉通路注入前列腺-E1以促进肺血管扩张,再利用预冷的灌注液灌注肺动脉的方法建立以后,远距离获取移植肺成为可能。

患有双侧肺脓毒症的患者,例如肺囊肿的纤维化或支气管扩张,或患有肺气肿的患者,如患者心功能正常,这些患者有时适合做双肺移植。这样做的优点是避免了心脏移植的并发症和排斥反应。对于需行双肺移植但其心功能良好的患者,另一种新探索是,对该患者行心肺联合移植,然后把该患者的心脏移植给另外一个需要进行心脏移植的患者。

肺移植受者的免疫抑制治疗与心脏移植受者很相似,基础用药都是钙神经素抑制剂。最大的不同是,为了促进支气管吻合处的愈合,在开始的几周内禁用类固醇类药物。治疗的重点是防止脓毒症的发生及排斥反应的检测和治疗。支气管镜检查较常使用,经支气管肺活检常被用于肺移植排斥反应的诊断。通过类固醇激素冲击疗法或加强原来的免疫抑制治疗,可使急性排斥反应得到有效的治疗。肺移植的长期并发症是闭塞性细支气管炎综合征(BOS)。BOS可能是慢性排斥反应的肺部表现。急性排斥反应的发作是后期发生BOS的危险因素。对BOS没有有效的治疗方法。经气道吸入法给予免疫抑制剂是一种仍停留在实验阶段但非常有希望的新的免疫抑制方法。人们希望发现直接针对肺脏本身的免疫抑制方法，其可在保护肺脏不受排斥的同时，不增加机体感染的风险。

Tralock EP: Lung transplantation for COPD. Chest 1998;113:269S.
Yankaskas JR, Mallory GB: Lung transplantation and cystic fibrosis: consensus conference statement. Chest 1998;113:217.

▼ 肝移植

经过多年的实验研究后，Thomas Starzl 医生于 1967 年成功进行了首例人肝移植术。在接下来的 25 年里，进行移植的数量较少，而且效果很差。和其他器官移植一样，20 世纪 80 年代环孢素的问世显著改善了肝移植受者的生存率。现在，美国每年共进行 5000 例肝移植术，术后患者一年生存率超过 85%。

随着临床肝移植的开展，肝移植的适应证不断扩大，禁忌证明显减少。肝移植最常见的适应证是慢性丙型肝炎引起的肝硬化。其他肝移植的适应证还有慢性乙型肝炎引起的肝硬化、酒精性肝硬化、原发性胆汁性肝硬变、硬化性胆管炎、自身免疫性肝炎、非酒精性脂肪肝引起的肝硬化。不太常见的适应证有 Wilson 病、α1 胰蛋白酶抑制物缺乏症、巴 - 希二氏综合征和血色素沉着症。在儿童中最常见的适应证是胆道闭锁。其他常见的适应证还有 α1 胰蛋白酶抑制物缺乏症、酪氨酸血症和其他先天性代谢障碍。

是否应该对酒精性肝硬化患者进行肝移植，曾经存在较大的争议，因为此病的本质是患者自己诱导发生的。国际社会不能接受这样的观点，即不能仅仅因为患者所患疾病是自己诱导的，就拒绝对患者进行能够使患者获益的、挽救生命的治疗；并且指出很多疾病，虽然不是大多数，都存在不同程度的自行诱导，比如肥胖导致糖尿病和高血压，吸烟引起癌症和心脏疾病。只要证明患者有能力戒除酒精并能够坚持节制，酒精性肝硬化可以作为肝移植的一个适应证。所有的资料显示，因酒精性肝硬化进行肝移植的患者，其术后效果至少同因其他疾病而进行肝移植的患者的效果一样好。

慢性活动性乙型肝炎是否能做为肝移植的适应证曾一度存在争议，因为存在术后肝炎复发和移植器官快速衰竭倾向。有报道称，大剂量的乙肝免疫球蛋白能够有效预防肝炎复发，这种争议才得以改变。现在认为乙型肝炎引起的肝硬化是肝移植的标准适应证，与其他病种患者相比，术后效果相同。与之相反，原来认为丙型肝炎患者的移植后效果与其他病种患者没有差别。最近的资料显示，在肝脏移植之后，这类受者的移植肝脏很快出现丙型肝炎病毒感染，25% 的患者在移植后的 5 年内再次发展成为肝硬化。所以当长期随访观察的资料显示：丙型肝炎患者肝移植 10 年生存率明显低于其他病种患者，人们对此并不感到奇怪。

和乙型肝炎和丙型肝炎的器官移植一样，关于肝移植能否用于治疗肝细胞癌的争论一直没有停止。肝硬化患者存在发生原发性肝癌的风险。因为这些患者常死于肝衰竭，不像其他恶性肿瘤患者死于肿瘤的广泛转移，由此推断肝移植是一项治愈性治疗。但早期的针对肝细胞癌的肝脏移植显示，肿瘤复发率较高，这一结果令人失望。这导致许多机构停止对肝细胞癌患者进行肝移植。西班牙巴塞罗那移植组报告称，肿瘤较小（直径 <5cm）的肝移植受者生存率较高，但如果肿瘤较大或侵犯大血管，则生存率较差。很多报告证实了这一发现，如今较小的肝细胞癌患者被认为是肝移植的标准适应证。其他恶性肿瘤的肝移植的结果仍然较差，但几篇关于高选择的胆管上皮癌患者的报告显示的合理的生存率令人鼓舞，这些患者都接受了辅助放疗和化疗。

肝移植的禁忌证较少，主要与不能保证进行肝移植安全进行的心肺疾病的存在有关。这些禁忌证包括症状明显的没有控制的冠状动脉疾病；肺动脉收缩压高于 70mmHg 的肺动脉高压和肺功能测试时 FEV1 低于 1L 者。损肝物质（如药物和酒精）的滥用也是移植的绝对禁忌证。过去人们长期认为 HIV 感染是移植绝对禁忌证，但现在情况已经改变，据一些移植中心报道，在精心挑选的小样本的 HIV 阳性的患者中进行的肝移植，效果较好。门静脉栓塞在一段时间内被认为禁做肝移植，现在通过血栓切除术，用门静脉移植物绕过血栓形成的静脉或让门静脉血流流入肝下下腔静脉来解决。

▶ 供者选择

等待肝移植的患者逐年增多。很多患者在等待肝移植的过程中死去，这导致了对肝移植的适合性的标准降低。现在，使用年龄超过 80 岁的供者的肝脏进行的肝移植，其结果也尚可接受。供者和受者肝脏大小相差不大是很重要的，但要求并不严格。血型相匹配更好，但对其的要求并不是绝对。组织抗原配型匹配与否似乎和肝移植无关，阳性的交叉配合实验并不是移植的禁忌证，因为其和较差的移植后结果无关。

从供体取肝以后，保存供肝的机制在于，通过保持供肝低温，来降低其代谢需要。清除供肝内的血液以防止血管阻塞；灌注保存液后将供肝保存在 4℃ 的冰水中冷藏。复杂的保存液在世界范围内广泛应用。大多数含有高分子量的糖分子，其不能渗透进入细胞，从而避免了细胞水肿。其内也含有大量的氧自由基清除剂，能够防止缺血再灌注引起的器官损伤。20 世纪 80 年代末 Viaspan 液的问世，将供肝的体外保存时限从

10 小时延长到 24 小时,这对肝移植产生了很大影响。虽然如此,但肝脏冷缺血时间延长对肝移植不利,特别是在肝脏含有较多细胞内脂肪或供者年龄较大时。所以在肝移植过程中应尽一切可能缩短肝脏冷缺血时间。

▶ 手术技术

通常来讲,肝移植是一个原位移植过程:切除受者病肝之后,将供肝移植于原肝位置。整个过程分为三个期:游离期,是将肝周围切带游离、切断,将各出入血管游离后准备切肝;无肝期,是从受者肝脏切除至供肝血管吻合完毕;再灌注期,此期血流通过供肝,胆道系统重建。

可用于处理肝后大静脉的方法有几种。在过去,受体的肝脏和肝后下腔静脉被整块切除,通过使用静脉-静脉转流来避免当腔静脉和门静脉血流被阻断后,静脉回流量减少的问题。供体肝脏选择肝上、肝下下腔静脉与受体原位缝合的技术进行端对端下腔静脉吻合。在合适的麻醉和维持补液的前提下,在很多情况下可以避免选择下腔静脉转流术。另一种处理肝后静脉的方法是:把肝脏和下腔静脉仔细解剖分离,然后连续缝合关闭直接从肝右叶和肝尾叶进入腔静脉的肝静脉分支。这样在移除肝脏时,只需要钳夹肝静脉主干而不需要阻断下腔静脉。通过将供肝的肝上下腔静脉与受体的左、中、右肝静脉的共同开口吻合。因为供体的腔静脉直接位于受者腔静脉之上,这一技术称作背驮式肝移植。供体的肝下下腔静脉可用缝线或血管闭合器关闭。这项技术不需要行静脉-静脉转流术,因为腔静脉血流没有被完全阻断。第三个可用于腔静脉重建的技术,是通过供者下腔静脉和受者下腔静脉的侧-侧吻合来完成,具体就是通过在肝静脉末端做一纵行长切口,然后与受者下腔静脉完成一个较宽的吻合。如果供体肝脏较大而受体的肝床相对较小,则实行这项技术的手术难度较大。

现行的胆道重建方法包括胆总管端端吻合术(当受者胆总管完整时)。当受体胆总管不完整或不匹配或供受体胆管吻合,不可避免要产生张力时,可行胆总管空肠 Roux-en-Y 吻合术。以前,常规放置 T 型管或者其他类型的胆道支撑架,支架的存在对胆道并发症的发生率没有显著的改善,所以许多移植中心已经不再使用这种方法。

虽然仅仅依靠门静脉血流,移植肝脏就能发挥功能,但是胆道依赖肝动脉血流。因此,肝动脉吻合对移植后移植物存活与否至关重要。肝脏的动脉血供是高度变异的,近乎一半的患者具有不同形式的异常血液循环。最常见的变异是肝右动脉起源于肠系膜上动脉和肝左动脉起源于胃左动脉。当在尸体供肝上发现动脉变异时,在供肝的灌注和无菌保存时应小心保护血管,以利于后来的重建。在进行变异血管功能重建时,有许多可用的方法,如果需要,可保留供者的髂动脉用于重建。

▶ 活体供肝移植和劈裂式肝移植

20 世纪 80 年代后期小儿供肝的不足,促进了人们通过解剖性切除成人肝脏的左叶或左外叶,并将修整过的减体积肝脏用于儿童肝移植。通过这种技术可以将成人肝脏的左叶或左外叶移植给一个儿童。这项技术非常成功,很快成为儿童获取移植肝的标准方法。随着这项技术的发展,现在也被应用在成人活体供者。利用这一技术,可将成人供者的肝左叶或肝左外叶移植给幼小的儿童。芝加哥大学的 Broelsch 推广的将成人肝左叶或左外侧叶移植给儿童的肝移植,其结果显示其和使用儿童供者的整个肝脏进行的移植一样有效。人们希望活体亲属供者肝移植,会和活体亲属供者肾移植一样具有免疫学优势,但事实并非如此。活体肝移植最大的优势是,能够在受者身体情况恶化到不良状态之前进行移植,受者身体情况的恶化程度与移植的高风险有关。

由于将成人活体供者肝脏移植给儿童的肝移植的成功和合适的成人供者的不足,Marcos 和 Tanaka 发明了将成人供者肝右叶移植给另一成人的技术。供者的手术难度较大,其与供者术后明显病态和大约 0.5% 的死亡率有关。尽管如此,当尸体供者肝移植不可能时,活体供者肝移植成为一个标准的选择。

通过将用于活体供者技术应用到尸体供者,一个尸体供肝可用于两个肝移植。人们称之为劈离式肝移植。通常将左外侧叶供给一个儿童或较供者小的成人,右侧叶和左叶的剩余部分移植给一个成人。较少见的是将尸体供者的肝脏分为肝右叶移植物和肝左叶移植物,分别移植给两个儿童。

▶ 免疫抑制治疗

肝移植免疫移植治疗的主要药物是钙神经素抑制剂。可以使用一种或两种抗代谢药物和皮质类固醇类药物,但两者的应用都不是必须的。应用抗淋巴细胞制剂做免疫抑制的诱导治疗曾被认为是标准疗法,但是现在很多肝移植中心已停止使用,因为这可能是不需要的。

虽然肝脏移植是质量最大的器官移植之一,但与其他器官移植相比,其需要更少的免疫抑制维持治疗。皮质类固醇类药物通常可以安全停用。长期控制移植免疫排斥反应,只需要单一使用低剂量的钙神经素抑制剂即可。完全停用所有的免疫移植剂,并且器官功能正常的自发性免疫耐受发生在 10%~20% 的受者中。这种情况只发生在肝移植,在肾移植、心脏移植、肺移植和胰腺移植中,停用免疫抑制治疗后,排斥反应的发生不可避免。

▶ 并发症

肝移植后的并发症较常见，但大多数可以有效治疗。凝血障碍在肝脏移植过程中经常出现，特别是在无肝期。因为这个原因，移植过程结束后常会发生出血，5%~10% 的肝移植受者因持续出血而不得不再次接受手术。

原发性肝无功能是最具破坏性的并发症之一。原发性肝无功能的发生意味着移植肝脏没有发挥功能，如果不进行再次肝移植患者将会死亡。发生原发性肝无功能的患者，血清转氨酶水平会明显升高，患者多合并严重的凝血障碍和酸中毒。该并发症的发病率约为5%~10%。原发性无功能肝的病因不明，但一些供者因素与其有关。较长的冷缺血时间，较差的移植器官灌注，严重的脂肪肝和供者血清钠水平高于 165meq/L 都与原发性肝无功能的发生有关。

血管并发症发生于 5%~10% 肝移植受者。肝动脉易于形成血栓，特别是儿童。如果发现较早，通常需要行血栓切除术以恢复肝动脉血流。如果术后肝动脉血流不能恢复，这时通常发生了肝内外胆管系统的坏死，如果这时未能再次进行肝移植，受者将会因脓毒症死亡。

胆管曾被称作肝移植的致命弱点，因为胆道吻合口极易发生吻合口瘘和狭窄。幸运的是，虽然 20% 的肝移植受者发生胆管并发症，但因此导致死亡则并不常见。胆瘘多发生在早期，可以通过 ERCP 置入鼻胆管引流或胆道支架进行治疗。如果胆瘘量很大，通常需要手术或经皮放置引流管窦以引流该区域。胆道狭窄在术后早期和晚期都可发生。与正常肝脏不同的是移植肝脏在发生胆道狭窄时，不一定发生肝内胆管扩张。因此需要仔细观察患者。当患者出现血清胆红素或血清碱性磷酸酶较高时，需要进行 ERCP 或磁共振胆道造影以明确诊断。狭窄可通过 ERCP 球囊扩张成形并放置胆管支架治愈，但对一些患者，则需要手术治疗。发生多发性肝内胆管狭窄的患者多需要再次进行器官移植。

免疫排斥是肝移植后常见的并发症，大约 20%~50% 的患者发生此并发症。如果血清转氨酶或胆红素在肝移植后不但没有下降，反而升高，这时应怀疑排斥反应的存在。如果组织学检查发现混合性门脉系统浸润和胆道上皮损伤和中央静脉内皮的炎症(内皮炎)，其诊断即可确立。如果早期诊断并及时治疗，很少患者会因此需要再次肝移植。胆管上皮细胞是排斥反应攻击的主要目标，顽固而严重的排斥反应常导致胆管的破坏和消失(胆管消失综合征)。排斥反应治疗方法的选择取决于排斥反应的严重程度。轻度的排斥反应只需要皮质类固醇冲击治疗或增加维持免疫抑制药物的剂量。如果这些治疗措施不能起效，需要使用抗淋巴细胞制剂。

巨细胞病毒是疱疹病毒家族成员之一。在利用有效的方法预防这一病毒感染之前，约有 50% 的肝移植受者发生临床 CMV 感染。感染该病毒的典型临床表现包括发热、白细胞减少和全身乏力，但有的患者病情较重，可能发生肺炎和肝炎。最易患严重 CMV 感染的是以前没有 CMV 暴露的，但接受了一个 CMV 阳性的供者肝脏的患者，或是曾经有 CMV 暴露的患者，在移植后很可能会出现 CMV 复发。为了防止 CMV 感染，对于存在 CMV 感染风险的患者，许多移植中心在移植术后，给予受者几个月的更昔洛韦或缬更昔洛韦治疗。

EB 病毒是肝移植患者感染的另一个常见的病原体。其感染引起的全身症状不明显，但是其可引起称为"移植术后的淋巴瘤"的淋巴增生性障碍。这种增生障碍可能发展成为 frank 恶性肿瘤，该肿瘤死亡率较高。在许多患者通过减少免疫抑制剂的量，即可治愈淋巴组织增生。如果淋巴增生的组织表达 CD20，采用单克隆抗体(利妥昔单抗)可能会有帮助。如果淋巴增生性障碍的患者对上述治疗无效，就需要进行化学治疗。

免疫抑制治疗使患者易发真菌感染，特别是食道的白假丝酵母感染("鹅口疮")。现在多采用预防性使用制霉菌素治疗，食管白假丝酵母感染率已明显下降。

Bussutil RW, Goss JA: Split liver transplantation. Ann Surg 1999;229:313.
Edwards EB et al: The effect of the volume of procedures at transplantation centers on mortality after liver transplantation. N Engl J Med 1999;341:2049.
Gridelli B, Remuzzl G: Strategy for making more organs available for transplantation. N Engl J Med 2000;343:404.
Neuberger J: Liver transplantation. Q J Med 1999;92:547.

▼ 胰腺移植

与肝、心或肾移植相比，胰腺移植属于一种非必须器官的移植，然而，在胰岛素依赖性糖尿病的治疗中，其有很大潜力。许多 I 型糖尿病患者，虽然胰岛素和饮食控制都很好，但糖尿病并发症的发生还是不能避免。许多患者在年轻时就出现视网膜病变，进而导致失明；也可因出现严重的神经和外周血管病变，最终导致失去患肢。胰腺移植治疗的目的是早期阻止或延迟糖尿病并发症引起的终末器官破坏。另一个胰腺移植的适应证是降血糖治疗无效。糖尿病肾病，可以导致患者感觉低血糖的自主神经通路丧失。这些患者随时都可能陷入昏迷状态。对于对降血糖药物严重耐药的患者，胰腺移植是一项有效挽救生命的治疗方法。

现在，胰腺移植多是对尸体供者的整个胰腺器官的移植。移植胰腺被放置在盆腔,用髂动脉为其提供动脉血供,髂静脉用于其静脉血液回流。另一种方法是,将移植器官放置在腹中部,将胰腺血管与肾下主动脉和肠系膜上静脉连接。这样一来,胰腺分泌的胰岛素可以直接进入门静脉循环而不是体循环,更合乎生理。通过将供体的十二指肠与膀胱或小肠吻合,可解决胰腺外分泌物排出的问题。

如果胰腺移植成功,患者血糖将很快恢复正常。只要移植胰腺的功能正常,患者不再需要外源性胰岛素,因为当进食后血糖升高时,移植胰腺会反应性地分泌胰岛素。当血糖水平正常时,胰岛素停止分泌。

许多研究涉及分离胰岛细胞的移植,其只占总胰腺治疗的2%。因为这个手术不需要剖腹术或麻醉,人们对其有很大兴趣。埃德蒙顿(Edmonton)的一个胰腺移植组报道了通过将胰岛经门静脉植入肝脏成功的案例。虽然这些患者需要不止一次地将来自多个尸体供者的胰腺的胰岛注入体内,但所有的患者都能够达到不再需要外源性胰岛素的结果。免疫抑制治疗需要的药物包括西罗莫司和他罗利姆。免疫抑制的诱导治疗常用巴利昔单抗和IL-2受体抑制剂。埃德蒙顿胰腺移植组的成功,导致全世界对开展胰岛移植的热情高涨,但迄今为止,世界上还没有一个中心能够做到如此成功。关键因素可能是胰岛细胞分离技术本身。尽管如此,今后胰岛移植将会最终取代全胰腺移植。

Shapiro AM et al: Islet transplantation in seven patients with type 1 diabetes mellitus using a glucocorticoid-free immunosuppressive regimen. N Engl J Med 2000;343:230.

Sutherland DG et al: Lessons learned from more than 1000 pancreas transplants at a single institution. Ann Surg 2001;233:463.

(蒋安,陈昆仑 译,吕毅 校)

索　引